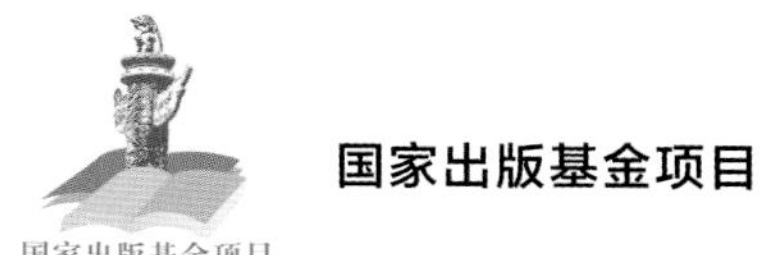

国家出版基金项目

本书第一版曾获
第六届国家图书奖提名奖
第十一届全国优秀科技图书奖一等奖

Modern Neurosurgery

现代神经外科学

（第三版）

上册

主　　编　周良辅
副 主 编　毛　颖　朱　巍　陈　亮
名誉主编　史玉泉
主编助理　范　振　常　珺　魏子玄

复旦大学出版社

编委会

主　　编　周良辅

副 主 编　毛　颖　朱　巍　陈　亮

名誉主编　史玉泉

主编助理　范　振　常　珺　魏子玄

编 写 者（按姓氏拼音排序）

安庆祝　鲍伟民　蔡加君　曹晓运　车晓明　车薛华
陈　弟　陈　功（大）　陈　功（小）　陈　宏　陈　亮　陈灵朝
陈　澍　陈衔城　程海霞　丁兴华　杜固宏　杜倬婴
高　超　高　亮　耿道颖　宫　晔　龚方源　顾宇翔
顾玉东　管一晖　郭兰君　韩　晞　胡　杰　胡　锦
胡枢坤　花　玮　冷　冰　李士其　李世亭　李智奇
梁伟民　廖煜君　刘晓东　刘正言　卢洪洲　路俊锋
马德选　毛　颖　倪　伟　潘　力　秦智勇　邱天明
沈　明　盛晓芳　施奕敏　史之峰　寿佳俊　寿雪飞
孙　安　孙　兵　孙一睿　汤海亮　汤旭群　唐　超
唐寅达　田彦龙　汪　寅　王滨江　王　晨　王恩敏
王潇文　王　鑫　王镛斐　王　涌　王玉元　王知秋
卫永旭　翁心华　吴　刚　吴劲松　吴　惺　吴雪海
吴　毅　吴泽翰　谢立乾　谢　清　谢　嵘　徐　斌
徐　锋　徐宏治　徐　健　徐　铭　徐　荣　徐　伟
徐文东　杨伯捷　姚成军　姚　瑜　于　佶　虞　剑
袁　强　张　超　张法永　张海石　张　军　张明广
张　荣　张晓硌　张　义　赵　帆　赵卫国　赵　曜
郑　康　郑名哲　钟　平　周良辅　朱国行　朱剑虹
朱　巍　朱玉连　诸壬卿　诸言明　庄冬晓　左传涛

主编简介

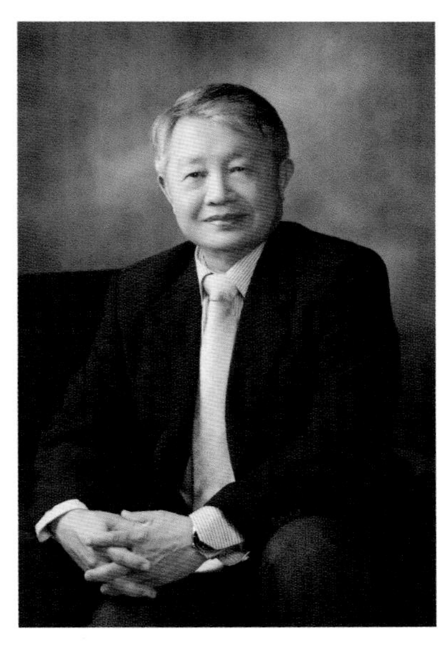

周良辅 1965年毕业于上海第一医学院（复旦大学上海医学院前身）。中国工程院院士，教授，博士研究生导师。现任国家神经疾病医学中心主任、上海神经外科临床医学中心和上海神经外科急救中心主任、复旦大学神经外科研究所所长、复旦大学附属华山医院神经外科主任、复旦大学学术委员会委员、中华医学会神经外科分会荣誉主任委员、上海市医学会神经外科分会终身名誉主任委员、世界神经外科学院院士。1986年在美国明尼苏达大学神经外科任研究员。曾赴美国梅奥医学中心、雷希医学中心、马迪根综合医院、加利福尼亚大学洛杉矶分校和日本东京女子医科大学、大阪医学院、大阪市医科大学等机构进行学术交流。

主要从事中枢神经系统肿瘤、血管病变、颅脑外伤、先天或后天畸形等疾病的诊治。已培养博士生和博士后35人、硕士生40人。发表第一作者或通讯作者论文400余篇，SCI收录150余篇，主编专著7本。曾任美国 *Neurosurgery* 杂志、欧洲 *Neurosurgical Review* 杂志国际编委。现任日本 *Neurolgia Medico-Chirurgica* 杂志国际编委，并担任国际多本杂志审稿专家。

获国家科学技术进步奖（1990、1995、2009、2012、2017年）、省部级一等奖（4项）、光华医学奖（1997年）、上海市医学荣誉奖（1997年）、上海市科技功臣（2011年）等奖项。获国家有突出贡献中青年专家（1988年）、全国五一劳动奖章（1996年）、全国先进工作者（2010年）等荣誉称号。曾担任第九、十、十一届全国政协委员。被世界神经外科联盟官方杂志选为2011年度人物。获世界神经外科联盟终生荣誉奖章和奖状（2015年）。

第三版前言

《现代神经外科学》(第二版)出版于 2015 年,距今已经 6 年了。在这段时间内,神经外科及其相关学科有了很大进步,亦有突破性进展。在神经外科方面,许多基于循证医学的定期更新的指南或共识相继问世,如“美国自发性脑内出血处理指南(2015)”“大面积脑梗死处置指南(2015)”“美国重症脑外伤处置指南(2016)”“世界卫生组织(WHO)中枢神经系统肿瘤分类(第四版修订版,2016)”“美国急性脑缺血卒中早期处理指南(2018)”“中国脑胶质瘤诊疗规范(2018)”“欧洲外伤后出(凝)血异常处理指南(2019)”等。经多个多中心随机对照试验(RCT)证实,急性脑缺血卒中采用溶栓和血管内取栓已成常规,且取得了良好的近、远期效果;对于自发性脑出血,早期积极控制血压和防治血肿扩大也取得一定疗效。这些可喜的成果改变了人们对卒中束手无策的悲观态度,使人们看到卒中可防可治。对脑外伤和脑胶质瘤的深入研究不仅解疑答惑,而且厘清了攻克方向。例如,明确 RCT 在脑外伤研究和应用的局限性,疗效比较研究(CER)的循证医学级别虽然没有 RCT 高,但在临床诊治上实用性强,是近来脑外伤诊治取得进展的主要推手。最大程度安全切除肿瘤加上术后放射治疗和化学治疗的综合性治疗已成为脑胶质母细胞瘤的标准治疗方案。其中,多模态影像导航和电生理监测,有条件者配合术中磁共振导航,也成为标准术式。组织病理加上分子病理诊断的个体化诊断方法为进一步提高疗效和避免并发症奠定了基础。在相关学科方面,引领人类第 4 次工业革命的人工智能(AI)正以前所未有的姿态大跨步地进入各行各业。AI 以其超越人类的记忆力和图像识别力在医学领域大显身手,对医学发展产生巨大影响。作为医务工作者,我们应该如何看待和应用 AI;国内外研究机构相继推出脑计划,作为能“与脑对话”的神经外科医生,我们应该如何积极参与……关于这些问题我们在书中都做了专文介绍。近年来,脑解剖和相关生理学研究取得突破性进展。例如,语言中枢,包括语言模型(如 Wernicke Geschwind 模型),已被语言网络取代。再如,颅内不仅有类淋巴系统,还有淋巴管;脑脊液不是循环的,而是流动的等。前者(有关语言)和后者不仅分别平息了长达 100 多年和 300 多年的学术争论,而且更新了我们对语言、脑脊液、类淋巴系统和颅内淋巴管的传统认知,更新了相关神经系统疾病的诊治方法,拓宽了与其相关疾病的研究方向。

本版《现代神经外科学》保留前两版的总布局,共 8 篇,总章数从第二版的 140 章增至 148 章,总字数由第二版的 3 152 千字增至 4 257 千字。新增的章节有:18 章“强化神经外科术后患者康复”;20 章“临床前期研究、前瞻性随机对照试验和疗效比较研究”;33 章“颅外脑动脉钝性损伤”;83 章“中枢神经系统肿瘤的无电离辐射治疗”;120 章“顽固性耳鸣”;126 章“微意识昏迷”;147 章“神经外科与脑计划”;148 章“人工智能在神经外科的应用”。原有章节也全面更新,特别是在相关章节内增加许多新内容,如语言、脑脊液和类淋巴系统、WHO 中枢神经系统肿瘤分类(第四版修订版，2016）、非惊厥性癫痫、脑动脉瘤的预警医学、脑动脉瘤壁增强、复合手术室、外视镜等，相信细心的读者在阅读中可以发现。在本书定稿之际，WHO(2021)发布了中枢神经系统肿瘤分类(第五版)，为了紧跟形势，呈现最新进展，我们将 WHO 中枢神经系统肿瘤分类(第五版)翻译成中文，并进行了详尽的解读，附在书末，以飨读者。

2018 年下半年，复旦大学附属华山医院(以下简称华山医院)神经外科几代人的梦想成真了——华山医院西院试运行了。这家“大专科小综合”的三级甲等医院拥有核定床位 800 张、手术室 40 间(内有 DSA、3.0TMRI、CT 等大型影像检查设备和手术显微镜、内镜、外视镜等先进手术设备)、100 张 NICU 床位，年手术量逾万例。国家神经疾病医学中心、上海神经外科临床医学中心、上海市脑疾病中心、复旦大学脑疾病中心、世界神经外科联盟(WFNS)培训基地在这里挂牌。占地 $200m^2$ 的神经外科研究所拥有上海脑库、显微外科解剖室、内镜外科解剖实验室、脑功能研究实验室(内有 3.0TMRI、高密度 EEG 和 VR 平台)、GMP 实验室、分子细胞实验室、AI 实验室、无离子辐射实验室等平台，全方位开展中枢神经系统疾病的诊治和临床基础研究及培训。华山医院西院与本部、东院和北院，以及上海伽马医院的神经外科一起，共同构成名副其实的神经外科的“航空母舰”，年治疗量逾 2 万例。这些大量的临床病例是本书的基本素材。

本版仍保留前两版编写特色，由神经外科老、中、青三代医学专家共同编写。20 多年过去了，庆幸的是，青年人才辈出，后继有人。作为主编，我对参与本书编写的各位作者深表感谢，感谢你们不辞辛苦，利用繁忙工作的间隙积极、认真地编写，为广大读者献上高质量的论著。作为主编，我希望本书的出版对各级神经外科医生、研究生和相关学科读者有所助益。

最后，由于各位编者均是临床工作者，工作繁忙、时间紧迫，加之主编学识有限，虽努力避免，但书中缺点和不足仍在所难免，还望广大读者不吝指正。

中国工程院院士
国家神经疾病医学中心主任
复旦大学上海医学院神经外科教授
复旦大学神经外科研究所所长
复旦大学附属华山医院神经外科主任
上海神经外科临床医学中心主任
上海神经外科急救中心主任
周良辅
2021 年 10 月

第二版前言

《现代神经外科学》(第一版)在2001年12月出版，至今已12年了。纵观这段时间，虽然神经外科没有突破性的进展，像20世纪60年代和90年代分别出现显微神经外科和微侵袭神经外科，但是，它还是取得令人鼓舞的长足进步。例如，一系列多中心前瞻性随机对照试验(RCT)的出现，解决了一些长期悬而未决的临床问题，对一些疾病的诊断和治疗产生了巨大影响。具代表性的RCT有：国际蛛网膜下腔出血脑动脉瘤试验(ISAT)，比较血管内介入(简称介入)和显微外科手术夹闭(简称夹闭)两种技术治疗脑动脉瘤的疗效。术后一年不良预后(死亡和病残)，介入和夹闭两组分别为23.5%和30.9%($P<0.001$)。2005年、2007年和2009年长期随访结果，脑动脉瘤因复发需再处理，介入和夹闭两组分别为早期8.8%和2.9%，后期8.6%和0.9%(相差8倍)，再出血率分别为0.6%和0.3%(相差2倍)。虽然ISAT在研究设计、病例选择和分析等方面存在缺陷，引发质疑，但是它符合国际公认衡量RCT的CONSORT标准，是迄今全球唯一的最大组病例、多中心研究，比较脑动脉瘤介入和夹闭的疗效，达到循证医学Ⅰ级证据标准。因此，ISAT成果不仅解决了脑动脉瘤治疗方法长期的争论，而且对全球(包括中国)脑动脉瘤外科治疗产生巨大影响，该研究成果收录入欧美等国脑动脉瘤诊治指南中。

再如，虽然人类基因工程(HGp)和癌基因谱(TCGA)分别于2001年和2008年问世，世人期望攻克癌症的日子却仍遥遥无期，但是，分子生物学研究的成果还是对临床医学产生巨大的影响。例如，长期以来临床上已发现患者的年龄、性别和身体状况等可影响治疗的效果和预后，可是其真正原因不明。现在这一现象可从肿瘤的分子生物学特性找到答案。脑胶质瘤的分子生物学分型与经典的组织形态学分型相结合，不仅可提高肿瘤分型的准确性，而且可为患者"量身裁衣"地制订个性化治疗方案，提高诊断和治疗水平以及预后判断。

此外，新神经影像学技术、新神经外科手术及有关设备层出不穷，新知识、新理论、新理念日新月异。因此，为了较全面反映近几年神经外科领域的最新进展，跟上时代步伐，我们在复旦大学出版社医学分社的支持下，组织专家对第一版《现代神经外科学》进行全面的修订和更新。

复旦大学附属华山医院神经外科自21世纪初组建集团医院以来，医疗、教学和科研以及学科建设蓬勃发展。目前，该学科是国家重点学科、"211工程"Ⅰ～Ⅲ期建设学科、国家神经外科教学和培训基地、卫生部重点专科、上海市重中之重学科和上海市神经外科临床医学中心、上海市神经外科急救中心、WHO神经科学研究和培训中心、复旦大学神经外科研究所、神经外科博士点和博士后基地。有包括工程院院士、长江学者、杰出青年的专科医生和研究人员120人，拥有先进的医疗与科研设施和设备，如3.0T术中磁共振和0.15T术中磁共振各1台、导航8台、PET/MRI、DSA等。承担国内外科研项目几十项，与国内外医学中心广泛合作和交流。为国内外患者提供优质医疗服务，外科治疗数量年年递增，2012 年已达 16824 人次，神经肿瘤病理累计逾 66228 例，脑动脉瘤超过 4000 例，加上大量的脑外伤、先天性和获得性疾病以及功能神经外科病变，这些均为本书提供了丰富的素材。

第二版《现代神经外科学》仍保留第一版 8 篇的布局，但是总章数由第一版的 108 章增至第二版的 140 章，总字数达 3152 千字(原第一版为 2778 千字)。第二版不仅对保留的章节做全面的更新，而且所有章节力求反映当今神经外科及相关学科的最新进展和发展方向。本书内容除收集国内外最新文献，还强调结合复旦大学附属华山医院神经外科自己的资料和数据，力求翔实，并配有大量的影像学图片或示意图，力求图文并茂，以方便读者阅读和参考。

本书仍保留第一版的编写特色，由神经外科的老、中、青医学专家共同参与，以结合中青年医生思维活跃和老专家丰富经验的优势。值得提出的是，本版编写有幸得到下列人员加入，为本书增添了光彩，他们是顾玉东院士、徐文东教授、吴浩强教授、翁心华教授、冯晓源教授、王怡教授、朱国行教授、管一晖教授、左传涛教授、梁伟民教授、盛晓芳教授、胡永善教授、李世亭教授、赵卫国教授等。

本书可作为各级神经外科医师、研究员、进修医师、技术员和相关学科医师的参考书和教科书。由于编者们工作繁忙、时间紧迫，加之主编经验有限，书中缺点和不足之处还望读者不吝指正。

中国工程院院士　周良辅

2014 年 8 月　上海

第一版前言

我国古代有关神经外科的传说可追溯到公元 3 世纪三国时期，神医华佗使用麻药为病人施行脑部手术。曹操因患头疾，找华佗求治，华佗建议用手术方法，但曹操疑其不轨而将华佗杀害。虽然在 20 世纪 30～40 年代，我国有少数几位外科医师和神经科医师曾开展颅脑外伤、脑脓肿和脑瘤手术，但数量很少，种类有限，疗效较差。1949 年新中国诞生给我国神经外科发展带来契机。继天津(1952)和上海(1953)成立神经外科之后，全国许多省市也开展神经外科临床工作。特别是 20 世纪 80 年代改革开放的春风使我国神经外科得到全面、快速发展。据不完全资料统计，我国神经外科医师在 20 世纪 50 年代仅有 10 余人，到 20 世纪 90 年代增至 8000 余人，其中主治医师以上者 3000 余人。全国大中型医院都设立神经外科，并装备有较现代化的设施和设备，全面开展了神经外科各种疾病的诊治，在一些医学院校附属医院，还开展神经外科的临床基础研究和教学工作，取得令人瞩目的成就。但是，与我国神经外科临床工作迅速发展不相称的是专科综合性参考书和教科书出版滞后。例如，20 世纪 80 年代以前，我国几乎没有一本综合性的神经外科专著；20 世纪 80 年代以后，已故薛庆澄教授主编《神经外科学》(1990)，王忠诚院士主编《神经外科学》(1998)，这两部专著在我国神经外科具有划时代的意义，是我国老一辈神经外科专家智慧和辛勤劳动的结晶，为我国神经外科发展作出了重大贡献。

近 10 年，神经外科全方位向前突飞猛进，继显微神经外科、神经影像学技术如 CT 和 MRI 之后，微侵袭神经外科、神经导航、放射外科和新影像技术如 CTA、MRA、PET 和 MEG 等相继问世，分子神经外科初露端倪，新知识、新理论、新技术、新手术和新器械大量涌现。面对信息爆炸时代，人们在新世纪需要一本能反映时代气息的，指导神经外科医、教、研工作的综合性参考书。因此，在上海医科大学出版社及各级领导鼓励和支持下，我们组织华山神经外科集团的专家教授，历时 1 年，编写成本书。

华山神经外科集团成立于 21 世纪第一个春天，它的前身是华山医院神经外科。在史玉泉、蒋大介和杨德泰等教授开创性工作的基础上，华山医院神经外科医、教、研工作蓬勃发展，蒸蒸日上。目前，该科是国家重点学科、上海市医学领先学科、上海市神经外科临床医学中心、WHO 神经科学研究和培训中心、国家神经外科教学和培训基地、神经外科博士点和博士后基地，承担了国家和地方多项科研项目，并与国外医学中心进行广泛学术交流和合作。由于面临大量的临床医疗工作，该集团总医院(即华山医院)年手术量已逾 2500 台，中枢神经系统肿瘤的经治病例数已逾 2 万。加上大量脑血管病变、脑外伤、先天性病变和功能性神经外科病变，这些均构成了本书的基本素材。

全书共分 8 篇 108 章，约 300 万字，内容涵盖神经外科的各个方面，包括总论、中枢神经系统损伤、感染、肿瘤、血管性病变、先天性病变、疼痛及外科技术和器械等。编写时特别注意结合国内外最新发展动态，详细介绍神经外科各种疾患的临床表现、诊断和鉴别诊断及治疗，特别重点介绍脑动脉瘤、脑血管畸形、脑干和脊髓肿瘤等疾病的诊治以及颅底外科、放射外科等，对少见肿瘤、脑血管病变和先天性病变，对神经导航、神经内镜、功能性神经外科和 PET 等新技术也作了详细介绍。同时特辟章节介绍临床分子神经外科内容。本书内容翔实，配有大量影像学资料或示意图，力求图文并茂，以方便读者阅读和参考。

本书由华山神经外科集团的老、中、青医学专家共同编写，以求充分发挥中青年医生思维活跃和老专家经验丰富的优势，力求统一全书撰写风格和保持内容的系统性和连续性。本书可作为各级神经外科医师、研究生、进修医师、技术员和相关学科医师的参考书和教科书。由于编者们工作繁忙、时间紧迫，加之主编经验有限，书中缺点和不足之处还望读者不吝指正。

周良辅
2001 年 10 月于上海

contents **目录**

第一篇　总　论

第二篇　中枢神经系统损伤

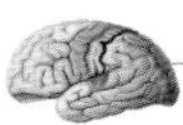

第三篇　中枢神经系统感染

第四篇　中枢神经系统肿瘤

第五篇　脑脊髓血管病

第六篇　先天性和后天性异常病变

第七篇 功能神经外科

第八篇 神经外科的基本技术及其他

第一篇 总论

神经外科发展史

无古，无今——庄子（公元前 369—公元前 286），what is past is prologue（凡往昔事，皆今序章）——莎士比亚（Shakespeare，1564—1611）。历史是人类的宝贵财富，是取之不竭的知识源泉。因此，学习历史，对前人的经验、工作和历史事件的正确认识可以丰富我们的知识，获得正反两方面的教训，从而指导我们的工作。

1.1 早期神经外科

虽然考古学家发现在新石器时期，人类头颅骨上就有人工钻洞手术的佐证（图 1 - 1），但是最早记载有关钻颅术应推希波克拉底（Hippocrates，公元前 460—公元前 370），他还对癫痫、肺结核合并脊柱畸形、脊髓压迫症、面瘫、坐骨神经痛、视力障碍、失语、瞳孔不等和昏迷等有所论及。因此，Hippocrates 的专著曾被外科医生应用了 2 000 多年。公元前 1700 年，史密斯（Smith）的文稿也有神经外科内容的记载，例如描述颅缝、脑膜、脑表面、脑脊液和脑搏动

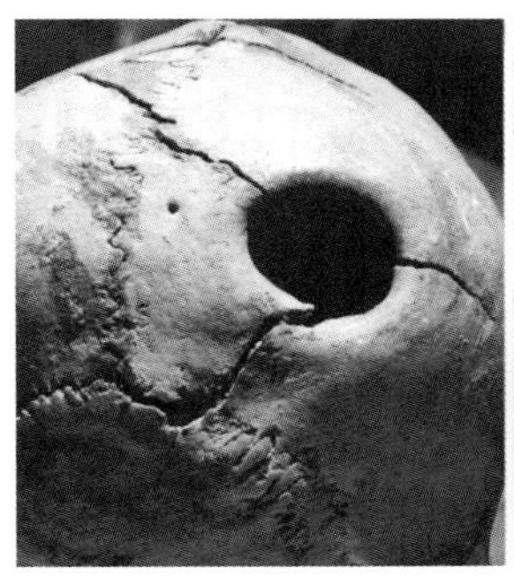
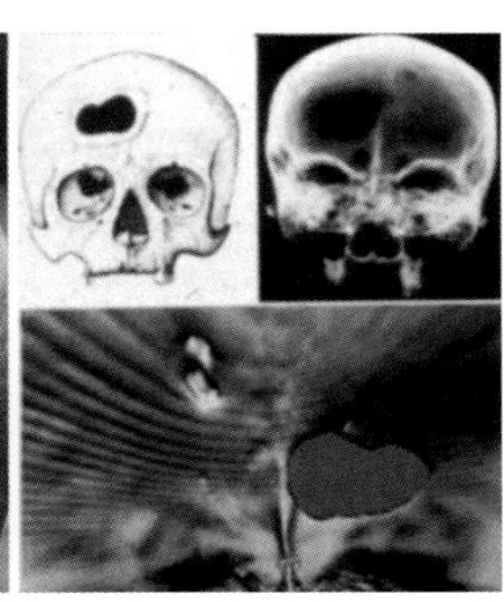

图 1 - 1 史前颅骨

注：用现代放射衍射技术发现从南美洲、中国等地出土的史前人类头颅骨上有人工钻洞手术的证据。

等，论及脑损伤可引起对侧肢体瘫痪，颈椎脱位可引起四肢瘫、尿失禁和阴茎异常勃起等。论文还包括 48 个不同类型的示范病例，有检查、诊断、处理和预后。

在 18 世纪之前的 5 000 年中，包括史前、奴隶和封建社会，从狩猎刀耕火种到农牧生活，由于迷信和宗教对人们思想的束缚，人体解剖被禁忌，医学发展

缓慢，外科医生地位远比内科医生低微，且多由教士或理发师兼职，故又称为“长袍外科医生”或“剃头匠外科医生”。公元15—16世纪欧洲文艺复兴，解放了人们的思想；1776年蒸汽机出现，引领了第1次工业革命，资本主义在欧洲出现。经济和科学的发展推动了医学的进步，人体解剖学、生理学和病理学等都在这一时期出现，为早期神经外科的诞生创造了条件。

早期神经外科的手术由普通外科医生进行，主要是治疗颅脑外伤，例如德卡皮(de Carpi，1470—1550)的专著描述了脑外伤和一些钻颅器械。大家公认的现代外科学之父、法国的帕尔(Paré，1510—1590)(图1-2)不仅为普通外科作出了许多重大贡献，而且专长脑外伤治疗。Paré出身贫寒，19岁时师从理发匠外科医生，并长期在野战外科工作，积累了丰富的经验。他曾为法国国王治过脑外伤，详细记载了国王的症状，如头痛、视物模糊、呕吐、呼吸困难等。他认为国王从马上摔下，暴力使脑皮质静脉撕破引起颅内出血，最后为尸检证实。海斯特(Heister，1683—1758)是德国外科医生，他编著的《外科学》描述了头皮止血方法，包括缝扎法、手指压迫法，这些技术为以后的神经外科医生普遍采用。图1-3展示17世纪外科医生使用的一些开颅器械。

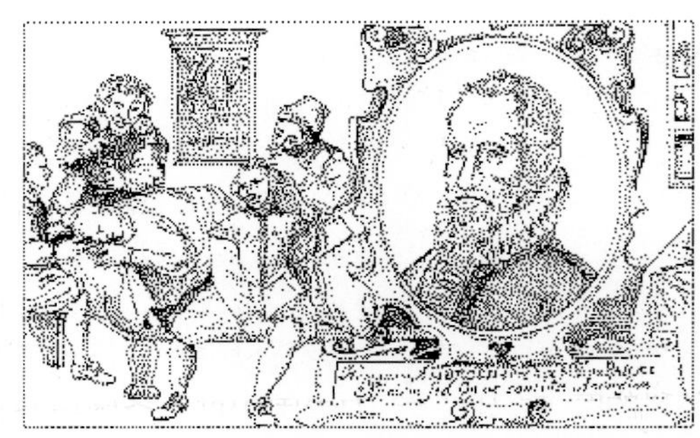

图1-2　Paré医生为患者进行颅骨钻洞探查手术

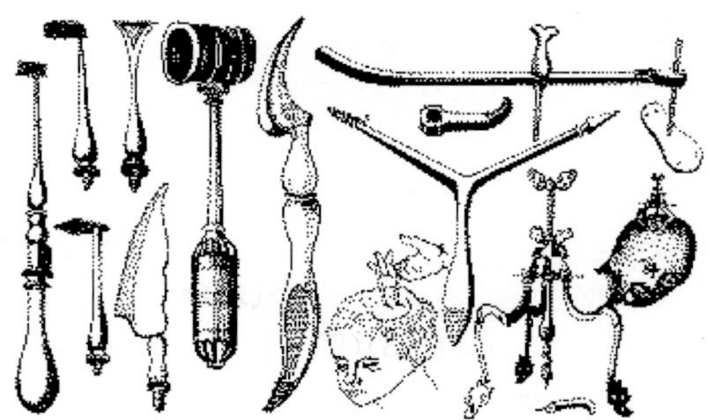

图1-3　17世纪外科医生使用的开颅器械

19世纪医学界先后出现了三大技术——麻醉、无菌消毒和脑定位技术，标志着现代外科的开始。麻醉和无菌消毒技术解决了长期困扰外科医生的问题：疼痛和感染。由于麻醉和无菌消毒技术的应用，患者手术时不再剧痛，感染亦减少；外科医生也可不必匆忙手术，能从容、细致地操作，提高了手术的质量。例如莫顿(Morton，1778—1856)用乙醚、辛普森(Simpson，1811—1870)用氯仿麻醉进行手术。李斯特(Lister，1827—1912)证实污染是造成细菌感染的原因，苯酚(石炭酸)消毒可减少感染(图1-4)。以后相继出现蒸汽消毒、手术室消毒、术前刷手。霍尔斯特德(Halsted，1852—1922)发明了橡胶手套等。

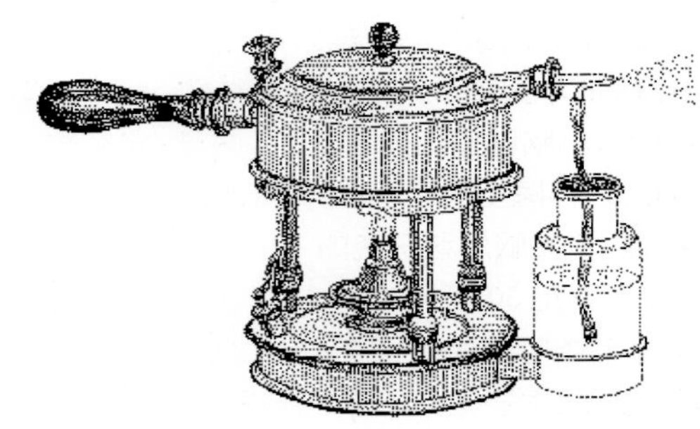

图1-4　苯酚喷雾消毒器

脑皮质功能定位应归功于解剖学家和外科医生的不懈努力。例如，布罗卡(Broca，1824—1880)是一位普通的法国外科医生，对2例生前均有运动性失语，之后分别死于下肢感染或骨折的患者，通过细致的临床观察和尸体解剖，发现左侧大脑半球额叶后下部有病变。经过病例资料的积累，Broca提出人脑的运动语言中枢在额下回后部，以后就以他的名字命名。大脑运动区也经过动物实验和临床研究得以证实。1870年，弗里奇(Fritsch)和希齐格(Hitzig)创立脑功能定位学说，巴托洛(Batholow)将此学说应用于人类，于是建立了系统的临床神经系统检查法，为脑部病变定位诊断提供了理论基础。这些医学研究成果为诊治神经系统疾病创造了条件，使外科手术范围从颅脑外伤扩大到脑肿瘤、脑脓肿、三叉神经痛、癫痫、脊髓压迫症、痉挛性斜颈等。为此作出贡献的外科医生有：意大利万泽提(Vanzetti，1809—1888)、美国基恩(Keen，1831—1932)和赫希菲尔德(Hirschfelder，1854—1920)、苏格兰麦克尤恩(MacEwen，1848—1924)、德国克劳泽(Krause，1857—1937)、法国马特(Martel，

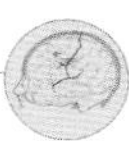

1875—1940)等。另外，意大利产科医生吉利(Gigli，1863—1908)发明了以他的名字命名的Gigli线锯，不仅用于妇产科，还用于颅脑外科。瓦格纳(Wagner，1848—1900)首创骨瓣开颅。英国霍斯利(Horsley，1857—1916)除开展大量神经外科手术，还发明了骨蜡止血法，与克拉克(Clark，1850—1926)共同研制医学史上第1架立体定向仪。上述的工作为早期神经外科的形成奠定了基础。

由于时代的限制，在19世纪末和20世纪初，脑和脊髓病变大多由神经内科医生诊断和定位，并指导外科医生设计手术切口和寻找病变。具体手术操作的外科医生对神经系统、神经生理和病理缺乏足够的知识，因此在手术中遇到各种各样的困难，术后病死率和病残率高得令人难以接受。例如，斯塔尔(Starr)1888年报道84例脑瘤手术中，大脑肿瘤病死率50%，小脑肿瘤病死率80%。失败的挫折给满腔热情的外科医生泼了当头冷水，使神经外科的手术量顿减，有关脑外科研究的论文由500篇(1886—1896)减至不足50篇(1896—1906)。庆幸的是仍有外科医生和神经内科医生在发展的低潮中执着追求，其中少数意志坚强者甚至把毕生精力都奉献给了神经外科事业。

1.2 现代神经外科

现代神经外科始于20世纪初期。在前人大量工作的基础上，神经系统疾病手术治疗积累了相当丰富的专业知识，加上各种专门技术、操作和诊断方法问世，形成了独立于普通外科的工作体系。代表人物首推美国的库欣(Cushing，1869—1939)(图1-5)。

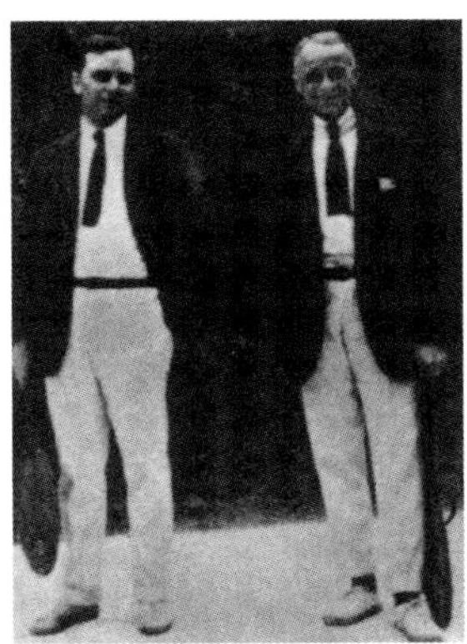

图1-5 Cushing和他的学生Dandy

注：图为Cushing(右)和他的学生Dandy(左)。

Cushing师从普通外科医生Halsted，他把一生都献给神经外科事业，为现代神经外科的奠定和发展做出了卓越的贡献。Cushing工作严谨，一丝不苟，思路敏捷，手法灵巧，且勇于创新。他提出神经外科手术操作原则：手法细腻，严格止血，动作快慢适度，操作准确，珍惜神经组织。因此与其同辈相比，他的脑瘤手术病死率最低，疗效最好。1915年，他报道脑手术病死率为8.4%，而同期其他人的报道是35%～50%。他设计空气止血带制止头皮出血，后改用小夹子夹住帽状腱膜外翻止血；他首创银夹夹闭脑血管止血；开创高频电刀电凝和切割止血；提出术毕时要缝合硬脑膜，强调帽状腱膜应单层缝合，从而减少切口渗漏和继发感染。上述都已成为现代神经外科手术操作遵循的基本原则，所以Cushing被称为“现代神经外科之父”。他为人谦虚，在其遗嘱中要求在他的墓志铭中刻上“第1个做帽状腱膜缝合者长眠于此”。

Cushing长期从事脑瘤的研究，特别是垂体瘤、胶质瘤、脑膜瘤和听神经瘤的研究。他一生做了2 000多例脑瘤手术，与助手贝利(Bailey)、艾森哈特(Eisenhardt)合作对脑瘤进行系统的分类。

Cushing不仅是位杰出的外科医生，还是位博学多才、著作等身的学者。他的主要专著有《垂体及其疾病》(1912)、《听神经瘤》(1917)、《颅内生理学和外科学的研究》(1926)、《胶质瘤分类法》(1926)、《起源于脑血管的肿瘤》(1928)、《颅内肿瘤：附2 000例病例》(1932)、《垂体和下丘脑》(1932)、《脑膜瘤》(1938)等。他留给后世的还有以他姓氏命名的14种手术、技术、疾病、综合征和定律，都与世永存。

Cushing是位严格的师长。1912年，Cushing在波士顿哈佛医学院建立了神经外科中心，开展了神经外科的医、教、研工作，为美国和世界各国培养神经外科医生，后来他们中不少人成为学科的带头人。由于Cushing和其他神经外科医生坚韧不拔的努力，使现代神经外科从婴儿期进入了少儿期。

丹迪(Dandy，1886—1946)是Cushing的学生，对现代神经外科也做出了许多重要的贡献。Dandy确立了脑积水的现代概念(1913)，提出脉络膜丛切除术、第3脑室造瘘术和导水管成形术来治疗脑积水。他受肠穿孔患者横膈下积气现象的提示，发明了空气脑室造影术(1918)(图1-6)。在计算机体层成像(computer tomography，CT)检查和磁共振成像(magnetic resonance imaging，MRI)检查应用于

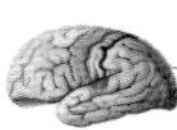

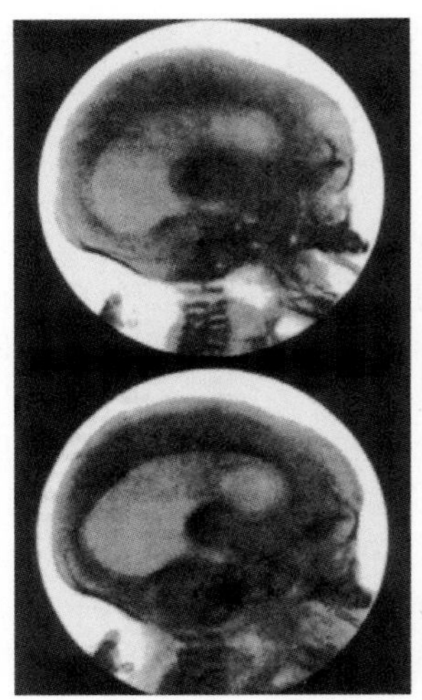

图 1-6　Dandy 在 1918 年报道的交通性脑积水和脑室造影

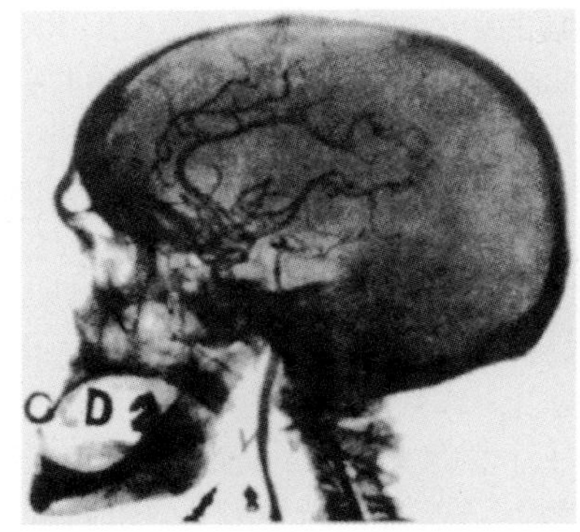

图 1-7　Moniz(1917)在尸体上开创人类脑血管造影的先河

临床以前，这些脑造影术是神经系统检查的主要方法，应用长达 50～60 年。他首先提出安全地全切除听神经瘤、松果体肿瘤、第 3 脑室肿瘤，对三叉神经痛、舌咽神经痛、梅尼埃病和脑动脉瘤治疗均有独特的见解。例如他施行颅后窝三叉神经根选择性切断术，现被命名为 Dandy 手术。他在美国首先用金属夹夹闭脑动脉瘤瘤颈，并于 1944 年出版了《脑动脉瘤》一书。

同 Cushing 一样，Dandy 也培养了很多神经外科医生，成为现代神经外科的奠基人之一。但他对莫尼兹(Moniz)发明动脉造影术不感兴趣。在 Moniz 发表脑动脉造影术论文 20 余年之后，Dandy 出版的《脑动脉瘤》一书对此置之不理。Cushing 于 1930 年对 Dandy 1918 年发明的空气脑室造影术仍持怀疑态度。神经外科史上两位巨匠生前意见不和，对待新生事物持抗拒态度，令人反省和深思。

对现代神经外科作出贡献的专家学者难以一一罗列，现择要介绍如下。

美国弗雷泽(Frazier)与斯皮勒(Spiller)合作(1901)成功施行颞下入路三叉神经节后神经根切断术。法国医生西卡尔(Sicard)和福雷斯捷(Forestier)(1921)发明椎管碘油造影术。葡萄牙神经内科医生 Moniz(1917)经过不懈努力首创脑血管造影术(图 1-7)，他与精神科和神经外科医生合作，开创额叶白质切断术治疗精神病(1935)，因此获得 1949 年诺贝尔生理学或医学奖。贝格(Berger，1929)成功地记录脑电波，称之为脑电图。美国医生克鲁奇菲尔德(Crutchfield，1932)研制颅骨牵引器。库珀(Cooper，1952)开创基底节细胞核群毁损治疗帕金森病。费尔斯特(Ferster，1933)阐明脑皮质功能定位和脊髓节段性感觉定位。彭菲尔德(Penfield，1937)对癫痫和脑皮质功能的研究创立了“小矮人”皮质分布图，开创了功能神经外科(图 1-8)。挪威的托基尔德森(Torkildsen，1939)首先用脑室枕大池分流术治疗阻塞性脑积水。20 世纪 50 年代以后，一系列带瓣膜的分流管研制成功，如纳尔森(Nulsen)和斯皮茨(Spitz)(1952)、普登斯(Pudenz，1957)、霍尔特(Holter，1956)。莱克塞尔(Leksell)在 1949 年发明伽马刀(γ 刀)，并提出立体定向放射外科的概念；1956 年他又发明了头颅超声波，用以探测中线结构移位。

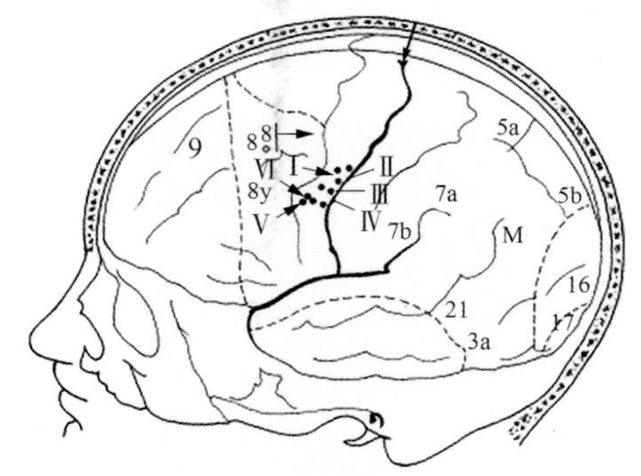

图 1-8　脑皮质功能定位

1.3　显微神经外科

显微神经外科是现代神经外科在 20 世纪 60 年

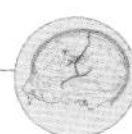

代飞跃发展的一个里程碑。虽然显微外科这一名词早在1892年就出现,但那时显微外科仅用于研究两栖类动物的神经通路。显微外科是在光学放大系统下进行外科手术,因此放大镜和显微手术镜是必不可少的工具。“放大”这一词可追溯到人类远古时期,那时人们已发现物体在水中比其在空气中要显得大。但因缺乏光学知识,不知道这放大现象与光经过水的折射和人的视角有关,而误认为是水本身的作用。公元前800年,古埃及象形文字已有描述玻璃凹凸镜。我国的《史记·殷本纪》和甲骨文记载了殷商时期(约公元前1600年)已使用铜镜。可以说这些是有关“放大”的最早历史描述。公元1世纪,罗马教皇的家庭教师塞尼卡(Seneca)在手稿中写道:小而难辨的字透过装满水的玻璃球可变大而看清楚。10世纪,阿拉伯学者阿尔哈森(Alhazen)应用凸透镜放大物体。13世纪末,眼镜问世。

1.3.1 显微镜的发明

谁首先发明了显微镜?这个问题迄今仍有争论,但多数人认为荷兰詹森(Janssen)父子在1590年发明了筒状显微镜。10年后意大利天文学家伽利略(Galilei)把他发明的望远镜倒过来看,可把苍蝇放大成母鸡。后来他的同事法贝尔(Faber)将其称为显微镜(microscope),其中“micro”来源于希腊文,意为“小”,“scope”为“看的目标”。早期的显微镜由造镜匠制作,简陋且质量差,难以广泛应用。1848年,德国机械师蔡司(Zeiss)与物理学家阿贝(Abbé)合作研制出双筒显微镜,开创了科学生产显微镜的新时代。20世纪50年代以后,随着科学技术的进步,高质量、可调倍和同轴照明的手术显微镜相继问世,为显微外科发展提供了重要的物质基础。

1.3.2 手术显微镜在外科的应用

在19世纪后半期显微镜已用于工业和科学研究,但是外科手术仅用放大镜,主要用于纠正外科医生的屈光不正。最早戴手术放大镜的外科医生是德国Seamisch(1876)。

20世纪初,外科医生开始应用手术显微镜,先驱者公推瑞典耳鼻喉科医生奈连(Nylen, 1921)(图1-9)。当时他才30岁,刚完成题目为“迷路瘘”的博士论文。他应用手术显微镜并非有什么先知和计划,而是完全出于好奇。当获悉在显微镜下可看到猪耳内淋巴的流动后,他把显微镜搬到动物实验室,

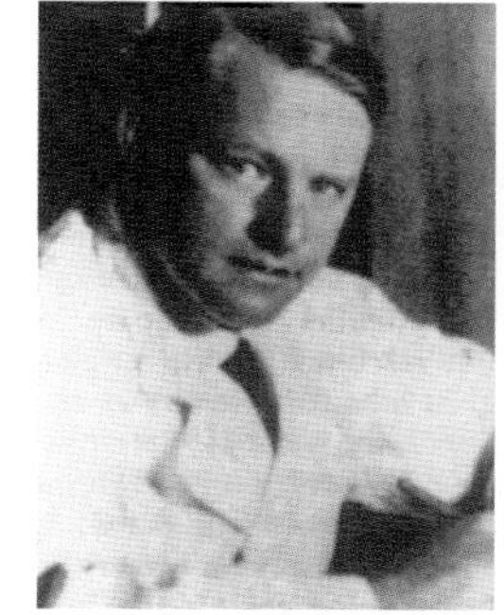
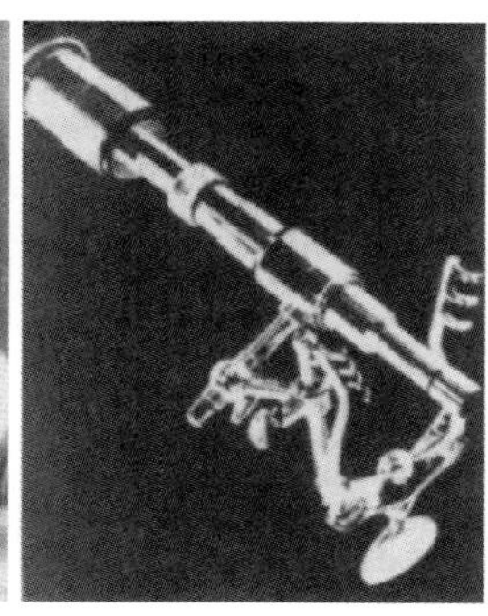

图1-9 Nylen医生和他应用的单筒手术显微镜

在显微镜下进行兔中耳迷路开窗术,结果令人惊喜。于是他开始借助单筒手术显微镜治疗慢性中耳炎患者。不久,他的老师霍姆格伦(Holmgren)把单筒手术显微镜改成双筒,并带光源。以后不仅耳鼻喉科,其他医学专科也相继应用手术显微镜,如眼科佩里特(Perrit, 1946)、血管外科雅各布森(Jacobson)和苏阿瑞兹(Suarez)(1960)、整形外科邦克(Buncke, 1960)等。

1.3.3 手术显微镜在神经外科的应用

从理论上讲,神经外科手术的术野深在,有重要的神经、血管结构,需有良好照明和放大功能的设备,手术显微镜能满足这些需要,因此理应尽早应用。但是,手术显微镜在神经外科应用却比五官科晚20~30年。原因可能是多方面的,如当时神经外科还是个年轻学科,处于发展和完善阶段;另外,神经外科手术对手术显微镜性能(如灵活性、镜深等)的要求也比五官科高。

第1个应用手术显微镜的神经外科医生是美国的库尔兹(Kurze, 1957),他在手术显微镜下成功地切除了一位5岁患儿的面神经鞘瘤(图1-10)。此灵感来源于他看到耳科医生豪斯(House)进行镫骨显微手术。他花了1年时间在House的实验室里学习显微解剖和操作技术,然后应用于临床实践。20世纪60年代初期,Kurze建立了世界第1个颅底显微外科实验室。他最早设计和应用手术显微镜的消毒塑料套,并从国家宇航局用氧化乙烯消毒航天器和精密仪器得到启发,采用氧化乙烯取代常用的高锰酸钾晶体消毒手术显微镜。在Kurze鼓舞下,兰德(Rand)、普尔(Pool)和德雷克(Drake)等相继开始应用手术显微镜。

另一位先驱多纳吉(Donaghy, 1958)建立了世

界第1个显微外科研究和训练室。一开始该实验室条件差、缺经费，但是他艰苦奋斗，使实验室闻名于世，并培养了不少杰出的显微神经外科人才，如显微神经外科奇才雅萨吉尔（Yasargil）（图1-11）。Yasargil是土耳其医生，师从瑞士神经外科医生克拉延布赫尔（Krayenbuhl）。1961年，Krayenbuhl敏锐地觉察到显微外科在神经外科中的重要性，决定派Yasargil去美国学习。Yasargil先后在杰克逊（Jackson）和Donaghy处学习1年，掌握了在动物头

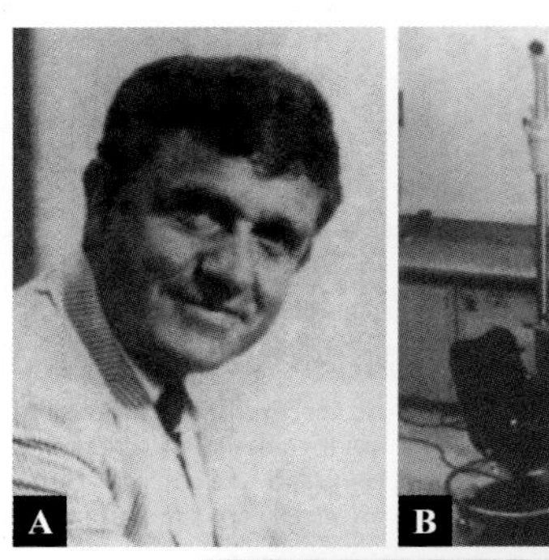
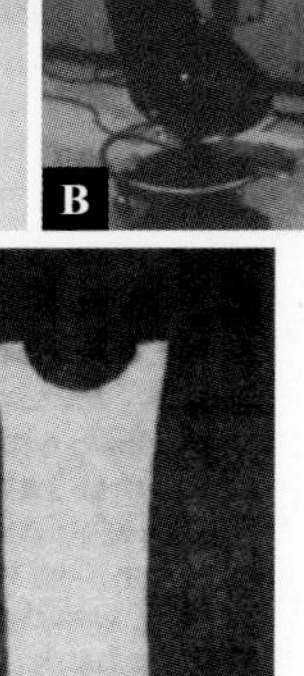
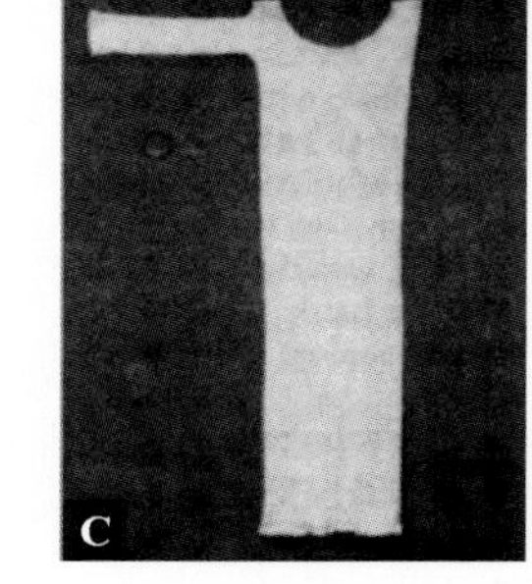

图1-10　第1位应用手术显微镜的神经外科医生Kurze

注：Kurze(A)于1961年创立世界第1个颅底显微外科实验室(B)；(C)为设计的手术显微镜消毒塑料套。

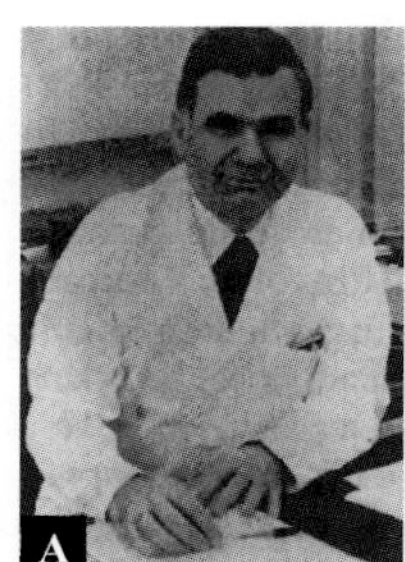
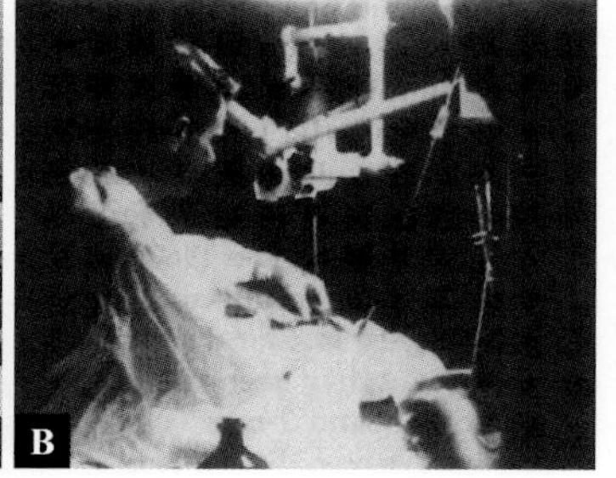

图1-11　显微神经外科大师Yasargil

注：Yasargil(A)在实验室内进行显微解剖(B)。

上进行颞浅动脉-大脑中动脉皮质支吻合的技术。第2年他回瑞士后成功地进行了世界首例人类颞浅动脉-大脑中动脉皮质支吻合术。不到24 h，他的老师Donaghy在美国也成功地进行了同样的手术。以后Yasargil一发不可收，把显微神经外科技术应用于神经外科几乎所有领域，取得了令人瞩目的成就。

20世纪60年代显微神经外科在广度和深度上突飞猛进，为现代神经外科的蓬勃发展打下了良好的基础。加拿大拉菲德（Lougheed）和汤姆（Tom）（1961）建立了蛛网膜下腔出血的动物模型，标志着应用显微外科技术研究中枢神经系统疾病的开始。Donaghy（1960）采用显微外科技术摘除大脑中动脉栓子；Jackson（1960）进行大脑中动脉血栓内膜切除；Pool（1961）、Rand和詹妮塔（Jannetta）（1961）进行椎-基底动脉瘤夹闭术；Kurze和House（1962）进行颅中窝手术；史密斯（Smith，1962）吻合周围神经；Kurze（1963）做脊髓切开、毡状脑膜瘤切除、神经根切断和脑神经吻合术等。一系列显微神经外科的学术会议先后召开，如第1届显微血管外科专题会（1961）、第1届显微神经外科专题会（1968）；显微神经外科的专著也相继问世，如Rand主编的《显微神经外科学》（1969）、Yasargil主编的《显微神经外科教科书》（1969）等。

20世纪60年代以后，显微神经外科技术已逐渐成为现代神经外科手术的标准技术，加之显微解剖的深入研究，显微神经外科手术广泛开展，使中枢神经系统的手术疗效大幅度提高，新技术、新手术层出不穷，手术禁区不断被打破，将现代神经外科提高到一个新高度，并逐渐走向成熟期。

1.4　微侵袭神经外科

20世纪70年代以后，在现代医学领域可以说没有一个学科像神经外科那样全方位地向前飞跃发展。这些除得益于前述的显微神经外科，还应归功于现代科学技术的发展，例如电子计算机（1964）、微处理器（1971）和神经影像技术如CT（1972）、正电子发射体层成像（positron emission tomograph，PET）（1975）、经颅多普勒超声（transcranial Doppler，TCD）（1982）和MRI（20世纪80年代）等。

过去的中枢神经系统各项检查多是侵袭性的，例如气脑造影、脑室造影和直接脑动脉穿刺血管造影术等，不但令患者痛苦，具有一定的危险性，而且

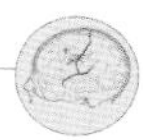

诊断欠准确。由于术前的诊断检查使神经外科医生伤神费时，影响其把更多的精力投入外科手术。有了 CT 和 MRI 等微侵袭性检查方法，不仅大大提高了诊断的质量和准确性，大大减轻了患者的痛苦，还使神经外科医生摆脱了繁重的诊断手续，集中精力从事外科手术和研究工作。特别是 20 世纪七八十年代神经影像学发展，如功能磁共振成像（functional MRI，fMRI）和 PET，已逐渐从单纯解剖诊断上升到解剖与功能诊断兼顾。这些进展为神经外科的发展创造了条件，也对神经外科医生提出了更高的要求。因此，继 20 世纪 60 年代显微神经外科诞生，七八十年代显微神经外科高速发展，现代神经外科在 90 年代初期又跃上一个新台阶，出现了微侵袭神经外科（minimally invasive neurosurgery，MINS）。

MINS 又称微创神经外科，是现代神经外科发展史上的第 2 个里程碑。狭义的 MINS 包括内镜神经外科、立体定向外科、放射外科、血管内介入外科和锁孔外科等。广义的 MINS 则把显微神经外科、颅底外科和导航外科及分子神经外科也包括进去。MINS 不仅是一种外科技术，还是一种全新的外科理念。它是指在微侵袭外科的理念指导下，以外科方法获得最大的治疗效果。包括术前精心地诊断和鉴别诊断，细心和全面地设计手术方案，应用 MINS 手段，尽量减少或避免患者痛苦和医源性伤害，从而达到最终目的——获得最大疗效。这标志着神经外科已从重疾病去除、轻功能保留的旧观点中解脱，发展到两者兼顾的新境界。从狭义到广义，反映了 MINS 的发展。

1.4.1 内镜神经外科

虽然内镜神经外科是 20 世纪 90 年代出现的 MINS 主要组成部分，但它早在 20 世纪初即已开始应用。为什么历经百年才得以重视和发展？原因有：①内镜系统制造工艺的提高，使它向小型、高分辨和立体放大方向发展；②与立体定向外科、神经导航外科和显微外科结合，不仅使内镜神经外科更加准确、安全，还大大拓宽了应用范围。现代内镜神经外科已不限于脑积水的治疗，已应用于脑室系统、脑实质、蛛网膜下腔、颅底和脊髓内外病变的处理。特别是与显微外科结合，不仅赋予内镜神经外科新生命，还为两者的发展展现新天地。例如德国派尔奈茨基（Perneczky，1998）提出内镜辅助显微神经外科（endoscopy assisted microneurosurgery）新观点。目前内镜辅助显微神经外科主要应用于下列手术：脑动脉瘤、鞍内和鞍上肿瘤、颅底肿瘤、脑室肿瘤和微血管减压等。

1.4.2 神经导航外科

神经导航外科又称无框架立体定向外科、影像导向外科等。第 1 代神经导航系统由美国罗伯茨（Roberts）1986 年设计和制造。现在导航系统已由简单的导向关节或探头发展至手术显微镜导航，不仅用于脑部手术，还可用于脊柱和脊髓外科。除 CT、MRI 定位软件外，出现数字减影血管造影（digital subtraction angiography，DSA）、fMRI、脑磁图、PET 等多影像融合定位技术，以及术中实时超声、CT 和 MRI 定位校正系统，纠正术中靶灶移位。利用神经导航，神经外科医生可精确地设计小皮肤切口和骨窗，用保留功能结构和对脑组织损伤最小的技术切除肿瘤，肿瘤切除的程度由外科医生主观判断提高至影像学客观评价。虽然神经导航系统是现代高科技的产物，即高性能计算机、神经影像技术和立体定向技术等的完美结合，但它毕竟是一个外科手术工具，必须由掌握显微外科技术和神经外科现代知识的医生去操作和应用，才能显示其作用和价值。由于神经导航辅助显微外科使手术更加精确、手术并发症显著减少、疗效明显提高，患者住院时间和费用可缩减。对于表浅、容易定位的病变，应用常规显微外科技术已足够，因此神经导航外科主要适用于颅底外科、脑深部和脑干病变、多发和/或小肿瘤、胶质瘤、癫痫外科和脑功能区手术等。

1.4.3 锁孔神经外科

现代影像学不但可早期发现小肿瘤或病变，而且可通过有框架立体定向仪或神经导航仪准确定出其在颅内和头皮投影的位置，因此可通过比常规手术小得多的皮肤切口和骨窗手术。谷口（Taniguchi）和佩内茨基（Perneczky）（1997）通过 5 cm 长颞下皮肤切口，宽 2～2.5 cm、高 1.5 cm 的骨窗对 162 例患者进行手术，包括下视丘错构瘤、颞叶胶质瘤、基底动脉瘤、斜坡脑膜瘤、脊索瘤、海绵窦内肿瘤、岩尖肿瘤（脑膜瘤、转移瘤、胆脂瘤、神经瘤）。结果无手术死亡，并发症少而轻，共计脑神经麻痹 5 例、脑脊液漏（cerebrospinal fluid leakage）2 例、记忆力下降 2 例、癫痫 2 例和耳鸣等。锁孔外科强调应用准确、便捷的手术入路去接近和处理病变，尽量减少对颅内外结构的暴露和损伤。因此，要求外科医生有扎实的

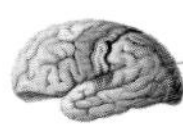

显微外科技术，熟悉锁孔外科开颅的解剖特点。术时配合应用神经导航、神经内镜等可提高在狭小、深在术野手术操作的质量。

1.4.4 立体定向外科

19 世纪初期，Horeley 和 Clark 已研制成功立体定向仪，但主要用于动物研究。把立体定向技术应用于人类的是 Spiegel 和 Wycis(1947)。立体定向外科发展缓慢，直到 CT(20 世纪 70 年代)和 MRI(20 世纪 80 年代)应用于临床后，它才又重新被重视。目前主要用于脑深部病变活检、功能神经外科手术等。

1.4.5 放射外科

放射外科又称立体定向放射外科。瑞典莱克塞尔(Leksell)和塔莱拉什(Talairach)(1949)研制出第 1 代伽玛刀，并用于治疗精神病患者，开创了放射外科新纪元。同其他学科一样，受时代影响，早期放射外科发展缓慢。20 世纪 80 年代后期以来，由于新一代伽玛刀出现，神经影像学、高性能计算机的应用，以及人们对放射外科生物学认识的提高，放射外科才得到迅速发展。现在它不仅用于治疗精神病，还用于治疗肿瘤、脑动静脉畸形(arteriovenous malformation)、三叉神经痛、帕金森病等。放射外科主要设备有伽玛刀、X 刀、射波刀和质子刀。

1.4.6 血管内介入外科

1978 年，德布伦(Debrun)等用球囊导管治疗脑血管病，但血管内介入外科广泛开展是 20 世纪 90 年代后，特别是古列尔米(Guglielmi，1991)研制了电解可脱微弹簧圈(Guglielmi detachable coil，GDC)，塔凯(Taki)和村山(Murayama)研发了新型血管内非黏附液体栓塞材料“Onyx”。现在它主要用于脑或脊髓动静脉瘘(arteriovenous fistula)、动静脉畸形、动脉瘤和脑肿瘤等。

1.4.7 颅底外科

颅底外科手术常需做较大皮肤切口和骨窗，并磨除颅底骨质，但是由于对脑组织不牵拉或少牵拉，患者术后神经障碍少，功能恢复快。

虽然在 20 世纪初颅底外科已有开展，但由于受各种条件和因素的影响，如脑脊液漏和颅内感染的防治等，长期以来发展缓慢。20 世纪 70 年代以后，颅底外科有突破性发展，特别是在 20 世纪 90 年代，颅底外科已发展成为微侵袭神经外科的一个组成部分，过去认为不能手术或手术切除不干净的肿瘤，现在已成为可能。如颅底肿瘤侵入颅内或翼腭窝，过去认为不能手术或难以切除干净，现在变成可以手术或切除干净。手术病死率从＞6%(20 世纪 70 年代以前)下降到≤3%，肿瘤局部长期控制率从 68% 提高到 84%，5 年生存率从 49% 提高到 70%，脑脊液漏从 47% 下降到 2%～4%，颅内感染率从 54% 下降到≤4%。颅底外科得以迅速发展的原因可归纳为：①显微外科和内镜外科的广泛开展和进步，包括外科器械如高速磨钻等的开发和应用；②显微解剖学的进步促使对现有外科手术入路的改良和新手术入路的开发和应用；③神经影像技术，如 CT、MRI 和 DSA 的广泛应用；④神经麻醉技术和监测方法的进步；⑤跨学科的研究促使多学科通力合作。

1.5 精准神经外科

在科学家的推动下，美国前总统奥巴马在 2015 年提出精准医学计划(precision medicine initiative，PMI)。虽然 PMI 初衷是以遗传学信息和人类基因组计划为基础的大数据，支撑癌症与其他多基因病的研究(狭义精准医学)，但后来精准医学被推而广之，包含或不包含分子生物学内容，以个体患者为中心的医学诊断和治疗皆称精准医学(广义精准医学)。例如，脑胶质瘤和颅脑外伤的精准医学诊断和治疗(详见第 51 章“神经上皮组织来源的肿瘤”、第 30 章“颅脑损伤的诊断和治疗”)如图 1－12 所示。

这里的“个体诊治”异于过去“个体诊治”的含义，是指具有相同分子生物学或神经影像学和临床人口学信息的一组个体，他们对某种特定的诊断和治疗有效或无效。这样，临床医生可针对性地进行诊治，避免患者的无效或过度诊治，以求达到精准诊治患者。

大规模队列研究（CER，疗效比较研究）或前瞻随机对照试验（RCT）
基于
组学研究
基因型
基于表型
大数据分析
个体诊治

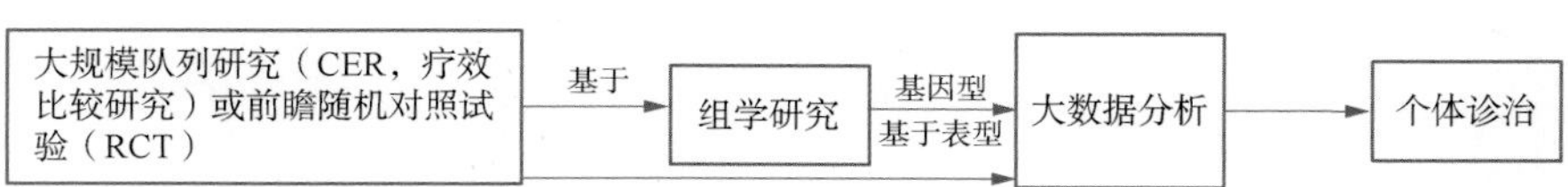

图 1－12 脑胶质瘤和颅脑外伤的精准医学诊断和治疗

1.6 中国神经外科

我国神经外科的发展也经历过类似世界神经外科的发展过程，只不过经历的时间比国外要短得多。

中国古代有关神经外科无正史记载，“野史”可追溯至公元2世纪汉朝末年三国时期，神医华佗(图1-13)已有使用药物麻醉患者后施行脑部手术的传说：曹操因长期头痛，要华佗治疗。华佗经“望、闻、问、切”后，诊断曹操头内长风邪，风邪在中医是指颅内有肿瘤、血肿、脓肿等，建议手术治疗，但曹操不仅不信，反疑华佗不轨，派人把华佗杀害。华佗在他临死前，把他毕生所写的医书交给狱吏，但是后者胆小不敢接受。华佗一怒之下，把医书丢在火堆中；狱吏赶忙去捡，仅捡到一小部分记载奄鸡奄狗的技术，有关神经外科开颅的技术全被烧掉了。由于社会环境严酷及经济、科学发展缓慢，在其后的1 000多年里，我国的神经外科几乎是一片空白，直至20世纪三四十年代，栗宗华(上海)、张同和(西安)、关颂韬和赵以成(北京)等医生开始进行神经外科的工作，成为我国早期神经外科的先驱(图1-14，图1-15)。其中栗宗华开展脊髓肿瘤外科治疗。张同和以救治脑外伤为主，包括脑脓肿治疗等，但病例较少。关颂韬曾师从美国Frazier，主要从事三叉神经痛等外科治疗。赵以成(图1-16)1934年毕业于北京协和医学院，在关颂韬领导下工作。1938年，赵以成留学加拿大蒙特利尔神经病学研究所，师从怀尔德·彭菲尔德(Wilder Penfield)，1940年回国后即从事神经外科工作。可是，抗日战争爆发，战乱、医院搬迁等严重影响了我国早期神经外科的发展。据统计，1932—1949年《中华医学杂志》中文或英文发表的论文中，有关神经外科的仅有16篇。

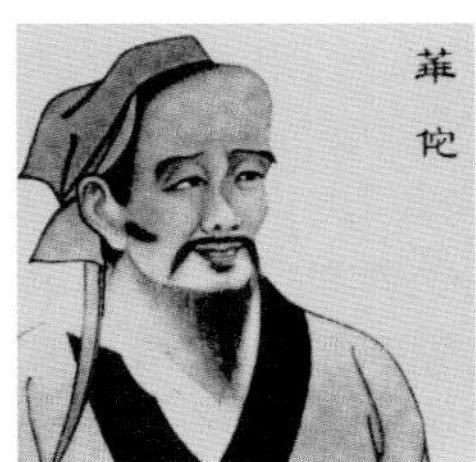

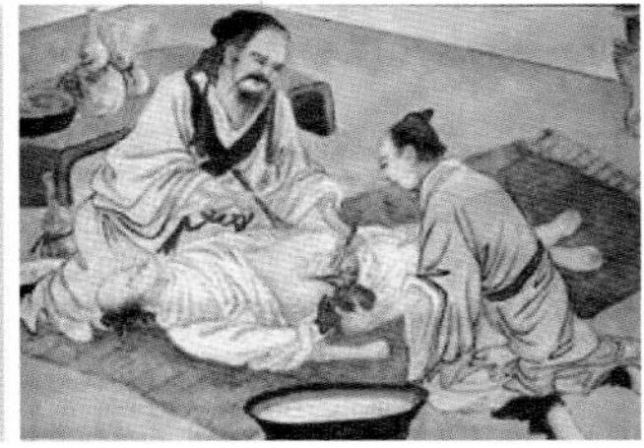

图1-13 华佗和他在手术中

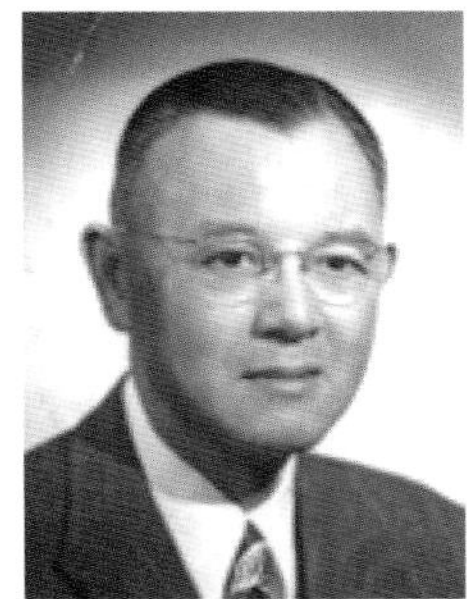

图1-14 关颂韬

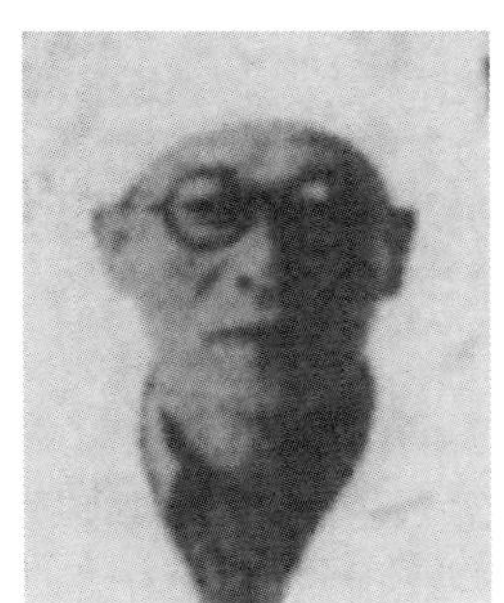

图1-15 张同和

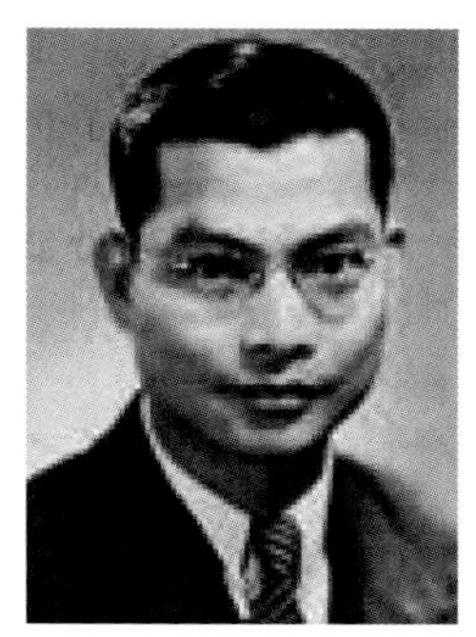

图1-16 赵以成

1949年新中国的诞生给我国神经外科发展带来契机。1950年，著名外科专家沈克非(1898—1972)(图1-17)带领史玉泉，在上海中山医院(原上海医科大学附属中山医院，现为复旦大学附属中山医院)成功切除1例额叶星形胶质瘤，以后沈克非又开展脑膜瘤、脑脓肿等手术。由于成绩突出，沈克非受到毛泽东主席的接见。1952年在他的支持下，史玉泉和朱桢卿(图1-18，图1-19)在华山医院(原上海医科大学附属华山医院，现为复旦大学附属华山医院，在本书中均简称华山医院)成立神经外科。不久蒋大介、杨德泰加入。1955年在上海举办第1届神经外科进修班，1958招收第1个神经外科研究生(臧人和)，编写了一批神经外科教材和诊疗常规。近50年来，史玉泉培养了一大批神经外科专业人才，他们中许多人已成为当地的神经外科骨干力量，

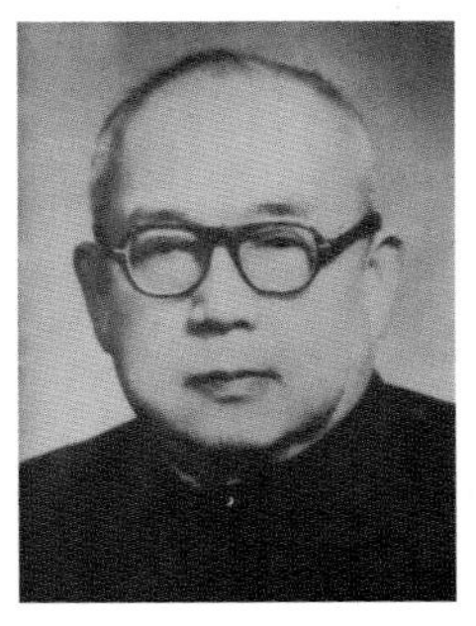

图1-17 沈克非

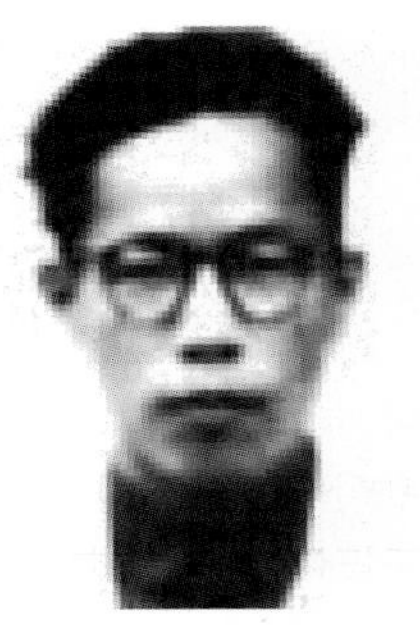
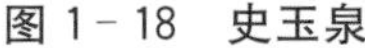
图 1-18　史玉泉

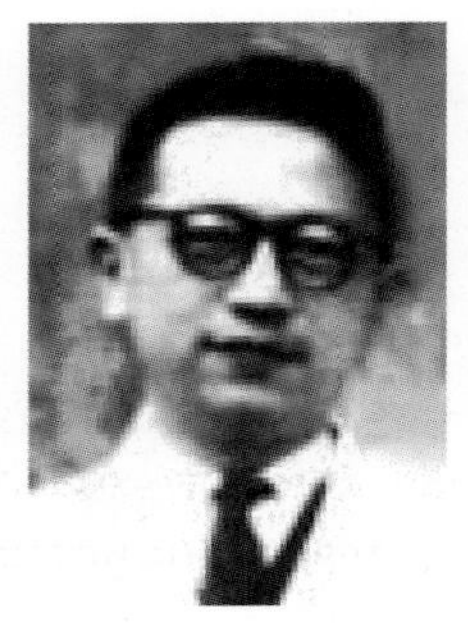
图 1-19　朱桢卿

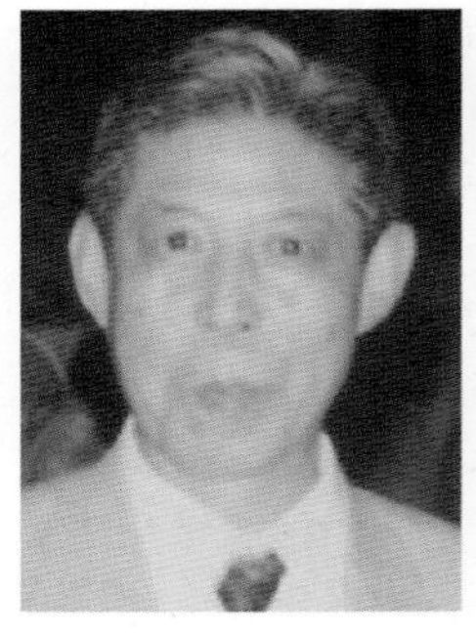
图 1-20　薛庆澄

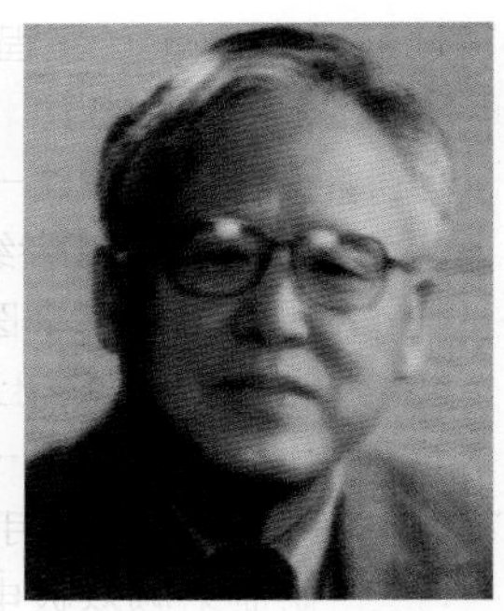
图 1-21　王忠诚

为我国神经外科的发展作出了重大贡献。史玉泉发表近百篇论文，编写了 8 部专著，对我国的神经外科事业发展起了极大的推动作用，他无愧为我国现代神经外科的奠基者之一，以他为首的华山医院神经外科成为了我国神经外科的重要基地之一。1952 年，赵以成（1908—1974）在天津市立总医院创立神经外科，同年在卫生部的组织下，在天津举办了全国第 1 届神经外科培训班。学员有韩哲生、曹美鸿、薛庆澄、王忠诚、蒋先惠、易声禹、李秉权、孙文海等，他们中的许多人后来成为我国各地区的神经外科学术带头人、著名的神经外科专家。此后，赵以成在北京同仁医院也成立了神经外科。赵以成以他对我国神经外科事业所作的卓越贡献，成为中国现代神经外科奠基人之一。

1958 年，朱祯卿赴重庆，创建重庆医学院附属医院神经外科。1968 年，臧人和赴乌鲁木齐市，创建新疆医学院附属医院神经外科。

1954 年，苏联专家来华帮助我国举办全国神经外科学习班，同时调赵以成来京协助工作，并在北京同仁医院建立神经外科中心。参加神经外科学习班的有王忠诚、蒋大介、杨德泰、俞少华、柴万兴、陈柄恒、赵雅度、蔡振通、白广明、詹名杼、宋遵武等，他们以后也都成为我国各地区神经外科的学术带头人，为我国现代神经外科发展作出了贡献。1958 年，该中心迁至北京宣武医院，并于 1960 年成立北京市神经外科研究所，赵以成任所长。1962 年，Penfield 应毛泽东主席的邀请访问中国，并与毛泽东见面，由赵以成作陪。赵以成的学生薛庆澄（图 1-20）任天津总医院神经外科主任，王忠诚（图 1-21）任宣武医院神经外科主任和神经外科研究所所长。1982 年，北京市神经外科研究所迁至天坛医院，规模不断扩大，成为我国和亚太地区规模最大的神经外科中心之一。

1956 年，涂通今（图 1-22）自苏联留学回国，在第四军医大学建立神经外科，以后发展成为全军神经外科培训中心。段国升（图 1-23）在 20 世纪 50 年代中期开展颅脑火器伤、脊髓外伤和肿瘤的治疗和研究，为解放军和地方培养了大量神经外科医生。

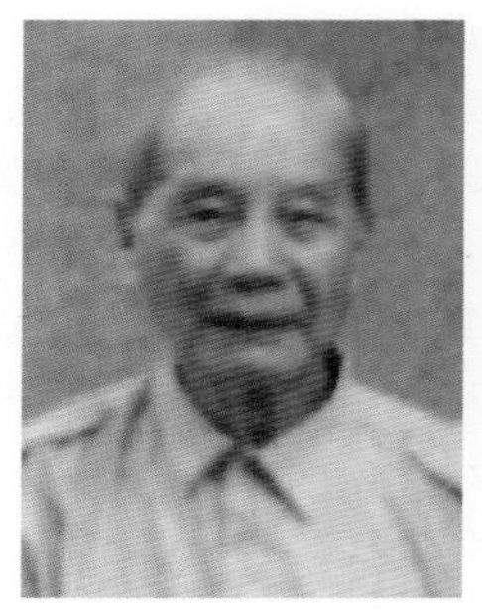
图 1-22　涂通今

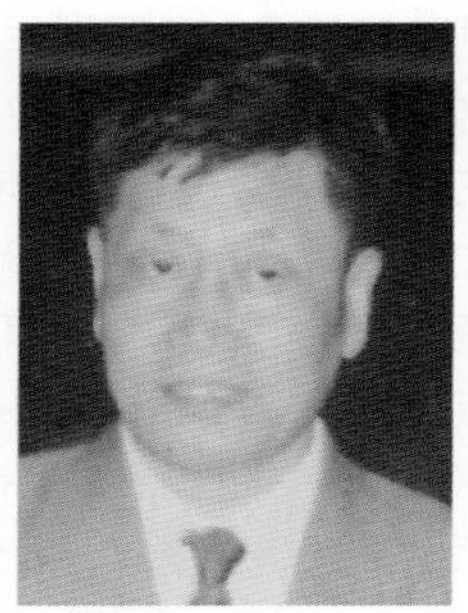
图 1-23　段国升

学科的发展与艰苦奋斗和创新分不开。20 世纪五六十年代，新中国成立不久，百废待兴，经济落后，史玉泉等为了更好地开展神经外科手术，为广大患者服务，不畏艰辛困苦，自力更生，研制了大量神经科手术器械和用品，并开展多种手术研究，例如研制止血“淀粉海绵”（1951），以后发展为国内广为应用的“明胶海绵”，还有小剂量气脑造影、脑室造影和脑血管造影、脑肺吸虫病的手术治疗（1955）、癫痫的外科手术治疗（包括大脑半球切除术治疗婴儿顽固性癫痫）（1956）、颅内动脉瘤的直接手术（1956）、立体定向外科、脑室腹腔分流装置（20 世纪 60 年代后期）等。

在我国现代神经外科起步和发展阶段，神经外科创业者的艰苦努力正把我国神经外科与国际的差距日益缩小之时，神经外科因种种原因遭受严重的摧残，造成医疗队伍破坏、医疗质量下降、研究工作停滞不前。而在这一时期，国际科技飞速发展，免疫

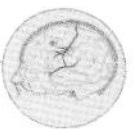

学、分子生物学、基因工程、医学成像、显微外科等先进技术和知识纷纷出现。我国神经外科水平与国际神经外科水平的差距进一步拉大。随着20世纪80年代我国改革开放，社会经济飞速发展，我国神经外科又获新生。全国各大医院迅速开展显微神经外科，在史玉泉的倡议下，上海研制出我国第1台外科手术显微镜（1976）（图1-24），并与南京刘承基共同研制国产显微神经外科手术刀包（1976），与上海计量局工厂研制射频双极电凝器（1978）（图1-25）。周良辅（1978）利用国产设备开展经皮穿刺选择脑血管造影。自从显微脑血管搭桥治疗缺血性脑卒中由臧人和（1977）、王忠诚（1978）、周良辅（1977）报道后，在国内广泛开展起来。北京、上海等地先后开展经蝶窦垂体瘤手术（1981）。华山医院神经外科开展颅内压监测研究和应用（1980）。史玉泉（1977）和段国升（1986）开展显微外科手术切除脑动静脉畸形。周良辅和蒋大介开展巨型脑动脉瘤切除和大脑中动脉端-端吻合（1982）（图1-26）、颅底外科（1979）、显微外科手术切除脊髓动静脉畸形（1983）等。马廉亭报道血管内介入治疗脑血管病（1985），刘承基出版脑血管病外科治疗专著（1987），周定标报道颈动脉内膜切除（1989），赵继宗发表显微外科动静脉畸形切除（1991），凌锋出版《介入神经放射学》（1991）（图1-27）。显微神经外科技术的应用，使我国脑血管病、脑和脊髓肿瘤等的外科疗效有较大提高。进入20世纪90年代，紧跟世界微侵袭神经外科发展潮流，颅底外科、内镜神经外科、神经导航、血管内介入外科、立体定向放射外科等在我国迅速开展。

1982年，华山医院和北京天坛医院均被定为世界卫生组织神经科学研究协作与培训中心，培养了大批神经外科专业人才，为促进我国神经外科的普及作出了重大贡献。1985年《中华神经外科杂志》创刊，1986年中华医学会神经外科学会成立，1997年中国神经外科专业委员会成立，1997年《中国微侵袭神经外科杂志》经几年试刊后正式发行。其他相关学会和杂志如中华显微外科学会和杂志、中华创伤学会和杂志也相继成立和问世，为神经外科学术活动、学术交流起了重要的推动作用。据中华医学会和医师学会的统计资料，目前我国神经外科医生已由20世纪50年代初期的十几人发展至11 000余人。全国大中型医院均已建立神经外科，许多基层医院已拥有CT等设备开展神经外科工作。随着

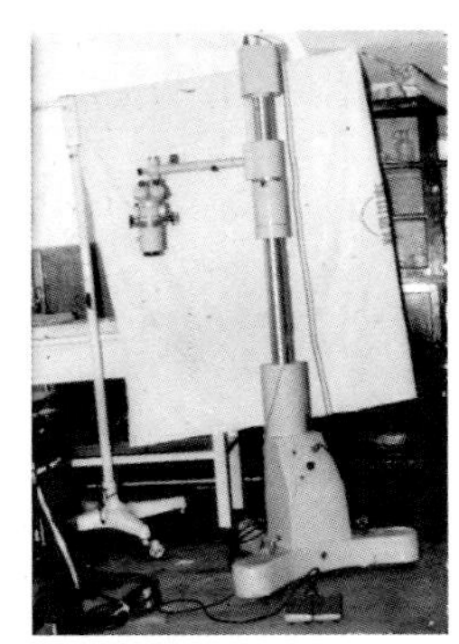

图1-24 上海研制外科手术显微镜

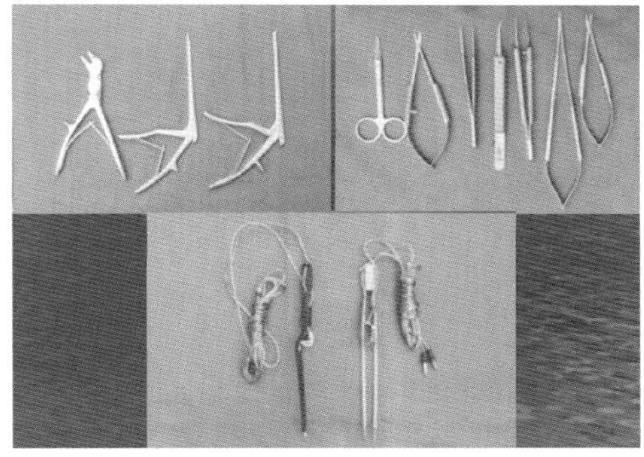

图1-25 显微外科器械和双极电凝镊

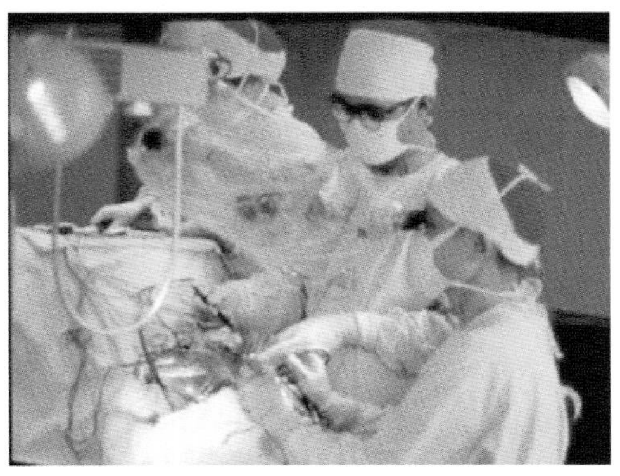

图1-26 周良辅应用国产设备进行显微外科手术

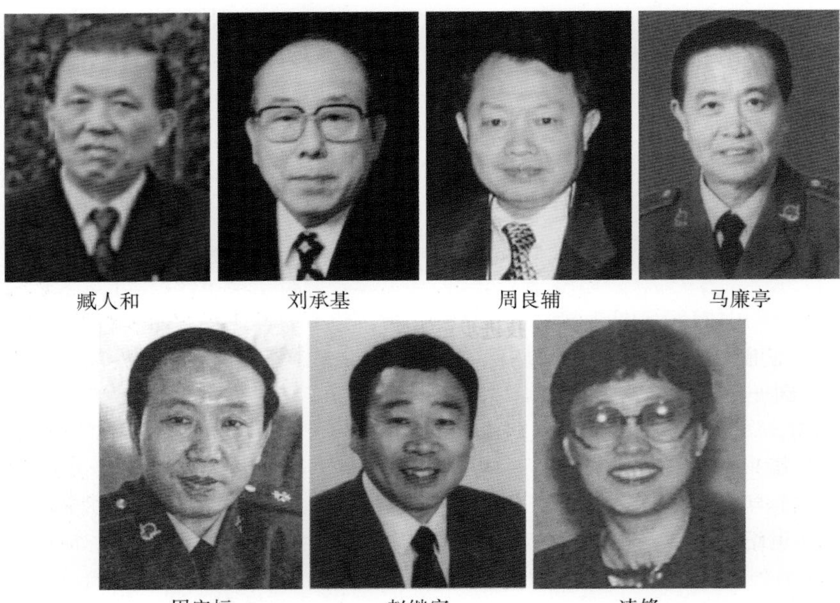

图 1-27　神经外科知名专家

注：数位知名专家临床与理论相结合，为神经外科事业作出了贡献。

我国经济的迅速发展，许多医院能够及时引进先进的神经外科设备，CT、MRI 及 DSA 已相当普遍。1993 年起我国先后在上海、洛阳、山东、北京、广州等地引进了伽玛刀，1996 年起在上海、北京、广州等地引进神经导航系统，内镜也大量应用。2006 年，华山医院引进低场强术中磁共振，2009 年，北京 301 医院引进 1.5T 术中磁共振，2010 年，华山医院引进 3.0T 术中磁共振。所有这些使我国神经外科的诊断及治疗水平与国际水平非常接近，在某些方面已达世界先进水平。例如，华山医院神经外科年手术量已逾 14 000 例，其中肿瘤手术占 65%，颅脑外伤占 12.5%，脑血管病占 5%，分流占 5%，功能神经外科占 2.5%，其他占 10%；截至 2018 年，中枢神经系统肿瘤病例数达 115 609 例（表 1-1）；射波刀治疗

表 1-1　华山医院神经外科中枢神经系统肿瘤病理分类年度汇总

肿瘤类型	1951—2000	2001	2002	2003	2004	2005	2006	2007	2008	2009	2010	2011	2012	2013	2014	2015	2016	2017	2018	2019	2020	合计
神经上皮性肿瘤	6567	530	650	655	715	744	765	1041	1050	1151	1174	1289	1338	1426	1432	1540	1477	1577	1609	1874	1691	30295
脑膜上皮来源肿瘤	4616	461	489	564	637	545	690	886	942	1101	1141	1265	1268	1361	1395	1355	1406	1461	1584	2104	2173	27444
间叶组织来源肿瘤	210	41	67	115	87	71	101	206	204	196	259	207	224	256	204	42	138	43	45	172	196	3084
周围神经鞘膜肿瘤	2820	185	208	220	227	192	248	362	409	449	465	469	502	565	557	521	545	598	630	851	985	12008
垂体腺瘤或鞍区肿瘤	3902	348	437	464	582	573	652	816	916	981	939	1070	1044	1084	1143	1305	1263	1317	1372	1740	1572	23520
囊肿性病变	1579	195	176	199	228	198	186	292	295	348	296	285	334	346	348	169	179	164	228	272	228	6545
生殖细胞肿瘤	97	19	17	41	34	46	34	50	40	57	33	27	33	42	28	51	46	55	48	83	97	978
血管性病变	1093	150	228	242	243	221	235	294	309	299	220	240	256	294	278	365	165	155	144	264	260	5955
淋巴造血系统肿瘤	293	22	32	31	33	34	44	59	52	72	69	73	71	78	107	146	121	151	132	227	140	1987
转移性肿瘤	971	77	98	93	89	70	75	138	134	163	180	164	180	164	154	177	148	155	166	211	186	3793
合计	22148	2028	2402	2624	2875	2694	3030	4144	4351	4817	4776	5089	5250	5616	5646	5671	5488	5676	5958	7798	7528	115609

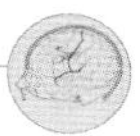

病例年均 8 650 例，伽玛刀治疗病例年均 3 000 例，放射治疗（radiotherapy，RT）病例年均 800 例，累计总数已逾 63 627 例。

1.7 回顾与展望

1.7.1 时势与英雄

历史告诉我们，医学的发展与社会和科学的发展息息相关，并受它们制约或促进。在社会发展的转折期或科学发展到一定时期，善于发现和把握机遇者，都将有所建树。

例 1，欧洲文艺复兴和从封建社会过渡到资本主义社会，解除了对医学的各种束缚，使医学在欧洲得到迅速发展。19 世纪医学三大技术（麻醉、消毒和脑功能定位技术）的出现和应用，使早期神经外科在欧洲最先得到奠定和发展。虽然欧洲是神经外科的诞生地，曾一度是世界神经外科医生“镀金”或“朝拜圣地”，出现“时势造英雄”的局面，但是 20 世纪以后由于美国经济和科技高速发展，世界神经外科的中心逐渐移到北美洲。

例 2，20 世纪初，美国 Cushing 在总结前人工作的基础上，不失时机地把神经外科从大外科中分离出来，成立了独立的专科，大大推动了神经外科的发展，可谓“英雄造时势”。但是受时代的限制，现代神经外科发展缓慢。近几十年由于科技的迅猛发展，当代神经外科医生有了前所未有的机遇，使他们写下了神经外科发展史上绚丽多彩的篇章，例如显微神经外科、微侵袭神经外科的创立等。

1.7.2 偶然与必然

一些科学的发现和发明常与运气和机遇相连。生活和工作中一些偶然事件，常人多忽略，唯有智者善于捕捉，善于洞察其本质，善于识别和应用其价值。可见偶然性与必然性并非对立，两者可相互包涵。

例 1，1921 年，法国医生 Sicard 和他的学生 Forestier 注射罂粟籽油（碘油）于患者背部以治疗背痛和坐骨神经痛。有一次，他们不小心注射过深，把碘酒注入椎管，因为 X 线片上发现椎管内有碘油，且显示椎管内脊髓和脊神经，患者无不适。这样，作为诊断椎管内占位病变的椎管碘油造影术问世了。

例 2，在 1952 年以前，对帕金森病引起的震颤和僵硬缺少有效的治疗方法。美国神经外科医生 Cooper 收治了一例 39 岁帕金森病男性患者，准备做左大脑脚切断术治疗其右侧肢体震颤和僵直。该手术是以肢体瘫痪换取震颤和僵直改善。不幸的是，在手术过程中脉络膜前动脉被误伤，只好半途中止手术。术后 Cooper 意外地发现患者不但康复很好，而且肢体震颤和僵直明显改善。受此启发，Cooper 采用脉络膜前动脉结扎的方法来治疗帕金森病。可是疗效差异很大，Cooper 认为可能与脉络膜前动脉供血区在个体中的差异有关。因此，他尝试直接破坏该动脉供血的脑深部灰质。经颞部钻洞，插入导管于苍白球，注射局麻药，如患者反应良好，则注入乙醇破坏苍白球。从失误中找到灵感的 Cooper 首创苍白球毁损术，使帕金森病的治疗迈出了重要一步，为以后立体定向毁损丘脑铺平了道路。

1.7.3 事业心与艰苦奋斗

虽然在神经外科的发展史中，社会和科学的发展是主要动力，但是无数前人不畏艰辛困苦，努力拼搏，潜心研究和对事业的执着追求也起了重要的作用。

例 1，Foerstier（1873—1941）是一位由神经内科医生改行的神经外科医生，虽然他以发明后根切断治疗痉挛性瘫痪和脊髓前侧柱切开治疗顽痛而著名，但是他最主要的贡献是阐明了神经系统的组织结构和功能。他利用局麻做后根切断或脊髓前侧柱切开术的机会，深入研究和观察神经受电刺激和破坏后的反应。经精心研究和长期积累资料，他提出了大脑皮质和脊髓功能定位及人体皮肤感觉节段性分布的新见解，成为神经系统定位的主要依据，丰富了中枢神经系统的基础知识。

例 2，Penfield 是一位由美国移居加拿大的神经外科医生，一生致力于癫痫和神经生理学的研究。他在蒙特利尔神经研究所带领助手和学生，坚韧不拔地对大脑皮质语言区、运动和感觉区等进行研究，提出了大脑皮质运动区倒立小矮人分布图，沿用至今。

例 3，脑积水的外科治疗史是几代神经外科医生努力奋斗的心血结晶。在 20 世纪初期，Dandy 首创脉络膜丛切除，第 3 脑室造瘘和导水管成形术。以后各种分流术相继出现，包括把脑室或蛛网膜下腔脑脊液分别流入帽状腱膜下腔、硬脑膜下腔、硬脊膜外腔、胸腔、腹腔、静脉系统、胸导管、输尿管、输卵管、乳突气房、胃、胆囊、骨髓腔等。但是分流管阻塞和感染是上述手术失败的两大原因。1939 年，Torkildsen 用一根不带瓣膜的管子连接侧脑室和枕大池，此法简单、有效，虽然使用有限，但迄今仍采用。1956 年，一位工厂技术员 Holter 的孩子患脑积水，经几次脑室腹腔分流术，均因导管阻塞而失败。面对这种情况，Holter 利用自己的智慧研制出带单向活瓣的分流管，不仅治好了自己的孩子，还造福了广大患儿。20 世纪 50 年代以后，各种带活瓣和可调压力流量的分流管相继问世，使脑积水的外科疗效进一步提高。

1.7.4 展望

现代神经外科经历百余年发展，已逐渐成熟，特别是新知识、新技术、新器械和新手术方法的不断涌现，使神经外科从基础到临床，从理论到实践全方位地向前跃进。除前述的显微神经外科和微侵袭神经外科之外，分子生物学已应用于临床诊断、治疗和预后判断，出现了精准神经外科。人们不禁要问：在 21 世纪神经外科医生将面临什么挑战？什么是现代神经外科的未来？

关于第 1 个问题，Penfield 在 1948 年美国神经外科医师学会年会的发言仍未过时：现代青年外科医生已学会如此娴熟地应用手术刀，能如囊中取物般切除病变而不使患者致残或致死。他们可能以不公平的、轻蔑的态度去看待前人的工作。须知外科技巧精良固然重要，但它仅是手段。切记应戒骄戒躁，自我满足是不成熟的表现。只有长年累月地不断创新才能有所作为，才能有所收获。

关于第 2 个问题，日本著名神经外科医生半田(Handa)在 1998 年第 3 届亚太神经外科新进展的演讲中说：没有人能正确预测神经外科的未来。但有一点可肯定，它将沿着当今的航向——显微外科、微侵袭外科发展。新发现、新进展、新知识、新技术和新器械将不断出现。他告诫我们：应不断学习，不断提高自我修养，打下扎实的基本功，时刻做好准备，迎接新的挑战。

对于中国神经外科医生，笔者认为还应该做到以下几点。

(1) 大力普及和发展显微神经外科

因为它是衡量神经外科医生素质和水平的重要指标，是开展新技术、新手术的基础。与国外相比，我国显微神经外科发展尚未普及，质量还有待提高。

(2) 要加强“三基”学习

“三基”即基础理论、基础知识和基础技术。须知万丈高楼不是凭空而起，需有扎实的根基。

(3) 正确处理好显微外科与微侵袭外科的关系

后者并非削弱前者的地位和作用，相反，两者相辅相成。因此，医生应该善于学习，在为患者服务中正确地应用手中的武器，不要受经济利益的驱使，放松各种治疗的适应证和禁忌证。须知我们手中的武器能治病，也会致病。

(4) 积极开展循证医学和转化医学工作

21 世纪的现代医学已从以“疾病和医生”为中心的经验医学，转变为以“患者”为中心的循证和精准医学。经验医学是以低水平的证据(实验室或动物实验结果、回顾性病例报告和专家意见)来指导工作。循证医学则强调高水平的证据(随机对照试验、荟萃分析和疗效比较研究等)，并从众多证据中筛选出最好的证据，作为为患者提供优质服务的依据。因此，医生必须努力学习，掌握和应用循证医学和精准医学，不断把基础医学研究的成果转化至临床，把低水平的临床研究向高水平的临床研究转化，在为患者服务的过程中推动我国神经外科的发展。

(周良辅)

参考文献

[1] 周良辅. 神经外科发展史[M]//周良辅. 现代神经外科学. 2 版. 上海：复旦大学出版社，2015：3－14.

[2] GOODRICH J T, FLAMM E S. Historical overview of neurosurgery[M]//WINN H R. Youmans and Winn neurological surgery. 7th ed. Phliladephia: Elsevier, 2017:8－48.

脑和脊髓的解剖

2.1 脑和脊髓的大体解剖

2.1.1 头皮和颅骨

(1) 头皮的解剖

头皮(scalp)是覆盖在头颅穹窿部的软组织，按位置可分为额顶枕区与颞区。

1) 额顶枕区：境界，前至眶上缘，后至枕外隆突和上项线，侧方至颞上线。该区内头皮由浅入深分为以下5层。

A. 皮肤：厚而致密，内含丰富的毛囊、汗腺和皮脂腺，为疖肿或皮脂腺囊肿的好发部位。

B. 皮下组织：由致密的结缔组织和脂肪组织构成，并有许多结缔组织小梁，使皮肤和帽状腱膜紧密相连，其间含有脂肪、神经和血管。

C. 帽状腱膜：为白色坚韧的膜状结构，前连额肌，后连枕肌，两侧与颞浅筋膜融合。

D. 腱膜下层：为薄层疏松结缔组织，内有若干导静脉，分别与颅骨的板障静脉及颅内的硬脑膜窦相通，且与帽状腱膜及骨膜连接疏松，是头皮血肿的好发部位。

E. 骨膜：由致密的结缔组织构成，贴附于颅骨表面，在骨缝处连接紧密，并与硬脑膜外层相延续。

2) 颞区：位于颅顶的两侧，上界为颞上线，下界为颧弓上缘，前界为颧骨的额突和额骨的颧突，后界为颞上线的后下段。此区软组织由浅入深分为6层：皮肤、皮下组织、颞浅筋膜(又称颞顶筋膜)、颞深筋膜、颞肌和骨膜。颞浅筋膜为帽状腱膜的颞侧延伸。颞深筋膜分为浅层和深层，浅层附着于颧弓的外面，深层附着于颧弓的内面，两层之间含有筋膜间脂肪垫。颞深筋膜深层和颞肌之间含有深层脂肪垫，为颊脂肪垫的跨越颧弓向上的延伸。骨膜较薄，与颞骨紧密结合，不易分开。面神经颞支走行在颞浅筋膜以深、颞深筋膜浅层以浅的间隙内。

头皮、颅骨与静脉窦的层次关系如图2-1所示。

3) 头皮的血管与神经：头皮的血液供应丰富，血管吻合很密，同名动、静脉与神经伴行，且自下而上呈放射状分布(图2-2)，在手术行头皮切口时，应

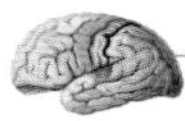

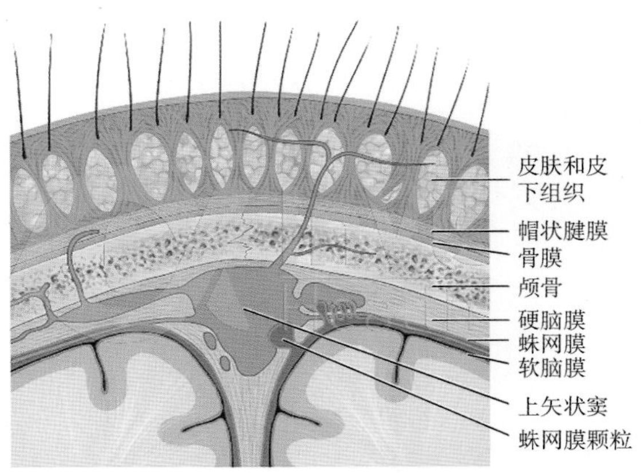

图 2-1 颅顶区头皮、颅骨与静脉窦

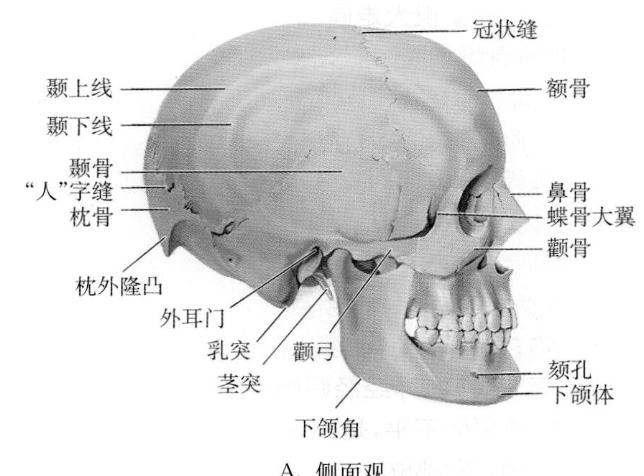

A. 侧面观

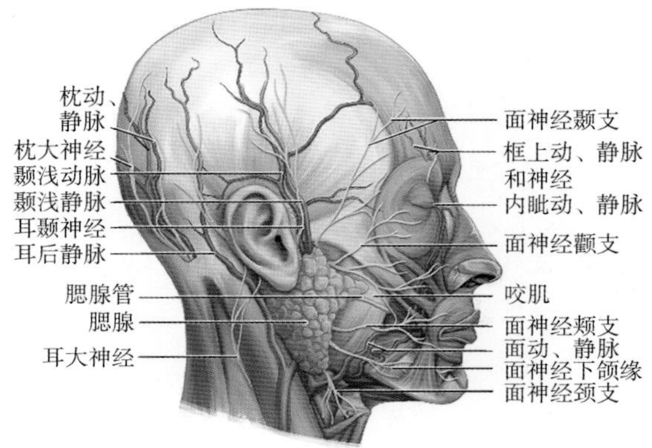

图 2-2 头皮血管与神经

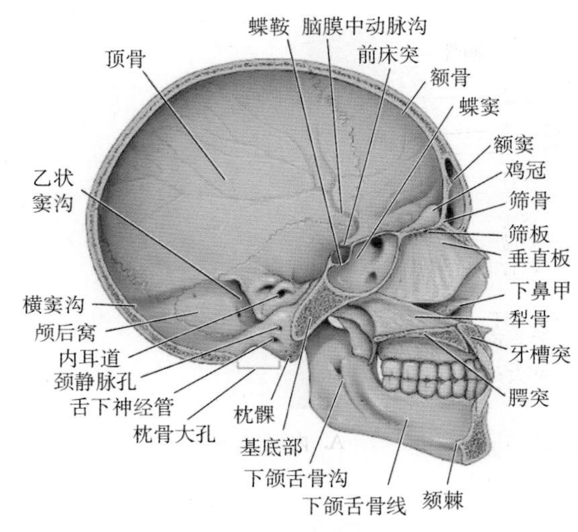

B. 内面观

图 2-3 颅骨结构

避免切断神经和血管主干。额部皮肤有滑车上动、静脉与滑车上神经，眶上动、静脉与眶上神经分布。颞部皮肤有颞浅动、静脉与耳颞神经分布。枕部皮肤有耳后动、静脉与耳大神经及枕动静脉与枕大神经、枕小神经分布。头皮的静脉回流至颈外静脉，也可借导静脉、板障静脉与颅内静脉窦相交通。

(2) *颅骨的解剖*

通常将组成脑颅腔的骨骼称为颅骨(cranium)。颅骨由额骨、枕骨、蝶骨、筛骨各一块和顶骨、颞骨各一对相互连接而成(图 2-3)。颅骨借枕外隆突-上项线-乳突根部-颞下线-眶上缘的连线分为颅盖和颅底。

1) 颅盖骨：颅盖骨均属扁骨，由外板、板障和内板构成，各部位厚度不均，顶结节处最厚，颞枕区最薄。外板表面由骨膜被覆，内板与硬脑膜外层结合紧密，骨折时易形成硬脑膜外血肿。颅盖骨呈圆顶状，有一定弹性，小儿外伤时易发生凹陷性骨折。板障静脉分为额、颞前、颞后及枕部 4 组，相互间吻合成网，并借导静脉与颅内、外静脉相交通。

A. 颅骨外面：颅盖骨之间以颅缝相连接，呈锯齿状，小儿颅压增高时骨缝可稍有分离。额骨与顶骨间为冠状缝，左、右顶骨间为矢状缝，顶骨与枕骨间为人字缝，颞骨与额顶枕骨间为鳞状缝，顶骨与乳突间为顶乳缝。在颞区可见弯曲的颞上线与颞下线，分别为颞肌筋膜与颞肌的附着缘。

B. 颅骨内面：因脑回、蛛网膜颗粒、静脉窦和脑膜血管的压迫，颅骨内面凹凸不平。在正中线可见矢状窦的压迹，在两侧可见呈树枝状分布的脑膜中动、静脉的压迹。脑膜中动脉经棘孔入颅后，分成

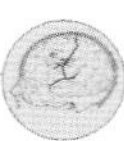

前、后两支，前支粗大走向前上方，后支细小走向后上方，颞骨骨折常损伤前支致硬脑膜外血肿。

2）颅底骨（图 2－4）：

A. 颅底的内面：颅底由前、中、后颅底组成，前、中颅底以蝶骨小翼和蝶骨嵴为界，中、后颅底以岩骨嵴、鞍背为界。

前颅底由额骨的眶板、筛板、蝶骨体和蝶骨小翼构成，容纳脑的额叶。前颅窝中央凹陷处为嗅窝，其底部为筛骨的筛板，中央突起的骨嵴为鸡冠。嗅球位于鸡冠两旁，嗅神经经筛板上的筛孔进入颅内。额骨的眶板薄而不平，是额窦、筛窦和眼眶的顶，是颅底骨折的好发部位。

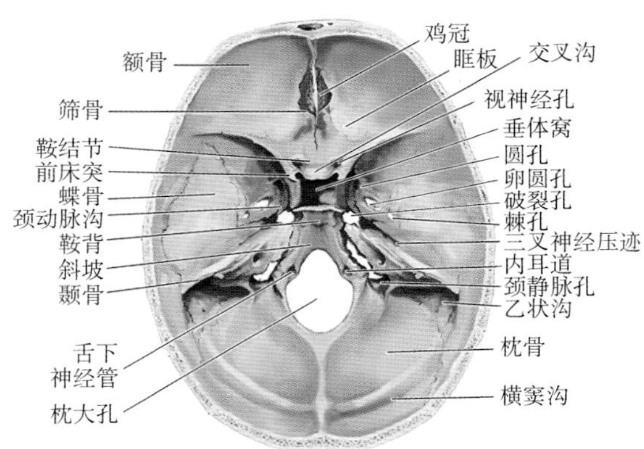

A. 内面观

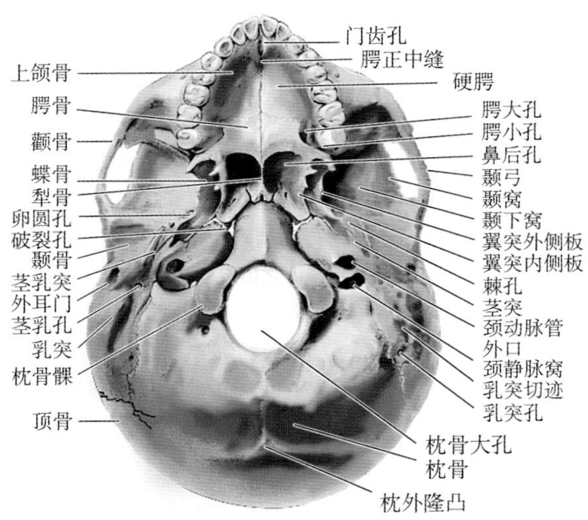

B. 外面观

图 2－4　颅底结构

中颅底由蝶骨体和蝶骨大翼、颞骨岩部的前面构成，呈蝴蝶状。蝶骨体位于颅中窝的正中，骨体中空为蝶窦。蝶鞍位于蝶骨体的上面，中央凹陷为垂体窝，容纳脑垂体。蝶鞍前方为鞍结节和视交叉沟，两侧为视神经管，视神经由此入眶。蝶鞍两侧为海绵窦，窦内有动眼神经、滑车神经、展神经、三叉神经第一支和颈内动脉通过。当颅底骨折伤及颈内动脉而出现颈内动脉海绵窦漏时，表现为海绵窦综合征。中颅底两侧低凹，容纳脑的颞叶。其前方为蝶骨大、小翼，大、小翼之间为眶上裂，动眼神经、滑车神经、展神经和三叉神经第 1 支经此入眶。眶上裂骨折时，出现眶上裂综合征。在蝶骨大翼的根部，从前向后有圆孔、卵圆孔和棘孔，依次有三叉神经第 2 支、第 3 支和脑膜中动脉通过。破裂孔位于蝶骨体与岩骨尖之间，有颈内动脉、岩浅大神经、交感神经丛和静脉丛通过。破裂孔外侧的岩骨表面有三叉神经半月节的压迹，压迹的外侧为弓状隆起，下有上半规管，弓状隆起的外侧为鼓室盖，下为中耳鼓室。若岩骨骨折伤及内耳迷路，出现眩晕和平衡障碍。伤及鼓室盖并伴有硬脑膜破裂时，出现脑脊液耳漏（otorrhea），也可经咽鼓管出现鼻漏（rhinorrhea）。

后颅底由颞骨岩部后面和枕骨内面组成。窝底的中央为枕骨大孔，有延髓、椎动脉和副神经的脊髓根通过。枕骨大孔前方为平坦的斜坡，承托脑桥和延髓；孔的前外侧缘有舌下神经管，舌下神经经此出颅。在颞骨岩部的后面，自前向后有内耳门、颈静脉孔和乙状窦沟，面神经、前庭蜗神经和内耳血管从内耳门通过，舌咽神经、迷走神经和副神经经颈静脉孔神经部穿行，乙状窦沿乙状窦沟走向颈静脉孔乙状部，岩下窦沿岩斜裂进入颈静脉孔岩部。枕骨大孔后方的“十”字形隆起为枕内隆突，其两侧为横窦沟，容纳横窦。颅内的静脉血大部分都集中到横窦，并以右侧为主经颈内静脉回流到心脏。

B. 颅底的外面：颅底的外面以枕骨大孔前缘分为前、后两部分。前部由面颅诸骨和蝶骨、颞骨、枕骨的下表面构成，形成眼眶、鼻腔和鼻旁窦、翼腭窝、颞窝、颞下窝等间隙。后部由枕骨的髁部及位于枕外隆突和上项线以下的枕鳞组成。颅底外面有很多骨孔和裂缝，有血管和脑神经穿过。

2.1.2　大脑

人脑由大脑、间脑、脑干和小脑组成（图 2－5）。大脑（cerebrum）由 2 个结构大致对称的半球组成，两半球间由胼胝体相连。每个半球包括背外侧、内侧和基底 3 个面，半球表面有一系列脑沟和脑回。其中以大脑外侧裂和中央沟最为重要。大脑半球可被这 2 个脑裂分成额叶、顶叶、枕叶、颞叶和脑岛。

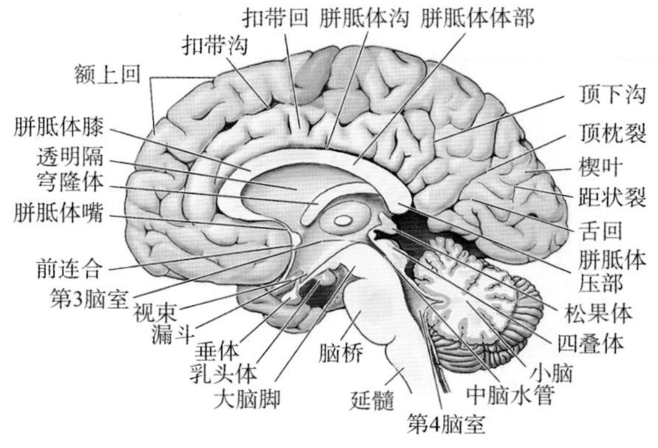

A. 内侧面观

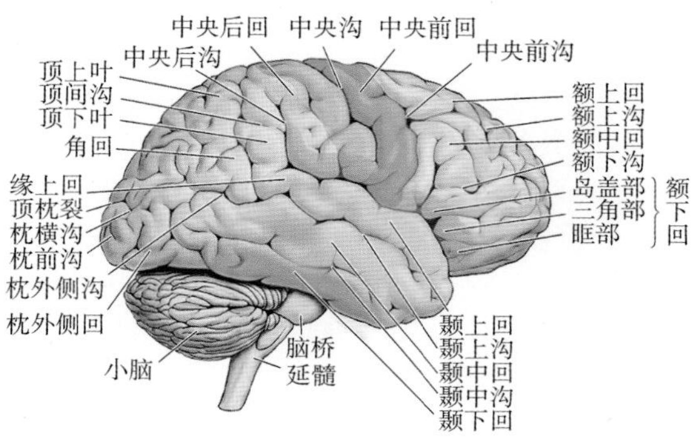

B. 外侧面观

图 2-5　脑结构

(1) 大脑半球分叶

1) 额叶(frontal lobe)：位于中央沟之前、外侧裂之上。在中央沟的前方为中央前回，其前方自上而下为额上回、额中回和额下回。中央前回为运动区皮质。左半球的额下回又叫 Broca 区，为运动性言语皮质。额叶前端为额极，是精神活动皮质。在额极与中央前回之间为运动前区，是锥体外系运动皮质。额叶底面以嗅束沟为界分为直回和眶回，容纳嗅束和嗅球。嗅束向后逐渐展开，形成扁平的嗅三角，进一步向后分成内侧和外侧嗅纹；后方的区域称前穿质，许多穿支血管由此入脑。在额叶的内侧面，中央前、后回延续的部分，称为中央旁小叶；在其前方，运动前区的延续部分，称为运动辅区。

2) 顶叶(parietal lobe)：位于中央沟之后、外侧裂之上、顶枕裂与枕前切迹连线之前。中央沟与中央后沟之间为中央后回，是大脑感觉区皮质。顶间沟以上为顶上小叶，以下为顶下小叶。顶下小叶包括大脑外侧裂末端的缘上回及颞上沟后端的角回。中央后回与顶上回病变产生皮质性感觉障碍。顶下回病变产生失用征和失认征。

3) 枕叶(occipital lobe)：位于顶枕裂和枕前切迹连线之后。在内侧面，顶枕裂与距状裂之间为楔叶，距状裂下方为舌回。枕叶的血液供应来自大脑后动脉。枕叶病变会产生视觉障碍。

4) 颞叶(temporal lobe)：位于外侧裂的下面，由其背外侧面的颞上沟和颞下沟分为颞上、中、下回。颞叶上表面的后部为颞横回，其中最前方的第一颞横回或黑索氏(Heschl)回，是听觉的皮质中枢。在颞叶底面，最外侧为颞下回的底部，其内侧为枕颞沟，枕颞沟与侧副裂沟之间为梭状回。侧副裂沟与海马裂沟之间为海马旁回，海马旁回前端的钩状部分为海马沟回。颞叶外侧面的血液供应来自大脑中动脉，内侧面由大脑后动脉供应。颞叶病变会产生与时间-记忆改变有关的精神障碍，以颞叶癫痫最为多见。

5) 岛叶(insular lobe)：位于外侧裂的深部，被额、顶、颞叶岛盖覆盖。岛叶可能与内脏感觉有关。

(2) 大脑皮质功能分区

大脑皮质(cerebral cortex)是覆盖在大脑半球表面的薄层灰质，是中枢神经系统的最高级中枢。组成大脑皮质的神经细胞分为锥体和非锥体细胞两类。但其复杂的结构和功能随部位不同而异。根据细胞的排列和类型及神经纤维的结构不同，可把大脑皮质划分成若干个区域。一般认为布罗德曼(Brodmann)分区法比较合理(图 2-6)，简述如下。

1) 运动区皮质：位于中央前回(4 区)，包括中央沟前壁和中央旁小叶的前部，是支配对侧肢体随意运动的中枢。它主要接受来自对侧骨骼肌、肌腱和关节的本体感觉冲动，以感受身体的位置、姿势和运动感觉，并发出锥体束控制对侧骨骼肌的随意运动。中央旁小叶的前部支配膀胱和肛门括约肌的运动，以及对侧小腿以下骨骼肌的运动。一侧中央前回损伤，可造成对侧肢体瘫痪、肌张力增高、腱反射亢进，并出现病理反射。

2) 运动前区皮质：位于皮质运动区的前方(6 区)，是锥体外系皮质区。它发出纤维至丘脑、基底

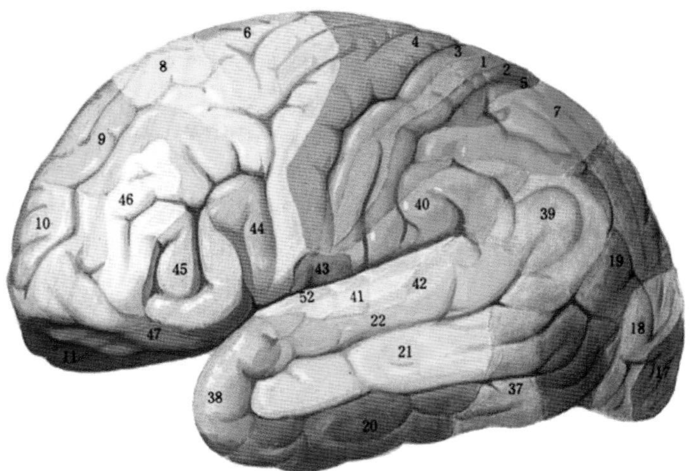

A. 外侧面

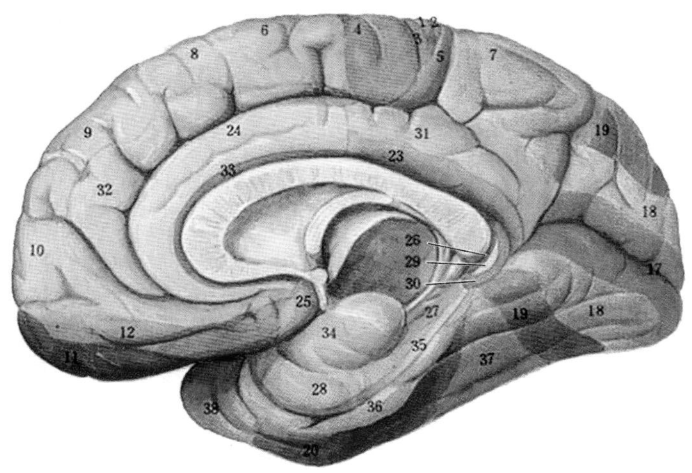

B. 内侧面

图 2－6 Brodmann 功能分区

神经节、红核、黑质等。与联合运动和姿势动作协调有关，也具有自主神经皮质中枢的部分功能。该区损伤可引起性格改变和精神症状。

3）头眼协同运动区皮质：位于额中回后部，相当于 8、9 区下部，是头和眼球同向协同运动中枢。刺激该区可出现头和双眼转向对侧，若破坏该区，头和双眼则转向患侧。

4）额叶联合区皮质：位于额叶前部的第 9、10、11 区，与智力和精神活动有密切关系。此区受损后，出现额叶精神症状，表现为情感、智力、记忆和人格等方面的改变。

5）躯体感觉区皮质：位于中央后回和中央旁小叶的后部（1、2、3 区），接受对侧躯体的痛、温、触觉和本体感觉，并形成相应的感觉。在此区损伤后的初期，对侧躯体的各种感觉都消失，而痛觉在以后可以恢复，精细触觉难以恢复。中央旁小叶后部接受对侧足、趾的感觉。

6）躯体感觉联络区皮质：位于顶上小叶和楔前回（5、7 区），是躯体一般感觉进行整合的中枢。它接受来自躯体感觉区的纤维，并与丘脑外侧核群的背侧群进行联系，实现一般感觉的整合。

7）视觉皮质区：位于枕叶距状裂的上、下唇及其与楔叶、舌回的相邻区（17 区），每一侧的视觉皮质都接受来自两眼对侧视野的视觉冲动，并形成视觉。若一侧视觉皮质受损时，则出现两眼对侧视野偏盲。

8）听觉皮质区：位于颞横回的中部（41、42区），又称 Heschl 回。每侧皮质均接受来自双耳的听觉冲动，形成听觉。若一侧听觉皮质受损，只出现听力减退。

9）嗅觉皮质区：位于嗅区、钩回和海马回的前部（25、28、34 和 35 区的大部分）。每侧皮质均接受双侧嗅神经的传入冲动，并形成嗅觉。若一侧皮质受损，可不产生嗅觉障碍。

10）味觉皮质区：位于外侧裂的背侧壁内（43区）。每侧皮质均接受来自双侧味觉纤维的传入冲动，并形成味觉。当一侧皮质受损伤，可不产生味觉障碍。

11）内脏皮质区：位于扣带回前部、颞叶前部、眶回后部、岛叶、海马及海马沟回等区域。若损伤该区皮质时，可出现胃肠、血压、心律和呼吸等功能的紊乱。

12）语言中枢皮质：使用语言是人类特有的技能，语言中枢皮质集中在优势半球，涉及额叶、颞叶和枕叶。其中，额叶与运动性语言有关，颞叶和枕叶与感觉性语言有关。①运动语言中枢：位于额下回的后部（44、45 区），又称 Broca 区。该区损伤后，患者虽然能发声，但不能组成语言，称为运动性失语。②听觉语言中枢：位于颞上回（42、22 区）。该区具有能够听到声音并将声音理解成语言的一系列过程的功能。此中枢损伤后，只能听到声音，却不能理解，不能正确地与别人对话，称为命名性失语或感觉性失语。③视觉语言中枢：位于角回（39 区）。该区具有理解看到的字符和文字意义的功能。此区损伤后，患者虽然有视觉，但不能理解所视对象的意义，称为失读症。④运用中枢：位于缘上回（40 区）。此区主管精细的协调功能，受损后患者丧失使用工具的能力。⑤书写中枢：位于额中回后部（6、8 区）。此区损伤后，虽然手的一般动作无障碍，但患者不能进行书写、绘画等精细动作，称为失写症。

（3）大脑半球内白质

大脑半球内的白质（髓质）为有髓神经纤维组成，它分为以下 3 类。

1）联合纤维：即连接两侧大脑半球之间的纤维束。主要有 3 种：①胼胝体，为连接两半球新皮质的纤维，它自前向后分为嘴部、膝部、干部和压部。嘴部向下与终板相连；膝部又称小钳，是连接两侧额叶的纤维；干部又称体部，是连接两侧额、颞、顶、枕叶的纤维；压部又称大钳，是连接两侧枕叶的纤维。体部腹侧与透明隔及穹窿相连。②前连合，位于胼胝体嘴部的后方，是连接两侧嗅球、海马回和杏仁核的纤维。③海马连合，为穹窿部的交叉纤维，连接两侧海马结构。

2）联络纤维：为同侧大脑半球各部皮质之间互相连合的纤维。如相邻脑回间的弓状纤维，额极和颞极间的钩束，额极和枕极间的枕额束，额、颞、顶、枕叶间的上纵束和连接枕极、颞极的下纵束。还有连接胼胝体与额叶前部及海马旁回的扣带束等。

3）投射纤维：是大脑皮质、基底神经节、间脑、脑干、脊髓等结构之间的连接纤维，如胼胝体嘴、膝和干部向额叶，胼胝体的中部向顶叶、尾部向颞叶、压部向枕叶，前连合向颞叶的投射纤维。

（4）大脑深部结构

大脑深部结构包括基底节、间脑（间脑在下面的内容中有单独叙述）和内囊。

1）基底节（basal ganglia）：为大脑半球内的灰质核团，包括尾状核、豆状核、屏状核和杏仁核。尾状核与豆状核合称为纹状体，豆状核由苍白球和壳核组成。根据种系发生又把尾状核和壳核称为新纹状体，苍白球称为旧纹状体。①尾状核：分头、体、尾三部分（图 2-7）。头部膨大，突入侧脑室前角，外侧借内囊将其上部与豆状核分开，下部与壳核相连；体部较细，位于侧脑室底部的外侧，借终纹与丘脑为界；尾部末端与杏仁核相连。②豆状核：内界为内囊，外界为外囊，下界为侧脑室下脚顶部。豆状核被内、外髓板所分隔，外髓板将苍白球与壳核分隔，内髓板又将苍白球分隔成为内、外两部分。③屏状核：又称带状核，位于豆状核与岛叶之间，它与豆状核之间以外囊为界。④杏仁核：位于侧脑室下角的前端，与尾状核的尾部相连。

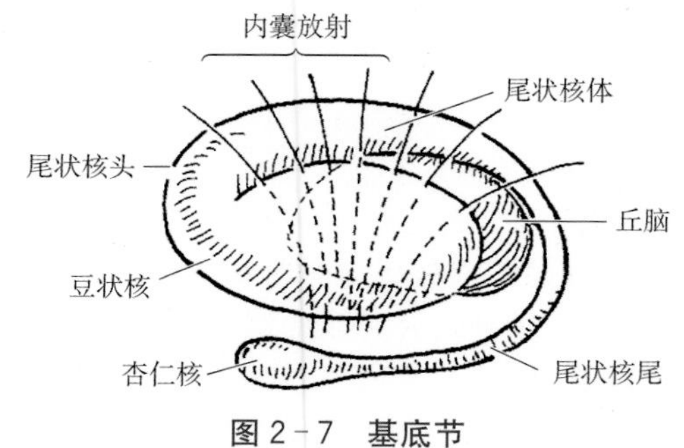

图 2-7　基底节

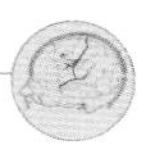

纹状体是丘脑锥体外系重要结构之一，是运动整合中枢的一部分。它主要接受大脑皮质、丘脑、丘脑底核和黑质的传入冲动，并与红核、网状结构等形成广泛的联系，以维持肌张力和肌肉活动的协调。

2）内囊（internal capsule）：位于豆状核与尾状核、丘脑之间，是大脑皮质与下级中枢之间联系重要神经束的必经之路。内囊分为前肢、后肢和膝部（图 2－8）。前肢位于豆状核与尾状核之间，主要有额桥束和额叶丘脑纤维通过；膝部为前肢与后肢的汇合区，主要有皮质脑干束通过；后肢位于豆状核与丘脑之间，通过的纤维由前向后依次为皮质脊髓束、枕颞桥束、丘脑皮质束、听辐射和视放射。由于内囊各种传导纤维密集排列，内囊区的损伤常引起上、下行传导束的损伤，引起对侧肢体偏瘫、偏身感觉障碍和对侧同向性偏盲，即"三偏"综合征。

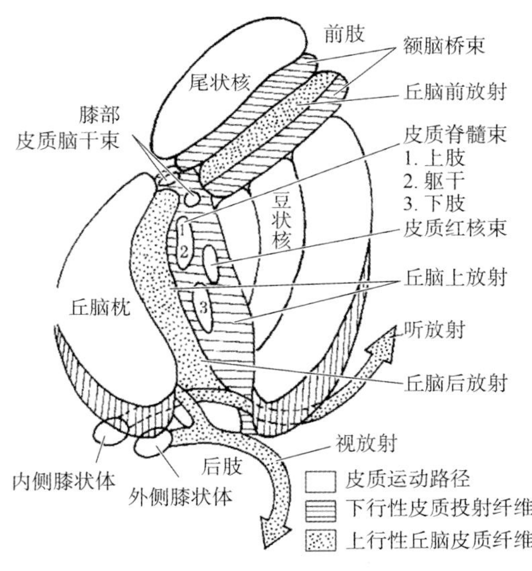

图 2－8　内囊（右侧）

2.1.3　间脑

间脑（diencephalon）位于中脑与大脑半球之间，两侧与尾状核和内囊相邻。间脑一般被分为丘脑、丘脑上部、丘脑下部（下丘脑）、丘脑底部和丘脑后部 5 个部分。两侧丘脑和丘脑下部相接，中间为第 3 脑室（图 2－9）。

（1）丘脑

1）结构：丘脑（thalamus）是间脑的最大灰质块，呈卵圆形，位于第 3 脑室的两侧，两侧丘脑借中间黏合相连（图 2－10）。丘脑前端尖圆隆突称为丘脑前

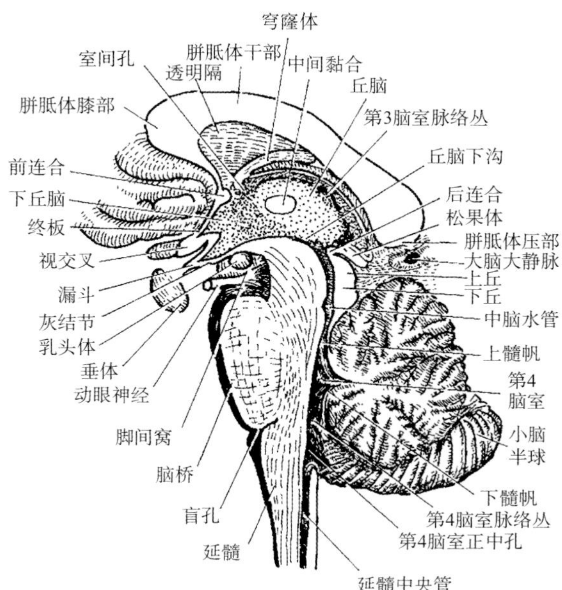

图 2－9　间脑及其周围结构（脑干正中矢状切面）

结节，后端钝圆宽厚称为丘脑枕，其后下方为丘脑后部，容纳内外侧膝状体。丘脑被"Y"形的白质板（内髓板）分隔成前、内侧和外侧三大核群。在内髓板中有板内核群，中线核位于丘脑内侧核的内侧，网状核位于丘脑外侧核群的外侧，两者之间为外髓板。

2）丘脑核团及其纤维联系：

A. 丘脑前核：接受来自下丘脑乳头体的乳头丘脑束，并发出纤维投射到额叶内侧面的扣带回。此核与嗅觉和内脏调节有关。

B. 丘脑内侧核：接受丘脑其他核的纤维，并发出纤维到额叶前部皮质。

C. 丘脑外侧核：分为背侧部和腹侧部，腹侧部又分为腹前核、腹外侧核和腹后核，腹后核又分为腹后内侧核和腹后外侧核。背侧部接受丘脑其他核团的纤维，并发出纤维到顶叶皮质。腹侧部与脊髓、脑干和小脑有广泛的联系，为感觉传导通路第 3 级神经元所在地，它们发出的纤维组成丘脑皮质束投射到大脑皮质运动区、运动前区和感觉区，参与皮质对肌肉活动的调节。腹前核接受苍白球的纤维，并发出纤维至纹状体。腹外侧核接受结合壁的纤维，发出纤维至运动中枢。腹后内侧核接受三叉丘系纤维，发出纤维至大脑皮质；腹后外侧核接受脊髓丘脑束（spinotha-lamic tract，STT）和内侧丘系的纤维，发出纤维至大脑皮质。

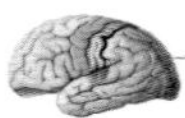

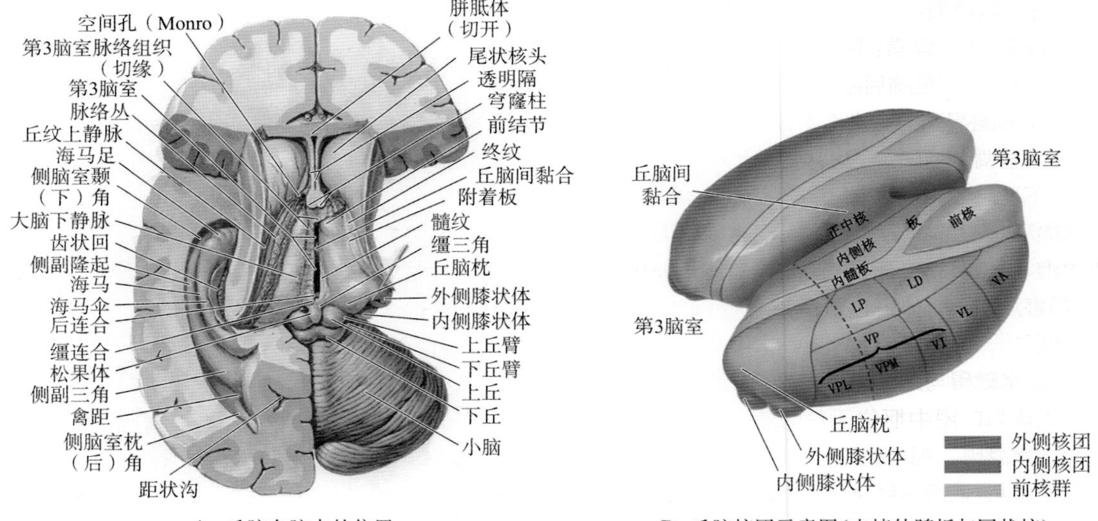

A. 丘脑在脑中的位置　　B. 丘脑核团示意图(去掉外髓板与网状核)

图 2－10　丘脑位置及丘脑核团

注:(B)中 LD 为背外侧,LP 为后外侧,VA 为腹前侧,VL 为前外侧,VP 为腹后侧,VI 为腹中间核,VPM 为腹后内侧,VPL 为腹后外侧。

D. 中线核、板内核与网状核:接受丘脑核团及纹状体等结构的纤维,是脑干网状结构上端的延续,属于网状结构的非特异投射系统。

(2) 丘脑上部

丘脑上部(epithalamus)位于第 3 脑室顶部周围,与嗅觉内脏反射有关。它包括左、右缰三角,缰连合及后方的松果体。来自嗅觉中枢的丘脑髓纹止于缰三角的灰质,发出纤维到脑干的内脏运动核。

(3) 丘脑后部

丘脑后部(metathalamus)位于丘脑后外侧的下方,包括内、外侧膝状体及丘脑枕。内侧膝状体接受外侧丘系的听觉纤维,发出纤维(听辐射)到颞叶听觉皮质。外侧膝状体接受视束的纤维,发出纤维(视辐射)到枕叶视觉皮质。丘脑枕的深方有枕核,它接受内、外侧膝状体发出的纤维,并发出纤维至顶下小叶、枕叶和颞叶后部的皮质。

(4) 丘脑下部(下丘脑)

丘脑下部(hypothalamus)位于丘脑下沟的下方,内侧面是第 3 脑室侧壁的下部。它包括视交叉、终板、灰结节、漏斗、垂体和乳头体,有视前核、视上核、室旁核、腹内侧核、背内侧核、乳头体核等。

丘脑下部的体积很小,但控制着机体多种重要的功能活动,是内脏活动、内分泌与精神行为之间维持平衡的中枢。丘脑下部中神经细胞不多,但与脑干、丘脑及边缘系统间存在密切的交互联系。有些神经元不但接受神经冲动,而且接受血液和脑脊液中的各种理化信息。它还含有内分泌神经元,具有合成激素的功能,其轴突传导神经冲动的同时又输送和释放激素,经血液循环送到靶器官。因此,丘脑下部既是神经中枢又是内分泌器官,是神经系统控制内分泌系统的枢纽。借此神经体液调节机制,它调节着体温、体重、代谢、内分泌、饮食、生殖、睡眠-觉醒等一系列重要的生理功能及生命活动,对维持机体内、外环境稳定和决定情绪、行为等方面都起着重要的作用。

(5) 丘脑底部

丘脑底部(subthalamus)是中脑被盖与背侧丘脑的过渡区,内含丘脑底核和 Forel 区。它接受苍白球和皮质运动区的纤维,发出纤维到红核、黑质及中脑的被盖。

(6) 间脑病损的临床表现

1) 丘脑病损:随损害部位、范围的不同可出现各种感觉症状。最轻的脑血管损害可能仅有对侧面部或局部肢体的麻木和感觉不适,无客观感觉不适或仅有触觉、针刺觉和震动觉的轻度减退。损伤严重时可出现对侧偏身感觉障碍、不自主运动、共济失调和震颤等。丘脑损害还可发生对侧面肌情感性动作的瘫痪,随意运动时面肌收缩正常。

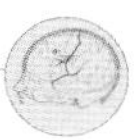

2）下丘脑病损：

A. 睡眠-觉醒异常：下丘脑前部与睡眠有关，损害后引起失眠。下丘脑后部与觉醒有关，损害后引起睡眠增多。损害累及中脑首端网状结构时可引起昏迷。

B. 体温调节障碍：一般认为体温调节中枢位于视前区、下丘脑前部和后部。下丘脑前部和视前区有对温热和寒冷敏感的神经元，损伤后常引起机体散热困难，产生高热。下丘脑后部调节产热和散热过程，损害后引起机体产热和保热的功能降低，导致体温过低。

C. 饮水障碍与尿崩症：是下丘脑损害的常见症状。一般认为口渴中枢位于室旁核外侧后方，损伤后引起饮水障碍。视上核和室旁核的神经元能够合成抗利尿激素，该激素经垂体后叶进入血液后，促进肾脏对水的潴留。视上核和室旁核或下丘脑-垂体束受损均可引起抗利尿激素分泌不足，导致中枢性尿崩，表现为多尿、烦渴和多饮。

D. 性功能障碍：下丘脑乳头体和灰结节附近病变，可致促性腺激素的释放，引起性早熟。弥漫性下丘脑损害常导致泌乳素分泌过多和促性腺激素释放不足，引起性功能减退。

E. 肥胖与消瘦：目前认为"摄食中枢"位于下丘脑外侧，损害后引起厌食而消瘦。"饱腹中枢"位于腹内侧核，损害后引起食量增加，致下丘脑性肥胖。

F. 瞳孔改变：下丘脑后方病变或刺激时，双瞳孔扩大；前方病变或刺激时，双瞳孔缩小；弥漫性下丘脑病变时两侧瞳孔大小不等。

G. 其他：下丘脑病变还可引起呼吸变浅而慢、视觉障碍、毛发增生与色素改变、消化道溃疡与出血、昏迷及自主神经功能紊乱等。

3）丘脑底部病损：损伤时出现对侧肢体不自主运动。

2.1.4　脑干

脑干（brain stem）包括延髓、脑桥和中脑。延髓尾端与脊髓相接，中脑头端与间脑相接，脑干背侧与小脑相连。脑干内有与第Ⅲ～Ⅻ对脑神经相连的脑神经核及随之产生的多途径联系的网状结构。

（1）脑干外部形态

脑干的外部形态如图 2－11 所示。

1）脑干腹侧面：前正中裂位于延髓的腹侧正中，两侧的纵形隆起称为锥体，由皮质脊髓束（又称锥体束）构成。锥体下方左右交叉的纤维称锥体交叉，为延髓与脊髓的分界。锥体外侧的卵圆形隆突称为橄榄，两者之间有前外侧沟，舌下神经根由此出脑。在橄榄的背侧，自上而下依次有舌咽、迷走和副

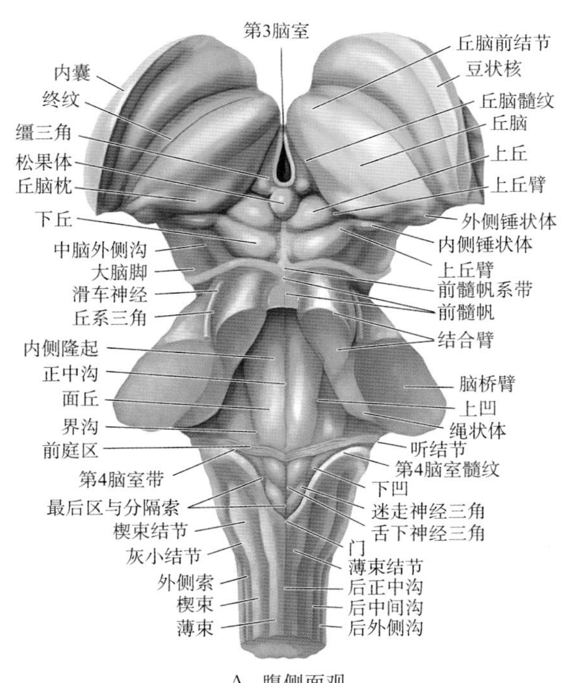

A. 腹侧面观

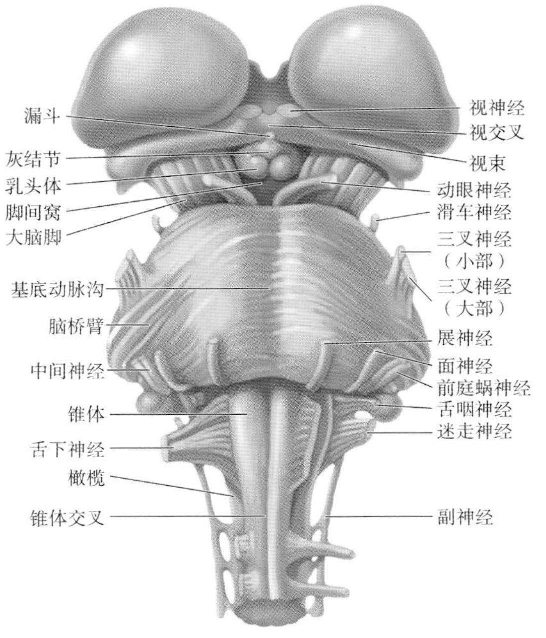

B. 背侧面观

图 2－11　脑干

神经的根丝出入延髓。脑桥形体较延髓更为膨大，下端以桥延沟与延髓分界，上端与中脑的大脑脚相接。腹侧面宽阔膨隆，称为基底部，正中的纵形浅沟是基底动脉压迹，横行的纤维束向两侧聚集形成小脑中脚(又称脑桥臂)。在脑桥基底向脑桥壁的移行处，有三叉神经根丝出脑。桥延沟内自正中向外侧依次有展神经、面神经和前庭蜗神经出脑。中脑腹侧有锥体束组成的一对大脑脚，其内侧面有动眼神经沟，动眼神经由此出脑。两大脑脚之间为脚间窝，窝底深方为后穿质，许多穿动脉由此入脑。

2）脑干背面：延髓背侧分为上、下两段，下段称为闭合部，上段称为敞开部。闭合部的室腔为脊髓中央管的延续，后正中沟的两侧有薄束结节和楔束结节，其中分别隐有薄束核与楔束核。在敞开部，脊髓中央管扩展成为第 4 脑室底的下半部，脑桥的背面构成第 4 脑室底的上半部，第 4 脑室底部的横行髓纹是延髓与脑桥的分界。中脑的背部称为顶盖，由上丘和下丘各一对组成，即四叠体。上丘是皮质下视觉反射中枢，通过上丘壁与外侧膝状体连接；下丘是听觉传导中枢，通过下丘壁与内侧膝状体连接。左右小丘间的纵沟上端容纳松果体。在下丘的下方，滑车神经从中脑穿出，继在前髓帆内左右交叉，再绕行大脑脚侧面至腹面。中脑顶盖的深方为被盖部，其内的中脑导水管向上、下分别与第 3 脑室、第 4 脑室相通。

(2) 脑干内部结构

脑干内部结构包括散在分布的灰质核团与分布其间的白质纤维(图 2－12)。灰质核团包括脑神经运动核和脑神经感觉核。自运动核发出运动神经纤维，而感觉核接受脑神经感觉纤维。灰质核团中尚有一些中继核团，如薄束核、楔束核、黑质、红核等，参与脊髓、小脑、间脑、纹状体等有关的纤维联系。脑干的白质多位于脑干中缝两侧及其周边，其中中继的传导束先交叉至对侧再上行。

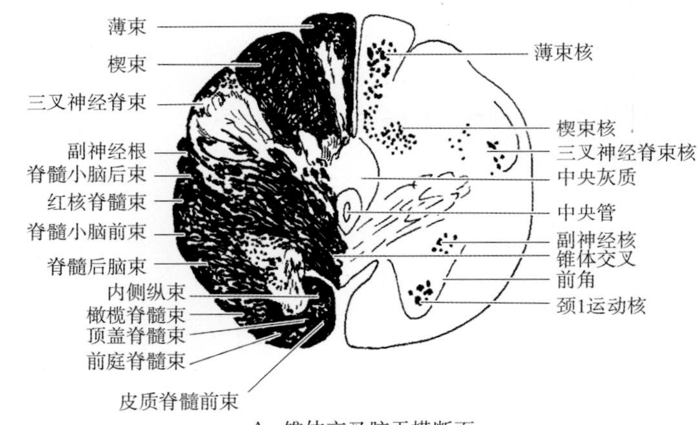

A. 锥体交叉脑干横断面

B. 橄榄中部脑干横断面

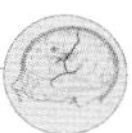

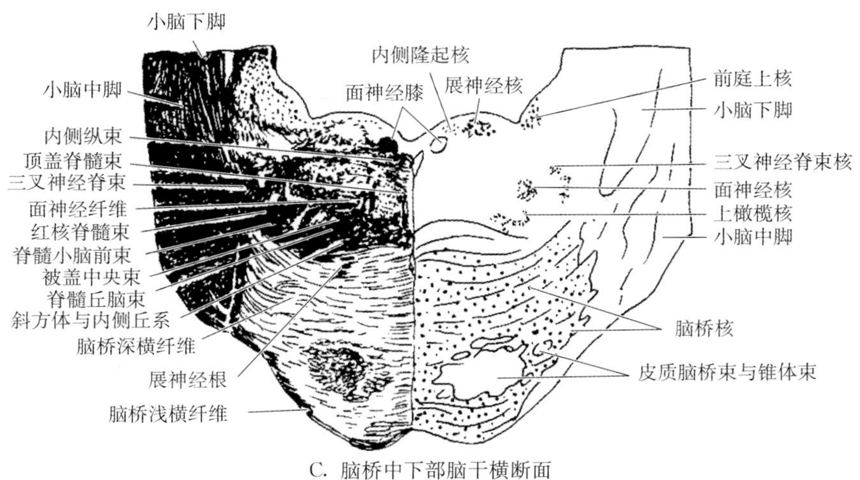

C. 脑桥中下部脑干横断面

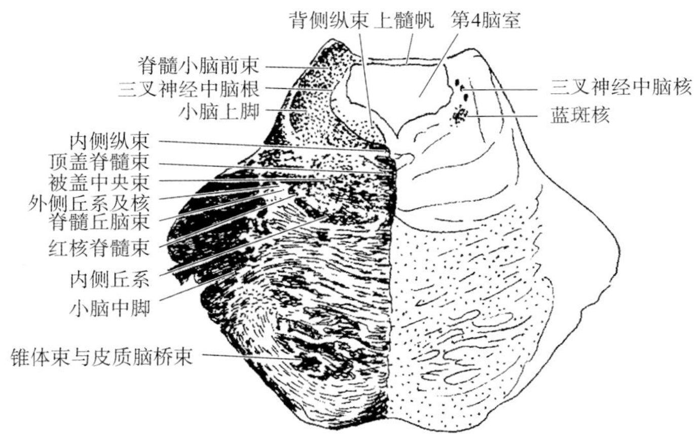

D. 脑桥中上部脑干横断面

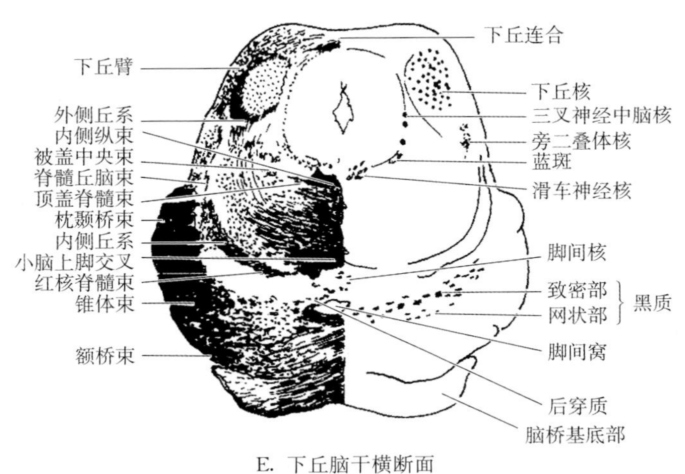

E. 下丘脑干横断面

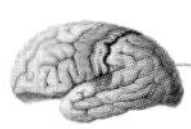

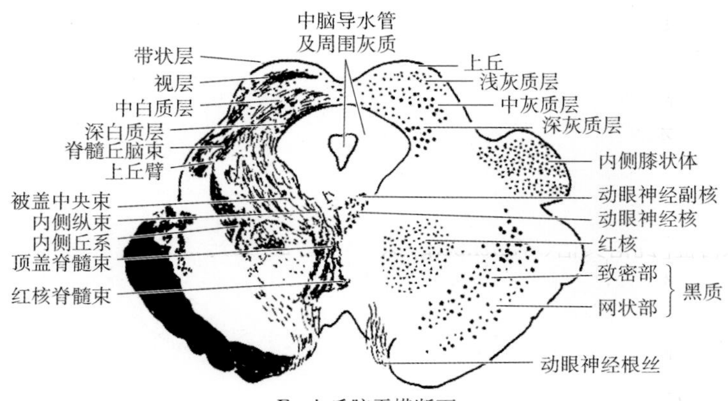

F. 上丘脑干横断面

图 2-12 脑干内部结构

(3) 脑干网状结构

脑干网状结构(reticular formation)分布于脑干中轴，此经典传导通路与神经核之间以神经纤维交织成如网的灰质结构，其间有许多散在或成团的神经元。它与大脑皮质、丘脑、下丘脑、边缘系统、小脑、脑干神经核和脊髓等有密切的联系，几乎参与神经系统的所有重要功能：调节呼吸、循环、消化等内脏活动，控制运动和感觉功能，以及清醒和睡眠的节律交替等。

(4) 脑干损害的定位表现

脑干损害分为单侧损害和双侧弥漫性损害 2 种。单侧损害多见，出现病灶同侧脑神经麻痹，病灶对侧上、下肢中枢性瘫痪，此为脑干病变的一个重要特征。双侧弥漫性损害时，由于损伤了脑干网状结构即脑干上行网状激动系统，可出现意识、情感、记忆、智能和人格等方面的变化。如高位脑干肿瘤患者可出现嗜睡甚至昏迷；中脑和下位脑桥被盖损伤患者可出现中枢性神经性过度换气；中段脑桥被盖外侧部损害时可出现长吸式呼吸；延髓受损可出现共济失调性呼吸。根据所损害的脑神经，可进一步确定病变的部位：出现第Ⅲ、Ⅳ对脑神经麻痹的交叉性瘫痪，病变在中脑；出现第Ⅴ、Ⅵ、Ⅶ、Ⅷ对脑神经麻痹的交叉性瘫痪，病变在脑桥；出现第Ⅸ、Ⅹ、部分Ⅺ、Ⅻ对脑神经麻痹的交叉性瘫痪，病变在延髓。在此介绍几种常见的综合征。

1) 中脑损害：

A. 中脑腹侧部综合征[韦伯(Weber)综合征]：病变位于大脑脚底，累及锥体束与动眼神经，出现病灶侧动眼神经麻痹和对侧中枢性偏瘫。多见于天幕疝。

B. 中脑被盖综合征：病变位于中脑被盖接近大脑导水管处，累及红核及动眼神经纤维，发生病灶侧动眼神经麻痹和对侧肢体共济失调[克洛德(Claude)综合征]。如损害黑质及动眼神经纤维，则表现为病灶侧动眼神经麻痹和对侧肢体锥体外系症状[贝内迪克特(Benedikt)综合征]。

C. 中脑顶盖综合征[帕里诺(Parinaud)综合征]：因两侧中脑顶盖受累，引起双眼垂直运动麻痹，以向上仰视不能较常见。多见于松果体瘤。

2) 脑桥损害：

A. 米亚尔-居布勒(Millard-Gubler)综合征：病变位于脑桥的腹外侧部。损害展神经、面神经及锥体束，表现为病灶侧眼球不能外展及周围性面瘫，以及对侧肢体中枢性瘫痪。若内侧丘系受损，出现对侧偏身的深感觉障碍。

B. 福维尔(Foville)综合征：病变位于脑桥一侧近中线处。损害展神经核及其核间通路(内侧纵束)、面神经与锥体束，出现两侧眼球向病灶侧水平凝视不能，病侧周围性面瘫和对侧肢体中枢性瘫痪。

C. 小脑上动脉综合征：因小脑上动脉阻塞引起脑桥首段外侧部缺血性损害。出现眩晕、恶心、呕吐、眼球震颤(前庭核损害)；双眼向病侧水平凝视不能(脑桥侧视中枢损害)；向病侧倾倒和同侧肢体共济失调(脑桥臂、结合臂、小脑上面和齿状核损害)；同侧霍纳(Horner)综合征(下行交感纤维损害)；对侧偏身痛觉、温度觉障碍(脊髓丘脑束损害)。

D. 闭锁综合征(locked in syndrome)：见于双侧脑桥基底部局限性损害。双侧皮质脊髓束和支配三

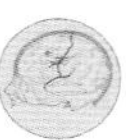

叉神经以下的皮质脑干束受损而出现两侧中枢性偏瘫，患者除了眼球能够运动外，丧失任何运动、表达的能力。但脑干网状结构和体感觉传导通路未受损，患者的感觉和意识基本正常，只能以眨眼或眼球运动示意。

3）延髓损害：

A. 延髓外侧综合征[瓦伦贝格(Wallenberg)综合征]：多见于延髓外侧的缺血性损害。表现为：眩晕、恶心、呕吐、眼球震颤(前庭核损害)；同侧软腭、咽喉肌和声带瘫痪及同侧咽反射消失，出现吞咽与构音障碍(舌咽神经与迷走神经损害)；同侧头面部疼痛及痛觉、温度觉障碍(三叉神经脊束核损害)；向病侧倾倒和同侧肢体共济失调(绳状体、小脑半球、脊髓小脑束损害)；同侧 Horner 综合征(下行交感纤维损害)；对侧偏身痛觉、温度觉障碍(脊髓丘脑束损害)。

B. 延髓内侧综合征：延髓锥体受损时出现对侧上、下肢的中枢性偏瘫，内侧丘系和舌下神经受损时发生对侧偏身深感觉障碍和同侧舌肌的瘫痪与萎缩。

2.1.5 小脑

(1) 小脑的位置与外形

小脑(cerebellum)位于颅后窝，上面较平坦，借小脑幕与枕叶相隔。下面中间部凹陷，容纳延髓，其与脑干菱形窝之间为第 4 脑室。小脑借上、中、下 3 对脚与脑干相连，上脚(结合臂)与中脑被盖相连，中脚(脑桥臂)与脑桥的基底部相连，下脚(绳状体)与延髓相连。

小脑可分为蚓部(中间部)和半球部(两侧部)(图 2-13)。蚓部的下面凹陷，前缘的凹陷称小脑前切迹，与脑干相适应；后缘的凹陷称小脑后切迹，容纳小脑镰。蚓部从前向后分为蚓小结、蚓垂和蚓锥。蚓部的两侧为小脑半球，每侧的小脑半球包括中间部(旁蚓部)和外侧部。绒球位于半球的下面，其后方为小脑扁桃体。小脑扁桃体邻近枕骨大孔，当颅内压增高时，可造成小脑扁桃体疝。

根据小脑的发生、功能和纤维联系，可将小脑分为绒球小结叶、前叶和后叶。根据后外侧裂，小脑可分为绒球小结叶和小脑体两部分，小脑体又以原裂分为前叶和后叶。按发生的先后，可将小脑分为古小脑、旧小脑和新小脑 3 个部分。古小脑即绒球小结叶，接受前庭来的纤维，又称前庭小脑。旧小脑包括前叶的蚓部、后叶的蚓锥体和蚓垂及旁绒球，主要接收来自脊髓的纤维，又称脊髓小脑。新小脑占据其余小脑的大部分，主要接受大脑皮质的投射，称为

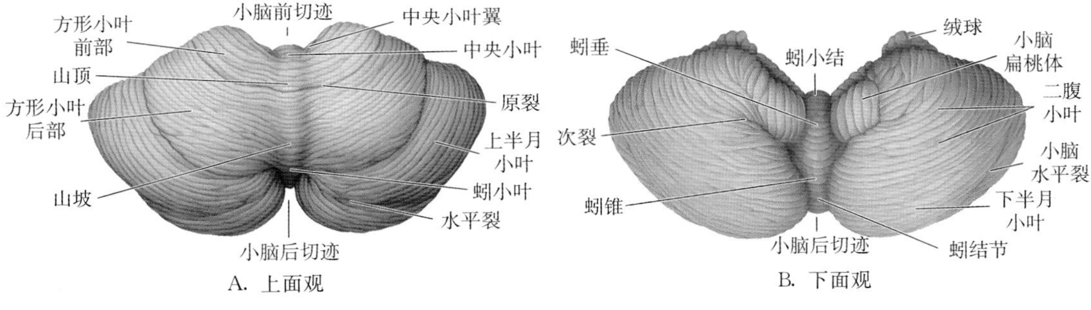

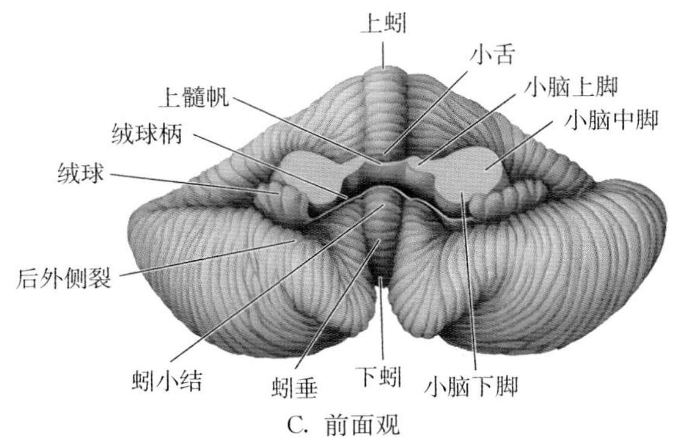

图 2-13 小脑的外形

脑桥小脑。前庭小脑、脊髓小脑和脑桥小脑的传出纤维分别直接或间接作用于前庭核、脊髓和大脑皮质。

(2) 小脑的内部结构

小脑的表面为一层灰质,称为小脑皮质。皮质的深部为大量神经纤维束组成的白质,称小脑髓质。髓质内有4对神经核团,称小脑中央核。整个小脑皮质均可分为3层,由表及里分别为分子层、浦肯野细胞层及颗粒层。小脑皮质内的细胞成分有5种:外星形细胞、蓝细胞(分子层)、浦肯野细胞(浦肯野细胞层)、颗粒细胞、高尔基细胞(颗粒层)。小脑皮质内的纤维共有3种:2种传入纤维和1种传出纤维。起于下橄榄核和脑桥核的传入纤维称为攀状纤维;起于脊髓、脑桥核及前庭核的传入纤维称为苔藓纤维,传出纤维来自浦肯野细胞。此外,小脑皮质内还有蓝斑的去甲肾上腺素能纤维、中缝核的5-羟色胺能纤维等。

小脑髓质主要由进出小脑的纤维组成,即小脑的上、中、下3对脚及小脑皮质与小脑中央核之间的联合纤维。在小脑上脚中,传入纤维有脊髓小脑前束、红核脊髓束、顶盖小脑束、三叉中脑核小脑束;传出纤维有小脑丘脑纤维和小脑红核纤维。小脑中脚内有脑桥小脑束。在小脑下脚中,传入纤维有脊髓小脑前束、红核小脑束、顶盖小脑束、三叉中脑核小脑束;传出纤维有小脑丘脑纤维和小脑红核纤维的一部分。

在两侧的小脑髓质内,小脑中央核各有4个核团,由中央向两侧依次为顶核、球状核、栓状核和齿状核。顶核最古老,位于第4脑室顶壁内。球状核位于顶核的外侧,主要接受旧小脑皮质来的纤维,发出纤维进入小脑上脚。栓状核为楔形灰质块,它接受新、旧小脑皮质的纤维,发出纤维也进入小脑上脚。齿状核在人类最发达,与小脑半球的发展进化有关,它接受新小脑皮质来的纤维,传出纤维经小脑上脚进入中脑。顶核和球状核的传出纤维主要投射到前庭核和延髓网状结构。球状核、栓状核及齿状核的后内侧部发出纤维到红核的大细胞部及中脑、脑桥的被盖,齿状核的前内侧部发出纤维到红核的小细胞部和丘脑。

(3) 小脑的功能

小脑接受与运动有关的大量感觉信息和大脑皮质有关运动中枢的信息,其传出纤维直接或间接影响脊髓、脑干及大脑皮质的功能,因此小脑在中枢神经系统中是调节运动的重要中枢。它的主要功能表现为维持身体平衡、调节肌肉的张力、维持肌肉间运动的协调。小脑的不同部位与相应的功能有关。绒球小结叶及顶核是小脑最古老的部分,又称原始小脑,它接受前庭器官来的纤维,与身体的平衡密切相关,损伤后表现为躯干和下肢远端的共济失调。小脑前叶及后叶的蚓锥、蚓垂是发育史上次古老的部分,又称旧小脑,它接受来自脊髓的本体感觉,维持身体的姿势及调节肌肉的张力。小脑后叶(蚓锥、蚓垂除外)是小脑最大的部分,称为新小脑,它接受皮质脑桥小脑束的传入信息,对随意精细动作的发动、矫正、协调起着重要作用。

小脑病变最主要的症状为共济失调,可表现为同侧肢体的共济失调、龙贝格(Romberg)征阳性(站立不稳,摇晃欲倒)、醉汉步态(睁眼时不能改善)、吟诗状言语、联合屈曲现象、辨距不良、动作过度等;同侧肢体肌力减退,腱反射低下,运动性震颤,粗大的水平眼震,有时还伴有眼球分离性斜视。若损伤累及小脑核,运动障碍则严重且持久。若只损伤小脑皮质,只要损伤范围不大,则可能无症状。但应指出,小脑的传入和传出纤维及身体各部在小脑中的定位是比较复杂的,因此小脑各部位的功能及损伤后的症状不应孤立地看待。

2.1.6 嗅脑与边缘系统

(1) 嗅脑

嗅脑(rhinencephalon)是与嗅觉有直接联系的脑部,包括嗅球、嗅束、嗅结节、嗅前核、前穿质、梨区皮质和部分杏仁体。梨状皮质分为外侧嗅回(前梨状区)和内嗅区(海马沟回和海马旁回前部),前者为一级嗅皮质,与嗅觉感知有关;后者为二级嗅皮质,与嗅冲动和其他冲动的整合功能有关。

(2) 边缘系统

边缘系统(limbic system)由皮质结构和皮质下结构两部分组成(图2-14)。皮质结构包括海马结构(海马和齿状回)、边缘叶(扣带回、海马旁回、海马回钩)、脑岛和额叶眶回后部等。皮质下结构包括杏仁核、隔核、视前区、丘脑上部、丘脑下部、丘脑前核即背内侧核、中脑被盖等。边缘系统不是一个独立的解剖学和功能性实体,它是管理学习经验、整合新近及既往经验,同时是启动、调节行为和情感反应的复杂神经环路中的一部分。

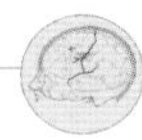

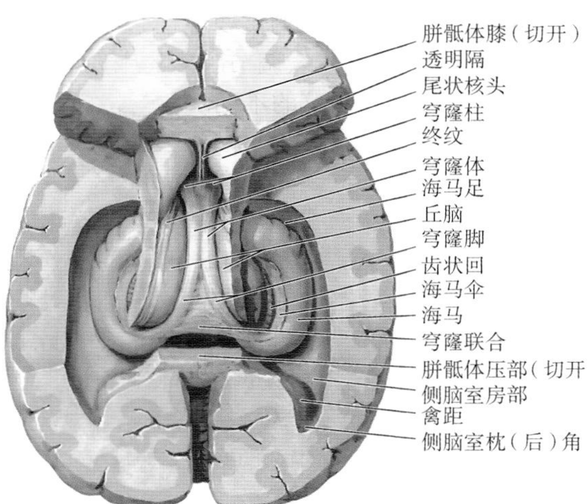

图 2-14 海马与穹窿

边缘系统中有复杂的纤维联系，包括皮质间联系、皮质下联系和皮质与皮质下联系（环路）3 种。尤其是通过内、外环路在穹窿、额叶眶回、脑岛、梨状区与杏仁体之间形成了复杂的纤维联系，这是其复杂功能的结构基础。

边缘系统的功能是多方面的，它对内脏功能活动、躯体活动、内分泌功能、情绪活动、学习及记忆等多种功能都有调节作用，但其具体的作用机制目前尚不十分明确。

2.1.7 脑解剖和功能网络

传统上脑皮质分功能皮质和非功能皮质，例如运动皮质（中央前回）、感觉皮质（中央后回）、运动性语言皮质（Broca 区）、感觉性语言皮质［韦尼克（Weinicke）区］等。目前，这一概念被脑解剖网络和功能网络取代（图 2-15）。所谓的功能皮质仅作为分类项保留，它已不代表真正的含义。理由如下：①长期以来，功能皮质的概念一直有争论，因为临床和解剖的发现与此概念时有矛盾。例如，Broca 区和 Wernicke 区受损并非一律引起完全性运动性或感觉性失语，有时是不完全或轻度或暂时性，甚至有时不引起失语。相反，非语言皮质受损会引起语言功能障碍，如癫痫手术，用直流电刺激优势半球的顶叶、额叶可引发感觉性失语（Ojemann，1983），病损在额下回引发感觉性失语（Fridriksson，2015）。感觉性语言功能不仅涉及颞上回后部，还包括颞中回、颞下回，甚至颞极（Pengield、Roberts，1959）。运动性失语不仅累及 Broca 区，还有 Wernicke 区（Fridriksson，2015）。②复查 Broca 报告的 2 例病例的脑标本，并用 MRI 检查，发现除额下回后部皮质受损外，其内侧深部的白质纤维——上纵束也受损（Dronkers，2007）。同样，Wernicke 失语也不限于颞上回后部，还包括颞上回后部周边区、左前颞叶、与额叶皮质连接的钩束、下额枕束和丘脑前放射纤维（Mirman，2015）。③PET 和 fMRI 发现许多非传统的与语言功能有关的皮质，如非优势半球的皮质、丘脑、基底节和小脑。④小脑病变可引发失语（Desmet，2013）。

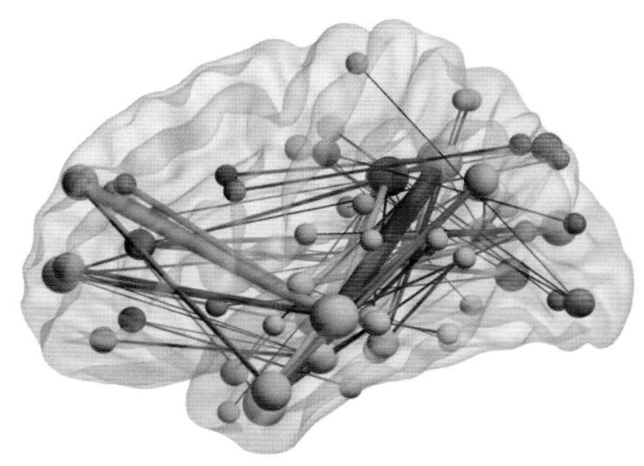

图 2-15 脑解剖和功能网络示意图

2.1.8 脑膜、脑室系统、脑脊液与类淋巴系统

（1）脑膜

在脑组织外面有 3 层脑膜（meninge），由外向里分别为硬脑膜、蛛网膜和软脑膜。

1）硬脑膜（cerebral dura mater）：位于颅骨的内面，在颅盖部硬脑膜与颅骨联系疏松，其间有潜在的间隙，是硬脑膜外血肿的好发部位。在颅底部硬脑膜与颅骨紧密粘连，当颅底骨折时，易撕破硬脑膜而引起脑脊液漏。硬脑膜由内、外两层组成，中间是含有神经和血管的网状结构。硬脑膜向颅腔内发出若干突起，插入脑的裂隙，称硬脑膜突起（图 2-16）。

A. 大脑镰：位于两侧大脑半球之间，其前缘起自鸡冠，向后至枕内隆突，并与小脑幕相结合。

B. 小脑镰：在枕内隆突处，自小脑幕下表面开始行向前下将两侧小脑半球部分分割，前缘游离，形状如镰，向下行达枕骨大孔而分为两脚。

C. 小脑幕：为幕状突起，将枕叶与小脑分隔。

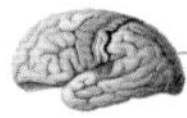

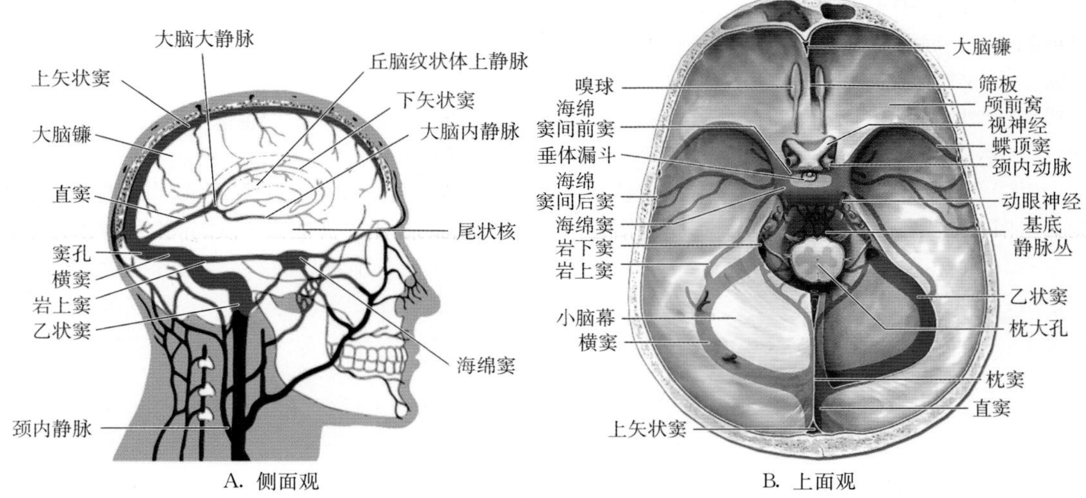

图 2－16 硬脑膜突起与静脉窦

前缘游离，呈弯曲状，其与鞍背之间为小脑幕切迹或小脑幕裂孔，其中有脑干通过。小脑幕的两侧缘及后缘分别附着于岩嵴及枕骨横窦沟的两缘。在正中面上与大脑镰结合。

D. 鞍膈：为硬脑膜在蝶鞍上形成的反折，位于蝶鞍上方。其形态变化较大，厚薄因人而异，一般中间薄，周围较厚。鞍膈孔位于鞍膈正中，其中有垂体柄通过，鞍膈缺如或鞍膈孔过大可导致蛛网膜下陷到鞍内，是形成空蝶鞍的原因之一。

2）蛛网膜（arachnoid mater）：为一层薄而透明的纤维膜，缺乏血管和神经，并借结缔组织小梁与硬脑膜及软脑膜相连结。蛛网膜与硬脑膜之间有一潜在性腔隙（称硬脑膜下腔），内含少量浆液。蛛网膜与软脑膜之间为蛛网膜下腔，容纳脑脊液。蛛网膜在硬脑膜静脉窦附近形成许多绒毛状突起，突入静脉窦或颅骨板障静脉内，称为蛛网膜颗粒，部分脑脊液由此回流至静脉窦内。蛛网膜下腔在一些脑的沟裂处明显扩大，称为脑池，主要脑池有小脑延髓池、小脑脑桥池、脚间池、侧裂池、视交叉池等。蛛网膜下腔中的脑脊液经正中孔和 2 个外侧孔与第 4 脑室相交通。

3）软脑膜（cerebral pia mater）：是紧贴脑表面的一层结缔组织薄膜，内有丰富的血管，并深入脑表面的沟裂，与脑实质不易分离。在脑室壁的某些部位，软脑膜上的血管与室管膜上皮共同突向脑室，形成脉络丛，分布于侧脑室、第 3 脑室与第 4 脑室。脉络丛的室管膜上皮具有分泌脑脊液的功能，是产生脑脊液的主要结构。

4）淋巴管：近 5 年来，科学家借助特殊染色在啮齿动物和人的硬脑膜上发现淋巴管（Aspelund，2015；Louveau，2015），并可用 MRI 特殊序列在人体硬脑膜上显示淋巴管的存在（Hask，2018）。

（2）脑室系统

脑室系统（ventricular system）包括侧脑室、第 3 脑室和第 4 脑室（图 2－17）。脑室是位于大脑、间脑和脑干内的腔隙，室管膜衬于室壁四周，室内充满脑脊液。各脑室内均有脉络丛，分泌脑脊液，侧脑室脉络丛位于中央部和下角内，两侧的脉络丛均经室间孔与第 3 脑室脉络丛相连。

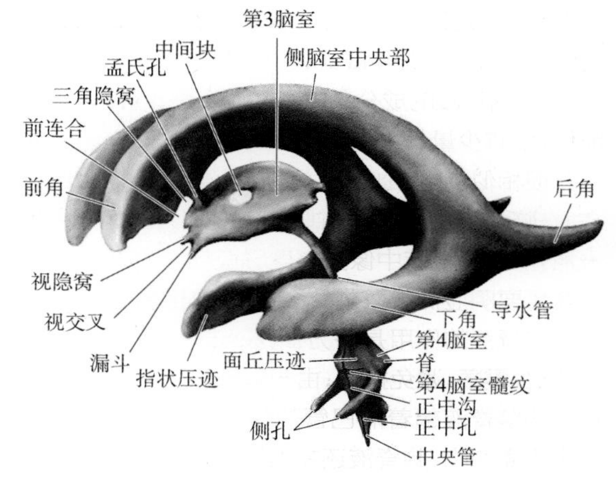

图 2－17 脑室系统

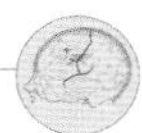

1）侧脑室：位于大脑半球的白质内，由一对左右对称的腔隙组成。按侧脑室各部所处的位置，可将侧脑室分为5个部分，即额叶内的前角和体部、顶叶内的房部、枕叶内的后角和颞叶内的下角。左、右侧脑室分别经室间孔与第3脑室相通。

2）第3脑室：位于两侧间脑之间，向上借室间孔与侧脑室相通，向下经中脑导水管与第4脑室相通。

3）第4脑室：位于延髓、脑桥和小脑之间，上通中脑导水管，下接脊髓中央管，并借一个正中孔及2个外侧孔与蛛网膜下腔相通。

（3）脑脊液

脑脊液（cerebrospinal fluid，CSF）由脑室脉络丛分泌，充满脑室系统和蛛网膜下腔内。正常人的脑脊液量140～180 ml，平均150 ml。

1）脑脊液的产生：脑脊液产生自脑室脉络丛和非脉络丛组织，如室管膜、软脑膜、蛛网膜的毛细血管。健康成人每天产生脑脊液600～700 ml。脉络丛主要位于侧脑室底部及第3、第4脑室的顶部，由室管膜上皮、毛细血管及结缔组织3种成分组成。脉络丛上皮是特殊的室管膜上皮，其功能是分泌脑脊液。

2）脑脊液的流动：过去认为脑脊液由脉络丛等产生，沿一定途径流动，并通过蛛网膜颗粒回流到静脉血，故称循环。目前发现，脑脊液产生和吸收是多点的，除上矢状窦的蛛网膜颗粒吸收脑脊液外，还可被室管膜上皮、蛛网膜下腔内的毛细血管及类淋巴管所吸收，也可直接进入脑、脊神经周围的淋巴管中，所以，脑脊液不是循环，而是流动。

由于脑脊液不断产生、流动和吸收，脑室和蛛网膜下腔内的压力保持恒定水平。平卧时，脑脊液压力在终池处测定为0.98～1.47 kPa（100～150 mmH_2O），坐位时为1.96～2.94 kPa（200～300 mmH_2O）。

3）脑脊液的成分与功能：脑脊液为无色透明的液体，含有少量细胞。其化学成分与脑的细胞外液成分很相似，但与血浆成分有所不同。这是由于存在血-脑脊液屏障，血液中的高分子成分很难进入脑脊液，所以脑脊液中像蛋白质、葡萄糖等高分子物质的含量要明显低于血浆。

脑脊液的作用是多方面的：它能有效地缓冲外力，减少震荡，避免损伤；由于脑和脊髓没有淋巴管，流动的脑脊液起着淋巴管的作用，可营养脑组织并运走代谢产物；脑脊液还在维持脑组织的渗透压、酸碱平衡及调节颅内压中有重要作用。

（4）类淋巴系统

1）概述：类淋巴系统又称菲-罗（Virchow-Robin）间隙或脑血管周围间隙。解剖学家菲尔绍（Virchow）在1851年就通过显微解剖发现并报道了类淋巴系统。8年后，罗班（Robin）进一步证实了威利斯（Willis）的观点。受限于当时的技术条件，类淋巴系统的解剖学价值在一段时间鲜为人知。如今随着科学技术的飞速发展，关于类淋巴系统的研究日新月异。无论是通过离体还是活体实验，新的显影技术能够清晰地显示出Virchow-Robin间隙的存在，正是得益于这些令人信服的实验证据，人们对类淋巴系统关注被提高到了新的高度。进一步研究发现，类淋巴系统为依赖水孔蛋白4（aquaporin 4，AQP4）驱动的全脑范围的血管周围途径，同时也是清除脑实质内间质溶质的最主要途径。该途径由3个部分组成：动脉旁的脑脊液流入路径、静脉旁的脑组织间液清除路径、依赖星形胶质细胞AQP4的经脑实质转运路径，其功能是输送营养和免疫细胞，清除内外源性废物。

2）脑膜淋巴管：过去人们认为神经系统是免疫豁免器官，淋巴管道并不存在于脑部。但早在18世纪就有人提出颅内淋巴管的假设，但缺乏可靠的证据。近5年来，科研人员在啮齿类动物硬脑膜上发现淋巴管样组织，而且通过对人类硬脑膜标本的分析发现同样存在淋巴管样物质。最近科学家更是通过磁共振增强扫描，清晰显示出颅内淋巴管的信号，有力地证实了脑膜淋巴管的存在。

3）类淋巴系统参与脑脊液循环：关于脑脊液吸收部位，过去观点认为，分布于中枢神经系统各处的蛛网膜颗粒是吸收脑脊液的唯一部位。而新的研究发现，除通过蛛网膜颗粒吸收途径外，还有嗅沟筛板-颈部淋巴通道、血管周围通道、脑（脊）神经蛛网膜下腔-淋巴通道、脑室脉络膜丛、蛛网膜下腔、脑（脊髓）的毛细血管等途径。研究发现，结扎动物的颈部淋巴管和淋巴结会引起颅内压增高，脑电图和动物行为学的改变。

4）类淋巴系统的临床特点和意义：

A. 影像学表现：正常状态下，颅脑CT平扫可见类淋巴间隙，但多数直径＜2 mm。可见于任何年龄，通常随年龄增长其间隙增大（＞2 mm）。多数正常扩大的类淋巴间隙直径＞5 mm，可位于一侧或双侧大脑半球，颅脑磁共振质子密度加权成像（proton density weighted imaging，PdWI）或 T_2 加权成像

(T_2WI)上常伴有以下特征：①呈圆形或卵圆形；②无占位效应；③多沿血管分布区域排列；④其信号同脑脊液相似；⑤T_1 加权成像(T_1WI)增强无明显强化；⑥无胶质增生[液体抑制反转恢复(fluid attenuation inverse recovery, FLAIR)序列]；⑦周边无/有水肿(见类淋巴间隙大或伴脑积水)。类淋巴系统的常见部位为：Ⅰ型，基底节豆纹动脉瘤；Ⅱ型，髓动脉的皮质；Ⅲ型，脑干(尤其是中脑)。

B. 鉴别诊断：正常扩大的类淋巴间隙可以与囊性肿瘤、腔隙性脑梗死、脑室周白质软化、多发硬化、蛛网膜囊肿、神经上皮囊肿、脑囊虫病、隐球菌病、黏多糖症等疾病相鉴别。通过磁共振 FLAIR 序列图像结合病史采集，其可以与脑软化灶、多发性硬化、隐球菌病等相鉴别；神经上皮性肿瘤的影像学特点与其非常相似，常通过病理检查明确诊断。

特殊的类淋巴间隙类型如下：①巨大类淋巴间隙。多数巨大类淋巴间隙没有临床意义，常在无意中被发现，无明显不适，往往需要随访观察。但巨大类淋巴间隙可引起脑积水。曾有 1 例男性患者主诉走路不稳伴认知下降，左下肢无力 6 个月，MRI 示巨大类淋巴间隙，继发性脑积水，患者行脑室-腹腔分流术后痊愈出院。由此可见，患者一般无临床症状，常为偶然发现，建议随访，一旦出现症状时要及时处理，避免继发性脑积水，引起脑干受压，危及生命。②扩大的类淋巴间隙自发缓解/复发。对于高度怀疑类淋巴间隙的患者，建议完善检查，随访观察，避免误诊和不必要的治疗。

C. 类淋巴通道的病变：老年性疾病和其他各种疾病可通过淋巴通道流入和/或流出中枢神经系统。常见的神经内外科疾病，如蛛网膜下腔出血、脑缺血、脑外伤都能引起该通道的阻塞与炎症。对于颞叶梗死的患者，开放基底池是非常有效的，可以达到通畅的脑脊液引流。蛛网膜下腔的脑脊液约占人体脑脊液总体积的 80%，因此基底池开放后，可有效地控制颅内压。

D. 轻型颅脑外伤引起的类淋巴增多、扩大：以往对轻型脑外伤进行诊断时缺乏明确的影像学证据，往往是通过临床表现加以诊断。有学者通过类淋巴间隙辅助脑外伤诊断，研究发现，患者发生轻型颅脑损伤后可在 MRI 上观察到微小淋巴间隙扩大增多，提示扩大的类淋巴间隙数目增加是诊断轻型颅脑损伤的有效证据。

E. 慢性颅脑损伤性脑病与类淋巴间隙：过去我们认为颅脑外伤患者可能伴有痴呆症状，其原因不得而知。目前通过动物研究证实该类患者伴有脑局部炎症反应性星型胶质细胞增生，磷酸化 τ 蛋白(P-tau protein)增加，S-100 蛋白增加及类淋巴间隙功能下降。由于类淋巴间隙的功能是输送营养及排除废物，并且主要在夜间发挥作用，若患者长期失眠，脑内代谢废物不能通过类淋巴间隙排泄出去，就会造成患者记忆力减退甚至发展为阿尔茨海默病。目前该病出现患者年轻化趋势，可能与之有关。因此对于慢性颅脑外伤患者，询问病史时若了解到其失眠症状，需引起注意，及时有效治疗。

F. 扩大的类淋巴间隙是脑血管危险的指标：针对美国曼哈顿北区 12 280 位居民行人口调查，长期 MRI 随访，结果表明较小的类淋巴间隙(≤3 mm)比较大的(>3 mm)更具有预测脑血管病风险的价值，而后者是脑出血(intracerebral hemorrhage, ich)的常见原因。过去如果患者发生脑叶出血，多考虑发生脑淀粉样变，但缺乏影像学证据，只有通过术中才能明确诊断。如今影像学提示半卵圆形扩大往往是淀粉样变的特征。

2.1.9 脑神经与脊神经

(1) 脑神经

脑神经(cranial nerve)有 12 对，都从脑干发出，行经颅底的孔或裂离开颅腔，分布于头面部和颈部。唯迷走神经行程冗长，远达腹腔的脏器。脑神经含有一般躯体传入和传出纤维、一般内脏传入和传出纤维及特殊躯体传入纤维、特殊内脏传入和传出纤维 7 种成分。按神经含有的纤维成分不同，可将脑神经分为感觉神经(嗅、视和前庭蜗神经)、运动神经(动眼、滑车、展、副和舌下神经)及混合神经(三叉、面、舌咽和迷走神经)3 种。

1) 嗅神经：是纯粹的感觉神经，初级神经元是位于鼻腔上部黏膜中的双极神经元，其上行轴突组成嗅丝(嗅神经)，穿过筛板与硬脑膜，在嗅球内与第 2 级神经元形成突触，后者的轴突形成嗅束后行，在前穿质附近分为内侧与外侧嗅纹。内侧嗅纹进入额叶内侧面皮质，外侧嗅纹进入颞叶的钩回，并与杏仁核、海马体、灰结节、乳头体、缰核、丘脑前核、扣带回和脑干网状结构等发生广泛联系，两侧嗅脑也通过前连合互相连接。嗅神经障碍可表现为一侧或双侧的嗅觉减退或缺失，偶可嗅觉过敏或嗅觉倒错。

2) 视神经：是由视网膜神经节细胞的轴突形

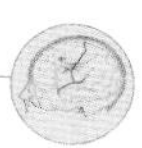

成，经视神经管进入颅腔，在蝶鞍上方形成视交叉，向后经视束、外侧膝状体、视放射至枕叶皮质。在视交叉中，来自两眼视网膜内（鼻）侧半部的纤维（外侧或颞侧视野）发生交叉，而来自两眼视网膜外（颞）侧半部的纤维（内侧或鼻侧视野）并不交叉。另外，视交叉中纤维的排列很不规则。来自一侧视网膜内下象限的纤维，在视交叉的前部交叉后，一部分先绕到对侧视神经的底侧，然后才进入对侧视束。同样，来自内上象限的纤维，一部分在交叉前先绕到同侧视束的前端。来自视网膜上部的纤维在顶叶和枕叶的深部经过，自外侧绕过侧脑室后角，终止于距状裂上缘的楔叶。来自视网膜下部的纤维在颞叶深部经过，自外侧和上方绕过侧脑室下角，终止于距状裂下缘的舌回。来自视网膜黄斑区的纤维（传递中心视野）终止于枕叶后端。

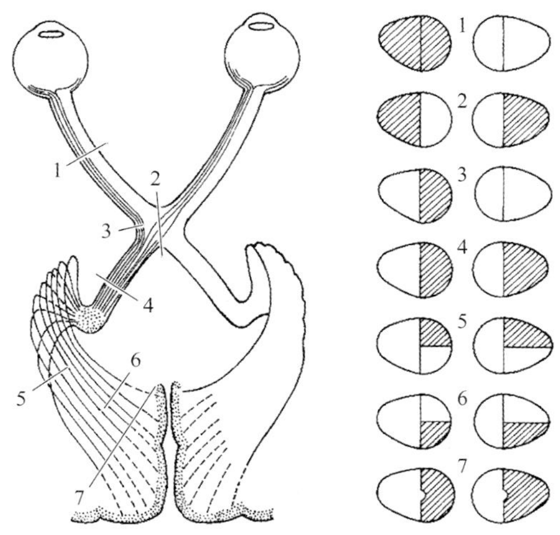

图 2－18 视觉通路损伤与视野缺损

视路的病变可引起视野的缩小，其中以象限盲和偏盲较为多见（图 2－18）。单眼的象限盲或偏盲见于视交叉前的病变。同向性双眼偏盲见于视交叉后的病变。异向性双眼偏盲见于视交叉的病变。同向性象限盲见于不完全的视放射或皮质病变，上象限的缺损见于对侧颞叶到舌回的病变，下象限的缺损见于对侧顶叶到楔叶的病变。

3）动眼神经：动眼神经核发出纤维组成动眼神经，经大脑脚内侧的动眼神经沟发出，穿过大脑后动脉和小脑上动脉之间，与后交通动脉平行向前至海绵窦外侧壁，然后分为两支经眶上裂进入眼眶，上支支配上睑提肌和上直肌，下支支配内直肌、下斜肌、下直肌、瞳孔括约肌及睫状肌（图 2－19）。瞳孔括约肌及睫状肌是由动眼神经核群中的艾－魏（Edinger-Westphal）核和内侧核发出的副交感神经纤维支配。

光反射的反射弧由 6 个神经元组成：视网膜的视杆和视锥细胞、视网膜的双极细胞、顶盖前区的神经元、艾－魏核、睫状神经节细胞。

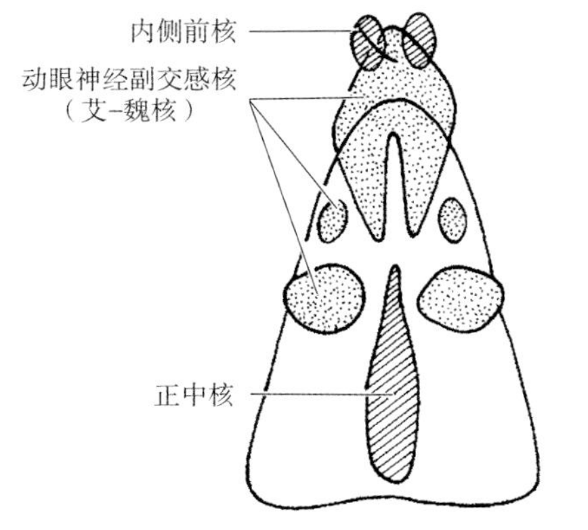

图 2－19 动眼神经核

4）滑车神经：滑车神经核发出纤维环绕导水管并行向背侧，在前髓帆处交叉到对侧，绕过小脑上脚及大脑脚离开脑干，然后在小脑幕中走行（此段长 0.8～1.2 cm），并向前进入海绵窦，最后沿动眼神经的下方经眶上裂进入眼眶，支配上斜肌。

5）三叉神经：是混合神经，其感觉纤维来自半月神经节内的感觉神经元，运动纤维起源于三叉神经运动核。三叉神经感觉根在颅中窝底分为 3 支，即眼支、上颌支和下颌支（图 2－20）。眼支穿经海绵窦外侧壁，经眶上裂进入眼眶，最后分为泪腺支、额支和鼻睫支，感受前额、颅顶盖前部、上睑和鼻前外侧的皮肤，鼻腔上部、额窦、部分蝶窦和筛窦的黏膜，以及眼球、角膜、结膜上部、虹膜、泪腺和睫状节的感觉。上颌支穿过圆孔到翼腭窝，并发出分支经眶下裂、眼眶、眶下孔成为眶下神经，感受下眼睑、面颊、鼻外侧和上唇的皮肤，结膜下部、鼻腔下部、上颌窦、部分蝶窦和筛窦、上唇、口腔顶部、软腭和鼻咽部的黏膜，以及上齿槽和上齿的感觉。下颌支穿过卵圆孔进入颞下窝，感受颞部、面颊外侧、耳郭前面、外耳道和部分鼓膜、下唇和颏部的皮肤，下唇、口腔底部和舌部的黏膜，下牙槽、下齿和下颌关节的感觉。

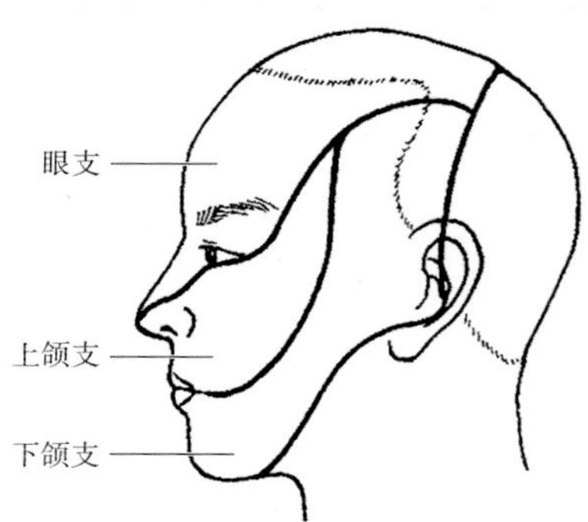

图 2－20　三叉神经感觉支分布

三叉神经根进入脑干后分为 3 束。传递触觉的纤维进入脑桥背外侧的三叉神经感觉主核，更换神经元后发出纤维组成三叉丘系，上行到丘脑的弓状核，后者的投射纤维到顶叶皮质。传递痛、温觉和部分触觉的纤维下降到脑桥下部、延髓和颈髓的上部，进入三叉神经的脊束核。传递深感觉的纤维，进入中脑导水管外下方的三叉神经中脑核。

三叉神经运动核位于脑桥背外侧，其运动纤维在脑桥侧面穿出脑干，经半月节下面，与下颌支并行穿过卵圆孔出颅腔。三叉神经运动核接受双侧额叶皮质运动区锥体束的支配，并与三叉神经感觉核，以及动眼、滑车、展、面、听、迷走、舌下神经核等有广泛的联系。

6）展神经：位于脑桥被盖，其纤维向腹侧经桥延沟伸出脑干，在后床突和岩尖之间穿过硬脑膜，行经海绵窦腔的外侧部分，经眶上裂入眼眶，支配外直肌。

7）面神经：是混合神经，由运动、感觉和副交感纤维组成。

运动纤维由位于脑桥下部腹外侧的运动核发出，在脑桥尾端侧面穿出脑干，走向外前方，在前庭蜗神经的上面进入内听道，然后经鼓室内侧的面神经管、茎乳孔出颅腔，再穿过腮腺分出若干周围支到面部肌肉。在面神经管段还发出分支到镫骨肌。在茎乳孔与腮腺之间发出分支供应枕肌、耳后肌群、茎突舌骨肌和二腹肌后腹。面神经核的上部受双侧皮质脑干束的支配，下部仅受对侧皮质脑干束的支配。

感觉纤维来自膝状神经节，周围支与运动纤维伴行走向后外侧，在接近茎乳孔处离开面神经管，称为鼓索神经，向前穿过鼓室，附于下颌神经的舌神经，支配舌前 2/3 的味觉。中枢支进入延髓的孤束核。更换神经元后发出纤维经对侧内侧丘系到丘脑，然后投射到中央后回下缘、外侧裂上方的味觉中枢。另外尚可接受耳后、耳道附近的一般躯体感觉，经中间神经传入三叉神经脊束核。

副交感神经纤维主要起源于脑桥下部的上涎核，经过中间神经、膝状神经节、鼓索，终止于颌下神经节，支配颌下腺、舌下腺及口腔和舌部的黏液腺。另外部分来自第 4 脑室底部核群的副交感纤维，经过中间神经、膝状神经节、岩浅大神经，终止于蝶腭神经节，节后支通过三叉神经的上颌支和眼支，支配泪腺(图 2－21)。

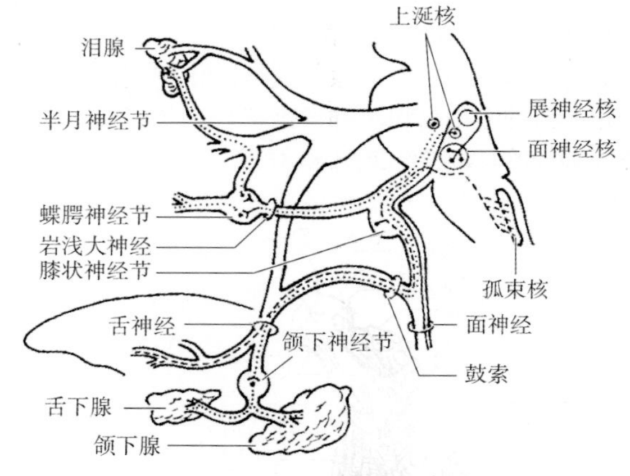

图 2－21　面神经分布

8）前庭蜗神经：是一种特殊的感觉神经，包括耳蜗神经和前庭神经。耳蜗神经传导听觉，前庭神经传导位置觉。耳蜗神经的初级神经元为耳蜗螺旋神经节的双级细胞，它接受螺旋毛细胞的冲动，中枢支进入延髓的背侧耳蜗核和腹侧耳蜗核。背侧核发出纤维到下丘和内侧膝状体，内侧膝状体纤维形成听反射，经内囊后肢，终止于颞叶的颞横回皮质。下丘是听觉的反射中枢，它与上丘、盖脊束及内侧纵束联系。腹侧核发出纤维到同侧和对侧的上橄榄体。

前庭蜗神经的病变可引起听觉和平衡功能的障碍。听觉障碍包括传导性耳聋(因外耳和中耳病变)

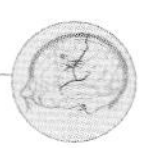

及感受性耳聋(因内耳以上病变)。感受性耳聋又分为因内耳疾病引起的耳蜗性耳聋和继发于耳蜗神经或其中枢传导通路病变的神经性耳聋。

前庭神经的初级神经元为内听道内前庭神经节的双极细胞,其周围支供应半规管壶腹、椭圆囊与球状囊的斑状感受器,中枢支经内听道进入第 4 脑室底部的前庭核,部分纤维还进入小脑的小结和绒球。前庭核的纤维通过前庭脊髓束和前庭网状束与脊髓、小脑、动眼神经核、副神经核、迷走核、舌咽核及脑干网状结构发生广泛的联系。前庭神经的功能涉及躯体平衡、眼球动作、肌张力、体位、脊髓反射及自主神经系统等方面。

9) 舌咽神经:是混合神经,包含运动、感觉和副交感神经纤维。其运动纤维起源于延髓疑核上部,穿出颈静脉孔,支配茎突咽肌和咽上缩肌。感觉神经元位于颈静脉孔附近的岩神经节和上神经节,接受来自外耳道和鼓膜后侧的痛、温觉,以及咽壁、软腭、腭垂(悬雍垂)、扁桃体、鼓室、耳咽管、乳突气房、舌后部、颈动脉窦和颈动脉体的内脏感觉,舌后 1/3 的味觉。副交感纤维起源于延髓的下涎核,节前支经过鼓室神经和岩浅小神经到耳神经节,节后支循三叉神经的耳颞神经支配腮腺(图 2-22)。

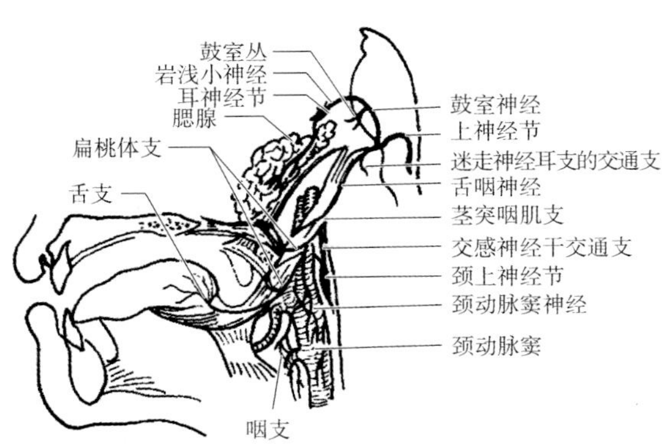

图 2-22 舌咽神经分布

10) 迷走神经:也是混合神经。其运动纤维起自疑核,与舌咽神经并行,经颈静脉孔出颅腔,支配除腭帆张肌和茎突咽肌以外的所有咽、喉、软腭的肌肉。感觉神经元在颈静脉孔附近的颈神经节和结状神经节。颈神经节传导一部分外耳道、鼓膜和耳郭的一般感觉,中枢支进入三叉神经脊束核。结状神经节传导咽、喉、气管、食管及内脏的感觉,以及咽、软腭、硬腭、会厌等部分的感觉,中枢支进入孤束核。副交感纤维起自第 4 脑室底部的迷走神经背核,分布于内脏器官。

迷走神经受损时,主要造成软腭和咽喉肌的麻痹,表现为吞咽困难、声音嘶哑、言语不清等现象,有时还伴有心动过速。

11) 副神经:是运动神经,由延髓根和脊髓根组成。延髓根起源于延髓的迷走神经背核和疑核,组成迷走神经尾端的几个根须,脊髓根起源于颈$_{1\sim5}$($C_{1\sim5}$)前角的副神经核,自枕骨大孔进入颅腔,与延髓根组成副神经,经颈静脉孔穿出颅腔。来自迷走神经背核的纤维加入迷走神经,组成副交感节前纤维分布到内脏。来自疑核的纤维也与迷走神经一起分布到喉的横纹肌,支配其运动。来自脊髓根的纤维出颅后行向后外侧越过环椎横突,走向颈部支配胸锁乳突肌和斜方肌。副神经受损后,胸锁乳突肌和斜方肌麻痹,表现为不能旋转头颈和耸肩。

12) 舌下神经:是运动神经,其纤维起源于第 4 脑室底部的舌下核,向前外方伸出延髓,经舌下神经管穿出颅腔,支配所有牵引舌部的舌内、外肌肉。舌下核接受双侧皮质延髓束的支配,但颏舌肌的运动核仅接受对侧皮质的支配。

(2) 脊神经

脊神经(spinal nerve)是与脊髓相连的神经,共 31 对,其中颈神经(C)8 对、胸神经(T)12 对、腰神经(L)5 对、骶神经(S)5 对、尾神经 1 对(图 2-23)。

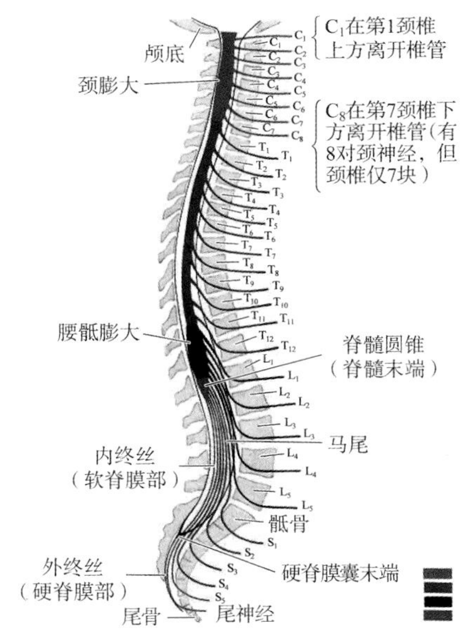

图 2-23 脊神经根与椎骨的对应关系

每一根脊神经都由前根和后根与脊髓相连，在椎间孔处相互会合，构成脊神经。后根为感觉根，接受各种特异性感受器的感觉。前根为运动根，内含脊髓前角细胞发出的躯体运动纤维，支配横纹肌。在 $T_1 \sim L_3$ 的脊神经前根内还有来自脊髓侧角运动神经元发出的支配内脏运动的交感纤维，在 $S_{2\sim4}$ 脊神经前根内有支配内脏运动的副交感纤维。

脊神经是混合神经，包含 4 种纤维成分：①躯体运动纤维，支配骨骼肌；②躯体感觉纤维，分布于皮肤、横纹肌、肌腱和关节等；③内脏运动纤维，支配平滑肌、心肌和腺体；④内脏感觉纤维，分布于内脏、心血管和腺体。

脊神经穿出椎间孔后分成前支和后支。前支粗大，上、下相互吻合形成神经丛，然后再发出分支分布于躯干前部、四肢和会阴部的皮肤、关节、韧带和肌肉。常见的神经丛有颈丛、臂丛、腰丛和骶丛。后支细短，按节段分布于背部的皮肤、筋膜、韧带和肌肉。

脊神经的节段性分布是指每一对脊神经支配一定的皮肤区域。头枕部和后颈部有 $C_{2、3}$，上肢有 $C_4 \sim T_1$，胸、腹有 $T_2 \sim L_1$，下肢有 $L_2 \sim S_3$，臀周有 $S_{4、5}$ 神经分布。在胸部每个皮节呈环形沿肋间隙分布，在腹部这种环形分布逐渐向下内斜行，在四肢这种特征则不明显。

脊神经以节段性分布为主要特征，但在脊神经的行程中，常有分支发出或重新组合。每一皮节的感觉是由相邻的 3 条脊神经重叠分布。因此，一根脊神经前根损伤不一定引起整块肌肉完全麻痹，但是可以累及数条肌肉，除非受损部位很接近其所支配的肌肉。同样，若切断一条脊神经后根，并不造成相应皮节的感觉丧失，而只是感觉减退。此外，神经干受压，先影响粗纤维，因此肌无力常是神经受压后最早出现的症状。

1）颈丛：由 $C_{1\sim4}$ 颈神经的前支组成。其皮支在胸锁乳突肌后缘中点稍上方浅出，分成颈横神经、锁骨上神经、耳大神经和枕小神经，分布于颈前外侧部、肩部和头后外侧部的皮肤。其中耳大神经最粗，朝耳垂上行。颈丛的肌支支配颈部深层肌肉、舌骨肌群及膈。膈神经是颈丛的主要肌支，支配膈肌。它常自臂丛的锁骨下肌神经接受一吻合支，称为副膈神经。副膈神经在不同高度加入膈神经，因此在膈神经高位阻断时，膈肌可不全瘫痪。

2）臂丛：由 $C_{5\sim8}$ 颈神经和 T_1 胸神经的前支组成，支配上肢。组成臂丛的 5 条前支形成 3 个干：$C_{5、6}$ 合成上干，C_7 为中干，C_8 和 T_1 合成下干。各干均再分为前、后两股，3 个干的后股合成后束，位于腋动脉的后方，上、中干的前股组成外侧束，下干前股延续为内侧束。支配肩部肌肉运动的神经直接发自根、干、股或束。臂丛的外侧束分成肌皮神经和正中神经外侧根，内侧束分成正中神经内侧根、尺神经、臂内侧皮神经和前臂内侧皮神经，后束分成桡神经和腋神经 2 个终支。

A. 肌皮神经（$C_{5\sim7}$）：支配喙肱肌、肱二头肌和肱肌，继而延续为前臂外侧皮神经，分布于前臂桡侧半的皮肤。

B. 正中神经（$C_6 \sim T_1$）：肌支支配前臂掌侧肌群（除外尺侧腕屈肌和指深屈肌的尺侧半），在手部它支配桡侧第 1、2 蚓状肌及鱼际肌群（拇收肌和拇短屈肌的深头除外）。感觉支分布到手部皮肤，包括拇、示、中指的掌面，第 4 指（环指）的掌面桡侧半及手掌的相应部分；也分布到示、中指的中节和远节的背面，环指的中、远指节背面桡侧半。

C. 尺神经（C_8、T_1）：肌支支配前臂的尺侧腕屈肌，指深屈肌的尺侧半，拇收肌、拇短屈肌深头，骨间肌，尺侧第 2 蚓状肌及小鱼际肌。皮支分为 3 支：掌皮支支配腕掌面的尺侧半；手背支分布于手背尺侧半，整个小指及环指尺侧半的背面；掌浅支分布于整个小指及环指尺侧半的掌面，以及手掌尺侧半的相应区域。

D. 臂内侧皮神经（T_1）：分布于腋区和臂内侧面，与邻近的皮神经有广泛重叠，故损伤后无明显症状。

E. 前臂内侧皮神经（C_8、T_1）：分布于前臂内侧半的前、后面皮肤。此神经受损伤后，感觉的丧失在掌面常到臂中部，在后面则较其分布区稍小。

F. 桡神经（$C_5 \sim T_1$）：支配上肢全部伸肌和肱桡肌、旋后肌和拇长展肌。皮支分布到上肢后面及手和指背面的桡侧半，直到远侧指骨间关节。

G. 腋神经（$C_{5、6}$）：支配三角肌和小圆肌，并发出臂外侧皮神经到臂部的上外侧面皮肤。

3）胸神经的前支：胸神经前支共有 12 对，上 11 对均行于肋间，称为肋间神经，第 12 对行于第 12 肋的下方，称为肋下神经。除第 1 胸神经前支参加臂丛，第 12 胸神经参加腰丛的组成外，其余均不成丛，各自沿体臂向前下方行走，发出到胸、腹部的肌支和外侧皮支，末梢在躯干前正中线两侧穿至皮下，成为

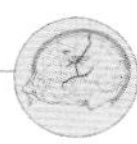

前皮支。上 6 对胸神经的前支分布于胸部，下 6 对兼分布于胸、腹部。其中，第 4 对肋间神经的前皮支分布于乳头平面的皮肤，第 7 对肋间神经分布于剑突附近，第 10 对肋间神经分布于脐部皮肤。

4）腰骶丛：腰骶丛分为腰丛（$L_{1\sim4}$）和骶丛（$L_{4、5}$、$S_{1\sim3}$）。腰丛的前股发出髂腹下神经的前支、髂腹股沟神经、生殖股神经和闭孔神经；后股发出髂腹下神经后支、髂腰肌神经、股神经和股外侧皮神经。骶丛的前股发出胫神经和到半腱肌、半膜肌、股二头肌长头、股方肌、闭孔内肌的神经，后股发出腓总神经和臀上、下神经。

A. 髂腹下神经（L_1）和髂腹股沟神经（L_1）：肌支支配腹内斜肌和腹横肌。该神经受损后，可引起神经痛及腹股沟管区的肌肉薄弱，易导致腹股沟疝。

B. 生殖股神经（$L_{1、2}$）：肌支分布于股三角的皮肤，生殖支支配提睾肌和阴囊（唇）皮肤。

C. 闭孔神经（$L_{2\sim4}$）：支配内收肌群。该神经受损后出现大腿内收肌障碍。

D. 股神经（$L_{2\sim4}$）：肌支支配股四头肌、髂腰肌、缝匠肌、耻骨肌。皮支分布到大腿（股）前面、前内侧面及小腿、足内侧面。该神经受损后，引起伸小腿不能及大腿屈曲障碍，大腿前面及小腿内侧出现感觉障碍。

E. 股外侧皮神经（$L_{2、3}$）：分布于大腿外侧面。该神经受损后，引起大腿外侧面相当大的区域感觉障碍。

F. 坐骨神经（$L_4\sim S_3$）：为人体中最大的神经，是骶丛全部神经根的延续，由胫神经和腓总神经组成，其分布范围见胫神经和腓总神经部分。

G. 胫神经（$L_4\sim S_3$）：皮支分布于小腿后面及足底皮肤，肌支支配小腿后面诸肌及维持足弓的足底诸肌。该神经受损后，足内翻不能，足底肌肉萎缩，小腿后面感觉减退，足底感觉完全丧失。

H. 腓总神经（$L_4\sim S_2$）：支配小腿前、外侧肌群及足背肌肉。该神经受损后，不能背向屈足、屈趾和外翻足底。

I. 股后皮神经（$S_{1\sim3}$）：分布于大腿后面的皮肤，并与相邻的神经广泛重叠。该神经受损后，可使大腿后面自臀部至膝部相当宽皮肤区域的感觉丧失。

2.1.10 脊髓

(1) 脊髓的位置与外形

脊髓（spinal cord）位于椎管内，质量 30～35 g，呈前后稍扁的圆柱形。脊髓由齿状韧带、神经根及终丝固定于椎管内壁（图 2－24），其上端平齐枕骨大孔与延髓相连，下端尖细，达第 1 腰椎下缘，称为脊髓圆锥。脊髓向下延为终丝，位于蛛网膜下腔内。

脊髓表面有 6 条纵行的沟裂（图 2－25）：①前正中裂，位于脊髓前面正中，裂内有脊髓前动脉通过；②后正中沟，位于脊髓后面的中央；③前外侧沟（2 条），位于前正中裂的两旁，脊神经前根由此穿出；④后外侧沟（2 条），位于后正中沟的两旁，脊神经后根由此进入脊髓。

脊髓的全长粗细不等，有 2 个膨大：①颈膨大，由 $C_5\sim T_2$ 组成，发出支配上肢的神经；②腰膨大，由 $L_1\sim S_2$ 组成，发出支配下肢和盆腔器官的神经。圆锥以下的腰骶神经根称为马尾，由 L_2 以下共 10 对神经根组成（图 2－23）。

在发育过程中脊髓的生长速度较脊柱慢，因此成人的脊髓较脊柱短。成人脊髓全长 42～45 cm，相当于椎管全长的 2/3，因此脊髓节段的位置较相应

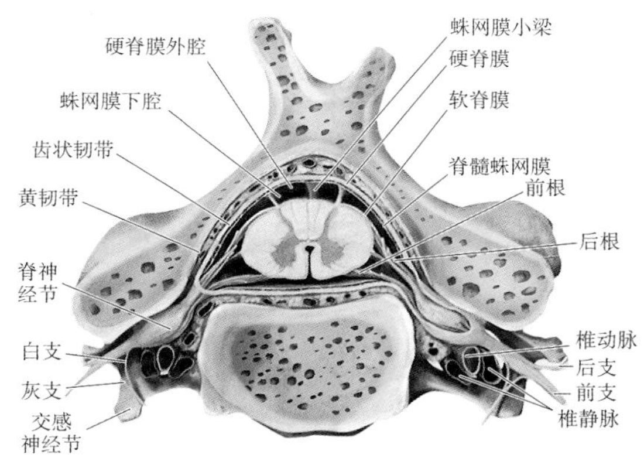

图 2－24 脊髓的被膜

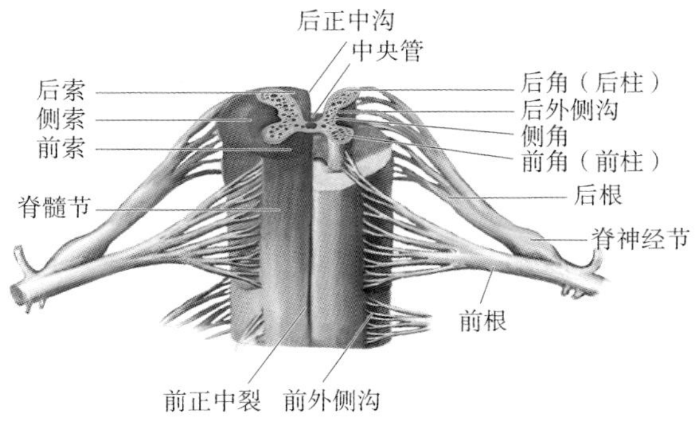

图 2－25 脊髓与脊神经

的脊柱高。颈髓节段较颈椎高 1 个椎骨，上、中胸髓节段较胸椎高 2 个椎骨，下胸髓节段较胸椎高 3 个椎骨，腰髓相当于 $T_{10\sim12}$，骶髓相当于 T_{12} 和 L_1，脊髓下端相当于 L_1 下缘或 $L_{1、2}$ 交界处。

脊髓表面由 3 层被膜包围，从外向内依次为硬脊膜、蛛网膜和软脊膜。硬脊膜与脊椎之间的间隙称为硬脊膜外腔，内含静脉丛和脂肪组织。蛛网膜与软脊膜之间为蛛网膜下腔，腔内充满脑脊液。软脊膜紧贴于脊髓的表面，并在脊髓两侧形成多个三角形的突起，其尖端穿过蛛网膜附着于硬脊膜的内面，称为齿状韧带。脊髓共有 19～20 对齿状韧带，其有固定脊髓的作用。

从脊髓发出 31 对运动前根，并有 31 对感觉后根进入脊髓。前根和后根在椎管内逐渐接近，在通过位于椎间孔的脊神经节后合成为一束，称为脊神经。脊神经从椎间孔出来后分成后支和前支，前支较粗，分布于躯干腹侧面和四肢的肌肉和皮肤；后支分布于后颈部肌肉、背脊肌肉、颈后和背后的皮肤。胸部节段的前支形成肋间神经。

(2) 脊髓的内部结构

脊髓由灰质和白质两部分组成。灰质集中在内部，在横断面上呈蝴蝶形，主要包括神经元的胞体和树突。白质分布在灰质的外层，主要为神经纤维。在灰质的中央有一细窄腔隙，称为中央管，中央管前、后方为灰质的前、后连合。

1) 脊髓的灰质：自颈髓至骶髓，脊髓灰质呈一连续的蝶形细胞柱，其前、后、侧方的突出部分，分别称为前柱、后柱和侧柱。在脊髓横断面上，上述的突出部分则称为前角、后角和侧角。前角含有运动神经元，它们的轴突组成前根，支配躯干及四肢的横纹肌。根据前角细胞的体积和功能，又分为 α 神经元和 γ 神经元。前者的轴突支配肌梭以外的肌纤维，兴奋时引起横纹肌的收缩；后者的轴突分布至肌梭内肌纤维，兴奋时只引起梭内肌收缩，从而调节肌梭的放电，对肌肉的收缩进行反馈性调节，这对维持姿势、肌张力及平衡等有着重要的作用。在正常情况下，前角细胞的活动受脑，特别是大脑皮质的控制。当大脑皮质对脊髓的抑制作用解除，前角运动神经元的功能亢进，将出现病理反射。灰质的后角内含有中间神经元(固有核)，接受从脊髓后根传来的感觉性冲动(即躯干和四肢的痛、温、触觉及非意识性的本体感觉冲动)，发出轴突进入白质组成上行传导束或与前角细胞联络。后角与前角之间的灰质称为中间带，可能与内脏的感觉和运动有关。中间带外侧部的细胞组成灰质的侧角，起自 C_8，向下延续至 $L_{2、3}$，此节段内的侧角细胞属交感神经节前神经元。在 $S_{2、4}$ 前角基部的外侧，分散存在的细胞称为骶副交感神经核，发出的纤维至盆腔的副交感神经节。

2) 脊髓的白质：在脊髓的表面有纵长的沟、裂，按沟、裂与脊髓前、后根的位置关系，将白质分为 3 个索。后正中沟与后根之间为后索，前、后根之间为侧索，前根与前正中裂之间为前索。各索内含有许多长、短不同的传导束。短的传导束位于灰质的周边，介导脊髓节段间的反射活动。长的传导束分布在固有束的外围，占据白质的大部分，负责脑和脊髓、中枢和周缘之间的相互联系。

在脊髓的白质中，组成与功能相同的纤维组合成传导束。按传导方向的不同，可将其分为上行传导束和下行传导束。上行传导束包括薄束、楔束和脊髓丘脑束。薄束和楔束传导意识性本体感觉(深感觉)和精细触觉。在脊髓后索中，薄束位于内侧，传导来自下胸节、腰节和骶节后根传来的冲动；楔束位于薄束的外侧，传导来自上胸节、颈节后根传来的冲动。第 1 级神经元是脊神经节细胞，经薄束和楔束上升后分别止于延髓的薄束核与楔束核；第 2 级神经元是薄束核和楔束核，发出纤维经内侧丘系终止于丘脑腹后外侧核；第 3 级神经元是丘脑腹后外侧核，发出纤维上行到中央后回的躯体感觉区。脊髓丘脑束传导躯干和四肢的浅感觉(痛、温觉和触、压觉)。第 1 级神经元为脊神经节细胞，中枢突进入脊髓后，上行 1～2 节后止于第 2 级神经元即后角细胞，二级纤维经白质前连合交叉到对侧，组成脊髓丘脑束上行到丘脑腹后外侧核，然后发出三级纤维经内囊后支的后 1/3 至中央后回的四肢、躯干一般感觉区。皮质脊髓束是下行传导束，是支配骨骼肌随意运动的神经传导通路。皮质脊髓束由两级神经元组成，第 1 级神经元位于大脑皮质运动区，下行纤维经内囊后支、中脑的大脑脚、脑桥基底部和延髓锥体交叉，在脊髓前束和侧束中下行，直接或间接止于第 2 级神经元即脊髓的前角运动神经元，然后发出二级纤维终止于骨骼肌。

(3) 脊髓的功能

脊髓是肌肉、腺体和内脏反射的初级中枢，对肌肉、腺体和内脏传来的刺激进行简单的分析，通过联络神经元完成节段间与高级中枢的联系功能，以及

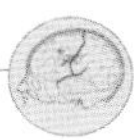

实施肌肉、腺体活动的执行功能。脊髓功能活动的基本方式是反射活动。组成脊髓反射的有5个部分：①感受器，为位于皮肤、黏膜、运动器和内脏的感觉神经末梢；②感觉神经元，即脊神经节细胞；③反射中枢，为脊髓节段内的中间神经元；④运动神经元，为前角运动细胞、中间外侧核及骶髓副交感核；⑤效应器，即运动神经末梢所支配的肌肉、腺体等。

重要的脊髓反射：①伸反射(牵张反射)。当牵张骨骼肌时刺激了肌肉感受器而引起的肌肉收缩。②屈反射。当肢体受到损害性刺激时，屈肌发生快速的收缩以逃避这种刺激，这是一种防御反射或缩回反射。③脊髓休克。当脊髓被完全切断时，由于失去了高级神经中枢对脊髓的正常调节，断面以下的脊髓反射活动完全消失，要经过若干时间后才能恢复，这个不发生反射活动的现象称为脊髓休克。另外，脊髓内还存在着血管张力反射、发汗反射、排尿反射和排便反射等内脏反射中枢。

(4) 脊髓的血液循环

脊髓的血液供应来自椎动脉、前根和后根动脉。椎动脉发出一支脊髓前动脉和一对脊髓后动脉，脊髓前动脉和脊髓后动脉分别沿前正中裂和后外侧沟下降，并在沿脊髓全长下行过程中得到根动脉的补充。根动脉来自椎动脉、颈深动脉、后肋间动脉、腰及骶诸动脉的分支。根动脉穿出椎间孔后分为前根动脉和后根动脉，沿前根和后根行走途中分别与脊髓前动脉和脊髓后动脉吻合，构成脊髓的冠状动脉环。因此，脊髓的血液供应十分丰富，脊髓的缺血现象远较脑部少见。

脊髓前动脉供应脊髓的绝大部分，仅脊髓灰质后角和后索由脊髓后动脉供应。脊髓静脉与脊髓动脉伴行，脊髓实质内的静脉血由沟静脉和一些小静脉引流至脊髓表面，再经软脊膜静脉丛引流至脊髓前、后静脉，然后经根静脉回流至硬脊膜外静脉丛，并与延髓静脉丛、椎静脉、后肋间静脉、腰及骶诸静脉交通。

2.1.11 脑的血液循环

(1) 脑的动脉

脑动脉(cerebral artery)分布如图2-26所示。

供应脑的动脉包括颈内动脉和基底动脉，前者分布于大脑半球前2/3和部分间脑，后者分布于大脑半球后1/3和部分间脑、脑干及小脑。供应大脑半球的动脉可分为皮质支和中央支，皮质支在软脑膜下吻合成网，主要分布于大脑皮质，部分皮质支也可分布于皮质下髓质；中央支起自动脉主干的近侧端，主要分布于脑内灰质核团和白质。

1) 颈内动脉系(internal carotid arterial system)：颈内动脉自颈总动脉发出后，在颈部上升，行经岩骨颈内动脉管、破裂孔区、海绵窦、前床突区进入脑内，沿途发出5个主要分支：眼动脉、后交通动脉、脉络膜前动脉、大脑前动脉和大脑中动脉。临床上常将颈内动脉颅内段分为6个部分：①C_6段(岩骨段)，包括垂直段和水平段。显露C_6水平段颈内动脉可用于术中暂时阻断颈内动脉。②C_5段(破裂孔段)，指颈内动脉穿出岩骨到进入海绵窦之前的

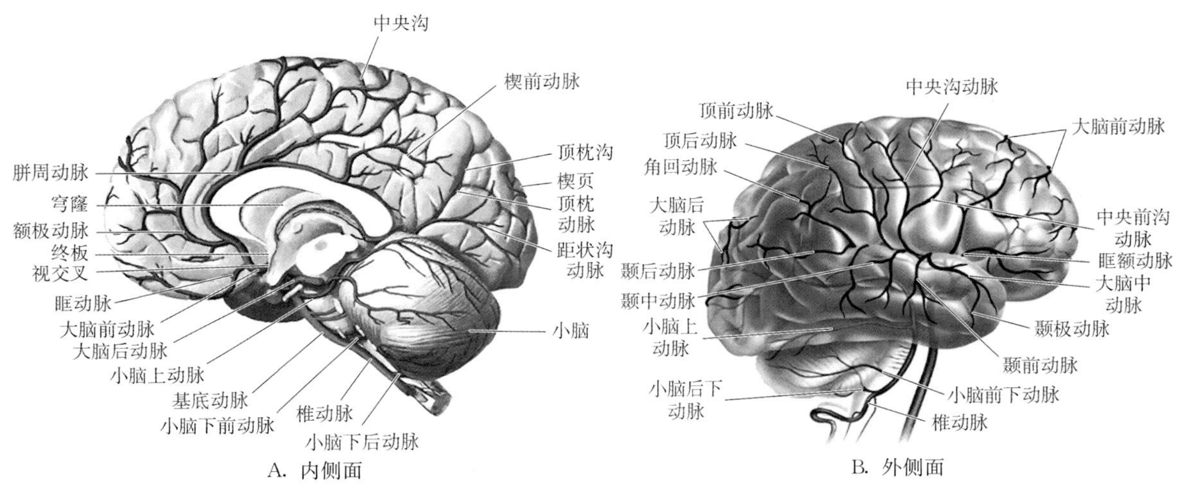

图2-26 脑动脉分布

一段。此段颈内动脉缺乏骨质保护，在进行岩尖区和后海绵窦区手术时要避免损伤之。③C_4 段（海绵窦段），位于海绵窦内，被海绵窦内膜包绕。④C_3 段（床突段），位于近环和远环之间。颈内动脉出近环后呈"C"形走向床突上方。⑤C_2 段（床突上段），穿出远环，位于前、后床突的稍上方。⑥C_1 段（终末段），是颈内动脉的终末段，由此发出大脑前动脉和大脑中动脉参与组成大脑动脉环[威利斯（Willis）环]。

A. 眼动脉：通常自颈内动脉床突上段发出，沿视神经下方穿过视神经管入眶，分出视网膜中央动脉，供应视网膜及眼球的血液。

B. 后交通动脉：在视交叉外侧，自颈内动脉 C_2 段发出，沿乳头体外侧向后走行，与大脑后动脉相吻合，是颈内动脉系和椎-基底动脉系相交通的动脉。

C. 脉络膜前动脉：在后交通动脉起点稍上方，自颈内动脉发出，向后走行于颞叶钩回和大脑脚之间，主干行经脉络裂进入侧脑室下脚，分布于侧脑室脉络丛组织，沿途还发出许多小分支分布于颞叶皮质、视束、大脑脚、纹状体及内囊等区域。

D. 大脑前动脉：在视交叉外侧的嗅三角处，由颈内动脉发出。自后外向前内越过视神经上方到视交叉上方，在此发出前交通动脉与对侧大脑前动脉交通。其主干继续向前向上沿胼胝体膝部、干部走行达胼胝体压部，沿途发出皮质支和中央支对大脑进行供血。主要皮质支有：①眶动脉，自大脑前动脉上升段发出，供应额叶眶回内侧份及直回；②额极动脉，在胼胝体附近自大脑前动脉发出，供应额叶前部及额极；③胼周动脉，位于胼胝体沟内，是大脑前动脉的主干，向周围发出分支供应胼胝体、扣带回、额上回内面、中央旁小叶、中央前回和中央后回的上 1/4、额上回和额中回的上半部分；④楔前动脉，为胼周动脉在胼胝体压部的直接延续，供应扣带回后份、楔前回前 2/3、顶上小叶、顶下小叶上缘。中央支来自大脑前动脉的起始段和前交通动脉。其中，自大脑前动脉起始部发出 3～4 支中央动脉，在视交叉外侧经前穿质进入脑实质，供应尾状核头部。自前交通动脉发出 2～3 支中央动脉，在视交叉的前方经前穿质进入脑实质，供应下丘脑视前区、视上区和穹窿柱等。纹状体动脉[霍布纳（Heubner）回返动脉]从大脑前动脉 A_1 段或 A_2 段发出，经前穿质进入脑实质，供应尾状核头的腹侧部和邻近的壳核前部及内囊前支前端的下份。

E. 大脑中动脉：是颈内动脉的直接延续，向外越过前穿质进入外侧裂，在岛叶与岛盖之间行向后上以角回动脉终止。沿途发出皮质支和在前穿质附近发出中央支，广泛分布于大脑半球背外侧面，包括额中回以下、中央前回和中央后回的下 3/4、顶下小叶、颞上回、颞中回、颞下回上缘、颞极内外侧面及岛叶皮质、枕外侧沟以前的枕叶皮质。主要皮质支包括：①眶额动脉，自大脑中动脉主干发出后走向前外侧，供应额叶眶回外侧半，Broca 区及额中回前部；②中央前沟动脉，自主干发出后，在外侧沟深面浅出走行于中央前沟内，供应额中回后部、岛盖后部、中央前回前部的下 3/4 皮质；③中央沟动脉，走行在中央沟内，供应中央沟两侧中央前、后回的下 3/4 皮质；④中央后沟动脉，自主干发出后，走行在中央后沟内，供应中央后回下 3/4 和顶内沟前部上、下缘的皮质；⑤顶下动脉，为终末支，沿外侧沟后支上升，越过缘上回，深入顶内沟，供应缘上回及顶上小叶下缘皮质；⑥颞极动脉，自主干发出后走向颞极，供应颞极内外侧面；⑦颞前动脉，自主干发出后走向后外，供应颞上、中回前部和颞下回上缘；⑧颞中动脉，自主干发出后，在颞叶中部越过颞上回进入颞上沟，供应颞上回、颞中回中部及颞下回上部；⑨颞后动脉，自主干发出后，于外侧沟后端浅出，供应颞上回、颞中回后部及颞下回后部的上缘；⑩角回动脉，为终末支，于外侧沟浅出，沿颞上沟、顶内沟走行，供应角回和顶上小叶后部的下缘皮质。中央支以豆纹动脉最为重要，于前穿质附近自大脑中动脉垂直发出，穿行前穿质，供应部分尾状核头部、尾状核体、壳核中部、苍白球外侧份、内囊前肢后上份、内囊膝部的背外侧、内囊后肢背侧份、外囊和屏状核。

2）椎-基底动脉系（vertebral-basilar arterial system）：椎-基底动脉系由左右椎动脉、基底动脉及其诸多分支组成。

椎动脉自锁骨下动脉第 1 段发出后，向上穿行第 6 至第 1 颈椎（寰椎）横突孔，向后绕过寰椎侧块，经枕骨大孔入颅，于桥延沟处两侧椎动脉汇合成基底动脉，沿脑桥腹侧上行，至脑桥上端分为左、右大脑后动脉。椎动脉颅内段有 3 个主要分支：①脊髓后动脉，自椎动脉入颅后的起始段发出，绕过延髓外侧沿后外侧沟下行，供应延髓背外侧部和脊髓的后索与后角；②小脑后下动脉，其起始端较脊髓后动脉稍高，为椎动脉的最大分支，发出后于延髓与小脑扁桃体之间行向后外，供应延髓背外侧面、小脑后下

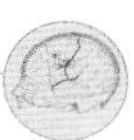

面、小脑扁桃体、齿状核及第 4 脑室脉络丛；③脊髓前动脉，在橄榄水平自椎动脉发出，斜向中线行走并合成一条主干，沿脊髓前正中裂下降，供应延髓腹侧中线两旁的结构及脊髓的大部分区域。

基底动脉自下而上发出 5 类主要分支：①小脑前下动脉，自基底动脉起始段发出，行经展、面、前庭蜗神经的腹侧面至小脑下面，供应小脑下面的前部和前缘；②迷路动脉，常发自小脑前下动脉，行向外侧与面、前庭蜗神经一起进入内听道，供应内耳前庭、耳蜗及半规管；③脑桥动脉，有数条至十余条不等，供应脑桥；④小脑上动脉，自基底动脉末段发出，沿小脑幕腹侧走向后外，供应小脑的上面、小脑髓质深部和齿状核等中央核团；⑤大脑后动脉，为基底动脉的终末分支，其环绕大脑脚转向背面，跨过小脑幕切迹，自小脑幕上面向后进入距状沟，此后分为顶枕动脉和距状沟动脉，供应海马旁回、枕颞内侧面、舌回、扣带回峡、楔叶、楔前叶后 1/3 和顶上小叶后部。此外，自大脑后动脉还发出中央支供应下丘脑乳头区和丘脑底区（丘脑穿动脉）；自后交通动脉发出中央支供应垂体、漏斗、下丘脑灰结节及丘脑内侧核（丘脑结节动脉）。

3）大脑动脉环：为颈内动脉与基底动脉在脑底部的吻合，又称 Willis 环。它由左、右大脑后动脉、后交通动脉、颈内动脉、大脑前动脉及一条前交通动脉组成（图 2－27A）。大脑动脉环位于脚间池内，环绕视交叉、漏斗、灰结节、乳头体和后穿质，形成脑底主要动脉间的交通结构（图 2－27B）。但在正常情况下，大脑动脉环两侧的血液是不相混合的，它只作为一种潜在的代偿结构。若动脉环某处发育不良，局部血液循环发生障碍时，代偿作用就会受到限制，且易引起动脉瘤。因此，大脑动脉环解剖结构正常是发挥代偿作用的前提。

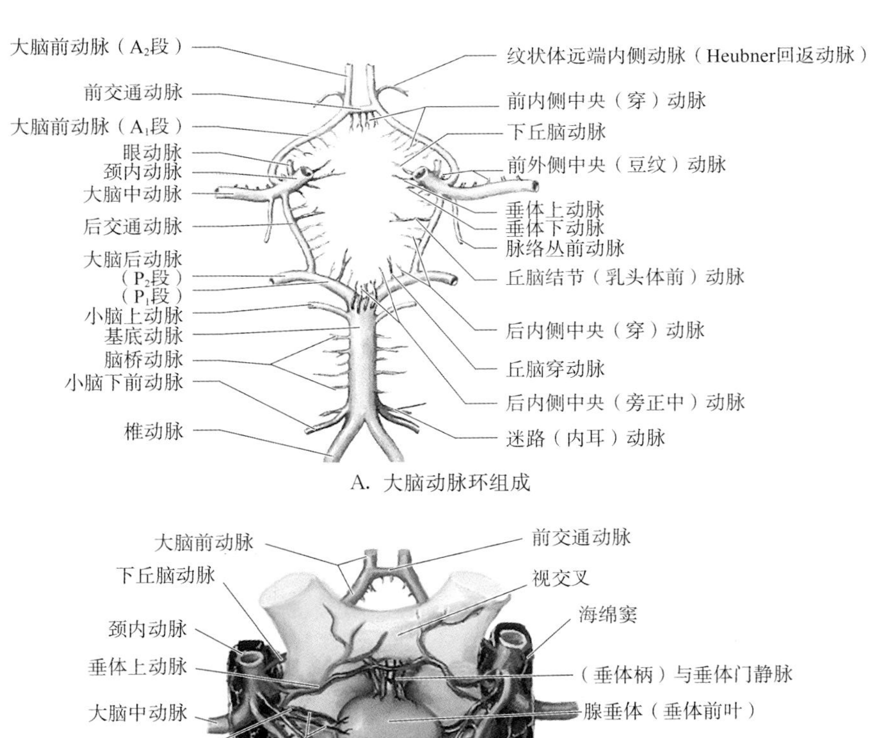

A. 大脑动脉环组成

B. 大脑动脉环与视交叉和垂体的关系

图 2－27 大脑动脉环与环内结构

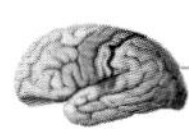

(2) 脑的静脉

脑的静脉(图 2-28)分为浅、深两组,大多不与动脉伴行。脑静脉及硬脑膜静脉窦内都缺乏防止血液倒流的静脉瓣,且静脉管壁薄、无弹性,但深、浅两组静脉之间均存在吻合。浅静脉收集大脑半球皮质及皮质下髓质的静脉血,注入颅顶部的上矢状窦和颅底部的海绵窦、横窦、岩上窦和岩下窦等。深静脉收集半球深部髓质、基底核、内囊、间脑和脑室脉络丛的静脉血,汇合成大脑大静脉,注入直窦。

1) 大脑浅静脉:以外侧裂为界,可将大脑浅静脉分为大脑上静脉、大脑中浅静脉和大脑下静脉 3 组。①大脑上静脉:位于外侧裂以上,收集半球背外侧面和内侧面上份的静脉血,注入上矢状窦。大脑上静脉有 10~15 支,以额部最多,顶部次之,枕部最少。它们都走行在蛛网膜下腔中,在上矢状窦附近穿过蛛网膜,称为脑桥静脉。脑桥静脉一般长 1 cm,在进入上矢状窦之前,它先紧贴上矢状窦壁走行一段距离,此处称为贴段。贴段和脑桥静脉损伤可引起半球皮质缺血,导致手术并发症。因此,手术时应尽可能避免损伤功能区的脑桥静脉。②大脑中浅静脉:位于外侧裂周围,收集附近的额、颞、顶叶的静脉血,向下注入海绵窦。它常借上吻合静脉(trolard vein)及下吻合静脉(labbe vein)与大脑上静脉及横窦交通。③大脑下静脉:位于外侧沟以下,收集颞叶外侧面、颞叶与枕叶底面的血液,注入横窦。半球底面的血液也可通过分散的小静脉注入岩上窦或海绵窦。除此之外,大脑中深静脉、额叶浅静脉、大脑前静脉和枕内静脉也参与收集脑部静脉血。主要涉及外侧沟底部、岛叶、岛盖深部、额叶眶部、大脑半球内侧面额上回及扣带回前部等区域。

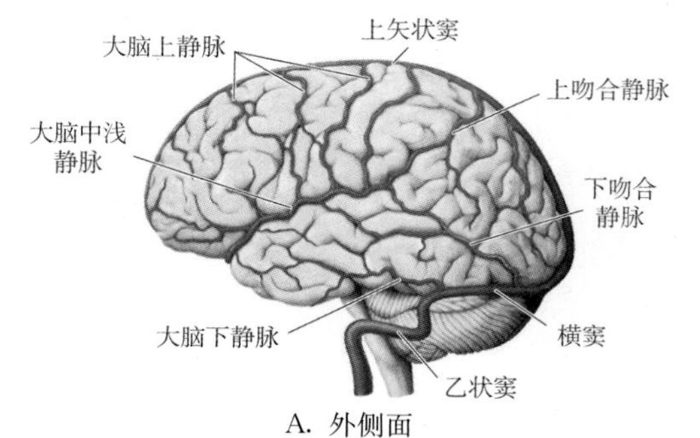

A. 外侧面

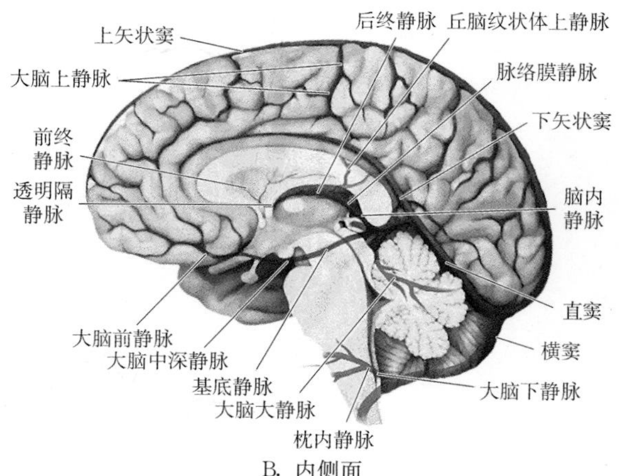

B. 内侧面

图 2-28 脑的静脉

2) 大脑深静脉:是位于大脑深部的静脉,主要包括大脑内静脉、基底静脉、枕内静脉及小脑上内静脉。①大脑大静脉:由两侧的大脑内静脉在松果体后缘汇合而成,在向后方回流入直窦的过程中,接受基底静脉、枕内静脉、小脑上内静脉的静脉血。大脑内静脉位于第 3 脑室顶中缝的两侧,由透明隔静脉、脉络膜静脉和丘纹静脉在室间孔后上缘汇合而成。它沿第 3 脑室脉络丛走向后方,途中接受侧脑室静脉,至松果体后方与对侧大脑内静脉合成大脑大静脉。透明隔静脉位于透明隔两侧,自侧脑室前角由前向后行走。丘纹静脉由前、后终静脉汇合而成,绕过丘脑前端向后走向室间孔。脉络膜静脉起自侧脑室下角,沿侧脑室脉络丛的外侧缘向上、内后方向行走。②基底静脉:由大脑前静脉和大脑中深静脉汇合而成,起始于前穿质附近,沿中脑脚底迂曲向后走行,经膝状体和丘脑枕的下面绕至背侧,在松果体的侧方汇入大脑大静脉。它收集侧脑室下角、颞叶底面、下丘脑、丘脑腹侧份、膝状体、大脑脚和四叠体等处的静脉血。因此,基底静脉是大脑半球、间脑及部分中脑静脉血回流的主要途径之一。

3) 小脑的静脉:小脑的静脉包括上、下内侧组和上、下外侧组。其中内侧静脉接受蚓部、小脑半球内侧部和中央核的静脉血,上内侧静脉汇入大脑大静脉,下内侧静脉汇入窦汇及横窦;外侧静脉收集小脑半球外侧面的血液,前部静脉回流至岩上窦,后部静脉回流至横窦,小脑下面的血液可汇入岩下窦。

2.2 区域显微解剖

2.2.1 蝶鞍区

(1) 视交叉与鞍结节

视交叉由左、右视神经交叉形成,位于视交叉池

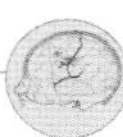

内。视交叉池与终板池(上方)、脚间池(后下方)、鞍膈(前下方)、鞍结节(前上方)及颈内动脉池(两侧)相邻。根据视交叉与蝶鞍的关系，视交叉的位置可分为3种(图2-29):前置视交叉(占15%)、正常视交叉(占70%)及后置视交叉(占15%)。在矢状切面上，前置视交叉位于鞍结节上方；正常视交叉位于垂体及鞍膈上方；后置视交叉位于鞍背上方。鞍结节是位于垂体窝前方的骨质突起，其大小、高度及与视交叉前方的距离直接影响了经额底入路对垂体窝的显露。鞍结节的大小不定，可以平坦或向上突起达视交叉平面以上3 mm，其与视交叉前缘的距离为2～6 mm(平均4 mm);在视交叉前置时，该距离会变得很小(2 mm)，使经额底入路很难显露垂体窝；而在视交叉后置时，该距离会明显增大为5～9 mm(平均7 mm)，给经额底入路进行视交叉后上方区域手术带来困难。

(2) 颈内动脉、视神经与前床突

熟悉颈内动脉、视神经与前床突的位置关系是熟练应用各种鞍区、鞍旁区手术入路的基础。前床突是蝶骨小翼末端的骨质突起，向内通过蝶骨小翼的前根和后根(视柱)与蝶骨体相连。在前床突的内侧，视神经穿出视神经管走向后内侧至视交叉，此段视神经长度为7.44～17.0 mm(平均12.0 mm)，宽度为3.5～7.0 mm(平均5.0 mm)，厚度为1.6～6.0 mm(平均3.0 mm)。颈内动脉在前床突和视神经的外下方从海绵窦内穿过硬脑膜近环，延续为床突段，于前床突的深面从外下向内上方走行至前床突的内侧，穿过远环至硬脑膜下，然后经视神经的下面，由前内走向后外侧于视交叉侧方分为大脑中动脉和大脑前动脉。切除前床突所暴露的间隙为床突间隙，又称海绵窦的前内侧三角，经此可进入海绵窦顶壁的前部。

(3) 视神经管

视神经管(optic canal)位于蝶骨小翼与蝶骨体之间，长度为5.5～11.5 mm(平均9.2 mm)，中央宽度为4.5～7.5 mm(平均6.0 mm)，其上壁为蝶骨小翼，外侧壁为前床突基底部的内侧面，底壁为视柱的上表面，内侧壁为蝶窦和筛窦的一部分，而且骨质菲薄，为0.1～0.4 mm，甚至缺如。术中磨除视神经管顶壁和后外侧壁移位视神经是可行的，但若打开其内侧壁易引起难以修补的脑脊液漏，因此在该区域手术时应避免打开其内侧壁。视神经和眼动脉走行在视神经管中，视神经被覆硬脑膜、蛛网膜和软脑膜3层膜性结构，在穿出视神经管附近又被硬脑膜反折镰状韧带覆盖，但此段很短(1.0～10.0 mm)。术中若烧灼或压迫前床突内侧的视神经，均将导致视力下降和视野缺损。因此，在磨开视神经管、分离和切除肿瘤时应避免损伤此段视神经。

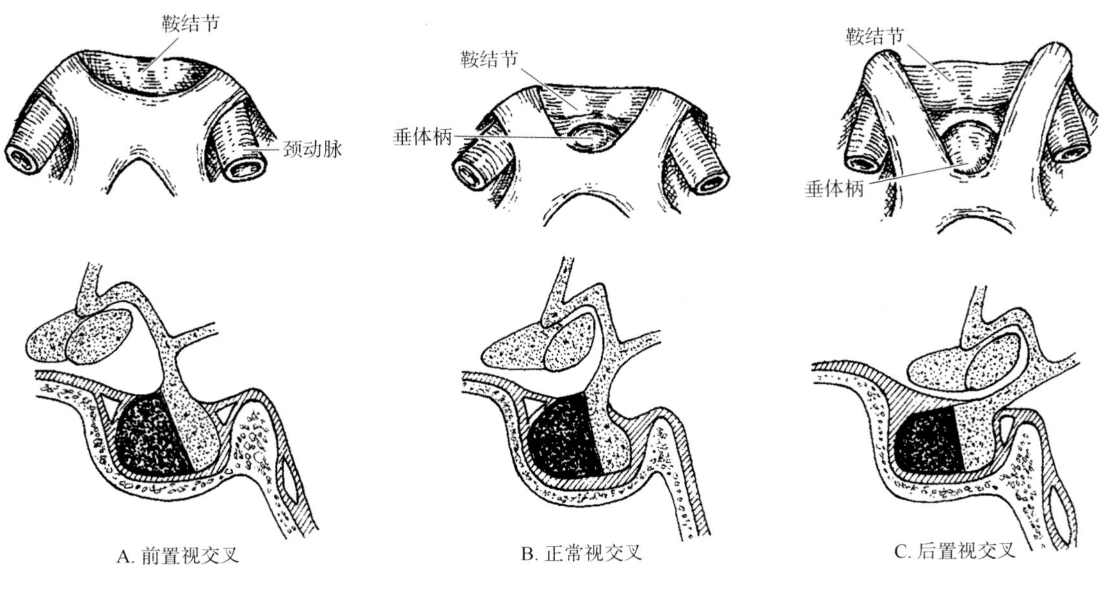

图2-29 视交叉与蝶鞍的关系

（4）鞍上动脉

所有组成大脑动脉环的动脉及邻近的颈内动脉都向鞍区发出多根穿通支（图 2－30），且穿通动脉会随肿瘤的生长而迂曲和伸长。床突上颈内动脉除发出后交通动脉和前脉络膜动脉外，也发出多根穿通支（垂体上动脉、下丘脑前动脉等）到视交叉、视神经、垂体、下丘脑和前穿质。大脑动脉环的后部及基底动脉的上段也发出穿通支到鞍区后部、中脑和间脑，其中最大的两根穿通动脉是脉络膜后动脉和丘脑穿通动脉。脉络膜后动脉起自大脑后动脉（发出后交通动脉的远端），供应中脑顶盖、松果体与侧脑室、第 3 脑室脉络丛。丘脑穿通动脉来自大脑后动脉（发出后交通动脉的近端），向前进入丘脑。

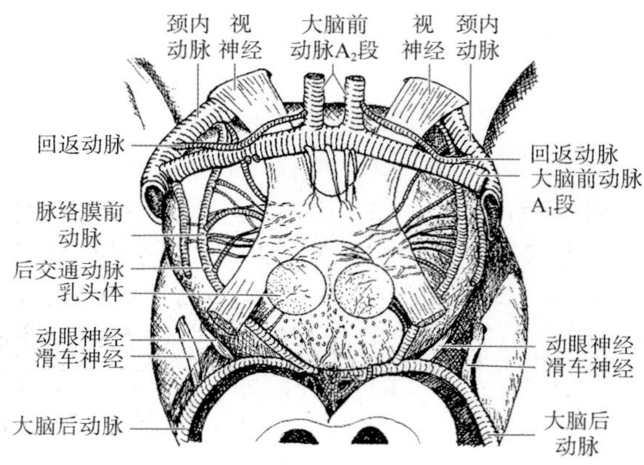

图 2－30　鞍区的血液供应

大脑前动脉自颈内动脉发出后走向内上方，越过视交叉（多见）或视神经后，左、右两侧动脉以前交通动脉相交通。视交叉上方的大脑前动脉 A_1 段往往较短，相互间的距离也很短。在某些病理情况下，A_1 段可压迫视交叉导致视力下降，甚至早于因病变推移视觉通路引起的视力下降。自大脑前动脉和前交通动脉发出多根穿通动脉到视交叉和视束的上方、下丘脑的前方和前穿质，其中最大的一根穿通动脉——Heubner 回返动脉（又称纹状体动脉）起自 A_1 段的末端。脉络膜前动脉在视交叉的外下方自颈内动脉发出，沿视束腹侧向后进入侧脑室下脚的脉络裂，组成侧脑室脉络丛，沿途发出穿通支到视束、大脑脚、外侧膝状体和海马及海马旁回结构。脉络膜前动脉常被鞍区肿瘤推移向外上方移位。眼动脉多在海绵窦上方自颈内动脉 C_2 段的前上壁发出，但也可来自床突段或海绵窦段的颈内动脉，甚至缺如。眼动脉发出后沿视神经的下方进入视神经管，磨除前床突后，在视神经的外侧可看到眼动脉，但多数情况下需要将视神经向内侧牵开才能显露眼动脉。后交通动脉从颈内动脉的后内侧壁上发出，经动眼神经的内上方走向后内侧至脚间窝，沿途发出多根穿通支到鞍区。其中丘脑结节动脉供应垂体、漏斗与下丘脑灰结节区。

（5）鞍膈

鞍膈（diaphragma sellae）来源于硬脑膜，位于鞍结节、前床突、鞍背和后床突之间，形成蝶鞍的顶。鞍膈形状不规则，形似矩形或椭圆形，外周厚中央薄。鞍膈下方为垂体窝，容纳垂体。鞍膈中央有一孔（称为鞍膈孔），内有垂体柄通过。由于鞍膈比较薄，经蝶窦行鞍区手术时，鞍膈不足以保护邻近的脑组织；而且在部分患者中发现蛛网膜可通过鞍膈孔分布于鞍膈的下方，这是术后发生脑脊液漏的一个可能原因。因此，在行经蝶窦手术时，要注意保护鞍隔和/或蛛网膜的完整。

（6）垂体

在外观上，垂体前叶的颜色较后叶颜色深。垂体前叶的上部围绕垂体柄形成结节部。解剖发现垂体后叶与垂体窝周壁的联系较前叶更紧密。垂体（hypophysis）的形态和大小不定，一般宽大于长和高。其底部相对较规则，形似垂体窝底的形状；但其上部的外形很不规则，可呈凹、凸或平面，也有患者因两侧颈内动脉的压迫，垂体的上部形似三角形。将前叶与后叶分离时，常发现垂体柄结节部仍与后叶相连，垂体中间叶囊肿位于前、后叶之间。颈内动脉内缘与垂体外壁之间的距离为 1～3 mm。但在尸体解剖时发现，颈内动脉可向蝶鞍内突出，致使颈内动脉与垂体相接（图 2－31）。此时若行经蝶窦手术，常因损伤颈内动脉的分支（垂体下动脉等）或直接损伤颈内动脉管壁，导致难以控制的出血。因此，在进行鞍区手术之前，掌握颈内动脉与蝶鞍的关系非常重要。另外，当垂体肿瘤向鞍旁侵犯，并与颈内动脉相接或包裹时，正确分离肿瘤与颈内动脉是减少术后肿瘤残留和复发的关键。

（7）海绵窦间静脉联系

在鞍膈周边与垂体的周围分布有静脉窦。海绵窦间静脉联系取名于静脉窦与垂体的位置关系，前海绵间窦位于垂体的前方，后海绵间窦位于垂体的后方。实际上，这些静脉窦之间的交通分布于垂体

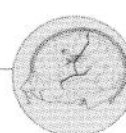

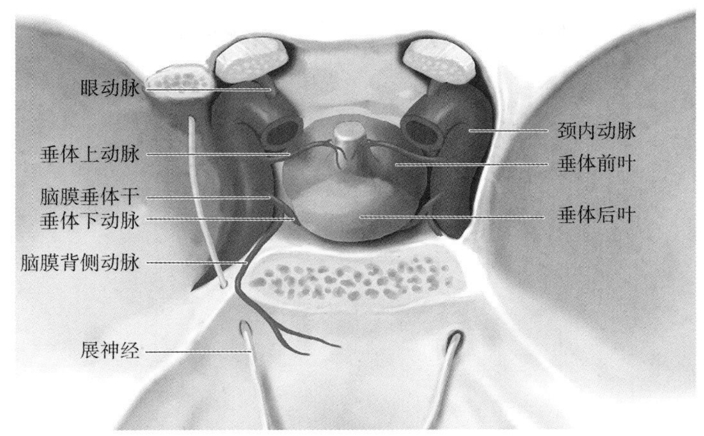

图 2-31 垂体与蝶鞍的关系

周围的各个位置(前方、后方、下方等),且前海绵间窦常较后海绵间窦大,但在不同个体中这些静脉窦均可以缺如。经蝶窦手术时常因损伤前海绵间窦导致出血,短暂的压迫或单极烧灼可以止血。穿过中线联系两侧海绵窦的最大静脉窦是基底海绵间窦,它位于鞍背及上斜坡的后方,联系着两侧海绵窦的后部。岩上窦与岩下窦也参与此静脉窦的交通,展神经常穿过此静脉窦进入海绵窦。

(8) 蝶窦

蝶窦(sphenoidal sinus)的大小、形状和气化程度因人而异。人出生时蝶窦的腔很小,进入青春期以后迅速发育,依次向蝶鞍的前方、下方及后方扩大,至成年时发育成熟。部分气化程度高的蝶窦,可包绕部分视神经管。到了老年后因骨质的吸收,蝶窦腔可进一步扩大。根据蝶窦的气化程度,可分为鞍前型、鞍型和甲介型 3 种(图 2-32)。鞍前型蝶窦的后壁位于蝶鞍前壁垂直面以前。甲介型蝶窦的窦腔很小,窦腔与蝶鞍之间的骨质厚度至少 10 mm。鞍型蝶窦的窦腔气化程度较好,达整个蝶骨体,向后到斜坡。蝶窦前壁的厚度直接影响经蝶窦手术的可否与难易,鞍前型与鞍型蝶窦适合经蝶窦入路手术,甲介型则不宜采用经蝶窦入路。蝶窦周围的结构可突向蝶窦腔,在腔的内侧壁上形成突起,包括颈内动脉管、视神经管、上颌与下颌神经。其中,上颌与下颌神经在蝶窦腔的外下方形成突起,视神经管在腔的前上方形成突起;最大的突起位于腔的外侧壁上,由颈内动脉管向内突入形成;在视神经突起与颈内动脉突起之间是视神经-颈内动脉隐窝。蝶窦侧壁的骨质很薄,在上述突起处骨质更薄,甚至缺如。因此在经蝶窦手术时,蝶窦两侧的操作需十分小心,以免损伤视神经、颈内动脉等鞍旁结构。但是,也可以利用这一特点,人为去除蝶窦侧壁,进行鞍旁内侧区的有关手术。蝶窦腔常被大小不等的骨性窦腔隔分为大小不一的诸多腔隙,窦腔隔不仅大小不一,其形状、部位、厚度及突出程度均因人而异(图 2-33),因此被分割成的蝶窦腔隙缺乏一定的规律性,术前进行 CT 骨窗位分层扫描有利于选择正确的手术方案。

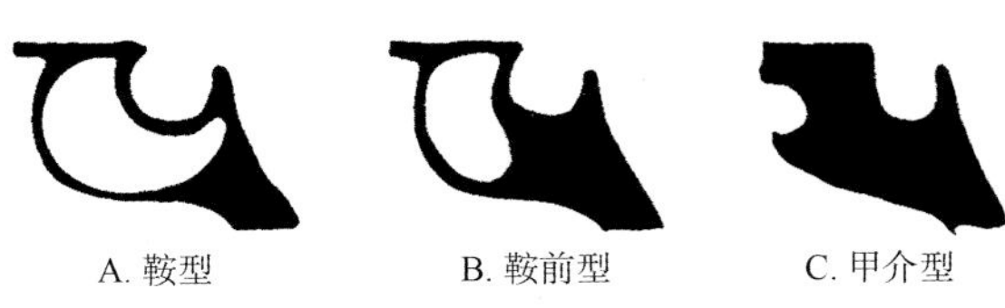

图 2-32 蝶窦的分型

2.2.2 眶上裂

(1) 骨性结构

眶上裂(superior orbital fissure)位于蝶骨大、小翼与蝶骨体、视柱之间,形似三角形,内侧基底部较宽,靠近蝶骨体和视柱,外侧部较窄,位于大、小翼之间(图 2-34)。大、小翼在眶上裂的外端逐渐靠近,但不汇合,其间借部分额骨相连。眶上裂后下壁从外上向内下逐渐倾斜,而上壁外侧较平坦,内侧沿视

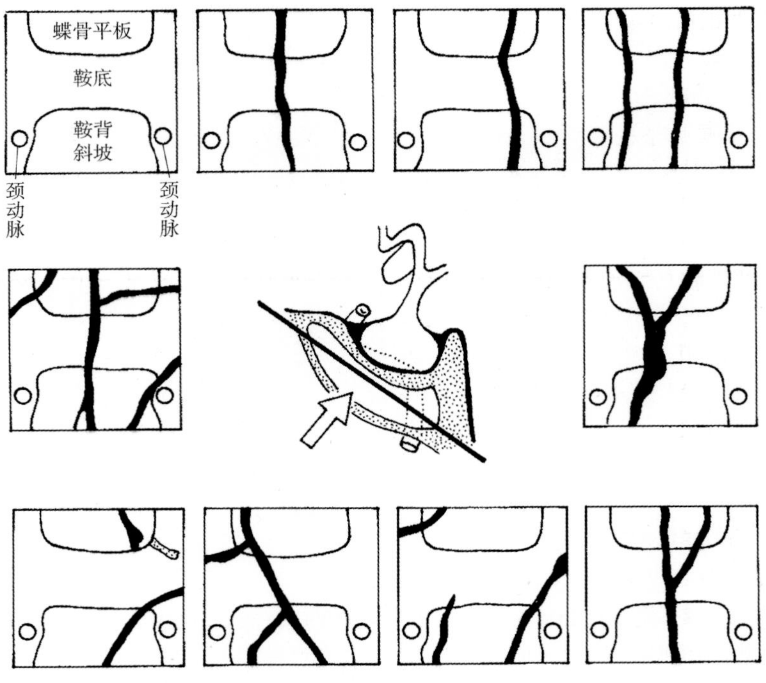

图 2-33 蝶窦分隔

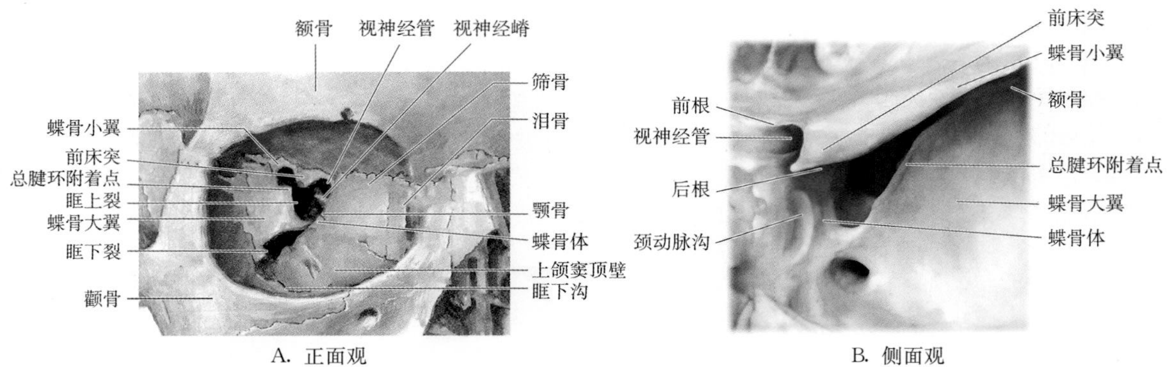

A. 正面观　　B. 侧面观

图 2-34 眶上裂

柱、蝶骨体外侧壁、上颌柱近似垂直转向后下，与后下壁汇合。其后下壁由蝶骨大翼组成，借上颌柱与后下方的圆孔分开，边缘薄且锐利，但在近眶上裂外端的后下壁上有一骨性突起，内、外、上、下直肌的肌腱附着于此。其上壁由蝶骨小翼、前床突和视柱组成。眶上裂位于蝶骨嵴内侧半的下方，前床突于眶上裂内、外区交界处的上方从前外走向后内。

视柱是从前床突基底下缘到蝶骨体的一个骨性突起，也被认为是蝶骨小翼的后根，它组成了眶上裂上壁的内侧部分和视神经管的底壁，并将内上方的视神经孔与外下方的眶上裂分开，也将眶上裂的上壁与内壁连为一体。蝶骨小翼的前根组成视神经管的顶壁。眶上裂内侧壁的上部由视柱的下表面组成，下部由蝶骨体的外侧面组成。颈内动脉沟是海绵窦段颈内动脉在蝶骨体上形成的压迹，位于眶上裂内侧壁（蝶骨体）的后方，于视柱的后方和前床突的内下方依次从外下到内上再向前上方走行。

（2）骨膜、硬脑膜和腱环

中颅底与海绵窦外侧壁的硬脑膜向前走行，在眶上裂处移行为眶尖的骨膜和眼外肌附着的总腱环。总腱环围绕视神经管及邻近的眶上裂区域，覆盖眶尖的骨膜和连接视神经孔和眶上裂的硬脑膜及

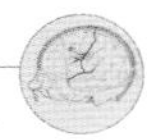

部分纤维组织都参与组成总腱环(图 2－35)。总腱环并不围绕整个眶上裂,只围绕视神经管和视柱外侧的眶上裂外端的内侧部分。总腱环附着于视神经管的上、内、下缘及眶上裂的上缘及外缘,并沿水平方向从视神经管和视柱下方的蝶骨体外缘扩展到眶上裂下壁的骨性突起。总腱环从蝶骨大翼起源后,向上在蝶骨小翼的下方与骨膜及硬脑膜汇合,并将窄的眶上裂外腔与宽大的内腔分开,此处也是外直肌腱的起源处。位于眶上裂前部的部分总腱环被称为动眼神经孔,因为动眼神经从此处经过,展神经、鼻睫神经和颈内动脉的交感神经丛也从此区穿过。视神经与眼动脉被总腱环围绕进入视神经管。

(3) 分区

总腱环及与其相连的组织将眶上裂分为 3 部分:外部、中间部及下部(图 2－36)。外部窄小,由总腱环和外直肌腱的外侧缘、蝶骨小翼及蝶骨大翼围绕而成,内有滑车神经(内侧)、额神经(中间)和泪腺神经(外侧)穿过,眼静脉也从此区的外下部穿过进入海绵窦。中间部又称为动眼神经孔,其上壁为总腱环及相连的部分蝶骨小翼,内侧壁为视柱和蝶骨体外缘,外侧壁为总腱环及其附着的骨性突起;下壁为连接蝶骨体和骨性突起的总腱环,下直肌腱就起源于该区的下壁。动眼神经、鼻睫神经、展神经及睫状神经节的感觉和交感神经从此区经过。下部位于总腱环的下方,其上壁为总腱环,下壁为蝶骨体和蝶骨大翼的汇合处,内侧壁为蝶骨体,外侧壁为总腱环下方的部分蝶骨大翼。下直肌腱位于此区上壁,并将此区与中间部分开。下壁的内侧附着眶平滑肌,眶内脂肪经外直肌下方和眶平滑肌上方延伸到眶上裂下部,去除脂肪后可发现位于其外侧深面的颈内动脉交感神经丛。

(4) 神经关系

进入眶上裂的神经,在穿过海绵窦前壁处,眼神经与展神经行向前上、动眼神经与滑车神经行向前下进入眶上裂,所有这些神经都经过眶上裂的外部或中间部(图 2－36),只有眼神经发出分支从这 2 个区域经过。在眶上裂中,泪腺神经、额神经和滑车神经位于最外侧。滑车神经在后床突后外侧进入小脑幕,穿行约 10 mm 行向前下,经过海绵窦并于眼神经的内上缘进入眶上裂,然后行向内侧于骨膜和上睑提肌之间到达上斜肌。展神经在眶上裂内位于外直肌起点和总腱环的内侧、鼻睫神经的下方、动眼神经下支的外侧,在眶尖处转向外侧进入外直肌的内壁。颈内动脉交感神经丛的部分纤维伴随展神经分布。

动眼神经经海绵窦外侧壁的上部走向前方,于海绵窦的前上角向下斜行出海绵窦进入眶上裂,此段动眼神经被硬脑膜和蛛网膜包裹,然后沿视柱的外侧缘穿过眶上裂。在眶上裂后壁附近,动眼神经先分为上、下两支,再沿滑车神经和鼻睫神经的内侧进入眶上裂的中间部(动眼神经孔)。上支经上直肌腱起点的下方行向前上方,从下方进入上直肌和上睑提肌。下支经过展神经和鼻睫神经的内侧行向内

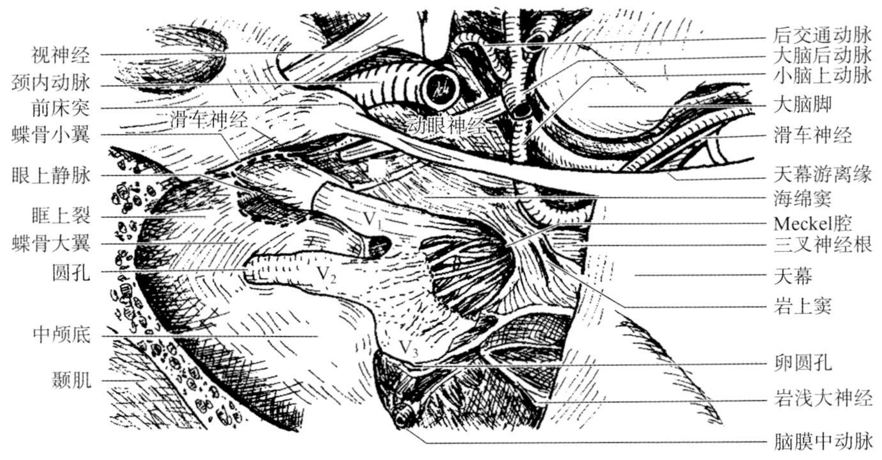

图 2－35 总腱环及其邻近结构

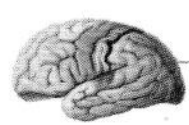

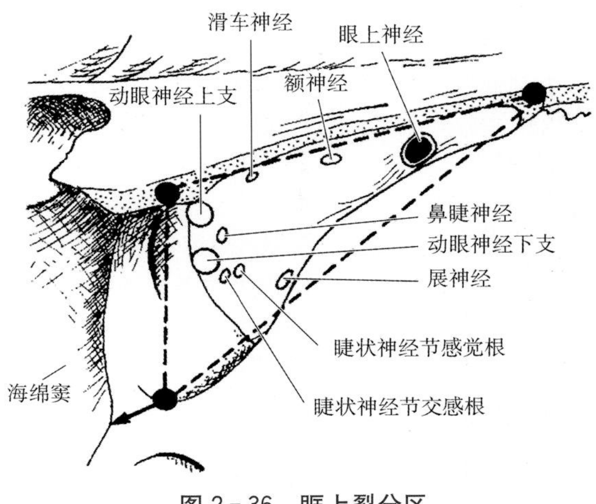

图 2-36 眶上裂分区

下，在眶尖处分成独立的分支分别到达内直肌、下直肌和下斜肌，支配下斜肌的分支还发出副交感运动支进入睫状神经节。

眼神经在眶上裂处分为 3 支，从外向内依次为泪腺神经、额神经、鼻睫神经。泪腺神经和额神经经过眶上裂外部，此处泪腺神经位于眼静脉的上方。鼻睫神经从外直肌起点与总腱环内侧、动眼神经外侧穿过眶上裂中间部，依次经过动眼神经下支的外侧、动眼神经上下支之间、视神经的上方到达眼眶的内侧壁，分为筛窦前神经、筛窦后神经和滑车下神经 3 个终支。在海绵窦外侧壁上，从鼻睫神经的下缘发出睫状神经节的感觉根，向前经过展神经和动眼神经下支之间进入睫状神经节，最后与睫状短神经一起分布于眼球，负责眼球和角膜的感觉。在鼻睫神经的起点附近，眼神经还发出脑膜回返神经，走向后方分布于眶上裂后壁的硬脑膜。

(5) 动脉关系

颈内动脉穿出近环后，依次沿视柱后表面和前床突内表面向前上方行走，穿过远环后进入蛛网膜下腔。多数情况下颈内动脉不进入眶上裂，但罗顿(Rhoton)和纳托瑞(Natori)认为有 8% 的颈内动脉会部分经过眶上裂，而且发现在床突上区颈内动脉发出第 2 支眼动脉，并沿正常途径进入视神经管。所有供应眶上裂周边区域的动脉都可能成为眶内肿瘤的供血动脉，包括脑膜中动脉的前支、眼动脉和泪腺动脉的回返动脉、颈内动脉的脑膜支、脑膜垂体干的小脑幕游离缘支、海绵窦段颈内动脉的外下干和上颌内动脉的终末支。

(6) 静脉关系

海绵窦内的静脉形成了眶上裂的后壁，并可沿眶上裂的下缘和内侧缘向前延伸。眶上裂外端位于海绵窦外侧壁前上方，所有眶上裂的静脉向后回流到海绵窦。眼上静脉经眼外肌鞘的外上部向后走行，在眶尖从上直肌与外直肌起点之间穿出眼外肌鞘，然后经总腱环、眼神经和展神经的下方，从外侧向后下、后内侧行走，最终进入海绵窦。眼下静脉引流眼眶内下部的血液，在眼外肌鞘内走向后方，进入眶上裂后于下直肌与外直肌起点之间穿出眼外肌鞘，然后经总腱环下方穿过眶上裂下部，向后进入海绵窦前下部。有时眼下静脉在眶上裂内先汇入眼上静脉，然后回流到海绵窦。大脑中浅静脉(侧裂浅静脉)一般先回流到眶上裂后缘的硬脑膜静脉，而后沿蝶骨大翼回流到海绵窦。

2.2.3 海绵窦

海绵窦(cavernous sinus)位于蝶鞍两旁，相互间通过海绵间窦交通。目前认为海绵窦属于硬脑膜间结构，内侧邻近蝶骨体，外侧靠近颞叶，前方与眶上裂相接，后方邻近颞骨岩部。海绵窦内含有丰富的静脉丛，前方接受眶上裂的静脉回流，向后与岩静脉和基底静脉丛相交通，所有行经海绵窦的脑神经均被认为在硬脑膜间腔。熟悉海绵窦的显微解剖是开展海绵窦显微外科的重要基础，下面从 5 个方面进行介绍。

(1) 骨性结构

与海绵窦相关的骨性结构包括蝶骨体、蝶骨大翼、蝶骨小翼、前床突、后床突、床突间骨桥、颈内动脉床突孔，有时还包括中床突。构成海绵窦内壁的蝶骨体分为蝶窦前部和蝶窦基底部，其外侧壁从眶上裂到岩骨尖长约 2 cm，蝶骨体向外与蝶骨大翼和翼突内侧板相接。在骨质相接处的上表面有颈内动脉沟，其后端靠近破裂孔处最深，岩突位于沟内侧，沟外侧有一个突向破裂孔的小舌，两者包裹了颈内动脉的大部，但是越靠近前床突颈内动脉沟越浅。前床突是蝶骨小翼向内后方的延伸，呈三角形，位于视神经管的外上方。前床突长 3～18 mm(平均 7 mm)，宽 2～4 mm(平均 3 mm)。

前床突的内下方借视柱与蝶骨体相连，视柱为视神经管的外下边界。前床突外围是一层很薄的皮质骨，内部为松质骨，前床突腔多与蝶窦腔相通。后床突是鞍背的延伸，也多与蝶窦腔相通，连接后床突

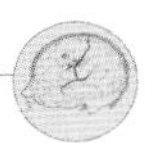

与岩尖的颅后窝硬脑膜形成了海绵窦的后壁。中床突是蝶骨体向外上方的延伸，它可大可小，多与前床突相融合。

前床突若与中床突完全融合，就形成颈内动脉-床突孔（图2-37）。若中床突缺如，或其与前床突没有融合，则有硬脑膜在中床突位置与颈内动脉之间形成颈内动脉-床突韧带。颈内动脉近环（上硬脑膜环）就位于颈内动脉-床突孔的上方，颈内动脉穿过颈内动脉-床突孔和上硬脑膜环后进入硬脑膜内。床突间骨桥约在6%的人体中存在，它是位于前、后床突之间的骨性突起，与之相伴随有2个孔形成：颈内动脉-床突孔和中-后床突间孔。若床突间骨桥缺如，则有硬脑膜形成前、后床突间韧带。

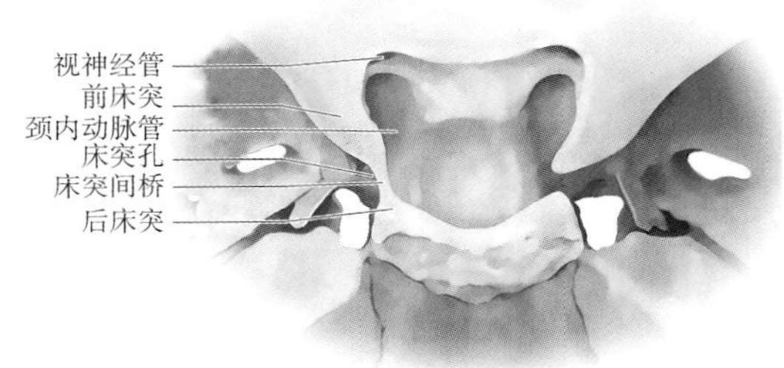

图2-37 床突与颈内动脉管

(2) 硬脑膜关系

海绵窦有前、后、上、内、外5个壁。内侧壁分为上方的蝶鞍部和下方的蝶骨部。蝶鞍部为单层脑膜层，向内侧折返形成垂体窝底壁的上层；蝶骨部为单层骨膜层。后壁由单层脑膜层封闭，并借基底窦、岩上窦、岩下窦继续与对侧和后方的硬脑膜间隙相沟通。上壁的后部为脑膜层，来自小脑幕向前方的延伸和鞍膈向侧方的延伸，小脑幕在前床突、后床突及前、后床突之间形成3个硬脑膜反折，它们在海绵窦上壁的后2/3形成动眼神经三角，该三角经硬脑膜下入路可直接显露。但是海绵窦上壁的前1/3被前床突覆盖，只有磨除前床突后才能显露。前床突上表面的硬脑膜脑膜层和骨膜层紧密结合，并向前内侧继续覆盖到鞍结节，在鞍结节后方，骨膜层紧贴垂体窝向下移行，而脑膜层继续向后延伸再折返至垂体窝前壁，从而形成鞍膈；该层脑膜层继续向外环绕颈内动脉并与其外膜相融合，形成远环（上环，图2-38）。前床突上表面的骨膜层延续至前床突内表面和下表面，向内覆盖视柱后表面，从而包绕颈内动脉床突段形成颈内动脉袖套，袖套的下端即为颈内动脉近环（下环），由此界定海绵窦前部的顶壁；向外经眶上裂入眶形成眶骨膜，并在动眼神经和颈内动脉之间形成颈内动脉动眼神经膜。海绵窦外侧壁有两层：外层为硬脑膜的脑膜层，为颞极硬脑膜的脑膜层向前方的延伸；内层（内固有层）由动眼、滑车及眼神经的神经外膜与神经之间的纤维组织组成（图2-39）。

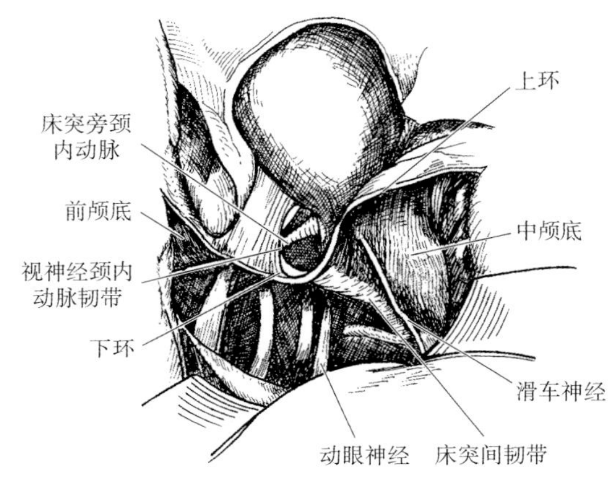

图2-38 海绵窦与硬脑膜

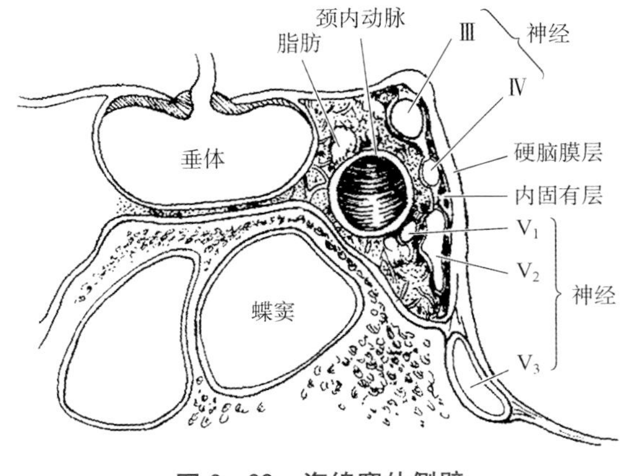

图2-39 海绵窦外侧壁

(3) 神经关系

第Ⅲ～Ⅵ对脑神经与海绵窦关系密切。动眼神经（Ⅲ）于后床突的外下方，越过后岩床突韧带并穿过动眼神经三角进入海绵窦，沿海绵窦外侧壁上缘，经前床突外下方前行至眶尖，在总腱环内穿经外直肌两头之间，并分为上、下两支进入眶上裂。滑车神

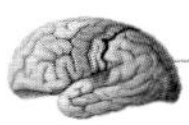

经(Ⅳ)于后床突的外下方进入小脑幕，穿经小脑幕的2层硬脑膜之间，向前进入海绵窦外侧壁，沿动眼神经外下方前行。在眶尖，经动眼神经上方及总腱环表面进入眶上裂，然后经提上睑肌与骨膜之间，进入眼眶分布于上斜肌。眼神经(V_1)来自三叉神经，在海绵窦外侧壁内位于滑车神经的外下方，沿滑车神经的外侧进入眶上裂，并分成3支：额神经、泪腺神经和鼻睫神经。额神经与泪腺神经均位于总腱环的外侧，额神经位于内侧沿滑车神经走行，泪腺神经位于最外侧，鼻睫神经位于中间，它经外直肌的两头之间穿经总腱环进入眶上裂。展神经(Ⅵ)自脑干发出后行向前上，先穿过斜坡硬脑膜，而后于岩蝶韧带[格鲁贝(Gruber)韧带]的下方穿经多雷洛(Dorello)管进入海绵窦，分为2支或3支，经颈内动脉外侧前行进入眶上裂。颈内动脉交感神经丛发出分支沿展神经分布。所有海绵窦内的脑神经均由颈内动脉的外下干供血，外下干在海绵窦内分为4支：上支供应动眼和滑车神经；内前支供应动眼、滑车、展和眼神经；外侧支供应上颌神经；后支供应下颌神经。

(4) 解剖三角

海绵窦及其周围区域，被经过的神经、血管、硬脑膜反折和某些骨性结构分为多个三角形区域(图2-40)。掌握这些解剖三角的组成与相互关系，是开展海绵窦显微外科的重要基础。

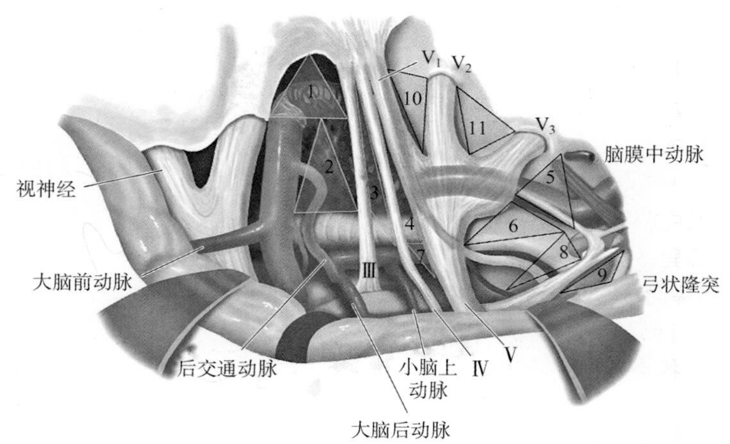

图2-40 海绵窦三角

注：1. 前内侧三角；2. 内侧三角；3. 上三角；4. 外侧三角；5. 后外侧三角；6. 后内侧三角；7. 后下三角；8. 内听道三角；9. 内听道后三角；10. 前外侧三角；11. 最外侧三角；Ⅲ. 动眼神经；Ⅳ. 滑车神经；V. 三叉神经。

(5) 血管关系

颈内动脉自颈总动脉分出后，在颈部向上进入颈静脉孔前方的颈内动脉管。在颞骨岩部内垂直向上，于膝状神经节后外侧(后曲)转为水平向前内侧走行(C_6)。经三叉神经与半月节下方向内侧穿过破裂孔，越过岩舌韧带(C_5)，然后转向前上(外曲)进入海绵窦，沿水平方向穿越海绵窦(C_4段、内曲)。出近环后于硬脑膜外间隙(床突间隙)，前床突与视神经的外下方(前曲)向前上及内侧走行(C_3)，在前床突外上方穿过硬脑膜远环进入蛛网膜下腔(C_1、C_2)。海绵窦内的颈内动脉发出3个主要分支：脑膜垂体干、外下干和麦康奈尔(McConnel)动脉。脑膜垂体干在后海绵窦腔自颈内动脉内上壁上发出，分为3个终末支：垂体下动脉、小脑幕动脉和脑膜背动脉。外下干自颈内动脉外下壁上发出，分为上支、内前支、外侧支和后支，供应所有经过海绵窦的神经。在脑膜垂体干起点附近，还发出一根三叉神经动脉，它向后经Dorello管外侧进入颅后窝，供应三叉神经。

海绵窦借多根引流静脉与周围的结构相交通。前方有眼上静脉自眶上裂向后进入海绵窦；蝶顶窦沿蝶骨小翼下方进入海绵窦；外侧裂和颞叶的脑桥静脉向内侧进入海绵窦；岩上窦在后上方将海绵窦与乙状窦和横窦相连；岩下窦在后下方将海绵窦与颈静脉球相连；基底静脉丛在后方将海绵窦与硬脑膜外的椎静脉丛相连；前下方有多根导血管将海绵窦与翼丛相连；左、右海绵窦通过前、后海绵间窦及

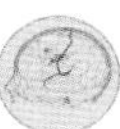

鞍背后方的静脉丛相交通。

2.2.4 小脑幕

小脑幕(tentorium of cerebellum)是附着于前、后床突,岩嵴和枕骨内面之间的硬脑膜,呈半月形,前缘游离称为小脑幕切迹。小脑幕从切迹尖部向周围逐渐倾斜,呈斜坡状,向上与大脑枕叶,向下与小脑半球相邻。小脑幕游离缘的前端附着于岩尖及前、后床突,并在相互间形成3个硬脑膜反折:前岩床突硬脑膜反折、后岩床突硬脑膜反折及床突间硬脑膜反折。3个反折之间的区域称为动眼神经三角,动眼神经(在中间)和滑车神经(在后下方)向前穿过三角,进入海绵窦。

(1) 小脑幕切迹

小脑幕切迹(tentorial incisura)形似三角形(图2-41),鞍背形成三角的基底,尖部位于中脑及松果体的后方。从上向下看,中脑(在前)和小脑(在后)位于小脑幕切迹区中央。中脑大脑脚与两侧小脑幕游离缘之间的距离,以及中脑背侧与切迹后端之间的距离可大可小,因人而异。从下往上看,中脑、钩回和海马旁回位于小脑幕切迹区中央,钩回和海马旁回能显露的范围也因人而异。根据中脑与小脑幕切迹游离缘的位置关系,将小脑幕切迹区分为3部分(图2-42):前切迹区(中脑之前)、中切迹区(中脑周围)和后切迹区(中脑之后)。

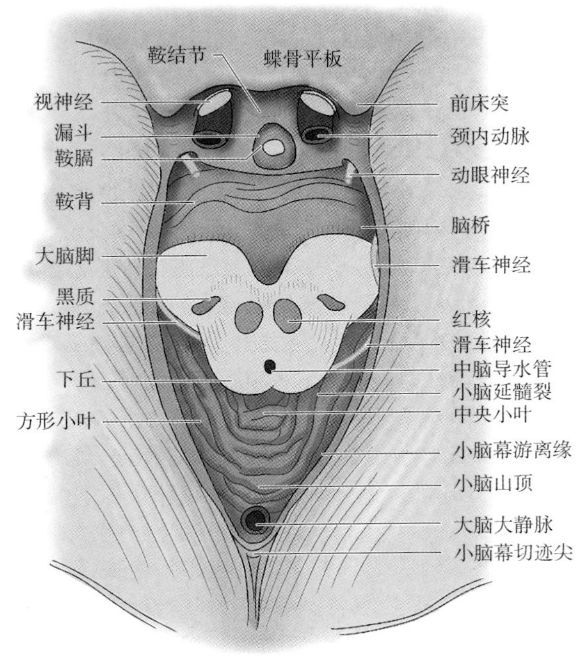

图2-41 小脑幕切迹

(2) 前切迹区

前切迹区(anterior incisural space)位于中脑和脑桥的前方,其下部位于脑干与斜坡之间,向上经视交叉周围到胼胝体下区,两侧通向外侧裂,后方借脑干和钩回与中切迹区相邻。在视交叉下方,前切迹区的后壁由脑桥和大脑脚组成,后外侧壁为海马沟回。在视交叉上方,前切迹区的后壁为终板,上壁由胼胝体嘴部和内囊前支组成。另外,侧脑室额角位于前切迹区的上方,第3脑室的前部也突向前切迹区。脚间池、视交叉池、侧裂池和终板池位于前切迹区内,脚间池位于2个大脑脚之间,视交叉池位于视交叉下方,侧裂池位于前穿质下方,终板池位于终板前方,脚间池和视交叉池借鞍背与乳头体之间的一层蛛网膜[利耶奎斯特(Liliequist)膜]相隔。组成大脑动脉环的所有血管主干均位于前切迹区内。颈内动脉从前床突的内侧进入前切迹区,后交通动脉从动眼神经的内上方穿过前切迹区,前脉络膜动脉起源于前切迹区,并向后经钩回与大脑脚之间进入中切迹区。大脑前动脉起源于前切迹区,经视交叉上方和终板前方向前上方走行,大脑中动脉经前穿质下方走向侧方,并在穿出前切迹区之前发出分支动脉。基底动脉向上于前切迹区的后部分为大脑后动脉和小脑上动脉,大脑后动脉向外侧绕过大脑脚并经动眼神经上方进入中切迹区,小脑上动脉经动眼神经和小脑幕的下方向后分布于小脑的上面。前切迹区内的静脉主要是基底静脉,它在前穿质下方由大脑前静脉和大脑中静脉汇合而成,向后经视束下方、大脑脚与钩回之间进入中切迹区,注入大脑大静脉(图2-42)。

(3) 中切迹区

中切迹区(middle incisural space)主要位于脑干的侧方,其下方位于小脑与脑干之间,上方位于颞叶与脑干之间。其内侧壁为中脑和上段脑桥的外侧缘,而且切迹游离缘正好与中脑和脑桥的交界处相对应。视束位于该区的上壁,后壁为丘脑枕的下表面,内、外侧膝状体从丘脑枕的内侧突向中切迹区的上部。在小脑幕的上方,颞叶内侧面构成了中切迹区的外侧壁,钩回和海马旁回位于侧壁的下部,杏仁核位于钩回的外侧。在钩回后方的颞叶内侧面上有3条横行的突起,从上向下分别由穹窿伞、齿状回及海马旁回的下部构成。小脑幕上方的中切迹区内分

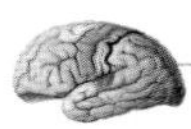

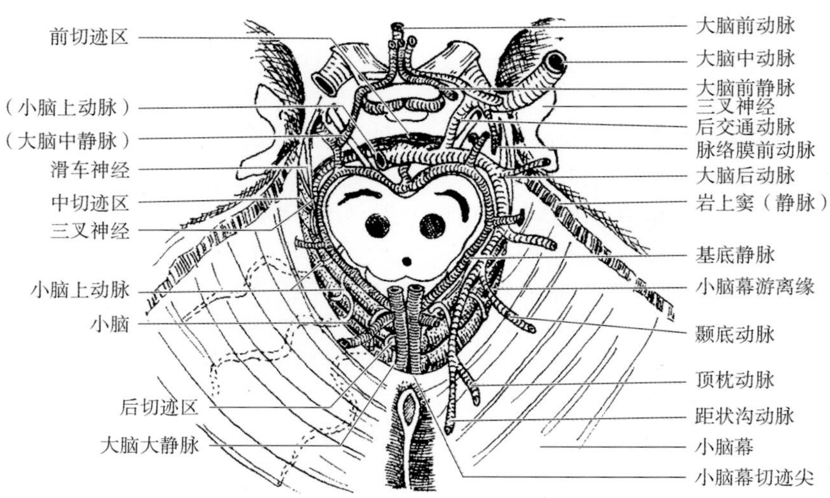

图 2-42 小脑幕切迹分区及其神经、动脉与静脉

布着脚池和周围池,脚池位于大脑脚与钩回之间,向后与周围池相通。周围池位于四叠体池的前方,其内侧为中脑,上方为丘脑枕,外侧由海马回下角、齿状突和穹窿伞组成。侧脑室体部大部分位于小脑幕切迹的上方,侧脑室下脚在中切迹区的外侧进入颞叶。滑车神经与三叉神经从中切迹区通过。滑车神经的行径最长,它从后切迹区离开脑干并经大脑后动脉与小脑上动脉之间向前走行,在大脑脚的后外侧从下方进入小脑幕,在岩尖经动眼神经三角后下部离开小脑幕游离缘进入海绵窦。三叉神经经大脑脚侧方向前穿过颅后窝侧壁硬脑膜并越过岩尖进入梅克尔(Meckel)腔。来自前切迹区的大脑后动脉、小脑上动脉和前脉络膜动脉均向后经过中切迹区。前脉络膜动脉经中切迹区上部、视束下方,沿脉络膜裂进入颞叶下角,分布于侧脑室脉络丛。大脑后动脉经大脑脚与钩回、中脑与海马回下部之间向后走行,沿途发出分支分布于颞叶和枕叶的内侧面及下区。小脑上动脉经三叉神经与小脑幕之间向后走行,并在小脑幕游离缘处分为小脑半球动脉和小脑蚓部动脉,分布于小脑的前上部。

(4) *后切迹区*

后切迹区(posterior incisural space)位于中脑与切迹尖部之间,相当于松果体区。其前壁由四叠体、松果体和松果体缰构成,顶壁为胼胝体压部,两侧由颞叶内侧面及部分丘脑枕组成,底部由小脑前上部构成。四叠体池充满于后切迹区,大脑内静脉在室间孔后方进入中间帆,并于松果体上方穿出中间帆进入后切迹区。第3脑室后部与中脑导水管位于后切迹区的前部,侧脑室后脚位于其外上方。小脑上动脉和大脑后动脉从前方进入后切迹区。大脑后动脉沿其外侧向后走行,于小脑幕游离缘上方分为距状沟动脉和顶枕动脉。脉络膜内后动脉进入后切迹区后,在松果体侧方向上走行,进入中间帆,分布于第3脑室顶部的脉络丛和侧脑室体部。后切迹区内的静脉丰富,大脑内静脉、基底静脉及其诸多属支在此区汇合成大脑大静脉。大脑内静脉从中间帆向后穿出,基底静脉向后经过周围池,两者汇合成大脑大静脉,并向后在胼胝体下方切迹尖部注入直窦。

(5) *小脑幕动脉*

小脑幕动脉有3个来源:海绵窦内的颈内动脉、大脑后动脉和小脑上动脉。自海绵窦内颈内动脉的脑膜垂体干和外下干上分别发出小脑幕基底动脉和小脑幕游离缘动脉,小脑幕基底动脉沿小脑幕游离缘走行,而小脑幕游离缘动脉自海绵窦发出后向后走行,经展神经上方,从前方进入小脑幕游离缘。大约1/4小脑上动脉在小脑幕游离缘附近发出小脑幕游离缘支,向后上进入小脑幕游离缘。大脑后动脉也发出小脑幕动脉,经脑干周围向后走行,于切迹尖部进入小脑幕。

2.2.5 脑桥小脑三角

听神经瘤是脑桥小脑三角(pontocerebellar trigone)最常见的肿瘤,有关手术涉及重要的脑神经、小脑和脑干。主要手术入路有3种:经颅后窝与

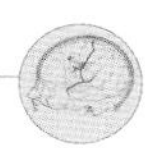

内听道后壁到脑桥小脑三角;经颞骨后面与迷路到脑桥小脑三角;经中颅底与内听道顶壁到脑桥小脑三角。面神经、蜗神经、上前庭神经和下前庭神经从内听道内经过。在内耳门处,相互间的位置关系变化较多,听神经瘤引起的神经移位方向也因人而异,但在内听道外端这些神经间的位置关系比较固定。内听道底部(外端)借一个水平方向的骨嵴(又称为横嵴或镰状嵴)分为上、下两腔,上腔又被一个垂直骨嵴[比尔(Bill)嵴]分为前、后两部分。面神经从上腔的前部经过,上前庭神经从上腔的后部经过,蜗神经从下腔的前部经过,下前庭神经从下腔的后部经过(图 2-43A)。中间神经可为 1~4 支,也可为多根起源后再合并为一支,以单根最为多见。近段与前庭蜗神经紧密相连,中间段游离,远段加入面神经运动根参与组成面神经,但也可单独成一条主干,沿上前庭神经的前方走行。因此,在内听道的外端确定上述神经的位置比较容易,起源于前庭神经的听神经瘤引起的脑神经移位也较一致,面神经多向前方或前上方移位,蜗神经多向前方或前下方移位。在脑桥小脑三角区,展神经位于面、前庭蜗神经的腹侧,三叉神经位于其前上方,舌咽、迷走、副神经及舌下神经位于其后下方,第 4 脑室脉络丛位于其内下方。

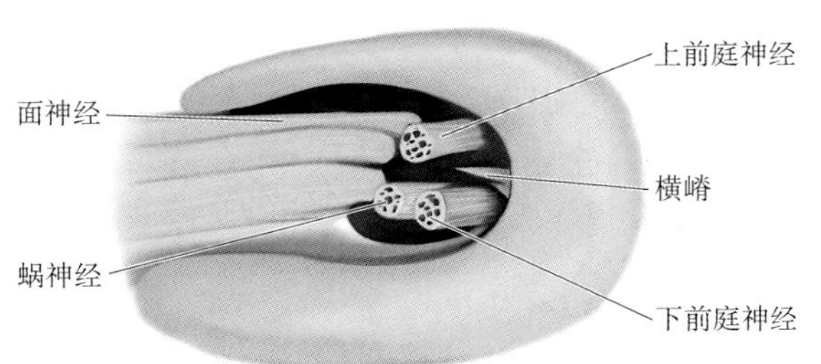

A. 神经位置

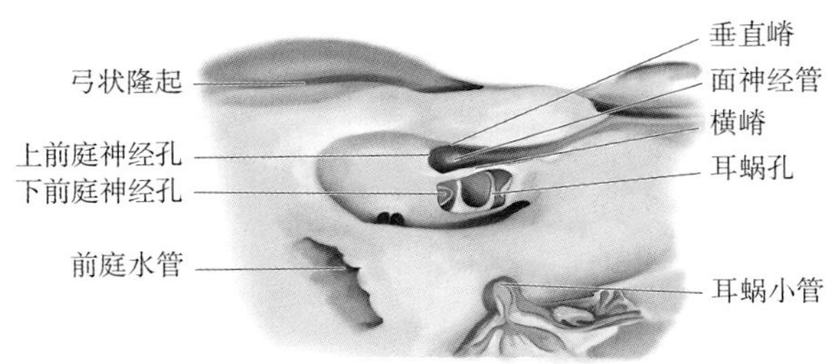

B. 骨性结构

图 2-43 内听道底神经走行与骨性结构

在内听道后壁后面的颞骨内表面上有重要的骨性结构,包括弓状下窝、前庭水管、耳蜗小管及内淋巴囊盖(图 2-44A)。弓状下窝位于内耳门后唇的外上方,前庭水管位于内耳门后唇的外后方,耳蜗小管位于内耳门后唇的外下方,内淋巴囊盖位于内耳门后唇及耳蜗小管的外下方。但在骨质的深面,后半规管上脚、前半规管下脚,以及汇合成的总脚均位于内听道底部的后方,相互间的距离很短。在术中磨除内听道后壁时,应按照由内向外的原则,当靠近内听道外端时应注意保护上述结构。

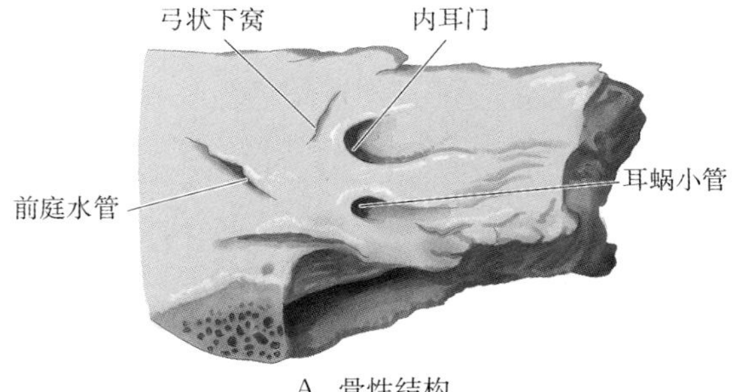

A. 骨性结构

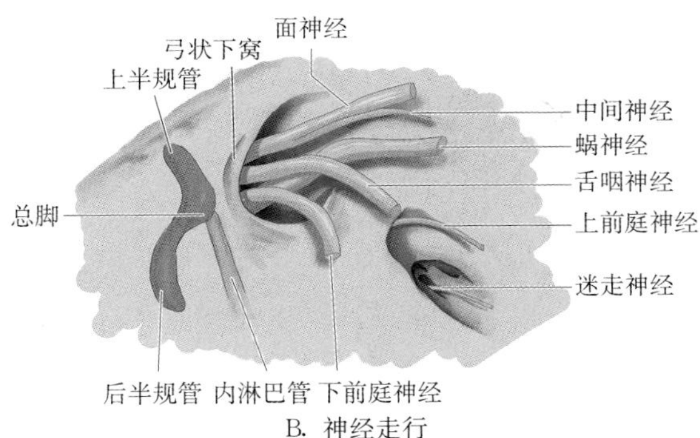

B. 神经走行

图 2-44 内听道后壁骨性结构与神经走行

内听道内的血液供应来自小脑下前动脉。根据其与内听道的位置关系,小脑下前动脉可分为 3 段:内听道前段、内听道段和内听道后段。小脑下前动脉从基底动脉的下段发出,到进入内耳门之前称为内听道前段,此处小脑下前动脉可位于面、前庭蜗神经的腹侧、之间或上方,它可被听神经瘤相应地移位至肿瘤的下方、前方和上方。内听道段小脑下前动脉位于内听道内,依次行经面、前庭蜗神经的前方、前下方、腹侧、后方及后上方,呈弓状绕过面、前庭蜗神经,又返回到颅后窝;沿途发出 3 个分支,在进入内耳门后即发出内听道动脉(迷路动脉)和回返穿动脉(图 2-45)。内听道动脉经面神经与蜗神经之间,沿内听道长轴向外侧走行,供应面、前庭蜗神经及其周围结构。回返穿动脉从小脑下前动脉发出后,呈弓状返回颅后窝分布到脑干。从面、前庭蜗神经后方的小脑下前动脉弓状段的后壁上,向后发出弓状下窝动脉,它向后外穿过内听道后壁硬脑膜到达弓状下窝。经枕下入路磨除内听道后壁时,弓状下窝动脉无法保留,但必须注意保护前庭水管、耳蜗小管、内淋巴囊盖和 3 个半规管,以保留听觉功能。

面神经穿出内听道后,在膝状神经节折转向后下,进入鼓室内的面神经管。从膝状神经节还发出岩浅大神经和岩浅小神经。岩浅大神经沿岩浅大神经沟及半月节下方进入蝶腭神经节,节后支支配泪腺。经中颅底入路磨除内听道上壁切除小听神经瘤时,应熟悉膝状神经节周围的显微解剖(图 2-46)。膝状神经节表面多有一层骨质覆盖(85%),也可直接暴露于硬脑膜外(15%)。岩浅大神经从膝状神经节发出后的近段也多被一层骨质覆盖,此处称为岩浅大神经管,长 0~6 mm。颈内动脉岩骨水平段位于岩浅大神经的外下方,其外侧深面是鼓膜张肌和咽鼓管。耳蜗位于由膝状神经节、岩浅大神经管裂孔和颈内动脉膝部构成的解剖三角的深面。上半规管位于弓状隆起深面,其所在平面与内听道长轴平行。

位于脑桥小脑三角且与面、前庭蜗神经相关的静脉主要是引流小脑前上部、脑桥、延髓、岩骨后部硬脑膜、小脑脑桥裂及小脑延髓裂的静脉。在切除脑桥小脑三角区肿瘤时,识别这些静脉有利于确定面、前庭蜗神经与脑干的分界面。位于脑桥小脑三角区肿瘤内侧的静脉主要有以下几种:桥延沟静脉,它沿桥延沟走向外侧;延髓外侧静脉,它沿着后组脑神经在脑干上的起点纵行分布;小脑延髓裂静脉,它沿着小脑绒球走向背内侧;小脑中脚静脉,它由桥延沟静脉和延髓外侧静脉汇合组成,沿小脑中脚向上汇入小脑脑桥裂静脉;小脑脑桥裂静脉,它是由多根从小脑前上部向上走行的静脉汇合而成。所有这些静脉都从面、前庭蜗神经根部周围经过,并向外测延续为脑桥静脉,最后回流至岩上窦。在切除听神经瘤的手术中,位于肿瘤表面的脑桥静脉常需要切断,但位于肿瘤内侧的静脉多可以分离后予以保留。

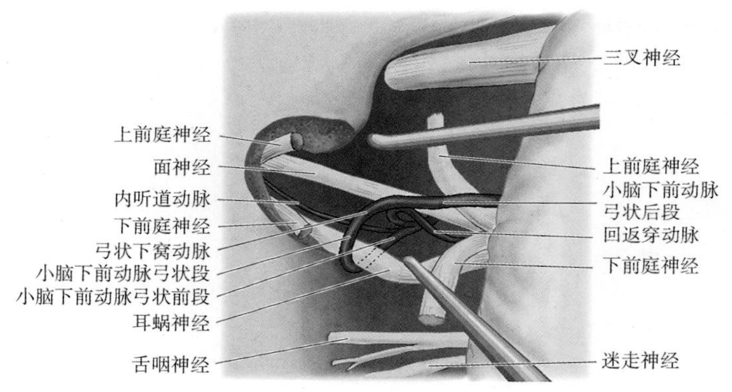

图 2-45 内听道的血液供应

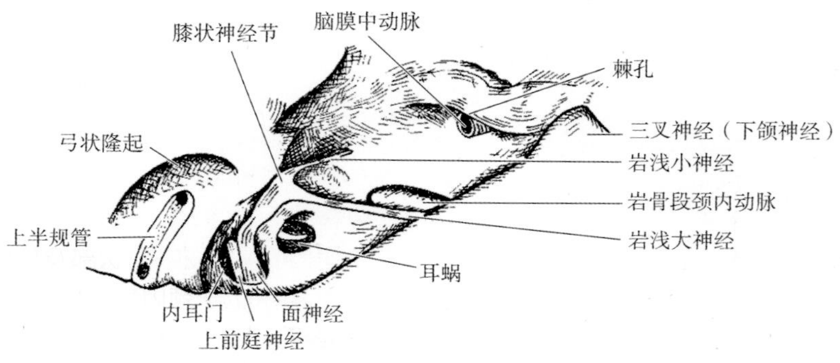

图 2-46 膝状神经节周围解剖

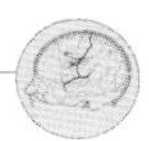

2.2.6 颈静脉孔

(1) 骨结构解剖

颈静脉孔(jugular foramen)位于颞骨与枕骨之间。就颈静脉孔的直径而言,右侧大于、等于、小于左侧者分别占68%、12%、20%。颈静脉孔可看作是颞骨岩部与枕骨外侧部之间的一个裂隙,内有重要的神经、血管通过。在人体发育过程中,这些神经和血管先发育,而后由骨性结构环绕形成颈静脉孔,因此颈静脉孔的形状很不规则。行经颈静脉孔的神经和血管包括乙状窦、颈静脉球、岩下窦、咽升动脉与枕动脉的脑膜支、第Ⅸ～Ⅺ对脑神经及其神经节、舌咽神经鼓室支(鼓室神经)、迷走神经耳支及耳蜗小管。颈静脉孔的长轴呈后外到前内方向,因此它有前外和后内侧 2 个边。前外侧边由颞骨形成,后内侧边由枕骨形成。在前外侧边和后内侧边上有 2 个相对的骨性突起,称为颈内突,两者之间可直接相连成骨桥,也可由纤维组织相连,并将颈静脉孔分为前内侧较小的岩部、后外侧较大的乙状部及两者之间的神经部。岩部容纳岩下窦,其前界为起源于枕骨的钩状突起,乙状部容纳乙状窦,神经部穿行舌咽、迷走和副神经。从颞骨岩部发出的颈内突尖而长,从枕骨髁部发出的颈内突短而平。

颞骨包括乳突部、岩部、鼓部、茎突和鳞部。枕骨围绕枕骨大孔,包括前方的基底部(斜坡)、侧方的髁部和后方的鳞部。颈静脉孔就是由颞骨岩部和枕骨髁部形成,岩斜裂与颈静脉孔的前内侧缘相交,枕乳缝与颈静脉孔的后外侧缘相交。从颞骨岩部的颈内突开始,沿颞骨岩部内下缘向前有一个骨嵴,称为颈内嵴,在其内侧形成一个斜行的浅沟或骨管,内有舌咽神经通过。在颈静脉孔的外侧壁上,于颞骨颈内突的前、后方,分别形成一个骨性穹窿。后方较大的称为颈静脉窝,容纳颈静脉球;前方较小的称为岩隐窝(锥形隐窝),容纳舌咽神经的上神经节,耳蜗小管开口于窝的底部,耳蜗静脉与耳蜗小管伴随回流至岩静脉。颈静脉突位于枕骨髁后半的外上方,构成颈静脉孔后下壁及乙状窦水平部的底壁,头外侧直肌附着于颈静脉突与寰椎横突之间。舌下神经管从枕髁上方通过。在颈静脉孔后内侧壁的内上方,舌下神经管的上方为颈静脉结节,在其表面常有一个横行的浅沟,舌咽、迷走和副神经由此通过。乙状窦沟水平部位于颈静脉突的上方,髁后管通常开口于乙状窦沟内侧壁上,乙状窦沿此沟走向内前方进入颈静脉孔。在颈静脉孔乙状部的外侧壁上,有一个纵行的浅沟,迷走神经耳支[阿诺德(Arnold)神经]沿此沟向后行走,于枕乳缝和颈静脉孔外侧壁的交点稍后方进入乳突小管。在颈静脉孔岩部的外侧壁上,于颞骨颈内突的前外侧,舌咽神经发出鼓室支[雅各布森(Jacobson)神经]向外上方行走,经鼓室小管进入鼓室。

(2) 邻近骨结构解剖

从颅腔内面观,颈静脉孔位于内耳门的后下方及舌下神经管的外上方,相互间距离 5 mm。颈静脉结节位于枕骨基底部与髁部之间,呈圆形或卵圆形,距离颈静脉孔内侧缘约 8 mm。耳囊位于颈静脉孔的外侧缘,正对颈静脉球,容纳耳蜗及半规管。舌下神经管位于枕骨髁部,在颈静脉孔的内下方、枕骨髁中后 1/3 交点的外上方,距离岩斜沟 7 mm,距离颈静脉孔 5 mm,其长轴向前、外、下方延伸至颅外。从颅腔外面观,颈静脉孔的前部是位于颞骨与颈内动脉管之间的一个裂隙,其前端为颞骨下部,构成了颞下颌关节的后壁和外耳道的前下壁。茎突、鼓骨和乳突分别位于颈静脉孔的前外侧与后外侧,二腹肌沟位于乳突的前内侧,茎乳孔位于茎突与二腹肌沟之间,距离颈静脉孔外侧缘 5 mm,面神经从茎乳孔穿出颅腔。因此,从外侧入路进入颈静脉孔,将遇到乳突、茎突、鼓骨、下颌支及寰椎横突。鼓室位于颈静脉球的外上方,向后开口于鼓窦,它距离乳突表面约 2 mm。耳蜗与半规管位于颈静脉球的上方,鼓室的后、内、下方。面神经走行于颞骨内,可分为 3 段,即迷路段、鼓室段和乳突段。迷路段是指面神经从内听道外端到膝状神经节,此段位于耳蜗与半规管之间。当发出岩浅大神经之后,面神经走向后下方进入鼓室,故名为鼓室段,此段面神经沿鼓室内壁,经外半规管与前庭窗之间向后走行,在外半规管中点折转向下,在乳突内垂直下行,故把外半规管中点至茎乳孔之间的面神经称为乳突段。迷路段和鼓室段面神经位于颈静脉孔的上方,两者之间有耳蜗和半规管。乳突段面神经位于颈静脉孔的外侧,经侧方入路到颈静脉孔,常需要解剖并移位此段面神经。

(3) 硬脑膜解剖

颅后窝硬脑膜将颈静脉孔分为 3 个部分:前内侧的岩部、后外侧的乙状部及位于两者之间的神经部。神经部位于颈内突之间,包括舌咽神经孔和迷走神经孔,舌咽神经行经舌咽神经孔,迷走神经和副神经行经迷走神经孔。两孔之间为硬脑膜间隔,宽

0.5～4.9 mm，在此处最容易分开和识别舌咽神经及迷走神经。舌咽神经孔形似锥形，尖部朝向外侧，舌咽神经靠神经外膜固定于孔缘及岩部外侧壁上的鼓室小管的内侧缘。迷走神经孔形似滤网状，可为圆形、三角形或其他形状，宽度约为舌咽神经孔的 2 倍。神经部的外上方为硬脑膜反折，称为颈静脉孔硬脑膜反折，它可长可短，甚至将舌咽神经孔及迷走神经孔覆盖。

颅后窝硬脑膜在静脉窦的不同部位存在厚度上的差异，其中，骨膜层硬脑膜在窦汇处最厚，随着血流方向逐渐变薄，在乙状窦和颈静脉球处最薄。在颈静脉球处，其脑膜层窦壁与骨膜层窦壁的厚度相差最显著，前者约为后者的 2 倍。窦汇和横窦的骨膜层窦壁厚度超过了邻近的颅后窝硬脑膜。颅后窝静脉窦的腔内普遍存在小梁结构，右侧为优势，其数量和厚度从颈静脉球至窦汇逐渐增加，总量与上矢状窦内者相当。

(4) *神经解剖*

舌咽神经、迷走神经及副神经于橄榄后沟的上 1/3 从延髓侧方穿出脑干，副神经的脊髓根于橄榄后沟的下 2/3 从延髓及上颈髓的侧方发出，舌下神经于橄榄前沟(橄榄与延髓锥体之间)的下 2/3 从脑干侧方穿出。舌咽神经以 3～4 个根从脑干发出，并在延髓旁合成为舌咽神经行向前外，绕过小脑绒球及脉络丛到达颈静脉结节，沿骨表面的舌咽神经沟到达颈静脉孔，穿过神经部后行向前下，经颈内突与蜗导水管下方的骨沟出颈静脉孔。在颅外它先位于颈内动脉的内侧，依次行经颈内动脉与颈内静脉之间、颈内动脉外侧，并在茎突根部分为若干分支到达靶器官。舌咽神经经过颈静脉孔时有 2 个结节状膨大，即上、下神经节。上神经节位于颈内突下方的沟内，并不发出其他分支；下神经节靠近颈静脉孔的外端，发出鼓室神经向前穿过鼓室小管进入鼓室，并由其发出岩浅小神经，经岩骨前表面到达腮腺，传导副交感神经纤维。迷走神经于舌咽神经根的下方从延髓侧方发出，在到达颈静脉孔之前，发出多个分支到脉络丛。迷走神经行经神经部，在通过颈静脉孔时膨大成上神经节，它与副神经及舌咽神经均存在纤维联系。由上神经节发出耳支，并沿颈静脉球前壁行向外侧，在颈静脉窝外侧壁行向前上经乳突小管到面神经管垂直段，在此分为上、下两支，上支加入面神经至膝状神经节，下支向下经鼓乳缝穿出颞骨，一部分加入面神经耳后支，另一部分直接分布于耳后及外耳道。迷走神经主干穿出颈静脉孔后又膨大形成下神经节，由下神经节发出分支与舌咽神经、舌下神经、颈神经及交感神经干发生联系。副神经由延髓根和脊髓根共同组成，在到达颈静脉孔后与迷走神经共同穿过迷走神经孔，此处副神经纤维加入到迷走神经上神经节，直到穿出颈静脉孔后才与迷走神经分开。因此，在颈静脉孔区手术时，不能将两者分离。舌下神经从脑干发出后走向外侧，经舌下神经管出颅腔，与迷走神经一起沿颈动脉鞘下行，并经过颈内动脉与颈内静脉间隙到达寰椎横突水平，然后折转前行经颈内动脉外侧分布到舌肌。

(5) *动脉解剖*

与颈静脉孔区相关的动脉主要有颈内动脉的上颈段与岩骨段、颈外动脉向后的分支及椎动脉。在第 3 或第 4 颈椎水平，颈总动脉分叉为颈内动脉和颈外动脉，颈内动脉先位于颈外动脉的后方、颈内静脉的前内侧，上行过程中位于颈外动脉的内侧。在颈部颈内动脉走行于颈动脉鞘内，到达颅底后沿颈内动脉管垂直上行，在耳蜗的后外侧成锐角折转走向前内侧。颈内动脉在颈部及岩骨部一般没有分支，部分个体中可有 1～2 个分支：颈鼓动脉，向后穿过颈内动脉管进入鼓室；在岩骨水平段从颈内动脉外侧壁上发出翼管动脉，沿颈内动脉管前行到破裂孔，然后穿过翼管到翼腭窝。颈外动脉在颈部发出 6 个主要分支，其中 3 个向后与颈静脉孔有关：①咽升动脉，可起源于颈总动脉分叉处、颈外动脉下端或颈内动脉进入颈动脉鞘之前。它沿颈内动脉与颈外动脉之间上行，沿途发出分支到附近的肌肉、神经和淋巴结。另外，咽升动脉还发出鼓室支和脑膜支，鼓室支与舌咽神经发出的鼓室神经一起经鼓室小管进入鼓室，脑膜支可经颈静脉孔、舌下神经管及破裂孔供血到颅后窝硬脑膜。②枕动脉，是颈外动脉向后发出的最大分支，它经二腹肌后腹与颈内静脉之间，向后上穿过头最长肌及头夹肌，最后终止于上项线，沿途发出分支到附近的肌肉，并发出脑膜支到颈静脉孔。它常是颈静脉孔区肿瘤的主要供血动脉。③耳后动脉，是颈外动脉向后发出的最后一个分支，它起自二腹肌后腹的上方，经腮腺与茎突之间向后走行，在到达乳突前缘后分为耳支、枕支及茎乳支，耳支与枕支分布于耳后及枕部的皮肤，茎乳支进入茎乳孔分布于面神经周围。茎乳支的损伤可导致面神经麻痹。椎动脉经第 6～2 颈椎的横突孔垂直上行，然后向外上穿过寰椎的横突孔，再绕过寰椎侧块

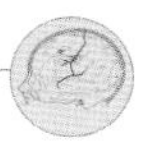

行向内后方，并在枕下三角内穿过枕骨大孔区的硬脑膜与蛛网膜进入颅腔，沿途发出脑膜支（颅腔外）、脊髓后动脉及小脑后下动脉，它们与颈静脉孔区手术入路密切相关。

（6）静脉解剖

颈静脉球和邻近的颈内静脉引流来自颅内、外的多个静脉，包括乙状窦、岩下窦、椎静脉丛、舌下神经管静脉丛、髁后导静脉及岩斜裂下面的静脉。乙状窦沿乙状窦沟下行，在枕乳缝处行向前内侧进入颈静脉球。岩下窦沿岩斜裂行向后下，其上端与海绵窦及基底静脉丛交通，在下行过程中还通过岩静脉与下岩斜静脉交通。到达颈静脉孔后，它先与下岩斜静脉、髁后导静脉、椎静脉丛及舌下神经管静脉丛的分支共同组成一个大的静脉丛（充满岩部），并由该静脉丛发出分支经舌咽神经与迷走神经之间，从内侧进入颈静脉球。颈静脉球向下延续为颈内静脉，经颈内动脉管和鼓室后方垂直下行。舌下神经管静脉丛围绕舌下神经，位于舌下神经管内，它可直接进入颈静脉球，也可通过参与组成岩部内的静脉丛，再进入颈静脉球，或者向后注入乙状窦下端，并与髁后导静脉及椎静脉丛交通，在内侧还与枕骨大孔周围静脉丛交通。髁后导静脉行经髁后管（位于枕骨髁的后方、枕骨大孔的外侧），向前注入乙状窦与颈静脉球交界处的后内侧壁，并与前方的岩下窦、内下方的舌下神经管静脉丛及后方的椎静脉丛相交通。

（7）肌肉解剖

在此仅介绍与颈静脉孔区手术相关的及作为主要解剖标志的肌肉。在外侧颈部，胸锁乳突肌与斜方肌位置表浅，胸锁乳突肌起自上项线外侧一半及乳突尖，下端止于锁骨内侧及胸骨上端；斜方肌位于胸锁乳突肌的后外侧。两者均由副神经支配。它们与下方的锁骨构成一个三角形的间隙，称为颈后三角。在此三角的深面为下一层的肌肉，包括头夹肌、肩胛提肌和头最长肌。头夹肌起自上项线外侧 1/3 及乳突尖，下端止于颈前中线及胸部上区，它由颈丛的中、下分支支配。肩胛提肌由 C_3、C_4 神经根支配，它起自上颈椎的横突，下端止于肩胛的上面，走行于颈椎横突孔内的椎动脉位于肩胛提肌的深面。头最长肌起自乳突的后缘，经头夹肌的深面向后止于上颈椎的横突。头最长肌于乳突的内侧为走行于二腹肌沟内的二腹肌后腹，其深面为寰椎横突。在颈后区斜方肌位置表浅，它起自上项线内侧半，向下覆盖颈后大部分区域，由副神经和颈丛支配。翻开斜方肌及其下面的头夹肌，可暴露头半棘肌，它起自上项线与下项线之间的枕骨表面，垂直向下附着于下颈椎及上胸椎的横突，由枕下神经、枕大神经及颈神经根的分支支配。在头半棘肌的深面，有 3 块小肌肉起自下项线与枕骨大孔之间：①后头小直肌，位于内侧，它起自下项线内侧部，向下止于寰椎后结节；②头后大直肌，起自下项线外侧部，向下止于枢椎棘突；③上斜肌，位于最外端，它起自下项线外侧部，向下止于寰椎横突。枕下三角是定位椎动脉的解剖标志，它由头侧直肌（内侧）、上斜肌（外侧）和下斜肌（下方）共同构成，椎动脉于该三角内行经寰椎后弓上方。下斜肌与寰椎后弓方向相一致，它起自枢椎的棘突，向外侧止于寰椎的横突。

2.2.7 枕骨大孔区

（1）骨结构解剖

枕骨大孔（foramen magnum）区的骨性结构包括枕骨、寰椎及枢椎。枕骨分为后方的枕鳞部、前方的基底部及侧方的髁部。枕鳞部的内侧面有一个横行的骨嵴，小脑幕附着其上。基底部向前上方倾斜，与枕骨大孔成 45°角，两侧借岩斜裂与颞骨岩部相邻。枕骨髁位于髁部的内下方，在其前内侧常有一个翼状突起，与齿状突之间有韧带相连（图 2-47）。舌下神经管位于枕骨髁的外上方，内有舌下神经通过。髁窝是一个骨性凹陷，位于颅外面枕骨髁的后方。在多数情况下，髁窝底部的骨质常穿破形成骨管，内有髁窝导静脉通过。寰椎与一般颈椎不同，呈环形且缺乏棘突和锥体，由前、后弓及成对的横突和外侧块组成。在后弓的表面常有一个骨性浅沟或骨管，椎动脉从中经过。外侧块的上、下表面分别与枕骨髁及枢椎的上关节面相接。外侧块的内侧常有一个骨性突起，它与横突之间有韧带相连。横突孔位于外侧块与横突之间，内有椎动脉经过。枢椎最大的特点是具有齿状突，齿状突向上占据寰椎椎体的位置，并与寰椎前弓的后面形成关节。在齿状突基底部的两侧有 2 个朝向外上方的关节面，并与寰椎的下关节面形成关节。同样，枢椎的横突孔也朝向外上方，致使椎动脉经过枢椎横突孔后需向内上方走行一段距离，才能进入寰椎横突孔。

（2）关节与韧带解剖

熟悉枕骨、寰椎及枢椎之间相互联系的关节和韧带在手术入路的设计中非常重要。寰椎与枢椎之

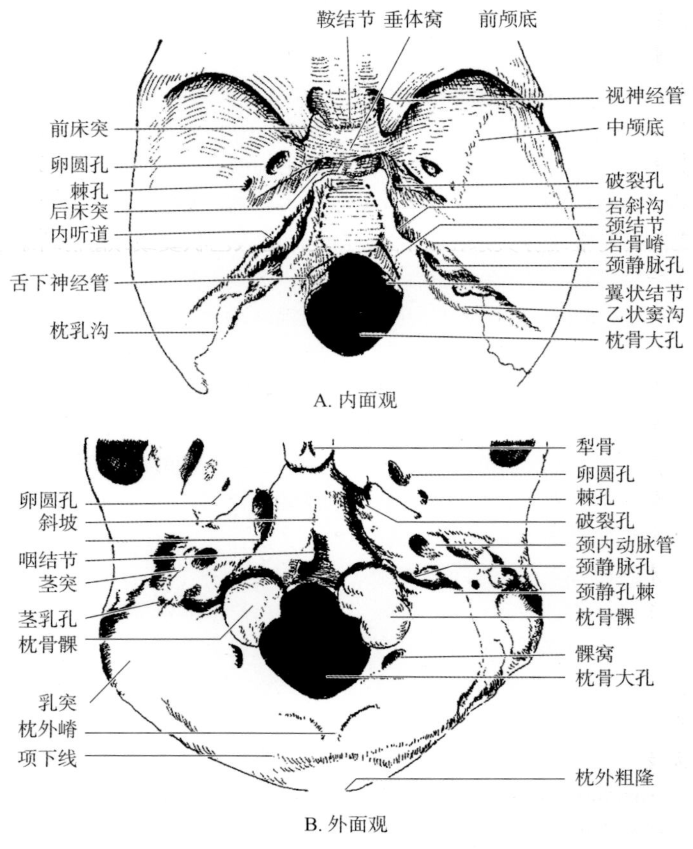

图 2-47 颅底骨结构

间存在 4 个骨性连接，在两侧由上、下关节突构成关节，在内侧由齿状突前、后面分别与寰椎前弓及横韧带构成关节，每个关节都有独立的关节囊和关节腔。寰椎与枢椎之间是靠齿状突后方的“十”字形韧带、前纵和后纵韧带及上下关节突周围的关节囊联系在一起。其中横行韧带位于寰椎侧块内侧的骨性突起之间；纵行韧带向上止于斜坡上表面，向下止于枢椎体的后表面。在前方寰椎与枢椎之间是靠前纵韧带相联系，它位于寰椎前弓与枢椎椎体之间。在后方寰椎与枢椎之间是靠位于寰椎后弓与枢椎椎体之间的一层膜状结构相联系，后纵韧带垂直向上与横韧带交叉后止于斜坡。枕骨与寰椎之间靠寰枕关节周围的关节囊及前、后寰枕筋膜相联系，前寰枕筋膜位于枕骨大孔前缘与寰椎前弓之间，后寰枕筋膜位于枕骨大孔后缘与寰椎后弓之间，两侧包绕椎动脉及 C_1 神经根。枕骨与寰椎之间有 4 个纤维结构联系，即：后纵韧带向上的延续部分；齿状突尖部与枕骨大孔前缘之间的连接韧带；成对的翼状韧带，位于枕骨髁与齿状突侧面之间。

(3) 神经解剖

位于枕骨大孔区的神经结构包括脑干的下端、脊髓的上端、小脑、第 4 脑室、下位的脑神经及上位的脊神经。脊髓向上与延髓相接，一般认为两者的分界在第 1 脊神经根起点的上端，也就是说位于枕骨大孔之间的是延髓。齿状韧带将脊髓固定于硬脊膜上，其外侧端常呈三角形，在枕骨大孔附近的齿状韧带常将椎动脉及脊髓后动脉包绕，并一起固定于硬脊膜上。因此，在枕骨大孔区域手术时，椎动脉与脊髓后动脉常不易分离。与枕骨大孔区关系密切的脑神经主要有舌咽神经、迷走神经、副神经及舌下神经，它们均从延髓及上段脊髓的侧方发出。舌下神经进入舌下神经管，并被管口的水平骨嵴分为两部分出颅腔；其余 3 对神经都从颈静脉孔出颅腔。舌咽神经与迷走神经在穿过颈静脉孔神经部的硬脑膜时，位置固定，且容易分离，是术中定位、分离和保护舌咽神经与迷走神经的解剖标志。副神经是唯一通

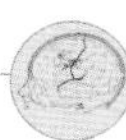

过枕骨大孔的脑神经，它由脑神经部和脊神经部组成。脑神经部起源于延髓，神经纤维向外侧走行并与迷走神经一起进入颈静脉孔；脊神经部起源于延髓下部及脊髓上部，它与脊神经的后根之间存在许多纤维联系，并向上经过枕骨大孔进入颅腔。高位的颈神经也与枕骨大孔区手术关系密切，尤其是 C_1 神经，它在进入椎间孔之前常与椎动脉关系密切，在手术中应锐性分离，以保护椎动脉及颈神经。

（4）动脉解剖

枕骨大孔区的主要血管有椎动脉、小脑后下动脉和椎动脉、颈内动脉及颈外动脉的脑膜支。椎动脉经第 6～第 1 颈椎的横突孔上行，出横突孔后沿寰椎后弓上面的椎动脉沟（有时为椎动脉管）行向后内，并于枕骨髁后方穿过硬脑膜进入枕骨大孔，经后组脑神经的腹侧向前内侧走行，在桥延沟附近两侧的椎动脉汇合成基底动脉。在椎动脉穿过硬脑膜时，硬脑膜常围绕椎动脉形成一个硬脑膜椎动脉管，长 4～6 mm，且 C_1 神经从内向外、脊髓后动脉从外向内与椎动脉相伴穿过此孔，此处很难将三者分离。椎动脉在枕骨大孔区的主要分支有脊髓后动脉、脊髓前动脉、小脑后下动脉及前、后脑膜支。脊髓后动脉大多起源于硬脑膜外的椎动脉，但也可以来自硬脑膜内的椎动脉或小脑后下动脉，它在进入脊髓后外侧沟之前常发出一个分支上行到延髓。小脑后下动脉大多起源于硬脑膜内的椎动脉，但也可以来自硬脑膜外的椎动脉，它绕过延髓的前外侧并穿过或行经后组脑神经的中间、上方与下方走向延髓的背外侧，在第 4 脑室顶部或小脑扁桃体附近分为内侧支与外侧支，内侧支供应小脑蚓部及其周围结构，外侧支供应小脑半球及扁桃体。脊髓前动脉由一对来自椎动脉的脊髓前中央动脉汇合而成，它沿延髓腹侧及脊髓前正中裂下行。枕骨大孔区的硬脑膜由诸多动脉的脑膜支参与供血，包括咽升动脉、枕动脉、椎动脉、小脑后下动脉、脊髓后动脉，以及来自颈内动脉脑膜垂体干的脑膜背动脉。

（5）静脉解剖

枕骨大孔区的静脉可分为 3 组：硬脑膜外静脉、硬脑膜内静脉及硬脑膜静脉窦，相互间有脑桥静脉或穿通静脉相交通。硬脑膜外静脉回流到脊髓周围和椎动脉周围静脉丛，后者是由颈深部肌肉及椎动脉周围区域的小静脉汇合而成。枕骨大孔区的交通静脉包括边缘窦、枕窦及基底静脉丛。边缘窦位于枕骨大孔四周的边缘，与周围的静脉窦均有交通。枕窦沿小脑镰分布，其下端分为左、右两支，向侧方走行进入乙状窦或颈静脉球。基底静脉丛位于鞍背到枕骨大孔的两层硬脑膜之间，它与前上方的海绵窦、侧方的岩下窦及下方的硬脑膜外静脉丛均有交通。硬脑膜内静脉引流下位小脑及脑干、上部脊髓及小脑延髓裂的静脉血。延髓背侧的主要静脉是延髓后内侧静脉，它沿延髓背侧上行，在闩部附近移行为小脑下脚静脉，并沿小脑下脚走向外侧，最后回流到延髓侧方的静脉。延髓前部及侧方的静脉向上通过岩静脉回流到岩上窦。

（唐寅达　李世亭　周良辅）

参考文献

[1] 李世亭，周良辅. 脑和脊髓的解剖[M]//周良辅. 现代神经外科学. 2 版. 上海：复旦大学出版社，2015：15 - 89.

[2] ARNATKEVICIUTE A, FULCHER B D, FORNITO A. Uncovering the transcriptional correlates of hub connectivity in neural networks [J]. Front Neural Circuit, 2019,13:47.

[3] ASPELUND A, ANTILA S, PROULX S T, et al. A dural lymphatic vascular system that drains brain interstitial fluid and macromolecules [J]. J Exp Med, 2015,212(7):991 - 999.

[4] FARAHANI F V, KARWOWSKI W, LIGHTHALL N. Application of graph theory for identifying connectivity patterns in human brain networks: a systematic review [J]. Front Neurosc, 2019,13:585.

[5] FRIDRIKSSON J, OUDEN D B D, HILLIS A E, et al. Anatomy of aphasia revisited [J]. Brain, 2018,141(3):848 - 862.

[6] LOUVEAU A, SMIRNOV I, KEYES T J, et al. Structural and functional features of central nervous system lymphatic vessels [J]. Nature, 2015, 523(7560):337 - 341.

脑和脊髓的生理与病理生理

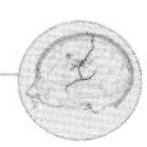

3.1 脑脊液和颅内压的生理与病理生理

中枢神经系统(central nervous system, CNS)具有精细的自身调节功能应对来自体内外的变化和各种理化损伤,以保护自身内环境的稳定。包括颅骨的物理防护,脑脊液(cerebrospinal fluid, CSF)的滋润和液压减震,丰富血液供应以维持细胞外液物质交换和细胞稳态,通过血脑屏障(blood brain barrier, BBB)防止外界有害物质进入等。

在特定的病理条件下,CNS 的这些保护系统可能也会变得有害,例如脑组织局限于一个相对密闭腔(颅骨)内,限制 CNS 的容量调节。将非压缩性的物质如液体加入颅腔就会产生压力。CNS 中这种压力就是颅内压(intracranial pressure, ICP)。在病理条件下,中枢神经系统的一些病变导致颅内容积和 ICP 升高,升高的 ICP 又会进一步加重原发病变的发展。

大多数的神经外科疾病,如先天性病变、肿瘤、代谢性疾病、感染性疾病、血管阻塞、出血和创伤等,都需要评估和治疗 ICP 增高。详细了解 ICP 的生理机制和 ICP 增高的病理生理,有助于临床有效的诊断和治疗。

3.1.1 颅内压的生理

(1) *正常颅内压*

正常 ICP 一般以人平卧时侧脑室内液体的压力为代表。在椎管蛛网膜下腔通畅的情况下,此压力与侧卧位时作腰椎穿刺所测得的压力大体相等,因此可以腰椎穿刺压力作为代表。成年人的正常 ICP 为 5.0～13.5 mmHg(1 mmHg＝0.133 kPa),或 70～180 mmH_2O(1 mmH_2O＝9.81 Pa),平均为 100 mm H_2O,女性稍低;儿童为 3.0～7.5 mmHg,或 40～100 mmH_2O,平均为 70 mmH_2O。此压力是通过颅骨钻孔穿刺侧脑室,或侧卧时作腰椎穿刺,然后用内径为 1 mm 的开放玻璃测压管测得的。由于颅脊腔的闭合性被破坏,部分脑脊液流失会影响 ICP。因此所测得的压力只是测压瞬间的 ICP 相对值。另一方法是用放置于颅内的压力换能器进行测量与记录。这种方法虽亦有仪表的误差,但比较正确地反映了 ICP 的实际情况,且能作持续的长期观察,为研究 ICP 的生理与病理生理提供了有用手段。根据换能器放置的部位不同,可测出不同的压力数据。在脑室内压(intracerebroventricular pressure, IVP)与脑脊液压(cerebrospinal fluid pressure, CSFP)中传感器接触的均是 CSF,因此两者的数据大致相等。硬脑膜下压(subdural pressure, SDP)的接触组织是顺应性不同的脑皮质,故测得的压力有轻微的偏低或偏高。硬脑膜外压(epidural pressure, EDP)所接触的是弹性较大的硬脑膜,因此所测得的压力常较 IVP 高。脑组织压(brain tissue pressure, BTP)测量时则四周都为脑组织,故测得的压力较其他几种压力有较大的区别,常用以反映脑水肿的程度。事实证明颅内不同部位具有不同的压力。当颅内有病变时,各部位的压差将更明显。

(2) *压力曲线和压力波形*

ICP 是一种脉冲波,描记下来为 ICP 曲线(图 3-1)。正常 ICP 曲线的形态取决于记录的速度,表现为时相的波动;由 2 种波构成:心搏动波(又称脑脊液搏动波)和呼吸波。前者主要是由于左心室收缩通过血传递到脑和通过静脉血管传递到脑脊液,其形态似动脉搏动波;后者源于动脉压的波动和随呼吸脑静脉节律回流。咳嗽、瓦尔萨尔瓦(Valsalva)动作(深吸气后屏气片刻)可暂时引起 ICP 升高,乃因中心静脉压升高逆行传到脑脊液所致。一般快速记录时可看到图 3-2 所示的波形,似锯齿,正常时可见第 1 个上升波(P1),为动脉搏动波,来自脉络膜丛和颅内大血管。第 2 个回落波(P2)和第 3 个复波(P3)。一般 P1 波幅较恒定,P2 则形态多变。P2 可能源于全脑的弹回性能,P3 则与静脉回流有关。ICP 曲线上又可区别出下列几种特殊波形(图 3-1):①平波,在长达 12～24 h 的监护过程中,ICP 曲线呈一平线,压力水平保持低水平,提示脑部有萎缩性病变。②A 波,又称平顶波或高原波,由突发性的 ICP 急速升高引起。波幅可高达 60～100 mmHg,持续时间长达 5～20 min。ICP 越高,出现此波的频率越多。在睡眠的快速眼动期出现此波的机会最多。发生此波时,患者有头痛加剧、呕吐、面色潮红、呼吸短促、脉速、意识障碍,甚至可有抽搐及强直性发作等。对 ICP 增高患者施加任何增高 ICP 的因素如作气脑造影、鞘内注射药物等,均可诱发此波。如能及时释放 CSF 减压、采用降 ICP 药物、做过度换气等可阻止或中断此波。A 波的出现是 ICP 代偿功能即将衰竭的信号。③B 波,又称 ICP 的节律性波动。见于 ICP 正常的病例中。此波历时 0.5～2 min,波幅 5～10 mmHg。认为是血压波动的反应,没有特殊临床意义。

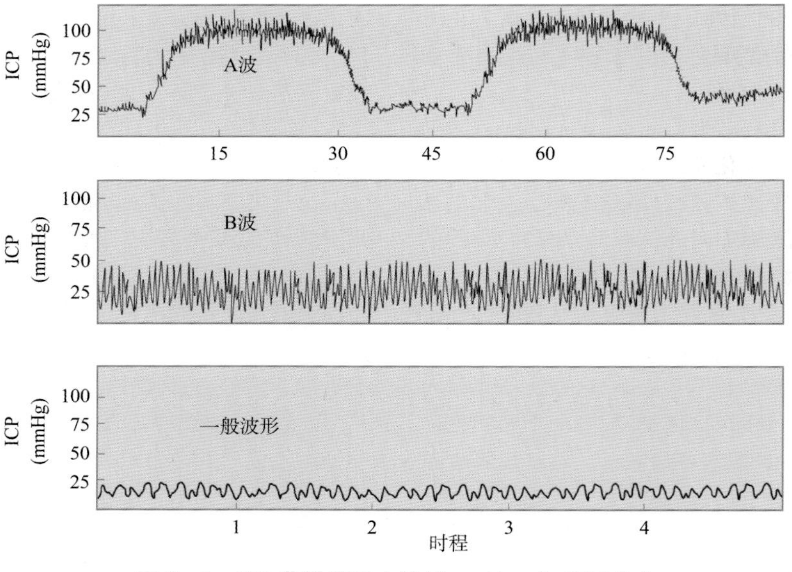

图 3-1 ICP 曲线及压力波(1 mmHg=0.133 kPa)

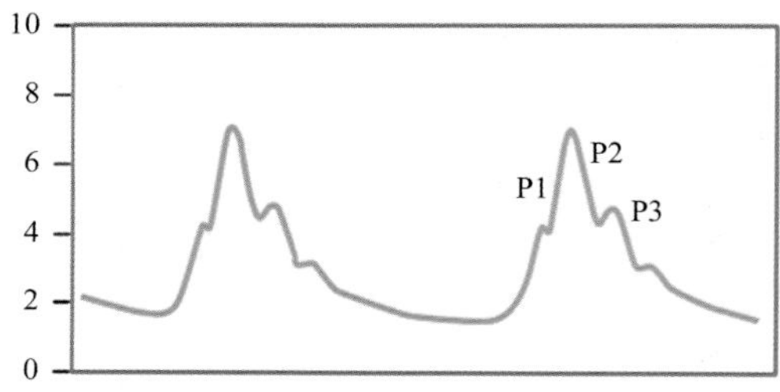

图 3-2 迅速记录时的正常 ICP 波形

注:P1 为上升波,P2 为回落波,P3 为复波。
引自:WINN H R. Youmans and Winn neurological surgery [M]. 7th ed. Philadelphia: Elsevier, 2017.

(3) *颅内压的组成*

ICP 由大气压、液静压、血压和充填压等多种压力组成。

1) 大气压:由于颅腔是不完全封闭的体腔,大气压可通过枕骨大孔、颅底一些孔隙影响 ICP。由于直接影响很小,一般可以不考虑。

2) 液静压:是颅内的内容物(主要是 CSF)在地球引力作用下产生的压力,是 ICP 的主要构成成分。液静压取决于测量水平以上颅脊腔内容物的重量。坐位时腰椎穿刺所得的 CSF 压要比胸段的高,而胸段又比颈段的高,说明有不同的液静压参与。但坐位时从腰椎穿刺所测到的 ICP 比侧脑室的最高点低,说明 ICP 不是单纯的 CSF 液静压,还有其他压力因素参与。

3) 血压:心、肺活动通过颅内动、静脉及毛细血管将部分压力传递给脑组织及 CSF,是决定 ICP 的一个比较重要的因素。这是由于心脏的每一搏出,使颅内血管扩张及脑室内脉络丛搏动;以及由于呼吸运动,胸腔内压力的改变,影响颅内静脉压。由于静脉管壁较动脉薄,弹性亦较动脉小,稍受压迫即出现被动扩张,影响血管床的总体积,故对 ICP 的影响较动脉大。压迫颈静脉或挤压胸腔,相应引起颅内静脉窦及上、下腔静脉的压力增高,都可反映到 ICP,并使之伴随上升。正常 ICP 与颅内大静脉窦压力接近,可相互替代。临床上 ICP 都用平均压(mICP)来表示,它的计算是舒张期的 ICP 加 1/3 的波幅压。

4) 充填压(filling pressure):为颅脊腔内容的体积及其与 ICP 的关系所产生的压力。此压力与内容物的总体积和总的弹回性(elastance)有关。颅腔内的内容物有脑、脑脊液和血液及可能的病理病灶。弹回性指压力变化作为体积变化的函数,反映体积变化对压力的影响。与弹回性相反,顺应性(compliance)是弹回性的倒数。大体上,颅脊轴的总弹回性由 2 个过程产生:膨胀和移位。颅脊间腔对体积增加的反应包括硬脊膜的膨胀、脑脊液从颅腔置换至脊椎管,以及脑的血液置换。因此,弹回性既是物理性又是生理性的测量。颅脊膨胀的程度与组成部分的弹性有关。弹性是物质在对应力作出反应

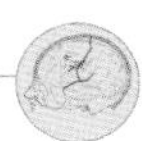

时恢复其原来形状的趋势。弹回性大，顺应性则差；反之亦然。因此，颅脊弹性具有两重性：抵抗扩张的收缩力和抵抗收缩的扩张力。对颅脊内容物施加收缩的内力是颅骨和硬脑/脊膜。婴儿的颅骨顺应性更大，随着颅内体积变化而部分扩张。硬脊膜的硬度不如颅骨，因此较易扩张，以便适应增加的体积。对颅骨和硬脑/脊膜施加向外扩张的力量是血管内血液、脑脊液和神经系统组织。

(4) *颅内液体动力学*

颅脊腔的80%～90%是液体成分。除脑脊液和血液外，单纯脑实质含75%～80%水分。因此中枢神经系统液体的含量和分布是ICP的主要决定因素。例如脑水肿和脑积水，是因不同的生理间隙内液体的增加而使颅腔内压力增高。

成人颅内容物由脑(约占87%)、脑脊液(9%)及血液(4%)组成。脑的细胞外间隙约占15%的脑体积。所以一个典型的约1 500 ml成人颅腔，约由1 100 ml细胞内间隙、200 ml细胞外间隙、140 ml脑脊液及60 ml血液组成。

1) 脑脊液：在成人和儿童，脑脊液的生成速率为0.35～0.4 ml/min。ICP在正常生理范围，脑脊液生成速率几乎不变。ICP增高时脑脊液生成速率降低。ICP增高伴随脑脊液生成减少的出现，是由于脑灌注压(cerebral perfusion pressure, CPP)不足所致。大部分脑脊液经位于上矢状窦蛛网膜绒毛的单向压力敏感阀而被吸收入血流。当脑脊液压超过矢状窦压时，脑脊液经蛛网膜绒毛流入静脉窦。脑脊液压低于5 mmHg，此时与正常上矢状窦压相等，就停止吸收。随着脑脊液压增加，吸收明显增多。随着ICP升高，脑脊液流出阻力减小。颅脊腔的压力传导和调控主要缘于脑脊液。根据帕斯卡(Pascal)原理，作用于被限制的液体内任何点的压力，将朝着液体内各点方向不减地传播。因此，在一个被限制的充满水的腔隙内，一个占位扩张，可使整个液体压力增高。像Pascal原理预测的一样，ICP的变化可通过脑脊液传播至颅脊腔的其他部位。

2) 颅内血液：同脑脊液一样，对颅内体积和ICP起作用。颅内血容量与动脉血流、静脉回流及脑血管张力有关。脑血管扩张使脑血流量增加，而脑血管收缩使脑血流量减少。血液对颅内占位病变作出反应时可被置换到颅外。

3) 细胞间液：脑水分同时分布于细胞内和细胞外间隙。位于脑细胞膜的钠钾三磷酸腺苷离子泵，对细胞内和细胞外的离子浓度与水的分布进行调节，把钾移入细胞内，将钠移出细胞外。因此，细胞外钠浓度比细胞内钠浓度要高。相反，细胞内钾浓度比细胞外间隙要高得多。液体从细胞外间隙流入脑脊液，称为“渗透效应”。液体对液静压梯度作出反应时大量流动，因此，降低脑室压使流动加强，增高脑室压使流动受阻。在脑室压增高的情况下，如脑积水时，液体呈逆向流动，返流入脑，可引起脑室四周水肿。另外，血脑屏障调节溶质和水分进入脑。毛细血管紧密连接，并缺乏在其他器官中所发现的胞饮作用的囊、穿通及其他运送机制。钠从血液被主动地运送到脑。正常时，水分与钠的流入，是从血液移动至脑。与其他毛细血管床不同，水分在血脑屏障移动，主要是因与液静压及压力梯度对抗的渗透作用。

(5) *蒙罗-凯利学说*

由于脑组织、脑血容量和CSF位于坚硬颅骨所构成的体腔中，加之它们的体积都不能被压缩，如果其中一项体积增加，则需有另两项体积的缩减来代偿，称为颅腔空间的代偿功能，即蒙罗-凯利(Monro-Kellie)学说。

1) CSF：是颅内3个内容物中最易变动的成分，因此在颅腔空间代偿功能中发挥较大的作用。CSF的分泌主要取决于平均动脉压与ICP之间的压力差，其吸收则取决于ICP与上矢状窦之间压差。分泌与吸收处于相对的平衡状态。当ICP低于5 mmHg时，吸收基本停止，分泌压增大，CSF增多，阻止了ICP的继续下降。当ICP高于5 mmHg时，分泌压减小，吸收压增大，CSF减少，延缓了ICP的增高。另外，当颅内有占位病变时，部分CSF经枕骨大孔被挤入脊髓蛛网膜下腔后被吸收，缓解了颅内压的增高。由于CSF在正常情况下只占颅腔总体积的10%，因此这种空间代偿能力有限。

2) 脑血容量(cerebral blood volume, CBV)：指脑内所含的血液总量，相当于开放的脑血管床的总体积。脑血管阻力(cerebral vascular resistance, CVR)指每毫升血流在1 min内流过100 g脑组织时所需的压力，单位为mmHg/(100 g·min)。正常的CVR为1.3～1.6 mmHg/(100 g·min)。脑阻力血管包括脑动脉及微动脉，两者管壁均有平滑肌结构，有调节脑血流量(cerebral blood flow, CBF)的功能。其余的脑静脉、静脉窦及毛细血管的管壁上缺乏肌肉组织，其口径可随血液外流时的阻力而被动地扩张。流经上述这些血管的总血流量称为 CBF，是保证脑的正常生理功能和代谢活动所必需的。CBF 的大小取决于 CPP 和 CVR，其关系可用下列公式表达（MAP 为平均动脉压）：

$$CBF = CPP/CVR = (MAP - mICP)/CVR$$

这种关系由精密的脑自动调节功能来维持。生理上可区分出 2 种脑自动调节功能：①压力自动调节；②代谢自动调节。当 CPP 下降，阻力血管壁上的平滑肌受到的压力减小，血管舒张，管腔扩大，CVR 减小，血液的流速加快，CBF 增加。当 CPP 增高，阻力血管收缩，使管腔缩小，CVR 增大，血流速度减慢，CBF 减少。脑代谢自动调节也是一样，当脑代谢增高，脑组织内氧（O_2）被利用，二氧化碳（CO_2）和腺苷增多而引起脑血管的舒张，CVR 减小而血流量增加，以利于尽快带走代谢产物。相反，则脑血管收缩，CBF 减少。脑血管的压力自动调节对全脑血流量的稳态具有保证作用，而脑代谢自动调节则对 CBF 的分布起着合理分配的作用。

脑血管自动调节功能是有限度的，上限相当于 CPP 为 120～130 mmHg。此时如再提高 CPP，则 CBF 将随 CPP 的增加呈线性递增，产生脑过度灌注现象。脑的非阻力血管被动扩张、充血，血管的渗透性增加，血液乃至血细胞渗出致脑肿胀，使 ICP 增高。自动调节的下限相当于 CPP 为 50～60 mmHg。低于这水平则 CBF 将随 CPP 的下降呈线性减少，产生脑缺血甚至脑梗死的结果。脑损伤、脑肿瘤、长期的脑缺血、动脉血二氧化碳分压（$PaCO_2$）或氧分压（PaO_2）的异常，均可不同程度地影响脑自动调节的正常发挥；此时如突然发生 CPP 增高，亦会出现脑过度灌注现象。

综上所述，CBF 影响 ICP 是通过脑内血管床的容量变化引起 CBV 变化而实现的。

3）脑实质：在成年人中，半固体的脑实质的体积是相对恒定而不可压缩的。特别是急性 ICP 增高时，不会迅速减缩体积来适应。但是在缓慢发展的脑积水病例中还是能看到脑实质的可逆性缩减，这改变了过去认为脑实质的改变只有通过组织内部的变化，如细胞的死亡、纤维束的退变等来实现的概念。在颅内有诸如脑缺氧、中毒、代谢紊乱、损伤、肿瘤、脑血管意外、炎症等病变时，都可发生所谓脑组织内异常积液而致脑体积较快增大的脑水肿，从而导致 ICP 增高。

4）血气：脑动脉血内的 PaO_2 和 $PaCO_2$ 与 ICP 密切相关。PaO_2 的正常限阈为 60～140 mmHg，在这范围内 CBF 保持稳定不变。如 PaO_2 低于 60 mmHg，脑血管开始扩张，脑血管床扩大，同时血管的通透性增加，水分渗入脑组织内（致脑水肿），使 ICP 增高。PaO_2 超过 140 mmHg 时，脑血管开始收缩，脑血管容积减少，CBF 相应缩减，ICP 可因此而下降。PaO_2 的增高可用过度通气，或在高压下吸入 O_2 来达到。临床上常用此法来降低 ICP。

$PaCO_2$ 调节脑血管的效果比 PaO_2 更强。从 $PaCO_2$ 为 40 mmHg 正常值开始，每升高 1 mmHg 可使脑血管容积增加 3%，因此可较显著地使 ICP 升高。$PaCO_2$ 超过 70 mmHg 时，脑血管的自动调节功能即可丧失。

上述影响 ICP 的各因素，在效果上儿童或老人与一般成人不同，有无血管硬化及神经系统病理改变，亦有不同。另外，调节功能的效果常与病变的性质、部位、大小、扩张的速度、伴随的脑继发性病变及有无 CSF 的阻塞有关。

3.1.2 脑脊液的生理

在成人约 1 500 ml 的颅腔内，大约 87%的容积为脑组织所占据，9%的容积被分割成若干部分的脑脊液（脑室、脑池和蛛网膜下腔）占据，另外 4%的容积是血液。细胞外间隙与脑脊液直接接触，并构成脑总体积的约 15%。总体的脑脊液包括被分割成若干部分的脑脊液和细胞外间隙的脑脊液。在成人颅腔内脑脊液的平均体积是 164.5 ml(62.2～267 ml)。

（1）脑脊液的产生

脑脊液由脉络丛、室管膜等产生。脉络丛是由软脑膜陷入脑室腔内形成的，它位于侧脑室、第 3 脑室和第 4 脑室。在这些区域，多叶状的有密集分支的血管被软脑膜包裹并被覆分化的上皮细胞，即脉络膜上皮细胞。在这些结构中细胞的表面被致密的绒毛状突起覆盖来增加表面积。产生脑脊液的其他部位是非脉络丛组织，如脑室的室管膜等。

10%～20%脑脊液源于组织间液，细胞外间腔经下列通道与脑室和蛛网膜下腔交通：沿脑室排列的室管膜、连接蛛网膜下腔的神经胶质软膜、围绕脑血管的脑血管周围间隙[即菲-罗（Virchow-Robin）间隙]。细胞外间隙的钠和液体通过渗透压和离子能量泵进入蛛网膜下腔和脑室。正常时从血管流入脑的水分和钠的含量，与从细胞外流入脑脊液的正

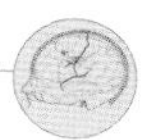

好相等，取得平衡。

在较长的时间内，脑脊液被认为是由血浆超滤产生，意味着血管内静水压将无蛋白的液体从内皮间隙内压出。然而关于脑脊液组成的分析说明其与血浆在离子水平的组成方面有着很大区别，这有力地反驳了脑脊液的产生仅是血液简单滤过或透析过程的理论。在总体上，脑脊液钠、氯和镁离子的浓度比血浆滤出液高，而钾、钙、尿素和葡萄糖的浓度低。然而两者的总渗透压却非常接近。因此新近的理论把脑脊液的产生由一个简单的过滤过程改为能量依赖的分泌和重吸收过程。

脑脊液的产生速度可以应用标记稀释技术或脑室脑池灌注法根据注入物质的清除率和转运试验来估算。通过这些方法估算的数值范围是 0.35～0.37 ml/min。最近，脑脊液系统在磁共振信号中的流空现象被用来估计脑脊液的产生速率。费恩堡(Feinherg)和马克(Mark)估计脑脊液流过中央管的速率是 0.48 ml/min，在理论上它应该等同于在侧脑室及第 3 脑室的脑脊液分泌速率。然而在个体中脑脊液产生的绝对速率的差异与脉络丛重量明显相关。而且脑脊液的产生速率亦遵循昼夜变化的规律，在夜晚和清晨达到分泌的高峰。

(2) 脑脊液的吸收

因为脑脊液的分泌是持续的，所以其吸收速率与分泌速率一定是相等的。脑脊液流动从脉络丛开始，经过脑室，到达小脑延髓池、大脑基底池和蛛网膜下腔。在生理学上脑脊液主要通过硬脑膜静脉窦引流至硬脑膜静脉系统。蛛网膜部分外翻突出入静脉窦并构成蛛网膜颗粒或绒毛，这构成了蛛网膜下腔和硬脑膜静脉窦之间的一个活瓣式连接，这样血液不会反流至脑脊液。在蛛网膜下腔有较高的静水压，这推进脑脊液的总体流量向前，因此可以引流出脑脊液。研究表明，这些结构仅允许最大几微米的分子通过，而且仅是单向的。脑脊液的重吸收在脑脊液的压力低于 5 mmHg 时会完全停止。

因为所有的液体流动都需要阻力因素，在脑脊液吸收过程中会产生一个压力梯度，它等于脑脊液的生成速率乘以液体阻力。流量或阻力的数值越大，压力梯度就越大。当这个系统达到平稳时，脑脊液间隙内的压力数值一定要大到能够推进脑脊液以其生成速度相同的速度经过蛛网膜绒毛。这需要脑脊液压力(即 ICP)等于通过吸收元件的压力梯度和出口压力的总和。稳态下 ICP 与 3 个参数成正比：①CSF 的生成速率；②CSF 的吸收阻力；③硬脑膜静脉窦压力。如果这些参数保持恒定，ICP 是不变的，而且顺应性元件不参与 ICP 的调节。

如果 CSF 的生成速率、流出阻力或液体吸收处的静脉压力增加，就能够改变这个动态平衡并导致 ICP 升高。CSF 的生成速率与流出阻力的乘积大概在总的 ICP 中占 10%。剩余部分的阻力来自硬脑膜窦内压力的大小。在这种分布条件下，流出阻力必须显著增高才能使 ICP 明显增高。然而静脉窦阻塞只会引起矢状窦压力较小提高，它又直接传导至 CSF 系统提高静止的 ICP。这些 CSF 流体动力因素可以在不依赖其他因素的情况下发现变化。

如果硬脑膜静脉窦压力增加，CSF 的吸收能保持恒定，ICP 会移动至一个新的平衡。约翰斯顿(Johnston)的研究支持了这个概念，他证明了在静脉阻塞诱发 ICP 升高时，CSF 阻力是正常的。在这种情况下，CSF 的净体积没有变化，并且推测顺应性因素也没有发生变化。His 和 Weed 自 1865 年起就观察到，CSF 尚可通过软脑膜、室管膜、脑实质的细胞外间隙及脑神经和脊神经根的蛛网膜颗粒等吸收而进入血液中。

3.1.3 颅内压增高的病因

凡是引起 ICP 生理调节失控的原因，均可构成 ICP 增高的病因，包括以下几点。

1) 颅内占位性病变，如肿瘤、血肿、脓肿、寄生虫囊肿等。

2) 颅脑损伤引起的脑水肿、肿胀等。

3) 脑缺血、缺氧引起的脑水肿、肿胀等。

4) 脑血管病如高血压脑出血、脑梗死、血管病引起的颅内静脉压增高等。

5) 脑脊液循环障碍，如 CSF 生成或吸收障碍，或循环受阻引起的脑积水等。

6) 先天性病变，如狭颅症等。

7) 代谢病和中毒，如尿毒症、酮血症、各种重金属中毒引起的脑水肿、脑出血或坏死等。

8) 其他全身性或系统性疾病，如低氧血症、肺气肿、维生素 A 缺乏、真性红细胞增多症等。

3.1.4 颅内压增高的病理生理

(1) 压力-容积关系

ICP 和颅内容积的关系是非线性的，在健康成人为双曲线[赖德(H. W. Ryder)，1953]。图 3-3

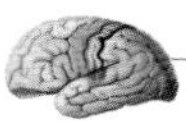

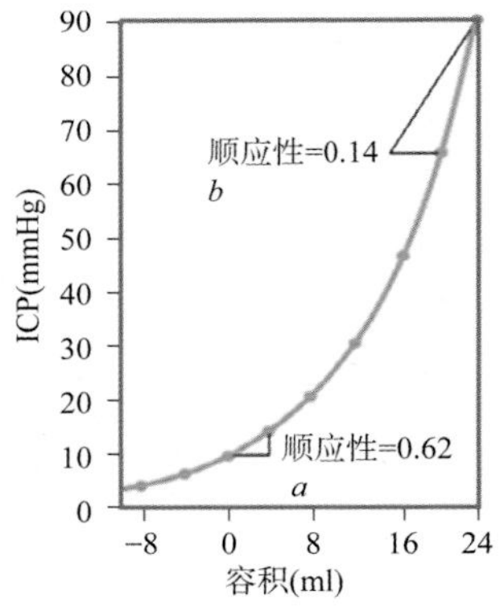

A. 正常成人压力-容积曲线

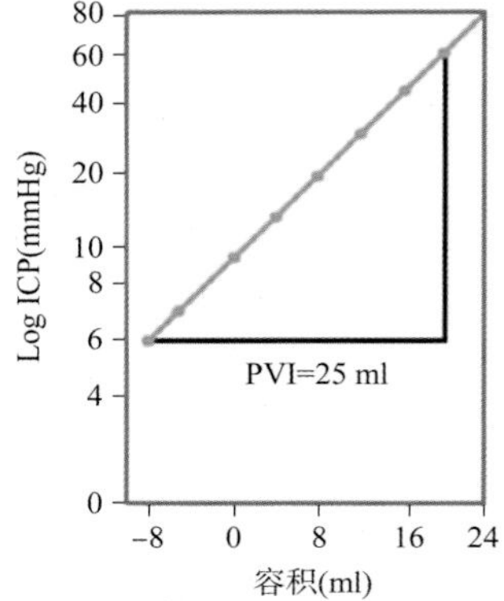

B. 正常成人压力容积指数

图 3－3　反映颅内压与颅内容积的压力-容积曲线和压力容积指数

注：A 中 a 点为空间代偿期，b 点为空间失代偿期；B 中根据容积变化与 ICP 对数作图计算出压力容积指数并用于描述脑顺应性。

引自：WINN H R. Youmans and Winn neurological surgery [M]. 7th ed. Philadephia: Elsevier, 2017.

中的曲线起始平坦部分，容积增加对 ICP 影响很小，因为颅内代偿机制有效地发挥作用，维持 ICP 在正常范围，此期称空间代偿。当容积继续增加，每单位容积引起的 ICP 变化明显增加，脑顺应性下降，曲线上升变陡，此期称空间失代偿。当 ICP≥50 mmHg 接近平均动脉压时，曲线又趋于平坦。因此实际上曲线并非双曲而是“乙状”形。另一种分析方法可用 ICP 与容积的对数图，两者呈直线关系。直线的斜率是压力容积指数(pressure volume index, PVI)，即引起 ICP 增高的毫升容积。正常人 PVI 为 25～30 ml。当病变引起脑顺应性下降，PVI 也下降，此时很小量的容积改变即可引发 ICP 明显变化。当 PVI＜13 ml 时，为显著异常。PVI 与年龄有关，婴儿＜10 ml，14 岁后达 25 ml。临床上可通过从 CSF 腔内注入或抽出 CSF 同时测量 ICP 的变化来测量 PVI，但常低估脑顺应性(图 3－4)。

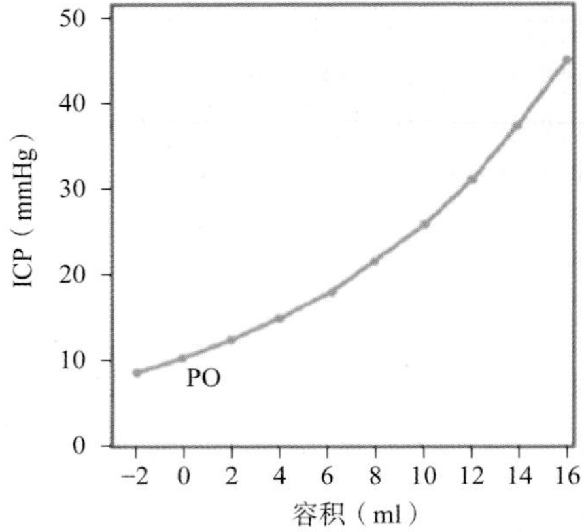

A. 正常成人压力-容积曲线(PVI＝25 ml)

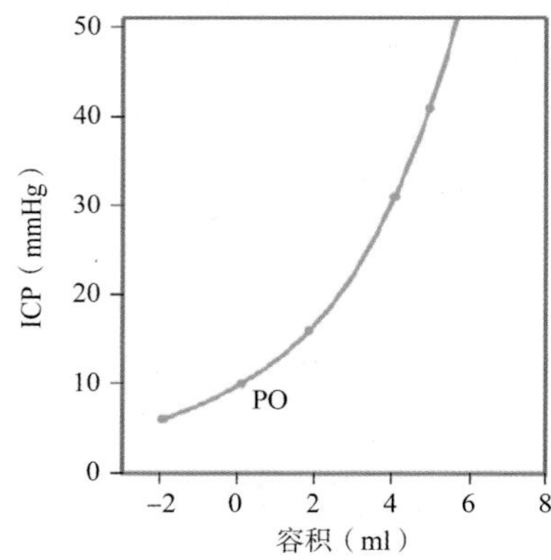

B. 颅脑创伤后压力-容积曲线(PVI＝10 ml)

图 3－4　正常成人和颅脑创伤后脑水肿患者的压力-容积曲线

注：在病理状态下压力-容积曲线变陡峭且 PVI 变小。

引自：WINN H R. Youmans and Winn neurological surgery [M]. 7th ed. Philadephia: Elsevier, 2017.

(2) 压力反应指数

颅内代偿机制丧失，导致 ICP 增高，引起的后果是严重的。首先，引起 CPP 下降。这是由于 CPP＝MAP－mICP。当脑血管自动调节功能良好时，脑血流下降不明显；当超过脑血管自动调节下限(50～70 mmHg)时，CBF 明显下降，脑血管反应张力也下降，此时脑动脉搏动波传递至脑实质增大。同样，由于 ICP 增高，脑顺应性下降也增加 ICP 波。临床已

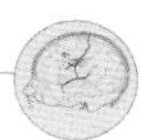

证实 CPP 下降导致血压波和 ICP 波的增大与预后不良有关。由于血压和 ICP 的关系取决于脑血管自动调节功能，M. Czosyka(1997)把血压和 ICP 的动态变化关系命名为压力反应指数(pressure-reaction index, PRx)，以测量脑血管自动调节功能。当 PRx 从低值增大到接近 1.0 时，提示预后不良；当 ICP 从平顶波很快下降到基线时，提示预后良好(图 3-5)。临床实践证实 PRx 是一个切实可行评估脑血管自动调节功能的方法，可阐明 ICP 增高中脑血管的调节机制。

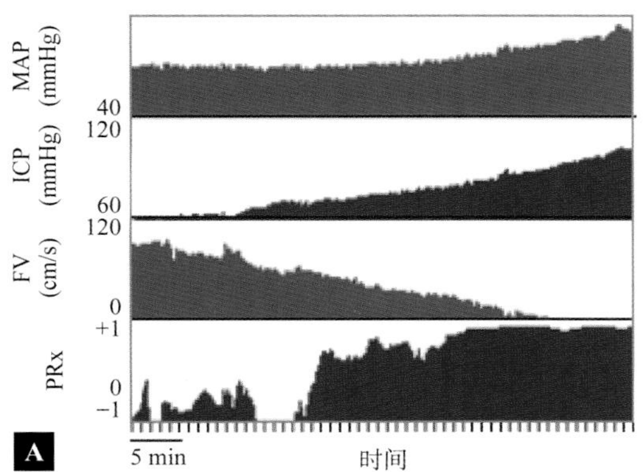

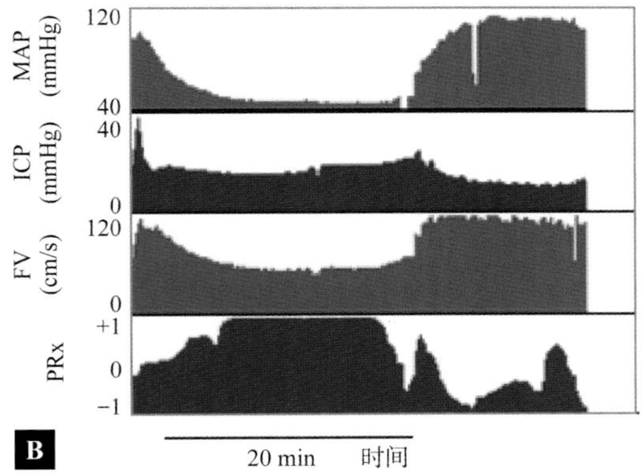

图 3-5　利用压力反应指数来评估脑血管自动调节能力和预示预后的实例

注：A. 一位 ICP 致命升高患者的平均动脉压(MAP)、颅内压(ICP)、大脑中动脉血流率(FV)和压力反应指数(PRx)。PRx 随 ICP 的增高而增高；B. 一位处于恢复期 ICP 平稳的患者，显示了恢复时 PRx 和 ICP 的下降。

引自：WINN H R. Youmans and Winn neurological surgery [M]. 7th ed. Philadephia: Elsevier, 2017.

在许多病变中，脑血管自动调节功能已出现障碍，如图 3-6 所示，曲线左移，呈直线，反映自动调节功能下降，CBF 开始下降，最终导致脑缺血。反过来，脑缺血引起细胞毒性脑水肿，加重 ICP 的增高和 CPP 的下降，从而构成恶性循环。当 ICP 增高到对治疗无反应时，称顽固性 ICP 增高。

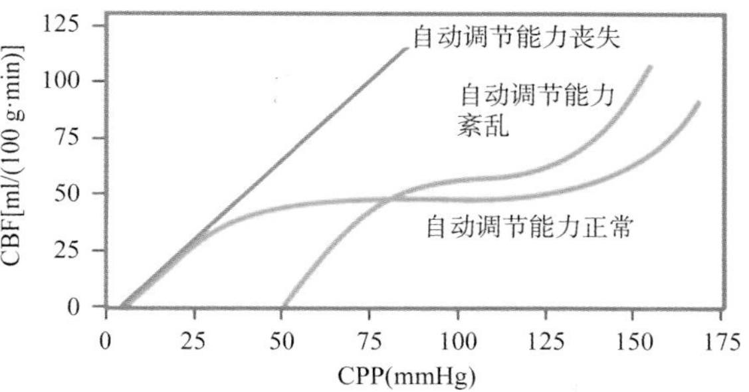

图 3-6　脑自动调节曲线

注：脑自动调节能力正常时 CPP 在一定范围内变化时 CBF 保持不变。脑自动调节能力受损时曲线向右移位并趋向线性，这时当 CPP 增加时 CBF 稳定性降低。而当自动调节能力完全消失时 CBF 随 CPP 呈现线性变化。

引自：WINN H R. Youmans and Winn neurological surgery [M]. 7th ed. Philadephia: Elsevier, 2017.

(3) 2 种颅内压增高

根据发病原理不同，ICP 增高可以分为：①弥漫性 ICP 增高，在颅内各处压力均衡且无脑移位，压力解除后神经功能恢复较快。临床见于蛛网膜下腔出血、弥漫性脑膜炎等。②局限性 ICP 增高，颅内的不同部位有压力差，病变所在区压力最高，并构成一压力源引起脑移位。此型脑调节功能较差，超过一定时间后，虽然解除压力但神经功能恢复较慢。这可能与脑的移位及其局部受压引起脑血管自动调节功能损害所致的脑实质出血、水肿等有关。各种颅内占位病变都属于此类型。识别这两类不同的 ICP 增高，不仅有助于临床诊断及选择治疗方案，且有利于预后判断。

(4) 脑疝

当颅内某一部位有占位病变时，该部的压力比邻近的压力高，引起脑组织由压力高的部位向压力低的部位移位，这就是脑疝。脑组织的移位方向与程度，取决于颅内的压力差、病变的位置及小脑幕裂孔的大小。脑组织的移位有 2 种：①偏性移位，脑组织由一侧移向对侧，脑干也跟着向对侧偏移；②轴性移位，脑组织通过小脑幕裂孔由上向下或由下向上移位，脑干也跟着作同样的轴性移位。2 种移位中以轴性移位危害性更大。

临床上常见的脑疝有：①小脑幕裂孔疝，又称颞叶疝、海马疝、钩回疝；②枕骨大孔疝，又称小脑扁桃体疝。它们的共同特点是都有脑干的被挤压和移位。同时，CSF 的流动受到阻碍，削弱了 CSF 的代偿功能(图 3－7)。

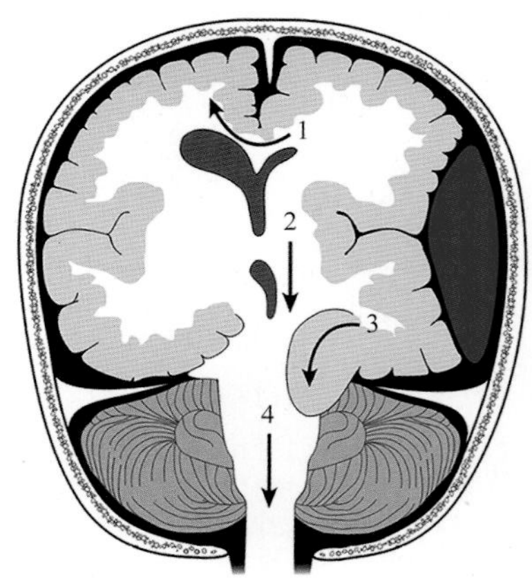

图 3－7 不同类型脑疝示意图

注：1. 大脑镰疝；2. 中央疝；3. 小脑幕裂孔疝；4. 枕骨大孔疝。

1）小脑幕裂孔下疝：常见于一侧大脑半球，特别是额颞叶的占位病变，使颞叶内侧的海马回及钩回等结构疝入小脑幕裂孔，紧邻裂孔或通过裂孔的结构如动眼神经、大脑后动脉、中脑及其供应血管都受到挤压和移位，造成直接的机械损伤或由于血液供应受阻而引起的间接损害。患者表现为意识障碍；病侧瞳孔扩大，对光反应消失；对侧肢体痉挛性瘫痪。随着移位的增加，中脑内动眼神经核和网状结构压迫加重而致双侧瞳孔散大，昏迷加深。当脑干发生轴性移位时，供应脑干的穿入动脉受到牵引，发生断裂或闭塞，引起脑干实质内的出血及梗死。由于中脑与下丘脑之间的联系中断，出现一系列自主神经功能紊乱的表现。由于导水管及环池被堵塞，引发脑积水而加重 ICP 增高，加速脑干的轴性移位。严重的裂孔疝可使脑组织发生嵌顿而坏死。大脑后动脉可在裂孔边缘处被压而闭塞，导致病侧的枕叶梗死。

2）枕骨大孔疝：颅后窝有占位病变引起局部 ICP 增高，或当颅内其他部位有占位病变引起幕上 ICP 不断增高，推挤两侧小脑扁桃体及邻近的小脑组织经枕骨大孔向下疝入椎管，称枕骨大孔疝。下移的脑组织被压于枕骨大孔坚硬的骨缘上，形成一清晰的环形压迹。严重时可引起血供障碍，导致患者猝死。在延髓有轴性下移时，颈神经根受到牵拉，可引起颈后部疼痛及颈项强直。延髓内各脑神经核的功能紊乱可引起心动过缓、血压上升、呼吸变慢、反复呕吐、吞咽困难、面部麻木及异样感、眼球震颤及平衡障碍。但患者常保持清醒，瞳孔常无改变。此时如有使 ICP 突然增高的诱因，如咳嗽、呕吐等，均可使脑疝突然加剧而导致呼吸骤停、昏迷，继以呼吸、循环衰竭而死亡。

3）大脑镰疝：一侧大脑半球的占位病变引起同侧半球内侧面的扣带回及邻近的额回，经大脑镰游离缘移向对侧，压迫大脑前动脉及其分支，引起大脑内侧面的梗死，出现对侧下肢轻瘫、排尿障碍等症状。

4）小脑幕裂孔上疝：颅后窝占位病变引起颅后窝压力较幕上高，使小脑蚓部的上半部和小脑前叶经小脑幕裂孔向上移位，进入中脑背侧和四叠体池内，压迫四叠体、大脑大静脉，引起中脑和两侧大脑半球深部水肿、出血、软化等。患者可有四叠体征、意识改变甚至去大脑强直、呼吸骤停。

脑疝是 ICP 增高引起的后果严重的危象，必须紧急处理。应先查明病变部位及性质，做急症手术去除病因。在未查明病因前可先设法降低 ICP，争取病情短期缓解，再酌情处理原发病因。

(5) 脑水肿

脑水肿是指脑组织内液体的异常增多。颅内各种病变都可引起脑水肿。脑水肿使脑体积增加而致 ICP 增高，后者使脑代谢和血供改变而加重脑水肿。两者常相互助长，互为因果，使病情愈加恶化。当脑内液体积聚在细胞外间隙时，称为血管源性脑水肿。脑损伤、脑肿瘤、脑血管意外等病变中的脑水肿开始时多数属此类型。它是由于血脑屏障局部被破坏，引起血管渗透性增加的结果；在实验室中它相当于脑冷冻所引起的脑水肿。其特点是水肿区位于脑白质内。CT 检查可见脑白质区扩大，密度明显降低，并呈指状伸向周围。当脑内液体积聚在细胞内时，称为细胞中毒性脑水肿。它是由于损害直接作用于脑实质细胞使之肿胀的结果。脑缺氧、缺血所致的脑水肿多数属于此种。其特点是细胞摄取的水分增加，胞体增大，胞外间隙变小。病变早期血管通透性常无变化。但是，临床上这 2 种水肿常同时发生或先后发生。几乎所有水肿，包括细胞中毒性脑水肿都是血管源性脑水肿，因为水肿液均来自血液。因

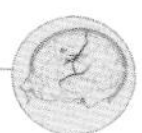

此，有人把脑水肿分成血脑屏障完整性与不完整性 2 种脑水肿。另外，水分根据渗透压梯度渗入脑的称为渗透性脑水肿，而脑积水引起的脑水肿则称为间隙性脑水肿或脑积水性脑水肿(表 3－1)。但由于细胞中毒性和血管源性脑水肿习用已久，目前仍广为应用(详见 3.3.5)。

表 3－1 脑水肿的分类

特 征	细胞毒性脑水肿	血管源性脑水肿	间隙性脑水肿	渗透性脑水肿
病理生理	胞膜离子泵代谢障碍，引起渗透梯度改变，细胞内肿胀(神经元、胶质细胞、内皮细胞)	血脑屏障渗透性增大(包括血-肿瘤屏障)，细胞外间隙水分增多	脑积水或 CSF 吸收障碍导致 CSF 等经室管膜进入脑室周边细胞间隙	脑组织高渗，水分根据渗透压梯度进入脑组织
血脑屏障	完整	破坏	完整	完整
水肿液成分	水、钠细胞内积聚	水、钠、血浆蛋白	水、钠	水
水肿部位	灰、白质	主要在白质	脑室周边白质	白质
细胞外液容量	减少	增加	增加	增加
主要病因	缺氧、酮症、肝性脑病、低温、脑梗死或缺血、感染、脑炎、瑞氏(Reye)综合征、脑外伤、水中毒等	脑瘤、脓肿、脑炎、脑梗死后期、脑外伤、铅中毒等	脑积水	血透、抗利尿激素异常分泌综合征、水中毒等
对治疗的反应	±	＋	＋	±
激素	—	＋	—	—
利尿剂	暂时有效	±	暂时有效	—
消除原发病	＋	＋	＋	＋

(6) 库欣反射

急性 ICP 增高的患者可表现为缓脉、血压升高、呼吸缓慢等，严重时呈呼吸间断停顿，此称库欣(Cushing)反射。这是由于脑的代偿和脑自动调节机制衰竭、脑血流下降、CPP＜40 mmHg 时，为了维持适当的 CPP，机体通过血管压力反应，释放儿茶酚胺，兴奋交感神经引起血管收缩和血压升高、脉搏变慢、脉压增大和呼吸逐渐减慢所致。随着 ICP 的继续增高，血压升高直到 ICP 升到接近动脉的舒张压时，血压即骤然下降，脉搏增快，最后呼吸停止。它常见于急性颅脑损伤而有 ICP 增高的患者。出现 Cushing 反射者，如不及时处置，预后多不良。

(7) 心律紊乱

ICP 增高的患者常有心律紊乱。轻度 ICP 增高以窦性心律失常如窦性心律不齐、窦房内游走节律、窦性静止及窦性停搏为主。中度 ICP 增高时除窦性心律失常明显增多外，并可有交界处逸搏，偶有室性早搏。重度 ICP 增高，ICP 在 60 mmHg 以上时，心律紊乱以各种室性心律失常为主。室性早搏可以频繁而多源性。最后可因心室颤动而致死。这与下丘脑内自主神经中枢不平衡有关。

(8) 神经源性肺水肿

发生神经源性肺水肿可能与 ICP 增高作用于下丘脑、延髓、第 4 脑室底和颈髓有关。研究显示交感神经异常兴奋可引起神经源性肺水肿，儿茶酚胺引起周围血管收缩，导致肺动脉压和全身血压升高，肺动脉压升高可引起肺水肿。因为肺内的液静压升高，肺内皮细胞受损均促使肺部血管通透性增大，引发和加重肺水肿。神经源性肺水肿有 2 种形式：①早期或典型，在脑损伤数分钟至数小时发生，表现为气急、心悸、泡沫痰和肺啰音。发热和缺氧也可发生。胸 X 线片见双肺广泛或蝴蝶状病变，或仅局限于肺上叶；心脏大小正常。②迟发型，表现为缓慢进展性肺功能低下。

(9) 胃肠道功能失常

胃肠道功能失常主要为胃及十二指肠的应激性溃疡、胃穿孔、胃肠道出血等。动物实验中见 ICP 增高时，胃内压增高，胃蠕动减慢、减少，胃液分泌中游离酸增加。这些改变均可使胃壁发生淤血、凝血，可能为形成应激性溃疡的机制。

3.1.5 颅内压增高的临床表现

1) ICP 增高主要表现为头痛、呕吐、视神经盘水

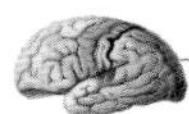

肿三联征。头痛多在晨起即发,活动、低头或用力后加重,呕吐后暂时缓解。慢性 ICP 增高、弥漫性 ICP 增高者常无头痛、呕吐,仅有头晕或视神经盘水肿。婴儿病例因颅骨较软、颅缝未闭,在颅内容物的体积增长时,ICP 可依靠扩大颅腔来代偿,这时 ICP 增高的主要表现为头颅增大、骨缝分离等。在儿童中,局灶性 ICP 增高可使局部颅骨变薄、膨出,呈明显的不对称。

2)局灶征:如疼痛、失语、肢体瘫痪、视野缺损等。局部病灶压迫邻近脑,产生脑水肿,严重者可发生脑疝。病情多呈进展性,其中最早出现的症状与体征常具有定位意义。

3)急性 ICP 增高者可出现 Cushing 反射。

4)慢性 ICP 增高的患者可出现智力障碍、精神症状等。

3.1.6 颅内压监测

神经外科患者病情恶化常与高颅压有关。ICP 监测可预知这样的恶化,为积极处理以防止不可逆性脑损害提供依据。对于需要控制通气而选择进行镇静的神经外科患者,ICP 监测则是一种评估患者神经功能状态的可靠方法。具备指征的持续 ICP 监测可以带给患者最佳的脑保护。

(1)颅内压监测指征与禁忌证

世界颅脑创伤协会推荐的 ICP 监测指征为:①格拉斯哥昏迷量表(Glasgow coma scale,GCS)评分≤8 分且伴头部 CT 异常;②头部 CT 无异常但 GCS 评分≤8 分且伴有年龄>40 岁、血压<90 mmHg 或运动姿势异常;③GCS 评分>8 分的颅内血肿却不能决定是否应该手术清除血肿的患者。患者如果表现为持续 ICP 增高或是进行性的 ICP 增高且对药物治疗无效时则可以考虑手术。对于创伤后脑肿胀并进行控制通气的患者,ICP 监测也具备指征。

非颅脑损伤性的颅内病变 ICP 监测指征:①可疑静止性脑积水和正常压力脑积水者;②有动脉瘤再破裂或血管痉挛风险的动脉瘤蛛网膜下腔出血;③慢性头痛可疑自发性高颅压者;④神经外科麻醉行机械通气者;⑤手术结束时有止血困难或是脑肿胀者;⑥其他可能导致 ICP 变化的颅内病变者。

ICP 监测的禁忌证则包括广泛的头皮感染、颅内感染、开放性损伤和合并出血性疾病。

(2)颅内压监测系统

ICP 监测系统可以分为液体偶联型和非液体偶联型 2 种。前者包含了一根放置在脑室、蛛网膜下腔或硬脑膜下的充液导管或是中空的螺栓装置,并通过一根充液线与一个压力感应探头相连接。感应探头则将液压转换成电信号通过数字呈现或是显示在一个示波器上。而非充液系统的感应探头则固定在监测装置上。不同种类的监测装置可以分别用于脑室、脑实质、硬脑膜下和硬脑膜外。与充液脑室导管相比,非充液装置的优点是其更加的坚固且在脑室,脑实质和硬脑膜下均能使用,但其在放置后并不能重新校准且每过 5 d 就需要更换一次,因为超过时间它的漂移率就会显著增加并且价格更贵。

遥控监测系统由一个埋入的探头构成,这个探头可以隔着完整的头皮而被远程遥控。这种监测系统通常专门用于生活自理而又需要长期监测的患者。

(3)颅内压监测方法

不同的 ICP 监测方法如图 3-8 所示。

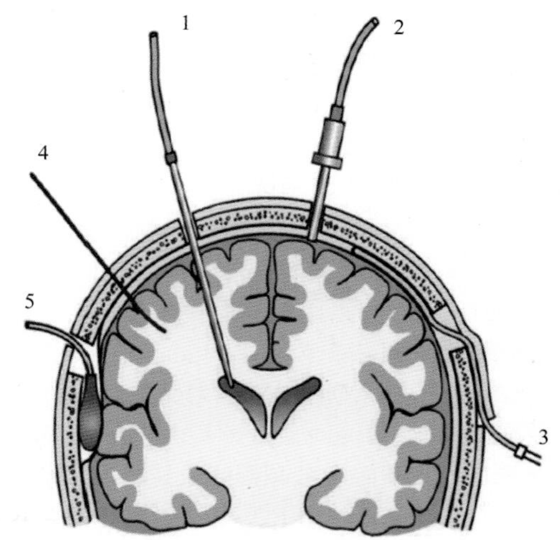

图 3-8 不同的 ICP 监测方法

注:1. 脑室内导管监测;2. 蛛网膜下腔螺栓监测;3. 硬脑膜下导管监测;4. 脑实质内导管监测;5. 硬脑膜外导管监测。

1)硬脑膜外监测:是一种监测探头放置于硬脑膜外腔的 ICP 监测法。由于其操作简单,感染率低。适用于一些特殊病例,如爆发性肝功能衰竭合并有凝血异常者,但是这种监测并没有 CSF 引流功能且可能欠准确。

2)蛛网膜下腔和硬脑膜下监测:蛛网膜下腔和硬脑膜下的监测装置是相似的,常用液体偶联式硬

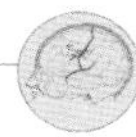

脑膜下ICP监测装置(中空螺钉或是螺栓装置、硬脑膜下帽状导管、放置于硬脑膜下的单一导管),装置放在硬脑膜下的蛛网膜下腔但不能接触到脑组织。虽然手术后感染率较低,但环钻钻孔处骨髓炎的发生率较高。该方法易低估ICP,因为高颅压脑组织可能会疝入监测装置处并对波形进行缓冲。

3) 脑实质内监测:自从非充液监测装置被普及,脑实质内ICP监测在一些中心被广泛应用,如光导纤维系统和压阻式微传感器等装置可以很便捷和安全地置入脑实质。而脑实质充液导管配备传感器探头则可能经常被脑组织和血块阻塞。脑实质ICP监测常常用在小脑室,有显著中线移位,去大骨瓣减压或是开放性损伤伴脑膜缺失而放置硬脑膜外或硬脑膜下监测困难的情况下。脑实质监测同样也没有CSF引流功能。

4) 脑室内监测:脑室ICP监测是最受欢迎的监测方法之一,而且在脑室扩大患者中更可能被使用。其准确性最高且目前是其他方法的金标准。市场上的脑室ICP监测装置多样,但从根本上讲都是由一根脑室导管构成,导管上带有一个液体偶联的压力探头。导管的置入十分简易。标准的脑室穿刺点是额角,并且导管的颅骨出口点和头皮出口点之间需留置一段皮肤隧道。CSF引流有效及监测波存在则表明导管置入成功。另外,脑室ICP监测还可以进行治疗性的CSF引流以降低ICP,并可以进行CSF动力学相关方面的研究。主要的缺点是对于小脑室或显著中线移位的患者置入困难。监测的感染率从5 d的8%到12 d的40%不等。其他的研究也显示如果导管在原位放置5 d以上,感染率将增加。如果因患者病情需要需放置更长时间时,则建议每5 d更换一次导管放置位置。在大样本调查中,脑室ICP监测有2%的脑内出血发生率。监测的失败率要显著低于蛛网膜下腔螺栓监测。

(4) 颅内压监测方法的评价与展望

虽然通过脑室、脑实质、硬脑膜下间隙、硬脑膜外间隙和手术空腔间隙均可以监测ICP,但是我们必须清楚地认识到整个颅腔内的压力并不都是相等的。我们仍不清楚颅后窝的急性变化是否可以通过幕上的监测得到很好的反映,而手术、脑移位、基底池闭塞则可能会彻底改变幕上和幕下这2个区域的压力平衡,且这2个区域的顺应性也会有所不同。另外,产生高颅压的病理类型也同样会影响颅腔的压力分布。动态CSF压力更多的是改变脑室内压力,而迅速形成的颅内占位则更多的是增加占位病变周围脑组织的压力。

艾德(P. K. Eide)等(2006)描述了一种记录连续ICP信号的新方法,这种方法记录所接收的单一ICP波的幅度和潜伏期,而这仅仅靠ICP均值是不能达到的。长期的ICP监测往往受到限制,原因在于至今还没有漂移率低而又可以植入的传感器。克罗因(J. S. Kroin)(2000)等报道了一种可以长期记录准确而稳定的ICP值的全新传感器系统,他们提倡在临床上对脑损伤、占位病变和脑积水患者长期使用该传感器进行ICP监测。无创ICP监测目前也取得了一定的进展,其可以避免有创ICP监测可能带来的一些风险。目前,将纳米技术应用于ICP传感器的研究已经取得了长足进步,未来我们可能可以利用无线ICP监测系统对患者进行持续的ICP监测和治疗控制(M. Frischholz等,2006)。

3.1.7 颅内压增高的诊断

(1) 颅内压增高的诊断

详尽和全面的病史及体检是基本方法。如患者常感头痛伴呕吐,即应考虑有ICP增高的可能,并区别头痛是由神经系统功能障碍引起还是由ICP增高所致。后者的特点如下:①头痛好发于清晨睡醒时;②疼痛部位多半在额部及两颞;③常涉及后枕及颈后,颈稍强直,屈颈时头痛加重;④头痛常呈搏动性,体位改变、用力时可加重;⑤疼痛程度逐渐加重,并有智能及意识障碍,甚至去脑强直发作。为明确诊断,除了尽可能排除诸如紧张性或血管性头痛等其他原因引起的头痛外,可做下列检查:①眼底检查见视神经盘水肿则诊断较明确,但没有视神经盘水肿并不能除外ICP增高。②如病情允许并征得家属同意,可作腰椎穿刺。CSF压力>13.5 mmHg或180 mm H_2O,ICP增高即可确诊。③影像学检查,可酌情选用CT和/或MRI检查,发现脑室扩大、脑室周边渗出、脑水肿或肿胀及原发病变等,有助于诊断。头颅X线摄片在早期帮助不大,因ICP增高的X线改变均须在压力持续增高达1个月以上才可见到。

(2) 颅内压增高的程度

1) ICP监测:压力在15~20 mmHg者为轻度增高;21~40 mmHg者为中度增高;>40 mmHg者为严重增高。但决定ICP增高的危害性不在于它的绝对压力数,而是由压力增长速度、病变部位及性质等多方面因素决定的。在 ICP 监护中如发现有频繁的 A 波出现、PRx 和 PVI 变化等都表示情况已较严重。

2）临床判断：如果 ICP 增高已影响脑干功能，或脑血流量明显缩减，或出现脑疝的前驱症状时，都应认为是 ICP 增高已达严重程度。根据此原则，如有下列情况时就应认为 ICP 增高已达到较严重的地步。

A. 头痛发作频繁而剧烈，伴有反复呕吐。

B. 血压上升、脉搏减慢、呼吸不规则等，表示脑干功能已受到影响。

C. 意识逐渐迟钝、呆滞、嗜睡，甚至昏迷，表示脑血供及脑干功能均已有障碍。

D. 出现颞叶疝或枕骨大孔疝的前驱症状，如瞳孔不等、轻偏瘫、颈项强直、枕下压痛等。

E. 脑 CT 显示环池完全闭塞，提示脑干严重受压。

（3）颅内压增高的病因诊断

1）临床依据：

A. 急性型发病突然，症状及体征迅速出现。常于 1～3 d 达高峰，伴有明显的生命体征改变，但视神经盘水肿常未及形成。属此类型的常见病因有：①颅脑损伤；②脑血管意外；③急性颅内炎症；④中毒性脑病；⑤脑缺血、缺氧等。

B. 慢性型发病缓慢，症状及体征常相对稳定，有或无视神经盘水肿，没有生命体征的改变。属这一类型的病因有：①除急性颅内血肿以外的各种颅内占位病变；②慢性蛛网膜炎；③各种先天性颅脑畸形；④假脑瘤（pseudotumor cerebri，PTC）综合征，又名良性 ICP 增高。

C. 亚急性型介于上述两型之间，发病后迅速加重，常于数天至十余天症状到达高峰，视神经盘水肿常较明显并可伴有视网膜出血。常见的原因有：①颅内转移癌；②化脓性脑炎；③病毒性或真菌性颅内感染；④部分颅脑损伤等。

D. 慢性型急性加重，初起时病程进展缓慢，突然于短期内迅速加重，很快出现脑疝前驱征象。常见病因有：①各种颅内占位性病变的晚期，颅内空间代偿功能濒于衰竭；②颅内肿瘤发生坏死、出血、囊变；③颅内慢性病变有系统性并发症，引起脑的缺血、缺氧或其他毒性症状。

2）影像学检查：通过以上步骤，可将病因范围逐步缩小至数种，然后结合 CT、MRI、脑血管造影等来确定病因。

3.1.8 颅内压增高的治疗

ICP 增高的治疗首先应该是病因治疗解除压力增高的原因。但是，当病因治疗一时做不到时，对症治疗还是必要的，有时甚至是主要的。必须指出，不是一种治疗方法适合所有患者，应根据每个患者的情况选用个体化的治疗策略。

（1）一般处理

1）ICP 增高患者应留院观察。平卧时床头抬高 15°～30°，密切观察患者的意识、瞳孔、血压、脉搏、呼吸和体温等。

2）避免加重 ICP 的因素，如咳嗽、屏气、活动、发热等，避免应用吗啡类药物。

3）保持呼吸道通畅，必要时可予气管插管或切开。

4）有条件者应做 ICP 监测。

（2）脑脊液容量的控制

1）CSF 分流术：适用于各种原因引起的脑积水。常见的 CSF 分流术式有临时外引流（脑室外引流术）、临时内引流（脑室帽状腱膜下引流）、永久内引流（脑室腹腔、心房分流或第 3 脑室造瘘术）等。脑室穿刺外引流术不但对测量和控制 ICP 有价值，在无法决定永久的内引流操作是否有好处时更是非常有帮助的。包括在早期 CSF 以最小阻力引流，最终滴管内的高度要与 ICP 的生理水平相同。压力被连续监测，当 ICP 水平超过阈值时 CSF 可以流出。ICP 保持正常和最小的 CSF 引流量通常表明永久性的引流是不必要的。

2）药物治疗：乙酰唑胺、呋塞米等药物能够暂时减少 CSF 的产生。乙酰唑胺是碳酸酐酶最常用的抑制剂，它能抑制 CSF 的产生，能够减少 CSF 16%～66%；据报道，当与呋塞米联合应用时能产生协同作用。同时乙酰唑胺也有脑血管舒张作用，能够短暂加重颅内高压，所以在闭合性颅脑损伤患者中是禁忌应用的。

（3）血容量的调控

1）维持正常血压，避免脑过度灌注或脑缺血。颅内血容量过量（充血）能促成顺应性减小和 ICP 升高。体循环血压等潜在的病理因素能显著影响脑血流量状态，从而导致脑过度灌注或脑缺血，进一步导致脑血容量的增加并引起颅内高压。因此维持正常的血压十分重要。

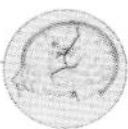

2）吸氧以增加 PaO_2，使脑血管床总体积减小，降低 ICP。

3）过度通气，降低 ICP。在血管仍保留对二氧化碳的反应性时，过度换气可引起血碳酸减少，继而诱发软脑膜血管收缩。虽然在颅脑损伤后压力自动调节功能常丧失，但是二氧化碳的反应性仍能够保留。成人 $PaCO_2$ 的每 1 mmHg 变化能引起脑血流量 3%的变化。这样的血管收缩减少脑血容量并降低 ICP。过度换气除了能够影响脑血管的舒缩性，还能引起组织碱中毒，而这样的碱中毒能够缓冲重型颅脑损伤后的细胞内和 CSF 的酸中毒。然而不恰当的过度通气不仅不能降低 ICP，反会诱发脑缺血，加重 ICP 增高。目前主张间断过度通气并监控血 $PaCO_2$，使其维持在 25～30 mmHg。

4）药物治疗：巴比妥类药物能减少脑氧代谢率，降低脑血流量的需求，并相应地降低脑血容量，因而降低 ICP。在脑血流量大于新陈代谢的情况下，巴比妥类药物似乎有最大的功效。另外，梅塞特(Messeter)等人发现脑二氧化碳反应性的保存能够预测 ICP 对医源性巴比妥类药物昏迷的反应。当二氧化碳反应性正常时，在 75%的患者中巴比妥类药物能减少脑血流量和降低正常 ICP。当这种反应减弱或消失，脑血流量不变或下降，只有 20%患者 ICP 下降。戊巴比妥比苯巴比妥和硫喷妥钠在控制 ICP 上更加有效。

临床上通常首先在 30 min 内给予大剂量巴比妥类药物(5～10 mg/kg)，接着连续每小时维持输入 1～5 mg/kg 直到血浆浓度达到 35～45 mg/L，或床边的脑电图监护记录到 10～20 s 的暴发性抑制。尽管血容量和心输出量维持正常，仍有 50%的患者发生低血压，可能是因为外周血管阻力下降所致。除了应用多巴胺使容量扩张是必需的，它可以在保持希望的抑制水平时恢复体循环血压。巴比妥类药能够有效降低 ICP，但是很多研究都表明它无法改善预后。考虑到大剂量巴比妥类药的风险，它最适用于传统控制 ICP 方法失败的患者。其他大剂量应用巴比妥类药的并发症包括低钠血症、肺炎和心脏抑制。

血管升压类药物可使脑灌注压上升，受压力自动调节机制的刺激血管会收缩，结果减少脑血流量和降低 ICP。起初认为这类药物只有在压力自动调节正常时才有效。后来，罗斯纳(Rosner)等提出在很多压力自动调节功能丧失的病例中，这个机制本身并未失效，只是曲线向右移位。当给予升压药时，血管回到可以自动调节的状态。

5）亚低温疗法：亚低温可使脑代谢需求及脑血流显著减低，从而达到减少脑血容量并降低 ICP 的作用。颅脑损伤的低温治疗在 20 世纪中期被第 1 次报道，最近的报道提示对 ICP 具有有益的作用。小崎(Shiozaki)等人发现，在一组包括巴比妥类药在内的其他治疗方法无效的有顽固性颅内高压的重型颅脑损伤患者中，亚低温治疗在降低 ICP 方面有明显的统计学意义。马里恩(Marion)和同事也证明低温治疗能够降低 ICP 和提高患者伤后 3～6 个月的预后。最新的证据显示，虽然有研究证实亚低温治疗可以降低颅脑创伤患者的病死率并改善预后，但目前为止有关的研究质量均不高，结果并不一定可信，未来需要有更高质量的随机对照试验(randomized controlled trial, RCT)研究进一步证实亚低温在颅脑创伤患者中的作用。

(4) 脑容量的调控

脑容量的调控包括脑水肿和脑肿胀的处理。脑容量可以通过水肿消除率的增加而下降。理论上来说，处理脑水肿引起的 ICP 升高应直接去除引起水肿的原因、控制它的进展及提高它的清除率。

1）药物治疗：渗透性和髓袢利尿剂被广泛应用，既能治疗血管源性脑水肿又能治疗细胞毒性脑水肿。渗透性因子提高血浆渗透压，并在血浆和脑组织之间制造渗透压梯度。这种作用将脑中自由水拉出，并顺渗透压梯度进入血管内。这被认为既可以防止脑水肿产生，又可以加速其清除。最常用的提高血管内渗透压的药物是甘露醇、尿素和甘油。而甘露醇(20%溶液)是最常选择的试剂。它对 ICP 有快速的影响。甘露醇提高血浆容量、降低细胞压积和减少血液黏度，这些能引起血管收缩和 ICP 下降。甘露醇的剂量是 0.25～1 g/kg，这样的总量可以反复应用，或者减小剂量持续输注。渗透性治疗的并发症包括脱水、电解质紊乱及当渗透压过高时出现肾功能衰竭。补液的目的是在提高血浆渗透压的同时保持血容量不变。渗透压不应超过 320 mOsm/L，因为肾小管容易损伤，尤其是同时应用其他对肾脏有毒性的药物。维持甘露醇在血浆中的高水平能够导致甘露醇渗透到损伤的脑组织，尤其在血脑屏障破坏的部分。在这种情况下，脑组织的渗透压会导致水进入脑组织并加重水肿。甘露醇较尿素(30%溶液)和甘油(10%溶液)常见，因为尿素和甘油比甘露醇更快使血浆和脑组织的梯度达到平衡。当静脉应用时，甘油还会导致溶血和肾功能衰竭。在一个比较甘露醇和甘油的研究中，甘油在降低 ICP 方面作用较差。髓袢利尿剂如呋塞米和利尿酸能够与甘露醇联用来控制与水肿相关的 ICP。呋塞米与甘露醇有协同作用，能够去除自由水，在液体过多的患者中更明显。加用呋塞米能够提高脱水和钾丢失的可能性。尽管呋塞米能够减少脑脊液的产生，但这个作用可能对 ICP 的急性降低无太大作用。

另外，减少血管源性脑水肿形成的方法包括预防脑血管压力过高和适当选择液体复苏。在高颅压持续存在或脑自动调节功能受损时，控制全身和脑血管的压力过高尤其重要。对于 ICP 升高患者的抗高血压药物的选择非常重要。希罗斯（Hirose）等人已证实硝苯地平、氯丙嗪及利血平都能提高平均动脉压及升高 ICP，并因此降低脑灌注压。当 ICP 超过 40 mmHg 时这些结果更加明显。在同一个研究中，硫喷妥钠能降低平均动脉压和 ICP 而并不影响脑灌注压，但会同时引起呼吸抑制，需要气管插管及机械通气。硝普钠是在成人病危护理中被普遍应用的快速控制血压药物，但是除了它的高功效外，因为连续应用导致的氰离子风险被认为是不安全的。在颅脑损伤的患者中，液体复苏的选择是关键性的。10%～15%的颅脑损伤患者是低血压的，因为脑损伤本身或相关的损伤所致。积极纠正休克能提高生存率和临床预后，但血浆渗透压与 ICP 有着重要的联系。等渗的液体（如 5%葡萄糖、0.9%氯化钠溶液、复方氯化钠溶液）都可以常规应用，但是低渗溶液能够加重脑水肿。高渗溶液因为可能改善 ICP 升高而被提倡。尽管大剂量高渗盐水看上去是有益的，但是在不同的研究中应用高渗盐水进行补液治疗被证明效果差异甚大。在液体复苏中，应用胶体液（分子量＞8 000）是否较应用晶体液有益一直存在争论。一些人发现无差异，然而 Tranmer 等认为应用羟乙基淀粉胶体液是确定有益的。在一个血管性水肿的实验室模型中，在伤后 2 h 应用胶体液不引起 ICP 变化。而 0.9%氯化钠溶液和 5%葡萄糖输注会导致 ICP 分别升高 91%和 141%。

2）手术治疗：在严重 ICP 增高的病例中，去骨瓣减压术能够降低小脑幕裂孔疝的发生率，然而术后却加重了脑水肿的形成，残留的脑损伤可能较重。最新的研究显示，对重型弥散性脑损伤患者出现难治性高颅压后给予去大骨瓣减压虽可以显著减低 ICP，却会使患者预后恶化。在所有降低 ICP 的治疗方法均无效时，可以考虑切除部分无功能的脑组织以减低颅腔内的脑容量，从而达到减低 ICP、挽救生命的作用，但有效性有待进一步明确。

3）类固醇激素：类固醇在治疗脑肿瘤引起的水肿方面有着毫无疑问的价值，虽然其在脑肿瘤患者中的作用方式还不清楚，但皮质激素对膜脂水解作用和过氧化作用有着广泛的影响，而这些作用的进程在损伤的发展上是重要的。但是类固醇在应用于颅脑损伤患者时，以往的研究并没有表明明确的效果。最近的大规模多中心 RCT 研究表明，类固醇用于颅脑损伤患者不仅不能改善预后，反而会增加颅脑损伤患者的病死率和不良预后。因此颅脑创伤救治指南均不推荐对颅脑创伤患者常规使用激素。另外，在蛛网膜下腔出血和脑缺血病例中应用类固醇也未被证明有效。

（5）其他

颅内占位病变引起的高颅压，包括肿瘤、脓肿、血肿等，最有效的处理方法是手术切除。狭颅症和凹陷性颅骨骨折等限制脑膨胀，也应酌情手术。在这种情况下，其他的治疗都应该是辅助性和支持性的。

3.2 脑血流和脑代谢的生理与病理生理

3.2.1 脑血流概述

虽然脑重量只占全身体重的 2%，但在静止状态下，脑需氧量占全身供氧的 20%；脑血流量占心搏出量的 25%，在儿童可高达 50%，反映脑处于高代谢状态。由于脑组织几乎无能量储备，一旦脑血流中断数分钟即可引起脑神经元的不可逆损害。因此必须维持适当的脑血流，才能提供脑组织足够的氧和葡萄糖，并带走代谢产物。了解正常情况下的脑血流，有助于：①了解病程中脑血流的动态变化；②了解脑血流调节机制；③判断异常脑血流是否为神经功能障碍的原因；④评价治疗措施对改善脑血流是否有效。

3.2.2 正常脑血流量

因采用的测定方法不同，各研究报道的静息状态人 CBF 有所不同，范围在每分钟 45～54 ml/100 g，平均约为每分钟 50 ml/100 g，即每分钟约有 1 000 ml 富含氧和葡萄糖的血液流经脑循环。CBF

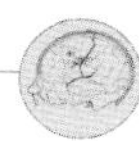

有部位差别，一般灰质 CBF(约每分钟 57 ml/100 g)高于白质(约每分钟 20 ml/100 g)，额叶较颞叶和顶叶高。局部脑血流可因各种活动和反应而改变，引起相应功能区血流量增加，但也可因脑代谢降低而减少。如昏迷患者脑代谢较基础值降低约 50%，CBF 也相应下降。脑血流和脑代谢的综合考虑，可对脑功能状态作出正确评价。此外，CBF 随年龄增加而逐渐减少，一般在儿童时期 CBF 最高，进入青春期，CBF 可有明显下降。30 岁后，脑血流缓慢减少至老年，减少部位多呈弥漫性。当 CBF 降低超过正常生理下限，即可引起脑功能损害。研究显示，当全脑 CBF 低于每分钟 30 ml/100 g 时，可出现临床症状，如头晕、嗜睡等；如为局部脑血流降低，则可出现局灶性神经功能缺失，如偏瘫、失语；当 CBF 低于每分钟 20 ml/100 g 时，可出现脑电活动和脑功能障碍。动物实验中，当 CBF 降至每分钟 15～18 ml/100 g(相当于正常 CBF 的 25%)时，神经突触传递消失；CBF 低于每分钟 10 ml/100 g(相当于正常 CBF 的 18%)时，神经元细胞膜破坏，导致细胞死亡。

3.2.3 脑血流和脑代谢的测定方法

理想的测定方法应具备下列条件：①手提式；②空间分辨率高；③能连续或多次测量；④非侵袭性；⑤使用方便。虽然现在测定方法很多，各有其优缺点，但迄今尚没有一种方法能符合这些标准。

(1) CT 灌注成像

CT 灌注成像(computed tomography perfusion imaging, CTP)的基本原理是通过螺旋高速 CT 机将碘造影剂作为血管内示踪剂进行 CT 成像，从而观察脑血流。CTP 的优点是它不需要任何特殊的设备，速度快；造影剂不良反应小，耐受性好。其缺点就是不能提供全脑血流量情况，因而不能获得定量的数值。

(2) 氙 CT

CT 检查时患者吸入氧和氙混合气体，后者是一种稳定的脂溶性放射性核素气体。本法较一般无创性氙吸入或静脉法准确可靠，分辨率高。但是需搬动患者检查，多次检查会有放射线照射问题。

(3) 磁共振灌注成像

磁共振灌注成像(magnetic resonance perfusion imaging, MRP)的基本原理是将顺磁剂钆作为血管内示踪剂进行 MRI 检查，从而观察脑血流。值得注意的是，对比剂只能在血管内，因此只能间接地改变 MRI 信号强度。MRP 检查的优点在于其可以避免射线暴露和具有高度的时间和空间分辨力。而其主要的局限性就是检查时间过长，另外检查还很容易受干扰并对一些金属物体植入患者有禁忌。

(4) 磁共振波谱

磁共振波谱(magnetic resonance spectroscopy, MRS)的原理是在同一静态磁场下，监测不同化学微环境下不同频率的质子共振并转化成波谱。依靠化学微环境特异核团进行的分析与指纹分析相似。临床上使用的有 ^{1}H - MRS 和 ^{31}P - MRS，但 ^{1}H - MRS 应用更为广泛。^{1}H - MRS 可以测量不同物质的脑代谢，包括乳酸、N -乙酰天冬氨酸、总肌酐、谷氨酰胺/谷氨酸、胆碱。而 ^{31}P - MRS 可以测量细胞内 pH 值、腺苷三磷酸(ATP)和磷酸肌酐(PCr)信号。

(5) 颈动静脉血惰性气体法

根据菲克(Fick)原理：单位时间内组织摄取的某种气体量(Qi)应为动脉血内气体含量和静脉血内气体含量的差值，即：$dQi/dt = Fi\ (Ca - Cv)$，其中 Fi 为脑血流，Ca、Cv 分别为颈动脉、颈静脉内气体浓度。凯蒂(Kety)和施密特(Schmidt)采用一氧化二氮(N_2O)作为示踪剂，只要测得颈动脉和颈静脉内 N_2O 浓度和血脑分配系数，即可测得脑内平均血流量。正常 CBF 为每分钟 53±7 ml/100 g。但本方法要求以下条件：①测定过程中脑血流必须稳定，并不受测定气体影响；②必须采用颈内静脉上端的血流测定，以免混合颈外静脉来源的血流；③应有足够长的测定时间，使得气体浓度在静脉系统中得到平衡；④脑内不能存在明显的动静脉交通；⑤气体的分配系数代表全脑平均水平。采用 N_2O 不能满足上述要求，特别是分配系数波动较大。本法(Kety-Schmidt 法)可测定全脑血流量。操作方法简便，可同时测量动静脉氧差和脑氧代谢率，但需穿刺血管。同时此法测定 CBF 较笼统、欠准确。

(6) 采用放射性核素氪- 85 代替 N_2O 作为示踪剂

经颈内动脉注射并用闪烁探测器探测氪- 85(^{85}Kr)，可以了解示踪剂在组织内的流动情况，根据 Kety-Schmidt 法测定局部脑血流，在临床应用价值更大。但缺点是示踪剂信号弱，易受颅外信号干扰。采用氙- 133(^{133}Xe)代替 ^{85}Kr 信号强度增加，测定更准确，但仍需经动脉注射，创伤较大，目前已不常用，只限于脑血管造影时进行。

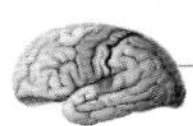

(7) ^{133}Xe 吸入法

这是无创测定局部脑血流的方法之一,既能测定全脑血流量,又可测定局部脑血流,重复性好。持续吸入 18.5×10^{7} Bq(5 mCi)/L 的^{133}Xe 与空气的混合气体 1 min 后,通过头皮表面 16～32 个闪烁探测器,取得时间-放射性曲线。根据奥布里斯特(Obrist)对 Kety-Schmidt 公式的改进方法,可计算脑内各区域的脑血流。

(8) ^{133}Xe 静脉法

这是目前应用较为广泛的测定局部脑血流量(regional CBF, rCBF)的方法,简便易行。通过静脉注入^{133}Xe(溶于 0.9%氯化钠溶液中),通过探头记录头颅各点的清除曲线。但采用^{133}Xe 进行局部脑血流测定也有局限性。首先,颅外和对侧脑血流中^{133}Xe 对血流测定有干扰。其次,在 CBF 计算中采用的分配系数为正常值,与脑功能障碍时的实际分配系数相差较大,引起误差。此外,在特定脑损伤中,采用^{133}Xe 测定法可能无法体现脑功能状态。如:脑缺血时,缺血核心区已无血液供应,但缺血周边因代偿作用而处于充血状态,测定时因受充血区干扰而无法测得脑血流降低。

(9) 单光子发射计算机体层成像

单光子发射计算机体层成像(single photon emission computed tomography, SPECT)是将放射性示踪剂注入脑血流,用 CT 技术作体层显影,并进行三维重建,了解脑血流在各部位的分布情况,反映脑局部血流和脑代谢能力。如能得出示踪剂的参考动脉血流曲线,经计算机处理也能算出局部脑血流,但主要用于脑血流的定性分析。常用方法为 74×10^{7} Bq(20 mCi)的锝(^{99}Tc)六甲基磷酸三胺(^{99}Tc-HMPA)静脉注射后 2 h 内,用探头对头部进行扫描,并进行三维影像重建,分析局部脑血流。

(10) 正电子发射体层成像

PET 测定脑血流的优点在于除了能测定脑血流,同时还能联合研究脑代谢和脑功能;与 CT 或 MRI 结合,可确定病损的特定区域和血管。

(11) 激光多普勒血流仪测定

采用激光多普勒技术,自探头发射的激光,穿透 2～3 mm 脑实质,并扫描该区域移动的红细胞。计算通过激光探头的红细胞数,可动态监测局部皮质脑血流速度。目前在神经外科术中和术后脑血流监护及实验研究中得到广泛应用,并可以灵敏地测得皮质内的即时血流变化。但当血流速度较低时,可靠性降低;同时探头固定困难,血流波动较大。

(12) 经颅多普勒超声检测

TCD 用于测定颅底大血管血流速度(图 3-9)。1982 年,阿斯利特(Aslid)采用 2 MHz 超声探头通过骨窗测得颅底大血管血流速度,并可了解血流方向。尽管 TCD 不能直接测得血流量,但通过监测血流速度的实时变化,间接了解脑血流的变化,在神经外科临床有广泛应用,特别是脑血管痉挛的判断、血管反应性及在脑死亡的诊断中有独特作用。

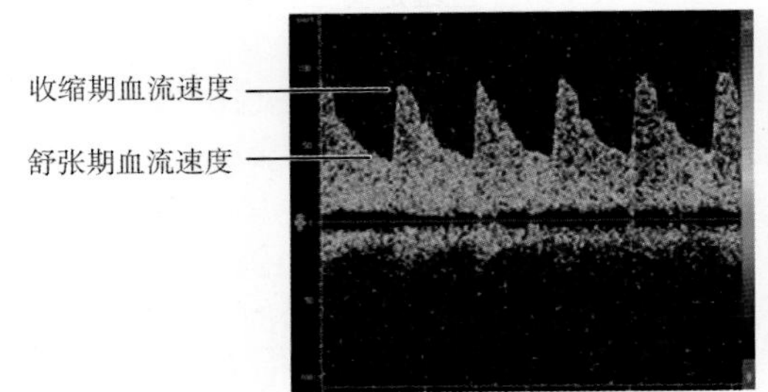

图 3-9 用 TCD 测得的大脑中动脉血流速度

目前,神经外科临床工作中较为常用的脑血流测定方法如表 3-2 所示。

3.2.4 脑血液流变学

脑血液流变学是血液在脑血管内的动力学研究,包括血液成分和血管成分两部分,并受多种因素影响。如系统血压、ICP、血液黏滞度、血管近端阻塞情况、侧支建立程度及脑自动调节功能等。

(1) 脑灌注压

CPP 一般应为 MAP 与平均静脉压的差值。可是颅内静脉内血流动力学变化较为复杂,静脉内压力常为 0,甚至为负值;静脉管壁可塌陷,血管内阻力和血流变化明显。因此当颈内静脉闭塞后,中心静脉压不能作为颅内静脉压的参考值。静脉窦和硬脑膜下静脉间具有脑桥静脉沟通,这些脑桥静脉在 ICP 改变时可通过调节管腔来调节静脉压。研究发现在脑桥静脉的一些部位跨血管压力为 0,表明多数情况下静脉压等于 ICP。

因此,CPP = MAP − ICP。

(2) 脑血流阻力

CVR = CPP/CBF[kPa/(min · 100 g)]。根据泊肃叶(Poiseuille)定律,在一定管径中,流体流动阻力(R)为:

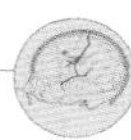

表 3-2 常用脑血流和脑代谢测定方法比较

方法	血流测定	优点	缺点
CTP	局部脑血流量	便捷,速度快,造影剂不良反应小,耐受性好	放射线照射
氙 CT	局部脑血流量	分辨率高,可靠	放射线照射,非便携
MRP	全脑和局部脑血流量	高分辨率,无放射,无创	检查时间长,易受干扰
MRS	全脑和局部脑血流量	高分辨率,无放射,无创	检查时间长,易受干扰
Kety-Schmidt 法	平均全脑血流量	简便,可重复,可同时测定静脉氧代谢	有创,不能测定局部脑血流
无创性 ^{133}Xe 吸入法和静脉法	局部脑血流量	便携,无创,便于厢式分析(灰质、白质分别计算),可重复	区域分辨率差,易受区域外血流干扰,对缺血测定欠敏感
SPECT	三维定性分析局部脑血流量	快速,分辨率高	不能定量分析,需直线加速器制造放射性核素,价格贵
PET	三维定量分析局部脑血流量	分辨率高,可靠,同时测定脑代谢	价格贵
LDF	局部脑组织内血流速度	灵敏,实时,连续	有创
TCD	颅底大血管血流速度	无创,实时,便携	不能提高直接脑血流量,不能测定末梢血管

$$R = \mathrm{k} \cdot 8\,\eta l / \pi r^4$$

式中,η 为流体黏度,l 为管径长度,r 为管道口径,k 为大于或等于 1 的常数。但在实际血管中,与上述公式要求的流体性质还有差别。首先,血液中血黏度可随血流速度和患者全身情况发生改变。其次,血管口径也可在不同生理和病理状态下发生改变。

根据上述公式可以了解影响血流阻力的因素如下:

1) 血管管径:血管阻力与血管口径的四次方呈反比。小动脉和毛细血管床是脑血流阻力的主要产生部位,约占总阻力的 80%,同时又是 CBF 的重要调节因素。各种生理和病理因素如脑自动调节、代谢调节、CO_2 调节等都可改变小血管管径,控制 CBF。血管管径缩小 10%,可使血管阻力增大 34%。

2) 血黏度:也是影响脑血流的因素。脑血液循环中,当血管口径和 CPP 不变时,CBF 与血黏度呈反比,黏度大,血管阻力大,CBF 减少,反之,CBF 增高。血液黏度受红细胞数、血小板、白细胞等和血浆纤维蛋白原、各种凝血因子、胆固醇等的影响。其中血细胞比容是影响血黏度的最重要因素。当脑血流流速较低、血液层流被破坏时,血细胞比容对血黏度的影响更大。其次,红细胞的变形能力也是影响血黏度的重要因素。

(3) 血流速度

血流速度与 CBF 间有如下关系:

$$\mathrm{CBF}(Q) = \text{流速}(v) \times \pi r^2$$

式中,r 为血管半径,表明当血管半径缩小时,为维持 CBF,血流速度加快。称为伯努利(Bernoulli)效应。但当血管进一步收缩,脑血流阻力增加到一定程度时,血流速度和 CBF 都可下降。

(4) 脑血流调节

1) 脑自动调节:生理状态下,脑血流存在自动调节功能,是指体循环动脉压在一定范围内波动时,脑组织能保持稳定血流量的特殊功能。脑血流动力学研究显示,CBF 与 CPP 呈正比,而与脑血管阻力成反比。正常生理状态下,颅内压和静脉窦压与动脉压相比可忽略不计,因此粗略计算时脑灌注压约等于平均动脉压,即:脑血流量 = 脑灌注压 / 脑血流阻力 =(平均动脉压 − 颅内压)/ 脑血流阻力 = 平均动脉压 / 脑血流阻力。根据上述公式,在动脉压发生波动时,CBF 的自动调节功能由 CVR 决定。CVR 由大小不等的血管和流经血管的血流成分组成。根据 Poiseuille 公式,CVR 与血液的黏滞度呈反比,与脑血管的管径大小呈正比,即与血管半径的 4 次方呈正比。血管的半径变化,脑血管的阻力将发生明显变化。正常脑自动调节范围在 MAP 70～180 mmHg。自动调节上限打破能立即导致脑过度灌注、脑水肿和 ICP 增高等。脑自动调节下限打破则出现脑缺血的神经功能障碍症状。在高血压患者中，动脉压只要较正常低 30%以上，自动调节功能就发生影响，CBF 减少。各种脑部疾患与异常如脑血管病、外伤、肿瘤、炎症、水肿、缺氧、深度麻醉、碳酸过多等都能影响 CBF 的自动调节功能。

2）自动调节机制：脑自动调节的机制目前还不十分明确。可能有以下几种机制。

A. 肌源性调节：通过血管张力来调节脑血流。平滑肌细胞和内皮细胞是维持脑血管张力的主要因素。血压升高时，对血管壁压力增高，激活平滑肌细胞，缩小血管直径，增加血管阻力；同时又可激活内皮细胞来源的释放因子，如一氧化氮（NO），对抗平滑肌细胞引起的血管收缩。两者的协调运动可维持脑血流的恒定。反之，系统血压下降，小动脉扩张，从而维持 CBF 不随血压波动而有大改变，这是脑血流自动调节的血压因素，称为贝里斯（Bayliss）效应。目前认为，通过内皮细胞来源的释放因子调节脑血管张力是脑血流自动调节的主要手段。内皮细胞来源的释放因子，主要为 NO 或与左旋精氨酸相似的分子，可激活鸟苷酸环化酶，提高平滑肌细胞内环化单磷酸鸟苷含量，可使血管扩张。另外，脑星形胶质细胞中的碳酸酐酶可使 CO_2 发生向 HCO_3^- 和 H^+ 的化学转化，血管周围的 CO_2 可通过与星形胶质细胞代谢的化学耦联引起细胞外或血管周围 H^+ 的聚集，即局部 pH 值降低，这引起了血管扩张。这种血管扩张的确切机制可能是血管平滑肌细胞上的 H^+ 介导的 ATP 敏感的 K^+（K_{ATP}）通道开放，或增加的 H^+ 化学梯度促进有利于 H^+ 内流的 H^+-K^+ 交换。这些结果与增加的 K^+ 外流和膜的超极化有关，导致电压门控钙通道（VGCC）的关闭，减少细胞溶质中的 Ca^{2+}，促使平滑肌细胞的松弛。高碳酸血症使用脑血管增强剂可以使 CSF 的 pH 值和 HCO_3^- 浓度趋于正常。

B. 代谢性调节：局部脑血流水平与该处神经细胞活动的能量代谢相匹配。如脑血流减少，局部脑组织内乳酸、细胞外 K^+、CO_2 等代谢产物排出减少。代谢产物的积聚可引起小动脉扩张，增加局部脑血流，加快提供氧和葡萄糖，并排出代谢产物。但局部代谢产物调节脑血流的确切机制不明，与肌源性调节相比，其作用程度也值得怀疑。

C. 神经源性调节：研究发现，脑血管周围分布有密集的神经纤维，这些纤维有交感神经元，内含去甲肾上腺素和神经肽 Y，具有血管收缩功能；也有副交感神经元，内含乙酰胆碱和血管活性肠肽；此外，来自三叉神经节的感觉神经纤维，内含 P 物质和降钙素基因相关肽（calcitonin gene related peptide，CGRP），具有血管扩张功能。目前发现脑血管上主要分布交感神经纤维，所以可能在神经源性调节中起主要作用，但具体作用机制不明。有研究报道，位于延髓等部位的内源性神经纤维网较外源性神经支配调节脑血流的作用更大。

3）血气的调节：

A. CO_2：正常生理状态下，$PaCO_2$ 维持在 40 mmHg 左右，并在 25～60 mmHg 范围内波动，此时 $PaCO_2$ 与脑血流呈指数关系，也就是每 1 mmHg 分压可引起脑血流 4%的改变（图 3－10）。说明脑血流对动脉血中 CO_2 张力非常敏感，并且 CO_2 张力改变后 2 min 内脑血流即发生改变，并在 12 min 达到高峰，这主要与 CO_2 能迅速通过血脑屏障有关。当 $PaCO_2$ 增高，颈内动脉内化学感受器测得变化，通过反射机制引起血管扩张、CBF 增加。除了反射机制外，细胞外 pH 值改变，通过神经源性调节或代谢性调节等发挥作用。当过度呼气时，血中 CO_2 张力降低，脑血管收缩，CBF 降低。但通过 CO_2 张力来调节 CBF 具有限度，当 $PaCO_2$ 达到 70 mmHg 时，脑血管扩张达最高限，当超过此上限，CBF 不再增加。同样，当 $PaCO_2$ 低于 20 mmHg 时，

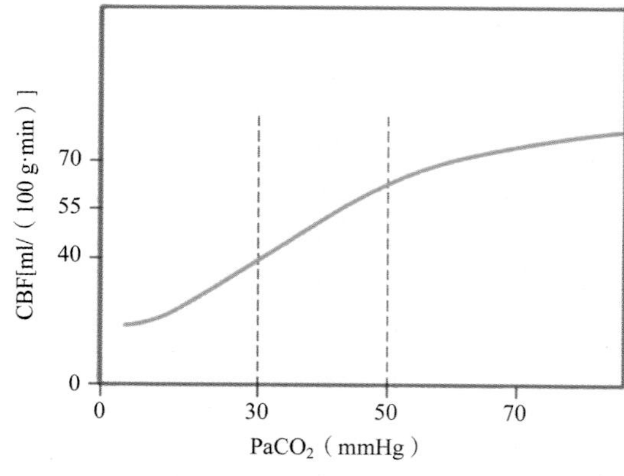

图 3－10　$PaCO_2$ 对 CBF 的影响

注：在两垂直虚线间的 $PaCO_2$ 正常范围内，其与 CBF 成线性相关。

引自：WINN H R. Youmans and Winn neurological surgery [M]. 7th ed. Philadephia：Elsevier，2017.

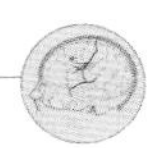

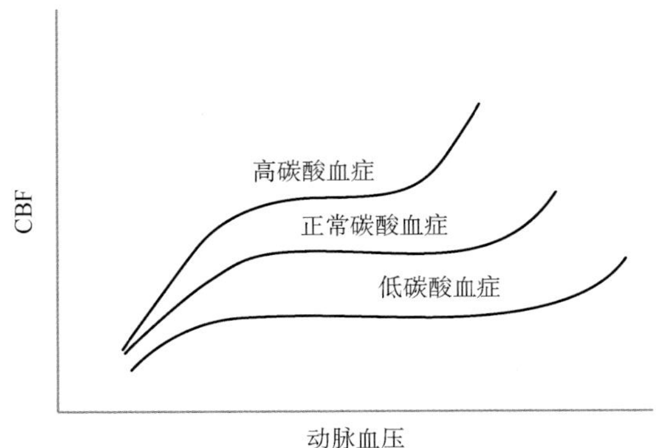

图 3-11 血中 CO_2 张力对 CBF 的调节作用

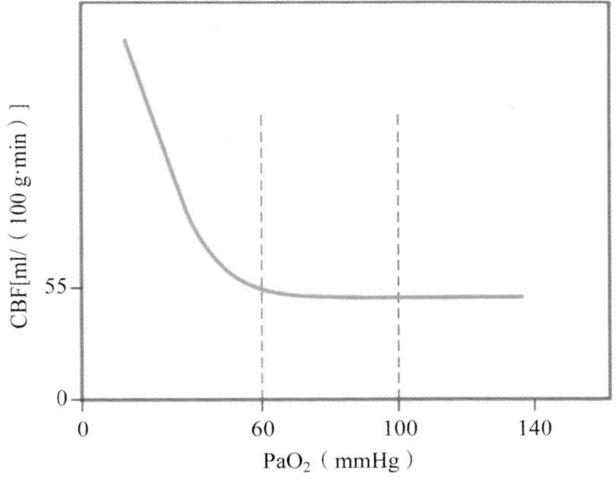

图 3-12 PaO_2 对 CBF 的影响

注：氧分压与脑血流的关系呈双曲线相关，在两垂直虚线间的氧分压正常范围内，随着氧分压的改变脑血流维持不变。只有在氧分压下降至明显低氧血症时，脑血流才会失代偿增加。

引自：WINN H R. Youmans and Winn neurological surgery [M]. 7th ed. Philadephia: Elsevier, 2017.

脑血管不再收缩。高碳酸血症(增加的 $PaCO_2$)能引起脑血管扩张，CBF 增加，而低碳酸血症则相反(图 3-11)。事实上，吸入 5%～7%的 CO_2 可使 CBF 呈指数增加到原有的 50%～100%，表示在脑血流循环中 CO_2 是最强有力的致血管扩张因素之一。然而，当 $PaCO_2$ 持续改变 3～5 h 后，CBF 就会适当恢复。

对高碳酸血症时的脑血管扩张的介导因素有多种意见，包括 H^+(pH)、类前列腺素和 NO，其中 H^+ 的细胞外浓聚(不是 CO_2 分子本身)很可能占主要地位。因此，高碳酸血症时脑血管扩张的"pH 假说"表述为 CO_2 的作用是由血管平滑肌细胞的 H^+ 的直接作用介导的。

B. O_2：与 $PaCO_2$ 不同，PaO_2 在正常生理值(60～100 mmHg)以外的小范围波动不影响 CBF(图 3-12)。然而，中重度低氧血症(PaO_2 < 50 mmHg)和 CBF 的指数级增加有关。这可能是增加的间质腺苷和/或细胞外酸中毒的血管扩张作用，似与增加的 K_{ATP} 通道的活性有关，由降低的局部 PaO_2、增加的 H^+ 和腺苷水平触发该通道的开放。上述情况均已知在中重度低氧血症时出现。此外，有人提出低氧血症产生的对延髓头端腹外侧的氧敏感神经元的刺激可以通过神经源性血管扩张作用使 CBF 增加，尽管它的精确机制还有待进一步阐明。最后，得到公认的是 NO 很可能不参与中低度低氧血症的血管扩张作用，因为一氧化氮合酶(NOS)抑制剂不能减弱该系统中的血管扩张。但 NO 可以参与重度低氧血症(PaO_2 < 35 mmHg)，因为在这种环境中 NOS 抑制剂 N-硝基-*L*-精氨酸甲酯(*L*-NAME)被发现可以减弱血管扩张。

4) 脑自动调节障碍和脑缺血：当脑内主要血管发生阻塞时，脑自动调节功能受损，局部脑血流不能维持恒定，随血压升降而波动，加重缺血。血管供应区的血管灌注压急剧下降，出现皮质静脉血淤滞，此时脑动脉和小动脉扩张。若脑组织缺血进行性加重，皮质呈现苍白色，在血管收缩物质作用下引起血管收缩，继而发生脑水肿。若能及时地恢复脑血流，上述缺血系列反应还可逆转，此时常有反应性充血、血管扩张，静脉血呈红色。如缺血持续存在，脑组织内二氧化碳分压(PCO_2)和酸性代谢产物增加，缺血区和周围组织血管扩张，血容量增加。此时扩张血管对血管扩张剂的反应常与正常生理状态下相反，血压升高，不仅不引起脑血流增加，反而是降低，故此时不主张使用血管扩张剂。

3.2.5 广泛与局灶性脑缺血

脑缺血可分为两大类：广泛性脑缺血与局灶性脑缺血。全身性的损伤可以影响所有大脑区域的 CBF，如心脏停搏。然而，如果 CBF 没有迅速恢复，并不是所有脑缺血区域都会出现细胞损伤，这是因为不同神经结构间的易损性不同。在啮齿类动物中，这种易损结构主要在海马，特别是在 CA1 区、新皮质(第 3 层和第 5、6 层)和尾壳核。广泛性脑缺血通常是密集或完全的。因此，与神经组织相关的缺血持续时间是相对短暂的。例如，要能维持良好神经功能预后，试验性心脏停搏的最长可耐受时间为12 min。局灶性脑缺血没有非致命性广泛脑缺血引起的损害严重，但却更加持久，它的发病机制不同于广泛性脑缺血，主要由某区域的供血动脉闭塞所致，大多数是由原位血栓形成或血栓栓塞引起的。如果是闭塞动脉供血区域出现持久性缺血，会使整片区域细胞损伤并最终梗死。梗死区域并非一致，仅受单支动脉供血的中心区域为致密缺血区，而有并行静脉代偿性供血的边缘区域则为非致密缺血区；从致密缺血区到非致密缺血区呈离心分层分布。局部缺血有时是永久性的，但是闭塞血栓自发溶解可以使闭塞动脉再灌注。此种再灌注在短暂脑缺血发作中受到人们的关注。动物实验表明短暂性局部脑缺血可能仅会导致细微损害而出现选择性丢失个别神经元。虽然相比广泛性脑缺血，局灶性脑缺血存在持久和异质的血流紊乱并因此导致更复杂的损伤，但它却是脑缺血发生的主要形式。

3.2.6 脑缺血阈值

根据神经元的功能状态改变，存在不同的缺血阈值。

(1) 神经功能缺血阈值

在清醒猴卒中模型中，当CBF高于每分钟23 ml/100 g时，不出现神经功能缺失症状；低于此值，即刻出现肢体偏瘫。

(2) 神经元电活动缺血阈值

皮质电活动的临界CBF在每分钟15～20 ml/100 g范围内。CBF低于每分钟20 ml/100 g，可使电活动减弱；降至每分钟10～15 ml/100 g时，电活动处于静息状态。灵长类脑动脉阻塞模型中，CBF降至每分钟20 ml/100 g，体感诱发电位仍存在；降至每分钟14～16 ml/100 g，诱发电位反应急剧下降。

(3) 膜泵功能缺血阈值

当CBF降至每分钟10 ml/100 g时，ATP耗尽，细胞释放K^+，引起细胞外K^+浓度升高，并伴有细胞钙摄取及Na^+、Cl^-和水的摄取，所以每分钟10 ml/100 g的CBF值是膜泵丧失功能的缺血阈值。

各种脑缺血阈值如表3-3所示。

表3-3 脑缺血阈值

CBF阈值[ml/(100 g·min)]	神经元功能状态	结果
40～60	—	正常
20～30	神经功能障碍	出现神经系统症状和精神症状
16～20	神经元电活动障碍	电活动静息，诱发电位消失
10～12	膜泵功能障碍	Na^+、K^+泵功能衰竭，细胞肿胀
<10	代谢障碍	细胞功能完全衰竭

3.2.7 缺血半暗带概念的来源及特征

随着CBF和脑组织氧含量的下降，细胞功能根据它们所需能量和生物学特性的不同开始逐渐衰退。在20世纪70年代以前，即便短暂性脑缺血现象已经被发现，并且已有建议提出细胞出现死亡时CBF的下降存在一个临界水平或阈值，但是人们依然认为局部脑缺血出现细胞死亡是相当迅速而不可避免的。因此，只有在rCBF定量测定技术出现以后，才可以很好地研究CBF值与脑细胞功能之间的关系。西蒙(Symon)等开创性报道了对狒狒大脑中动脉闭塞(MCAO)模型3个区域出现血流障碍的观察：其中一个区域是只有轻度血流减少而没有明显不利细胞损伤效应的边缘区域；另一个是中度CBF减少至低于每分钟20 ml/100 g的中间区域，其具有等电位脑电图并且缺乏提示“电位衰竭”的诱发电位；还有一个区域就是重度CBF减少至低于每分钟6～10 ml/100 g的内部核心区域，其出现“电位衰竭”并同时伴有细胞外钾离子浓度急剧增加，提示“细胞膜衰竭”的出现。当迅速提高血压使CBF再次达到衰竭前CBF值或阈值时，中间区域的组织可能被挽救，因此最后使梗死灶缩小。“缺血半暗带”指血流灌注介于电损害阈值与形态学完整之间的一个狭窄范围的潜在可挽救的大脑组织。CBF阈值的上限和下限分别对应的是“半暗带区”和“梗死区”的阈值。CBF的下降同时也与生化和基因有关，从而产生了“分子半暗带”的概念。在ATP水平明显下降之前的生化变化已经得到了很好的观测。CBF少于每分钟50 ml/100 g时蛋白质合成开始下降，少于每分钟35 ml/100 g时组织乳酸水平开始升高，大约在每分钟20 ml/100 g时出现神经递质释放及能量代谢障碍。最终，当CBF下降至每分钟6～15 ml/100 g时出现终极去极化伴大量钾外流。基因芯片分析已经发现局灶性缺血伴随着大量基因表达的上调或下调，其中包括热激蛋白(HSP)、抗氧化酶、RNA代谢、炎症和细胞信号的基因及即刻早期基

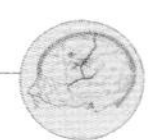

因。在这些基因中，代谢产物可用于区分可逆性和非可逆性缺血损伤，即被定义为分子半暗带。例如Hsp70和低氧诱导因子1(HIF-1)。

自从有了缺血半暗带的概念，其定义就经历着一些修正和细化。在局灶性脑缺血中，原发损伤的边缘区域通常成为最终梗死灶的一部分，但是可以通过缺血再灌注或药物干预来防止。另外，此区域并不一定是静息的，也不会完全地保持离子稳态。半暗带同时也是一个动态变化的区域。半暗带的体积在缺血开始时最大，随着时间的推进进一步缩小。在清醒猕猴的经典试验中证实了半暗带的时间依赖性，在此试验中梗死阈值从2 h MCAO的大约每分钟5 ml/100 g升高到永久性MCAO的大约每分钟18 ml/100 g。这个结果反映随着血流障碍的持续时间不断增加，梗死阈值持续升高并向半暗带阈值接近，从而使半暗带区域进展为不可逆损伤区。半暗带的危险性还包括电生理学的不稳定性。尽管半暗带的血灌注急剧下降，但局部的糖代谢水平维持正常，从而使局部葡萄糖代谢/血流比值明显升高，这是代谢-血流解偶联的征象，导致代谢性应激，表现为所谓的梗死周围去极化的重复出现和伴随需要ATP来恢复膜电位。当组织ATP完全耗尽时，半暗带则变成了不可逆的去极化并且与梗死中心无区别。

3.2.8 影响脑血流的神经外科常用药物

(1) 麻醉剂

吸入性麻醉药物具有脑血管扩张作用，可以增加CBF。但同时药物又能降低脑代谢，在手术中可有脑保护作用。氟烷是一种血管扩张剂，当$PaCO_2$和血压保持不变时，能使CBF增加27%，脑代谢率降低26%。异氟醚也同样可引起脑血管扩张，但同时能明显降低脑代谢率，因此对CBF的影响远低于其他吸入性麻醉剂，对ICP影响也较小。同时药物的清除较快，是神经外科的首选麻醉剂。静脉用麻醉剂一般可引起脑血管收缩，但氯胺酮是个例外，它能扩张血管，刺激循环使血压和心率增高，使CBF增加，同时也使脑代谢增加，促进ICP增高。故神经外科一般不宜采用此药物。静脉注射巴比妥类药物能降低CBF和脑代谢，并相互平衡，有利于ICP的降低。

(2) 钙通道阻断剂

静脉注射尼莫地平和尼卡地平能增加CBF。研究发现这些药物并不扩张局部大血管，而可能通过改善微循环来增加CBF。

(3) 甘露醇

甘露醇属高渗脱水剂，其降ICP的机制有争论。一般认为它增加血与脑之间的渗透压梯度，使自由水从脑移向血液循环。甘露醇还可通过降低血黏度，改善rCBF。

(4) 罂粟碱

罂粟碱能直接作用于平滑肌细胞，引起血管扩张，增加CBF。

(5) 拟交感神经药

临床上，小剂量拟交感神经药能透过血脑屏障，引起脑血管收缩，降低5%～15% CBF。

3.2.9 脑代谢概述

虽然人类大脑代谢在许多方面与人体其他组织和器官相同，但还是有一些根本的不同。如：①大脑是需要能量最多的器官。即使大脑占人体重量不到2%，但是成人大脑在静息状态下可获得心输出量的25%，并且消耗人体总能量的20%。对于儿童，大脑耗能占人体总量的50%。这种能量分配主要归因于活跃的神经元信号连接，且大多数的能量(50%)均用于ATP介导的离子泵的运作，特别是钠钾ATP酶(Na^+，K^+-ATPase，简称钠钾泵)可以维持和恢复跨膜Na^+/K^+梯度。其他信号相关消耗包括神经递质的合成、突触间隙的重摄取及轴质运输。其余能量消耗则用于所谓的管家活动，如细胞内的一般分子合成。这些能量需求要求大脑具有可靠的机制从血液中获取足够的氧和葡萄糖，并且确保能够满足所需(例如神经活动的水平)。②脑代谢并非全部来自胶质细胞。③大脑具有血脑屏障。④脑代谢具有高度特异的区域性，表现为胶质细胞和神经元细胞即使也需要其他功能，但特定的细胞类型只能代谢某些特定底物和合成产物或是只限于特定“区域”。这种特征需要不同类型细胞间密切的相互作用和分子转运。

3.2.10 正常脑代谢

(1) 脑代谢底物

脑代谢(cerebral metabolism)的底物：①在正常生理状态下，葡萄糖和氧是成人能量代谢的主要底物。成人脑全天耗氧量为74 L，消耗葡萄糖115 g，相当于1 500 g脑组织全天需要能量1 046 kJ

(250 kcal)。年龄、性别和智力活动等因素可影响脑对营养素的需求。血糖过低可引起意识紊乱甚至昏迷。脑组织呼吸商(氧耗量与产生的二氧化碳的比值)接近1,说明能量几乎全部由葡萄糖氧化产生。②脑组织存在一系列将酮体转化为乙酰辅酶A的酶,但在正常生理状况下,脑酮体的动静脉差值微小,提示酮体并非是脑能量代谢的主要底物。虽然当脑葡萄糖供应受限制时,酮体氧化可提供脑能量需求的50%,可是在无葡萄糖时仅靠酮体是不能维持和恢复正常脑功能的。因此,在缺乏葡萄糖时,脑组织对酮体的代谢和利用在成人是一种求生存的权宜之计,例如饥饿或糖尿病时,酮体易于通过血脑屏障及被代谢。但是,在胎儿、婴幼儿、儿童中却是正常代谢需要。由于人乳中富含脂肪,新生儿又易患低血糖症,因此易患酮症。③研究证实,乳酸是新生儿重要的脑代谢底物。④在离体实验中,一些物质如谷氨酰胺能支持脑能量代谢,但它们或不能通过血脑屏障,或在脑内浓度太低,不能成为脑能量代谢的底物。

(2) 脑代谢底物的输送机制

由于葡萄糖、酮体、乳酸等非气体或脂溶性,它们需要特定的转运机制才能通过血脑屏障。葡萄糖以单纯扩散和易化扩散的方式通过血脑屏障,即使血糖水平波动,通过易化扩散方式能保证脑组织摄取足够的葡萄糖。葡萄糖的易化转运与其他己糖存在竞争,受根皮素、根皮苷、细胞松弛素B的抑制。虽然共有5种葡萄糖转运体(GLUT),但是脑组织仅见GLUT1、GLUT3。GLUT1在毛细血管内皮细胞的双侧均可见,可解释葡萄糖在血脑屏障的扩散是双向的。刚出生时血脑屏障欠完整,底物可以单纯扩散方式转运。研究证实,未断乳的大鼠酮体和乳酸的转运是成年大鼠的3～10倍,而葡萄糖转运仅为后者的一半。生长过程中不同底物转运机制发生变化,在一定程度上解释了葡萄糖是成人脑代谢主要底物的原因。

(3) 脑代谢过程

人脑代谢途径需要持续的能量供应,以维持离子泵活动、神经递质代谢和生物合成。高能磷酸物如ATP、磷酸肌苷、鸟苷三磷酸(GTP)是主要的能量底物,其再合成主要是通过葡萄糖的氧化而实现的。细胞内1 mol的葡萄糖完全氧化成二氧化碳和水产生38 mol的ATP。由于产物中少量是乳酸或丙酮酸,故产生的ATP将少于38 mol,可能为30～35 mol。

1) 糖酵解:包括一连串复杂的反应过程,可分为2个阶段。第1阶段从葡萄糖生成磷酸丙糖。该阶段并无ATP生成。第2阶段每分子磷酸丙糖转变为丙酮酸,生成4分子ATP,是能量释放与储存的阶段。

2) 三羧酸循环:有氧条件下,丙酮酸进入三羧酸循环。三羧酸循环是三大营养素的最终代谢通路。

3) 电子传递链:又称呼吸链,由多种蛋白质按一定顺序组成,这些蛋白质的辅基都具有氧化还原特性。电子传递链进行NADH(还原型烟酰胺腺嘌呤二核苷酸)与FAD(黄素腺嘌呤二核苷酸)的氧化,电子可由NADH和$FADH_2$(还原型黄素腺嘌呤二核苷酸)传递给氧,最终与氧结合产生水和释放能量,用以合成ATP。电子在线粒体内膜沿电子传递链流动,导致跨膜质子电化学梯度的形成,后者供能合成ATP。

在经三羧酸循环、呼吸链、氧化磷酸化产生ATP时,需持续供氧用以再生成NAD^+(烟酰胺腺嘌呤二核苷酸)和FAD,为持续的电子流动提供受体。

4) ATP与高能磷酸物:可通过糖酵解途径、三羧酸循环、电子传递链,最终产生能量,主要以ATP的形式储存和释放。ATP是氧化还原反应的产物,是细胞反应的能量底物。ATP分解为腺苷二磷酸(ADP)及磷酸基团(Pi),ADP分解为腺苷一磷酸(AMP)及Pi,AMP分解为腺苷及Pi,可释放能量。ADP可以通过腺苷酸激酶反应,生成AMP及ATP,反应式为:2ADP＝ATP＋AMP。另外,ADP可与PCr通过肌苷激酶作用生成肌苷(Cr)及ATP,即:$PCr + ADP + H^+ = Cr + ATP$。其他高能磷酸物如GTP可通过转化成鸟苷二磷酸(GDP)及Pi释放能量,形式同ATP。ATP与其他核糖核苷酸参与生物合成作用,如多糖类、脂肪、蛋白质、核糖核酸(RNA)、脱氧核糖核酸(DNA)的合成。阿特金森(Atkinson)主张细胞的能量状态测定可用以下方程式表达:

$$能荷 = \{[ATP] + 0.5[ADP]\}/\{[ATP] + [ADP] + [AMP]\}$$

该能荷的测定较单纯测定ATP及PCr浓度以判断细胞的能量状态更好,尽管文献多采用后2个

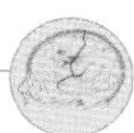

参数。

5）能量代谢的替代途径：在供氧不足的情况下出现无氧糖酵解，通过乳酸脱氢酶的作用，丙酮酸可逆性转变为乳酸。结果 1 mol 葡萄糖形成 2 mol 乳酸＋2 mol ATP。这将导致能量衰竭及乳酸积聚形成酸中毒。

磷酸戊糖途径可分为 2 个阶段：第 1 阶段是氧化反应，生成还原型烟酰胺腺嘌呤二核苷酸磷酸（NADPH）及二氧化碳；第 2 阶段则是非氧化反应，包括一系列基团转移。其生理意义包括：为核苷酸及脂肪合成提供戊糖底物；通过 NADPH 的作用维持谷胱甘肽于还原状态，还原型谷胱甘肽可以保护一些含—SH 基的蛋白质或酶免受氧化剂，尤其是过氧化物的损害。

6）脑代谢与脑血流的关系：脑代谢、脑血流和中枢神经系统功能三者之间是相互关联的。正常情况下，脑内源性葡萄糖、氧、高能磷酸物的储存很少，高能磷酸物的储存只有 ATP 和磷酸肌苷 2 种。若无葡萄糖和氧的供应，由于脑的代谢率很高，储备很快被耗竭。脑能量储备可用高能磷酸物当量（HEPE）表示：HEPE＝磷酸肌苷＋2ATP＋2 葡萄糖＋2.9 糖原。脑储备为 27.7 μmol/g，而正常脑组织消耗为每分钟 20～25 μmol/g，也就是说，完全脑缺血不到 2 min 其储备将被耗竭。在志愿者人体试验中，脑血流完全阻断 10 s，便可引起意识丧失。吸入氧浓度从 20％降到 17％时，将导致暗适应延长；达 13％时出现短期记忆障碍；8％时出现意识丧失。同样，血糖浓度下降 50％出现嗜睡和昏迷，进一步下降将出现惊厥和死亡。

由于神经外科手术有时需阻断（暂时或永久）脑动脉、控制性降压等，如何有效控制脑血流又不引起脑损伤无疑很重要。正常人 CBF 为每分钟 57 ml/100 g，氧耗为每分钟 156 μmol/100 g，葡萄糖消耗量为每分钟 31 μmol/100 g。脑动脉血糖供应约为每分钟 250 μmol/100 g，约 25％葡萄糖通过血脑屏障，脑组织仅约消耗血糖总量的 12％，其余返回血液，故葡萄糖通过血脑屏障是双向的。假如血红蛋白和血浆处于饱和状态，PaO_2 为 100 mmHg 时，总的动脉血氧供应为每分钟 430 μmol/100 g，约 36％用于脑代谢。以此计算，CBF 可减少 50％以上，仍能提供足够的脑代谢底物。研究证实，CBF 降至每分钟 15～18 ml/100 g，是原来 CBF 的 1/4，神经功能仍能保持正常。

3.2.11　脑代谢的工作方式

能量代谢结果是产生能量，主要用于细胞的工作，包括维持渗透压（离子泵）、神经递质代谢、生物合成作用，三者相互依赖。

（1）维持渗透压梯度（离子泵）

50％～95％脑氧化代谢能量用于离子泵作用。细胞活动时 K^+ 离开细胞膜，而 Na^+、Ca^{2+} 进入细胞膜。通过 Na^+，K^+－ATP 酶的作用，K^+ 在细胞内积聚，Na^+ 在细胞外积聚，最终 Na^+ 细胞外浓度 10 倍于细胞内，K^+ 细胞外浓度是细胞内的 1/40。离子泵作用维持 60～90 mV 的跨膜电位，细胞内为负电位。实际上 K^+ 的浓度决定跨膜电位，同时跨膜离子活动亦受 Na^+/H^+ 交换及 Cl^-/HCO_3^- 交换的影响。正常细胞外 Ca^{2+} 浓度是细胞内浓度的 10 000 倍，造成浓度差主要是因为细胞对 Ca^{2+} 的通透性差及 Ca^{2+}－ATP 酶的作用。Ca^{2+}－ATP 酶通过主动运输的方式将 Ca^{2+} 转运出细胞，H^+ 进入细胞。Ca^{2+}/H^+ 和 Na^+/Ca^{2+} 交换及 Ca^{2+} 的流动受 Ca^{2+} 通道的控制。有 4 种不同的电位敏感性钙通道，即 L、T、N、P，这些通道主要通过去极化开放。L 通道开放时间较长，能选择性被 Ca^{2+} 阻断剂如尼莫地平阻断。受体结合性钙通道与神经传递及兴奋性有关。受体参与脑兴奋的机制，并维持离子的稳态，N－甲基－D－天冬氨酸（NMDA）受体可使 Ca^{2+}、Na^+ 内流和 K^+ 外流，在正常情况下被 Mg^{2+} 电位依赖性阻断。同样，α－氨基－3－羟基－5－甲基－4－异噁唑丙酸（AMPA）受体开放使 Na^+、K^+、H^+ 流动。AMPA 受体激活 Na^+ 内流，可导致去极化。细胞内 Ca^{2+} 浓度的调节与 Ca^{2+} 和细胞内蛋白质的结合及分离有关，如钙调蛋白、S－100 蛋白、黏附素。大多数细胞内过程如分泌、转运、能动性、通透性、糖酵解、呼吸、有丝分裂，均受 Ca^{2+} 与特定蛋白质结合的影响。

（2）神经递质代谢

约 1％代谢能量用于神经递质的代谢，但神经传递与离子泵作用紧密相关。神经递质有：①乙酰胆碱，由胆碱及乙酰 CoA 通过胆碱乙酰转移酶作用而合成。乙酰胆碱从突触囊泡释放后由乙酰胆碱酯酶分解成乙酰及胆碱，胆碱的再摄取需载体和能量供应。②单胺类递质，有多巴胺、5－羟色胺、去甲肾上腺素。5－羟色胺由色氨酸合成，多巴胺和去甲肾上腺素由酪氨酸合成，合成的酶催化反应均需供氧。

③氨基酸类，有 γ-氨基丁酸、谷氨酸、甘氨酸，又称为神经肽。γ-氨基丁酸由 α-酮戊二酸合成，后者是三羧酸循环的底物，是通过谷氨酸在谷氨酸脱羧酶的作用下合成的。γ-氨基丁酸自发释放入突触间隙后，其再摄取依赖于 Na^+ 通道。在神经元，γ-氨基丁酸可再利用或酶解成琥珀酸，后者是三羧酸循环的底物，故称之为 γ-氨基丁酸旁路。在神经元或胶质细胞，谷氨酸可代谢成 γ-氨基丁酸，或经转氨基作用转化为天冬氨酸，或转变为谷氨酰胺。γ-氨基丁酸旁路是耗能的，主要用于 γ-氨基丁酸、谷氨酸、天冬氨酸的再合成。

除乙酰胆碱的失活是通过酶解作用外，其他递质在第二信使作用下自发地释放至突触间隙后，突触前膜具有再摄取递质的功能。再摄取取决于能量依赖转运系统，大多数能耗即用于突触囊泡积聚递质及囊泡物质的合成。

(3) 生物合成作用

脑的生物合成相当程度上与其他组织相似，如合成多糖、脂肪、蛋白质、核酸。但神经递质的合成、释放、再摄取，某些蛋白质的磷酸化反应和非电解质的跨膜主动运输，仅发生在脑组织。细胞结构需要持续不断的更新，如细胞膜的更新、结构蛋白和酶的合成。对于细胞膜磷脂，有 2 个重要的反应循环：①肌醇磷脂甘油降解为二酰甘油(甘油二酯)及肌醇磷脂甘油的再合成，后者需要消耗 2 单位的 ATP。此循环与跨膜 Na^+/H^+ 交换及细胞内钙调节有关。②其他磷酸甘油通过磷酸酯酶 A2 降解为溶血磷脂和游离脂肪酸，后者可被辅酶 A(CoA)及乙酰 CoA 激活。该循环终止于溶血磷脂的再次乙酰化。当能量供应不足时，上述 2 个循环可被打破，中介物引起一系列继发反应，造成有害的结果。蛋白质的合成过程很复杂，需高能磷酸物，完整的 DNA，mRNA 的转录处理和从细胞核转运到胞质，mRNA 在核糖体内完整翻译成蛋白质。mRNA 翻译成蛋白质需要功能性核糖体亚单位、翻译因子、氨基酰转化 RNA、氨基酸、足够的能量供应和适宜的离子环境。启动子的排列亦很重要，至少需要 140 个蛋白质和 9 个启动因子。另外，核糖体亚单位的排列受 K^+、Mg^{2+} 浓度的影响，Mg^{2+} 浓度下降可致多核糖体的解聚。在核糖体形成的新蛋白质可进入细胞核，或成为线粒体内的酶，或构成神经微丝、神经微管，或进入高尔基体。

3.2.12 脑代谢的测定

(1) 全脑代谢指数

高能磷酸物的消耗率与葡萄糖及氧气的消耗率成正比，全脑代谢指数可用以下方法推算：①脑氧代谢率(cerebral metabolic rate of oxygen，$CMRO_2$)，平均值为每分钟 1.5 μmol/g；②脑葡萄糖代谢率(cerebral metabolic rate of glucose，CMRGlu)，平均为每分钟 0.25～0.30 μmol/g；③乳酸代谢率(cerebral metabolic rate of lactic acid，CMRLac)，平均为每分钟 0.02 μmol/g。较少使用的代谢指数包括呼吸商(respiratory quotient，RQ)、二氧化碳动静脉差值(arteriovenous carbon dioxide difference，$AVDCO_2$)、氧气动静脉差值(arteriovenous oxygen content difference，AVDO2，平均 3.0 μmol/ml)、葡萄糖动静脉差值(arteriovenous glucose difference，AVDGlu，平均 0.55 μmol/ml)、乳酸动静脉差值(arteriovenous lactic acid difference，AVDLac，平均 0.09 μmol/ml)、氧-葡萄糖指数(oxygen-glucose index，OGI，平均 92%)、乳酸-葡萄糖指数(lactate-glucose index，LGI，平均 5%～8%)。上述指数的相互关系如下：

$$RQ = AVDCO_2/AVDO_2$$
$$OGI = (100AVDO_2/6AVDGlu)\%$$
$$LGI = (100AVDLac/2AVDGlu)\%$$

另外，脑氧代谢率的计算可用平均脑血流乘以氧动静脉差。

(2) 局部脑代谢测定

由于大脑的各个部分功能不同，代谢率亦各不相同。因此，局部脑代谢测定已广为采纳。①组织代谢物直接测定法：可测定高能磷酸物、葡萄糖、乳酸及其他代谢中间产物。需要脑组织的快速固定，采用表面冷冻、冰浴或微波辐射等方法以防止组织自溶。②脑代谢地形图：描述 NADH 可用荧光法评价；ATP、葡萄糖、乳酸可用生物发光法评价；组织 pH 值可用荧光法、比色法、放射自显影技术评价。上述评价多为定性指标。③2-脱氧葡萄糖法：是新发展起来的放射自显影技术，能进行脑局部葡萄糖利用的测定，并进行精确的定量。但该技术和其他放射自显影技术，如测定局部蛋白质合成，只能应用于实验动物。最近，PET 的发展可测定 FDG 衍生物，用以评估人脑局部葡萄糖的消耗。在不同脑组

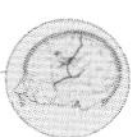

织代谢情况差异甚大，脑灰质的代谢率为白质的2～4倍。④核磁共振(NMR)波谱分析：在实验及临床上应用越来越广泛，优点为无创伤性，通过磷-31、碳-13、无水氢等标记物可以了解细胞内pH值、高能或低能磷酸物、乳酸、已糖、戊糖代谢物的情况。缺点为空间分辨较为粗糙，代谢物为相对值，而非绝对浓度。

3.2.13 异常脑代谢

(1) 二氧化碳张力变化

$PaCO_2$ 的变化往往伴有 PaO_2 的变化，特别是出现高碳酸血症时。高碳酸血症伴有低氧血症，称之为窒息。单纯高碳酸血症会导致pH值暂时性降低，通过 HCO_3^- 浓度的调节后上升，pH值可影响肌酸激酶及乳酸脱氢酶的反应活性，导致磷酸肌苷含量下降，乳酸/丙酮酸比值上升。另外，由于磷酸果糖激酶活性降低，糖酵解减慢，葡萄糖消耗减少，三羧酸循环中间产物亦减少。低碳酸血症伴有碱中毒，由于磷酸果糖激酶活性增强，葡萄糖消耗及乳酸产生增多，同时，CBF下降导致脑供氧不足、无氧糖酵解增加。结果，乳酸堆积，三羧酸循环中间产物增多，$NADH/NAD^+$ 比值上升，而高能磷酸物无明显变化。高碳酸血症或低碳酸血症较长时间存在时，H^+ 或 HCO_3^- 的跨膜流动和代谢酸的产生和消耗对调节细胞内pH起主要作用。

(2) 低氧血症

PaO_2 的变化可导致不同的代谢改变。脑氧供与血氧饱和度(SO_2)和血红蛋白(Hb)浓度密切相关，其关系如下：

$$脑氧供 = 脑血流 \times SO_2/100 \times [Hb] \times 1.39$$

其中1.39是指与1 g Hb结合的氧气毫升数。CBF下降意味着脑缺血。动脉血中氧含量下降分为氧张力下降，为缺氧性低氧血症；若为Hb浓度下降，则称为贫血性低氧血症。两者合称动脉性低氧血症。Hb的氧容量、Hb氧含量和Hb氧饱和度可分别视为血氧容量、血氧含量和血氧饱和度。氧离曲线是表示 PaO_2 与Hb氧结合量或Hb氧饱和度关系的曲线。该曲线表示不同 PaO_2 下，O_2 与Hb的分离情况，同时，也反映不同 PaO_2 时，O_2 与Hb的结合情况。氧离曲线受pH及温度的影响，pH值降低或 $PaCO_2$ 升高，Hb对 O_2 的亲和力降低，曲线右移；反之亦然。温度升高，氧离曲线右移，促使 O_2 释放。动脉性低氧血症往往导致脑血流代偿性增加。临床上缺氧性低氧血症较少见，见于高海拔地区，同时出现低 PaO_2 和二氧化碳张力上升。当 PaO_2 低于50 mmHg时，无氧酵解增加，组织乳酸堆积；当 PaO_2 低于35 mmHg时，肌酸激酶活性受pH影响，磷酸肌酸浓度下降，脑组织葡萄糖消耗增加，维持其他高能磷酸物浓度；PaO_2 低于20 mmHg时，尤其是低氧血症伴有低灌注时，将出现腺嘌呤核苷酸水平改变，脂肪分解增多，游离脂肪酸堆积。此外，低氧血症可因丙酮酸浓度升高扰乱三羧酸循环的代谢，神经递质的合成或释放减少，或两者兼而有之。

(3) 温度改变

温度改变可影响酶解反应的速度。温度下降引起酶解反应速度的下降。体温每下降1℃，脑氧耗减少5%。在亚低温条件下，腺嘌呤核苷酸的浓度并不改变，大多数三羧酸循环的中间产物减少，特别是α-酮戊二酸。由于对脑代谢的保护作用，目前许多医疗机构在复杂或巨大颅内动脉瘤手术临时阻断血管时采用亚低温技术。与亚低温类似，体温每升高1℃，代谢率上升5%；当体温高于43℃时，高能磷酸物减少，出现明显的能量衰竭。

(4) 低血糖

临床上低血糖往往由胰岛素治疗引起。低血糖时脑葡萄糖供应减少，脑葡萄糖代谢率下降，但脑氧代谢率仍维持正常，并不出现乳酸酸中毒。其他底物如内源性糖原或氨基酸被氧化，三羧酸循环中间产物及氨基酸减少。当葡萄糖和糖原耗竭而仍有氧供时，氧化还原系统将被氧化，转氨基反应的结果是天冬氨酸浓度上升而谷氨酸浓度降低。组织高能磷酸物浓度即使在血糖水平极低的情况下亦可维持不变，但脑电图(EEG)将表现为等电位，ATP含量下降极明显，随后出现膜衰竭与脂肪溶解。

3.2.14 能量代谢与神经外科

由于脑功能依赖血中源源不断输送的葡萄糖和氧，任何干扰和影响此供应，将影响脑代谢和脑功能。在神经外科疾病中，以脑血管疾病最为突出，脑血流受严重干扰，在数分钟内即出现能量衰竭，继而出现电生化梯度破坏(如 Ca^{2+} 的过度内流)、乳酸性酸中毒、膜完整性破坏、神经递质释放增多。再灌注又将引起一系列的病理反应，如自由基的形成，白细胞黏附，充血、水肿形成和前列腺素的大量合成。单纯能量衰竭并不造成永久脑损伤，若缺血持续，脑损伤将不可逆。一般脑损伤的程度取决于缺血的持续时间和脑血流减少的程度。

如果手术中必须阻断脑供血动脉，则应尽量缩短阻断时间。若必须延长阻断时间，应设法减少对脑代谢的影响。由于脑的能量状态反映了能量产生和消耗之间的平衡，减少脑负荷则可延迟能量耗竭的发生，如采用亚低温技术，或使用降低脑电活动的药物。在理论上提高能量产生的效率，如提供更多的营养素，可延迟能量衰竭的发生，提高血葡萄糖水平可延长缺氧去极化的发生，具保护作用；但乳酸积聚引起酸中毒，将抵消其保护作用。若能对引起能量衰竭的病理变化采取直接的干预，则可能是更可行和有效的治本方法。

3.3 血脑屏障的生理及病理生理、脑水肿的发生

3.3.1 血脑屏障的历史

早在19世纪，德国学者埃利希(Ehrlich)就发现动物静脉内注射苯胺颜料后，全身各器官组织均染成蓝色，唯独脑不着色。1913年，戈德曼(Goldmann)通过静脉注射染料，发现脉络丛和脑膜与全身其他器官组织一样染色，而脑组织例外；相反，在脑室内注射染料，只有脑组织染色。他把此现象称为血脑屏障。以后的研究不仅证实此屏障的存在，而且对血脑屏障的本质进行了深入探讨。例如，20世纪20年代，斯特恩(Stern)和戈蒂埃(Gautier)发现血脑之间物质转运具有特异性和选择性，如吗啡、胆盐、溴化物等能从血液进入脑脊液，但肾上腺素、氟化物则不能；并发现唯有进入脑脊液，药物才能影响中枢神经系统。布罗迪(Brodie)发现药物的脂溶性是影响它们进入脑脊液的关键。20世纪五六十年代，达夫森(Davson)对血脑屏障概念的发展作出了贡献，提出了“渗透效应”(sink effect)，认为脑细胞外液与脑脊液间存在梯度通道，脑脊液负责循环运输物质，起到缓冲池作用。20世纪60年代，布莱曼(Brightman)、瑞西(Reese)和卡莫夫斯基(Kamovsky)提出血脑屏障是由毛细血管内皮细胞间独特连接组成的，称为“紧密连接”，而以往则认为其是由星形细胞足突组成的。但有研究发现除了紧密连接外，基膜也参与此屏障的组成。

3.3.2 血脑屏障的解剖和生理功能

血脑屏障包括“星形胶质细胞、周细胞、小胶质细胞、神经元和细胞外基质”，它们都在维持血脑屏障的完整性中扮演着支持性角色(图3-13)。“神经血管单元”的概念最近已经被整合到血脑屏障的概念中，以说明血脑屏障细胞(内皮细胞和血管周围神经胶质)和脑实质(主神经元、中间神经元、小胶质细胞、少突胶质细胞和星形胶质细胞)之间存在着紧密的联系。最近，已经明确了与脑脊液生成和重吸收有关的细胞也需被考虑为神经血管单元的成员。

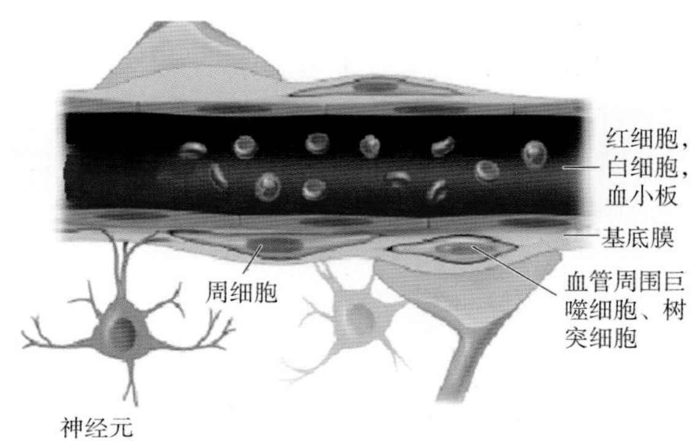

图3-13 血脑屏障(神经血管单元)解剖结构

这个看似简单的解剖结构隐藏了一个复杂的、多层面的通路和交互网络，创造了远比普通屏障功能更动态的结构。解剖学上的血脑屏障由单层的微血管内皮细胞平铺于脑毛细血管管腔内面的空间构成，并由星形胶质细胞终足所支持。血脑屏障的低渗透性特征由内皮细胞的紧密包装和紧密连接(TJ)及黏附连接(AJ)形成。内皮细胞层含有管腔(在脑外)和基底(在脑内)膜，由血和脑之间的300～500 nm的胞质所分隔。管腔面和血供接触，而在基底面，内皮细胞由基底膜包裹并被分成与周细胞有关的一些区域。相邻的细胞由紧密连接和黏附连接相连。紧密连接调控细胞旁转运，包括闭合蛋白、连接蛋白和连接黏附分子。黏附连接介导细胞分隔和细胞骨架信号传导，包括钙黏素、连环蛋白、黏着斑蛋白和辅肌动蛋白。

在脑微血管内皮细胞的胞质中几乎没有胞饮细胞小泡——填充液体的细胞膜反折，可以使混合物通过血脑屏障。这些内皮细胞也有更多的线粒体含量，可能为了产生更多积极转运营养物质所需的

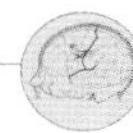

能量。

除了血脑屏障严格的结构完整性外，这里同时存在一个酶监视系统将药物和其他试图通过结构屏障的物质代谢掉。3 种主要的催化剂调节跨血脑屏障的转运：γ-谷氨酰转肽酶（γ-GT）、碱性磷酸酶和芳香酸脱羧酶，这些酶在脑血管中富集。细胞色素 P-450（CYP）在血脑屏障中的作用在局部药物代谢中得到很大的重视。这些酶在活性和表达上的异质性可能影响药物反应的可变性或有其他病理性的影响。

在内皮细胞管腔和基底面之间存在着电荷极性。这种极性影响屏障的渗透性并且部分由紧密连接调节。在管腔面与基底面，受体的表达和密度的不同造成了溶质如葡萄糖、离子，包括钠、钾、钙离子的定向转运。内皮细胞的极性在产生组织间液（interstitial fluid，ISF）和维持细胞间质液内稳定浓度梯度中扮演重要角色。转运子活动的紊乱已被认为是缺血性卒中后水肿的潜在原因。管腔和基底的离子转运子的不同表达仍有待定义。然而，转运子，如 Na^+，K^+-ATP 酶，Na^+/H^+ 交换子和 Na^+/氨基酸交换子，主要在基底面被发现。其他的与转运极性有关的穿梭蛋白包括 GLUT1，主要在基底膜富集；药物流出泵，不同地分布在管腔膜和基底膜上；P 糖蛋白（P-GP），人多重耐药基因 1（*MDR1*）的基因产物，在管腔膜上富集。酶极性也存在，例如碱性磷酸酶和 γ-GT，在管腔间隔室富集。多耐药转运子的重分布在涉及血脑屏障破坏的病理性事件中发生，推测可能加强了毒素的清除，以及与药物向中枢神经系统的运输有关。血脑屏障极性除此以外也由星形胶质细胞维持，其中水孔蛋白 4（AQP4）的分布在水分吸收和潜在的水肿形成中扮演重要角色（图 3-14）。

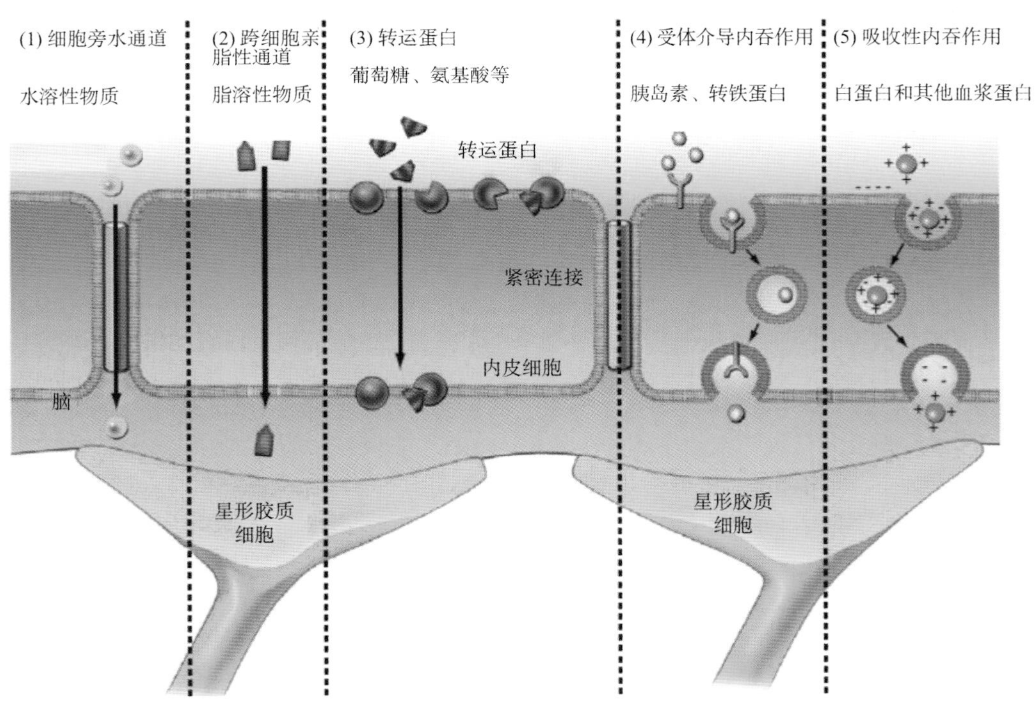

图 3-14 物质通过血脑屏障进入脑组织的各种方式

星形胶质细胞加强了屏障功能并在血脑屏障内皮的基底面与内皮细胞相联系。星形胶质细胞拥有与血管实质的基底膜毗邻的终足，且致密地围绕着紧密连接，减小了内皮细胞间隙。超过 90% 的星形胶质细胞足突包绕着内皮细胞；它们与肾上腺素能和胆碱能神经末梢相联系，以及那些对多肽类应答的神经末梢。

星形胶质细胞似乎在调控血脑屏障的渗透性中至关重要，并且大多数体外实验阐明在缺少星形胶质细胞的情况下血脑屏障容易受累。然而，一些研

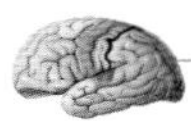

究表明，血脑屏障的完整性在星形胶质细胞降解的情况下仍然保留，这提示星形胶质细胞调控血脑屏障的活动是间接的，而非通过物理接触。星形胶质细胞可以同时诱导内皮的屏障和渗透特性。1981年，斯蒂沃特（Stewart）和韦利（Wiley）首次阐明他们发现体腔来源的新生血管在被放置在与神经组织移植物接触时，表现出了血脑屏障的特性。后来，詹泽（Janzer）和拉夫（Raff）阐明星形胶质细胞的集合在眼前房非脑内皮细胞中诱导产生了功能性的血脑屏障。星形胶质细胞介质同样被用于诱导体外内皮细胞血脑屏障样的特性。因此，星形胶质细胞介导的血脑屏障的诱导、维持和去除只被部分理解了。为了强调这一问题，研究者已经描绘了一个"血脑屏障转录组学"，作为更好地了解发生在脑-血交界处复杂而动态变化的方法。

周细胞是未分化的有收缩性的结缔组织细胞，定植在毛细血管壁上，协助调控内皮细胞的生长和调节毛细血管细胞的完整性。它们和脑内皮细胞分享一个共同的基底膜，扮演着一个第二血脑屏障的角色，功能上类似于巨噬细胞，监控血管周间隙并吞噬不需要的物质。虽然周细胞缺乏可收缩的肌动蛋白，它们已经被认为可参与脑血流量的调控和病理状态，比如缺血性卒中异常血流中的无复流现象。

体外实验已经说明内皮细胞和周细胞的交流。这种交流的机制可能是通过插入基底膜并且包含20%～30%微血管环境的细胞突起实现的。周细胞在小静脉中最为丰富，在此它们提供机械支持和合成细胞外基质蛋白，例如层粘连蛋白和纤维结合蛋白。周细胞在病理条件下从损伤部位迁移离开，并增加血脑屏障的渗透性，比如创伤和癫痫。对周细胞在血脑屏障稳态调节中的作用，未来我们需要更多的认识，并鼓励探索周细胞作为可能的治疗靶点，尤其是癫痫。

神经元是中枢神经系统的建筑模块。血脑屏障上的神经调控作用是其中一个信号。动态脑成像研究，比如PET和fMRI，检测区域脑血流量的增加和葡萄糖和氧气的消耗，且与区域脑活动的增加有关。神经元上调内皮细胞特异性催化因子，并提供去甲肾上腺素能、5-羟色胺能、胆碱能和GABA能[释放γ-氨基丁酸（GABA）]的神经支配到达星形胶质细胞和与它们相关联的内皮细胞。

小胶质细胞是在中枢神经系统中定居的巨噬细胞，为中枢神经系统和血管周间隙提供免疫监视。它们作为抗原提呈细胞（APC），识别、吞噬，并把已经"通过"血脑屏障的外来物质提呈给T细胞。小胶质细胞分泌促炎因子并快速增殖以包含破坏性成分。小胶质细胞在卒中和创伤后遗症中扮演重要角色，并与病理炎症为特征的情况相关，比如多发性硬化，和最近被发现的其他神经变性类疾病。虽然小胶质细胞的过度活化可能反映或促进有害的神经炎症，但最近小胶质细胞清除碎片的功能已经受到了巨大关注，其与阿尔茨海默病的淀粉样物质沉积有关。已记录的小胶质细胞对斑块的清除提示在特定病理条件下，刺激小胶质细胞的活性可能是有益的。在神经炎症的负面结果和炎症细胞清除功能的正面作用之间的理想平衡，必须在单独的神经疾病背景中被更好地定义。

细胞外基质（ECM）为血脑屏障提供物理稳定，它是一个介导在内皮细胞-星形胶质细胞分界面的极性的重要的锚定部位。细胞外基质的紊乱可预期会损害血脑屏障结构的完整性，并因此连累其功能。血脑屏障结构的完整性依靠一些结构蛋白的相互作用，包括层粘连蛋白、胶原蛋白Ⅳ型和整合素。基质蛋白也上调紧密连接蛋白的表达。

血脑屏障对大分子的渗透性同时由紧密连接蛋白控制的细胞旁渗透性和微囊膜介导的跨细胞渗透性决定。微囊膜是内皮细胞转胞吞作用、内吞作用和信号传导作用的部位。细胞旁和跨细胞渗透性的关系在调控跨内皮渗透性中起到至关重要的作用。马吉诺（Majno）用电子显微镜发现脑组织被暴露在可以促进血管舒张的组胺后，碳颗粒可以进入脑实质。此外，他们利用电子显微镜还观察到血脑屏障在渗透压作用下的变化，即内皮细胞核在暴露于组织后似乎有可收缩的、葡萄干样的外观。由此，这种渗透压调控血脑屏障的方法被更多地描述。临床工作已经使用这种概念来诱导血脑屏障渗透压的紊乱，并改善药物向中枢神经系统的输注。

除了脑室周围的器官外，超过99%的脑毛细血管含有血脑屏障。脑室周围器官对于外周化学感知非常重要，包括正中隆起、垂体腺、脉络丛、穹窿下器官、终版和最后区。其他控制跨血脑屏障交通的非结构性机制包括离子通道和转运载体，它们调控着亲水性营养物质、代谢产物、维生素、激素和离子的内流和外流。

总而言之，脑微血管内皮细胞与外周内皮细胞主要有3点不同：①血脑屏障缺少开窗，并以低胞

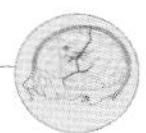

饮活动为特征，它们都显著减少了液体的摄入；②紧密连接在脑内皮细胞中无处不在，它们阻碍了大分子或疏水分子通过细胞旁转运从血脑屏障转到脑实质；③线粒体在此有更高的浓度富集，为积极转运脑需要的不同蛋白质和因子提供能量。

3.3.3 评价血脑屏障完整性的方法

评价血脑屏障完整性的基本条件是毛细血管内皮细胞对大分子水溶性物质的屏蔽功能。早期常采用经全身血液循环系统注射与大分子蛋白质结合的染料，观察脑组织的染色与否来判断血脑屏障解剖结构的完整性。后改用放射标记物替代染料，可使此方法对血脑屏障通透性判断更加敏感，也可利用电镜直接观察组织标记物与基膜及内皮细胞的关系，以评估血脑屏障的结构完整性。

血浆中白蛋白在正常情况下不能通过血脑屏障，但当血脑屏障完整性受损，内源性白蛋白可经破损渗入脑组织。在脑缺血的实验研究中，采用免疫组化染色的方法定位内源性白蛋白在脑内的渗出部位和范围，建立了血脑屏障的半定量方法。实验证明此方法比采用注射染料等外源性物质评价血脑屏障的完整性更加准确、敏感。

血脑屏障的转运功能和弥散功能可采用颈动脉内持续注射或推注示踪剂进行定量分析。其中以推注的方法在临床和基础研究中运用最为广泛，具体有2种方法：①示踪剂弥散法，通过颈内动脉推注非弥散性标记物，再间断测定颈静脉内样本含量，以判断扩散入脑标记物量；②脑摄入法，与前法不同，标记物弥散能力强，颈内动脉推注后，取脑组织样本，直接测定脑内标记物含量。2种方法都可根据脑血流量和标记物含量，定量测出单位时间和单位脑组织中血脑屏障的通透情况。

临床工作中，头部CT和MRI是最常用的判断血脑屏障完整性的手段。病灶周围的强化常提示血脑屏障受到破坏。另外，血管内注射铷-82(^{82}Rb)，通过PET也能够更敏感地发现血脑屏障的损害，间断扫描还可动态评价血脑屏障的通透性。

3.3.4 血脑屏障的病理变化

调节正常血脑屏障通透性的许多因素在病理状态下将发生变化，并且最后导致血管通透性的增加及水肿形成。许多神经病变，如创伤、炎症、自身免疫性疾病、感染、脑血管病变、神经退行性变性、癫痫及肿瘤都可破坏血脑屏障。颅脑创伤可改变载体活性以阻止必需化合物通过血脑屏障，但却可允许病原体和毒素通过。中枢神经系统的淋巴监视功能是通过嗅神经或蛛网膜颗粒的淋巴管来实现的。自身免疫性疾病如多发性硬化使血脑屏障通透性增加。研究还表明，由血管细胞黏附分子(VCAM-1)和细胞间黏附分子-1(ICAM-1)介导的淋巴细胞外渗是多发性硬化的主要病理生理特征。白细胞外渗包括3个主要步骤：①移动，选择素和配体接合；②黏附，应激状态下胶质细胞分泌的细胞因子过度表达，白细胞与过度表达的VCAM和ICAM相整合；③外渗，白细胞的黏附使肌动蛋白构象发生改变破坏血脑屏障，允许细胞外渗。

此外，白细胞分泌基质金属蛋白酶(MMP)还可以降解ECM。病原体通过胞吞作用穿过血脑屏障。人类免疫缺陷病毒(HIV)-1依靠吸附内吞作用进入大脑。由于大脑内皮细胞(EC)缺乏CD4和半乳糖苷神经酰胺受体，因此可以阻止直接被HIV-1所感染。HIV则是通过感染白细胞进入中枢神经系统。病毒在胶质细胞中不断繁殖，并且由于血脑屏障的防护而使治疗无效。

产气荚膜梭菌对紧密连接的封闭蛋白具有高亲和力，一旦结合则会增加血脑屏障通透性。肺炎双球菌通过血小板活化因子受体与内皮细胞结合，从而增加细胞间转运。紧密连接的降解会导致细胞因子释放，这些细胞因子包括白细胞介素-1(IL-1)，肿瘤坏死因子(TNF)和MMP。反之，脑膜炎双球菌可以与内皮细胞结合，诱导内皮细胞结合蛋白磷酸化阻止白细胞转运，进而防止炎症。对于细菌性脑膜炎患者，类固醇联合抗生素治疗可以减轻脑部炎症。地塞米松是一种合成的糖皮质激素，它能稳定细胞膜的ATP依赖的离子泵，还能与脑膜炎患者的血脑屏障紧密结合，阻止抗生素渗透。疱疹病毒通过嗅神经进入中枢神经系统，而狂犬病毒则通过脊髓进入中枢神经系统。总的来说，病毒感染比细菌感染对血脑屏障的影响小。

脑血管疾病和缺血对血脑屏障有着严重的负面影响，其会消耗脑部营养，诱导炎症并激动细胞因子连锁反应。这些改变会进一步导致MMP的释放，从而引起血管源性脑水肿和ECM的降解。类固醇对创伤引起的水肿没有明显的改善作用。卒中会引起紧密连接的断裂及基膜蛋白的破坏，如胶原蛋白Ⅳ、层黏蛋白和纤黏蛋白。梗死严重度与血脑屏障功能障碍程度相关，这使得患者缺血再灌注后出血的风险增加。在细胞毒性脑水肿中，脑细胞肿胀以牺牲细胞外间隙为代价，而血脑屏障仍然完整。在血管性水肿中，由于血脑屏障破坏通透性增加，从而使血浆成分进入脑组织和细胞外间隙膨胀。卒中时，细胞毒性水肿和血管源性水肿常同时发生。阿尔茨海默病、肌萎缩性脊髓侧索硬化症和帕金森病的病理生理均与血脑屏障破坏有关。阿尔茨海默病的组织病理特征是 Aβ 淀粉样蛋白沉积。淀粉样蛋白是依靠晚期糖基化终末产物受体（RAGE）转运通过血脑屏障。Aβ 淀粉样蛋白依靠 RAGE 进入大脑，而低密度脂蛋白（LDL）受体相关蛋白-1 则将其转运出大脑。阿尔茨海默病患者海马和大脑皮质的 RAGE 和 LDL 受体相关蛋白-1 浓度发生变化，因而诱发血脑屏障功能障碍，并进一步导致 Aβ 淀粉样蛋白沉积，这是该疾病早期的发病机制。目前，抗 RAGE 治疗正用于证实这个假设。左旋多巴依靠内皮细胞表达的多巴脱羧酶通过血脑屏障，随后转变为多巴胺，而多巴胺为治疗帕金森的有效成分。癫痫发作诱导血管内标志物外渗，使血脑屏障渗透性瞬间增加。癫痫的血脑屏障特征包括 GLUT-1 的下调、炎症、对抗癫痫药（AED）的多重耐药（MDR），MDR 受体和转运体受到影响。脑肿瘤动态变化的血脑屏障特性给治疗带来了巨大挑战。肿瘤血管内皮细胞有频繁的膜穿透现象、大量的胞饮小泡及缺乏血管周围胶质细胞终板，以及紧密连接形态的异常。虽然绝大多数药物治疗由于体积大和转运机制不同仍然不能穿透中枢神经系统，如 P 糖蛋白会将药物转运出大脑，但是血肿瘤屏障对小分子有着更高的通透性。肿瘤的血脑屏障通常严重受损，使得药物转运更佳。然而，周围正常脑实质完整的血脑屏障却可以阻止药物在病变部位达到临床治疗剂量。脑肿瘤术后的激素治疗可以降低病死率，就是因为它有助于重建血脑屏障的完整。在脑肿瘤研究中有 2 个重要方面对改善预后和治疗十分关键：①处理屏障系统以加强对抗脑肿瘤的药物传输；②血脑屏障的影像学。

微波和放射线微波引起血脑屏障损害是通过热效应。其功率须达到 10 mW/cm²，低于此水平，脑固有的热调节机制可避免脑内热点产生。急性放射性损伤不仅发生在血脑屏障，而且发生在损伤的细胞成分。脑内皮细胞损伤与放射剂量有关，常见于恶性脑瘤大剂量照射。毛细血管的外膜损伤最大，发生在放疗数月后，最长可达几年后。血脑屏障损伤可致血浆外渗，引起局部占位效应。毛细血管堵塞，引起脑坏死，虽有新生血管形成，但多为不成熟毛细血管，通透性大。

3.3.5 脑水肿

脑水肿是由脑组织细胞内或细胞外间隙液体蓄积过多所致。脑水肿可发生于不同病理生理过程和不同疾病，并与死亡密切相关，例如脑肿瘤、脑出血、脑创伤、脑感染等（图 3-15）。要掌握脑水肿的发生机制就必须先掌握脑、血液与脑脊液之间的屏障作用，血脑屏障破坏可引起脑水肿中最常见的一种类型——血管源性脑水肿。而脑水肿是神经系统病变影响预后的最主要的因素之一。因此有必要在此讨论脑水肿。

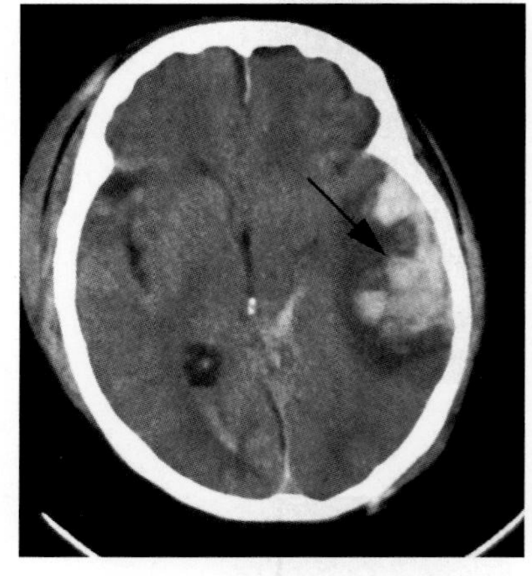

图 3-15 脑水肿的 CT 表现

注：箭头所示为血肿周围低密度的脑水肿区。

（1）脑水肿的分子机制

多种神经系统疾病和全身疾病常常并发脑水肿。脑水肿通常分为 4 类：①细胞毒性脑水肿，细胞损伤致细胞肿胀，形成细胞毒性脑水肿（图 3-16A）；②血管源性脑水肿，血脑屏障受损导致血管渗漏以致细胞外间隙液体增多及离子、肽和大分子浓度改变，形成血管源性脑水肿（图 3-16B）；③间质性脑水肿，脑积水患者的 CSF 经皮质渗入脑组织，形成间质性脑水肿（图 3-16C）；④渗透性脑水肿，当脑组织渗透压高于血浆渗透压时，血浆内液体会透过完整的血脑屏障随浓度梯度渗入脑组织，形成渗透性脑水肿。并不是所有患者都可以被确切定

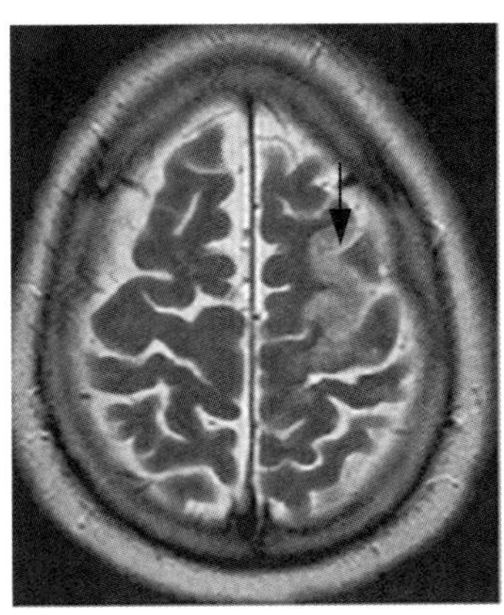

A. 细胞毒性脑水肿

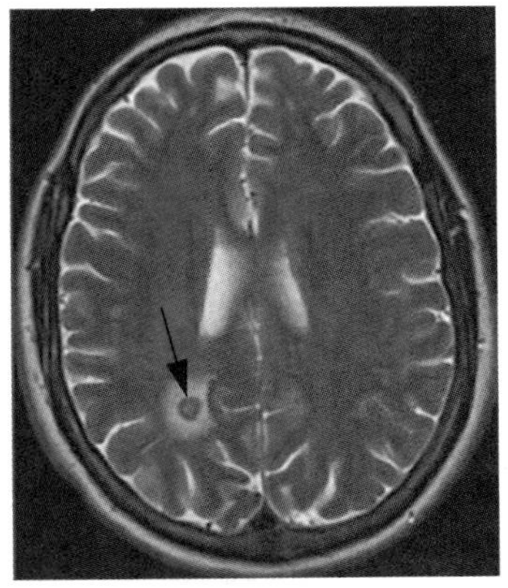

B. 血管源性脑水肿

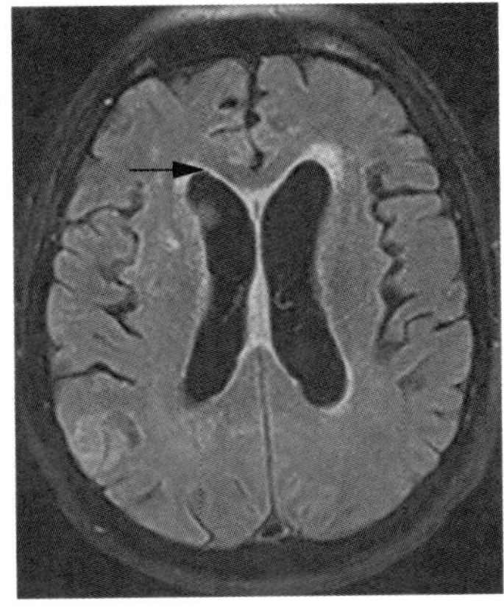

C. 间质性脑水肿

图 3-16 脑水肿的 MRI 表现

注：A 中箭头所示为脑梗死后的脑水肿区；B 中箭头所示为脑转移瘤周围高信号的脑水肿区；C 中箭头所示为脑积水患者 CSF 渗入脑组织所形成的间质脑水肿区。

义为哪种脑水肿类型，因为随着发病时间的推移，患者常常同时存在 2 种或以上的水肿类型。由于间质性脑水肿和渗透性脑水肿在神经外科患者中并不常见，因此在本章中重点讨论血管源性脑水肿和细胞毒性脑水肿。

组织肿胀水肿可以是细胞内水肿或细胞外水肿。其有可能导致细胞内和细胞间质相对容量的变化。神经系统细胞（神经元、神经胶质细胞、少突胶质细胞和内皮细胞）内及细胞间水、离子、多肽和其他神经活性物质的持续再分布，可能会进一步恶化水肿的始发原因。这些状况又会导致一系列的分子变化和连锁反应，并进一步破坏血脑屏障及大脑功能。在一些近期的专著中，关于这方面已有详细的讲述，笔者也将在下文中逐一讲述。

1）血管源性脑水肿：血管源性脑水肿的某些机制可能与细胞毒性脑水肿和其他类型的脑水肿相似。然而，该类型脑水肿形成的主要原理就是血脑屏障通透性的异常。最常见的原因是原发或继发性脑肿瘤，因为在这些疾病中，新生微血管的紧密连接功能不全。这种“脑肿瘤屏障”是一种功能不全的屏障，血浆可以透过它渗入脑组织细胞外间隙。

脑肿瘤性水肿通常源自这种功能不全及细胞的侵袭和迁移。另外，一些肿瘤会促进血管通透性增加和血管再生。目前为止研究最多也最为人们熟知的由肿瘤细胞分泌的影响血管通透性和血管生成的因子就是血管内皮生长因子（VEGF），其可以诱导毛细血管通透性，内皮扩增和迁移，无紧密连接的新生毛细血管的构建。另外，其他一些趋化因子、细胞因子、生长因子和炎症介质在血-肿瘤通透性和血管再生中也有同样或辅助性的作用。例如，血管生成素-1、血管生成素-2、成纤维细胞生长因子（FGF）、肝细胞生长因子（HGF）、血小板衍生生长因子（PDGF）、白细胞介素-3（IL-3）、IL-4、IL-8、转化生长因子-α（TGF-α）、TGF-β、多种黏附分子和蛋白酶如尿激酶纤维蛋白溶酶原激活剂、MMP、整合素家族 $\alpha_v\beta_3$ 和 $\alpha_v\beta_5$，甚至连致癌基因如突变的 *Ras* 和肿瘤抑制基因产物如 Tp53 和 vhl 蛋白均能影响血脑屏障功能。

目前，人们研究最为彻底的机制就是由肿瘤产生的大分子蛋白所介导的血管源性脑水肿，这种大分子最初被命名为血管通透因子（VPF），但在其血管生成活性被发现后，就被命名为 VEGF。森杰（Senger）和德沃夏克（Dvorak）于 1983 年首次发现

VPF/VEGF。有关这个因子最具代表性的研究就是表明了向豚鼠腹膜内注射肝癌细胞引起腹水就是腹膜腔小血管渗透性增加所致，并且肿瘤会分泌一种蛋白作用于血管导致血管渗透性增强。而不产生这种蛋白的肝癌肿瘤细胞株就不引起腹水。另外，在一项表皮血管渗透性的体内生物学测定研究中，人们还发现该蛋白所导致的血管渗透性增强可以被其部分游离蛋白的抗体所阻断。随后在其他一些肿瘤或中枢神经系统肿瘤中也发现这种蛋白的分泌。布鲁斯(Bruce)和同事及海斯(Heiss)和助理均发现一些最容易引起临床显著脑水肿的脑肿瘤，如高级别脑胶质瘤和脑膜瘤均有血管通透性的增加。另外，他们还表明 VPF/VEGF 抗体可以阻断血管通透性的增加，从而减少脑肿瘤所致的脑水肿，并且糖皮质激素可以阻断血管壁上 VPF/VEGF 所介导的通透性增强效应，并能抑制肿瘤细胞产生 VPF/VEGF。许多脑肿瘤都伴有明显的脑水肿，比如成胶质细胞瘤、脑膜瘤、转移瘤，这些肿瘤通常都伴有明显高水平的 *VPF/VEGF* 基因表达，而通常没有明显水肿的脑肿瘤相比正常脑组织都没有 *VPF/VEGF* mRNA 水平的增高。而在临床研究中，对胶质瘤患者给予一种抗 VEGF 抗体(贝伐单抗)治疗可以有效减少造影剂强化(血管渗透性)和影像学上的肿瘤周围脑水肿的事实，最终证实了 VPF/VEGF 是肿瘤旁水肿主要介质的观点。

2) 细胞毒性脑水肿：细胞毒性脑水肿一般发生在脑梗死或脑缺血、脑膜炎、瑞氏(Reye)综合征、颅脑创伤、癫痫和水中毒之后。细胞毒性脑水肿通常由多种机制所致，其中一种较常见的就是与脑缺血过量分泌的谷氨酸直接作用相关。缺氧后的神经元肿胀是由 AMPA 受体和钾盐镁矾受体活化促使的 Na^+ 内流及氯和水的被动内流入细胞所致。而谷氨酸毒性所致的胶质细胞肿胀则应归因于谷氨酸转运体高活性导致的 Na^+ 内流增加。神经元合并星形胶质细胞肿胀也涉及多种不同的机制和互补机制，包括控制 Na^+ 内流的钠钾泵、Na^+/H^+ 和 Cl^-/HCO_3^- 交换子及 $Na^+/K^+/2Cl^-$ 共转运子。例如，原发性癫痫或是脑缺血癫痫发作后的细胞外 K^+ 浓度变化就是通过 $Na^+/K^+/2Cl^-$ 共转运子导致肿胀的。这个递质由于具有被动转运铵离子的作用，因此认为与肝性脑病性脑水肿有关。水孔蛋白 4(AQP4)属于水孔蛋白家族，富集于星形胶质细胞终板并且在水分子进入星形细胞中具有核心作用。此外，隶属于 AQP4 的 Kir4.1 钾通道可调节细胞外 K^+ 浓度。穿过 Kir4.1 通道的 K^+ 水平升高使星形细胞去极化(这与神经元去极化相同)，通过 Na^+/HCO_3^- 共转运子则可以增强星形胶质细胞钠和碳酸氢盐的摄取。这使得细胞内渗透压升高并促使水分子通过 AQP4 被动进入细胞内。原发性和继发性脑肿瘤的 AQP1 和 AQP4 过度表达从而使水摄入量增加。

另外，在缺氧、缺血或颅脑创伤后还有许多其他机制会导致或加剧细胞毒性脑水肿。细胞内 ATP 的丢失和谷氨酸的释放会增加 Ca^{2+} 的内流。而一个 Ca^{2+} 的内流伴随着 3 个 Na^+ 进入细胞内，因此会加强渗透梯度，使更多的水分子进入细胞内。细胞内钙超载会诱发细胞凋亡，通过即刻早期基因如 *c-fos* 及 *c-jun* 的激活而活化炎症级联反应，释放多种细胞因子、自由基及蛋白酶作用于神经元和胶质细胞周围的细胞外基质及内皮细胞。此外，NO 作为一种血管舒张剂也可能在某种情况下与超氧阴离子相互作用产生过氧硝酸阴离子($ONOO^-$)，导致毒性效应并加剧脑水肿。NO 是由 NOS 合成并以 3 种不同的形式存在。神经元 NOS 在细胞毒性损伤后早期产生具有毒性的自由基；内皮细胞 NOS 产生的 NO 可以舒张血管提高血流量；而诱导型 NOS 则是由巨噬细胞和小神经胶质细胞产生的，它在损伤开始后 24～48 h 产生 NO 和自由基，使损伤加剧。

血脑屏障破坏时的炎性反应也是十分突出的。例如，炎症级联反应使缓激肽、P 物质、白三烯、5-羟色胺和组胺表达增加，这些因子都会非选择性地对血脑屏障造成不同程度的损害。感染时释放的脂多糖会诱导小神经胶质细胞释放肿瘤坏死因子和活性氧簇，从而影响血脑屏障通透性并恶化细胞毒性损伤。西马德(Simard)及其同事最近发现一种非选择性阳离子通道(NCCA)或 NCCa-ATP 通道，在 ATP 衰竭时打开会引起脑缺血相关的细胞毒性脑水肿。这种通道是由磺脲类受体 1 调控的，并且可以被小剂量的格列苯脲阻断，因此这为治疗脑缺血和颅脑外伤相关性脑水肿提供了一个新思路。

(2) 血脑屏障完整时脑水肿的形成

血脑屏障完整时，当脑组织中分子量小的物质增多时，脑内渗透压高于血浆，水根据渗透压梯度自血液循环自由透过血脑屏障，进入脑组织，引起水中毒。

发生机制与钠钾泵功能障碍有关。细胞膜上离

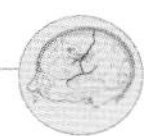

子泵——Na^+，K^+-ATP酶能维持细胞内外钠、钾浓度梯度。当钠钾泵功能受损，Na^+进入细胞多于K^+的排出，使细胞肿胀、细胞内间隙扩大、细胞外间隙缩小。但同时血液中钠离子可通过内皮细胞上完好的钠钾泵继续送入脑组织，引起脑内渗透压增高，水分随渗透压梯度进入脑内，引起水肿。可见细胞肿胀并不是此类型水肿的主要原因，而主要是由于脑内钠离子浓度上升，导致渗透压增高所致。缺氧和缺血常可引起能量代谢障碍、钠钾泵衰竭，导致脑水肿。实验中采用注射Na^+，K^+-ATP酶抑制剂乌本苷(ouabain)引起脑水肿可证实上述机制。在脑缺血和再灌注中大量产生的外源性氧自由基也可影响Na^+，K^+-ATP酶活性，这可能是自由基清除剂能改善血脑屏障完整时脑水肿的原因。

(3) 血脑屏障开放时脑水肿的形成

正常情况下，血脑屏障阻止分子量大的物质如蛋白质的通透，即使分子量较小的极性物质也难通透，因此脑组织间液的白蛋白含量只有血浆中的1%。当血脑屏障破坏、脑组织间液中的胶体渗透压接近细胞外液，导致水分自血浆中移入脑内，引起水肿。一旦血脑屏障开放，静水压也可成为另一推动水分进入脑内的动力。

广泛内皮细胞壁破坏可见于严重损伤，如放射性坏死、缺血性脑梗死后期、光化学诱导的梗死及铅中毒。

引起血脑屏障通透性增加的因素有多种，其中较为肯定的有：

1) 缓激肽：脑室内注射缓激肽能诱发脑水肿，静脉内注射缓激肽或用缓激肽灌流脑皮质血管，能增加血脑屏障通透性，但以小分子物质为主，并被β_2-激肽能受体拮抗剂阻断。

2) 组胺：通过受体介导机制影响血脑屏障通透性。血管内注射组胺能增加血脑屏障通透性，大小分子物质均能通透，H_2-组胺能受体参与作用，第二信使为cAMP。

3) 花生四烯酸：脑内注射花生四烯酸可引起脑水肿和血脑屏障开放。可能通过中性粒细胞介导破坏内皮细胞，也可能由花生四烯酸造成或通过自由基损伤。

4) 自由基：目前被认为其参与血脑屏障完整或开放的脑水肿形成。在皮质冷冻伤、缺血、液压脑挫伤和急性高血压后脑水肿形成机制中，自由基的作用较为肯定。采用自由基清除剂预处理能改善上述病理状态下的脑水肿。

有研究发现，内皮细胞表面的负电荷对维持细胞间的紧密连接至关重要。动脉内注射硫酸鱼精蛋白来中和表面电荷，脑毛细血管内皮细胞的通透性就会增高，但机制不清。

(4) 脑水肿的神经影像和分类

通过神经影像研究特别是MRI，在一定程度上可以分辨患者的脑水肿类型，包括细胞毒性脑水肿、间隙性脑水肿和血管源性脑水肿等。

对于血管源性脑水肿，水肿组织相对于正常大脑在CT平扫和MRI的T_1加权上均表现为低密度(图3-15)。这个特点在给予对比剂后更明显。在影像学上，血管源性脑水肿与细胞毒性脑水肿不同点在于水肿主要影响脑白质。从T_2加权影像和FLAIR序列可以更明显地观察到血管源性脑水肿的影像，并且FLAIR序列可以用于区别水肿组织和正常大脑组织的含水量，如脑脊液。FLAIR影像对于观察肿瘤细胞的侵袭程度十分有用，这是因为MRI序列对转移或侵袭肿瘤细胞引起的脑组织含水量的改变特别敏感。由于血管源性脑水肿主要发生在细胞外，而间质也会有所扩大，这在弥散性研究中表现为表观弥散系数(ADC)的增加。MRP序列也能发现与肿瘤血管生成相关的强化的血管性和渗透性。最后，动态增强MRI可以用于定量血脑屏障渗透性并且评估针对血脑屏障治疗的效果。

缺血或出血性卒中患者及颅脑创伤患者的细胞毒性脑水肿由于出现临床和神经影像放射学上的能量衰竭，会诱发水分子迅速内流入细胞。在12 h内出现灰质-白质边界消失及脑回水肿，而在12～24 h T_2加权像上可见高信号影。MRI弥散像信号强度的改变出现迅速(在损伤后数分钟内)；急性梗死灶比正常脑组织的ADC更低，而这些ADC图可以灵敏地显示早期细胞毒性脑水肿。

(5) 脑水肿的治疗

尽管目前对脑水肿产生的机制有了进一步了解，但脑水肿的治疗却进展缓慢。目前认为血脑屏障通透性增加的脑水肿，激素治疗有部分疗效，特别是脑肿瘤伴随的血脑屏障开放型脑水肿。如血脑屏障完整，高渗溶液能暂时降低脑内多余水分。因此，判断血脑屏障完整与否，对治疗措施的应用有指导意义。临床上增强CT和MRI对脑水肿的类型判断有一定价值。

具体有以下几种治疗手段。

1）缓解血脑屏障损害：

A. 手术切除局灶性病变是改善因病灶引起的血脑屏障开放型脑水肿的有效手段。病灶切除，解除压迫可改善局部脑血流，促进水肿液回流。

B. 降低血压，或增加脑血管阻力，可以降低脑组织与血管内的静水压，也可缓解脑水肿，包括静脉注射硝普钠降低血压（0.1 μg/kg）、过度换气和应用巴比妥类药物等，但应注意维持正常脑灌注压。

C. 皮质激素能稳定细胞膜，改善血脑屏障的完整性。研究发现大剂量地塞米松（150～400 mg/d）比小剂量和维持量（10～20 mg/d）更能有效缓解脑水肿。可应用于脑瘤和炎症引起的局灶性病变的周围水肿。对病毒脑炎、低氧性脑缺血等病变引起的脑水肿，激素的作用值得怀疑。而对于颅脑外伤，如今已不推荐使用激素治疗脑水肿。

2）减少脑组织的水含量：高渗脱水治疗是最有效、最快捷的方法，常用药物有甘露醇（20%溶液，用量为 0.25～1.0 g/kg），但脱水治疗效果短暂，因为血管内高渗状态与脑组织的渗透压迅速得到平衡，甚至更低，引起反弹。加用利尿药物（利他尼酸和呋塞米）能延长高渗药物的脱水效果。

3）血管床和脑脊液的代偿作用：降低脑脊液分泌或脑内血容量也是有效减少水肿的方法。抑制 Na^+，K^+ - ATP 酶的药物如激素、利尿剂、碳酸苷酶抑制剂、甘油能抑制脑脊液的分泌。

总之，目前对脑水肿的治疗主要针对血脑屏障完整与否而设计，不同病变不同时期血脑屏障完整性也有所不同，应尽可能根据脑水肿的发生机制选择有针对性的药物和措施。

3.3.6 血脑屏障开放的策略和应用前景

虽然血脑屏障能维持脑结构的生理稳定，但它也限制了药物进入脑内，影响中枢神经系统疾病治疗的疗效。因此，研究开放血脑屏障与保护血脑屏障稳定性一样具有重要意义。

（1）*血脑屏障的开放策略*

以利于运输药物为目的的血脑屏障开放必须是短暂和可逆的。目前主要有以下开放或克服血脑屏障的方法。

1）动脉内注射高渗溶液是最常用的方法，包括甘露醇、树胶醛糖、高渗盐水、尿素或放射造影剂，其中甘露醇已获准应用于临床，运用最广泛。作用机制可能为引起毛细血管内皮细胞渗透性皱缩，紧密连接开放，通道增大。在中枢神经系统淋巴瘤患者化疗中应用此法，证实安全、可靠，致残率低，没有致死率，而且比对照组（未开放血脑屏障的化疗患者）生存时间延长。但高渗药物开放血脑屏障也存在明显不足：①血脑屏障开放区域只局限于注射动脉的血流分布区；②正常脑组织也可能受药物毒性影响；③神经系统并发症较大；④脑肿瘤周围血脑屏障开放只有约 25%。

2）动脉内注射血管活性药物如白三烯、缓激肽或缓激肽类似物。血管活性物质能选择性扩张肿瘤内的毛细血管，增加它们的通透性，而不影响正常脑组织毛细血管的通透性。在低剂量时，缓激肽增加肿瘤血管的通透性具有高度特异性。作用机制可能与毛细血管内皮细胞上 β_2 受体激活有关。缓激肽与其受体结合能引起细胞内 Ca^{2+} 暂时性增高，激活 NOS。通过 NO 介导血管通透性增加。因肿瘤内 NOS 较正常脑组织明显增高，所以缓激肽可选择性开放肿瘤血管间隙。同时 Ca^{2+} 升高能引起内皮细胞内细胞骨架蛋白短暂增加（5～10 min），有助于毛细血管通透性增加。缓激肽类似物 RMP - 7 能特异性结合 β_2 受体，同时不受缓激肽代谢酶降解，小鼠实验中其增加通透性的作用是缓激肽的 100 倍。一般白三烯只增加小分子物质（如分子量 100 的 α 氨基异酪酸）的通透性能，缓激肽则增加分子量较大的物质的通透性，分子量从 100、300、5 000 和 7 000 的物质分别提高通透性 1.6、1.8、3.8 和 12 倍。大多数抗肿瘤药物的分子量为 100～40 000。因此，低剂量缓激肽或其类似物具有高渗剂无法相比的优点，它既可较显著提高化疗药物的抗肿瘤作用，又可最大限度地减少其对正常脑组织的不良反应。

3）修饰抗肿瘤药物：使其类似于可经血脑屏障传送的内源性物质。例如利用大的中性氨基酸传送系统增加左旋苯丙胺酸氮芥的通透能力，即使后者具有前者相似的结构，以期增加通过血脑屏障的能力。

4）直接脑内注入或强化对流传送：应用立体定向穿刺技术，把抗肿瘤药物、免疫毒素、病毒载体等注入实验动物脑内或肿瘤内，持续缓慢输注，形成具有压力梯度的对流。虽然本法有克服血脑屏障的作用，但注入物弥散很局限，加之恶性肿瘤的浸润性等影响治疗的疗效。

5）纳米材料与技术：21 世纪以来的研究表明，纳米粒子具有的小粒子特征，可以穿过生物膜屏障，

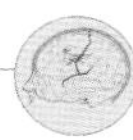

特别是载药纳米粒子经表面修饰后，可避免网状内皮系统吞噬，使药物有效透过血脑屏障，提高药物的脑内浓度，有望作为脑靶向给药的良好载体。目前认为纳米粒子透过血脑屏障最可能的机制是载药纳米粒子能被脑血管内皮细胞胞饮，在其中释药并将药物传递入脑。目前制备纳米粒子载体的天然高分子或合成的化学物质材料主要包括：①蛋白质类，包括白蛋白、明胶等；②多糖类，包括淀粉、壳聚糖及其衍生物等；③脂类，包括磷脂类、胆固醇类等；④高分子聚合物材料，如聚氰基丙烯酸烷酯，主要是聚 α-氰基丙烯酸正丁酯；聚酯类，主要是聚乳酸和乳酸-羟基乙酸共聚物。虽然目前脑靶向纳米载体材料还处于实验研究阶段，但相信随着新材料、新方法、新技术的不断涌现，制备脑靶向纳米颗粒将得到更加广泛的关注。

（2）应用前景

研究显示，骨髓移植配合化疗，只能增加化疗药物剂量的 2～3 倍，经动脉内给药也只增加 10 倍化疗药物的传递，但是应用血脑屏障开放技术，可增加 100 倍化疗药物的传递。因此，可用较小剂量化疗药物治疗脑肿瘤，却能取得最大的治疗效果和最小的不良反应。血脑屏障开放技术还可应用于提高神经影像学诊断，以及提高中枢神经系统感染治疗、基因和变性疾病治疗的疗效。20 世纪以来，神经生物学发展已使中枢神经系统疾病的基因治疗成为可能，如局灶性神经变性疾病的功能恢复和改善、弥散性先天性神经代谢疾病的纠正和脑缺血后神经损害因子的消除。血脑屏障开放技术可用于向脑内传送基因载体，增加目标基因传送和表达效率。另外，通过对血脑屏障开放技术的研究，将有助于对血脑屏障的生理和病理的认识。但是，虽然临床应用血脑屏障开放技术始于 1979 年，但迄今许多研究还处于临床前期或临床Ⅰ期（毒性论证）和Ⅱ期（有效性论证），只有少量是临床Ⅲ期（随机对照）试验。因此，加深血脑屏障的基础和临床应用研究，还是今后努力的方向。

3.4 颅内类淋巴系统和淋巴管

3.4.1 颅内类淋巴系统的发现与定义

在外周组织中，淋巴系统发挥着非常重要的作用。它们通过将有害的代谢废物回收进入体循环，起到维持内环境稳态的作用。通常情况下，淋巴管的分布密度与组织的代谢率成正比。传统观念认为中枢神经系统内缺乏淋巴系统，并认为脑脊液循环是脑内代谢废物清除的途径。越来越多的研究借助先进的双光子成像技术、MRI 和 PET，分别在动物和人体上证实了威利斯（Willis，1664）和菲尔绍（Virchow，1851）等人的发现，脑内存在类似于外周淋巴系统功能的结构，可以发挥清除组织液中的溶质，包括一些有害的代谢废物的作用，被称为类淋巴或胶质淋巴系统（glymphatic system）。

颅内类淋巴系统由脑动脉、静脉和毛细血管的血管周隙（PVS）组成，即 Virchow-Robin 间隙，是构成类淋巴系统的重要结构基础。软脑膜包裹脑血管的血管周隙随着各级动脉深入脑实质。血管周隙由血管外膜和包绕在其周围的星形胶质细胞的终足形成。脑脊液通过动脉周围间隙进入脑实质，穿过动脉周围星形胶质细胞的终足，离开动脉和毛细血管周围间隙进入组织间隙，成为 ISF。随后组织液又穿过静脉和毛细血管周围的星形胶质细胞，进入静脉周围间隙，离开脑实质，回到脑脊液中。在此过程中，组织间液中的溶质（包括一些代谢废物）随组织液从动脉被带向静脉，最终被带离组织间隙，进入蛛网膜下腔，实现了组织液与脑脊液的物质交换（图 3-17）。这种依赖于胶质细胞的、功能类似于外周淋巴系统的结构，被命名为类淋巴系统。类淋巴系统避免了在脑实质内局部降解代谢废物，促进脑内废物转运至体内共同的代谢器官肝脏。

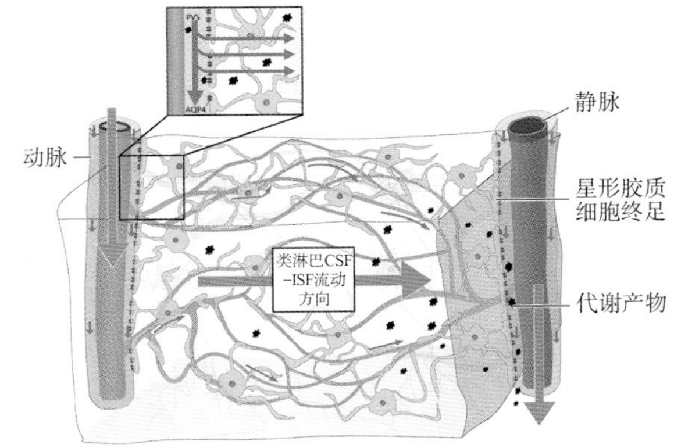

图 3-17 类淋巴系统示意图

引自：RASMUSSEN M K，MESTRE H，NEDERGAARD M. The glymphatic pathway in neurological disorders [J]. Lancet Neurol，2018，17(11)：1016-1024.

3.4.2 颅内淋巴管的发现

与类淋巴系统的发现一样，颅内淋巴管是否存在一直处于争论中。科学家借助免疫组织化学特殊染色，在啮齿类动物和人的硬脑膜上发现了淋巴管，借助磁共振特殊序列证实了人体脑膜上淋巴管的存在。但是，它们如何与类淋巴系统连接及相互作用，目前仍不明确。

3.4.3 脑组织间液流动的基本原理

在外周，ISF 往往通过静脉循环和淋巴管引流和再吸收。但是，中枢神经系统缺乏淋巴管，并且血脑屏障限制溶质自由进入血液。因此，脑组织中 ISF 和废弃物的清除就需要由其他的机制和系统来完成。

（1）扩散和对流

原则上，ISF 和溶质在大脑中移动可以通过 2 种形式来实现：扩散和对流。扩散是颗粒沿其浓度梯度向下的运动，这种运动是随机的热运动且受粒子大小、细胞外间隙的形态、粒子与周围化学作用的影响。对流是一种液体在静水压力或渗透压力作用下的运动，随着液体流速将溶质带出，其不受溶质粒子大小的影响。

溶质通过 3 种主要途径从大脑间质中清除。非极性溶剂通过直接扩散穿过血脑屏障被清除，而对于许多极性分子，特定的血脑屏障转运体可以促进它们经血脑屏障被清除。小分子溶质通过血脑屏障主要靠扩散。但对于不能通过血脑屏障的一些大分子溶质，则可能通过脑间质向脑室、蛛网膜下腔和脑池中清除。在更大范围的脑解剖中，扩散的效率是急剧下降的，特别是对于像多肽和蛋白质这样的大分子。因此，我们不能仅用扩散来解释它们从脑间质中的清除。相反，这些间质溶质是通过 ISF 的对流清除至脑脊液腔隙的。

（2）细胞外间隙

细胞外间隙占大脑总体积的 15%～20%。该间隙形状弯曲，充满细胞外基质胶状物质，由盲端和分支网络组成。因此，物质在脑细胞外间隙的扩散比在自由溶液中慢。细胞外间隙体积率的减少和弯曲度的增加都会降低扩散速率，相反则会增加扩散速率。

然而，脑组织的局部结构会对扩散和整流产生显著影响，而脑实质中 2 个重要的结构就是白质束和血管周隙。由于白质束内的轴突束倾向于单一轴，而白质细胞外间隙内的扩散表现出各向异性，因此沿单一轴比沿正交轴能更自由地移动。在白质束中的对流比灰质中的更快。而沿脑实质血管周围（血管周隙）的对流也比细胞外间隙要快。这些局部结构特征对 ISF 和溶质在不同脑区和整个大脑中的运动产生重要影响，为溶质在更宽的脑间质中的分布和流出提供了一条相互连接的低阻力途径。

（3）对流的驱动力

对流与扩散不同，它需要一个静水或渗透力来驱动细胞外流体和相关溶质沿着压力梯度向下运动。在外周，间质间隙和淋巴管之间极小的静水压梯度足以维持组织间液的对流和溶质的清除。在脑组织中，驱动间质对流的静水压或渗透力的来源尚不清楚。在脑组织中，少量的水由细胞代谢产生和滤过毛细血管，巨大且相对不通透的毛细血管表面可能产生一部分 ISF 产物，并可能是间质对流的驱动力之一。

随着每一个心动周期，脑组织中压力波沿着脑血管传播，并驱动脑血管周隙的对流，这可能是由于脉搏波通过脑动脉壁对周围液体的作用。脉搏的收缩波和舒张波在复杂的脑血管和静脉窦系统中的运动可能在不同的脑脊液腔隙中产生静水压梯度，从而驱动间质对流。相位对比 MRI 显示，每一个心动周期，一个显著的压力梯度从枕大池内开始，然后传播到脑桥前池、脚间脑池和鞍上池。传播在侧裂池内及沿着大脑凸面减低，但是沿大脑、中脑动脉的传播不减。与心动周期相关的压力梯度相比，环池和四叠体池观察到持续的脑脊液后流，而胼胝体周围池中观察到持续的脑脊液上后流。原则上，这些脑脊液腔隙中暂时和持续性的静水压之间的相互作用可能决定了整个大脑间质对流的大小和方向。然而，不同脑区压力动力学和液体流动之间相互关系仍有待探索。

（4）星形胶质细胞在细胞外间隙液体流动中的作用

除了细胞外间隙的大小和特征外，细胞内和细胞间通路也是液体流动的重要决定因素。星形胶质细胞在 100～200 μm 的跨度内延伸并围绕数百万个突触，通过缝隙连接进行耦合，允许水和溶质在整个网络中自由移动。星形胶质细胞用其血管周围终末脚突环绕着整个脑微循环，形成胶质细胞界限。此界限构成软脑膜间隙、血管周隙及融入血脑屏障。

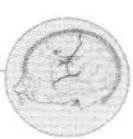

因此，星形胶质细胞形成蛛网膜下腔脑脊液间隙、血管周隙、血管和更宽的脑间质之间的界面。在环绕脑血管的胶质细胞终足和胶质界面，星形胶质细胞表达大量的 AQP4。AQP4 也由脑室的室管膜细胞表达。血脑屏障和脑脊液脑屏障处的水通道提供了一个促进脑脊液、血管周隙和更宽的脑间质间液体流动的低阻力途径。

3.4.4 颅内类淋巴系统的生理学

（1）血-脑脊液相互作用

在经典模型中，脉络丛分泌的脑脊液通过脑室系统，最终经第 4 脑室正中孔和侧孔流入脑池和蛛网膜下腔。在蛛网膜下腔中，脑脊液是通过硬脑膜静脉窦的蛛网膜颗粒重新吸收到血液中的，或者是沿着脑神经鞘向相关的周围淋巴管流动重吸收的。而脑脊液的这些再吸收通路是脑间质溶质可以有效得到清除的重要基础。

（2）脑室内脑脊液-组织间液交换

脑脊液和脑 ISF 是双向交换的，这是用脑脊液生物标记物来评估大脑的生理和病理生理状态变化的基础。脑室内脑脊液可以透过室管膜细胞层进入脑室周围灰质。然而，跨脑室壁的脑脊液- ISF 交换速度缓慢，似乎依赖于扩散而不是对流。注入脑室的小分子物质可以比注入大分子更快、更广泛地进入脑室周围灰质，反之，注入脑室脑脊液的示踪剂沿脑室周围白质束快速对流入脑室周围灰质。当将示踪剂注入大脑间质时，它们很容易在脑室内脑脊液和脉络丛中检测到，表明脑室内脑脊液和 ISF 的交换是双向的。

（3）脑脊液-组织间液交换的血管旁途径

与脑室脑脊液的有限交换相比，脑池的脑脊液在整个脑内迅速而广泛地与 ISF 交换。伊斯（His）和威德（Weed）(1865)在很久以前就观察到了脑 ISF 与脑室外脑脊液的交换，特别是沿着紧邻脑血管的间隙。尽管脑脊液与 ISF 交换的程度和意义在整个 20 世纪一直是个问题，但最近的动态成像研究表明，脑脊液和脑间质液的交换及将间质溶质清除到脑脊液的速度和程度都比以往认识的要快、要大。

为了了解脑池内脑脊液与脑内 ISF 的交换，了解一些解剖学细节是很重要的。大脑表面的脑动、静脉被软脑膜鞘包围，其中部分软脑膜在鞘和血管壁之间形成血管旁间隙（图 3 - 20）。基于啮齿动物和非人类灵长类动物的示踪研究显示这些血管旁间隙与脑脊液池连通，但与血管表面紧邻的蛛网膜下腔的脑脊液不连通。当动脉进入大脑表面的血管周隙时，与软脑膜鞘的结合继续进行，在血管周隙内形成一个血管旁间隙，随后血管周隙终止于死胡同而变得不连续。相反，当静脉进入大脑时，软脑膜鞘反折回大脑表面的软脑膜上，留下血管旁间隙、软脑膜下间隙和静脉周围的血管周隙。这样，大脑表面动脉和静脉周围血管旁间隙的解剖结构就有了重要的不同。

来自脑池的脑脊液沿着大脑表面动脉周围的血管旁间隙迅速穿过蛛网膜下腔，在动脉进入血管周隙时沿着这些间隙进入皮质。当血管旁间隙变得不连续时，脑脊液继续沿着动脉-脑血管平滑肌周围的基底膜移动。当使用小分子示踪剂（分子量＜100 000）时，示踪剂很容易在血管旁间隙和周围间质之间交换。当使用大型分子示踪剂（分子量 500 000）时，示踪剂不能从毛细血管壁上流出，并沿着血管基底膜进入终末毛细血管床的基底层，显示出脑脊液、室间隔和血管基底层之间的连续通讯。因此，这些血管旁通路是脑脊液进入脑间质并与之交换的关键途径。

与脑脊液沿动脉周围血管旁间隙快速进入大脑不同，脑脊液并不能沿静脉周围血管旁间隙进入大脑。然而，静脉旁间隙在清除脑实质间质溶质方面起着重要作用。示踪剂研究表明，间质示踪剂沿血管旁间隙和白质束最快穿过大脑。来自脑组织广泛区域的间质溶质沿着大口径静脉周围的血管旁间隙聚集，特别是深静脉循环。接近脑室或软脑膜下间隙的示踪剂迅速进入并通过这些沉积间隙。这些局部 ISF 流动模型是基于在啮齿动物和非人灵长类动物中进行的实验研究，将来可能用于人类。

星形胶质细胞脚突表达大量的 AQP4，并在这些动脉旁脑脊液交换通路、静脉旁 ISF 清除通路和更广泛的脑间质之间形成连接。基因修饰小鼠实验表明，编码 AQP4 的基因丢失阻止了动脉旁脑脊液的流动，并减缓了脑间质溶质的清除。因此，星形胶质细胞的 AQP4 在血管旁脑脊液流动、对流及血管旁通路上间质溶质的清除中均发挥重要作用。这种依赖于星形胶质细胞水转运及在中枢神经系统中类似于淋巴发挥脑间质溶质清除功能的流体通道被称为类淋巴系统。

血管旁脑脊液- ISF 交换或类淋巴系统通路功能是睡眠脑的主要特征。与睡眠或麻醉的大脑相

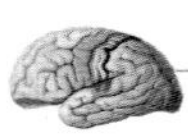

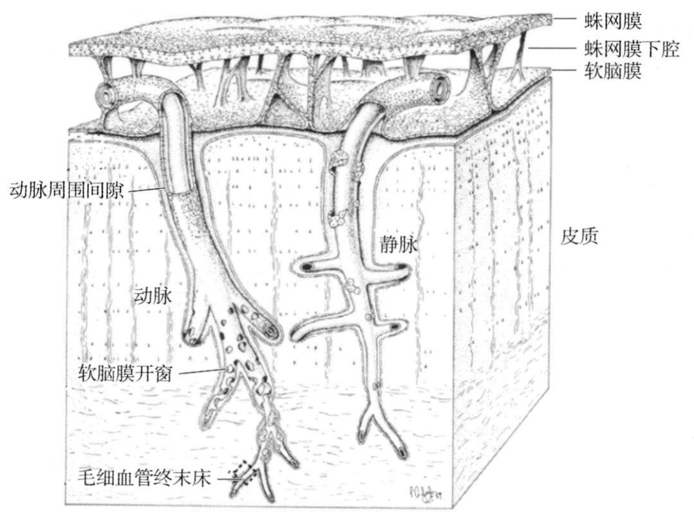

图 3－18　类淋巴系统结构

引自：WINN H R. Youmans and Winn neurological surgery [M]. 7th ed. Philadephia：Elsevier，2017.

比，清醒大脑的类淋巴系统功能减少约 90%。对大脑细胞外间隙的测量表明，在睡眠期间，皮质细胞外体积增加了 60%，有利于液体和溶质的流动。这些发现表明，睡眠促进恢复的关键生物学过程之一是促进脑实质间质溶质和废物的清除。

3.4.5　颅内类淋巴系统的临床意义

（1）脑发育

在正常发育、生理活动（如睡眠）或病理条件（如脑水肿或缺血）下，类淋巴通路的细胞外间隙可以改变其维度。研究表明，在发育的啮齿动物脑中，细胞外间隙几乎是成人大脑体积的 2 倍，占大脑总体积的 30%～40%，而成人只占约 20%。CT 和 MRI 对人类大脑含水量的评估证实，在婴儿期，水与固体组织的比例远高于成人期。虽然在发育的大脑中，细胞外容积的增加是否与脑脊液血管旁更快的流入或脑间质中溶质的清除有关还没有得到评估。然而有理由推测，在发育的大脑中，细胞外容积的增加可能对生长因子和大分子量蛋白更有效的循环至关重要。发育中的大脑神经元和胶质细胞往往因高代谢率会产生较多的毒副产物，较高的水含量和细胞外容积也可以保护大脑免受这些毒副产物的影响。

在老年大脑的细胞外间隙，是否继续减少尚不清楚。对老年大脑细胞外间隙的实验测量一直是模棱两可的，一些研究报告称与年轻人相比没有变化，另一些研究报告称细胞外容积随着年龄的增长持续下降。实验研究表明，在老年的大脑中，β 淀粉样蛋白等间质溶质的清除率降低。这可能与年龄相关的脑动脉顺应性改变和老年大脑中弥漫性神经炎性反应的发展相关。

（2）阿尔茨海默病与蛋白质沉积相关疾病

与年龄或损伤相关的间质溶质清除率的变化对神经退行性疾病的发展有明显的影响，如阿尔茨海默病、帕金森病、肌萎缩性侧索硬化、额颞叶痴呆和慢性创伤性脑病，其特征是错误折叠蛋白质的异常聚集。阿尔茨海默病的病理组织学特征是存在主要由 β 淀粉样蛋白组成的细胞外老年斑。该蛋白通过淀粉样前体蛋白的连续酶切产生并被释放到细胞外间隙。β 淀粉样蛋白在健康的年轻大脑中产生，但通过血脑屏障的运输和沿着血管旁淋巴通路的大量流动而被有效清除。在清醒时，大脑中 β 淀粉样蛋白水平随着类淋巴通路的活动而增加，在睡眠时下降。在阿尔茨海默病中 β 淀粉样蛋白从老化脑中的清除速度减慢。这似乎是由于血脑屏障的 β 淀粉样蛋白清除受损所致，还可能是由于老化脑中的类淋巴系统通路功能受损所致。

脑间质对流和溶质清除在蛋白质聚集和神经变性发展中的作用并不局限于 β 淀粉样蛋白。最近的研究表明，其他细胞内蛋白在神经退行性疾病中也会形成聚集体，如 τ 蛋白（阿尔茨海默病、额颞叶痴呆、慢性创伤性脑病）和 α 突触核蛋白（帕金森病），这些蛋白质的错误折叠形式均是通过细胞外间隙运

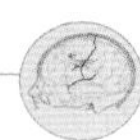

输。因此，年龄、损伤或是疾病相关的间质溶质清除的改变可能在一些神经退行性疾病的发展中起重要作用。

这些发现提高了这样的可能性，即增加溶质如β淀粉样蛋白沿血管旁反流途径的清除可能是治疗这些疾病的有效方法。值得注意的是，衰老与脑脊液分泌减少和脑脊液引流阻力增加有关，提示脑脊液周转的减慢可能有助于阿尔茨海默病的发展。在阿尔茨海默病患者中，一项小规模的分流以增加脑脊液周转率的试验能够降低脑脊液中的τ蛋白和β淀粉样蛋白，从而可能改善临床症状。可是另一项对215名阿尔茨海默病患者进行的随访双盲试验，使用腰-腹腔分流术，无论是开放的还是阻塞的，均未见相似的结果。事后分析虽然显示轻度异常患者的病情略有改善，但这一观察结果尚未进行前瞻性检验。

(3) 脑水肿

血管源性水肿是由于细胞外液体的增加而引起的脑组织肿胀，显著增加细胞外间隙。这种增大不一定干扰正常的生理功能。正如神经外科医生长期观察到的那样，CT或MRI显示的大脑"功能区"水肿可在不发生失语或运动障碍的情况下发生。大量血管源性水肿可损害大脑功能，但这主要是由减少血液流动的脑移位引起的。幸运的是，渗透性利尿剂可以逆转血管源性水肿。研究证明通过去除液体，可以迅速减小细胞外间隙。

细胞肿胀引起的细胞毒性水肿具有相反的作用，即压缩细胞外间隙。对缺血大鼠脑组织的研究表明，心脏骤停后10 min，细胞外容积收缩至原来的1/4，细胞外间隙曲折增加。细胞外间隙收缩和变形，分子通过脑组织的扩散被细胞毒性水肿减缓。这在临床上是相关的，因为在损伤后去除缺血区域中的有毒代谢产物将减慢，同时，由于缺血区域血流的减低及细胞外间隙的变化，导致治疗药物从邻近正常组织到达受损组织的能力降低。

其他一些病理变化也将导致脑细胞外间隙的减少。颅内压梯度的变化导致组织移位，减少了细胞外间隙的容积。例如，对CT数据的分析表明，慢性硬脑膜下血肿对皮质施加压力，可导致变形和移位组织的含水量明显减少。大脑中的任何占位性肿块都会改变邻近组织及细胞外间隙。减压后，组织的体积和形状通常快速恢复，特别是在年轻的大脑，这是压力动力学变化时细胞外间隙可快速扩张的另一个例子。

(4) 脑积水

出现脑积水后脑容量往往会发生显著变化。脑积水行分流术后脑室体积减少超过100 ml并不少见。哈基姆(Hakim)等假设大脑就像海绵一样，细胞外间隙随其上的机械力或膨胀或缩小。正常总脑容量约为1 500 ml；脑血容量为45 ml(3%)，细胞内间隙约为300 ml(20%)。脑脊液在大脑周围蛛网膜下腔的移位是随着心室扩张而向外推进的，但这不足以解释脑室超过20～30 ml的体积变化。因此，细胞外间隙是最有可能发生与压力有关的容积变化的间隙。实验性脑积水的病理检查证实了这一点：脑积水开始时，皮质和皮质下组织受到压迫，细胞外间隙缩小近一半，从正常的16.5%下降至9.6%；在同样的模型中，对受压脑组织进行MRI评估，显示与正常皮质相比，造影剂注射后受压脑实质内运动受损。

虽然这些结果表明脑积水的神经症状可能部分归因于代谢物和废物从压缩组织中清除减慢，但尚未有实验研究评估这些血管旁交换途径在脑积水中的功能是否受损，也不知道这种损伤是否会导致与脑积水相关的认知症状。

(5) 蛛网膜下腔出血

蛛网膜下腔出血后，血漏入蛛网膜下腔的脑脊液中，引发如脑血管痉挛等多种损伤过程，这与血液中降解产物进入脑脊液腔隙有关。患者发生蛛网膜下腔出血后，可在脑深部血管旁间隙检测到血液分解产物。在蛛网膜下腔出血的实验模型中发现，来自脑脊液池腔的血液沿着脑表面的血管旁通路流动，阻断了沿类淋巴途径的脑脊液对流。一些研究显示，脑池内给予组织型纤溶酶原激活物(t-PA)或尿激酶可以部分恢复血管旁的脑脊液流动，从而改善脑血流。虽然这些结果未得到RCT研究证实，但是这些发现表明血液可以通过血管旁类淋巴通路到达实质内血管周围，并提示在发生蛛网膜下腔出血后，通过类淋巴通路干预出血可能对恢复脑血流和预防蛛网膜下腔出血后血管痉挛十分重要。

(6) 神经炎症与胶质损伤

脑脊液流动和血管旁通路对于间质溶质的清除在很大程度上依赖于脑血管周围星形细胞末梢和星形胶质细胞AQP4的存在，而且似乎星形胶质细胞在睡眠期间细胞外间隙的扩大中起着关键和促进作用。然而，在老年和受损的大脑中，星形胶质细胞出现应激反应，并且 AQP4 的定位发生改变，失去了其血管周围的极化。尽管没有实验证实，但有理由推测，在老年人的大脑中、在外伤或缺血性损伤后或在癫痫发作后，反应性的星形胶质细胞增多将导致类淋巴通路功能衰竭、间质溶质清除障碍和神经退行性变的发生。这表明靶向慢性反应性的星形胶质细胞病或损伤脑内 AQP4 定位的改变，可能为保护类淋巴系统通路功能提供了一种潜在的治疗手段。

(7) 鞘内、脑室内和实质内给药

有些药物，全身静脉给药后可以穿透血脑屏障，从而迅速分布到整个大脑和脊髓。而许多潜在的重要药物不能通过血脑屏障，如果静脉注射，则是无效的。希望直接注入脑脊液绕过血脑屏障，利用大脑的血管旁通路，到达大脑内各个部位。通过血管旁途径进入脑间质受分子大小限制，分子量大于 100 000 的分子和颗粒进入脑间质受到限制，治疗性大分子(如单克隆抗体)和颗粒(如病毒颗粒)很容易沿血管旁途径分布，但可能使周围细胞外间隙的渗透受限。在这些情况下，只有接触到血管周围的星形胶质细胞、小胶质细胞、血管细胞可能对治疗有效。对于一些到达脑间质的分子，由于与细胞外基质的结合及神经元或胶质细胞的代谢或吸收，其分布仍然很小。因此，对于任何分子均需要测定其到达脑组织目标区域的浓度，以便实现有效治疗。如果使用血管或脑脊液途径给药，大脑的大部分区域将暴露在药物中。为了更具选择性地给药，还可采用直接脑实质内输注的方法。这一方法的优点是将药物输送到限制性脑区，例如帕金森病壳核内的神经递质或局限性肿瘤内的抗肿瘤药物。扩散及细胞外间隙的对流都会影响药物的分布。更快速的实质内灌注扩大了细胞外间隙，促进了对流至更广泛的区域。液体的对流将不同大小的分子，如大分子、病毒或脂质体等均实现广泛分布。这种快速输注被称为强化对流传递(convection-enhanced delivery, CED)，并在许多动物模型和临床试验中进行了研究。然而，研究显示，CED 在某些类型的肿瘤(如高级别胶质瘤)中实现均匀扩散是不成功的，因为给药后肿瘤内的压力可能升高，从而改变液体流动的类型，使分布预测变得困难。CED 是否可以成为一种重要的治疗方法，很大程度上取决于技术问题是否能够被克服，以及是否可以明确这些药物疗效可以带来足够的临床益处。

(8) 小结

最近，越来越多的研究表明脑脊液与脑间质的相互作用比我们以前认识到的更为实质性，在生理和临床上更具相关性。脑脊液从脑池沿血管旁途径迅速进入大脑，与周围的 ISF 交换。ISF 和间质溶质依次沿着大口径引流静脉周围的血管旁途径清除。特别是在睡眠期间，这种类淋巴通路的迅速的液体流动在清除来自大脑的 β 淀粉样蛋白等有毒代谢物中起着重要作用。在神经系统疾病和脑损伤中，脑细胞外间隙的变化、脑血管结构和神经胶质细胞的特性和功能可能参与各种疾病的发生和发展，包括阿尔茨海默病、脑水肿、脑积水、蛛网膜下腔出血后血管痉挛。了解这些途径在脑组织液体运动中的影响及不同的疾病如何影响这些机制，对于开发有效的药物传递途径及靶向中枢神经系统疾病具有重要意义。

3.5 脊髓生理

脊髓的活动受脑的控制，来自四肢和躯干的各种感觉冲动，通过脊髓的上升纤维束传达到脑进行高级综合分析；发自脑的冲动，则通过脊髓的下行纤维束来调整脊髓神经元的活动。脊髓本身能完成许多反射活动，但反射活动也受脑的影响。

3.5.1 脊髓的感觉传导路径

感觉分析器由感觉装置即感受器、中间传导束和大脑皮质感觉细胞三部分组成。在脊髓感觉的中间传导路径有浅感觉传导路径、深感觉传导路径和本体感觉传导路径。

(1) 浅感觉传导路径

浅感觉传导路径即脊髓丘脑束(图 3-19)，传导面部以外的痛觉、温度觉和粗触觉。①第 1 级神经元位于脊神经节内，其轴突呈“T”形分支，周围支到皮肤，中枢支经后根进入脊髓后角，终于后角细胞的树突。②第 2 级神经元的轴突分为升支和降支，升支上行 1～2 个脊髓节段，再经脊髓灰质前连合，交叉到对侧侧索的前外侧，上升组成脊髓丘脑侧束。脊髓丘脑侧束上行，经过延髓、脑桥和中脑，止于丘脑。③丘脑内有第 3 级神经元。在脊髓，交叉到对侧的纤维总是位于脊髓丘脑束的内侧，即上位脊髓节段的纤维束将下位者推向外侧，故有一定的排列次序。脊髓丘脑侧束的纤维，由外向内依次为来自

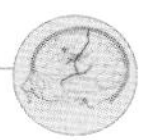

骶脊髓、腰脊髓、胸脊髓、颈脊髓节段的纤维。也就是说，在颈部的脊髓丘脑束，外侧部的纤维传导对侧下肢的浅感觉，中间部的纤维传导对侧躯干的浅感觉，而内侧部的纤维传导对侧上肢和颈部的浅感觉。因此，当颈部脊髓以外的病变向脊髓内发展时，对侧下肢先有感觉障碍；随着病变的发展，感觉障碍逐渐严重，最后上肢亦有感觉障碍。反之，当病变在脊髓内从灰质向外发展时，感觉障碍从上肢开始，逐渐向下累及下肢。脊髓侧索发生病变，脊髓丘脑束完全受损害时，在病灶水平以下，对侧的痛觉和温度觉消失。但当病灶位于脊髓的侧方尚未完全破坏脊髓丘脑束时，感觉障碍区就不太明显。如果仅为脊髓丘脑束的浅层尾骶节段的纤维受到损害，则有会阴部及其附近痛觉障碍和温度觉障碍，痛觉和温度觉减退或者消失区呈半马鞍状或马鞍状。

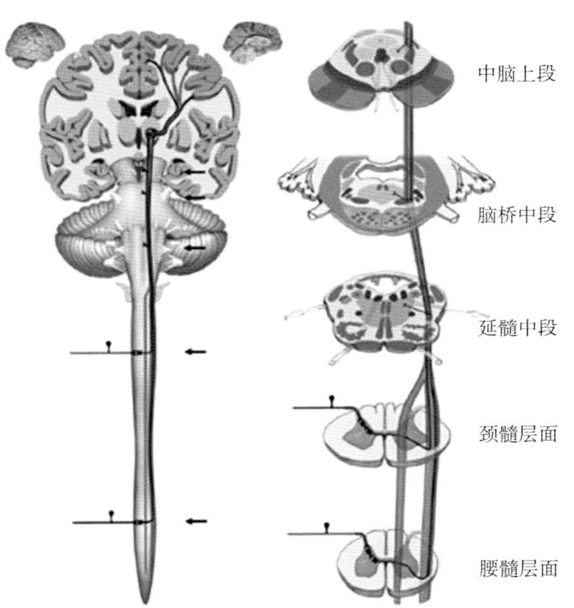

图 3-19 浅感觉传导路径(脊髓丘脑束)示意图

(2) 深感觉传导路径

深感觉传导路径是传导本体感觉和精细触觉的传导束，位于脊髓的后索内(图 3-20)。①第 1 级神经元在脊神经节内，其轴突的周围支分布到皮肤，属精细触觉；分布到关节、肌肉和肌腱者，属本体感觉。轴突的中枢支，经后根至脊髓后索组成薄束和楔束，上升到延髓的薄束核和楔束核。②第 2 级神经元在薄束核和楔束核内，其轴突纤维在延髓内橄榄水平交叉到对侧，终于丘脑。③丘脑内有第 3 级神经元。脊髓后索传导束纤维的排列有一定的次序，来自身体下部的神经纤维位于内侧，由内而外依次为来自骶脊髓、腰脊髓、胸脊髓和颈脊髓节段的纤维。颈脊髓的后索有薄束和楔束，薄束在内侧，由骶脊髓、腰脊髓节段的神经纤维组成；楔束在外侧，由胸脊髓和颈脊髓节段的神经纤维组成。一侧后索有病变时，在患侧病灶水平以下发生同侧的传导性的关节、肌肉和肌腱的运动觉、振动觉和位置觉(包括两点辨别觉和空间觉)消失，但粗触觉、痛觉和温度觉仍存在。触觉可部分受累，但不完全消失。两点辨别觉消失是后索病变的一个重要特征。后索病变时，往往表现为感觉性运动失调，行路不知深浅，身体摇摆不稳，容易跌倒。若直立，睁眼时尚能维持平衡；如闭双目，则身体立即摇晃，甚至倾倒，称为龙贝格(Romberg)征阳性。

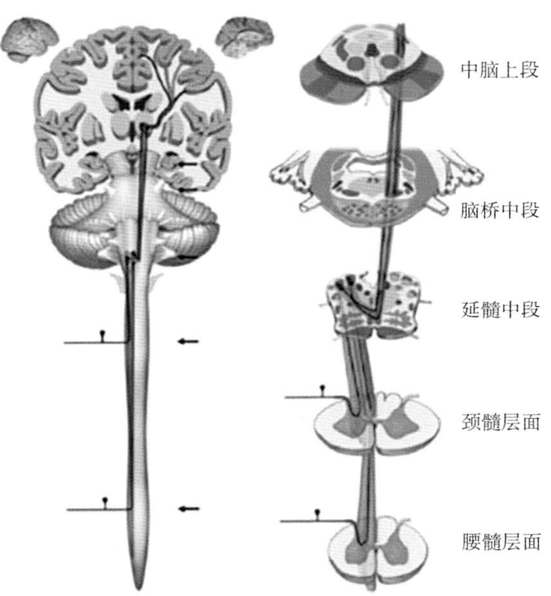

图 3-20 深感觉传导路径示意图

(3) 小脑本体感觉传导路径

小脑本体感觉传导路径即脊髓小脑束，位于脊髓侧索的表层，其纤维来自灰质脊束核和中间内侧核的细胞，上行到小脑。脊髓小脑束神经纤维的位置在浅表层。传导非意识性或反射性固有的本体感觉传导束，将颈、躯干及四肢肌肉、关节的冲动传至小脑，再由小脑反射性地调节肌肉运动，以维持身体平衡；其神经纤维也是按层次排列，传导下肢冲动。

3.5.2 脊髓的运动支配路径

运动功能是感觉感受器接受感觉刺激以后机体产生的一种反应，分为随意运动和不随意运动。随意运动是指有意识地执行某种动作，主要是受锥体束支配，由横纹肌收缩来完成。不随意运动是指不受意识控制的自发动作，在正常情况下保持正常姿势的活动，主要是受锥体外系统和小脑系统的支配。一般认为，大脑皮质的随意运动冲动波沿 2 个神经元传导：①上运动神经元(锥体束)，从大脑前中央回皮质锥体细胞发出纤维，分别沿皮质脊髓束和皮质脑干束终止于脊髓前角细胞和脑干脑神经运动核细胞。②下运动神经元，自脊髓前角的运动细胞发出纤维，经脊髓前根和周围神经到达肌肉；自脑神经核发出纤维，分别组成 12 对脑神经到达效应器官。

(1) *皮质脊髓束*

皮质脊髓束由大脑皮质锥体细胞的轴突纤维组成。大部分纤维在延髓锥体交叉部交叉后至对侧脊髓的侧索，组成皮质脊髓侧束(锥体侧束)，终止于脊髓前角细胞；小部分纤维不交叉，进入脊髓的前索，居于前正中裂旁，组成前外侧皮质脊髓束(锥体前束)(图 3-21)。皮质脊髓侧束的大部分纤维经脊髓的白质前连合交叉到对侧，止于对侧的前角细胞；仅有小部分神经纤维不交叉，止于同侧的前角细胞。

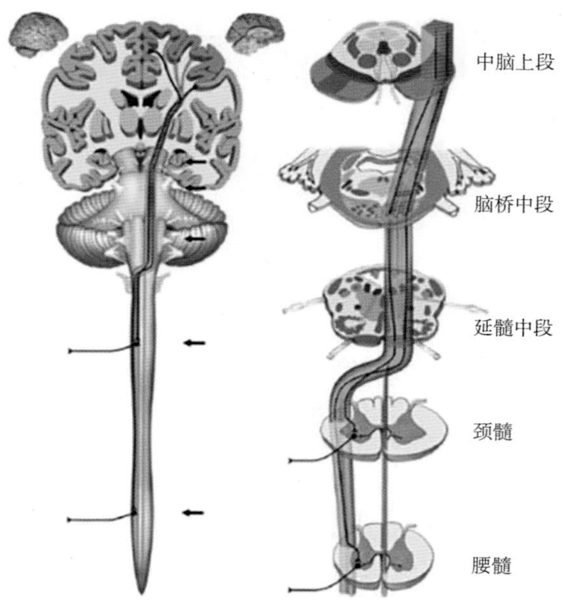

图 3-21 皮质脊髓束传导路径示意图

前外侧皮质脊髓束一般只下降到胸部。皮质脊髓侧束神经纤维的排列也有一定的次序，支配上肢的神经纤维在内侧部，支配躯干的纤维在中间部，支配下肢的纤维在外侧部。脊髓髓内病变累及皮质脊髓侧束时，同侧的上肢先发生运动障碍；脊髓髓外病变累及皮质脊髓侧束时，下肢最先受累而瘫痪，即痉挛性瘫痪(硬瘫)。下运动神经元受损害后产生下运动神经元性瘫痪，即弛缓性瘫痪(软瘫)。

(2) *锥体外系统*

它是锥体系(皮质脊髓束)以外的下行路径，为功能分化较差的原始运动系统，包括网状脊髓束、红核脊髓束、顶盖脊髓束、前庭脊髓束和橄榄脊髓束等。锥体外系统的功能是协助锥体系的活动并调整肌张力，以协调肌肉的活动，维持姿势和习惯性动作，使动作协调、准确，免除震动和不必要的附带动作。锥体外系统发生病变时，出现肌张力紊乱和共济失调。肌张力紊乱最常见者为张力增强，常见有伸肌张力增强、深反射亢进。肌张力过强时，许多运动受抑制以致患者形如瘫痪，形成痉挛状态。这是由于前角细胞受到低频冲动的刺激而保持在阈限下兴奋状态(易化作用)的结果。

3.5.3 脊髓的神经反射束

反射性神经活动的基本形成，是机体对内外环境刺激作出的规律性反应。脊髓内有许多短纤维，主要起自灰质内的中间神经元，终于前角运动神经元或连合神经元，沿灰质柱形成上行或下行支。此上行支或下行支只经过几个脊髓节段就终止。这些纤维在前索、侧索和后索的深部，紧靠灰质柱形成固有束，分别称为前固有束、外侧固有束和后固有束。固有束是脊髓节间的联络纤维束和连合纤维束，也是脊髓内反射弧的组成部分。最简单的脊髓反射弧只包括一个传入神经元和一个传出神经元，组成单突触反射。此种反射一般只局限于一个或相邻脊髓节内，亦称节内反射。多数反射弧是由 2 个以上的神经元组成的多突触反射，即在传入神经元和传出神经元之间还有中间神经元，中间神经元的轴突在固有束内上行或下行数个脊髓节后，终止于前角细胞。此种反射称为节间反射。

牵张反射或肌伸张性反射是节内反射，其生理功能在于维持骨骼肌紧张，对维持直立姿势特别重要。膝反射、跟腱反射等腱反射都属于牵张反射，接

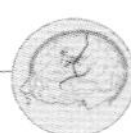

受牵拉刺激的感受器是肌梭和腱器，传出纤维支配梭外的肌纤维。牵张反射的反射弧虽相当简单，但也受高级中枢的控制。在脊髓反射路径中断时，反射消失，而在发生高级运动中枢抑制时，反射亢进。

临床上所谓的浅反射，是刺激皮肤或黏膜所引出的反射活动，是皮肤-肌肉反射，不属于牵张反射，而属于保护性反射。浅反射的反射弧较长，反射冲动可能上行达大脑皮质顶部的运动区或运动前区。因而在锥体束损伤时，浅反射不是亢进而是减弱或消失。

3.5.4 躯体的神经营养

脊髓前角细胞对于它所支配的肌肉有营养作用。前角细胞的破坏可使它所支配的肌肉发生萎缩，并在损害后 10 d 左右出现所支配肌的电变性反应，即原有的 KCC（阴性通电）＞ACC（阳性通电）的极性反应倒置，变为 ACC＞KCC，对感应电不反应。另外，前角细胞对躯体骨骼也有营养作用，在前角细胞有损坏的节段内可见明显的骨质疏松等现象。

3.5.5 支配内脏活动

脊髓通过交感及副交感神经对血管的舒张、腺体的分泌、立毛肌的收缩发生作用。脊髓的交感神经系统集中在 T_1～L_1 节段的脊髓灰质侧角内，这里的神经元所发出的轴突经过脊髓前根白交通支进入椎旁交感神经节（这段纤维称为节前纤维），与节内的神经细胞发生接触。节细胞的轴突经过灰质交通支进入脊神经，分布于各脊神经或内脏神经。脊髓交感神经中枢受延髓中枢的支配，后者本身又接受来自大脑中枢的影响。大脑的交感神经中枢主要位于丘脑下部。

副交感神经系统分脑和脊髓两部分。脑部主要起源于第Ⅲ、Ⅶ、Ⅸ、Ⅹ对脑神经的副交感神经核，脊髓部分起源于 $S_{2\sim4}$ 诸节，节前纤维经盆神经分布至腹下神经丛，再由此发出节后纤维分布至盆腔各器官。因脊髓源性的交感或副交感神经病变所引起的血管舒缩障碍不像感觉与运动障碍那样有清楚的节段性，因此较少引起临床医师的注意。临床上如见到脊髓源性的血管舒缩障碍时，病变常位于 T_1～L_1 节段内，其具体分布为：头和颈部相当于 $T_{1\sim4}$，上肢相当于 $T_{2\sim7}$，下肢相当于 T_8～L_1。由此可以理解，当脊髓胸段有病变时，可使上肢在没有运动及感觉障碍的情况下出现血管运动障碍。立毛肌功能及汗腺分泌功能的障碍也与此类似。

（袁 强 胡 锦 周良辅）

参考文献

[1] 胡锦，周良辅. 脑和脊髓的生理与病理生理[M]//周良辅. 现代神经外科学. 2 版. 上海：复旦大学出版社，2015:57 - 89.

[2] ASPELUND A, ANTILA S, PROULX S T, et al. A dural lymphatic vascular system that drains brain interstitial fluid and macromolecules[J]. J Exp Med, 2015,212(7):991 - 999.

[3] BEAUMONT A. Physiology of the cerebrospinal fluid and intracranial pressure[M]//WINN H R. Youmans and Winn neurological surgery. 7th ed. Philadephia: Elsevier, 2017:407 - 423.

[4] HA S K, NAIR G, ABSINTA M, et al. Magnetic resonance imaging and histopathological visualization of human dural lymphatic vessels[J]. Bio Protoc, 2018,8(8): E2819.

[5] ILIFF J J, PENN R D. Extracellular fluid movement and clearance in the brain: The glymphatic pathway[M]//WINN H R. Youmans and Winn neurological surgery. 7th ed. Philadephia: Elsevier, 2017: 432 - 442.

[6] LOUVEAU A, SMIRNOV I, KEYES T J, et al. Structural and functional features of central nervous system lymphatic vessels[J]. Nature, 2015, 523(7560):337 - 341.

[7] RASMUSSEN M K, MESTRE H, NEDERGAARD M. The glymphatic pathway in neurological disorders[J]. Lancet Neurol, 2018,17(11):1016 - 1024.

4 病史与体检

4.1 神经外科病史的采集

神经系统疾病的诊断是依据病史资料和检查结果综合分析作出的，病史的采集是最基本但非常重要的步骤。准确、完整的病史不仅是临床医疗工作的基础，也是科研、教学工作十分珍贵的资料。因此，病史的采集和书写是每一位神经外科医生必须掌握的基本技能。

采集病史的过程是神经外科医生接触患者并初步了解病情的过程，是观察患者的一般状况、精神面貌、体位、姿势、步态、表情、语言、情绪和心理活动的过程，也是初步分析建立诊断，考虑治疗方案的过程。采集病史是医生与患者间的一个互动过程，务必客观真实，耐心细致，抓住重点。医生首先要尊重患者，耐心听取他们的叙述，以取得全面详实的第一手资料。应在患者的陈述偏离正题或条理不清时，运用适当的提问技巧，理清头绪，但不宜暗示引导，影响对病情的判断。要使患者在诉说病情中建立对医生的信任，充分配合治疗。在病史采集中也应重视对阴性症状的询问，因为这些症状在疾病的鉴别诊断中常常举足轻重。当有患者无法诉说病情，如婴幼儿、精神障碍者、意识障碍者，此时应向最了解情况的亲属或当事人询问病史，做出尽可能详尽客观的记录。特别是为数不少的急诊救治患者，往往因为突发脑血管意外或外伤等因素，情况不明且无人陪伴，此时需要向送其入院的急救医护人员、现场目击者、警方、肇事方等尽可能详细了解患者发病经过、变化，或受伤现场情况，受伤机制，以及现场处理情况。这些会对病情的判断、处理和治疗产生很大

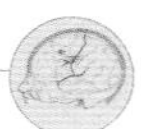

的影响。

完整的病史应包括以下内容。

4.1.1 患者基本信息

包括姓名、年龄、性别、籍贯、职业、住址、联系方式、身份识别方式等。

4.1.2 主诉

主诉是患者就诊的主要原因和对明显不适的陈述，包括患者的主要症状及疾病的进程，还有重要的伴随症状。文字必须简明扼要，使用普通词语描述而不用医学术语。原则上一般不超过 20 个字。通过主诉既要初步反映疾病的大致方向，又不能过于笼统。

4.1.3 现病史

现病史是患者主诉的扩展描述，是病史中极重要的部分。应涵盖疾病发生、发展的整个过程，包括每个症状发生的时间、形式、性质，有无明显的诱发因素，症状发展、波动、缓解情况，有无伴随症状出现，以及进行过的检查、治疗及治疗效果等。

（1）起病

起病对病因分析有重要意义，应详细了解。

1）起病的缓急：急骤起病，患者往往能清楚记起发病的具体时间，能详细生动地描述当时情况。此类疾病包括脑血管意外、外伤和急性炎症等。缓慢起病，患者对最初发病多不能确切回忆，仅能叙述一个大概。这类疾病包括肿瘤、先天发育异常和慢性炎症等。

2）起病的诱因：如情绪激动、剧烈活动、用力过度、劳累、外伤、某些刺激和创伤性检查等。

（2）病程演变

全面了解疾病的发展过程，应询问病情是逐渐好转，还是进行性加重或起伏波动，有无新的伴随症状出现，其出现的顺序怎样，经过何种治疗，治疗的反应如何等。此外，还应主动询问与该疾病相关而患者并未提及的某些症状及阴性症状，有助于诊断。同时还不应遗漏全身其他系统影响本病的疾病史。

（3）常见症状

许多常见的症状，对疾病的定位、定性具有重要的价值。主要有头痛、瘫痪、感觉障碍、抽搐、视力障碍及昏迷等。

1）头痛：询问病史时应了解：①有无外伤、发热、中毒、高血压、眼科和耳科病史等。②头痛的部位和范围，是局部还是弥散或部位不定。③头痛的性质，如胀痛、跳痛、锐性劈裂样痛或隐痛等。突发的剧痛，应怀疑脑动脉瘤破裂所致蛛网膜下腔出血的可能。④头痛的规律，如阵发性、持续性或波动性，发作时有无诱因，如时间、体位、头位或与某些特定动作相关等。⑤头痛的程度，如偶有感觉、轻微、较轻或剧烈而难以忍受。⑥头痛的伴随症状，如恶心、呕吐、眩晕、视物模糊、瘫痪、麻木、失语、抽搐、昏迷和发热等。例如，老年人突发剧烈头痛伴恶心、呕吐和一侧肢体瘫痪，不能说话，进而嗜睡、昏迷，提示自发性脑出血可能性大。

2）瘫痪：采集病史时须注意以下情况：①瘫痪的程度，是完全丧失活动能力还是仅仅无力，是否影响行走、站立、坐起、书写、构音、进食和呼吸。②瘫痪的范围，是全身、半身、偏侧肢体、一个肢体、一个或几个关节、肢体的近端或远端，还是面部。③瘫痪发生的缓急，是急性还是缓慢起病，病程中是否缓解、好转或加重。④瘫痪的顺序，是几个部位同时瘫痪，还是有一定的发展顺序。⑤瘫痪的伴发症状，如麻木、疼痛、大小便障碍、抽搐、失语、强直和昏迷等。

3）感觉障碍：包括感觉减退、感觉缺失、感觉异常、感觉过敏和疼痛等，应加以区分。同时还需了解其性质、范围、发展顺序和有无其他伴随症状等。头部以外身体其他部位的疼痛，也应了解疼痛的缓急、部位、性质、固定还是变化、有无放射、有无诱因（如咳嗽与用力等）和有无其他伴随症状等。

4）抽搐：因抽搐发生时患者很可能有意识障碍，因此询问病史时，除患者外还应向在场人员询问抽搐发作的时间、类型和持续时间等。①有无诱因：发作前有无先兆，例如眼前闪光、异味感、言语不能和某处麻木等。②发作的类型和过程：是感觉性还是运动性，是失神小发作还是四肢抽搐大发作或精神运动性发作，是全身性还是局限于某一部位或是从某处开始发展至全身，如何演进及与首次发作类型是否相同。③发作的伴随症状：其中重要的是有无意识障碍或精神活动障碍。④发作后的症状：如昏睡、头痛、瘫痪、麻木和失语等。⑤每次发作的持续时间和发作间歇期的长短。⑥治疗和疗效：应详尽记载抗癫痫药物的药名、剂量，是否有规则治疗，是否做过药物血浓度检测及对发作的控制效果等。

5）视力障碍：包括视力下降、失明、视野缺失和复视等。应详细了解视力障碍发生的时间、性质、发展过程及伴随症状，如头痛、多饮多尿、内分泌改变、嗅觉减退、面部麻木、癫痫样发作和肢体感觉、运动障碍等。

6）昏迷或惊厥：患者一般无法提供病史，需向知情者仔细询问有无外伤史，有无饮酒、服用过量药物或毒物、毒品等。当时发病是首发还是某些疾病发展过程的继发情况；起病的缓急、持续时间、前后的伴随表现，如剧烈头痛、抽搐、眩晕、高热、嗜睡、皮肤苍白、大汗淋漓和多尿或少尿等。有无高血压、糖尿病及严重的心、肺、肝和肾等器官疾病，近期有无病情恶化，有无精神及心理疾病史。

7）大、小便改变：脊髓、脊柱疾病常常伴有大、小便异常，需描述患者大、小便情况和变化，如排尿、排便频率变化，是否费力，能否解尽，有否失禁或困难。必要时描述大、小便的性状变化。

8）其他情况：包括患者饮食和营养情况，有无食欲不良、异常消瘦、肥胖；睡眠情况。

（4）其他

详细询问起病后在本院和外院就诊做过大型医疗设备和仪器的检查情况和诊断，以及近期和入院时服用的药物品种、剂量等。另外，不能遗漏询问患者的食物、药物过敏史。

4.1.4 过去史

主要包括以下内容。

（1）生长发育史

母亲是否高龄受孕，怀孕时的健康状况如何；胎儿在宫内有无缺氧，有无发育迟缓，出生时是否足月，顺产或难产，有无施行产钳或应用药物或麻醉，有无窒息、发绀、惊厥或黄疸，发声、吮乳和活动是否正常；婴幼儿期发育进程是否正常；青春期身高、体重是否正常，性征是否出现及学业状况等。这些应向患者及其亲属询问。

（2）个人史

应了解患者的主要经历，如职业、工种；有无毒物或射线等接触；居住地和留宿地有无疫情或地方病；旅行史；有无烟酒等不良嗜好；左利手或右利手；婚姻状况；性生活情况；已婚者配偶、子女的健康情况等。女性患者的月经史和生育史。

（3）既往史

既往神经系统和全身其他系统疾病史，如外伤、卒中、肿瘤、感染、高血压、心血管病、糖尿病及消化、呼吸、泌尿生殖系统等器官疾病。可以对患者的一般健康状况和对手术的耐受能力作出评估，而且还能为疾病的诊断提供资料。并且根据既往病史，可制定诊疗计划，补充相关检查，完善术前准备。

4.1.5 家族史

询问亲属有无类似疾病，有无遗传病、高血压、心血管病和肿瘤病史等。

4.2 一般体格检查

神经系统疾病的症状、体征常是全身性疾病的一部分，因而在神经系统检查之前，必须了解全身情况。

4.2.1 一般情况

注意患者意识是否清楚，能否正确交流、配合检查，有无欣快、淡漠、躁动等精神症状，情绪是否平稳，有无痛苦表情。检查患者的体温、脉搏、血压、呼吸等生命体征是否平稳。

观察患者的全身发育和营养状况，有无矮小或者侏儒及性征发育情况，有无消瘦或恶病质表现，有无肥胖或异常脂肪堆积等。

4.2.2 头部和颈部检查

（1）头颅

观察头颅的形状和大小，是否对称，有无畸形，有无创伤或手术切口瘢痕，有无颅骨缺损，骨窗压力如何。婴儿应测量头围、触扪囟门大小及压力，有无骨缝过早闭合或分离；叩诊颅骨时有否空瓮音；听诊有无杂音，杂音的性质、强度如何。

（2）面部

观察有无口眼歪斜、表情呆滞或异常丰富，有无特殊面容、水肿、异常肥胖和满月脸，有无面部皮损、斑痣或血管痣。有无眼睑肿胀、眼球突出、眶周淤血。口唇是否苍白、发绀，齿龈是否增生。外伤患者有无鼻腔、耳道血液或清亮液体流出。

（3）颈部

检查有无颈部粗大，触诊有无结节或压痛，有无颈部畸形、歪斜、强直、活动受限或疼痛，发际线是否过低等。

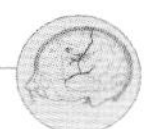

4.2.3 躯干检查

(1) 胸部

观察胸部有无创伤、胸廓有无畸形,呼吸动作是否对称、有力。呼吸频率和节律是否规则,有无啰音或哮鸣音。叩诊心界是否异常扩大,心率快慢,心律是否整齐,听诊有无杂音。

(2) 腹部和会阴部

检查腹部是否柔软,有无色素斑,有无压痛、包块,肝、脾有无肿大。有无体毛稀疏,生殖器发育是否正常。

(3) 背部

观察背部有无畸形,脊柱有无异常弯曲、活动受限或压痛。腰骶部皮肤有无瘘口、异常毛发生长或包块膨出。

4.2.4 四肢检查

检查四肢关节有无淤血、肿胀、疼痛、活动受限,有无关节僵硬、肌腱挛缩、肌肉萎缩,有无杵状指、骈指等畸形,有无肢端肥大,检查桡、足背动脉搏动是否良好。

4.2.5 皮肤检查

观察全身皮肤有无色素斑块、皮损、溃疡、紫癜、毛细血管扩张等,有无皮下结节、肿块,有无毛发过多或稀疏脱落。

4.3 神经系统检查

神经系统检查常用工具包括叩诊锤、眼底镜、压舌板、棉签、视力表、大头针、手电筒、音叉、试管(测温度觉)、嗅觉测试试剂(如芳香剂、牙膏等)。

检查应该遵循常规的顺序,依次从高级神经活动、脑神经、感觉系统、运动系统、共济运动、反射和病理反射到自主神经功能等检查。

4.3.1 高级神经活动检查

(1) 意识改变

1) 意识不清(clouding of consciousness):指患者的意识状态轻度抑制,出现抽象思维和信息处理缓慢。为较轻但又较广泛的脑功能障碍,可出现于脑膜炎恢复期、较重的头部外伤及其他脑病。

2) 迟钝(obtundation):是意识处于较严重的抑制状态,出现高级认知活动的损害。当缺乏外界刺激时,患者常常会安静地躺着或入睡;被呼唤后仍可进行交流,然而其交流的质量明显降低。患者的智力表现可以有影响也可以不受影响。

3) 嗜睡(somnolence):是更深的意识状态的抑制性改变。患者在缺乏外界刺激的情况下始终处于睡眠状态,当给予刺激时可慢慢清醒并回答一些简单的问题;一旦刺激撤除,在短时觉醒后又重新陷于沉睡。

4) 昏睡(lethargy):比嗜睡需要更强的刺激才能唤醒患者,对疼痛刺激仍有逃避反应,但已无言语,仅有咕哝声或说出一些毫不相干的字词。刺激一停止患者立即又沉睡。

5) 昏迷(coma):患者对语言指令、疼痛刺激均无睁眼反应,不能与外界产生认知性交流。但某些脑干功能损害的患者因自主运动性肌肉严重瘫痪,不能通过话语、手势进行表达(称为"闭锁状态"),而可以通过眨眼等方法进行交流,此状态不是昏迷。

6) 痴呆(dementia):仅仅指智力的丧失,与以上所述的意识抑制状态不同。痴呆早期往往表现为记忆力减退,随着病情发展,患者无法回答最简单的问题,然后逐渐丧失日常生活能力。痴呆患者并不一定会有意识改变,但因智力丧失而失去与外界交流的能力。

(2) 格拉斯哥昏迷量表

神经外科常用的是格拉斯哥昏迷量表(Glasgow coma scale, GCS),其在世界范围广泛应用,可对患者的意识状况做出较为准确且通用的定量评定,特点是观察者之间判断误差小、可靠性强,便于沟通交流。

GCS 主要包括意识活动的三大方面:睁眼(E)、语言(V)和运动(M)反应(表 4-1)。记录方式为:E-V-M。如 E4V5M6,即 GCS 评分 15 分。

1) 运动反应(motor response, M):是其中最重要的。必须仔细观察记录四肢中的最佳运动情况,尤其是上肢对疼痛刺激的反应,因为上肢比下肢往往能更精确地表现急性运动功能障碍的情况。

2) 睁眼反应(eye opening, E):是 GCS 中最基本的内容。在疾病或损伤的早期,如患者能自主睁眼,意味着大部分脑干觉醒功能仍然保留。脑部严重的器质性损伤大多在早期就丧失自动睁眼反应,而代谢性疾病的患者对刺痛反应迟钝却能保持自动睁眼。必须注意,一个长期昏迷的患者睁眼并不说

表 4-1 GCS 评分

内容	项目	评分
睁眼反应(E)	自动睁眼	4
	呼唤睁眼	3
	疼痛睁眼(非压眶刺激)	2
	不睁眼	1
语言反应(V)	言语正确(对时间、人物、地点定位良好)	5
	言语混乱(定位错误)	4
	胡言乱语(咒骂、叫喊等)	3
	仅有呻吟	2
	无言语	1
动作反应(M)	遵嘱活动	6
	疼痛定位	5
	逃避动作	4
	仅有屈曲反应(去皮质状态)	3
	仅有伸直反应(去大脑状态)	2
	不活动(弛缓状态)	1
总计分		15

明预后良好,因为不自主状态也可以自动睁眼。因此不能把严重颅脑损伤患者长期昏迷后睁眼的恢复作过于乐观的估计。

3) 语言反应(verbal response, V):用书面或口头交流是人类的重要特征之一,因此评判神经系统功能必须考虑患者对刺激的语言反应。检查时可询问一些标准性的问题,如时间、患者身份、所在地点等。如患者无自主言语反应,可给予适当的刺激再进行提问。患者仍不清醒,可加强刺激,以确定是否具有言语反应能力。应该注意酒精过量、药物中毒或使用毒品有时会影响患者对刺痛的言语反应。气管插管(tracheal intubation)或气管切开(incision of trachea)的患者,语言无法评估,用 T 表示,如 E4VTM6,即为 GCS 10T。

(3) 特殊意识障碍

1) 运动不能性缄默(akinetic mutism):大脑半球和传出通路无病变,但丘脑或脑干上行网状激动系统有病变。患者能注视周围环境和人物,但不能活动或言语,貌似清醒,又称之为醒状昏迷。患者大、小便失禁,能吞咽,无锥体束征,强烈刺激不能改变其意识状态,多为脑部严重损害但存活的后遗症。

2) 去皮质综合征(decorticate syndrome):双侧大脑皮质广泛病变,功能丧失,皮质下功能尚保存。患者能无意识地睁闭眼或转动眼球,但眼球不能随光线或物品而转动,貌似清醒但对外界刺激无反应。有抓握、吸吮等反射或无意识的吞咽活动,四肢肌张力增高,双侧锥体束征阳性,上肢屈曲,下肢伸直,为去皮质强直(decorticate rigidity)。而去大脑强直是四肢均为伸直、强直(图 4-1)。

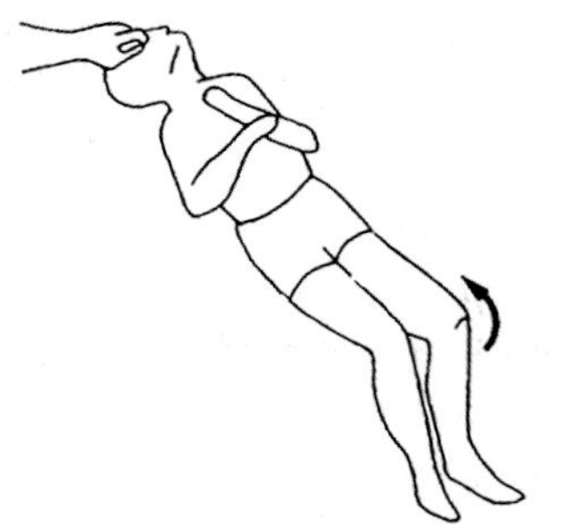

A. 双侧逃避(屈曲)

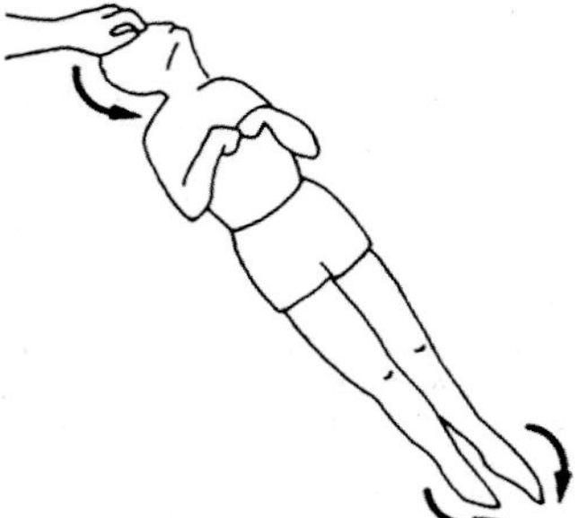

B. 双侧去皮质状态(异常屈曲)

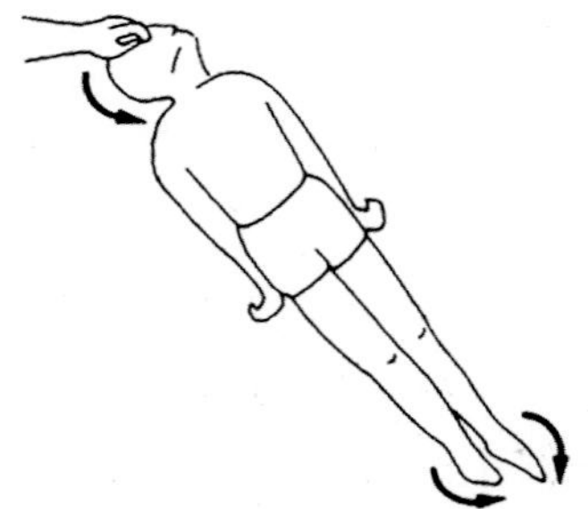

C. 双侧去脑状态(伸直)

图 4-1 鉴别逃避状态和去皮质状态

注:A. 上肢屈曲,下肢屈曲,膝上抬;B. 上肢屈曲,腕屈曲,下肢伸直;C. 上肢伸直,腕外旋,下肢伸直,足外旋。

3) 闭锁综合征(locked-in syndrome):因损害脑桥腹侧基底部皮质脊髓束及皮质延髓束而引起。患者虽意识清晰,但只能通过眼球活动进行表达。

(4) 记忆、情感和智能

通过与患者的交谈,了解患者的记忆状况、遗忘程度及特征,是近事遗忘还是远事遗忘。了解患者情感有无异常,必要时应向家属了解患者的情绪反应,有无谵妄、妄想、幻觉、违拗、思维及联想障碍,有无欣快、淡漠、抑郁、焦虑、恐惧、激惹、暴躁或反常情绪。智能的评价应基于患者的文化程度进行,从简

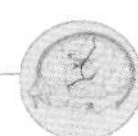

单的普通常识开始，由浅入深，结合患者的意识状态、语言能力、记忆力、计算力等，进行综合评价。

(5) 言语障碍

1) 失语(aphasia)：指无法理解或表达口头或书面语言，是病变影响主侧大脑半球所特有的表现，对定位诊断具有重要价值。

失语主要有以下类型：

A. 运动性失语：又称表达性失语或布罗卡(Broca)失语。病变位于 Broca 区，典型的表现是对书写或口头的语言有理解力，但自主言语能力差，说话不顺畅，发音含糊，无节律性。常会将句子缩短为几个词(或称电报式语言)，或不能准确命名物体。病情轻者虽然可以简单表达，但不能进行较为复杂的叙述；严重病例中，患者仅以简单的"是"或"不"来回答，甚至仅以表情示意，无法用言语表达。患者意识到自己的表达困难并往往感到焦急不安。此类患者常伴有书写困难(失写)和右手及右侧面瘫(若优势半球为左侧)。

B. 感觉性失语：又称听觉性失语或韦尼克(Wernicke)失语。患者无法理解口头或书写语言，虽发音清晰，表达流利，但言语空洞无物，用词错乱，内容漫无目的，还会造出无法理解的新词。患者常常因别人不能理解其语言而烦恼。

C. 传导性失语：由于缘上回弓形纤维或主侧颞叶后上部病变，使 Broca 区和 Wernicke 区联系中断，产生类似 Wernicke 失语的言语书写困难。患者口语流利、发音清晰，但常有语音错误、韵律失调；对口语或书面语言无理解困难，但重复别人说过的哪怕是简单的词汇却很困难，也多伴有上肢和面部失用症。

D. 经皮质运动性失语：又称前部孤立综合征，有 Broca 失语的特点，但程度较轻。其特点为自发谈话以启动困难和扩展困难、口吃为特点，停顿多，语量少。可以将熟悉的内容补充完整。对有语法结构的句子和长句子理解障碍明显。可复述词、短语、绕口令和长复合句等，命名时启动发音困难，朗读困难而阅读理解相对较好。书写能力有严重缺陷，其中抄写较好，但听写和自发书写常表现出严重障碍。神经系统检查大多有右侧偏瘫，初期还可出现同向凝视麻痹。病灶部位大多在优势侧额顶分水岭区。

E. 经皮质感觉性失语：有 Wernicke 失语的特点，说话发音和语调正常，看似不费力但难以准确达意，多有错语。自己和他人讲的话不理解，常答非所问。复述较好但不能理解。有命名障碍，且常伴有严重失读、失写。神经系统查体常为阴性。病灶部位大多为优势半球后部分水岭区和/或其皮质下。

F. 混合性失语：病变同时累及 Wernicke 区和 Broca 区，患者的言语表达和听力理解均受损害。

G. 完全性失语：是最严重的一种失语类型，或者称之为混合性失语的严重类型，所有言语功能都有明显障碍。病灶部位大多在优势半球大脑中动脉分布区的广泛区域。常伴有明显的神经系统体征，包括"三偏"。

H. 命名性失语：又称遗忘性失语，表现为极易遗忘和不能称呼熟悉的物体名称，却能说出其用途。多因病变累及左侧颞叶后部的角回处。

I. 单纯性词聋：又称听觉性言语失认，是一种罕见的听力理解异常，多因病变损害涉及耳与 Wernicke 区的皮质下传导通路所致。患者无法理解口头语言，也无法复述或听记。但与 Wernicke 失语不同，其书写和理解书面语言的能力多正常或基本正常，常借助阅读来帮助理解别人的话语。

J. 单纯性词盲：又称视觉性言语失认或无失写的失读症，因病变损害了左侧视觉皮质和深部白质，以及联系左右视觉皮质和优势半球正常语言功能区的联系纤维，使到达右侧枕叶的视觉信号无法传递到对侧角回所致。这种患者尽管先前受过良好教育却无法阅读，甚至无法命名颜色，但仍保存交谈的能力，能听懂，能听记或书写，也能重复所听到的内容，可流利书写却无法读出自己所写的内容。

2) 构音困难：指中枢性或周围神经性的损害累及言语运动肌群和呼吸肌，导致呼吸、发音、共鸣等言语发音机制上的障碍。

A. 弛缓性构音困难：指支配言语运动肌群的脑神经或支配呼吸运动的脊神经病变所引起的发音困难。说话时鼻音重，发音含糊无力。

B. 痉挛性构音困难：由于病变累及双侧皮质延髓束而引起，表现为声音不清、说话缓慢费力、声音嘶哑、音调低而单一和鼻音浓重。

C. 混合性构音困难：由言语肌群上、下神经元同时受累所致。说话时音调、响度单一，发音费劲、低沉，节奏缓慢、拖延，鼻音重。

D. 运动亢进性构音困难：为语言肌群过度的不适当运动所造成，由锥体外系疾病引起。

E. 运动低下性构音困难：由基底节病变引起。患者说话快而模糊，可突然终止，暂停数秒钟后又以先前的快速度说话。

F. 共济失调性构音困难：与小脑病变有关。患者说话缓慢、含糊、声调单一，带有不恰当的分节停顿。由于言语和呼吸协调运动的失衡，所说的词汇或者无重音或者过度重读，导致所谓"爆破性发音"。

3) 言语失用症：与构音困难不同，言语失用症无言语肌群的力量或协调运动的损害，是由于言语发音所必需的程序运作的丧失，无法控制运用这些肌群构成有意义的语言所致。

(6) 失认的检查

1) 视觉性失认：检查患者通过视觉对周围事物、特定物件如钢笔、钥匙、符号、颜色等的认知能力。

2) 听觉性失认：可令患者闭目，检查其通过听觉对常见的声音如钥匙碰击声、手表走动声、电话铃声等的辨识能力。

(7) 失用的检查

给患者一些日常用具如梳子、牙刷、剪刀等，请其做相应的使用动作，也可嘱咐患者做招手、摇手、点头等动作，或用积木或火柴梗构建简单的图形。

4.3.2 脑神经检查

12 对脑神经检查应从嗅觉开始到舌的活动为止，有顺序地进行，不但可避免遗漏重要体征，而且也有利于患者的合作。

(1) 嗅神经

检查嗅神经需用芳香性物质，如胡椒、丁香油、烟草或者牙膏等，不要用刺激性物质如酸、氨水、乙醇等，此类物质会刺激三叉神经而干扰检查结果。检查时先请患者闭目，按紧或填塞一侧鼻孔，仔细嗅闻，说出有无气味和什么气味，然后再换一侧。有时需反复多次以求准确。嗅觉减退或消失常表明嗅觉通路损害，如鼻及鼻黏膜病变、前颅底骨折、前颅底或额底肿瘤等。有时患者诉说闻到不存在的恶臭或怪味，可能是钩回和海马的刺激症状，多为癫痫发作的先兆。

(2) 视神经

视神经检查主要包括视力、色觉、视野及眼底。

1) 视力：分远视力和近视力，检查时两眼需分别测试。远视力常用国际标准视力表，患者站在离视力表 5 m 处，自上而下辨识，直至不能辨认的一行为止，其上一行即为患者的视力。如患者无法辨认第 1 行最大符号，则嘱患者走近视力表，直到看清第 1 行为止。患者在 0.5 m 处仍不能辨认第 1 行最大符号时，检查者可伸手指到患者眼前嘱患者说出手指数，记录为几米数指；如手指数也无法看清，则用手在患者眼前摆动，询问能否看见，并记录为几厘米眼前手动。如果视力更差，则可让患者坐在暗室，检查者持一光源于患者眼前，由远到近，直至看见为止，记录为几米光感。光感完全丧失称为失明。测试近视力时，将通用近视力表置于患者眼前 30 cm 处，检查方法同远视力法。

由于视力减退常见的原因是眼科疾病，如白内障、屈光不正、葡萄膜炎、视神经炎等，因此对有视力减退的患者有必要同时进行眼科检查以排除局部病变。

2) 色觉：色觉障碍多为眼科先天异常。但视觉通路上有病变和失认症，也会出现对颜色辨别的困难。色觉检查用专用的色盲检查图。

3) 视野：指眼球保持位置固定时眼睛所能看到的范围。一般情况正常人单眼所见的范围是内侧 60°，外侧 90°～100°。向上 60°，向下 60°～75°。视野检查法有手试粗测法和视野计法。

A. 手试法是一种比较粗糙的检查方法。检查时，患者和检查者相对而坐，相距约 1 m。患者遮蔽一眼，另一眼注视检查者相对的眼睛。检查者手持示标如棉签、小棉球等。对视力较差的患者可用较大的示标甚至手电筒等进行检查。将示标界于两人的等距面，从视野的外周向视野中心缓慢移动，嘱咐患者一见到立即说出。如此从多个方向检查。检查者则以自己的正常视野作为参考标准加以判断。对不能配合的患者或婴幼儿，可从不同的方向用手电筒照射患者眼睛，观察其瞬眼反应来判断其视野的大致情况。

B. 视野计法是较精确的测定方法，需用专门的视野计。测试时患者一眼遮蔽，一眼注视视野计中央一点，把示标沿着视野计某子午线从外周逐步向中央点移动。一般瞳孔离中央点及示标的距离应保持 330 mm。视路上某处的病变可有不同的视野改变(见图 2－18)。反之，特征性的视野改变也可提示病变的大致位置，如双颞侧偏盲常提示病变位于视交叉部位，同向偏盲则往往提示病变在视束及其后的视觉通路。

4) 眼底：眼底检查要求在不扩瞳的情况下完成，以免影响瞳孔变化的观察。正常眼底(图 4－2A)的视神经盘为卵圆形或圆形，边缘清楚，淡红色，颞侧较鼻侧略淡，中央凹色较淡白，为生理性

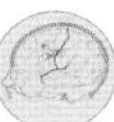

凹陷。动脉色鲜红，静脉暗红，管径的正常比例是2∶3。检查时应注意有无视神经盘水肿（图4-2B）、视神经萎缩、视网膜和血管病变等。

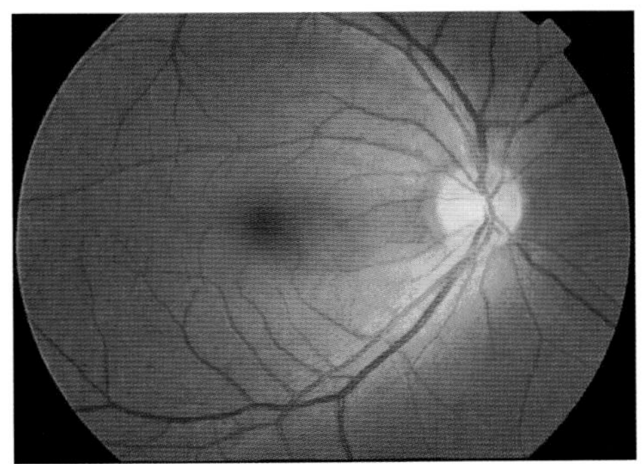

A. 正常眼底

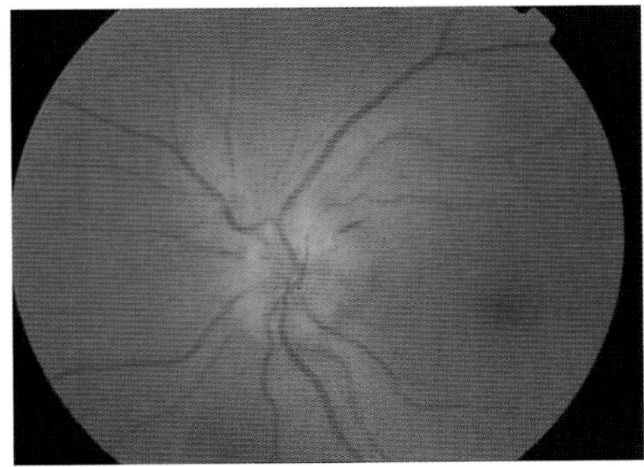

B. 视神经盘水肿

图4-2 眼底检查

（3）*动眼神经、滑车神经和展神经*

动眼、滑车和展神经共同参与支配眼球活动，其中的交感成分还支配眼球、上睑和瞳孔的运动和反射。检查内容包括眼睑运动、眼球突出度、瞳孔、瞳孔反射、眼球位置、眼球运动和不自主的眼球动作等。

1）眼睑：睁眼时，正常人上睑边缘遮盖角膜上部1～2 mm，睑裂不对称往往提示病变存在。一侧睑裂变小即该侧眼睑下垂，多见于动眼神经麻痹。睑下垂较轻，用力时仍可完全上抬，称之为“假性睑垂”。其他还有因对侧面瘫或复视而主动地遮蔽一侧瞳孔而显得眼睑下垂。双侧睑裂增大多由甲状腺功能亢进等疾病引起。

2）眼球突出度：眼球可因不同的原因而突出或下陷。双侧突眼多为甲亢引起，也可能是双侧眶内多发肿瘤或良性颅内高压等，但少见。单侧突眼多因眼眶内或眶颅交通的肿瘤引起，如视神经胶质瘤、脑膜瘤、神经鞘瘤等。颈动脉海绵窦瘘常有单侧搏动性突眼，在眼部可听诊到血管性杂音。

3）瞳孔：注意瞳孔的大小、位置、形状和直接、间接对光反射等。检查时让患者注视前方，用手电光源照射瞳孔加以观察。

瞳孔大小：正常人在正常光亮环境下瞳孔直径为3～4 mm，小于2 mm为瞳孔缩小。双侧瞳孔缩小常可见于全身麻醉尚未清醒、吗啡中毒、脑桥病变等，也见于婴儿和睡眠状态。单侧瞳孔缩小可因动眼神经受刺激或颈交感神经破坏，眼球外伤时也会出现瞳孔缩小。瞳孔直径大于5 mm为瞳孔散大。双侧瞳孔散大多见于中脑病变、脑震荡、深昏迷、临终濒死状态。若一侧直接对光反射消失而间接对光反射存在，常提示该侧视神经损伤而失明；一侧直接对光反射消失而另一侧的间接对光反射存在往往见于该侧动眼神经麻痹。

调节和辐辏反射：请患者平视前方，当注视眼前数厘米的物体时，瞳孔收缩则调节反射存在。双侧瞳孔不等大、缩小、边缘不规则、对光反射迟钝或消失，而调节反射存在，称为阿-罗（Argyll-Robertson）瞳孔，是由于中脑顶盖部的病变所致，是神经梅毒的特征性体征。阿迪（Adie）瞳孔（强直性瞳孔）表现为瞳孔（常为一侧）散大，间接或直接对光反射消失，但在持续强光下仍能缓慢收缩，并在黑暗环境中缓慢扩大，其调节反射也较缓慢。一侧眼交感麻痹，表现为霍纳综合征（Horner syndrome），出现瞳孔缩小、眼裂狭小和眼球凹陷，并有同侧结膜充血和面部无汗。

4）眼球运动：眼球活动是由动眼、滑车和展神经所支配的眼肌协调运动而产生的。检查时请患者注视正前方，观察瞳孔位置有无偏斜，询问有无复视；然后跟随检查者的手指上、下、左、右各方向注视，观察其眼球运动有无受限，询问有无复视。眼球向鼻侧注视受限为内直肌麻痹，向颞侧注视受限为外直肌麻痹，向鼻下方注视受限为下直肌麻痹，向上方注视受限为上直肌麻痹，向颞下方注视受限为上斜肌麻痹，向颞上方注视受限为下斜肌麻痹。外直肌麻痹为展神经损害引起，上斜肌麻痹由滑车神经损害引起，其他眼外肌麻痹均为动眼神经障碍。两眼同时向一个方向运动受限称为凝视麻痹，水平性凝视麻痹是大脑额中回8区、脑桥或两者之间的联系通路损害引起，比如左侧额中回8

区、右侧脑桥或其间的通路破坏时，表现为双眼球偏于左侧的同向偏斜，向右侧凝视麻痹；左侧额中回8区受刺激时，引起双眼球偏于右侧的同向偏斜，向左侧凝视麻痹。双眼垂直性凝视麻痹，常提示中脑病变。

5）眼球震颤：见本节"前庭神经"节段。

（4）三叉神经

三叉神经是感觉和运动的混合神经，检查时应分别检查感觉、运动和反射。

1）运动功能：三叉神经的运动神经主要是咀嚼肌群，包括颞肌、咬肌、翼内肌、翼外肌。检查时首先观察患者颞肌和咬肌有无萎缩；患者将牙咬紧时，触摸颞肌和咬肌是否松弛或萎缩；让患者咬住压舌板，检查者拉动以判断咬力。然后请患者张口，观察其能否正常张口，下颌有无偏斜，以检查翼内肌、翼外肌功能。一侧三叉神经运动支受损时，该侧颞肌萎缩，咀嚼无力，张口时下颌偏向病侧。

2）感觉功能：三叉神经的感觉分布检查时使用棉签、冷热试管、大头针，分别仔细检查分布区域皮肤的触觉、温觉及痛觉，同时还需鉴别是周围性还是中枢性感觉障碍。周围性感觉障碍限于三叉神经3个分支的特定区域，不会超越中线；中枢性感觉障碍往往与某种感觉类型有关，如痛、温觉丧失而触觉保留，并呈同心圆形排列（图4-3）。如果检查时发现面部有明显敏感部位，触之可诱发剧痛（触发点），是三叉神经痛的重要症状之一。

3）反射：

A. 角膜反射：角膜反射的传入神经是三叉神经，传出神经是面神经，反射中枢在脑桥。检查者手持棉签，头端捻成细束，为防止通过视觉诱发瞬目的干扰，请患者注视对侧，将棉签由外向内轻触角膜外份（勿接触瞳孔），正常时双眼同时瞬目。如一侧三叉神经损害，角膜感觉缺失，双侧瞬目消失，检查健侧仍能引出；当一侧面神经麻痹时，同侧不瞬目而对侧反射存在。

B. 下颌反射：传入和传出神经均为三叉神经，中枢在脑桥。检查时患者口略张，检查者将手指置于其下颏中部，以叩诊锤叩击手指。正常时双侧咀嚼肌和颞肌收缩，使口闭合，但大多动作幅度较小。双侧皮质延髓束受损时反射亢进。

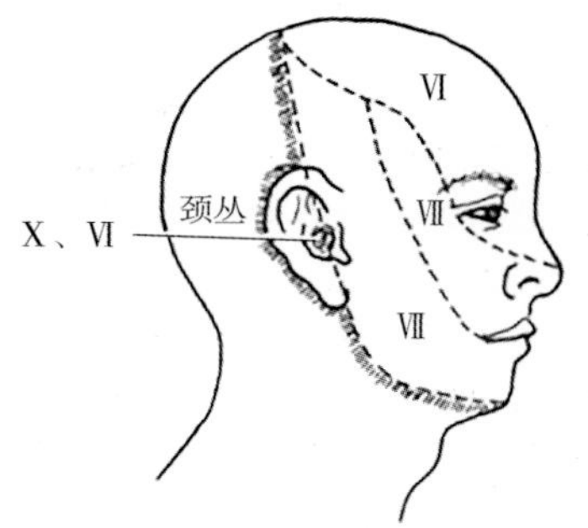

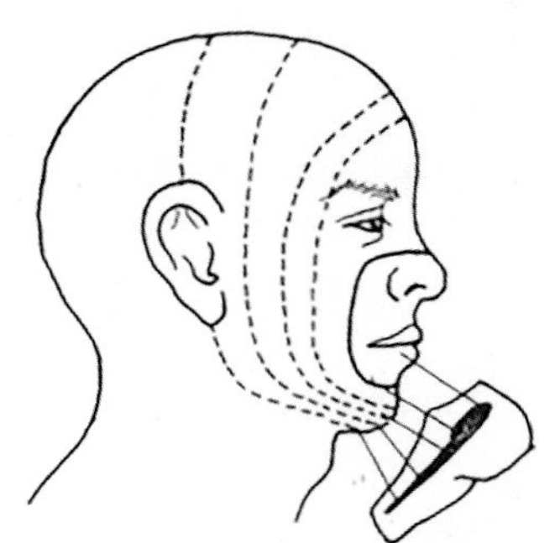

图4-3　三叉神经的感觉分布

（5）面神经

面神经由运动、感觉和副交感神经组成，运动支支配所有面部表情肌，面神经核上部受双侧皮质脑桥束支配，下部仅受对侧皮质脑桥束支配。感觉纤维主要传递舌部前2/3的味觉，少数纤维传递耳郭、外耳道和鼓膜的部分皮肤及口腔部分黏膜的一般感觉及面部的深感觉。副交感纤维主要支配各唾液腺和泪腺。面神经检查应包括运动、味觉、反射和分泌等。

1）运动：观察患者在安静、言语和做表情时两侧面肌是否对称，如有无额纹、眼裂大小、鼻唇沟深浅等。患者做睁眼、皱眉、闭眼、露齿、鼓腮、吹哨等动作，有无缺陷和不对称。对轻度瘫痪者，检查者可用手给予适当的阻力。

区分周围性或中枢性面瘫（图4-4）：一侧面神经周围性（核或核下性）损害，该侧额纹减少，眼裂增宽，鼻唇沟变浅，皱眉、闭目不能，露齿时口角偏向健侧，鼓腮或吹哨时病侧漏气。中枢性（核上的皮质脑桥束或运动区皮质）受损时，上半部面肌活动不受影响，仅出现病灶对侧下半部面肌瘫痪。

2）味觉：患者伸舌，检查者用棉签蘸少许有味的溶液如醋、盐、糖等，涂于舌前部的一侧，嘱患者指

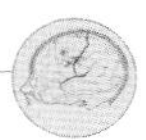

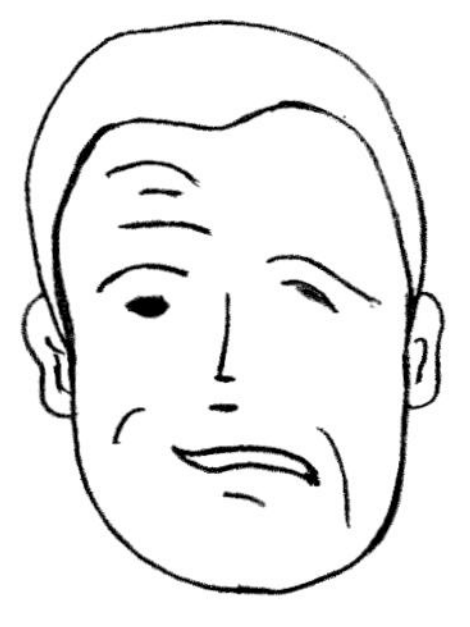

A. 周围性面瘫

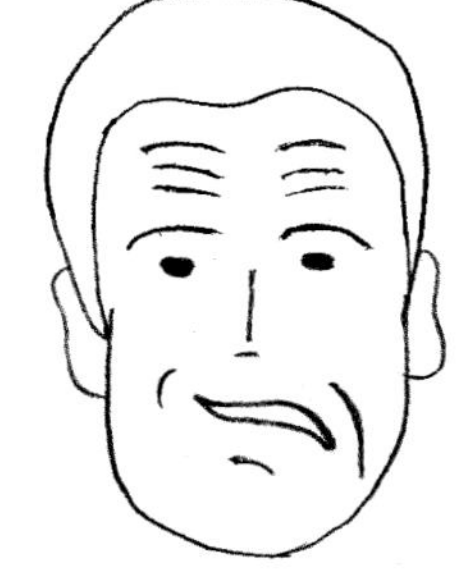

B. 中枢性面瘫

图 4－4　面瘫示意图

示味觉的符号(以免干扰测试)。必须漱口后再试另一侧。

3）反射:眼轮匝肌和口轮匝肌反射的检查详见“角膜反射”和“下颌反射”的内容。

4）分泌唾液和泪液:分泌情况主要依赖病史,必要时可做简单的泪液分泌试验:将滤纸剪成狭条贴挂于两下睑处,一定时间后检查湿润程度。

(6) 听神经

听神经(前庭蜗神经)包括耳蜗神经和前庭神经2 种感觉神经。

1）耳蜗神经:检查主要是听力检查。听觉障碍可分为传导性耳聋和感音神经性耳聋,传导性耳聋是由外耳或中耳病变引起的,感音神经性耳聋由耳蜗、听神经或听觉中枢传导通路病变引起。上述两者同时存在称混合性耳聋。

最简单的听力检查方法是语音测试,患者塞住一侧耳,用另侧仔细聆听检查者在一定距离外的普通说话声。也可用手表或音叉检查,进行两侧的对比或与检查者对照。特殊情况下,如对婴幼儿或不合作患者可作听反射检查,观察音响引起的瞬目、眼球运动、瞳孔扩大等反应。精确的检查方法如下:

A. 音叉检查:①林纳(Rinne)试验,将震动的音叉放在耳后乳突上(测试骨导),当不能听到震动声后立即将音叉移至同侧耳旁距外耳道口 1 cm 处(测试气导),直至震动声无法听到为止。正常情况下气导能听到的时间比骨导长 1 倍。感音神经性耳聋和混合性耳聋时气导也长于骨导,但时间均缩短。传导性耳聋时骨导大于气导。②韦伯(Weber)试验,将震动的音叉放在前额或颅顶正中,询问两侧震动声是否相同。传导性耳聋病侧较响,而感音神经性耳聋时感到健侧较响。

B. 电测听试验:应用电流振荡产生不同频率(125～12 000 Hz)和强度[以分贝(dB)计量]的纯音或语音,可提供更准确的听力检查结果(图 4－5)。传导性耳聋的听力损失以低频音的气导为主;感音神经性耳聋时,高频音的气导和骨导均下降。

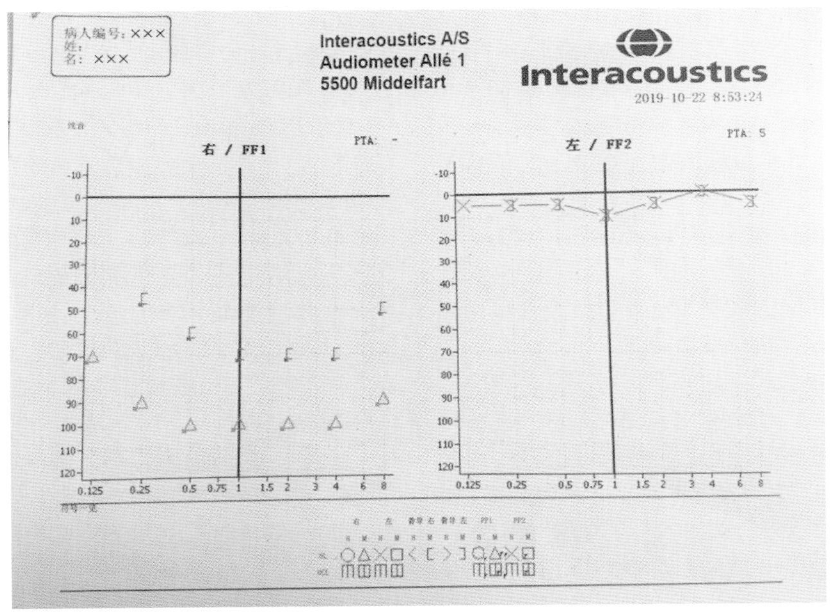

图 4－5　电测听结果示意图

2）前庭神经：前庭系统涉及躯体平衡、眼球运动、肌张力、体位和脊髓反射及自主神经等各方面。眼球震颤是前庭功能检查的主要指标。

眼球震颤：简称眼震，是一种眼球不自主的节律性往返运动。眼震往返速度相等者为摆动式；往返速度不同，有快相、慢相者为急跳式。眼球快相运动方向为眼震方向。

摆动式眼震常为眼性眼震，急跳式眼震常为前庭性眼震。根据眼震的平面可分为水平性、垂直性、旋转性和斜性。按发生原因可分为生理性、诱发性和自发性。

生理性眼震见于正常人，包括：①末位性眼震，即眼球极度向一侧凝视时出现的眼震，方向为凝视侧；②视动性眼震，为视野中出现移动性景物引起，如在列车中观看窗外景物后引起的眼震。

自发性眼震指无诱发因素时所出现的眼震，嘱患者注视检查者上下、左右移动的手指，观察眼震的方向、平面、速率、幅度等，一般均属病理性。强度分3度：第1度，仅向眼震快相方向凝视才出现；第2度，向快相方向和向前凝视时均出现；第3度，向各方向凝视均出现。迷路性自发性眼震常为水平性，伴眩晕、听力减退、耳鸣、恶心、呕吐等；中枢性自发性眼震常为旋转性、垂直性或斜性，振幅细小或粗大，常为多向性。一般不伴有听力减退、耳鸣等症状，往往是颅后窝病变的信号。

诱发性眼震是用不同的方式刺激前庭器官或前庭神经时所发生的，常采用以下的方法检查：

A. 温度刺激试验：患者仰卧，头部抬起30°，用冷、热水灌洗外耳道，灌洗水温度各为体温上、下7℃，灌洗时间约40 s，每侧用冷、热水50 ml各灌洗1次，间隔时间不少于5 min，用秒表记下灌洗开始至眼震停止的时间。双耳冷、热水反应总持续时间基本相等。一侧前庭神经麻痹时，该侧的冷、热水反应完全消失或明显减退。外耳道感染或鼓膜穿孔者不能进行本试验。

B. 加速刺激试验：患者坐在转椅上，头前俯30°并闭目。将转椅向一方向以20 s转10圈的速度快速旋转，然后突然停止。请患者睁眼注视前方，检查者观察眼震情况。正常人可见水平冲动性眼震，其快速相与旋转方向相反，持续15～45 s，两侧相差多在5 s以内。眼震少于15 s或两侧相差大于5 s时提示前庭功能障碍。

C. 直流电试验：患者闭目，双足并拢站立，将阴极置于胸骨上或握于手中，阳极置于耳后乳突上。逐渐增大电流，观察患者眼震。正常人当电流至5～7 mA时出现向刺激对侧的眼震。若1～2 mA时即有反应，为前庭反应增高；如10～15 mA才有反应，则为前庭功能减退。如直流电试验无反应，提示前庭神经已完全破坏。

(7) 舌咽神经

舌咽神经的运动纤维支配茎突咽肌，感觉神经传导外耳道和鼓膜后侧的痛、温觉，咽壁、软腭、腭垂、扁桃体、鼓室、咽鼓管、乳突气房、舌后部、颈动脉窦、颈动脉体的内脏感觉及舌后1/3的味觉，其副交感纤维支配腮腺。由于舌咽神经和迷走神经关系紧密，一般一同检查。

舌咽神经的检查内容如下：

1）咽反射：用压舌板将舌压下，将检查棒触碰两侧咽后壁，正常时各侧咽部肌肉收缩和舌部后缩。

2）软腭反射：用压舌板将舌压下，将检查棒触碰两侧软腭或腭垂，正常时会引起各侧软腭提高或腭垂后缩。

以上2个反射传入神经为舌咽神经，传出神经为迷走神经，中枢在延髓。反射缺失提示这两组神经的损害。

(8) 迷走神经

迷走神经包含运动、感觉和副交感神经纤维。运动纤维支配除软腭张肌和茎突咽肌以外的所有咽、喉、软腭的肌肉；躯体感觉神经传导外耳道及后颅硬脑膜的一般身体感觉；内脏运动神经支配咽喉和腹部内脏活动；内脏感觉神经传导来自咽、喉、气管、食管及胸、腹内脏感觉。迷走神经是分布最广泛的脑神经，但临床主要检查其运动和反射功能。运动功能观察腭垂静止时是否居中，发“啊”音时软腭动作是否对称。一侧迷走神经麻痹时病侧腭弓发音时不上抬，腭垂被牵向健侧；双侧麻痹则双侧软腭上抬困难，饮水容易从鼻腔呛出，并有严重声音嘶哑、失声、吸气困难、咳嗽反射缺如等。涉及迷走神经的反射如吞咽、呕吐、咳嗽反射等，检查并不困难。

(9) 副神经

副神经是运动神经，包括颅根和脊根。前者与迷走神经的运动纤维同起自疑核，走行也相同；后者起自$C_{1\sim5}$前角细胞，主要支配胸锁乳突肌和斜方肌上部。

检查胸锁乳突肌时，检查者在患者头部向两侧旋转时施加阻力，并注意收缩中的肌肉轮廓和坚硬

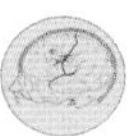

度。检查斜方肌，嘱患者耸肩时施加阻力；手臂高举时，注意有无不对称和无力。由于副神经受双侧皮质支配，因此该神经功能障碍多数为周围性损害。

（10）舌下神经

舌下神经也是运动神经，支配所有舌内肌群和舌外肌群，包括舌的伸、缩、抬、压及左右活动等动作。观察舌在口腔中的位置和形态，然后请患者将舌向各个方向运动，检查者用手指隔着脸颊判断其肌力。发现舌肌无力时应当注意鉴别受损部位（图 4-6）：核下型病变时，病侧舌肌萎缩，舌在静止状态时被牵向健侧；核型病变时，可见明显的舌肌颤动；核上型病变时，无明显舌肌萎缩，伸舌偏向患侧。

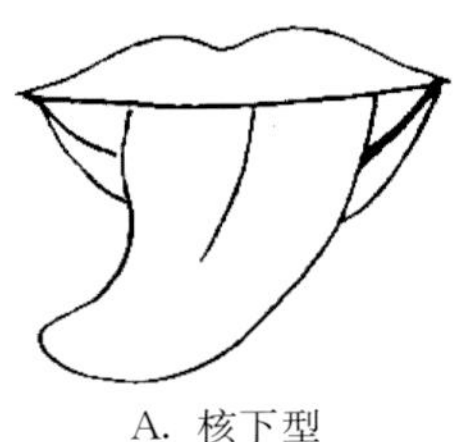

A. 核下型

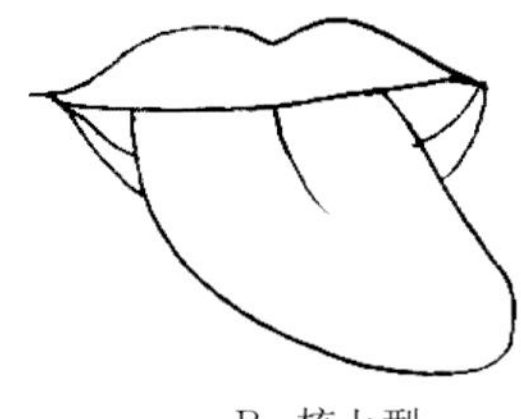

B. 核上型

图 4-6　舌肌无力的鉴别

4.3.3　感觉系统检查

感觉分为特殊感觉和一般感觉。特殊感觉是指通过特殊感受器所产生的感觉如嗅觉、视觉、听觉、味觉等，已在 4.3.2 节分别作了介绍。本节讨论一般感觉，它又可分为浅感觉、深感觉和复合感觉。浅感觉包括轻触觉、痛觉、温度觉；深感觉包括肢体位置觉、深部痛觉和震动觉；复合感觉包括关节被动运动的方向觉、立体辨知觉、皮肤的图形认知觉等精细感觉。

（1）浅感觉检查

1）轻触觉：嘱患者闭目，检查者用棉絮轻轻划过皮肤，当患者感觉到时，回答“有”，并说出部位。

2）浅痛觉：用大头针轻刺皮肤，请患者感到痛觉减退或消失时立即报告，并在皮肤上划出范围。从感觉正常区向病变区拖曳，或从病变区向正常区拖曳，以明确痛觉缺失部位。

3）温度觉：检查时准备装有适当温度冷水和热水的两支试管，嘱患者闭目，分别说出所试部位的冷、热感觉。

脊髓浅感觉平面的皮肤分布如图 4-7 所示。

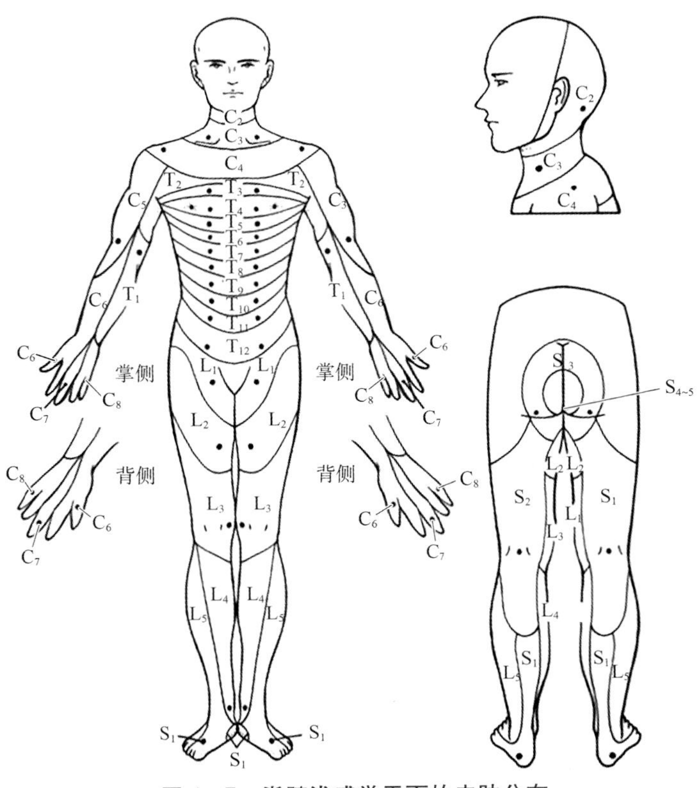

图 4-7　脊髓浅感觉平面的皮肤分布

注：• 表示关键感觉点。

(2) 深感觉检查

1) 位置觉和被动运动觉:患者闭目,检查者轻轻移动其手指和足趾,移动幅度先小后大,请患者说出移动的方向是"向上"还是"向下"。若患者对手、足的小关节活动无法感觉,则测试邻近的大关节(如踝关节、膝关节、腕关节等)。另外,检查者可将患者的某一肢体摆成一种姿势,请他用对侧肢体模仿。

2) 深痛觉:检查者挤压患者的肌肉和肌腱,询问有无痛感。

3) 振动觉:嘱患者闭目,检查者先敲击振动音叉,然后将音叉置于患者的骨隆起处,询问有无振动感及其部位。

(3) 复合(皮质)感觉

1) 皮肤定位觉:以检查者的手指或笔杆等轻触患者的皮肤,嘱其用手指出感觉刺激的部位。如有差异,可用厘米(cm)数来表示,正常误差在1 cm以内。

2) 图形觉:患者闭目后,检查者以钝物在患者皮肤上画出简单的图形、数字或字母,请患者辨识。

3) 实体辨知觉:嘱患者闭目,让其用单手触摸常用物品如钥匙、硬币,或立体模型如方块、圆球等,说出名称或形状。

4) 两点辨别觉:用钝脚的双脚规两针尖触及皮肤,分开到一定距离,逐渐缩小,询问患者感到一点还是两点。正常人身体各部位的两点辨别能力也是不一致的,但身体两侧对称部位检测的结果应该相同。

4.3.4 运动系统

自主运动是由一个复杂的彼此相关的系统,包括大脑皮质、皮质脊髓束、锥体外系、脊髓前角细胞、脊髓前根、周围神经及神经肌肉接头等共同完成。此轴任何部位的病变均会导致肌无力、肌萎缩或反射异常等症状和体征。

肌无力或肌力下降有时可表现为运动频率或幅度的减小,易疲劳,肌张力减弱或完成复杂动作困难,因此应仔细检查,以免遗漏早期出现的微小却又十分重要的临床体征。

运动系统检查是神经检查中的重要部分,必须系统、有序地进行检查,一般可自上而下,从脑神经开始,接着检查肩带、上肢、胸腹部、髋带及下肢。

(1) 肌张力检查

在神经系统的支配下,肌肉在完全松弛时仍保持一定的张力,即为肌张力或肌肉紧张度。肌张力是通过反射维持的。

检查者两手握住患者的一侧肢体,以不同的速度和幅度反复做被动的屈伸和旋转运动,感受到的阻力即为该肢体的肌张力,并进行两侧比较。

肌张力减低时肌肉松弛,被动运动阻力减小或消失,关节运动范围大,常见于下运动神经元、小脑或新纹状体病变及脑或脊髓急性损害的休克期。肌张力增高时,肌肉坚硬,被动运动阻力增大,关节运动范围减小。锥体束损害时的肌张力增高,称为痉挛性肌张力增高,特点是被动运动开始时阻力大,动作越快阻力越大,以后阻力迅速减小,称为折刀样现象。痉挛性肌张力增高在上肢以屈肌和旋前圆肌明显,下肢以伸肌明显。锥体外系损害时的肌张力增高称为强直性肌张力增高,特点是在被动运动的整个过程中阻力增高均匀一致,称为铅管样强直;若伴有震颤,则在阻力均匀的基础上,出现规律而连续的停顿,犹如2个齿轮的转动,称为齿轮样强直。

(2) 肌肉体积和轮廓

临床上肌肉增生比较少见,偶见于某一块或一群肌肉废用后另外一些肌肉增生。肌营养不良也可见假性肌肉增生。而肌肉萎缩较多见,可因肌肉的运动神经、反射弧或肌肉本身病变所致,表现为肌肉体积减小和外形轮廓改变,特别是与自身对侧比较时更为明显。通常肌萎缩伴有肌无力。检查后必须详细记录萎缩肌肉及正常侧肌肉的周径,应同时记录测量标志点。

(3) 肌力

肌力是肌肉主动运动时的收缩力,临床上将肌力量化分级记录(表4-2)。检查肌力时应逐一进行,并与对侧比较。

表4-2 肌力的分级

分级	描述
5	正常肌力
4	可抵抗重力和一定的阻力
3	可抵抗重力,但无法抵抗阻力
2	无法抵抗重力,但可在水平面移动肢体
1	仅有轻微肌肉收缩,不能产生动作
0	完全瘫痪

(4) 肌肉的不自主运动

1) 肌束颤动(fasciculations):肌肉在安静状态下一个或多个运动单位兴奋性增高时所引起的肌纤

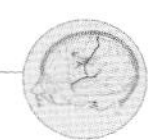

维不自主收缩，可见于正常肌肉，也见于下运动神经元损害或受刺激的疾病。肌束颤动是细小、快速或蠕动样的颤动，不足以引起关节运动。患者可感觉到跳动感。肉眼可察见，尤其在光线斜射时，叩击受累肌肉可引出。

2）肌纤维颤动（fibrillations）：指肌纤维不自主的非同步收缩，肉眼无法看见，仅在肌电图检查时发现。

3）肌纤动（myokymia）：指一块肌肉内少数肌束的自发的、暂时的强直性收缩，不足以带动关节活动。由于临近未受累肌肉束与受累肌肉束的同时收缩，出现肌肉表面缓慢、不规则、涟漪样的波动。

4.3.5 步态

一个人要维持直立和活动需要许多神经通路的正常协调，因此，对步态的深入分析有助于病灶定位。周围神经将本体感觉等外周信息传入脊髓和更高级中枢时，来自前庭和视觉通路的信号也同时加入，以共同调节和维持正常的姿势和反射；脊髓中枢参与牵张性反射，保证适当的肌肉张力；而小脑和基底节对大脑皮质发出的命令进行调节。

检查者应留心观察患者的行走情况，姿势是否直立，头是否抬起，双臂是否有节律地在身体两侧摆动，步幅是否均匀等，以及有无拖沓费力、关节异常抬举等。必要时嘱患者做闭目直行、脚跟-脚尖行走、单脚跳等动作，尤其要留意患者转身时的表现，此时可使某些轻微的共济障碍表现出来。

（1）感觉性共济失调步态

多为本体感受器通路受损所致，包括周围神经、后根、脊髓背束等。患者对自身肢体的位置无法定位，致使肢体运动笨拙而不协调，行走时跨步宽而重，以增加感觉，并且眼睛必须观看地面和脚才能走稳，如嘱患者闭目或在暗处，则站立和行走出现明显障碍。

（2）小脑性步态

其鲜明特点是患者两腿分开，尤其在从椅子中站起、转弯或行走急停时更加严重，患者步幅长短不整，脚步迟疑，如果请患者围着椅子绕圈行走，患者可能会边走边撞到椅子，或圈子越绕越大。单侧小脑或小脑脚病变引起同侧共济失调，病变位于小脑上脚交叉以上则引起对侧共济失调。

（3）偏瘫步态

由于上运动神经元损害，导致下肢强直、足趾处于过伸位，迫使患者行走时将下肢外展并作划圈动作，同时患侧的上肢僵硬屈曲于身旁，无法正常摆动。

（4）痉挛步态

出现于双侧性的下肢痉挛性瘫痪，双下肢通常自髋以下极度外展，膝部稍曲，行走时每一步都交叉到对侧，形成剪刀样动作。

（5）急行步态

又称为慌张步态，常见于中、重度的帕金森病。通常患者会保持一种曲背的姿势，双上肢不摆动，轻度屈曲置于身体两旁，双腿僵硬，步幅窄小，拖曳行走。一旦启动向某方向行走，患者的躯干向前冲，常会使患者跌倒。严重时，患者无法从椅子中站起及开步行走。

（6）“额叶”步态

多见于老年人，行走时剧烈颤抖，起步困难，患者转弯时由一连串小碎步组成，后期患者往往无法站立直至最后无法坐直。主要病因是正常压力脑积水，常伴有进行性行走困难、痴呆和尿失禁（正常压力脑积水的三联征），脑脊液分流术常能缓解症状。其他病因有额叶中线的肿瘤、双额叶脑梗死及老年性痴呆。

4.3.6 共济运动

肌肉运动的协调是神经系统功能的整合结果，小脑、基底节、前庭、视觉和其他感觉输入作用于大脑皮质，再由皮质发出有序、同步的运动指令指挥正常的协调动作。这些结构（尤其是小脑）的病变可使动作缺乏准确性，称为共济失调。这里主要介绍小脑功能的检查，锥体外系、感觉、前庭功能对协调运动的影响将在其他章节中叙述。在检查和评判小脑功能时，必须明确患者的肌力、肌张力和感觉是否正常，以免干扰判断。

共济运动可分平衡性和非平衡性两类。

（1）平衡性共济运动检查

观察患者站立、起坐、转身及行走。

1）闭目难立征：嘱患者双足并拢站立，双手平举向前，观察其睁眼或闭目时有无摇晃不稳或倾倒。此体征称为闭目难立征（Romberg 征）。感觉性共济失调患者睁眼时动作轻度不稳，但多不跌倒，而闭目后明显不稳甚至跌倒；小脑性共济失调睁眼和闭目时差异不大。也可请患者单腿站立，小脑半球损害时病变侧下肢常不能独立站稳，而健侧下肢站立时则无困难。

2）联合屈曲现象：让患者仰卧，两手置于胸前，不用手支撑而试行坐起，正常人躯干屈曲而两下肢下压，小脑损害的患者其髋部和躯干同时屈曲，两下肢抬起，尤其是患侧。

（2）非平衡性共济运动检查

主要观察肢体动作是否协调，有无辨距不良、动作分解及轮替动作困难。临床上常用以下方法检查：

1）指鼻试验：患者坐位或站直，双肩保持水平，手臂外展以一手示指点自己鼻尖，再回到起始位置，反复多次并以不同速度指鼻。睁眼和闭眼分别试验，观察动作是否连贯、平稳、准确。辨距不良时手指往往超过目标，不能准确指点鼻尖，接近鼻尖时动作缓慢或手指颤抖。感觉性共济失调患者睁眼时动作基本正常或轻度障碍，而闭眼时动作严重障碍。

2）鼻-指-鼻试验：患者睁眼，先将示指点自己鼻尖，再指点检查者伸出的手指，反复多次。检查时检查者不断改变其手指的位置，要求患者跟随指准。

3）跟-膝-胫试验：患者仰卧，嘱其将一侧下肢抬起，保持该脚踝背屈，足跟放到对侧膝盖上，然后沿着胫骨下滑直至踇趾，最后将足跟放至起始位。如此反复数次，动作需连续流畅。

4）反跳试验：是检查小脑功能的一项重要手段，测试患者主动肌放松的瞬间拮抗肌能否立即收缩。嘱患者外展肩膀，弯曲肘部，外旋前臂并攥紧拳头，检查者拉直其手臂时嘱患者施以阻力保持屈曲，再突然撤除拉力。正常情况下，受试者在肱三头肌收缩的同时前臂屈肌也收缩，当撤除拉力时屈曲运动及时受限制。而小脑疾病患者无法抑制屈肌收缩或触发伸肌收缩来迅速阻止手臂击向自己的脸或肩部。

5）快复动作试验：请患者快速反复做以下动作：①前臂的内旋和外旋，如手掌来回翻旋或以掌背面交替接触台面；②以一手连续拍击另一手或桌面；③反复伸指及握拳；④以足趾叩击地板等。小脑性共济失调患者病侧动作速度明显缓慢且节律不匀，持续动作时更为明显。

4.3.7 反射

（1）反射分级

临床上将反射强度进行分级，如表4-3所示。

表4-3 反射强度分级

等级	表现
（－）	反射消失
（＋）	反射存在，但减弱
（＋＋）	反射正常
（＋＋＋）	反射增强
（＋＋＋＋）	反射明显增强或阵挛

（2）深反射

1）肱二头肌反射（$C_{5、6}$节段）：患者肘部半屈，检查者将其肘部用左手托住或仰卧时将上臂支靠在床上，前臂和手自然交叉放置于腹部。检查者拇指或其他手指放在患者二头肌腱上，另一手执叩诊锤叩击于放在二头肌腱上的手指，引起二头肌收缩，从而肘关节屈曲及轻度仰转。

2）桡反射（$C_{5\sim8}$节段）：肘部半屈半旋，检查者用叩诊锤叩击患者桡侧茎突，引起肱桡肌收缩，肘关节屈曲，前臂旋前。

3）肱三头肌反射（$C_{5、6}$节段）：上臂体位与肱二头肌反射相同，检查者叩击患者鹰嘴上方的三头肌腱，引起肱三头肌收缩，前臂伸展。

4）膝反射（又称股四头肌反射）：患者取坐位，双腿放松地放于地面，或仰卧，髋及膝关节稍屈曲并放松。检查者用叩诊锤叩击髌骨下方肌腱处，引起股四头肌群收缩，膝关节伸直，有时还伴有一侧或双侧的股内收。

5）股内收肌反射（$L_{2\sim4}$节段）：患者大腿稍外展，检查者执锤叩击患者股内收肌粗隆，引发小腿外展。

6）踝反射（$L_5\sim S_2$）：患者取坐位，大腿稍外展外旋，膝关节稍屈曲，检查者一手使患者足部背曲，与小腿成直角，另一手执锤叩击其跟腱，引发腓肠肌和比目鱼肌收缩，足部跖屈。

（3）浅反射

1）腹壁浅反射（上腹部，$T_{7、8}$；中腹部，$T_{9、10}$；下腹部，$T_{11、12}$；肋间神经传导）：用钝针轻划腹部皮肤，不可过重，以免引出深部肌肉的牵张反射干扰判断。患者平卧，双腿放松弯曲，手臂放于身体两侧。用较钝的针或木签从外侧向脐方向轻划皮肤，脐上为上腹壁反射，脐旁为中腹壁反射，脐下为下腹壁反射。刺激后该侧腹肌收缩，脐孔略向刺激处偏移。一侧皮质脊髓束损害时可发现单侧腹壁反射减弱或消

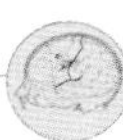

失。如患者肥胖、多生育、腹部膨隆或多次腹部手术后，腹壁反射可能引不出。而在年轻人、较瘦或肌肉较发达的男性患者身上无法引出腹壁反射则多有病理意义。

2）提睾反射（$L_{1、2}$，髂腹股沟神经和生殖股神经传导）：由上向下轻划大腿内侧皮肤，可引出同侧提睾肌收缩，睾丸上提。皮质脊髓束或腰段脊髓损害时该反射可消失。

3）肛门反射（$S_{2\sim4}$）：轻划或刺戳会阴和肛周皮肤时，可见肛门收缩。

4）球海绵体反射（$S_{3、4}$）：轻捏或轻弹阴茎包皮或阴茎头，球海绵体肌收缩。若此反射消失后再恢复则说明脊髓休克阶段已结束。

（4）*病理反射*

病理反射是锥体束损害的重要体征之一，仅在中枢神经系统损伤时出现。可分为两组：一组是因锥体系的抑制性控制被破坏而产生的反射；另一组是额叶释放征，由于运动前区受破坏时对中央前区和顶叶抑制性控制的丧失而产生。

1）巴宾斯基征（Babinski sign）：是最重要的病理反射，是锥体束受损的特征性反射，也称病理性跖反射或踇趾背屈征。患者放松平躺，检查者持钝尖的器械在足底从足跟开始沿脚底外侧划向小趾再转向踇趾。刺激强度要适度均一，既要足以引出反射又不可过强使患者因疼痛而出现退缩反应。跖反射检查正常时，足趾跖屈。病理情况下，踇趾向足背方向过伸，伴其他足趾如扇外展状，踝部背屈，甚至膝部、髋部屈曲。

本征是上运动神经元病变的重要征象，但它也可出现于2岁以下的婴幼儿和智能发育不全、昏迷、深睡、中毒、严重全身感染、癫痫发作、足趾屈曲肌瘫痪、疲劳者，甚至少数正常人，应综合病情考虑。

2）查多克征（Chaddock sign）：用钝针沿脚背外侧自外踝下方向前划至足趾，阳性反应同巴宾斯基征。

3）奥本海姆征（Oppenheim sign）：检查者以拇指和示指指节自上而下用力在患者胫前内侧划下。阳性反应同巴宾斯基征。

4）戈登征（Gordon sign）：检查者用力挤捏患者的腓肠肌。阳性反应同巴宾斯基征。

5）握持反射：抚摸患者手掌或手指的掌侧，患者不自主地握住检查者的手指，明显者在检查者回退手指时还强握不放。有时伴有摸索反射，即接触手臂或手的其他部位，患者也会伸手摸索并持握之。握持反射也可见于婴幼儿。

6）霍夫曼征（Hoffmann sign）：本征曾被认为代表上运动神经元损害时的表现，但目前观点是仅代表肌张力增高，并不意味病理改变。检查时患者腕部过伸手指微屈，检查者以手指夹住患者中指，用拇指向下弹拨患者的中指指甲。阳性反应为拇指和其他手指掌屈内收。需指出的是，少数反射活跃的健康人也可出现双侧霍夫曼征阳性，因此临床上仅在反应强烈或双侧明显不对称时才有意义。

7）脊髓自动反射：又称缩回反射，保卫或防御反射，出现于脊髓完全横贯性损害。刺激下肢任何部位时两下肢立即缩回，髋、膝屈曲，踝背屈，并出现巴宾斯基征阳性。若双下肢屈曲的同时伴有腹肌收缩，膀胱和直肠排空及病变水平以下竖毛、出汗、皮肤发绀，称总体反射。

8）额叶释放现象：通常出现于弥漫性皮质病变，如痴呆性疾病、多发性脑梗死、弥漫浸润性脑肿瘤、正常颅压脑积水等。

A. 咀嚼反射：其典型表现是检查者把压舌板放在患者嘴边，可引发患者持续的咀嚼动作。

B. 掌颏反射：轻划患者手掌鱼际肌皮肤，引起同侧颏肌收缩。脑桥以上皮质脑干束损害时反射亢进。

C. 抓握反射和摸索反射：用移动的物体或手指轻触受检者的手掌，引起握持动作。如有手指移向刺激物，连续碰触则引起手向各方摸索，直到握住为止，为摸索反射。

D. 吸吮反射：检查者用压舌板自外侧向中间轻划患者的嘴唇，可见嘴唇跟随并有吸吮动作，偶有吞咽。

E. 拱嘴反射：将手指或叩诊锤轻置于患者上或下嘴唇，可引起拱嘴动作，类似于吸吮反射。

F. 蹙眉反射：检查者用手指反复轻拍患者的额头，正常情况下瞬目逐渐减弱，最后患者闭目并对刺激不再有反应。弥漫性脑部病变的患者会出现持续瞬目反应，称迈尔森（Myerson）征。

4.4 其他检查

4.4.1 脑膜刺激征

脑膜刺激征常见于脑膜炎症、蛛网膜下腔出血等，对急性剧烈头痛、呕吐、意识障碍患者均应做脑膜刺激征检查。

(1) 布鲁辛斯基征

布鲁辛斯基征(Brudzinski sign)，简称布氏征，又称屈颈试验。脑膜受刺激时可表现出不同程度的颈项强直，尤其是伸肌强直，因此在被动屈颈时会遇到阻力，严重时各方向运动均受限。检查者一手托于患者枕部，屈颈，另一手置于患者胸前，检查颈部的阻力。颈部被动屈曲的同时可出现髋和膝关节屈曲，称为布氏征阳性，提示有脑膜刺激。

(2) 克尼格征

克尼格征(Kernig sign)，简称克氏征。患者仰卧，检查者将患者一侧髋部屈曲至 90°，再被动伸直膝部。虽然一般膝部都不能完全伸直，但如果大、小腿间夹角不到 135°时即发生疼痛和股后肌群痉挛，则为克氏征阳性。

本检查应与拉塞格(Lasegue)征相鉴别。检查拉塞格征时，患者仰卧双下肢伸直，检查者抬起患者的一侧下肢并使膝关节保持伸直状态，如髋关节与躯干成角未达 70°即有抵抗并诉疼痛者为拉塞格征阳性。拉塞格征阳性可见于脑膜刺激征、坐骨神经痛、腰椎间盘突出症、腰骶部脊神经炎等。

4.4.2 自主神经

(1) 心血管自主神经功能检查

1) 血压控制：通过由平卧到直立的体位改变，评价心血管对血压的调控功能，正常时收缩压下降不超过 1.33 kPa(10 mmHg)，脉搏加快不超过 6～16 次/分。

2) 心率控制：用 0.4 mg 阿托品静脉注射，应出现心率加快。

3) 颈动脉窦敏感试验：轻压或按摩颈动脉窦 10～30 s，一般可出现面色苍白、心率加快和血压下降，应注意观察，以防意外情况。

4) 眼心反射[阿施内(Aschner)眼球压迫试验]：压迫眼球 20～30 s 后心率减慢。

5) 皮肤血管运动：皮肤受刺激时，交感神经反应使血管收缩、肤色苍白，副交感神经反应使血管扩张、肤色变红。检查时可用钝针在皮肤上划过，正常情况下最初出现一根白线，瞬即变红，约半分钟后变成较宽的潮红区。

(2) 皮肤自主神经功能检查

1) 竖毛试验：竖毛肌由交感神经支配。局部皮肤给予搔抓或寒冷刺激，可出现竖毛反射，并向四周扩散。如有脊髓横断性损害，在损伤水平以下无竖毛反射。

2) 发汗试验：患者皮肤洗净干燥，再涂含碘溶液，干燥后撒上淀粉。通过服用阿司匹林 1 g 及热水或用 0.1% 毛果芸香碱 0.1 ml 局部皮下注射，促使患者全身或局部发汗。如果出汗正常，则碘与淀粉反应显出蓝黑色，如不出汗或出汗很少则颜色不变。另外也可用电阻仪通过测定皮肤电阻了解汗腺功能，无汗时电阻高，汗多时电阻减小。

3) 膀胱功能检查：让患者排尽尿液，插入导尿管或超声测量残余尿。还可进一步插入导尿管，然后分别注入冷水和温水，检查患者有无冷热感。每注入 50 ml 测量膀胱内压力 1 次，询问膨胀感和排尿感，观察有无膀胱收缩，直至出现反射性排尿。上运动神经元损害常为高张力性膀胱，引起尿失禁；下运动神经元损害则多为低张力性膀胱，引起尿潴留。

4) 直肠和性功能检查见 4.3.7 节。

4.5 电子病历的使用和问题

电子病历(electrical medical record, EMR)是记录患者的全部诊疗过程而形成的文字、符号、图表、影像、切片等资料的数据总和，是医务人员通过前述的病史询问采集、体格检查及后续辅助检查，获得诊断，施行治疗、护理等医疗活动，获得及记录的主客观的资料，再通过整理、分析、归纳、汇总形成的记录全部医疗行为的数据库。它不但为卫生事业管理、医学诊疗与科研提供最原始、最丰富的数据资料，还是处理医疗纠纷判定责任的重要依据，是评价医疗质量、管理水平、学术能力的一个关键要素。

4.5.1 电子病历的优点

(1) 输入、存储、查阅、使用相对高效方便

现在医疗法规要求病历保存年限时间越来越长，广大群众的健康意识、法律意识也在逐步增强，这就使病历的书写和保管工作成为医院工作中的一项重要内容。病要看得好，病史也要写的详细规范，但这样势必需要医生将大量的时间花费在单纯的病历文字处理上。如果医生能从病史书写的一些简单事务性工作中解放出来，就会增加与患者沟通的时间，充分分析病情，从而提高医疗质量。

EMR 不会像纸质病历那样会发生霉烂、变质，

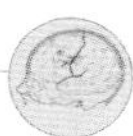

而且贮存方便，不需要庞大的存储空间。医务人员在自己的计算机终端上可输入和查找病案资料，也可委托数据中心查找、打印、直接传送或复制传送资料等。使用EMR系统可以方便地存贮、检索、浏览和复制病历，大大减少了人工收集和录入数据的工作量，极大地提高了临床、科研统计分析工作的效率。

(2) 安全可靠

通过实行分级保密管理，设立查阅、输入、修改和使用的分级授权，可以保证EMR的安全性。同时，系统提供数据备份和恢复工具。各级工作站建立数据备份制度，可以保证数据在受到破坏的情况下得到最大限度的恢复。当然，实行EMR的前提是使用者必须深切认识到病历文书的法律性质，保护好自己的权限密码。

(3) 传输快，调阅方便

传送速度快、调阅方便是EMR的另一优势。医务人员通过计算机网络可以在医院的不同地点存取患者病历，瞬间就能把数据传往需要的地方或者看到需要的数据资料。比如在急诊电子病历中的资料可以及时地查出并显示在住院部医师的面前。

患者就医时可授权医生查阅自己的EMR，协助医务人员迅速、直观、准确地了解自己以前所接受的治疗及检查的准确资料，避免了因记忆不清导致病史叙述的错误和遗漏，缩短了医生确诊的时间，为抢救生命赢得了宝贵时间。

(4) 存储容量大而几乎不占用空间

纸质病历需要大量的储存空间，对环境的温湿度也有严格要求。由于数据存储技术的进步，EMR系统数据库的存储容量相对纸质病历而言几乎是无限大，而占用的空间小到可以忽略，为医疗单位节省了空间资源。

(5) 总体节省人力、物力

EMR系统一次性投资建成后，使用中可以减低患者的费用和医院的开支，更是由于使用的便捷性和资料的共享性，使得医护人员节省了大量的时间，由此大大降低了医疗服务的人力成本。

(6) 资料共享

传统的纸质病历有很大的封闭性，患者的诊治记录只保存在本医院。如果患者到其他医院就诊则需要重新检查，浪费了宝贵的医疗资源，也增加了患者的就医成本。采用EMR后，则能够克服这些不足。EMR具有极好的共享性，可以通过网络系统，实现实时异地查阅、会诊和数据库资料共享等功能。患者在各个医院的诊治结果可以通过医院之间的计算机网络来传输，外界使用者经过授权也可通过互联网查询数据中心有关病案资料。

(7) 便于数据统计分析和科学研究

EMR的使用，将既往分散的纸质资料全部数据化，格式规范的原始数据能方便进行数据处理和统计分析。将日积月累海量的数据结合目前日新月异的人工智能、深度学习，加上科学的研究设计，可以提炼出更多有用的临床研究结论，将孤立枯燥的病历转化为闪光的宝藏。

4.5.2　电子病历的不足

(1) 需要大量的计算机软硬件投资和人员培训

EMR的有效实施一般需要较完善的医院信息管理系统和相关的技术人才队伍，软硬件的资金投入数目可观。另外，EMR系统对医护人员也提出了更高的要求，医务人员需要熟练掌握计算机EMR的操作。不仅如此，一旦计算机发生故障，将造成病历系统停顿，无法进行工作，因此，经常需要保存手工的原始记录。

(2) 相对不利于保护患者的隐私

传统的纸质病历或由患者自己保管，或像住院病历，由医院统一放置保存。虽然其共享和查阅都没有EMR容易，但相对而言，对保护患者隐私更具优势。EMR具有更大的可及性，查询相对简单，但假如权限的设置或使用上有缺陷或有漏洞，患者的信息和隐私就容易泄露。

(3) 电子病历书写过程中存在的问题和原因

除了在将病历数据输入计算机时经常会出现各种错误(主要是操作失误)外，在填写EMR时，还会出现输入格式不规范、缺漏项、复制粘贴内容雷同、书写不及时、缺乏及时审核和签字确认等问题。

上述问题并非EMR特有的缺陷，一般的纸质病历也同样会出现类似问题。病历书写过程中出现上述问题的解决办法，除了增加培训、提高责任心和重视度外，还需保证人力的充足，制定EMR模板和填写规范等。

(4) 电子病历资料共享的局限

EMR很大的优势就在于其快捷性、异地交流及资料共享性等。但是，在全国范围内联网没有得到实施的情况下，单个医院的EMR难以在其他医院看到，患者的就诊信息无法共享，也难以发挥EMR的全部优势。

(5) 使用保存调阅的监督问题

EMR 无疑有诸多传统的纸质病历无法比拟的优点,但也可能存在缺乏第三方平台监督的问题。不少人对目前 EMR 主要由医疗机构负责创建、使用和保存的现状表示担心,如果出现医患纠纷,拥有 EMR 的医疗机构如果对病历数据进行修改,将如何保障患方权益。

4.5.3 解决电子病历缺陷的方法

(1) 标准化建设和规范

国家或地区要统一制定标准化的 EMR 基本模板,并出台相关的政策法规,提高计算机系统的科技含量,以规范 EMR 的合理使用,充分发挥 EMR 共享的特点。

(2) 使用者的教育和培训

全面提高医务人员的法律意识,及时组织所有医务人员学习有关法律、法规及预防医疗纠纷的技巧与方法,培养自觉遵章守法的良好习惯,防止发生医疗纠纷或司法取证时出现病历内容失真,或不能取证的现象。

医院要加强病历书写培训,并制定统一的"病案书写格式和要求"和"病案质量检查评分标准"。

(3) 内部监督与管理

数据的复制和粘贴功能给 EMR 的书写带来了便利,减少了重复机械劳动,但给书写质量也带来了很大的问题,需要不断探索和创新病历质量管理模式,把管理的重心从追求形式质量控制向注重病历内涵质量控制转变,强化对影响病历内涵质量的主体在医疗过程中不良行为的规范。

病历的真实性、准确性毕竟还需要现场检查才能证实。管理部门相应加大对病历内涵质量督察,采取较人性化的管理模式,组织质量检查,现场纠正病历内涵质量的缺陷。主治医师和主任医师在日常查房时,对病历的书写也要进行检查,落实病历质量住院医师、主治医师和主任医师三级负责制。

4.5.4 国外电子病历的发展现状

相比国内起步较晚,发展相对缓慢分散的情况,国外先进的 EMR 已经发展到一个更高的体系化平台。EMR 平台形成系统化、共享化和智能化。智能化不仅是最大程度地释放人力,减少工作量,如语音输入的人工智能甚至自然语音识别、电子签名等,还包括对信息资料调阅、分析与使用。

以美国为例,建立了专门的 EMR 评估模型体系,将医院 EMR 应用情况划分为 0～7 级。

0 级:基本临床业务自动化,但是实验室、药房、放射等关键部门没有实施信息化。

1 级:实验室、药房、放射这 3 个辅助科室的系统全部安装并实施信息化。

2 级:主要临床辅助科室(药房、实验室、放射)把医嘱和结果数据传送到临床数据中心(CDR),医师可以浏览和检索结果。CDR 应包括可控医学术语(CMV)和临床决策支持系统(CDSS),通过与 CDR 建立链接可以获得文档和图像信息。

3 级:在 CDR 中集成临床文档库(例如关键签名、工作表单、护理记录、诊疗图表),至少在医院的一个科室中实施并应用,医师同时也可以获得图像存储与传输系统(PACS)中的部分图像信息。

4 级:在全院实施计算机化医嘱录入(CPOE)系统。

5 级:在全院实施闭环用药管理系统,包括 CPOE 和电子用药管理系统,利用自动识别技术,如射频识别技术(RFID),支持用药管理的"五正确"(正确的患者、正确的药品、正确的剂量、正确的路径和正确的服药时间)原则,以确保患者安全。

6 级:全医疗文档支持临床决策,PACS 的影像全部取代胶片。

相比于简单的输入、存储和调阅及基本的医嘱处理,其大部分医疗机构已经达到上述分级的 4 级或以上,包括越来越多的应用领域,如 CDR、CDSS、CPOE、患者门户、医疗文书、医疗门户及电子用药管理、感染监控系统、配药系统、护士呼叫系统、护理计划、护理文书、过敏反应等。

同时必须看到,虽然十余年来美国的 EMR 使用推动有力、进展迅猛、基本普及、应用广泛,但仍面临较多的问题,主要包括以下几点:

1) 依赖 EMR 系统,有时会影响患者安全。由于软件故障、使用错误及其他系统缺陷造成的过失和事故层出不穷。

2) 提高了运营成本,可能被用于医保欺诈。过多的服务商和机构参与攫取利益,甚至使用假数据来骗保。

3) 系统和操作的互通性差。服务商过度的竞争导致软件众多,排他性又使数据接口不一致,软件共存、数据信息共享困难。

4) 软件设计者、系统开发商脱离实际工作的设

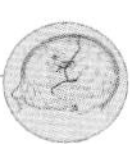

定，品类众多的使用要求，使医护工作人员的操作不便，大量时间被耗费，从而使用倦怠。

5）政策层面上，EMR 的问题、事故，往往得不到及时、有效、通畅的反馈，问题被忽视和掩盖，公众或病患方获得 EMR 的渠道狭窄。

汲取以上的经验教训，在发展 EMR 系统时，必须有前瞻性的举措，如以下几点：

1）加强政府和机构的必要监管，制定相应的国家法律、法规和行业规范，使得服务商的发展和竞争在适当、有序的轨道上。产生的问题能充分上报、反馈和处理。

2）建立中央数据库，收集整理、分析研究使用中的过失、错误甚至事故，有广泛通畅的通报渠道，以提升 EMR 的安全性。

3）建立统一的数据基础标准和数据接口。充分竞争的同时，必须可以共通、共享，避免各起炉灶的浪费。既有商业竞争，又有政策管理。

4）充分调研一线医护工作人员的需求，并且保持调整，提高人性化、智能化、简洁化操作的程度。软件系统的目标应该是既符合规范，又能避免人为差错，还能有效减少不必要的工作负担，提高使用者的满意度。

5）建立短、中、长期的 EMR 发展目标和规划，稳步发展，避免一哄而上，热度过后又止步不前，各个时期又无法衔接，甚至回头重来。也要防止冒进，被商业和利益过度裹挟，浪费国家医保资金。

明确核心数据的保管、使用，明确数据的监督、管理，保证信息数据的安全、真实，保障合理、正确调用的权利。

（寿佳俊　王知秋　吴劲松　周良辅）

参考文献

[1] 王忠诚．王忠诚神经外科学[M]. 武汉：湖北科学技术出版社，2015.

[2] 中国医院协会信息管理委员会. 2018—2019 中国医院信息化调查报告[R/OL].（2019－09－01）[2021－10－22]. https://chima-1256452791. cos. ap-beijing. myqcloud. com/CHIMA%20Report/2018-2019 中国医院信息化状况调查报告. pdf.

[3] 国家卫生健康委. 电子病历系统应用水平分级评价标准[S/OL].（2018－12－07）[2021－10－22]. http://www. nhc. gov. cn/yzygj/s7659/201812/3cae6834a65-d48e96fd783f3c7d54745. shtml.

[4] 国家卫生健康委．电子病历系统应用水平分级评价管理办法[EB/OL].（2018－12－07）[2021－10－22]. http://www. nhc. gov. cn/yzygj/s7659/201812/3cae6834a65-d48e96fd783f3c7d54745. shtml.

[5] 周良辅．现代神经外科学[M]. 2 版. 上海：复旦大学出版社，2015.

[6] 赵继宗，周定标．神经外科学[M]. 3 版. 北京：人民卫生出版社，2014.

5 意识改变

5.1 意识评分

意识是脑功能研究中最困难的领域之一，至今为止仍然缺乏严格准确的定义。意识通常被认为是正常人良好时序性下、有组织的对自我和环境的认知。人脑的意识包含觉醒、注意、意图、记忆、感知、情感等神经心理活动。意识改变可见于严重的神经系统疾病如颅脑损伤、自发性脑出血、脑膜脑炎、广泛大面积的大脑及脑干的梗死等；也可见于休克和多脏器功能衰竭等各种疾病的终末期。意识水平的改变反应疾病的严重程度。在急性期，短暂轻度的意识改变可见于脑震荡，严重的意识障碍(disorder of consciousness, DOC)可以发生不同程度的长时间昏迷；随着病情的稳定，部分患者可以恢复意识，部分患者可以进入微意识状态(minimally conscious state, MCS)或植物人状态(vegetative state, VS)，但病情的恶化可以导致脑死亡。目前神经外科急性期最常用的意识水平评分标准是格拉斯哥昏迷量表(GCS)(见表 4-1)，通常 GCS 评分在 8 分以下为昏迷。对于康复期患者的意识水平评分，最常用的是修订昏迷恢复量表(the coma recovery scale-revised, CRS-R)(表 5-1)。

5.1.1 格拉斯哥昏迷量表评分

(1) 睁眼

睁眼反应是 GCS 评分中最基本的内容，严重的眼损伤和眼睑肿胀可能会影响睁眼评分，此时可以评为 E1c[c=闭眼(closed)，肿胀(swelling)=1]。

(2) 语言

气管插管和气管切开会影响语言反应，此时可以评为 Vt[t=插管(tube)]。

(3) 运动

运动评分是 GCS 评分中最重要的内容，必须仔细观察四肢，尤其是上肢和健侧肢体的反应。

昏迷程度以睁眼评分、语言评分、运动评分三者最高分数相加总分来评估。

脑损伤的严重程度可以根据 GCS 评分来分类：①严重脑损伤，GCS 评分<9 分。②中度脑损伤，GCS 评分 9～12 分。③轻度脑损伤，GCS 评分≥13 分。

GCS 评分在儿童的意识评分中有局限性，尤其不适合 36 个月以下的幼儿，此时适合小儿 GCS。酒精中毒和药物中毒将影响 GCS 评分的客观性，必须做出鉴别并给予动态观察。

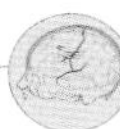

表 5-1 修订昏迷恢复量表(CRS-R)

昏迷恢复分值	月 日	月 日	月 日	月 日	月 日	月 日	月 日	月 日	月 日	月 日	月 日	月 日	月 日	月 日	月 日	月 日	月 日	月 日	月 日	月 日	月 日	月 日	月 日	月 日	月 日	月 日	月 日	月 日
听觉																												
4-对指令有稳定的反应																												
3-可重复执行指令																												
2-声源定位																												
1-对声音有眨眼反应(惊吓反应)																												
0-无																												
视觉																												
5-识别物体																												
4-物体定位:够向物体																												
3-眼球追踪性移动																												
2-视觉对象定位(>2 s)																												
1-对威胁有眨眼反应(惊吓反应)																												
0-无																												
运动																												
6-会使用对象																												
5-自主性运动反应																												
4-能摆弄物体																												
3-对伤害性刺激定位																												
2-回撤屈曲																												
1-异常姿势(屈曲/伸展)																												
0-无																												
言语反应																												
3-表达可理解																												
2-发声/发声动作																												
1-反射性发声运动																												
0-无																												
交流																												
2-功能性(准确的)																												
1-非功能性(意向性的)																												
0-无																												
唤醒度																												
3-能注意																												
2-睁眼																												
1-刺激下睁眼																												
0-无																												
测试者																												

引自:GIACINO J T, KALMAR K, WHYTE J. The JFK Coma Recovery Scale-Revised: measurement characteristics and diagnostic utility [J]. Arch Phys Med Rehabil, 2004,85(12):2020-2029.

5.1.2 修订昏迷恢复量表

CRS-R 适合康复期严重意识障碍患者的意识评分,其分别从患者的听觉、视觉、运动、言语反应、交流和唤醒度共 6 个项目来评分,适合用来区分微意识状态和植物人状态。听觉、视觉、运动、言语反应、交流各分量表独立评分,如果有 1 项符合微意识状态,就可以诊断成立。而唤醒度分量表不参与是否微意识状态的评定,但参与 CRS-R 总分的评定,具体评分见表 5-1。

5.2 意识分类

目前仍然缺乏意识改变的统一分类标准。本文将集中讨论颅脑损伤后国际上常用的意识障碍分类。脑死亡、昏迷、植物人状态和微意识状态是脑损伤最主要、最常见的严重意识障碍状态。在美国，每年单纯因严重颅脑损伤导致长时间昏迷的患者估计有(56～170)人/100万，有10 000～15 000人处于植物人状态，100 000人甚至更多患者处于部分清醒状态，导致每年约200 000患者认知功能障碍；为此承担的医疗费用更是达数百亿美元之巨。神经系统疾病导致意识障碍治疗的巨额医疗支出，复杂的法律、伦理社会问题，越来越引起人们的关注。

5.2.1 昏迷

昏迷(coma)临床上被定义为眼睛闭合的无反应状态；没有知觉，对自我和环境不能感知，对于刺激无反应，不能被唤醒；即无感知性和无反应性的特点。为区别于晕厥、脑震荡和其他短暂的意识丧失状态，昏迷的诊断要求至少持续1 h以上。昏迷的具体判定必须符合以下条件：没有自发或刺激诱发的睁眼；不能遵嘱；没有智力言语；没有目的性活动；没有防御性的活动和疼痛定位。慢性昏迷较少见，随着病情的进展恶化或稳定，昏迷通常在2～4周内死亡或进入一系列的意识障碍状态，如植物状态、微意识状态或苏醒。

对于意识相关神经网络的了解目前仍然不确切，完整的丘脑-皮质和皮质-皮质环路被认为是意识存在的必要条件。包括颅脑损伤在内的各种原因导致广泛的皮质损害、脑桥首端、中脑、间脑和双侧丘脑的中央旁核损伤都将引起持续性的昏迷。脑桥首端到中脑尾端的病损导致的昏迷常伴双侧瞳孔针尖大小、对光反射消失、中枢性高热，脑电图(EEG)和清醒时相似，但对刺激无反应。中脑首端和间脑后部病损常引起深昏迷；下丘脑损伤严重时可引起持续的植物人状态，此时脑电呈慢波活动。一侧丘脑病变一般不会直接引起昏迷，急性双侧病变常引起昏迷。

昏迷患者的脑代谢为正常的50%～70%，氟代脱氧葡萄糖(FDG)-PET检查发现，颅脑损伤患者虽然在损伤5 d内的脑代谢水平与意识水平相关，丘脑、脑干和小脑的代谢率是降低的；而在1个月内的脑代谢水平和GCS评分无显著相关性，目前未发现脑代谢水平和预后有显著相关，但其脑代谢水平与全麻和深睡时相近。各种状态下的脑代谢水平如图5-1所示。昏迷的预后取决于年龄、损伤的严重程度和是否直接伤及脑干。

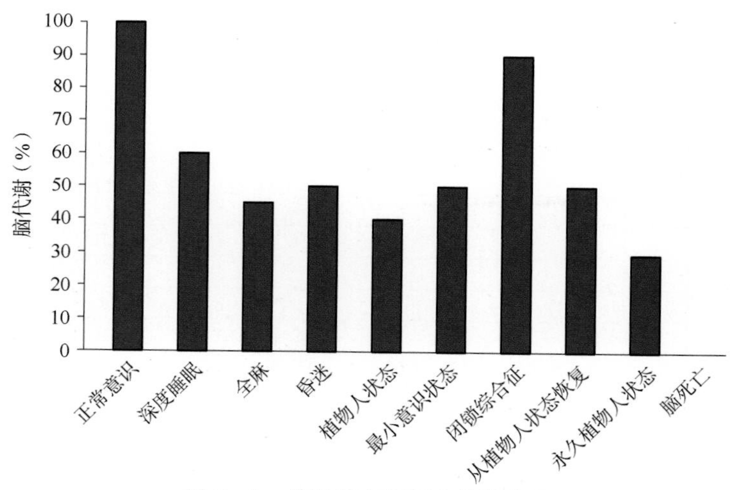

图5-1 各种状态下的脑代谢水平

引自：LAUREYS S, OWEN A M, SCHIFF N D. Brain function in coma, vegetative state, and related disorders [J]. Lancet Neurol, 2004,3(9):537-546.

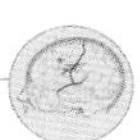

5.2.2 植物人状态

植物人状态又称觉醒无反应综合征(unresponsive wakefulness syndrome, UWS)。詹尼特(Jennet)和普拉姆(Plum)在1972年提出植物人状态概念,指行为觉醒和睁眼相分离,是对自我和环境完全无知的临床状态,伴有觉醒-睡眠周期,可完全或部分保留下丘脑和脑干的自主功能,以维持呼吸和循环功能。临床上可见咀嚼、磨牙、吞咽、眼球转动和无意识的肢体活动;可有流泪、不可辨的咕哝或呻吟声、微笑或苦笑的面部活动;存在各种脑干反射;各种刺激,如噪声和有害刺激可激发全身性的觉醒反应:呼吸加快、苦笑、肢体活动(过伸或过屈)等。

植物人状态必须满足以下4个标准和条件:①对于视、听、触和有害刺激,没有持续、重复、有目的或自主的行为反应;②没有语言理解和表达的证据;③有睡眠-觉醒周期的间歇性觉醒表现;④保留有足够的自主功能,在适当的医疗照顾下能存活;大便和小便失禁;不同程度地保留脑神经和脊神经反射。

根据美国神经病学院(American Academy of Neurology, AAN)和多学会工作组(multi-society task force, MSTF)1995年的指南,创伤或非创伤性脑损伤后1月仍处于植物人状态,称为持续性植物人状态(persistent vegetative state, PVS);通常永久植物人状态(permanent vegetative state)的时间标准根据病因不同,具体如表5-2所示,但其并不代表不可逆。

表5-2 永久植物人状态时间标准

病 因	时间标准
创伤性脑损伤	>12月
非创伤性脑损伤	>3月
先天性畸形	>3~6月
代谢疾病	>1~3月
退行性疾病	>1~3月
无脑畸形	出生后

(1) 病理

植物人状态的病理变化包括弥漫片状的皮质坏死、双侧丘脑中央旁核的损害和弥漫性轴索损伤。大量创伤性PVS患者的尸检发现有不同程度的双侧大脑皮质和白质的损伤,有时伴有或单独存在中脑损伤;非创伤性PVS的尸检也提示多部位的双侧皮质损伤,伴或不伴有基底节或丘脑底损害。丘脑的损伤被认为是发生PVS的关键因素之一,Jennet的研究发现,植物人状态患者比其他重型颅脑损伤有更广泛的弥漫性轴索损伤和丘脑损害。

(2) 代谢和神经网络

植物人状态功能代谢研究中发现的显著特点是包括双侧前额区、Broca区、顶-颞区、楔叶和后顶区等多个联络皮质代谢的损害;残留具有功能的孤立的神经网络,有时能产生可被认识的活动片断。疼痛、听觉任务刺激能激活初级感觉皮质,但与更高级的联络皮质相分离;在极少数植物人状态意识恢复的患者中证实这些皮质区的代谢得到了恢复。因此认为植物人状态患者意识的丧失不是皮质功能的完全丧失,而是具有功能的皮质孤立和缺乏联系。2006年,欧文(Owen)在利用语言刺激功能磁共振(fMRI)扫描的研究中发现,植物人状态患者虽然没有外在显露表达的意识行为,但可以存在与正常志愿者相似的听觉皮质网络激活,提示有较为完整的听觉皮质神经网络保存,从而认为植物人状态患者可有听觉意识的存在。蒙蒂(Monti)等对于植物人状态和微意识状态的fMRI研究中进一步认为植物人状态患者可以存在临床未能觉察的意识活动。但在基于脑电图的人机接口研究中,植物人状态患者对于指令没有反应。对于植物人状态是否有意识值得进一步深入研究。

(3) 预后

植物人状态的预后是一个非常值得关注的问题。根据美国MSTF的报告,创伤性植物人状态伤后3个月仍处于植物人状态者,恢复意识的可能性是35%。在这组患者中,20%在伤后1年仍将是重残,而剩余的15%恢复到中度和良好的结果。而伤后3个月仍处于植物人状态的患者中,35%将死亡,另外30%在伤后1年仍保持植物人状态。伤后6个月仍处于植物人状态的患者中,伤后1年大约30%死亡,50%植物人状态,15%恢复意识。对于非创伤性植物人状态组,连续3个月仍处于植物人状态者,恢复意识的可能性低于10%,大约50%的患者在随后的9个月内死亡,而另外的50%患者仍处于植物人状态;6个月后的死亡率为30%,但高达70%的患者仍处于植物人状态,而没有发现恢复意识的病例。植物人状态的时间越长,苏醒的机会越小,很少有创伤性植物人状态12个月后、非创伤性植物人状态3

个月后苏醒的患者。虽然也有数十年后植物人状态者苏醒的报道,但都限于新闻,缺乏详实的医学资料。

5.2.3 微意识状态

MCS是指具有细微但非常明确的行为证据来表明能感知自我和环境的一种严重意识改变的状态,是一种处于植物人状态和意识清醒之间的过渡状态;其在意识的理解和研究中具有独特的地位,被单独作为一种意识群体,可能是深入了解意识机制的最好切入点之一。

(1) 微意识状态诊断

MCS行为不稳定、不一致,但与反射和自发活动有显著区别。具有以下行为之一,即可判定为MCS:

1) 简单的遵嘱动作。

2) 以手势或言语作出"是/不是"的反应。

3) 有可理解的语言。

4) 根据相关的环境作出相应的活动和情感行为:①由相应情感内容的言语和视觉情景而非中性的话题和刺激,导致的哭、微笑和大笑;②对命令语言和问题做出手势和言语回应;③伸手取物或定位;④根据物体的大小、形态触摸和握持物体;⑤跟随运动的物体或静止的物体做出眼球跟踪活动。

MCS患者尚不能在言语或非言语功能上相互交流,大都是一种过渡状态,即从昏迷或植物人状态中恢复的状态、或意识因神经退行性疾病下降的过渡状态。MCS最常见于脑部局灶性的损伤,包括脑挫裂伤、颅内血肿和脑干损伤;也见于脑梗死、脑出血、脑进行性退行性变、脑肿瘤和神经代谢疾病等。当患者与环境的交流能持续而可靠时,即被认为是从MCS中恢复。临床中植物人状态、MCS和从MCS中恢复意识可以根据CRS-R量表来诊断,如表5-3所示。

表5-3 脑损伤严重意识障碍水平评价的CRS-R诊断标准

意识状态	CRS-R评分标准
植物人状态	听觉≤2分和视觉≤1分和运动≤2分和语言≤2分和交流=0分和觉醒≤2分
微意识状态	听觉=3~4分或视觉=2~5分或运动=3~5分或语言=3分或交流=1分
从微意识状态苏醒	运动=6分或交流=2分

(2) 微意识状态诊断的注意事项

由于脑损伤患者可能有感觉的缺失、运动功能障碍、失语、失认和失用等神经功能缺损,可能导致对意识水平和认知能力的低估,并且MCS的意识行为本身就有波动和不一致性,所以MCS有很高的误诊率;有报道称高达40%的植物人状态患者实际上是MCS。鉴于MCS诊断的高误诊率,需要注意以特定的诊断步骤最大程度地减少误诊率:

1) 足够的刺激以确保检查时是最清醒状态。

2) 注意影响清醒程度的一些别的因素,如镇静剂和癫痫发作。

3) 通过言语命令诱导的行为反应不包括经常发生的反射活动。

4) 遵嘱活动必须是在患者有能力的范围内进行。

5) 必须用广泛多样的刺激来诱导各种不同的行为反应。

6) 检查过程必须在没有干扰的环境下进行。

7) 连续多次系统的观察和可靠的评估策略以确保评估的有效性。

8) 特定的工具和步骤设计对量化评估是有用的。

9) 每天参与医疗护理的家庭成员、保姆和其他工作人员的观察在评估时应被考虑在内。

(3) 代谢和神经网络

和植物人状态相比,大脑PET研究中MCS患者显示内容依赖性和更高级别的听力信息处理过程。尤其是患者本人名字的呼唤声激活了非常广泛的神经网络,包括右侧颞顶叶、楔叶、前扣带回(anterior cingulate cortex, ACC)、额中回、左侧额叶背外侧和双侧岛叶等初级听觉皮质和更高级的相关皮质网络。事件相关电位的研究中,MCS患者检测到了具有高级认知功能意义的显著的P300诱发电位。在听力刺激模式的fMRI研究中证实,与植物人状态组相比,MCS组的每个患者都有更为广泛的激活,激活区不但包括初级听觉皮质,而且包括听觉的相关区域,听觉皮质和广泛的颞叶、前额相关皮质的皮质-皮质之间的功能联络通路更为明显的激活。双手疼痛刺激的fMRI研究中也发现,激活区不但包括了对侧的初级感觉皮质,还包括次级感觉皮质、岛叶后部、中央前回、顶回和后扣带回皮质等相关信息处理皮质网络;而植物人状态只能激活初级感觉皮质。在MCS患者视觉被动呈现刺激的fMRI研

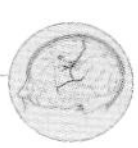

究中发现，部分 MCS 患者激活区不但包括初级视觉皮质枕叶，而且激活次级相关皮质顶叶、颞叶、梭回、眶额回和前额叶等较为广泛完整的视觉神经网络。

这些研究说明 MCS 患者可保存较为完整的听觉、感觉和视觉及相关的高级神经网络活动，具有听觉、疼痛和视觉刺激下被动激活大范围神经整合网络的能力。同时这些研究也提示了视、听觉皮质网络的激活范围和程度与意识水平密切相关；在进一步的 fMRI 研究中发现患者自我、亲情相关的视、听觉刺激更易激发相应的脑神经网络活动。

回顾性的研究表明，相对于植物人状态组，MCS 患者有更长的恢复进程和更好的预后，如 MCS 在 6 个月后，意识状态仍能继续提高。

5.2.4 无动性缄默症

无动性缄默症（akinetic mutism）是由凯恩斯（Cairns）等首次于 1941 年在对一名第 3 脑室上皮样囊肿的患者进行观察时报道的一种特殊的意识障碍。无动性缄默症的患者包括符合 MCS 标准的患者和自发性行为严重减少、互动反应极度缓慢而能功能性交流的患者。无动性缄默症患者可以表现为睁眼高度注意和警觉状态，有视觉追踪，但缺乏其他行为。这类患者包括在 MCS 患者范围之内。脑损伤导致这类综合征可见于双侧前内侧大脑皮质损害、双侧尾状核损害、双侧中央丘脑损害、大面积基底节前部损害，或中脑网状结构损害。无动性缄默症典型的见于前交通动脉瘤的破裂。

5.2.5 闭锁综合征

闭锁综合征（lock-in syndrome）临床上罕见，表现为四肢瘫痪、不能言语表达但保留自我意识。可见于脑干的基底动脉脑桥分支闭塞，导致脑桥基底梗死所致，双侧皮质脑干束与皮质脊髓束均被阻断，展神经核以下运动传出功能丧失；但此类患者保留完整的大脑皮质和动眼神经核功能，可以用眼球的上下示意来表达意识。该类患者常被误诊为昏迷或植物人状态。脑电图有利于诊断和鉴别诊断闭锁综合征和其他严重的意识障碍。

5.2.6 认知运动分离

认知运动分离（cognitive motor dissociation，CMD）是指患者床旁的运动行为学检查和辅助检查结果相分离。患者行为上表现为植物人状态或非常低水平的 MCS（视觉追踪但不能遵嘱），而 fMRI 和脑电生理上可以有遵嘱活动的脑活动表现。患者具备有意识的认知功能但运动功能不足以表达意识活动。认知运动分离状态临床上容易被误诊为植物人状态，它和其他严重意识障碍的分类关系如图 5-2 所示。fMRI 和脑电图有利于认识运动分离的鉴别。

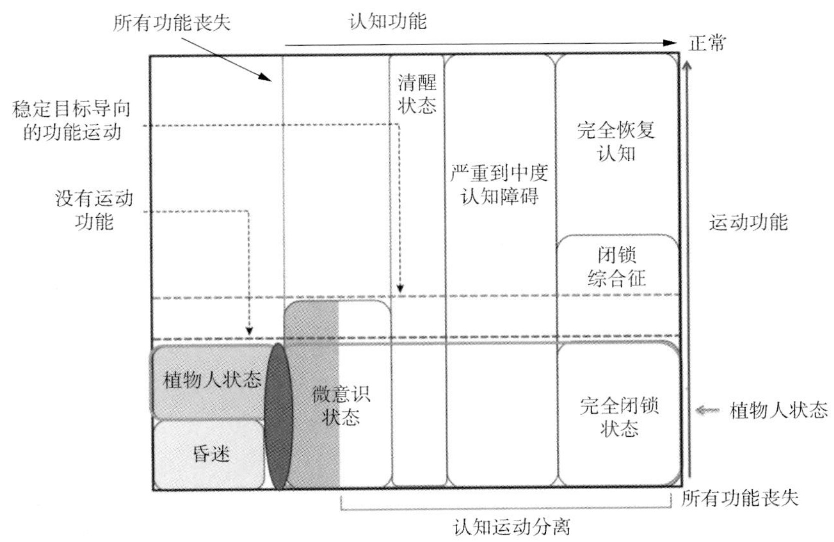

图 5-2 脑损伤后认知运动分离

引自：SCHIFF N D. Cognitive motor dissociation following severe brain injuries [J]. JAMA Neurol, 2015,72(12):1413-1415.

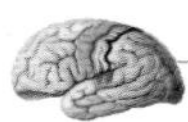

5.3 预后评估

严重意识障碍患者的昏迷、植物人状态和 MCS 诊治产生巨额的医疗支出，并常涉及复杂的法律、社会和伦理问题，越来越引起人们的关注。持续性和永久性的植物人状态需要巨大的医疗费用和人力支出维持，对于一个家庭来说是长期性的灾难。植物人状态患者大都最终因并发症而在花费了大量的医疗费用、医务人员及亲属的护理精力后死亡。对于植物人状态及预后极差的患者，其花费巨额医疗财力和精力是一个非常有争议的论题。尽早准确评价严重脑损伤患者的意识功能状态、预判意识障碍患者是否能恢复意识显得非常重要。

临床医生根据病史、症状、体征、临床经验、常规的头部 CT 和 MRI 来评价意识并预测预后，但在康复早期准确预测患者的预后仍然存在困难。血清学神经胶质细胞原纤维酸性蛋白(glial fibrillary acidic protein，GFAP)和 S－100β 蛋白的监测结合临床被认为可能有助于预后评估，但脑外的外周血测定指标因受太多因素影响而缺乏可靠性。PET 检查利用脑代谢率间接反映脑功能，但其对于意识相关的白质传导纤维及脑区之间的功能连接观察具有局限性，并且费用高昂、有放射性，而未能在意识障碍患者意识功能的评价预测中广泛采用。神经电生理，尤其是高密度脑电图和各种诱发电位被广泛用来评价脑功能并尝试预测意识障碍患者的预后，其具有较高的时间分辨率，但空间分辨率不高、头皮脑电受颅骨的影响、易受干扰而具有局限性。MRI 具有高空间分辨率和较高的时间分辨率，不仅有优异的解剖结构成像能力，还能对脑的功能活动、脑的血流及脑脊液动态进行成像；能直接从脑的结构、功能活动、网络水平甚至神经递质生化水平来评价脑功能，通过观察大脑皮质的活动、神经白质传导纤维特性、脑区之间的功能连接和神经递质的改变，在功能性神经解剖学研究、神经网络水平，甚至活体神经递质改变的观察上具有非常独特的优势，fMRI 技术是目前脑功能研究最常见的意识研究手段，被认为是意识障碍患者早期预测预后最有潜力的方法之一。fMRI 的默认网络被认为与意识水平相关(图 5－3)。近红外光谱(near infrared spectrum，NIR)是介于可见光(Vis)和中红外(MIR)之间的电磁辐射波，对人体组织具有良好的穿透性，足以到达大脑皮质，使得近红外光谱法(near infrared spectrometry，NIRS)可以无损地连续监测脑组织中的氧合血红蛋白(HbO_2)和还原血红蛋白(Hb)的浓度，从而连续动态地监测脑血流和脑功能。目前 NIRS 在意识方面的研究仍然非常少。所以，在临床观察之外，目前越来越多的学者会综合利用临床观察、脑电图、fMRI、PET、NIRS 及神经分子生物学的研究成果，来多模态探讨意识的网络和分子机制及严重意识障碍患者的预后。目前研究发现默认网络与意识相关，中线脑区的活动、后扣带回与顶下小叶的功能连接强度、白质传导束特性、γ－氨基丁酸(GABA)受体结合率和意识水平及预后相关。

5.4 治疗

目前，尚无已知的治疗能特效、积极地加快和促进康复期意识障碍患者的意识康复和苏醒，常规的治疗主要是改善脑微循环、神经营养、营养免疫支持、催醒治疗、预防并发症和排除恢复过程中的一些

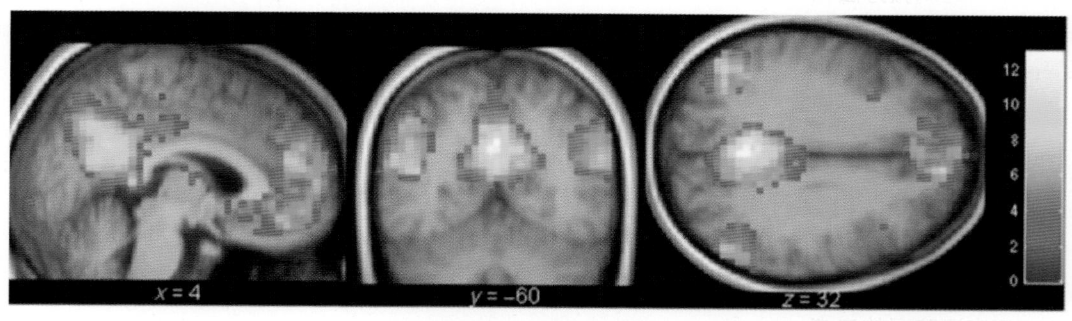

图 5－3 默认网络

引自：VANHAUDENHUYSE A，NOIRHOMME Q，LUABA J F，et al. Default network connectivity reflects the level of consciousness in non-communicative brain-damaged patients [J]. Brain，2010，133(1)：161－171.

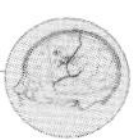

障碍等,包括治疗肌张力增加引起的挛缩、预防肺部和尿路感染、调节大便通畅、防止营养不良、预防和治疗压疮、预防长期的制动引起的深静脉血栓形成和分流手术治疗脑积水等。

目前,临床上有胆碱类、儿茶酚胺类和阿片肽受体阻滞剂及中药等用于意识障碍的催醒。左旋多巴和氢氯金刚脘胺等多巴胺药物对于意识康复的治疗逐渐引起重视,但仍有待深入研究证实。唑吡坦对于 MCS 和植物人状态患者有催醒疗效的散在病例报道,认为唑吡坦对于无脑干损害的严重意识障碍患者疗效更好,但其疗效尚存在争议。有关巴氯芬(intrathecal baclofen, ITB)鞘内注射促醒植物人状态患者的报道需要进一步研究证实。

深部电刺激(deep brain stimulation, DBS)和脊髓刺激(spinal cord stimulation, SCS)被认为是非常有希望的催醒和促使脑功能重新整合的新技术。由于植物人状态患者脑部过于严重的损伤,DBS 和 SCS 改善其意识水平的疗效不确切而存在争议。对于 MCS 来说,其处于有意识的认知功能状态不稳定,处于苏醒的边缘,其已能启动意识,但不能非常稳定地维持;而 DBS 对丘脑的中央中核可能提高受损网络的整合。所以,有学者认为 DBS 催醒治疗最好的对象是处于苏醒边缘的 MCS 患者,能提高 MCS 患者的意识水平,但由于 DBS 有创而且费用高昂,需要进一步的循证医学证据来确认其疗效。经颅磁刺激(transcranial magnetic stimulation, TMS)、迷走神经刺激(vagus nerve stimulation, VNS)和经颅直流电刺激(transcranial direct current stimulation, tDCS)目前也越来越多地被用于催醒治疗的康复研究中,但和 DBS 及 SCS 一样存在如何选择合适的患者(适应证),如何根据患者不同损伤特点选择不同的刺激方法和不同的参数,以及缺乏严格的随机对照试验来确切证实神经调控催醒治疗效果等问题。

高压氧治疗(hyperbaric oxygen therapy, HBOT)理论上能提高脑氧的摄取而促进脑损伤的康复,但现有的研究并不支持 HBOT 在治疗创伤性脑损伤中有显著的疗效。

此外,利用五官感知的刺激疗法,以及中医治疗、正中神经刺激等也是临床值得尝试的康复治疗手段。对于意识障碍的患者,尤其是 MCS 的患者,特别需要注意建立功能上的交流,患者必须受到有尊严的治疗。患者的家属和护理工作人员需仔细观察、静心护理患者,时刻传递爱的信息,建立良好的治疗性关系,从而建立一体化的康复方案。

脑的功能极为复杂,fMRI、fMRI - PET、脑磁图(magnetoencephalography, MEG)、事件相关电位(event related potential, ERP)等神经影像技术、神经电生理技术、神经分子生物学及脑机接口研究的进展,为进一步了解脑意识提供新的研究手段。

意识的康复,关键在于深入研究了解意识的机制、意识的神经功能网络、意识的神经递质网络,在此基础上积极寻求药物、电和磁生理刺激、多模态综合治疗来促进意识的康复。

(吴雪海　周良辅)

参考文献

[1] 吴雪海,朱剑虹,高亮,等. 微意识状态患者视觉皮层活动的功能磁共振研究[J]. 中华医学杂志,2007,87(27):1894 - 1899.

[2] 吴雪海,周良辅. 意识改变[M]//周良辅. 现代神经外科学. 2 版. 上海:复旦大学出版社,2015:104 - 109.

[3] CZEITER E, MONDELLO S, KOVACS N, et al. Brain injury biomarkers may improve the predictive power of the IMPACT outcome calculator[J]. J Neurotrauma, 2012,29(9):1770 - 1778.

[4] GIACINO J T, ASHWAL S, CHILDS N, et al. The minimally conscious state: definition and diagnostic criteria[J]. Neurology, 2002,58(3):349 - 353.

[5] HADDAD A R, LYTHE V, GREEN A L. Deep brain stimulation for recovery of consciousness in minimally conscious patients after traumatic brain injury: A systematic review[J]. Neuromodulation, 2019,22(4):373 - 379.

[6] KUNDISHORA A J, GUMMADAVELLI A, MA C, et al. Restoring conscious arousal during focal limbic seizures with deep brain stimulation[J]. Cereb Cortex, 2017,27(3):1964 - 1975.

[7] LAUREYS S, FAYMONVILLE M E, PEIGNEUX P, et al. Cortical processing of noxious somatosensory stimuli in the persistent vegetative state[J]. Neuroimage, 2002,17(2):732 - 741.

[8] LIANG Z H, LI J N, XIA X Y, et al. Long-range temporal correlations of patients in minimally conscious state modulated by spinal cord stimulation[J]. Front Physiol, 2018,9:1511.

[9] LIN Y C, LIU T T, HUANG Q, et al. Electroencephalography and functional magnetic resonance imaging-

guided simultaneous transcranial direct current stimulation and repetitive transcranial magnetic stimulation in a patient with minimally conscious state[J]. Front Neurosci, 2019,13:746.

[10] LULE D, NOIRHOMME Q, KLEIH S C, et al. Probing command following in patients with disorders of consciousness using a brain-computer interface[J]. Clin Neurophysiol, 2013,124(1):101 - 106.

[11] MONTI M M, VANHAUDENHUYSE A, COLEMAN M R, et al. Willful modulation of brain activity in disorders of consciousness[J]. N Engl J Med, 2010,362(7):579 - 589.

[12] OWEN A M, COLEMAN M R, BOLY M, et al. Detecting awareness in the vegetative state[J]. Science, 2006,313(5792):1402.

[13] OYAMA H, KITO A, MAKI H, et al. Consciousness recovery induced by intrathecal baclofen administration after subarachnoid hemorrhage-two case reports[J]. Neurol Med Chir, 2010,50(5):386 - 390.

[14] QIN P M, WU X H, DUNCAN N W, et al. GABAA receptor deficits predict recovery in patients with disorders of consciousness: a preliminary multimodal 11C Flumazenil PET and fMRI study[J]. Hum Brain Mapp, 2015,36(10):3867 - 3877.

[15] QIN P M, WU X H, HUANG Z R, et al. How are different neural networks related to consciousness[J]. Ann Neurol, 2015,78(4):594 - 605.

[16] SCHIF N D. Cognitive motor dissociation following severe brain injuries[J]. JAMA Neurol, 2015,72(12): 1413 - 1415.

[17] SINGH R, MCDONALD C, DAWSON K, et al. Zolpidem in a minimally conscious state[J]. Brain Inj, 2008,22(1):103 - 106.

[18] VANHAUDENHUYSE A, NOIRHOMME Q, TSHIBANDA L J F, et al. Default network connectivity reflects the level of consciousness in non-communicative brain-damaged patients[J]. Brain, 2010,133(1):161 - 171.

[19] WU X H, ZHANG J Y, CUI Z X, et al. White matter deficits underlying the impaired consciousness level in patients with disorders of consciousness[J]. Neurosci Bull, 2018,34(4):668 - 678.

[20] WU X H, ZOU Q H, HU J, et al. Intrinsic functional connectivity patterns predict consciousness level and recovery outcome in acquired brain injury[J]. J Neuroscience, 2015,35(37):12932 - 12946.

6 神经影像学检查

中枢神经系统影像医学在中枢神经系统检查和疾病诊断中的价值已被公认，具有特别重要的地位，临床应用十分广泛。其检查范围包括颅骨、脑、椎管和脊髓。常用的检查方法主要有 X 线平片、造影、计算机体层成像(CT)和磁共振成像(MRI)。尽管 X 线平片对颅骨和脊椎病变显示较好，但自从 CT 和 MRI 检查应用以来，其应用明显减少。本章主要介绍中枢神经系统放射解剖学及 CT、MRI、数字减影血管造影(DSA)在神经系统疾病中的应用。

6.1 神经系统影像解剖

6.1.1 神经系统 CT 的正常表现

水平面(横断面)CT 是脑、脊髓检查的最常用方法。脑水平面 CT 检查常以听眦线为基线，患者多取仰卧位，自基线向上连续扫描 10～15 个层面，层距一般为 5～10 mm。必要时可加扫冠状面。对血管结构的显示采用造影增强法，经静脉注射后进行扫描。

(1) 大脑 CT 各层面结构

1) 第 1 层面：为颅底层面(图 6 - 1)。中线部可见鸡冠、筛窦、蝶窦和斜坡。颅后窝内含延髓、小脑半球及两者间的第 4 脑室。筛窦的两侧为眼眶，内有眼球，向后为视神经、眶上裂。蝶窦两侧颅中窝可见颞叶。

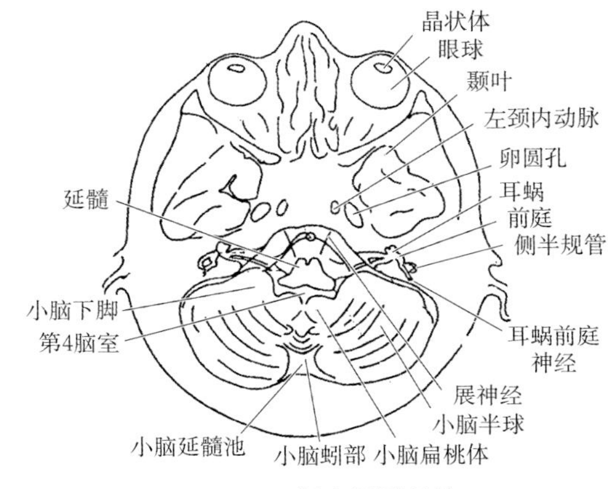

图 6 - 1 颅底层面结构

2）第 2 层面：为蝶鞍层面（图 6－2），显示额窦、眼眶、直回、蝶鞍、前床突、蝶骨小翼、垂体、鞍背、颞叶、侧脑室下角、桥池、基底动脉、脑桥上部、小脑上脚、第 4 脑室、小脑半球。脑额叶底面直回、颞叶、脑桥上部及小脑呈灰色影像，直回位于颅前窝中部，有时隐约可见；颞叶位于蝶骨小翼后缘的颞极后方，其内可见侧脑室下角；垂体位于蝶鞍内；脑桥位于岩锥斜坡后方；再后方为小脑半球。两者之间为第 4 脑室，与桥池、鞍上池及侧脑室下角一样均呈低密度黑色影。

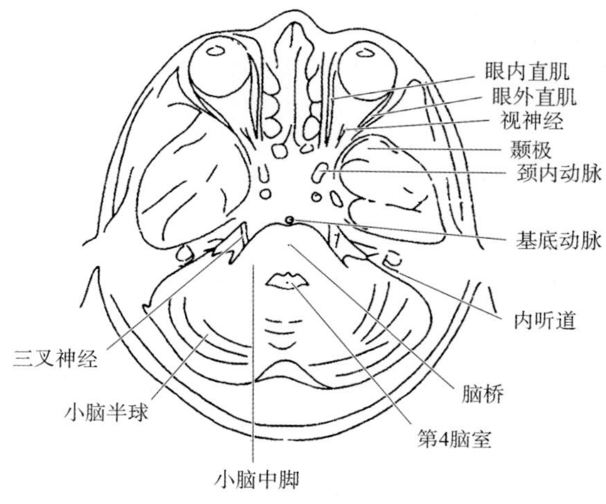

图 6－2　蝶鞍层面结构

3）第 3 层面：为鞍上池层面（图 6－3）。该层面最前面的脑组织为额叶，直回清晰可见；后外侧为大脑外侧裂起始部；中脑腹侧隆起为大脑脚，背侧为顶盖；额叶后方、颞叶内侧、中脑大脑脚围成低密度结构称鞍上池，多呈五角形或六角形，内容纳视束、视交叉、垂体柄等结构；第 3 脑室下部可突入其间，呈低密度黑色影。脚间池、环池环绕中脑；四叠体池位于顶盖的后方。该层面上还有小脑上蚓部，其后外侧方是大脑枕叶。

4）第 4 层面：为第 3 脑室下层面（图 6－4）。大脑纵裂呈细长纵形的低密度黑影，位于两侧额叶之间的中线上，内含有大脑镰；基底节始于该层面，为大脑中间的灰质核团，包括尾状核、豆状核、杏仁核及屏状核。豆状核位于岛叶的深面，呈楔形略高密度。第 3 脑室位于大脑中间的纵形裂隙，其外侧为丘脑，呈稍高密度灰质核团。大脑大静脉位于小脑上池。小脑上蚓部位于小脑上池内隐约可见。两侧

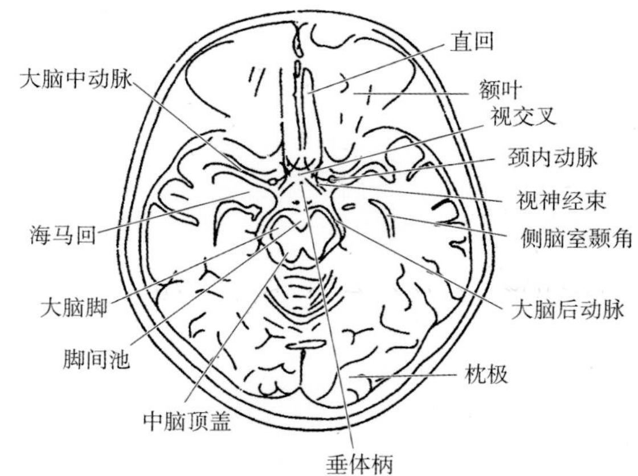

图 6－3　鞍上池层面结构

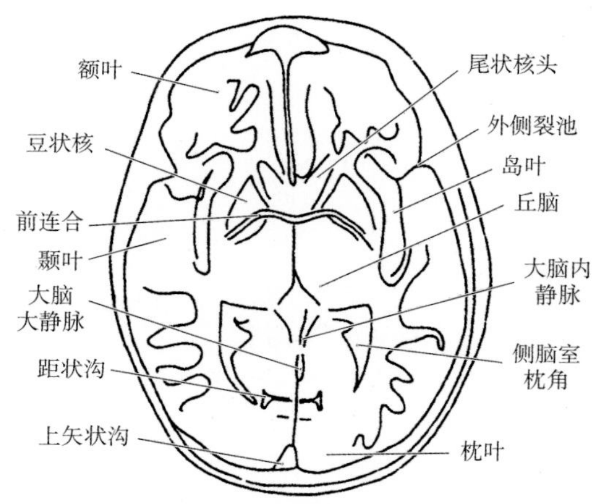

图 6－4　第 3 脑室下层面结构

脑室后角位于枕叶，脑岛位于大脑外侧裂池的深面。

5）第 5 层面：为第 3 脑室上层面（图 6－5），显示大脑纵裂、额叶、扣带回、胼胝体膝部、侧脑室额角、尾状核头、内囊前肢、内囊后肢、壳核、透明隔、穹窿、第 3 脑室、丘脑、脉络丛、侧脑室三角区、胼胝体压部、顶枕裂、顶叶、枕叶和上矢状窦。该层面见尾状核位于侧脑室前角的外侧，呈灰白色影；内囊位于丘脑、尾状核与豆状核之间，呈黑灰色影；松果体位于胼胝体压部后方，呈钙化高密度影。

6）第 6 层面：为侧脑室体层面（图 6－6），显示额叶、大脑镰、扣带回、胼胝体膝部、侧脑室中央部、透明隔、尾状核、胼胝体压部、顶叶和枕叶。该层两侧脑室因含脑脊液，故呈低密度黑色影；透明隔呈线样灰色影；尾状核头、体部呈密度稍高的条状灰白色影。

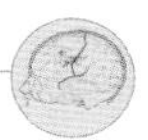

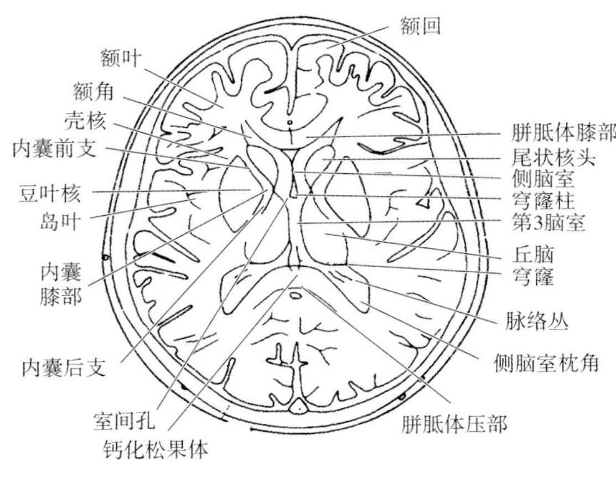

图 6－5 第 3 脑室上层面结构

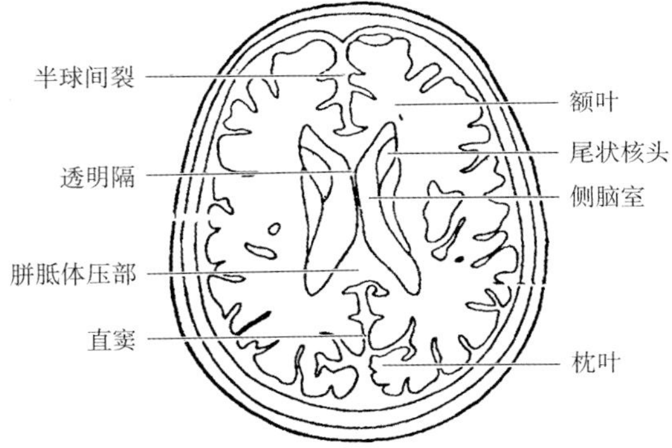

图 6－6 侧脑室体层面结构

7）第 7 层面：为侧脑室上层面（图 6－7），前为大脑纵裂及其两侧的额叶，可见两侧脑室顶部层面，之间为胼胝体，双侧室旁为白质纤维放射冠和顶叶；后方中间为大脑后纵裂及枕叶；在半球表面可见中央沟，位于大脑半球外凸面，相当于侧脑室体前 1/3 处。

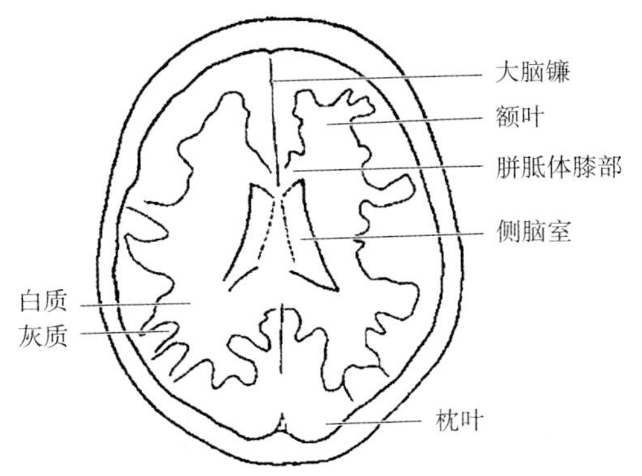

图 6－7 侧脑室上层面结构

8）第 8 层面：为大脑皮质下层面（图 6－8），显示位于中部的大脑镰，可见中央沟位于大脑外凸面前 1/4 及后 3/4 交界处。此层侧脑室体部消失，枕叶基本消失；可见额顶叶，前者小，后者大。此层灰、白质境界清楚，白质为半卵圆中心。

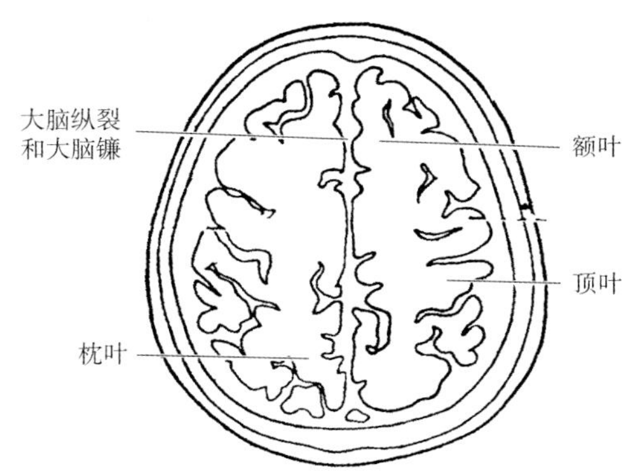

图 6－8 大脑皮质下层面结构

9）第 9 层面：为大脑皮质上层面（图 6－9）。以大脑镰为界限，可清楚显示双侧半球的额顶叶。大脑镰旁脑实质、脑沟清楚显示，额叶较小，顶叶为大部分。

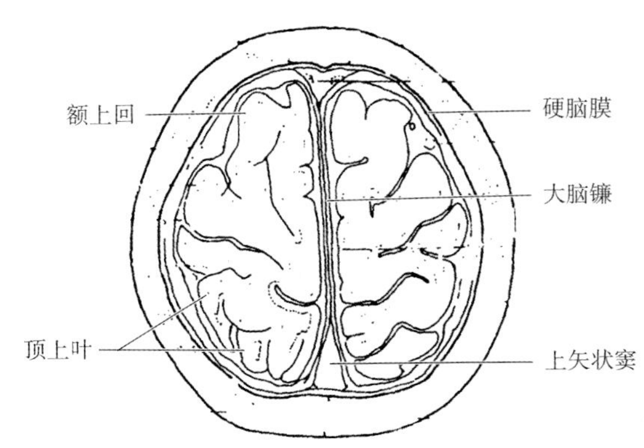

图 6－9 大脑皮质上层面结构

（2）脊髓 CT 解剖

脊髓 CT 平扫，由于脊髓周围蛛网膜下腔脑脊液的衬托，在合适的软组织窗可以看到上颈段脊髓的大致轮廓，而下颈段、胸腰段脊髓难以分辨。

脊髓在横断面上呈椭圆形，位于蛛网膜下腔的中央，前腹面稍平直，中央形成凹陷的正中裂，其后缘稍圆，后中央沟稍凹。在 CT 横断面上测量颈髓的前后径，C_3～C_7 前后径大致相似，平均为 6～

7 mm。胸髓在横断面上呈圆形，与椭圆形的颈髓稍不同，前中央沟在胸髓腹侧形成的凹陷在 CT 上可显示，但后中间沟和后外侧沟一般不能显示。胸髓的前后径平均为 7.5～8.5 mm，在 T_9～T_{12} 椎体节段胸髓前后径可稍增粗；在腰膨大后脊髓变细形成脊髓圆锥，止于 L_1 或 L_2 水平；其下方形成的终丝止于 S_2 水平。

在椎管碘液造影 CT 中可清楚显示椎管内的解剖结构，勾画出脊髓、神经根、终丝的形态，脊髓中央沟也常可显示，并可对脊髓和蛛网膜下腔等进行准确测量。在椎管碘液造影 CT 中，脊髓居中、两侧对称，在下颈段偏后而在胸段偏前，与脊椎生理曲度有关。脊髓在寰枕区呈近圆形，向下随其前后径减少而呈椭圆形。颈髓在其周围的蛛网膜下腔较宽。胸、腰脊髓呈类圆形，其前后径和横径最小。在 T_6 水平以下脊髓在椎管内稍偏前。脊髓圆锥各径线稍增大，以后变细而形成终丝；终丝与马尾不能区分，在蛛网膜下腔呈匀称的多个圆点状低密度影。蛛网膜下腔在腰段较宽，在 L_2 平面以下更为宽广。在颈段脊髓有时可见前缘中间内凹的前正中裂及发出和进入脊髓的前后神经根，后者居脊髓蛛网膜下腔中，在脊髓前后并与脊髓相连，呈对称八字或反八字形条带状低密度影。脊髓 CT 值在各脊椎段密度差异较大，但在诊断中价值不大。

6.1.2 神经系统 MRI 解剖

(1) 脑、脊髓水平面 MRI

1) 颅底层面（图 6－1）显示颅中窝的颞下回，颅后窝见延髓上部或脑桥下部及借其后方的第 4 脑室下部与小脑相隔。脑桥前方为脑桥池，有时在 T_1 加权图像上可见其内的细线状的展神经，呈等信号，自脑桥沟出脑。脑桥池向外侧延伸为脑桥小脑三角，有等信号的听、面神经通过。第 4 脑室的后方为小脑半球。T_2 加权图像上能区分较高信号的小脑灰质与较低信号的小脑白质。MRI 清晰且无骨伪影干扰，是颅后窝神经系统检查最理想的方法。

2) 蝶鞍层面（图 6－2）显示颅中窝的颞叶，颅后窝的第 4 脑室呈横置的卵圆形，其前方和后方分别为脑桥、小脑蚓部；其后外侧方为小脑中脚和半球。在 T_2 加权图像上于第 4 脑室的腹侧可显示左右各一三叉神经。脑桥前方的基底动脉呈流空信号。

3) 鞍上池层面（图 6－3）在下丘层面以五角星状的鞍上池为标记，前为大脑半球前间裂、脑额叶及直回。鞍上池的两侧为颞叶沟回。额叶与颞叶之间的裂为大脑外侧裂池。鞍上池后方为大脑脚。脚间池、环池环绕中脑；环池外侧为海马回。在中脑后缘中线可见裂隙状大脑导水管。中脑后方为小脑蚓部，外侧方为颞叶上、中、下回。在鞍上池内可见的结构有视交叉、视束、垂体柄、两侧颈内动脉和基底动脉。在 T_1 加权图像上，视束自视交叉后方向后向外环绕大脑脚行走。视束止于丘脑后部的外侧膝状体。在上丘层面以六角星状的鞍上池为标记，鞍上池前方为额叶，两侧是颞叶沟回。池内有一对乳头体。脚间池在下丘脑扩大。在 T_1 加权图像上可见自脚间窝出脑的线状动眼神经。在 T_2 加权图像上大脑脚中的皮质脊髓束为低信号的新月形区，其背侧黑质在高磁场为高信号区。红核的信号强度与脑白质相似，低于脑灰质。红核背外侧为较低信号呈短条状的内侧丘系。内侧丘系的外侧是丘脑后部的外侧膝状体，呈类圆形较高信号区。可见位于内侧膝状体之前外侧的外侧膝状体。大脑导水管呈裂隙状。中脑背侧为隆起上丘。中脑后方为小脑上蚓部。中脑和上蚓部外侧为颞叶。上蚓部外后侧为枕叶下极。

4) 第 3 脑室下层面（图 6－4）显示脑中间自前向后的结构有脑前纵裂、第 3 脑室，有时隐约可见小脑上蚓部、脑后纵裂和上矢状窦。脑前纵裂的两侧为额叶下回。额叶后外侧为脑外侧裂。第 3 脑室是间脑内的腔，向上经室间孔与侧脑室相通，向下经中脑导水管与第 4 脑室相通，其底由乳头体、灰结节、漏斗和视交叉组成。第 3 脑室外侧壁的卵圆形灰质块称丘脑，从室间孔前方向后下伸展。丘脑外侧见外囊后肢、豆状核。后连合位于中脑导水管上口后侧壁内，由横行纤维构成。后纵裂外侧是枕叶。两侧脑室后角伸入枕叶，又称枕角。

5) 第 3 脑室上层面（图 6－5）可见大脑纵裂及两侧的额叶。侧脑室前角位于额叶内。胼胝体膝部向前外侧伸展形成胼胝体前钳。两侧脑室前角后部之中线上可见穹窿柱和室间孔。室间孔向下与第 3 脑室相通。第 3 脑室两侧为丘脑，其后部可见侧脑室的三角区及与之相连的侧脑室后角。尾状核位于侧脑室的外侧，尾状核及丘脑的外侧是内囊的前肢、膝部、后肢。内囊的外侧是豆状核。豆状核壳核的外侧是外囊，外囊的外侧是屏状核，最外侧是岛叶皮质及环沟。在 T_2 加权图像上岛叶皮质呈灰白色信号影，环沟内大脑中动脉呈黑色流空信号影。大脑

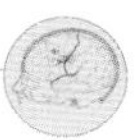

基底节由尾状核、豆状核、屏状核和杏仁核组成，是埋在脑白质内的致密核团。在该层面上内囊呈"><"形，在 T_2 加权图像上信号强度低于相邻的基底节和丘脑。侧脑室三角区的前外侧为颞叶上、中回，侧脑室三角区的后内侧为旁海马回。海马内侧及第 3 脑室后方为小脑上池。小脑上池的后外侧方为脑枕叶。两侧枕叶中间的线条状影为后纵裂。纵裂旁的枕叶沟回为距状裂。

6）侧脑室体层面（图 6－6）：该层面显示前方的脑纵裂及位于两侧的额叶。在 T_2 加权图像上，额叶的灰质依然是灰白色影，而白质呈黑灰色影。在前纵裂后可见胼缘动脉，呈流空信号。在侧脑室前角的前面为胼胝体膝部，呈灰黑色影。两侧脑室内侧呈线条状灰色或灰白色影像，称透明隔。侧脑室外侧可见尾状核头、体部，呈灰白色影像。再外侧为顶叶，其灰、白质信号与脑额叶成像相同。两后角后方为胼胝体压部，其信号强度与胼胝体膝部相近。大脑后方正中为后纵裂，其两侧为枕叶。上矢状窦位于后纵裂后。

7）侧脑室上层面（图 6－7）：该层面又可显示前面的半球间裂及额上回、额中回和位于半球内的大脑前动脉、胼缘动脉。中部可见两侧脑室体及其之间的胼胝体，两侧脑室呈")("形。胼胝体前为膝部，后为压部。侧脑室外侧为大脑顶叶。大脑后方中间为脑后间裂和上矢状窦。其两后外侧为枕叶。

8）大脑皮质下层面（图 6－8）：该层面脑间裂贯穿前、后中线。脑灰质和脑白质显示更清楚，脑沟和脑回明显，可见中央沟，位于大脑半球凸面前 1/4 和后 3/4 交界处。此层额叶变小，顶叶比例扩大，枕叶甚小。

9）大脑皮质上层面（图 6－9）：该层面几乎被顶叶占据，额叶范围很小，枕叶消失。脑间裂旁灰质和脑沟显示较清楚。

10）在 T_1 加权图像上，脊髓呈中等信号影，位于低信号的蛛网膜下腔内。高磁场 MRI 可以显示蝴蝶状的中央白质，以颈髓为明显。颈髓前后径为 6～9 mm。颈髓背侧和腹侧神经根向外侧行走连接于脊神经节，其位于侧隐窝内。胸髓呈圆形，直径为 7～9 mm。脊神经自脑髓发出后向外下行走通过神经孔。

（2）*脑、脊髓冠状面 MRI*

1）胼胝体前层面：该层面显示右大脑纵裂、额上回、额上沟、额中回、额中沟、额下回、扣带沟、扣带回及大脑前动脉和分支。大脑前动脉呈黑色流空信号。

2）胼胝体膝部层面：此层面显示大脑间裂、额上回、扣带回、扣带沟。额上回外下方为额中回及额下回。脑间裂下方为胼胝体膝部。胼胝体膝部下为侧脑室额角，额角外侧为尾状核头部、岛叶。颅底中线两侧是额叶直回和嗅束。可见胼周动脉黑色流空信号影及颞叶前部。

3）视交叉、垂体层面（图 6－10）：该层面显示额上回、胼周动脉、胼胝体干、侧脑室、透明隔、尾状核头、内囊、豆状核、第 3 脑室、视交叉、漏斗、垂体、大脑外侧裂、脑岛及颞叶。在质子加权像上，额上回呈灰白色影。胼胝体干构成侧脑室顶，呈中等程度灰白色影。透明隔和穹窿位于侧脑室内侧壁。尾状核位于侧脑室外侧，呈灰白色影。第 3 脑室两侧是丘脑，丘脑外侧依次为内囊、豆状核、外囊、屏状核、岛叶、外侧裂及岛盖。外侧裂上、下方分别为额叶和颞叶。

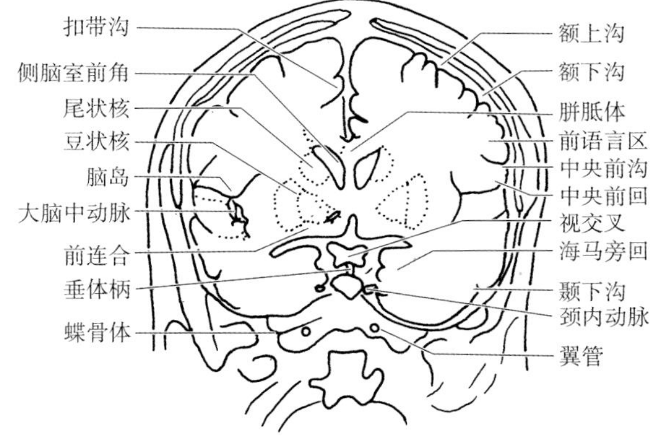

图 6－10　垂体冠状层面结构

4）外耳道及内耳道第Ⅶ、Ⅷ对脑神经层面：此层面可见上矢状窦、大脑纵裂及两侧的额叶、扣带回、旁中央小叶、穹窿、第 3 脑室、脚间池、脑桥、大脑外侧裂及颞叶上、中、下回和海马回。在 T_1 加权图像上，旁中央小叶呈灰白色影，位于额叶内侧面上部。穹窿位于两侧脑室之间，其下方为第 3 脑室，再向下显示脚间池。脑桥在脚间池的下方，呈灰白色影像。大脑半球外侧凸面有大脑外侧裂，其下方右颞叶，自上向下为颞上回、颞中回、颞下回，三者均呈灰白色影。海马位于颞叶下内侧，呈灰白色影。

5）松果体层面：该层面显示扣带回、中央后回、胼胝体压部、侧脑室、穹窿、侧脑室下角、丘枕、四叠体池内的松果体、上丘、中脑导水管、小脑上半月裂、小脑中脚、小脑水平裂、小脑绒球、小脑下半月裂和延橄榄球。在 T_1 加权图像上，扣带回和胼胝体压部均呈灰白色影，后者构成大脑纵裂底。侧脑室下角位于颞叶中央。丘枕位于四叠体池内，呈中等信号强度灰色影。松果体位于四叠体池内，呈中等信号强度灰色影。上丘、下丘共同构成四叠体。

6）第 4 脑室平面：此层面显示扣带沟、缘上回、侧脑室脉络丛、胼胝体压部、四叠体池、海马、侧副裂、小脑小舌、前髓帆、小脑上脚、第 4 脑室、第 4 脑室外侧隐窝、扁桃体、乙状窦。在 T_1 加权图像上，扣带沟呈灰色影。缘上回位于大脑半球外侧顶下小叶，呈灰白色影。侧脑室脉络丛呈中等信号强度的灰色影。位于两侧脑室之间的胼胝体压部呈灰白色影。海马呈灰白色影，位于侧脑室下角的内下缘，突向侧脑室的结构。侧副裂位于海马的下方。小脑小舌和前髓帆呈中等信号强度灰色影，位于小脑半球之间的上方，四叠体池的下方。第 4 脑室位于两侧小脑半球之间的上方，四叠体池的下方。呈菱形黑灰色影，其外侧角为第 4 脑室的侧隐窝。乙状窦位于小脑半球外侧，上接横窦，下连颈内静脉。

7）齿状核层面：该层面显示上矢状窦、顶上小叶、楔前叶、角回、直窦、禽距、舌回、梭状回、距状裂、小脑水平裂、小脑齿状核、小脑扁桃体。在 T_1 加权像上，上矢状窦位于大脑镰缘的上矢状沟内，接受来自脑上部静脉及部分硬脑膜静脉和颅骨的静脉血，呈三角形流空信号影。顶上小叶位于上矢状窦的两侧，呈灰白色影。楔前叶位于顶叶的内侧面，呈灰白色影。角回位于脑半球外侧面的顶下小叶，呈灰白色影。舌回位于距状裂与侧副裂之间，呈灰白色影。禽距陷入侧脑室后角的内侧面，呈灰白色影。大脑半球的底部有梭状回，位于侧副叶与颞下沟之间的部分，呈灰白色影。小脑水平裂呈低信号强度黑色影，将小脑分为上、下两面。齿状核位于小脑髓体的中部，呈灰色影，与顶核、球状核及栓状核共同构成小脑中央核。小脑半球下部之内侧近中线处有小脑扁桃体，呈灰白色影。

8）颈髓冠状面用于观察其两侧的神经根和证实在矢状面上显示的梭形膨大，C_3～C_{12} 的颈膨大在冠状面比矢状面更为显著，在 C_7 水平其横径可达 12 mm。脊髓在 T_9～L_2 的生理性膨大不如颈膨大显著。冠状面可显示脊神经的行走方向，颈部水平行走通过神经孔，胸段的脊神经向侧下方行走。腰椎冠状面可显示脊神经向尾侧行走。

（3）脑、脊髓矢状面 MRI

1）矢状正中线层面（图 6－11）：此层可见脑正中部弓形胼胝体，其前、中、后分别为胼胝体膝部、体部和压部。胼胝体的下方是侧脑室。侧脑室借穹窿与第 3 脑室相隔。穹窿体的前下方可见前连合。孟氏孔的后方为丘脑。脑干从上到下依次为中脑、脑桥和延髓。脑干前方是脚间池和脑桥前池。脚间池内可见动眼神经。脑桥前池内可见椎动脉和基底动脉。中脑背侧、后连合和四叠体的前方可见大脑导水管，其上通第 3 脑室，下连第 4 脑室。松果体居于四叠体后方的四叠体池内。大脑半球内侧面位于胼胝体的前、上、后方，依次为直回、额上回、旁中央小叶、楔前叶、枕裂沟、楔叶、距状沟和舌回。脑干后方可见小脑半球。此层面可见蝶鞍内的垂体、垂体柄。

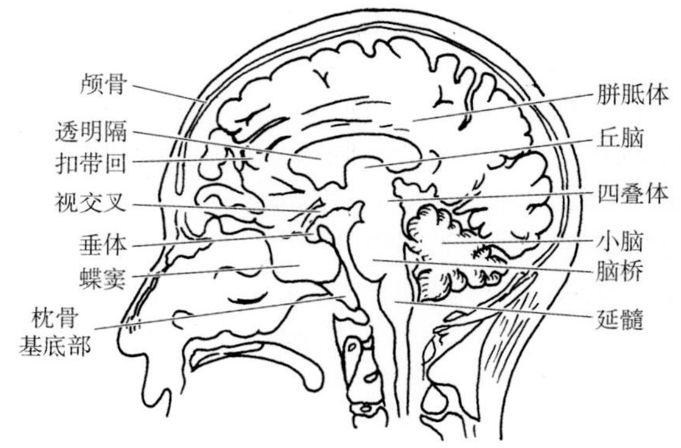

图 6－11　正中矢状层面结构

2）半卵圆中心层面：该层面显示额中回、半卵圆中心、侧脑室、侧脑室后角、内囊、豆状核壳、部分扣带灰质、大脑中动脉、小脑半球和小脑髓质。

3）脑岛回和颞横回层面：此层面可见中央前沟、中央前回、中央沟、中央后沟、额中回、脑岛回、颞横回、颞上回、颞中回、颞下回、枕外侧回、小脑水平裂、小脑下半月裂。

4）脊髓矢状面 MRI 不受脊椎生理曲度的影响，可以充分连续地显示脊髓的全长，始于枕骨大孔平面，终于圆锥。颈髓边界清楚，在 C_3～T_2 之间的前后径较大，为生理性膨大。胸髓呈厚度均一的带状向下延伸，偏向椎管的前方。圆锥的位置通常不低于 L_2 上缘水平，其在矢状面上显示良好，远侧的马尾呈带状影，靠近椎管的后缘。在 T_2 加权矢状面

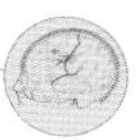

成像上，脊髓呈均匀的中等信号，周围的脑脊液为高信号。在脊髓的中线可见一纵形的高信号细线状带影，宽约 1 mm，为包绕中央管的中线灰质。中央管见不到。在 T_1 矢状面成像上不能显示与 T_2 加权图像上相对应的纵形细带。在有些情况下脊髓中心可出现纵形低信号或高信号带的伪影。在有流动补偿情况下，高分辨率的矢状面 T_1 加权所显示的脊髓后部的纵形低信号带，与横断面 T_1 加权所见的白质柱显示的低信号相符。

6.1.3　神经系统血管影像解剖

脑的血供来自颈内动脉和椎动脉。前者供应大脑半球的前 2/3，后者供应脑干、小脑、大脑半球的后 1/3，两者供血范围大致以顶枕沟为界。颈内动脉末端在视交叉池的顶部分成大脑中动脉和大脑前动脉两大终末支，供应大脑半球。大脑前动脉在视交叉上方，向前内行至纵裂处，顺大脑内侧面上行，供应大脑半球的额顶叶内侧面 1.5 cm 的长条形范围。大脑前动脉水平段分出细小的前穿支动脉供应尾状核头、壳核和内囊前部。霍伊布纳（Heubner）动脉供应丘脑下部。大脑中动脉在交叉池内分出后，在大脑外侧裂内外行，眶后部分出数支细小的豆纹动脉供应基底节、内囊及其邻近结构；大脑中动脉在外侧裂近端分出第一大分支，称额顶升动脉，走行于岛叶和岛盖的前面，分布于额叶和顶叶前部凸面。大脑中动脉再分成 3 支主干，为颞后、顶后和角回动脉，分布至大脑凸面后部。在侧裂内颞后动脉先分出，分布至枕叶和顶叶的凸面。大脑后动脉供应枕叶和颞叶的底部，中央支供应丘脑下部、后部等部分间脑。两侧椎动脉在延髓腹侧汇合为基底动脉。基底动脉行走于脑桥前面，至脚间池分为左右大脑后动脉。基底动脉分出成对的脑桥支、内听道支、小脑前支和小脑上支。小脑后支来自椎动脉，由前交通动脉、两侧后交通动脉和两侧大脑后动脉起始段在蝶鞍上围绕视交叉、灰结节和乳头体形成环状，称大脑动脉环。大脑前、中、后动脉互相吻合，使两侧颈内动脉系和椎动脉系得以沟通。

脑的静脉并不与动脉伴行，静脉形成丰富的网，以保证脑静脉回流的通畅。脑静脉无瓣膜，包括脑浅静脉和脑深静脉两系，两者在皮质下互相交通。浅静脉由大脑上静脉、大脑中静脉、大脑下静脉组成，主要收集脑皮质的血液。大脑上静脉每侧数条，注入上矢状窦；大脑中动脉左右各一条，位于外侧裂内，注入海绵窦内；大脑下静脉在大脑半球底面，注入下矢状窦、海绵窦、岩上窦和横窦。大脑上、中、下静脉各支之间互相吻合。小脑的静脉分小脑上静脉和小脑下静脉，前者注入直窦，后者注入横窦和乙状窦。脑桥和延髓的静脉回流入横窦和岩下窦。脑的深静脉由隔静脉、丘纹静脉、大脑内静脉、基底静脉和大脑大静脉组成，主要收集脑深部的血液。隔静脉主要接收胼胝体和额叶深部的血液；丘纹静脉接纳丘脑、豆状核、尾状核、胼胝体、穹窿和侧脑室的血液；隔静脉与丘纹静脉汇合，弯向后下方形成大脑内静脉。此静脉左右各一条，各距中线 2 mm，沿第 3 脑室顶向后行走。在胼胝体压部下汇合成大脑大静脉。基底静脉起自前穿质，接受前穿质、基底节、灰结节、乳头体、颞叶深部和岛叶的血液，汇入大脑大静脉。大脑大静脉接受四叠体、松果体、小脑上面和枕叶内下面的血液，在胼胝体压部下行走于四叠池内，与下矢状窦汇合成直窦。静脉窦分为上矢状窦、下矢状窦、直窦、横窦、海绵窦、岩上窦、岩下窦等，位于两层硬脑膜之间，引流静脉血入颈内静脉。上矢状窦、直窦和两侧横窦汇合处称窦汇。海绵窦位于蝶骨体的两侧，内有颈内动脉和动眼、滑车、展神经及三叉神经眼支、上颌支通过，接受眼静脉、大脑中静脉的回血，入岩上窦和岩下窦。两侧由海绵间窦相连接。岩上窦接受大脑下静脉及小脑上静脉的回血，岩下窦接受脑桥和延髓的静脉及枕骨斜坡部静脉丛的回血，两者均汇入横窦和乙状窦。

6.2　计算机体层成像

自 1895 年伦琴发现 X 线以来，其就被广泛应用于医学影像诊断。随着科学技术的不断发展，医学影像诊断的技术和设备也不断改进和提高，特别是 1969 年亨斯菲尔德（Hounsfield）等发明的计算机横断体层摄影装置，即计算机体层成像（CT）的问世，使医学影像学诊断发生了重大突破，大大促进了医学影像诊断学的发展。

CT 检查简便、迅速、安全、无痛苦。CT 的图像是体层图像，密度分辨率高，解剖关系清楚，病变显示良好，检出率和诊断准确率均较高。此外，可以获悉不同正常组织和病变组织的 X 线吸收系数，以进行定量分析。因此，CT 得到越来越广泛的临床应用。

6.2.1 CT 设备简介

一般 CT 由高压发生器、计算机系统、扫描机架、检查床、操作控制台、照相机等部件构成。从功能上，它可分以下 5 个部分。

(1) X 线发生部分

包括高压发生器和机架内的 X 线球管和冷却系统等。其基本功能是提供一个稳定的高压和产生 X 线。CT 检查所用的 X 线球管与一般 X 线球管相似，一般采用旋转阳极球管。球管焦点较小，为 0.6～2 mm 大小。球管的热容量均较大，达(3～6)$\times 10^6$ 热力单位。如果高压发生器安装在机架内，由导电轨道代替电缆供应 X 线球管所需的电力，这种运行方式称为滑环式扫描。

(2) X 线检测部分

包括位于扫描机架内的检测器、检测回路和模数转换器等。其主要任务是检测人体对 X 线的吸收量，并由模数转换器将大小不等的电信息转换成数字形式，以输送给电子计算机处理。早期的 CT 检测器数量较少，而第 3 代以后的 CT 装置检测器数量较多，甚至多达数千只；所有检测器均沿着一段圆弧排列，每个检测器对应着一束窄的 X 线，因而一次扫描可以同时获得成千上万个数据，大大提高了 CT 机的密度分辨率。检测器和 X 线球管同处于扫描机架上，构成 X 线源-检测系统。扫描过程中 X 线脉冲式或连续发射，通过扫描机架中光学编码系统的控制，检测器每隔一定时间检测一次 X 线吸收量，然后由电子计算机进行快速计算，构成图像矩阵。

(3) 电子计算机部分

包括电子计算机、图像显示器、记录装置等。其主要任务是进行数字处理和图像重建，以及记录、储存和显示有关信息或图像。电子计算机多数为高性能的微型处理机。由主计算机和图像处理计算机两部分组成。主计算机是中央处理系统，除了提供与 CT 装置各部分的连接外，其主要功能为：①根据扫描系统所获得的原始数据，按照重建图像的数学方程编制的软件程序，计算出矩阵图像中的参数，以及矩阵数字中的 CT 值；②显示 CT 图像；③控制扫描系统其他部件的动作。图像处理计算机与主计算机相连接，专门处理多组数据，本身不能独立动作。CT 图像的数据储存于光盘或硬盘中，也可用照片直接记录图像。

(4) 操作、控制系统

为整个 CT 操作或控制的命令部分，通过它进行 X 线曝光条件的选择，控制 X 线源-检测系统工作。输入有关图像识别的多种数据和资料(包括日期、患者编号、层次的位置、层次的序数和患者听眦线与垂直线所成角度等)，控制图像的显示，以及窗宽、窗位的选择等。操作、控制部分主要包括操作台和诊断床。随着 CT 机的不断改进和提高，操作台和诊断床的性能也日趋完善。目前的操作台已集显示和操纵于一体，占地小、使用方便、功能全。诊断床也具有自动上下升降、左右移动和前后进退的功能，还配备各种托架，以便进行各种特殊位置的扫描。为了提高工作效率，还可选购独立诊断台或医生诊断台。

(5) 图像工作站

现代 CT 由于速度快、分辨率高，可在短时间内产生大量的图像。为合理有效地利用这些图像，并扩展二维平面图像的重建功能，往往需要配备独立的图像工作站(imaging workstation)，以便更快、更好地处理大量的图像数据资料。图像工作站一般由大容量、高速度、高性能的微处理机组成。中央处理器(CPU)的工作频率往往在 200 MHz 以上，随机存取存储器(RAM)都达到 128～256 MHz，硬盘的容量都在 3～4 GB 以上，以保证快速处理和重建图像。图像工作站的用途主要是将二维平面图像通过不同的重建方法进行三维重建，可模拟出不同投影的立体图像，切割各种不同组织密度、不同角度的三维图像，重建产生 CT 血管造影的图像，进行模拟内镜的图像重建等。为图像工作站设计的软件很多，各家公司的商品名更是名目繁多，不胜枚举。但最常用的主要是围绕最大密度投影法(maximal intensity projection, MIP)、表面显示法(shaded surface display, SSD)和容积再现法(volume rendering, VR)3 种重建方法设计的软件。它们各有特点，用途也不完全相同。

(6) 各代 CT 机的特点

1) 第 1 代 CT 机：X 线球管为固定阳极，发射 X 线为直线笔形束，一般为一个检测器。采用直线与旋转扫描相结合，即直线(平行移动)扫描后，旋转 1°，再行直线扫描；旋转 180°完成一层面扫描，扫描时间 3～6 min，矩阵 256×256 或 320×320。目前已经淘汰。

2) 第 2 代 CT 机：与第 1 代无质的差别。仅由

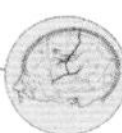

小角度(3°～30°)扇形X线来替代直线笔形束,检测器可增加至几十个,扫描时间缩减为10余秒至1.5 min。矩阵像素也与第1代CT机相仿。现已淘汰。

3) 第3代CT机:X线球管为旋转阳极,发射的X线为扇形束,角度较大,达30°～45°,检测器多达几百个,只作旋转扫描,扫描时间为1～5 s。矩阵像素除256×256、320×320和512×512外,还有1 024×1 024,适用于全身各部位。此外,第3代CT机还具有更多的重建程序,以及局部放大扫描、动态扫描、扫描照相及气体成像等功能。

4) 第4代CT机:其检测器多达1 000～4 000个,固定安装在扫描机架四周,形成一检测器环或称检测器矩阵,球管位于环内或环外。扫描时仅X线球管绕患者旋转,扫描时间为1～5 s。为保证图像质量,检测器环或检测器矩阵具有联动动作。球管旋转同时,检查台面不断前进,即形成螺旋CT,它还具有CT血管造影的功能。

5) 多层螺旋CT机:是将检测器矩阵化,既将检测器分割成许多小单元,每个单元可以单独工作,也可以与其他单元一起组合工作。检测器的设计有对称分布和不对称分布2种,它们有各自的优缺点。多层螺旋CT在进行扫描时可以灵活地组合检测器各单元。既可单层进行扫描,也可多层螺旋扫描,球管旋转一次即可获得多达640层图像。它的优越之处表现在比单层螺旋CT有更好的密度和空间分辨率、更快的速度、更大的扫描容积和更高的经济效益比。后者表现在检查速度加快、患者周转快、造影剂利用率高和球管寿命延长。几乎在所有的临床应用方面,多层螺旋CT都比单层螺旋CT更为有效,并且多层螺旋CT扩展了CT的应用范围,是将CT从单纯形态学诊断向功能诊断推进的重要物质基础。多层螺旋CT的发明应该说是CT发展史上一个里程碑,它将快速的扫描速度、高分辨率的薄层扫描和短时间内高覆盖面三者统一在一起,同时满足三者要求,为临床应用开拓了广阔的前景。

6) 电子束成像系统(electron beam imaging system, EBIS):也称超快速CT(UFCT)或第5代CT等。它的主要组成部分为电子枪、聚焦线圈、偏转线圈、8排检测器群、台面高速移动的检查床和控制系统。利用电子束通过人体,能力衰减后为检测器所探测,经过模数转换和数模转换等过程,形成一幅与一般CT相同的图像。与一般CT不同之处为:它没有球管和检测器的转动(电子束由偏转线圈操纵转动),扫描速度为一般CT的数倍到数十倍,完成许多CT(包括螺旋CT)不能完成的任务,如冠状动脉的CT血管造影和心脏造影等。这种装置已用于心血管疾病的诊断,获得较大的经济和社会效益,因此进展很快。它最快的扫描速度为每层50 ms。其慢速成像和快速成像速度分别为每秒9次和每秒34次。优点如下:①扩大影像诊断的范围;②提高图像质量(无移动图影);③减少造影剂剂量,并提高高峰显影质量;④增加单位时间的检查人数;⑤可进行血流量、血流速度和弥散等功能检查。

6.2.2 影响CT成像的因素

CT是用高度准直的X线束围绕身体某一部位作为一个层面的扫描,扫描过程中由灵敏的、动态范围很大的检测器记录下大量的衰减信息,再由快速的模数转换器将模拟量转换成数字量,然后输入电子计算机,高速计算出该层层面上各点的X线衰减数值,由这些数据组成矩阵图像,再由图像显示器将不同的数据用不同的灰度等级显示出来,这样横断面上的诸解剖结构就由电视显示器清晰地显示出来了。影响CT成像的因素有以下几个方面。

(1) 窗宽与窗位

CT图像的每一点都是CT值的代表,而CT值又是从人体不同组织、器官吸收X线后的衰减系数换算而来的。CT值的单位为Hounsfield单位(Hu)。一般以纯净的水设为0 Hu。正常人体不同组织、器官的CT值常在一定范围内变化,不同机器所测数据也略有差异。绝大多数CT扫描机具有2 000 Hu或4 000 Hu以上的CT值变化范围。在多数情况下,实际所需了解的只是一个较小范围的组织吸收X线值的变化,例如大多数颅内病变CT值的变化包括在－20～＋100 Hu之间。但是,有时想了解一个较宽范围的组织吸收X线值的变化,如胸部CT检查想同时了解肺和其他软组织的情况等,这就要求检查者选择合适的CT值显示范围和它的中点,这个范围即所谓的窗宽,这个范围的中点即所谓的窗位。在CT的黑白显示器上,根据医生的习惯,往往将高CT值显示为淡色即白色,低CT值显示为深色即逐渐加深直至黑色。显示器具有一定数量的灰度等级(如16或64等)。由于人眼只能分辨有限数量的灰度等级,根据拟显示结构CT值的变化范围来确定窗宽和窗位相当重要。每一灰度等级所包括的 CT 值范围随窗宽的加宽而增大，并随宽度变窄而变小。每一灰度等级所包括 CT 值的范围，可用灰度级数除窗宽预算出。窗位即窗宽所表示 CT 值范围的中点，只有窗位选择恰当才能更好地显示不同密度的组织。例如显示器上窗宽选择为 100，而窗位为 0，则 CT 值介于－50～＋50 Hu 者呈现为不同的灰度，而 CT 值＜－50 Hu 和＞＋50 Hu 者分别显示为黑色和白色。

（2）噪声和伪影

扫描噪声即光子噪声，这是因为穿透人体后到达检测器的光子数量有限，且其在矩阵内各图像点（像素）上的分布不绝对均匀。均质的组织或水在各图像点上的 CT 值也不相等，而是在一定范围内呈常态曲线分布。为减少噪声，必须增加 X 线剂量，噪声减半需增加约 4 倍的 X 线量。组织噪声为各种组织（如脂肪组织和脑组织）平均 CT 值的变异所造成，即同一组织的 CT 值常在一定范围内变化，以致不同组织可具有同一 CT 值。因此，根据 CT 值确定病理性质时需注意这一点。

伪影为扫描时的实际情况与图像重建时带来一系列假设不符合所造成。常见的有以下几种：①移动伪影。扫描时患者的移动可产生移动性伪迹，一般呈条状低密度影，与扫描方向一致。②高对比伪影。高密度物质如术用银夹、齿冠等造成投射，经过它们时，引起衰减计算的错误所致，③射线硬化伪影（beam hardening artifact）。为高密度结构，如枕骨内粗隆和前颅窝鸡冠等引起体内 X 线硬化程度密度不均，虽经计算和重建程序纠正，但仍不完全所造成的伪影，可呈放射状或条状高密度影。④机器故障伪影。这种伪影也有多种，常见的为第 3 代 CT 机中部分检测机不工作或工作不正常时所出现环形或同心圆状低密度伪影。

（3）部分容积效应

矩阵图像中，像素代表一个体积，即像素面积×层厚，此体积内可能含有各种组织，因此每一像素的 CT 值实际所代表的是单位体积内各种组织 CT 值的平均数。所以，这种 CT 值所代表的组织密度可能实际上并不存在。例如，骨骼和气体加在一起可以类似肌肉。因此，高密度区域中间的较小低密度病灶 CT 值常偏高，而低密度区域中间的较小高密度病灶 CT 值常偏低。

（4）空间分辨率与密度分辨率

空间分辨率所表示的是影像中能显示的最小细节，而密度分辨率所表示的是能显示的最小密度差别，两者之间有着密切关系。CT 的空间分辨率是指密度分辨率＞10％时能显示的最小细节，与像素大小有密切关系，一般为像素宽度的 1.5 倍。CT 的密度分辨率受噪声和显示物的大小所制约，噪声越小、显示物越大，密度分辨率越佳。CT 图像的空间分辨率不如 X 线片高，但密度分辨率比 X 线片高得多。随着 CT 机的不断改进，CT 的空间分辨率和密度分辨率也在不断提高中。

6.2.3 CT 检查方法

CT 有很多的检查方法，有的简单快速，有的复杂费时。因此，根据病情的需要选择合理的检查方法是临床医生和技术人员在实际运用 CT 时的重要步骤，也是获得理想检查结果的重要保证。

（1）CT 平扫

不用造影剂增强的 CT 扫描称为 CT 平扫。绝大多数 CT 检查都需要先进行 CT 平扫，有些病变仅需要 CT 平扫即可作出初步诊断，如脑外伤、脑梗死、脑出血的鉴别等。CT 平扫的技术比较简单，通常有 2 种因素决定扫描的方式：扫描的平面和扫描的分辨率。扫描的平面一般有横断面（即轴位平扫）和冠状面，施行矢状面扫描的机会极少。横断面扫描最为广泛，在横断面扫描时可根据病变的需要改变扫描的角度进行斜位扫描，如椎间盘的扫描、眼眶的扫描等。冠状面的扫描主要用于垂体和鞍区病变的诊断。矢状面的扫描很难进行，只有在检查很小的婴儿头颅时才有机会使用。扫描分辨率有普通分辨率和高分辨率 2 种（有的机器还有超高分辨率）。绝大多数 CT 扫描采用普通分辨率已经足够作出诊断。高分辨率扫描因为图像的信噪比下降，应用范围有限，主要用于内耳、岩骨和其他颅底骨的扫描。

CT 平扫的速度快、方法简单，因此主要用于急症患者的病情诊断，如脑外伤、颅骨骨折、脑梗死和脑出血的鉴别等。CT 平扫的另一个主要用途是作为 CT 增强扫描的基础，既可为进一步的增强扫描提供准确的定位，又是病灶强化程度的依据。

（2）CT 增强扫描和动态增强扫描

CT 平扫仅能反映病灶的密度与正常组织之间有无差别，而有的疾病病灶的密度与正常组织非常接近，故 CT 平扫时往往容易漏诊。因此，绝大部分神经系统疾病都需要 CT 增强扫描来明确病变的性质。CT 增强扫描是利用 X 线造影剂在通过神经系

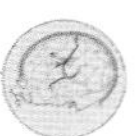

统各种正常组织结构和病变组织时，其分布、浓集和扩散规律不同而产生不同增强效果的原理来诊断病变的。正常的脑组织因为有血脑屏障，造影剂无法通过，即在造影剂通过时不会有增强效果。没有血脑屏障的组织结构如垂体、脉络丛、鼻黏膜等是可以增强的。当有病灶破坏了血脑屏障，造影剂就可通过破坏的血脑屏障进入病灶，结果就有了病灶的增强。造影剂进入越多，强化越明显。

病灶的增强除了造影剂进入多少之外，还与血流的循环规律有关。开始增强后，不同时相的扫描，得到的结果不一样。因此，在增强的不同时相连续进行扫描就可了解病灶的循环规律，这种扫描方法称为 CT 动态增强扫描。CT 动态增强扫描比 CT 普通增强扫描提供的诊断信息量大得多，它除了反映造影剂进入病灶的数量，还反映造影剂在病灶内的浓集和消退过程，可以更加深入地反映病灶的病理本质、了解病变的良恶性程度和血供情况。

(3) CT 灌注成像

CTP 和 CT 动态增强扫描虽然都是在造影剂增强后进行不同时相的扫描，但两者的侧重点不同。CT 动态增强扫描主要反映造影剂在病灶内浓集和消退的过程，对时间分辨率要求不高。而 CTP 反映造影剂进入组织或病灶的瞬间开始一直到大部分离开组织或病灶为止，反映的是组织或病灶内造影剂的灌注规律，即在这些组织或病灶内的血流微循环规律。CTP 对时间分辨率要求很高，每次扫描之间的间隔不能＞0.5～1 s，一般的 CT 扫描机无法完成这一检查。造影剂的注射速度也要比 CT 动态增强扫描快，以保证造影剂在短时间内集团通过需检查的靶器官，避免处理时的分析错误。CTP 可以更直接地反映病变组织微循环规律，更加精确地计算组织的灌注量和描绘灌注曲线。对鉴别良、恶性肿瘤和了解脑缺血病灶的血供情况都有很大帮助。

(4) CT 血管成像

CT 血管成像(computed tomography angiography，CTA)是一种利用计算机三维重建方法合成的非创伤性血管造影术，它利用螺旋 CT 或电子束成像系统的快速扫描技术，在短时间内即造影剂仍浓集于血管内时完成一定范围内的横断面扫描，并将采集的图像资料送到图像工作站或 CT 机的图像重建功能区进行图像重建。重建技术一般采用最大密度投影法或容积再现法，通过图像显示阈值的调整即可得到只有连续清晰的血管影而无周围的组织结构影。如果选择合适的重建方法和显示阈值，还可获得同时显示血管和组织结构的三维图像，并可利用计算机软件对其进行任意角度的观察和任意方向的切割。

CTA 的优点是其为非创伤性的血管造影术。虽然 CTA 需要注射造影剂，但它不需要穿刺和血管插管技术，危险性极小；除造影剂的不良反应外，几乎无其他的并发症。CTA 在了解血管情况的同时，还可了解血管与周围组织或病灶的关系，这是普通血管造影无法实现的。但是 CTA 也有不足，如小血管的显示不清楚、有时有图像重建的伪影、动脉的连续动态显示仍不能实现等。

随着图像工作站的性能和软件制作水平不断提高，虚拟现实技术(virual reality technique)也已用于图像重建工作中。利用虚拟现实技术和导航技术，可以在 CTA 的基础上进行模拟血管内镜的图像重建工作。模拟血管内镜使人们能沿着血管腔做一番旅行，发现血管腔内的粥样硬化斑块和动脉瘤内的血栓。

(5) 三维图像重建

CT 三维图像重建的目的是在二维平面图像的基础上进一步详细显示组织结构或病灶的三维空间分布情况。三维图像重建一般都在图像工作站中进行。重建方法最常用的是最大密度投影法、表面显示法和容积再现法 3 种。最大密度投影法是一种三维重建技术。选择观察的视角后，从该视角发出假定的投影光线，使该投影光线穿行轨迹上的兴趣结构信号强度以上的像素编码，形成二维投影影像，必要时还可切割掉明显高于兴趣结构的信号强度，以避免遮蔽兴趣结构。最大密度投影法可变换投影角度连续施行，使观察者得到旋转的兴趣结构的立体显示。表面显示法也是三维重建技术之一，多用于明显的组织结构的三维重建，如骨骼、明显增强的血管。它的基本方法是先确定选择感兴趣区的 CT 阈值，根据阈值取得成像容积内的二维影像，然后将 CT 阈值以上的连续性像素构筑为三维结构模型，再以一假想的光源投照于三维模型表面，以灰阶或伪彩的方式显示三维结构模型的表面影像。此种三维显示方式赋予明确的立体感，尤其有利于显示重叠结构的三维空间关系。容积再现法是三维重建技术中较新的一种。在图像重建时，使假定的投影线从给定的角度上穿过扫描容积，对容积内的像素信息进行综合显示。该方法首先确定扫描体积内的像素-密度直方图，以直方图的不同峰值代表不同组织，然后计算每个像素内各种组织的百分比，继而换算成像素的不同灰度。该重建技术显示容积的所有结构，故需结合多种三维图像重建技术共同施行。显示时，可赋予图像以不同的色彩与透明度，给人以近于真实三维结构的感受。

(6) *低剂量CT扫描*

低剂量CT扫描是指在保证成像质量的前提下，通过降低管电压和管电流、增大螺距、减少扫描次数等方法降低CT扫描辐射剂量的一种CT扫描方式。目前，低剂量CT扫描在中枢神经系统主要用于儿童颅内病变及颅脑外伤的检查。

(7) ^{133}Xe CT

评价脑灌注的另一种方法，是应用氙-133(^{133}Xe)作为对比剂产生脑灌注图。当吸入稳定的氙气(28% ^{133}Xe，72% O_2)后，^{133}Xe通过肺毛细血管进入血液中达到平衡，再弥散至身体组织内。动态CT扫描通过密度变化可以定量检测^{133}Xe在脑组织中的排出，从而可以准确地产生脑血流量灌注图。但这种方法需要患者良好的配合来吸入氙气，而且偶见一些不良反应(如呼吸频率下降、头痛、恶心、呕吐、癫痫发作等)。

6.2.4 CT的临床应用

颅脑各种病变在CT上可呈现不同的密度。例如钙化、出血、血肿的密度高于脑实质的密度，称为高密度病灶；而水肿区、梗死区、囊肿、脓肿等病灶的密度低于脑实质，称为低密度病灶；与脑实质密度相似的病灶称为等密度病灶。除了病灶外，CT还可清楚地显示其附近的脑室、脑池和脑沟发生的形态、大小和位置改变等。因此，CT对颅脑疾病的定性和定位诊断具有很高的价值。

(1) *颅内肿瘤*

CT对确定有无肿瘤，并作出定位和定性诊断相当可靠。常见颅内肿瘤多有典型的CT表现，分述如下。

1) 胶质细胞瘤：根据WHO 2016年的分类方法，胶质细胞瘤分为局限性和弥漫性两大类。局限性胶质瘤又分为毛细胞星形细胞瘤、多形性黄色星形细胞瘤和室管膜下巨细胞星形细胞瘤、间变性(恶性)星形细胞瘤和胶质母细胞瘤。单纯依靠CT来进行胶质细胞瘤的术前分类比较困难，但是这些不同的胶质瘤有一些特点可以帮助诊断。局限性胶质瘤多发生于儿童和青少年，肿瘤边界比较清晰，水肿较轻。平扫时囊性成分呈低密度，实质或结节部分多为等密度或稍高密度。肿瘤的实质和结节成分可明显增强。毛细胞星形细胞瘤多位于幕下，室管膜下巨细胞星形细胞瘤常和结节硬化伴发。弥漫性胶质细胞瘤CT表现比较多变，肿瘤边界不清，多侵及大脑深部，平扫特征为边界不清的混合密度病灶，少数可出现钙化。尤其是星形细胞瘤的边界很不清楚，肿瘤可无明显的强化，其边界与瘤周水肿无法区别。间变性(恶性)星形细胞瘤和胶质母细胞瘤的肿瘤内部常有坏死，呈低密度影，多呈多形性。多数病灶周围有中或重度水肿。注射造影剂后，多数出现边界清楚的不均匀密度增强，以及环状或花圈状增强。

A. 少突胶质细胞瘤：好发于大脑半球，典型的CT表现为钙化，最具特征者为脑回状钙化，但也可呈点、片状或大块不规则密实钙化。钙化周围可为低密度区，也可为等密度灶。注射造影剂后常不增强，分化较差的少突胶质细胞瘤往往肿瘤较大，增强也较为明显。

B. 室管膜瘤：为一种较少见的胶质细胞瘤，多发生于侧脑室、第3脑室、第4脑室和大脑半球。平扫常显示为密度略高的病灶。发生于第4脑室和脑干者，常可见囊变所造成的低密度区，钙化也不常见。注射造影剂后，大多数肿瘤可见增强，往往发生于幕上者比发生于幕下者增强明显。

2) 脑膜瘤：为颅内常见肿瘤之一。常见于大脑半球凸面、矢旁和镰旁、鞍区、颅底、脑桥小脑三角和侧脑室。少数病例可为多发性脑膜瘤或脑膜瘤病。平扫时多为均匀密度或略高密度病灶，少数病灶内可见坏死和囊变所造成的低密度区。病灶周围常可见低密度的水肿带或局限性积液，有时病灶内可见钙化，邻近骨质可有增生性变化。少数肿瘤有弥漫的砂粒样钙化，显示为密度甚高的病灶。注射造影剂后，除钙化、坏死和囊变区外，肿瘤增强十分明显；往往原来密度越接近等密度，CT值上升越多，这时病灶的形态和轮廓常显示十分清楚。肿瘤多数呈圆形或椭圆形，少数呈不规则。肿瘤的轮廓光整或略呈分叶状。少数病灶坏死、囊变区甚大，形态也不规则。一般而言，恶性脑膜瘤的CT表现与一般良性脑膜瘤所见相仿。

3) 垂体瘤：也是颅内常见肿瘤之一。它生长于

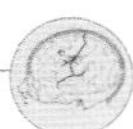

鞍内，然后延及鞍上和鞍旁；也可向下长入蝶鞍，向前至额底，向后至鞍后。直径<1 cm 的垂体瘤称为垂体微腺瘤，往往因临床或实验室检查发现内分泌异常而做 CT 检查发现。一般需用薄层小视野冠状面扫描，并需快速注射造影剂后增强才能显示。快速注入造影剂后，正常垂体组织先强化，且强化程度高于垂体瘤，故直接征象为增强垂体内的低密度区；后者多呈圆形或椭圆形，也可为不规则形。间接征象为鞍隔上凸，垂体高度增大（一般>9 mm 应考虑异常），垂体柄移位和局限性蝶鞍骨质变化（变薄、局限性凹陷和骨质破坏等）。直径>1 cm 者称为垂体大腺瘤，它常首先累及鞍上池，继而可向任何方向扩展。平扫表现为鞍上池内略高密度或等密度病灶，少数含有坏死和囊变区者可呈现低、等密度的混合密度病灶。钙化十分罕见。出血时，临床上呈现为垂体卒中表现，病灶密度可升高。注射造影剂后，大多数呈均匀性增强；少数有坏死和囊变者，仅见坏死、囊变区以外部分增强。肿瘤的边界常光整、清晰。肿瘤向额底、鞍旁和鞍后生长的情况常显示十分清楚。行脑池造影时，可见肿瘤长入鞍上池所造成的充盈缺损或闭塞。

4）听神经瘤：为颅内最常见的神经瘤，绝大多数为神经鞘瘤，少数为神经纤维瘤。肿瘤好发于听神经的前庭神经，开始位于内耳道，然后长入脑桥小脑池。少数可累及双侧听神经。累及双侧听神经者又称为神经纤维瘤病。听神经瘤长入内耳道或长出部分甚小时，往往需做脑池造影，用高分辨率的机器扫描才能发现。表现为脑桥小脑池内小的球形充盈缺损，或表现为造影剂不能进入内耳道。肿瘤长入脑桥小脑池，CT 发现时直径多在 2～4 cm，也有 10 cm 左右者。不太大的肿瘤平扫时，多为等密度，少数为略高密度或低密度；肿瘤较大时，发生坏死和囊变的机会较多，呈现为不均匀密度。邻近可能发生水肿、钙化者甚少。病侧常可见内耳道扩大，骨窗片上可清楚显示扩大的内耳道。第 4 脑室常向对侧移位，受压变扁，甚至闭塞；还可见阻塞性脑积水。注射造影剂后病灶均有不同程度的增强；除坏死和囊变区外，往往为均匀性增强，这时病灶的大小、形态和轮廓显示十分清晰。为显示病灶延及幕上的情况，以冠状面扫描的效果最佳。

5）转移性肿瘤：颅内转移性肿瘤并不罕见。约半数为多发，半数为单发。但实际上多发病灶的比例可能远高于此，因为 CT 往往难以显示直径在 0.5 cm 以下的小转移灶。脑转移瘤多发生于大脑半球的皮质或皮质下区域，以额后和顶、枕部为多见，也可发生于脑内其他部位。转移瘤的 CT 表现颇多变异。平扫时病灶可呈现高密度圆形或类圆形，也可为等密度，后者常经瘤周水肿衬托而显示。坏死和囊变区呈现为低密度区，从而使肿瘤显示为混合密度病灶，坏死和囊变区形态可规则也可不规则。如坏死和囊变区殃及整个肿瘤或大部，则病灶呈低密度。肿瘤钙化较少见。多数病灶周围水肿十分明显，有时因病灶小而只能显示大片水肿。注射造影剂后，肿瘤的实质部分大多明显增强，大者表现为类圆形呈不规则肿块影，小者为结节状。由于坏死和囊变区的存在，增强病灶内可见大小和形态不一的低密度区。坏死和囊变区所占比例较大时，病灶显示为环状或花圈状增强。脑膜转移显示为脑池、脑沟及其邻近脑回呈不规则增强。脑室管膜下转移显示为沿脑室壁的带状增强。鼻咽癌等颅外恶性肿瘤直接向颅内侵犯，显示为有关部位颅内出现块状或者片状增强。

（2）脑血管疾病

1）脑出血和脑梗死：脑出血与脑梗死的鉴别十分重要，CT 可以清楚区别两者，是急性脑卒中的首选检查，也是脑卒中诊断和随访的最佳手段。

A. 脑出血：常继发于动脉硬化和高血压，即一般所谓出血性卒中，但也继发于动脉瘤、血管畸形等血管性病变。此外，出血性疾病、外伤和肿瘤等也可继发出血。脑出血的特征性表现为血肿所造成的高密度区，形态和大小各异。继发于动脉硬化和高血压者，多发生于内囊、丘脑和基底节区。出血较多时可形成大血肿，可伴有脑室系统和中线结构的移位，还可见继发性血肿周围低密度水肿带。血肿可破入脑室系统和蛛网膜下腔，形成的相应部位出现高密度区。如果血肿阻塞脑脊液的道路，还可引起脑室扩大。

CT 可随访脑出血的动态变化。血肿开始时呈密度均匀、边界清晰的高密度影。发病后数天，血肿开始溶解吸收，血肿边缘部分密度降低，边界由清晰转为不清。3～4 周后，可转为等密度灶。血肿的吸收速度不完全一致，与血肿的大小及部位均有关系，小的血肿较早转为等密度，大的血肿则较迟；脑室内血肿吸收较快。经过几个月后，血肿逐渐转为低密度，在 CT 上小的出血看不出痕迹，较大的血肿则成为边界清晰的充满水样液的囊肿，最后可留下裂隙状或点状低密度影。若无明确病史及急性期CT检查资料，很难与脑梗死的后遗症相区别。血肿周围的脑水肿，亦呈动态改变，开始时水肿带为薄薄一层，于第2周时开始扩大，第2～3周时发展至高峰。血肿于第2周开始溶解，溶解中的血肿边缘与脑水肿混在一起，也是低密度影扩大的原因之一。脑水肿于第3周后开始减退，与血肿、水肿有关的占位效应呈同样的动态过程，发病后2～3周达高峰，其后即减轻，1个月基本消退。多数脑出血患者不需注射造影剂强化。为了鉴别诊断和了解出血病因，可强化。其中部分患者可见血肿周围的低密度影内有环状增强，这种增强最多出现于发病后3～5周。早期增强环可能是血脑屏障破坏所致，晚期增强则可能是毛细血管增生、肉芽组织形成所致。

B. 脑梗死：脑部血供受阻后发生的梗死，常于发病数小时(6～12 h)后在CT片上呈现为低密度区，其形态和大小取决于责任血管的大小和部位。例如，大脑中动脉闭塞时，呈现大片额、顶、枕区密度降低；深部动脉闭塞时，呈现内囊基底节区小片密度降低。多数梗死不伴脑室系统受压和移位等占位效应，但伴发水肿严重时可有占位效应。部分脑梗死于注射造影剂后出现病灶强化现象，呈脑回状或斑点状增强。常发生于起病后数天至2个月。梗死区的小血管可以发生出血，可能与脑梗死的代谢组织中二氧化碳使局部血管扩张有关，也可能与抗凝治疗和吻合支出血有关。这表现为低密度区内有散在的高密度区。

2）脑动脉瘤和动静脉血管畸形。

A. 动脉瘤：动脉瘤的CT表现与瘤腔内有无血栓有关。无血栓的动脉瘤较小时，平扫可以无阳性发现。较大时，平扫呈圆形高密度区，注射造影剂后明显均匀增强，并与有关动脉相连。动脉瘤伴部分血栓形成时，呈圆球形阴影，中心或偏心为高密度，中间为等密度，周围为高密度边，分别代表动脉瘤内腔、动脉瘤血栓及动脉瘤外层纤维囊壁，造影增强时中心和囊壁明显增强，称为“靶征”。当动脉瘤内完全为血栓组织充满时，平扫呈等密度影，造影剂强化时仅出现囊壁增强。巨大的动脉瘤可呈现占位效应，如脑室受压、移位等，但动脉瘤周围均无水肿。除薄壁动脉瘤外，有时瘤壁可见弧线状钙化影。动脉瘤破裂后，CT无法显示瘤体，可出现出血、梗死、水肿及脑积水，甚至可引起脑疝等，其中以出血最为多见，常造成蛛网膜下腔出血。除出血积于蛛网膜下腔、脑池及脑沟内，也可形成脑内血肿或破入脑室。

B. 动静脉血管畸形：脑动静脉血管畸形根据其伴发的出血、梗死、软化和萎缩等改变，出现不同的CT表现。当动静脉血管畸形无并发症时，平扫呈等密度病灶，注射造影剂后呈扭曲状、点状、索条状或小片状增强，为畸形血管团。动静脉血管畸形伴发血肿时，平扫病灶可呈高密度、低密度及低、等、高混合密度，前者提示为急性血肿，后两者常提示为慢性血肿。注射造影剂后，部分病例病灶周围可显示畸形血管团，部分病灶周围呈环状强化。当动静脉血管畸形伴发梗死、软化和萎缩时，平扫呈低密度区，形态为楔形、不规则形或条形；注射造影剂后，除部分病例可显示畸形血管团外，大多不增强。

C. 烟雾病：烟雾病的CT表现为脑萎缩、脑梗死，显示基底节、额、颞部脑皮质出现多发的低密度区，往往累及两侧；部分烟雾病临床表现为脑出血，CT上呈形状不规则、周围有水肿带的脑内血肿，并有占位效应，血肿吸收时则边缘模糊，半月至2个月出现周围环状强化；脑软化灶为脑梗死和脑出血囊变所遗留的病灶，密度呈水样，边界清。增强后，于CT上看到与脑血管造影上的异常血管网相一致的不规则点状、线状或网状血管影，多见于基底节区，则为烟雾病的特殊改变，具有诊断意义。此外，增强CT上或CTA上大脑动脉环特别是大脑前、中动脉近端充盈不良，也是提示烟雾病的一个特征。

(3) *颅脑外伤*

颅脑外伤的及时诊断和正确治疗，对降低病死率和减少后遗症十分重要。CT可准确显示各种颅脑外伤，且安全、无痛苦、无损伤，是一种有效而迅速的检查方法。

1）硬脑膜外血肿：占颅内血肿的50%，大多为急性，常位于骨折部位，特别是骨折通过脑膜中动脉或静脉窦区域。CT呈现为颅骨内板下方双凸形高密度区，血肿内除血凝块外尚有新鲜出血时，可为高、等或高、低混合密度，边缘多整齐规则；病侧脑室受压，中线结构向对侧移位。

2）硬脑膜下血肿：占颅内血肿的25%，急性、亚急性占多数。随着CT的应用，慢性硬脑膜下血肿的发现渐趋增多，常见于额颞顶区。急性硬脑膜下血肿，CT表现为颅骨内板下方新月形高密度区；亚急性者可呈高密度、等密度及高、低混合密度。血肿形态随其期龄而异，短者呈新月形，长者形态变化较

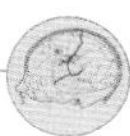

多。血肿密度亦随其期龄而异，慢性者常呈高、低混合密度，等密度及低密度。所有病例均可见病侧脑室受压，中线结构向对侧移位。有时可发生两侧硬脑膜下血肿，此时中线结构移位可不甚明显，或血肿大的一侧脑室受压、移位较显著。

3）脑内血肿：略少于硬脑膜下血肿，以急性和亚急性多见，慢性少见。常见于额、颞区，单发或多发，多位于脑表面。血肿CT表现呈高密度区，边缘多不整齐，周围可有脑挫裂伤及脑水肿；病侧脑室受压，中线结构向对侧移位。深部脑内血肿有时可破入脑室，充满脑室时可见与脑室形态一致的高密度影，即“脑室铸形”。

4）脑挫裂伤：常发生于着力部位及其附近，也可在对冲部位。脑挫伤呈低密度区，边界欠清，无或有轻度占位效应。脑挫裂伤CT表现呈低密度区中散在的斑点状高密度灶，病变广泛时可见病侧脑室受压、中线结构移位。脑挫裂伤常伴有程度不等的蛛网膜下腔出血。

5）硬脑膜下水瘤：多见于幼儿。不少病例无明显外伤史，好发于额颞部。CT片上呈现为颅骨内板下新月形低密度区，CT值近似脑脊液，占位效应很轻。约半数病例发生于双侧额部。硬脑膜下水瘤有时可发展为硬脑膜下血肿，须予以注意。

6）颅脑外伤后遗症：颅脑外伤可遗留不同程度的后遗症，常见的为脑萎缩、脑积水和脑穿通畸形，CT上均有特征性表现。脑萎缩时，CT显示病侧脑沟增宽、蛛网膜下腔间隙增大、中线结构向病侧移位。全脑萎缩时可有脑室扩大。颅脑外伤引起的脑萎缩以局限性皮质萎缩为主。脑积水表现为梗阻以上或全脑室系统对称性扩大；交通性脑积水时还可引起脑底池扩大。脑穿通畸形可见边界清楚的局限性低密度区，CT值近似于脑脊液，与脑室或蛛网膜腔相通，多无占位效应。

（4）颅内炎症与脑脓肿

颅内炎症包括脑炎、脑膜炎、脑脓肿及脑室炎等。脑炎在CT上表现为界限不清的低密度影或不均匀混合密度影；当炎症局限化时，将成为界限清楚的脓肿，并在对比剂增强时出现环状强化影。脑炎和脑脓肿的周围都可有低密度水肿带围绕。脑室炎时，可于脑室内出现不正常密度影和脑室壁的强化。脑膜炎的CT表现虽无特征，如蛛网膜下腔增宽及作为后期表现的脑积水和钙化。但有研究却发现细菌性脑膜炎和无菌性脑膜炎有不同的CT表现，使CT在各种颅内炎症性疾病中都具有很大诊断价值。

细菌侵入颅内，先引起局限性脑炎，继而形成脑脓肿。多见于幕上，其中颞叶约占40%，也见于额、顶叶，偶见于垂体。常为单发，大小不一，多呈圆形或卵圆形。CT可以确定脓肿的部位、大小、数目和形状，还有助于选择治疗方案、确定手术时机。

脑脓肿的CT表现根据脓肿的发展阶段而异。急性局限性脑炎阶段，平扫时病灶呈边缘模糊的低密度区，伴有占位效应，造影后不增强。化脓与脓肿壁形成阶段，平扫时脓肿区仍呈低密度区，部分病例低密度区周围绕以等密度的环壁，有的呈连续环状，有的为断续状。造影后多数脓肿壁可呈环状增强，病程越长，环状增强影可越趋薄而均匀。脓肿周围均有中至重度水肿，并伴有占位效应。脓肿较小时，造影后可呈结节状增强；如为多房脓肿，则呈多个相连的环状增强。

（5）脑积水

脑积水是一种非脑萎缩或脑发育不良所引起的脑室扩大状态，大多数病例有脑脊液循环障碍和脑压增高现象。脑室内积水（亦称阻塞性脑积水或非交通性脑积水）是由脑脊液通道的梗阻所致。功能性脑积水（亦称正常压力性脑积水）是脑积水中一个特殊类型，脑室扩大但颅内压正常。先天性脑积水则是发生于脑内的原因不明的脑积水。CT能显示脑室的大小及形态，若有阻塞能显示阻塞的水平；还能显示脑积水对颅骨、脑实质和颅内脑膜的影响，便于测定脑皮质与白质的总厚度，有助于判断分流术的效果。

（6）脱髓鞘性疾病

脱髓鞘性疾病指的是一组原因不明的疾病，包括多发性硬化、急性播散性脑脊髓炎、进行性多灶性白质脑病、异染性脑白质营养不良、类球状细胞型白质脑病、海绵状脑病、肾上腺白质营养不良、局限性对称性白质变性、脑室周围白质变性、局限性不对称白质变性、中央半卵圆中心白质变性、广泛性白质变性等。其CT的特征是白质低密度改变，但无占位表现。晚期转变为萎缩性改变，定性诊断需密切结合临床及实验室检查。随访复查及增强有助于鉴别诊断。但当与脑炎、脑水肿、脑囊虫病等鉴别时，仅靠CT图像是不足以确定的。

（7）脑变性疾病

脑变性疾病的CT表现，除了其固有的病理特征外，与疾病处于急性期还是慢性期及与患者的年龄有关。脑变性疾病的损害有多种类型，第 1 类脑变性病，其 CT 特征是大脑萎缩[包括阿尔茨海默病、克罗伊茨费尔特-雅各布（Creutzfeldt-Jakob）病]，有的系滥用酒精及海洛因，以及长期应用激素等引起；第 2 类脑变性病特征性的 CT 表现为小脑及脑干萎缩，如橄榄脑桥小脑萎缩症、马利（Marie）共济失调症（遗传性痉挛性共济失调症），有的系滥用酒精饮料及因霍奇金病、癌症所引起；第 3 类脑变性病 CT 表现为局限性皮质萎缩，如单侧脑萎缩、多发性梗死性痴呆及皮克（Pick）病；第 4 类脑变性病 CT 上特征性地表现为基底节萎缩，如帕金森病、威尔逊（Wilson）病、亨廷顿（Huntington）病、哈勒沃登-施帕茨（Hallervorden-Spatz）病及一氧化碳中毒症；第 5 类脑变性病主要表现为脑白质损害。

（8）癫痫

CT 可检查癫痫灶的部位和性质，从解剖形态上作出诊断。CT 对囊虫病的诊断较其他放射学检查为优。CT 对脑部解剖形态的清晰显示，对决定手术及随访疗效均具意义。

（9）其他脑部疾病

CT 对脑包虫病、脑血吸虫病、脑肺吸虫病、脑脊液鼻漏、放射性脑坏死、脑基底节钙化症等都具有优越的诊断价值。

CT 可用于诊断颅内各类蛛网膜囊肿、颅脑先天性畸形，包括颅裂、阿诺德-基亚里（Arnold-Chiari）畸形、脑发育不全、脑室穿通畸形、丹迪-沃克（Dandy-Walker）综合征及结节硬化症等。

（10）脊髓、脊柱病变

1）髓内肿瘤：较多为胶质瘤、室管膜瘤、血管母细胞瘤和脂肪瘤。胶质瘤显示为等密度灶，静脉注射对比剂后常无强化，诊断较难。室管膜瘤和脂肪瘤，CT 显示为均匀低密度灶，静脉注射对比剂后也无强化。脂肪瘤的 CT 值甚有特征，不难诊断。

2）髓外硬脊膜下肿瘤：常见为神经纤维瘤和脊膜瘤。神经纤维瘤可发生在脊髓任何节段，常延及硬脊膜外。特征性 CT 表现为椎间孔扩大，肿瘤呈哑铃状。瘤体较小时不影响脊髓，长大明显时可见脊髓和硬脊膜囊移位，硬脊膜外间隙增宽。脊膜瘤常见于胸段脊髓。CT 检查可见椎管内软组织块影，有时肿瘤内有钙化或骨化影，颇具特征。

3）髓外硬脊膜外肿瘤：大多为恶性。原发者以淋巴源性肿瘤多见，CT 显示为密度不均匀肿块。脊髓、硬脊膜囊和硬脊膜外脂肪受压移位，常可有椎旁软组织肿块。继发者常为转移性肿瘤，邻近脊柱常有改变。成骨性肿瘤转移者 CT 呈现高密度灶，溶骨性者 CT 呈现低密度灶，亦有呈混合密度者。

4）椎间盘病变：CT 对诊断椎间盘突出较为可靠。正常情况下，椎间盘为软组织密度，后缘呈凹面，有硬脊膜外脂肪与鞘膜囊分开。椎间盘突出时，椎间盘后缘呈凸面，后突者凸面自中央突向椎管，侧突者常自一侧突向椎管。硬脊膜外脂肪后移或侧移，有时鞘膜囊也可移位。椎间盘突出严重时，可见硬脊膜外脂肪闭塞。部分病例可见椎间盘钙化。有的病例椎间隙或小关节内出现“真空现象”：CT 显示椎间隙内多发低密度灶，CT 值接近于空气，以及小关节腔内线形低密度区，CT 值与空气相仿。

5）脊髓空洞症：CT 可显示椎管内结构，为显示脊髓内空腔的有效方法。脊髓空洞症的 CT 表现为：脊髓膨胀、增粗，呈圆形，其中央可见圆形低密度空腔，占据脊髓的 1/3 或 1/2；脊髓呈扁平形，提示空腔萎陷；脊髓异常缩小，空腔也很小；脊髓粗细正常，其中央可见空腔。颈脊髓空洞症时常同时伴基亚里（Chiari）畸形，CT 呈现上颈段脊髓后面或外侧面肿块影，为扁桃体下疝所致。MRI 在显示此类病变时较 CT 优越。

6.3 磁共振成像

从 20 世纪 40 年代起核磁共振（nuclear magnetic resonance，NMR）作为一种物理现象就被用于物理、化学和医学领域。1971 年，达马迪安（Damadian）用核磁共振波谱仪对正常组织和癌变组织样品进行分析时，发现癌变组织样品中的氢原子核的 T_1 时间明显变长。据此，他提出了利用核磁共振成像诊断肿瘤的可能性。1973 年，劳特布尔（Lauterbur）等报道了利用核磁共振成像的技术。目前，核磁共振成像作为医学影像学的一部分发展十分迅速，已在世界范围得到推广。我国也开展了这方面的工作。为避免与核医学中核素放射成像相混淆，现在将此技术称为磁共振成像（MRI）。MRI 提供的信息量不但大，而且它提供的信息不同于已有的成像技术，因此用它诊断疾病具有很大的优越性。

6.3.1 MRI 设备简介

临床使用的 MRI 机大致可分为磁体、射频发射

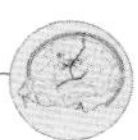

和接收线圈、梯度磁场线圈，以及图像处理和显示系统等。

(1) 磁体

MRI 机的磁体是产生磁场的关键部件。目前有 3 种：永久磁体、阻抗磁体和超导磁体。永久磁体的磁场强度可达 0.3 T(1 T=10 000 Gs)。阻抗磁体的磁场强度往往在 0.3 T 以下，少数阻抗磁体的磁场强度也可超过 0.3 T。超导磁体的磁场强度可达数个特斯拉，且磁场稳定，抗干扰能力强，是目前大部分 MRI 机采用的磁体。现在市售的 MRI 机磁场强度最大者为 14 T。随着技术不断进步，大大提高了磁体的稳定性，减低了扫描机房的建设成本。

(2) 射频发射和接收线圈

射频发射线圈负责发射基于拉莫尔(Larmor)频率的电磁波，以激发相应的氢原子，使磁化的氢原子吸收能量产生共振。在停止射频发射后，氢原子发生弛豫，释放能量或产生 MRI 信号。射频接收线圈即负责接收此时的 MRI 信号。射频发射和接收线圈种类较多，有集发射和接收于一身的容积线圈、正交线圈(QD 线圈)，有仅具有接收功能的表面线圈。表面线圈的种类也很多，有平板式线圈、有柔软灵活的带状线圈、有能连接数个表面线圈的相阵控线圈等。表面线圈信号噪声比很高、信号强、分辨率高，但穿透力有一定限度，信号噪声比与被检部位到线圈的距离密切相关，距离越远，信号越弱，噪声越大。

(3) 梯度场和梯度线圈

梯度场由梯度线圈产生，一般由 3 组梯度线圈构成空间上 3 个轴向，即 x、y、z 3 个平面。梯度场主要用于空间定位和某些成像过程。与主磁场相比，梯度场的场强相对较低。但是，现代的 MRI 要求有较高的梯度场，以便实行一些比较特殊的成像序列。一般 1.5T 的 MRI 机至少要有 15 mT/m 以上的梯度磁场强度。如需进行 EPI 或其他快速成像序列时，梯度磁场强度要达到 20 mT/m 以上，上升时间<1 ms，切换率要>每毫秒 70 mT/m。这样才能保证快速成像图像的质量和速度。梯度场不但要求场强高、反应速度快，对稳定性要求也很高，梯度场的非线性成分不能>2%。

(4) 中央处理器、数据处理器系统和记录设备

近年来，使用小型计算机的 MRI 中央处理器日渐减少。多数 MRI 都以高性能的微机来执行中央处理器的任务。由于微机技术的发展，目前中央处理器和数据处理器系统已广泛采用 64 位，200M 以上工作频率的 CPU，RAM 高达 128～256M，保证了 MRI 能快速准确地处理图像。数据处理系统的主要组成部分——阵列处理机也同样广泛采用微机来执行任务。数据记录设备的硬盘都以大容量(4～6 GB)为主，过去的磁带记录仪已逐渐退出历史舞台，代之以磁光盘、DAT 或可读写光盘等。

(5) 工作站

MRI 工作站与 CT 工作站的原理和作用是一样的，在多数情况下已成为 MRI 的基本配置之一。

6.3.2　MRI 原理

电子、质子、中子等都具有自旋和磁矩的特性，磁矩的大小与自旋角动量(简称自旋)成正比，比例系数 γ 叫作磁旋比。原子核整体的自旋和磁矩由其所组成的质子和中子的情况决定，含有双数质子或中子的原子核其自旋和磁矩都成对地相互抵消，故整体上不呈现磁场；而含有单数质子、单数中子或两者均为单数的原子核，如 ^{1}H、^{13}C、^{19}F、^{31}P 等，具有自旋及磁矩的物理特性。

原子核的自旋很像一个微小的磁棒沿自己的纵轴旋转，在无外加磁场时，每一单数质子或中子的自旋方向是随机的，因而不存在净磁场(net magnetization)。然而，当有一个外加磁场存在时，单数质子或中子的原子核自旋轴就会趋于平行或反平行于这个磁场方向，并且以一种特定方式绕磁场方向旋转，这种旋转动作称为进动(precession)。类似于一个自旋不平行于地心引力旋转的陀螺，除了自旋之外还以一定的角度围绕地心引力方向旋转。进动的频率取决于外加磁场的强度、特定原子核(如 ^{1}H、^{31}P 等)的性质和磁旋比 γ。特定原子核的进动频率(ω)叫作 Larmor 频率。进动频率与外加磁场(B_0)的关系可用方程式 $\omega = \gamma \cdot B_0$ 表示。

如上所述，机体置于磁场中，机体内的质子都会像一个个小磁棒，倾向于磁场的方向一致或相反。质子置于磁场，指向南极和北极各占一半，所以此时机体净磁场强度为零；片刻之后，指向北极(与磁场方向一致)的质子略多于指向南极的，于是机体开始带有磁性，数秒钟之后达到平衡，这个过程即为磁化(magnetization)。磁化的强度是一个可以测量的矢量。达到平衡时的磁化方向是与机体纵轴即 Z 轴方向一致的。

用一个频率与进动频率相同的射频脉冲

(radiofrequence pulse, RF)激发欲检查的原子核,将引起共振,即核磁共振。90°的 RF 能使纵向磁化从 Z 轴旋转 90°到 XY 平面,而变成横向磁化。相反,一个 180°的 RF 只能使纵向磁化旋转 180°,达到负 Z 轴方向,而不能形成横向磁化。但是在已经存在横向磁化的情况下,一个 180°的相位变化,即再产生另一个横向磁化。

在 RF 的作用下,一些原子核不但相位发生变化,而且吸收能量跃迁到较高能态。在 RF 激发停止后,有关原子核的相位和能级都恢复到激发前的状态,这个过程称为弛豫。这些能级变化和相位变化所产生的信号均能为所测样品或人体邻近的接收器所测得。目前,MRI 最常采用的原子核是氢原子核——质子。因为它不但大量存在于人体组织中,而且能产生较强的信号。为了便于说明问题,本文所涉及者除特别注明外,基本上均为质子成像。处于不同物理、化学状态下的质子在 RF 激发和激发停止后所发生的相位变化、能量传递与复原的时间不同,这段时间称为弛豫时间(relaxation time)。弛豫时间有 2 种:T_1 和 T_2。

T_1 弛豫时间又称纵向弛豫时间(longitudinal relaxation time)、热弛豫时间(thermal relaxation time)或自旋-晶格弛豫时间(spin lattice relaxation time)。T_1 反映了质子置于磁场中产生磁化所需的时间,即继 90°RF 后,质子从纵向磁化转为横向磁化之后恢复到纵向磁化平衡状态所需时间。一个单位状态时间 T_1 约恢复纵向磁化最大值的 63%,3 个单位时间 T_1 可达 95%。在此过程中,为 RF 激发跃迁到较高能态的质子会将能量传递到晶格中能级较低的质子或其他磁性原子核。

由于震动、旋转和移动,所有的分子均具有自然活动的性质。如水之类的小分子,一般活动较快,即这类分子的自然活动频率较高;而蛋白质之类的大分子活动较慢,即这类分子的自然活动频率较低。T_1 弛豫时间反映了分子自然活动频率与 Larmor 频率之间的关系。当分子自然活动频率与 Larmor 频率相似或接近时,则这种分子的 T_1 弛豫时间较短;相反 2 种频率差别较大时,则这种分子的 T_1 弛豫时间较长。胆固醇分子的自然活动频率接近目前所用 MRI 机的 Larmor 频率,故 T_1 弛豫时间甚短;水分子和蛋白质分子的自然活动频率与 Larmor 频率相差较大,故 T_1 弛豫时间均较长。当水分子为蛋白质分子亲水基团所吸引,如脓液或脑水肿组织中的水分子,也即水分子进入了水化层,它的自然活动频率减慢,随之 T_1 弛豫时间变短。

T_2 弛豫时间又称横向弛豫时间(transverse relaxation time)或自旋弛豫时间(spin relaxation time),表示在完全均匀的外磁场中横向磁化所维持的时间,即继 90°RF 之后,共振质子保持相干性或保持在相位中旋进的时间。T_2 衰减由共振质子之间的相互磁作用引起。这种相互作用与 T_1 不同,它不涉及能量的传递,只引起相位的变化,这种相位变化导致相干性的丧失,横向磁化丧失其原有水平的 37%时为一个单位 T_2 弛豫时间。随着质子的活动频率增加,T_2 弛豫时间将变长,如前所述,游离状态下的水 T_1 弛豫时间较长,水化层中水的 T_1 弛豫时间变短,但水化层中水的 T_2 弛豫时间仍长。

人体各组织、器官的 T_1、T_2 值有很大的差别,MRI 的作用之一就是利用这种差别来鉴别组织、器官和诊断疾病。T_1、T_2 值除了与组织、器官的物理及化学性质有关外,还与 MRI 机的磁场强度有关。MRI 中 T_1、T_2 弛豫时间的测定,其意义远不如 CT 检查中 CT 值的意义,仅可作为鉴别诊断依据中的一个参考值。

6.3.3 MRI 图像构成和对比

MRI 图像构成和对比取决于 2 个因素:来源于样本组织和结构的性质对比(内在的)、各种不同成像序列参数造成的不同对比(外在的)。样本组织和结构的内在对比取决于氢质子所处的物理和化学环境,同样的氢质子与其他不同的原子组合,或同样的分子组合但处于不同的物理化学环境下,它们的弛豫时间是不同的。这是构成样本组织和结构内在对比的基本因素,这些基本因素有 T_1 弛豫时间、T_2 弛豫时间、质子密度和其他影响对比的因素如水分子的运动、磁化率的改变等。这些因素在外部或内部环境不变的前提下,不可人为改变。人们所见到的不同表现的 MRI 图像对比是通过改变不同成像序列的各种参数获得的。这些参数有重复时间(repetition time, TR)、回波时间(echo time, TE)、翻转时间(inversion time, TI)、激发角度(α)等。不同的成像序列,它们可供调节的参数也不同,MRI 图像的构成和对比也有区别。必须按照这些成像序列的特点来分析解释相应的 MRI 图像,否则有可能混淆对 MRI 图像的解释。

如上所述,MRI 图像构成和对比的基础是样本

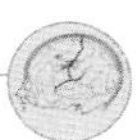

内部的弛豫时间和质子密度的不同，弛豫时间又分为 T_1 和 T_2 2 种。要把这么多种因素在一个以不同灰阶的黑白图像为显示方法的基础上同时表现出来是不可能的。目前，采用加权的方法来分别显示这几种因素。简单地讲，加权的方法就是对同时出现的 2 个或 2 个以上的因素，通过技术处理加强其中某一因素的表达，同时削弱另一因素的表达。在 MRI 中，最常用的是 T_1 加权（T_1W）和 T_2 加权（T_2W）2 种加权方法。另外，介于两者之间的质子密度加权，此时 T_1 和 T_2 的加权因素都不突出，图像上表达的是质子密度因素。除了 T_1W 和 T_2W 等，水分子的弥散也是一个图像对比构成的因素。在特殊弥散加权成像序列中，水分子的弥散可形成特殊的弥散加权图像（diffusion weighted imaging, DWI）。

各种不同加权因素的图像对比构成是临床诊断中判断正常或异常的最基础知识。T_1W 时，图像上的灰阶与 T_1 弛豫时间成反比，即 T_1 弛豫时间越短，信号强度越高，在图像上越亮（越白）；T_1 弛豫时间越长，信号强度越低，在图像上越黑。T_2W 时，图像上的灰阶与 T_2 弛豫时间成正比，即 T_2 弛豫时间越短，信号强度越低，在图像上越黑；T_2 弛豫时间越长，信号强度越高，在图像上越亮（越白）。质子密度加权时，图像上的灰阶与质子密度成正比，质子密度越高，信号也就越高。但是，上述表现仅是理论上的表现，在实际生物体内，影响因素很多，如饱和脂肪酸的 T_2 弛豫时间很短，但它有很长的—CH_2—链，质子密度很高。所以，在 T_2W 图像上 T_2 权重不够强时，由于高质子密度的影响，并不出现短 T_2 的低信号，而是中等甚至高信号。只有加强 T_2 权重，饱和脂肪酸的信号才会下降。无论 T_1W 还是 T_2W 图像，血管内流动血液都会有比较特殊的表现，这些表现与成像序列和血管内血液的流动速度、流动方式有密切关系，表现比较复杂，这在后面章节中会详细述及。在弥散加权图像上，由于采用的参数不同，图像的构成会有差别。一般来说，水分子弥散越快的区域，信号越低；水分子弥散越慢的区域，信号越高。

如何获得各种加权因素的 MRI 图像是由各种 MRI 的成像序列决定的。举例来说，在自旋回波成像序列中，短 TR 和短 TE（TR$<$500 ms, TE$<$30 ms）可获得 T_1W 图像，长 TR 和长 TE（TR$>$2 000 ms, TE$>$60 ms）可获得 T_2W 图像。介于两者之间的（TR 500～2 000 ms, TE 30～60 ms）是质子密度加权图像。在梯度回波成像序列中激发角度 α 也是图像权重构成的重要因素，在 $\alpha<30°$ 时为 T_2^*W 图像，在 $\alpha>60°$ 时为 T_1W 图像。

（1）*自旋回波序列*

自旋回波（spin echo, SE）序列是由 2 次脉冲组成。第 1 个在 90°脉冲激发下产生一个自由感应衰减（free induction decay, FID）信号，由于磁场的不均匀性和相干性的丧失，其信号迅速衰减，因此一般这个 FID 信号不作为成像信号收集。继以一个 180°的脉冲，可使那些质子重新进入相位或获得相干性，即再聚焦。再聚焦后的 MRI 信号明显增强，可用于成像。

MRI 的信号很弱，为了提高 MRI 信号的信噪比，要求重复使用同一种脉冲程序，以获得信噪比较高的信号。重复激发的间隔时间即所谓 TR。MRI 的信号采集除与 TR 密切相关之外，还与信号的采集时间，即第 1 次 90°RF 后至采集回波信号的时间有关。这个时间为 TE。TR 和 TE 可由 MRI 机操作者任意选择。

在采用 SE 序列时，所获得的信号强度取决于质子密度、T_1 和 T_2 弛豫时间，而所测得的实际信号又取决于 TR 和 TE。选择不同的程序指标时间，可以区别或测出物质的 T_1、T_2 和质子密度。在 90°RF 之后马上获取回波信号（短 TE），这时信号尚未因时间延长而衰减，T_2 对图像的影响甚微；TE 延长时，T_2 成像因素随之增加。TR 很长时，不管物质的 T_1 长短如何，纵向磁化几乎都恢复。因此，短 TE（减少了与 T_2 的区别）和长 TR（减少了与 T_1 的区别）时，图像反映质子密度差别，称为质子密度加权成像。随着 TR 变短，T_1 成像因素增加，即短 TR 短 TE（通常 TR$<$500 ms, TE$<$30 ms）产生 T_1 加权图像；而采用长 TR 长 TE（通常 TR$>$2 000 ms, TE$>$60 ms）产生 T_2 加权图像。

（2）*反转恢复序列*

与 SE 不同，反转恢复（inverse recovery, IR）序列的信号强度取决于 3 个 RF 脉冲，即 180°、90°和 180°。第 1 个 180°RF 脉冲将纵向磁化反转（仍为纵向，但相差 180°），继之一 90°RF 脉冲将纵向磁化转为横向磁化。这 2 个 RF 脉冲激发之间的时间称为翻转时间，即 TI。选择不同的 TI 可以改变对比。如果改变 TI，将其缩短到 100 ms 左右，脂肪组织的信号将受抑制。通常称这种技术为短反转时间反转恢复(short TI inversion recovery, STIR)脂肪抑制技术。如果延长TI到2 000 ms以上,就是一种称为FLAIR的水抑制技术。在FLAIR中,由于较长的TR和TE,它的图像对比构成为T_2加权图像。此时,长T_1的自由水由于正好处于纵向弛豫的0点,信号受到抑制,没有信号产生,出现了T_2W的图像对比,但长T_1的游离水为低信号的水抑制成像。这种技术可减少T_2W时高信号的自由水掩盖某些病变的可能,也是鉴别水分子处于不同环境的有效手段。

(3) 快速成像序列

快速成像序列以快速自旋回波(fast spin echo, FSE)为代表,在成像技术上有重大突破。传统的SE采集图像数据是一行一行实现的,如有256行,它就需要采集256次。FSE打破了这样的常规,可以一次采集几行图像数据,大大提高了效率,加快了成像速度。FSE要比传统的SE快16～32倍。比FSE更快的是平面回波成像(echo planer imaging, EPI),这种技术一次采集128行或256行,即一次采集就完成了所有的成像任务。与采集方法不同的快速成像是在成像序列上的改进,典型的代表是梯度回波(gradient echo, GRE)序列。GRE只有一个<90°的激发脉冲,激发后通过梯度磁场的反转快速采集图像数据。由于GRE没有SE那样的两次脉冲激发,成像时间大大缩短。但是,GRE的图像对比与SE略有不同,它的T_2弛豫时间要比实际上的略短,故称为T_2^*加权。MRI快速成像的用途除了缩短检查时间外,主要在一些较特殊的场合使用。常用的有MRI血管造影、水抑制成像、弥散加权成像、灌注成像和脑功能成像等。

6.3.4 功能磁共振成像

fMRI是近几年来MRI硬件和软件技术迅速发展后出现的一项新的检查技术。顾名思义,它不再是单纯的形态学检查方法,而是能反映脑功能状态的MRI技术。fMRI所指的MRI技术各家的说法不一,广义的fMRI包括DWI、灌注加权成像(perfusion weighted imaging, PWI)、血氧水平依赖(blood oxygenation level dependent, BOLD)和磁共振波谱(MRS),狭义的fMRI仅指BOLD。在我国,fMRI多指与脑功能性检查有关的所有MRI序列,即包括DWI、PWI、BOLD和MRS在内的MRI检查序列。

(1) 弥散加权成像

DWI是建立在MRI成像要素之一——流动效应上的一种成像方法。在均质的水中,如不设定水分子活动的范围,水分子的流动扩张是一种完全随机的热运动。但在人体组织中,由于存在各种各样的屏障物,水分子的自由流动扩散活动受到影响。这些屏障不仅来自组织液本身的组成,还来自各种细胞结构的影响。在这样的环境下,水分子就不能自由自在地随机活动,只能在有限的环境和范围内活动。进一步讲,水分子的活动可能在某一方向上较多,而在另一个方向上受限制较多。例如,在脑白质的髓鞘中,水分子沿着髓鞘的流动扩散明显多于横跨髓鞘的流动扩散。水分子的这种强烈依赖于扩散方向的活动称为各向异性,即在水分子活动的各个方向上其扩散规律不是随机均等的,而是有扩散方向上的不均匀性。在非均一的磁场(空间上不均匀的磁场)环境下,因水分子弥散而产生的质子随机活动会造成MRI信号的下降。因为MRI机必须有一个空间定位的梯度磁场,它在空间上一定是不均匀的磁场,所以在MRI图像上由于水分子的弥散可造成MRI信号的下降,但是在梯度磁场较小时,它的作用很微弱。当在三维空间(X、Y、Z轴)任一方向上使用一预先准备的高强梯度磁场时,水分子弥散造成的MRI信号改变就不再微不足道,而是“可见”的。DWI实际是在MRI原有图像对比上出现的一种新的独特的图像对比。

对水分子弥散活动敏感的MRI脉冲序列是1965年施泰伊斯卡尔(Steijskal)和坦纳(Tanner)提出的脉冲梯度SE(pulsed gradient spin echo, PGSE)技术。PGSE的特点是在180°重聚集脉冲的两侧各对称放置一梯度场(gradient lobe)。这对梯度场具有加速质子失相位的作用,对水分子的弥散特别敏感。

DWI在临床上主要用于早期诊断脑梗死,在脑梗死发生后1～6 h内即可显示病灶所在,而常规SE T_2W要6～10 h后才能显示病灶,所以要比常规SE方法敏感得多。

(2) 弥散张量成像

1) DTI(diffusion tensoi imaging)的成像原理:水分子在一些组织中向各个方向的弥散是平均的,称为弥散各向同性。但是在脑组织的神经和脑白质束内,由于神经细胞膜和覆盖在轴突表面的髓鞘形成弥散的障碍,水分子在平行于主纤维方向上的弥散比垂直方向更容易，因此水分子在脑组织的弥散在三维空间上是有方向性的，称为弥散各向异性，这是DTI的成像基础。水分子在脑组织中的弥散轨迹外形可大概表述成椭球体的模式，椭球体的方向（主轴或主向量）即所谓的弥散张量，一般认为是平行于局部的白质纤维束。MRI的DWI序列通过采用成对的相位移动及相位重聚磁场梯度，可以探测到某一特定方向上随机的水分子热运动。DTI是在DWI基础上发展的技术。标准的DWI不关注水分子弥散方向，测量的是体素内的弥散总量；而DTI关注的是每个体素内水分子在三维方向上各向异性真正的量值。如果外加磁场梯度方向垂直于神经纤维束，意味着神经纤维束内的水分子弥散倾向于停留在梯度场相同的场强区域，表现出相对小的弥散衰减，相对周围的组织，弥散的水分子信号逐渐变亮。但是，如果梯度方向平行于纤维束方向，各向异性弥散的水分子与各向同性相比将会沿着梯度移动更快，这意味着经历更快的信号衰减，结果是探测的白质纤维束的信号会比周围其他组织低，信号变黑。

各向异性分数（fraction anisotropy，FA）是DTI的一个重要参数，提供与水分子弥散方向性程度相关的定量信息，取值范围0～1，没有单位。FA值越大，水分子弥散的方向性就越强。FA的计算可以产生颜色编码图，一般来说，采用不同的颜色代表主本征矢量的方向，最常用的是红、绿、蓝分别代表左右、上下、前后方向，颜色的强度则由弥散各向异性指数值（最常见为FA）决定；从颜色编码图中可以观察出各项异性的程度及局部纤维束的方向。该图特别能让人感兴趣的是，任何熟悉正常纤维束解剖的观察者，都能从直接编码的二维图像上容易观察到主要纤维束的结构，与标准的临床MRI所观察到的内容类似，而且对病灶与特定纤维束的局部关系也能容易评价。

2）脑肿瘤与DTI：神经外科医生在脑肿瘤的术前评估中需要了解的情况较多。诊断方面包括肿瘤的类型、部位、范围，如良性/恶性、原发/转移、低级/高级、颅内/颅外、脑内/脑外，以及硬脑膜、血管受累情况等；手术方面包括采用何种外科手术类型及活检（立体定位）、部分或完全切除；进一步需要评价病灶靠近或累及皮质或纤维束等结构、预测手术成功与否等。

常规MRI是发现脑肿瘤的最敏感方法，但是对大多数肿瘤组织学特征的确定缺乏足够的特异性。DWI可以鉴别肿瘤与感染，提供肿瘤细胞构成方面的信息，有助于肿瘤的组织学特征及分级。DWI的图像上胶质瘤的信号强度变化较大，主要与肿瘤的T_2值及表观弥散系数（ADC）值有关。因此，一些胶质瘤DWI是高信号、ADC图信号减低，反映了细胞外间隙体积减少。其他胶质瘤有正常或增加的ADC值，那是T_2透过效应造成的DWI高信号。

对神经外科医生而言，比诊断性成像更重要的是手术的靶点和目的必须清晰。外科手术最常见的靶点是病灶，目的是获取标本（立体定位活检），减少肿块的占位效应或移除占位（外科切除），更重要的是保留功能上重要的纤维束免受外科手术破坏。DTI可以反映出脑肿瘤的局部效应对脑白质纤维束完整性及走行轨迹产生影响，这对术前计划的制订也有帮助。

肿瘤邻近区域已经观察到4种各向异性模式：①正常的信号伴有位置及方向改变，提示纤维束移位；②信号存在且方向和位置正常，但信号强度减低，提示可能与血管源性水肿相关；③信号减低伴有破坏图，认为与肿瘤的浸润相关；④各向异性消失，提示纤维束破坏。术前纤维束成像可提供由肿瘤造成偏离的纤维束的走行，为手术切除肿瘤保留纤维束提供帮助。一项大样本综述表明，切除高级别胶质瘤的比较研究中，当DTI作为神经外科导航手术操作的补充工具，患者的平均寿命要增加7个月，而且生活更有质量。

DTI已经成为术前fMRI的重要组成部分，对外科决策产生重要影响。与其他fMRI不同的是，DTI不需要任务刺激，甚至在镇静及麻醉等意识不清的状态下仍可进行成像。因此，纤维束成像比其他术前fMRI检查被更多的人接受。与fMRI类似，进行纤维束成像也应该经过选择，纤维束成像的方法可应用解剖学的脑组织白质纤维束轨迹评估，描述主要的投射纤维（如锥体束、内囊、放射冠），连接纤维通道（如胼胝体、前连合）及联合纤维通道（如弓状束、额枕束和钩状束）。避免外科损伤的最重要纤维束是锥体束，面部和肢体部分受损会不可避免地造成半侧轻瘫或全瘫。锥体纤维束成像是罗兰多（Rolandic）下区病灶所必要的，因为皮质脊髓束和皮质延髓束可能在病灶的前后都有纤维束通过。弓状束成像可能提供外侧裂和岛叶周围病灶相关信息，弓状束损伤可能会影响语言中枢造成失语。同时进行fMRI语言皮质的成像，可作为纤维束成像的靶点或种子区。

3）手术前计划的 fMRI 与 DTI 联合应用：术前计划中的 fMRI 与 DTI 联合应用是目前临床最常应用的影像技术，主要目的是为外科医生提供肿瘤与周围功能组织的关系信息。许多研究团队研究术前计划对皮质切除的方法、切除范围和术后结果等方面的影响，认为浸润生长的肿瘤切除范围可采用术前 fMRI/DTI 进行分析，DTI 可用来评估一个生长广泛的肿瘤切除的可能性。一项针对脑胶质瘤和非胶质瘤患者术前 DTI 和 fMRI 评估方面的研究显示，如果影像结果显示肿瘤本身已经嵌入到运动纤维束或位于额叶语言区邻近部位，外科手术切除肿瘤的任何尝试都会导致更严重的功能障碍。随着肿瘤与语言皮质距离的减少，外科完全切除肿瘤的可能性也减少。DTI 可用来鉴别哪位患者会从完全性切除的手术中有最大收益、生存时间更长。总的来说，fMRI/DTI 可以为外科医生术前计划提供最具价值的信息，并提高术前风险评估的准确性。这些技术因其非侵入性和易于获得，已经在术前计划及代表实践的选择中得到广泛应用。但是，必须提出，fMRI 显示的功能皮质（如运动或语言）并非真正的功能皮质，DTI 常低估计皮质下传导束粗细和方向，因此，在术中还须应用直流电刺激验证（详见第 131 章“神经导航”和 132 章“术中影像导航”）。

（3）*灌注加权成像*

灌注过程是指血液从动脉向毛细血管网灌注，然后汇入静脉的过程。一般仅指涉及细胞外液的液体交换的灌注过程，而不涉及细胞内液的液体交换。目前有下列 2 种方法测定此过程。

1）MRI 造影剂血管内注射快速成像。常用 Gd-DTPA 造影剂作为媒体，当造影剂在短时间内高浓度通过某一区域的毛细血管网时，可代表血流通过的情况。由于顺磁性造影剂 Gd-DTPA 的磁化率效应，它不但大大缩短了 T_1 弛豫时间，也缩短 T_2 弛豫时间。用对磁化率效应敏感的 GRE 序列进行检测时，不难发现组织内 Gd-DTPA 的分布和浓聚情况。可获得时间-浓度变化线性相关的曲线，定量观察正常脑白质内的脑血容量（CBV）、平均通过时间（MTT）和局部脑血容量（rCBV）。

在测定血流的灌注时，MRI 机需有快速成像的性能。常用的成像序列为射频扰相梯度回波序列（RF spoiled GE），即 SPGE 和 FAST 等梯度回波序列。但它们都必须在 EPI 技术的基础上进行，时间分辨率必须达到每次 1～3 s，每次 6～8 层，连续 50 次以上。只有这样才能获得较为理想的结果。

2）利用水分子微量运动敏感的特殊 MRI 序列来观察脑血液循环。它包括自旋回波平面回波序列（SE-EPI）、梯度回波平面回波序列（GRE-EPI）。顺磁性对比剂通过引起 T_2 和 T_2^* 的改变，SE-EPI 获得的数据为 T_2 的变化，GRE-EPI 所获得的数据则为 T_2^* 的变化。用 SE 和 GRE-EPI 均可进行 rCBV 的测量。然而，GRE 对磁场均匀度的影响更加敏感，所以 T_2^* 加权成像方法较好。T_2 加权自旋回波磁敏感性相对较差，常需要 2 倍甚至 4 倍的对比剂才能产生异常信号改变，但残余的对比剂会改变基线水平，造成 CBV 测量的偏差，所以大部分动脉对比强化灌注 MRI 均采用 GRE-EPI。但梯度回波易产生磁敏感伪影，该伪影可以在一定程度上通过减少层厚来克服，虽然这降低了信噪比，但依然可以提供诊断性的图像。当病变位于大脑-颅骨-空气交界时，如颞叶或额下回伪影明显之处时，可以选择 SE 扫描模式。目前认为，双回波 PWI 能够校正单回波 PWI 中由于对比剂漏出所致的缩短 T_1 弛豫时间效应造成的对肿瘤局部 CBV 的低估，更适合对脑肿瘤的分析。

SE 序列仅对毛细血管内的对比剂敏感，因此对正常毛细血管管径大小的血管显示为佳。而 GRE 序列对毛细血管和更大血管内的对比剂均敏感，所以对所有血管的显示均较好。胶质瘤的血管直径为正常毛细血管管径的 1.9 倍，且血管结构较正常组织复杂，肿瘤的新生血管可存在动静脉瘘和动脉瘤样扩张，因此 GRE-EPI 序列可以更清晰地显示胶质瘤的血管生成。恶性胶质瘤的 rCBV 在 GRE-EPI 序列高于 SE-EPI 序列，这种差异主要与肿瘤的血管直径大于正常毛细血管的直径、GRE-EPI 序列对所有血管床及脑表面的动静脉的磁敏感性较高有关。但在低度恶性胶质瘤中，2 种技术所获得的 rCBV 值无变化，主要因为其血管不丰富，血管体积与正常血管相似。2 种技术所获得的 rCBV 值均可鉴别良恶性胶质瘤。

PWI 在临床上应用于脑梗死的预后推测、脑梗死的溶栓治疗效果和脑肿瘤的定性诊断。

（4）*血氧水平依赖*

许多年前就有科学家发现在不同的活动刺激后，相应的脑皮质局部血流量会明显增加。他们把这归因于局部脑神经组织新陈代谢增加。在局部脑

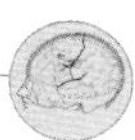

神经组织新陈代谢增加时，该区域的毛细血管和引流静脉的氧饱和度就会下降，二氧化碳水平会升高，这将使局部血流动力学有所反应，通过调节，局部的血流量将增加。1～2 s 后局部有关的区域会产生过度的血供，氧饱和度明显升高。总的结果是：在有局部过度血供发生时，局部区域内的小供血动脉和毛细血管、引流静脉中氧合血红蛋白水平升高，而去氧血红蛋白水平下降。血流动力学的反应并不是瞬间的，需要一段时间逐渐形成。这就要求基于血容量改变的 MRI 必须以每 4～5 s 一次或更快的速度进行，以覆盖整个血流动力学反应期。

用于探测局部血流量的 MRI 方法较多，应用比较广泛的是 BOLD 技术。BOLD 技术是建立在局部去氧血红蛋白水平下降的基础上。去氧血红蛋白是一种强有力的顺磁性物质，而氧合血红蛋白是抗磁性物质，与周围的脑组织相似，因此去氧血红蛋白就像内源性造影剂一样，在用对 T_2 敏感的成像序列时，因成像体素内失相位的原因，可造成局部信号降低。在刺激活动后，相应的脑皮质局部血流量增加，去氧血红蛋白水平降低，降低的去氧血红蛋白水平也减少了成像体素内失相位的程度，最后出现局部信号升高的结果。

BOLD 主要应用于探测脑内各功能区的位置和对各种刺激的反应程度。在可能涉及脑功能区的手术前，用 BOLD 技术可以预先知道是否会损伤相应的功能区。同时，BOLD 技术也是非损伤性评价和了解脑功能最重要的方法之一。

BOLD 分任务态与静息态 2 种：① 任务态 BOLD。大脑被特定的任务刺激后（如视觉、运动等），可激活相应的脑功能皮质区，从而引起局部脑血流量和氧交换量的增加，氧的供量大于氧的消耗量，其结果导致氧合血红蛋白含量增加、去氧血红蛋白含量降低。去氧血红蛋白具有顺磁特性，可使组织毛细血管内外出现非均匀性的磁场，从而加快质子的失相位，缩短 T_2 弛豫时间，导致 T_2 加权信号降低。因此，当去氧血红蛋白含量减少时，可促使局部的 T_2 加权信号增强，从而获得相应激活脑区的皮质功能成像图。如当受试者阅读悲伤的文字或听悲伤的音乐时，可观察到额叶、大脑边缘区和海马等脑区活化；任务刺激孤独障碍患者，发现患者的额叶、颞叶、杏仁体、梭状回、楔叶等脑区在执行简单认知、社交认知、抑制控制等任务时存在异常。对脑肿瘤患者术前进行对指运动激发模式进行 fMRI 检查，可以显示手指的脑活动功能区与肿瘤的对应关系，为安全切除肿瘤又不损伤功能区提供可能。但任务态 BOLD 有一定缺点，它需设计特定的任务且易受参与者主观因素影响。② 静息态（又称非任务态）BOLD。最近发现，即使是在清醒状态，大脑仍有许多神经元在活动，即任务非依赖的神经元活动，表现为 fMRI 信号存在低频的自发性振荡或波动，在远离的 2 个脑区之间具有时间的同步性，位于 0.1 Hz 的频率间隔以下，而与心脏及呼吸伪影无关。这种低频的 BOLD 信号即代表了静息态的脑活动。静息状态指的是受试者清醒、静息平卧、闭眼、平静呼吸、固定头部并最大限度地减少头部及其他部位的主动与被动运动，同时要求尽量不要做任何思维活动的状态。静息态时存在默认的功能网络，包括后扣带回皮质、背内侧前额叶皮质（额中回、额上回）、背侧前扣带回及角回。主要位于中线区，说明特定的中枢神经解剖结构存在一致的低频 BOLD 信号波动，左侧大脑半球较对侧显示更广泛的去激活。默认的功能网络和相应任务诱导的脑区域的激活呈动态平衡状态，患者的异常行为也许就是因为这种动态平衡被打破，如阿尔茨海默病、幻听及肝性脑病患者均出现了反常的默认功能网络。提示许多疾病都会有这种现象，而不是某一疾病所特有。静息态脑功能成像实验设计不需要刺激任务，可利用内源性血氧信号变化进行成像，采用非任务设计驱动的数据处理方法获得多种参数图像，以研究静息状态下脑的工作机制，相比任务脑功能成像具有更好的患者依从性和临床实用性。目前，静息态 BOLD 已广泛应用于阿尔茨海默病、癫痫、注意缺陷多动症及精神分裂症等多种疾病。这些结果均显示患者静息态脑功能连接网络的改变和缺损，其多与病程、疾病严重程度、治疗效果及恢复程度等密切相关。

(5) 磁敏感加权成像

磁敏感加权成像（susceptibility weighted imaging, SWI）采用在 3 个方向施加完全流动补偿的高分辨三维梯度回波序列进行扫描，并利用不同组织间磁敏感性的差异产生图像对比。由于 SWI 对血液代谢物、静脉血管、钙化及铁沉积等物质的信号高度敏感，所以广泛应用于诊断出血性病变、异常静脉血管性病变、肿瘤和变性类疾病，以及钙、铁等含量的定量分析。脑微出血（cerebral micro bleeding, CMB）是由慢性高血压及淀粉样蛋白血管变性等引起的一种以微小血管损害为主的亚临床脑实质损害。其直径<5 mm的出血灶，通常发生于灰质深部、白质皮质下。法泽卡斯(Fazekas)等研究表明，健康群体中CMB的患病率为5%～6%，脑出血群体中高达60%，缺血性卒中群体为40%。CMB数量与脑白质疏松及腔隙梗死数量密切相关，数量多提示微血管病变已达到晚期，有出血倾向。多发CMB可预测再发脑出血和腔隙性梗死，伴有CMB的患者发生致残或致死性卒中明显增高。由于CMB体积小，周围组织无水肿，临床症状很轻或无，因此CT及常规MRI检出率低。SWI序列可以指导临床及早进行干预治疗，预防脑出血的发生或者减少脑出血并发症，明显提高患者生活质量。脑海绵状血管瘤(cerebral cavernoma)是一种先天性脑血管畸形，属于隐匿性血管畸形，是青壮年自发性脑出血的主要原因之一。可发生于脑内任何部位，但发生于幕上的较多。大多数的海绵状血管瘤发生于幕上皮质下、基底节区及脑干等部位，其中脑干者多位于脑桥。一般情况下，本病经常出现钙化，通过脑血管造影难以发现异常。T_1WI及T_2WI可见不同时期的出血，因而不难诊断；但是部分病灶窦样扩张，直径过细，血流速度较慢，且伴有血栓和钙化等因素，因而容易漏诊。李(Lee)等认为SWI是筛选海绵状血管瘤的理想方法，还可鉴别出血和出血瘤体，显示更小的微出血灶。

(6) 脑脊液电影成像

脑脊液电影成像是一种非侵入性的流体定量技术，通过相位对比电影MRI(phase contrast cine MRI, PC cine MRI)研究脑脊液循环动力学，可以更直观地动态观察脑脊液的生理和病理状态，已广泛应用于脑脊液循环障碍性疾病的诊断和术后疗效评估。

正常成人和儿童每天产生约500 ml脑脊液。其产生有2个来源：脑室内脉络丛分泌和非脉络丛组织分泌。脑脊液正常流动是有规律地从侧脑室经室间孔达第3脑室，经导水管进入第4脑室。大部分脑脊液经正中孔和侧孔流入脑池内(颅内的蛛网膜下腔)；小部分流入脊髓中央管。脑脊液是靠旁矢状面上蛛网膜下腔颗粒和椎管内神经根袖旁的蛛网膜颗粒吸收的。它是被动吸收进入硬脑膜静脉窦中的。脑脊液生理异常包括量的异常和流动的异常。脑脊液的产生或蛛网膜颗粒的吸收异常造成脑脊液量的异常。当脑脊液流动途径某个部位发生阻碍，如狭窄、压迫或梗阻时，脑脊液的流动和分布发生异常。脑脊液电影成像对流动组织敏感，可以动态显示脑脊液通路上的细微流动，在诊断脑脊液通路堵塞或狭窄方面具有优势。正常人，在MRI扫描中脑室系统对称、大小正常；在脑脊液电影成像中，黑白变化方向一致，未见异常流动，流速均匀规律。阻塞性脑积水由于脑脊液循环通路的某一部位发生梗阻，多伴脑室扩张。CT或MRI普通图像上难以判断其是否有狭窄。脑脊液电影成像显示在阻塞性脑积水脑脊液循环途径的狭窄部位，脑脊液流速明显加快并出现异常的湍流。不全阻塞性脑积水时，中脑导水管的相位图像仍可见脑脊液收缩期高信号和舒张期低信号，其流速和流量均下降；完全阻塞性脑积水时，则不能区分导水管与周边组织，也观察不到脑脊液流动圈。交通性脑积水是蛛网膜颗粒吸收障碍或脑脊液产生过剩，而脑室与蛛网膜下腔之间仍保持通畅。脑脊液电影显示交通性脑积水的脑脊液流动方向正常但流速明显变慢，并可见许多杂乱的涡流影，且中脑导水管的流量可达正常人的10倍，流速明显增快。有学者认为，非交通性脑积水治疗中第3脑室底造瘘术比脑室-腹腔分流术更具优势。通过建立脑室与蛛网膜下腔的通路，更加符合正常生理的脑脊液循环，其感染率和病死率低，无异物植入、过度分流或分流不足等并发症，多数情况下无需反复手术修正。此外，脑脊液电影成像亦可有效评估神经内镜下第3脑室底部造瘘术脑脊液动力学恢复效果，可以定量分析脑脊液动力学改变，为评价脑积水治疗提供客观依据。

6.3.5 动态增强磁共振扫描

动态增强磁共振扫描原理为在静脉注射对比剂后，对检查区域所选定的层面进行一系列短时快速扫描，然后在重建后的图像上利用计算机软件测定感兴趣区(region of interest)的信号强度，绘制时间信号强度曲线，以观察靶区血流动力学改变。动态MRI增强扫描除可用于脑血管性病变如脑梗死、动静脉畸形、动脉瘤等的诊断外，还可观察脑肿瘤的血流灌注。研究表明，肿瘤组织的强化程度与强化形式及时间信号曲线的形态和参数主要与肿瘤内血管分布状况和血脑屏障的破坏有关。根据肿瘤的血管分布状况将脑肿瘤分为血管丰富型、正常血管型和乏血管型3种。血管丰富型肿瘤的时间信号强度曲线的特点为峰值高、达峰值时间短，但持续时间延长，可能与血管外对比剂淤积有关。乏血管型肿瘤

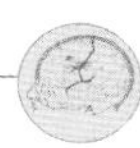

时间信号曲线的特点为峰值正常或略低、达峰值时间和持续时间均延长。

6.3.6 磁化传递对比成像

磁化传递对比(magnetization transfer contrast, MTC)成像技术通过降低脑组织背景信号而改变MRI中脑组织的对比度,从而在不同检查中调节图像对比,使诊断更易进行。在颅脑疾病诊断方面,由于脑灰、白质的磁化传递效应明显,脑脊液的磁化传递效应甚微,同时磁化传递效应对Gd-DTPA作用很小,大大增加了强化后肿瘤病灶的显示率,也提高了磁共振诊断的敏感性。由于脑肿瘤内部结构及组成成分不同,其磁化传递效应有明显差异,有利于判定肿瘤的起源及鉴别肿瘤的良恶性,提高了磁共振诊断的特异性。磁化传递与Gd-DTPA联合应用可产生协同作用,同样剂量时增强效应提高6~8倍。

6.3.7 磁共振波谱

(1) 基本原理与技术方法

磁共振波谱(MRS)形成的原理主要包括化学位移和自旋耦合(J-耦合)2种物理现象。同一种原子核在不同的分子中,由于周围电子云的结构、分布及运动状态不同,对其产生不同的屏蔽作用,称磁屏蔽(magnetic shielding),从而引起原子核局部磁场的改变。因此,即使在同一均匀磁场中,不同化合物的相同原子核由于其所处的化学环境不同,周围磁场强度会有细微的变化,导致同一种原子核的共振频率会有差别,这种现象称为化学位移。此外,原子核的共振频率与外加磁场强度有关。在分析MRS时,通常选择一个参照物,将被测化合物的频率与参照物的共振频率进行比较,得到化学位移的相对值,采用磁场强度的百万分之一(ppm)为单位。J-耦合现象是原子核之间存在共价键的自旋磁矩相互作用形成的自旋耦合,以J为常数。J值越大,耦合就越强,波分离也就越宽。根据这2种现象,便构成了波谱的精细结构。

临床上最常用的水抑制方法是化学位移选择饱和法(chemical shift selecting saturation, CHESS)。定位方法通常有表面线圈方法(surface coil spectroscopy)、深部分辨表面线圈方法(depth resolved surface coil spectroscopy, DRESS)、单体素方法(single voxel spectroscopy, SVS)、多体素方法(multivoxel spectroscopy)及波谱成像方法(MR spectroscopy imaging, MRSI)等。目前临床常用单体素方法和多体素方法。采集技术有点分辨波谱(point resolved spectroscopy, PRESS)和激励回波采集方法(simulated echo acquisition method, STEAM)。PRESS选择性强,信噪比较高,对运动不敏感,此序列TE时间较长(130~300 ms),难以发现短T_2代谢产物,主要用于发现N-乙酰门冬氨酸(NAA)、胆碱(Cho)、肌酸(Cr);而STEAM选择性很强,TE时间短(30~40 ms),适用于观察短T_2代谢产物,如肌醇(mI)等。因此,选择不同TE时间可以产生不同的波谱图(图6-12)。

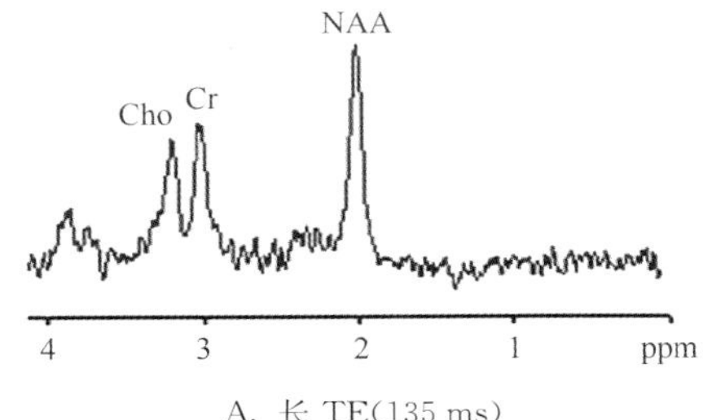

A. 长TE(135 ms)

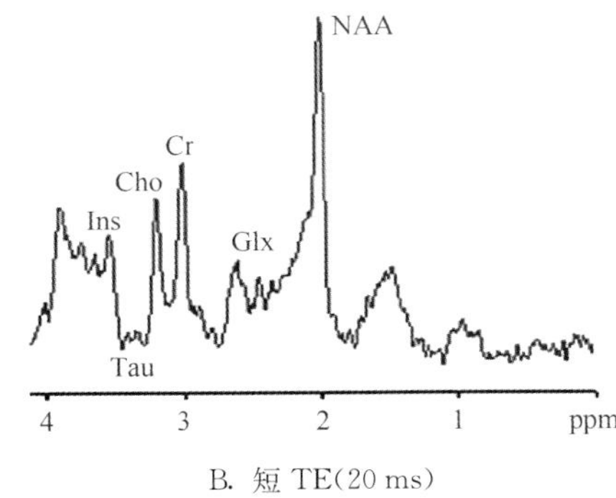

B. 短TE(20 ms)

图6-12 健康志愿者脑白质的1.5T MRS图像

注:TE,回波时间;NAA,N-乙酰门冬氨酸;Cho,胆碱;Cr,肌酸。

目前,单体素氢质子波谱脑检查(SVS)已广泛应用于临床,它可以自动进行匀场、水抑制及数据处理。多体素氢质子波谱脑检查(MVS)可显示代谢产物分布图、比率图及多体素波谱矩阵,能对容积内任一像素进行波谱重建,并以图像内颜色的差异表示某代谢产物波谱,因此有更广阔的应用前景。

(2) 脑组织代谢产物的测定及意义

人脑是包含许多不同代谢物质的复杂结构,能够被MRS检测的代谢产物包括NAA、Cho、Cr、mI、N-乙酰门冬氨酰谷氨酸(NAAG),γ-氨基丁酸(GABA)、天冬氨酸(Asp)、甘氨酸(Gly)、磷酸肌酸(PCr)、乳酸(Lac)、脂质(Lip)、谷氨酸(Glu)、谷氨酰胺(Gln)、丙氨酸(Ala)、牛磺酸(Tau)、葡萄糖(Glu)、苯丙氨酸(Phe)、组胺酸(His)等,然而其中有些物质(如GABA、Asp、Gly、Glu、Ala、Phe、His)在常规MRS中并不能够被准确量化,只有部分物质可以在常规MRS图像上显示(表6-1)。

表6-1 各代谢物波峰位置及不同TE时间对其显示效果

ppm	波谱名称	短TE	长TE	意 义
0.9~1.3	大分子物、Lip、氨基酸	√		坏死性肿瘤
1.35	Lac	√	√	无氧代谢
1.47	Ala	√	√	脓肿
1.9	Ace	√	√	脓肿
2.02	NAA	√	√	正常神经元
2.05/2.5	Glu、Gln	√		细胞内神经传递素
2.4	Pyr、Succ	√	√	化脓性脓肿
3.02,3.9	Cr	√	√	能量代谢
3.2	Cho	√	√	细胞膜代谢
3.36	Tau	√		PNET,某些胶质瘤
3.56,4.06	mI、Gly	√		胶质增生

注:Ace:醋酸盐;Pyr:丙酮酸盐;Succ:琥珀酸盐;PNET:原始神经外胚层肿瘤。

1) NAA峰:位于2.0ppm,总NAA(tNAA)峰主要构成物质为NAA,还包括少量NAAG。NAA是神经细胞线粒体内天冬氨酸的衍生物,被传递至胞质并沿轴突分布,它是公认的神经元的内标物。脑内NAA具有多种功能,参与神经细胞线粒体内的能量代谢、少突胶质细胞的类固醇合成等,其他功能还包括神经元渗透压调节和轴突-胶质细胞信号转导。还有一些研究认为,NAAG是维持脑内氮平衡的一种前体物质。NAAG还广泛存在于一些神经肽内,这些神经肽充当神经传递素或神经传递素的调节器。目前常规活体MRS检查还不能将NAA与NAAG区分开。

已经证实tNAA在脑内的分布是不均匀的,NAAG的分布呈现从大脑向脊髓尾部浓度不断升高,另外白质内浓度比灰质高;而NAA在脑内的分布是均匀的。NAA作为神经元的标记,可用于鉴别胶质瘤、转移瘤和脑膜瘤等。胶质瘤引起NAA浓度下降;而脑外肿瘤,如脑膜瘤、转移瘤等不含有神经元,所以检测不到NAA。但胶质母细胞瘤是一个特例,因为其起源于神经胶质的高度恶性肿瘤,NAA含量也非常低。

2) Cho峰:位于3.2ppm,包括磷酸胆碱(PCho)、磷酸甘油胆碱(GPCho)和磷脂酰胆碱,反映了脑内总胆碱量(tCho),是细胞膜磷脂代谢的成分之一,反映细胞膜的转运,其中只有PCho与细胞的瘤变相关。Cho并不仅仅在肿瘤性病变中升高,在脑发育阶段或者引起细胞增殖的疾病中,如感染或炎性病变中也会升高,而在有细胞膜损伤的疾病如缺氧和脱髓鞘病变中Cho降低。

3) Cr波谱:位于3.0ppm,包括Cr、PCr及少量GABA、赖氨酸和谷胱甘肽;Cr另一波谱位于3.9ppm。因此,Cr峰称总Cr(tCr)。Cr作为高能磷酸盐的储备形式及ATP和ADP的缓冲剂,在脑内含量比较稳定,常被作为对照值。

4) Lac峰:具有独特的波形,包括2个峰,分别位于1.32ppm和4.1ppm。后一个峰非常接近水,常被抑制下去。在PRESS序列中可通过改变TE值来辨别此峰,TE=135 ms时为倒置双峰,TE=270 ms时为正置双峰。Lac是葡萄糖无氧酵解的最终产物。正常时脑内Lac水平较低,而在脑肿瘤中Lac含量显著升高,提示肿瘤生长旺盛,但Lac作为恶性度的标志仍有争议。

5) Lip波谱:位于0.8 ppm、1.2 ppm、1.5 ppm和6.0 ppm,这些峰是由甲基、亚甲基、等位基和不饱和脂肪酸的乙烯基组成。临床常用STEAM短TE序列来检测Lip。Lip峰升高提示组织坏死,可以作为脑肿瘤恶性度分级的辅助征象。

6) 肌醇(mI)波峰:位于3.5ppm。是一种神经胶质细胞的渗质和标记物,其水平升高提示胶质细胞增生。

7) 谷氨酸、谷氨酰胺(Glu、Gln)波峰:位于2.1~2.5ppm。参与脑内重要神经生理功能的发挥,在肝性脑病和脑缺血、缺氧时增高。

8) 丙氨酸(Ala)波峰:位于1.3~1.4ppm。某些脑膜瘤Ala表现升高,与Lac峰较近。

(3) *^{1}H-MRS在脑肿瘤中的应用*

一些脑肿瘤主要代谢物的MRS变化如表6-2所示。

1) 胶质瘤:脑胶质瘤是常见的原发颅内肿瘤,约占40%,以星形细胞瘤最多见。典型的MRS特征为NAA显著下降,Cho明显上升和Cr中度下降,

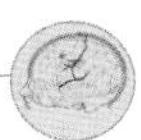

表 6-2 脑肿瘤主要代谢物的MRS改变

肿瘤类型	主要代谢物					
	NAA	Cr	Cho	mI	Lip	其他
二级胶质瘤	↓↓	↓	↑↑	↑↑/=	—	
三级胶质瘤	↓↓	↓	↑↑	↑/=	+/—	
胶质母细胞瘤	↓↓↓	↓↓	↑↑	=/↓	++	
淋巴瘤	↓↓↓	↓↓	↑↑↑	↓↓	++	
转移瘤	↓↓↓	↓↓↓	↑↑	↓↓↓	+++	
大脑胶质瘤病	↓	↑↑	↑↑	↑↑↑	—	
脑膜瘤	↓↓↓	↓↓	↑/↑↑	↓↓↓	+/—	Ala、Glx

注：MRS，磁共振波谱；NAA，N-乙酰门冬氨酸；Cr，肌酸；Cho，胆碱；mI，肌醇；Lip，脂质；Ala，丙氨酸；Glx，谷氨酸和谷氨酰胺；↑，升高；↓，降低；=，无变化；+，存在；—，缺失。

tCho随着肿瘤级别升高（二级到三级）而升高，至四级胶质瘤（胶质母细胞瘤）反而下降，研究认为可能是坏死组织稀释所致。确定胶质瘤的分级对选择适当的治疗方案、评估预后均有非常重要的意义。不同级别或不同类型的肿瘤有各自的代谢水平，因此很多学者进行^{1}H-MRS与肿瘤级别的相关性研究。Negendank等研究发现，高度恶性星形胶质细胞瘤与低度恶性肿瘤相比，NAA/Cho比值明显降低，而Cho/Cr比值明显升高。Fountas等认为星形细胞瘤Cho/Cr比值是判断肿瘤恶性度的一个重要标志，它与恶性度呈正相关。另有研究提示，二级和三级胶质瘤tCr标准化浓度>0.93时可能预示着胶质瘤的早期进展。Castillo等认为，mI/Cr比值可能也有助于胶质瘤恶性程度分级，在高度恶性胶质瘤中，该比值较低度恶性胶质瘤者低。不同级别的胶质瘤，除信号强度及比值差异有统计学意义外，tCho构成亦不相同。Sabatier等发现，高度恶性胶质瘤由GPC、PC和Cho构成，而低级别胶质瘤主要由GPC组成，PC、Cho仅占少部分。

胶质瘤内可检测到Lac峰，此峰升高提示糖酵解过程增加，这是因为肿瘤代谢本身糖酵解过程增加。另外，缺少血液灌注的肿瘤实质的水肿也造成糖酵解增加。血液灌注不充分的肿瘤还会继发正常血管网的破坏，如果肿瘤或其周围组织有充分的转运机制能将过多的Lac运走，Lac就不会升高，而转运不畅则Lac会升高。Lac的出现表明正常有氧呼吸不再起作用，标志着缺血、缺氧、糖酵解加重、细胞死亡、组织坏死等，而这多发生在高级别胶质瘤的坏死区，提示有向多形性胶质母细胞瘤发展的倾向。但在低级别胶质瘤中，仍能看到Lac峰，所以认为Lac水平的高低不是区分高、低级别肿瘤的可靠指标，只是有助于肿瘤的分级。

另外，Lip信号也有助于辨别低级别与高级别胶质瘤。Lip常在肿瘤坏死区域和未经治疗的肿瘤中被发现，尤其在高级别胶质瘤中，这是由于来源于肿瘤边缘有巨噬细胞或者坏死组织细胞等组织结构中的脂肪分解成小分子脂质。由于胶质瘤体内坏死程度的高低与肿瘤恶性度具有相关性，因此有学者提出在肿瘤坏死区检测到Lip峰异常增高提示该肿瘤恶性度很高。

2）转移瘤：颅内转移瘤缺乏神经元，MRS表现为NAA峰缺如，有时可见到较低的NAA峰，可能原因是容积效应或者肿瘤细胞浸润周围正常组织。单发脑转移瘤与胶质瘤影像学表现很相似，MRS可显示常规MRI上肿瘤强化周围区域（perienhancement region，PER），即T_2WI上呈高信号的所谓"水肿区"在浸润性肿瘤中存在的代谢物异常变化。Law等研究发现，高度恶性胶质瘤PER的Cho/Cr比值明显高于转移瘤。在胶质瘤PER可以出现mI峰的升高，因此肿瘤PER的mI峰升高可作为诊断脑胶质瘤的重要依据。最近，有学者采用短TE（<30 ms）发现脂质和大分子（lipid and macromolecule，LM）浓度在高度恶性胶质瘤与转移瘤之间差异有统计学意义（P<0.01），因此LM有助于两者的鉴别。

3）脑膜瘤：常规MRI检查诊断并不难。典型脑膜瘤MRS表现是显著升高的Cho峰，无NAA峰或很低，Cr峰很低，有时出现特征性的Ala峰。Ala峰的出现被认为是脑膜瘤的特征性表现，但Ala并非在所有脑膜瘤中可被发现，在其他肿瘤如星形细胞瘤中也可发现。非典型和恶性脑膜瘤中NAA峰比正常脑组织降低，这与星形细胞瘤很难鉴别。一项脑膜瘤研究显示，37例脑膜瘤中有5例为非典型脑膜瘤，SVS可以正确诊断其中的4例，虽然数量较少，但表明MRS可以提供诊断的信息。

4）弥漫性胶质瘤：常规MRI仅表现为T_2WI高信号，中度占位效应，轻度强化，与脱髓鞘疾病和病毒性脑炎鉴别困难。有研究采用多体素MRS研究大脑胶质瘤病，并与低级别胶质瘤及健康志愿者的MRS进行比较。多变量统计学分析结果显示，大脑胶质瘤病tCr和mI明显升高、NAA降低、tCho中度升高，与低级别胶质瘤的tCho和mI升高、NAA降低明显不同。

5）观察疗效、判断预后和引导活检：绝大多数脑肿瘤患者都要进行手术治疗、化疗和放疗，治疗的效果直接与患者的生存密切相关，肿瘤体积缩小并不能作为治疗反应的可靠指标。因为 MRS 能够提供肿瘤治疗后功能代谢方面的信息，所以 MRS 可以早期反映肿瘤的代谢及生长潜能，评价不同治疗方法的疗效。有研究认为，Cho 的下降是表明治疗有效的指标。Walechi 等对 64 例高级别胶质瘤患者手术和放疗后进行 MRS 检查，发现 Lac/Cr 和 Lip/Cr 比值在复发组与未复发组之间差异有统计学意义。目前，活检仍然是诊断脑肿瘤的金标准，MRS 可以提供一些信息来引导活检的部位，达到提高活检成功率的目的。Dowling 等采用多体素 MRS 对 29 例样本的回顾性研究提示，tCho 升高与肿瘤密度大有关，其中两份分别为肿瘤组织和胶质细胞增生的穿刺标本，常规 MRI 难以鉴别两者，而 MRS 的结果与最终的组织学结果相对应。Hall 等在 5 例患者出现 Cr 水平升高且 NAA 水平下降的区域进行了活检，结果 5 例患者均被诊断为脑胶质细胞瘤。

6.3.8 磁共振血管成像

磁共振血管成像（magnetic resonance angiography，MRA）是利用 MRI 特殊的流动效应而不同于动脉或静脉内注射造影剂再进行的血管造影，它是一种完全非损伤性血管造影的新技术。目前，MRA 至少可以显示大血管及各主要脏器的一二级分支血管。MRA 最先用于血管性病变的诊断，如血管栓塞、血栓形成、血管硬化分期等。与 MRI 造影剂如 Gd-DTPA 联合使用，MRA 可显示与肿瘤相关的血管和肿瘤对一些血管结构的侵犯情况。MRA 主要方法有 2 种：时间流逝法（TOF）和相位对比法（PC）。两者有各自的特点和优缺点，使用范围也略有不同。MRA 应用于临床有近 20 年的历史。颅脑和颈部大血管因为血流量大、没有呼吸等移动伪影的干扰，可得到质量较高的 MRA 图像，是最早应用于临床的 MRA，也是目前 MRA 应用最广泛的部位。颅脑和颈部 MRA 可诊断多种疾病，可查出 90%～95%的颅内动脉瘤，对无症状的患者可用 MRA 进行筛选。MRA 因无任何不良反应，常用作首选的筛选方法。但 MRA 对直径＜5 mm 的动脉瘤漏诊率较高。对伴有颅内出血的动脉瘤患者，MRA 不能代替常规血管造影做介入治疗。MRA 可检出颅脑和颈部血管的硬化表现，但分辨率不及血管造影，对检出小动脉的硬化情况和小血管的脉管炎等还有困难。MRA 除了利用流动原理成像之外，也可注射顺磁性造影剂，利用顺磁性造影剂明显缩短 T_1 时间的原理来提高血管的信号。注射造影剂的 MRA 一般都使用带破坏脉冲的 3D GR 序列，如 3D-SPGR 等。增强 MRA 可以显示更细小的血管和很细微的血管病变。由于 SPGR 的 TR 时间极短，可以在短时间内采集大量的图像资料，因此也用于胸、腹部大动脉的 MRA，效果较佳。高分辨率 MRI 血管管壁成像等技术用“黑血技术”、薄层 SE 序列扫描，利用血管流空效应，重建后显示出低信号的血流（一般 MRA 方法血流均为高信号）。“黑血技术”不会夸大狭窄，可以清晰地显示血管管壁。总的来说，MRA 目前只能作为一种筛选检查。

6.3.9 MRI 的临床应用

MRI 诊断颅脑疾病已经相当成熟，目前已取代了大多数 CT。随着机器的发展和经验的积累，特别是 MRI 对比剂应用之后，MRI 取代 CT 的范围日益广泛。

正常脑灰质含水量较脑白质多，含脂肪较脑白质少。在 T_1 加权图像上脑灰质的信号强度较低，脑白质的信号强度较高；在 T_2 加权图像上脑灰质的信号强度较高，脑白质的信号强度较低；质子密度加权成像时，灰质与白质的信号强度非常相似。脑脊液的 T_1 和 T_2 弛豫时间明显长于脑组织，故在 T_1 和 T_2 加权图像上分别呈现低和高信号区。头皮含大量脂肪组织，在所有成像脉冲程序均呈高信号区。颅骨板障内所含脂肪也比较多，且血流缓慢，故也显示为高信号区。颅内板、外板、硬脑膜（如大脑镰和小脑幕）、乳突气房和鼻旁窦腔等不含质子或所含甚少，为无信号区或信号甚低区。脑垂体的信号强度一般高于脑白质。动脉常显示为无信号区。静脉血流较慢，有时可呈现为高信号区。

（1）*颅内肿瘤*

颅内肿瘤的信号特征主要与肿瘤的水含量，特别是细胞间隙的水含量有关。一般而言，脑肿瘤的 T_1 和 T_2 弛豫时间均长于脑组织者，在 T_1 和 T_2 加权图像上呈低和高信号强度区。但是肿瘤伴发或伴存的水肿、出血、坏死、囊变、钙化及肿瘤血管、脂肪成分和黑色素之类的顺磁性物质，均能影响肿瘤的信号强度和形态特征。水肿组织的 T_1 和 T_2 弛豫时间均长，在 T_1 和 T_2 加权图像上分别呈现为较低和

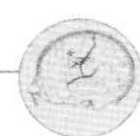

较高信号强度区。由于多数肿瘤的 T_1 和 T_2 弛豫时间延长，所以有时水肿与肿瘤之间境界不清。许多肿瘤可产生囊变。通常，良性者蛛网膜囊肿壁薄而均匀，所含液体信号强度与脑脊液相仿；恶性者囊肿壁呈不规则，内含液体 T_1 弛豫时间常较脑脊液为短，故 T_1 加权时其信号强度可高于脑脊液。但是例外者不少，如胶样囊肿和囊性颅咽管瘤所含液体的信号强度颇多变异，在 T_1 加权图像上可呈现为高信号区。在做 MRI 检查时肿瘤出血多处于亚急性或慢性期，故在 T_1 和 T_2 加权图像上均呈高信号区。偶尔陈旧的出血形成含铁血黄素，沉积于肿瘤的表面，在 T_2 加权图像上呈现为低或无信号区。钙化在 T_1 和 T_2 加权图像上呈现为无信号区。含脂肪多的肿瘤，如畸胎瘤和脂肪瘤，在 T_1 加权图像上呈现为高信号区，在质子密度加权图像上也为高信号强度区，唯有在 T_2 权重较大的图像上信号强度有所减低。

Gd－DTPA 增强 MRI 检查是诊断颅内肿瘤的重要方法。Gd－DTPA 是一种顺磁性物质，在局部浓集时会干扰局部的磁场均匀性，加快质子失相位的过程，从而导致 T_1 弛豫时间缩短，在 T_1 加权图像表现为高信号。但颅内肿瘤尚未破坏血脑屏障时，Gd－DTPA 不能通过血脑屏障进入脑组织起增强作用，即平时所描述的肿瘤无强化。肿瘤不强化除了血脑屏障未被破坏的原因外，坏死组织或囊肿和快速流动的血液也不会被强化。脑内肿瘤如胶质瘤等一旦被强化，就表明肿瘤已破坏了血脑屏障。除了局限性胶质瘤，一般脑内肿瘤强化越明显，形态越不规则，提示肿瘤越恶性。脑外的肿瘤如脑膜瘤、垂体瘤等因无血脑屏障，可直接被增强，强化程度一般仅与血供情况有关，与肿瘤的恶性程度关系不大。

MRI 诊断颅内肿瘤的原则与 CT 相似，但比 CT 的信息量更大，反映内容更多，是神经外科诊断颅内肿瘤的首选影像方法。

（2）多发性硬化

多发性硬化是最常见的脱髓鞘病变。临床上可有局限性中枢神经障碍的急性发作，随之又不同程度地缓解，以后又加重。2/3 的患者为女性，年龄 20～40 岁。可见多发性局灶性脱髓鞘病灶，直径大小介于 1 mm 至数厘米，主要位于小静脉周围。急性病灶可见不同程度的髓鞘丧失，而轴索正常；吞噬性小胶质细胞增生，血管周围有淋巴细胞和单核细胞浸润。慢性病灶相对细胞较少，伴纤维胶质组织增生，偶尔有持续白细胞浸润。3/4 的多发硬化斑发生于白质，少数发生于皮质和深部灰质。虽然病灶广泛分布，但有 50%左右的硬化斑发生于侧脑室附近，以侧脑室三角旁最为多见。约 3/4 以上的多发性硬化能为 MRI 所发现（CT 只能发现 25%～50%）。在众多序列中，以 T_2 加权序列（TR＝2 000 ms，TE＝100 ms）显示佳。多发性硬化斑在 T_2 加权成像上呈现为直径数毫米至数厘米的高信号强度灶，在 T_1 加权图像上往往所显示的病灶少于 T_2 加权图像所见。在大多数病例，可显示 2 个以上的病灶，主要侵及一侧者并不少见。病灶常位于大脑半球，一般靠近侧脑室。硬化斑也可见于皮质下白质、内囊和脑干等。半数不到的患者病灶可见于后颅凹，一般位于脑桥和小脑白质。偶尔单发病灶出现于不典型部位，诊断甚为困难。在严重的病例，特别是后期，可见弥漫性脑萎缩。急性与慢性病灶之间，信号强度往往变化不多。注射 Gd－DTPA 后急性硬化斑可能增强，脊髓也可见类似硬化斑。

（3）脑内血肿

脑内血肿的 MRI 表现与血肿的期龄关系十分密切，不同期龄血肿的 MRI 表现取决于其所含成分。血肿可分为 4 期：出血后 2 h 之内者属超急性期，此期血肿内的红细胞尚完整，其中所含 95%为氧合血红蛋白，5%为去氧血红蛋白，先为液性，以后逐渐变为血块，即血浆被吸收而形成血栓状物，血肿周围有水肿。出血后 1～3 d 为急性期，血肿内主要为内含去氧血红蛋白的完整红细胞，血肿周围有水肿。4～14 d 的血肿属于亚急性期，这是去氧血红蛋白氧化变成正铁血红蛋白，首先发生于外层，然后延及血肿的中心层，同时发生溶血，去氧血红蛋白和正铁血红蛋白从红细胞中溢出。在 9 周末，变化了的巨噬细胞开始从血肿的血红蛋白内移去，血肿周围仍有水肿。9 周以后血肿发展为慢性期，巨噬细胞移出的铁质沉积于血肿外围，形成一含铁血黄素的边缘层，外层和中心层所含的仍为正铁血红蛋白。

由于血肿内各成分的 T_1 和 T_2 弛豫时间有的缩短，有的延长，有的不变，于是不同期龄的血肿有不同的表现。超急性期的血肿只能显示占位效应所致邻近和中线结构的受压和移位，以及水肿所致的信号强度变化，而血肿本身并无信号强度的变化。急性期血肿所见与超急性期相仿，仅 T_2 加权图像上血肿信号强度有所降低，与周围水肿带形成明显的对比，后者信号强度很高。亚急性期和慢性期水肿 T_1 加权图像上可见信号强度增高，亚急性期血肿的中心层仍为等信号强度，慢性期血肿在 T_2 加权图像上可见一含铁血黄素沉积所形成的低信号边缘层。一般在慢性期时，血肿周围的水肿带消失。

(4) *颅内动脉瘤*

MRI 显示颅内动脉瘤优于 CT，无论临床上表现为蛛网膜下腔出血或局部神经组织受压均如此。虽然根据血流的速度和方向不同，血流的 MRI 表现各异，但一般快速流动的血液在 T_1 和 T_2 加权图像上均呈现暗区，即无信号区。与 CT 不同，MRI 不需造影剂即可显示动脉瘤。最大径<1 cm 的动脉瘤可能为 MRI 所漏诊。不伴血栓形成的动脉瘤在 T_1 或 T_2 加权图像上呈现为圆或椭圆的囊状或梭形无信号区，边界清楚锐利，在适当的层面上还可见它与管状动脉壁相连之处。MRI 对大型动脉瘤显示最清楚。大型动脉瘤常伴有腔内血栓形成，较大动脉瘤内有的地方血流缓慢，可出现信号增强的表现。动脉瘤内有血栓和无血栓区，以及并发的出血区，均可造成各种不同强弱的信号。在适当的切面上可显示动脉瘤的最宽处，血流畅通的腔道呈现无信号区。在此无信号区的周围，在 T_1 或 T_2 加权图像上均可见一高信号带，为游离的正铁血红蛋白与含铁血黄素相混所造成。在 T_2 加权图像上，含铁血黄素沉积和壁内钙化均显示为低信号区。动脉瘤邻近的水肿，在 T_1 加权图像上为低信号区，在 T_2 加权图像上为高信号区。动脉瘤旁并发的陈旧出血，在 T_1 加权图像上可为高信号区，在 T_2 加权图像上可为高或低信号区。较小的动脉瘤应注意与迂曲的动脉和静脉鉴别。

MRA 对显示动脉瘤更加直观，更加准确。绝大多数的动脉瘤在 MRA 上的表现与 DSA 所示很接近，可以显示动脉瘤与载瘤动脉之间的关系。与 DSA 比较，MRA 无创伤，不需要造影剂，三维重建图像还可以从不同的角度观察动脉瘤的位置和形态，对诊断动脉瘤有很重要的意义。

(5) *动静脉血管畸形*

MRI 对显示大或小的动静脉血管畸形均佳，不仅能较精确地显示其大小和部位，有时还能显示其供血动脉和引流静脉。由于其血流迅速，故在 T_1 和 T_2 加权图像上一般多显示为蜿蜒状、条状或点状(血流断面)的无信号区。对动静脉畸形的血流缓慢区域，也可出现部分回波信号增强区。此外，MRI 还能显示并发的慢性或亚急性出血、囊变和血栓形成等。CT 能显示的弧线状钙化，MRI 难以显示。MRA 也是显示动静脉血管畸形的重要方法。与动脉瘤一样，三维重建 MRA 图像可以从不同的角度来观察动静脉血管畸形的位置和形态、引流静脉的状态等，对神经外科医生制订手术方案很有帮助。

(6) *脑梗死*

脑梗死的治疗时间与预后关系密切，尽早发现和诊断脑梗死是 MRI 的重要任务。在局部脑血供中断十几分钟内就可发生细胞毒性水肿，表现为局部细胞肿胀、细胞外组织间隙狭小，造成水分子的扩散运动明显减弱。在采用特殊的成像序列——弥散加权成像(DWI)时就可发现这种变化。DWI 可以发现发病后 2～3 h 内的超急性脑梗死病灶，是诊断超急性脑梗死的有力武器。对于急性和亚急性脑梗死，所有资料均表明，MRI 显示脑梗死明显优于 CT。由于组织的水肿使病灶局部水含量增加，从而引起 MRI 信号的变化，T_1 和 T_2 弛豫时间明显延长。这时在 T_1 加权图像上缺血区呈现为低信号强度，在 T_2 加权图像上呈现为高信号强度。T_2 加权图像对显示亚急性和慢性脑梗死病灶更为敏感，表现为明显异常的高信号区。MRI 对检出早期颅后窝的脑梗死具有重要意义，因为在这种情况下 CT 检查有伪影而效果欠佳。

无论是否并发梗死后出血，脑梗死均以下列典型的方式发展：占位效应消失，然后萎缩和余下一软化灶或囊性灶。软化灶和囊性灶均呈现 T_1 和 T_2 弛豫时间延长的表现。MRI 对确定梗死灶的期龄有一定困难，但是 DWI 对鉴别急性脑梗死与陈旧梗死灶有一定的帮助。在 DWI 上急性脑梗死为高信号，表明局部水分子的弥散活动减弱；而陈旧性梗死灶为低信号，表明因软化灶形成，局部水分子的弥散活动明显加快。

老年人深部白质和基底节区在 T_2 加权图像上常可发现不少信号增强区，可能并不伴有中枢神经系统受损的症状。如果临床上有高血压和痴呆等症状，结合这种 MRI 表现，即可诊断为皮质下动脉硬化性脑病。当然，其他任何小血管疾病均可产生类似表现。

(7) *感染性病变*

1) 脑脓肿：位置多表浅，好发于灰白质交界区；病灶局限但水肿明显，脓肿壁增强后呈均匀连续环形强化；近期复查病灶缩小及追溯感染史有助于诊断。

2) 肿瘤样脑炎：是脑部炎症性病变的一种特殊

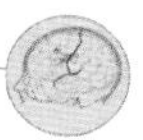

类型，以脑内单发炎性肿块为主，基本病理变化为病变组织炎性渗出、脑软化、血管周围炎、肉芽肿形成、小灶性出血和胶质增生。MRI 特征为病变好发于额顶部灰白质交界区，边界不清；T_1WI 为低信号，T_2WI 为高信号，增强后可见结节状、斑片状或沿血管壁袖套样强化，极少数伴病灶邻近脑膜线性强化；病变周围水肿广泛但占位效应与之不成比例；抗炎治疗或适当应用激素后短期病灶缩小。

（8）脑外伤

1）脑挫伤：表现为局限性或弥漫性脑水肿，T_1WI 呈低信号，T_2WI 呈不均匀高信号，外伤史有助于诊断。

2）脑内血肿：多有外伤史，T_1WI 和 T_2WI 的信号变化较为复杂，根据出血时间的不同，其信号变化不一。

（9）复发肿瘤

复发肿瘤在 MRI 上主要表现为手术区生长活跃综合征，包括：术区病灶扩大或在附近出现新发病灶；局部脑水肿扩大；占位效应加重，有时可见脑组织沿手术减压窗向外膨出；增强后手术区及远隔部位出现异常强化灶。

（10）放射性坏死

MRI 上主要表现为：原手术野无明显扩大，手术野附近未见新的病灶出现；放疗区水肿明显；占位效应多较轻；T_1WI 上呈低信号，T_2WI 上呈广泛高信号；增强后部分病灶呈地图样强化，部分无强化。

（11）先天性脑病

先天性脑病包括神经元移行异常所致的脑裂畸形、巨脑回、微小脑回、灰质异位、白质发育不良、胼胝体发育异常、透明隔发育畸形和脑穿通畸形等。MRI 可进行准确定位和定性诊断，MRS 的应用有利于诊断与鉴别诊断。

（12）颞叶癫痫

颞叶癫痫原因多种多样，文献报道在颞叶癫痫手术病例中，60%～80%的颞叶癫痫由海马硬化所致，由颞叶器质性病变如胶质瘤、错构瘤、发育异常、血管畸形和炎性病变引起者仅占 20%～40%。临床上颞叶癫痫多为药物难治性癫痫，常需手术治疗，MRI 对颞叶癫痫的定位及定性价值很大。如上所述，引起颞叶结构改变的占位性病变、血管性病变、炎性病变和发育异常有其特征性 MRI 征象。有研究表明 MRI 对海马硬化诊断有其特异性。常见 MRI 表现为海马萎缩变小和在冠/矢状面 T_2WI 上或 FLAIR 成像呈高信号，此两点对海马硬化有确定的诊断价值。其次为海马头部浅沟消失、海马内结构消失、白质萎缩、颞角扩大和颞叶萎缩等对海马硬化有一定程度的辅助诊断价值。部分临床诊断为颞叶癫痫的病例，MRI 检查可无异常发现，借助 SPECT 脑血流灌注显像和 PET 的脑功能显像有助于明确诊断。

（13）椎管内肿瘤

椎管内肿瘤的 MRI 诊断主要依赖准确的肿块定位。一般椎管内肿瘤根据起源部位分为髓外硬脊膜外、髓外硬脊膜下和髓内肿瘤。

1）髓外硬脊膜外肿瘤：可见软组织肿块推移硬脊膜囊。软组织肿块位于硬脊膜囊之外，随肿瘤的性质不同，其信号强度可与脊髓者相仿，也可略高。继发于邻近骨质者，可伴相应的骨质变化。肿瘤以恶性肿瘤如转移瘤等和骨源性肿瘤多见。

2）髓外硬脊膜下肿瘤：以神经瘤和脊膜瘤等多见。肿瘤与邻近的神经组织信号强度相仿。在 T_1 加权图像上，其信号强度高于脑脊液的信号强度，形成良好的对比。脂肪瘤、皮样囊肿或表皮样囊肿等含大量脂质，在 T_1 加权图像上呈现为高信号强度区。神经瘤和脊膜瘤在 T_2 加权图像上信号增强，但可能被脑脊液的强信号所掩盖，即使含脂质较多的肿瘤也可出现类似情况。Gd－DTPA 增强 MRI，对显示肿瘤的大小、边界和进行鉴别诊断有重要的作用。

3）髓内肿瘤：大多可显示局限性脊髓增粗，病灶与正常结构之间境界不清。因为病灶内常有小的囊变区，所以在 T_1 加权图像上常可见边界不清的点状低信号区，在 T_2 加权图像上则显示为不规则的信号增强区。脊髓内出血在 T_1 和 T_2 加权图像上均可显示为高信号区，与脂肪瘤不易区别，需要专门的脂肪抑制技术进行鉴别。

无论肿瘤发生于什么部位，结合横断面和矢状面的 T_1、T_2 加权图像，均可以较好地明确肿瘤的部位、范围及其与脊髓的关系。Gd－DTPA 增强 MRI 扫描，对肿瘤的定性诊断和鉴别诊断都有重要的价值。

（14）脊髓空洞症和脊髓积水

在 T_1 加权图像上，积水区显示为低信号区，并可见相应节段的脊髓增粗。一般矢状面成像即可清楚显示。如临床高度怀疑，而矢状面图像上又不能显示时，横断面成像可能有所帮助。

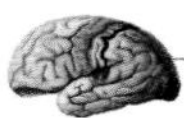

(15) 术中 MRI

随着微侵袭神经外科技术的开展，导航技术应用的日益增多，其所依靠的影像学数据是手术前的。而术中脑组织的空间定位发生漂移(4.4～20 mm)，与手术前的情况大不相同，随着手术的进行，这种以术前影像数据为基础的导航定位精度会越来越差。为此，目前最佳的解决方法是获得术中实时的脑组织影像数据及时更新导航系统，确保定位的精确性。MRI 作为一种具有良好软组织分辨力和三维成像能力，以及对医生和患者安全、无辐射的影像学工具，其术中 MRI(interoperative MRI, iMRI)的影像数据可以方便地更新导航系统，近几年来在国内外的多家医院或医学中心得以应用。

一般认为，iMRI 导航设备经历了以下 3 个发展阶段：①第 1 代低磁场 iMRI，外科手术在 MRI 室进行。代表设备有 GE 公司的 Signa 系统。②第 2 代 iMRI，有高或低磁场诊断用 MRI，经改装后可经空中或地面轨道在手术室与 MRI 诊断室之间移动，从而一机两用。代表设备有 Hitachi、Philips 和 Siemens 等。③第 3 代 iMRI，将 MRI 搬入手术室，实现了真正的手术室专用。代表设备有低磁场的 PoleStarN 系列，以及高磁场的 iMotion 和 IMRIS。目前，iMRI 设备根据特点可分为双螺圈系统 iMRI、水平间隙开放式 iMRI、移动式 iMRI、共享 iMRI 系统和新奇 iMRI 系统等，按其场强可分为低磁场 iMRI(≤1T)和高磁场 iMRI(≥1.5T)。

自 iMRI 导航外科出现以来，经过近 20 年的发展和临床应用，已被神经外科医生接受，取得较满意的疗效。目前主要用于脑肿瘤，特别是脑胶质瘤、垂体瘤、脑转移瘤等。iMRI 的应用可以补偿术中脑移位的影响，对手术切除范围进行良好控制，精确地显示与周围健康脑组织分界不清的低分化胶质瘤(或垂体瘤)及残余肿瘤的定位，减少术后的肿瘤残余，提高肿瘤全切率。高场强 iMRI 的功能成像(DWI、DTI、PWI、MRS 及 BOLD)的应用，能使术者在肿瘤切除操作过程中最大限度避免对健康和重要功能区脑组织的伤害。目前，iMRI 导航已扩大到颅内良性肿瘤、脑血管病、功能神经外科、血管内介入等，它能够及时发现术中出现的脑内血肿，减少手术的并发症。iMRI 导航技术不仅能提供精确定位、导向，还可监测靶点区的温度，控制热毁损的程度，真正达到微侵袭或无侵袭外科的要求。如过去脑部热毁损手术需开颅，应用 iMRI 导航技术则不必开颅，聚焦超声波在 iMRI 精确的三维引导下，可作用于颅内靶点，同时对靶点表面和四周的正常神经、血管做到丝毫无损，误差≤1 mm。而且，iMRI 导航外科将神经导航与机器人或机器臂结合后，克服了人体固有的生理、精神和情绪的影响，使外科手术更精细、准确，并已尝试在机器人控制下进行手术——遥控外科。

6.4 数字减影血管造影

数字减影血管造影(DSA)是 20 世纪 80 年代初发明的一项医学影像新技术。这项技术是在通常的血管造影过程中应用数字计算机，取人体同一部位两帧不同时刻的数字图像进行减影处理，消去两帧图像的相同部分，得到仅有造影剂充盈的血管图像。目前，在血管造影中这种技术应用越来越多。

6.4.1 设备简介

DSA 的设备构成应包括以下几个部分。

(1) 射线质量稳定的高压发生器和 X 线球管

DSA 系统对 X 线射线源的要求很高。由于 DSA 常采用的是脉冲曝光图像采样方式，它要求发射 X 线的球管在短时间内能承受连续多次脉冲曝光的负荷量。其次，DSA 要求 X 线源发射能量必须非常稳定。

(2) 检测器部分

DSA 的成像方式不是直接在 X 线胶片上曝光，而是通过对 X 线敏感的、能将 X 线能量转换成其他能量形式的检测器来接收 X 线。具体部件包括可调节的光栅、影像增强器和光学系统、电视摄像机和模拟-数字转换器。光栅用以选择性地屏蔽来自人体的散射线；影像增强器吸收 X 线并将该能量转换为可见光能，然后将此光能强度放大，以满足电视摄影机所需要的光能强度；光学系统提供影像在电视摄像机上所需要的光能强度，以满足各种特定的成像要求；模拟-数字转换器则把来自电视摄像机的视频信号数字化。各部件质量也将影响整个 DSA 系统的性能。

(3) 计算机图像处理部分

对 DSA 设备中数字图像质量的评价主要有以下几个方面：①图像的分辨率和对比度。对同一制式的视频图像，采样所得的点阵数目越大，图像细节分辨率越高。②一次采样帧数。主要取决于图像帧

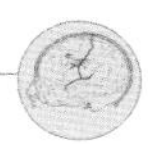

存容量，图像帧存越大，一次采样能存储下来的帧数就越多。③运算处理速度。速度的快慢将决定能否进行实时减影，以及如果图像做后处理是否费时等。④图像显示能力。指能否快速、方便地进行各种显示，包括图像增强、放大、翻转等。

(4) 计算机中央控制系统部分

其功能是把 DSA 系统的各个部分有机结合起来，使 DSA 在实施血管造影时，能够确保各个部分都处于正确的状态，并能够准确地按规定要求实现时序控制下的各项动作。

(5) 图像显示、存储、拷贝等外设部分

包括监视器、多幅照相机、硬盘及光盘等外存储器。

6.4.2　成像基本原理

DSA 是数字 X 线成像(digital radiology，DR)的一个组成部分。X 线成像是人体某一部位在影像增强器影屏上成像，用高分辨率摄像管对该图像进行序列扫描，把所得视频信号转化为像素；后经模拟-数字转换器转换为数字，并按序列排成数字矩阵。数字矩阵可为 256×256、512×512、1 024×1 024。像素越小、越多，则图像越清晰。如将数字矩阵的每个数字经数字-模拟转换器转换成模拟灰阶，并在荧屏上显像，则这个图像就是数字化的图像。

DSA 系统的基本功能是将造影剂注射前后的两帧图像相减。造影前的图像称为基像(又称掩膜图像，mask image)。广义地说，基像不一定是造影前的图像，造影过程中的任何一幅图像都可以作为基像。注入造影剂后的图像称为造影原像(live image)。广义地说，原像是指要从中减去基像的图像，因此任何图像都可以作为原像。一幅理想的减影图像的获得，常常还需要一系列的处理，常见的有对数变换处理、时间滤波处理和对比度增强处理。

根据不同的使用目的，可以有很多种不同的数字减影具体方法，主要分为时间减影法和能量减影法(又称双能减影、K -缘减影)，以及一些派生的方法。时间减影法是大部分 DSA 设备通常采用的减影方法，简要介绍如下：经导管向血管内快速注入造影剂，在造影剂到达欲查血管之前、血管内造影剂浓度处于高峰和被廓清这段时间内，使检查部位连续成像，如每秒成像一帧，共得 10 帧。在这系列图像中，取一帧含造影剂的图像作为原像，用这同一部位的两帧图像的数字矩阵，经计算机行数字减影处理，使 2 个数字矩阵中代表骨骼和软组织的数字抵消，而代表血管的数字保留。这样，这个经计算机减影处理的数字矩阵经数字-模拟转换器转换为图像，则没有骨骼和软组织像，而只有血管造影像，以达到减影目的。这两帧图像称为减影对，因系不同时间所得，故称为时间减影法。

6.4.3　检查技术

根据将造影剂注入静脉或动脉，分为静脉 DSA(intravenous DSA，IVDSA)和动脉 DSA(intraarterial DSA，IADSA)2 种。

(1) 静脉数字减影血管造影

导管一般经肘前的贵要或正中静脉导入，可保留肘前静脉内从外周部位注射造影剂，或在透视导向下使导管顶端导至上、下腔静脉或右心房做中心性注射。当欲显示较细小的血管时，更愿意做中心性插管。由于插管技术的普及和发展，目前较少应用外周静脉注射造影剂。

所用导管一般为 16 号血管造影导管或 5～6F 聚四乙烯导管，有端孔或侧孔。欲插入腔静脉和右房时可用辫尾导管，在儿童则多用 3～4F 聚四乙烯辫尾导管或 16～18 号血管造影导管。

IVDSA 通常选用高浓度造影剂，如 76%泛影葡胺或类似浓度者。成人每次注射量为 30～40 ml，总注射次数不应多于 4～5 次(造影剂总量不超过 160 ml 或不超过 2 ml/kg 体重)。注射速度为每秒 12～18 ml，一般取每秒 15 ml，个别可用每秒 20 ml。儿童剂量可依 1 ml/kg 体重掌握，注射速度相同或稍低。

团注(bolus)技术已成为 DSA 检查的常规注射技术。团注是指在尽可能短的时间内注入规定量的造影剂(但不意味必定是大剂量)，使造影剂在尽可能少被稀释的情况下相对集中地通过兴趣血管。用以 DSA 检查时，多使用高压注射器达到这一效果。

曝光条件视观察部位和设备条件而定。开始曝光的时间在时间减影中要根据观察的部位，使造影剂到达兴趣区前获得一至数帧基像。持续曝光的时间取决于造影剂在兴趣区廓清的时间，如在头部为 15～20 s，心脏为 2～8 s；每秒摄取的视频帧幅数称为帧频，在头颈部通常取每秒 1～2 帧，但心脏检查为每秒 30 帧。不必要的高帧频和延长曝光时间会增加患者的照射量。

因每次曝光均需注射造影剂，而且不能移动患者，所以事先确定兴趣区的投照位置很重要。在条件许可的情况下，尽可能使用双向成像设备，同时获得互相垂直的2个轴向的影像。投照位置的选择还需兼顾使兴趣区内的血管尽可能少地重叠。

（2）动脉数字减影血管造影

IADSA的突出优点是造影剂用量少，而获得的影像，特别是小血管的影像优于IVDSA。

IADSA通常取股动脉进路的Seldinger技术，在透视导向下将导管导入靶血管。

IADSA常用稀释的造影剂，浓度为25%～38%（以复方泛影葡胺为例）。每次注射量和注射速度取决于拟观察部位和血液分流等情况。以肾动脉为例，每次注射10～30 ml，注射速度为每秒10～20 ml。

除曝光开始时间相应提前和曝光时间缩短外，IADSA与IVDSA的其他技术措施大致相同。

DSA应用早期，由于希望以“较简单”的静脉注射方法代替较复杂的穿刺或常规动脉插管血管造影，所以IVDSA是当时应用和探讨的主要方法。由于IVDSA的致命弱点，图像清晰度差、动静脉血管重叠等，其发展受到了很大限制。随着导管发展的系列化，造影检查时对医生技术的熟练及DSA影像质量有了更高要求，目前IADSA检查已取代了大部分的IVDSA。

6.4.4 临床应用

（1）血管性病变

1）动静脉畸形（AVM）：①显示供血动脉的大小、深浅、粗细及迂曲。②静脉期显示管径明显增粗的引流静脉，其引流方向可分为Labbe静脉、上矢状窦、横窦的浅表引流；向Rosebthal基底静脉、大脑内静脉、Galen大脑大静脉、下矢状窦、直窦的深部引流及深浅2个方向的双向引流。③各种形状的畸形血管丛。④动静脉循环时间缩短。⑤出现盗血现象，病变侧正常脑区出现显影不良。⑥显示伴随的动脉性动脉瘤。动脉早期，供血动脉近端出现不规则的圆形造影剂浓集点。⑦伴随的引流静脉结构异常，如静脉窦、颈内静脉狭窄或不显影；深或浅静脉在入窦处狭窄等。

2）动脉瘤：①瘤体形态多为圆形或椭圆形；②瘤体大小，最大径小型<5 mm，中型5～15 mm，大型11～25 mm，巨大型>25 mm；③部位，可分为大脑动脉环前部循环和大脑动脉环后部循环；④动脉瘤破裂，造影剂外溢，轮廓模糊；⑤伴随的动静脉畸形。

（2）肿瘤性病变

1）动脉期：显示肿瘤供血动脉的来源、数目及其他；局限性或弥漫性血管移位；中线动脉向对侧移位；包绕状血管移位。

2）毛细血管期：多显示肿瘤血管染色，囊性病变为环状或半环状无血管区；实质性肿瘤时为团块状的毛细血管丛集。良性者，肿瘤血管粗细均匀、光滑，染色浓密，充盈均匀，轮廓清楚，持续时间长；恶性者粗细不一、分布不均，肿瘤染色淡或无染色，轮廓不清，持续时间短。

3）静脉期：显示静脉引流、静脉窦受侵情况。

4）肿瘤循环时间：良性者循环时间长，与脑循环相似；恶性者循环时间短，出现动静脉交通，静脉早显。

5）脑疝：大脑镰疝见大脑前动脉向对侧移位。

（3）脊髓动静脉畸形

1）显示供血动脉的来源、多少及互相关系。

2）显示畸形血管团及其大小、形态、纵向或横向延伸；显示畸形血管团与脊髓前动脉之间的距离；髓内的畸形是团块状还是弥漫状。

3）显示引流静脉的方向。

4）显示有无静脉瘤样扩张。

5）显示瘤体在脊髓中的位置。

（张　军　耿道颖）

参考文献

[1] 沈天真，陈星荣．神经影像学[M]．上海：上海科学技术出版社，2004：205－272.

[2] 周良辅．术中MRI导航外科及其进展[J]．中国微侵袭神经外科杂志，2007，12(3)：97－100.

[3] 耿道颖，冯晓源．脑与脊髓肿瘤影像学[M]．北京：人民卫生出版社，2004：3－34.

[4] 耿道颖．脊柱与脊髓影像诊断学[M]．北京：人民军医出版社，2008：104－166.

[5] 耿道颖．颅脑影像鉴别诊断学[M]．北京：人民军医出版社，2009：305－312.

[6] ARTZI M, LIBERMAN G, VAISMAN N, et al. Changes in cerebral metabolism during ketogenic diet in patients with primary brain tumors: ^{1}H－MRS study [J]. J Neurooncol, 2017,132(2):267－275.

[7] ATLAS S W, LAVI E, FISHER P G. Intraaxial brain

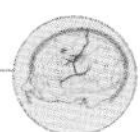

tumours[M]//Atlas S W. Magnetic resonance imaging of the brain and spine. 3rd ed. Philadelphia: Lippincott Williams & Wilkins, 2002:565 - 693.

[8] BRANDÃO L A, CASTILLO M. Adult brain tumors: clinical applications of magnetic resonance spectroscopy [J]. Magn Reson Imag Clin N Am, 2016, 24(4): 781 - 809.

[9] BROWNLEE W J, HARDY T A, FAZEKAS F, et al. Diagnosis of multiple sclerosis: progress and challenges[J]. Lancet, 2017,389(10076):1336 - 1346.

[10] CALLAGHAN B C, KERBER K A, PACE R J, et al. Headaches and neuroimaging: high utilization and costs despite guidelines[J]. JAMA Intern Med, 2014, 174(5):819 - 821.

[11] CASTELLANO A, DONATIVI M, RUDÀ R, et al. Evaluation of low-grade glioma structural changes after chemotherapy using DTI-based histogram analysis and functional diffusion maps[J]. Eur Radiol, 2016,26 (5):1263 - 1273.

[12] CHOUDHRI A F, KLIMO P JR, AUSCHWITZ T S, et al. 3T intraoperative MRI for management of pediatric CNS neoplasms[J]. AJNR, 2014, 35(12): 2382 - 2387.

[13] DORFER C, WIDJAJA E, OCHI A, et al. Epilepsy surgery: recent advances in brain mapping, neuroimaging and surgical procedures[J]. J Neurosurg Sci, 2015,59(2):141 - 155.

[14] GHALI M G Z, SRINIVASAN V M, CHERIAN J, et al. Pediatric intracranial aneurysms: considerations and recommendations for follow-up imaging [J]. World Neurosurg, 2018,109:418 - 431.

[15] GORDON E, ROHRER J D, FOX N C. Advances in neuroimaging in frontotemporal dementia [J]. J Neurochem, 2016,138 (Suppl 1):193 - 210.

[16] HARDY T A, REDDEL S W, BARNETT M H, et al. Atypical inflammatory demyelinating syndromes of the CNS[J]. Lancet Neurol, 2016,15(9):967 - 981.

[17] HESPEL A M, COLE R C. Advances in high-field MRI [J]. Vet Clin North Am Small Anim Pract, 2018, 48 (1):11 - 29.

[18] IP I B, BERRINGTON A, HESS A T, et al. Combined fMRI - MRS acquires simultaneous glutamate and BOLD - fMRI signals in the human brain [J]. Neuro Image, 2017,155:113 - 119.

[19] KRISHNAN P, MURPHY A, AVIV R I. CT-based techniques for brain perfusion[J]. Top Magn Reson Imag, 2017,26(3):113 - 119.

[20] LANSBERG M G, CHRISTENSEN S, KEMP S, et al. Computed tomographic perfusion to predict response to recanalization in ischemic stroke[J]. Ann Neurol, 2017,81(6):849 - 856.

[21] LOUIS D N, PERRY A, REIFENBERGER G, et al. The 2016 World Health Organization Classification of tumors of the central nervous system: a summary [J]. Acta Neuropathol, 2016,131(6):803 - 820.

[22] MARCIANO D, SOIZE S, METAXAS G, et al. Follow-up of intracranial aneurysms treated with stent-assisted coiling: Comparison of contrast-enhanced MRA, time-of-flight MRA, and digital subtraction angiography[J]. J Neuroradiol, 2017,44(1):44 - 51.

[23] MATSUSHIGE, T, AKIYAMA, Y, OKAZAKI, T. Vascular wall imaging of unruptured cerebral aneurysms with a hybrid of opposite-contrast MR angiography[J]. AJNR, 2015,36(8):1507 - 1511.

[24] MAZEROLLE E L, MA Y, SINCLAIR D, et al. Impact of abnormal cerebrovascular reactivity on BOLD fMRI: a preliminary investigation of moyamoya disease [J]. Clin Physiol Funct Imag, 2018,38(1):87 - 92.

[25] MUNDIYANAPURATH S, DIATSCHUK S, LOEBEL S, et al. Outcome of patients with proximal vessel occlusion of the anterior circulation and DWI - PWI mismatch is time-dependent[J]. Eur J Radiol, 2017,91:82 - 87.

[26] PATEL P, BARADARAN H, DELGADO D, et al. MR perfusion-weighted imaging in the evaluation of high-grade gliomas after treatment: a systematic review and meta-analysis[J]. Neuro Oncol, 2017, 19(1): 118 - 127.

[27] PHILIPP L R, MCCRACKEN D J, MCCRACKEN C E, et al. Comparison between CTA and digital subtraction angiography in the diagnosis of ruptured aneurysms[J]. Neurosurgery, 2017,80(5):769 - 777.

[28] QIU T M, YAO C J, WU J S, et al. Clinical experience of 3T intraoperative magnetic resonance imaging integrated neurosurgical suite in Shanghai Huashan Hospital[J]. Chin Med J, 2012, 125(24): 4328 - 4333.

[29] SLED J G. Modelling and interpretation of magnetization transfer imaging in the brain [J]. Neuroimage, 2018,182:128 - 135.

[30] SMYSER C D. Role of connectome-based analysis techniques in functional neuroimaging investigations of neurodevelopmental disorders[J]. Acta Paediatr, 2016, 105(9):1001 - 1003.

[31] TIMSIT C, SOIZE S, BENAISSA A, et al. Contrast-enhanced and time-of-flight MRA at 3T compared with DSA for the follow-Up of intracranial aneurysms treated with the WEB device[J]. Am J Neuroradiol, 2016,37(9):1684-1689.

[32] VELDSMAN M, EGOROVA N. Advances in neuroimaging for neurodegenerative disease[J]. Adv Neurobiol, 2017,15:451-478.

[33] VILELA P, ROWLEY H A. Brain ischemia: CT and MRI techniques in acute ischemic stroke[J]. Eur J Radiol, 2017,96:162-172.

[34] WERMER M J, VAN WALDERVEEN M A, GARPEBRING A, et al. 7Tesla MRA for the differentiation between intracranial aneurysms and infundibula[J]. Magn Reson Imag, 2017,37:16-20.

[35] WINFIELD J M, PAYNE G S, WELLER A, et al. DCE-MRI, DW-MRI, and MRS in cancer: challenges and advantages of implementing qualitative and quantitative multi-parametric imaging in the clinic[J]. Top Magn Reson Imag, 2016,25(5):245-254.

成人颅脑术中超声诊断

国外超声应用于颅脑最早可追溯到 1950 年，French 等尝试利用超声获得尸解中脑组织肿瘤的声像图。至 20 世纪 80 年代，有人在颅脑手术中使用超声对病灶进行定位和引导，判断术后有无残余肿瘤。但是由于当时探头的体积较大，操作不便，且探头的频率较低(2～3.5 MHz)，超声图像的分辨率较低；另外，临床医生对超声声像图的理解远不如 CT 和 MRI，这些均使得超声在颅脑手术中的应用受到了限制。随着超声技术的飞速发展，探头的体积越做越小，出现了应用于颅脑术中的专用探头。超声声像图的分辨率也在不断提高，在没有颅骨干扰的情况下，声像图的清晰度可以与 CT 相媲美。

目前，神经外科常用的是基于 MRI 的术中导航系统，它的主要作用是：减小手术创伤，引导外科医生直达病灶，并帮助判断有无术后肿瘤残余。但由于神经导航使用的是术前的 MRI 影像资料，随着手术的进行，例如开颅、脑脊液引流后，颅内压改变会引起脑组织发生移位，术中定位的准确性即受到影响。对术中脑移位的研究已成为当今神经导航外科的热点。对术中影像资料的采集，并与术前资料结合是纠正术中脑移位的主要方法。最新的方法主要有术中 MRI，虽然具备组织分辨率较高的优点，但设备费用昂贵(如术中 MRI 需 150 万～200 万美元)，体积巨大，需建造专用机房进行操作，因此难以在国内广泛开展。另外，术中 MRI 仍为静态影像，无法对手术进行实时监测。而术中超声不但能提供实时术中图像信息，且操作简便、占地面积小、移动方便，并可同时监测多台手术的进程。因此，术中超声已成为颅脑术中首选的影像诊断方法。

7.1 术中超声探测方法

7.1.1 仪器的选择

在日常工作中，超声在颅脑手术中应用最多的是对颅内病灶的定位和实时引导。对边界清晰的病灶，如海绵状血管瘤、脑膜瘤和血管母细胞瘤等，即使是便携式的黑白超声也能获得较为满意的效果。而对一些边界不甚清晰的病灶，如胶质瘤，如其位置较深、体积较小，此时对超声仪器的成像质量会有较高的要求。

在灰阶超声声像图中，脑动静脉畸形(arteriovenous malformations，AVM)的边界显示并不清晰，而彩色多普勒血流成像(color Doppler flow imaging，CDFI)却能非常清晰地显示出病灶的轮廓。此外，生长于颅内重要部位病灶的血供情况与手术是否成功具有相当大的关系。例如，生长于延髓部的血管母细胞瘤，在切除肿瘤的过程中即使是轻微的牵拉动作，亦会引起患者呼吸和心跳骤然下降，此时了解肿瘤的血供情况，进而减少术中出血是安全切除病灶的关键。

如需进行灰阶超声造影寻找 AVM 的供血动脉，就需要使用高级的彩超诊断仪了。因为只有这些超声仪才具备灰阶超声造影所需的相关软件。此外，通过高级彩超所获得的高分辨率超声声像图在寻找供血动脉时，亦能取得事半功倍的效果。

因此，根据术中颅脑超声的应用目的不同，可以选择不同档次的超声仪器。当然，如果有条件，高级彩超仪仍是颅脑术中超声的首选，因为以灰阶声像图而论，其清晰度也是便携式超声仪无法比拟的。

7.1.2 探头的选择

(1) 探头的频率

由于探头是直接置于硬脑膜表面的，所以可选用 5 MHz 或以上的高频探头以提高图像分辨率，对辨别病灶的边界和有无肿瘤残余有较好作用。

(2) 探头的体积

一般常用的腹部探头为凸弧形探头，其虽然也能用于颅脑术中超声，但体积较大、操作不便，尤其是在小骨窗手术中探头有时会无法触及硬脑膜。心脏超声探头和一些术中专用笔式探头的体积较小，但为扇形探头，近场图像的清晰度较低，对位于大脑皮质浅表部位的病变显示效果不理想。因此，颅脑术中超声探头最好采用小凸弧形探头，不但体积较小，而且既照顾了近场图像的分辨率，又兼顾了远场具有较大的视野(图 7－1)。

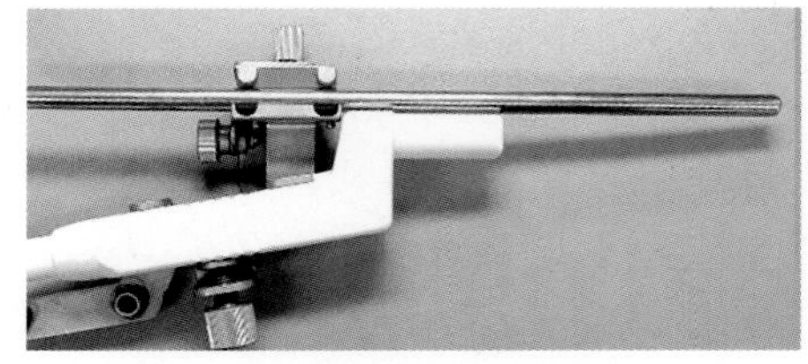

A. 配有穿刺架的笔式术中超声探头

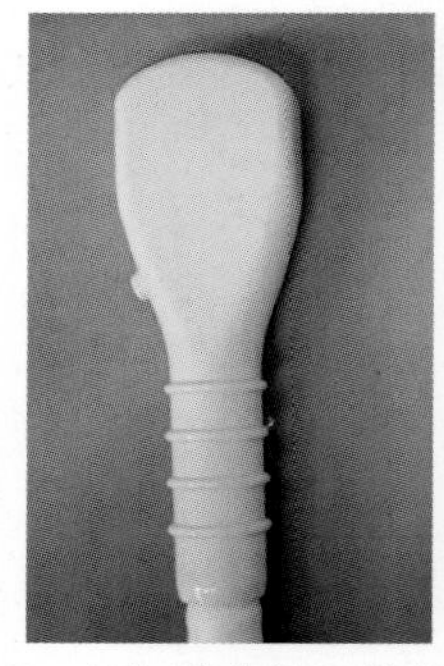

B. 小凸弧形神经外科专用术中超声探头

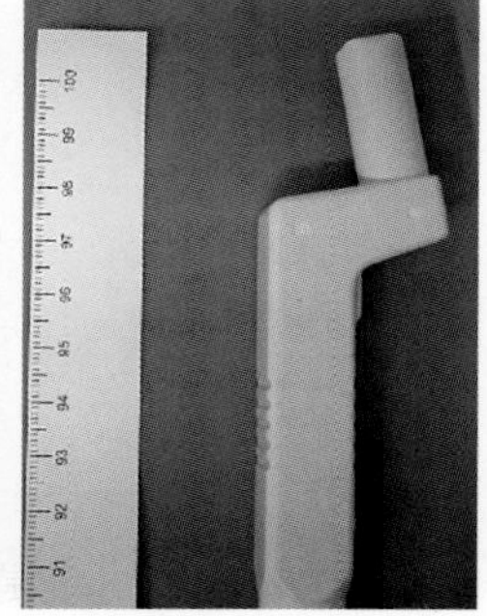

C. 笔式术中超声探头

图 7－1 颅脑术中超声探头

7.1.3 术中颅脑超声的无菌操作

在术中超声检查过程中，一定要遵守无菌操作的原则。由于血脑屏障的缘故，大多数抗生素在脑脊液中的浓度均低于其血药浓度，一旦发生颅内感染，治疗将比其他部位的感染更为困难，而且颅内感染所造成的颅内压升高会造成患者极大的痛苦。因此，在进行术中超声检测时，要严格遵守无菌操作规范，避免医源性颅内感染的发生。

(1) 探头的无菌处理

介入性专用探头可用消毒药水浸泡进行消毒，而一般常规用探头不允许长时间浸在液体内，可用甲醛熏蒸。这 2 种方法均需要一定时间去准备，在紧急需要术中引导或数台手术同时要求术中引导的情况下(经常碰到这种情况)，就需要一种安全而又便捷的方法。使用无菌电线套包裹探头能很好地解决这一问题。无菌电线套是两端开口的塑料袋，由于长达 1.5 m，所以先要反复折叠缩短其长度，然后

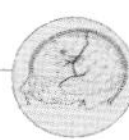

把探头从一端伸入，到达另一端时(注意探头不能伸出袋口，因为此端为无菌区域)打开袋口，在探头上方涂以耦合剂后翻折袋口，并用袋口的绳子把探头导线和袋口扎在一起，最后再用橡皮筋扎紧探头根部。

(2) 穿刺架的消毒

应选用金属材质的穿刺架，能放入小型的高压蒸锅内进行消毒，只需 15 min 即能取出使用。塑料材质可以用消毒药水浸泡或甲醛熏蒸的办法，但费时较长，且不方便。

(3) 耦合剂的使用

虽说有无菌耦合剂可以选用，但考虑到其成分可能会对脑组织存在不良影响，尽管这种可能性很低，还是选用 0.9%氯化钠溶液作为替代。效果不错，成本低廉，最主要的是取材方便。

7.2 颅脑标准切面声像图

7.2.1 水平断面

颅脑标准水平断面是日常工作中最常用的切面。去骨瓣后(通常是颞骨，有时是额骨或者枕骨)，把探头与脑呈水平切面方向置于硬脑膜表面，就可以得到典型的大致呈对称形状的大脑水平横断面。从颞窗观察得到切面图，图像上最明显的结构是两侧的颅骨、大脑镰和侧脑室的暗区，前两者表现为高回声，而侧脑室在图像上则表现为无回声暗区。根据水平切面位置高低的不同，声像图也有一定的差异。

(1) 大脑皮质水平

位于中央的是大脑镰，呈直线形高回声带。大脑镰两侧即为并不对称的大脑沟、回结构，脑回呈宽大的带状低回声，脑沟为条索样高回声(图 7-2)。探头最远端为对侧颅骨，呈弧形强回声带。

(2) 侧脑室体部水平

位于中央的是大脑镰，呈直线形高回声带。大脑镰两侧为侧脑室——呈对称分布的无回声月牙形(图 7-3)。侧脑室旁即为大脑的沟、回结构。探头最远端为对侧颅骨，呈弧形强回声带。略微向颅底方向转动一下探头，就可以得到位置较低且稍倾斜的横断面，可以显示脑室中的脉络丛，呈附着于侧脑室内壁的条索样高回声。

(3) 第 3 脑室水平

第 3 脑室表现为椭圆形无回声暗区，其上部因与两侧的侧脑室前脚相连而在声像图中表现为“Y”形的无回声(图 7-4)。此水平侧脑室体部已消失。在第 3 脑室下部水平，侧脑室前角也消失，小脑上蚓部出现，表现为梭形高回声结构。

(4) 第 4 脑室水平

在较低的第 4 脑室水平，声像图中标志性的侧脑室结构消失，代之以低回声的脑干结构在颅腔的正中出现。其后方为天幕(小脑幕)，声像图表现为“人”字形高回声带。天幕后方为小脑，表现为以梭形高回声小脑蚓为中线，两旁呈辐射状排列的线状高回声。第 4 脑室位于脑干、天幕与小脑之间，表现为菱形的无回声(图 7-5)。

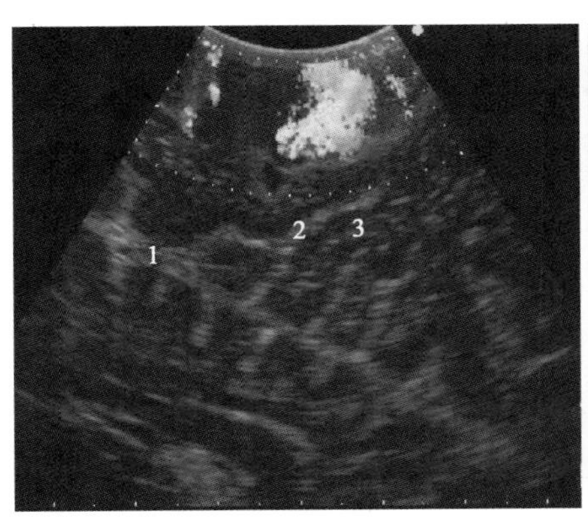

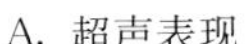

A. 超声表现

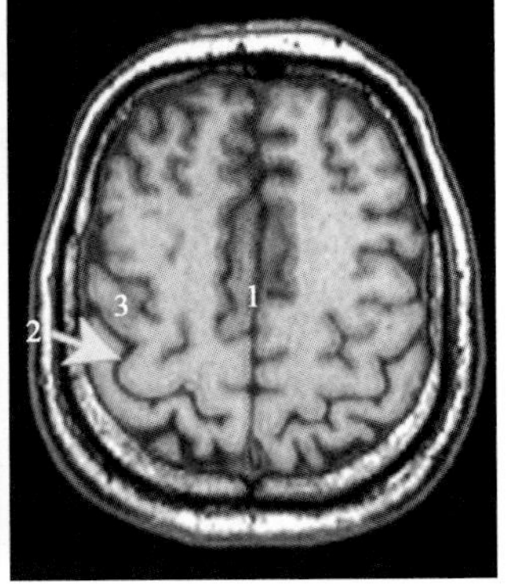

B. MRI 表现

图 7-2 水平断面大脑皮质水平超声与 MRI 表现

注：1. 大脑镰；2. 脑沟；3. 脑回。

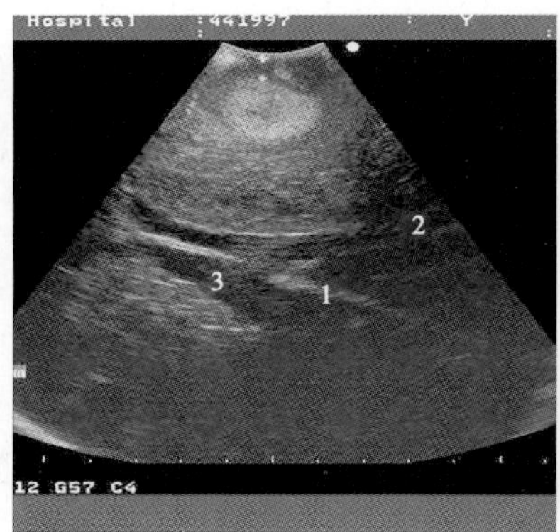

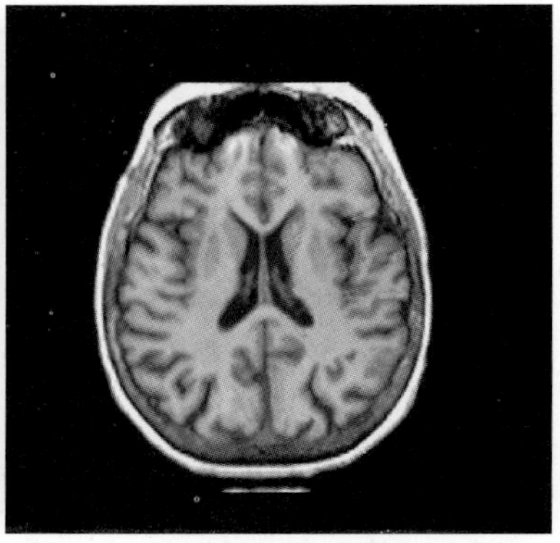

A. 超声表现　　　　　　B. MRI 表现

图 7－3　水平断面侧脑室体部水平超声与 MRI 表现

注：1. 大脑镰；2. 侧脑室体部；3. 侧脑室后角。

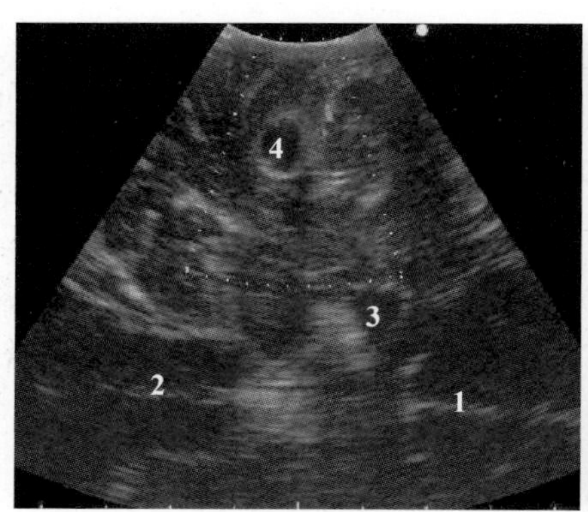

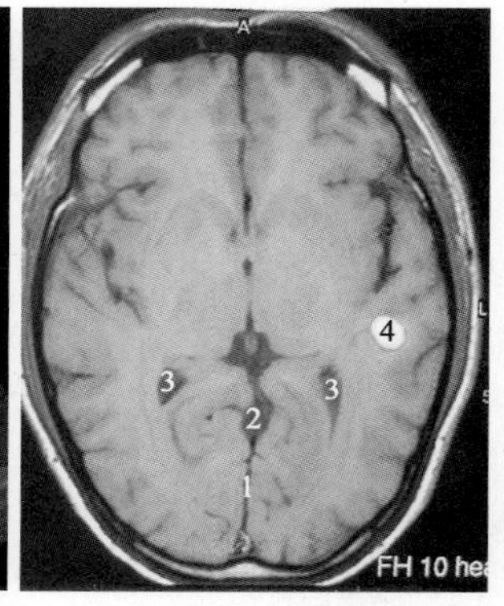

A. 超声表现　　　　　　B. MRI 表现

图 7－4　水平断面第 3 脑室水平超声与 MRI 表现

注：1. 大脑镰；2. 第 3 脑室；3. 侧脑室下角；4. 海绵状血管瘤。

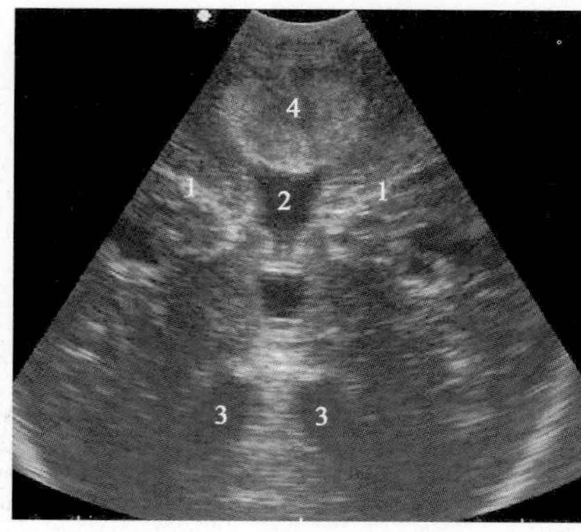

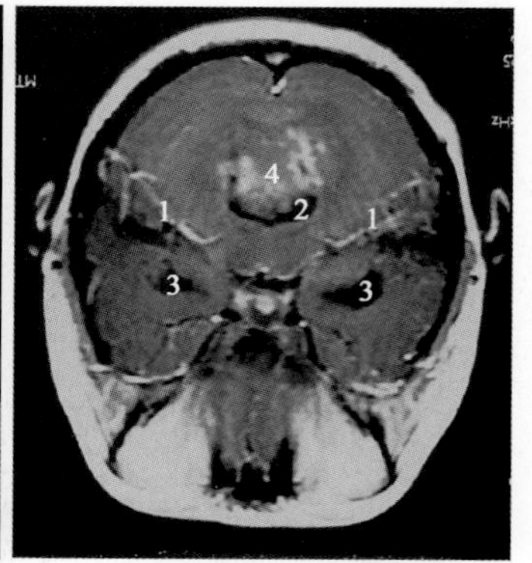

A. 超声表现　　　　　　B. MRI 表现

图 7－5　水平断面第 4 脑室水平超声与 MRI 表现

注：1. 天幕；2. 第 4 脑室；3. 扩张的侧脑室下角；4. 肿瘤。

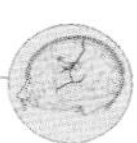

(5) 脑干平面

在此水平面上,第 4 脑室结构消失,呈"栗子"形的脑干回声成为主要的解剖定位标记(图 7-6)。

7.2.2 矢状断面

神经外科手术很少在顶骨去骨瓣手术,主要原因是为了减少对功能区(中央前、后回)的损伤。因此,去顶骨获得正中矢状切面的机会并不多,一般获得的都是旁矢状切面。

(1) 正中矢状切面

胼胝体可作为解剖定位的标志(图 7-7)。从前到后,胼胝体膝部、体部和压部均能被清晰显示。天幕与胼胝体压部相连,是区分大脑与小脑的重要解剖标志。

(2) 旁矢状切面

扣带回和扣带沟可作为清晰的解剖标志。扣带回表现为弧形宽大的低回声,其表面弧形条索样高回声即为扣带沟。在去枕骨骨瓣后,经枕骨窗也可获得矢状切面。但应注意的是,此时声像图中各个部位的相互关系与常规的解剖图谱有较大差异,小脑位于声像图的最下方(图 7-8)。脑干通过第 4 脑室与小脑分开,位于小脑的上方。

7.2.3 冠状断面

冠状切面图主要通过额骨、顶骨和颞骨途径获得。冠状切面最明显的特征是左右对称。脑室系统依然是最明显的定位标志:侧脑室被透明隔分隔(图 7-9);脉络丛在第 3 脑室的横断面上也能清晰地显示,表现为明亮的高回声结构,它也通过室间孔通向第 3 脑室。另一个明显可见的标志就是大脑半球腔内的大脑镰。在通过第 4 脑室的冠状断面,大脑镰和天幕组成特征性的"人"字形高回声结构。

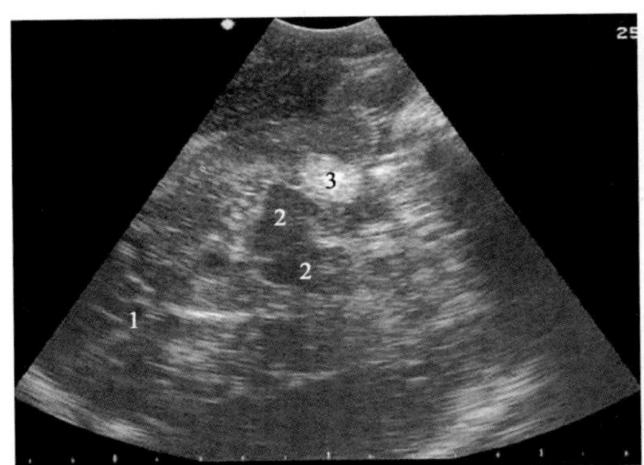

A. 超声表现　　B. MRI 表现

图 7-6　水平断面脑干水平超声与 MRI 表现

注:1. 大脑镰;2. 脑干;3. 病灶。

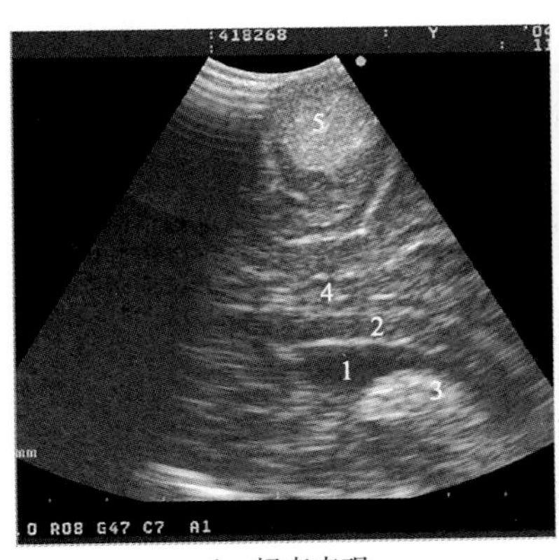

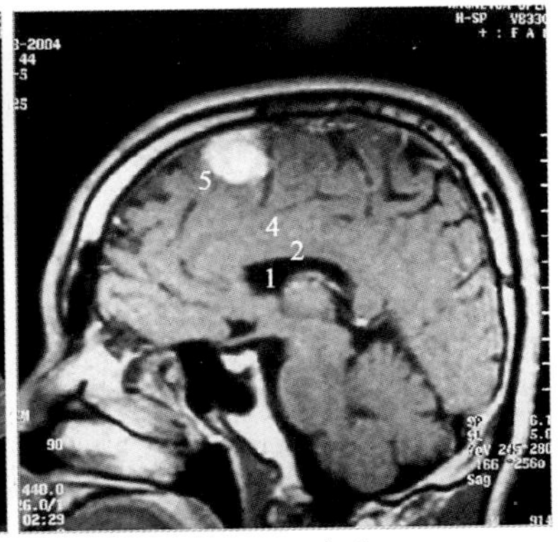

A. 超声表现　　B. MRI 表现

图 7-7　经顶部正中矢状面超声与 MRI 表现

注:1. 侧脑室;2. 胼胝体;3. 脉络丛;4. 扣带回;5. 病灶。

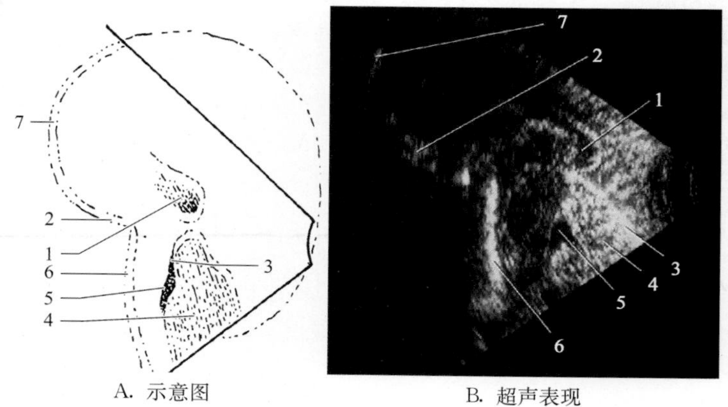

A. 示意图　　B. 超声表现

图 7-8　经小脑旁矢状面

注：1. 胼胝体压部；2. 前颅底；3. 小脑幕；4. 小脑；5. 第 4 脑室；6. 斜坡；7. 额骨。

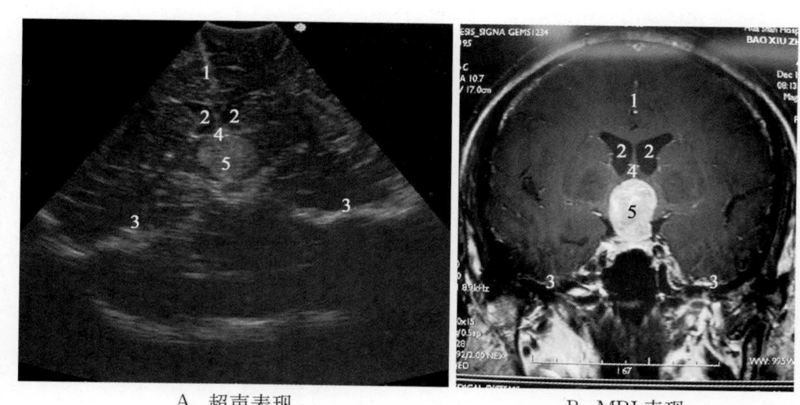

A. 超声表现　　B. MRI 表现

图 7-9　经顶部的冠状面超声与 MRI 表现

注：1. 大脑镰；2. 侧脑室；3. 颅底；4. 视交叉；5. 病灶。

7.3　颅脑肿瘤的术中超声表现

7.3.1　胶质瘤

(1) 分类

胶质瘤是最常见的原发性颅内肿瘤，其发病率约占颅内肿瘤的 40%。根据其组织形态和分化程度，可分为 3 种类型。

1) 低级别胶质瘤：肿瘤分化好，瘤细胞群形态均匀，肿瘤较良性。声像图表现：病灶较周边脑组织回声略强，边界相对较明显，病灶内回声与脑组织结构回声类似(图 7-10)。其中少突胶质细胞瘤内可见强回声的钙化灶，但一般无声影(图 7-11)。

2) 间变性胶质瘤：肿瘤细胞密度明显增加，形态异形，核深染，瘤组织中常有分化较好的胶质瘤细胞。本型属恶性肿瘤。声像图表现：病灶回声增强较明显，均可见较明显边界，病灶内部的回声不均质，个别病例内可见坏死液化的无回声暗区，形态不规则(图 7-12)。

3) 胶质母细胞瘤：肿瘤分化差，属高度恶性肿瘤；细胞密集，高度异形性，大小形态极不一致。肿瘤发展迅速，预后差。声像图表现：病灶形态极不规则，内部回声杂乱无章，超过半数病灶内可见坏死液化灶。此外，由于肿瘤生长迅速，病灶周边脑组织水肿明显(图 7-13)。

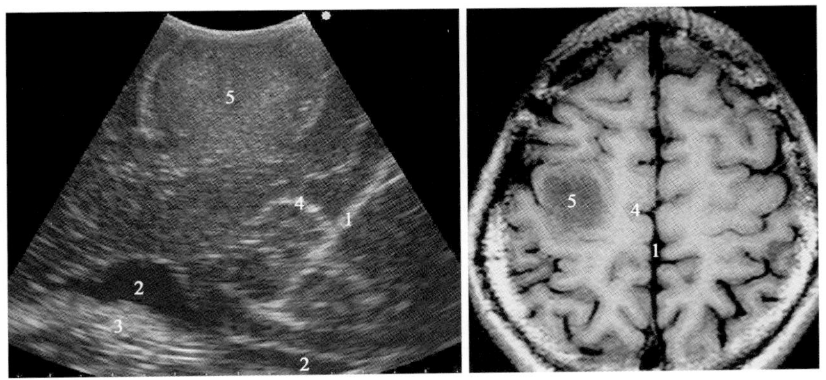

A. 超声表现　　B. MRI 表现

图 7-10　低级别胶质瘤经右侧颞部的水平位超声与 MRI 表现

注:病灶区的脑回明显增宽,受到两侧脑沟的限制,病变局限于单个脑回内,并未突破脑沟而侵及其他脑回,所以病灶的边界清晰,周边脑组织也未见明显的水肿。1. 大脑镰;2. 侧脑室;3. 脉络丛;4. 脑沟;5. 病灶。

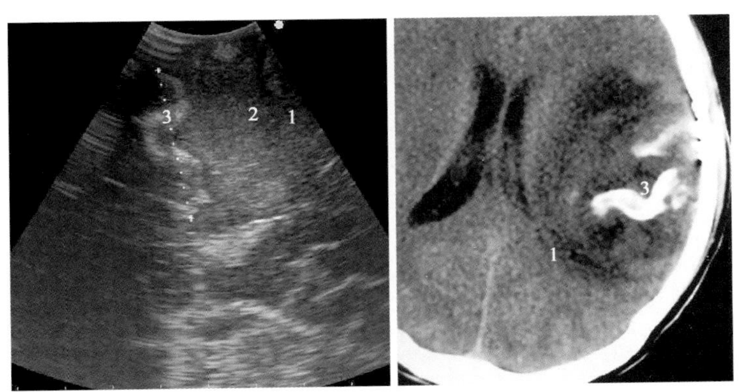

A. 超声表现　　B. MRI 表现

图 7-11　少突胶质瘤经左侧颞部的水平位超声与 MRI 表现

注:病灶内可见呈高回声的钙化灶,形态与 MRI 极其相似。1. 脑组织水肿带;2. 肿瘤边缘;3. 钙化灶。

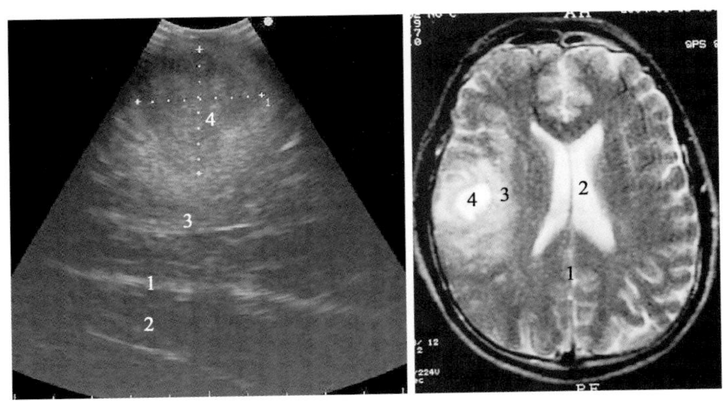

A. 超声表现　　B. MRI 表现

图 7-12　间变性胶质瘤经右侧颞部的水平位超声与 MRI 表现

注:右侧颞叶内不均质、略低回声病灶,病灶的占位效应较明显,病灶周边脑组织水肿较明显,病灶与周边水肿脑组织的边界尚清晰,同侧侧脑室有轻度的受压变形,大脑镰也有极轻微的移位现象。1. 大脑镰;2. 对侧侧脑室;3. 水肿脑组织;4. 病灶。

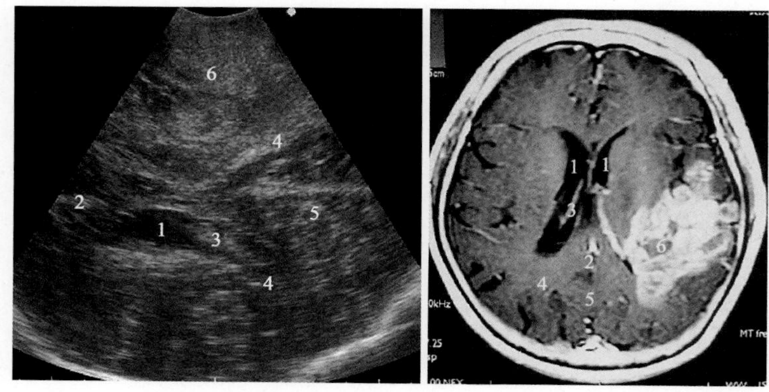

A. 超声表现　　B. MRI 表现

图 7－13　胶质母细胞瘤经左侧颞部的水平位超声与 MRI 表现

注：左侧颞部不均质高回声占位灶，病灶体积巨大，占位效应较明显，与周边水肿脑组织的分界不清，同侧侧脑室受压变形消失，大脑镰轻度向右侧位移。MRI 增强示病灶呈环形及片样强化，形态极不规则。1. 侧脑室；2. 大脑镰；3. 脉络丛；4. 天幕；5. 小脑；6. 病灶。

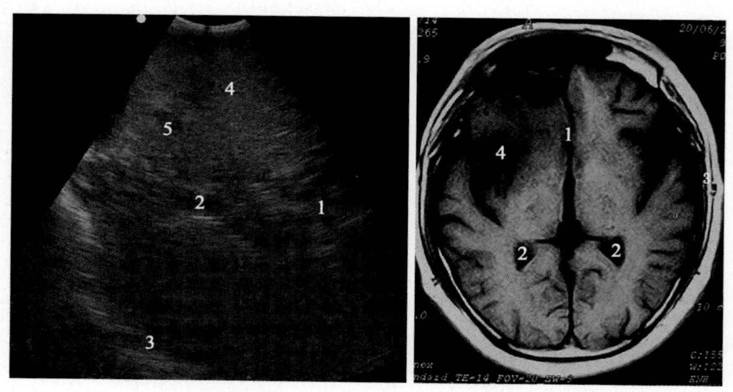

A. 超声表现　　B. MRI 表现

图 7－14　胶质增生经右侧颞部水平位超声与 MRI 表现

注：病灶位置表浅，位于探头正下方，大小约 50 mm×50 mm，边界不清，内部回声略增强，均质，并可见直径 5 mm 左右无回声区，病灶周边脑组织水肿较明显，脑中线结构受压移位。术后病理示右额放疗反应伴胶质增生。1. 大脑镰；2. 侧脑室下角；3. 颅骨；4. 病灶；5. 坏死灶。

（2）鉴别诊断

胶质增生是脑组织损伤的修补愈合反应，主要表现为纤维型星形胶质细胞增生，最后成为胶质瘢痕。CT 和 MRI 把胶质增生误诊为胶质瘤并不少见。一名具有丰富临床经验的神经外科医生，在术中肉眼直视下鉴别胶质增生与低级别胶质瘤仍有一定难度。胶质增生的声像图表现：病灶较周边脑组织回声略强，但一般无明显边界，病灶内仍可见正常脑组织结构是其特征性表现（图 7－14）。

（3）临床意义

临床医生一般以病灶所在的部位是否为功能区作为病灶切除范围的依据，而且术中随时可送标本进行冷冻病理检查。如此看来，术中超声对胶质瘤分级的意义就有疑问了。但是病理冷冻切片往往只能提供一个模糊的诊断，例如“胶质瘤 2 级以上”，这个诊断既包括了低级别胶质瘤，又包括了间变性胶质瘤和胶质母细胞瘤，仍然无法确定胶质瘤的恶性程度。因此，术中超声如能准确判断胶质瘤的恶性程度，对临床仍有一定的指导意义，尤其是当肿瘤位于功能区的时候。对于胶质增生患者，如术前能够确诊，则可以避免不必要的手术治疗。例如，胶质瘤术后接受放疗的患者，局部脑组织会因放疗反应而

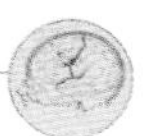

有胶质增生。

术中超声在胶质增生的鉴别诊断、胶质瘤的分级中有一定的应用价值(表 7-1)。如能在术前经颞窗准确判断胶质瘤的恶性程度,对临床治疗方案的选择更有意义。

表 7-1 胶质增生和不同等级胶质瘤的声像图特征

项目	胶质增生	低级别胶质瘤	间变性胶质瘤	胶质母细胞瘤
病灶形态	规则	规则	不规则	极不规则
病灶边界	不清	较清	清晰	不清,周边有明显水肿带
内部回声	可见正常的脑组织结构	均质,类似脑组织结构	不均	杂乱无章
有无坏死液化	无	无	少见	多见

7.3.2 脑膜瘤

脑膜瘤约占颅内肿瘤总数的 20%,仅次于脑胶质瘤,居第 2 位。目前普遍认为其主要来源于蛛网膜的内皮细胞。脑膜瘤是典型的脑外生长的颅内肿瘤,其好发部位与蛛网膜绒毛分布情况一致。

(1) 声像图表现

脑膜瘤一般表现为紧贴硬脑膜、大脑镰或天幕的边界清晰、有包膜的高回声病灶。由于脑室内壁也附有蛛网膜,因此脑膜瘤也可生长在脑室内。肿瘤内部回声视肿瘤的大小而有不同。体积较小的脑膜瘤内部回声一般较均质,而体积较大的内部常伴有等回声或者低回声区,这是肿瘤内部组织坏死造成的(图 7-15、7-16)。在部分病例中,CT 和 MRI 并不能显示这些坏死区域。

(2) 临床意义

位于硬脑膜下的脑膜瘤一般在去骨瓣后,在硬脑膜表面即能通过肉眼进行识别。有 0.7%~5.4%的脑膜瘤可表现为多发性,一些较小病灶即使 CT 和 MRI 有时也无法显示。由于超声探头与病灶之间只隔着一层硬脑膜,因此即使直径<5 mm 的脑膜瘤病灶术中超声也能清晰显示,从而避免了手术遗漏小病灶而导致的术后复发。此外,一些位置较深的脑膜瘤,通过超声的引导也能大大缩短手术时间,减少不必要的脑组织损伤。

7.3.3 海绵状血管瘤

海绵状血管瘤是一种颅内血管的先天性病变,是血管在胚胎发育过程中残留血管形成的畸形血管团,是颅内某一区域血管不正常增多,而非真性血管瘤。其以脑动静脉短路为主要病理生理改变,以癫痫、出血、偏瘫为主要临床表现。

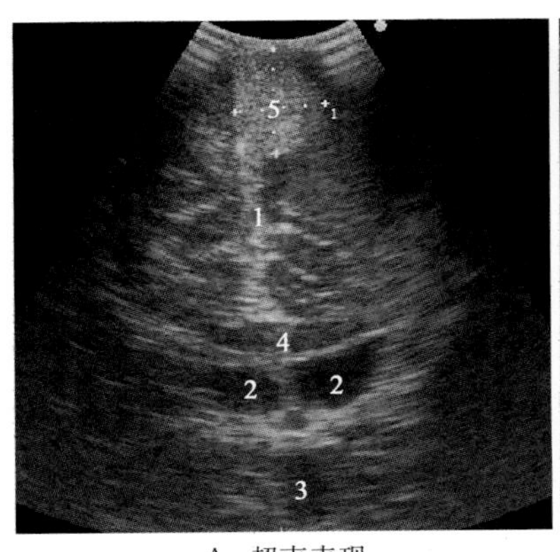

A. 超声表现

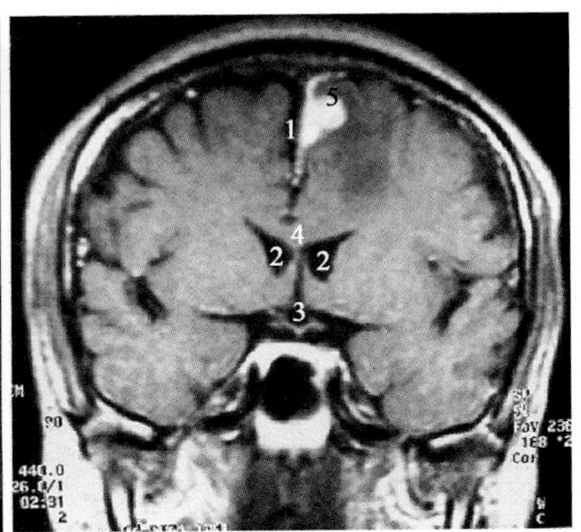

B. MRI 表现

图 7-15 脑膜瘤经枕顶部的冠状切面超声与 MRI 表现

注:左侧额顶部、大脑镰旁见 16 mm×14 mm 片状高回声,内部回声均质,边界清,与大脑镰相互融合,周边未见明显脑组织水肿。1. 大脑镰;2. 侧脑室;3. 第 3 脑室;4. 胼胝体;5. 病灶。

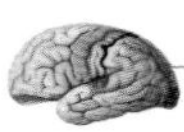

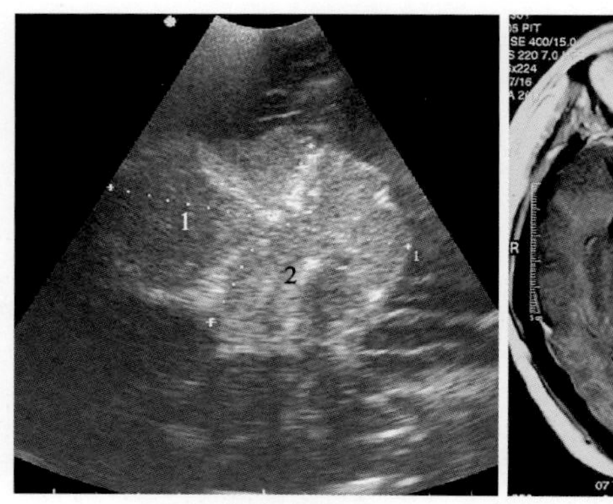

A. 超声表现　　B. MRI 表现

图 7-16　脑膜瘤经左侧颞部的水平位超声与 MRI 表现

注：病灶呈不均质片状高回声，体积巨大达 73 mm×50 mm，边界清晰；病灶内可见团块状及条片状呈强回声的钙化灶，后方伴声影；病灶周围脑组织水肿不明显。MRI 表现与超声基本相似，另可见第 4 脑室、脑干、第 3 脑室受压向右移位。1. 病灶；2. 病灶内钙化。

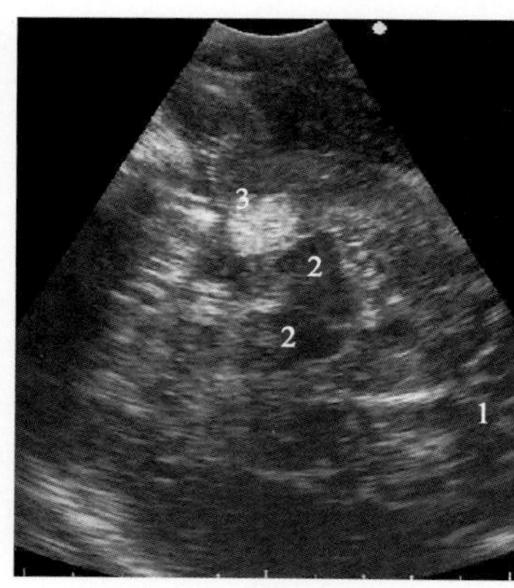

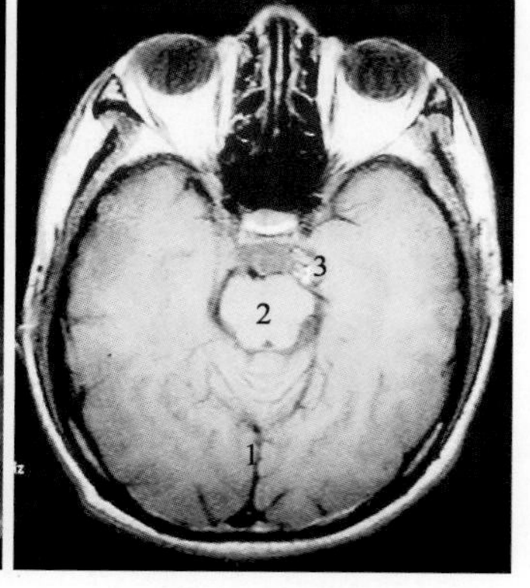

A. 超声表现　　B. MRI 表现

图 7-17　海绵状血管瘤经左颞水平位超声与 MRI 表现

注：硬脑膜下 35 mm 处，脑干旁见 15 mm×14 mm 高回声实质性占位灶，边界清，内部回声欠均质，呈斑片样，周边脑组织未见有明显水肿。1. 大脑镰；2. 脑干；3. 病灶。

（1）*声像图表现*

类似于肝内血管瘤的声像图表现，呈斑片状高回声团块，边界清晰，周边没有脑组织水肿带，是其与颅内其他恶性肿瘤鉴别的要点。由于血管瘤内常反复发生出血、机化，所以病灶内的回声并不均质（图 7-17），并且有 20%左右的海绵状血管瘤内可形成无回声区。

（2）*临床意义*

海绵状血管瘤可发生于颅内的任何部位，包括脊髓。且由于病灶体积较小，常规手术经常需要一个长时间的手术探察过程。然而在术中超声的引导下，把病灶置于探头的正下方，测量其至探头的距离，然后沿探头的长轴方向进行手术探查即可直达病灶（图 7-18）。在这一过程中，超声可随时检测手术的探查方向有无偏离病灶。

7.3.4　血管母细胞瘤

不同于海绵状血管瘤，血管母细胞瘤是颅内真性血管性肿瘤，属于良性肿瘤，好发于小脑，占 62%～80%。此病可有遗传因素及家族史，占 4%～20%。常为多发而并不局限于颅内，肝、脾甚

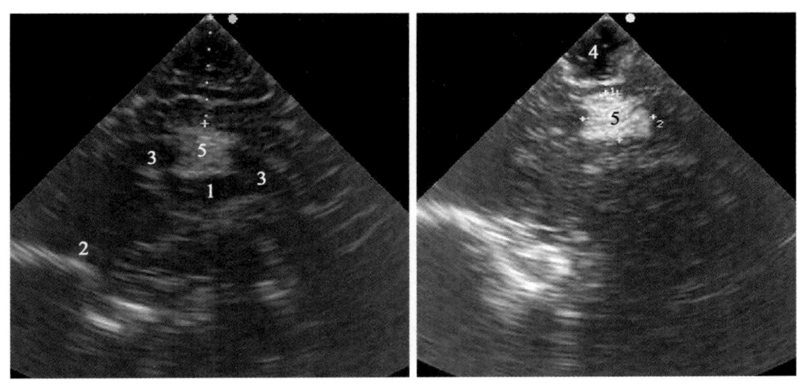

图 7－18 海绵状血管瘤经额顶的矢状位超声表现

注：右侧额顶部，探头正下方 26 mm 见 17 mm×12 mm 斑片样高回声，边界清，周边未见水肿脑组织。经超声引导，手术创面底部距瘤体表面仅 2 mm。1. 侧脑室；2. 前颅底；3. 胼胝体；4. 0.9%氯化钠溶液；5. 病灶。

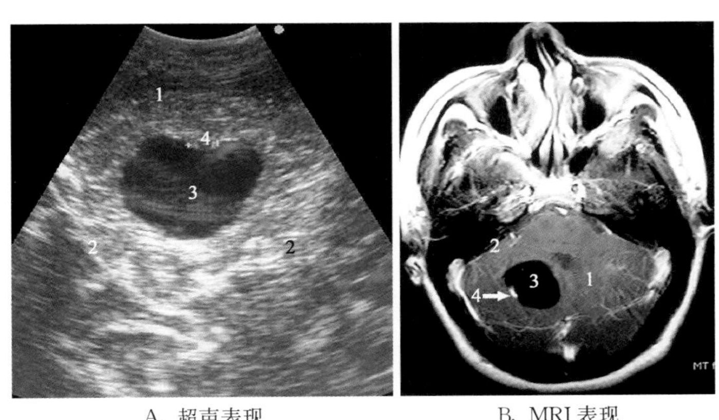

A. 超声表现　　B. MRI 表现

图 7－19 血管母细胞瘤经右侧枕后部水平位超声与 MRI 表现

注：右侧小脑内，探头正下方见无回声区 30 mm×20 mm，边界清，内壁光滑；顶壁上见 6 mm 大小乳头状突起，其位置、大小与 MRI 显示完全相符。1. 小脑；2. 天幕；3. 病灶囊性部分；4. 病灶实质性部分。

至胰腺均是其好发部位。有家族史倾向的亦称为 Lindau 病，或称 Von Hippel-Lindau 综合征。

（1）*声像图表现*

为小脑内的囊性或囊实性占位灶。囊性部分表现为边界清晰、内壁光滑的无回声暗区，而实质性部分表现为囊内壁上的高回声瘤结节（图 7－19）。瘤结节的大小不一，直径从数毫米到 10 cm 不等，但有些血管母细胞瘤只有囊性部分而没有实质性的瘤结节。

（2）*临床意义*

由于血管母细胞瘤囊性部分的体积并不小，因此找到肿瘤并不困难。但在常规手术中，往往会因只切除了瘤体的囊性部分，遗漏了实质性的瘤体部分，而使肿瘤在术后数年内复发。主要原因是临床医师习惯于在找到肿瘤把囊液吸出后，再在原来的囊内壁上寻找实质性的瘤体。但由于血管母细胞瘤的实质性瘤体的体积较小，有时直径只有几个毫米，再加上囊液被吸出后，原囊壁塌陷所形成的皱襞与实质性瘤体用肉眼很难鉴别，所以容易把这些皱襞误以为是实质性瘤体而予以切除，而把真正的肿瘤组织遗留于颅内引起复发，使复发率达 12%～20%。在术中超声的引导下，帮助临床医师确定手术入路，以便能在瘤结节的边缘打开囊壁；在排出囊液之前，只要在囊壁切口的周边寻找，即能找到实质

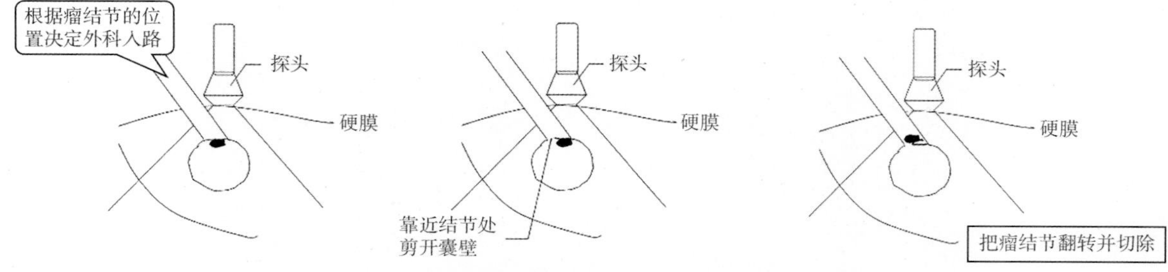

图 7-20　超声引导血管母细胞瘤结节切除示意图

性的瘤结节并予以切除，这样就能避免术后肿瘤的复发(图 7-20)。

7.3.5　转移性肿瘤

颅内转移瘤也是颅内常见的肿瘤之一，目前公认肿瘤来源的前 3 位分别是肺癌、子宫与卵巢癌、黑色素瘤。肿瘤经血流转移至颅内是最常见的途径，其他还有直接浸润、经蛛网膜下腔和经淋巴系统等途径。

(1) 声像图表现

颅内转移性肿瘤，虽然来源不同，但是由于它们都由实质性组织所构成，所以声像图上一般表现为较为均质的高回声病灶。肿瘤内部如伴有坏死液化，声像图上即表现为无回声。有些坏死液化区内如富含蛋白质和细胞碎屑，则可表现为低回声。对于判断肿瘤内部是否存在有坏死液化灶，超声比 CT 的准确性更高。此外，由于颅内转移瘤的生长较为迅速，CDFI 常可显示其内部较丰富的血流信号(图 7-21)。此外，转移瘤周边脑组织水肿明显，表现为脑回增宽，回声增强。在少数的转移瘤内还可出现强回声的钙化灶，后方伴声影。

(2) 临床意义

对转移瘤定位；测量肿瘤大小，因为肿瘤周边脑组织水肿明显，转移瘤在 CT 和 MRI 上的边界有时显示不清而无法判断其大小；对多发性转移瘤，通过术中超声对病灶定位，帮助临床医师制订手术方案。

7.3.6　颅内淋巴瘤

颅内淋巴瘤可分为原发性和继发性 2 种类型，前者是指起源于颅内淋巴细胞的淋巴瘤，而后者是指原发于颅外，经播散累及颅内。

声像图表现：体积较小淋巴瘤表现为内部回声

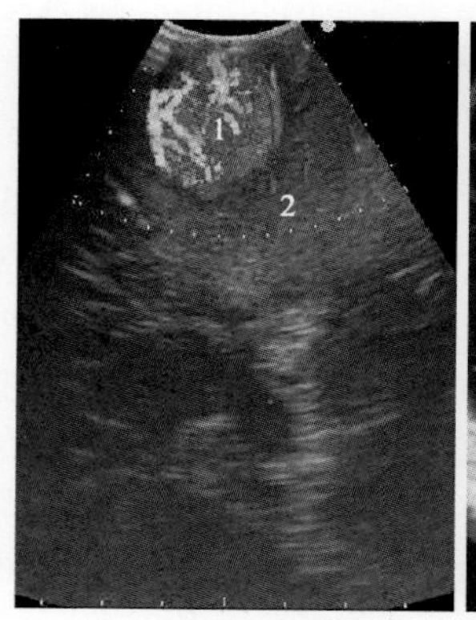

A. 超声表现

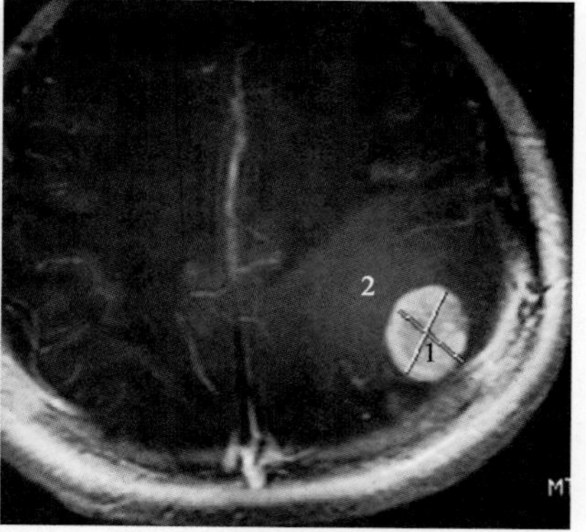

B. MRI 表现

图 7-21　转移性肿瘤经左顶枕部水平位超声与 MRI 表现

注：左侧顶枕部，探头下方 5 mm 处见 20 mm×20 mm 高回声病灶，边界清，周边可见较明显的脑组织水肿。CDFI：病灶内可见异常丰富的血流信号。术后病理：转移性腺癌。1. 病灶；2. 水肿带。

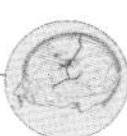

不均、边界不清、形态不规则的略高回声团块(图7-22),但较海绵状血管瘤的回声低,周边脑组织一般无明显的水肿表现。体积较大淋巴瘤表现与高级别胶质瘤较难鉴别,病灶形态极不规则,边界不清,内部回声不均匀,肿瘤周边脑组织有明显的水肿,但肿瘤内部较少出现坏死液化形成的无回声暗区。

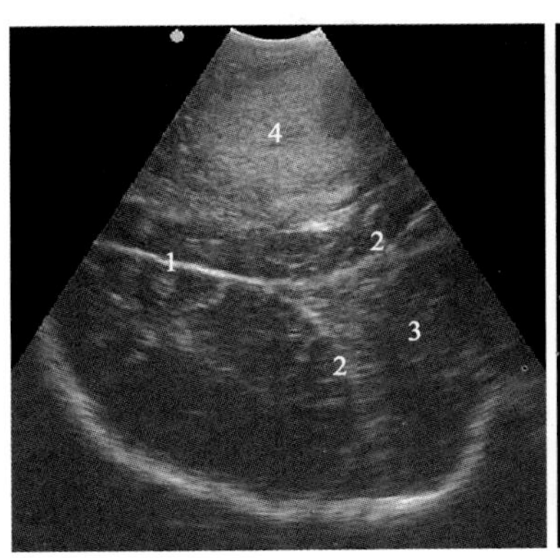

A. 超声表现

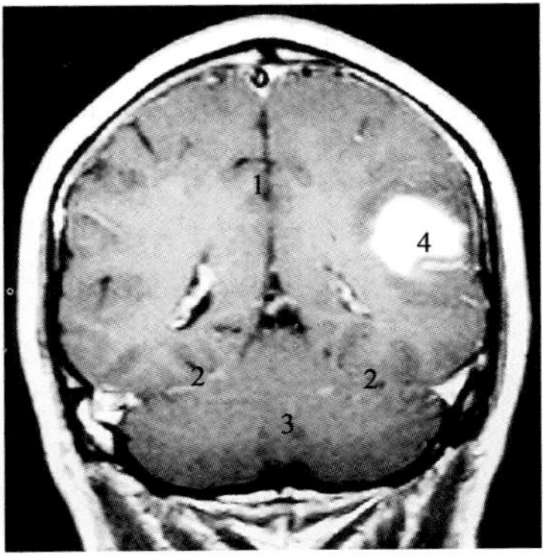

B. MRI 表现

图 7-22 淋巴瘤经左侧颞部冠状位超声与 MRI 表现

注:左侧颞部,探头下方可见 35 mm×40 mm 片状高回声病灶,边界尚清,周边可见水肿脑组织。同侧侧脑室受压较明显,脑中线未见明显移位。1. 大脑镰;2. 天幕;3. 小脑;4. 病灶。

7.4 术中超声在脑血管疾病中的应用价值

7.4.1 脑动脉瘤

脑动脉瘤是指脑动脉内腔局限性异常扩大造成动脉壁的一种瘤状突出。在脑血管意外中,脑动脉瘤发病率仅次于脑梗死和高血压性脑出血,排第3位。脑血管造影是确诊动脉瘤最可靠、最有意义的方法。虽然术前经颅超声对脑动脉瘤无特征性诊断价值,但是术中超声能为脑动脉瘤的手术提供极大的便利。其价值主要体现在以下几个方面。

(1) 术中超声引导下的颅内血肿或侧脑室的穿刺引流

对动脉瘤破裂出血后形成颅内血肿或出现梗阻性脑积水,并且有脑疝征象者,为抢救患者生命而行血肿清除术或脑室引流术。在对动脉瘤的直接手术中,有时也需要降低颅内压而进行脑室穿刺。

通过术中超声的引导,术者可以免去手术探查或反复穿刺的过程而直达病灶,大大缩短了手术时间,更主要的是减少了探查过程中对正常脑组织的损害。

(2) 血管重建术中的应用

由于动脉瘤间接手术及载瘤动脉阻断带来的脑缺血性损害,以及巨大型动脉瘤直接手术的困难,Yasargil 和 Dongly 于 1967 年首创了颅内外动脉搭桥术。目前最常用的是颞浅动脉与大脑中动脉的吻合。

术前 CDFI 检测,可以在体表绘出颞浅动脉的走行,省却术中颞浅动脉的探寻过程。术中通过 CDFI 及频谱多普勒超声的检测,可以明确颞浅动脉与大脑中动脉的吻合口是否通畅及其程度,以确定是否能结扎载瘤动脉。而以往必须在脑血管造影证实通畅后才能结扎载瘤动脉。同样,在血管重建术后的疗效评价中,超声亦能提供可靠的依据。

1) 动脉瘤夹闭术中的应用:夹闭动脉瘤是治疗动脉瘤最理想和最可靠的手术方式。但据统计,动脉瘤夹闭术后仍有 3.8%~18.6%的患者有瘤颈闭锁不全。通过术中 CDFI 和频谱多普勒超声的实时监测,反复调节夹闭部位,可以尽量避免瘤颈闭锁不全的发生。

2) 颈动脉结扎术中的应用:颈动脉结扎术的目的是降低脑动脉内压,减少血流对动脉瘤的冲击,防止动脉瘤继续扩大及破裂。

对侧颈内动脉狭窄和对侧颈内动脉瘤患者均为颈动脉结扎术的禁忌证,因此术前常规颈动脉超声检测是必须的。

此外,在判断颈内动脉是否夹闭完全时,由于一方面夹闭远心端的颈内动脉内已无血流,另一方面

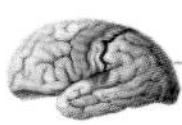

颈外动脉各分支由于颈内动脉夹闭后压力上升而管腔扩张明显，致使颈内动脉的检测困难。因此，理想的方法是在夹闭前即把探头置于夹闭远心端的颈内动脉上，动态观察夹闭术中颈内动脉内血流信号从多到少直至信号消失这一过程。

7.4.2 脑动静脉畸形

脑 AVM 为脑内的畸形血管团，由于两端有明显的供血的输入动脉和回流血液的输出静脉，通常称为脑 AVM。脑 AVM 可发生在颅内的任何部位，而幕上占 80%～90%。畸形血管团的大小不一，悬殊很大，小的有时连常规病理检查亦难发现，而大者可达 8～10 cm。

(1) 常规经颅的二维和彩色多普勒血流成像超声检测

AVM 是最佳适应证，但病灶的位置需在颞叶、额叶或枕叶等处。位于顶叶处的 AVM，由于声束难以穿过相对较厚的顶骨而较难显示。用二维超声可显示 AVM 血管团的范围、大小；CDFI 超声可以非常清晰地显示血管团内充盈有很丰富的血流信号；频谱多普勒可观察动静脉在异常血管团内的分布，流速最高的动脉在异常血管团的位置，大脑动脉与异常血管团的关系，异常血管团的供应动脉及其血流速度（图 7－23）。此外，在鉴别颅内实质性占位性病变与 AVM 中，CDFI 超声具有确诊的价值，胜过 CT、MRI。

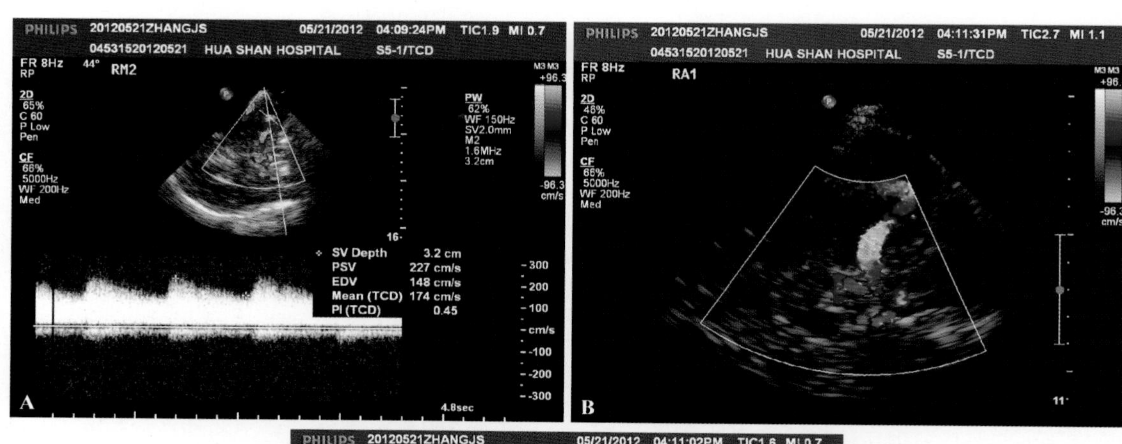

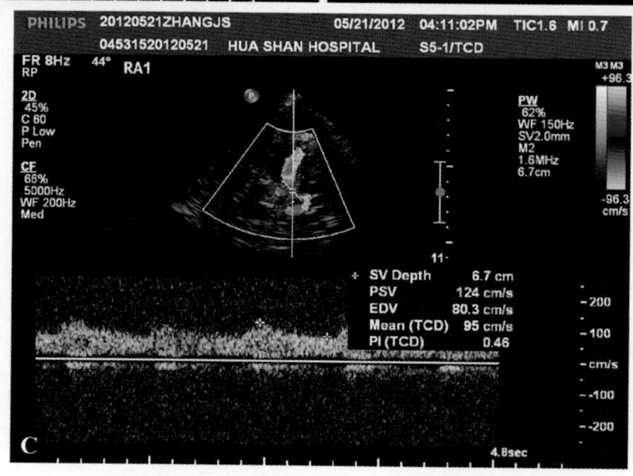

图 7－23 右侧颞叶异常血管团超声表现

注：右侧大脑中动脉收缩期峰值流速（peak systolic velocity，PSV）明显增高，阻力指数（resistance index，RI）降低；右侧大脑后交通动脉开放，后向前的分流；左侧大脑前动脉血流反向，提示左侧大脑前交通动脉开放，左向右的分流（A、B、C 均为超声图）。

(2) 动静脉畸形切除术中的应用

术中灰阶超声对 AVM 的边界辨别不清，但 CDFI 超声可以极其清晰地显示 AVM 病灶的边界，确定病变的范围，寻找 AVM 的供血动脉，并加以验证。因为供应动脉被结扎后，CDFI 超声可明确地显示病灶内的彩色血流信号显著减少（图 7－24）。

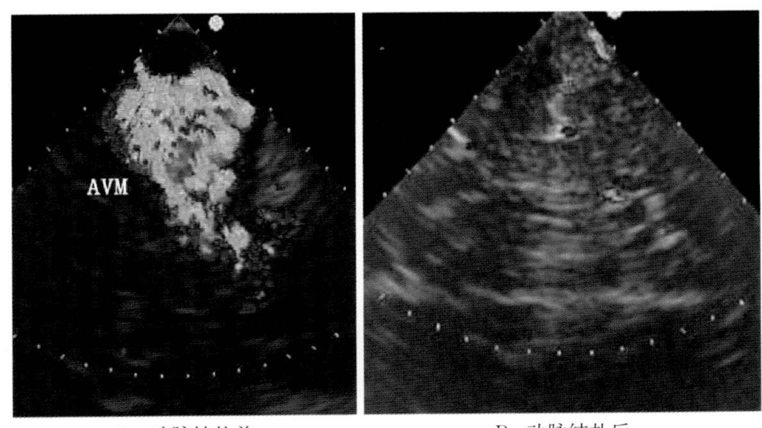

A. 动脉结扎前　　B. 动脉结扎后

图 7-24　AVM 供血动脉结扎前后超声示血流信号变化情况

7.4.3　烟雾病

经颅多普勒超声（transcranial Doppler，TCD）独特的血流动力学特征可作为评价烟雾病（moyamoya disease，MMD）一个有用的指标，使临床医生能更好地判断 MMD 的严重程度或血管病变的程度，故 TCD 可用于 MMD 诊断、判断病变程度及术后随访。TCD 更重要的价值还在于能筛查出临床表现较轻甚至无临床症状的 MMD 患者。不过，由于烟雾血管的存在将影响操作者对大脑中动脉主干闭塞或大脑前动脉闭塞的判断；通过对低平信号的识别，有经验的操作者能诊断大脑中动脉主干闭塞，但大脑前动脉闭塞因烟雾血管的存在几乎无法识别。而且由于局部大量烟雾血管的干扰，大脑后交通动脉在 TCD 检测中很难被识别和确认，这些均使 TCD 在 MMD 检测中受到了限制。

经颅彩色超声（transcranial color sonography，TCCS）直观地显示颅底各支动脉的形态、空间走向和血流方向。同时，在彩色血流显像的引导下选用频谱多普勒测量各血管的血流频谱参数，可调节取样深度和校正角度，能更准确地反映脑血流动力学变化，弥补了传统 TCD 无二维图像引导取样的不足，其诊断准确性不断提高。因此，TCCS 可作为筛选诊断 MMD 并定期随访首选的影像学检查方法（图 7-25）。

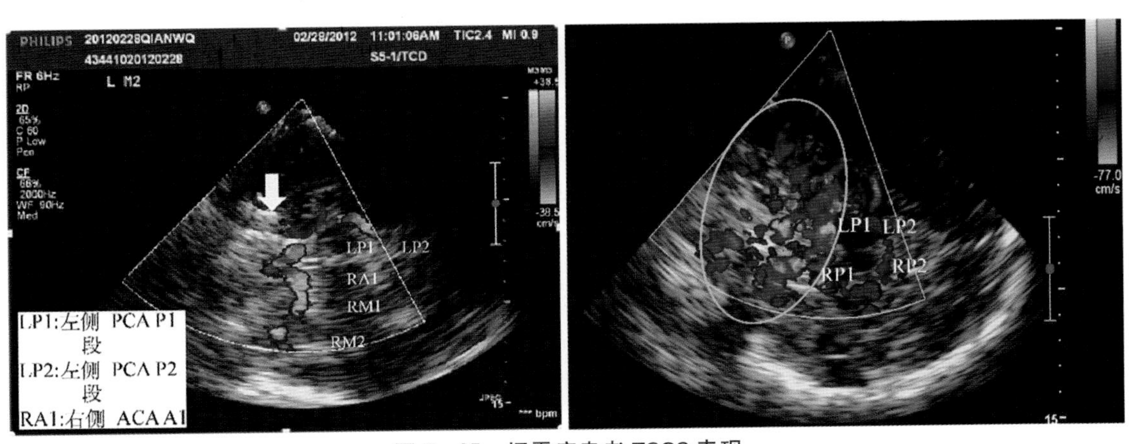

图 7-25　烟雾病患者 TCCS 表现

注：A. 左侧 MCA 缺失（箭头所示），对侧 MCA 血流充盈良好；B. MCA 主干缺失，MCA 走行区域可见大量杂乱血流信号（橙色椭圆范围内）。

目前多数学者认为 MMD 一经明确，宜尽早手术。针对 MMD 的不同类型和患者年龄，常用的手术方法有直接和间接血管重建手术。华山医院神经外科血管组根据临床治疗结果，将 2 种方法结合，并创建了新的血管重建方法。直接血管重建术（颞浅动脉-大脑中动脉分支吻合术）结合间接血管重建术［脑-硬脑膜-肌肉血管融合术（encephaloduromyo synangiosis，EDMS）］。“脑”指受体为脑皮质和软脑膜血管，“硬脑膜”指血管供体为翻转的硬脑膜动脉，“肌肉”指血管供体为颞肌深面的颞深动脉，“动脉”指游离的通畅颞浅动脉。

DSA 是评价手术疗效的金标准，但因其有创性及价格昂贵，不适用于长期随访研究。彩色多普勒超声可观察直接吻合血管的通畅性，颞浅动脉手术前、后的血流动力学变化，评价颞浅动脉向大脑中动脉分流程度，且与 DSA 有较好的一致性（图 7 - 26）。

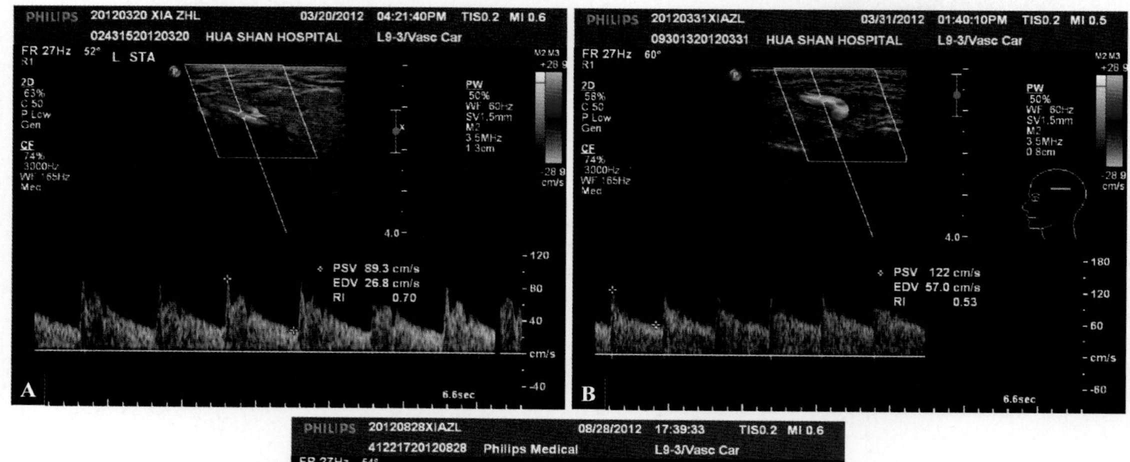

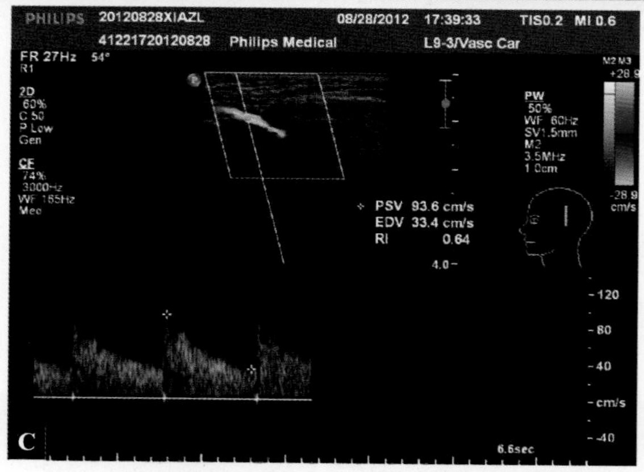

图 7 - 26 烟雾病手术前后 STA - PSV 血流变化

注：A. 术前测量，左侧 STA - PSV 89.3 cm/s、EDV 26.8 cm/s、RI 0.70；B. 术后 5 d，左侧 STA - PSV 122 cm/s、EDV 57 cm/s、RI 0.53；C. 术后 5 个月，左侧 STA - PSV 93.6 cm/s、EDV 33.4 cm/s、RI 0.64。

7.5 颅脑非肿瘤性病变的术中超声表现

在因颅内占位而行开颅手术的病例中，非肿瘤性病变约占 10%。其中实质性病灶以不同原因所致的炎性病变最为常见，如炎性肉芽肿、寄生虫性肉芽肿、炎性脱髓鞘病变，以及部分因放疗反应而导致的胶质增生等。此外，一些血管源性病变也不少见，如静脉血栓和血管畸形等。而囊性病灶以蛛网膜囊肿最为多见，其次为脑脓肿。

除了脑囊虫等寄生虫病变可以通过特异性免疫诊断方法确诊外，这些非肿瘤性病变无论是在 CT、MRI 还是在术中超声的影像中，与颅内的一些肿瘤常难以鉴别。这些非肿瘤性病变在术前大多被误诊为肿瘤性病变而予以手术治疗。

由于不存在术后复发的问题，因此相对于胶质

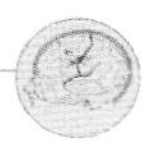

瘤患者，在术中超声的引导下，脑组织损伤的减少、正常脑功能的保留对非肿瘤性病变患者来说显得更有意义。

7.6　神经外科术中的介入性超声

为了缓解颅内高压、降低脑张力及放置各种引流导管，术中往往需要进行脑室穿刺。常规的枕入法、额入法和侧入法均属于经验性的盲穿操作，并不能保证 100%的成功率。但是借助与探头匹配的专用穿刺架，在超声引导下的侧脑室穿刺操作，均一次性获得成功。此外，术中超声还能把脑室镜安全地引导入脑室，进行相关的操作(图 7－27)。

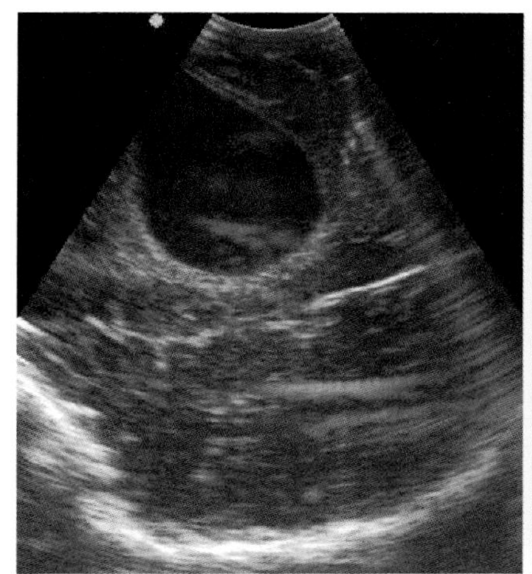

A. 脑室镜方向偏离目标

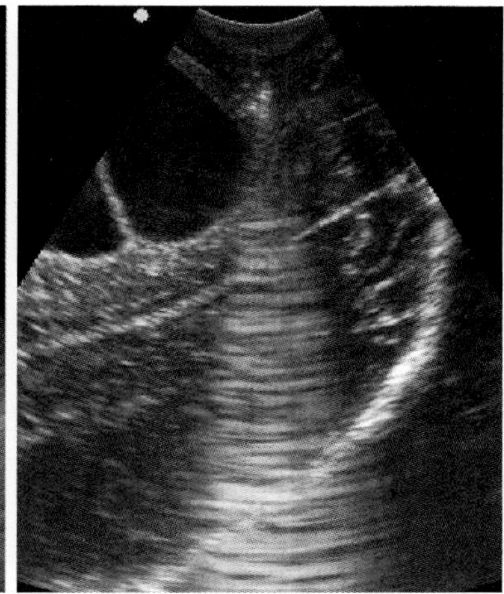

B. 在超声引导下校正穿刺方向

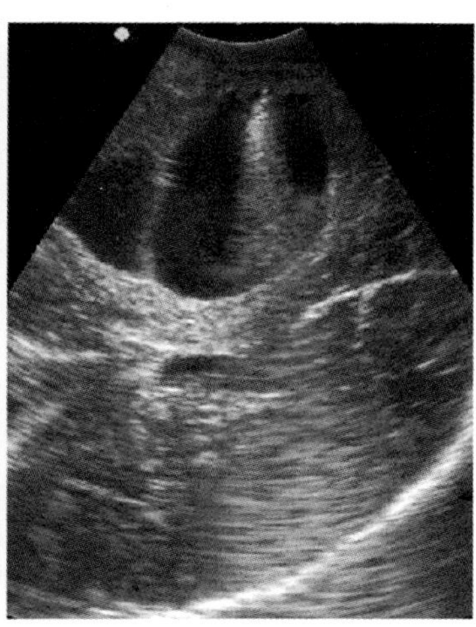

C. 脑室镜在超声引导下顺利传入蛛网膜囊肿

图 7－27　超声引导脑室镜检查

7.7　超声造影在神经外科中的应用

目前，超声造影剂在心脏、肝脏、肾脏等方面的研究报道较多，而在神经外科中应用则相对较少。Bogdahn 在 1993 年首次提出超声造影剂在神经外科中的应用，此后其在颅脑疾病的诊断中应用日益广泛。其中经颅超声造影显像既往研究和报道较多，也是应用较多的技术。其优点如下：①显示常规不能显示的中小血管；②检测到一般方法不能检测的低速血流；③显示绝大部分大脑动脉环结构；④显示双侧眼底血管；⑤显示椎-基底动脉远端；⑥对脑 AVM 准确定位。

相对于超声造影剂在经颅超声检查中的广泛研究和运用，神经外科术中超声造影的报道并不多。Otsuki 等报道了超声造影剂编码谐波血管成像(coded harmonic angio，CHA)技术在术中超声中的应用。利用谐波技术，过滤组织回声，只显示造影剂谐波回声，可以认为是一种特异性的血管成像技术。研究结果显示，相比常规的术中超声、DSA，CHA 能够提供相同质量的血管图像，并且开展方便、价格低廉，不需要经验丰富的超声医生就能进行的检查。研究还表明，麻醉剂、正压通气等的运用并不会影响造影剂在术中超声中的使用。Kanno 等又报道了 40 例术中超声注射超声造影剂后应用能量多普勒成像的经验，每一例都比较了造影剂应用前后图像，CT、MRI、DSA 图像。结果显示，各检查方法结果之间存在显著相关，造影剂的应用能够显著改善颅内血管、肿瘤血供的显示和评估，尤其是对于血管丰富的血管母细胞瘤。

目前，超声造影剂在术中超声中的应用还处于起步阶段，目前常规的术中超声在对胶质瘤的边界判断、残存肿瘤灶的判断及血流血供情况的评估都还存在不足或缺陷，或许超声造影剂的应用能够弥补这些缺点，进一步的应用还需要系统性的研究。

国内王怡等使用术中超声造影寻找AVM的供血动脉。AVM是一种先天性脑血管变异，由于在脑动脉与脑静脉之间缺乏毛细血管，致使动脉直接与静脉交通，形成短路，而导致一系列的病理生理改变。AVM由3部分组成：供血动脉、畸形血管团和引流静脉。供血动脉1支到多支，通常明显增粗。引流静脉扩张、扭曲，有时呈瘤样，内含动脉血。术中细致了解病灶血供模式是手术成功的关键，辨认出病灶供血动脉并在切除病灶前予以夹闭常能达到事半功倍的效果。值得注意的是，AVM的引流静脉常充盈动脉血，因此很容易误认为供血动脉而予以夹闭，造成难以控制的术中出血。另外，在夹闭供血动脉前还要确定此动脉没有供应周围正常脑组织。由此可见，正确分辨出病灶供血动脉是AVM手术的关键步骤。

超声造影剂在脑血管内的充盈也遵循"动脉-毛细血管-静脉"的顺序，而超声成像又是一种实时成像方法，能够实时动态观察造影剂的充盈过程。特别是对于AVM病灶，按照上述的充盈原则，在图像上就可以分辨出供血动脉、引流静脉及其与周围血管的关系。通过录像回放，还能够以"帧"为单位观察造影剂的充盈过程，更进一步明确病灶的血供模式，可以说是一种理想的符合AVM手术要求的影像学检查方法(图7-28)。

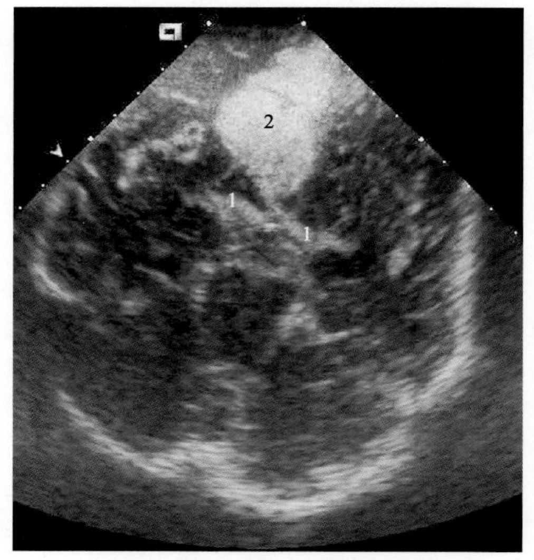

图7-28　术中超声造影峰值

注：1. 大脑中动脉；2. AVM病灶。

由于AVM的供血动脉可以为多支，为了进行多方向、多切面动态扫查，从而对AVM病灶的血供模式有一个全面的了解。王怡等运用了"爆破再充盈"的方法(图7-29)：在更换检查切面时，瞬间给予一个高能量的脉冲声波，清除观察范围内的造影剂，而对周围的造影剂没有影响，两者间浓度的差异将使声场范围内的血管出现一个造影剂再充盈过程，也就是再现了一次"从无到有，从动脉到静脉"的动态充盈过程。

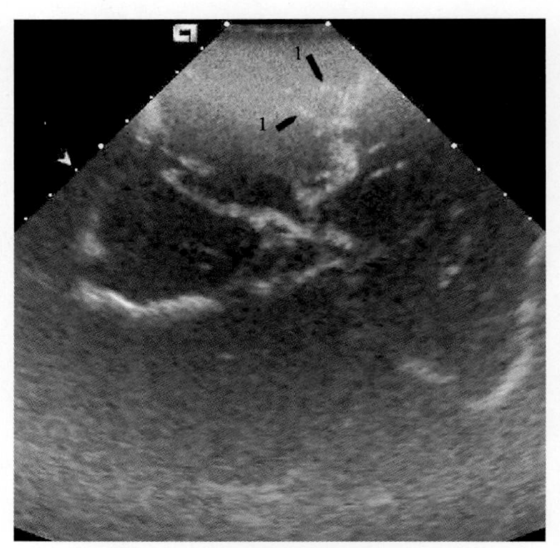

图7-29　术中超声造影爆破再充盈

注：箭头示AVM的供血动脉(2条)。

7.8　超声在神经外科术中应用的局限性

7.8.1　对残余肿瘤的监测

术中超声曾被寄予厚望，用来探测术后肿瘤有无残留。在临床应用中，大部分病例的效果较为理想，但对个别病例有否残余肿瘤显示不满意，主要原因在于肿瘤切除后，切缘内壁上附有的术中双极电凝所致创面凝结物的干扰。这些凝结物主要成分为高温固化的蛋白质和血块，在声像图中均表现为带状强回声，有时后方还伴有声影，因此影响了术中超声对残余肿瘤的监测(图7-30)。

7.8.2　对部分胶质瘤的边界显示不清

与CT、MRI一样，在超声声像图中，部分胶质瘤与周边水肿脑组织的边界较难辨别，无法判断肿

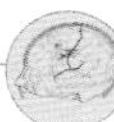

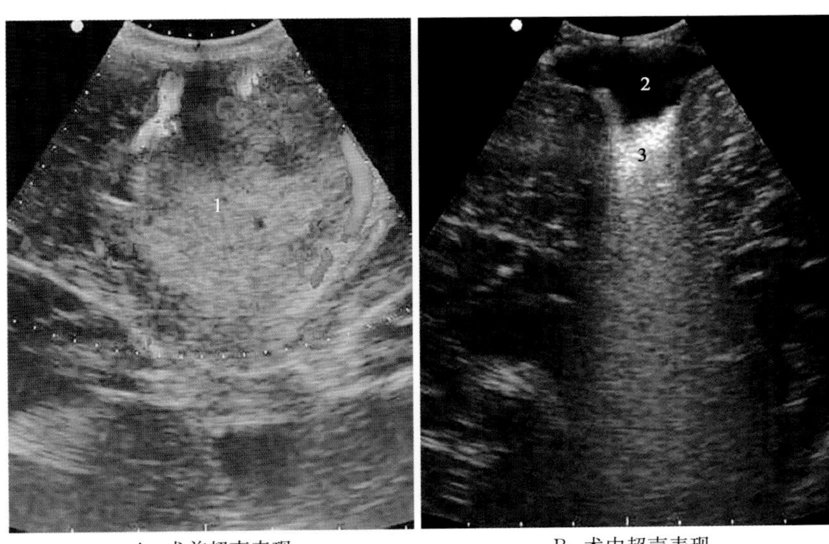

A. 术前超声表现　　B. 术中超声表现

图 7-30 超声检测肿瘤

注：由于有附创面小血栓和明胶海绵的阻碍，有时判断是否有残余肿瘤存在一定困难。1. 肿瘤；2. 肿瘤切除后残腔；3. 明胶海绵后方的大片声影。

瘤的大小。而对一些低级别胶质瘤与胶质增生在鉴别诊断中遇到的困难，临床上也并不少见。

7.9 超声-MRI 融合导航在神经外科术中的应用

1986 年，斯坦福医学院的 Roberts 等首先将导航应用于神经外科术中。现 MRI 神经导航系统已被广泛应用于神经外科术中，其拥有良好的软组织分辨率，不受气体、骨骼影响，能在术中直观地对病灶进行定位和引导。但由于神经导航使用的是术前的影像资料，由于术中随着颅骨的打开，脑脊液的流失，病灶不可避免会发生脑漂移而造成导航定位的偏差，尤其一些体积小的病灶会发生导航失败而无法找到病灶。

本课题组对 34 例神经外科手术进行病灶深度(病灶中心距硬脑膜距离)和脑漂移距离的相关性分析，发现病灶深度与漂移距离相关系数 $r = -0.918$，呈明显负相关性(图 7-31)。

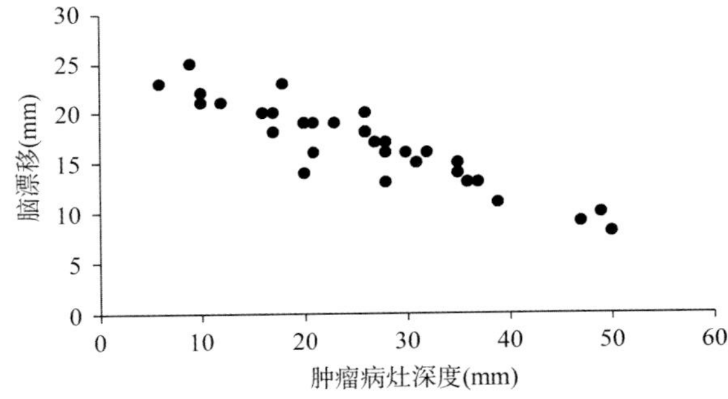

图 7-31 病灶深度与脑漂移相关性分析

术中超声具有实时性，不存在脑漂移的现象，比使用术前 MRI 影像进行引导的神经导航更准确，但其较低的软组织分辨率限制了它的临床应用。超声-MRI 融合导航技术能结合两者的优点。超声-MRI 融合导航技术可以非常便捷地将 MRI 的高空间分辨率和超声的实时性进行互补。超声-MRI 融合导航技术弥补了常规超声分辨力的不足，使得病灶于术前得以显现并精确定位(图 7-32)；而超声实时性的特点，可动态跟踪手术进程，并通过瘤腔和术前 MRI 融合图像，指导手术切除方向，为精准切除病灶提供保证，真正做到“眼”和“手”的完美结合，实现手术的精细化和精准化。

经 34 例超声-MRI 融合导航与 62 例 MRI 神经导航比较，融合导航组较神经导航组病灶全切除率有所提高，$P<0.05$；其中两组的良性病灶全切除率无统计学差异，$P>0.05$；而恶性病灶的全切除率，融合导航组明显高于神经导航组，$P<0.05$。因此，超声-MRI 融合导航尤其适用于恶性肿瘤的残留病灶检测。

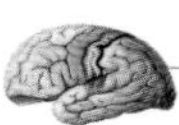

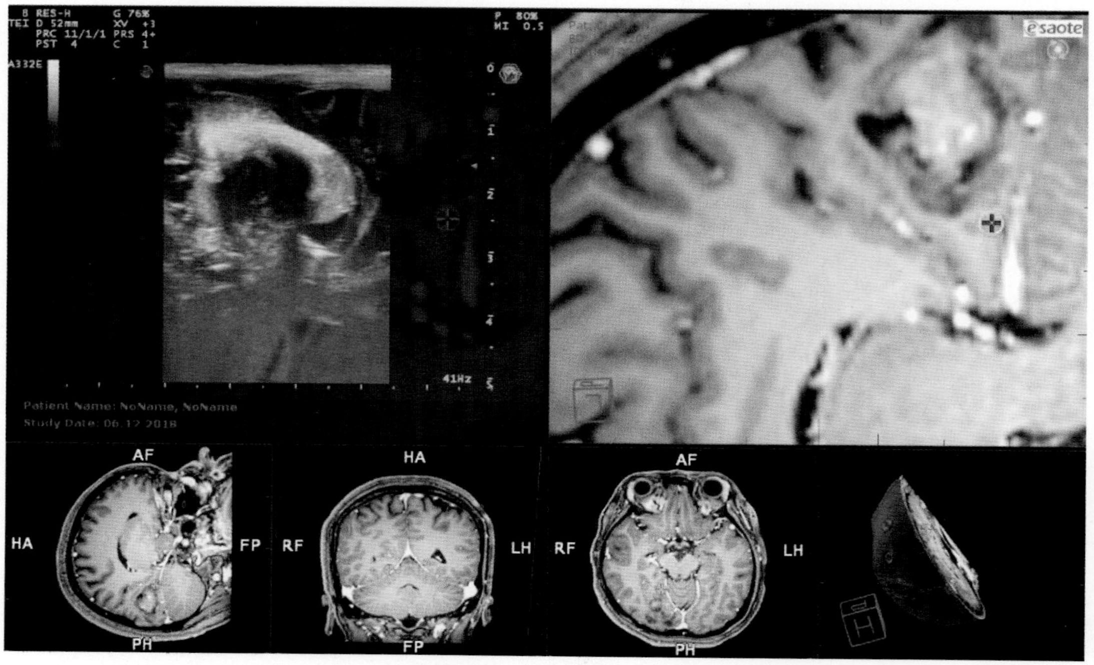

图 7-32　术后超声-MRI 融合对残余肿瘤评估

注：瘤腔边缘呈厚壁环状高回声（箭头所指处）。

（王　涌）

参考文献

[1] 王涌，王怡．成人颅脑术中超声诊断[M]//周良辅．现代神经外科学．2 版．上海：复旦大学出版社，2015：140－157.

[2] ALMEIDA J P, CHAICHANA K L, TORROELLA J R, et al. The value of extent of resection of glioblastomas: clinical evidence and current approach [J]. Curr Neurol Neurosci, 2015,15(2):517－525.

[3] ARLT F, CHALOPIN C, MÜNS A, et al. Intraoperative 3D contrast-enhanced ultrasound (CEUS): a prospective study of 50 patients with brain tumours [J]. Acta Neurochirurgica, 2016, 158 (4): 685－694.

[4] FRANCESCO P, DEL B M, RICCARDO F, et al. Identification of residual tumor with intraoperative contrast-enhanced ultrasound during glioblastoma resection [J]. Neurosurg Focus, 2016,40(3):1－10.

[5] HAN B, WU D F, JIA W P, et al. Intraoperative ultrasound and contrast-enhanced ultrasound in surgical treatment of intramedullary spinal tumors [J]. World Neurosurg, 2020,137:E570－E576.

[6] PEPA D G M, IUS T, MENNA G, et al. "Dark corridors" in 5－ALA resection of high-grade gliomas: combining fluorescence-guided surgery and contrast-enhanced ultrasonography to better explore the surgical field [J]. J Neurosurg Sci, 2019,63(6):688－696.

神经电生理学检查和术中应用

8.1 术中神经电生理监测

8.1.1 概述

术中神经电生理监测(intraoperative neurophysiological monitoring, IONM)是指应用各种神经电生理技术，监测手术中处于危险状态的神经系统功能完整性的技术。IONM 已成为实时监测神经功能状况，减少神经损伤，提高手术质量的一个不可缺少的手段。

术中神经电生理监测起始于 20 世纪 70 年代末，主要在西方一些大的研究中心和大医院进行应用和研究；20 世纪 80 年代美国神经电生理监测协会(ASNM)成立，监测技术得到进一步推广。20 世纪 90 年代初，该技术得到美国神经电生理协会和美国神经生理学监测委员会的认证。美国脑电图和诱发电位技术委员会(ABRET)颁发术中神经电生理学监测的技术水平证书(CNIM)；美国神经生理学监测委员会的文凭认证部门(DABNM)提供专注于 IONM 的高级专业证书。这些技术认证促进了该技术迅速传播和发展。我国的术中神经电生理监测起步于 20 世纪 90 年代，在近 10 年来得到了广泛的应用。鉴于神经电生理监测对患者和神经外科的重要性，神经电生理医师和专业技术人员现已成为手术团队不可缺少的重要成员。通过神经电生理专业人员与外科医生的有效合作，神经外科手术现已变得更加安全有效。

(1) 术中电生理监测的意义

协助术中定位脑皮质功能区和重要功能传导通路，识别脑神经、脊神经根，鉴别不能明确的组织；即时提供神经电生理监测结果，协助手术医生评估神经受损害的部位、节段和程度；避免或及早发现由于手术造成的功能区皮质、重要功能传导束及神经损伤，并迅速纠正可逆性损害，避免永久性神经损害；及早发现患者在术中发生的缺氧或低血压等系统性变化，协助麻醉深度的精确控制；现代技术的应用在心理上给患者和家属的安全感有利于术后恢复。

(2) 术中电生理监测的方法

术中电生理监测的方法主要包括：①躯体感觉诱发电位(somatosensory evoked potential，SEP)；②运动诱发电位(motor evoked potential，MEP)，包括经颅电刺激 MEP，直接电刺激定位运动皮质，利用条形电极持续经皮质电刺激 MEP，直接皮质下电刺激定位运动通路等；③听觉诱发电位(auditory evoked potential，AEP)，包括脑干听觉诱发电位(brainstem auditory evoked potential，BAEP)，耳蜗电图(electrocochleogram，ECochG)，神经动作电位(nerve action potential，NAP)；④肌电图(electromyogram，EMG)，包括半侧面肌痉挛微血管减压术中监测、脑神经监测、脑干图、神经根术中监测、H 反射试验；⑤闪光刺激视觉诱发电位(visual evoked potential，VEP)；⑥脑电图(electroencephalogram，EEG)。

(3) 术中电生理监测方法的选择原则

外科医生、麻醉医生和神经电生理监测医生协同合作，根据具体的手术部位、入路和方式，针对术中易损神经或神经通路，选择合理的神经电生理监测模式和方案，据此决定最佳的麻醉方法，确定监测报警阈值。术中电生理监测及麻醉方案的选择如表 8-1 所示。

表 8-1 术中电生理监测及麻醉方案的选择

手 术	手术风险	监测方法	麻醉方案
颅脑肿瘤手术	幕上：功能皮质、皮质下神经传导通路损伤、脑缺血	MEP、SSEP、DCS、DsCS	静脉
	幕下：脑干损伤、脑神经损伤、脑缺血	AEP、SSEP、EMG	静脉 听神经瘤手术可应用吸入剂
颅后窝微血管减压术	听觉通路损伤	AEP、EMG	静脉
动脉瘤、动静脉畸形手术	颈内动脉系：脑缺血	EEG、SSEP、TCD、TceMEP	静脉
	椎-基底动脉系：脑干牵拉，脑缺血	BAEP、SSEP、TceMEP	静脉
颈内动脉内膜及粥样斑块切除	脑缺血	AEP、SSEP、EEG、TceMEP	静脉
$C_{1\sim2}$ 手术	外伤：脊髓损伤	SSEP，酌用 MEP	静脉
	肿瘤：脊髓损伤，脑干损伤	SSEP，酌用 MEP，必要时 AEP、自由描记 EMG	静脉
$C_3\sim T_1$ 手术	神经根损伤、脊髓损伤	SSEP、MEP、EMG	静脉
胸、腰椎手术	神经根损伤、脊髓损伤	SSEP、TceMEP、EMG(脊髓栓系综合征、下胸段及腰段加监测肛门括约肌)	静脉 腰椎手术可以应用吸入剂
髋、膝、肩关节矫形术		SSEP、EMG	吸入剂

注：MEP，运动诱发电位；SSEP，躯体感觉诱发电位；DCS，直接皮质电刺激；DsCS，直接皮质下电刺激；AEP，听觉诱发电位；EMG，肌电图；TceMEP，经颅电刺激运动诱发电位。

(4) 术中电生理监测适应证及禁忌证

适应证：涉及运动或感觉皮质区的颅脑手术；视神经、视通路和视觉皮质区手术；语言皮质区手术；脑内深部涉及锥体束手术；颅底肿瘤手术；脑神经显微微血管减压手术；脑干手术及脑干旁手术；髓内肿瘤、髓外硬脊膜下肿瘤、椎管内外沟通肿瘤手术；癫痫病灶切除、深部电刺激(DBS)电极放置和脑损毁手术；颈动脉内膜切除手术；脑动脉瘤、动静脉畸形等脑血管病手术；选择性神经根切除术；脊柱侧弯矫形手术，脊柱器械固定手术；心脏外科手术；五官科手术等。

禁忌证：监测局部有感染病灶；患者及家属拒绝；对麻醉药物有严重过敏反应；患者体内有相关电子装置植入物。

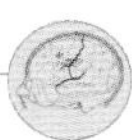

选择合理的术中电生理监测模式后，在手术之前需进行充分准备，包括知情同意及术前培训和神经功能状况评估。一般在术前 1～3 d 评估患者肢体、语言和其他认知功能，告知患者监护模式、可能风险。①对于涉及语言或其他认知功能保护的手术要对患者进行术中任务培训；②需进行术中 AEP 监测的患者术前进行听力和 BAEP 测定；③需进行 MEP、SEP 监测的患者术前行 MEP、SEP 的测定；④需准备抗癫痫药物如注射用丙戊酸钠（德巴金）、注射用左乙拉西坦等；⑤灭菌刺激电极、灭菌记录电极、灭菌标签，监测机器、摄像装置及图像放映装置（唤醒麻醉）等也应术前准备完善。

术中进行电生理监测需要麻醉医师配合。①非麻醉因素：体温最好不低于 36℃；防止低灌注（低血压）；血红蛋白（Hb）＞80 g/L。②麻醉因素：尽可能用较少的麻醉药以使影响患者认知和疼痛的可能性降到最低（唤醒麻醉）；尽可能维持稳定的麻醉深度［全静脉麻醉（total intravenous anesthesia, TIVA）］。③使用不干扰电生理监测的麻醉药物。④选用麻醉药的基本考虑：很少受干扰，如 BAEP；对肌松药敏感，需要诱发肌肉动作电位的监护方法，如 MEP 和 EMG；对麻醉药敏感，吸入麻醉剂对 SEP 的影响与使用剂量（浓度）有关。因此，在解释电生理监测结果时，要综合考虑以下各种影响因素：麻醉因素（静脉药物、吸入剂、肌松剂）；生理因素（体温、血压、氧含量、血液稀释）；技术因素（来自电、声音等干扰）；手术因素（直接损伤或是继发手术操作造成的神经通路损伤）。

8.1.2　运动诱发电位

MEP 术中监测通过电或磁刺激运动皮质及其传导通路，下行经过皮质脊髓束，最终以复合肌肉动作电位（CMAP）的形式产生可以测量的电生理信号。临床上常使用 CMAP 的潜伏期和波幅作为监测指标。MEP 是唯一值得信赖的运动通路监测方法，SEP 不能很好地反映脊髓前部血供状况，MEP 可以更早预测脊髓运动功能损伤。颅内肿瘤手术时直接 MEP 皮质刺激可以标记运动功能区，明确肿瘤与正常组织间的界限。

（1）MEP 术中监测的适应证

邻近运动皮质和皮质下运动通路的颅内占位手术中定位大脑运动皮质和皮质下运动通路，监测运动神经通路的完整性，预测术后运动功能状况；监测颈动脉内膜剥脱或颅内动脉瘤手术时的皮质及皮质下缺血。

（2）MEP 术中报警标准

推荐报警标准：①CMAP 的消失可以作为脊髓手术时的报警阈值，也可根据脊髓手术部位考虑将波幅下降超过 80%设为报警阈值；②CMAP 波幅下降超过 50%作为大脑、脑干和面神经手术时的报警阈值；③CMAP 需要增加刺激强度超过 100 V 时为报警阈值；④D 波在脊髓手术中波幅下降超过 50%为报警阈值，在颅内中央沟附近手术时波幅下降超过 30%为报警阈值。

（3）MEP 术中监测的麻醉要求

患者术中的一系列生理学因素变化会导致监测结果的异常，包括术中体温、缺氧、低血压、缺血、高二氧化碳和低二氧化碳血症等，故需密切监测患者生理学因素，便于监测结果的判读。经颅刺激、皮质刺激及皮质下刺激 MEP 时吸入麻醉药有较强的抑制作用，应用浓度不宜超过 0.5 MAC，一般不推荐应用。建议采用 TIVA，可选用氯胺酮、丙泊酚、依托咪酯等，可复合低剂量或持续输注阿片类镇痛药。刺激脊髓所产生的诱发电位受麻醉影响较小。禁用肌松药或在严格 4 次成串（train-of-four, TOF）刺激肌松监测下应用。不同麻醉药物对 MEP 的影响如表 8-2 所示。

表 8-2　吸入和静脉麻醉药对 MEP 的影响

麻醉药物	MEP 潜伏期	MEP 波幅
吸入麻醉药	↑	↓
巴比妥类	↑	N
苯二氮䓬类	↑	↓
阿片类	↑	↓
依托咪酯	N	↓
丙泊酚	N	↓
氯胺酮	↑	↑
右美托咪啶	N	↓

注：↑表示潜伏期延长或波幅上升；↓表示潜伏期缩短或波幅下降；N 表示不变。

TOF 刺激肌松监测：将 TOF 刺激监测仪固定于患者腕部和拇指近端，以 4 个刺激波的串刺激方式刺激尺神经，参数设定为电流强度大于 15 mA、波宽 0.2 ms，频率为 2 Hz，维持 TOF＝4，并根据此值来调整患者肌松剂的输注量及速度，以保证患者术

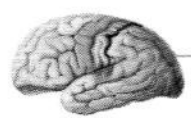

中肌松程度基本一致。

(4) 癫痫防治

MEP 常见并发症有热损伤、心律不齐、后放电、癫痫等,其中较严重又会影响手术进程的是术中癫痫发作。对于双极刺激器电刺激皮质定位,为防止癫痫发作,手术开始时可静推苯妥英钠或丙戊酸钠预防;刺激频率不能过快,刺激持续时间一般小于 5 s,刺激电流不宜过大,尤其是电刺激后,术中脑电图记录到后放电时,应停止该部位刺激,并给予 0℃ 0.9%氯化钠溶液冲洗。当局部电刺激诱发癫痫发作时,应立即终止刺激,给予 0℃ 0.9%氯化钠溶液冲洗并观察发作情况,如发作未停止,或由部分发作进展为全面性发作时,应根据手术性质和发作严重程度,给予抗癫痫药、肌松药等处理。

(5) MEP 术中刺激模式及参数

1) 经颅电刺激运动诱发电位(transcranial electrical MEP, Tce - MEP):Tce - MEP 广泛应用于脑运动区手术,监测运动传导通路的完整性,从而达到最大限度切除病灶并保护运动功能。Neuloh 等在 182 例脑运动区肿瘤手术中,连续监测肌源性 MEP 的电位变化,证实术中可逆性的电位变化导致一过性的运动功能损害,不可逆性的电位变化则可能造成新发、永久性瘫痪。此外,MEP 也用于监测颅内动脉瘤手术时的皮质及皮质下缺血(图 8 - 1)。

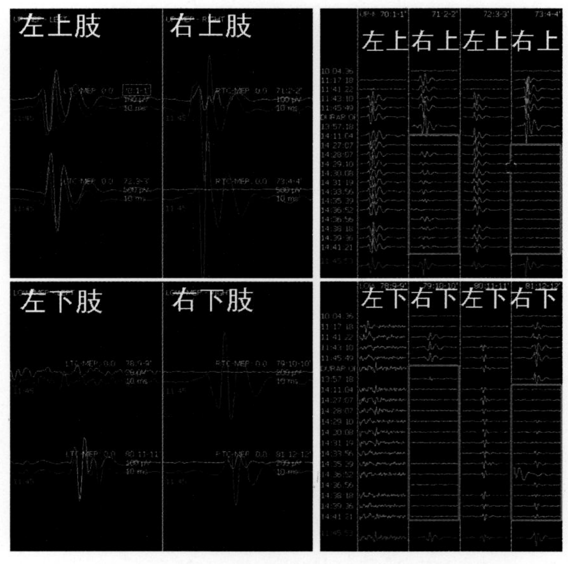

图 8 - 1 螺旋针电极经颅电刺激运动诱发电位

注:本例为一动脉瘤患者,在阻断左侧颈内动脉 4 min 后出现右侧肢体的肌肉复合动作电位的波幅下降(红色框),部分波形消失。

Weinzierl 术中联合应用 SSEP、MEP 监测,在 69 例手术中,18 例监测到 MEP 电位变化,其中 12 例暂停进一步手术切除后基线恢复正常,术后无永久性肢体瘫痪;6 例在纠正手术操作后 MEP 无恢复,术后 3 例出现永久性瘫痪;2 例 MEP 稳定而 SEP 出现明显波幅下降,未见术后运动功能障碍,进一步证实 MEP 在术中监测运动功能方面较 SEP 敏感。

A. 刺激参数:刺激电极固定于头皮 C_1、C_2 或 C_3、C_4 前方 1~2 cm,即手和上肢代表区的头皮简易定位;当手术切口范围较大时,可适当置于 C_3、C_4 后方,亦可获得较好的四肢 CMAP。刺激波为单相方波或双相方波,刺激强度为 100~800 V,刺激间歇时间为 2 ms(1~10 ms),刺激间期(波宽)为 0.05~0.5 ms,串刺激 5~9 个/次。

B. 记录参数:皮下针电极以肌腹的方式置于需要监测的相应肌肉处:头面部监测眼轮匝肌、颞肌、口轮匝肌、咀嚼肌;上肢监测三角肌、肱二头肌、肱三头肌、前臂屈肌群、拇短展肌、小指展肌;躯干监测如肋间肌、腹直肌;下肢监测股四头肌、胫前肌、腓肠肌、趾短屈肌、踇收肌。根据不同的手术类型记录对应的肌群。记录所获 CMAP 的波幅和潜伏期。脊髓硬脊膜外放置记录电极,可记录到脊髓 D 波替代 CMAP。记录时带通滤波范围为 30~1 500 Hz,关闭 50 Hz 或者 60 Hz 陷波滤波器,信号平均次数为 1 次,信号分析时间为 100 ms。

2) 直接皮质电刺激(direct corticoelectrical stimulation, DCS)和直接皮质下电刺激(direct subcortical stimulation, DsCS):运用术中直接电刺激技术,既可行术中皮质功能定位,又可行皮质下神经传导束的功能监护与追踪,是目前脑功能区定位的金标准(图 8 - 2)。Penfield 首先应用皮质电刺激研究人大脑皮质的运动和感觉代表区。后来,Ojemann 将刺激器改进为双极刺激,大大提高了刺激的精度,此后直接电刺激技术在西方国家迅速推广,近 10 年来在我国也发展迅速。运动区及语言区的功能定位目前已经获得广泛应用,高级认知功能的术中定位和保护也成为当今的发展趋势(唤醒麻醉的内容详见第 138 章"脑功能结构影像学定位和术中监测")。De Witt Hamer 等对 73 项研究的共 8 091 例成人幕上胶质瘤手术进行了荟萃分析(术中定位组与常规手术组),这是迄今论证术中皮质功能定位在胶质瘤手术中应用价值循证医学级别最高的证据。结果显示,术中定位组患者术后早期并发症、术后晚期并

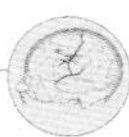

发症及严重并发症发生率分别为 30.3%、7.1%及 4.6%，低于常规手术组。此外，术中定位组的肿瘤全切除率高于常规手术组。因此术中定位可以提高肿瘤全切除率，同时降低远期神经功能障碍。

DCS 定位大脑运动皮质主要适应证是位于功能区内或附近（如中央区、补充运动区、放射冠和内囊）的半球胶质瘤。Duffau 回顾性分析了术中 DCS 对运动区胶质瘤的手术影响，通过比较 2 个不同时期（有或无 DCS 技术）运动区低级别胶质瘤手术切除程度及术后瘫痪率，证实应用 DCS 定位技术辅助运动区手术有助于降低术后瘫痪率，提高肿瘤切除程度。Carrabba 等在 146 个运动区手术的病例中，133（91%）例成功定位运动皮质，其中 10.9%患者术后发生一过性运动功能损伤，3.5%发生永久性瘫痪。为了更加精确地定位，一些神经外科医生更倾向于在患者唤醒麻醉下进行运动皮质定位。

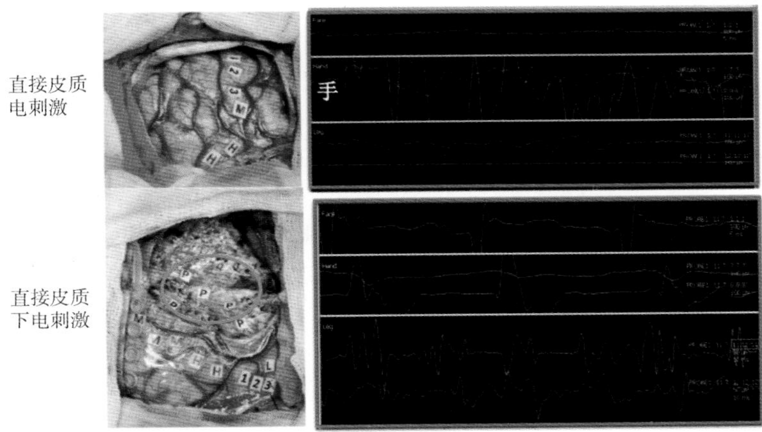

图 8-2　直接皮质电刺激和直接皮质下电刺激诱发的运动诱发电位

DsCS 定位运动传导通路常用于术中确定病变切除后的边缘、白质区域、内囊及皮质放射，明确肿瘤与运动传导通路——锥体束的关系和切除范围，定位锥体束的边界，用于脑深部肿瘤如胶质瘤等手术的监测。Keles 等对 294 例累及锥体束的脑胶质瘤患者进行术中皮质及 DsCS，同时定位运动皮质（阳性率 94%）及皮质下运动通路（阳性率 51%），据此指导手术切除范围，使手术更加安全。该组病例术后永久性运动功能损伤率仅 4.8%。值得一提的是，上述 Carrabba 等报告中，术中 DsCS 定位锥体束阳性的 91 个病例，术后发生一过性和永久性运动功能损伤率分别为 59.3%和 6.5%，高于皮质功能定位阳性者。

A. 双极刺激器直接电刺激定位运动皮质：

a. 刺激参数：刺激波为双相方波脉冲，脉冲频率 50/60 Hz，波宽 1 ms，刺激强度根据麻醉方式设置：全麻 6～18 mA，唤醒麻醉一般为 1.5～6 mA，刺激时间为 1 s。唤醒下电流自 1.5 mA 开始，0.5 mA 递增（等同于单相波的 1 mA）。当同步术中皮质脑电图（electrocorticogram，ECoG）记录到后放电（图 8-3）或者癫痫发作前的脑电图背景改变时，表明该部位刺激强度已过大，以不诱发出后放电的最大电流或诱发出运动反应或抑制运动反应的最小电流进行电刺激，在整个监测过程中保持该刺激强度。运动皮质直接电刺激以引出患者对侧肢体收缩或记录到相应的 CMAP 为阳性。由于不同个体敏感性、电传导及电流溢出的不同，引起脑电图后放电的刺激强度变异较大，但刺激强度不宜超过 8～10 mA，以免癫痫发作。具体刺激强度以不引发癫痫、脑电图记录到后放电、肌电图记录到肌肉活动为准。单极皮质电刺激采用与经颅 MEP 相似的非连续短刺激，低强度电流或串刺激相对较少诱发癫痫和引发较小的肢体动作，设刺激间歇时间为 2～4 ms，刺激间期为 0.2～0.5 ms，串刺激为 5 个/次。

b. 记录参数：记录采用一对针式电极插于需要监测的相应肌肉处，放置部位同 Tce-MEP。

c. 注意事项：使用 SEP 相位倒置技术定位中央沟后行直接皮质电刺激；按照 5 mm×5 mm 逐一刺激功能区；同一部位不可以连续刺激 2 次以上。

B. 直接电刺激定位皮质下运动通路：运用单极

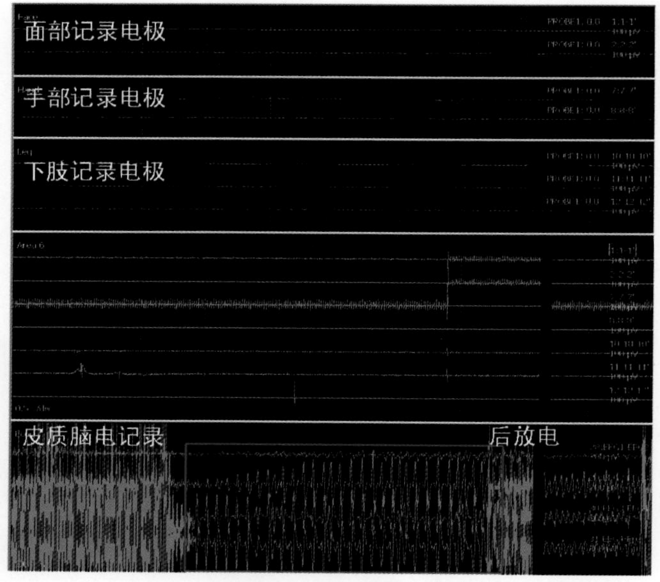

图 8－3　后放电现象

注：双极刺激电极直接皮质电刺激，刺激强度 4 mA，观察到皮质脑电出现后放电现象，应降低刺激电流强度。

或双极刺激器进行皮质下直接电刺激识别运动通路是常用的胶质瘤术中电生理监测技术。皮质下电刺激可以较可靠地提示重要的白质传导束，并提示其距刺激点的距离，但是无法精确表述传导束的具体位置和走向，故一般将皮质下直接电刺激与 DTI 成像联合使用。

a. 刺激参数：双极刺激一般为双相方波脉冲刺激，脉冲频率 60 Hz，波宽 1 ms，刺激强度 2～10 mA。电流通常同皮质电刺激诱发出运动反应的电流，并通过皮质脑电图记录有无后放电，以引出患者对侧肢体收缩或记录到相应的 CMAP 为阳性；另一种为单极探头的成串刺激，刺激间期 0.5 ms，刺激间歇时间为 2～4 ms，串刺激为 5 个/次。刺激强度与距传导束距离存在 1 mm/1 mA 的关系，即 1 mA 刺激阳性则离锥体束距离约为 1 mm，电流强度小于 20 mA。

b. 记录参数：记录采用一对针式电极插于需要监测的相应肌肉处，具体位置同 Tce－MEP。

c. 注意事项：在合理控制刺激参数前提下，应用高达 16～20 mA 的刺激强度的皮质下电刺激也不易导致患者术中癫痫，高电流皮质下电刺激在一定程度上提高了发现阳性位点的概率，为手术提供更多的锥体束空间位置的信息；皮质下电刺激的脑组织应避免过多血液和其他液体蓄积周围，导致电流分流或短路，使得监测获得假阴性结果。

3) 经皮质电刺激运动诱发电位的连续监测：即通常所讲的持续 MEP，主要用于涉及运动区及运动传导通路的肿瘤手术时，实时监测运动通路的完整性（图 8－4）。Krieg 等评价 115 例运动区胶质瘤的持续 MEP 的结果，技术成功率达 97.4%，其中 65.2%的病例术中 MEP 稳定，25.0%的病例出现下降波幅＞50%后恢复，另外 9.8%的病例出现不可逆的 MEP 丧失。在 25.0%出现可逆性下降的病例中，术后 64.4%无功能障碍，32%有一过性的运动障碍，3.6%有永久性障碍。另外 65.2% MEP 稳定的病例中无假阴性。此后他们又对 56 例运动区转移瘤的持续 MEP 结果进行分析，得到了相似的结论。他们认为波幅下降 80%作为警告标准与预后的相关性更好。Neuloh 等报道了 73 例持续 MEP 在岛叶胶质瘤的应用价值，证实持续 MEP 在岛叶手术中是一项有效的运动通路功能完整性的警示指标。

刺激强度：在手术区域邻近的功能皮质表面贴敷固定条形硬脊膜下电极，或直接应用 SEP 定位中央沟的条形硬脊膜下电极。采用条形电极 1 点作为阳极，FPz 作为参考电极，单相，波宽 0.2～0.5 ms，

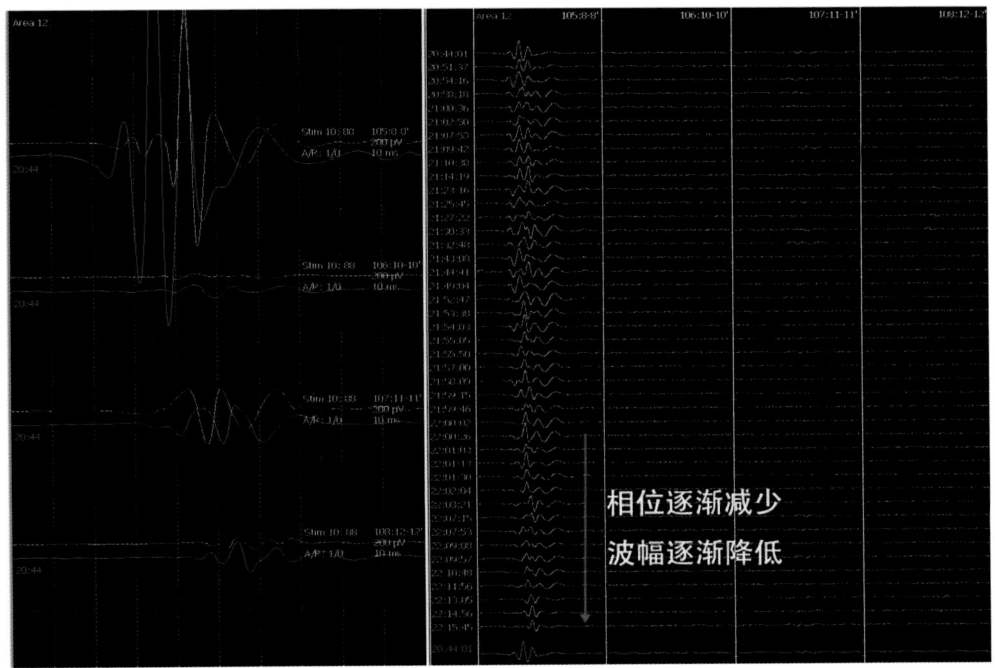

图 8-4 持续经皮质运动诱发电位监测

注：利用条形电极的 2 个端点做经皮质电刺激运动诱发电位的连续监测，当发现肌肉的复合动作电位有持续下降的趋势，可暂停手术，利用皮质下电刺激，或导航、术中磁共振成像（iMRI）进行综合评估。

刺激强度 30～50 mA，5～9 个方波的串刺激。或以直接接触功能皮质表面条形电极的 2 点为刺激阴、阳极，采用恒流，电流强度以引出患者对侧肢体肌肉稳定的 CMAP 为基线，在肿瘤切除过程中根据手术情况持续行频率为每分钟 1 次或 3～5 min 1 次的经皮质电刺激，所获得的 CMAP 与基线比较。在颅内深部邻近脑干及接近锥体束手术操作时可增加刺激频率。

注意事项：推荐用条形硬脊膜下电极作为记录电极定位运动-感觉区，然后再利用原电极片作为刺激电极行持续的经皮质电刺激；双极电凝使用时会影响 CMAP 的波形，可设置 FSI/artifact 进行排除干扰波形或在叠加图形中直接删除干扰波；因超声刀对监测无任何干扰因素，建议在接近锥体束的手术操作中使用超声刀，方便即时行 5～10 次/分的 CMAP 叠加；当监测出现阳性结果时可先暂停手术，检查是否有导致假阳性的因素；当监测出现阳性结果时，可配合皮质下电刺激进行验证；以条形电极的 2 点作为刺激回路，激发兴奋的皮质范围有所限定；根据手术切除范围调整电极位置，多半以对侧手臂肌肉能够获得稳定 CAMP 基线为标准。

8.1.3 体感诱发电位

SEP 是常见的感觉诱发电位之一。SEP 指刺激周围神经（上肢正中神经、尺神经，下肢胫后神经、腓总神经），在大脑皮质区记录到的电位。它在一定程度上反映了特异性躯体感觉传入通路、脑干网状结构及大脑皮质的功能状态。SEP 的传导通路为：周围神经→脊髓后索→延髓交叉→内侧丘索→丘脑→大脑中央后回。

SEP 在神经外科的应用广泛，其在术中主要适用于：①监测感觉通路的完整性；②监测经过脑干（如颅后窝手术）和大脑皮质的感觉神经通路的活性；③利用诱发电位的位相倒置确定中央沟，鉴别大脑半球功能区（图 8-5）；④体感诱发电位广泛用于动脉斑块剥脱（图 8-6）、动脉瘤夹闭（图 8-7）、动静脉畸形切除等脑血管病；也常用于脊柱矫形、脊柱退行性疾病等的手术治疗。SEP 监测可以为术者实时反馈神经功能信息，了解脑供血情况、功能区位置或组织灌注状态。基于 SEP 在中央区位相倒置（phase reversal，PR）的特性，SEP-PR 在手术中辨别感觉和运动皮质区边界非常可靠、实用。SEP-

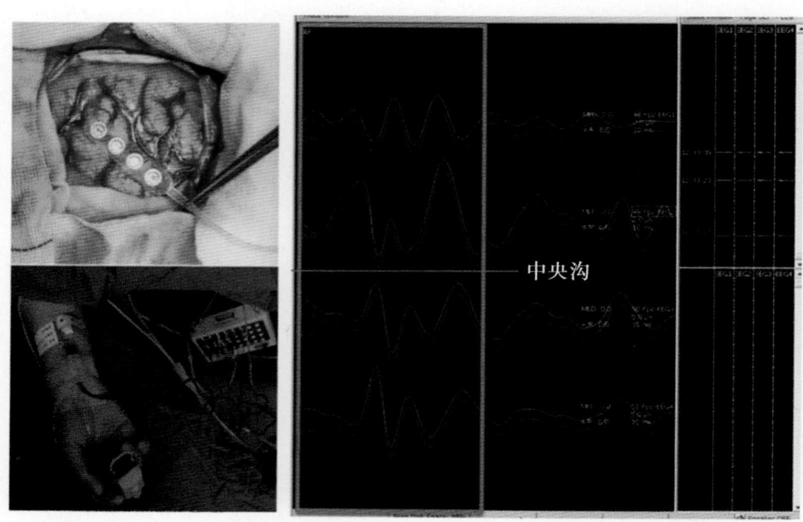

图 8-5　体感诱发电位位相倒置刺激正中神经定位中央沟

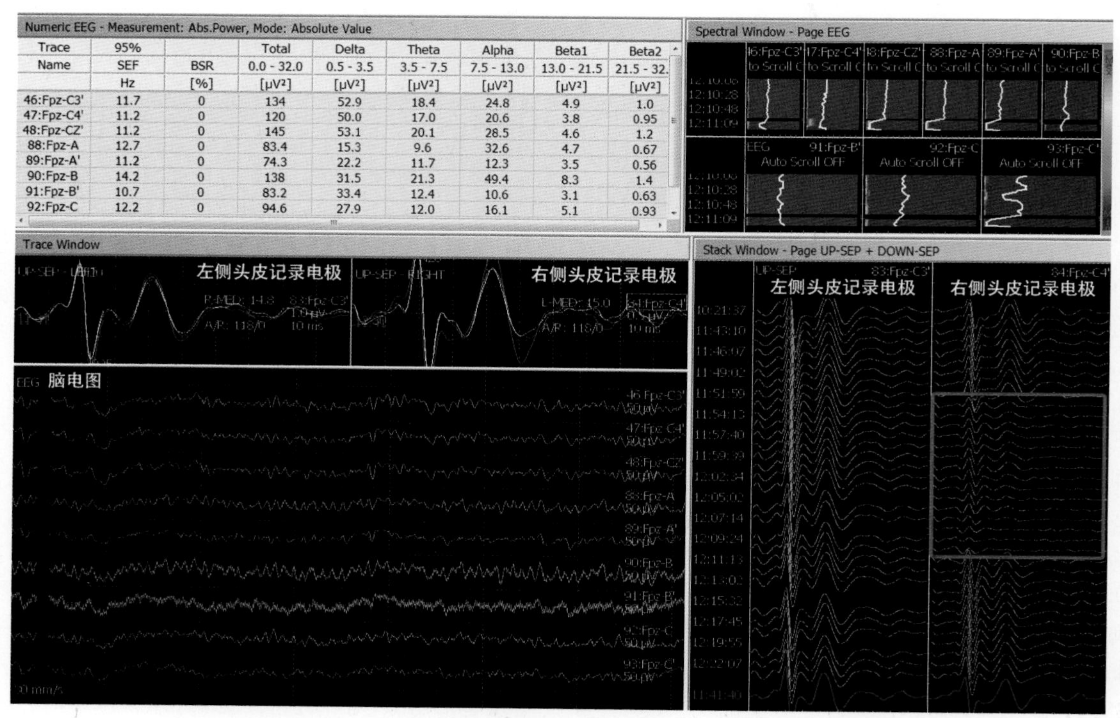

图 8-6　体感诱发电位和脑电图综合分析在颈动脉内膜斑块手术中的应用

注：当阻断患者右侧颈总动脉 3 min 后，右侧大脑半球的体感诱发电位的波幅显著下降；在利用转流管后，体感诱发电位的波幅恢复到正常水平。

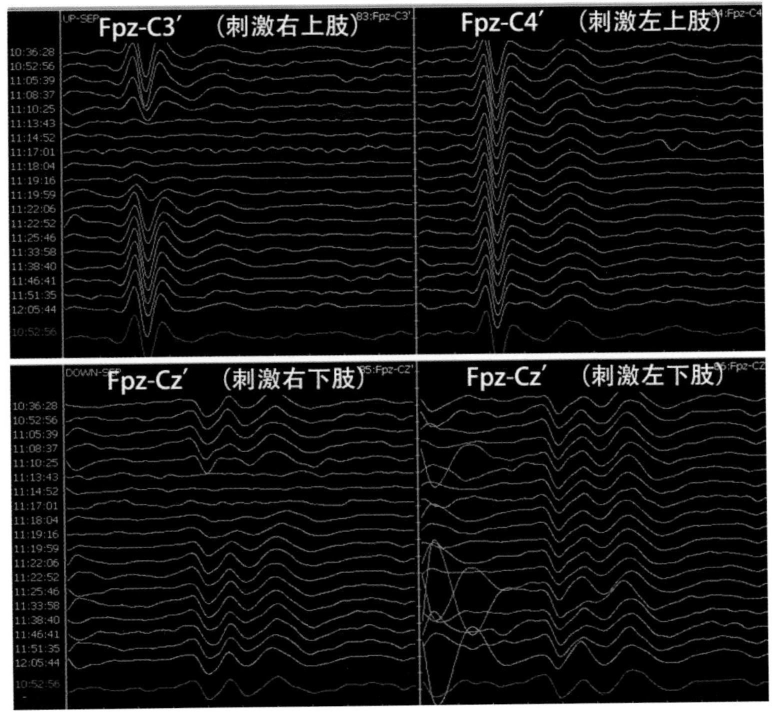

图 8-7 术中体感诱发电位在动脉瘤手术中的应用

注：在动脉瘤手术中，临时阻断患者左侧颈内动脉，数分钟内可见到左侧皮质的体感诱发电位的波幅下降；取下临时阻断夹，体感诱发电位的波幅得以恢复。

PR 是指电刺激外周神经（如正中神经）在中央后回可以记录到一个双相的负-正诱发电位（N20，P30），在中央前回记录到一个相位完全倒置、双相的正-负诱发电位（P22，N33）。此外，由于大脑半球局部血流量降低时 SEP 的传导时间延长，并且随着缺血时间的延长 SEP 的电位受到抑制直至消失。鉴于 SEP 与脑血流量的相关性，在颈动脉内膜切除术及动脉瘤等手术（可能损伤前循环的手术）中，SEP 监护具有非常重要的价值，并且应用十分普遍。在动脉瘤手术中，由于动脉供血区域的不同，大脑中动脉动脉瘤的监测通常采用刺激正中神经诱发 SEP，大脑前动脉和前交通动脉动脉瘤的手术监测常通过胫神经 SEP。在颈动脉内膜切除术中常采用 SEP 联合 EEG 监测，用于提供侧支循环的信息及阻断颈内动脉后功能区脑灌注状况，对术中决定是否应用转流管或间歇开放供血动脉提供参考。SEP 与 BAEP 也常联合用于脑干及其颅底病变手术的监测，用于评价脑干功能的变化。

SEP 术中监测适应证：术前利用诱发电位的相位倒置特点确定中央沟，鉴别大脑半球功能区，术中监测经过脑干和大脑皮质的感觉通路的完整性。

SEP 术中监测指标：术中 SEP 的变化，主要观察波幅和潜伏期变化。

SEP 术中监测的报警标准：常用的预警标准为波幅降低超过 50%或潜伏期延长 10%以上。

SEP 术中监测的麻醉要求：需要注意影响 SEP 监测结果的生理学因素包括体温、组织灌注、血氧水平与通气、颅内压等。静脉麻醉剂对 SEP 影响较小，常用异丙酚 TIVA。吸入麻醉药对皮质下和外周 SEP 的影响轻微，但是因为 SEP 常与 MEP 联合运用，MEP 对吸入麻醉敏感，故通常还是应用 TIVA。典型的推荐药物为丙泊酚与瑞芬太尼组合使用，建议不要使用肌松药。不同麻醉药物对 SEP 的影响如表 8-3 所示。

刺激参数：刺激部位为上肢腕部正中神经（腕横纹正中上 2 cm）或尺神经（尺侧腕屈肌腕横纹处或肘部尺神经沟处），下肢内踝部胫后神经（内踝后 2 cm）或腓骨头的腓神经；刺激波为恒流单相脉冲；刺激强

表 8-3 吸入和静脉麻醉药对 SEP 的影响

麻醉药物	SEP 潜伏期	SEP 波幅
吸入麻醉药	↑	↓
巴比妥类	↑	N
苯二氮草类	↑	↓
阿片类	N	↓
依托咪酯	N	↑
丙泊酚	↑	↓
氯胺酮	N	↑
右美托咪啶	N	N

注：↑表示潜伏期延长或波幅上升；↓表示潜伏期缩短或波幅下降；N 表示不变。

度为 15～25 mA，在下肢胫后神经刺激时可能适当增加；刺激间期 0.1～0.3 ms，刺激频率 2.1～4.7 Hz。

记录参数：记录部位原则为位于记录点下方，位于手术危险区域，以确保监测通路通过位于危险状态下的神经区域；上肢为锁骨上窝处的 Erbs 点，颈 2～5 椎体水平放置颈部电极，头皮电极记录点为 C_3'、C_4'；下肢为腘窝电极，腰电位位于 T_{12} 或 L_1 水平，颈 2～5 椎体水平放置颈部电极，头皮电极 CZ。直接皮质记录时常使用条形或网格状阵列电极，带通滤波范围 30～500 Hz，重复信号平均次数 300～500 次，信号分析时间上肢为 50 ms、下肢为 100 ms。

8.1.4 听觉诱发电位

颅后窝或颅后窝附近的手术极易损害听觉通路。在这类手术过程中，对听觉系统的监测可以帮助确定关键的解剖结构，提供即时预警，防止永久性神经损伤。AEP 包括 BAEP、ECochG 和 NAP。

（1）脑干听觉诱发电位

BAEP 的波峰可以记录到Ⅰ～Ⅶ的波，各波与解剖位置有大致对应关系：Ⅰ为听神经颅外部分，Ⅱ为听神经颅内部分、耳蜗神经核，Ⅲ为耳蜗神经核，Ⅳ为外侧丘系、上橄榄核复合体，Ⅴ为下丘脑、对侧的外侧丘系，Ⅵ为内侧膝状核，Ⅶ为丘脑辐射。大部分波峰是多个发生器累积的结果，尽管不是所有的发生器都获得了证实，但是它们仍可以指出损伤发生的大致位置，因此有重要临床意义。术中监测一般使用Ⅰ、Ⅲ、Ⅴ波来指导手术。

1）BAEP 适应证：监测听神经和脑干的功能，可用于脑桥小脑三角手术及其他颅后窝手术中，如听神经瘤、斜坡肿瘤、三叉神经微血管减压术等。后循环动脉瘤、动静脉畸形等手术中经常联合 BAEP 和 SEP 监测。

2）监测指标：诱发电位的潜伏期延长、波幅降低有重要意义。

3）BAEP 报警标准：经典报警标准是Ⅴ波波幅下降超过 50%，潜伏期延长 0.80 ms 以上。常规记录Ⅰ、Ⅲ、Ⅴ波形的反应潜伏期和Ⅰ、Ⅴ波形的波幅及Ⅰ～Ⅲ、Ⅲ～Ⅴ、Ⅰ～Ⅴ的峰间潜伏期，任何>基线 1.5 ms 的潜伏期延长或波幅变化>50%都需查找原因。Pole 等人根据前瞻性研究提出新的报警标准：Ⅴ波形的反应潜伏期延长在 0.40 ms 以内被认为在安全范围，潜伏期延长达 0.60 ms 被认为可能会导致听力减退，而潜伏期延长达 1 ms 肯定会导致听力丧失。

4）BAEP 麻醉要求：很少受到麻醉剂的影响，故麻醉方式中可使用静脉麻醉药物、吸入麻醉剂和肌松药。

5）刺激参数：刺激类型为刺激声音，为宽带“咔嗒”音；刺激频率为 5～12 次/秒，常用 11.9 次减少伪差，为快速得到结果可使用 50 次/秒；刺激一般使用交替性“咔嗒”音，但对于严重高频听力丧失的患者，使用稀疏或压缩“咔嗒”音效果较好。刺激强度：声压水平为 100 dB pe SPL、听力水平为 60～70 dB HL，非声音刺激侧 60 dB pe SPL（30～35 dB HL）空白干扰音。

6）记录参数：3 个部位记录电极，头顶阳性电极（Cz），两侧乳突阴性电极（M1、M2）或者耳垂（A1、A2）；系统带通低通为 10～30 Hz，高通为 2 500～3 000 Hz；信号分析时间为 10～15 ms，信号平均次数为 1 000～4 000 次。

7）注意事项：骨钻引起的噪声对耳蜗造成影响，进而影响 BAEP 记录；液体或灌洗液进入中耳会导致中耳传导减弱，应及时清除。

（2）耳蜗电图

在听神经瘤手术中，当 BAEP 难以鉴别时，ECochG 可以被作为 BAEP 监测的替代方法。ECochG 为客观检查法，不依赖患者的反应。ECochG 采用一个从骨膜插入到覆盖在中耳岬骨部软组织上的针电极来记录，参考电极置于同侧乳突。ECochG 产生的动作电位包括 N1、N2、N3，其中 N1 同步放电神经元量最多，波幅最高，故常用 N1 的波幅和潜伏期作为 ECochG 的动作电位。N1 代表产生于听神经外侧部分的电活动，保留 N1 电位可至少保留最低听力的需求。

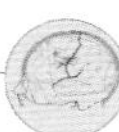

(3) 神经动作电位

NAP 是由直接放在听神经上或脑干附近的电极来记录的,可直接记录颅内段蜗神经的复合动作电位,且其信号处理基本无延迟,听觉损伤反馈及时,可提供对听神经功能敏感的实时监测。当记录电极置于内耳道附近时,它代表产生于听神经外侧部分的电活动;当电极放在内侧脑干附近时,代表的是产生于内侧听神经和耳蜗神经核的电活动。

8.1.5 肌电图

通过记录 EMG 的情况可以了解支配肌肉的神经功能状态,并可在术中有目的地刺激神经以评价运动神经通路的完整性或在术野确定神经的位置。EMG 分为自由描记 EMG 和激发 EMG。理论上 EMG 记录可以用来监测任何带有运动成分的神经。

(1) 肌电图适应证

EMG 最常用于脑桥小脑三角手术中监测面神经功能和微血管减压手术,在脊柱、脊髓、神经根手术等可能造成运动神经损伤的手术中也可应用。

(2) 监测指标

肌群收缩反应、复合肌肉动作电位、自由描记肌电图。

(3) 激发肌电图刺激参数

刺激方式为恒流刺激,刺激间期为 0.1～0.2 ms,刺激频率为 1～10 Hz,正常神经刺激反应阈值 0.05～0.2 A,记录部位导联设置在目标神经支配的肌肉。

(4) 肌电图报警标准

自由描记 EMG 出现任何形式的肌电反应都说明神经受到一定程度的激惹或损伤。激发 EMG 为直接刺激运动神经元轴突产生的肌电反应。单个爆发的肌肉收缩反应通常与直接的神经受激惹有关,连续爆发的肌肉收缩反应通常与持续牵拉、压迫有关,手术中出现这 2 种肌肉收缩反应尤其是后者时要及时查找原因。

(5) 麻醉要求

除了神经肌肉阻滞剂外,麻醉药物及术中其他生理学变化对 EMG 影响极小。

(6) 临床应用

1) 半侧面肌痉挛微血管减压术中监测:刺激面神经颞支或颧支的同时从颏肌记录 EMG,即可得到异常肌肉反应,也可在刺激下颌缘支的同时在眼轮匝肌记录 EMG。异常肌肉反应于面神经和责任血管之间置入绝缘片之后消失。

A. 刺激参数:刺激波为方波脉冲,脉冲频率 1～2 Hz, 50 Hz,刺激波宽 150～200 μs。刺激电极置于面神经颞支(外耳道与眼角连线的中点),用 5～10 Hz 的刺激频率,5 mA 的刺激强度,同时观察面肌的抽搐来确定刺激电极的位置。在所有电极放置好后,刺激强度可调低以确定激发异常肌肉反应的最低阈值,通常为<1.5 mA。在异常肌肉反应的监测中,以 1～2 Hz 的频率和高于阈值 20%～30% 的强度重复刺激可产生稳定的异常肌肉反应。

B. 记录参数:记录采用两对针式电极分别插于眼轮匝肌和颏肌,滤波设置为 10～3 000 Hz。

C. 注意事项:如果第 1 次刺激开始时异常肌肉反应不存在,可增加刺激频率值至 50 Hz 并持续数秒,之后使用常规频率 1～5 Hz,可以激发异常肌肉反应;若还不能获得异常肌肉反应可用 TOF 刺激监测肌松水平;如果异常肌肉反应在硬脑膜或蛛网膜切开时即完全消失且通过应用短时间 50 Hz 的刺激不能重新激发异常肌肉反应,则责任血管往往是一个宽松的动脉袢;术中已从面神经移离一根血管,但并不能终止异常肌肉反应,则应继续探查面神经根部至脑干发出端。

2) 脑神经监测:

A. 脑神经监测适应证:常用于幕下肿瘤及涉及脑神经操作的监测,如听神经瘤、颅底后外侧肿瘤及后组脑神经神经鞘瘤。根据具体手术入路及部位选择。

B. 刺激参数:恒流刺激或恒压刺激,相应刺激间期 0.1～0.2 ms,对应正常神经刺激反应阈值 0.05～0.5 mA 和 0.05～0.2 V,刺激频率 1～10 Hz。

C. 动眼神经、滑车神经及展神经监测:动眼神经记录电极放在同侧眼外肌上;滑车神经记录电极放在同侧上外斜肌上;展神经记录电极放在同侧外直肌上。

D. 三叉神经监测:记录电极放在同侧咀嚼肌上,观察肌肉收缩及记录肌肉动作电位。手术监测时可能会出现口轮匝肌和咬肌互相干扰,可根据刺激神经后出现肌肉收缩的反应潜伏期鉴别:面神经反应潜伏期大约为 7 ms,三叉神经一般<5 ms。

E. 面神经监测:EMG 常用于监测术前面神经功能完整性,指导鉴别面神经与周围组织的关系,肿瘤切除后用于评估面神经功能保留情况。记录导联设置在术侧眼轮匝肌和口轮匝肌或额肌,肿瘤切除后，在脑干端以 0.05～0.2 mA 的强度刺激面神经得到诱发电位，提示面神经功能保护良好。

F. 听神经监测：以 AEP 的方式来术中监测听神经功能。详见 8.1.4。

G. 舌咽神经监测：一对针电极插在手术侧的软腭上来间接记录茎突咽肌的肌电活动。

H. 迷走神经：记录电极可贴附在气管插管上。

I. 副神经监测：记录电极放在同侧斜方肌或胸锁乳突肌上。

J. 舌下神经监测：记录电极放在舌头上。

3）脑干图：是一种定位第 4 脑室底脑神经核团的神经电生理监测方法。这项技术可以预防脑干或其他临近部位肿瘤切除术对脑神经运动核团的损伤。当手术部位接近第 4 脑室底时，使用手持刺激器对第 4 脑室底不同部位进行刺激可以导致不同肌群的肌电反应，这些肌电反应可以帮助定位脑神经运动核团及寻找接近脑干的最佳手术入路。然而这项技术只是一种定位技术而非实时监测技术，只能在肿瘤切除间歇使用，不能持续使用以判断运动通路完整性。因此，使用这项技术并不能完全预防肿瘤切除术过程中的神经损伤，但可指导外科医生选择最安全的接近低位脑干的方法。

A. 脑干图适应证：定位第 4 脑室底神经运动核团。

B. 刺激参数：刺激间期为 0.2 ms，刺激频率 4 Hz，正常神经刺激反应阈值 0.3～2 mA。

C. 监测指标：自发或诱发的肌群收缩反应或出现复合肌肉动作电位。具体记录电极放置位置同脑神经监测，详见 8.2.1。

4）神经根监测：

A. 评估椎弓根螺钉位置和神经根功能的术中监测：由于骨骼的电阻远高于周围组织，当椎弓根壁完整时可限制一定范围的电流通过椎弓根，从而不能从相应的肌肉中记录到动作电位。相反，如果椎弓根壁被穿通，其电阻明显降低，低强度的电流即可形成通路，从而诱发动作电位，根据刺激阈值的变化可以评估椎弓根螺钉位置和神经根功能。Djurasovic 等的研究结论指出，当刺激阈值＜10 mA，意味着椎弓根螺钉在椎弓根外，刺激阈值 10～15 mA 意味着椎弓根螺钉位置基本到位，刺激阈值＞15 mA 意味着椎弓根螺钉位置准确率为 99%。其他学者提出的报警阈值范围也基本相似。

a. 刺激参数：刺激间期 0.05～0.3 ms，刺激频率 1～5 Hz。

b. 记录位置：如表 8－4 所示。

表 8－4 椎弓根螺钉植入术中需要监测的肌群

脊椎区域	支配的神经根	肌 群
颈椎	C_2、C_3、C_4	斜方肌、胸锁乳突肌
	C_5、C_6	肱二头肌、三角肌
	C_6、C_7	肱三头肌、桡侧腕屈肌
	C_8、T_1	拇短展肌、小指展肌
胸椎	T_5、T_6	上腹直肌、肋间肌
	T_7、T_8	中腹直肌、肋间肌
	T_9、T_{10}、T_{11}	下腹直肌、肋间肌
	T_{12}	横腹直肌、肋间肌
腰椎	L_1	腰肌
	L_2、L_3	腰大收肌
	L_3、L_4	股内侧肌、股四头肌
	L_4、L_5	胫骨前肌
	L_5、S_1	腓骨长肌
骶椎	S_1、S_2	内侧腓肠肌
	S_3、S_4、S_5	肛门外括约肌

c. 报警阈值：正常神经刺激反应阈值获取从 0 mA 开始逐渐增加至 1 个或多个监测肌群出现 CMAP；正常神经根的平均刺激阈值是 2～4 mA。间接刺激的阈值达到 10 mA 就可警示螺钉的位置错误。

B. 在脑瘫患儿行选择性神经根切断术中监测：

a. 刺激参数：刺激间期 0.2 ms，刺激频率 10 Hz。

b. 记录部位：监测下肢肌群如内收肌、股四头肌、胫骨前肌、踇长伸肌、腘绳肌、腓骨肌、腓肠肌、肛门括约肌。

c. 监测指标：分离出神经根，刺激从 0 mA 开始逐渐增加至 1 个或多个监测肌群出现 CMAP，设定该值为阈值强度。然后将运动神经根分为 3 束，用阈值强度分别刺激这 3 束，观察目标肌群的 CMAP。将目标肌群的 CMAP 结果分为 1～4 级 4 个级别，1～2 级为同侧肌群获得 CMAP，3～4 级为对侧肌群获得 CMAP。手术医生选择性切断 3～4 级的神经束。每个脊髓运动神经根依次进行阈值刺激的分束操作并选择性切断。

5）H 反射试验：是由电刺激形成的单突触发射，在肌肉处可以记录到 CMAP。H 反射反映脊髓

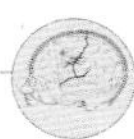

运动性神经元在脊髓灰质所占的比例，因脊髓灰质比白质对缺血反应更敏感，H反射比SEP监测在脊髓缺血方面更有优势，与患者运动功能预后也有密切关系。上运动神经元病变时，H反射亢进，潜伏期缩短、波峰增高，H/M比值升高，这是上运动神经元病变时的重要电生理指标之一。

A. 参数：刺激间期0.1 ms，刺激频率0.1～0.5 Hz，刺激部位为腘窝。

B. 记录部位：腓肠肌内侧头。

C. 监测指标：H反射为低阈值反射，因ⅠA传入纤维是最粗也是兴奋性最高的纤维，故用弱电流刺激胫后神经，先出现H波；刺激逐渐增强时H波波幅逐渐增大，达一定水平后再增加刺激量H波波幅开始减低，而M波逐渐增大；达超强刺激时H波消失，M波波幅达到最高。监测时从0 mA开始逐渐增加，确定H反射反应的波幅超过M波。正常H/M比值为0.65～0.75，比值升高意味着上运动神经元损害。

8.1.6　闪光刺激视觉诱发电位

视觉通路手术的目的是保护视觉功能和改善已经存在的视力损害，运用VEP监测可以指导手术路径的确定。当肿瘤组织包绕视神经时，有助于区分肿瘤组织与正常视神经组织，在肿瘤或病灶切除过程中监测视觉通路的完整性。

闪光刺激VEP适应证：适用于术中监测视网膜、视神经、视交叉、视束到视皮质的视觉通路完整性，常应用于鞍区手术、视神经管减压手术、枕叶视皮质区手术等视觉通路上的手术操作。

麻醉要求：吸入麻醉剂对VEP有影响，TIVA也并不增加VEP的稳定性。麻醉药物对VEP的影响如表8-5所示。

表8-5　不同麻醉药对视觉诱发电位的影响

麻醉药物	剂量/浓度	P-100的潜伏期	波　幅
氟烷	1 MAC	≈10%↑	不一致
异氟烷			
	0.5 MAC	10%↑	40%↓
	1.0 MAC	20%↑	66%↓
	1.5 MAC	30%↑	80%↓
	1.0 MAC+70%氧化亚氮	消失	消失
	1.5 MAC+70%氧化亚氮	消失	消失
七氟烷			
	0.5 MAC+70%氧化亚氮	5%～10%↑	20%↓
	1.0 MAC+70%氧化亚氮	消失	消失
	1.5 MAC+70%氧化亚氮	消失	消失
	1.4～1.7 MAC	消失	消失
氧化亚氮	10%～50%	无效应	25%～80%↓
丙泊酚	2 mg/kg+10 mg/(kg·h)	微小变化	≈20%↓
硫喷托纳			
	3 mg/kg	<10%↑	无变化
	6 mg/kg	消失	消失
依托咪酯	0.3 mg/kg	<10%↑	无变化↓
芬太尼	10～60 μg/kg	<10%↑	30%↓
氯胺酮	1 mg/kg+2 mg/(kg·h)	微小变化	≈60%↓
吗啡东莨菪碱(术前药)	吗啡1 mg/kg 东莨菪碱0.4 mg	无变化	≈20%↓
芬太尼、氟哌利多、氧化亚氮(神经安定镇痛术)		<10%↑	无变化

注：↑表示潜伏期延长；↓表示波幅下降。

闪光刺激VEP刺激器：一般采用发光二极管(LED)眼罩，红色高频闪光透过眼睑刺激患者眼睛。

记录参数：参考位置为FZ或CZ，记录位置为OZ或O1、O2；滤波范围为低通5 Hz，高通500 Hz

和 P100；分析时间为 200～500 ms，平均次数 100～500 次。一般认为 VEP 的 P100 成分与第一视区相关，故记录 P100 成分的潜伏期和波幅。

8.1.7 语言及其他认知功能的定位

为了最大程度地保护包括语言在内的高级认知功能，唤醒手术已成为当前国内外神经外科公认的保护手段和措施。在唤醒手术中，让患者数数、看图片、听声音及参与更高级的认知活动。与此同时，通过微量直流电刺激局部大脑皮质，暂时性兴奋（运动功能）或抑制（言语、阅读、计算等高级认知功能）相应的特定神经功能，从而达到脑功能定位目的。这是目前对脑功能皮质中枢定位的金标准。我国的唤醒手术最早可以追溯到 1965 年，华山医院的陈公白等率先开展针灸麻醉。1979 年全国神经外科针灸麻醉研究协作组报道了 4 466 例针灸麻醉的临床试验结果，其中 90%的病例获得成功。这并非现代的唤醒麻醉技术。现代的唤醒技术于 2003 年左右引入我国。近几年，唤醒手术发展迅速，目前已有 10 余家神经外科中心报道过唤醒手术的应用。2010 年底，华山医院在国内率先开展术中磁共振环境下的唤醒手术，保护功能的前提下显著提高了肿瘤切除率，进一步缩短了与国际先进水平的差距。2018 年，中国胶质瘤协作组推出“唤醒状态下切除脑功能区胶质瘤手术技术指南”，为我国唤醒手术的推广提供了指南性的意见。唤醒手术除了用于语言区的定位，目前国际上也在逐步开展空间忽略、执行控制等高级认知的定位。

（1）唤醒手术的适应证和禁忌证

1）适应证：①功能区或涉及功能皮质及皮质下功能通路的病灶，主要是脑胶质瘤手术或癫痫手术。功能区包括优势半球的语言区或双侧运动区，以及高级认知功能区域。②年龄在 14 岁以上。③认知功能基本正常，术前无或轻度语言功能障碍且能够完成术前制定的任务。④同意接受唤醒麻醉手术者。

2）禁忌证：①年龄<14 岁（相对禁忌）；②严重的认知功能障碍或语言障碍，无法完成相应的任务；③术前评估具有严重高颅压；④由于恐惧等因素拒绝接受唤醒麻醉手术者。

（2）神经心理学评估

对于语言区或其他认知功能区的肿瘤，应当采用客观、定量的神经心理学量表进行术前和术后评估。一方面是评价患者的认知功能状态，另一方面了解病变或手术等治疗对患者认知功能的影响，制定手术计划和指导术后康复。这些评估工作应当由神经心理学家在术前 1～2 d，术后 1、3 和 6 个月进行，并与神经外科医生保持沟通。目前临床常用的评估量表包括：卡诺夫斯凯计分（kanofsky performance score，KPS），简易精神状态检查（MMSE），利手测试国际上通用的为爱丁堡利手检查，针对国人特殊的利手检查为李心天利手测试。优势半球的判断也可以采用功能 MRI 的偏侧化指数（无创）或瓦达（Wada）试验（有创）。语言的评估国际上常用的有波士顿诊断性失语检查（Boston diagnostic aphasia examination，BDAE）或西部失语症检查（western aphasia battery，WAB）等；由于文化，教育等背景的不同，西方的失语检查量表无法直接应用于汉语的失语判断，因此国内常用的语言评估量表有中国康复研究中心失语症检查法（CRRCAE）和北京大学第一医院的汉语失语成套测验（aphasia battery in Chinese，ABC），这 2 个量表是在国外失语症研究的基础上结合汉语的特点制定的，并且进行了大样本的验证，适用于汉语的评估。如需获取更多的汉语失语症的知识，请参考高素荣主编的《失语症》一书。除了上述基本的心理学评估以外，可根据不同的病变部位或临床研究需要选择合适的心理学量表，在此不作赘述。

（3）唤醒麻醉技术

现代唤醒麻醉的技术主要有 2 种方案：一种为监护麻醉（monitored anesthesia care，MAC）方案；另一种为麻醉-唤醒-麻醉（asleep-awake-asleep，AAA）方案。MAC 方案的优势是在手术过程中任何需要时都可唤醒患者，而无需置入和拔出喉罩，由于无法控制呼吸，因此对麻醉医师要求较高。AAA 方案的优势是可控制呼吸，手术相对安全，但增加了置入喉罩的繁琐和风险。

（4）术中语言皮质定位技术流程

通常采用双极皮质刺激探针（直径 1 mm，正负极间距 5 mm），术中也可采用皮质脑电进行定位。双极刺激器的参数设置如下：阳极为刺激电极，阴极为参考电极；脉冲间隔 1 ms，脉冲频率 50 或 60 Hz；电流 1～6 mA，逐步上调，同时记录皮质后放电，若一旦出现后放电即停止刺激，并下调 0.5 mA 作为刺激电流强度。按 10 mm×10 mm 逐一刺激皮质，排查功能区，同时监测脑电图。采用 4 点或 6 点条形电极，平敷于刺激区前后缘硬脑膜下，紧贴皮质表面,记录皮质后放电。患者清醒状态下刺激运动区时询问患者躯体感觉,并观察有无肢体不自主运动。刺激语言区时,观察患者语言反应。语言常用的任务范式包括数数(1～50)、图片命名("这是……")和单词阅读(这个词汇是……)。对于语言、认知等刺激,刺激时间应当延长,通常设为 3～4 s,运动一般为 1 s。患者胸前置无线麦克风,便于让应答清晰可辨,同时摄像头记录患者语言活动,并监测其面部抽搐情况。阳性结果判定标准:同一部位共刺激 3 次,如果其中 2 次出现语言功能抑制(语言中断、命名障碍或失读)即认定为阳性区域;言语中断需要与构音障碍进行鉴别,构音障碍多是由于不随意肌肉的收缩引起(例如唇部肌或咽肌)。以消毒数字或字母标签标示阳性位点。当手术野皮质暴露范围仅有语言功能阴性区,则不再为寻找阳性位点而扩大皮质显露。注意事项如下:不能连续 2 次刺激同一个位点;首先进行运动定位,因为运动易于发现;认知或语言任务,刺激应当先于图片展示;肿瘤侵袭的区域增加了阻抗,因此刺激参数的强度应当较正常脑组织增加,尤其是对于那些肿瘤侵袭功能区的部位;注意让患者休息及恢复,避免假阴性及刺激疲劳;为了降低癫痫,可以更换刺激模式,即患者一直进行任务,刺激与假刺激进行交替。

(5) 唤醒手术的临床应用

1) 语言皮质和皮质下通路定位:1989 年 Ojemann 等首次报道大宗病例($n=117$)运用术中直接皮质电刺激定位语言区,采用命名任务发现语言的中心主要集中在几个 1～2 cm^2 的马赛克区内,这些区域要明显小于传统的 Broca 和 Wernicke 区,并且个体差异非常明显。此后 Duffau 等通过回顾性研究对比两组大样本(一组采用直接皮质电刺激,另一组无任何功能定位)语言区低级别胶质瘤的切除率和致残率,认为直接皮质电刺激可显著提高全切除率(6.0% *vs* 25.4%, $P \leqslant 0.001$),降低致残率(17.0% *vs* 6.5%, $P \leqslant 0.019$)。2008 年,Sanai 等对 250 例胶质瘤患者监测 3 281 个刺激位点(阳性位点 187 个),提出了阴性定位法,术后患者近期失语率为 22.4%,远期失语率仅为 1.6%。Duffau 等于 2002 年首先报道了 DsCS 定位语言的白质纤维通路,他们在皮质/皮质下监测下对 30 例语言区低级别胶质瘤进行手术,并随访术后 MRI,得到以下结论:①皮质下电刺激在语言传导束的定位方面精确、可靠;②经 DsCS 反复确定的语言通路一般认为都是语言形成所必须的,因此应予以保护,避免术后言语障碍。2008 年该团队再次报道大宗病例($n=115$)的 DsCS 定位皮质下语言通路的文章,他们成功采用该技术鉴定了弓状束、下额枕束、胼胝体下束、额顶语音环路和来源于腹侧运动前区的纤维,这为进一步研究语言网络提供了可靠的功能解剖依据。此外,Bello 等也提出 DsCS 可能会影响到低级别胶质瘤的全切率,增加了术后一过性言语障碍的发病率(69.3%),但是永久性言语障碍的发生率却较低(2.3%)。2015 年加州大学旧金山分校总结过去 27 年共计 859 例唤醒手术经验,术中刺激诱发癫痫概率为 3%,总体围手术期并发症为 10%。

2) 其他高级认知功能的定位:在过去很长一段时间,唤醒手术仅仅用于优势半球语言区肿瘤的治疗。然而,通过对肿瘤患者的客观神经心理学评估发现,患者术后常常出现空间、记忆、注意、计划、情感、动机、行为等认知障碍。由于这些术后的功能障碍可能会影响生活质量,因此神经外科医生应当改变唤醒手术中的模式,从而预防永久性认知功能障碍的发生。过去 10 年间,高级认知功能的定位研究取得了迅速的发展。Coello 等提出建立个体化的功能神经肿瘤学手术策略,即基于肿瘤和功能网络的关系选择个体化、实用、有效的术中任务模式,从而达到既保护语言功能又保护必要高级认知功能的目的。目前常用的高级认知功能保护包括:①视野。完全性偏盲对于患者的生活质量影响严重,尤其是对于司机等特殊工作。因此在涉及颞枕交界区域的肿瘤时,应当采用电刺激定位视觉通路,诱发的反应即可能视觉正性反应包括幻视或视物变形,也可能是负性反应即视野缺损或视物模糊等。②空间认知。一般认为右侧缘上回、右侧颞上回及其下的皮质下通路负责空间意识,因此在切除右侧顶枕联合的病灶时建议进行线段等分任务,以判断有无空间忽视的出现。③计算。对于左侧顶叶的肿瘤尤其是左侧角回病变,通常选择添加计算的任务。④工作记忆。在优势半球的运动前区、前颞叶、穹窿、额叶眼区等,通常需要工作记忆等的保护。⑤目前其他的定位还包括执行功能、注意、情感等的应用。

8.2 脑电图

EEG 是将大脑神经元细胞的生物电活动通过脑电描记器加以记录和描记的图像。自 1924 年德国的神经精神病学家 Hans Berger 开始研究人类 EEG 以来，脑电图学在全世界发展，并开始为临床和科学服务。1947 年，国际脑电图和临床生理学会成立，并在英国举行了第 1 次国际 EEG 学术会议。我国南京精神病防治院在 20 世纪 50 年代率先设立了脑电图室，继之北京协和医院、上海华山医院也成立了脑电图室。20 世纪 80 年代初北京率先成立了癫痫和脑电图学组，继之全国各省、区也先后成立了相应组织。在此基础上，全国脑电图和癫痫学会诞生，并每 2 年举行一次会议。当今，EEG 检查已普及县级以上医院，作为一个成熟的技术为广大患者服务。20 世纪 70 年代以后，随着电子技术的发展，动态盒式 EEG、EEG 录像监测系统及数字化 EEG 仪问世，为癫痫、癫痫发作类型的诊断及睡眠的生理病理等领域的研究提供了更多的机会。

8.2.1 脑电图的工作原理和基础知识

人类的大脑与身体其他部位如心脏、肌肉等一样，能产生生物电流。通过在头皮上安放电极描记的脑生物电活动谓之 EEG。但人的大脑所产生的电流是十分微弱的，因此必须放大 100 万倍，并且要通过电磁感应作用，将从头皮电极描记出来的脉冲直流电转变为交流电，再通过多极放大，将电能转变为机械能，描记在记录纸上。因此通常所见到的 EEG 是脑电活动的间接图像。

对于常规电极放置，国际脑电图和临床神经生理联盟委员会推荐了国际 10－20 系统（图 8－8）。在头皮上放置的电极部位一般为左和右额前（Fp）、额（F）、中央区（C）（中央沟前后）、顶（P）、枕（O）、颞前（Ta 或 F7、F8）、颞中（T 或 T3、T4）颞后（T 或 T5、6）、两侧耳垂（A1、A2）和头顶正中部（顶心 C）。奇数标记的电极放置在头的左边，偶数标记的电极放置在头的右边。电极经导线通过由几级放大器组成的脑电图仪，将脑部微弱的电活动放大 10 倍左右，经记录装置描记在纸上或呈现在电脑屏幕上。一般说来，高频电灼器和电热器要离开检查室 50 m，广播电台要离开 500 m 以外，可以减少干扰发生的可能。且仪器的接地线要可靠，这是很重要的一点。EEG 检查室不要太亮，不必隔音，但要安静。靠脑电仪的屏蔽墙上应有玻璃窗，使检查者可以看到患者的情况。如在描记过程中万一患者有癫痫发作或其他情况发生，检查者可以看到而给予及时处理。

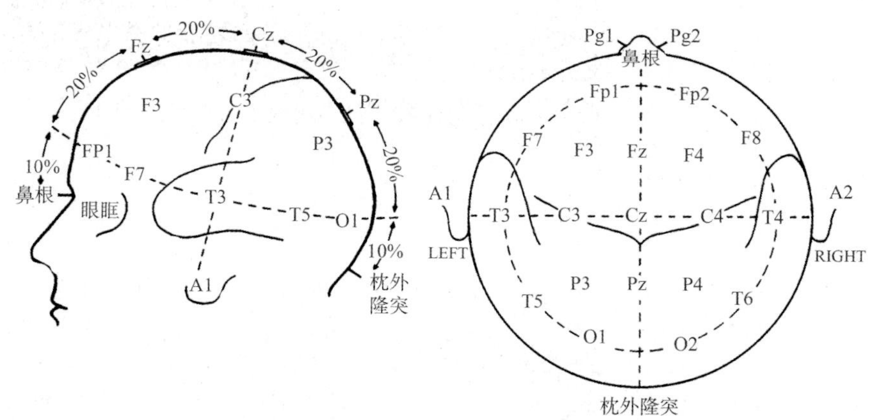

图 8－8 国际脑电图 10－20 电极放置法

为记录 EEG，至少要有 2 个电极，将一个电极联结在 EEG 机的第 1 栅极（G_1），另一个在第 2 栅极（G_2），2 个电极间所记录下来的电位差就形成了 EEG。每道放大器都有 2 个输入端，分别接到第 1 栅极（G_1）和第 2 栅极（G_2）以记录其电位差。根据习惯，当 G_1 的电位比 G_2 为负时，要求记录到的波形是向上的（负相，阴性）。反之，若 G_1 比 G_2 为正时，则波形是向下的（正相，阳性）。所以 G_1 是放大器的负端，而 G_2 是正端。

假如身体上存在有零电位的点并联结在第 2 栅极上，则与第 1 栅极上其他部位电极之间的电位差则等于后者电位变化的绝对值。这种零电位点理论上指的是机体位于电解质液中时距离机体有无限远的点。实际上这种绝对零电位是不存在的。EEG

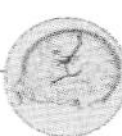

的导联方法可分为使用无关电极的单极导联法（monopolar）和不使用无关电极而仅使用活性电极的双极导联法（bipolar）。

（1）单极导联法

单极导联法为将头皮各活性电极与同侧的无关电极相连结，其描记出的 EEG 为各活性电极与无关电极间的电位差（图 8－9）。经常使用的无关电极为耳极，设定耳极为零电位，用来表示头皮各个活性电极的电位绝对值。但实际上，耳极也非绝对零电位，可能受到除脑电外其他的生物电如心电、肌电等的影响。因此，标准单极导联描记的也只是头皮各活性电极与耳极之间的电位差，在数值上有时非常接近活性电极电位的绝对值。推荐同时使用平均单极导联，即无关电极以各个头皮电极电位通过高电阻输入（0.5～3 MΩ）后的平均值作为基准取代耳极，以消除来自耳极的影响。

（2）双极导联法

双极导联法为不使用无关电极而将头皮上的 2 个活性电极分别连接与 EEG 机 G_1 极和 G_2 极进行描记的方法（图 8－10）。用双极导联法记录下来的是 2 个活性电极之间的电位差。在单极导联显示某一部位有异常波时，可以在双极导联上得到印证，即表现为在异常出现的部位可以看到异常波的位相倒置（或针锋相对）。双极导联法的优点是较单极导联法不易受到其他生物电如心电的影响，并可排除无关电极活化所引起的伪差。双极导联法必须和单极导联法合并使用。单极导联法是分析 EEG 的基础，双极导联法应结合单极导联法的所见具体分析才能得出正确的结论。应根据十字交叉和三角定位的原则进行双极导联设计。

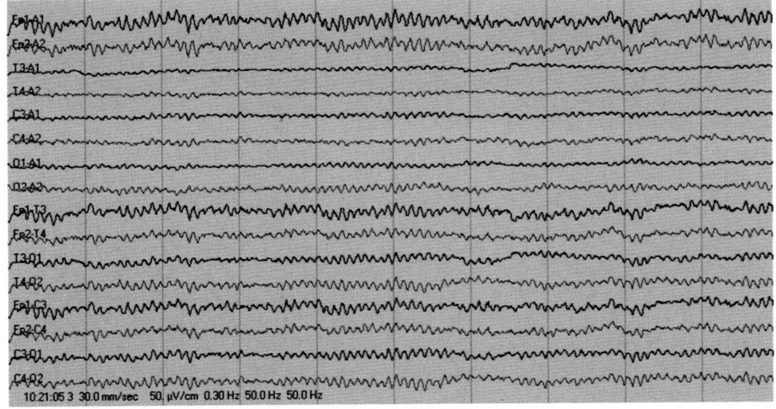

图 8－9　单极导联法脑电图

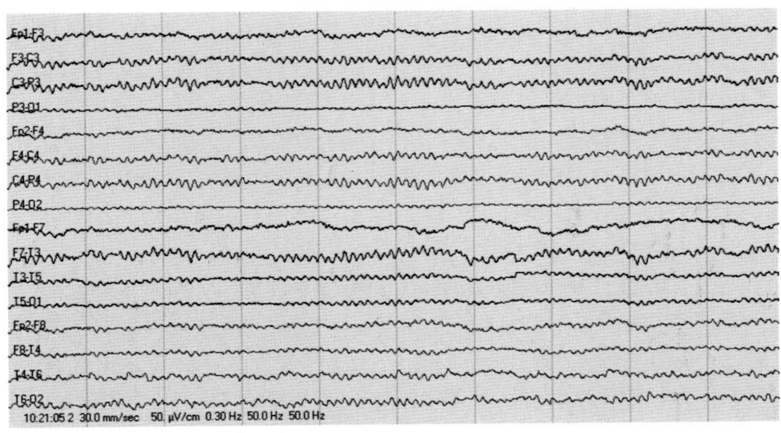

图 8－10　双极导联法脑电图

（3）检查参数

1）电极阻抗：待电极安装好后应测定电极与头皮之间的阻抗，一般要求不超过 5 kΩ。当记录时出现因为电极导致的可能伪差时，应重新检测电极阻抗。

2）校准电压（定标）：在记录前需要方波定标和生物定标。方波定标时，推荐尝试不同滤波设定状态下记录并测量校准电压。定标电压应该调到敏感水平，全部记录笔尖均应在零位并应排列在同一条直线上。生物定标后，各导联的曲线在波形、波幅、位相上均应完全一致。

3）敏感度：常规记录时，敏感度一般设置于 7 μV/mm 或 10 μV/mm（成人）、10 μV/mm 或 20 μV/mm（儿童）。可酌情及时调整。

4）滤波：常规记录时，高频滤波不应该低于 70 Hz，多设定为 70 Hz。低频滤波不应该高于 1 Hz，多设定为 0.3 Hz 或 0.5 Hz（对应时间常数分别为 0.4 s 或 0.3 s）。

5）走纸速度：常规走纸的速度设为 3 cm/s。1.5 cm/s 速度可用于长时间描记。

6）描记时间：常规 EEG 应至少记录 20 min 清醒状态下的无干扰图形。

7）诱发试验：睁闭眼、闪光刺激及过度换气应作为常规诱发试验，应尽可能进行睡眠诱发。进行诱发试验时，均需相应增加记录时间。

A. 睁闭眼试验：在受检者清醒、放松闭目状态时，每隔 10 s 左右嘱其睁眼 3～5 s，反复睁闭眼 2～3 次，并标记每次睁闭眼的时间点。

B. 闪光刺激：闪光刺激器置于受检者眼前约 30 cm 处，在闭目状态下嘱其眼睛注视刺激器中心。刺激器发光亮度为 10 万烛光（>100 Nit），刺激脉宽 0.1～10 ms，刺激频率在 1～60 Hz 可调。每个频率刺激持续时间为 10 s，间隔 10 s，再用另一个频率刺激 10 s。一般采用由低频逐渐递增至高频刺激。举例：1 Hz→3 Hz→6 Hz→9 Hz→12 Hz→15 Hz→18 Hz→21 Hz→24 Hz→27 Hz→30 Hz。

C. 过度换气：过度换气描记应至少持续 3 min，深呼吸频率为 20～25 次/分。在过度换气之前及之后，均应在不更换导联组合条件下记录至少 1 min。下列情况不应进行过度换气：严重心肺疾病、脑血管病、高颅压、镰状细胞贫血及一般情况较差的患者。

D. 睡眠诱发：应记录到入睡过程和浅睡期（非快速动眼睡眠Ⅰ、Ⅱ期）图形。

8.2.2 脑电起源的定位原则

单一的电压场最大值不能用来确定皮质 EEG 起源的位置或方向。除完全的径向起源外，其他所有的起源产生的 EEG 电场的最大值都偏离起源的正上方。为了解皮质起源的特征，必须考虑正负双相电场的最大值及其相对强度。注意电压场的这 2 个最大值的相对位置是确定起源方向最简单和最准确的方法。在正负相最大值之间画一条三维直线就可确定电场的方向。因此，产生电场的皮质的净方向垂直于该直线（图 8-11）。初步推测，皮质起源的中心应位于这条三维直线的某个位置。最大电场的幅度和梯度决定皮质起源的深度。起源应相应地靠近具有较大波幅的最大电场位置。切线方向起源的电场，最大正负相电场之间的距离取决于起源的深度。正负相最大值的位置距离越远，它们的三维连线穿越大脑的位置越深。同样，起源的中心应沿着这条线相应地靠近具有较大波幅的最大电场位置。因而，通过简单地分析任何 EEG 电位的头皮电压分布图，就可以获取很多关于皮质起源的信息。

与大多数浅表皮质相比，起源于深部的 EEG 能否被记录一直存在争议。在头皮记录来源于深部结构的电位变化依赖于某些因素，最重要的是起源区域的范围和方向。从皮质发出的物理性信号的幅度是有限的，因此电起源位置越深，有效的电起源区域显得越重要。在分析内侧颞叶癫痫的颞叶棘波起源时，这个争论显得异常重要。因为海马很小，位于深部，而且结构弯曲，这些属性都使得产生的电压场很弱，几乎不可能在头皮记录到仅产生于海马的电位。同时进行头皮 EEG 和颅内 EEG 记录中证实了这个观点（图 8-12）。然而，海马来源的棘波活动通常可以扩散到邻近的底面颞叶皮质。这部分皮质具有较大的范围和净方向，可以使电压场叠加。因为底面颞叶皮质和颅骨的外侧面呈切线位，产生的电压场很难被标准颞叶电极所记录。颞叶下方的电极可以记录最大负相电场。

另外一个有利于记录深部电起源的因素是颅骨的屏蔽效应。颅骨产生的信号衰减作用反而扩大了深部电活动对表浅皮质的影响作用，从而有助于确定大脑深部的电活动。如果没有颅骨，头部就是一个同质容积导体（homogeneous volume conductor），EEG 电位幅度随着距离平方而减少。然而，介于中间的颅骨对 EEG 信号的效应将脑电起源移离记录电

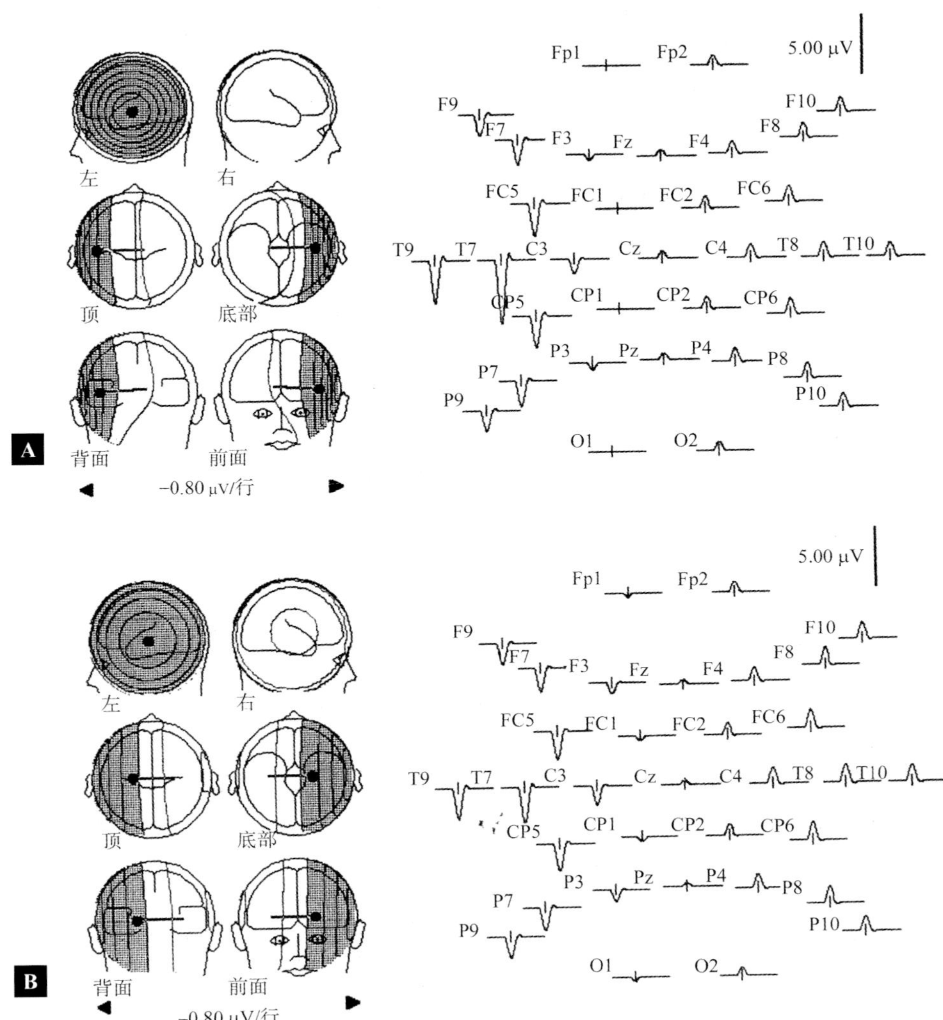

图 8－11 脑电皮质起源模拟图

注：A. 左侧颞叶一个表浅的呈径向的偶极子源产生的头皮棘波电压场的计算机模拟图。圆点代表偶极子源；起自圆点的向量代表起源的方向。图中可见负相电场（阴影区域）的电压梯度较陡，最大值位于起源的正上方。在头部对侧出现一个弱的正相电场，其电压梯度较缓。右侧显示模拟棘波的EEG描记，可见高波幅的左侧颞区负相棘波和低波幅的右侧颞区正相电位。B. 与深部径向偶极子源产生的头皮电场相似的计算机模拟图。图中可见负相电场较大，电压梯度较缓，但最大值仍然在起源的正上方。在头部对侧的正相电场的波幅较高。EEG描记显示左侧颞区棘波的波幅较低，但正相电位的波幅较高。

极，就好比使大脑缩小为头部半径的60%。这时记录的所有EEG电位幅度都减少（图8－12），但表浅的电活动减少得更多，从而使深部电活动相对更容易被检出。

8.2.3 正常脑电图

(1) 正常脑电图的含义及其与脑功能的关系

在大脑成熟过程中，反映脑功能状态的EEG和脑的功能状态一样，经历着由不成熟到成熟的发育过程，因此不同年龄组的个体，EEG存在差异；同一年龄不同个体间可有多种类型的正常EEG。而且清醒状态下所描记的EEG与睡眠状态下截然不同，清醒EEG比睡眠EEG存在着更多的个体间差异。从未成熟期至19岁的不同阶段，正常EEG变化十分明显。随着年龄增加，EEG向更成熟的类型转变。20～60岁的正常EEG变化不大，在正常与异常

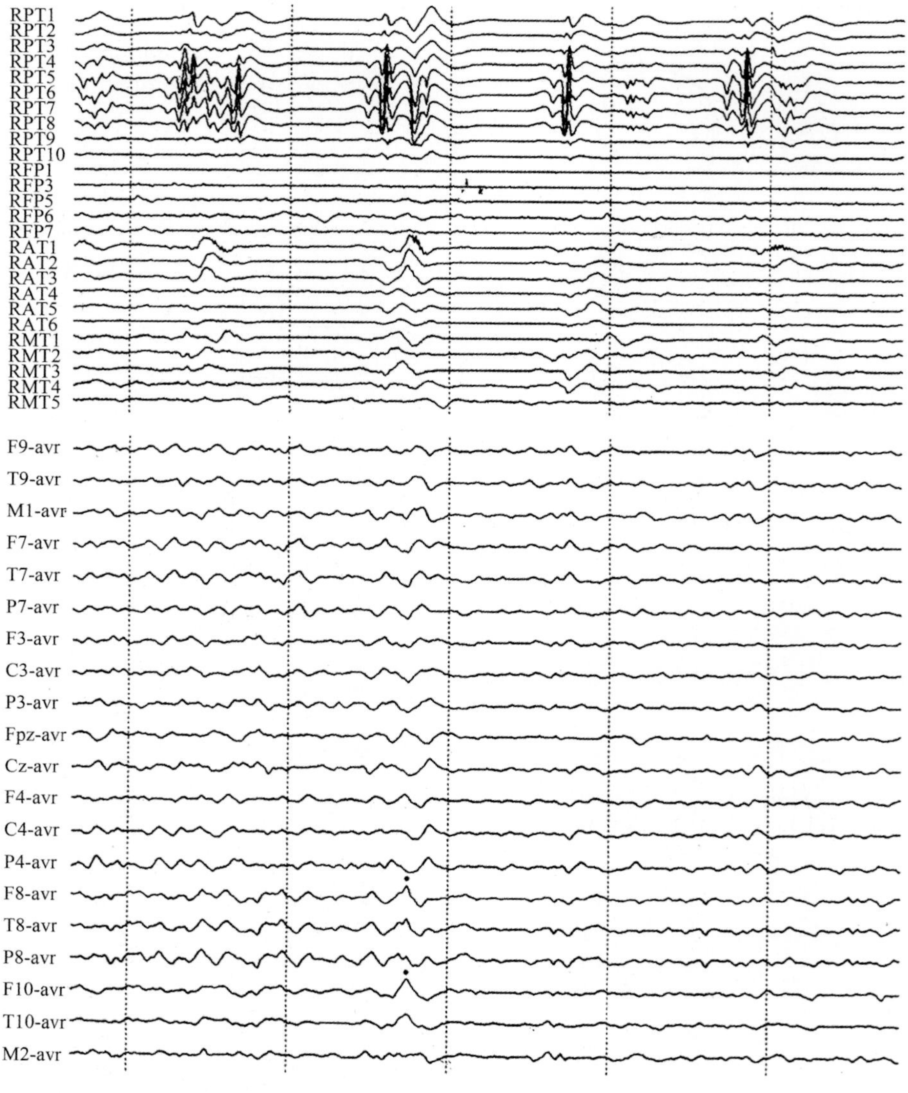

图 8－12　颅内脑电图及头皮脑电图的同时描记

注：深部电极 RPT4～8 可记录到显著的海马棘波，头皮 EEG 中没有发现相应的棘波或尖波，除非下部颞叶皮质起源产生的尖波足够大（导联 RAT1～5 和 RMT1～3）。图中可见头皮最大尖波（黑点所示）波幅由颞下电极 F10 所记录。

之间的界限易于界定，而且异常的类型与脑病的基本类型有更多的一致性。60 岁以上个体的 EEG，与 60 岁以前的成人相似。

EEG 是检查大脑功能状态的电生理技术。大多数异常 EEG 提示异常的脑功能，但正常 EEG 并不都意味着正常的脑功能。这是因为 EEG 的改变与疾病的发病形式、严重性、病变的部位、病变大小及病程相关。在急性、严重的及较大的脑病变，EEG 通常是异常的，但慢性、轻度且较小的脑病变，EEG 可能是正常的。例如，一个距离记录电极远的内囊区的小梗死灶，尽管患者有明显的偏瘫，而 EEG 可能无改变。一个距离记录电极近的较大梗死灶可能导致 EEG 改变。此种改变，持续数周或数月，之后消失，但患者的神经缺陷可能仍然持续存在。缓慢进展，广泛性的脑疾病，如阿尔茨海默病，EEG 可能在相当长的时间内都是正常的。癫痫患者，如果在

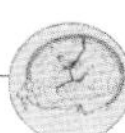

EEG 描记期间没有异常放电或癫痫源病灶距记录电极过远，EEG 就可能检测不到癫痫放电或癫痫病灶。

（2）正常脑电图的主要表现

由于 EEG 波是代表大脑皮质某一区域神经细胞群同步的电位差，因此对 EEG 的分析，应从波率、波幅、波形、时相关系、异常波出现的方式、分布的广度及对各种刺激的反应性 7 个方面进行。

1）波率(frequencies)：是指某种波在 1 s 内重复的次数。通常用周波/秒(或 c/s)来表示，也可用 Hz 表示。对散在的慢波可测定其波长，以其所占的时间来表示。脑电波的波率被分为 4 个频率带：δ 频率带，≤3 Hz；θ 频率带，4～7 Hz；α 频率带，8～13 Hz；β 频率带，≥14 Hz（通常 14～40 Hz）。EEG 的频率带，在临床上是评价异常的重要标准之一。在 8 Hz 以下的波被称为慢波，13 Hz 以上的波被称为快波。

2）波幅(amplitudes)：代表一个波的高度，用微伏(μV)来表示。通过测定一个波从波峰作一垂线至波谷两点连线交点的距离与在相同增益和滤波条件下所记录的标准信号高度比较来确定。例如 EEG 中一个波的高度是 10 mm，50 μV 的标定信号测定是 5 mm，那么这个波的波幅则是 100 μV。两侧相应部位的波幅应该是对称的，波幅的不对称常由脑外因素引起，特别是记录电极的空间距离不等或阻抗不同，均可造成波幅的差异。因此在检查时应该核实电极的安放和电阻。

3）波型：是 2 个电极间电位差变化的形式，可有以下类型。

A. 正弦波(sinasoidal wave)：波的上行及下降支清楚圆滑。

B. 单时相和双时相波(monophasic and diphasic wave)：单时相波是一种自基线向上或向下的单一方向的偏转，而双时相波则包括基线上与基线下 2 个成分。

C. 棘波(spikewaves)：形似尖钉，一个棘波所占时间为 20～70 ms。

D. 尖波(sharpwaves)：尖波呈尖峰样，与棘波不同之处在于它所占的时间>70 ms；在 70～200 ms 之间，通常上行支较陡，下行支较坡。

E. 复合波(complexs)：是由 2 个或 2 个以上连续的波组成。如棘慢复合波(spike and slow wave complex)：由一个棘波和一个慢波组成，例如 3 Hz 棘慢复合波、4～5 Hz 棘慢复合波等。不同的复合波所代表的临床意义不同。

4）时相关系(phase relation)：是指在一个或多个导联中，脑波的同步性与极性关系。如果在不同导联，它们的波峰和波谷发生在同一时间，称之为同时相(in phase)；如果波峰、波谷未发生在同一时相，谓之异时相(out phase)。若 2 个波峰方向完全相反，呈 180°的异时相，则称为时相倒置(phase reversed)。时相倒置在双极描记时是脑电波电位起源的标志，具有定位意义。

5）异常波出现的方式：①长程，持续出现 5～10 s。②短程，持续出现 1～2 s。③节律性，有规律地反复出现。④无规律性，如高度节律失调，其波型、波幅、波率毫无规律，散在或偶尔出现。⑤游走性，指在某一区域在某时发生的波，在另一区域、在另外的时间发生。

6）分布与广度：

A. 普遍性或弥散性分布：在同一时间在脑的各个区域或大部区域出现的电活动。可能在它的分布范围内某个区域的波幅更高。

B. 一侧性分布：出现在大脑半球的一侧或以某一侧为主。此种分布是异常的。大脑的异常位于异常活动存在或正常活动缺乏的一侧。

C. 局灶分布：电活动只出现于头的某个区域。其邻近区域的电极可能受到波及，出现同样的电活动，但受波及区域的电活动波幅相对较低。局灶性分布应与普遍性分布所伴有的某个区域的偏盛区分。对于异常的慢波和尖波，此种区别是十分重要的。

7）反应性：通过各种方法诱致的正常和异常的 EEG 改变，称为反应性。这些方法包括睁闭眼试验、过度换气、闪光或其他感觉刺激、警醒水平的变化等。

（3）正常脑电图的判定

EEG 正常与否仅是统计学上的概念，对 EEG 的分析有一定的主观性和相对性，适当的训练和经验非常重要。

1）成人觉醒时的正常成人 EEG 是以 α 波为基本波和间有少量散在快波和慢波组成。基本波：以 α 波或 β 波为主，分布正常；两侧对称，伴有对称部位的 α 波频率差不应超过 20%，波幅差在枕部不超过 50%，其他部位不超过 20%；波幅不应过高，α 波平均波幅<100 μV。在睁闭眼、精神活动及感受到刺激时，α 波应有正常的反应。慢波：为散在低波幅慢

波，主要见于颞部，多为 θ 波。任何部位均不应有连续性高波幅 θ 或 δ 波。睡眠时脑波应左右对称、无异常电活动，无发作波。不论在觉醒和睡眠，均不应有棘波、棘慢复合波等。

2）儿童相对于成人，EEG 的背景活动较慢，并且根据不同的年龄而有差异。一般来说，8 岁儿童的 α 波若低于 8 Hz 应视为异常。基本波：觉醒时脑波的基本频率与同年龄组正常儿童的平均值相比，其频率差不慢于 2 Hz。慢波：慢波为非局灶性，也无广泛性高波幅波群。过度换气：在过度换气中，脑波频率变慢，波幅升高，两侧应大致对称。睡眠脑波：睡眠波一般应两侧对称，无发作波。不论在觉醒和睡眠，均不应有棘波、棘慢复合波等。另外，6 Hz 的棘慢复合波、睡眠中小的尖锐棘波、6～7 Hz 和 14 Hz 的正相棘波、节律性中颞放电不应视为异常。

8.2.4 异常脑电图的判定

诊断异常 EEG，主要不是根据它缺少正常 EEG 的成分或类型，而应根据它是否含有不正常的脑电活动或类型。一份 EEG，如果含有异常的电活动，不管它含有多少正常的成分，都应认定它为异常。在大多数异常 EEG 中，异常类型不完全代替正常电活动，它们可能间歇地或仅于某个或某些区域出现，或添加在正常背景之上。

（1）类型

异常 EEG 分为 4 种基本类型：①癫痫样活动；②慢波；③波幅的异常；④偏离正常类型的异常。每种类型的异常可能由一种或几种类型的脑疾病引起。脑的异常是以刺激性或破坏性病变为特征，病变位于皮质，皮质下或皮质外。另一方面，很多疾病引起一种类型以上的 EEG 异常，而且一种神经系统疾病，不是全部病例都有 EEG 异常。如果脑的病变范围小，病程长，位于脑深部，EEG 可能是正常的。有些人虽然 EEG 是异常的，但没有任何脑疾病的其他表现。鉴于上述原因，EEG 不能单独用于具体临床诊断，只能提示一系列可能的诊断。与其他实验室一样，EEG 在鉴别诊断及引导正确诊断的选择上可能是有价值的。例如一个昏迷病史不详的患者，快活动 EEG 可能提示巴比妥中毒，双侧同步普遍性三相波有利于肝性脑病的诊断，而局灶的慢波或波幅抑制，可能有利于硬脑膜下血肿的诊断。

（2）判定标准

以下是成人 EEG 的异常判定标准：

1）基本节律的平均波幅特别高或特别平坦，并由低波幅的慢波混入。

2）基本节律对于各种生理刺激一侧或两侧缺乏反映。

3）基本节律波幅两侧明显不对称，差别＞50%；或两侧波频率相差 20%。

4）超过正常量的慢波活动，特别是局灶性出现时。

5）觉醒和睡眠描记中有肯定的棘波/尖波/棘慢或尖慢复合波。

6）高波幅的慢波、快波爆发出现。过度换气中出现 2 次以上的爆发性活动。

7）睡眠时出现的顶部尖波、睡眠纺锤、K 综合波明显不对称。

在儿童中，如果不符合或有异于该年龄组 EEG 式样，即为儿童异常 EEG。应熟悉儿童在各个年龄组的 EEG 表现。

（3）判断结果

与正常 EEG 表现不符的即为异常 EEG。按照对 EEG 记录客观描述，对正常或异常严重程度的判定，提示的临床意义的思路进行。对 EEG 结果的判定并没有严格统一的定量标准，推荐使用以下的判断结果：

1）正常范围：与相应年龄正常 EEG 无异。

2）边缘状态：正常背景活动的轻度量变。如两侧的波率不佳，波幅一过性不对称。

3）轻度不正常：背景活动的改变较为明显。

4）中度不正常：背景活动的量变加上波形的中等度改变。

5）高度不正常：高度的脑波量变和质变。

EEG 记录反映神经元的电位变化，因此任何疾病只要累及神经元功能的程度相等，就会产生同样的 EEG 异常；反之，一种 EEG 异常可以有多种病因，故 EEG 不能进行病因诊断。至于异常 EEG 的临床意义，一般而言，正常范围、边缘状态和轻度不正常 EEG 临床意义不大，参照临床资料作出诊断时必须谨慎；中度不正常以上的 EEG 异常提示有明确的临床意义。EEG 在监测疾病的进展和观察治疗的有效性上常常是有帮助的，例如 EEG 可能帮助判断缺氧后、代谢中毒脑病及癫痫持续状态的恢复情况。

8.2.5 颅内占位病变的脑电图

颅内占位病变往往可以引起不同程度的 EEG

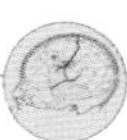

变化。尤其是大脑半球的占位病变，包括脑肿瘤、脑转移癌、脑脓肿、脑内血肿、脑寄生虫病和慢性硬脑膜下血肿等，大多可有一侧性或局灶性慢波（主要为δ波，亦可为θ波）。在现代脑成像技术引入前，EEG被用作颅内病变诊断和定位的常规方法。随着CT和MRI的普及，在颅脑病变的检测和定位方面，影像手段具有明显的优势。笔者在此不再详细讲述。

8.2.6 癫痫的脑电图

目前尚无恰如其分的名称来概括癫痫患者脑电活动的改变，既往所用的癫痫性放电（epileptic discharge）、发作性放电（seizure discharge）、爆发性放电（paraxysmal discharge）等名称，从某种意义上讲，都缺乏严谨性。现在多采用癫痫样放电这个名称。癫痫样放电系指在EEG描记中，以爆发形式出现，与诊断明确的癫痫患者波形相似的电活动，如棘波、尖波、棘慢复合波等。有癫痫样放电的人，并不都患有癫痫，因此这个名称仅仅是脑电图学上的用语，不能作为临床上的诊断。

（1）癫痫波的种类和临床意义

当EEG有阵发性高波幅电位活动时，不论其临床发作表现形式如何，都要考虑癫痫的可能性。其中某些形式的电活动（癫痫波形）对癫痫具有特殊的诊断意义。

1）棘波、棘慢复合波、多棘慢复合波（图8-13）：

A. 棘波是癫痫性放电最特征性的表现之一。棘波的出现表明脑部有刺激性病灶。在慢波背景上出现的棘波，常提示来自癫痫灶或其附近区域。在正常背景上出现的棘波，一般波幅较低，周期较长，多由远处的病灶传播而来。如在EEG描记中出现棘波数量上逐渐增多现象或形成棘波节律，预示临床发作即将发生。各种类型的癫痫均可出现棘波。

B. 棘慢复合波是由棘波和200～500 ms的慢波所组成。均为负相波，正相波出现者极少见。波幅一般较高，在150～300 μV之间，甚至高达500 μV以上。通常是两侧同步性阵发，以额区最明显，也可为散发性或局灶性出现。这种异常电位可能起源于皮质深部的中线组织，或始于视丘，而影响的皮质只限于背内侧核的投射部分。在复合波中慢波是主要成分，比较规则而有节律，棘波出现其间，或在慢波的上升支或下降支上，波幅高低不一，一般不超过慢波的高度。典型3次/秒棘慢节律，为失神发作的特殊放电波形。有时可以看到一些并非是先有棘波后有慢波的典型棘-慢复合波，恰好相反是以慢-棘波形式出现，即慢波在前，随后出现一个棘波，或棘波附合在慢波的下降支上。这种波形被认为与棘慢复合波有相同的意义，可能是棘慢复合波的一种变异形式。节律性的棘慢复合波的频率多为2.5～3.5次/秒，这种节律性复合波，若局限性出现则多为部分性癫痫，若两侧同步性出现则多为全身性癫痫。

C. 多棘慢复合波是由几个棘波和一个慢波所组成，常为成串连续出现或不规则出现。棘波波幅高低不一，但一般不超过慢波的波幅高度。常预示痉挛发作，是肌阵挛性癫痫最具特征的波形之一。

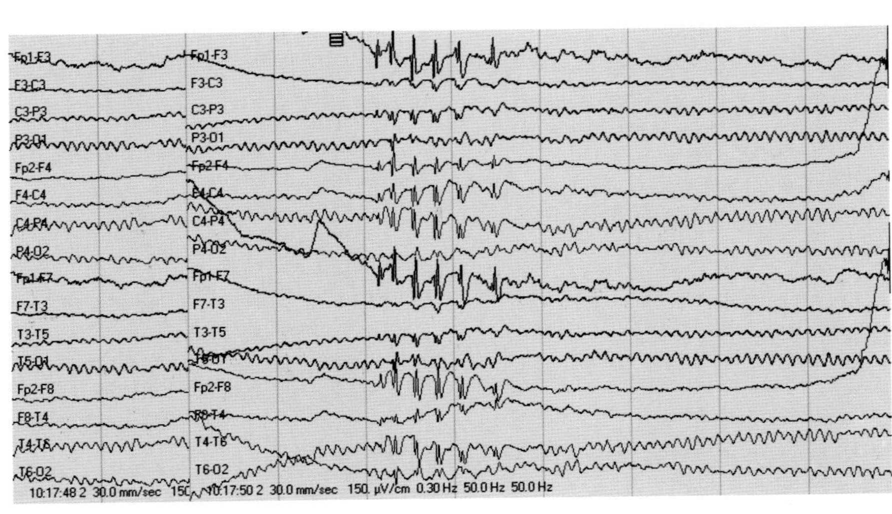

图8-13 棘波、棘慢复合波、多棘慢复合波

2）尖波、尖慢复合波：

A. 尖波的意义与棘波相同，是神经元同步放电的结果，也是常见的癫痫性放电的特征波形之一。典型的尖波由急速上升支和较缓慢下降支组成，呈锯齿状。其周期在 80～200 ms；波幅较高，常在 100～200 μV，甚至高达 300 μV 以上。它可能由较大的癫痫灶中多数神经元棘波放电的不完全同步；或由远处棘波灶传播而来使棘波的时间（周期）延长所致，为棘波在时间上的延长。可见于各种类型癫痫发作间歇期 EEG。

B. 尖慢复合波是由尖波和 200～500 ms 的慢波所组成。一般为 1.5～2.5 周/秒的尖慢复合波，也常见有 4～6 周/秒尖慢复合波。出现形式多种多样，多呈不规则同步爆发，也可见弥漫性或连续性出现。局灶性尖慢复合波多见于部分性癫痫，弥漫性尖慢节律见于全身性癫痫，表示脑组织深部存在较广泛的癫痫病灶。

尖波及尖慢复合波如图 8－14 所示。

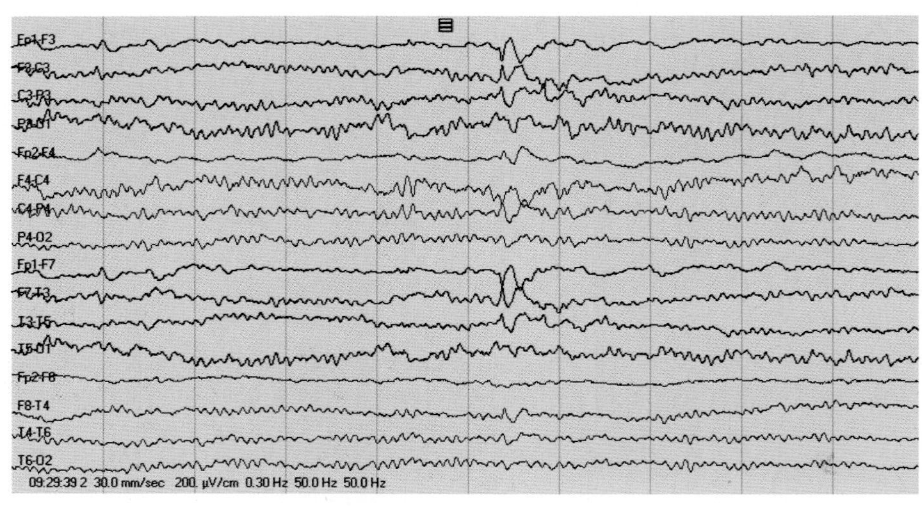

图 8－14 尖波、尖慢复合波

3）多棘波群：为 2～6 个棘波成簇的单独（不与慢波构成复合波）出现，有时会附随着一个或多个慢波（多棘波慢波复合）。主要见于肌阵性癫痫。当棘波连续出现、数量不断增多、频率加快（其频率每秒可达 20～30 次）或由一个脑区逐渐扩散于整个大脑时，则预示患者将出现癫痫发作或为发作开始时的 EEG 表现，多为临床发作的表现。

4）高峰节律紊乱：也称高度节律失调，为多数高波幅棘波或尖波与多数慢波呈杂乱而不规则地结合出现。首先由 Gibbs（1951）所描述，1974 年被国际脑电图组织列入 EEG 术语词汇中。高度节律失调的特征是高波幅的棘波、尖波、多棘波或多棘慢复合波及慢波在时间上、部位上杂乱地毫无规律地出现的一种独特波形，其波幅可高达 1 000 μV。福山幸夫（1987）描述常见者有 4 种类型：①典型高度节律失调，即棘波、尖波、慢波在时间上、部位上无规律地结合出现。②不典型高度节律失调，为棘波成分少，多少有些接近基本节律。③周期性高度节律失调，为每隔数秒出现一次两侧不规则杂乱的棘慢波短程或长程爆发。④非对称性高度节律失调，为整个 EEG 可有上述 3 种类型的改变，但两侧不对称且有局灶性变化。主要见于婴儿痉挛，具有明显的年龄特征，大多数（70%）在 1 岁以内出现，4 岁以后几乎不再出现。高度节律失调预示着患者存在着严重的脑损伤。

5）发作性节律波：也叫阵发性或爆发性节律，即在原有 EEG 背景上出现阵发性高波幅节律。在背景 EEG 上出现阵发性、高波幅的慢节律（θ 节律或 δ 节律）、α 节律或快节律（α 节律），多呈高波幅发放，与背景 EEG 有明显区别，表现为突然出现、突然消失。多源于中央脑系统病灶发出，被认为是癫痫 EEG 特征性表现之一。

以上 EEG 的异常波形，对癫痫的诊断是极有价值的。但是，和任何其他检查一样，EEG 检查也有

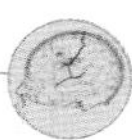

其局限性，头皮常规脑电记录上只能反映大脑表面的情况，深部电极也只能显示有限区域的病理。再者，脑电记录只是反映了记录时短暂的情况，而癫痫性放电又是阵发性，有时会造成遗漏。由于多种因素的影响，对所有癫痫患者来说，EEG 出现癫痫波形的阳性率约为 80%。所以，对临床表现为癫痫性发作的患者，EEG 检查正常不能排除癫痫。EEG 出现癫痫波形，而临床没有癫痫发作者也不能诊断为癫痫，只能说明其存在危险因素。

（2）癫痫样放电的特征

癫痫样放电具有阵发性特点，即能够清楚地从背景活动中区分出来。大多数癫痫样放电具有负相或负正双相棘波或尖波的特征，但棘波和尖波的时限只是一个人为的划分，并没有本质上的区别。多数棘波或尖波之后跟随一个慢波，构成棘慢复合波或尖慢复合波。发作间期癫痫样放电的波形大都比较典型，主要包括棘波、尖波、棘慢复合波、尖慢复合波和多棘慢复合波等，少数表现为阵发性慢波或快波。癫痫样放电常常形成一定的场电位，以波幅最高的部位为中心，并影响到周围不同的范围。

癫痫样放电中包含了很多和癫痫诊断分型有关的信息。应在了解各型癫痫临床发作和 EEG 特点的基础上全面分析，包括放电的时间和空间分布、波形特点，与生物周期、环境和状态的关系等。这些对寻找发作诱因，诊断发作类型和癫痫综合征，寻找癫痫发作起源都很有价值。

1）频率特征：广泛性棘慢复合波暴发的频率常与某些癫痫发作类型及综合征相关。清醒期双侧广泛同步的 3 Hz 棘慢复合波节律性暴发一般提示为典型失神发作，见于儿童失神癫痫和少年失神癫痫。1.5～2.5 Hz 的慢棘慢复合波多见于不典型失神，而 3.5～5 Hz 的快棘慢复合波是青少年肌阵挛癫痫的一个典型特征。广泛性 10～20 Hz 的棘波节律或快节律性暴发常与全身性强直发作有关，是 Lennox-Gastaut 综合征最具特征性的表现之一。所以在 EEG 报告中，应强调对广泛性癫痫样放电频率的描述，为临床诊断提供信息。但局灶性棘慢复合波的频率与发作类型关系不大。

2）空间分布：癫痫样放电的空间分布对鉴别全身性或部分性发作很有帮助。原发双侧同步化放电起源于丘脑核团，通过丘脑皮质投射系统引起双侧半球广泛同步化发放，常提示临床为全身性癫痫，如 Lennox-Gastaut 综合征、失神性癫痫、青少年肌阵挛癫痫等。发作期 EEG 表现为双侧广泛同步的棘慢复合波，以前头部波幅最高。局灶性发放可累及一个或相邻的几个记录电极，形成不同范围的电场分布。对同时累及几个相邻电极的同步棘波，通常以波幅最高的部位为电场的中心。多灶性发放指 2 个或 2 个以上各组独立的棘波出现在一侧或两侧半球的不同部位。局灶性或多灶性放电可通过丘脑皮质环路或胼胝体扩散形成继发双侧同步化放电。

3）时间分布：很多癫痫综合征与 24 h 清醒-睡眠周期有关。因此在长程 EEG 监测中分析癫痫样发作（或）临床发作的时间分布对诊断有很大帮助。应注意其分布规律及其与临床的关系。伴中央颞区棘波儿童良性癫痫常表现为入睡期发作和浅睡期放电频繁，有些儿童良性枕叶癫痫、青少年肌阵挛癫痫、觉醒期强直阵挛发作及婴儿痉挛发作的放电和发作高峰主要集中在睡醒第 1 个 60 min 内。额叶癫痫则有夜间睡眠期频发的趋势。

4）波形特征：对波形的识别是 EEG 分析的基本要素之一。癫痫样放电的波形具有高度的个体化差异，但可具有突出背景、重复刻板出现的特征。在有局部病变时，癫痫样放电的波形可能明显畸变。因此对任何明显有别于背景活动，且刻板重复出现或节律性放电的脑电活动，在排除伪差后，都应考虑可能为异常放电。

5）出现状态及可能的诱发因素：有些癫痫类型表现出对状态的高度敏感性，或由特殊的因素诱发，如过度换气、闪光刺激、惊吓刺激等。在进行长程 EEG 监测前应对患者发作时所处环境状态及可能的诱因有基本了解，并在监测过程中设计适当可行的诱发试验，不仅提高阳性率，而且有助于诊断和治疗。

（3）常见癫痫的脑电图特点

不同类型癫痫由于其异常放电的部位、传播途径、影响范围及病变的性质、发病年龄等不同，EEG 表现具有相对特征性。各种发作类型最典型的发作期 EEG 特征如表 8－6 所示。

1）全身强直阵挛发作：

A. 发作时的 EEG 表现：发作期 EEG 由于大量异常冲动，使大脑中心神经通道闭塞。患者突然意识丧失，此时 EEG 示波幅的突然降低（去同步化作用，电衰减期）持续数秒钟；随后进入强直期，EEG 双侧同时爆发 20～40 Hz 的棘波，波幅逐增，波率逐渐减至 10 Hz 的节律；持续 10～20 s 后，进入阵挛期，

表 8-6　各种癫痫发作类型常见的发作期 EEG 特征

发作类型	发作期 EEG
全面性发作	
全身强直阵挛发作	10～20 Hz 低波幅快节律(强直期)波幅渐高，频率减慢，并有反复慢波插入(阵挛期)→发作后广泛性电抑制
肌阵挛发作	广泛性 1.5～3 Hz 棘慢复合波或多棘慢复合波发放
典型失神发作	双侧对称同步 3 Hz 棘慢复合波节律性暴发，过度换气(hyperventilation, HV)试验可诱发
不典型失神发作	全导 1.5～2.5 Hz 不规则棘慢复合波、慢波发放
强直发作	全导 10～20 Hz 棘波节律性暴发，或广泛性低波幅去同步化快波
失张力发作	广泛性低波幅去同步化，或全导棘慢复合波、慢波发放
肌阵挛发作	全导多棘慢复合波暴发 0.5～1 s
眼睑肌阵挛	全导 4～6 Hz 棘慢复合波节律性暴发，闪光刺激及 HV 可诱发
肌阵挛失神发作	双侧对称同步 3 Hz 棘慢复合波节律性暴发
痉挛发作	全导高波幅慢波、棘慢复合波 0.5～1 s，可复合低波幅节律性快波→广泛性去同步化或低波幅快节律 3～5 s
局部性发作	
局部感觉性发作	局部节律性棘波、尖波或慢波，取决于发作起源部位。有时头皮 EEG 无明显异常发现
局部运动性发作	
局部阵挛性发作	一侧额、中央、顶区为主的节律性棘波、尖波或慢波
不对称强直发作	一侧额区为主的尖波、尖慢复合波节律，或广泛性低波幅去同步化快波；亦可表现为一侧枕区为主的持续尖波、棘慢复合波发放
典型自动症	多数为弥漫性不规则慢波，或颞区 4～7 Hz 尖波节律或 θ 节律
过度运动性自动症	多数 EEG 被大量运动伪差掩盖，有时可见额区棘尖波发放
负性肌阵挛	对侧中央区高波幅棘慢复合波
痴笑发作	额区或额颞区阵发性发放，有时头皮 EEG 无明显发放
偏侧阵挛发作	对侧半球为主的节律性尖波、尖慢复合波或不规则慢波活动
继发全身性发作	局灶性发放扩散至双侧半球，可不对称或不同步

EEG 显示高波幅棘波群逐渐被一个或多个慢波所间断，形成多棘慢复合波，持续约 40 s；当肢体抽搐停止，患者昏睡不醒，EEG 出现低波幅慢活动；之后进入恢复期，慢波波幅及波率递增，依次由 δ→θ→α 频率，最后恢复至发作前状态(图 8-15)。

B. 发作间期的 EEG：发作间期的 EEG 可以是正常、基本节律的异常改变及显示棘波、尖波等特异性放电。这些改变可能为癫痫发作所引起的脑功能障碍所致，也可能是癫痫的原因。特异性变化主要有发作性棘波、尖波或棘(尖)慢复合波及暴发性高波幅节律。

2) 部分性癫痫的 EEG：由于病灶的部位和异常放电传播的径路、影响的范围等各不相同，其发作形式多种多样，EEG 表现也各不相同，但大多数表现为局灶性棘波、尖波或棘(尖)慢复合波及局灶性慢活动(图 8-16)。当异常放电扩展至两侧大脑皮质时，则产生继发性强直阵挛发作。

3) 复杂部分性癫痫发作：在复杂部分性发作，发作间期 EEG 为颞或额颞区单或双侧的灶性癫痫样放电。如为双侧，通常不呈同步发生。少数患者(儿童及青少年)表现为双侧同步的棘慢复合波放电。发作期的 EEG 改变，与临床表现相同，是多种多样的：①4 Hz 的平顶波暴发；②高波幅 6 Hz 的节律性 θ 活动暴发；③暴发性锯齿状波；④受累颞区波幅的突然降低，局灶的棘波；⑤大约 10%的病例在发作开始时 EEG 没有任何改变；⑥发作放电开始为弥散的低平活动；⑦大约 5%的病例，在复杂部分性发作期间，不伴任何可记录到的 EEG 放电；⑧普遍同步的棘慢复合波放电，这些患者可能还有两颞叶病灶。有此种表现的患者多为儿童及青少年，患有 Lennox-Gastaut 综合征的患者。复杂部分性发作在 Lennox-Gastaut 综合征的患者中并不少见。

当部分发作(单纯或复杂)继发全面发作时，EEG 改变则由某部位的局灶放电转变为双侧同步的癫痫放电。

4) 儿童失神癫痫：失神发作时 EEG 示双侧同步对称的节律性棘-慢波暴发。在暴发开始时频率为 3 Hz，在结束前可能减慢至 2～2.5 Hz，以额-中央导联最著(图 8-17)。

发作间期 EEG 背景活动通常正常，也可能为轻度异常改变。发作间期的暴发活动为单个的或短暂的双侧棘-慢波放电：暴发放电在非快速眼动(NREM)睡眠期增多，但波形可能有改变。部分儿童

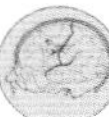

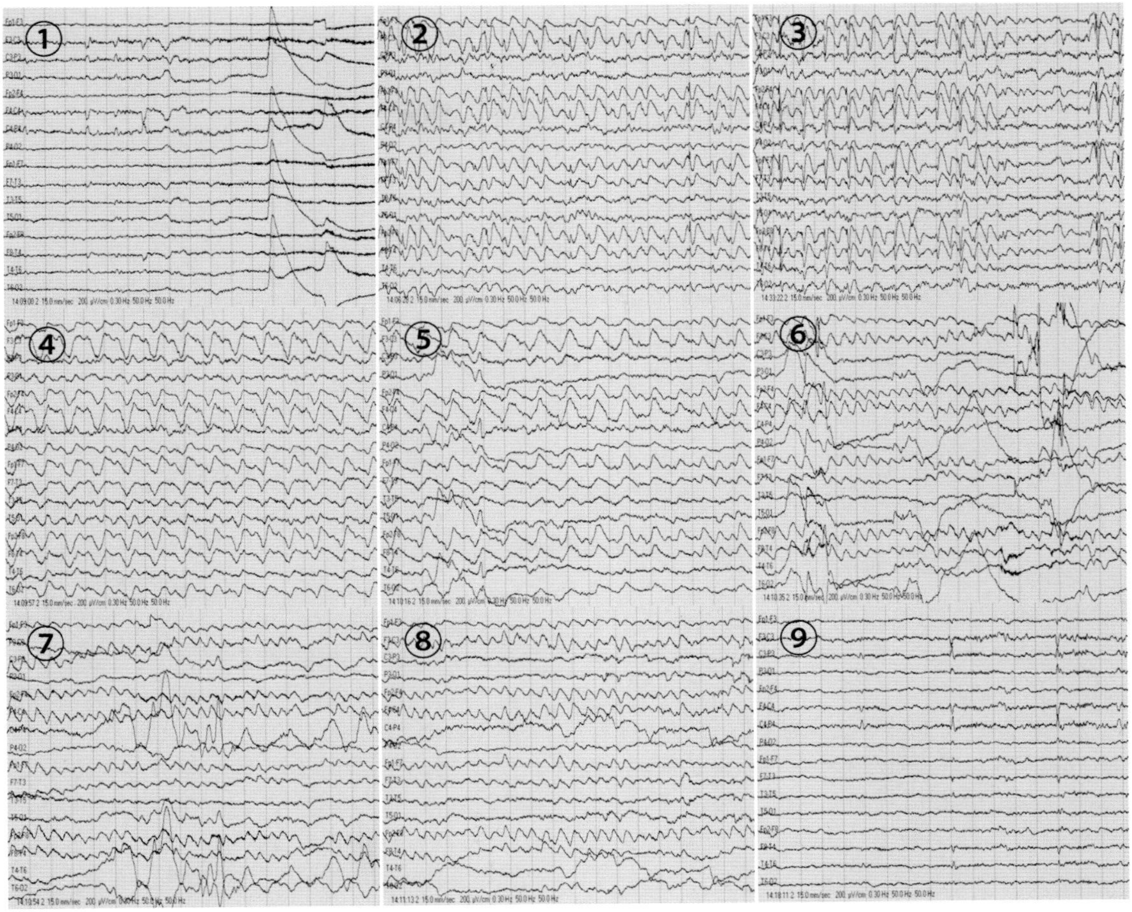

图 8－15　全身强直阵挛发作时的脑电图变化

注：①～⑨代表了 EEG 的变化过程。

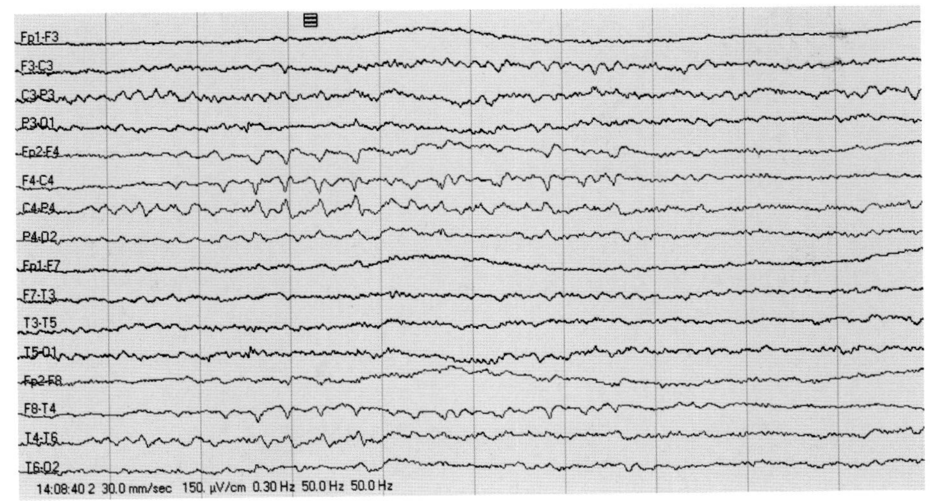

图 8－16　部分性癫痫的脑电图

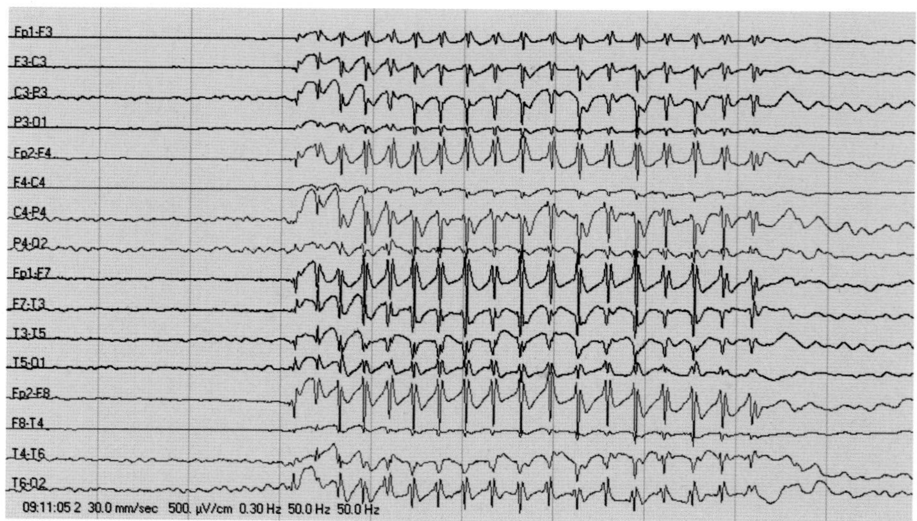

图 8－17 儿童失神癫痫的脑电图

EEG 显示枕区或顶枕区 3 Hz 长程的高波幅正弦样 δ 节律，双侧对称或不对称。此种 δ 节律在睁眼时受抑制，过度换气时增强。

过度换气是 3 Hz 棘慢复合波放电最好的诱发方法。NREM 睡眠及低血糖也能促发此种放电，在一些病例，闪光刺激也是有效的诱发方法。有 3 Hz 棘慢复合波暴发的患者，EEG 的背景通常是正常的。

在非典型失神发作，意识障碍的发生和休止均较典型失神缓慢，肌张力改变较明显，患者常伴精神智能发育迟缓。发作间期 EEG 背景活动多不正常，有 2.5 Hz 以下的棘(或尖)慢复合波放电，多为普遍暴发，但也可偏于一侧或局灶性出现。发作期 EEG 较杂乱，包括不规则的棘慢复合波、快活动或其他暴发活动。

5）肌阵挛发作：癫痫性肌阵挛发作期及发作间期 EEG 均示无固定频率的多棘波，多棘慢或棘慢复合波放电，间歇性节律性闪光刺激可引起光肌阵挛反应。在婴儿痉挛，与肌阵挛有关的 EEG 有多种形式，可能为突然的低平活动或失同步化，也可能为广泛的棘波或 EEG 在发作时根本无变化。

6）中央－颞部棘波的儿童良性部分性癫痫：EEG 的特征有：①EEG 背景活动通常正常，有时有在中央 μ 节律。②在一侧或双侧中央、中颞区有局灶的棘或尖波病灶(图 8－18)。③局灶的棘或尖波通常在 NREM 的轻睡期明显增多，常成群成组出现，甚至以不到 1 s 的间隔成半节律或周期性的发生。可从清醒时一侧性棘或尖波转变为双侧性(同步或不同步)的放电，而在快速眼动(REM)睡眠期可能又恢复一侧的特征。在一些患者，局灶性放电仅出现于睡眠中。④少数病例，棘波放电以中线中央区(Cz)或中线中央顶(Cz、Pz)为最显著或 Cz、Pz 是棘波放电的唯一区域，如果描记不包括中线导联，则可能漏掉异常的检出。

7）良性儿童枕部爆发放电的癫痫：EEG 背景活动通常正常，发作间期在一侧或双侧枕及后颞区频繁呈节律性暴发高波幅 1.5～3 Hz 棘慢复合波放电，但仅出现于闭目时。发作期的 EEG 在一侧枕区显示持续性的棘慢复合波活动(图 8－19)。即使发作间期棘慢复合波是双侧的，发作期的放电也是一侧性的，可播散至中央、颞区。目前对预后没有肯定的说明。

8）颞叶癫痫：

A. 发作间期的 EEG：典型所见为前颞的棘或尖波呈不规则的发放，多数情况为尖波发放。用国际 10/20 系统电极安放法，放电时从电极 F7 或 F8 记录到，这 2 个电极主要是在额叶的下部，稍偏向颞尖的前方。因此，有人推荐用 F7、F8 电极稍后下方导联记录。睡眠可活化颞叶棘(或尖)波的发放，而 REM 睡眠比 NREM 睡眠更能可靠地记录棘(或尖)波。此外，过度换气常能活化颞叶癫痫的放电。

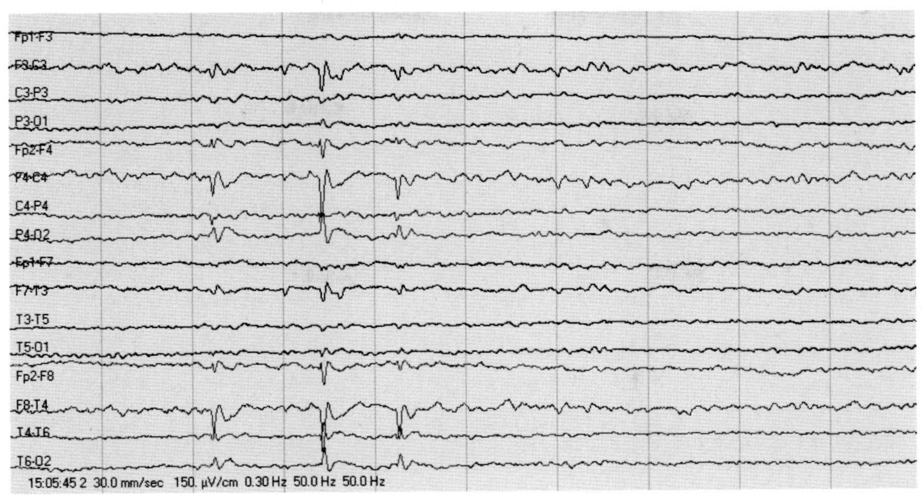

图 8－18　儿童良性中央-颞部棘波的部分性癫痫

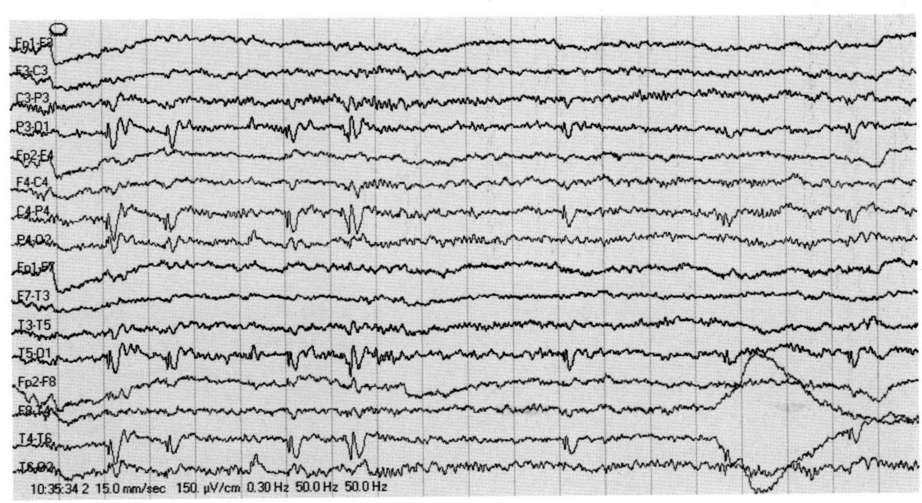

图 8－19　良性儿童枕部暴发放电的癫痫

25%～35%颞叶癫痫患者的棘(或尖)波放电时是双侧性的。有双侧放电的患者多有复杂部分性发作及全面性发作。双侧前颞棘波可能是同步的，也可能为双侧各自单独出现。双侧同步被分为 2 种情况：①真性双侧同步；②放电从一侧到另一侧(图 8－20)。

在颞叶癫痫，暴发的 EEG 异常可能超越颞叶。有时前颞棘波缺乏，而表现为局灶性慢波或节律性 δ 活动。鼻咽电极可能增加显示颞叶癫痫病灶的机会，但极易引起伪差，电极极易交叉到对侧。蝶骨电极常常能产生有价值的颞叶癫痫的信息，但国外产品价格昂贵，方法复杂，需局部麻醉，限制了临床上的应用。

B. 发作期 EEG：表现类似于复杂部分性发作的 EEG。

9) 额叶癫痫：额叶癫痫发作间期头皮 EEG 描记可见背景活动的不对称。额部的棘波或尖波；一侧或双侧或一侧多叶性尖波或慢波(图 8－21)。少数患者发作间歇期 EEG 无异常。

发作期 EEG，初起的临床症状可能伴有各种不同的 EEG 类型：①额叶或多叶异常，常为双侧低波幅快活动，混有棘波、节律性棘波、节律性棘慢复合

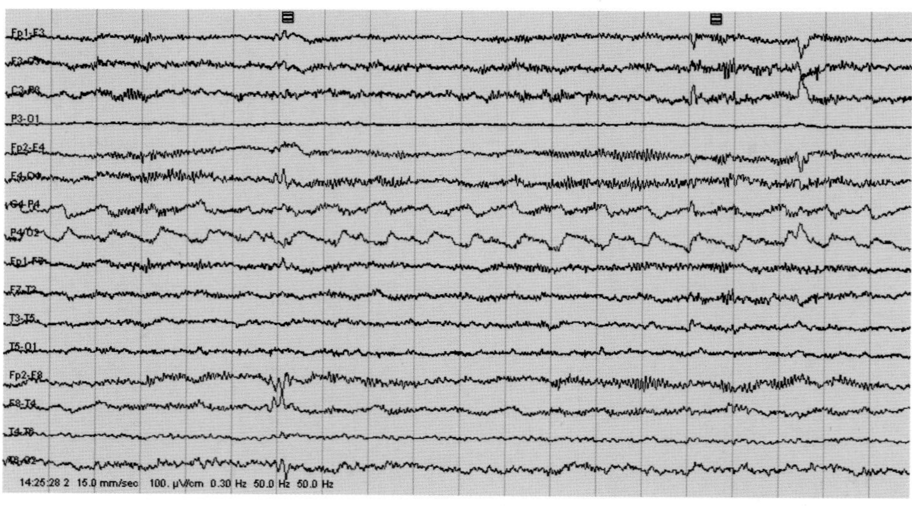

图 8－20　颞叶癫痫的脑电图

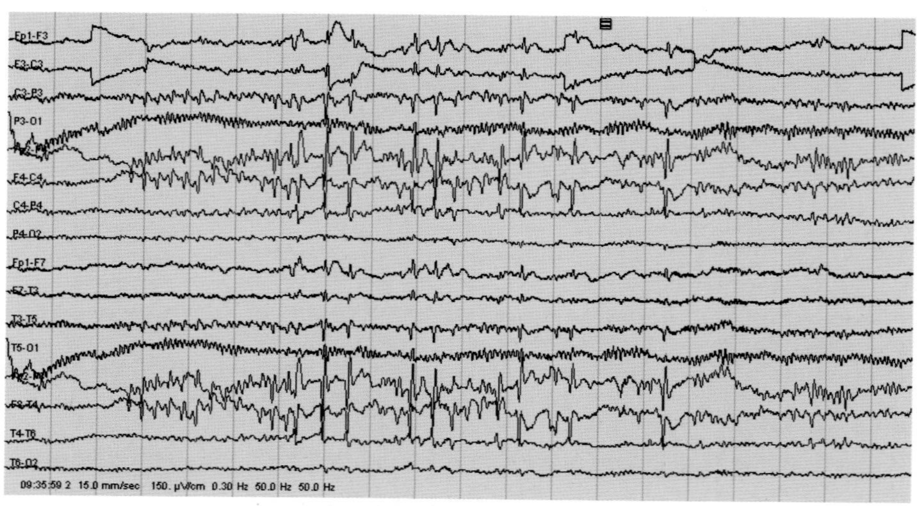

图 8－21　额叶癫痫的脑电图

波或节律性慢波；②双侧高波幅单个尖波，继之弥散性低平活动。少数情况，EEG 异常，先于癫痫发作的发生，此时可提供定位资料。

10）少年肌阵挛：发作间期多棘慢波频率较失神发作的 3 Hz 的棘慢复合波快，慢波前的棘波数目不超过 2～3 个。约 1/3 的患者对间歇闪光刺激敏感（比其他类型特发性癫痫更常见），女性更明显。尚有一些报道，闭目诱发多棘慢波放电，甚或与光敏感共存。

11）婴儿痉挛（West 综合征）：发作间期 EEG 被 Gibbs（1952）描述为“高度节律失调”（hypsarrhythmis），这是极高波幅的慢波以不规则的形式反复暴发，在长程的暴发中混有棘波、尖波、棘慢波或多棘慢复合波。其暴发活动的波形、波幅、波率、无任何规律，双侧呈不同程度的同步发生，在 NREM 睡眠的早期阶段更有助于记录到典型的高度节律失调，长程的高波幅活动可能被短程低平或近于低平的描记所打断，短程低平 EEG 可能出现于所有导联或一侧半球或数个导联。这些低平的 EEG 改变实际上只限于睡眠描记。在一些病例，高度失律仅限于睡眠时出

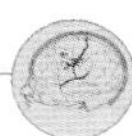

现，因此睡眠描记对疑似婴儿痉挛是必要的。高度节律失调 EEG 是婴儿痉挛的重要特征，但在少数患者临床上表现为典型的婴儿痉挛，而 EEG 却无高度节律失调，这样的病例，脑电活动的波幅通常有不寻常的增高。这些患者如果对治疗无良好快速反应，在病程中多半会出现高度节律失调。

发作时 EEG 可有多种不同表现：①突然的脑电活动的抑制，持续数秒。这是最常见的类型。②发作伴有快活动或高波幅棘波。③多棘波及慢波。④同发作间期相同，即为高度节律失调。

12）Lennox-Gastaut 综合征：发作期的 EEG 视不同发作类型而异，发作期的 EEG 可为普通的 1～2 Hz 节律性慢棘慢波或多棘慢复合波发放。

发作间期 EEG 有如下特征：①1～2.5 Hz 的慢棘慢复合波，常以普通同步的方式发放，额中线区最著，但也可为一侧性，而局灶性者少见。这是 Lennox-Gastaut 综合征最重要的 EEG 特征。此种慢棘慢复合波在 NREM 睡眠中增强，或变得持续，此时应与慢波睡眠期有持续性棘慢复合波放电癫痫（ESES）鉴别。②快速棘波节律：普遍性 10～25 Hz 中至高波幅（常常超过 100 μV，甚或 200 μV）的节律性放电，前头部更著，持续 2～10 s，放电超过 5 s，通常伴有强直性发作。此种放电仅见于 NREM 睡眠，多见于较大儿童。③EEG 背景活动通常不正常，杂乱的活动及过多减慢的活动。

（4）脑电监测在癫痫诊断中的应用

EEG 是一种随时间变化的随机信号，即使脑内持续存在的器质性病变，EEG 异常也会因时间和状态不同而变化。在癫痫等发作性疾病，EEG 的阵发性异常和临床发作多数为随机出现的事件，在短时间常规 EEG 记录中很少有机会能捕捉到。为了解决这些问题，自 20 世纪 80 年代以后，长程脑电监测技术应用于临床。随着计算机技术的高速发展，长程 EEG 的记录通道数从最初的 4 导、8 导发展到 16、32 导乃至 256 导。存储介质从磁带发展到计算机磁盘、电子硬盘或光盘等，存储的容量越来越大。目前已达到全数字化视频 EEG 的水平。信号的传输可采用有线、无线或网络等多种形式。EEG 的快速回放功能也越来越丰富。目前，长程 EEG 监测在癫痫的诊断和鉴别诊断方面已得到越来越广泛的应用。EEG 监测主要用于癫痫的诊断和鉴别诊断（诊断性监测）及癫痫术前评估（术前监测）。诊断性监测主要目的是鉴别癫痫及非癫痫性发作，确定癫痫发作类型，协助临床合理选择抗癫痫药物治疗；术前则是为了了解癫痫发作的起源和扩散方式，为选择手术方式提供参考。目前临床常用的长程脑电监测方式有以下几种：

1）动态 EEG（ambulatory EEG，AEEG）监测：AEEG 监测或称便携式脑电图监测，因通常可连续记录 24 h 左右，又称 24 h EEG 监测。AEEG 监测主要用于鉴别癫痫及非癫痫性发作，协助诊断发作类型及起源部位。特别适用于临床怀疑为癫痫发作但常规 EEG 无阳性发现者；或发作少，短程 EEG 记录不易捕捉到发作时；或发作以主观感觉为主，缺乏可观察到的客观体征时。在癫痫术前监测时，应连续监测直至捕捉到多次典型的发作。AEEG 监测的优点是记录时间长，可连续记录 24 h 或更长时间，因而阳性率高。国内外报道对临床确诊癫痫的患者，AEEG 的阳性率在 80%～90%。Ebersole 报道 100 例确诊的癫痫患者，常规 EEG 阳性率为 50%，24 h AEEG 为 70%，24 h 以上监测为 75%；可监测到的临床发作分别为 10%、20%及 40%。吴逊等报告了 102 例确诊癫痫患者，其中常规 EEG 异常率为 52.94%，癫痫样发作为 14.7%；AEEG 阳性则分别为 84.31%和 57.84%。此外，AEEG 在监测期间患者可相对自由活动，不需要药物诱导睡眠或剥夺睡眠，不影响自然生物周期及发作规律；多数可在门诊检查。

AEEG 监测的缺点有以下几方面：①监测中如患者出现发作，医师不能观察发作时的临床表现，因而有时难以确定发作性质或发作类型，并有可能遗漏 EEG 特征不典型的临床发作，如某些额叶发作、婴儿痉挛发作等。在不熟悉癫痫发作期 EEG 特征时，甚至可能把比较典型的发作期图形遗漏掉，特别是在缺乏经验的阅图者。②监测期间患者活动多，环境复杂，造成干扰伪差多，干扰来源不易判断，有些干扰波酷似棘波、尖波或各种节律性放电，导致分析时判断错误，误导临床诊断。AEEG 的伪差问题已成为困扰该项技术临床应用的主要问题。解决这一问题的主要途径是增加仪器的抗干扰能力，提高记录质量，减少患者活动，详细了解患者的状态等，但最主要的是要仔细阅图，善于分析思考，积累识别 AEEG 伪差的经验，而这些常常需要大量的临床实践。③不能及时修理接触不良或脱落的电极或其他仪器故障，有时导致监测质量不佳或监测失败。

2）录像 EEG（video EEG，VEEG）监测：又称视

频 EEG 监测，是在长程 EEG 监测的基础上增加 1～2 个摄像镜头，同步拍摄患者的临床情况。监测时间根据设备条件和病情需要灵活掌握，从数小时至数天不等。

VEEG 的最大优点是可通过录像观察发作时的临床表现，与同步 EEG 记录对照分析，能明确诊断发作性质和发作类型，同时可准确掌握患者在各时间段的活动状态及相应的 EEG 变化，及时发现并排除各种干扰伪差及电极故障。由此大大降低了假阳性率和假阴性率。

VEEG 适用于各种发作性症状的诊断，鉴别癫痫及非癫痫性发作，确定发作类型，判断发作起源部位特别适用于发作频繁的患者。监测时间可根据患者情况、监测目的灵活掌握，Chayasorsobhon 等对频繁发作的癫痫患者进行 1～2 h VEEG 监测，66%监测到至少 1 次发作；Connolly 等对频繁发作癫痫患儿的 2～3 h VEEG 监测，83%有各种类型发作。短程日间 VEEG 监测如适应证选择得当，对患者更为方便和经济。癫痫术前监测则需较长的监测时间，可连续监测数天，以捕捉到多次典型发作。

EEG 的缺点是有电缆线与 EEG 主机连接，患者活动不方便，在活动受限的情况下，小儿患者常难以耐受长时间监测；摄像镜头监测范围有限，患者活动不能超出镜头拍摄的范围；监测一般需在医院内完成，受监测时间和环境的限制，影响患者的正常生物周期和发作规律。和 AEEG 监测相比，VEEG 监测需要消耗更多的人力和物力。

3）全夜多导 EEG 监测：有 AEEG 和 VEEG 监测 2 种形式。AEEG 监测是在便携式记录盒的基础上增加眼动、心电、肌电、呼吸、血氧等特殊放大器和传感器，进行夜间多导睡眠监测。患者可携带记录盒在家中完成检查。

VEEG 在配备上述多导生理监测设备和睡眠分析软件后也可用于全夜多导睡眠监测。全夜多导监测主要用于睡眠障碍的检查，如睡眠呼吸暂停综合征、发作性睡病等，有时也用于癫痫的诊断和鉴别诊断。

4）无线 VEEG 监测：使用无线蓝牙技术，患者随身携带 EEG 放大器和特殊的无线发射装置，并有供摄像镜头自动跟踪拍摄的标志。监测时 EEG 主机可接收无线发射的脑电信号。脑电信号和视频信号在主机内的处理和回放过程与上述 VEEG 监测相同。本方法解除了电缆对患者的限制，使患者具有更大的活动空间。有些癫痫中心在病房、走廊等多处安装摄像镜头，以便在病区的大多数地方都能监测到患者的活动和发作。

5）埋藏电极 VEEG 监测：主要用于癫痫外科术前定位诊断。采用 VEEG 监测，进行头皮电极和颅内埋藏电极同步记录。蝶骨电极或卵圆孔电极可通过导管针将软导线的微球形电极送入卵圆孔附近。颅内埋藏电极则通过外科颅骨钻孔或开窗方式，将皮质电极和/或深部电极置于目标位置。在录像监测下连续记录数小时至数天，直至监测到 3～5 次乃至更多的典型临床发作。埋藏电极监测可记录到起源于深部结构的发作，干扰小，记录质量好，定位准确，是癫痫术前定位的重要方法。

8.2.7 特殊电极及颅内脑电图

（1）鼻咽电极

方法是经鼻孔插入一个（或一对）特殊金属电极，将其顶端至于颅底下方的鼻咽部，并以此描记 EEG。因插入鼻咽电极会给患者造成痛苦，除非极有必要，否则在临床上已较少使用。这一技术在各临床试验室也有不同的成功率。鼻咽电极较柔韧，易于被插入和定位，可由医师或经过特殊训练的技师操作，无需局部麻醉。但也有患者不能耐受，需经鼻腔喷药做表面麻醉。鼻咽电极通常为双侧性，放置电极需要熟练的技术，以便最大限度地减少来自呼吸运动和血管搏动的伪差，在冠状双极导联进行描记能减少来自眼球运动的伪差。有证据表明，鼻咽电极如定位准确可能记录到来自内侧颞叶的电活动，如果记录到局灶性放电与蝶骨电极相似，表明放电可能是经附近颅骨孔（卵圆孔）传导的。遗憾的是鼻咽导联也容易产生伪差，这使其应用受到很大的限制，其中最令人困扰的是因鼻咽肌收缩而产生的棘波样伪差。这些肌源性电位的外形与癫痫样放电很难区别。但是，如果与冠状双极导联在临近颞区头皮记录的无伪差记录相比较，就可使这一问题得到解决。如果鼻咽电极的放电也反映到这些导联上，即使很小也应认为是有意义的。最近引进了一种特殊结构的鼻咽电极，其球形电极带有一个可移动的转换器，在 EEG 的一个频道上可记录到微小的动作电位（如鼻咽肌收缩、脉搏或呼吸伪差），这有助于脑电图学家对这些记录进行临床解释。鉴于鼻咽电极应用中的困难，很多实验室均优先选择相对无伪差且操作方便的蝶骨电极。

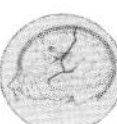

(2) 蝶骨电极

蝶骨电极能对前颞底部(常见的颞叶癫痫源)的电活动进行较为满意的记录。因电极的尖端应位于卵圆孔区附近，所以要求有受过训练的内科或外科医师插入。一般应采用一根除尖端镀银导电其余部分均绝缘的细导线，经套管针引导插入，到位后退出套管针头，留下导线备用。从技术角度看，蝶骨电极导联记录应令人满意，在患者配合下，一般没有什么无关伪差活动。但蝶骨电极进行精确定位较为困难，且插入时须局部麻醉及外科操作，这使蝶骨导联的应用受到限制。在临床实践中，蝶骨电极导联的应用多限于某些情况，如颞叶癫痫的诊断，拟行外科手术治疗颞叶癫痫进行术前定位，需要捕捉数次临床颞叶发作。在做皮质电极或深部电极 EEG 之前，一般应先进行蝶骨电极导联检查。冯应琨等(1983)报道 2 000 例使用针灸毫针作为蝶骨电极的临床应用结果，使用 5～6 cm 长的针灸毫针，用高压蒸汽或 75%的酒精浸泡半小时消毒，手指和皮肤用碘酒消毒，酒精脱碘后进针。进针部位在颧弓中点下 2 cm 乙状切迹处即“下关穴”，进针时让患者口微张，不要咬牙，垂直进针约向上 15°插入 4～5 cm 直达骨壁(卵圆孔附近)。在 155 例怀疑颞叶癫痫的病例中，蝶骨电极较头皮电极诊断的阳性率提高 30.33%；在 765 例可疑颞叶癫痫表现为癫痫大发作的病例中，阳性率也提高 15.16%。多年临床经验证明针灸毫针作为蝶骨电极使用简便、安全可靠，可作为短时间常规 EEG 检查使用。由于长时间 EEG 监测安置电极不能影响患者睡眠、说话和进食，还应使用传统的蝶骨电极。

(3) 卵圆孔电极

用单电极的尖端，按照 Kirschner 的技术从右侧卵圆孔插入，放在钩回区进行记录。在 1985 年公布了这项技术，宣布它作为内侧颞叶癫痫术前评估的一项新方法。认为这种记录技术有多种优点：与立体定向深部记录相比，卵圆孔电极的安放是一种相对简单的操作手法，对大脑是非创伤性的；卵圆孔电极很容易耐受，在开始的 10 个患者没有相关的不良反应。卵圆孔电极在延长期表现了稳定的记录，因此适合于癫痫手术患者的术前评估，记录习惯性的发作。与传统的表面电极相比较，卵圆孔电极有更好的信噪比，能提供更准确的定位信息。接着设计了更好的机械特性的多极卵圆孔电极，开始是 4 个触点，以后是 10 个触点。

卵圆孔电极记录技术被称作半侵入方法，它记录内侧颞叶的信息。此法是微创的，但它仍有出现并发症的可能，因此它的使用应当被限制于可能行癫痫手术的患者术前评估。虽然在最近几年，几种类型的卵圆孔电极已经可通过商业途径获得，但在部分地区使用的卵圆孔电极仍然是自制的。它包括 4～10 个聚四氟乙烯绝缘的、螺旋状缠绕的银导线，连到 4～10 个电极。使用 0.1 mm 直径的手术不锈钢导线装置，能够被充分地弯曲，被特殊地设计成钝的头端，以使其不穿透蛛网膜-软脑膜层。非常重要的是卵圆孔电极有客观的机械特性，它的外径足够小，以至能够通过一个足够小的插管。卵圆孔电极的插入能够在局麻下进行操作，然而目前在部分单位，这项操作在全麻下进行，以上提到的特殊带针套管，从口角一侧 3 cm 处插入，对着卵圆孔的方向。以前的观点是，针的方向对着下眼睑瞳孔的边缘中间，另一个观点是针对着外耳道前 5 cm。当针通过卵圆孔时，患者经常出现躲避和咬肌的一过性收缩。退出管心针后，有几滴脑脊液流出，然后电极被小心地在放射探测仪控制下安放。在许多情况下，电极套的尖端进入时没有阻力。接着可劈开的套管针被抽出来，电极被一个特殊的夹子单独固定在皮肤上。电极穿透皮肤的地方用纱布和胶带覆盖。在整个记录期间，抗生素一直被使用到电极撤出 3 d 以后。严重的并发症包括蛛网膜下腔出血，可导致短暂的脑桥上部损害症状。70%的患者被报告有过一过性的口角感觉迟钝。卵圆孔电极的费用同其他的介入性技术相比较低，能够在局麻下操作，没有复杂的神经外科手术的危险，不必在立体定向的条件下进行神经放射检查。

(4) 颅内电极

当非创伤性的方法不能确定发作的起源时，就会使用颅内电极(intracranial electrode)。颅内电极包括硬脑膜外电极(放在硬脑膜上)、硬脑膜下电极(放在软脑膜上或硬脑膜下)和皮质电极或深部电极(插入脑组织)。电极还可以从卵圆孔插入，这样就可以从硬脑膜外来记录内侧颞叶的活动，对于低电位活动比头皮电极更敏感。当非创伤性的检查方法获得的数据不够充分时，此法可以用来帮助定位。颅内电极常常会提示一个明确发作的起源，即使头皮脑电图记录到并非一侧性的异常。以下介绍几种颅内电极。

1) 硬脑膜下电极(subdural electrode)：为了精

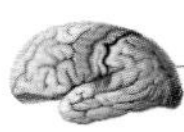

确定位癫痫灶，采用了长程介入性监测的方法。关于选用颅内硬脑膜下电极还是深部电极，或两者都用，仍存在争论。硬脑膜下电极能够覆盖广泛的皮质表面，对于语言区的定位特别有帮助。然而，深部电极对于探测深部结构，如海马和杏仁核更加敏感。尽管硬脑膜下电极相对的低敏感性，但许多外科医师更乐于接受它，用来记录内侧颞叶发作性活动。这主要是因为相对于深部电极的立体定向植入法，硬脑膜下电极的植入更容易一些。另外，深部电极可能有继发颅内出血的风险。

2）皮质电极(cortical electrode)：这是一种高度专业化的技术，仅用于神经外科手术室。其目的是对大脑皮质癫痫源区进行精确的定位测定，以便确定外科手术的方法和切除的范围(图 8－22)。在不同的神经外科中心，这一技术有所不同。在充分暴露皮质表面后，将电极条块与骨缘相连接。这种电极为矩阵的片状电极(grip)或条状电极(strip)，根据检查部位不同进行选择。将这些电极贴敷于皮质表面。大脑凸面适用片状电极，凹面如颞叶内侧则适用条状电极。电极安置部位也受常规 EEG 异常所见的影响，电极安放的实际位置常由皮质表面可视性异常作为指示，如瘢痕、囊肿或其他异常组织。这种病理性损害的边缘优先覆盖，因为癫痫源区及癫痫放电源区最常与此相关联。要注意的是癫痫放电源区有可能在此附近、周围，或远远超过形态学病灶的范围。进行皮质 EEG 检查最终目的是要标出癫痫源区的界限范围，为手术提供依据。理想的皮质 EEG 应尽量不中断皮质的自然生理状态，所以应避免全麻。但部分外科医师喜欢采用全麻和肌肉松弛剂做手术，对儿童和不适于局麻手术者可选用全麻。在全麻下，癫痫样放电可能会有所减少，且在有癫痫发作的情况下无法判断患者的语言即意识状态。皮质 EEG 也可伴有伪差，包括与地线有关的 50～60 Hz 干扰、神经外科仪器接地不良及其他手术电器的干扰等。脉搏也可造成伪差，但稍微移动电极的位置即可使之消失。电极的位置应当用数字加以标记并对暴露的皮质照相，以便日后参考癫痫样放电与各皮质电极的关系。一般皮质电极常采用相邻电极的双极导联记录，以进行精确定位。发作间歇期皮质 EEG 和深部 EEG 记录经验表明，尖波或棘波样放电的起源常涉及多个病灶，且不一定为真正癫痫病源之所在。因此，除记录发作间歇期皮质 EEG 外，还应记录发作期皮质放电的起源。过去曾在手术室使用药物(戊四氮)诱发癫痫发作，现在倾向于癫痫的自然发作。将电极安放后，让患者回到病房或监测实验室等待发作的出现。为尽快捕捉到临床发作，必要时可减药、停药。一般认为 VEEG 监测能记录到至少 5 次以上自然发作可能是必要的。如皮质记录表明病灶位置较深，如位于杏仁核或海马沟内，届时要应用多界面的深部针电极插入进行记录，以帮助对深部核团癫痫样放电的定位。

皮质 EEG 的另一项应用技术是皮质电刺激，主要达到以下目的：①脑功能区定位。脑功能区与皮质表面解剖标记并非总是一致，因此在操作中经常是先确定运动皮质(图 8－23)，然后通过观察电刺激时引起的对侧肢体运动而加以校正。在对优势半球进行手术时，通常要对语言功能区进行测定，避免因切除癫痫源脑区而可能产生的语言功能障碍。②皮质癫痫源定位。刺激特定皮质区成功诱发癫痫发作或引起皮质某一局限范围内持续性 EEG 癫痫样放

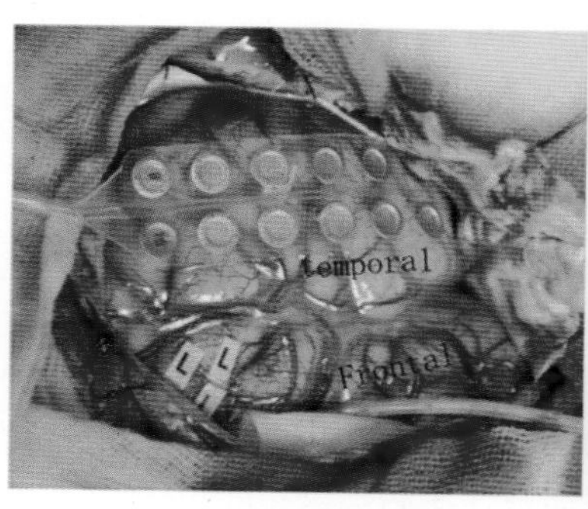

A. 2×6 的块状皮质电极

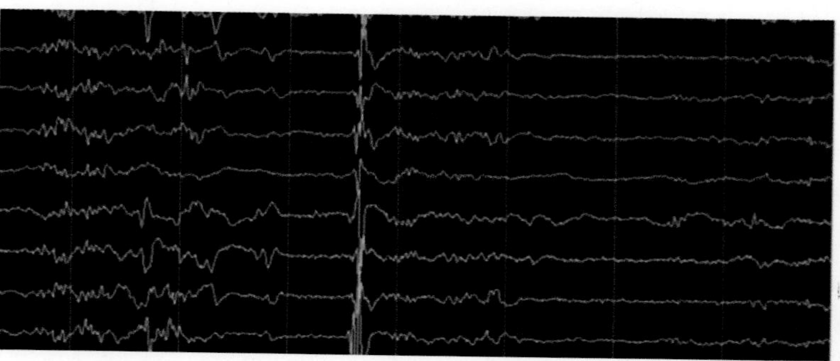

B. 皮质脑电图

图 8－22　皮质脑电监护下进行颞叶癫痫灶的切除

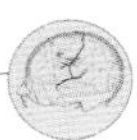

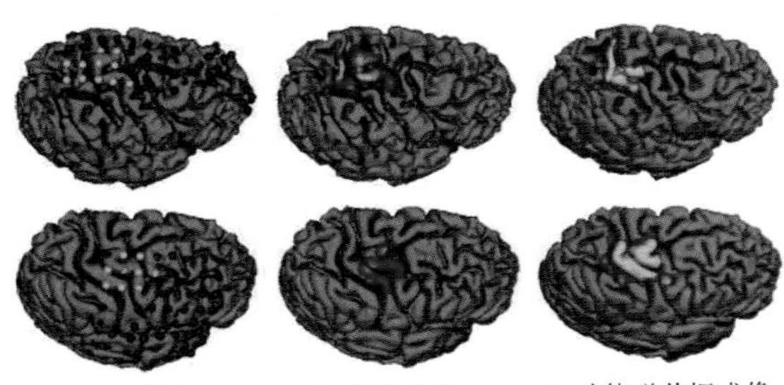

图 8－23 不同方法进行脑功能区定位

注：分别采集皮质电极电刺激、颅内 EEG 的频段分析和术前 fMRI 进行手运动区的功能定位，结果显示基本吻合（钱天翼博士提供）。

电，均表明该部位是癫痫源区。但须注意的是，经附近的神经元传导，甚至因刺激本身也可导致癫痫样放电或发作。

对于接受皮质切除术的患者，通常在完成切除后再次行皮质脑电描记，如仍可检出棘波等癫痫样放电，则神经外科医师应在可能的情况下扩大切除范围，以更加有效地清除病灶。总之，皮质 EEG 是一种特殊技术，仅用于拟行外科切除癫痫病灶或放电灶的患者。另一种情况是，对于患者有脑实质性病变（如肿瘤）且伴癫痫发作者，外科医师也可用皮质 EEG 作为引导来确定切除范围，预防术后癫痫发作。

3）深部电极（depth electrode）：EEG 是在立体定向引导下，采用外科手段向皮质或皮质下任一部分插入深部针电极，从而获得该部位 EEG 的唯一方法。它也是医师在决定对癫痫源区行外科切除之前，能通过植入电极进行电刺激，对皮质和皮质下不同区域的功能（记忆、语言、运动）进行研究。另外，通过这一特殊技术，还可对人类皮质和皮质下区进行脑功能单项研究，但迄今尚未有高循证医学证据证实这种技术的价值。深部电极检查的程序和植入电极的类型在实际应用中有很大的差别，这取决于各实验室的方法和经验。一些学者认为，癫痫过程有相当大的个体差异，涉及区域可能包括颞叶或脑的其他部分，并不仅限定于某个核团。因此，在一个较大的区域内植入深部电极均有助于癫痫源区的定位。这种较大的覆盖面积有利于其后对可能切除的区域进行功能性定位研究。也有学者认为，癫痫活动主要集中于颞叶特殊结构，如海马回、颞叶钩回或杏仁核，因此植入电极应瞄准这些结构。为选择适于进行此项检查的患者，现已制定了严格的标准。这些标准在各实验室不尽相同，通常包括：①患者有局灶性癫痫的长期病史，经不同种类的足量抗癫痫药物治疗，抗癫痫血药浓度达到有效范围而未能得到有效控制的难治性癫痫；②因频繁的癫痫发作而影响患者的生活质量；③癫痫病灶部位明确而单一；④局部癫痫灶切除不会引起严重的脑功能障碍。

4）硬脑膜下电极和深部电极的联合应用：同时植入深部电极和硬脑膜下电极的不同技术发表于 20 世纪 80 年代后期。Spencer 等是第 1 个报道联合使用电极的。在 1985 年，他们只用深部电极，在枕部通过立体定向技术经皮钻孔朝着颞叶内侧结构方向植入。这个电极用来采集海马长轴方向的脑电活动。从 1985 年开始，Spencer 等在深部电极的基础上增加了硬脑膜下电极。为了研究内侧颞叶，他们通过顶颞区 2 cm 的钻孔从双侧插入硬脑膜下导管。电极被插入颞叶底部的下颞区，直到电极的远端触点到达海马旁回区域。增加的硬脑膜下电极通过相同的钻孔被植入，用来记录一侧颞叶、顶叶或枕叶新皮质的脑电活动。相似的方法也在其他的癫痫中心应用。开始通过一个钻洞把 2～3 个深部电极插入到杏仁核、海马和海马旁回，以减少颅内出血的风险。然而这种方法对于一侧颞叶新皮质癫痫则不能很好地反映其起源。在 1987 年耶路撒冷国际癫痫会议之后，开始在深部电极的基础上增加了硬脑膜下电极。开始在两侧颞骨钻直径 8 mm 的孔，以便于深部电极从钻孔的中央插入，在气脑造影时方向朝着海马前 15～20 mm 的中央、颞角最前端的后面。环锯在钻孔的前上方切开 3 cm 直径的颅骨。通过颅骨切开术，硬脑膜下导管电极或两排栅极电极被放置在双侧内侧颞叶下方和一侧颞叶上方，有时也放在顶叶或枕叶。一般更多的电极放在非侵入性检查确定发作起源的一侧。这种技术主要适用于非病灶性内侧颞叶癫痫的患者。对于发作起源很可能在一侧、癫痫灶的真实定位和范围在颞叶和邻近颞叶外侧的患者，经常在标准的颅骨切开术后，在怀疑发作起始的一侧，增加一个 5×6 电极触点的矩阵片状电极。植入硬脑膜下电极以后，除了钻孔下面的部分，硬脑膜被缝合。深部电极有一个垂直的方式通过钻孔被插入海马，或者以一个辐射的方向插入杏仁核和海马旁回。最后，所有的植入电极都从顶正中取出。

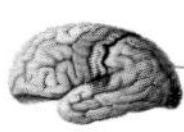

最近开始用一种基于 MRI 引导立体定向技术的深部电极植入系统，代替了 Todd-Wells 系统，用于更精确的硬脑膜下电极的放置。在 125 例做硬脑膜下电极和深部电极联合植入的患者中，有 2 例出现了颅内出血，但在电极撤除后没有持续的后遗症。最近报道认为深部电极的植入和硬脑膜下电极一样是安全的。应用 Spencer 的方法，在 MRI 引导立体定向技术帮助下的 50 例患者中，只有 1 例发生了硬脑膜下出血。

Spencer 等分析了 105 例发作起源于海马深部电极的患者，得出结论：硬脑膜下电极发现发作起源的敏感性比深部电极大约低 20%。他们还发现海马起源的发作在累及同侧新皮质以前，从不波及对侧颞叶的新皮质。尽管硬脑膜下电极有低敏感性，但一般不会错误地定位发作起源。这个结论是建立在 8 个患者 14 次发作、双侧颞叶深部电极和硬脑膜下电极的基础上的，与 Sperling 和 O' Conner 的结论是矛盾的。在鉴定内侧颞叶癫痫时，为了确定颞叶底部硬脑膜下电极的敏感性，分析了 40 例患者的发作期起源和 716 次临床发作。这 40 个患者是从 125 个难治性颞叶癫痫、进行双侧深部电极和硬脑膜下电极联合植入的侵入性长程监测患者中挑选出来的。所有患者符合下列情况：①神经影像学没有结构性病变；②按照深部电极记录，不包括起源于海马和/或杏仁核的临床发作；③至少记录 3 次复杂部分性发作；④在前后位颅骨 X 线上，颞叶底部硬脑膜下电极的最远端放在中线的 20 mm 以内；⑤完整的术后发作结果。关于颞叶底部硬脑膜下电极，12 个患者只在每一侧各植入一个有 6 个触点的导管电极，余下的 28 个患者两侧植入≥2 个导管电极或 2～3 排矩阵片状电极，或者只在怀疑发作起源的一侧植入。从视频记录到的发作中，选择了 716 例临床发作，其中有 359 次简单部分性发作和 357 次复杂部分性发作，不包括继发性全身发作。简单部分性发作发生于 28 个患者，每个患者为 1～41 次，平均每人 13.1 次发作。复杂部分性发作每人 3～43 次，平均 8～9 次；29 个患者有起源于内侧颞叶的复杂部分性和简单部分性发作，以后均被手术切除。11 个患者的复杂部分性和简单部分性发作各自起源于两侧颞叶，其中 4 例只有简单部分性发作的起源于对侧颞叶。29 例一侧发作起源的患者中，10 例在复杂部分性发作时有非同侧大脑半球的发作期放电，19 例的发作期放电传播到对侧大脑半球，其中 4 例复杂部分性发作累及一侧。在 11 例双侧起源的患者中，所有复杂部分性发作的发作期放电累及双侧大脑半球。30 例患者做了前颞叶切除术，10 例患者做了选择性杏仁核-海马切除术。按照 Engel 标准，平均 4.5 年的术后随访，28 例属于ⅠA 或ⅠB 级，9 例属于ⅠC 或ⅠD 级，余下 3 例属于Ⅱ级。

在这个研究中，与背景活动明显不同的频率超过 2 Hz 的自发节律性放电被认为是发作起源和发作的传播。在复杂部分性发作的记录中，早期这些放电出现在下列 4 个部位：①海马/杏仁核(深部电极)；②同侧颞叶底部(硬脑膜下电极)；③同侧颞叶表面(硬脑膜下电极)；④对侧颞叶底部或表面(硬脑膜下电极)。有关 28 例患者中记录的 359 次简单部分性发作中，只分析了颞叶底部硬脑膜下电极能否发现发作性放电。硬脑膜下电极在 15 例患者中发现了 100 次简单部分性发作，在其他 13 例患者余下的 190 次简单部分性发作中，只发现了 76 次。硬脑膜下电极对 114 次简单部分性发作并没有明确的异常发现，说明海马放电和发作前棘波很少在颞叶底部硬脑膜下电极的记录中得到反映。在 29 例起源于一侧颞叶内侧的复杂部分性发作患者中，其中 10 例的发作在同侧大脑半球内传播，有 28 例患者的颞叶底部硬脑膜下电极可以正确地把发作起源定位在深部电极证实的相同的一侧。因此在这些患者中，硬脑膜下电极记录定位发作是足够的。然而在分别起源于两侧颞叶的患者中，硬脑膜下电极经常错误地定位发作起始的一侧。在这些患者中，即使是分析深部电极时，发作开始时发作期放电常常与对侧快速传播的发作性放电同步出现。Luders 等认为颞叶底部硬脑膜下电极最靠近海马前部最远端触点的纪录是至关重要的。在大多数患者中，位置 1(深部电极记录起源于海马/杏仁核)和位置 2(硬脑膜下电极记录起源于同侧颞叶底部)之间这些电极触点的平均时间差异≤5 s。这个时间延迟是很短的，但是对于双侧发作起源的患者，提高了错误定位的可能性。在简单部分性发作和亚临床发作时获得的记录也是重要的，在决定切除哪一侧时可能有关键性的作用。然而对于单个患者，硬脑膜下电极发现的简单部分性发作不到深部电极发现的一半。

5) SEEG 电极植入术：立体三维 EEG(stereo-electroencephalography, SEEG)是一种安全、微创的癫痫定位评估手段。三维网络化的分析，为难治

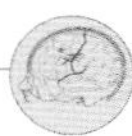

性癫痫的术前精准定位，也为难治性癫痫患者的外科治疗带来了新的方法。最早在20世纪60年代由法国的Bancaud和Talairach提出，是以临床症状-皮层放电-神经解剖为依据，采用立体定向的方法，三维立体地植入深部电极，对癫痫放电的起源、传播形式进行记录，从时间上和空间上对癫痫病灶进行定位评估，了解脑皮质三维脑电传播网络形式，对致痫灶进行精准定位。随后这一技术在欧洲被广泛使用。以Cleveland为代表的北美癫痫中心一直以来主张使用开颅硬脑膜下电极和深部电极植入进行癫痫灶定位，至于两项技术孰优孰劣并无定论。而随着技术间的融合加深，2009年Cleveland癫痫中心也开始应用SEEG技术，并取得较好的定位效果。目前，国内的癫痫中心开展较多的是开颅硬脑膜下电极和深部电极植入技术，但近些年来开展SEEG技术的单位亦在逐渐增多，华山医院近5年每年完成50～100例SEEG。SEEG相比于传统的硬脑膜下电极和深部电极，其优势在于：①更容易记录深部皮质和皮质下区域的放电，包括脑沟深部、大脑纵裂表面尤其是扣带回等深部结构和岛叶等；②能够定位硬脑膜下电极无法定位的癫痫灶；③对于某些怀疑是多灶癫痫需要监测双侧半球的病例，SEEG是唯一的选择；④可根据每个患者特定的解剖、电生理与临床表现，确定癫痫灶的可能部位，定制个体化的植入策略，并可以从三维空间绘制癫痫网络，精确定位癫痫起源；⑤创伤小，风险低，即使电极埋植后仍无法定位致痫灶，也无需再次手术，直接于病房拔除电极即可。但SEEG也有空间分辨率相对低，价格相对昂贵，对癫痫的传播网络理论要求较高等不足。对于SEEG技术带来的手术疗效，来自Cleveland癫痫中心200例患者的结果显示，可定位出癫痫灶的病例数占总体的77%（154例）。其中的134例（87%）进一步行手术切除癫痫灶，术后55%的患者病理结果为局灶皮质发育不良Ⅰ型。又对其中90例患者平均随访2.4年，结果显示术后癫痫无发作率为67.8%。法国McGonial团队纳入MRI阳性与阴性2组患者，比较了SEEG技术对2组患者癫痫灶的定位准确性和手术后癫痫无发作率，统计结果均无显著性差异。这说明SEEG技术对于即便是MRI阴性的癫痫亦具有很好的定位精确性。

SEEG并发症的比例为3%（每根电极并发症概率0.2%），且并发症均为颅内出血，没有死亡或遗留永久神经功能损伤的严重并发症。与之相比，硬脑膜下电极的永久并发症为0～26%，而深部电极的并发症比例为3%～6%。尽管硬脑膜下电极的空间分辨率更高，可以更精确定位浅表皮质区域的癫痫灶，但硬脑膜下电极通常需要大的骨瓣，带来的出血、感染、脑水肿等并发症的风险更高。相比之下，SEEG具有更高的安全性。

8.2.8 高密度脑电源成像

EEG是诊断癫痫的根本，无创、低成本，能够进行长时睡眠监测，有机会捕捉到临床发作。但多年来，无论在临床还是科研工作中，获得脑电数据的电极数量较低（16导、32导等），故脑电系统的空间分辨率差，难以进行足以让人信服的脑电源成像（EEG source imaging，ESI）。最近，人们将高密度脑电系统（128导及256导）应用于癫痫外科临床，通过分析筛选癫痫波，应用相关算法逆推定位致痫灶，极大地提升了脑电系统的空间分辨率，使得通过脑电本身来精确定位致痫灶成为可能（图8-24）。

Lantz、Tucker、Holmes等通过对照研究表明，高密度脑电系统的源定位准确性明显高于传统低导联脑电系统。Holmes等报道了10例接受高密度ESI（128导及256导）进行术前致痫灶定位，8例（80%）与ECoG符合。Yamazaki等于2011年进行了首例颅内埋置电极与256导联高密度脑电系统的同步监测研究，证实高密度脑电系统比传统脑电系统和脑磁图能够更加精确地定位深部致痫灶，建议将其用于癫痫外科临床工作特别是用于指导颅内电极埋置。Brodbeck等分析了152例手术患者（迄今最大宗关于ESI用于致痫灶定位的研究，其中包括海马硬化53例，血管畸形13例，胶质增生21例，WHO Ⅰ级胶质瘤19例，皮质发育不良18例及其他），所有患者术前均接受ESI定位评估（其中应用高导联者44例，包括256导14例），并与其他定位手段如结构相MRI、PET及SPECT进行对比。结果表明，应用融入个体MR数据的结构限制球体模型（Spherical Model with Anatomical Constraints，SMAC）头模的高导联ESI的敏感度和特异度最高，分别为84%和88%，高于MRI（敏感度76%，特异度53%）、PET（敏感度69%，特异度44%）及SPECT（敏感度58%，特异度47%）。但是，若减少导联数（<32导）且应用基于模版MRI的SMAC头模，敏感度和特异度则会下降至57%和59%。但遗憾的是，该研究未与脑磁图进行对照研究。

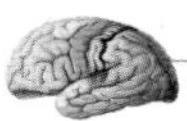

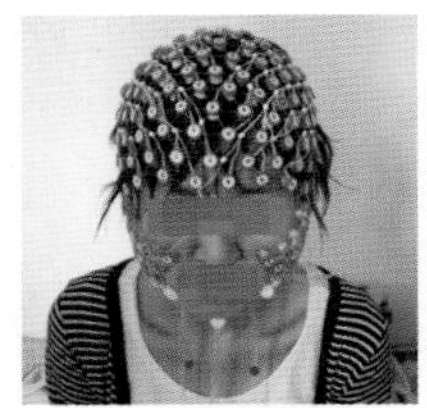
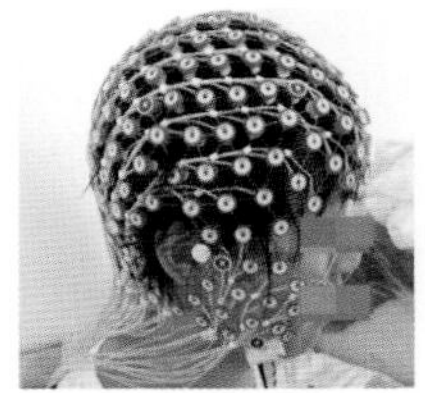

A. 256 导联网状电极帽及数据采集

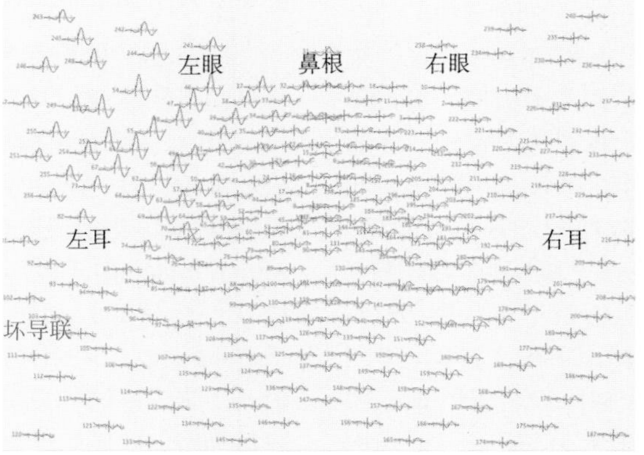

B. 256 导联拓扑视图，癫痫发作时刻的溯源分析提示左颞起源

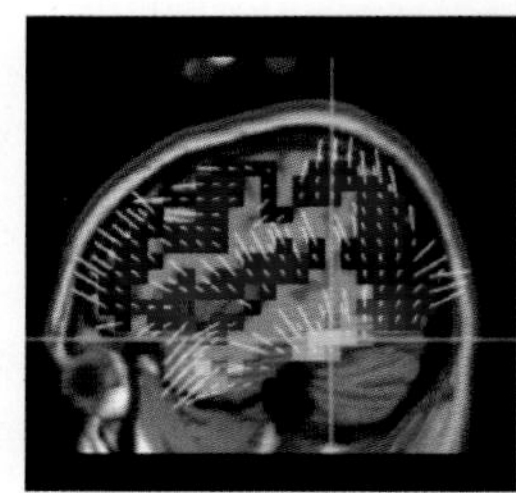
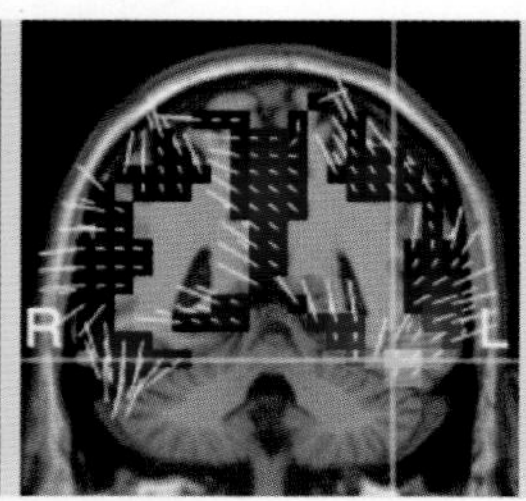

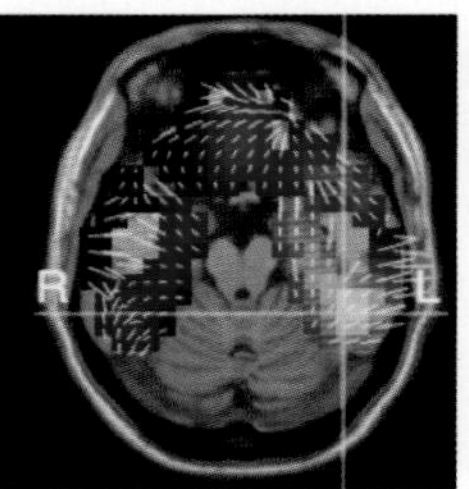

C. 癫痫灶源定位激活图叠加到标准脑的 MRI 上

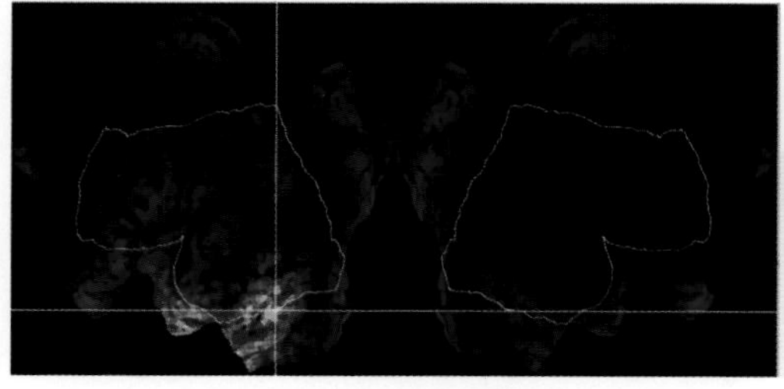
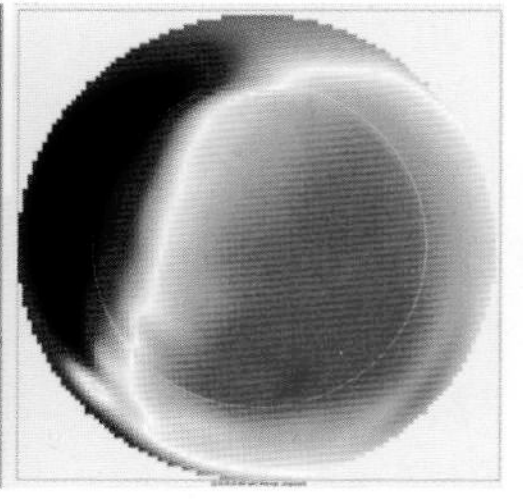

D. 为图 C 的皮质表面展开图　　E. 为图 B 的拓扑图

图 8-24　高密度脑电源定位(256 导)

目前仅有小样本对于 MRI 阴性癫痫应用高密度 ESI 定位的报道。Holmes 等人报道了利用高密度 ESI(128 导及 256 导)对 6 例 MRI 阴性癫痫患者进行术前无创定位，其中 5 例(83%)与术中脑电符合。Brodbeck 等报道了 10 例 MRI 阴性癫痫病例，其中 8 例(80%)通过高密度 ESI 成功定位。这些研究显示了高密度 ESI 对癫痫外科界难题 MRI 阴性癫痫的定位诊断能提供有价值的信息，并且在其他手段难以定位的情况下提供定位信息，以利于颅内电极埋置或手术治疗。

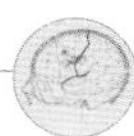

目前学界对于高密度 ESI 用于致痫灶定位的一些共识：①高密度 ESI 具备了脑电的高时间分辨率，同时相比传统低导联脑电系统，具有高空间分辨率，源定位精确度高。②高密度 ESI 将唯一可以确诊癫痫的工具——EEG 直接用于致痫灶定位，具有其他工具无可比拟的优势和特异性。③高密度 ESI 系统使用简便易行，无辐射等不良反应，无需镇静患者，适用于其他手段难以完成定位的儿科患者、老年患者等。④高密度 ESI 对深部致痫灶（如颞叶内侧癫痫）、颞叶外癫痫亦有定位价值（相对于脑磁图对深部致痫灶不敏感的缺点）。⑤高密度 ESI 可以指导有创颅内电极埋置术前计划。⑥可以为其他手段难以定位的 MRI 阴性癫痫提供有价值的信息。

就目前的技术水平来说，包括高密度 ESI 在内的所有无创术前检查的定位结果均需依靠 ECoG（致痫灶定位金标准）来验证并判定手术切除范围。

目前高密度 ESI 用于致痫灶定位存在的问题：①头模。文献中将高密度 ESI 应用于致痫灶定位绝大部分均应用公共头模（部分有个体结构 MRI 影像的融入，但逆推源定位均基于公共头模），尚无应用个体头模进行高密度 ESI 的报道。并且缺少各类不同头模用于致痫灶定位的准确度对照研究。②同类手段对比。缺乏高密度 EEG 与脑磁图在定位准确度方面的对照研究。③MR 阴性癫痫。对于高密度 ESI 定位 MRI 阴性癫痫灶仅有小样本（$n \leqslant 10$）研究，缺乏针对 PET 阳性、MR 阴性癫痫的定位研究。④256 导联脑电系统。缺乏对 256 导高密度 EEG 用于术前癫痫灶定位的价值评估及预后相关的临床研究。

8.2.9 重症患者的脑电监护

（1）*意识障碍患者脑电监护*

意识障碍是一种常见的临床症状，包括嗜睡、谵妄及昏迷，可由中枢神经系统及其以外的各种疾病引起。意识障碍表明脑功能的广泛性下降，其病因众多，在 EEG 上的表现有共同点，也有一些差异。

有学者将意识障碍的 EEG 表现分为慢波型、α 型、β 型、纺锤型、发作波型、平坦波型和正常波型。也有学者将其归纳为 4 种类型：①慢波化进展为平坦化；②睡眠波形的出现；③阵发性异常波的出现；④正常 EEG。G. B. Young 结合临床和 EEG 表现，于 2000 年发表了昏迷患者 EEG 的分类方法，至今被广泛应用。Ⅰ级：θ、δ 波超过 50%。非 θ 昏迷：A，对外界刺激有反应；B，对外界刺激无反应。Ⅱ级：三相波。Ⅲ级：爆发-抑制型脑电活动。A：爆发-抑制，可有癫痫样放电；B：爆发-抑制，无癫痫样放电。Ⅳ级：包括 α 波昏迷、θ 波昏迷、纺锤波昏迷，外界刺激下脑电无变化。Ⅴ级：非爆发-抑制样癫痫样活动。A：广泛的癫痫样活动；B：局灶性或多灶性癫痫样活动。Ⅵ级：脑电活动抑制；外界刺激下脑电无变化。A：脑电活动小于 20 μV、大于 10 μV；B：脑电活动小于或等于 10 μV。

慢波型意识障碍是最常见的一种类型。临床上出现难以辨别的轻度意识障碍时，EEG 变化不明显，或仅见有轻度的慢波化的 α 波频率，可混入少量的 θ 波；若不加干扰，α 波容易中断，若给予疼痛刺激，则可见 α 波频率一过性增快、θ 波消失等脑电活动水平上升的表现。这种情况下，眼球运动记录对于判断有无较轻的意识障碍有重要作用。例如，在缺少 α 波的低波幅波 EEG 中，如果眼球运动为慢摆动，则可推测脑活动水平有极轻度的下降。临床上出现明显意识障碍，如意识模糊时，慢波化进展为平坦化是与其相对应的 EEG 变化。这主要是由于大脑皮质广泛受损或脑干网状上行激活系统受累所致，亦可由 α 昏迷、β 昏迷等发展而来。随着意识障碍程度的进展，EEG 上 α 波的频率逐渐变慢（出现慢 α 波），继之 α 波消失，出现 δ 波、θ 波，进而出现爆发-抑制波形，最后趋向完全平坦化（不超过 2 μV 电活动的平坦波或几乎呈平直线状态）。各种麻醉状态下患者的 EEG 变化是最典型代表，也可见于广泛性中枢神经系统损害，特别是颅内整合功能障碍所致，如头部外伤、脑炎、脑血管病、药物（酒精、安眠药等）中毒、代谢障碍（肝性脑病、低血糖、尿毒症等）、低氧血症等。这些急性的颅内病变，都可使脑干功能严重受损或使大脑皮质功能广泛性损害，从而产生平坦波。这被大多数学者认为是脑死亡的标志。诚然，见到 EEG 平坦波还需注意除外伪迹、低温、麻醉药物等因素的影响。在意识状态变化时进行 EEG 的动态观察也很重要。通过在意识状态由不清醒转为清醒时进行 EEG 的对比检查发现，α 波频率从 9 Hz 增至 10～11 Hz，尽管其 EEG 变化在正常范围内，但仍表明以前的 EEG 对该患者而言为异常的。

对临床上出现意识障碍的患者，可通过觉醒刺激观察其在 EEG 上有无反应及反应程度来进行大致的病情判断和病因鉴别。当 EEG 上出现广泛慢波时，为了鉴别其是由睡眠引起还是意识障碍引起的，需给予感觉刺激或睁闭眼试验，观察其反应。自然睡眠睁眼时出现觉醒 EEG，在意识障碍时，即使是睁眼，也不可能出现完全觉醒的 EEG，而多出现 θ 波和 δ 波。谵妄状态与意识模糊同时伴有精神运动兴奋时，在慢波化背景的 EEG 上，往往看到与兴奋活动相对应的快波成分。此时，同时将眼球运动图、下颌肌电图及 EEG 记录到多导图上，就可以发现类似于 REM 睡眠的快速眼动期但无肌电活动减少的特殊状态，称之为睡眠Ⅰ期伴强直 EEG。再如巴比妥类药物中毒时出现的特有的快波，肝性脑病多出现所谓的三相波，呈负-正-负或正-负-正三相，波幅第二相最高，以前头部占优势。α 波和慢波有显著的左右差别时，应首先考虑为颅内局灶性病变（肿瘤、血管障碍、外伤等），而不是广泛性、全身性疾病。α 昏迷的 α 波以额中央区明显或各区相等，调节调幅差，对各种刺激均无反应，可能是病变损害了丘脑后部非特异性投射系统及脑干被盖网状结构所致，而中脑被盖至皮质的上行通路结构中至少有一半豁免，因此可维持脑电图呈 α 波型，但不足以维持意识的清醒状态而出现 α 昏迷；这也是与皮质下失联络状况下皮质表现出来的固有节律。

很多有意识障碍的患者在 EEG 上表现出正常范围各阶段的睡眠 EEG 波形。出现这种情况，一方面是由于患者可能存在觉醒功能障碍（如发作性睡病、周期性嗜睡病等），另一方面是意识模糊的患者偶尔可能移行为自然睡眠。正常人的自然睡眠，给予强刺激使检查者觉醒时即出现觉醒 EEG；但在意识障碍的患者，即使通过觉醒刺激使睡眠波形消失，其背景活动的慢波化仍然存在，可以此作为两者的鉴别点。若同时记录有意识障碍的患者的 EEG、眼球运动及肌电图，可据此与发作性睡病等进行鉴别。部分患者昏迷状态时的 EEG 上有类似自然睡眠的纺锤波，称为纺锤型昏迷（spindle coma）。纺锤型昏迷的主要节律为 δ 频率和 θ 频率；在 δ 频率和 θ 频率的基础上，叠加着持续时间不一、发作性或持续性的 11～14 Hz 纺锤频率，主要分布在前额部及中央区。纺锤型昏迷多系颅脑损伤和脑干血液循环障碍所引起的低位脑干损害，而皮质损害较轻微。其常见病因包括颅脑创伤、脑梗死、脑出血、缺血缺氧性脑病、病毒性脑炎、中毒、代谢性脑病和癫痫发作后状态。

具有发作波型的发作性意识障碍，是指 EEG 显示发作波的同时伴有发作性意识障碍。失神发作、精神运动性发作等出现意识障碍时常可见阵发性异常波。在癫痫性间歇性意识障碍时可能比癫痫发作时更易出现连续棘慢复合波，即所谓的棘慢波昏迷。亚急性脑炎、脑变性疾病等患者出现意识障碍时，往往可以见到阵发波。需要注意的是，有些患者在意识障碍发作间歇期出现阵发波，而在发作期阵发波消失，称之为“强制正常化”（forced normalization）。癔病性意识障碍及催眠状态等时，临床虽出现意识障碍但 EEG 仍在正常范围内。

总之，EEG（包括睡眠 EEG）对意识障碍患者病情评估、病因分析及预后判断具有重要意义。

（2）*癫痫持续状态的脑电监护*

对癫痫持续状态患者的脑电监护对于其诊断（包括发作类型诊断）、鉴别诊断、治疗和预后评估等具有重要意义，其 EEG 表现因发作类型而异。全面性惊厥性持续状态与非惊厥性癫痫持续状态及其他类型癫痫持续状态在临床上难以区分。即使是癫痫专科医生，若无 EEG 检查和监测，诊断亦存在困难。误诊可能导致不恰当应用全身麻醉或呼吸机。这些不必要的过度治疗或治疗不充分，均可导致严重后果。因此，EEG 检查对癫痫持续状态具有重要意义，特别是临床表现不典型的癫痫持续状态，且最初治疗失败，应于全身麻醉前施行 EEG 检查，以明确诊断。非惊厥性癫痫持续状态的肌电图和动作伪差可能掩盖 EEG，应根据发作后或发作暂停期的 EEG 表现对两者进行鉴别。全面性强直-阵挛发作后，EEG 表现为发作后的慢活动。因此，发作后或发作暂停期即出现 α 波，即为非惊厥性癫痫持续状态的有力证据。此外，应用肌肉阻滞药治疗全面性惊厥性癫痫持续状态尤其是难治性全面性惊厥性癫痫持续状态时，常使患者临床发作的运动症状被掩盖，造成发作已经控制的假象。此时需依靠 EEG 检查才能显示发作是否真正得到控制。

1）全面性惊厥性癫痫持续状态：主要包括原发性和继发性 2 种类型。原发性全面性强直-阵挛发作通常对治疗反应良好，因此发生癫痫持续状态的概率相对较低。全面性惊厥性癫痫持续状态通常发生于治疗依从性差或酒精戒断患者。

原发性全面性强直-阵挛发作期 EEG 通常是以连续的棘波和棘慢复合波、节律性尖波或节律性慢波的形式出现，从开始即为对称性，常突然停止于周期性的低平电位。这种电位随着发作期的缩短而延长。若 EEG 最终表现为低平背景上出现的周期性癫痫放电，对诊断昏迷的全面性惊厥性癫痫持续状态是很重要的。不间断的全面性强直-阵挛性癫痫持续状态，EEG 呈阵挛期表现；以反复的全面性强直-阵挛发作伴发作间期意识障碍为特征的全面性惊厥性癫痫持续状态，发作间期 EEG 表现为弥漫性无序的慢活动，也可能出现全导普遍性放电。随着时间的延长，原发性全面性惊厥性癫痫持续状态持续时间缩短、强度降低。全面性强直-阵挛性癫痫持续状态与单次全面性强直-阵挛发作不同，前者由于主动抑制衰减，缺乏单次发作后的电压抑制；而后者发作后波幅暂时衰减。

继发性全面性惊厥性癫痫持续状态（部分性起源）占全面性惊厥性癫痫持续状态的 70%～80%，病死率较高，由单纯部分性发作（simple partial seizure，SPS）或复杂部分性发作（complex partial seizure，CPS）进展而来。EEG 进展顺序为：①最初为不连续的癫痫样电活动，继之为明显的全面性惊厥发作表现；②若未予恰当充分的治疗，不连续的癫痫样放电融合在一起，形成递增或递减的节律性癫痫样放电；③EEG 最终表现为连续的单一波形，包括持续的棘波、棘慢复合波或节律性尖波或慢波、多不对称的连续癫痫样放电等，具有部分性起源的特点；④若癫痫持续状态继续进展，癫痫样放电则变得不连续，即连续的单节律痫样放电被短暂的普遍性低波幅慢活动所打断；⑤晚期为低平背景活动中出现反复的周期性癫痫样电活动。当 EEG 变得不连续时，临床表现为运动症状逐渐细小，仅可见面部、手指、腹部肌肉有一些细小抽动或眼颤样运动，最终临床发作的运动表现逐渐细小或消失。若 EEG 痫样放电仍存在，除考虑药物因素外，需高度警惕微细癫痫持续状态存在，这是预后不良的表现。对于未能控制的癫痫持续状态，应继续行 EEG 监测，这对治疗和判断预后具有重要意义。

2）非惊厥性癫痫持续状态：其 EEG 类型分为无癫痫性脑病和有癫痫性脑病 2 种。

A. 无癫痫性脑病：①EEG 检查显示反复的普遍性和局灶性＞2.50 Hz 棘波、多棘波、尖波或棘（尖）慢复合波，发作后期 EEG 表现可变得不规律，频率变慢。②予以快速起效的抗癫痫药物（通常为苯二氮䓬类药物）后，EEG 反应性增加、背景活动重现，临床症状与体征（反应性试验）改善。③临床表现为局灶性发作，例如面肌抽搐、眼球震颤、眼偏斜、肌阵挛，EEG 显示上述波形的频率＜2.50 Hz。④EEG 显示频率＞0.50 Hz 的 θ 波或 δ 波时，同时伴以下 4 种情况，即波幅增高，频率增加或减少；＞1 Hz 的频率增加或减少，波幅和波形改变不明显；电压或频率衰减终止；周期性癫痫样放电后背景活动波幅降低或频率减慢。前 3 种情况予静脉苯二氮䓬类药物即可消除。

B. 有癫痫性脑病：①EEG 表现为反复或持续性的全面性棘慢复合波明显增多，出现临床症状的改变。②静脉应用苯二氮䓬类药物时，EEG 和临床表现均得到改善。

失神性癫痫持续状态分为典型、不典型失神性癫痫持续状态及晚发失神癫痫持续状态。①典型失神性癫痫持续状态：是特发性全面性癫痫持续状态中最为常见的类型，临床主要表现为意识模糊或朦胧状态，易被漏诊或误诊为部分性癫痫持续状态或非癫痫性精神或行为障碍。它常在特发性全面性癫痫的基础上发生，特别是失神发作或青少年肌阵挛发作，也可以起始于或终止于惊厥性癫痫持续状态。不恰当的抗癫痫药物治疗（如卡马西平）、兴奋、疲劳、发热、过度换气、月经期或睡眠-觉醒周期均可诱发典型失神性癫痫持续状态。可以将它分为 2 种类型：一种为快速反复多次发作；另一种为持续单次发作。其中后者更为常见，由美国 Lennox 于 1945 年首先描述，持续时间为 15 min～31 d，多为 2～8 h。一般发生于失神发作患儿或无特发性全面性癫痫病史的成人，前者的常见诱发因素为快速减停抗癫痫药物、睡眠剥夺、应激反应、饮酒及低血糖；后者则是减停苯二氮䓬类药物的少见并发症或有其他癫痫源性诱因。与非典型失神性癫痫持续状态相比，其发作更为短暂，症状更轻，发作也更突然。失神性癫痫持续状态突然终止，其 EEG 表现为明显改善甚至正常化。EEG 表现为反复或＞30 min 的持续全面性 3 Hz 棘慢复合波，以额中线最明显，额部导联常混有多棘波。既往无失神发作患者，棘慢复合波多不明显，仅 7%患者有 3.00～3.50 Hz 棘慢复合波。此外，其他 EEG 类型还包括全面性节律性慢波混有棘慢复合波、不规则尖慢复合波、弥漫性背景活动频率减慢伴快活动爆发。若失神发作持续，脑电图则表现为＜3 Hz 的棘慢复合波频率减慢或不规则电活动。在发作后期，EEG 频率变慢。②不典型失神性癫痫持续状态：主要发生于症状性全面性发作患者，例如 Lennox-Gastaut 综合征，还可见于特发性全面性癫痫患者，可由某些抗癫痫药如卡马西平、加巴喷丁的应用或加量诱发。如出现眼睑肌阵挛样抽动或口周自动症则为非典型失神持续状态的依据更强。EEG 可为 2.50～4 Hz 的双侧棘慢复合波，痫样放电多不规则、不对称、背景活动减慢。③晚发性失神癫痫持续状态：临床表现与典型失神癫痫持续状态相似，患者出现不同程度的对环境接触能力的改变，表现为恍惚、轻度遗忘等。3 Hz 棘慢波发放仅见于一小部分患者，更多见的是 0.5～4 Hz 的不规则棘慢波发放。其可在全面性惊厥性癫痫持续状态缓解或复杂部分性癫痫持续状态患者中发生，也可在无任何癫痫病史者中发生，如精神药物的中毒或突然停药。

复杂部分性癫痫持续状态分为持续不间断发作和周期性发作 2 种类型。其临床表现多样，一定会出现意识的改变，通常表现为与环境接触能力的改变，患者可出现意识模糊和行为异常及口部或手部自动症等，因此常被漏诊或误诊为各种脑病、精神疾病和痴呆。绝大多数患者均需 EEG 检查作为诊断和鉴别诊断依据，且对于精神改变持续存在又原因不明的患者，EEG 检查十分重要。少数患者 EEG 开始可表现为局灶性起源，继而产生分布、波幅及频率变化及进展，节律性低电压快活动及 θ 节律和 δ 节律。大多数患者癫痫样电活动分布广泛，相对不易局限，通常为双侧性，这也能部分解释其临床症状多样性。发作间期，EEG 检查显示慢活动和电压衰减，有的患者逐渐出现部分性发作；发作期则表现为间歇性低频活动和周期性痫样放电。当复杂部分性癫痫持续状态进展时，痫样放电波幅增高，频率降低，分布变得更为广泛。头皮 EEG 记录即具有较高的敏感性。

其他相对少见的非惊厥性癫痫持续状态类型还包括：①无运动症状的简单部分性癫痫持续状态。有时较难识别，其症状多为患者的主观感受，通常无特异性。临床表现如听觉异常、失语、嗅觉或味觉改变、感觉异常、精神症状、自主神经症状及行为改变等，但不出现与环境接触能力改变，意识状态正常。EEG 表现为不同频率的局灶性棘波或棘慢复合波，较为局限；头皮 EEG 敏感性不高。②阵挛发作持续状态。阵挛发作几乎均发生于低龄儿童，主要是新生儿和婴儿。阵挛发作通常是泛化的、不同步的。持续性的阵挛发作即持续状态，常见于发热性疾病。EEG 主要表现为快波或多棘慢复合波。③强直发作持续状态。强直发作多见于弥漫性器质性脑病的患儿，表现为全身或部分肌肉持续、强烈、非颤抖性收缩，使肢体维持某种姿势和位置。持续性的强直发作即持续状态，EEG 表现为泛化的低波幅快节律多棘波。④肌阵挛发作持续状态。主要为继发性，常见于癫痫性脑病。肌阵挛持续数天、数月甚至数年，是非同步、不对称，伴严重意识改变和进行性智能减退。EEG 表现为持续性棘波和棘慢波发放。⑤昏迷患者的非惊厥性癫痫持续状态。昏迷患者有临床痫性发作和 EEG 全面性 3 Hz 或频率更快的棘慢波并有逐渐递减的平台期，提示该患者存在非惊厥性癫痫持续状态。该诊断较为困难，是因为其常受合并疾病及治疗措施的干扰，缺乏明确的特异性 EEG 改变。即使是明确的全面性棘波发放，也可能是严重的脑病如缺氧等表现所致，而非持续状态。所以仅凭 EEG 表现作为诊断依据可能造成过度诊断。

3）难治性癫痫持续状态：难治性癫痫持续状态是癫痫持续状态的严重类型，通常定义为“对一线(苯二氮䓬类药物)和二线(苯妥英、苯巴比妥或丙戊酸)抗癫痫药物治疗抵抗的癫痫持续状态，病死率较高。难治性癫痫持续状态患者需气管插管、呼吸机辅助呼吸，应在重症监护病房中接受治疗，体温尽可能维持在 37℃以下，治疗药物包括巴比妥类(戊巴比妥、硫喷妥钠)、咪达唑仑或异丙酚等。在难治性癫痫持续状态的治疗过程中无论应用哪种药物，均需进行 EEG 监测，使治疗达到 EEG 控制的靶点，即 EEG 出现爆发-抑制或 EEG 显示发作控制。

4）新生儿和儿童癫痫持续状态：持续 EEG 监测应作为新生儿癫痫持续状态的常规检查，具有十分重要的作用。许多新生儿癫痫持续状态临床表现轻微或无临床表现，若无 EEG 检查，易漏诊。不伴临床表现的脑电异常活动常见于严重脑组织损伤、应用抗癫痫药物或肌肉阻滞药的新生儿。另一方面，新生儿一些异常运动，如颤抖、蹬足、肌阵挛样抽动或刺激敏感性肌阵挛都可能被误诊为癫痫发作，若不进行 EEG 检查，常导致不恰当的过度治疗。新生儿癫痫持续状态的 EEG 类型与年龄较大儿童不同，发作期表现为局灶性癫痫样电活动，定位于范围相对较小的脑区，而多灶性或弥漫性脑组织损伤患儿则呈多灶性发作。α 波、θ 波和 δ 波最为常见。α 波多为低电压，而 θ 波和 δ 波则显示较高电压。新生儿发作倾向于一个脑区，其波幅、频率或波形极少变化或根本不变。

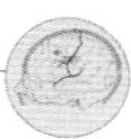

5）慢波睡眠期持续痫样放电癫痫：为一组综合征，于儿童期发病，以癫痫发作、慢波睡眠期持续的普遍性棘慢复合波和进行性认知障碍为特征。清醒状态下表现为不频繁局灶性或普遍性痫样放电。在非快速眼动期，持续的普遍性或双侧同步 1.5～3.5 Hz 棘慢复合波至少占慢波睡眠期 85%。尽管慢波睡眠期持续无癫痫持续状态的临床表现，但考虑到其痫样放电癫痫合并认知障碍的特征，国际抗癫痫联盟（ILAE）仍将其列入癫痫持续状态的范畴。

（3）颅脑外伤的脑电监护

1）创伤后早期癫痫的 EEG 监测：在神经外科重症监护病房（NICU），EEG 主要用于监测癫痫的发生。癫痫是皮质神经元的异常放电，是颅脑创伤患者在 NICU 和后期康复过程中首要关心的问题之一。尽管镇静药物可以用于治疗创伤后早期癫痫的发作，但它们不能阻止创伤后癫痫的发展。约 50%的创伤后癫痫与颅脑穿透性损伤在皮质留下的瘢痕有关。30%的创伤后癫痫与颅脑非穿透性损伤导致的脑挫伤、颅内血肿有关。在这些发生癫痫的机制中部分可能与血红蛋白降解产物对神经元功能的影响有关。最后，闭合性颅脑损伤可能造成轴突的剪切伤、弥漫性水肿和缺血，并可以因兴奋性氨基酸的释放、细胞因子、生物活性脂类或其他毒性介质对细胞的继发性损害导致弥漫性损伤。弥漫性颅脑创伤后癫痫的发生率尚未完全明确，但是意识丧失超过 24 h 的患者在伤后发生癫痫的概率大约为 10%。造成癫痫的原因可能与像海马这样易于遭受损害的大脑区域在脑外伤中受损有关。

在 NICU，连续脑电监护大多被用来监测亚临床癫痫的发生。在动物模型中，癫痫可以导致颅内压升高、脑血流量和脑新陈代谢的明显增加，并且加重细胞损害。因此，对在创伤后急性期发作的癫痫进行积极的治疗是所有神经内、外科和重症监护室医师尊崇的原则。预防性应用苯妥英钠可以有效地减少创伤后抽搐性癫痫的发生率，这一措施被“重症颅脑损伤治疗指南”所推荐，并且被广泛应用于多数治疗中心。然而，研究发现预防性应用抗癫痫药物不能改善患者神经功能的预后。但也有人提出这些研究存在一定缺陷，即在患者住院过程中未能采用 EEG 对其进行有效监测，尽管应用苯妥英钠治疗，不能排除亚临床癫痫的发生，而这些亚临床癫痫的发生可能与不良预后相关。对于急性重度颅脑损伤患者，脑电监护已被广泛采用（不一定是连续监护）。这类检查或监护往往随机抽取 30 min 的 EEG 样本进行分析，偶尔可发现非抽搐性癫痫。Litt 等发现非抽搐性癫痫的发生率约为 11%。最近，Towne 等研究发现在 236 例昏迷的患者中非抽搐性癫痫的发生率约为 8%，其采取的样本多为 30～60 min 的短程脑电资料。

经改进的 EEG 技术可允许研究人员连续几天对患者的脑电进行记录和分析。这样的设备被广泛用于癫痫监护室评估癫痫发作的特点。另外，连续脑电监护还可用于评估需外科手术切除病灶的难治性癫痫患者。然而，连续脑电监护在颅脑创伤或其他急性颅脑损伤患者的监护中一直没有得到普及。目前已有几个不同的小组利用连续 EEG 监测明确非抽搐性癫痫在急性颅脑损伤患者中的患病率。Young 等人报道 124 例 NICU 患者中有 34%存在非抽搐性癫痫。这些人中又有 76%的患者存在癫痫持续状态。癫痫持续（>10 h）的患者死亡和伤残的风险明显增加。Vespa 等对 94 例进入 NICU 的中重度颅脑创伤患者的癫痫持续状态进行前瞻性研究。其中有 21 例（22%）被确认为癫痫，而其中仅有 6 例（6%）被临床确认为癫痫。在后续研究中，癫痫持续状态的 6 例患者全部死亡，而相对不存在癫痫持续状态的患者有 19 例死亡，死亡率占 22%。Claassen 等在为期 6.5 年的时间里对 Columbia-Presbyterian 医疗中心 ICU 的 570 例（包括 51 例颅脑创伤）患者的 EEG 记录进行回顾性分析，发现癫痫总发生率为 19%，其中 92%为癫痫非抽搐性发作，并且 88%发生在伤后第 1 个 24 h 内。在 51 例颅脑创伤患者中有 9 例（18%）发生癫痫，且都是非抽搐性的。目前，多个神经危重监护中心共同得出的一致性结论是颅脑创伤后早期癫痫的发生率为 19%～44%，其中绝大多数（52%～92%）是非抽搐性的，需用 EEG 持续监测才能发现。

尽管对于慢性癫痫患者采用 EEG 监测癫痫已有数十年的时间，但其在神经重症监护室仍不断演变。然而即便是初学者也能很容易地识别抽搐性癫痫。对一些在 NICU 中处于昏迷的患者，出现一些有节律的波形是否有意义仍存在争议。美国临床神经生理学委员会于 2004 年创建了简化的 EEG 波形术语。但至今这些指南还没有赢得广泛的认可。

对于在什么时间开始及应该进行多长时间的连续 EEG 监测仍存争议。脑损伤后尽快进行监测是有意义的。Claassen 等人发现绝大多数癫痫发作可在 EEG 开始后的 24 h 内被发现，少数在经过大于 48 h 的监测后才被发现。然而，UCLA 的研究者发现有 14%患者在受伤 2 d 后仍可有癫痫发作，并且主张延长监测至伤后 7 d。

这些非抽搐性癫痫的治疗意义还不明确。非抽搐性癫痫可能通过过度释放兴奋性氨基酸、氧自由基、生物活性脂类、细胞因子或其他可能的神经毒性介质对脑的继发性损伤有促进作用。很多研究者发现非抽搐性癫痫和单纯持续癫痫状态是不良预后的预兆。然而，尽管被认为与不良预后有关，非抽搐性癫痫对神经变性可能不起明显的促进作用。因此，尽管多数癫痫学家倾向于治疗非抽搐性癫痫，但使用戊巴比妥或异丙酚这样的麻醉剂并不能取得令人满意的风险-受益比率。

2）脑缺血的 EEG 监测：对昏迷的患者进行连续脑电监测比发现非抽搐性癫痫更有意义。当颅内血流量低于 30 ml/(100 g · min)发生的血液动力学改变和出现 δ 慢波时，EEG 可以提示这些改变。这样的结果与通过使用 PET 和氙 CT 发现的脑血流减少相关。EEG 可以对脑缺血后皮质坏死或对蛛网膜下腔出血后脑梗死做出及时的提醒。EEG 被认为与梗死有很好的关联性，比如在不完全梗死中出现广泛多形性 δ 波。蛛网膜下腔出血可产生与意识水平相一致的弥漫性 δ/θ 慢波。

连续 EEG 记录的量化分析可为可逆性脑缺血提供信息。血管痉挛之前可能出现 α 波快慢节奏的变化。Columbia 研究小组结果显示刺激性 α/δ 的比率与通过经颅多普勒超声和血管造影等传统手段对蛛网膜下腔出血的迟发性脑缺血的诊断结果相一致。

3）EEG 提供预后信息：EEG 检查可为颅脑创伤的预后提供信息，并可能对后续积极护理决策产生影响。例如，Vespa 研究小组对 GCS 评分<8 分的患者进行研究发现，如 α 波的变化率≤10%是预后不良的预测指标。同样地，与神经精神病学检查相比，对颅脑创伤后患者进行 EEG 频谱分析被认为是重要的评估指标。然而，单次获得的检查结果不足以对预后进行预测。颅脑创伤的机制、并发症和住院过程都有明显的异质性，使得不可能依靠单次检查判断预后。因此，临床测验和患者的个体因素在预后评估中被认为是重要的。EEG 可有助于经验丰富的临床医生把患者的病情告知家属。

8.3 脑磁图和经颅磁刺激

8.3.1 脑磁图简介

脑磁图(MEG)是一种新的无创脑功能检测技术，测定的是神经元兴奋时产生的电流所伴随的磁场变化。由于神经元兴奋电流产生的磁场非常微弱，远远低于地磁场强度，对它的检测决非易事。1963 年，美国学者运用 200 万匝的一对线圈放在胸部记录到了心脏的磁场。1967 年，美国的 Cohen 在磁屏蔽室内利用电子放大装置记录到了心脏和脑的磁场活动。不过，当时的记录技术远未达到应用的程度，直到开发出了高灵敏的生物磁探测装置——超导量子干涉仪（superconducting quantum interference device, SQUID)之后，在 20 世纪 80 年代初 MEG 才首次应用于临床。最初的 MEG 机器只有一个单磁道传感装置，在研究脑功能活动时必须不断移动探头，不仅费力、耗时而且重复性差。随着计算机技术及医学影像信息处理技术的发展，SQUID 的性能不断提高，20 世纪 90 年代的 MEG 具有了全头多磁道传感装置，实现了多导同步记录，最新的 MEG 机已可同步记录 306 个磁道。与目前常规应用的神经影像检查方法比较，MEG 具有下列特点：①无创性检查。MEG 检查时不需应用放射性或显影物质。②直接检查和监测脑功能。SPECT、PET 和 fMRI 虽然也可以检查脑功能，但它们是通过监测脑代谢活动和脑血流动力学变化，间接了解脑功能。MEG 记录神经元兴奋性突触后电位(EPSP)所产生的脑磁场变化，直接反映脑功能的变化。③反映神经细胞内电流的变化。虽然 EEG 能以毫秒以下的时间分辨率来记录脑电活动，但 EEG 是记录细胞外电流，MEG 则是记录细胞内电流。目前在发达国家，MEG 已经广泛应用于神经内、外科等学科的临床研究，但价格昂贵。

8.3.2 脑磁图的工作原理简述

(1) 脑磁场

一般脑活动所产生的磁场很微弱，磁感应强度仅数百飞特(femto tesla, fT)，仅为地球的亿万分之一。即使癫痫发作所产生的磁感应强度也只有 2 000～5 000 fT。因此，探测 MEG 需具备以下条件：①灵敏的磁场探测装置，即 SQUID；②磁场屏

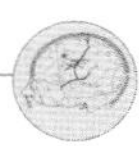

障系统，包括磁场屏障室、抗外磁场干扰软件等；③信息综合处理系统。

(2) 信号探测原理

SQUID是一个超导线圈，由1～2个Josephson连接将其阻断。这些微弱的连环，限制超导电流的流动，并以最大环行电流Ic为特征。Ic在超导体中不会丢失电流，且保持不变。因此，SQUID元件是个电压依存的磁通量。SQUID元件置于－269℃的液氦中，以保证它的敏感性能。由于SQUID元件本身几何体积很小，须加用一个附加的采集线圈来探测磁通量。

(3) 脑磁图检查系统

目前临床上常用的Neuromag－122系统包括：

1) 生物磁探测器(biomagnetometer)：探测器包含SQUID元件，置于含有液态氦的低温绝缘磁屏蔽室内，后者为圆筒形容器，称为杜瓦(dewar)。杜瓦由一个可在垂直方向旋转的机架支撑，受检查者的座椅或床可在水平位移动。所有交流电有功部件都置于磁屏蔽室之外。所测得的信号首先在SQUID的电子柜中被放大。SQUID电子柜包括一个四级低流滤过器。放大后的信号被直流/交流转换后成为采集信号单元，然后通过实时计算机将信号传送到采集工作站。

2) 头部位置指示器：由电子部件和3个头位指示器线圈组成。指示器线圈置于受检者头部。监测前根据体表解剖标志将指示器用数字标记。在监测脑磁场活动状态以前，将电流分别输入每一个线圈。通过这些步骤可以确定受检者头部在盔帽中的准确位置。

根据需要可把EEG、诱发电图和刺激电子装置与本系统相互整合。

3) 信息综合处理系统：包括一个电子采集信号的工作站和一个分析信号的工作站。任意一种X线终端都可被系统采纳。通过Ethernet型局部网络可把所有计算机连接，通过互联网络可做到远程登陆，通过DICOM影像传输接头或磁光盘可输入MRI等影像资料，使MEG资料与MRI、CT等解剖学影像信息叠加整合。

8.3.3 脑磁图与脑电图的对比

MEG与EEG具有很多相似之处，它们所检测的都是源于皮质锥体细胞所产生的EPSP。尤其是在对癫痫的应用方面，人们往往难以避免将两者进行比较，现简述两者各自的特点如下。

1) MEG的空间分辨率高于常规EEG。脑、脑脊液、颅骨和头皮等组织的导电率各不相同，不同组织的不同导电率会使脑局部产生的电活动在扩布传导的过程中受到明显的影响，从而影响利用EEG信号进行源定位的准确性。而磁场在脑、脑脊液、颅骨和头皮等介质中的穿透率几乎不受影响，所以利用MEG记录到的信号进行源定位就要准确得多，其精度可以小至几个毫米，而常规EEG的精度则只能以厘米计。然而，高密度EEG的出现及普及应用使得EEG能够在一定程度上弥补自身在这方面的不足。

2) MEG的记录不需参考点，EEG则不然。MEG记录到的磁场强度是该检测点的绝对信号强度，不受参考点的影响，这有利于提高定位的准确性。而EEG的记录一定要用参考电极，脑电信号实际上反映的是2个电极之间的电位差，是相对信号强度。

3) MEG难以检测到大脑深部的神经活动，这是由于磁场强度随着检测线圈与信号源之间距离的增大而迅速减小(与距离的立方成反比)之故。而EEG的方法则由于人体介质传导情况的变化，常能够记录到深部容积传导来的电流活动，即所谓的远场电位。所以在临床上往往可以看到MEG对颞叶内侧癫痫等深部致痫灶定位欠准确，而对新皮质癫痫等表浅致痫灶定位精准。

4) MEG记录到的是大脑皮质脑沟内切线方向排列的锥体细胞的细胞内电流产生的磁场。EEG则主要反映的是脑回内垂直排列的锥体细胞产生的细胞外电流。

5) MEG设备复杂，价格昂贵，对记录环境要求苛刻。EEG设备简单，成本较低，对记录环境要求不高。

6) MEG尚较难应用于长程检测和发作期检测，这是由于进行MEG检测时，患者的头位必须保持固定不变，否则会使检测结果难以解释。而EEG的长时间持续检测已经是临床上的常用方法。

8.3.4 脑磁图在神经外科的应用

(1) 脑磁图与癫痫

由于MEG具有良好的空间分辨能力，故MEG对于癫痫灶的定位较EEG强，因此MEG主要用于难治性癫痫外科治疗的定位。正确的手术方法与治疗效果与癫痫灶的正确定位有关。有人统计临床癫痫中 20% 的癫痫能够通过神经影像学检查确诊定位，而相当数量难治性癫痫因无法确定致痫灶而不能得到合适的外科治疗。研究表明，MEG 可检测到直径<3.0 mm 的癫痫灶，分辨时相达 1 ms，是目前最灵敏的无创癫痫定位手段，其临床有效率可达 70%以上。MEG 研究发现一侧半球致痫灶放电的间期活动通过胼胝体传到对侧出现类似信号时间相差 20 ms，这在 EEG 很难将一侧大脑半球致痫灶与对侧半球“镜灶”区分，MEG 利用这种信号时限差技术不仅可以确定双侧大脑半球同时出现 EEG 癫痫波病灶，而且还能分辨一侧半球中多脑叶出现的异常间期活动病灶。在癫痫外科治疗中，MEG 可用于指导放射外科治疗癫痫。有人报道使用 MEG - MRP -伽玛刀系统治疗癫痫具有无创、治疗准确、评估疗效及时等优越性，是外科治疗难治性癫痫的一个新尝试。最近有人还将 MEG 与其他影像学(CT、MRI、DSA)共同组成人工智能立体定向导航手术系统，使神经外科手术更加精确无误。

(2) 脑磁图用于脑功能区定位

既往对脑功能的无创研究工具主要局限于 fMRI，但随着对 MEG 应用的不断深入，学界出现了越来越多的利用 MEG 从全新角度解析人脑功能的研究。

对于神经外科来说，除了应用于癫痫外科，MEG 对于脑功能区占位手术前规划也具有重要价值，为神经外科医师在术前评估手术过程中需要避免损伤的功能区组织和术后可能出现的神经功能障碍等问题提供了重要信息。Ganslandt 等对 119 例邻近感觉、视觉、语言等重要功能区的患者进行 MEG 分析，结果显示：46.2%的患者由于 MEG 显示肿瘤入侵功能区而不考虑手术；53.8%患者选择切除性手术；在手术组仅有 4 例在术后出现神经功能损伤，因此可以认为 MEG 能够为功能区手术决策提供帮助。Grummich 等联合应用 fMRI 和 MEG 对 172 例患者进行术前语言区定位，发现两者结合可以明显增加语言功能区定位结果的可靠性。在接受手术的 124 例患者中，只有 5.6%的患者在术后经历一过性的语言功能障碍。但同时发现，在巨大胶质瘤的附近，53%患者 fMRI 的血氧水平依赖(blood oxygen level dependent，BOLD)信号由于受血流的影响而被抑制，此时 MEG 显示出优势。

(3) 脑磁图的不足与展望

MEG 虽具备诸多优点，但仍有些许不足之处：①MEG 设备本身十分昂贵，而其在使用过程中也需要消耗大量的液氦，这就使 MEG 检测的价格过高，影响了其在临床上的普及；②对于患者运动功能及高级认知功能的监测需要患者良好的配合，并且需要较长的时间，这对许多特殊患者来说难以执行；③现今的 MEG 技术对阐明语言、记忆、情感等高级认知功能来说仍是不足的；④对于癫痫外科来说，MEG 难以实施长程监测，因而很难获得癫痫发作期的数据。相信随着技术的改进和研究的深入，MEG 必定能够在神经外科领域发挥更大的作用。

8.3.5 经颅磁刺激

经颅磁刺激(TMS)是一种利用脉冲电磁场和交变电磁场，利用电磁产生的感应电流，作用于大脑中枢神经系统，改变皮质神经细胞的膜电位，使之产生感应电流，影响脑内代谢和神经电活动，从而引起一系列生理、生化反应的磁刺激技术。

TMS 装置包括 2 个主要部分：作为能源的储存电荷的电容器和用于传递能量的位于刺激线圈中的感应器。电容器可以储存高电流的电荷在极短时间内感应线圈可以释放大量电荷产生磁场，磁力线可以以非侵入的方式以很小的阻力穿过头皮、颅骨和脑组织，并在脑内产生反向感生电流。皮质内的电流可以激活大的锥体神经元并引起轴突内的微观变化，并进一步引起电生理和功能的变化。但是，对神经元产生何种影响取决于多种因素，例如线圈的形状、方向，神经元的密度及神经轴突、树突的方向。其最终效应既可以引起暂时的大脑功能的兴奋或抑制，也可以引起长时程的皮质可塑性的调节。目前，TMS 共有 3 种主要的刺激模式：单脉冲 TMS (sTMS)、双脉冲 TMS(pTMS)和重复性 TMS (rTMS)。sTMS 由手动控制无节律脉冲输出，也可以激发多个刺激，但是刺激间隔较长(例如 10 s)，多用于常规电生理检查。pTMS 以极短的间隔在同一个刺激部位连续给予 2 个不同强度的刺激，或者在 2 个不同的部位应用 2 个刺激仪(又称作 double-coil TMS，dTMS)，多用于研究神经的易化和抑制作用。rTMS 分为高频和低频 2 种，需要设备在同一个刺激部位给出慢节律低频或快节律高频 rTMS。不同刺激参数(模式、频率、强度、间隔、持续时间、刺激位点、刺激方向等)的 rTMS 产生不同的神经生理效应，低频刺激模式引起皮质的抑制，高频刺激模式则引起皮质兴奋。在临床中主要通过捕捉和利用这种

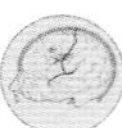

生物效应来达到诊断和治疗的目的。rTMS 与 sTMS 原理相同,不同的是 rTMS 在神经元不应期也可以刺激,所以能兴奋更多水平方向的神经元,不仅引起生物学效应,影响刺激局部和功能相关的远隔皮质功能,实现皮质功能区域性重建,而且产生的生物学效应可持续到刺激停止后一段时间,已成为研究神经网络功能重建的良好工具。

1985 年,Barker 研制出第 1 台经颅磁场刺激仪,开始用连续的磁力线刺激人的大脑运动皮质,这是现代 TMS 的开端。1986 以后有关磁刺激的报道就逐年增加了。1992 年美国公司推出了第 1 台 rTMS 仪。21 世纪初 TMS 已广泛应用于各个神经科学领域,可用来刺激视皮质、躯体感觉皮质等大脑皮质,引起局部的兴奋或抑制效应,以探测系统的功能。另外,TMS 还可以用于学习、记忆、语言及情绪等领域的研究。新一代的无框架立体定位式 TMS 能整合 fMRI 结果,极大地提高了 TMS 刺激部位的准确性,精确控制刺激大脑的深度,从而可以准确地调节刺激强度,已经发展应用于科学研究和神经外科手术中。TMS 已经被神经、精神、心理等各个领域广泛应用,如用于研究知觉、注意、学习记忆、语言、意识、皮质功能联系及可塑性等方面。

(路俊锋　郭兰君　朱国行　吴劲松)

参考文献

[1] 中国医师协会神经外科分会神经电生理监测专家委员会. 中国神经外科术中电生理监测规范(2017 版)[J]. 中华医学杂志,2018,98(17):1283-1293.

[2] 中国脑胶质瘤协作组,中国医师协会脑胶质瘤专业委员会. 唤醒状态下切除脑功能区胶质瘤手术技术指南(2018 版)[J]. 中国微侵袭神经外科杂志,2018,23(8):383-388.

[3] 吴劲松,许耿,毛颖,等. 华山医院术中神经电生理监测临床实践规范介绍[J]. 中国现代神经疾病杂志,2012,12(6):660-668.

[4] 路俊锋,朱国行,吴劲松． 神经电生理学检查和术中应用[M]//周良辅. 现代神经外科学[M]. 2 版. 上海:复旦大学出版社,2015:158-198.

[5] AKIYAMA Y, OHTAKI S, KOMATSU K, et al. Intraoperative mapping and monitoring of the pyramidal tract using endoscopic depth electrodes [J]. World Neurosurgery, 2017,105:14-19.

[6] BANOUB M, TETZLAFF J E, SCHUBERT A. Pharmacologic and physiologic influences affecting sensory evoked potentials: implications for perioperative monitoring [J]. Anesthesiology, 2003,99(3):716-737.

[7] BERGER M S, HADJIPANAYIS C G. Surgery of intrinsic cerebral tumors [J]. Neurosurgery, 2007,61(Suppl 1):279-305.

[8] BERMAN J I, BERGER M S, CHUNG S W, et al. Accuracy of diffusion tensor magnetic resonance imaging tractography assessed using intraoperative subcortical stimulation mapping and magnetic source imaging [J]. J Neurosurg, 2007,107(3):488-494.

[9] BERTANI G, FAVA E, CASACELI G, et al. Intraoperative mapping and monitoring of brain functions for the resection of low-grade gliomas: technical considerations [J]. Neurosurg Focus, 2009,27(4): E4.

[10] BOUCHARD K E, MESGARANI N, JOHNSON K, et al. Functional organization of human sensorimotor cortex for speech articulation [J]. Nature, 2013,495(7441):327-332.

[11] BOURDILLON P, ISNARD J, CATENOIX H, et al. Stereo electroencephalography-guided radiofrequency thermo-coagulation (SEEG-guided RF-TC) in drug-resistant focal epilepsy: Results from a 10-year experience [J]. Epilepsia, 2017,58(1):85-93.

[12] BRESHEARS J D, MOLINARO A M, CHANG E F. A probabilistic map of the human ventral sensorimotor cortex using electrical stimulation [J]. J Neurosurg, 2015,123(2):340-349.

[13] CALANCIE B. Intraoperative neuromonitoring and alarm criteria for judging MEP responses to transcranial electric stimulation: the threshold-level method [J]. J Clin Neurophysiol, 2017,34(1):12-21.

[14] CAPRAZ I Y, KURT G, AKDEMIR O, et al. Surgical outcome in patients with MRI-negative, PET-positive temporal lobe epilepsy [J]. Seizure, 2015,29:63-68.

[15] CEDZICH C, TANIGUCHI M, SCHAFER S, et al. Somatosensory evoked potential phase reversal and direct motor cortex stimulation during surgery in and around the central region [J]. Neurosurgery, 1996,38(5):962-970.

[16] CHANG E F, BRESHEARS J D, RAYGOR K P, et al. Stereotactic probability and variability of speech arrest and anomia sites during stimulation mapping of the language dominant hemisphere [J]. J Neurosurg, 2017,126(1):114-121.

[17] CHARTIER J, ANUMANCHIPALLI G K, JOHNSON K, et al. Encoding of Articulatory Kinematic Trajectories in Human Speech Sensorimotor Cortex [J]. Neuron, 2018,98(5):1042 - 1054.

[18] CHIONG W, LEONARD M K, CHANG E F. Neurosurgical patients as human research subjects: ethical considerations in intracranial electrophysiology research [J]. Neurosurgery, 2017,83(1):29 - 37.

[19] DE WITT HAMER P C, ROBLES S G, et al. Impact of intraoperative stimulation brain mapping on glioma surgery outcome: a meta-analysis [J]. J Clin Oncol, 2012,30(20):2559 - 2565.

[20] DELETIS V, FERNANDEZ-CONEJERO I. Intraoperative Monitoring and Mapping of the Functional Integrity of the Brainstem [J]. J Clin Neurol, 2016,12(3):262 - 273.

[21] DELETIS V, SALA F. Intraoperative neurophysiological monitoring of the spinal cord during spinal cord and spine surgery: a review focus on the corticospinal tracts [J]. Clin Neurophysiol, 2008, 119 (2):248 - 264.

[22] DI VITO L, MAUGUIERE F, CATENOIX H, et al. Epileptic networks in patients with bitemporal epilepsy: the role of SEEG for the selection of good surgical candidates [J]. Epilepsy Res, 2016, 128: 73 - 82.

[23] DJURASOVIC M, DIMAR J R, GLASSMAN S D, et al. A prospective analysis of intraoperative electromyographic monitoring of posterior cervical screw fixation [J]. J Spinal Disord Tech, 2005,18(6):515 - 518.

[24] DUFFAU H. Stimulation mapping of white matter tracts to study brain functional connectivity [J]. Nat Rev Neurol, 2015,11(5):255 - 265.

[25] ESEONU C I, REFAEY K, GARCIA O, et al. Awake craniotomy anesthesia: a comparison of the monitored anesthesia care and asleep-awake-asleep techniques [J]. World Neurosurg, 2017,104:679 - 686.

[26] FENG R, HU J, PAN L, et al. Application of 256-channel dense array electroencephalographic source imaging in presurgical workup of temporal lobe epilepsy [J]. Clin Neurophysiol, 2016,127(1):108 - 116.

[27] FENG R, HU J, PAN L, et al. Surgical treatment of MRI-negative temporal lobe epilepsy based on PET: a retrospective cohort study [J]. Stereotact Funct Neurosurg, 2014,92(6):354 - 359.

[28] GONZALEZ-MARTINEZ J, BULACIO J, ALEXOPOULOS A, et al. Stereoelectroencephalography in the "difficult to localize" refractory focal epilepsy: early experience from a North American epilepsy center [J]. Epilepsia, 2013,54(2):323 - 330.

[29] HADER W J, TELLEZ-ZENTENO J, METCALFE A, et al. Complications of epilepsy surgery: a systematic review of focal surgical resections and invasive EEG monitoring [J]. Epilepsia, 2013,54(5): 840 - 847.

[30] HARROUD A, BOUTHILLIER A, WEIL A G, et al. Temporal lobe epilepsy surgery failures: a review [J]. Epilepsy Res Treat, 2012:201651.

[31] HERBET G, MORITZ-GASSER S, DUFFAU H. Direct evidence for the contributive role of the right inferior fronto-occipital fasciculus in non-verbal semantic cognition [J]. Brain Struct Funct, 2017,222(4):1597 - 1610.

[32] HERBET G, MORITZ-GASSER S, DUFFAU H. Electrical stimulation of the dorsolateral prefrontal cortex impairs semantic cognition [J]. Neurology, 2018,90(12):E1077 - E1084.

[33] HERVEY-JUMPER S L, LI J, LAU D, et al. Awake craniotomy to maximize glioma resection: methods and technical nuances over a 27-year period [J]. J Neurosurg, 2015,123(2):325 - 339.

[34] HOLDEFER R N, SKINNER S A. Commentary: the value of intraoperative neurophysiological monitoring: evidence, equipoise and outcomes [J]. J Clin Monit Comput, 2017,31(4):657 - 664.

[35] HOWICK J, COHEN B A, MCCULLOCH P, et al. Foundations for evidence-based intraoperative neurophysiological monitoring [J]. Clin Neurophysiol, 2016,127(1):81 - 90.

[36] JONES S J, HARRISON R, KOH K F, et al. Motor evoked potential monitoring during spinal surgery: responses of distal limb muscles to transcranial cortical stimulation with pulse trains [J]. Electroencephalogr Clin Neurophysiol, 1996,100(5):375 - 383.

[37] JOURNEE H L, BERENDS H I, KRUYT M C. The percentage of amplitude decrease warning criteria for transcranial MEP monitoring [J]. J Clin Neurophysiol, 2017,34(1):22 - 31.

[38] KAMADA K, TODO T, OTA T, et al. The motor-evoked potential threshold evaluated by tractography and electrical stimulation [J]. J Neurosurg, 2009,111 (4):785 - 795.

[39] KELES G E, LUNDIN D A, LAMBORN K R, et al. Intraoperative subcortical stimulation mapping for

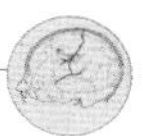

hemispherical perirolandicgliomas located within or adjacent to the descending motor pathways: evaluation of morbidity and assessment of functional outcome in 294 patients [J]. J Neurosurg, 2004, 100 (3): 369 - 375.

[40] KIM S M, KIM S H, SEO D W, et al. Intraoperative neurophysiologic monitoring: basic principles and recent update [J]. J Korean Med Sci, 2013, 28 (9): 1261 - 1269.

[41] KRIEG S M, SHIBAN E, DROESE D, et al. Predictive value and safety of intraoperative neurophysiological monitoring with motor evoked potentials in glioma surgery [J]. Neurosurgery, 2012, 70(5):1060 - 1071.

[42] KUCHCINSKI G, MELLERIO C, PALLUD J, et al. Three-tesla functional MR language mapping: comparison with direct cortical stimulation in gliomas [J]. Neurology, 2015,84(6):560 - 568.

[43] KUROKAWA R, KIM P, ITOKI K, et al. False-positive and false-negative results of motor evoked potential monitoring during surgery for intramedullary spinal cord tumors [J]. Oper Neurosurg, 2017,14(3): 279 - 287.

[44] LANGELOO D D, JOURNEE H L, DE KLEUVER M, et al. Criteria for transcranial electrical motor evoked potential monitoring during spinal deformity surgery a review and discussion of the literature [J]. Neurophysiol Clin, 2007,37(6):431 - 439.

[45] LU J F, WU J S, YAO C J, et al. Awake language mapping and 3-Tesla intraoperative MRI-guided volumetric resection for gliomas in language areas [J]. J Clin Neurosci, 2013,20(9):1280 - 1287.

[46] LU J F, ZHANG H, WU J S, et al. "Awake" intraoperative functional MRI (ai - fMRI) for mapping the eloquent cortex: Is it possible in awake craniotomy? [J]. Neuroimage Clin, 2012,2:132 - 142.

[47] MACDONALD D B, AL ZAYED Z, AL SADDIGI A. Four-limb muscle motor evoked potential and optimized somatosensory evoked potential monitoring with decussation assessment: results in 206 thoracolumbar spine surgeries [J]. Eur Spine J, 2007, 16 (Suppl 2): S171 - 187.

[48] MACDONALD D B, SKINNER S, SHILS J, et al. Intraoperative motor evoked potential monitoring - a position statement by the American Society of Neurophysiological Monitoring [J]. Clin Neurophysiol, 2013,124(12):2291 - 2316.

[49] MACDONALD D B. Overview on criteria for MEP monitoring [J]. J Clin Neurophysiol, 2017, 34 (1): 4 - 11.

[50] MARUTA Y, FUJII M, IMOTO H, et al. Strategies and pitfalls of motor-evoked potential monitoring during supratentorial aneurysm surgery [J]. J Stroke Cerebrovasc Dis, 2016,25(2):484 - 495.

[51] MIKUNI N, OKADA T, ENATSU R, et al. Clinical impact of integrated functional neuronavigation and subcortical electrical stimulation to preserve motor function during resection of brain tumors [J]. J Neurosurg, 2007,106(4):593 - 598.

[52] MOLES A, GUENOT M, RHEIMS S, et al. SEEG-guided radiofrequency coagulation (SEEG-guided RF-TC) versus anterior temporal lobectomy (ATL) in temporal lobe epilepsy [J]. J Neurol, 2018,265(9): 1998 - 2004.

[53] MOROTA N, DELETIS V, EPSTEIN F J, et al. Brain stem mapping: neurophysiological localization of motor nuclei on the floor of the fourth ventricle [J]. Neurosurgery, 1995,37(5):922 - 930.

[54] MULLIN J P, SHRIVER M, ALOMAR S, et al. Is SEEG safe? A systematic review and meta-analysis of stereo-electroencephalography-related complications [J]. Epilepsia, 2016,57(3):386 - 401.

[55] NAIR D G. Intraoperative mapping of roots, plexuses, and nerves [J]. J Clin Neurophysiol, 2013,30(6):613 - 619.

[56] NEULOH G, PECHSTEIN U, CEDZICH C, et al. Motor evoked potential monitoring with supratentorial surgery [J]. Neurosurgery, 2007, 61 (Suppl 1): 337 - 348.

[57] NICHOLS G S. Intraoperative neurophysiological monitoring has been employed to protect nervous system structures at risk. Introduction [J]. J Clin Neurophysiol, 2012,29(2):109.

[58] NOSSEK E, KORN A, SHAHAR T, et al. Intraoperative mapping and monitoring of the corticospinal tracts with neurophysiological assessment and 3-dimensional ultrasonography-based navigation. Clinical article [J]. J Neurosurg, 2011, 114 (3): 738 - 746.

[59] OHUE S, KOHNO S, INOUE A, et al. Accuracy of diffusion tensor magnetic resonance imaging-based tractography for surgery of gliomas near the pyramidal tract: a significant correlation between subcortical electrical stimulation and postoperative tractography

[J]. Neurosurgery, 2012,70(2):283-294.

[60] OJEMANN G, OJEMANN J, LETTICH E, et al. Cortical language localization in left, dominant hemisphere. An electrical stimulation mapping investigation in 117 patients. 1989[J]. J Neurosurg, 2008,108(2):411-421.

[61] POLO G, FISCHER C, SINDOU M P, et al. Brainstem auditory evoked potential monitoring during microvascular decompression for hemifacial spasm: intraoperative brainstem auditory evoked potential changes and warning values to prevent hearing loss — prospective study in a consecutive series of 84 patients [J]. Neurosurgery, 2004,54(1):97-106.

[62] RECH F, HERBET G, GAUDEAU Y, et al. A probabilistic map of negative motor areas of the upper limb and face: a brain stimulation study [J]. Brain, 2019,142(4):952-965.

[63] SCHEFFER I E, BERKOVIC S, CAPOVILLA G, et al. ILAE classification of the epilepsies: position paper of the ILAE commission for classification and terminology [J]. Epilepsia, 2017,58(4):512-521.

[64] SHILS J L, SLOAN T B. Intraoperative neuromonitoring [J]. Int Anesthesiol Clin, 2015, 53 (1):53-73.

[65] SKINNER S A, COHEN B A, MORLEDGE D E, et al. Practice guidelines for the supervising professional: intraoperative neurophysiological monitoring [J]. J Clin Monit Comput, 2014,28(2):103-111.

[66] SLOAN T B, HEYER E J. Anesthesia for intraoperative neurophysiologic monitoring of the spinal cord [J]. J Clin Neurophysiol, 2002,19(5):430-443.

[67] SZELENYI A, HATTINGEN E, WEIDAUER S, et al. Intraoperative motor evoked potential alteration in intracranial tumor surgery and its relation to signal alteration in postoperative magnetic resonance imaging [J]. Neurosurgery, 2010,67(2):302-313.

[68] SZELENYI A, LANGER D, KOTHBAUER K, et al. Monitoring of muscle motor evoked potentials during cerebral aneurysm surgery: intraoperative changes and postoperative outcome [J]. J Neurosurg, 2006, 105 (5):675-681.

[69] TATE M C, HERBET G, MORITZ-GASSER S, et al. Probabilistic map of critical functional regions of the human cerebral cortex: Broca's area revisited [J]. Brain, 2014,137(Pt 10):2773-2782.

[70] THIRUMALA P D, THIAGARAJAN K, GEDELA S, et al. Diagnostic accuracy of EEG changes during carotid endarterectomy in predicting perioperative strokes [J]. J Clin Neurosci, 2016,25:1-9.

[71] WU J S, LU J F, ZHANG H, et al. Direct evidence from intraoperative electrocortical stimulation indicates shared and distinct speech production center between Chinese and English languages [J]. Hum Brain Mapp, 2015,36(12):4972-4985.

[72] WU J S, LU J F, ZHANG H, et al. Probabilistic map of language regions: challenge and implication [J]. Brain, 2015,138(Pt 3):E337.

[73] YAMAMOTO T, KATAYAMA Y, NAGAOKA T, et al. Intraoperative monitoring of the corticospinal motor evoked potential (D-wave): clinical index for postoperative motor function and functional recovery [J]. Neurol Med Chir, 2004,44(4):170-182.

[74] YAN H, KATZ J S, ANDERSON M, et al. Method of invasive monitoring in epilepsy surgery and seizure freedom and morbidity: A systematic review [J]. Epilepsia, 2019,60(9):1960-1972.

放射性核素脑体层显像及应用

9.1 PET在神经系统疾病中的应用

9.1.1 PET和SPECT成像原理

正电子发射体层成像(PET)和单光子发射计算机体层成像(SPECT)均通过放射性标记的化学物质来研究某种生物学过程。在PET显像中,感兴趣分子通常标记的是缺中子的放射性核素,而该放射性核素不稳定,需通过将一个质子转化为一个中子,同时释放一个正电子和一个中微子来达到稳态。正电子在短距离运动时与电子相遇,进而湮灭,产生和释放一对能量相同、方向相反的γ光子。PET探头同时探测到这对光子,通过重建获取时间依赖的放射性图像。图像解释需基于对生物过程的理解和选择合适的数学模型,图像特点取决于过程本身、示踪剂特性,包括该位点是否存在放射性标记物,放射性标记物是否能通过血脑屏障,以及在扫描过程中为可逆性抑或不可逆性结合。一些示踪剂需参考动脉血流来获取正确的输入函数,而其他只需用某一组织作为参照区即足够。多种不同半衰期的放射性核素均可用于显像,最常用的为^{15}O、^{11}C、^{18}F,半衰期分别约2 min、20 min、2 h。

与PET不同,SPECT显像运用的放射性核素直接发射单光子或γ射线,再由γ照相机围绕受试者旋转来探测这些光子。与传统的计算机体层成像(CT)相似,但后者探测的是外源性射线。确保照相机探测到的是来自同一层面的光子,则需用到准直器。以往认为,SPECT的分辨率低于PET,但新型照相机的使用明显提高了SPECT的图像分辨率。PET能通过CT准确测量每一体素的放射性衰减,而SPECT技术则只能通过大体估算。但另一方面,PET的放射性核素半衰期短,因此需要就近配备回旋加速器。

9.1.2 PET概述

PET是应用正电子核素标记的具有生物活性物质作为分子探针,使用PET仪器观察活体内生化、代谢等过程的一种分子影像学技术。PET具有高灵敏度和高空间分辨率的特点,是名副其实的全身三维影像,能显示全身各部位放射性药物分布情况,适合于肿瘤等疾病的诊断、分期和疗效监测。

1896年,法国物理学家贝克勒尔首次发现了铀的放射现象,这项技术用于医学领域则要归功于此后众多科学家的不懈努力——1923年^{32}P首次被用于观察磷的活体代谢途径,建立了“示踪剂”的概念;

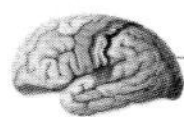

1930 年，第 1 台回旋加速器诞生；20 世纪 50 年代，美国科学家先后设计了包括 γ 相机在内的多种扫描仪进行放射性分布显像，并于 1972 年首次运用 ^{18}F - 脱氧葡萄糖（^{18}F-fluorodeoxyglucose，^{18}F - FDG）测定了脑局部葡萄糖利用率，奠定了 PET 的基础。1999 年，Townsend 的研究小组研制出了第 1 台 PET/CT，实现了分子影像与解剖影像的同机图像融合，双方信息互补，彼此印证，极大地提高了诊断的特异性和准确性，因而在全球范围内得到广泛应用，并迅速取代 PET 成为主流设备。

我国于 20 世纪 90 年代中后期引进 PET，21 世纪初引进 PET/CT，主要应用于肿瘤诊疗方面。2018 年，中华医学会核医学分会调查显示，我国 PET/CT 检查总数达 52.29 万例，其中肿瘤占 87.4%，神经系统仅占 4.2%。PET/CT 可从肿瘤组织的血流灌注、代谢、增殖活性、乏氧、特异性受体、血管生成及细胞凋亡等方面进行研究，在肿瘤诊断、分期和疗效监测，肿瘤生物学靶区（biological target volume，BTV）定位精确制定放疗计划等方面具有重要价值。

PET/CT 早期研究重点主要是神经系统（包括脑肿瘤），近两年美国核医学年会按心脏、肿瘤、常规核医学检查及神经系统 4 个主题进行总结，其中神经系统的研究主题被归为 4 类：认知障碍或痴呆、精神疾病、帕金森病及脑肿瘤，其他有心理障碍、药物（吸毒）与酒精滥用、外伤、卒中、感染及放化疗所致脑病等。在所用神经系统显像剂中，^{18}F - FDG 仍占主导地位，但新型示踪剂的研究是神经核医学重要发展方向。目前，国外 PET/CT 在神经系统的应用和研究日趋增加，其中部分内容已经或正在列入美国医疗保险的支付范畴，如癫痫的术前定位、阿尔茨海默病的诊断等，而相关神经受体、脑功能等研究正在深入进行。我国的应用及研究重点主要集中在脑肿瘤、癫痫、帕金森病、痴呆、脑血管疾病等的定位、定性诊断及预后评估等方面。

9.1.3 PET 与脑肿瘤

PET 脑肿瘤显像主要采用^{18}F - FDG，通过葡萄糖代谢进行肿瘤定性、定位诊断，预后评估及疗效检测。除 FDG 外，还可使用多种显像剂进行脑肿瘤显像，包括氨基酸类、胆碱类、乙酸类、嘧啶类、神经受体、乏氧显像剂等，其共同的优势是较低的脑本底摄取，从不同代谢途径、受体水平等多角度反映肿瘤的异常增殖。

（1）*葡萄糖 PET 显像与脑肿瘤*

脑几乎完全依赖葡萄糖作为能源物质，应用 ^{18}F - FDG PET 测量脑局部葡萄糖代谢率（regional cerebral metabolic rate of glucose，rCMRG），发现灰质的 rCMRG 是白质的 4～5 倍，因为进行能量代谢的主要神经元大多集中在灰质，所以葡萄糖代谢分布图可以反映脑内神经元的相对活性。正常成年人的 rCMRG 大约是 30 μmol/（100 g · min）。通常脑灰质的葡萄糖代谢较高，脑肿瘤位于这样一个高本底的背景下，低代谢或无代谢的肿瘤（如低级别胶质瘤、脑膜瘤等）就很难显示出来，此时可通过延迟显像来进一步降低本底，从而观察脑肿瘤的葡萄糖代谢变化，以助判断，甚至可延迟至 3～8 h，以获得满意结果。也可借助其他技术，如 MRI、胆碱和氨基酸的 PET。尽管如此，^{18}F - FDG PET 对脑肿瘤依然具有独特的应用价值，主要包括肿瘤的良恶性判别、分级，鉴别肿瘤复发或坏死等。

1）脑肿瘤的诊断和临床预后估计：恶性肿瘤增殖迅速，蛋白合成和葡萄糖的利用率明显高于其他正常组织细胞；恶性程度越高，该生物学行为越明显。由此可知，通过检测肿瘤组织的葡萄糖代谢情况和蛋白合成率可以了解肿瘤的生物学行为，为病理分级和病程分期提供有价值的信息。不同病理分级的脑胶质瘤 FDG 代谢率：Ⅰ～Ⅱ级平均 FDG 代谢率为 3.8±1.6 mg/（100 g · min），而Ⅱ～Ⅲ级为 6.6±3.3 mg/（100 g · min），其中Ⅲ级为 5.7±2.7 mg/（100 g · min），Ⅳ级则为 7.3±3.6 mg/（100 g · min）。可见随着恶性程度增加，肿瘤组织葡萄糖代谢率也在增加。据此，在临床应用时，FDG PET 可提供一定的预后信息。肿瘤摄取 FDG 多，恶性程度高，预后就差，反之则预后较好。Di Chiro 等发现，肿瘤局部 FDG 摄取高于周围正常组织 1.4 倍，患者的平均生存期 5 个月，而低于 1.4 倍的患者平均生存时间＞19 个月。另有报道，将病理分级较高的患者分为 2 组：高代谢组 1 年存活率 29%；而低代谢或正常代谢组 1 年存活率达 78%。由此可见，FDG PET 对预后的评估具有极高价值。

2）肿瘤复发或残存病灶与放、化疗后组织坏死的鉴别：脑肿瘤的治疗除了手术外常用放疗和/或化疗，治疗后常出现后续反应，如放射性坏死等，临床上可分为急性期（数小时至数周）、亚急性早期（数周至 4 个月）、亚急性晚期（4 个月至数年）和慢性期。肿

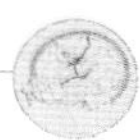

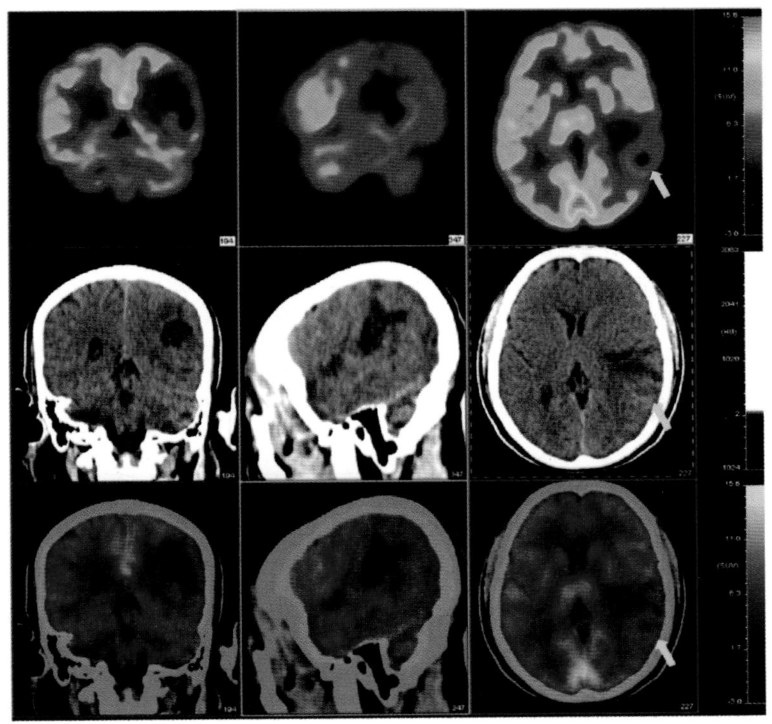

图 9－1 脑肿瘤^{18}F－FDG PET 显像

注：左枕脑肿瘤放疗后出现病灶周围放射性坏死，表现为 FDG 代谢轻度增高。

瘤复发或残存病灶与治疗后坏死的鉴别十分重要，FDG PET 在这方面较传统影像学更有优势。肿瘤复发或残存病灶 FDG 代谢异常增高，而放疗、化疗后坏死脑组织则显示低代谢或无代谢状态（图 9－1）。然而放射性坏死组织、炎性细胞对 FDG 也可以有一定的摄取，这种摄取与低度恶性肿瘤的复发难以区分，因而引入脑本底及炎症、坏死组织摄取较低的氨基酸显像剂。

（2）氨基酸 PET 显像与脑肿瘤

^{18}F－FDG 是目前最常用的肿瘤 PET 的显像剂，已成功地应用于临床肿瘤的良、恶性鉴别，肿瘤恶性程度评价及肿瘤治疗效果监测等。但^{18}F－FDG 仍然存在缺陷，包括特异性差、本底代谢高、存在一定的假阳性和假阴性。作为^{18}F－FDG PET 显像的重要补充，氨基酸代谢显像是另一种重要的分子显像，可弥补糖代谢显像的不足。氨基酸是生命活动中最基本的物质，是生命代谢的物质基础。肿瘤细胞生长除了需要摄取葡萄糖之外，还需要大量氨基酸，尤其是构成人体蛋白质的左旋（L 型）氨基酸。肿瘤细胞增生活跃可引起肿瘤组织的快速生长和细胞增殖，该过程中，人体需要摄取并消耗大量的氨基酸，导致机体氨基酸代谢原料缺乏，因而肿瘤细胞增生程度与氨基酸代谢异常密切相关。人体内氨基酸代谢包括氨基酸参与蛋白质的合成代谢和参与氨基酸转运的分解代谢。恶性肿瘤细胞增殖速率增加可引起氨基酸转运速率和蛋白质合成速率增加，因此肿瘤细胞增殖的机制涉及氨基酸转运和蛋白质合成。对于肿瘤氨基酸显像，它主要反映氨基酸转运而不是蛋白质合成，且许多非天然氨基酸并不参与蛋白质合成，却涉及氨基酸转运。

在肿瘤细胞中发现氨基酸转运体有过度表达或上调作用，而正常组织或炎症组织中表现出低表达或不表达。恶性肿瘤细胞通过氨基酸转运体可高度摄取氨基酸，滞留在肿瘤细胞中的氨基酸发生代谢或以原型氨基酸存在，因而氨基酸转运体可作为研制氨基酸 PET 分子探针的特异性靶标。由于肿瘤细胞对氨基酸的需求量远大于正常组织，遂将正电子核素标记氨基酸引人体内。肿瘤细胞对标记的氨基酸选择性摄取，因此通过 PET 显像仪探测肿瘤细胞中标记的氨基酸分布及其浓度，就对肿瘤进行了活体显像。氨基酸 PET 显像反映的是肿瘤细胞代谢和氨基酸转运体表达状况。对于不同氨基酸显像剂，其涉及的氨基酸转运系统作用机制是不同的。

如^{11}C 标记的甲硫氨酸(^{11}C-methionine，^{11}C－MET)进入体内后，可参与体内蛋白质的合成，或转化为 S－腺苷蛋氨酸作为甲基的供体，因而能够在活体反映氨基酸的转运、代谢和蛋白质的合成情况。正常脑皮质对^{11}C－MET 的摄取较低，图像上脑本底较 FDG 明显减低。肿瘤组织中氨基酸代谢活跃的区域^{11}C－MET 摄取明显升高，而坏死区^{11}C－MET 摄取明显下降。肿瘤复发或残存病灶呈^{11}C－MET 高摄取，放射性坏死组织^{11}C－MET 摄取与正常脑皮质相似，且不受炎症反应的影响(图 9－2)。因此，^{11}C－MET PET 在脑肿瘤浸润范围确定、坏死区确定、近脑皮质区的低度恶性肿瘤的检出、复发或残存病灶与治疗后坏死的鉴别、早期疗效评价等方面具有特定价值。此外，某些肿瘤具有^{11}C－MET PET 的特异性表现，如所有脑膜瘤呈^{11}C－MET 高摄取且分布均匀，边界清晰，与周围正常脑组织区别明显；而神经瘤^{11}C－MET 呈低摄取且分布不均，特别是有囊性结构或坏死时低摄取更加明显。

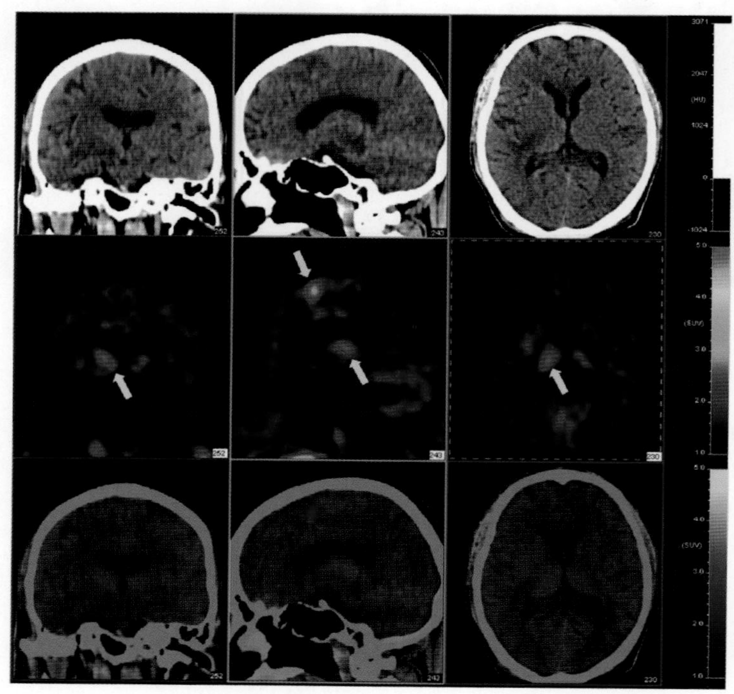

图 9－2　脑肿瘤治疗后复发^{11}C－MET PET 显像

然而^{11}C 的物理半衰期只有 20.4 min，限制了^{11}C－MET 的临床应用。^{18}F 标记的 *L*－酪氨酸克服了这一缺点。O－(2－[^{18}F]氟代乙基)－*L*－酪氨酸(^{18}F－FET)是酪氨酸的类似物，通过主动转运进入肿瘤细胞后不再进一步参与氨基酸代谢，而是在细胞内累积，因而其反映细胞对氨基酸的转运过程，包括肿瘤细胞膜上 L 型转运蛋白能力。肿瘤细胞氨基酸需求明显增加，因而转运显著增高。较长的半衰期可以让酪氨酸有足够的时间滞留在肿瘤细胞内，而周围脑组织代谢洗脱后使肿瘤显示清楚，尤其是对分化程度好的胶质瘤具有高度敏感性。也正因如此，在肿瘤分级方面存在不足。炎性细胞对^{18}F－FET 摄取明显减低，低于 FDG 甚至 MET，因而在区分各种治疗所致的炎症、坏死与肿瘤复发方面具有独特价值。^{18}F－FET PET 诊断脑肿瘤的敏感性达到 82%，特异性达到 76%。此外，治疗前及治疗后早期，病灶摄取^{18}F－FET 的改变对监测治疗反应、调整治疗方案及预后评估具有一定意义。^{18}F－FET 联合 MRI 还被应用于制定三维适形放疗的生物靶区。然而，氨基酸 PET 在鉴别脑肿瘤良恶性、病理

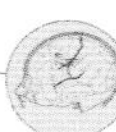

分级方面也存在着一定的假阴性和假阳性，多种显像剂的组合使用可能会克服这方面的缺陷。

(3) 胆碱 PET 显像与脑肿瘤

胆碱属于季铵盐碱类，合成卵磷脂是胆碱在体内的主要代谢途径，而卵磷脂是细胞膜的主要成分。肿瘤组织细胞复制、增生活跃，细胞膜的生物合成加速，胆碱的需求量增加以提供合成细胞膜所需的卵磷脂。体内及体外 ^{31}P 磁共振波谱(MRS)分析表明，在肿瘤细胞中，卵磷脂的含量增高，而正常组织的胆碱代谢水平极低。因此，肿瘤组织胆碱的摄取量多少在一定程度上代表了肿瘤的增殖速率。脑肿瘤胆碱 PET 发现：脑肿瘤胆碱标记化合物(choline containing compound, CCC)的含量高于正常脑组织；高度恶性胶质瘤的 CCC 含量要高于低度恶性胶质瘤；慢性放射性坏死的 CCC 含量要低于间变性肿瘤；放疗临床证实有效者，随访肿瘤组织 CCC 含量降低。临床上用 ^{11}C 标记的胆碱(^{11}C - choline)进行脑肿瘤显像(图 9-3)。

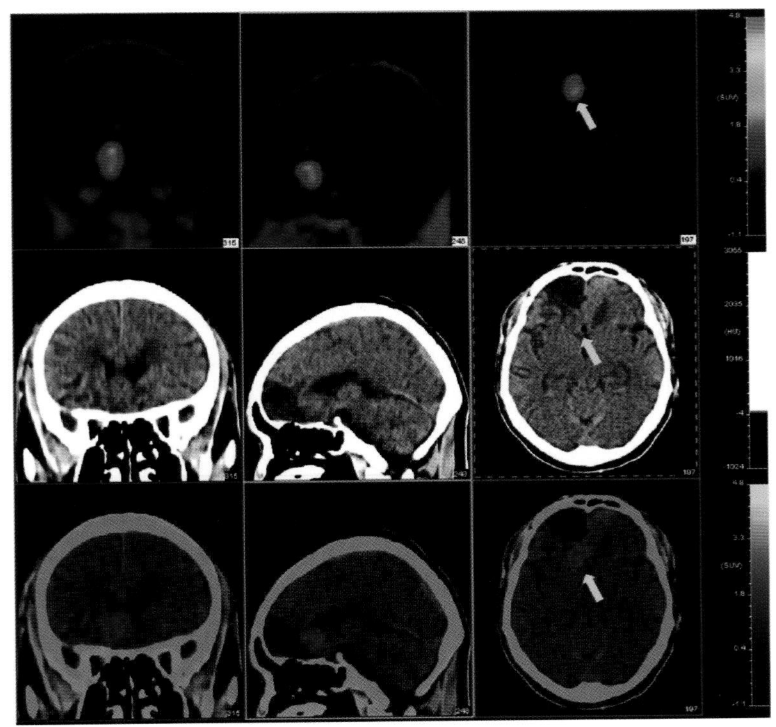

图 9-3　脑肿瘤术后复发 ^{11}C-胆碱 PET 显像

此外，^{11}C-乙酸在线粒体内转化为 ^{11}C-乙酰辅酶 A，并进入三羧酸循环氧化为二氧化碳和水，反映细胞的终末代谢情况；^{11}C-胸腺嘧啶和 5-^{18}F-氟尿嘧啶能参与核酸的合成，反映细胞分裂速度；硝基咪唑类乏氧显像剂 ^{18}F - FMISO (^{18}F-fluoromisonidazole)可选择性地与肿瘤低氧细胞结合，是一种较好的低氧显像剂。此外，还包括血管生成、细胞凋亡及基因表达等显像剂，目前在国内外临床及研究中均取得了较好的应用经验。

(4) PET 与垂体瘤

垂体瘤的诊断主要依赖 MRI，FDG PET 对垂体瘤的显示较 CT 好，与 MRI 相接近，而 PET 与 MRI 共同诊断可以提高 15%～20%的阳性率。而垂体瘤也可表现为较高程度的 ^{11}C - MET 摄取，应用 ^{11}C - MET PET 在区分肿瘤存活组织与纤维化、囊肿及坏死具有诊断价值，还可鉴别是否为分泌型肿瘤。无分泌功能的腺瘤靶区/本底比值仅约为 2.5，分泌活跃的腺瘤的比值可以明显增高，分泌旺盛的垂体泌乳素瘤的靶区/本底比值可以高达 9 以上。此外，^{11}C - MET PET 尚可以应用于观察溴隐亭疗效，由于在应用溴隐亭治疗的几周至几个月内，有时由于肿瘤细胞受损肿胀，MRI 和 CT 可能会显示瘤体增大，在一定程度上将影响进一步治疗方案的实施，^{11}C－MET PET显示肿瘤内的代谢减低而排除肿瘤生长的可能性，支持药物继续治疗。

(5) *PET与脑肿瘤放射治疗定位*

理想的放射剂量分布是成功控制肿瘤局部进展的关键，一方面要尽量减少病灶的遗漏，另一方面要避免正常组织的非必要照射。三维适形调强放疗是立体定向放疗技术新的发展，它将CT扫描定位、计算机治疗计划系统、治疗机还原摆位系统有机结合起来，通过治疗机准直器和挡铅技术、多野或拉弧照射技术，使照射的高量区在人体内的立体空间上与靶区的实际形状一致，从而保护肿瘤周围正常组织。目前病灶放疗靶区主要通过CT模拟定位，但肿瘤内部结构复杂，多存在异质性：内在敏感性、供氧程度、细胞营养、细胞密度、干细胞数、增殖时相的分布等都不同，各部位所需要的放射剂量理论上应是不均匀的。PET反映肿瘤的病理特征或代谢过程，可以区别坏死与存活的肿瘤组织，对肿瘤的显示范围通常大于CT，与真实的肿瘤边界更为接近，而且PET是三维立体成像，可以在冠状、矢状、横断面进行剂量分配，还能给出任意斜切面的图形及剂量分布，从而充分考虑肿瘤的不均质性，达到肿瘤治疗的最大生物学效应。通过三维适形调强放疗对高代谢病灶区进行高强度的放疗，降低高代谢区的肿瘤活性，从而达到有目的地对肿瘤坏死区和活性区的个体化治疗。因此，PET是一种理想的放疗定位工具。由于受到高本底摄取的限制，^{18}F－FDG PET对于肿瘤浸润范围的判断能力有限，无法有效区分低级别的肿瘤与周围正常脑组织；而其他示踪剂(如^{11}C－MET、^{11}C－胆碱等)能显示对比度较好的脑肿瘤影像。与增强MRI的图像结果相比，非^{18}F－FDG PET显示的病灶范围通常更大。活检结果显示在离MRI增强边缘3 cm处仍有肿瘤细胞存在，且80%的肿瘤复发位于距离原增强病灶边缘2 cm的范围内。因此，PET对于肿瘤定向穿刺活检、切除范围的制定及放疗靶区的勾划能够提供更完整的信息。

9.1.4 PET与癫痫

PET主要应用于解剖结构上无异常改变的原发性癫痫(70%～80%的原发性癫痫是颞叶癫痫)，主要是通过观察脑部葡萄糖代谢情况，进行术前定位及疗效评估，较其他传统检查方法优势突出。

(1) *术前定位*

原发性癫痫手术指征包括临床上经充分而合理的抗癫痫药物治疗达2年以上，癫痫仍然频繁发作，明显影响患者生活质量，手术对癫痫灶单个、局限、位于颞叶又不累及重要生理功能区域的患者最为理想，而手术的疗效主要取决于定位的准确性。目前用于癫痫术前定位的方法主要有脑电图(EEG)，神经影像学检查如MRI、MRS，功能影像学检查如PET、SPECT及脑磁图等。癫痫发作时引起的脑电异常是可播散的，发作时脑电图记录的异常脑区可能是癫痫发作时受影响的脑区，因此脑电图尚不能完全准确定位癫痫原发灶。利用^{18}F－FDG PET可以观察发作间期和发作期癫痫灶葡萄糖代谢情况。发作间期癫痫灶葡萄糖代谢降低(图9－4)。20世纪80年代，Engel等最先应用^{18}F－FDG PET进行癫痫定位诊断。长期实践证实，发作间期^{18}F－FDG PET对癫痫灶的检出率达到80%～90%。而发作期癫痫灶残存神经元的过度放电，使局部脑血流及葡萄糖代谢增加，此时行PET可提高定位的特异性，但需结合发作间期显像综合判断，因为发作期也可表现仅相对发作间期代谢增高。然而，发作期^{18}F－FDG PET存在很多困难，首先是发作期较难捕捉；其次，单次癫痫发作通常仅维持十几秒，FDG代谢达到稳态时间则需要40～60 min，即使捕捉到了发作期，其显像仍反映了包括发作间期、发作期及发作后的综合代谢情况。

典型的发作期^{18}F－FDG PET仅适用于少数癫痫持续状态或频繁发作，以及癫痫发生在FDG摄取早期的病例。

因此，发作间期^{18}F－FDG PET是颞叶癫痫术前定位的主要手段。然而，颞叶癫痫的FDG低代谢范围往往超过颞叶，

常常涉及同侧额叶、顶叶及丘脑等区域，这可能是由于颞叶癫痫患者海马功能受损，导致与丘脑及额叶、顶叶等功能失联络；也可能是颞叶内侧的异常放电向颞叶外侧及其他脑叶传导所致。因此，不能单纯依赖^{18}F－FDG PET，还需结合MRI、MRS及EEG综合判断。此外，以^{11}C－氟马西尼(^{11}C-flumazenil)为代表的苯二氮䓬受体显像剂、以^{11}C－WAY100635为代表的5－羟色胺受体显像剂也用于癫痫显像的研究。

(2) *术前预后估计*

^{18}F－FDG PET显示为单侧颞叶、病灶局限，且

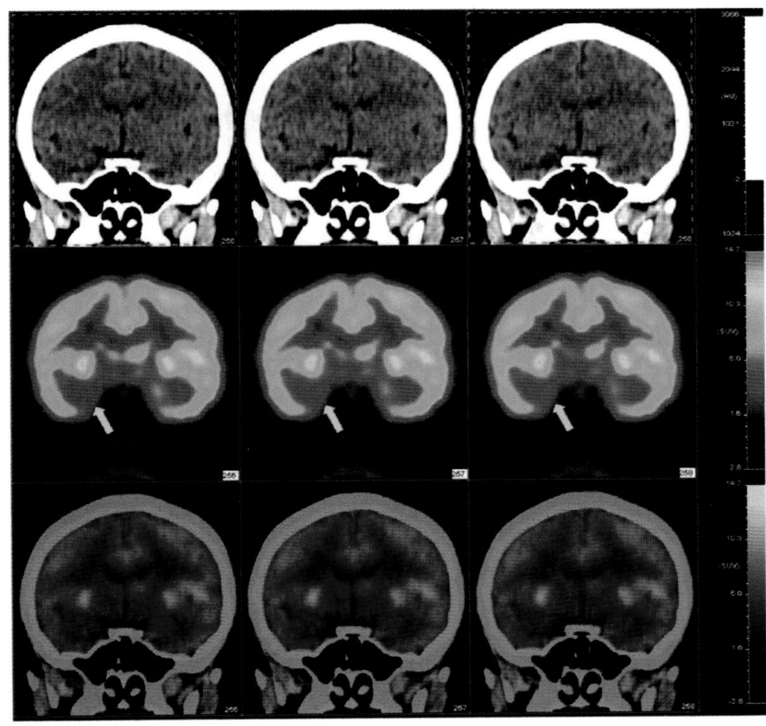

图 9-4 癫痫发作间期脑部[18]F-FDG PET 显像

与 MRI 和脑电图结果相符合的病例，手术治疗效果较好；而双侧颞叶代谢减低，两侧大脑半球多个脑区病变的疗效往往不理想。

(3) 药物治疗的观察

抗癫痫药物治疗的神经系统不良反应包括小脑综合征、亚急性脑病、慢性脑病、精神障碍等，严重影响患者正常生活。^{18}F-FDG PET 可及时反映治疗对脑代谢产生的影响，多表现为多数脑区的代谢低下，停药后可恢复。尽管显像结果不可避免地受到癫痫发作所致的脑区功能损害的影响，但可以从一定程度上对药物治疗的情况进行监测，指导用药。

9.1.5 PET 与痴呆

我国流行病学调查显示，65 岁以上老年人的阿尔茨海默病(AD)患病率达 4.8%，而血管性痴呆的患病率为 1.1%，表明我国老年痴呆的亚型分布以 AD 为主。目前最常用的 PET 显像剂是^{18}F-FDG 和 β-淀粉样蛋白(amyloid β-protein, Aβ)显像剂，后者是 AD 老年斑的核心成分，被认为是神经退行性变的重要病理特征。

(1) 常用 PET 的显像模式

1) ^{18}F-FDG PET 显像：大脑消耗葡萄糖，^{18}F-FDG 是一种葡萄糖类似物，可以准确评估 rCGM。^{18}F-FDG 能够使用葡萄糖转运系统穿过血脑屏障并进入神经元。通过己糖激酶-1 快速磷酸化后，^{18}F-FDG 被细胞捕获，不能沿着葡萄糖代谢途径进一步进行。^{18}F-FDG 注射后 35 min 达到摄取峰值的 95%。尿排泄很快，2 h 内清除总剂量的 10%～40%。

2) 脑淀粉样蛋白 PET 显像：神经退行性痴呆会有蛋白的产生增加或异常折叠，如 Aβ，Aβ 是分泌酶从淀粉样前体蛋白中切割的肽。Aβ 的作用尚不清楚，但越来越多的证据表明它可以调节突触前活动和神经元存活。在 AD 患者中，伴有神经原纤维缠结症状，Aβ 斑块积聚在细胞外和小血管壁(阿尔茨海默血管病)中。一个理论是淀粉样蛋白引起神经元损伤，通过一系列的下游效应导致 AD。由于目前还没有 AD 的治疗方法，因此早期诊断是至关重要的。淀粉样蛋白积累可能在 AD 发生前若干年就开始了。

目前已经开发出几种与 Aβ 结合的 PET 放射性

药物。其中最先研究的是 2-(4′-N-^{11}C-甲胺基苯)-6-羟基苯并噻唑(^{11}C-PIB),一种衍生自硫代黄素T的荧光染料,用于评价淀粉样蛋白。^{11}C-PIB与不溶性原纤维 Aβ 具有高亲和力,但不与神经原纤维斑块或无定形 Aβ 结合。在超过 90%的阿尔茨海默病患者中观察到^{11}C-PIB 的结合,然而无症状的老年患者也出现 Aβ 累积,从 70 岁以下的 10%增加到 80 岁的 30%~40%。临床中 AD 患者的^{11}C-PIB 的摄取并不一定与^{18}F-FDG 表现一致,^{11}C-PIB 的高摄取量也不会随时间而显著变化,而^{18}F-FDG 显像随着疾病进展代谢降低区域逐渐增加。

^{11}C-PIB 作为较广泛使用的 Aβ 显像剂,由于^{11}C 的半衰期相对较短,研究者选用^{18}F 标记淀粉样蛋白显像,如^{18}F-FDDNP——^{18}F-6-二烷基氨基-2-萘甲亚基的衍生物,也是一种可以结合 Aβ 的亲脂性显像剂。然而,许多研究已经表明,^{18}F-FDDNP 与 Aβ、神经纤维缠结和其他蛋白的特异性结合较^{11}C-PIB 少,其显像效果不如^{11}C-PIB。目前临床上 3 种^{18}F 标记的淀粉样蛋白显像剂有肯定前景的是:^{18}F-AV45(^{18}F-Florbetapir,氟贝他吡)、^{18}F-AV1(^{18}F-Florbetaben,氟比他班)和^{18}F-3′-F-PIB。这 3 种药物均能够穿过血脑屏障,并显示出与 Aβ 的高亲和力,并且可以鉴别前额叶变性患者和 AD 患者,阳性结果显示出高水平的皮质摄取。有时候在认知正常的老年人中出现 Aβ 及高水平的非特异性白质结合,会干扰诊断,因为淀粉样蛋白的早期沉积发生在较深的皮质水平,所以这些 PET 显像剂与白质结合可能导致诊断困难。研究显示新的显像剂,如^{11}C/^{18}F AZD4694,其靶向性好、非特异性结合低。上述这些淀粉样蛋白显像剂的潜在临床价值需要进一步的确定,它们可以诊断 AD,但在药物治疗的影响和轻度认知障碍前驱症状的早期诊断方面需要进一步的研究。

3) 脑 τ 蛋白 PET 显像:大脑中 τ 蛋白的异常聚集是各种神经变性疾病的主要因素。τ 蛋白磷酸化在 τ 蛋白病的病理生理中的作用尚不清楚,因此重要的是能够准确和具体地在患者脑中及体内靶向显示 τ 蛋白的异常沉积。分子显像技术的进展也促进了针对 τ 蛋白的特异性 PET 显像剂的发展,如 THK5317、THK5351、AV1451 和 PBB3。这些显像剂现在可用于显像各种 τ 蛋白病,包括 AD 及健康受试者的临床评估。对不同疾病在脑内 τ 蛋白沉积的模式不同,可用于区分不同的神经变性疾病,包括不同的 τ 蛋白病,以及监测疾病进展。然而,不同类型的 τ 蛋白沉积物在不同疾病中的多样性和复杂性,已经对 τ 蛋白 PET 显像剂的发展产生了相当大的挑战。目前主要的研究工作仍然是为了探究 τ 蛋白 PET 显像剂的结合特性,并评估其作为潜在病理早期生物标志物的有用性。

(2) 阿尔茨海默病

AD 是痴呆最常见的类型。PET 能提供早期分子影像学方面改变的信息,对 AD 的发病机制的研究、早期诊断和监测疗效等方面具有重要价值。其中,^{18}F-FDG PET 的诊断准确性高达 95%。AD 的典型病变特点是双侧顶、颞叶的葡萄糖代谢减低,基底节受累不明显(图 9-5)。一侧或双侧颞顶叶的代谢减低具有较高的诊断价值。AD 患者临床表现的严重程度与葡萄糖代谢减低的程度密切相关:病程 1~2 年的 AD 患者典型表现为顶颞部代谢减低,可为单侧;随着疾病进展,受损范围扩大,最后额叶皮质甚至大脑各叶及小脑也出现代谢减低。通常认为 PET 的异常表现早于量表评分。因此,^{18}F-FDG PET 可以对 AD 进行早期诊断及病情严重程度评估,对改善预后具有重要意义。同时^{18}F-FDG PET 还可根据 AD 患者脑局部的葡萄糖代谢改善情况评估疗效。Aβ 显像可利用^{11}C-PIB、^{18}F-AV45 等特异性显像剂显示 AD 患者脑部淀粉样蛋白的沉积情况,以及^{18}F-PM-PBB3 等 τ 蛋白显像剂显示痴呆患者脑内的异常 τ 蛋白沉积,从而早期诊断 AD 及轻度认知障碍(mild cognitive impairment, MCI),

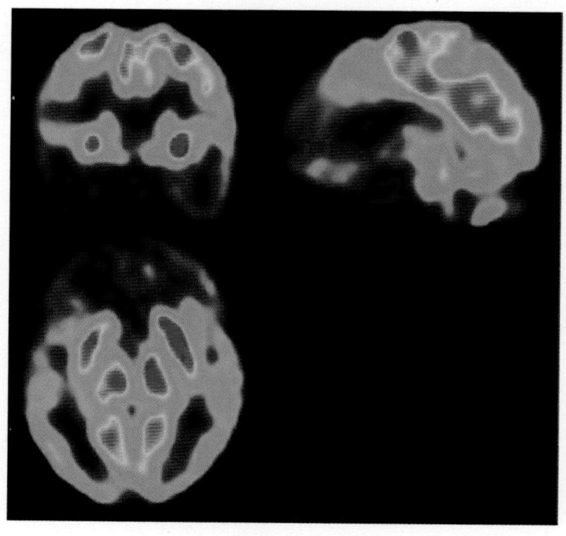

图 9-5　AD 患者脑部^{18}F-FDG PET 显像

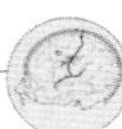

并可评估药物疗效。淀粉样蛋白 PET 显像在 AD 患者中是阳性的，并且可以在前额、扣带回、顶叶和外侧颞叶皮质中显示皮质分布。因为路易体痴呆(dementia with Lewy body，DLB)通常有淀粉样蛋白沉积而显像为阳性，所以将淀粉样蛋白 PET 与^{18}F－FDG PET 的代谢异常联合诊断，有助于区分 AD 与 DLB。极少数时候，脑皮质严重萎缩可能误导医生认为这是灰质淀粉样蛋白显像剂摄取较低，导致了假阴性，因此在诊断时应注意综合评估解剖学显像与淀粉样蛋白 PET 的显像结果。

(3) 血管性痴呆

痴呆症中起因于基础血管疾病的患者高达45％，临床上血管性痴呆可能表现为全身血管疾病或卒中史相关的功能障碍或逐步恶化的卒中。由于潜在的病理状况如动脉粥样硬化或脑淀粉样血管病(cerebral amyloid angiopathy，CAA)，血管性痴呆最常见的是散发性的，更罕见的是血管性痴呆可能是遗传性的，例如具有皮质下梗死和脑白质脑病的脑常染色体显性动脉病变，更为复杂的是血管性痴呆可与 AD 共存，因为人口老龄化是其共同危险因素。

^{18}F－FDG PET 在评估患有血管性痴呆临床表现的患者时经常使用，然而当考虑鉴别 AD 诊断时，^{18}F－FDG PET 可能是有帮助的。^{18}F－FDG PET 显示的代谢异常倾向于局灶性和严重性，与 MRI 上的白质病和梗死后脑软化的区域相关。^{18}F－FDG 的低摄取与 MRI 相关的信号异常区域的关系对于血管性痴呆患者的诊断至关重要，而单独的^{18}F－FDG 代谢 PET 的显像结果不容易诊断。

淀粉样蛋白 PET 显像在单纯的血管性痴呆患者中通常为阴性。然而在 CAA 患者中可以看到淀粉样蛋白沉积，一些研究表明淀粉样蛋白沉积位点对应于未来的出血位置。将来的研究可能对诊断 CAA 相关出血风险的患者和可能受益于抗淀粉样蛋白沉积免疫治疗的患者是有益的。

(4) 混合性痴呆

混合性痴呆是指同时有多灶性脑梗死和 AD 的痴呆，此等情况临床时常可见。无论在临床上或仅脑 SPECT 均难以区分出来，往往需要结合临床、CT 或 MRI 及 SPECT 或 PET 的资料进行分析考虑，以提高诊断率。

9.1.6 PET 与帕金森病

帕金森病(Parkinson's disease，PD)是常见的神经系统变性疾病之一，患病率随年龄的增长而增高。我国 65 岁以上人群总体患病率为 1 700/10 万，并随年龄增长而升高，给家庭和社会都带来了沉重的负担。PD 主要以黑质多巴胺(dopamine，DA)能神经元进行性变性和路易体(Lewy body)形成的病理变化，纹状体区多巴胺递质降低、多巴胺与乙酰胆碱递质失平衡的生化改变，震颤、肌强直、动作迟缓、姿势平衡障碍的运动症状和嗅觉减退、便秘、睡眠行为异常和抑郁等非运动症状的临床表现为显著特征。PD 的主要病理改变是黑质致密部 DA 能神经元的变性、丢失。DA 递质通过黑质-纹状体束作用于基底节的壳核和尾状核细胞，对运动功能起着重要的调节作用。引起神经元变性的原因是 α－共核蛋白(alpha-synuclein)的异常聚集，形成特征性的嗜酸性包涵体即路易体，后者是病理诊断 PD 的首要条件。

PD 约占帕金森综合征的 75％，其他常见不典型帕金森综合征包括多系统萎缩(multiple system atrophy，MSA)、进行性核上性麻痹(progressive supranuclear palsy，PSP)和皮质基底节变性(corticobasal degeneration，CBD)等，临床表现与 PD 多有类似，早期鉴别诊断困难。特发性震颤(essential tremor，ET)与早期 PD 在临床表现上也非常容易混淆，而两者的治疗与预后截然不同。

(1) 多巴胺能显像

目前 PD 临床诊断和研究最常用的 PET 显像方法是 DA 能神经递质系统显像。显像原理如下：左旋多巴(*L*－dopa)在多巴脱羧酶——芳香族-*L*-氨基酸脱羟酶(AADC)的作用下生成 DA，后者经囊泡单胺转运体 2(VMAT2)储存到突触囊泡内，并最终由囊泡释放到突触间隙。释放到突触间隙的 DA 与突触后膜的 DA 受体结合发挥作用后，一部分被降解，一部分被突触前膜上的 DA 转运体(DAT)摄取回收。评价 AADC、VMAT2 和 DAT 功能属于突触前 DA 能显像，评价 DA 受体功能属于突触后 DA 能显像，常用的显像剂如下所示。

^{18}F－DOPA PET 显像主要反映纹状体 DA 能神经元末梢的密度和 AADC 的活性，在 PD 患者表现为纹状体摄取减低，其摄取水平反映黑质残存 DA 能神经元的数量，但在病程早期，可能会因为 AADC 活性的代偿性上调而使影像低估神经变性的严重度。

^{11}C－CFT、^{18}F－FP－CIT 等 DAT 显像仅见于

DA能神经元的树突和轴突末梢，因此也反映了黑质纹状体神经投射的完整性。DAT PET的显像表现与^{18}F-DOPA相似，早期诊断PD的敏感度约为90%。但与^{18}F-DOPA相反，在病程早期，DAT水平的代偿性下调可以造成高估神经变性的严重度。

^{18}F-DTBZ VMAT2显像结果介于上述两者之间，目前被认为可能是最可靠地反映了DA能神经元的存活情况。所有突触前DA能显像在PD均表现为：病程早期，纹状体对显像剂的摄取呈不对称性减低，通常起病肢体对侧的壳核后部减低最明显，但同侧、即无症状肢体对侧壳核后部亦出现轻度减低，表明其具有早期诊断价值；病程中晚期，双侧壳核对显像剂的摄取均明显减低，尾状核亦可出现减低。ET患者DAT显像结果正常，可以与PD相鉴别；而MSA和PSP患者均可出现突触前DA能显像异常，难以与PD相鉴别。

^{11}C-雷氯必利(raclopride)多巴胺D2受体显像表现为：PD早期纹状体多巴胺受体分布上调性提高，然后恢复到正常水平，而MSA和PSP的多巴胺受体分布持续减低，这一点可以鉴别PD和不典型帕金森综合征，但不能进一步区分MSA和PSP。

黑质纹状体多巴胺能神经递质系统PET能敏感地检测出有症状和有风险的帕金森综合征患者脑内多巴胺系统的缺失。纹状体正常的多巴胺转运体分布可以排除多巴胺缺乏综合征，并且和预后良好有关。2015年的"MDS-PD指南"中也指出多巴胺能神经成像可以帮助区分帕金森症和没有帕金森综合征表现(如原发性震颤)的可疑PD患者，但也同时指出，多巴胺能神经成像并不能作为帕金森病和非典型帕金森综合征的鉴别诊断标准。

(2) 脑葡萄糖代谢显像

静息状态下脑部葡萄糖的利用情况可以反映脑局部的突触活性和生化稳态状况，后者的异常能以疾病特异性的方式改变跨越全脑的功能连接。在PD患者中有着特征性的表现。

张慧玮等利用统计参数图(statistical parametric mapping, SPM)对全脑代谢进行分析，发现PD患者的双侧丘脑、豆状核及小脑葡萄糖代谢增高；并且通过计算相对糖代谢率进一步验证这些区域的代谢随着病情的加重越来越高，而双侧顶叶代谢则随着病情的加重而降低。上述脑区代谢的变化可以用PD中大脑运动皮质-基底节-丘脑-大脑运动皮质通路的改变来解释。PD发生后，黑质纹状体多巴胺含量减低，导致在直接通路上对苍白球内侧部(GPi)的直接抑制作用减弱；在间接通路上，由于丘脑底核(STN)的过度兴奋，使其对GPi的兴奋性加强。2种通路的共同作用使GPi对丘脑的抑制作用过强，导致丘脑运动核团对相应皮质的兴奋性减低，使PD患者出现行动迟缓、肢体僵硬等运动症状。豆状核高代谢可能由于接受来自STN的传入性冲动增加。丘脑由于接受来自豆状核的抑制性冲动增加，代谢也增强。丘脑高代谢的另外一个解释是由于从脚桥核、丘脑板内核及运动皮质传入的兴奋性冲动过度活动所致。而运动前区接受的来自丘脑的兴奋性冲动减少，导致顶叶代谢下降。

帕金森病相关模式(Parkinson's disease-related pattern, PDRP)是新近发现的基于^{18}F-FDG PET的PD影像学标志物，是由于基底节-丘脑-皮质环路和相关功能/解剖通路异常而造成的特殊的脑代谢网络。这种异常脑代谢网络具有疾病特异性，其主要特征是苍白球、丘脑、脑桥和小脑代谢相对升高，而运动前区、辅助运动区和后顶叶代谢相对减低。研究表明，PDRP既可以用于PD的早期诊断，对原发性PD和帕金森叠加综合征的鉴别也有很好的价值，甚至也可以用于脑深部电刺激术后疗效的客观评估。尽管目前各研究中所采用的静息状态下成像方法各不相同，PDRP已在多个国内外独立的患者群体中得到证实。

葡萄糖代谢PET可用于帕金森综合征的早期诊断，PDRP在运动症状出现前约2年即表现为异常，这提示异常的功能网络活动可能是运动前期帕金森病的一个特征，反映运动症状出现前脑代谢功能的失代偿，可作为帕金森病早期诊断，甚至是运动前期诊断的有效方法。快速眼动睡眠障碍(rapid eye movement sleep behavior disorder, RBD)指在快速眼动睡眠期正常骨骼肌失弛缓，导致暴力动作、运动活动增加和做梦，其中90%经多导睡眠图被检测，被认为是PD的前驱期症状，可转化为PD、MSA和DLB等神经退行性疾病。RBD患者脑内葡萄糖代谢的异常改变，有预测其疾病转化的应用前景。

PDRP不仅可作为PD早期诊断，甚至是运动前期诊断的有效方法，而且可以反映病情的严重程度。国外Tang等观察了15个偏侧运动症状的PD患者脑代谢纵向随访的变化，发现症状前期(无症状肢体对侧)大脑半球的壳核代谢率稳定增加，PDRP在运

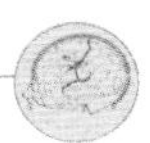

动症状出现前约 2 年即表现为异常，这提示异常的功能网络活动可能是运动前期帕金森病的一个特征，反映了运动症状出现前脑代谢功能的代偿；同时发现随着 PD 的进展，丘脑底核、内侧苍白球、背侧脑桥和运动皮质的代谢增加，而额前叶和顶叶下代谢减少，PDRP 随 PD 病程的延长而异常变化，与纹状体多巴胺转运体的减少、运动评分的增加呈正相关，均表明 PDRP 可以用于 PD 严重度的客观评估和疗效的监测，有望用于 PD 治疗新方法的客观评估。

（3）帕金森综合征的鉴别诊断

1）MSA 的 PET 显像方法：

A. ^{18}F－DOPA PET 显示：MSA 患者纹状体和红核的摄取明显减少。与 PD 不同的是，纹状体^{18}F－DOPA 的摄取在疾病早期不出现代偿性增加（上调效应）。

B. VMAT2 PET 显示 MSA 患者纹状体的多巴胺囊泡分布减低。

C. DAT PET 显示 MSA 患者纹状体的突触前 DA 能显像异常，难以与 PD 相鉴别。

D. 多巴胺 D2 受体显像表现为 MSA 患者纹状体的突触后 DA 受体减低。与 PD 不同的是，纹状体突触后 DA 受体分布在疾病早期不出现代偿性上调。

2）PSP 的 PET 显像方法：

A. VMAT2 PET 显示 PSP 患者纹状体的多巴胺囊泡分布减低。

B. DAT 显像仅见于 DA 能神经元的树突和轴突末梢，因此反映了黑质纹状体神经投射的完整性。PSP DAT 显像显示 PSP 患者纹状体的突触前 DA 能显像异常，难以与 PD 相鉴别。

C. τ蛋白 PET 显示 PSP 患者的苍白球、壳核、尾核、丘脑、丘脑核、中脑和小脑核摄取比正常人更高，且根据异常沉积的部位不同可以帮助鉴别 AD 和 PSP。

3）CBD 的 PET 显像方法：

A. VMAT2 和多巴胺 D2 受体 PET 显示 PSP 患者纹状体的多巴胺囊泡和多巴胺受体正常或轻度减低，但主要以病例报道为主，有待进一步研究。

B. DAT 显像仅见于 DA 能神经元的树突和轴突末梢，因此反映了黑质纹状体神经投射的完整性。CBS 表现为纹状体 DAT 分布减少，且纹状体分布减少的不对称性比 PD 明显。

C. τ蛋白显像可以帮助 CBD 与 AD 的鉴别诊断。另外，小胶质细胞 PET 显示 CBD 患者在尾状核、壳核、黑质、脑桥、前/后中央回和额叶的小胶质细胞增生活跃。

9.1.7 PET 与其他神经系统疾病

（1）脑血管疾病

使用$^{15}O-H_2O$、$^{13}NH_3 \cdot H_2O$ 进行局部脑血流量（rCBF）显像，对短暂性脑缺血发作（transient ischemic attack，TIA）、可逆性缺血性脑病及脑梗死具有一定的诊断价值。当 TIA 患者出现脑灌注压下降时，首先出现代偿性血管扩张以维持局部脑血流平衡，随着病程的进展，这种自我调节机制丧失，rCBF 进一步下降，则导致功能和代谢的异常。PET 血流灌注显像主要用于发现无症状的慢性低灌注状态，有助于及时制订有效的治疗方案。脑梗死则表现为局灶性的放射性减低或缺损区，通常较组织结构改变出现更早。PET 有助于判断脑缺血区组织存活情况，对病程分期、疗效评价、预后评估均有重要价值。PET 还可观察到发病数日后病灶周围出现的异常灌注增高区，称为“过度灌注”现象，与侧支循环建立有关，提示预后良好。此外，“交叉性小脑失联络”也是较为特异的征象，表现为病变对侧小脑内灌注减低。梗死区的低 rCBF 与梗死区的低 FDG 代谢相关，联合应用 PET 血流灌注显像和葡萄糖代谢显像可以明确病灶的代谢情况。

（2）精神疾病

PET 对精神疾病的研究，主要集中在病因探讨、临床药理学研究、指导用药、疗效评价等方面。通过 PET 确定额叶代谢减低是精神分裂症特征性的表现，提示额叶皮质功能的减退。抑郁症患者的脑葡萄糖降低则呈弥漫性，以额叶和扣带回为主。强迫症以周期性反复出现的强迫意识和强迫行为为主要临床表现，好发于青少年，普通人群终身患病率为 2%～3%。既往研究认为强迫症的病理基础为“额叶-纹状体-丘脑-额叶”环路异常。PET 显像发现强迫症患者脑葡萄糖代谢增高区域主要为扣带回和额叶，部分还观察到丘脑代谢增高，提示异常神经环路的存在；经药物治疗后，上述区域代谢减低，减低程度与病情的改善程度具有相关性。此外，利用 PET 受体、神经递质显像等，还可在分子水平上研究精神疾病的发病机制，观察各种治疗药物的药理机制和剂量-效应关系，用以筛选药物、指导临床用药和调整药物剂量。

(3) 其他疾病

亨廷顿病(Huntington disease, HD)表现为慢性进行性舞蹈样动作和痉挛，以基底节和大脑皮质变性为病理基础，尾状核和壳核受累最严重。PET研究发现有症状HD患者双侧基底节的葡萄糖代谢明显降低，往往累及大脑皮质多个区域，而尾状核葡萄糖代谢减低的程度和运动的异常程度呈正相关。PSP患者额叶和纹状体的葡萄糖代谢明显减低，减低的程度与其痴呆程度具有相关性。此外，对药物成瘾、镇痛及麻醉机制、脑生理功能及智能等方面的研究，PET也发挥着举足轻重的作用。

9.2 SPECT脑血流显像

SPECT是以发射单光子的放射性核素为显像剂，应用探测器在体外旋转，从不同角度采集脏器中放射性药物分布的信息，通过计算机数据处理和断层重建，获得脏器组织的横断面、矢状面及冠状面的三维图像。由于显像原理和仪器本身特点等原因，SPECT的解剖定位不够精确，因此在临床应用方面受到了一定的限制。SPECT/CT通过计算机技术将SPECT的图像与同机CT的解剖图像融合在一起，可分别提供采集的SPECT和CT图像，还可将SPECT与CT的图像进行融合，以及获得衰减校正后的核医学图像，使SPECT的解剖定位更加准确，给临床提供更精确的解剖信息，从而提高了核医学检查的准确性。

目前常用于临床研究的SPECT脑血流显像剂主要有锝标记的六甲基丙二基胺肟(^{99m}Tc-HMPAO)和锝标记的双半胱乙酯(^{99m}Tc-ECD)。这些显像剂均是亲脂性、中性的小分子化合物，可以自由地通过完整的血脑屏障。随血流进入脑组织后，其在首次通过时有高的脑摄取分数，被脑细胞摄取后立即转为非脂性的物质而不能再返回血流，从而迅速地在脑内达到稳定状态并滞留一段时间。因此，^{99m}Tc-HMPAO和^{99m}Tc-ECD在脑内的分布在一个广泛的范围内与脑血流呈正比。由于血流灌注与脑功能密切相关，故脑SPECT血流灌注显像又可称为功能性脑显像。当脑内发生病变时，病灶局部脑组织的血流灌注减少或增多，在体层图上可见放射性减少区域或增高区域，通过分析，为中枢神经系统疾病的诊断和治疗提供了有价值的信息。

9.2.1 常规显像步骤

(1) 患者准备

为了封闭甲状腺、脉络丛和鼻黏膜对高锝酸盐($^{99m}TcO_4^-$)的吸收和分泌，患者空腹，注射显像剂前1 h口服过氯酸钾400 mg；为了减少视觉和听觉对患者rCBF的影响，自注射显像剂前5 min至注射显像剂后5 min给患者戴眼罩和耳塞，不要与患者谈话。

(2) 注射显像剂

静脉注射剂量为740～1 110 MBq(20～30 mCi)，注射后15 min开始显像。一般来说静脉注射后1 h以内的显像为早期像，3 h后追加延迟显像，以评价有无再分布现象。

(3) 检查体位

受检者仰卧于检查床上，头部枕于特制的头托中，头的位置必须摆正，左右一定要对称。为避免患者头部移动，于额部和下颌部用专用带固定头部。调节探头和检查床，使探头能尽可能接近头部完成360°旋转。

(4) 图像采集

SPECT探头配置低能高分辨准直器或扇束准直器，采集矩阵128×128，探头旋转360°，采集60～64帧，每帧时间20 s、计数不少于4万。检查室光线宜暗，环境安静。

(5) 图像重建

首先选择最佳的重建参数，从采集的一系列投影像重建出沿人体横轴的断层图像，在此基础上重建出矢状、冠状及与听眶线(orbitomeatal line, OM线)平行的横断面图像，每层厚度2个像素，为0.6～0.8 cm。利用先进的软件，还可获得真正的三维立体透视图。

9.2.2 研究方法

(1) 脑介入试验

包括了各种生理刺激下对脑功能的研究和病理状态下外界因素(如药物、针灸等)的介入试验，后者又分为负荷试验和疗效评价。生理刺激包括特定的精神和心理活动，如视、听、读及做某种机械动作等，大脑对应的功能区被激活，区域血流灌注量增加，通过静息状态与激活状态下脑血流量的对比，可以得出刺激对应大脑的激活区，从而为生理状况下脑功能的定位和评价提供参考。

脑血流灌注负荷试验是通过外界因素的介入

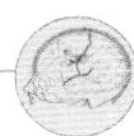

(如药物),使具有正常反应能力的脑血管阻力下降、脑血管扩张、局部脑血流增加,而病变血管不具备扩张能力或扩张能力明显降低,从而增加了具有正常反应能力与无应答能力部位的差异,可以对脑血管反应性(cerebrovaseular reactivity, CVR)进行评价,且有助于发现微小的、隐匿性病变。目前临床上主要采用 CO_2 吸入法或乙酰唑胺法来测量 CVR,前者需要麻醉机等特殊设备,操作复杂,且不良反应较多,后者操作简便,不良反应较少。因此,乙酰唑胺负荷试验脑血流显像常用于评价局部脑血管储备功能。

(2) 一日法与隔日法

目前对脑功能显像的研究多采用隔日法,即负荷状态与静息状态分别在前后两天进行,以避免前一次放射性摄取对后一次的影响,单次检查时间也相对较短,但整体检查过程较长,且前后两日受检者状态难以把握,对显像效果都有一定影响。

9.2.3 图像分析方法

(1) 目测法

为避免漏诊和误诊,在冠状、矢状和 OM 线体层图中,一般要求至少在 2 种轴向体层图的连续两层图上见到上述异常的放射性分布,才能判定为脑组织血流灌注异常。

(2) 半定量分析

以脑的某一特定区域(如丘脑、小脑等部位)作为对照,计算脑局部区域与对照区的放射性计数比值。这样既有利于发现视觉分析难以判定的异常区域,了解其异常程度,提高诊断的准确性和可信度,亦有利于多次显像的前后对比。

(3) 定量分析

局部脑血流量定量分析的理论基础是 Fick 的物质守恒原理,即单位时间内显像剂被脑组织摄取并滞留的量等于动脉血带入脑组织的量减去脑静脉血中带走的量。由于定量测定需要抽取动脉血样,在实际操作中多有不便,在此基础上试用了众多非采血方法或静脉血动脉化方法,但因影响因素较多,目前临床上不能广泛应用,仅限于研究。

(4) 统计参数图分析

目前国际上脑功能影像学研究的公认方法,是针对像素水平的图像统计分析方法,以整个三维图像中的所有像素作为分析对象,获得每个像素所包含的信息大小,然后对每个像素的数值大小进行统计学检验,将统计上有意义的像素提取出来得到统计参数图(SPM)。

(5) NEUROSTAT 软件

NEUROSTAT 是与 SPM 相类似的软件包。可以根据自带的解剖学模板对原始脑功能显像数据进行体素的立体空间分析。与 SPM 不同的是,NEUROSTAT 规则系统对不同脑组织结构的标准化处理是依据脑皮质投射神经纤维的方向进行的。这一规则使 NEUROSTAT 在萎缩脑组织中的应用比 SPM 更具有优势,因此常可用于主要人群是年龄较大的老年人的神经功能研究。

(6) 简易 Z 分数成像系统

简易 Z 分数成像系统(easy Z-score imaging system, eZIS)是一种基于 SPM 和三维立体定向表面投影(3D-stereotactic surface projections, 3D-SSP)的 SPECT 脑血流灌注显像自动化诊断的统计分析方法。可以简便、客观地研究局部脑血流量。它具有与 SPM 相同的归一化与平滑过程,而且通过共享标准数据库,其图像转换功能使得没有对照组的统计分析成为可能。eZIS 在提供三维定位信息方面更具有优势,而且可以对 SPM 结果中的感兴趣区(region of interest, ROI)的 Z 分数值进行自动化分析。目前,SPECT 影像的 eZIS 分析因其优越的视觉对比度被临床用于阿尔茨海默病的早期诊断。Waragai 等用 eZIS 对 SPECT 影像分析的研究中认为,eZIS 应用于神经变性疾病的早期诊断简便可行,且不受医院、设备等因素的限制。

9.2.4 正常图像和异常图像

(1) 正常图像

各方向体层图像上见大、小脑皮质,基底神经节,丘脑、脑干等灰质结构因血流丰富、代谢旺盛称为放射性浓聚,而白质和脑室等为放射性明显低或空白区;两半球各结构总体上大致对称;显示几个重要的解剖标志如大脑纵裂、外侧裂、顶枕裂和中央沟等。由于 SPECT 的空间分辨率低,常不能分辨脑的间隙,在体层图上表现为脑回放射性分布薄而略淡(单层皮质),脑沟(双层或三层皮质)呈一个个放射性聚集浓团。

(2) 异常图像

1) 局限性放射性分布减低或缺损:脑皮质和脑内灰质核团有单处或多处局限性放射性分布减低或缺损区,3D 影像显示呈类圆形、椭圆形和不规则形等。

2）局限性放射性浓集或增高：脑皮质和脑内灰质核团有单处或几处局限性放射性浓集或增高，多数呈点灶状、团块状，有的呈环行或新月形等。TIA、脑梗死亚急性期和慢性期时的病灶周围可出现放射性浓集，这种现象称为"过度灌注"。负荷试验时，如负荷生理刺激、针刺等亦见相应脑皮质和灰质核团放射性分布增高，表明该脑区对刺激的应答使 rCBF 灌注增加，脑细胞功能活动增高。

3）白质区扩大：脑梗死、脑出血和脑肿瘤等疾病，除可见局部明显的放射性分布减低或缺损外，有时可见白质区扩大，中线结构偏移，多不规则。这是由于局部病变造成周围组织缺血、水肿和受压所致。

4）脑结构紊乱：表现为脑内放射性分布紊乱，无法识别原有的结构。有时可见脑皮质周围有环形放射性分布，呈花边状。

5）异位放射性浓集：正常脑结构以外部分的异常放射性的非生理性浓聚。

6）脑萎缩：表现为皮质变薄，放射性分布呈弥漫性稀疏、减低，脑室和白质相对扩大，脑内容量减少。伴有脑裂增宽、脑内灰质核团变小、核团间距离加宽。

7）脑内放射性分布不对称：一侧放射性明显高于或低于对侧。

9.2.5 临床应用

（1）痴呆

痴呆是指智力广泛损害，包括记忆力、判断力和抽象思维能力的减退及个性改变等。随着社会老龄化，痴呆越来越受到人们的重视。据统计，65 岁以上老人严重痴呆的发生率达 5%，80 岁以上达到 15%。痴呆的原因有 60 种以上，其中主要是 2 个：阿尔茨海默病（AD）和血管性痴呆。前者约占 65%，是痴呆的最主要病因。

1）AD：AD 是一种弥漫性大脑萎缩性退行性疾病。发病多在 50 岁以后，病情进展缓慢，以痴呆、渐进性的记忆减退、言语困难和认知障碍为主要临床表现。由于在脑神经细胞内发现大量的 τ 蛋白沉积，而属于 τ 蛋白病系列。典型病理改变包括神经原纤维缠结、老年斑块、类淀粉血管病、颗粒空泡变性、神经细胞脱失。

自 20 世纪 80 年代起，国外应用 SPECT 研究表明，SPECT 在 AD 的诊断和鉴别诊断中有一定的应用价值。该疾病在 SPECT 图像上的表现为：双侧顶叶和颞叶为主的大脑皮质放射性对称性明显减低，一般不累及感觉和运动皮质、视觉区、基底节、丘脑和小脑。局部脑血流减低的程度和范围与 AD 的病情严重程度相关。由此可见，脑 SPECT 灌注显像对 AD 的病程有较好的评估。多数研究发现，脑血流灌注显像诊断 AD 的灵敏度为 92%，特异性为 91%。即使在早期 AD 患者中，SPECT 也可能已出现异常表现。因此，在 AD 的评定中，结合 SPECT 结果可以使诊断的准确性进一步提高。

2）多发性脑梗死痴呆：多发性脑梗死痴呆是脑血管性痴呆的一种，临床上常有高血压、动脉硬化、反复发作的脑血管病，以及每次发作后留下的神经与精神症状。随每次缺血发作，损伤不断叠加，直至智能全面减退，发展为痴呆。该疾病梗死灶的数量、大小及部位各不相同，有分别以皮质、广泛白质、丘脑和基底节为中心的各种病灶。一般 MRI 较易证实多发性脑梗死灶的存在。SPECT 脑血流灌注显像典型表现为多个大小不一血流灌注和脑细胞功能低下区，且呈不规则分布，散布于大脑各叶皮质，可与 AD 鉴别。

3）额叶性痴呆：又称皮克（Pick）病，是一种罕见的原发性退行性痴呆。多见于 45～60 岁人群，女性较多。早期发生各式各样的人格情感改变，并在早期出现语言不正常，后来是记忆力、视空间技能的改变，终期出现进行性椎体外系统综合征，智能减退影响到各个领域。神经病理的主要发现是皮质萎缩神经元丢失、神经胶质增生和 Pick 小体。额叶性痴呆典型的 SPECT 脑血流灌注显像表现为选择性前半球血流受损、放射性分布减少，伴皮质边缘异常。另外，CT 和 MRI 常可见脑室扩大和额颞部叶性萎缩。

（2）脑血管疾病

脑血管疾病是指各种病因使脑血管发生病变引起脑部疾病的总称。其主要病理过程包括脑组织的缺血或出血。临床上可分为急性和慢性 2 种，急性最多见，如 TIA、脑血栓形成及栓塞、脑梗死及偏头痛等。慢性脑血管病发病隐袭、逐渐进展，如血管性痴呆等。SPECT 血流灌注显像在脑血管疾病的早期诊断、鉴别诊断、疗效观察、预后评估中均起到重要作用。

1）脑梗死：是最常见的脑血管病。一般脑梗死可分为 3 期：①急性期，脑梗死 8 h 内；②亚急性期，脑梗死发生后 3～50 d；③慢性期，脑梗死发生 50 d

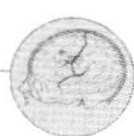

以后。一般来说，脑梗死发病24～48 h后，由于脑组织的结构已经发生变化，脑CT检查或脑MRI检查能够发现病灶区，边界欠清晰，可有一定的占位效应。即脑梗死发生24～48 h后，脑CT检查和脑MRI检查等形态学检查对梗死病灶完全可以检出并作出诊断，一般不需进行rCBF显像检查。但是对于急性脑梗死，脑CT检查阳性率只有20%左右，而SPECT表现为局限性的放射性减低或缺损区的阳性率高达90%。多年来神经病学家从事的早期急诊治疗研究表明，脑梗死后3～6 h予溶栓治疗，溶通率达21%～93%，约1/3患者生活自理。所以说，卒中后早期诊断十分重要。而rCBF显像对脑梗死急性期的高敏感性，可以对治疗早期脑血流量减少或脑血管闭塞提供诊断依据，并指导临床治疗。

SPECT不仅可以发现卒中时受累的区域低灌注，即rCBF减少区，而且能够探查出受累区域局灶性过度灌注，即rCBF增加区，其机制可能是由于局部代谢性酸中毒所致。Barber等将过度灌注分成两类：其一称非营养性再灌注，指再灌注进入非存活组织，不能维持到临床终结；其二称营养性再灌注，指再灌注挽救了梗死灶中可能存活的组织，能一直维持下去。由于受到过度灌注的影响，SPECT rCBF显像诊断脑梗死可呈假阴性，这种情况最常出现在卒中后4～17 d。为了正确诊断，SPECT rCBF显像最好在这个阶段之前或之后进行。

SPECT也可发现中心区与周围区有区别。在不同的病期常可见到大脑病变对侧大、小脑也有rCBF减低区，称为交叉性失联络现象。以大、小脑失联络多见，在慢性脑血管患者中的发生率约为30%。这一现象与过度灌注一样，脑CT扫描和脑MRI检查无法发现。目前对交叉性失联络现象的临床意义尚不清楚。需要指出的是，由于SPECT本身空间分辨率的限制及显像剂本身的限制，对微小梗死灶或白质区的梗死灶方面，SPECT诊断的正确率不如MRI。

2）TIA：TIA是颈动脉或椎-基底动脉系统的短暂血液供应不足，临床上表现为突然发病，几秒至几小时的局灶性神经功能缺失，多在24 h内完全恢复，可以是第1次发作，也可以有反复发作的病史。目前其诊断主要依靠临床病史。TIA脑CT和MRI检查通常无异常，Crow和Guinto发现100例TIA中82例CT正常，12例CT异常仅表现为非特异的萎缩性改变；而rCBF显像提示相应部位的放射性减低或缺损，当临床症状消失，rCBF显像仍可表现为放射性减低区。值得注意的是，rCBF显像诊断TIA的灵敏度取决于检查时间，发作后第1个24 h为60%，发作后1周降至40%。

乙酰唑胺（diamox）脑血流负荷试验由于可估计脑血流灌注的储备能力，提高了对TIA的阳性诊断率。乙酰唑胺是一种脑血管扩张剂，静脉注入1 g后20～30 min可以使正常脑组织rCBF增加20%左右，而病变血管的反应不明显，这样就可以使病变区rCBF减低表现得更为明显，甚至一部分患者在未用乙酰唑胺时获得的rCBF影像上未见异常，而在乙酰唑胺负荷后出现了减低区。周前等报道乙酰唑胺负荷试验脑SPECT在缺血性脑血管病中的应用，32例TIA患者中，脑CT检查阳性率为21.88%，rCBF基态阳性率为59.37%，负荷介入试验阳性率为87.15%。但是随着CT和MRI新技术的发展，脑血流灌注显像在TIA的临床应用价值受到挑战，特别是MRI新技术如弥散加权成像、灌注成像、多层回波平面成像、磁共振血管成像等的应用，对急性脑梗死脑实质的结构变化从常规的18～24 h提前到2 h即可发现缺血灶。另外，TIA因发病急，治疗时间窗在3～6 h内，SPECT难以实现急诊检查，客观上也使其应用受到限制。

3）脑出血：脑实质内的出血称为脑出血。80%～90%脑出血发生在大脑半球，一般基底节、内囊为最常见部位。CT和MRI检查对于脑出血的诊断无论其灵敏性还是特异性都很高，急性期阳性率可达100%。而SPECT在病变区无论是出血还是梗死均为局部放射性减低或缺损改变，所以多数学者认为放射性核素脑显影检查对于脑出血诊断意义不大。但是有些学者通过对脑出血后的脑血流变化进行了探讨，如石玉珍等利用rCBF显像对高血压脑出血后19例失语患者和13例非失语患者的rCBF研究，发现脑CT检查仅显示出血病灶，而SPECT则显示脑内有多部位大脑皮质的低灌注损伤，失语组较明显，额叶和颞叶累及率达100%，失语组Broca区和Wemicke区rCBF比值低于非失语组。不同类型失语Wernicke区rCBF降低程度有差异，感觉性失语患者rCBF降低更明显。

4）偏头痛：为脑血管的舒缩功能障碍而引起的一种功能性的疾病，可引起脑血流量的改变，故SPECT对偏头痛的诊断是灵敏的，表现为发作期局部脑血流量增加的变化，而在间歇期表现为局部血

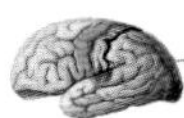

流量减少。根据血流量多少调整或更换偏头痛用药,可使治疗具有针对性,而达到在较短的时间内减少患者痛苦的目的。

（3）癫痫

癫痫发作是脑部某一区域兴奋性过高的神经元忽然过度高频放电而引起的脑功能短暂异常所致。根据临床发作特点、体征及脑电图表现,本病的临床诊断并不困难,确诊后常规给予抗癫痫药物治疗。部分复杂性癫痫患者中,约20%药物治疗不能控制症状,此类患者可选择手术治疗。术前的癫痫灶定位非常重要,它决定着治疗的成败。脑电图检查对于本病的诊断阳性率可达85%,但是头皮脑电图检查往往不能对癫痫病灶进行精确定位,虽然深部脑电图定位更为精确,但属创伤性检查。

与此同时,研究表明rCBF体层显像的检出率可达70%～80%,借助诱发试验(如贝美格等)发作期显像可进一步提高癫痫灶的检出率。其原因在于:当癫痫发作时,部分脑神经元发生超同步异常放电,使耗氧量和血流量增加,尤其在癫痫持续状态下,其耗氧量增加0.5～2.5倍,脑血流量增加9倍。因此,在癫痫发作后立即(30～60 s)注射^{99m}Tc-HMPAO,有80%以上的患者病灶区呈局灶性放射性摄取增高(高血流区),提示此为致痫病灶。癫痫发作后,高灌注区迅速转变成低灌注区(一般在20 min内),表现为发作间期的持续低灌注。发作间期SPECT显像,50%的病例显示癫痫灶区灶性放射性减少。癫痫发作间期显像结合发作期显像可以提高癫痫灶定位的特异性和准确性,为癫痫治疗决策和疗效判断提供科学依据。

（4）帕金森病

PD是一种以黑质多巴胺神经元变性及黑质纹状体神经化学传导通路异常改变为病理特征的中枢神经系统退行性疾病。病因不清,目前诊断仍依据临床表现。研究表明,当PD症状出现时脑内多巴胺神经元脱失已达70%～80%。SPECT rCBF体层显像对PD的诊断亦有局限性,表现为大脑皮质弥漫性灌注减低的非特异性改变,可伴有双侧基底节神经节多发放射性减低。但是随着DAT显像剂,例如,^{123}I-β-CIT的不断发展,SPECT在PD中的临床应用价值不断得到体现。

DAT是位于多巴胺神经元突触前膜的多巴胺再摄取位点,在多巴胺失活过程中约有3/4的多巴胺由DAT运回突触前膜以备重新利用或进一步分解;DAT的重摄取功能可调控突触间隙内多巴胺的浓度,从而在多巴胺神经元信息传递过程中起着重要的作用。研究表明,DAT SPECT显像有助于PD的早期诊断。图像显示,早期PD患者双侧纹状体对称性摄取降低,而壳核功能缺失较尾状核及整个纹状体更加严重且提前发生,纹状体放射性摄取可定量反映突触前DAT活性。Booij等报道早期单侧症状的PD患者双侧壳核、尾状核摄取均降低,而病侧壳核摄取降低较尾状核更明显,当壳核摄取下降46%～64%时可出现PD症状,提示测量壳核的摄取比值对PD的早期诊断及病情监测有重要意义。另外,临床有时对原发性PD及帕金森综合征的鉴别较困难。DAT SPECT可通过纹状体不同的放射性摄取反映原发性PD与帕金森综合征间的病理关系,对鉴别诊断有一定的参考价值。

（5）神经系统肿瘤

SPECT脑灌注显像对原发性脑肿瘤的诊断价值不如X线、CT和MRI,但对脑瘤术后或放疗后复发的诊断具有一定价值。复发脑瘤多表现为脑局部灌注增加,如有瘢痕或水肿则表现为局灶性放射性减低。转移癌多表现为局灶性灌注减低,有时在占位性病变对侧可出现脑灌注增强区,是为反应性充血所致。

随着用于反映脑肿瘤活力的SPECT显像剂的发展,SPECT在原发性神经肿瘤的临床应用成为可能。目前显示神经肿瘤增殖与代谢活力的显像剂有^{201}Tl(铊)、^{99m}Tc-MIBI、^{123}I-IMP、^{131}I-UdR,其中属^{201}Tl显像剂临床应用最多。^{201}Tl是与钾离子生物特性相似的放射性一价阳离子,可通过钠钾(Na^+/K^+)三磷酸泵直接进入恶性肿瘤细胞。有学者发现,培养的肿瘤细胞对^{201}Tl的摄取随细胞代谢活性的增加而增高,因此^{201}Tl能反映肿瘤细胞代谢的高低和生长速度的快慢。^{201}Tl在脑肿瘤中的摄取与血脑屏障的最初变化,与局部血流和转移膜的输送能力增加有关。Hisada还发现,肿瘤摄取^{201}Tl表现为细胞密度和细胞存活力的共同状况,细胞密度与胶质瘤的恶性等级有关,而细胞存活能力可以揭示肿瘤的增殖活力,所以,^{201}Tl在胶质瘤中的摄取程度不仅反映肿瘤的组织学等级,也反映其增殖活性。但是,尽管^{201}Tl在探测脑肿瘤活力方面具有高度特异性,它不可避免存在一些缺点:①供显像用的射线能量偏低(69～83KeV),在组织内衰减较明显;②物理半衰期长(73 h),肾脏所受辐射剂量较

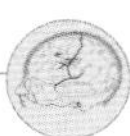

大；③由加速器生产，价格昂贵。以上缺点限制了它在临床上的广泛应用。

（左传涛　管一晖）

参考文献

[1] 孔艳艳，管一晖. 胶质瘤 PET 分子影像的应用进展[J]. 肿瘤影像学，2016，25(3)：196－208.

[2] 左传涛，管一晖. 放射性核素脑断层显像及应用[M]//周良辅. 现代神经外科学. 2 版. 上海：复旦大学出版社，2015，199－210.

[3] 丛明华，宋晨鑫，郑荣寿，等. 2011 年中国脑和神经系统肿瘤发病和死亡分析[J]. 中国肿瘤，2015，24(5)：349－353.

[4] FILSS C P, CICONE F, SHAH N J, et al. Amino acid PET and MR perfusion imaging in brain tumours [J]. Clin Transl Imag, 2017,5(3):209－223.

[5] LANGEN K J, GALLDIKS N, HATTINGEN E, et al. Advances in neuro-oncology imaging [J]. Nat Rev Neurol, 2017,13(5):279－289.

[6] MCCONATHY J, YU W P, JARKAS N, et al. Radiohalogenated nonnatural amino acids as PET and SPECT tumor imaging agents [J]. Med Res Rev, 2012,32(4):868－905.

[7] OSTROM Q T, GITTLEMAN H, LIAO P, et al. CBTRUS statistical report: primary brain and central nervous system tumors diagnosed in the United States in 2007－2011[J]. Neuro Oncol, 2014,16 (Suppl 4):Ⅳ 1－63.

10 神经麻醉

10.1 神经麻醉发展历史

神经麻醉(neuroanesthesia)一词最早源自 John Michenfelder 于 1969 年在《麻醉学杂志》上发表的一篇综述的题目。当时就该题名应该是神经麻醉还是神经外科麻醉(anesthesia for neurosurgery),在 Michenfelder 和评稿者之间存在争议。由于 Michenfelder 的坚持及当时的《麻醉学杂志》主编 Leroy Vandam 的先见之明,我们如今得以用神经麻醉学来称呼我们的亚专科。神经麻醉学作为麻醉学的一个分支,它的诞生和发展在很大程度上依托于麻醉学的发展;另一方面,神经麻醉同神经外科学之间的紧密联系也始终贯穿其学科发展的整个过程。

10.1.1 早期雏形阶段

欧洲、非洲、亚洲及美洲部分地区的考古资料显示,新石器时代的人类已经开始实行颅骨环锯术。早期的环锯术采用何种麻醉方式已不得而知,理论上不可能有专业的麻醉人员参与。近代神经外科直到 19 世纪末才逐渐形成。由于麻醉学自身的发展需要技术和时间的积累,神经麻醉的诞生要比神经外科晚近 40 年。

现代麻醉技术在很大程度上依赖于麻醉药物的发现、合成和应用。1773 年,Joseph Priestley 合成

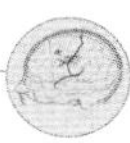

了氧化亚氮(N_2O,笑气);1800 年,Humphrey Davy 在其出版的《笑气》一书中提出笑气可用于缓解手术疼痛;1844 年,Horace Wells 将笑气用于拔牙手术。相比于笑气,乙醚的制备和使用更为方便。同笑气一样,乙醚最早也被用于拔牙手术。1846 年 10 月 16 日,William Morton 在麻省总医院向公众演示了用乙醚为一例拟行颈部血管病变切除的患者实施麻醉,此次演示大获成功,乙醚麻醉很快被传入巴黎和伦敦。该事件也就此成为麻醉史上的重要标志性事件。同年,Oliver Wendell Holmes 提议使用"麻醉"(anesthesia)一词代替 Morton 提出的"醚麻醉"(etherisation)。氯仿最早于 1831 年被制备,由于 John Snow 使用它为维多利亚女王实施分娩镇痛而名声鹊起。鸦片是从罂粟种子中提取的含有 25 种生物碱的混合物,其用于医疗和镇痛有着悠久的历史。1803 年,普鲁士化学家 Freidrich A. W. Sertürner 首先在鸦片中提纯了第 1 种纯化的麻醉性镇痛药,并以希腊神话中的梦之神的名字对其命名,那就是吗啡。此后,吗啡常作为吸入药物的辅助用药被用于临床。

早期的神经麻醉医生面临的最主要的问题是术中如何管理气道。由于神经外科医生占据了患者的头部而麻醉医生不得不远离手术野,在气管插管全身麻醉出现以前,在这种情况下通过面罩对患者进行通气十分困难。1921 年,英格兰医生 Rowbotham 和 Magill 引入了气管内插管技术。在 1928 年到 1932 年间,气管插管全身麻醉逐渐流行。1933 年,Challis 在伦敦首次将气管内插管技术用于神经外科麻醉,至此气管插管全麻成为开颅手术的主流并延续至今。

20 世纪以前,手术的死亡率很高。在专业的麻醉医生出现前,外科医生为降低患者的死亡率及改善手术条件做出了巨大的努力,许多外科医生表现出对麻醉药物和技术的浓厚兴趣。在神经外科领域,英国神经外科的先驱 Victor Horsely 曾亲自尝试使用氯仿、乙醚及笑气。对氯仿、吗啡及乙醚的研究使他得出结论:氯仿和吗啡是适用于神经外科的较好麻醉药物,而乙醚由于其增高血压、增加出血量和致恶心、呕吐等效应不适合神经外科手术。1886 年,Horsely 在《英国医学杂志》上发表了有关脑部手术麻醉技术的论文,提出当实施开颅手术的某些操作时,如切开头皮、处理骨膜和硬脑膜,由于这些部位对疼痛敏感,需要加深麻醉。1894 年,美国的神经外科医生 Harvey Cushing 设计了第 1 张麻醉记录单,用于在麻醉过程中记录患者的心率、呼吸和体温,不久以后,他将血压记录也纳入他的记录单。Cushing 同时也是在神经外科手术中最早使用局麻技术的外科医生。为了避免长时间使用乙醚或氯仿可能导致的出血、混乱和呕吐,他更倾向于在局麻下完成开颅手术。在近百年之后,出于不同的目的(对功能区脑皮质进行术中评估和定位),神经麻醉医师再一次开始在开颅手术中依赖局麻技术(清醒镇静技术)。此外,Cushing 也是最早意识到专业麻醉人员重要性的外科医生,在 1909 年他的一篇文章中曾提到:由于神经外科手术的特殊性(手术野狭小;延髓心脏及呼吸中枢常受到手术的牵拉挤压),一位专业的麻醉医生是十分必要的。事实上,Cushing 让他的同事 Samuel Griffith Davis 专门为他的神经外科手术实行麻醉,因此 Davis 可能是麻醉史上最早的专业从业人员。

10.1.2 形成和发展阶段

(1) 先驱

真正意义上的神经麻醉亚专科在 20 世纪中期才逐渐形成。在此之前,梅奥医学中心(Mayo Clinic)的 Albert Faulconer 在 1949 年就开始同神经学家 Reginald Bickford 一起研究麻醉药物对患者脑电图的影响。此后不久,他们又尝试根据脑电图的变化来调节巴比妥类药物产生的麻醉深度。1952 年,Faulconer 发表了关于脑电图用于预测脑缺氧患者预后的报道。同样是在梅奥医学中心,John Michenfelder 同 Richard Theye 等建立了犬类矢状窦流出模型,用于对脑血流量和脑氧耗的实时测定。此后他们又对该模型进行改进使其能同时对颅内压及脑电图进行监测。在此后的数十年中,这种测量技术成为梅奥医学中心及其他研究机构研究脑生理的主要手段。在临床实践方面,John Michenfelder 同麻醉医生 Howard Terry、Edward Daw 及神经外科医生 Alfred Uhlein 及 Colin Macarty 一起,成功地实施了深低温停循环麻醉下的颅内动脉瘤夹闭术。如果说 Michenfelder 主要致力于脑电活动、脑代谢及脑保护方面的研究,那么匹兹堡的 Peter Safar 则对全身性复苏更感兴趣,20 世纪 50 年代末到 60 年代初,他首创了口对口人工呼吸的方法,为此后的近代心肺复苏奠定了基础。此外,圣地亚哥的神经外科麻醉医师 Harvey Shapior 以他的名望和努力吸引了大批年轻有为的麻醉医生到他周围，这些人中包括 Michael Todd 和 John Drummond，不久以后，他们两人组建了神经麻醉史上最富创造力的研究团队。

在英国，格拉斯哥的 Gordon McDowall 和他的同事同样在麻醉药物对颅内压、脑血流及脑代谢的效应方面做出了突出的贡献。

1970 年，日本神经外科麻醉医生 Hiroshi Takeshita 前往梅奥医学中心向 Richard Theye 学习麻醉技术。Takeshita 回国后指导了一大批神经麻醉医师，并在日本神经外科麻醉界获得了极高的声望。

(2) 出版物和杂志

1964 年，第 1 本神经外科麻醉教科书问世，该书由英国曼切斯特的 Andrew Hunter 编著。此后相继出现了一系列神经麻醉学教科书，其中广受好评的书籍包括：James Cottrell 和 Herman Turndoff (1980)编著的《麻醉与神经外科》(*Anesthesia and Neurosurgery*)，Roy Cucchiara 和 John Michenfelder (1990)编著的《临床神经麻醉》(*Clinical Neuroanesthesia*)，Maurice Albin (1997)编著的《神经麻醉教科书：从神经外科和神经科学的视角》(*Textbook of Neuroanesthesia: With Neurosurgical and Neuroscience Perspectives*)。

到了 20 世纪 80 年代末期，James Cottrell 和 John Hartung 提出神经麻醉医师应该有自己的专科麻醉期刊。1989 年 4 月，他们出版了第 1 期《神经麻醉学杂志》(*Journal of Neurosurgical Anesthesiology*)。1993 年，该杂志被编入美国国立医学图书馆索引中；2007 年，该杂志的影响因子达到了 2.5，成为最具影响力的麻醉学亚专科杂志之一。

(3) 组织

1965 年，苏格兰爱丁堡的 Allan Brown、英格兰曼切斯特的 Andrew Hunter 共同创立了大不列颠及爱尔兰神经麻醉旅行交流俱乐部(Neuroanesthesia Traveling Club of Great Britain and Ireland)。1973 年，神经外科麻醉学会(the Neurosurgical Anesthesia Society, NAS)在美国费城成立，36 名麻醉医生及 4 名神经外科医生参与了该次会议，John Michenfelder 当选为第 1 任主席。同年 10 月，该学会改名为神经外科麻醉及神经支持治疗学会(the Society of Neurosurgical Anesthesia and Neurological Supportive Care, SNANSC)，旨在鼓励更多的学者加入其中。1976 年，SNANSC 正式成为 ASA 附属协会。1986 年，学会再次更名为神经外科麻醉与重症监护学会(Society of Neurosurgical Anesthesiology and Critical Care, SNACC)。现今，SNACC 拥有近 550 名成员，已成为世界上最重要的神经麻醉科研与教育基地。

10.2 常用麻醉药物及其对中枢神经系统生理的影响

神经麻醉的主要目标之一是维持足够的脑灌注以满足脑组织的代谢需求。因此要求麻醉医师对中枢神经系统的生理有足够的了解，同时掌握麻醉药物对神经生理的影响。成功的麻醉离不开对麻醉药物的熟练和恰当的运用，反之，不恰当地使用麻醉药物则可能令患者原有的病理状态进一步恶化从而导致损伤。基本的脑生理指标包括：脑血流(CBF)、脑血容量(CBV)、脑代谢率(cerebral metabolic rate, CMR)、颅内压(ICP)、脑血管自身调节和脑血管对 CO_2 的反应。不同的麻醉药物对上述指标有着不同的影响。总体而言，吸入麻醉药有扩张脑血管、增加脑血流的作用，但这种作用在围手术期易于被过度通气所对抗，静脉麻醉药(除氯胺酮)有收缩脑血管、降低脑血流的作用。

10.2.1 吸入麻醉药

吸入麻醉药根据其在常温下的状态可分为常温下为液态的挥发性吸入麻醉药和常温下为气态的气体麻醉药。在介绍吸入麻醉药物之前，有必要先引入一个吸入麻醉药的最常用概念：最低肺泡有效浓度(minimal alveoli concentration, MAC)。它指的是在 1 个大气压下，50%的患者对标准刺激(如切皮、气管插管)没有体动反应时的最低肺泡药物浓度。MAC 是一个有价值的指标，在临床上可以通过麻醉气体监测装置监测呼气末的吸入麻醉药浓度，而吸入麻醉药的呼气末浓度值近似于其肺泡浓度。通过观察吸入麻醉药的呼气末浓度及其同 MAC 的比值，麻醉医师可以方便地评价患者的麻醉深度。另一方面，MAC 提供了一个标准，能对不同吸入麻醉药的效能进行比较。

(1) 挥发性吸入麻醉药

1) 对 CBF 的影响：吸入麻醉药从两方面对 CBF 产生影响。一方面，它以剂量依赖性的方式降低

CMR，进而产生脑血管收缩效应；另一方面，它通过直接作用于血管平滑肌而扩张脑血管。因此，挥发性吸入麻醉剂对 CBF 的最终影响取决于上述 2 种效应的总和。当吸入麻醉药剂量在 0.5 MAC 时，其效应以降低 CMR 为主，终效应表现为 CBF 降低；剂量为 1 MAC 左右时，脑代谢率降低引发的血管收缩同其直接扩血管作用达到平衡，CBF 无明显变化；当剂量超过 1 MAC 时，直接扩张脑血管的效应占主导地位，最终表现为 CBF 显著增加。过去认为这一现象的机制是由于高浓度吸入麻醉药（＞1 MAC）使 CBF 与脑代谢产生脱耦联，而现在被普遍接受的观点是：吸入麻醉药期间这种耦联现象并未被破坏，即 CBF 的变化与 CMR 变化仍呈正相关，被改变的是 CBF/CMR 的比值，在脑生理功能稳定的状态下，CBF/CMR 的比值同 MAC 呈正相关，即高 MAC 水平可产生脑的过度灌注。在临床上吸入麻醉药增加 CBF 进而增加 CBV 的结果可导致 ICP 的升高。常用的挥发性吸入麻醉药扩张脑血管的效力由强至弱为：氟烷＞安氟烷＞地氟烷≈异氟烷＞七氟烷。

在人体研究中，评价吸入麻醉药对脑血管的效应受到众多因素的影响。①吸入麻醉药对平均动脉压的影响：吸入药本身具有血管扩张的活性，能以剂量依赖的方式降低全身循环血压。因此，只有将动脉血压维持在正常水平，才能判断吸入麻醉药对 CBF 及 CMR 的影响。②其他作用于中枢神经系统的药物对 CBF 和脑代谢影响。③患者基础的意识状态：清醒、镇静还是麻醉状态，其中以清醒状态作为对照是最佳的。④测量 CBF 的方法：相对于经典的 Kety-Schmidt 法，惰性气体（^{133}Xe）技术主要测定的是脑皮质 CBF。⑤研究指标的差异：在研究有关挥发性麻醉药对 CBF 影响幅度的文献报道结果间存在差异，这在很大程度上是因为这些实验选择区域性 CBF 作为研究指标，而挥发性麻醉药对 CBF 的影响呈现脑区异质性。

现在临床上比较常用的吸入麻醉药有异氟烷、七氟烷和地氟烷。人体研究表明：当全身血压维持在正常范围内时，1.1 MAC 异氟烷增加 CBF 约 19%，减少 CMR 约 45%；与清醒、非麻醉状态的患者相比，七氟烷和地氟烷可以明显减少人的 CBF。在 1.0 MAC 浓度，七氟烷和地氟烷分别使 CBF 下降 38%及 22%，而 CMR 下降 39%和 35%。结果提示异氟烷的脑血管扩张效应超过七氟烷和地氟烷的这一效应。

2）对脑氧代谢率（$CMRO_2$）的影响：所有挥发性麻醉药均能导致 $CMRO_2$ 降低，其降低 CMR 呈剂量依赖性，当达到抑制脑电图的剂量时（临床相关浓度 1.5～2.0 MAC），其对 CMR 的降低程度最大。在同一个 MAC 水平下，氟烷降低 $CMRO_2$ 的效应较其他 4 个吸入麻醉药弱。七氟烷对 $CMRO_2$ 的影响与异氟烷相似，而地氟烷对 $CMRO_2$ 的抑制比异氟烷略弱，这一现象在地氟烷浓度高于 1.0 MAC 时尤为突出。虽然没有人体研究直接比较上述几种吸入麻醉药对 $CMRO_2$ 影响在程度上的差异，但一些数据提示：在剂量为 1.0 MAC 时，异氟烷、七氟烷及氟烷分别减少 $CMRO_2$（Kety-Schmidt 法）25%、38% 及 22%。PET 对人体的研究也显示，氟烷（0.9 MAC）和异氟烷（0.5 MAC）分别减少 $CMRO_2$ 40% 和 46%。

3）对 CBF/CMR 的影响：氟烷和异氟烷所诱发的 CBF 和 CMR 变化在不同脑区间的分布存在差异。氟烷对整个大脑产生相对均匀的变化，即全脑 CBF 增加而全脑 CMR 降低。异氟烷引起的变化呈现异质性特征，表现为它引起皮质下区和后脑结构区域 CBF 的增加要多于新皮质。而它对 CMR 的影响则与之相反，即大脑新皮质的 CMR 降低幅度较皮质下结构大。在人体中，1.0 MAC 七氟烷能够使大脑皮质 CBF 减少，却使小脑 CBF 增加。这一效应与异氟烷相似。对于地氟烷还没有类似的研究。鉴于上述几种麻醉药对脑电图影响的相似性，可以预测地氟烷对 CBF 的影响同样具有脑区分布差异。

4）对 CBV 的影响：CBF 和 CBV 之间虽然有直接关联，但并非严格的 1∶1 对应关系。CBV 值的变化幅度明显小于 CBF 的变化，轻度的 CBF 降低未必会伴随 CBV 减少。对脑外伤的实验研究发现：吸入性麻醉药能够使脑外伤患者的 ICP 显著增高，并且低碳酸血症对 ICP 的上升没有改善。总的来说，挥发性麻醉药对颅内顺应性正常患者的脑血流动力学影响很小；而对于颅内顺应性异常的患者，挥发性麻醉药具有增加 CBV 和 ICP 的潜在风险。因此，对于存在颅内巨大或快速扩增的占位灶、ICP 不稳定或伴有其他对 CO_2 反应能力及脑代谢-脑血流偶联有损害的大脑生理功能紊乱的患者应避免使用挥发性麻醉药。当存在上述情况时，建议使用以静脉麻醉药为主的麻醉技术，直至颅骨和硬脑膜打开可以直接评价 ICP 和麻醉效果为止。但上述情况在择期神经外科手术中并不多见。

5) 对 CO_2 反应性及脑血管自身调节的影响：在所有的挥发性吸入麻醉药麻醉过程中，脑血管对 CO_2 的反应仍然存在，但可使脑血管的自身调节机制受损，此现象在脑血管扩张效应最大的麻醉药中似乎最为明显，并呈剂量相关性。七氟烷与其他挥发性麻醉药相比，其对脑血管自身调节机制的影响最为轻微。最近的研究表明，在吸入 1.2～1.5 MAC 七氟烷麻醉的情况下，给予去氧肾上腺素增加平均动脉压后，CBF 或 CBV 并无明显变化。

(2) 气体吸入麻醉药

1) 氙气：在现代麻醉实践中，惰性气体氙气的应用引起了人们相当大的兴趣。氙气的麻醉性能在几十年前就被确认，但直到现在其临床应用价值才被关注。氙气的 MAC 值预计为 63%～71%，女性具有显著较低的 MAC 值(51%)。它主要是通过非竞争性拮抗 N-甲基-D-天冬氨酸(NMDA)受体而发挥其麻醉效果。另外，激活 TREK 双孔 K^+ 通道可能也在其麻醉效应中发挥了一定作用。给予健康人 1 MAC 氙气可以使皮质及小脑 CBF 分别减少约 15%和 35%，但却使白质的 CBF 增加了 22%。CBF 降低的同时伴有葡萄糖 CMR(CMRG)的减少(26%)。动物实验发现氙气麻醉时，脑血管自身调节功能和对 CO_2 反应得以保留。在戊巴比妥麻醉下建立 ICP 增高的实验模型中给予氙气并没有增加 ICP，表明脑对低碳酸血症和高碳酸血症的反应得以保留。氙气能够扩散到含有空气的空腔中(如肠道)，虽然其空气膨胀的程度较 N_2O 轻。因此，对于颅内积气的患者应该慎用氙气。虽然目前尚未评估氙气在神经外科患者中的应用价值，但已有的数据表明氙气具有适用于神经外科麻醉的一些优势。

2) N_2O：N_2O 可能会导致 CBF、CMR 和 ICP 的增加，其增加 CBF 和 CMR 的效应至少部分是由于其兴奋交感神经的结果。这一效应的强弱程度同与之合用的其他麻醉药物密切相关。当 N_2O 单独使用时，CBF 和 ICP 均大幅升高；而当它与巴比妥类、苯二氮䓬类药物、麻醉镇痛药及异丙酚这些麻醉药联合使用时，其脑血管扩张作用减弱，甚至完全受到抑制。与之相反，N_2O 与挥发性麻醉药合用时却使脑代谢和 CBF 呈中度增加。鉴于 N_2O 已被广泛应用于神经外科手术麻醉，就目前的证据来看，是否完全弃用 N_2O 还存在争议。但是，如果患者的 ICP 持续升高，N_2O 应视为一个潜在的危险因素。最后，N_2O 可以迅速进入一个封闭的气体空间，当存在颅内气体空腔或血管内气栓时，应该避免使用 N_2O。

10.2.2 静脉麻醉药物

通常意义上的静脉麻醉药物是指那些通过静脉注射后使患者保持安静、入睡、对外界刺激反应淡漠并产生遗忘的药物，不包括麻醉性镇痛药。虽然静脉麻醉药物本身不具备血管收缩作用，大多数静脉麻醉药可在降低 CMR 的同时引起继发性的 CBF 降低。氯胺酮是个例外，它可以引起 CBF 和 CMR 的增加。静脉麻醉药对脑生理的影响如表 10-1 所示。

(1) 巴比妥类药物

巴比妥类药物通过增强 GABA(γ-氨基丁酸)受体的作用而对中枢神经系统发挥作用，表现为镇静、催眠、抗惊厥、降低 CBF 和 CMR。临床最常用的巴比妥类药物是硫喷妥钠，它起效迅速，但消除半衰期较长，反复应用可有蓄积作用。硫喷妥钠降低 CBF 和 $CMRO_2$ 的作用呈剂量依赖性，即随着剂量的增大，它对 CBF 和 CMR 的降低作用也越大。当脑电图呈等电位(完全抑制)时，这种作用达到最大，脑代谢活动度为清醒时的 50%。而爆发抑制(burst-

表 10-1 常用静脉麻醉药对脑生理的影响

麻醉药	脑代谢率	脑血流	脑脊液产生	脑脊液吸收	脑血流量	颅内压
巴比妥	↓↓↓↓	↓↓↓	±	↑	↓↓	↓↓↓
依托咪酯	↓↓↓	↓↓	±	↑	↓↓	↓↓
丙泊酚	↓↓↓	↓↓↓↓	?	?	↓↓	↓↓
苯二氮䓬	↓↓	↓	±	↑	↓	↓
氯胺酮	±	↑↑	±	↓	↑↑	↑↑

注：↑增加；↓减少；±无改变；? 尚不明确。

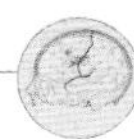

suppression)剂量的硫喷妥钠对 CBF 和 CMR 的降低效应可接近完全抑制(40%)。

巴比妥类药物可有效降低 ICP,这种作用可能是通过降低 CBF 和 CBV 而实现的。同挥发性麻醉药相比,巴比妥类药物可以更大程度地降低 CBV,其降低 ICP 的效果也更确切,因此硫喷妥钠非常适用于那些颅内顺应性下降患者的麻醉诱导。

巴比妥类药物对局部缺血灶的神经保护作用已被广泛证明。在动物实验中,中等剂量的戊巴比妥可明显减少脑梗死面积。低于爆发抑制剂量的巴比妥类药物用量也具有一定的脑保护作用,提示可能存在脑代谢抑制以外的脑保护机制发挥作用。

(2) 丙泊酚

丙泊酚是现今临床上使用最广泛的静脉麻醉药之一。丙泊酚降低 CBF 和 CMR 的作用与剂量相关,对 CMR 的降低幅度可达对照的 40%~60%。在 PET 研究中,丙泊酚被证实能降低局部 CBF。与巴比妥类药物类似,丙泊酚降低 CBF 的作用继发于它对脑代谢的抑制作用。丙泊酚对 CBF 和 CMR 的降低作用存在脑区域性差异,它对大脑皮质代谢率的抑制作用超过对大脑白质的抑制;在大脑皮质区,额叶、顶叶及枕叶 CMR 的下降更为显著。多个研究证明,丙泊酚对 CBF 的降低作用强于它对 CMR 的作用,这表明丙泊酚可能对脑血管有直接的收缩作用,这种收缩血管的作用使其更适用于颈动脉内膜剥脱术及烟雾病血管成形术的麻醉,因为这有助于防止"脑窃血"的发生。

有研究提示,对于中线偏移<10 mm 的脑肿瘤患者,使用丙泊酚麻醉较使用异氟烷或七氟烷可获得更低的 ICP 和更高的脑灌注压(CPP),前提是维持足够的平均动脉压水平。在老年或一般情况较差的患者,丙泊酚可产生严重的低血压和心脏抑制,进而使脑灌注压降低。

动物实验证实,爆发性抑制剂量的丙泊酚具有一定的脑保护作用。其可能机制包括 CMR 的降低、抗氧化作用、活化 GABA 受体效应、减弱谷氨酸介导的兴奋性中毒、预防线粒体肿胀等。尽管没有临床证据显示在急性脑损伤的患者中使用丙泊酚能改善其预后,但由于丙泊酚起效和恢复迅速、对神经电生理学监测(包括皮质诱发电位)的影响轻微,它非常适用于神经麻醉。

(3) 依托咪酯

与巴比妥类药物类似,依托咪酯可降低 CMR、CBF 和 ICP。它对 CBF 的最大降幅出现早于 CMR 的最大降幅。这一发现可能提示:依托咪酯的血管收缩机制与巴比妥类药物是不同的(可能存在直接的缩血管作用)。临床剂量的依托咪酯可降低 CBF 和 CMR 30%~50%。根据术中电生理监测,依托咪酯具有别的麻醉药物所不具备的特点:在癫痫患者中,依托咪酯可产生惊厥样脑电波。这一特性可被用于术中癫痫灶的定位。依托咪酯还可增加体感诱发电位(SEP)的波幅,因此对于术中 SEP 信号质量不佳的病例,给予适量的依托咪酯可有助于对 SEP 结果的解释。

依托咪酯对心血管系统的抑制较弱,这一特性使它能在不降低脑灌注压的前提下有效地降低 ICP。对于严重颅脑损伤的患者,当脑电活动存在时,依托咪酯可有效降低 ICP;而当大脑皮质的电活动被最大程度抑制时,则不再有降低 ICP 的作用。这表明:依托咪酯降低 ICP 的作用可能源自其抑制脑代谢,从而降低 CBF 和 CBV 的结果。

在不同的动物实验中,依托咪酯的脑保护效应存在差异。在小鼠前脑局部缺血的模型中(双侧颈动脉夹闭伴低血压),依托咪酯显示出轻度的脑保护作用。而对于大脑中动脉闭塞的模型,依托咪酯几乎没有作用。因此,依托咪酯是否具有脑神经保护作用,有待进一步的研究。

依托咪酯的不良反应包括肾上腺皮质功能的抑制、肌震颤和癫痫发作。这些不良反应在一定程度上限制了其在神经麻醉中的应用。

(4) 苯二氮䓬类

苯二氮䓬类药联合芬太尼和笑气可使正常人的 CBF 和 CMR 出现平行下降;在颅脑损伤的患者中,苯二氮䓬类可使 CBF 和 CMR 下降 25%。在人类 PET 研究中,证实苯二氮䓬类药物引起的局部脑血流降低发生在觉醒、注意力和记忆等功能区,如脑岛回、扣带回、前额叶皮质。苯二氮䓬的效应能够被特异性苯二氮䓬受体拮抗药氟马西尼完全对抗。氟马西尼在拮抗苯二氮䓬类药的镇静催眠作用的同时也会拮抗它们对 CBF、$CMRO_2$ 和 ICP 的作用。所以对于颅内顺应性受损的患者,使用氟马西尼逆转苯二氮䓬类药物镇静效应时需持谨慎的态度。

咪达唑仑是苯二氮䓬类药中水溶性较强的药物,它可能降低或者不改变 ICP。咪达唑仑比硫喷妥钠有更稳定的血流动力学表现,对脑缺氧、缺血有一定的保护作用,这种效应与巴比妥类药物类似或

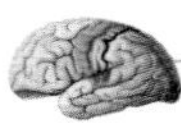

者稍弱。

（5）氯胺酮

同其他静脉麻醉药不同，氯胺酮可引起 CBF 和 CMR 的升高，它对不同脑区 $CMRO_2$ 的影响存在差异，额叶和顶枕叶的局部脑代谢率（rCMR）增加最为显著，这可能和氯胺酮引起噩梦和谵妄有关。在动物实验中，海马和锥体外束的脑葡萄糖代谢率（CMRGlu）明显增加。在人类的 PET 研究中显示：给予亚麻醉剂量的氯胺酮可在不影响全脑代谢率的情况下增加 rCMR，其中以前扣带回、丘脑、壳核和额叶皮质区的 rCMR 增加最为显著，而 CMRGlu 增加最多的区域是丘脑、额叶和顶叶的皮质。亚麻醉剂量的氯胺酮在不影响全脑代谢率的情况下，增加全脑 CBF 达 14%；麻醉剂量的氯胺酮在不影响全脑 $CMRO_2$ 和 CMRGlu 的情况下，增加全脑 CBF 可达 36%。

氯胺酮可显著增加 ICP，但是过度通气和预先给予硫喷妥钠或苯二氮草类药物可以减弱或消除氯胺酮引起的 ICP 增加。因此，氯胺酮不是神经外科手术麻醉的首选，尤其不适用于那些已存在 ICP 升高和颅内顺应性降低的患者。

一些动物实验证实氯胺酮在某些颅内病理情况下具有脑保护作用，这种作用可能与其阻滞 NMDA 受体有关。然而也有临床研究发现：对于颅脑损伤的患者，使用氯胺酮和舒芬太尼镇静并不能改善患者的预后。

10.2.3 阿片类药物

麻醉性镇痛药作为平衡麻醉中不可缺少的一个组成部分常同静脉麻醉药和/或吸入麻醉药复合用于各种手术的麻醉，它主要指阿片受体激动剂。阿片受体是一类 G 蛋白耦联受体，包括 μ、δ、κ、σ 等受体，同镇痛相关的主要是 μ 和 κ 受体，围手术期常用的阿片类药物主要是 μ 受体激动剂，现在临床常用的阿片类药物有芬太尼、阿芬太尼、舒芬太尼和瑞芬太尼。

关于阿片类药物对 CBF、CMR 及 ICP 的影响在不同报道间差异很大，其差异性似乎同阿片类药联合使用的麻醉药物相关。当同具有血管舒张作用的药物联用时，阿片类药物的效应通常是使脑血管收缩；相反，当血管收缩药物作为背景麻醉药，或者没有给予麻醉药物时，阿片类药物表现为对 CBF 没有影响或使 CBF 增多。阿片类药物对 ICP 的效应同样有赖于同它联用的麻醉药物和机体的脑血管自身调节状态。

总的来说，大部分阿片类药物在临床应用剂量的范围内对 CBF 和 CMR 有轻到中度的抑制效应。在动物实验中，阿片类药物可引发癫痫，此时 CBF 和 CMR 有大幅度的增加，然而这种现象在人类中未被观察到。如果采用适当的通气维持 $PaCO_2$ 和 PaO_2 在正常范围内并避免阿片类药物引起的肌肉僵直，临床剂量的阿片类药物对 ICP 影响极小。

10.2.4 肌肉松弛药

肌肉松弛药并不产生意识消失、镇静和镇痛作用。肌肉松弛药在神经外科手术中的主要作用是使气管插管或控制通气更容易。根据其作用机制，肌肉松弛药物可分为非去极化肌松药和去极化肌松药。

（1）非去极化肌松药

肌肉松弛效应由于能够防止咳嗽和肌肉紧张，并且在减少颅内静脉流出阻力的同时降低中心静脉压，因此给予肌肉松弛药可能会降低 ICP。

某些非去极化松弛药具有组胺释放的药理特性并因此可以对脑血管产生影响。组胺可以在降低平均动脉压（median arterial pressure，MAP）的同时升高 ICP（脑血管扩张引起），这 2 种效应可导致 CPP 的明显降低。*D*-筒箭毒碱是最强的组胺释放剂，而甲筒箭毒和顺式阿曲库铵和米库氯铵也具有释放组胺的作用，只是程度较弱，其中顺式阿曲库铵的组胺释放作用最轻微。在临床剂量范围内，上述几种药物的组胺释放效应不会对 CBF、CMR 和 ICP 造成影响。泮库溴铵、维库溴铵和罗库溴铵没有组胺释放作用，因此对脑生理的影响很小。但给予负荷剂量的泮库溴铵可以引起动脉压的突然增加，这可能会使颅内顺应性下降或在脑血管自动调节机制有缺陷患者中导致 ICP 升高。

（2）去极化肌肉松弛药

琥珀胆碱在浅麻醉状态下可以产生一定程度的 ICP 增加（0～5 mmHg）。这种效应由肌梭感受器传入活动增加引发脑激活现象所致。值得注意的是，琥珀胆碱引起的肌束震颤与 ICP 增加之间并无确切的联系。虽然琥珀胆碱可增加 ICP，但它仍是迄今为止起效最快的肌松药。在需要实现快速肌松作用的情况下（如饱胃的脑外伤患者），琥珀胆碱是恰当的选择。一项针对脑外伤患者的临床研究发现给予

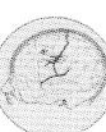

琥珀胆碱 1 mg/kg 后 ICP 并没有明显变化。值得关注的问题不在于是否使用琥珀胆碱而是如何使用它，如果注意适当控制二氧化碳分压、血压、麻醉深度和采用去肌颤技术的前提下，琥珀胆碱的应用仍是安全的。

10.3 围麻醉期管理

10.3.1 麻醉前评估

麻醉前评估的定义为对手术或非手术进程中的麻醉管理给予临床评估的过程，包括收集患者资料和制定麻醉计划。最初，麻醉前评估的目的是减少手术及麻醉相关并发症的发生率。现在，麻醉前评估的目的较以往更为宽泛，即：作为整个围手术期治疗的一部分，致力于在降低围术期麻醉费用的同时降低手术死亡率及术后并发症的发生率，使患者的功能尽快恢复至正常状态。

(1) 评估方法及美国麻醉医师学会生理状况分级

麻醉前评估的内容包括：在术前同患者进行沟通，减轻其焦虑；全面了解患者的病史，包括现病史、既往史、过敏史、家族史和手术麻醉史；进行全面的体格检查并获取必要的实验室检查结果；制定个体化的麻醉计划；同患者家属进行沟通，告知其相关的麻醉风险并获得书面的知情同意。其中气道的评估、心肺功能的评估及生命体征的记录是麻醉前访视和评估的要点。

除急诊手术的术前访视在手术前即刻进行外，大多数择期手术的术前访视多在手术前一天或手术当天早晨进行。ASA 认为：对于患有严重合并症和手术创伤预计较大的患者，麻醉前访视应在术前一天进行。而对于行中低危手术的不伴有严重系统性疾病的患者，允许在手术当天进行访视和体格检查。

ASA 生理状况分级（表 10－2）最早由 Meyer Saklad 在 1941 年提出，它被广泛地用来评价术前患者的健康状态，主要依据麻醉前患者体质状况进行分类，将患者分成 6 级。该分级的最近一次更新发生在 2016 年。尽管该分级比较粗略，但其同患者围手术期并发症发生率及病死率密切相关，ASA 分级Ⅲ～Ⅴ级是预测颅内手术围手术期心血管并发症发生的独立风险因素，同时也是患者围手术期病死率的危险因素之一。

表 10－2 美国麻醉医师协会(ASA)生理状况分级

分级	疾病状态	围手术期病死率(%)
Ⅰ	身体健康，发育营养良好，各器官功能正常 举例：健康，不吸烟，不饮酒或少量饮酒	0.06～0.08
Ⅱ	除外科疾病外，有轻度并存疾病，功能代偿健全。即无实质性器官功能受限 举例：吸烟至今者，社交饮酒者，孕妇，肥胖患者(30≤BMI≤40)，糖尿病/高血压患者中控制良好者，轻度肺部疾病患者	0.27～0.40
Ⅲ	并存病情严重，体力活动受限，但尚能应付日常活动。即实质性器官功能受限，合并有一种或多种中度到重度疾病 举例：高血压/糖尿病控制差，慢性阻塞性肺疾病，重度肥胖(BMI≥40)，活动性肝炎，酒精依赖或酗酒，心脏起搏器植入术后，心脏射血分数中度下降，终末期肾病进行定期规律透析，心肌梗死，脑血管意外，短暂性脑缺血发作病史或冠状动脉疾病有冠脉支架置入史(发病至今超过 3 个月)等	1.82～4.30
Ⅳ	合并严重系统性疾病，丧失日常活动能力，经常面临生命威胁 举例：近 3 个月内发生过心肌梗死，脑血管意外，短暂性脑缺血发作病史，合并有心肌缺血或严重心脏瓣膜功能异常，心脏射血分数重度下降，脓毒血症、弥散性血管内凝血、急性呼吸窘迫综合征或终末期肾病未接受定期规律透析等	7.80～23.0
Ⅴ	垂死的患者，如不接受手术，则无生存可能 举例：胸/腹主动脉瘤破裂，严重创伤，颅内出血合并占位效应，缺血性肠病面临严重心脏病理性改变或多器官/系统功能障碍	9.40～50.7
Ⅵ	已宣布脑死亡患者，准备作为器官移植供体对其器官进行取出	
E	任何行急诊手术的患者	

(2) *病史获取与体格检查*

详细的术前评估可以发现一些严重的医疗问题并筛查出某些无症状的疾病,而对既往病史的了解有助于制定详尽的麻醉计划并在术前最大程度优化患者的健康状况。但对于神经外科疾病导致神经功能下降的患者可能很难获取病史,在这种情况下,以往的医疗记录和家庭成员的描述十分重要。

病史采集的内容包括:可能影响择期手术的其他合并症相关病史;手术史和麻醉史;现用药史及过敏史;个人史;相关家族史,社会背景及宗教信仰等。

术前评估除病史采集外,对患者实施必要的体格检查同样重要,其主要内容包括对患者的意识水平、精神状态的评估;患者的体格、营养状况;记录患者的主要生命体征。其中,对患者的气道进行评估是麻醉相关体格检查中最重要的一个方面,包括了解患者术前是否存在通气困难;是否存在气管插管困难的可能等,Mallampati 评分、甲颏距离、张口度、颈部活动度等均可为困难气道的风险评估提供信息。肥胖、颞下颌关节强直、肢端肥大症、术前使用颈托及颈髓损伤的患者存在困难气道可能性也较高,需予以重视。对于拟行经鼻气管插管的患者,除了关注患者的凝血功能,还应检查双侧鼻道的通畅度及是否患有鼻窦炎。

(3) *全身各系统的评估*

1) 心血管系统:高血压是术前常见的问题,这些患者多数存在血容量不足,因此对麻醉药物引起的全身血管扩张作用更加敏感,易导致血流动力学不稳定。长期高血压患者往往对围手术期急性低血压耐受性差,需要围手术期严格控制血流动力学。冠心病亦是一个常见的心血管疾病,术前需要明确患者是何种类型冠心病及其严重程度,现在心脏情况是否稳定,既往做过何种治疗等,必要时需要进行额外的心脏特殊检查(心脏超声、冠脉 CT、负荷试验等),并请心脏专科医生给出建议。

较简单的评价心血管风险的方法有改良心脏风险指数,它对拟行非心脏手术的心脏病患者的风险评估价值较大。如果患者存在以下危险因素中的 3 个或更多,其围手术期发生心脏事件的风险可高达 11%。这些因素包括:①高危手术;②心肌缺血病史;③心功能不全病史;④脑血管疾病史;⑤术前胰岛素治疗;⑥术前血清肌酐水平超过 176.8 μmol/L。

美国心脏病学会及美国心脏协会(ACC/AHA) 2014 年更新了其心脏病患者行非心脏手术的指南,主要为接受非心脏手术的成人患者提供围手术期心血管评估和治疗方面的指导,其内容涵盖了多种心脏疾病(包括冠心病、心力衰竭、瓣膜疾病、心肌病等)的围手术期评估,一些有价值的辅助检查方法以及围手术期药物治疗和监测等多个方面。根据该指南,对于患有心脏疾病而拟接受手术治疗的患者,麻醉医生主要应关注患者的临床风险因素、手术风险因素和患者的活动耐量 3 个方面。指南通过分步评估法对上述 3 个方面的内容进行了整合以用于对心脏疾病患者的评估(图 10-1)。在临床风险因素方面,如果患者为急性冠脉综合征、未控制的心力衰竭、严重的瓣膜疾病和未控制的快速性心律失常中的一种,则非急诊手术应延期;在手术风险因素方面,手术风险分级由既往的低危、中危和高危三级简化归类为低风险手术(主要心脏不良事件风险<1%)和风险增高手术(主要心脏不良事件风险>1%),鉴于神经外科手术绝大多数为风险增高的手术,对于活动耐量低于 4 个代谢当量(MET)的稳定性冠状动脉疾病患者,有必要实施药物负荷试验以决定患者是否应在手术前行冠状动脉造影乃至冠状动脉血运重建。

2) 呼吸系统:合并有呼吸系统疾病的患者围手术期呼吸系统并发症发生率较高,术前行肺功能检查和血气分析有助于麻醉医师获得这些患者的基础信息,发现并治疗那些可逆转的病理状态(如肺部感染、哮喘),有利于降低患者的围手术期肺部并发症。术前存在严重肺功能损害的患者,在行重大的神经外科手术后往往需要机械通气支持。

小儿急性上呼吸道感染对呼吸系统的影响可持续 2~4 周,是否延迟手术取决于神经系统疾病的紧急程度。控制不佳的哮喘患者需待支气管痉挛缓解后方可行择期手术。吸烟可使围手术期肺部并发症增加 3 倍,戒烟 6~8 周可使呼吸道黏膜的清除功能得以恢复。

Borg 评分常被用于评估患者的呼吸困难情况(表 10-3)。屏气试验也可方便地被用来评估患者的心肺联合功能;屏气时间<10 s 提示心肺储备差,常不能耐受手术和麻醉。

3) 内分泌系统:大量研究证据表明住院手术患者的高血糖同其临床不良预后显著相关。围手术期高血糖还会加重缺血性脑组织损伤,而良好的血糖控制有助于降低围手术期患者的发病率(感染、伤口

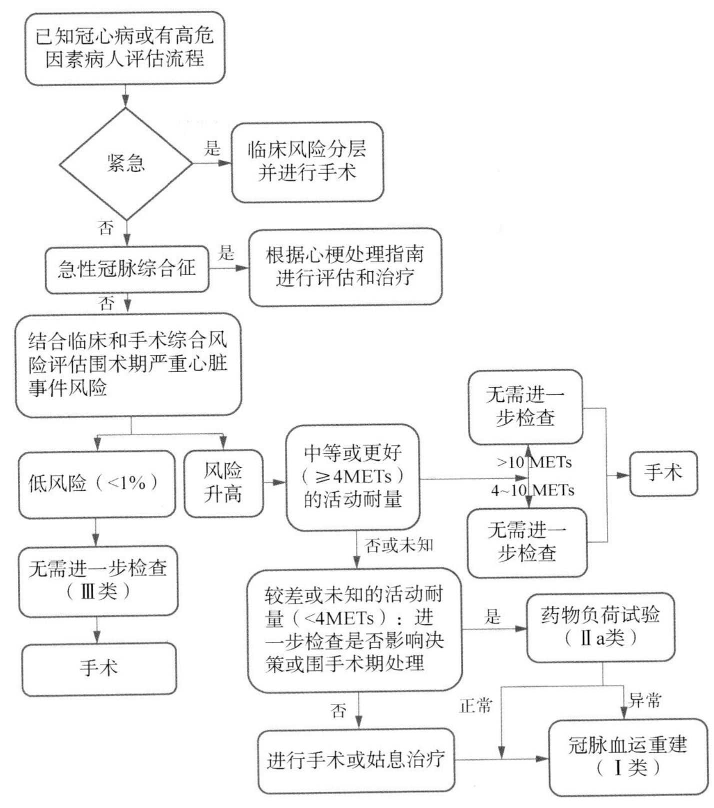

图 10－1　冠心病患者围手术期心脏评估的分步方法

表 10－3　Borg 评分

评分	呼吸困难程度
0	一点也不
0.5	非常轻微，几乎没被察觉
1	非常轻微
2	轻度
3	中度
4	有一些严重
5	严重
8	非常严重
10	很严重(最大程度)

愈合不良)和病死率。因此对于合并糖尿病的神经外科疾病患者，术前应将其血糖水平控制在合理的范围。美国内分泌学会建议围手术期血糖应控制在10 mmol/L以下，“中国糖尿病防治指南”建议在大、中型手术中应静脉使用胰岛素，血糖控制目标为11 mmol/L以下。另一方面，糖尿病患者的围手术期并发症发生率同其终末器官损害程度相关，因此应加强对患者心、肺、泌尿系统的检查和评估。慢性血糖增高还会导致关节僵硬综合征，对合并1型糖尿病患者需要评估其颞颌关节及颈椎活动度以排除困难气道的可能。

对拟行择期手术的甲亢患者，其抗甲状腺药物和β受体阻滞剂应用至手术日早晨(术晨)。需行急诊手术的甲亢患者，其高动力循环状态可能需要持续输注艾司洛尔加以控制。轻中度的甲减并不是手术禁忌证，但左旋甲状腺素需服用至术晨。甲减可能导致苏醒延迟，术后可能需要呼吸支持治疗。

4）消化系统：增加患者反流误吸发生率的危险因素包括饱胃、肠梗阻及胃食管反流。存在第Ⅸ和第Ⅹ对脑神经功能异常，术前合并有意识障碍的患者，如果未能禁食也存在误吸的风险。实施快速顺序诱导同时行环状软骨压迫可最大程度地减少胃内容物反流误吸的发生。

5）泌尿系统：需行神经外科手术的患者有时可同时合并有肾脏疾病。对伴有肾脏疾病的患者的处理对麻醉医师提出了挑战，因为这些患者可能伴有自主神经病变、容量超负荷(心功能不全、胸腔积液、腹水)、容量不足、高血压、代谢性酸中毒、电解质紊乱和贫血。术前需要对氮质血症的严重程度做详细评估,同时对患者的容量状态做出恰当的评价。对于严重贫血的患者,术前可给予红细胞输注。术前和术中药物的使用应对经肾脏排泄的药物做出慎重的选择并做剂量上的调整;为防止药物中毒,必要时可行血药浓度监测。血容量不足,静脉注射造影剂,使用氨基糖苷类药物、非甾体抗炎药和血管紧张素转换酶抑制剂,是肾功能不全急性加重的危险因素,围手术期对这些因素应予以避免。

10.3.2 麻醉的一般措施

气管插管全身麻醉是神经外科手术中被应用最多的麻醉方法。神经外科手术麻醉的目标包括:保证患者的催眠、遗忘、无体动;在保证良好的脑灌注和脑氧合的基础上最大程度降低围手术期 ICP 并减轻脑水肿,为手术提供理想的条件;术后快速、平稳苏醒以便早期行神经功能评估。

(1) *麻醉诱导和维持*

全身麻醉的诱导(induction)一般指通过药物使患者从清醒状态过渡到麻醉状态的过程,通常在诱导过程中需完成人工气道的建立(如气管插管、喉罩插入)。麻醉诱导要求做到迅速平稳、避免呛咳、缺氧及高二氧化碳血症。诱导的一般顺序是:给予患者吸入纯氧去氮,增加其氧储备以应对此后的无通气状态(置入咽喉镜和插管的过程);应用快速起效的静脉麻醉剂如硫喷妥钠或丙泊酚,使患者迅速、平稳地进入无意识状态,同时麻醉医师有效控制患者的气道,通过面罩对其实施过度通气;再给予适量的麻醉性镇痛药物如芬太尼或瑞芬太尼以抑制气管插管过程中可能发生的血流动力学反应,最后给予肌肉松弛药使患者的肌肉松弛以便于实施气管插管;气管导管一旦进入气管,予以良好固定并接麻醉机行控制通气。插管前静脉注射利多卡因或艾司洛尔有助于减轻插管引起的心血管反应和 ICP 升高。

麻醉维持常采用吸入麻醉联合肌松药和麻醉性镇痛药的方法;也可采用全凭静脉麻醉。丙泊酚复合瑞芬太尼的静脉麻醉方案有助于维持更稳定的血流动力学和 ICP 水平。靶控输注(target-controlled infusion, TCI)通过调节靶位(血浆或效应室)的药物浓度来控制麻醉深度,在神经外科手术中逐渐得到更多的应用。手术中应根据不同手术步骤的刺激强度及时调节麻醉深度,在放置体位、上头架、开颅和关颅时应适当加深麻醉。

(2) *降 ICP 措施*

麻醉医师拥有一系列的手段可在术中降低患者的 ICP,减轻脑水肿,达成脑松弛,从而有助于颅内结构的暴露,降低颅内牵引器对脑组织的压力,从而降低缺血性脑损伤的风险。

颅内高压的围手术期预防:术前适当的镇静和抗焦虑;维持正常的血容量,避免过度输液,使用等渗液体;头高位,头部伸直,避免颈静脉受压;更稳定的血流动力学,β 受体阻滞剂、右美托咪啶及利多卡因有助于达成上述目标;糖皮质激素;足够的通气,维持 PaO_2>100 mmHg, $PaCO_2$ 35 mmHg 左右,不使用呼气末正压通气(PEEP),尽量降低胸内压;吸入麻醉药呼气末浓度不超过 1 MAC。治疗:脑脊液引流(经脑室或腰椎穿刺导管);使用渗透性利尿剂和/或襻利尿剂;过度通气,使 $PaCO_2$ 为 30～35 mmHg;使用肌松药;以全凭静脉麻醉替代吸入麻醉。

1) 通气管理:过度通气引起的低二氧化碳血症可收缩脑血管,进而降低颅内血容量,对于非颅脑外伤的患者,将动脉血二氧化碳分压维持在 30～35 mmHg 可有效地降低 ICP,但过度通气引起的缩血管效应维持时间较短(6～18 h)。对于肺挫伤、误吸或神经源性肺水肿等患者,术中可能需要实施呼气末正压通气(positive end expiratory pressure, PEEP)来维持充分的氧合。理论上应尽量避免过高的 PEEP 以防止胸腔内压升高而影响到脑静脉的回流。然而也有研究表明:在小儿神经麻醉中,使用小于 5.88 mmHg(8 cmH_2O)的 PEEP 并不会增高颅内压,且围手术期使用 PEEP 对于患儿肺功能的改善是有益的。

2) 药物性降 ICP 措施:甘露醇通过提高血浆渗透压,使细胞内水进入血管并经肾脏排出,可有效降低脑组织容积。其降低 ICP 的作用起效迅速,维持时间较久,是目前神经外科手术中应用最广泛的药物。其术中常用剂量为 0.25～1 g/kg,于 15～20 min 内输注完毕,输注后 10～15 min ICP 开始下降,30～45 min 达到高峰,降颅压效应可维持 2～3 h。甘露醇输注后可引起一过性血容量增加,对心功能不全的患者应慎用。高渗盐水或高渗盐水羟乙基淀粉混合溶液既能减少术中机体对液体的需求,又能有效

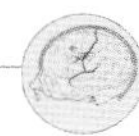

降低 ICP,对顽固性颅内高压,尤其是伴有多发损伤的颅脑外伤患者具有较大优势,是围手术期渗透治疗的另一选择。袢利尿剂通过抑制髓袢升支粗段对水分的重吸收而产生利尿作用,它可与渗透性利尿剂协同发挥作用,常用药物为呋塞米,常用剂量为每次 10～20 mg,静脉注射 30 min 后起效,作用持续 5～7 h。此类药物的缺点是容易导致低血容量和电解质紊乱,尤其是在与甘露醇合用时,因此术中麻醉医生应反复评估患者的容量状态并监测其血电解质水平。类固醇激素可以减轻血管源性脑水肿,对于颅内肿瘤的患者有助于减少瘤周水肿,麻醉医生也常用它来预防术后恶心、呕吐,但它起效较慢且可能引起明显的不良反应,包括增加感染的风险、增高血糖等,因此对于糖耐量受损的患者在使用地塞米松时应严格监测血糖。

3) 体位:采用头高足低位(头抬高 15°～30°)有利于颅内静脉血的回流,可降低脑血容量和 ICP。

10.3.3 液体管理

神经外科麻醉中液体管理的总体目标是:维持正常的血容量和轻度的血浆高渗状态(血浆渗透压 305～320 mmol/L)。通过合理控制液体的入量和种类,以及使用渗透性脱水剂(如甘露醇)和袢利尿剂(如呋塞米)可以达成上述目标。通过监测中心静脉压结合对脉压变异率(pulse pressure variation, PPV)的评估可以较好地估计患者术中的容量状态,后者可以方便地通过对有创动脉波形的分析而获得。而肺动脉导管的放置虽然使监测肺动脉压、肺小动脉压和心排血量成为可能,但由于创伤较大,仅适用于重危患者。由于血脑屏障的特性,影响脑血管内和脑组织间水移动的主要因素是血浆晶体渗透压而非胶体渗透压,而血浆中维持晶体渗透压的离子主要是钠离子,因此手术过程中应反复监测血浆钠的浓度。神经外科患者的补液选择应该为等渗的无糖液,在晶体液中乳酸钠林格液为轻度低渗溶液,生理盐水则为轻度高渗溶液(渗透压 310 mOsm/L),但大量使用可导致高氯性代谢性酸中毒。另一些平衡盐溶液,如复方电解质注射液(勃脉力 A)的渗透压同血浆相同且避免了高氯性酸中毒的不良反应,是神经外科手术中较好的选择。对于出血较多或术中补液量较大的患者,术中联合使用晶体液和胶体液是合适的。

10.3.4 输血

对预计有大量失血可能的手术在术前就应备血,术中应及时输注血制品,以避免大量补液引起脑组织水肿及血液过分稀释导致的血液携氧能力下降。现在,越来越多的临床医生开始意识到保护有限血资源的必要性,但对于可接受的血红蛋白和血细胞比容的低值尚无定论。有研究支持在血细胞比容降至 21%前无需输血(除非有活动性出血或患者处于感染性休克的早期)。神经外科医师则更愿意采用保守和宽松的输血策略以保证脑的氧供。临床上可行的方案是:血红蛋白在 100 g/L 以上,可以不输血;血红蛋白降到 80 g/L 以下,应予输血;血红蛋白在 80～100 g/L,则根据手术出血的速度和患者的年龄、心肺代偿功能及有无代谢率增高等因素决定。输血的目的和基本原则是维持机体正常的血容量和血液的正常携氧功能,保证各组织器官尤其是脑的氧供需平衡。

10.3.5 血糖控制

高血糖可加重脑缺血后的神经损伤。术前应常规行血糖检查,对于血糖升高者,术前应使用胰岛素对其血糖水平进行控制。在围手术期应将血糖控制在什么范围,在不同的研究间存在差异。对于大多数神经外科手术患者,围手术期血糖控制在 10 mmol/L 以下是合适的。而对于颅内血管手术,特别是那些术中经历了脑缺血事件的患者(如颅内动脉临时阻断),有理由将血糖控制在更低的水平。由于术中低血糖的表现可以被麻醉所掩盖,对于那些围手术期采用胰岛素控制血糖的患者,应定时监测血糖水平。

10.3.6 苏醒

麻醉苏醒的目标为:确保患者苏醒时安静、合作,便于神经外科医师对神经功能和手术效果进行早期评估。应避免可能影响脑血流和 ICP 的因素如咳嗽、呼吸机抵抗和高血压。术后出血是开颅手术术后最严重的并发症,常发生于术后 6 h 内,而苏醒期伴有高血压的患者术后出血的风险是不伴高血压患者的 3.6 倍。达成上述苏醒期目标的具体方法包括:气管内吸引和拔管前 90 s 静脉注射利多卡因(1.5 mg/kg)以减少呛咳的发生;使用抗高血压药以避免血压剧烈波动;使用右美托咪定(0.4～1.0 μg/kg)

静脉缓慢滴注以降低呛咳和术后寒战的发生。

理论上讲，应使神经外科患者在术后尽早苏醒，从而有利于神经外科医师对患者的神经功能和手术效果进行评估。然而，有一些情况并不适宜术后快速苏醒并拔管。这些状况包括：术前就存在的意识不清和气道控制不良；术后发生脑水肿和 ICP 增高可能较大的手术；长时间的手术；再次手术；操作部位靠近颅内生命中枢；脑缺血风险高的操作（如术中长时间血管阻断）等。对于上述情况，麻醉医师应同神经外科医师就患者术后是选择早期苏醒还是延迟苏醒进行协商并做出决策。

10.4 不同类型疾病和手术的麻醉管理

10.4.1 颅后窝手术的麻醉

颅后窝是一个包含脑干及一些脑神经、小脑、椎-基底血管系统等重要结构的紧密解剖空间，多种病变会在此发生。本节主要就颅后窝手术的体位、静脉空气栓塞、低血压、脑干刺激、神经电生理监测及术后恢复等几个方面进行阐述。

（1）体位

由于颅后窝在解剖上的特殊性，该部位结构的暴露需要通过不同的体位放置来达成，这使得众多的体位在颅后窝手术中得到运用。在颅后窝手术中常用的体位包括俯卧位、3/4 俯卧位、侧卧位、公园椅（park bench）位以及坐位。侧卧位和 3/4 俯卧位常用于脑桥小脑三角区、斜坡、岩骨嵴和枕骨大孔区等部位的手术，俯卧位或坐位可用于中线结构及第 4 脑室部位病变的切除，公园椅体位可以被迅速摆放以便于术者开颅到达小脑半球。每种体位各有其优缺点。坐位由于其突出的优点和导致严重并发症的可能性引发更多的争议。坐位的优点包括：有效地改善手术野的暴露；有利于减少静脉出血；患者的肺活量得以增高；更有利于膈肌的运动从而可有效地降低机械通气时的气道压力；有报道坐位手术比水平体位更有利于患者脑神经功能的保护。另一方面，坐位同样会增加围手术期一些严重并发症的发生，如静脉空气栓塞、低血压（可导致脑部/颈髓的低灌注）、气颅、舌和喉的损伤及罕见的四肢瘫/截瘫（中段颈髓屈曲脊髓病）。俯卧位手术时应注意对患者眼睛的保护，眼球受压可至水肿，甚至失明。侧卧位手术时要注意避免臂过度伸展引起的臂丛损伤，颈部过旋或过屈也可导致神经功能受损。

（2）静脉空气栓塞

理论上而言，任何手术部位高于心脏的手术均有可能发生静脉空气栓塞（venous air embolism, VAE）。颅后窝手术尤其在坐位下实施的颅后窝手术是 VAE 的高危风险因素。颅后窝手术中 VAE 的发生率为 25%～60%。严重的 VAE 主要发生在脑的大静脉窦，尤其是横窦和矢状窦后半部。手术野的空气栓子进入静脉系统后回流至右心房，进而进入肺循环，少量空气缓慢地进入右心循环可以随着肺动脉血流被驱散至周围肺血管而不会引发明显的临床症状，当进入空气的量和速度超过了肺动脉的清除速率（5 ml/kg）时则可导致肺动脉高压、死腔增加、肺泡气体交换障碍、缺氧和二氧化碳潴留，临床上可观察到呼气末二氧化碳分压（$EtCO_2$）的突然降低。随着肺静脉回流血量的降低，可进一步导致体循环低血压。更大量的气体快速地被吸收可在右心形成气塞，甚至阻塞右心室流出道，引发右心衰竭和心脏扩张。有效的术中监测、早期发现并及时治疗 VAE 可以改善患者的预后。VAE 的监测手段有：$EtCO_2$、胸前区多普勒和经食管超声心动图（transesophageal echocardiography, TEE）。$EtCO_2$ 监测在临床上应用较普遍；胸前区多普勒的敏感度较 $EtCO_2$ 监测高；TEE 监测比胸前区多普勒更敏感并有助于确定患者有无右向左分流，同时还能对心功能进行评估。

目前，麻醉医生更关注反常性空气栓塞（paradoxical air embolism, PAE）（空气经卵圆孔通过房间隔进入左心系统）的发生和后果。人群中有 20%～25%的人存在卵圆孔未闭（patent foramen ovale, PFO），其右心房和左心房之间可逆的压力梯度可导致空气经未闭卵圆孔进入体循环，进而引起脑血管或冠状动脉栓塞。因此，对于拟在坐位下行颅后窝手术的患者，术前应常规行超声心动图检查，如发现存在 PFO，应改用其他体位。

VAE 的治疗包括：立即通知手术医师，用生理盐水充满整个手术野；在颅骨边缘涂抹骨蜡直至找到静脉破口；循环和呼吸支持；立即停用 N_2O（如果已使用）并给予 100%氧气吸入。如果患者发生持续的 VAE 并伴随血流动力学改变，则应将患者摆放为左侧卧位，这样利于空气滞留在右心房而不会进入右心室，尝试通过右房导管抽出心脏内的空气。麻醉医生也可以通过实施颈部压迫和增加容量负

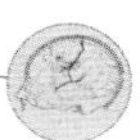

荷来减少空气进入循环的量，其中增加容量负荷还有助于降低低血压的风险。对于术中已发生空气栓塞者，应根据具体情况选择术后是否保留气管导管。

（3）低血压

麻醉后的患者由仰卧位变换为坐位时可影响心血管系统的功能，尤其可能发生低血压，在某些患者需使用升压药。预防体位变换所导致的低血压的措施包括预先扩容、下肢绑弹力绷带和缓慢升高手术台等。有研究提示坐位对循环系统的影响是由外周血管阻力（peripheral vascular resistance，PVR）升高所致。因此，对那些不能耐受 PVR 急剧变化的患者，坐位可能会导致危险事件的发生。对于这些患者可采用其他体位作为替代。

老年患者、高血压和/或脑血管疾病、颈椎退行性病变或颈椎管狭窄的患者，术中可接受的脑灌注压的低限值应予以升高。

（4）脑干刺激

脑干下部、颈髓上段和第Ⅴ对脑神经受刺激可导致一系列心血管紊乱事件。在第 4 脑室底部手术时最常刺激到前 2 个部位；在脑桥小脑三角及邻近部位手术时常刺激到后一个部位。心血管反应可以表现为：心动过缓和低血压、心动过速和高血压、心动过缓和高血压，同时可伴或不伴室性心律失常。对于这些部位的手术，麻醉医师必须认真观察心电图及直接动脉压的变化，当邻近的脑神经核和循环、呼吸中枢有受损危险时，应立即提醒神经外科医师暂时停止操作。抗心律失常药物的使用可能会减弱这类体征而不利于早期发现上述重要结构的损伤。

（5）神经电生理监测

在颅后窝手术中，有时需采用电生理监测来最大限度地减少某些神经结构的损伤。常用的神经电生理监测有脑干听觉诱发电位（BAEP）、面神经肌电监测等。

1）BAEP：BAEP 监测常被用于听觉传导通路或其周围部位的手术，以及有可能危及整个脑干功能的颅后窝手术，包括脑神经微血管减压手术（尤其是第Ⅴ和第Ⅶ对脑神经）、听神经瘤切除术、颅后窝探查术、基底动脉瘤钳闭术等。BAEP 对吸入麻醉药和静脉麻醉药的耐受力较强，临床剂量的麻醉药引起的 BAEP 潜伏期和幅度的变化不会与手术导致的变化相混淆。

2）肌电图：术中监测脑神经运动支产生的肌电图反应，可以及早发现手术导致的神经损伤并在术中评估神经功能。在可能损伤面神经的手术中应监测面神经功能，例如听神经瘤、脑桥小脑三角脑膜瘤、小脑血管母细胞瘤的切除术等。对于进行脑神经肌电监测的患者，麻醉方法的选择并不十分重要，但建议在完成气管插管后到监测完成前避免使用肌松药。

（6）术后恢复

颅后窝的手术都应考虑到颅后窝内结构在手术中受到刺激和损伤的可能性，尤其是波及第 4 脑室底部结构的手术可能损伤该区域内的脑神经核和/或引起该区域的术后水肿。第Ⅸ、Ⅹ对脑神经的功能障碍可引起上呼吸道的控制功能减弱甚至丧失，脑干水肿可导致脑神经功能和呼吸驱动力下降。由于颅后窝结构紧密，代偿空间有限，较轻的水肿便可引起呼吸驱动、心脏功能和意识的异常。对于此类患者，麻醉医师和神经外科医师应就术毕是否拔除气管导管及术后的监护地点（如 ICU 或非 ICU）等进行协商，同时严格控制术后血压在适当水平，密切关注患者的苏醒情况和意识状态，并做出及时的评估和相应的处理。

10.4.2 脑血管手术的麻醉

颅内动脉瘤、颅内动静脉畸形、闭塞性脑血管疾病等是神经外科的常见病、多发病。它们的围手术期管理既有相同之处，又有各自特点。麻醉医师需要充分了解各类疾病的病理生理特点和阶段性治疗目标，才能在围手术期与麻醉管理上为患者提供最佳的麻醉支持。

（1）颅内动脉瘤

1）术前评估：颅内动脉瘤患者术前评估的重点是对蛛网膜下腔出血对患者机体尤其是心血管系统的影响进行评估与纠正。

大多数蛛网膜下腔出血患者存在低血容量，其降低的水平与临床分级密切相关。原因包括卧床、负氮平衡、红细胞生成减少等。低血容量可能加重脑血管痉挛，进而加重脑的缺血性损伤。术前应对患者的低血容量状态予以纠正。

颅内动脉瘤破裂导致蛛网膜下腔出血的患者可出现心电图的异常，节律异常可表现为窦性心动过缓、窦性心动过速、房室分离、室性心动过速甚至室颤。4%的患者会出现房颤、房扑等房性心律失常。

心电图波形的变化包括 T 波倒置、ST 段压低、U 波出现、Q－T 间期延长及异常 Q 波。蛛网膜下腔出血后患者心电图的变化大多是由于血浆内去甲肾上腺素水平急剧增高所致。某些患者没有心肌病理改变，而有些患者则可伴有器质性的心肌损害（如心肌梗死），心电图提示心肌梗死样改变可有多种可能：①患者同时伴发急性心肌梗死；②蛛网膜下腔出血诱发心肌梗死；③心电图呈心肌梗死样改变而实际无梗死。因此对疑似心肌梗死的病例应行心肌酶谱和超声心动图检查，谨慎地做出判断而不能仅凭心电图做出诊断。

2）术中处理：气管插管和手术应激引起的血压骤升可以导致动脉瘤破裂。根据 Laplace 定律，T＝R×P/2（T：动脉瘤壁的张力；R：动脉瘤的半径；P：瘤体的平均压力），动脉瘤的直径越大，瘤内压力越高，动脉瘤瘤壁的张力就越高，其破裂的风险也越高。对于动脉瘤手术的麻醉诱导和维持，麻醉医生一方面要力求减少跨壁压（transmural pressure，TMP）（TMP＝MAP－ICP），以减少动脉瘤破裂的危险；另一方面，要维持足够的脑灌注压（CPP）以降低脑缺血的风险（CPP＝MAP－ICP），这一点对于脑血管痉挛的患者尤为重要。因此对于动脉瘤患者，在麻醉诱导和维持期维持 MAP 的平稳至关重要。Hunt-Hess 分级为 0 级、Ⅰ级和Ⅱ级的患者，ICP 通常正常，出现脑缺血的风险较低，这些患者可以耐受短时间的血压较大幅度的波动（30%～35%）。而临床分级较差的患者常伴有 ICP 的增高，CPP 的降低和脑缺血，这些患者不能很好地耐受低血压状态，因此降压幅度不应过大，持续时间不应太长。控制性降压以往被认为可减少术野出血，有利于动脉瘤的暴露，降低其破裂的风险。但由于蛛网膜下腔出血后脑血管自身调节能力受损，控制性降压可能引起无法预测的脑血管反应，增加脑血管痉挛的风险。现在控制性降压技术仅在动脉瘤发生术中破裂时被用于短时间内控制出血。

神经外科医师一般会通过临时阻断动脉瘤附近动脉的方法以降低动脉瘤壁的张力并减少动脉瘤破裂的风险，临时阻断可能导致被阻断的动脉支配区域的局灶性缺血甚至梗死。一般而言，血流暂时阻断时间＜10 min 不会增加脑梗死的发生，由于不同的脑动脉和不同的患者对临时阻断的耐受性存在差异，术中进行电生理监测（EEG、SEP 和 MEP 监测）对患者预后的改善可能是有帮助的。此外，还可采用药物性或物理性的脑保护措施来延长临时阻断的时间，降低局灶性脑缺血的风险。在药物性措施中，一些麻醉药物如硫喷妥钠、依托咪酯和丙泊酚可以通过降低脑代谢率而发挥脑保护的作用。实施方法为在临时阻断前给予患者一定量的上述药物，目标为在脑电图监测上出现爆发抑制现象（此时脑的代谢率明显下降），同时在阻断期间适当增高患者的血压以增加侧支循环的血流。轻度低温（32～35℃）也是动脉瘤手术中被常用的脑保护措施，体温每降低 1℃，脑代谢率可下降 6%～10%，同时低温可通过降低脑血管容量而发挥显著的降颅压作用。低温的脑保护作用已被动物实验的结果所证实，其机制包括：减少兴奋性氨基酸的生成；阻断炎性反应的激活；抑制氧自由基的生成；减少血脑屏障的破坏等。然而，迄今为止，尚无有力的临床研究证实术中浅低温可改善动脉瘤患者的预后。近期 Cochrane 的一篇荟萃分析纳入了包括“颅内动脉瘤手术术中低体温的研究”（The Intraoperative Hypothermia for Aneurysm Surgery Trial，IHAST）在内的 3 个（1 158 例患者，大多数患者为 WFNS 分级较好的蛛网膜下腔出血患者）随机对照试验，综述的结论为：术中轻度低温并未能降低动脉瘤患者术后不良预后的发生率。对于低温是否对分级更差（WFNS 分级 4、5 级）的患者具有脑保护作用，中度低温（28～32℃）能否改善动脉瘤患者的神经功能预后等课题，还有待更多的研究予以证实。

对于某些特殊部位的动脉瘤（如动脉瘤的供血动脉过于接近颅底，存在分支和穿通支暴露不清的情况，包括一些基底动脉和颈内动脉的动脉瘤），麻醉医生可以采用一些特殊的措施来提供短暂的循环停止以降低动脉瘤的张力，达到有利于动脉瘤及其周围动脉的暴露并帮助实现有效的临时阻断，这些措施包括静脉使用腺苷、诱发短暂室性心动过速（室速）等。腺苷是一种内源性核苷类似物，它通过作用于窦房结、房室结和心房肌的 A_1 受体，导致细胞膜的超极化，延长窦房结和房室结的传导，产生剂量依赖性的短时间窦性心动过缓、停搏和低血压，从而降低动脉瘤囊的压力，有助于动脉瘤周围结构的暴露。快速静脉推注 0.24～0.42 mg/kg 的腺苷，可导致 20～30 s 的低血压和窦性停搏。由于腺苷的半衰期极短（10 s），它引起的窦性停搏和低血压具有自限性。该方法的并发症有窦性心动过缓（窦缓）和低血压时间过长、支气管痉挛等，对于患有反应性气道疾

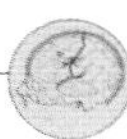

病(严重哮喘或慢性阻塞性肺病)、冠状动脉疾病和心脏传导异常的患者,该技术为相对禁忌证。由于不同的患者对腺苷的反应存在个体差异,快速心室起搏(rapid ventricular pacing, RVP)技术也被一些中心用来降低动脉瘤的张力,减少其破裂的风险。RVP 技术通过放置于右心室的双极起搏导管诱发短时间的频率约为 180 次/分的室性心动过速,在此心率水平,心室的充盈和房室同步受到影响,搏动性血流暂时停止,每搏量显著降低,平均动脉压明显下降(约 50%),可有效降低动脉瘤的瘤壁张力。相对于静脉使用腺苷的方法,RVP 诱导的低血压可控性更好,其并发症发生率低(心脏穿孔、感染、心律失常等),但该技术不能被用于患有严重冠心病和瓣膜病的患者。

深低温体外循环技术在 20 世纪曾经被较多地用于颅内巨大动脉瘤的切除术。随着手术入路的改进和介入治疗技术的进步,这种复杂的,本身可造成严重并发症的技术在神经血管手术中的应用趋于减少。其适应证在不同的研究间存在争议,一些学者认为该技术仅适用于后循环的动脉瘤手术;另一些则认为其可被用于前循环的动脉瘤。深低温体外循环技术可将患者的全身温度和脑温降到 20℃以下,从而可使循环停止和脑组织耐受缺氧的时间延长至 30 min 甚至更长(表 10-4),其优点有:动脉瘤囊减压良好;可提供长时间的解剖结构良好暴露;手术野干净无血等。但该技术并不能改善动脉瘤的占位效应。现在,一般无需通过开胸手术来建立体外循环,通过股静脉-股动脉转流就可建立不开胸的体外循环。

表 10-4 不同温度对人体代谢率和耐受循环停止时间的影响

体温(℃)	代谢占正常体温的比例(%)	耐受循环停止的时间(min)
37	100	4～5
30	50	8～10
25	25	16～20
20	15	32～40
10	10	64～80

(2) 闭塞性脑血管疾病

1) 术前评估:颈动脉狭窄患者多为老年人,且大多合并冠心病、高血压、外周血管疾病、慢性阻塞性肺病、糖尿病及肾功能不全。麻醉医师的术前评估应特别关注患者的合并疾病。

心脏并发症是患者术后死亡的主要原因。应按 AHA/ACC 的心脏病患者行非心脏手术的指南对这些患者进行风险评估(详见 10.3.1)。对于颈动脉狭窄同时合并冠状动脉粥样硬化的患者,术前优化患者的药物治疗方案可减少高危患者的围手术期心肌氧供需失衡或促进冠状动脉斑块稳定,降低缺血事件的发生。积极控制患者的围手术期血压,包括术前充分降压治疗,能改善预后。AHA 指南对术前用药的建议包括:①长期使用 β 受体阻滞剂治疗的心绞痛、高血压和心律不齐患者,围手术期应继续使用;②术前检查证实心肌缺血风险较高的拟行血管手术的患者围手术期应使用 β 受体阻滞剂;③术前服用他汀类药物治疗的患者在围手术期应继续服用;④到目前为止,暂不能确定围手术期服用小剂量阿司匹林是否能降低心脏事件,但有研究表明术前停用阿司匹林可能同围手术期心脏不良事件的发生率增加相关。

2) 术中管理:颈动脉内膜切除术(carotid endarterectomy, CEA)可以在区域麻醉(颈丛阻滞)或全麻下进行。在 CEA 术中应谨慎调节患者的血压。CPP 的过度降低或升高可能导致丧失脑血管自身调节功能的脑组织发生缺血或血肿形成。对侧支循环良好的患者,建议在术中把血压维持在术前正常范围内;术中行颈动脉阻断时,使收缩压较术前水平升高 20%;对于侧支循环差的患者,可以在原有的基础上将血压提高 20%～30%。

在行颈动脉阻断时,大脑对高碳酸血症的自动调节功能完全消失,对低碳酸血症的自动调节功能部分消失。对患者的通气管理目标是将血二氧化碳分压维持在正常水平。

采用可靠的方法监测患者术中的神经系统功能状态是 CEA 术中管理的关键,其目的在于早期发现高危患者术中发生的脑缺血并及时予以干预,从而改善患者的预后。脑电图是 CEA 术中最常被使用的监测手段,术中脑电图的改变与脑血流的变化显著相关。体感诱发电位(potential, SEP)监测在 CEA 手术中的价值较脑电图低。经颅多普勒超声(TCD)监测能有效评估术中颅内大血管的脑血流速度。除了可以监测血流速度,TCD 还常被用于鉴别颈动脉阻断时神经功能损害是由栓子引起还是由血流动力学变化引起。颈动脉残端压(carotid stump pressure，CSP）是阻断颈总动脉和颈外动脉后在颈动脉残端测得的平均动脉压，反映了沿同侧颈动脉逆行传导的压力，是预测侧支循环是否充足的指标之一。

（3）*颅内动静脉畸形*

颅内动静脉畸形（AVM）切除术是神经外科中极具挑战性的一项手术。颅内AVM会对脑血流造成直接的影响，一方面，动静脉间的快速分流引起大量的血流通过AVM；另一方面，分流可引起分流通路上的动脉压降低，动脉压力的降低使动脉的灌注范围缩小，病变周围的脑组织得不到灌注，引起"脑窃血"现象。同时由于病变及其周围区域脑动脉长期处于扩张状态，脑血管自身调节功能失调，一旦AVM被切除，"脑窃血"现象得到纠正，脑灌注压随着动脉压的上升而大幅增高，极易导致"脑过度灌注"现象，表现为脑的肿胀和广泛出血。

维持正常的血容量对于保证血流动力学的稳定非常重要，尤其对于行控制性降压及血液快速丢失的患者更为重要。大量通过AVM短路的血流降低了供血动脉和邻近动脉的灌注压，边缘灌注区域主要依赖侧支循环的灌注，低血压状态易导致这些区域血流灌注不足，而过高的血压则易引起AVM切除后的正常灌注压突破（normal perfusion pressure breakthrough，NPPB）。麻醉医师在术中应力求维持最佳的脑灌注压。

在AVM切除术中有时会因为深部的供血小动脉出血而导致手术野出血难以控制，降低动脉压力有助于手术区域的止血。同样，AVM切除术后对血压的控制对于预防和治疗NPPB尤为重要，通常可以通过持续输注降压药物的方法来控制血压。

10.4.3　颅脑损伤的麻醉管理

颅脑损伤（traumatic brain injury，TBI）是指击打性、震荡性或穿透性头部外伤导致的脑功能障碍，是创伤患者中最严重的、危及生命的病症之一。快速、恰当的治疗对患者的预后至关重要。麻醉医师在颅脑损伤患者的治疗中承担着重要角色，其工作涉及治疗过程中的不同场合，包括急诊室内的早期复苏、手术室内的麻醉管理、神经外科重症监护病房（NICU）内的后续治疗。

（1）*气道的建立和管理*

对颅脑外伤的患者而言，保证气道的通畅和有效的通气是急诊室紧急处理的首要任务，因为大脑对缺氧和高碳酸血症异常敏感。气管插管可有效地保护呼吸道、防止误吸，保证足够的通气，避免缺氧、低碳酸血症和高碳酸血症的发生。对于严重TBI患者，未能及时实施气管内插管与病死率密切相关。颅脑损伤患者需紧急处理的气管插管指征如下：①GCS评分≤8分；②由于躁动而有ICP升高的风险（镇静需要）；③不能控制、保护气道或保护性喉反射消失；④GCS的运动反应部分下降2分或2分以上；⑤为了提供最佳的氧合与通气；⑥癫痫发作；⑦口腔/气道出血；⑧双侧下颌骨骨折。

所有的颅脑损伤患者均应被视为饱胃并有误吸的风险。标准的降低误吸发生率的插管方案又称快速序贯插管法，其方法为：通过面罩给予患者吸纯氧去氮，静脉注入硫喷妥钠或丙泊酚等全麻用药后给予快速起效的肌肉松弛药，如琥珀胆碱或罗库溴铵，期间不给予正压通气，待肌松药起效后迅速行气管插管，插管的同时由助手压迫患者的环状软骨。面部的骨折和软组织水肿会影响到声门的暴露，可使用纤维支气管镜、光棒或插管型喉罩进行插管，严重面部损伤和/或喉部损伤时可直接行气管切开。耳道出血、耳漏、乳突和眼周瘀斑强烈提示颅底骨折，此时经鼻插管有可能将污染物直接带入脑组织，应予以避免。

在存活的重型颅脑损伤患者中，1%～3%的患者合并有颈椎损伤，头部先着地或高速机动车辆事故的伤者中不稳定性颈椎的比例更高（可达10%）。在未能经影像学检查排除颈椎骨折的情况下，所有气管插管均应保持患者的颈椎于中立位。

（2）*术前评估*

颅脑损伤患者常常由于病情危重、治疗时间紧迫，使得一套完整的病史回顾及体格检查难以获得。但对患者的受伤时间、类型及相关的颅外创伤进行一个简略、迅速的回顾仍必不可少。麻醉前评估可以依照以下顺序进行：①呼吸道（颈椎）；②呼吸，通气和氧合；③循环状态；④合并创伤；⑤神经功能（GCS评分）；⑥合并的慢性疾病；⑦创伤的严重程度；⑧受伤时间；⑨意识障碍持续时间；⑩相关酒精和药物服用情况。

大量的研究证实：即便一过性的低血压都可导致患者的转归不良，因此在术前评估的过程中应维持患者的收缩压以确保足够的CPP。面对低血压的患者时，应考虑是否合并其他来自胸腔、腹腔、长骨

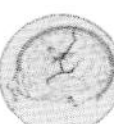

或脊柱创伤的出血。同时，积极地进行液体复苏或给予缩血管药物。必需完善的实验室检查包括血红蛋白、血糖、凝血功能；应尽快完成交叉配型，准备好血制品以备不时之需。

（3）术中的麻醉处理

1）循环管理：控制呼吸道后应立即开始稳定患者的心血管功能。颅脑损伤患者中最常见的引起血流动力学改变的原因有失血、甘露醇利尿及严格限制液体入量所引起的低血容量。当脑部减压后，随着 ICP 的下降，交感神经张力和全身血管阻力也随之下降，患者表现为显著的血管内容量不足和低血压。对于神经外科重症患者，收缩压＜90 mmHg 的持续时间与 GCS 评分的降低及病死率上升密切相关，应避免并及时纠正＜90 mmHg 收缩压。脑灌注由体循环血压提供的持续脑血流所维系，当循环血压降低时，CPP 也随之下降并可能引发脑缺血。CPP＜50 mmHg 与不良转归相关，CPP 的整体目标值需维持在 50～70 mmHg。除充足的氧供、通气、液体治疗外，持续输注血管活性药物以谨慎地升高血压有时非常必要。就药物的选择而言，有研究表明：去甲肾上腺素要优于多巴胺。去甲肾上腺素较多巴胺可更有效地提升 CPP 并可使脑组织的氧供显著升高。

由于应激反应引起交感神经兴奋，患者的儿茶酚胺分泌明显增加，使单纯的脑部损伤患者常会出现高血压。脑损伤后脑血管自身调节功能受损，高血压可以引起脑充血，促使血管源性水肿的发生，使 ICP 进一步增高。处理高血压的同时，麻醉医师应着重关注 CPP 是否能有效维持。在运用降压药物治疗高血压之前，应排除其他导致高血压的原因如麻醉不充分和库欣反应等。严重颅内高压时，会引起高血压和心动过缓，称为库欣三联征，此时过度降低血压会使 CPP 降低，加重脑缺血。β 肾上腺素受体阻滞剂拉贝洛尔或艾司洛尔可有效降低交感神经兴奋，且不具有扩张脑血管的作用，而外周血管扩张药硝普钠、硝酸甘油和肼苯哒嗪的应用可能会增高 ICP。

液体复苏在 TBI 患者的循环维持中十分重要，其目标是维持正常偏高的血浆晶体渗透压，避免过低的胶体渗透压，维持正常的有效循环血容量。高渗盐溶液（3%、7.5%氯化钠溶液）可降低 ICP，提升血压，改善脑灌注，也可被用于颅脑损伤患者的容量复苏。

2）呼吸管理：神经外科麻醉管理中常利用过度通气降低 CBF 和 ICP，达到维持术中“脑松弛”的目的，但对于脑损伤患者而言，其伤后 24 h 往往处于脑缺血状态，实施过度通气可进一步减少 CBF，从而加重脑缺血。事实上，目前的“重型颅脑损伤管理指南”建议避免在脑损伤后的最初 24 h 内进行预防性过度通气（$PaCO_2$＜35 mmHg），当应用过度通气控制 ICP 时，$PaCO_2$ 应维持在 30～35 mmHg 范围内，以降低脑缺血的风险。只有在难治性颅高压的情况下，才考虑将 $PaCO_2$ 降至 30 mmHg 以下；当临床情况不再需要进行过度通气或已出现脑缺血表现时，应将 $PaCO_2$ 恢复至正常水平。

颅脑损伤患者常伴有肺部损伤，包括误吸性肺炎、急性呼吸窘迫综合征（ARDS）及神经源性肺水肿。该类患者在术中常需要使用 PEEP，PEEP 有助于使肺泡内水分转移至肺间质，从而改善肺泡通气，提高氧合。有麻醉医师对 PEEP 增加 ICP 的风险存在顾虑。有研究证实：对肺顺应性降低的患者，使用 PEEP 对 ICP 及血流动力学并无明显影响。由于胸膜腔内静脉存在瓣膜，胸腔内的压力向颅腔内传导可受到限制。

3）苏醒：对于颅脑损伤患者的术后苏醒，麻醉医师主要关注的问题是避免可能引起脑水肿的病理生理因素给患者的脑部带来进一步损害，密切观察患者以发现和鉴别任何病情恶化的情况。对于术前意识水平正常，术中手术操作平稳的患者，鉴别术后神经学状态恶化的最佳方法是尽早地苏醒患者，以便对患者的意识状态、新发的神经学体征作出比较和评估。因此，对于那些没有合并其他创伤的患者，在单一的不伴有大脑挫裂伤的血肿被清除后，可以在手术结束后早期苏醒并拔除气管导管。而对那些术前就存在意识障碍、术中出现脑肿胀或预计术后可能发生脑组织肿胀的患者则应予以保留气管导管。

（4）术后管理

TBI 患者的镇静、镇痛对麻醉医师提出了挑战。一方面，疼痛和躁动可以升高 ICP，增加颅内出血或其他神经系统并发症的风险。另一方面，不恰当地使用镇静、镇痛药可以引起呼吸抑制、通气不足和高碳酸血症，同样会导致 ICP 增高。此外，过度镇静还可以掩盖神经系统功能缺损，干扰正常的神经系统检查。由于短效药物有利于神经系统检查的进行，最好选用短效镇静、镇痛药物并采用持续输注的方法，避免药物浓度的波动。常用的镇静药物有丙泊酚、咪达唑仑及右美托咪定。右美托咪定可以诱导接近自然的睡眠状态，且患者易于被唤醒，还可以减少阿片类药物的用量。术后镇痛的药物选择可以是阿片类药物或非甾体类抗炎药。当使用阿片类药物时要关注其呼吸抑制的不良反应；非甾体类抗炎药的应用能为术后患者提供满意的镇痛效果，且无呼吸抑制作用，但有引起血小板功能障碍、出血时间延长等不良反应。

10.4.4 脊柱和脊髓手术的麻醉

自20世纪80年代以来，脊柱及脊髓的手术技术得到了长足的发展，外科技术的成熟令以往被认为不可治愈的疾病也可行手术治疗。麻醉医生在围手术期可能面临一系列的问题，包括潜在的困难气道风险，围手术期循环和呼吸的问题，术中脊髓电生理监测对麻醉技术的要求，体位和术后疼痛管理相关问题。

(1) 气道管理

精确地管理好患者的气道、维持患者术中足够的通气和氧合是麻醉医师的重要职责和技能；另一方面，麻醉相关的严重并发症常同气道管理的问题相关。气道管理的内容包括术前的气道评估；在手术室内建立有效的人工气道(通常是气管插管)；在术中对患者的通气和氧合进行有效的管理及术后气道管理。对于脊柱和脊髓病变尤其是颈椎病变的患者，围手术期的气道管理十分重要。有报道提示：对颈椎病患者采用普通喉镜行气管插管，插管困难的发生率可高达20%，在伴有颅枕畸形、寰枕关节和寰枢关节病变的患者中，这一比例可能更高。术前的气道评估除了一般的评估项目外，尤其应关注颈部的活动度和由于疼痛和神经症状导致的颈部活动受限。用直接喉镜暴露声门会引起颈椎关节的过度后伸和脊髓移位，因此对于外伤性颈椎不稳及那些有症状的椎管狭窄症患者，直接喉镜气管插管可能导致继发性神经损伤。一些新型的插管工具(如Glidescope可视喉镜)使麻醉医生得以在较少地移动患者颈椎的基础上完成插管，纤维气管镜引导下的气管插管仍然是现在较好的选择。如果不得不选择直接喉镜行气管插管，推荐在插管时使用轴线稳定手法(manual in-line stabilization, MILS)以保持颈椎在插管过程中的稳定。对于急性脊髓损伤、截瘫或存在肌病的患者，诱导时应避免使用琥珀胆碱，以免导致严重的高钾血症而危及生命。颈前路手术后血肿形成可导致气道阻塞，长时间(>5 h)俯卧位手术或高位颈髓手术后的组织水肿是术后气道阻塞的常见原因，因此术后患者的气道管理同样非常重要。以往的临床经验多倾向于术后早期拔除气管导管，但患者在术后早期能否拔管取决于术前的呼吸功能、脊髓病变的部位和手术切除的难易程度等因素。对于颈髓和高位胸髓的手术患者，术后往往因肺功能受损，呼吸肌无力等原因引起通气不足，对这类患者现在多建议术后在镇静和镇痛的前提下保留气管导管；对于手术时间>6 h或术后患者出现明显的面部水肿时，也建议术后暂时保留气管导管直至面部肿胀消除。

(2) 围手术期循环和呼吸管理

急性脊髓损伤、脊髓占位特别是高位颈髓病变患者术前已存在循环功能紊乱，术中麻醉药物的使用可使血管舒张，加上体位改变引起的静脉血液重新分布，可导致患者回心血量减少、原有的循环紊乱加重。多节段受累的脊柱和脊髓病变在术中可能伴有较大量的出血，导致围手术期低血容量甚至循环衰竭；术前进行肿瘤血管的栓塞、术中行控制性降压及血液稀释可有效减少失血量，而在术中采用自体血回输技术可减少异体血的输注。术中的监测项目除常规的血压、心电图和脉搏氧饱和度外，必要时还可行有创动脉压、中心静脉压、心输出量等循环功能监测。对于神经损伤高危患者，血压应维持在较高水平以保证足够的脊髓灌注。有研究认为平均动脉压应维持在85 mmHg以上，必要时可选择苯肾上腺素、多巴胺等药物来维持脊髓的灌注压。围手术期麻醉医生应细致地进行容量管理，可实施目标导向的液体治疗以防止发生补液过量。对于颈髓和上胸段脊髓损伤患者，如在损伤后24～72 h内补液过量，会增加这些患者的神经源性和心源性肺水肿的发生率。脊髓手术患者术前常伴有肺功能损害，特别是颈髓病变患者，常因膈肌和肋间肌受累而导致通气功能受损。长期卧床常令患者在术前合并肺部感染。术中采用俯卧位或侧卧位可使患者通气功能进一步降低。因此，术中的呼吸管理尤为重要，应随时观察通气参数并定时进行血气分析，避免术中发生缺氧及二氧化碳蓄积。

(3) 体位及相关问题

颈椎和胸椎前路手术通常采用仰卧位或侧卧位；脊柱的后路减压及内固定术及大多数脊髓肿瘤

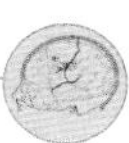

切除术则多采用俯卧位；颈椎后路手术亦可采用坐位。术中应仔细放置患者的体位，这样有利于减少患者的围手术期神经损伤。肘部尺神经损伤是较严重的并发症，可导致患者长期疼痛和功能障碍。坐位手术应避免颈部过度屈曲，以免造成脊髓缺血，同时需防治术中静脉空气栓塞的发生（详见10.4.1）。在放置体位尤其是俯卧位时应避免腹部受压，若腹部受压可导致术野的静脉压增加、失血量增多及限制性通气功能障碍。

（4）*术后失明*

术后失明（post-operative visual loss，POVL）是脊柱手术后少见但严重的并发症。其发生率为3/10 000左右，表现为术后早期至数天内发生的单侧或双侧的无痛性失明。其严重程度在不同患者中差别很大，轻者仅表现为视野缺损，严重者可出现光感消失。POVL围手术期可能的风险因子包括俯卧位、长时间手术、术中低血压、贫血、糖尿病、周围血管病变和高凝状态等，其中术中大量失血（>1L）和长时间（>6 h）手术是较为确定的2个因素。在脊柱手术中，引起POVL的常见原因有：视网膜中央动脉阻塞（central retinal artery occlusion，CRAO）和缺血性视神经病变（ischemic optic neuropathy，ION）。CRAO临床上通常伴有眼球的压迫，当眼内压进行性增加进而超过了视网膜中央动脉的压力时，最终可导致视网膜的缺血，因此又被称为头靠综合征（headrest syndrome）。美国麻醉师学会对POVL的登记资料显示，在93例脊柱手术后失明的患者中，有10例继发于CRAO。ION可进一步分为后部缺血性视神经病变（posterior ischemic optic neuropathy，PION）和前部缺血性视神经病变（anterior ischemic optic neuropathy，AION）。PION与复杂脊柱手术的相关性近期受到更多的关注。对ION的观察性研究提示：发生ION的患者往往伴有血管性疾病和视神经的氧供下降，因此推测人群中有一部分人具有进展为ION的高危因素，这些因素可能为眼球的结构异常，也可能是视神经的血供或血管自动调节机制障碍。鉴于POVL的预后较差（视力恢复的可能性较小）且无确切的治疗方法，麻醉医师围手术期所能做的是：保护眼球，更多地关注眼内压和优化血液的携氧能力。

（5）*脊髓电生理监测*

脊柱和脊髓手术操作可能引起缺血性和机械性神经损害，使原有的神经损伤进一步加重或造成新的医源性损伤。术中进行连续的神经功能监测可指导手术进程、最大限度地切除病变并减少脊髓损伤。目前脊髓手术中常用的神经电生理监测手段包括肌电图（EMG）、体感诱发电位（SEP）、运动诱发电位（MEP）等。麻醉药物特别是吸入性麻醉药对SEP和MEP均有一定的影响，神经肌肉阻滞剂的应用对EMG和MEP有显著的影响。此外，患者的体温、平均动脉压及麻醉深度对SEP和MEP亦存在影响。因此，在需要行神经电生理监测的脊髓手术中推荐采用丙泊酚和瑞芬太尼全凭静脉麻醉，术中不使用肌松剂或行肌松剂闭环持续输注以维持相对稳定的肌松水平，即在4次成串刺激（TOF）监测下，使T_1波（第1个刺激引起的肌肉收缩）波幅保持在基线水平的45%～55%。同时还应尽量避免低体温、维持平均动脉压、控制麻醉深度在较稳定的水平，以提高术中神经功能监测的成功率。

（6）*术后疼痛管理*

脊髓手术创伤较大，术后患者可能出现严重的疼痛，目前多推荐采用多模式镇痛的方法以缓解术后疼痛。可采用对乙酰氨基酚、非甾体类抗炎药、右美托咪定、亚麻醉剂量氯胺酮（0.5 mg/kg）及阿片类药物等。尽管术前放置硬脊膜外导管由于脊柱解剖异常可能存在一定困难，而术中由外科医师放置导管常常存在错位而导致镇痛失败，硬脊膜外镇痛是脊髓术后非常有效的镇痛方式，目前认为只要严格遵循小剂量给药和按计划给药原则，硬脊膜外镇痛不会延误对术后神经损伤的诊断。

10.4.5 神经内分泌肿瘤切除术的麻醉管理

下丘脑和垂体是人体重要的内分泌器官，下丘脑-垂体-内分泌腺轴（the hypothalamic-pituitary-endocrine glands axis）及其间的反馈性调节是人体神经内分泌功能调节的重要一环。拟行下丘脑和垂体肿瘤切除术的患者可伴有明显的内分泌功能紊乱，并可对患者的全身多系统造成影响，因此麻醉医生有必要在术前了解患者的肿瘤的类型、激素的水平及手术可能对患者造成的影响，制定个性化的麻醉管理方案，以利于患者顺利度过围手术期。

（1）*垂体和下丘脑的功能及其肿瘤简介*

下丘脑分泌激素释放因子以调节垂体前叶（腺垂体）的内分泌功能，垂体分为垂体前叶和垂体后叶（神经垂体）。垂体前叶分泌的一些激素有促进其他内分泌腺功能的作用，如促甲状腺激素（thyroid stimulating hormone，TSH)、促肾上腺皮质激素(adrenocorticotropic hormone，ACTH)、促卵泡激素(follicle stimulating hormone，FSH)和黄体生成素(luteinizing hormone，LH)。此外，垂体前叶还分泌生长激素(growth hormone，GH)、催乳素(prolactin，PRL)及黑素细胞刺激素(melanocyte stimulating hormone，MSH)。垂体后叶主要储存下丘脑合成的抗利尿激素(antidiuretic hormone，ADH)和催产素(oxytocin，OXT)。ADH 在调节机体水平衡方面起到重要作用，可促进肾小管对水的重吸收，生成浓缩尿。同时抗利尿激素具有收缩动脉和毛细血管、升高血压的作用。垂体腺瘤可分为有功能型和无功能型腺瘤。临床上常见的是 PRL 型腺瘤、无功能腺瘤、ACTH 型腺瘤和 GH 型腺瘤。无功能型腺瘤可影响正常的垂体分泌功能，表现为垂体功能低下，性激素、生长激素、促肾上腺皮质激素和促甲状腺激素的分泌依次受到影响。

(2) 神经内分泌肿瘤手术麻醉中可能面临的问题

垂体瘤手术麻醉中的可能问题及处理如表 10－5 所示。

表 10－5　不同类型神经内分泌肿瘤手术在麻醉中可能的问题及其处理

垂体瘤类型	临床麻醉中可能面临的问题	处　置
ACTH 型腺瘤	中央型肥胖	做好困难气道的准备工作
	糖尿病	术中血糖控制
	高血压	控制血压
	低钾	补钾
	组织脆性增高	围手术期注意受压部位的保护
GH 型腺瘤	下颌、会厌、舌体肥厚，声门狭窄	做好困难气道的准备工作
	糖耐量异常	术中血糖控制
	高血压，心肌病变	术中适当控制心脏的前、后负荷
PRL 型垂体瘤及无功能型垂体腺瘤	皮质醇水平低下甚至全垂体功能减退	围手术期补充糖皮质激素
	甲状腺功能低下	围手术期补充左旋甲状腺素

尿崩症是鞍区肿瘤切除术的潜在并发症，术中损伤垂体柄可导致围手术期尿崩症的发生。通常尿崩症发生于术后 4～12 h。其诊断标准为：①尿量＞350 ml/h，大于液体入量且连续 2 h 以上，或尿量＞3 000 ml/d；②尿比重＜1.005，或尿渗透压＜300 mOsm/(kg·H_2O)；③血清钠浓度正常或升高，血浆渗透压≥300 mOsm/(kg·H_2O)；④用精氨酸升压素治疗有效；⑤伴有烦渴多饮、心悸、脉压减少等症状；⑥排除血糖增高、使用利尿剂等其他因素引起的多尿。术中尿崩症的发生率较低，其治疗包括：调整补液的种类和速度，补液采用 0.45% NaCl 溶液，每小时补液量为生理维持量＋前 1 h 尿液量的 2/3。如患者的尿液量持续增多，可静脉给予去氨加压素(DDAVP)0.5～1 μg。

(3) 肾上腺糖皮质激素的围手术期补充

肾上腺糖皮质激素是围手术期常用的药物，可用于围手术期激素替代治疗、恶心呕吐的治疗、抑制气道高反应性、治疗过敏反应和脓毒症休克等。其中围手术期替代治疗是其重要的适应证之一。正常人体每天分泌皮质醇 20～30 mg，而当机体处于应激状态时(如手术和感染)，其分泌量可增至 75～150 mg/d。导致下丘脑－垂体－肾上腺轴(the hypothalamic-pituitary-adrenal gland axis，HPA)功能改变的因素(如外源性使用糖皮质激素、肾上腺病变、下丘脑垂体病变)均可导致机体在应激的情况下不能分泌足够的皮质醇，严重的甚至可引发急性肾上腺皮质危象(addisonian crisis)，表现为顽固性低血压、低血容量和电解质紊乱。因此对于 HPA 功能受抑制的垂体瘤患者，应在围手术期补充糖皮质激素进行替代。对于拟行垂体肿瘤切除术的患者，现在一般主张在术前对其 HPA 功能进行评估(血浆皮质醇水平，ACTH 激发试验，胰岛素耐受试验)，如 HPA 功能正常，术前和术中一般不需给予糖皮质激素替代治疗；如 HPA 功能低下，则需术前就开始替代治疗至术后 48 h，术后 3～5 d 再次评估其 HPA 功能以决定是否需要后续治疗。对于术后 HPA 功能的评估方法和后续激素替代方案，在不同的医疗中心间存在差异，迄今尚无定论。但值得麻醉医生注意的是，地塞米松常在围手术期被用于恶心、呕吐的预防和治疗，尽管有研究提示术中使用 4 mg 地塞米松对手术次日早晨的皮质醇水平测定及结果判断影响不大，但由于地塞米松对 HPA 功能可产生较长时间(36～54 h)的抑制，对于那些术前 HPA 功能正常且未使用糖皮质激素的垂体瘤患者，为不影响术后早期皮质醇的测定结果，术中最好避免使用糖皮质激素。

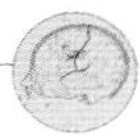

(4) 垂体卒中的麻醉管理

垂体卒中包括垂体瘤卒中和正常垂体组织的卒中。垂体瘤卒中指因垂体肿瘤出血、梗死、坏死导致垂体突然变大而引起的综合征，垂体正常组织的卒中可见于产程后期（Sheehan 综合征）或严重低血压状态（休克状态）。垂体瘤卒中发生的危险因素有：使用抗凝治疗、抗血小板治疗、血压剧烈波动、颅内压力增加、血栓事件等。亚临床型的垂体瘤卒中患者一般不需要紧急手术减压，而有临床症状的垂体瘤卒中患者常需行紧急经蝶或开颅减压和肿瘤切除术。垂体瘤卒中患者通常表现为突发的神经和内分泌系统表现，包括意识改变、视力丧失或下降、眼痛、假性脑膜炎、眼肌麻痹和全垂体功能减退。麻醉医生在围手术期对这些患者应给予生命支持，避免循环剧烈波动，控制 ICP，关注容量状态和电解质情况；在麻醉过程中选择对凝血功能影响较小的药物和液体。由于这些患者常伴有急性的垂体功能不全，围手术期应给予应激剂量的糖皮质激素替代。

(5) 神经内分泌肿瘤患者麻醉中的常用技术

经鼻蝶垂体瘤切除术、经眶上锁孔垂体肿瘤切除术属微创手术，一般肿瘤较小，出血量不多，无需行中心静脉压监测。对于开颅垂体瘤切除术，通常肿瘤瘤体大，主要位于鞍上，压迫视交叉，有的肿瘤还可向颅中窝生长。该类手术时间长，可能出现大出血，应行有创动脉血压和中心静脉压监测。

经鼻蝶垂体瘤切除术的麻醉要求不同于普通开颅手术。该类手术对 ICP 要求不高，一般无需过度通气，适当增高的 ICP 甚至有助于肿瘤暴露。肺复张手法和经腰椎穿刺留置蛛网膜下腔导管注入生理盐水的方法被证实有利于鞍上肿瘤的下降和暴露。

10.4.6 清醒开颅术的麻醉

随着神经电生理学和影像学的迅速发展，那些涉及脑重要功能区的病变（肿瘤、癫痫等）也能得到有效的治疗。语言区及运动区附近的手术常常需要患者术中清醒且能够配合完成皮质功能的定位，这对麻醉管理提出了特殊的要求。尽管迄今为止尚无大样本的随机对照试验证实清醒开颅术（awake craniotomy）要优于全身麻醉下开颅术。一系列回顾性研究的结果表明：对于语言区附近的病变，清醒开颅术同更彻底的肿瘤切除、术后更低的神经功能障碍发生率及更短的住院时间相关。理想的清醒开颅术的麻醉管理需要同时满足神经外科手术、电生理监测和麻醉本身的多种要求，包括患者术中舒适和无痛、手术过程中无体动、可靠的气道管理和足够的通气和氧合、血流动力学平稳、最佳的脑部状态、患者能按手术医生的要求予以配合、麻醉药物对神经电生理监测无影响等。

(1) 麻醉前准备

合理地选择患者和良好的术前准备是成功进行清醒开颅术的重要条件。在选择患者的过程中需要考虑以下因素：患者的年龄和发育情况；患者是否有焦虑、幽闭恐惧症或者其他精神障碍；气道情况；患者是否存在恶心、呕吐或者返流病史。虽然针对具体病患需要评估其个体发育情况，一般建议患者年龄应大于 14 岁。增加镇静后气道梗阻风险的因素都应该被认为可能导致围手术期并发症的风险增加，既往有困难通气、困难插管病史的患者及存在睡眠呼吸暂停综合征的患者实施清醒开颅术，失败的风险明显增加。麻醉医生的术前访视也非常重要。在访视过程中，麻醉医生需要向患者解释整个手术的流程、术中可能存在的不适、体位、功能定位的方法和过程等，并努力在交流的过程中取得患者的信任。

(2) 麻醉方法的选择

清醒开颅术可通过监护麻醉（monitered anesthesia care，MAC）或睡眠-清醒-睡眠（asleep-awake-asleep，AAA）技术来达成，2 种方法均可成功地用于语言区附近的病变切除术。在 MAC 方案中，患者处于较浅的麻醉状态、对呼唤姓名有反应[警觉镇静评分（OAA/S）≥3 或者脑电双频指数（bispectral index，BIS）>60]；术中患者的自主呼吸得以保留，麻醉医师采用不同的装置对患者进行供氧或在必要时进行辅助通气。其优点有：清醒前期和清醒阶段的过渡较为平稳，时效性较高；缺点包括：清醒前期患者可能发生呼吸抑制、低通气和高碳酸血症；患者术中激惹和癫痫发作的可能性较高。AAA 技术则是对患者施行深度镇静或者全身麻醉（OAA/S 评分<3 或者 BIS<60）。由于镇静深度较深，术中往往需要置入气道装置以保证患者的气道通畅。目前较常用的气道装置为喉罩。在清醒前期，一般对患者实施机械通气，术中当需要进行神经功能测试和皮质定位时则将麻醉减浅，恢复患者的自主呼吸，使其清醒并拔除气道装置，待神经功能测试完毕后再度加深麻醉并重新置入气道装置。其优

点有:清醒前期患者舒适度较高,该期 ICP 控制较好;缺点包括:患者从清醒前期转为清醒状态的过程中可能发生体动。在镇静和镇痛药物的选择方面,异丙酚具有起效快、作用时间短等特点,同靶控输注技术相结合可以在长时间输注后仍能够使患者较快苏醒,目前被广泛应用于临床。较新的阿片类药物舒芬太尼、阿芬太尼和瑞芬太尼也常被应用于唤醒麻醉以提供适当水平的镇痛,其中超短效镇痛药瑞芬太尼的应用增加了术中唤醒技术的可控性。右美托咪定作为新型高选择性 α_2 受体激动剂,具有镇静、镇痛和抗焦虑作用且无呼吸抑制作用,使用右美托咪定使患者在术中易于被唤醒且对神经电生理监测的影响较小,目前它常与其他药物一起被联合用于清醒开颅术。

(3) 气道管理

在开颅唤醒 MAC 方案中,多采用鼻导管或面罩给患者供氧,术中保证气道通畅和足够的自主通气量十分重要。据报道,其术中气道梗阻的发生率为 0～20%,一旦发生气道梗阻将导致患者发生低氧血症、高碳酸血症甚至脑水肿。有效地置入人工气道装置可以减少梗阻的发生,在 MAC 方案中,鼻咽通气道是一个较好的选择,患者大多可以很好地耐受。相比之下,AAA 技术提供了更好的气道支持,通常采用经鼻气管内插管或喉罩进行气道控制。但是这种方法比 MAC 更为复杂,特别是在气道装置重新置入阶段,由于此时患者的头部被头架固定,气道装置的置入可能面临困难。现在,喉罩已广泛取代气管插管被应用于术中唤醒麻醉。喉罩对气道刺激小,患者易于耐受;其呼吸道机械梗阻发生率低,插入及拔出时心血管系统反应较小;术后较少发生咽喉疼痛;操作也相对简单。

(4) 术中疼痛管理

为确保患者在清醒开颅术中镇痛完全,目前多采用头皮神经阻滞或切口局部浸润麻醉的方法进行镇痛。头皮神经阻滞包括对耳颞神经、颧颞神经、眶上神经、滑车上神经、枕小神经和枕大神经共 6 组神经的阻滞。通常建议行双侧头皮神经阻滞,可以避免局部浸润所需大剂量局麻药。国外报道局部浸润麻醉需要 40～60 ml 麻醉药物,而实施头皮神经阻滞者一般只需要 20～40 ml 的麻醉药。在麻醉药中加入肾上腺素既能减少麻醉药的吸收入血量,又能延长其阻滞时间。罗哌卡因和左旋布比卡因是目前应用较多的局麻药。

(5) 术中监测

术中监测通常包括心电图、有创和/或无创血压、脉搏氧饱和度、呼吸频率、$EtCO_2$、体温监测和血气监测。其中通气监测和麻醉深度的监测对于清醒开颅术尤为重要。$EtCO_2$ 是有价值的呼吸监测指标,可用来评估患者是处于低通气还是过度通气状态。BIS 可用于监测药物的镇静、催眠作用,较一些临床镇静评分方法比如 OAA/S 评分法更为方便,且能进行连续的实时监测。通过 BIS 监测,麻醉医生对于麻醉深度的判断更为准确,且能较好地评估唤醒期间患者的清醒程度。

(6) 术中并发症的防治

清醒开颅手术术中最常见的并发症有气道梗阻、低通气、恶心、呕吐、癫痫发作、患者的激惹和不合作。一旦发生这些并发症,清醒开颅术进程都有可能被迫中止,进而转为全身麻醉下手术。防止气道梗阻和低通气是清醒开颅术麻醉管理中的重要一环,对于气道梗阻风险较高的患者采取 AAA 技术是较好的选择。术中恶心、呕吐往往会引发患者的躁动和不合作,预防性地给予 5-羟色胺拮抗剂、甲氧氯普胺(胃复安)、糖皮质激素等药物,选用丙泊酚作为麻醉用药和限制阿片类药物的使用量可减少其发生。行清醒开颅术的患者术中癫痫的发生率在不同的医疗中心间存在很大差异(2.5%～54%),在以往有癫痫病史和额叶病变的患者中其发生率更高。在肿瘤切除手术中,患者发生癫痫的高危时段为行皮质功能定位时。围手术期预防性使用抗癫痫药物对降低清醒开颅术术中的癫痫发作是否有益,迄今尚无定论,在行皮质电刺激时应尽量采用单个刺激而不是成串刺激。患者的激惹和不合作可以表现为情绪激动、烦躁不安或者躁动,这将严重影响功能测试的实施。增加患者合作度的措施包括术前良好的心理准备、术中镇静充分、镇痛完全、舒适的体位和尽量缩短手术时间。

10.4.7 神经介入治疗的麻醉

神经介入治疗为颅内和脊髓血管性及非血管性疾病的治疗提供了新的选择,具有定位准确、疗效显著、适应证广泛、创伤小和恢复快等优势。但在大多数医疗中心,神经介入手术室通常远离中心手术室,使得麻醉风险大大增加;由于存在放射线的原因,麻醉医生不能近距离地对患者进行监护和处理,容易延误对患者的最佳处理时机。由于神经介入手术室

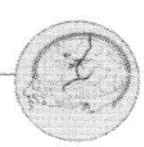

内存在许多特殊的装置和复杂的造影设备，且神经介入医生需在造影间歇更多地来回走动，这些都可能影响到与麻醉相关的静脉通路及通气管道。

（1）*术前评估*

在大多数情况下，神经介入治疗患者的术前评估与其他手术患者的评估基本相似。但由于神经介入治疗的疾病大多数与脑血管及脑灌注紧密相关，因此，术前对于患者的基础血压及心血管储备进行充分评估尤为重要。术前应用钙离子通道阻滞剂或经皮硝酸甘油贴剂可能对介入导管诱发的血管收缩有一定的作用，但这些药物同样可能对患者的血流动力学造成负面影响。

神经介入治疗中使用的一些药物可能引起过敏反应，这些药物包括造影剂、鱼精蛋白等。术前应仔细询问患者既往有无含碘造影剂的过敏史。由于神经介入手术中常需进行肝素化，治疗结束时常需用鱼精蛋白来拮抗肝素的作用；在给予鱼精蛋白时，也应警惕过敏反应的发生。对于那些有过敏史的患者，术前应给予糖皮质激素及抗组胺类药物，并备好过敏性休克所需的抢救药物如肾上腺素等。

神经介入治疗中使用的含碘造影剂可能引发造影剂相关的肾病，表现为使用造影剂后数天内发生的尿量明显减少，血浆肌酐水平明显增高。造影剂相关肾病可明显增加患者的病死率和住院时间，早期发现造影剂相关肾病的危险因素有助于预防和缓解该并发症，其危险因素包括：慢性肾脏病史、高龄、心功能不全、糖尿病、代谢综合征，使用非甾体类抗炎药和血管紧张素转化酶抑制剂（ACEI）类药物史等。美国心脏学会等组织推荐的预防造影剂相关肾病的措施有：术前风险因素的筛查；术前用等张晶体扩容；对于术前肌酐清除率＜60 ml/min 的患者，适当减少造影剂的使用量。

对于预计在静脉辅助镇静下完成手术的患者，术前气道评估的重点在于发现睡眠呼吸暂停综合征（sleep apnea syndrome，SAS）的病史。在辅助镇静的情况下，SAS 患者可能发生不完全性呼吸道梗阻，甚至窒息，这可导致低氧血症、高碳酸血症等。术中呼吸道梗阻引起的运动伪影还可能降低脑血管造影的图像质量。

此外，麻醉医生还应在术前仔细检查手术室内各种设备的情况，如麻醉机是否有足够的电力供应，各种气源的气压是否正常，抢救设备是否完善，医患射线保护设备是否运行正常，是否可以及时与中心手术室取得联系等。总之，严密的术前准备与术前评估能够有效地提高介入手术的安全性，使得介入手术工作可以有序进行。

（2）*麻醉方式及麻醉药物的选择*

该类手术麻醉的主要目标是：保证患者的制动和镇静；维持脑血流动力学和其他生理指标的稳定；促使患者术后早期苏醒以便于进行神经功能评估。此外，当术中发生灾难性并发症时，麻醉医生应提供紧急处理。目前被用于介入治疗的麻醉方式主要包括全身麻醉及 MAC 2 种（表 10－6）。

表 10－6　全身麻醉和监护麻醉技术的比较

项　目	优　点	缺　点
全身麻醉	气道得到有效保障；舒适，无痛；完全制动	插管和拔管期血流动力学波动较大；术中无法评估神经功能；费时；肺部并发症发生率增高
监护麻醉	术中可行神经功能评估；更短的腹股沟穿刺时间；血流动力学更稳定	气道没有保障；不能保证患者术中完全制动

大多数神经介入治疗（如血管成形术、动脉瘤及动静脉畸形的栓塞）可在气管插管全身麻醉下完成。当麻醉诱导完成，人工气道建立后，运用全凭静脉或静吸复合的方式来维持麻醉，常用的药物包括丙泊酚、瑞芬太尼、七氟烷等；肌松药的术中使用可保证患者的制动。新型肌松拮抗剂舒更葡糖的出现，使麻醉医生术后可以在任何神经肌肉阻滞水平下迅速逆转罗库溴铵与维库溴铵的肌松作用。一部分神经外科介入性治疗操作也可在保持患者清醒镇静（conscious sedation）的情况下完成，常用的镇静药物有丙泊酚和右美托咪定。丙泊酚具有起效迅速、半衰期短、苏醒迅速等优点，但麻醉医生应时刻关注患者气道，警惕患者术中呼吸抑制的发生。高选择性 α_2 受体激动剂右美托咪定兼具镇痛和镇静作用，且可减轻机体对手术的应激反应。

选择何种麻醉方式应根据手术时间长短和复杂程度、患者的一般情况及介入治疗的需求等多个因素共同决定。近期，急性缺血性卒中（acute ischemia stroke，AIS）患者行介入取栓术的麻醉选择问题引起了较多关注。一些回顾性研究的结果提示 MAC 技术要优于全身麻醉，而最近的几个单中心随机对照研究（SIESTA、AnSTROKE 和 GOLIATH）的结果则提示:选择何种麻醉方法对卒中患者术后 90 d 的神经功能预后没有影响。对于缺血性卒中患者行介入取栓术而言,患者的一般情况对麻醉的选择影响较大,清醒配合的患者可以在 MAC 下完成治疗,而那些术前就意识不清、不配合甚至躁动的患者,气管插管全身麻醉是唯一的选择。

(3) *血流动力学的控制*

可经桡动脉或足背动脉穿刺置管行有创血压的实时监测。在全麻诱导、气管插管、全麻苏醒拔管期间,麻醉医生必须避免循环的剧烈波动和患者呛咳。

1) 控制性低血压:主要用于注射凝胶前降低脑动静脉畸形供血动脉的血流及行颈动脉阻断时对脑血管的储备进行测定。经典的用药包括艾司洛尔、拉贝洛尔、硝普钠和硝酸甘油。

2) 控制性高血压:当发生急性脑动脉闭塞或血管痉挛时,提高平均动脉压来改善侧支循环的灌注是十分必要的,控制性高血压是其中常用的手段。控制性高血压通常将血压升高至基础血压的 130%~140%,直至缺血性症状得到改善或影像学证据证实脑灌注得以改善。首选的药物为去氧肾上腺素,在其无效时也可使用去甲肾上腺素、血管升压素等药物。

(4) *神经系统突发事件的处理*

脑血管内操作术中的并发症多为突发的灾难性事件(如动脉瘤破裂、动静脉畸形出血)。患者突然发生的心率减慢,血压上升(库欣反应)或造影提示造影剂外溢往往提示颅内出血。麻醉医师必须迅速控制气道,维持有效的氧合,并同神经外科医师及时交流,判断并发症的性质为出血性还是阻塞性。若为出血性问题,应立即停用肝素并注射鱼精蛋白以中和肝素(1 mg 鱼精蛋白中和 100 IU 肝素);若为阻塞性并发症,则需要升高血压来增加阻塞部位远端的灌注。其他抢救措施还包括:快速输液、平卧头高 15°、脱水利尿(甘露醇 0.5 g/kg)、脑室外引流、抗癫痫、低温(33~34℃)和激素治疗等。

10.4.8 磁共振手术室内的麻醉管理

随着神经外科学的发展,MRI 设备逐渐被引入手术室,通过术前、术中、术后对患者进行实时的 MRI 检查并结合神经导航技术,神经外科医生得以在术中评估患者的颅内情况。术中 MRI 检查为外科医生术中最大程度地切除肿瘤而又避免重要组织结构受损创造了条件。多中心的回顾性研究结果表明:术中 MRI 可有效改善胶质瘤切除术患者的预后,但另一方面,MRI 系统也对手术室环境、医护人员与患者的围手术期安全造成了一定影响。

(1) *环境安全及人员培训*

神经外科医生、放射科医生、麻醉科医生、手术护士和技师共同构成磁共振手术室的团队,团队中的每个成员必须了解磁共振手术室的独特环境并参加有关磁场安全的岗前培训。术前可以通过磁共振手术室特殊的安全核查表对每一个进入磁共振手术室的个人进行严格筛选,以保证相关人员的安全。

手术室地面应划线对磁场区域进行标记,磁体中心磁场强度最高。按照磁场强度和安全性的不同,手术室内人员的活动范围可分为 4 个区域:一般控制区域、过渡区域、严格控制区域(位于 0.5 mT 线外)与核心或扫描区域(位于 0.5 mT 线内)。在磁共振手术室内,所有的金属物品都要经过严格的磁性检测,在显著部位标记是否具有耐磁性。当磁共振扫描仪进入手术区域时,所有非兼容磁性的物品(如听诊器、钢笔、手表、发夹、金属病历夹、手机、传呼机、电池等)及带有铁磁性植入物的人(体内有金属植入物,如钢板、动脉瘤夹、心脏起搏器等的患者)均不能进入严格控制区和核心区域。

麻醉机、监护仪、电生理监护仪等必须具有耐磁性且不影响 MRI,非磁性兼容输液泵应安置在磁性安全区域。监护仪的连接电线,各种管道线需梳理整齐以避免形成环路,灼伤患者。由于磁共振设备在运作时噪声大,监护仪除设置声音报警外,还需要带有闪烁视觉报警。

(2) *麻醉管理*

磁共振手术由于术前准备要求较高,术中移动磁体或患者等均需要额外的时间,因此较常规手术更为费时、费力;此外,噪声污染也会干扰麻醉医生的注意力,限制他们对声音警报的识别,妨碍医护人员之间的交流;同时磁共振扫描过程中动态的磁场变化会对心电信号造成影响甚至完全掩盖心电图波形,现有的磁兼容监护仪无法监测心电 ST 段的变化。这些因素都不同程度地影响了麻醉医生对患者生命体征的有效评估,故当患者出现循环不稳或者可疑发生心脏事件时,麻醉医生应及时通知外科医生延迟或终止 MRI 检查。在扫描过程中,磁场中的任何导电体都有潜在的形成电流进而导致患者灼伤的可能,患者的皮肤之间、皮肤和电线之间应用毛巾隔绝。

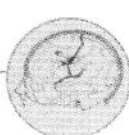

麻醉选择大部分采用气管插管全身麻醉，对于功能区的手术可采取监护麻醉，噪声对清醒镇静患者的耐受性是一种考验，但麻醉医师可通过术前与患者的良好沟通，术中与神经外科医师和放射科医师的密切配合，可有效应对这一问题。麻醉诱导一般在无磁场区域内进行，即便遇到困难气道患者也可方便地使用可视喉镜或纤维支气管镜等非磁性兼容器械进行气管插管。麻醉维持用药同其他神经外科手术类似。术中为了保证磁体的顺利进入，麻醉机需要与患者头部保持一定距离，故呼吸回路、静脉输液管道和动脉监测压力管道需长于常规手术所用的，麻醉医生需考虑到药物进入患者体内的时间会有所延长。扫描期间可能会引发呼吸管路的振动，从而导致管道接口脱落，麻醉医生在扫描前应仔细检查各管道接口是否连接牢靠。扫描时麻醉医师可在操控室通过远程监护仪监控患者的生命体征。手术室内的各种电子噪声均有可能影响 iMRI 信号的质量，扫描期间可能需要暂时切断麻醉机、输注泵和监护仪的电源，因此在扫描前需确认麻醉相关设备的蓄电池电量是否充足。此外，气管导管的套囊可能在 MRI 上造成伪影，因此不应固定在患者的头部。

(3) 磁共振手术室内紧急情况的处理

大型磁性物质（如气体钢瓶、担架、轮椅等）被磁体吸附时，应先将患者移除磁体并行妥善处置，同时联系设备相关人员；若患者被大型磁性物质压迫时，请立即按迫降（rundown unit）开关，使磁体失效，磁场会在 2～3 min 后消磁，此时再将患者移离磁体进行紧急处置，切勿盲目移动大型磁性物质，以免二次伤害。

（车薛华　梁伟民）

参考文献

[1] 邓新宇，甘玉燕，焦维克，等．慢性阻塞性肺疾病患者气道阻力与肺通气功能和呼吸困难程度的关系[J]. 中国医学创新，2012，9(17)：7 - 9.

[2] ARAIN S R, RUEHLOW R M, UHRICH T D, et al. The efficacy of dexmedetomidine verus morphine for postoperative analgesia after major inpatient surgery [J]. Anesth Analg, 2004, 98(1): 153 - 158.

[3] BASALI A, MASCHA E, KALFAS I, et al. Relation between perioperative hypertension and intracranial hemorrhage after craniotomy [J]. Anesthesiology, 2000, 93(1): 48 - 54.

[4] BAUGHMAN V L. Brain protection during neurosurgery [J]. Anesthesiol Clin North Am, 2002, 20(2): 315 - 327.

[5] BENDO A A, KASS I S, HARTUNG J, COTTRELL J E, et al. Anesthesia for neurosurgery [M]//Barash PG, Cullen BF, Stolting RK. Clinical anesthesia. 5th ed. Philadelphia: Linppincott Willams & Wilkins, 2006: 746 - 789.

[6] BERKOW L C. Anesthetic management and human factors in the intraoperative MRI environment [J]. Curr Opin Anesthesiol, 2016, 29: 563 - 567.

[7] BINGHAM W F. The early history of neurosurgical anesthesia [J]. J Neurosurg, 1973, 39(5): 568 - 584.

[8] BLACK S, OCKERT D B, OLIVER W C, et al. Outcome following posterior fossa craniotomy in patients in the sitting or horizontal positions [J]. Anesthesiology, 1988, 69(1): 49 - 56.

[9] BONDUGULAPATI L N R, CAMPBELL C, CHOWDHURY S R, et al. Use of day 1 early morning cortisol to predict the need for corticoid replacement after pituitary surgery [J]. Br J Neurosurg, 2016, 30(1): 76 - 79.

[10] CAPLAN R A, POSNER K L, WARD R J, et al. Adverse respiratory events in anesthesia, a closed claim analysis [J]. Anesthesiology, 1990, 72(5): 828 - 822.

[11] COOPER K R, BOSWELL P A, CHOI S C. Safe use of PEEP in patients with severe head injury [J]. J Neurosurg, 1985, 63(4): 525 - 552.

[12] COSTELLO T G, CORMACK J R, HOY C, et al. Plasma ropivacaine levels following scalp block for awake craniotomy [J]. J Neurosurg Anesthesiol, 2004, 16(2): 147 - 150.

[13] COTTRELL E C, PATEL P. Cottrell and patel's neuroanesthesia [M]. New York: Elsevier Inc, 2017: 248 - 262.

[14] DILMEN O K, AKCIL E F, OGUZ A, et al. Comparison of conscious sedation and asleep-awake-asleep techniques for awake craniotomy [J]. J Clin Neurosci, 2017, 35: 30 - 34.

[15] DRUMMOND J C, DAO A V, ROTH D M, et al. Effect of dexmedetomidine on cerebral flow velocity, cerebral metabolic rate, and carbon dioxide response in normal humans [J]. Anesthesiology, 2008, 108(2): 225 - 232.

[16] DRUMMOND J C, Todd M M. Acute sinus arrhythmia during surgery in the fourth ventricle: an indicator of

brain-stem irritation [J]. Anesthesiology, 1984,60(3): 232 - 236.

[17] DUFFY C M, MATTA B F. Sevoflurane and anesthesia for neurosurgery: a review [J]. J Neurosurg Anesthesiol, 2000,12(2):128 - 140.

[18] EBRAHIM Z Y, DEBOER G E, LUDERS H. Effect of etomidate on the electroencephalogram of patients with epilepsy [J]. Anesth Analg, 1986, 65 (10): 1004 - 1006.

[19] FABREGAS N, BRUDER N. Recovery and neurological evaluation [J]. Best Pract Res Clin Anaesthesiol, 2007,21(4):431 - 447.

[20] FUKAYA C, KATAYAMA Y, YOSHINO A, et al. Intraoperative wake-up procedure with propofol and laryngeal mask for optimal excision of brain tumour in eloquent areas [J]. J Clin Neurosci, 2001,8(3):253 - 255.

[21] GIAMMATTEI L, MANTOVANI G, CARRABBA G. Pituitary apoplexy: considerations on a single center experience and review of the literature [J]. J Endocrinol Invest, 2016,39(7):739 - 746.

[22] GLEZER A, BRONSTEIN M D. Pituitary apoplexy: pathophysiology, diagnosis and management [J]. Arch Endocrinol Metab, 2015,59(3):259 - 264.

[23] GRANDHI R, BONFIELD C M, NEWMAN W C, et al. Surgical management of traumatic brain injury: a review of guideline, pathophysiology, neurophysiology, outcomes and controversies [J]. J Neurosurg Sci, 2014,58(4):249 - 259.

[24] HAGEN P T, SCHOLZ D G, EDWARDS W D. Incidence and size of patent foramen ovale during the first 10 decades of life: an autopsy study of 965 normal hearts [J]. Mayo Clin Proc, 1984,59(1):17 - 20.

[25] JONES H, SMITH M. Awake craniotomy. Continuing Education in Anaesthesia [J]. Critical Care & Pain, 2004,4(6):189 - 192.

[26] JOUNG K W, YANG K H, SHIN W J, et al. Anesthetic consideration for neurointerventional procedures [J]. Neurointervention, 2014, 9 (2): 72 - 77.

[27] KIM T K, PARK I S. Comparative study of brain protection effect between thiopental and etomidate using bispectral index during temporary arterial occlusion [J]. J Korean Neurosurg Soc, 2011,50(6):497 - 502.

[28] KOCHS E, HOFFMAN W E, WERNER C, et al. The effects of propofol on brain electrical activity, neurologic outcome, and neuronal damage following incomplete ischemia in rats [J]. Anesthesiology, 1992, 76 (2): 245 - 252.

[29] KWAPISZ M M, DEINSBERGER W, MULLER M, et al. Transesophageal echocardiography as a guide for patient positioning before neurosurgical procedures in semi-sitting position [J]. J Neurosurg Anesthesiol, 2004,16(4):277 - 281.

[30] LANIER W L. The history of neuroanesthesiology. the people, pursuits and practices [J]. J Neurosurg Anesthesiol, 2012,24(4):281 - 299.

[31] LEE I M, SESSO H D, OGOMA Y. Relative intensity of physical activity and risk of coronary heart disease [J]. Circulation, 2003,107(8):1110 - 1116.

[32] LEE L A, ROTH S, POSNER K, et al. The American society of anesthesiologists postoperative visual loss registry: analysis of 93 spine surgery cases with postoperative visual loss [J]. Anesthesiology, 2006, 105(4):652 - 659.

[33] LEE T H, MARCANTONIO E R, MANGIONE C M, et al. Derivation and prospective validation of a simple index for prediction of cardiac risk of major noncardiac surgery [J]. Circulation, 1999,100(10):1043 - 1049.

[34] LI L R, YOU C, CHAUDHARY B. Intraoperative mild hypothermia for postoperative neurological deficits in people with intracranial aneurysm [J]. Cochrane Database of Syst Rev, 2016, 3(3): CD008445.

[35] LOWHAGEN HENDEN P, RENTZOS A, KARLSSON J E, et al. General anesthesia versus conscious sedation for endovascular treatment of acute ischemic stroke: the anstroke trial (anesthesia during stroke) [J]. Stroke, 2017,48(6):1601 - 1607.

[36] MAMMOTO T, HAYASHI Y, OHNISHI Y, et al. Incidence of venous and paradoxical air embolism in neurosurgical patients in the sitting position: detection by transesophageal echocardiography [J]. Acta Anaesthesiol Scand, 1998,42(6):643 - 647.

[37] MARSHALL W K, BEDFORD R F, MILLER E D. Cardiovascular responses in the seated position: impact of four anesthetic techniques [J]. Anesth Analg, 1983,62(7):648 - 653.

[38] MCGIRT M J, WOODWORTH G F, BROOKE B S, et al. Hyperglycemia independently increases the risk of perioperative stroke, myocardial infarction, and death after carotid endarterectomy [J]. Neurosurgery, 2006, 58(6):1066 - 1073.

[39] MELING T R, ROMUNDSTAD L, NIEMI G, et al. Adenosine-assisted clipping of intracranial

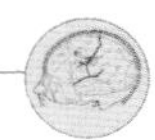

aneurysms [J]. Neurosurg Rev, 2018, 41 (2): 585 - 592.

[40] MICHENFELDER J D, GRONERT G A, REHDER K. Neuroanesthesia [J]. Anesthesiology, 1969,30(1): 65 - 99.

[41] MOLYNEUX A J, KERR R S, YU L M, et al. International Subarachnoid Aneurysm Trial (ISAT) of neurosurgical clipping versus endovascular coiling in 2143 patients with ruptured intracranial aneurysms: a randomised comparison of effects on survival, dependency, seizures, rebleeding, subgroups, and aneurysm occlusion [J]. Lancet, 2005, 366 (9488): 809 - 817.

[42] NOSSEK E, MATOT I, SHAHAR T, et al. Intraoperative seizures during awake craniotomy: incidence and consequences: analysis of 477 patients [J]. Neurosurgery, 2013,73(1):135 - 140.

[43] OLSEN K S. The asleep-awake technique using propofol-remifentanil anaesthesia for awake craniotomy for cerebral tumours [J]. Eur J Anaesthesiol, 2008,25 (8):662 - 669.

[44] PATIL C G, LAD E M, LAD S P, et al. Visual loss after spinal surgery: a populationbased study [J]. Spine, 2008,33(13):1491 - 1496.

[45] PULILANO S, MANCINO A, PIETRINI D, et al. Effects of PEEP on intracranial and cerebral perfusion pressure in pediatric neurosurgical patients [J]. J Neurosurg Anesthesiol, 2013,25(3):330 - 334.

[46] RAMESSUR S, DINSMORE J, ZOURNPROULI A. Hyperglycaemia and cerebral oedema in a patient with a menigioma receiving dexamethasone [J]. Anaesthesia, 2011,66(2):127 - 131.

[47] RAW D A. Anaesthesia for spinal surgery in adults [J]. Br J Anaesth, 2003,91(6):886 - 904.

[48] ROBITAILLE A, WILLIAMS S R, TREMBLAY M H, et al. Cervical spine motion during tracheal intubation with manual in-line stabilization versus GlideScope videolaryngoscopy [J]. Anesth Analg, 2008,106(3):935 - 941.

[49] ROZET I. Anesthesia for functional neurosurgery: the role of dexmedetomidine [J]. Curr Opin Anaesthesiol, 2008,21(5):537 - 543.

[50] SCHEBESCH K M, PROESCHOLDT M, ULLRICH O, et al. Circulatory arrest and deep hypothermia for the treatment of complex intracranial aneurysms — results from a single European center [J]. Acta Neurochir, 2010,152(5):783 - 792.

[51] SCHONENBERGER S, UHLMANN L, HACKE W, et al. Effect of conscious sedation vs general anesthesia on early neurological improvement among patients with ischemic stroke undergoing endovascular thrombectomy: a randomized clinical trial [J]. JAMA, 2016,316(19): 1986 - 1996.

[52] SHAO L J, WANG B G, WANG S Y, et al. Comparsion of 7.2% HS - 6% HES and 6% HES after induction of anesthesia in patients undergoing elective neurosurgical procedures [J]. Clinics, 2013, 68 (3): 323 - 328.

[53] SIMONSEN C Z, YOO A J, SØRENSEN L H, et al. Effect of general anesthesia and conscious sedation during endovascular therapy on infarct growth and clinical outcomes in acute ischemic stroke [J]. JAMA Neurol, 2018,75:470 - 477.

[54] SLOAN T B. Anesthetics and the brain [J]. Anesthesiol Clin North Am, 2002,20(2):265 - 292.

[55] SPENA G, SCHUCHT P, SEIDEL K, et al. Brain tumors in eloquent areas: a European multicenter survey of intraoperative mapping techniques, intraoperative seizures occurrence, and antiepileptic drug prophylaxis [J]. Neurosurg Rev, 2017, 40 (2): 287 - 298.

[56] STEINER L A, JOHNSTON A J, CZOSNYKA M, et al. Direct comparison of cerebrovascular effects of norepinephrine and dopamine in head-injured patients [J]. Crit Care Med, 2004,32(4):1049 - 1054.

[57] TODD M M, HINDMAN B J, CLARKE W R, et al. Mild intraoperative hypothermia during surgery for intracranial aneurysm [J]. N Engl J Med, 2005, 352 (2):135 - 45.

[58] TOHTI M, LI J Y, ZHOU Y, et al. Is peri-operative steroid replacement therapy necessary for the pituitary adenomas treated with surgery? A systematic review and meta analysis [J]. Plos One, 2015, 10 (3):E0119621.

[59] VAN DONGEN E P, TER BEEK H T, SCHEPENS M A, et al. Within patient variability of myogenic motor-evoked potentials to multipulse transcranial electrical stimulation during two levels of partial neuromuscular blockade in aortic surgery [J]. Anesth Analg, 1999,88 (1):22 - 27.

神经重症监测和护理

11.1 神经重症监测概述

神经重症医学是一门较为年轻的亚专科，但却是一个非常重要的领域。与传统重症医学主要集中在心肺功能救治不同，神经重症医学以保护中枢神经系统功能和诊治神经外科相关并发症为重点。随着近年中枢神经系统病理生理学和治疗手段的发展，以及对部分过去束手无策的手术禁区(如脑干病变等)发展出的新的治疗策略，越来越多的患者需要接受具有神经外科特点的重症监护和治疗，而神经外科亚专业的发展，也越来越离不开神经重症医学的支撑。可以说，当前一个医疗机构神经重症医学的发展水平直接关系到神经外科其他亚专业的发展。目前，国际和国内普遍认同神经外科应建立相对独立的神经外科重症监护病房(NICU)。

NICU是基于“重症医学指南”总框架下的，结合神经外科患者的病理生理特点，实施个体化治疗的综合重症治疗单元。神经外科重症患者是特殊的一群重症患者，他们需要神经重症治疗的原因可以是原发的神经外科病变或继发性病变，治疗的主要矛盾可能在神经系统，也可能在身体其他系统。因此，NICU的建立，不仅为神经外科各亚专业的重大手术提供围手术期的全面监测、评估和治疗，也可以通过神经重症监测对多种疾病有更深入的理解。NICU入住标准包括：①意识障碍患者；②颅内压增高患者；③癫痫反复发作或癫痫持续状态患者；④颅脑全麻术后患者；⑤急性卒中患者(缺血性卒中或出血性卒中)；⑥自发性蛛网膜下腔出血患者；⑦中、重度颅脑损伤患者；⑧生命体征不稳定的患者；⑨其他需要进行神经监护或生命支持的患者。

神经重症治疗的主要目标是保护脑功能和处理神经外科疾病相关的并发症，根据病种和治疗措施的不同，治疗的侧重点可能包括控制颅内压，维持适当的脑灌注，控制感染，调整电解质、渗透压、激素等内环境，处置全身多脏器的合并损害和继发性损害等。另外，神经重症监测和治疗又是高度个体化的，每一个神经重症患者的情况都各不相同，都需要神经重症医护人员根据严密的监测结果进行调整，并实施个体化的治疗。

神经重症监测的内容涵盖非常广泛，总体而言可分为临床（床旁）观察、仪器监测、实验室检查 3 个部分。3 个部分相辅相成，缺一不可。由于本书篇幅有限，不能囊括重症监测所有内容，仅对神经重症相关的监测内容作简要介绍。

11.2 临床（床旁）观察

临床（床旁）观察包括对患者意识、生命体征（包括血压、脉搏、呼吸等）、重要神经系统体征（瞳孔变化、对光反射等）的观察。临床观察是对患者最直接、快速、经济的监测，也是最能体现临床医生基本功的监测手段。关于神经外科相关的症状和体征检查已经在前述章节进行了介绍，本章仅对 NICU 内常用的临床观察指标进行回顾。

11.2.1 意识观察

急性神经外科疾病患者的意识障碍，通常需要进行简洁的意识障碍评价流程。在除外药物影响的情况下，意识障碍的程度一般与脑功能损伤程度呈正比。临床通常将意识状态分为 4 级：①清醒，回答正确，体格合作，思维能力和定向力正常；②模糊，意识未丧失，可回答简单问题但不一定确切；也可做一些简单动作如伸舌、握手等，但思维能力和定向力很差，可呈嗜睡状态或表现为烦躁不安；③昏迷，意识丧失，对疼痛刺激尚有反应，角膜、吞咽和病理反射均尚存在；④深昏迷，对疼痛刺激无任何反应，生理和病理反射均消失，可出现去大脑强直、尿潴留或充溢性尿失禁。

对神经重症患者的意识检查一般采用呼唤，提出问题令其回答，在无反应时则提高声音，仍无反应时采取压迫眶上眉弓中点三叉神经额支处，或刺激上肢或大腿上方内侧皮肤，同时令其回答问题或观察肢体运动情况，以此判断患者意识状态及肢体活动状态。当患者由清醒转为嗜睡或烦躁不安，或有进行性意识障碍加重时，应考虑有病情加重的可能，应引起高度重视。目前临床最常用的判断意识的量化指标是经典的格拉斯哥昏迷量表（GCS）（见表 4－1）。

GCS 总分最高为 15 分，最低为 3 分；总分越低，意识障碍越重。GCS 应选择最好反应计分，如运动评分左侧、右侧不同，用较高的分数进行评分。改良的 GCS 应记录最好反应/最差反应和左侧/右侧运动评分。在动态观察过程中，若 GCS 分值迅速下降，应考虑中枢神经系统继发性损害的可能，如脑肿胀、脑水肿、颅内出血及脑缺血等，须立即排查原因，并尽快给予相应治疗。

11.2.2 瞳孔观察

瞳孔观察是神经重症监测的重点内容之一，瞳孔的细小变化往往提示病情变化。观察瞳孔的大小、对光反射和两侧瞳孔是否对称。瞳孔大小的调节和对光反射的灵敏度与第Ⅲ对脑神经和交感神经的传导功能有关，调节中枢在中脑。临床上，当颅内压增高时，出现病侧瞳孔进行性扩大，对光反射逐渐消失，伴意识障碍加重、生命体征紊乱和对侧肢体瘫痪，是脑疝的典型改变。脑桥损伤可出现双侧瞳孔呈针尖样缩小，这是由于损害了脑干下行的两侧交感神经纤维。瞳孔对光反射消失、眼球固定，伴深昏迷或颈项强直，多为原发性脑干伤。如发现两侧瞳孔不等大，常提示病情变化，要及时进行影像检查明确原因，并做好包括急诊手术在内的治疗准备。

11.2.3 神经反射监测

对神经重症患者需要监测生理及病理反射。生理反射检查最常用叩诊锤叩击肱二头及肱三头肌腱、尺骨或桡骨骨膜、膝腱处，如叩击时无反应用（－）表示，正常时用（＋＋）表示，增高时用（＋＋＋）表示，严重增高时则用（＋＋＋＋）表示。病理反射的检查最常做 Babinski 征、Chaddock 征、Gordon 征、Oppenheim 征及 Hoffmann 征，前四者阳性时表示大脑皮质运动区及锥体束有病损，Hoffmann 征阳性时为颈膨大处脊髓损伤的表现。当急性脊髓横断时横断面下的各种生理和病理反射均消失。脑膜刺激征常用于外伤性蛛网膜下腔出血和颅内感染患者的观察。脑膜刺激征阳性患者主要表现为不同程度的颈强直，被动曲颈遇到阻力，严重时其他方向的被动动作也受限制。Kernig 试验又称屈髋伸膝试验、抬腿试验，患者仰卧，检查者首先将患者一侧髋部屈成直角，然后试行伸直膝部。在此过程中，膝部大、小腿间夹角＜135°时即发生疼痛和股后肌群痉挛，即 Kernig 试验阳性。

11.2.4 生命体征监测

对于 NICU 内的神经重症患者一般要求对其血压、呼吸、脉搏等生命体征进行持续监测，并做到每小时记录。神经重症患者在颅内压增高时，早期表现为脉缓而洪大，呼吸深而慢，血压升高。如颅内压继续升高，可出现脉搏快而弱，呼吸缓慢，血压下降。神经重症患者的呼吸受多种因素影响，其中包括：损伤直接导致中枢性呼吸障碍；损伤间接影响呼吸道而发生黏膜下水肿出血；由意识障碍导致咳嗽和吞咽功能降低，不能主动排出呼吸道分泌物，引起呼吸道梗阻性通气障碍；由创伤或循环等因素引起肺部充血、水肿致换气功能障碍和激发急性呼吸窘迫综合征（ARDS）。ARDS 是神经重症患者病情恶化的常见原因之一。

11.2.5 体温

体温监测是神经重症患者监护中常规和必要的一项。体温监测包括常用的耳温、腋温、直肠内温度测量等。由于神经重症患者多有意识不清，因此口温测量并不常用。直肠内测温因不受室温影响，并最接近核心体温，被认为是临床体温测量的标准。

入住 NICU 的患者多伴有发热，据报道比例可达 70%～90%。一项涵盖美国 94 个医学中心 13 000 余名神经重症患者（包括颅脑损伤、脑出血、卒中、蛛网膜下腔出血）的回顾性研究中，出现发热（体温≥37.5℃）的患者占 51.3%，低体温（体温＜36℃）仅占 1%。神经重症患者出现体温异常的原因有很多，早期发热可能是由于原发性脑损伤造成的应激、下丘脑体温调节中枢功能障碍、颅内出血的刺激作用等相关，后期出现发热则多和感染相关。

在重症医学领域，亚低温被认为是治疗心跳骤停患者的必要措施之一并被写入“心肺复苏指南”。在颅脑损伤治疗领域，亚低温自 20 世纪 90 年代起也逐渐受到关注。自 1993 年起，全世界范围内开展了一系列亚低温治疗研究（大多以重型颅脑损伤患者为研究对象）。然而，研究结果显示出很大的争议。比如 1993 年美国 Clifton 医生对 46 例重型闭合型颅脑伤患者进行前瞻性临床研究，3 个月的随访结果表明：经 32～33℃低温治疗的重型颅脑伤患者恢复良好率为 52.2%，而对照组患者恢复良好率仅为 36.4%。我国学者也报道了亚低温治疗可降低重型脑外伤患者病死率的随机对照试验。然而，同一时期也有多项多中心随机对照试验提出，亚低温并不能改善颅脑损伤患者预后。例如，Clifton 等在 2001 和 2011 年分别开展了 NABIS：H Ⅰ和 NABIS：H Ⅱ两项大型随机对照试验，提示亚低温治疗组与对照组的治疗效果无明显统计学差异，亚低温组患者的住院时间反而更长，有更多的并发症。2009 年，由 Cochrane 数据库发表了关于亚低温（不超过 35℃）治疗和颅脑损伤的荟萃分析，分析结果未能证实亚低温对颅脑损伤治疗有效。面对亚低温治疗在神经重症患者中疗效的不确切性，有学者提出亚低温治疗其实并不能真正给患者带来益处，其优势仅是因为避免了引起神经功能进一步损害的发热。这样的推论也许可以解释为何在过去几项大型多中心研究中（包括 NABIS：H Ⅰ、NABIS：H Ⅱ、日本 BHPYO 回顾性研究等）亚低温治疗并未显示出明显的疗效——因为在对照组中，部分患者未出现明显的发热。然而，支持这方面观点的研究数据还非常有限。2010 年，Sacho 等人曾报道了一项前瞻性观察性研究，研究过程中未对神经重症患者体温做显著干预。经过观察发现，在发病 24 h 内脑温维持在 36.5～38℃的患者，其死亡概率可降低 10%～20%，而超过此范围者（无论过高或是过低），其病死率明显上升，3 个月后的神经功能预后评分也较差。在蛛网膜下腔出血治疗方面，Oddo 等发现诱导常温治疗可减轻动脉瘤破裂蛛网膜下腔出血患者脑代谢压力。

综上所述，亚低温治疗在治疗神经重症患者中的作用仍有争议，但是体温监测一直是 NICU 中不可缺失的重要环节，如发现体温异常升高或降低，都应给予及时的处理。

11.3 仪器监测

11.3.1 颅内压监测

颅内压（ICP）对神经外科许多疾病的诊断、处理都有极其重要的参考价值。颅内压增高是多种神经系统疾病所共有的一种综合征。根据 Monro Kellie 原理，骨性颅腔的内容体积是恒定的，任何内容体积增加都会导致其他内容代偿性减少。例如，颅内发生占位性病变时脑脊液会从脑室和蛛网膜下腔流入脊髓；颅内血流量由于静脉和硬脑膜窦受压塌陷使脑血管直径变小、脑血液容积下降。颅内压升高不仅影响脑血流量和脑灌注压，还可以影响血脑屏障的结构和功能。更严重的是，急性颅压升高或失代偿性颅内压升高可引起脑疝，并将危及生命。

虽然通过对临床症状的观察和影像学检查可以估测颅内压力情况，但神经重症患者病情变化快，颅内压异常可出现于临床症状恶化前。单纯依靠症状和影像学检查观察发现颅内压增高往往为时过晚；对于颅内血肿、脑水肿及脑脊液循环障碍等病变，其颅内压的变化方式各有不同。因此，需要根据对颅内压的监测，结合临床表现对颅内高压的原因做出正确诊断。颅内压监测对于降颅压的治疗和维持适当的脑灌注压也至关重要，因为没有可靠的颅内压数值就无法准确控制脑灌注压（脑灌注压＝平均动脉压－颅内压），而对大多成年患者来说，需要维持 60 mmHg 以上的脑灌注压。此外，目前大多数降低颅内压的方法都可能伴随一定的不良反应。合理地组合和应用这些治疗方法也需要对颅内压进行监测。

颅内压监测主要分有创和无创监测 2 种，目前绝大多数医疗机构采用的是有创颅内压监测。

（1）*有创颅内压监测*

通常采用的有创颅内压测量方法主要有：脑室内测量、硬脑膜外测量、硬脑膜下或蛛网膜下腔测量、腰椎穿刺测量等。虽然各个方法在探头位置和操作上有所差异，但颅内压的测量多是应用微型压力传感器植入颅内直接与颅内组织接触。

1）脑室内测量法：在颅骨顶部钻孔（例如可选择冠状缝前 1 cm、中线旁 2.5 cm），挑开硬脑膜后通过脑组织向脑室内置入带引流管的颅内压探头，将引导管与测试传感器相接，即可以直接测量脑室内压的变化。脑室内测量法的优点在于所测压力准确性高，是测定颅内压的“金标准”。另外，通过引流管还可进行脑脊液引流、留取脑脊液标本、对脑室进行造影、在脑室内用药、测定颅内顺应性等，具有诊断和治疗的双重价值。通过脑室内探头和引流管测量颅内压也存在一定的缺点：因脑室与体外通联，容易造成颅内感染；导管不宜长期留置在脑室中；脑室穿刺存在穿刺失败、引流管阻塞、并发颅内血肿等可能，需要由有经验的医师进行。

2）硬脑膜外测量法：进行硬脑膜外颅内压监测时，一般于侧脑室前角穿刺部位切开头皮行颅骨钻孔，将带有传感器的探头置入颅骨内板与硬脑膜之间或硬脑膜与软脑膜之间。这种方法探头安置方便，感染风险下降，损伤较轻，无脑室穿刺失败的风险，测得的压力基本反映颅内真实压力。但硬脑膜外监测颅内压也有明显的缺点：长时间测压使硬脑膜受刺激而增厚，使灵敏度下降；钻孔止血不彻底会影响压力的准确性；不能测定颅内顺应性；在有些情况下，使用硬脑膜外测量法测得的颅内压比实际的颅内压力稍高，随着颅内压的增高，两者的差距也越明显，因此与脑室内监测相比应用相对较少。除了在硬脑膜外置入颅内压探头外，硬脑膜外颅内压测量还可采用测压囊法和共平面法。硬脑膜外测压囊法是在硬脑膜和颅骨之间置入一个柔性气囊或液囊，压力通过囊内的气体或液体传递到体外的传感器中进行测量。硬脑膜外共平面法是利用类似螺钉式的传感器，借助螺纹将传感器拧入颅骨孔中。硬脑膜外共平面法拧入颅骨孔的传感器深度常凭经验估计，所以这种方法所测的颅内压不稳定和不准确；只有当传感器的感压面正好等于被测球面被传感器推进过程所压平的平面面积时，该状态下所测得的压力才为共平面状态下的压力。此传感器用于硬脑膜外压测量时，如果推进的深度太深，则传感器将会给出一个附加的位差；如果推进的深度不够，则灵敏度太低，实际操作时难以控制其推进深度。

3）硬脑膜下隙、蛛网膜下腔测量法：蛛网膜位于硬脑膜深部，是一层半透明的膜，由很薄的结缔组织构成，其间的潜在性腔隙为硬脑膜下隙，腔内含有少许液体。蛛网膜被覆于脑的表面，与软脑膜之间有较大的间隙，称为蛛网膜下腔，腔内充满脑脊液。选用该测量法需要在颅骨顶部钻孔，插入不带引流管的探头，直至硬脑膜下或蛛网膜下腔，再将导管与测试传感器相接，即可以测量颅内压的变化。硬脑膜下隙或蛛网膜下腔测量法的优点在于可避免向脑室穿刺，可测定颅内顺应性，也可进行脑脊液引流。该方法的缺点在于不易操作，导管易阻塞。特别是当颅内压＞20 mmHg 时，由于易发生部分阻塞，致颅内压读数偏低。另外，由于导管直接进入脑脊腔，容易引起感染。

4）有创颅内压监测的适应证：实施有创颅内压监测因存在一定的风险，进行有创颅内压监测应符合相应的指征，具体包括以下：

A. 颅脑损伤患者：①GCS评分3～8分且头部CT检查异常（有血肿、挫裂伤、脑肿胀、脑疝或基底池受压）；②GCS评分3～8分但头部CT无明显异常者，如果患者年龄>40岁，收缩压<90 mmHg，高度怀疑有颅内病情进展性变化时，根据具体情况也可以考虑进行颅内压监测；③GCS评分9～12分，应根据临床表现、影像资料、是否需要镇静及合并伤情况综合评估，如患者有颅内压增高的可能，必要时也应该进行有创颅内压监测。

B. 有明显意识障碍的蛛网膜下腔出血、自发性脑出血，以及出血破入脑室系统需要脑室外引流者，可根据患者具体情况实施有创颅内压监测和脑室外引流辅助控制颅内压。

C. 脑肿瘤患者的围手术期可根据患者术前、术中、及术后的病情需要进行有创颅内压监测。

D. 隐球菌脑膜炎、结核性脑膜炎、病毒性脑炎如合并顽固性高颅压者，可以进行颅内压监测并行脑室外引流辅助控制颅内压。

（2）无创颅内压监测

除有创颅内压监测外，目前还发展出多种无创颅内压监护技术。这些技术都是通过间接方法测量颅内压。但由于此类方法受到的影响因素较多，监测结果不稳定，也不十分准确。目前主要的无创颅内压测量方法有以下几种：

1）利用颈静脉压的无创测量法：其原理是将颈静脉与脑组织看作一个系统，在这个系统中的血流大小与其两端压力成正比，与其内部阻力成反比。当阻力无穷大时，血流为零。此时体外测得的静脉压与颅内压具有恒定的关系，即体外静脉压＝血管内压＋颅内压。因此在阻塞血管的同时测量颈静脉压，可反映出颅内压的高低。通过无创电磁流量计测量血流变化情况（斜率），结合其他常规的无创方法测量阻塞后的颈静脉压力，可估计出颅内压值。

2）视觉诱发电位测量法：此法以视觉诱发电位为基础，原理是：脑视觉诱发电位的第二负向波（N2波）的延迟时间与颅内压存在关联，通过进行视觉刺激并记录N2波的延迟时间，然后对照N2波延迟时间与颅内压值的关系表，求得颅内压值。

3）利用鼓膜的无创测量法：在耳蜗通道畅通的情况下，颅内流体的压力可通过内耳传导到镫骨，影响镫骨肌的收缩，对中耳的机械特性和听觉特性造成影响。因此，用容积流量等仪器测得与镫骨肌收缩相对应的鼓膜运动，结合听觉声阻抗等参数，再经过一定数学公式的换算可估算颅内压值。

4）利用骨骼振动特性的无创测量法：这种方法的物理学原理是固体（如骨骼）的动力学振动特性、自然频率、机械阻抗、结合特性及频谱信号等指标与加在这个弹性固体上的压力是相关的。通过力学振荡器在颅骨的一个部位上施加一个无创的力学振荡，在颅骨上产生机械振动波，同时通过传感器在颅骨的另一部位测得颅骨的频率响应谱，并与刺激信号的频谱共同分析比较，从而得出颅内压值。

除以上方法外，尚有通过对眼球施加气动压力、对中医穴位施加电脉冲、测量蛛网膜反射的红外线、眼动脉变形等方法间接测量颅内压的方法。但总体来说这些方法应用有限。

5）近红外光谱法（NIRS）：NIRS是近年发展起来的一种监测组织结构性质和动态功能的新技术。近红外光穿透人体组织的过程中不断被组织中的脱氧血红蛋白、氧合血红蛋白、细胞色素吸收而衰减。NIRS监测的是脑组织的氧含量，而影响脑组织氧含量的因素包括缺氧、颅内压升高、脑灌注压下降。所以NIRS对颅内压的评估是通过脑氧含量间接得到的，其准确性和实用性还需进一步实践加以证实。

（3）腰椎穿刺测量法

椎管与颅腔相通，经腰椎穿刺可以引出脑脊液，并测量脑脊液压力以判断颅内压的变化。腰椎穿刺法是神经科临床常用的检查方法之一，对神经系统疾病的诊断和治疗有重要价值。此方法具有方便、快速、简捷的特点。腰椎穿刺过程中，不可避免地会导致部分脑脊液流失，一定程度上会影响颅内压测量的精确度。经腰椎穿刺测脑脊液压力需严格掌握适应证。病情危重者、躁动者不宜采用该法测量。穿刺部位的皮肤、皮下软组织或脊柱有感染时，也不宜进行。此外，颅内占位性病变，特别是有严重颅内压增高或已出现脑疝迹象者，以及高颈段脊髓肿瘤或脊髓外伤的急性期，也属禁忌。因前者可引起脑疝，后者可加重脊髓的受压，均可引起呼吸、心跳停止而死亡。

腰椎穿刺会引起一定的并发症，如低颅压综合征、脑疝及原有脊髓和脊神经根症状突然加重。低颅压综合征较为常见，患者侧卧位脑脊液压力多在0.58～0.78 kPa(60～80 mmH_2O)以下，多因穿刺针过粗、穿刺技术不熟练或术后起床过早，使脑脊液自脊膜穿刺孔不断外流所致。患者多表现为坐起后头痛加剧，可伴有恶心、呕吐或眩晕、昏厥，平卧或头低位时症状即可缓解，约持续数日。在颅内压增高(如存在颅后窝占位性病变)，当腰椎穿刺放液过多、过快时，可诱发脑疝。原有脊髓、脊神经根症状的突然加重者多见于脊髓压迫症。腰椎穿刺放脑脊液后由于压力的改变，导致椎管内脊髓、神经根、脑脊液和病变之间的压力平衡改变，可能导致根性疼痛、截瘫、大小便障碍等症状加重。此外，因穿刺不当还可能损伤马尾部的神经根等，但此类现象较少见。

11.3.2 脑电监测

在 NICU 环境中，患者通常处于昏迷状态，很大一部分保留口腔插管或气管切开，其神经系统功能也常受镇静、镇痛、冬眠、肌松等药物的影响，无法准确评估。神经影像学检查虽然可以不受药物的影响并提供有关结构性脑损伤的信息，但这类检查往往需要将不稳定的患者搬运到指定地点，检查结果往往是在脑组织出现不可逆性损害之后才被发现，而且不能揭示功能的变化。随着治疗理念和治疗技术的不断推陈出新，越来越多的神经重症患者在及时干预的前提下可以获得良好的预后，因此，对急、危、重症患者进行连续、实时的神经监护显得尤为必要，而配备连续神经电生理监测也已成为成熟的 NICU 的标准之一。脑电图和诱发电位是目前最常用的神经电生理监测项目。

脑电图是一种能同时提供时间和空间数据的辅助检查方法。空间分辨率指的是病理解剖定位。脑电图通过头皮不同位置的电极记录一系列不同模式的波形。这些信息可以与影像学检查结果相结合，用于发现脑电波形的改变是否与解剖结构的异常相一致。与影像学检查不同，脑电图每 2～4 ms 就可以记录一次，从而可以被连续记录并提供时间分辨率。

在 NICU，脑电图主要用于监测癫痫的发生。癫痫是皮质神经元的异常放电，可以导致颅内压升高、脑血流量和脑新陈代谢的明显增加，并且加重细胞损害。对急性期发作的癫痫进行积极预防和治疗是 NICU 医师最关心的问题之一。在重型颅脑损伤的诊治中，预防性应用抗癫痫药物被写入救治指南，并且被广泛应用。对于脑血管病、脑肿瘤等其他神经外科疾病患者，预防性抗癫痫治疗的应用也比较广泛。然而，近年的研究已证实预防性应用抗癫痫药物不能改善患者神经功能的预后。因此有人提出，以往的研究存在一定缺陷，即在患者住院过程中未能采用脑电图对其进行有效监测，特别是不能排除非惊厥性癫痫的发生。

尽管对于 NICU 患者采用脑电图监测已有数十年的时间，但对于在什么时间开始及应该进行多长时间的连续脑电图监测仍存争议。有学者提出脑损伤后应尽快进行脑电监测，因为他们发现绝大多数癫痫发作可在脑损伤后 24 h 内被发现，少数在经过 $>$48 h 的监测后才被发现。美国加州大学的研究者发现，有约 14%的颅脑损伤患者在受伤 2 d 后仍可有癫痫发作，因此主张延长监测至伤后 7 d。

除癫痫外，脑电图监测对发现早期脑缺血也有一定作用。当颅内血流量$<$30 ml/(100 g · min)时，脑电图上可出现 δ 慢波，连续脑电监测可以及时发现和提醒 δ 波的出现。脑电图的异常被认为与梗死有很好的关联性，比如在不完全梗死中出现广泛多形性 δ 波。

连续脑电监测目前尚未在国内 NICU 广泛推广。推广的主要障碍包括：连续脑电监测操作较为繁琐，需配备专业技术人员才能保证正常的运行；脑电电极的布置需要熟练的技师，并需要进行电极屏蔽才能保证记录的质量。在 NICU 环境中，各类仪器和人工干扰非常多见，例如静脉泵、呼吸机和其他各种使用电流的装置对电磁场都是一个潜在的干扰，而像翻身、吸痰这样的操作也对脑电监测的稳定性构成了挑战。采用连续视频脑电监测可以在解读结果的过程中识别和排除人为因素的干扰。对检查结果进行有效的解读是推广连续脑电监测的另一限制。在现实中让所有 NICU 中人员和神经外科医生都能熟练掌握脑电图的解读是不切实际的。解决这一问题的有效方式是使用计算机软件对连续脑电监测结果进行量化分析。目前已有商业化的软件为脑电图监测结果创建易于理解可视化的图表。这样，NICU 医生或护士发现异常后可以请神经生理学专家确认并指导 NICU 进行适当的治疗。

11.3.3 双频指数监测

BIS 由常规脑电图发展而来，于 1994 年问世。

BIS 将脑电图的功率和频率经双频分析做出的混合信息拟合成一个最佳数字，用 0～100 分表示，数字减少时表示大脑皮质抑制加深。由于 BIS 综合了脑电图中频率、功率、位相及谐波等特性，能迅速反应大脑皮质功能状况，被认为是评估意识状态和镇静深度的最为敏感、准确的客观指标。美国食品与药品管理局于 1995 年批准 BIS 用于监测麻醉深度和减少术中意识恢复的发生率。BIS 监护仪由 4 个放在额头上电极组成，并通过模块连接到综合监护仪。由于 BIS 监测不需要神经电生理专家来放置电极或解释指数，随后发展起来的 BIS 设备逐渐由麻醉监测向 NICU 环境进行了适应性的改进。

对于 NICU 的患者，镇静、镇痛治疗非常重要，但需适度。过度镇静，会产生低血压、呼吸抑制、肠梗阻、呕吐、拔管时间延长、免疫抑制等不良反应，而镇静不全时，患者会出现高血压、心动过速、氧耗增加、心肌缺血、肺不张、增加感染机会等。另外，不同患者需要的镇静程度也不一致，比如气管插管、肌内注射、焦虑不安或组织供氧不足的患者需要镇静程度深一些，而老年体弱、安静合作、肝肾功能差及非插管患者只需要消除焦虑，辅助睡眠，镇静程度相对浅些。BIS 作为一种客观指标可以克服主观评分的误差，而且监测结果直观，可以像看血压而知循环一样，看 BIS 就知道患者的镇静程度，可有效防止过深镇静，这对危重患者很重要。所以 BIS 很适合在 NICU 应用。总的来说，镇静的目的就是使患者舒适、安静、合作或遗忘。镇静的程度多以呼之能醒为宜，在这种状态下，BIS 值一般为 70～85。

BIS 的使用也有一定限制。其中之一是 BIS 容易受到生理信号和非生理信号的干扰。人体可以产生很多种电信号，如骨骼肌在收缩时产生的高频率电信号、心电信号、心脏起搏器信号等。非生理信号主要是 NICU 内的电子设备引起的干扰，比较典型的是呼吸机、超声雾化器、取暖器、神经电刺激器等的干扰。在解释 BIS 读数结果时应先排除干扰的影响。对有神经疾病、服用精神药物的患者及不到 1 岁的儿童应用 BIS 监测时，必须谨慎解释 BIS 的监测结果。另外，BIS 数值因为信号传导的原因会滞后 15 s。也就是说，当前的监测数值是患者前 15 s 的状态。开展 BIS 应用的另一个限制是它需要将电极摆放到前额部，这可能会干扰包括颅内压监测在内的其他监测手段，或者不可避免地放入受损部位。

11.3.4 诱发电位监测

诱发电位监测的电生理基础是：神经系统在受到外来或内在环境刺激状况下产生的能检测的、与刺激有特定位相和时间关系的生物电活动。当给人体感觉系统以适宜的刺激（适当的频率、强度和时间），兴奋会沿着相应的神经传导通路向中枢传导。由于神经递质传导路程的长度和神经纤维冲动传导的速度是无衰减的关系，神经冲动中途重新组合及高级中枢的反应部位也是不变的，当周围神经系统受到一定刺激时，可在皮质相应部位监测到具有相对恒定潜伏期、波形和波幅的电活动，即诱发电位。诱发电位监测旨在衡量初级传入神经和初级感觉皮质的电反应，但由于诱发电位信号的波幅较小（0.1～0.2 μV），并且常常被自发脑电活动（波幅 25～80 μV）掩盖，因此必需应用叠加与平均技术，即给予多次重复相同刺激，使诱发电活动逐渐增大，通过计算机加以描记，得到清晰的波形图像。诱发电位的表述是由一个字母和一个数字表示。字母“P”表示“正”，“N”表示“负”。数字表示到达峰值所需的毫秒数。例如“P100”表示感受器在受到刺激后约 100 ms 在相应皮质诱发出的正向的电位。目前，监护室中较常用的诱发电位监测包括听觉诱发电位和躯体感觉诱发电位（体感诱发电位）。

（1）听觉诱发电位

脑干听觉诱发电位（BAEP）检查时由耳机发出一系列的“哒哒”声，并记录脑干处理这些声音时的反应。其中振幅代表了反应程度，峰间期代表了处理时间。BAEP 反映的是脑干听觉传导通路的功能，测量传导时间和从听觉信号到第Ⅷ对脑神经、脑桥、中脑、丘脑和皮质的继发电位，直接反映的是脑干及听神经的功能状况。典型的 BAEP 检测波形（图 11－1）中：Ⅰ波显示蜗神经的电生理活动。Ⅱ波显示听神经颅内段及蜗神经核的电生理活动，反映桥延脑交界功能。Ⅲ波显示内侧上橄榄核电生理活动，反映脑桥下部功能。Ⅴ波反映外侧丘系上方或下丘，显示脑桥上段或中脑下段功能。因此，Ⅰ、Ⅱ波实际代表听觉传入通路的周围性波群，其后各波代表中枢段动作电位。波Ⅰ～波Ⅴ中波Ⅴ波幅最高，可作为辨认 BAEP 各波的标志。正常情况下，Ⅱ波与Ⅰ波，或Ⅵ波与Ⅶ波常融合形成复合波形。

BAEP 检查的初始设置大多需要专业人员进行调试，正常成年人 BAEP 的优势高频在 1 000 Hz 左

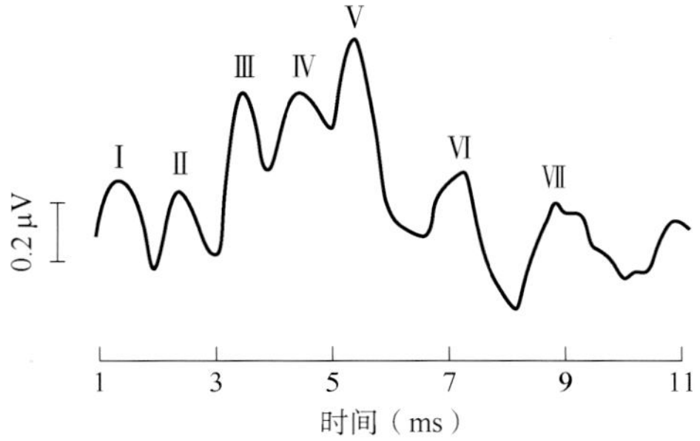

图 11－1 正常听觉诱发电位图形

右，因而带通滤波高频止点至少为 2 000 Hz，最好为 3 000 Hz；低频截止点用 100 或 150 Hz，以滤去背景慢波，分析时间 10～20 ms，平均叠加 1 000 次，如在病理情况下波幅降低，则可增加到 2 000 次或更多。在电极安放上，记录电极一般采用盘状电极，置于头顶（Cz）或前额（FPz）均可。以刺激的同侧耳垂（Ai）或乳突（Mi）为参考，导联组合法通常用两导：Cz－Ai 和 Cz－Ac。有时增加对侧耳部为参考，这样做的目的是该导联可记录到Ⅱ～Ⅴ波，且Ⅳ波、Ⅴ波分化比较清楚，有助于分辨 Cz－Ai 导联的Ⅴ波。

在排除技术因素及听器的器质性疾患的条件下，如果多次重复测试均无法引导出 BAEP，可考虑听神经近耳蜗段的严重损伤，可由五官科专业人员进一步进行耳声发射及声阻抗等检查，明确原因。同样在排除技术因素和内耳病理变化的前提下，如Ⅰ波或Ⅰ、Ⅱ波之后各波消失，则考虑听神经颅内段或脑干病损。如为双侧性，也可见于脑死亡。如 BAEP 各波潜伏期延长且双侧明显不对称，首先要观察双耳短声主观听阈是否对称。如果一侧听阈升高且 BAEP 各波潜伏期延长，则可能是传导性障碍。其次，也要考虑不对称性高频听力下降的影响。在听力正常前提下，如Ⅴ波/Ⅱ波幅度比值＜0.5，可考虑为上部脑干受累。如果选择性Ⅴ波缺失，则是上部脑干受累的金标准。当Ⅲ～Ⅴ波/Ⅱ～Ⅲ波潜伏期比值＞1.0 时，为Ⅲ～Ⅴ波潜伏期相对延长，如果听力正常，则该结果提示脑桥到中脑下段存在早期病损。

（2）体感诱发电位

体感诱发电位（SEP）指的是刺激肢体末端粗大感觉纤维，在躯体感觉上行通路不同部位记录的电位，主要反映周围神经、脊髓后束和有关神经核、脑干、丘脑、丘脑放射及皮质感觉区的功能。SEP 检查适用于躯体感觉传导通路损害的病例。神经系统脱髓鞘病变、周围神经损伤、后根病变、脊髓后角、后索、内侧丘系、丘脑投射系统及皮质感觉区的损害均可使相应部位躯体的深或浅感觉减弱或消失，由此可以引起长潜伏期或短潜伏期的 SEP 改变。

SEP 常用的神经及其刺激部位：①正中神经，刺激点在腕部掌侧，刺激引起拇指、示指、中指运动；②尺神经腕部掌尺侧，刺激引起小指、环指运动；③桡神经腕部背桡侧，刺激引起桡神经支配区皮肤感觉反应；④肌皮神经肘部肱二头肌腱外侧缘，刺激引起肌皮神经支配区皮肤感觉反应；⑤腓总神经，刺激踝部背侧，引起趾背伸；⑥胫后神经，刺激内踝后侧，引起趾跖屈。此外还可检查腓肠神经、隐神经、牙髓神经等。

记录上肢 SEP 时，记录电极分别置于头顶（C3'、C4'）、分别位于双侧锁骨中点上方 1 cm、第 7 颈椎棘突（C7），参考电极为前额（FPz），方波脉冲电刺激双侧腕部正中神经及肘关节外侧肌皮神经走行部位。刺激强度 5～15 mA，叠加 250 次，扫描时程 50 ms。记录下肢 SEP 时，记录电极置于头顶（Cz），参考电极为前额（FPz），方波脉冲电刺激双侧踝关节内侧胫神经走行部位。刺激强度 15～25 mA，叠加 250 次，扫描时程 50 ms。

如果刺激上肢正中神经，在刺激对侧顶部头皮的电极可以记录出 SEP，它包括十几个成分波，命名为 P9、P11、P14、N20、P25、P30、N35、P45、N55、P80、N140、P190 等。P9 为刺激正中神经后 9 ms 出现的波幅向下的波，以此类推。上肢正中神经刺激时，SEP 各波的起源如下：P9 起源于臂丛远端的周围神经部分；P11 的开始相当于冲动进入脊髓，起源于后索；P14 起源于丘脑以下、丘系交叉以上的内侧丘索部分，相当于枕骨大孔上方；N20 以后的潜伏期较长的成分波起源于顶叶皮质。P45 以后的成分波与感觉皮质对感知刺激及对其发生特定反应的处理过程有关，如对 2 种刺激的分辨产生的 P300 被称为认知性成分波。这种认知性成分波也可出现在视觉、听觉刺激时。如记录电极置于颈后部，也可记录出脊髓体感诱发电位（SSEP）。下肢神经干刺激，同样可在腰部、头顶部记录到相应的 SSEP 和 SEP。

SEP 监测需要观察波形、潜伏期是否正常，双侧对比有无差异。SEP 的各成分波能反映各水平损害的功能障碍。SEP 的异常可表现为某个成分波消失、潜伏期延长，或波幅明显减低；但单纯的波幅减低不能作为异常的可信指标。目前 SEP 已广泛地应用于各种神经系统疾病变化的监测和预后的判断。例如颈椎病患者可能有 P9～N13 的间期延长；脊髓空洞症可能有 N11、N13 波的减低或消失；多发性硬化可能有 N11、N13、P14 的消失和潜伏期延长。在脊髓横贯性损伤的患者中，若在病变水平以下施加刺激，在头皮记录 SEP，则即使患者呈完全的两下肢瘫痪，只要 SEP 存在，便预示有恢复的可能性。另外各种病因累及大脑半球及其体感通路结构时，均可用 SEP 了解其功能损害的情况。

11.3.5 经颅多普勒超声

经颅多普勒超声（TCD）由其他超声技术发展而来，在 NICU 常用来评估脑血流量。虽然评估脑血流的方法还有血管造影、CTP、MRP 等其他影像学技术，但 TCD 具有可在监护床边进行、不必移动患者的优越性。同时，TCD 可以长时间或多次反复进行监测，不影响其他监护设备的使用。常规超声使用 3～10 MHz 的频率，但这些频率无法穿透颅骨。TCD 使用 2 MHz 的频率，可穿透颅骨。通常在颧弓上方的颞骨等颅骨较薄处上放置探头，检测大脑中动脉（MCA）和大脑前动脉（ACA）血流。其他常用的窗口包括眼睛、下颌的下方和后枕部通过枕骨大孔等，以评估大脑后动脉（PCA）、椎动脉（VA）、基底动脉（BA）和颈内动脉（ICA）的血流。检查时，探头发出高频脉冲，当它接触到流动的血液（主要是细胞成分），就会经历一个位相改变（多普勒原理）。接收探头能在任何角度接收到散射波。反射回来的散射波是多普勒频移信号的主要组成部分，之后再由软件结合血管直径换算成血流速度和血流量。TCD 近年发展十分迅速。1990 年，美国开始采用 TCD 诊断颅内血管狭窄、评估侧支循环、监测蛛网膜下腔出血后血管痉挛、确认脑死亡等。此外，TCD 可辅助神经外科的脑血管手术。在使用 t－PA 后，TCD 可在床旁监测和评估血管再通。如果怀疑血管栓塞引起急性脑梗死，TCD 还可以用来寻找微栓子。对于蛛网膜下腔出血患者，TCD 有助于指导脑血管痉挛的治疗。

TCD 的另一个用途是通过测量脑血流间接地监测颅内压。经典监测颅内压的方法是放置脑实质探头或脑室内探头，如果因各种原因无法进行有创颅内压监测时，可利用 TCD 监测颅内血液动力学的改变，从而间接监测颅内压。TCD 监测颅内压时通常采用双侧大脑中动脉为目标血管，可进行持续性或间断性监测。具体原理为：颅内压的增加，颅内动脉血流速度逐渐降低，初期以舒张末期流速下降明显，平均流速相对减低；晚期收缩期流速也下降，舒张期血流接近基线水平。为更好地描述 TCD 测量结果与脑灌注压（CPP）或颅内压的关联，血管搏动指数（pulsatility index，PI）被运用，PI 是心收缩期血流速度和舒张期血流速度的差值除以平均血流速度，它提供了一个能与颅内压相比较的单一的值。随着颅内压增高，血管 PI 进行性增加。PI 值越高，颅内压增高越明显。

11.3.6 脑氧代谢监测

脑是机体氧代谢最旺盛的器官之一，脑的质量虽然只占体重的 2%，但耗氧量却占全身供氧量的 20%。脑对缺氧的耐受能力较差，维持正常的脑氧代谢是保证脑功能正常的首要环节。NICU 患者可因脑缺血、缺氧导致的脑代谢异常而加重脑损害。因此如何及时、动态、定量地了解脑组织氧代谢状况越来越受到临床医师的重视。通过对平均动脉压、颅内压、脑灌注压和脑血流量等基本参数进行监测来了解脑组织代谢状况是不够的。例如重度贫血、低碳酸血症或动脉血氧饱和度较低时，虽然颅内压、脑灌注压、脑血流量都正常，但脑组织缺血、缺氧依然存在。动脉血乳酸、氧供应量、氧消耗量等反映全身氧代谢的监测指标已在危重患者及围手术期监护中广泛应用，但这些指标不能反映脑部氧供需的真实状况。目前，脑氧代谢监测已逐步在临床上得到应用。

（1）颈内静脉血氧饱和度

颈内静脉血氧饱和度（$SjVO_2$）为临床上最早采用的脑组织氧代谢监测方法，可间接反映整个脑组织血流和氧代谢状况。$SjVO_2$ 监测可分为间断和持续监测 2 种。间断监测通过颈内静脉穿刺逆行插管到位于乳突水平的颈内静脉球采血测定；持续监测是在颈内静脉插入纤维光学导管来测定血氧饱和度。$SjVO_2$ 的正常值为 55%～71%，当 $SjVO_2 <$ 55%时提示脑氧合不足，$SjVO_2 >$ 71%时提示过度灌注。目前，$SjVO_2$ 监测已经成为围手术期、重症监护中应用较广泛的脑氧代谢的监测方法，但仍存在一定的局限性，它仅是一种对全脑氧代谢的监测方法，不能反映某一局部的脑氧代谢的变化。

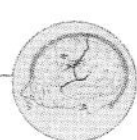

(2) 经颅近红外光谱法

利用经颅 NIRS 进行局部脑氧饱和度测定是近年来发展的一种安全、无创伤性的测定局部脑组织氧饱和度($rScO_2$)、反映脑氧代谢的方法。其基本原理是:波长为 700～1 000 nm 的红外线可穿透入脑组织数厘米,氧合血红蛋白能使这个波长的红外线衰减,采样区的氧合血红蛋白与总血红蛋白之比就是 $rScO_2$。脑血容量中静脉成分占 70%～80%,所以 $rScO_2$ 主要反映大脑静脉氧饱和度。

在脑氧代谢监测中,$SjVO_2$ 与 $rScO_2$ 均可反映脑氧供情况,但前者反映的是全脑的氧供情况,而后者反映的是局部脑组织的氧供情况。在不同的病理生理条件下,两者的监测结果可能存在不一致性。研究表明,当 $PaCO_2$ 稳定时,$SjVO_2$ 与 $rScO_2$ 呈良好的相关性;$PaCO_2$ 变化时,$SjVO_2$ 与 $rScO_2$ 相比变化较大。另外,药物对两者的关系也有影响。例如,使用前列腺素 E1 和硝酸甘油的患者,$rScO_2$ 可显著增高而 $SjVO_2$ 可无明显变化,其原因可能与药物扩张血管仅增加局部脑血流量,而对全脑血流无影响有关。

(3) 脑组织氧分压监测

脑组织氧分压($PbrO_2$)测定是在外周组织表面氧分压测定的基础上发展而来。$PbrO_2$ 监测是将光谱微导管通过手术放置于大脑额叶白质内,被检测的脑组织表面积约 17 mm。该方法虽然有创,但却是目前脑氧代谢监测最直接、最可靠的监测方法,可反映脑组织氧供需平衡水平的状况。除 $PbrO_2$ 外,探头还可以持续动态监测脑组织的 PO_2、PCO_2、pH 值及脑温,直接获取脑代谢指标。理论上 $PbrO_2$ 监测比 $SjVO_2$ 监测更适合长时间及常规应用,但有关正常人脑白质的 $PbrO_2$ 正常值有一定争议,临床意义有待进一步证实。

11.4 神经重症监测中的常见问题

神经重症监测的范围非常广泛,除了上述监测手段外,对 NICU 患者的血流动力学、呼吸、出入液量、营养状态、感染、全身其他脏器功能等都需要进行监测和处理。可以说神经重症本身就是一门大跨度的综合性学科。由于篇幅有限,在本节中不能全方位详细介绍 NICU 的其他监护技术。在本节中,将针对神经重症患者最常需要关注的几个问题作简要概述。

11.4.1 气道管理和机械通气

气道管理对所有 NICU 患者都很重要。如发现有气道梗阻,必须立即进行气道清理。如清理后患者指末氧饱和度仍不理想或进行性下降,或血气分析证实存在低氧血症和/或二氧化碳潴留,应进行以下措施进行气道管理。

(1) 抬高下颌与面罩呼吸

在意识障碍和接受全身麻醉时,患者舌部会向后塌陷阻塞咽后壁,导致部分或全部气道梗阻。简单地提升下颌就能够提拉起舌头,开放气道,也能够将头颈延伸,同时将下颌前移。此操作有助于将昏迷患者气道清理干净,但是对于存在颈椎损伤或颈椎不稳定的患者应禁忌使用。在抬高下颌的同时,可使用面罩进行呼吸辅助,氧气流速为 10～15 ml/min。进行面罩气囊通气时,可以压迫环状软骨,减少胃内容物的反流机会。不建议使用抬高下颌与面罩呼吸进行长时间的维持性治疗。如果患者需要持续的呼吸支持,建议用气管插管。

(2) 口腔和鼻腔气道

口咽通气道在将舌头提升离开咽后壁时,维持气道通畅,在癫痫发作时可预防咬舌。口咽通气道的长短应适中,太长会推移会厌阻塞咽喉使气道梗阻,太短则会将舌头向后推移阻塞气道。放置口咽通气道时,可以在压舌板的帮助下向一侧推移舌头。

鼻咽通气道的作用是建立鼻和鼻咽部的通道,插管时需要润滑并轻柔地插入,防止损伤气道和出血。在面部损伤和颅底骨折的患者,使用鼻咽通气道是禁忌的。

(3) 气管插管

下列患者应考虑进行气管插管:①存在气道梗阻且清理困难者;②意识不清、咳嗽反应差,无法进行气道自我保护的患者;③可能出现呕吐造成胃内容物误吸的患者;④接受中深度镇静的患者;⑤需要进行过度通气等呼吸性治疗的患者。意识障碍并非是机械通气的绝对指征,但在急性神经系统疾病时,机械通气能有效地维持气体交换,保证中枢神经系统的供氧,因此对于昏迷的患者,气管插管指征可适当放宽。

(4) 机械通气

如果神经重症患者缺乏足够的呼吸驱动力,或呼吸肌乏力、肺部顺应性差,或存在气体交换异常等问题，需要进行机械通气。颅脑损伤、卒中等中枢神经系统损伤能够改变呼吸驱动力，患者可出现呼吸减弱，也可能自发性过度通气，出现低氧血症、低二氧化碳血症、高二氧化碳血症等异常。超过 30 次/分的呼吸频率、辅助肌肉的参与和反式呼吸是呼吸异常的标志。潮气量在 15 ml/kg，或最大吸入压力 <－30 mmHg，意味着呼吸衰竭。这些异常可能进一步加重脑损伤，需要通过机械通气纠正。机械通气是防止进一步神经损害和各脏器系统损害的重要支持治疗。

虽然目前尚无统一的进行机械通气的标准，但 NICU 患者如出现以下情况建议进行机械通气：呼吸频率每分钟<6 次或>30 次；酸中毒或高碳酸血症（pH 值<7.25，PCO_2>50 mmHg）；低氧血症（PO_2<60 mmHg 或 PaO_2/FiO_2<200）；肺水肿导致肺顺应性差或发生急性呼吸窘迫综合征。

常用的机械通气模式包括：

1）控制模式：控制模式的机械通气是设置最低的分钟通气量，通过送气达到一定容积或吸入压力的通气模式。这一模式适用于那些没有足够呼吸驱动力的患者，例如脑干损伤、镇静或麻醉状态的患者。

2）辅助机械通气模式：辅助通气可以为患者提供压力支持或潮气量支持的模式。此模式下，患者经吸气努力，触发呼吸机给予辅助送气。辅助的水平可以变化的。辅助通气模式对于呼吸肌弱，但是呼吸驱动力正常的患者较为适合。在间歇指令同步呼吸（SIMV）的模式下，根据患者自主呼吸给予压力支持，也能够给予患者压力支持增大潮气量，抵消因为插管和人工气道带来的额外呼吸肌做功。

3）呼吸末正压通气（PEEP）：PEEP 用于改善肺部末端塌陷部分的气流，改善肺部顺应性，减少肺部动静脉分流，改善动脉血氧合。对于颅内压增高患者是否适合使用 PEEP 存在争议。有学者担心 PEEP 会将气道内压力传递到中心静脉和右心房，使颈内静脉压力增加，从而阻止脑静脉回流，进一步增高颅内压。有研究显示，患者仰卧位时，PEEP 引发的胸内压增高能够传递至颅内，但是如取坐位，这种影响就较小。

（5）气管切开

如估计患者需较长的机械通气，则应早期行气管切开。气管切开将会使得患者舒适度更高、气管内吸痰效率高，减少肺部并发症和缩短 ICU 滞留时间。一般气管切开在机械通气后 1 周左右进行。但是，对昏迷的重型颅脑损伤或短期内不可能离开 NICU 者，应尽早行气管切开。

（6）机械通气的脱机和气管插管拔管

当 NICU 患者意识水平好转，能够自主呼吸、自我保护气道、排除分泌物、没有低氧血症、血流动力学稳定，且在最低的压力支持下［压力支持为 3.68～5.88 mmHg（5～8 cmH_2O）］仍能平稳呼吸，可以考虑停止机械通气或拔除口插管。对于机械通气患者，浅快呼吸指数（rapid shallow breathing index，RSBI）［RSBI＝呼吸频率（次/分）/潮气量（L）］有助于判断是否合适脱机。如果 RSBI<105，成功脱机的概率较大。

拔除口插管时，应先将气管插管的气囊释放，一方面减轻喉头压迫引起的水肿，另一方面允许气体自由进出气管插管周围。另外，可以在拔管前适当使用激素以缓解喉头水肿。拔管后，密切观察呼吸情况与氧饱和度，一旦出现呼吸困难、气促、氧饱和度下降，则需要重新口插管或重新进行机械通气。

11.4.2 容量评估和血压管理

容量管理是重症患者治疗的重要环节。低血容量对 NICU 患者影响巨大。低血容量状态在 NICU 患者中比较常见，这可能与患者意识障碍，对于饥渴刺激的反应减弱，以及高热、胃肠减压、机械通气等使水分丧失有关。除了每日尿量，在计算患者总液体丢失总量时还需要计算非显性失水，如胃肠道每天丢失 250 ml 水，皮肤和肺部每天蒸发量总计 750 ml，体温每增加 1℃增加失水 500 ml。监测容量状态时应包括实验室数据、体重和液体平衡等指标。患者存在合适的液体平衡时，血细胞比容应<55%，渗透压<350 mOsm/L，血钠<150 mmol/L，如果高于此指标应警惕存在容量不足。

对于明确存在低容量的患者应进行液体复苏，起始的液体首选晶体溶液（如生理盐水）。容量复苏目标包括：尿液量>1 ml/（kg·h）；液体正平衡 750～1 000 ml/d。复苏的同时需要监测血细胞比容、血钠、肌酐、尿素氮、血糖、血浆渗透压、尿渗透压和尿比重等。

高血压在急性神经重症患者中很常见。NICU 患者的血压升高可能是多种原因造成的，比如：原发性高血压病、应激性刺激、膀胱充盈、疼痛、情绪激

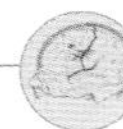

动、机体对脑缺氧和颅内压增高的生理反应等。对于 NICU 患者血压控制的最佳水平始终存在争议。如果存在脑缺血性病变，轻、中度血压代偿性的升高有助于维持缺血区域的血液灌注，并且在 1～2 d 后升高的血压会自动下降；过度的降压治疗可因降低脑灌注压而导致患者病情恶化。

对于高血压脑出血患者的血压管理目前已趋于一致意见，即在出血的急性期应给予迅速有效的降压治疗，降低血肿进展和再出血的危险。著名的 INTERACT 研究是一项寻找自发性脑出血患者急性期血压合理水平的，多国、多中心、前瞻性、设盲的随机对照试验，目前已进行到第 3 期。该研究表明，脑出血急性期，将血压控制在 140/90 mmHg 的正常范围内是安全的，不会增加脑缺血的风险。另外，研究发现使用强化降血压方案(发病 1 h 内将患者血压控制在 140/90 mmHg 以下)，对患者的预后(改良 Rankin 量表)有显著改善作用，残疾量度水平也明显降低。

NICU 使用降血压药以静脉用药为主。一方面，考虑到 NICU 患者大多不能自主进食，静脉用药相对方便；另一方面，静脉用药起效更迅速，也更容易管理。NICU 常用的降血压药如表 11-1 所示。

表 11-1 NICU 常用降血压药

药物	作用机制	用药途径	常用剂量
乌拉地尔	外周和中枢双重降压作用。外周主要阻断突触后肾上腺素 α_1 受体，使血管扩张，显著降低外周阻力；同时也有较弱的突触前肾上腺素 α_2 受体阻滞作用，阻断儿茶酚胺的收缩血管作用；中枢作用主要通过激动 5-羟色胺-1a(5-HT1a)受体，降低延髓心血管中枢的交感反馈调节而降压	静脉微泵维持	推荐初始速度为 2 mg/min，维持速度为 9 mg/h。血压下降的程度由前 15 min 内输入的药物剂量决定，然后用低剂量维持
尼卡地平	二氢吡啶类钙拮抗剂，可阻滞钙离子流入血管平滑肌细胞内，从而扩张血管，使血压下降	静脉缓慢滴注	每分钟 2～10 g/kg
拉贝洛尔	兼有肾上腺 α 受体及肾上腺 β 受体阻滞剂作用的降压药	静脉注射	每次 100～200 mg
卡托普利	血管紧张素转换酶抑制剂	静脉缓慢滴注	成人常用量 1 次 25 mg 溶于 10%葡萄糖液 20 ml，缓慢静脉注射(10 min)，随后改用 50 mg 缓慢静脉注射

11.4.3 持续性癫痫和非惊厥性癫痫

(1) 癫痫和癫痫持续状态

癫痫是大脑神经元突发性异常放电、导致大脑功能障碍的一种疾病状态。引起癫痫的原因有很多，常见的有颅脑损伤、开颅手术、卒中(缺血、出血)、颅内肿瘤、缺血缺氧性脑病、中毒或代谢性脑病、中枢神经系统感染等。由于异常放电的起始部位和传递方式的不同，癫痫发作的临床表现形式也复杂多样。

癫痫可以局灶性发作或全身性发作，也能单次发作、多次发作或持续性发作。如癫痫连续发作之间患者意识未完全恢复又频繁再发，则称为癫痫持续状态。癫痫持续状态患者如不能及时终止，患者可出现循环衰竭或神经元兴奋毒性损伤导致不可逆的脑损伤，致残率和病死率很高。据报道，癫痫持续状态未控制患者 30 d 内的病死率为 20%～65%，因此癫痫持续状态是 NICU 的急症，需要积极救治。过去诊断癫痫持续状态的时间标准为 30 min。但动物实验和临床观察表明，癫痫持续发作超过 30 min 后会对神经系统造成永久性损伤，因此美国神经重症治疗协会和国际抗癫痫联盟(ILAE)分别于 2012 年和 2015 年对癫痫持续状态提出新的定义。新定义中强调 2 个时间节点 t_1 和 t_2。其中 t_1 代表治疗应当开始的时间，对惊厥性癫痫来说 t_1 为 5 min；t_2 代表会造成患者永久性损害(神经元损伤、神经元坏死、神经网状结构改变及功能障碍)的癫痫发作时间，惊厥性癫痫的 t_2 为 30 min。

(2) 非惊厥性癫痫

除了以惊厥和抽搐为主要临床表现的癫痫患者

以外，在NICU中还需要注意排查有无非惊厥性癫痫患者。非惊厥性癫痫（又称亚临床癫痫、非抽搐性癫痫）是指仅有脑电图表现异常和意识障碍，不伴临床可见惊厥的癫痫。非惊厥性癫痫起病隐匿，患者不出现抽搐，可仅表现为精神状态、行为、语言或意识状态的异常，因此诊断比较困难。在没有持续脑电监测的情况下，非惊厥性癫痫常被误诊或漏诊，确诊时常常已发作超过30 min，成为非惊厥性癫痫持续状态，对患者预后造成很大影响。

以往曾认为非惊厥性癫痫的发病率不高，但自20世纪90年代NICU开始引入持续脑电监护以来，非惊厥性癫痫有很高的诊出率。例如，Claassen等人在为期6.5年的时间里对570例NICU患者的脑电图记录进行回顾性分析，发现癫痫总的发生率为19%，其中92%为非惊厥性发作。

引起非惊厥性癫痫的原因目前尚不清楚。症状性癫痫的反复发作被认为是引起非惊厥性癫痫的重要原因之一。有报道显示在惊厥性全身性癫痫持续状态（generalized convulsive status epilepticus，GCSE）患者中，约有1/3会转变为非惊厥性癫痫持续状态；在青年型肌阵挛性癫痫患者人群中，约6%进展为非惊厥性癫痫持续状态。颅脑损伤是另一个引起非惊厥性癫痫的重要原因。据统计，在颅脑损伤患者中，癫痫的发生率大约为16.7%，而在穿通伤患者中可高达50%；颅脑损伤患者发生非惊厥性癫痫的比例为10%～22%。非惊厥性癫痫如进展为持续性，会引起患者颅内压增高、脑代谢增加，加重颅脑损伤并影响预后。颅内缺血性病变、颅内出血也是导致非惊厥性癫痫的重要原因。约9%的急性缺血性卒中患者会发生非惊厥性癫痫；而在昏迷的缺血性卒中患者中，非惊厥性癫痫的发生率可达20%。自发性颅内血肿患者非惊厥性癫痫的发生率为13%～18%。大约有78%的非感染性脑炎患者会发生癫痫，且其中大部分为非惊厥性。在一项针对125例新发持续癫痫状态患者的研究中发现，自身免疫性脑炎患者发生非惊厥性癫痫的比例约为19%。感染性脑炎和代谢相关性脑炎占所有非惊厥性癫痫持续状态患者的13%。非惊厥性癫痫和癫痫持续状态的发生还可能与药物有关。突然更换抗癫痫药物，或同时服用影响抗癫痫药物代谢的食品或药品也是诱发非惊厥性癫痫的重要危险因素。另外，目前已有报道指出：一些抗生素可增加癫痫的系统性风险，尤其是对合并有肾功能障碍、脑损伤和癫痫的患者使用青霉素、第4代头孢菌素、亚胺培南和环丙沙星时，容易诱发非惊厥性癫痫。因此对于接受抗感染治疗、意识水平突然改变，又无法用原发疾病进行合理解释的患者，应考虑行连续脑电图监测以明确是否出现非惊厥性癫痫。

（3）脑电监测

脑电图检查，特别是持续脑电监测是诊断癫痫的金标准。研究指出，使用持续脑电监护1 h的情况下，56%的癫痫患者可以被诊断，持续监测2 h，93%的癫痫患者可以被诊断，而且这些新诊断的癫痫大多为非惊厥性癫痫或非惊厥性癫痫持续状态。成人非惊厥性癫痫的脑电图诊断标准如表11-2所示。

表11-2　成人非惊厥性癫痫脑电图诊断标准

类别	诊断标准
无癫痫性脑病患者	（1）超过2.5 Hz重复出现的局部或广泛的棘波、多形性波、尖波、棘慢波或尖慢波 （2）小于2.5 Hz的上述异常放电并伴有发作性症状（如精神状态改变、面部抽搐、斜视、眼球震颤或肢体肌阵挛） （3）大于0.5 Hz的节律波（在θ波与δ波范围内）并存在以下情况： 1）节律波呈递增性（电压增加，频率可增加或减少） 2）节律波的模式或起始部位的改变（频率增加或减少，频率改变>1 Hz） 3）节律波终止前电压或频率递减 4）节律波发放后存在周期性癫痫样放电和脑电背景活动的减慢或衰减 5）前3项中任何一项都可通过静脉注射地西泮而消失
癫痫性脑病患者	反复出现或连续的广泛的棘波，与基线脑电图相比发放的幅度或频率增加，并伴随临床状态的改变。在静脉注射地西泮后，临床症状和/或脑电表现得到改善

引自：KAPLAN P W. EEG criteria for nonconvulsive status epilepticus [J]. Epilepsia，2007，48 (Suppl 8)：39-41.

欧洲重症医学协会、美国临床神经心理协会等学术组织都已经发表指南，建议对神经危重症患者进行连续脑电图监测。但常规脑电图由于信息量大、需专业人员解读，对所有患者进行连续脑电监测和解读需要耗费大量的时间和人力。随着脑电图分析软件的进步，现已有脑电图量化工具和癫痫自动识别系统问世。例如，脑电彩色密度谱阵列（color density spectral array，CDSA）是以不同彩色显示不同时刻的功率谱线上的功率强度，其优点是在有限的监视屏幕空间最大限度地提供信号特征。振幅整

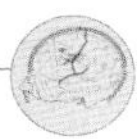

合脑电图(amplitude-integrated EEG, aEEG)是常规脑电图的简化形式。该检查只记录双侧顶骨的电极信号,采集的信号首先被放大,然后由波段滤波器滤去低于 2 Hz 和高于 15 Hz 的信号并进行振幅补偿,最后以 6 cm/h 的速度从 0～100 μV 输出。aEEG 与常规脑电图相比,电极少,操作简便,受环境影响小,且图形直观,易于判读。研究提示,利用 CDSA 和 aEEG 对神经重症患者进行监测,诊断癫痫的敏感性可分别达到 83.3%和 81.5%。

必须指出,非惊厥性癫痫的脑电图特征并不能做病因推断,即上述脑电图的变化并不是非惊厥性癫痫所特有。因此,在诊断时需与下列情况鉴别:①麻醉和镇静剂引起的药源性癫痫。脑外科手术患者常需要使用麻醉药和镇静剂,而常用的丙泊酚、依托咪酯、安氟醚等药物有促发癫痫的可能性,特别是对原有癫痫的患者,更容易诱发药源性癫痫。在需要排除时,可根据上述药物的半衰期,与麻醉师一起鉴别。②β 内酰胺类抗生素诱发的癫痫。青霉素类、头孢类,尤其是第 3、4 代头孢菌素可诱发癫痫(如头孢他啶等可诱发抗生素中毒脑病,造成患者精神意识障碍、定向障碍、肌颤等),这类品种的诱发常见于高剂量或肾功能不全。因此对于有肾脏疾病而又需要进行抗生素治疗的患者,要特别注重病史询问和肾功能等检查。在发生药源性癫痫时,及时停用上述药物,患者可好转,而仅使用抗癫痫药物不仅无效,反而有害。

(4) *治疗*

无论是惊厥性癫痫还是非惊厥性癫痫,治疗的首要目标都是在最短的时间内迅速终止癫痫发作,并保持病情稳定。实现这一目标通常需要进行阶梯式的渐进治疗方案,并且需要持续脑电监护和抗癫痫血药浓度监测来评估和确认治疗效果。具体方案如下。

1) 全身支持治疗:保证气道通畅和维持全身状态的稳定是顺利进行癫痫治疗的重要保证。气道管理是避免缺氧的重要环节。但对于惊厥性癫痫患者,由于存在持续的抽搐,气道管理比较困难。自主呼吸尚充分的患者,可以通过口咽或鼻咽通气道维持气道通畅,并输送 100%氧气。如果患者呼吸抑制,则需要进行气管插管。在准备使用大剂量苯二氮䓬类药物、巴比妥类药物进行抗癫痫治疗前,即使患者自主呼吸平稳,也应该预防性地进行气管插管。静脉通路的建立可确保后续用药和液体管理。静脉通路建立后,如无禁忌,可适当输注葡萄糖溶液,避免低血糖和防止患者脱水。如有条件,应行头部 CT 检查除外颅内病变是否有进展。实验室检查应包括血常规、血糖、电解质、肝功能、肾功能、血气分析、血浆药物浓度、尿检查等。

2) 药物治疗:与门诊患者不同,NICU 患者如出现惊厥性、非惊厥性癫痫或癫痫持续状态应首选静脉药物治疗。目前可供选择的静脉抗癫痫药有很多种类,这里选择其中主要的分别叙述如下。

A. 苯二氮䓬类:劳拉西泮和地西泮(安定)是 NICU 处理癫痫发作时最常用的药物之一(国外常使用劳拉西泮,国内多使用地西泮)。劳拉西泮脂肪分布少,虽然作用时间长,但比地西泮血中分布慢,起效也慢。两者对呼吸抑制作用相近。劳拉西泮较黏稠,所以需要等比例溶液稀释。地西泮可经直肠给药,可用于儿童或老年患者。咪达唑仑也是高度亲脂性的,为快速经肝脏代谢、半衰期很短的苯二氮䓬类药物。咪达唑仑推荐静脉持续用药。与巴比妥类药物比较,苯二氮䓬类药物心血管抑制少见。苯二氮䓬类药物的不良反应主要是意识抑制(20%～60%)、低血压(<2%)和呼吸抑制(3%～10%)。

B. 丙戊酸钠(德巴金):丙戊酸钠是一种广谱抗癫痫药,对各型癫痫如小发作、肌阵挛性癫痫、局限性发作、大发作和混合型癫痫均有效。其抗癫痫作用机制尚未阐明,可能与脑内抑制性神经递质 γ-氨基丁酸(GABA)的浓度升高有关。丙戊酸钠注射剂的初始剂量应根据患者年龄、体重来决定,但由于不同个体对丙戊酸钠代谢水平存在很大差异,需要监测药物血浓度调整剂量。丙戊酸钠血液有效浓度 50～100 mg/L。

C. 苯妥英类:苯妥英既是一种抗癫痫药,也是 ⅠB 类抗心律失常药,具有膜稳定性,抑制钠离子内流的作用。在作为抗癫痫药时,苯妥英适用于治疗全身性强直-阵挛性发作、复杂部分性发作(精神运动性发作、颞叶癫痫)、单纯部分性发作(局限性发作)和癫痫持续状态。成人静脉注射初始剂量为 150～250 mg,每分钟不超过 50 mg,需要时 30 min 后可再次静注,一日总量不超过 500 mg。老年、重病和肝功能受损患者,静注量和速度都要减少,以免发生不良反应。苯妥英也存在个体差异及饱和动力学的特点,用药需要个体化,其血液有效浓度为 10～20 mg/L,剂量过大会出现低血压和心律失常,停药后或减慢给药速度,不良反应就会消失。应注意,2017 年 10 月世界卫生组织公布的致癌物清单中,苯妥英被证明为ⅡB类致癌物(或对人类致癌性证据不足,对实验动物致癌性证据充分)。

D. 巴比妥类:苯巴比妥是亲脂性药物,用药后3 min脑组织浓度达到治疗浓度。负荷剂量后半衰期为50～150 h。镇静、低血压和呼吸抑制是其常见不良反应。肝、肾疾病史的患者需要调整剂量。苯巴比妥血液有效浓度为15～40 mg/L。硫喷妥钠是起效非常快速的巴比妥药物,用药后30 s起效,但如果渗漏会导致皮下组织坏死。戊巴比妥半衰期更短,不良反应更加少。

E. 丙泊酚:丙泊酚是短效静脉麻醉药,经肝脏代谢,为脂溶性,需要持续静脉输注。丙泊酚是GABA-A的激动剂。持续使用可能造成高脂血症、代谢性酸中毒和脓毒血症。

惊厥性癫痫发作目前已有相对标准化的治疗方案,但非惊厥性癫痫和癫痫持续状态的治疗方案目前存在争议。由于伦理等原因,对非惊厥性癫痫和癫痫持续状态很难开展随机对照试验,目前的药物治疗建议大多建立在临床疗效比较研究(comparative effectiveness research, CER)和专家意见的基础上。总体来说,治疗可分为4个阶段。

第1阶段治疗(5～10 min):一旦诊断非惊厥性癫痫或癫痫持续状态,应在5 min内立即使用抗癫痫的一线药物治疗。苯二氮䓬类药是最常用也是最重要的一线抗癫痫药物。可使用地西泮5～10 mg静脉缓推(最大5 mg/min),必需时可再追加20 mg(总量<200 mg)。也可使用劳拉西泮4～8 mg静脉推注或氯硝西泮1 mg静脉推注。在部分院前急救或无静脉通路的情况下,可使用咪达唑仑10 mg肌内注射(老年或体重<50 kg者使用5 mg),必要时10 min后可重复1次;或地西泮10 mg纳肛(老年或体重<50 kg者使用5 mg),必要时10 min后可重复一次。文献报道苯二氮䓬类药可使63%～73%的癫痫持续状态得到控制。

第2阶段治疗(10～30 min):又称进展期治疗。所有的癫痫持续状态患者在第一阶段治疗结束后,无论癫痫是否得到控制,均应立即进入第二阶段治疗。该阶段主要目的是预防癫痫复发。推荐使用的药物和剂量包括:丙戊酸钠30 mg/kg缓慢静脉推注(最大剂量3～6 mg/min);或苯巴比妥10 mg/kg缓慢静脉推注(最大剂量100 mg/min);或苯妥英钠18 mg/kg缓慢静脉推注(最大剂量50 mg/min);或磷苯妥英钠15 mg/kg缓慢静脉推注(最大剂量100 mg/min);或左乙拉西坦30 mg/kg静脉推注。如果单药治疗效果不理想,可以采用两药联合治疗。关于第2种药物的选择,一般建议采用患者之前未使用过的药物。使用剂量和频率应根据患者个人的临床表现和脑电图情况进行调整。

如果在使用第2阶段药物30 min后癫痫仍未被控制,则病情演变为难治性癫痫持续状态,需要进行第3阶段治疗(30～60 min)。这一阶段可使用的药物有戊巴比妥钠、咪达唑仑、异丙酚、硫喷妥钠和大剂量苯巴比妥。使用此类药物的目的是实现脑电爆发抑制,以达到控制顽固性癫痫波发放的目的。爆发抑制是指脑电图中表现为θ波和/或δ波,有时混杂更快的快波爆发被相对静止的脑电所间隔形成的一种特殊脑电波形。此阶段治疗必须由有经验的神经重症或麻醉医师在监护条件下给药。推荐剂量为:丙泊酚2 mg/kg缓慢静脉推注或静脉滴注,必要时可重复使用,然后按5～10 mg/(kg·h)持续滴注,以后根据脑电图癫痫波发放被抑制情况减量至1～3 mg/(kg·h);如使用硫喷妥钠,可采用100～200 mg静脉滴注,20 min后加50 mg静脉缓慢推注2～3 min,直到癫痫波的发放得到控制,然后以3～5 mg/(kg·h)滴注以维持抑制癫痫波发放。不论采用何种药物,在癫痫波发放控制至少12 h后才可缓慢减少药物剂量。如再次发现癫痫波发放,则需要重新用麻醉剂。此周期可能持续24 h直至癫痫被控制。治疗过程中需进行持续脑电监测,评估麻醉药对癫痫波的影响。回顾分析提示,戊巴比妥钠治疗癫痫持续状态效果较咪达唑仑或丙泊酚有明显优势,使用戊巴比妥钠治疗的无效率约为8%,远低于咪达唑仑或丙泊酚(23%)。但是大剂量戊巴比妥钠也可能造成严重的呼吸和心血管抑制、低血压和休克等并发症。

对于发作超过24 h的超难治癫痫持续状态,即进入第4阶段治疗(>24 h),目前尚无特别有效的治疗方法。进入此阶段的患者预后不佳。虽然有部分中心推荐继续或加大剂量使用麻醉类药品,但对于使用何种药物及诱导昏迷的程度、时长都没有一致意见。有病例报道显示使用苯巴比妥与戊巴比妥为主治疗超难治癫痫持续状态的病死率为55%;使用咪达唑仑为主的治疗病死率为79%;而使用丙泊酚的病死率为88%。造成差异的可能原因包括这类患者本身数量不多,且原发病较为复杂,对其开展高级别的循证医学研究存在一定困难。另一方面,进

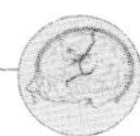

入第3阶段治疗的患者多需要接受气管插管和机械通气，治疗风险增加。另外麻醉药品持续和大剂量使用本身也可能会造成一系列并发症，如苯巴比妥和戊巴比妥可能造成的心脏毒性，硫喷妥钠可造成的严重低血压，丙泊酚输注可引起的肝损害、代谢性酸中毒、横纹肌溶解和心脏衰竭等，都可能对治疗结果判定造成很大影响。

拉科酰胺(lacosamide)和托吡酯作为新一代的光谱抗癫痫药，其在控制癫痫持续状态中的作用正日益受到重视。在一项纳入111例顽固性癫痫持续状态患者的研究中，拉科酰胺与其他抗癫痫药物相比治疗的成功率更高。在两项小规模的前瞻性研究中，拉科酰胺在24 h内成功终止癫痫持续状态的比例分别为100%和33.3%。托吡酯在病例研究中的疗效与拉科酰胺相似。在一项针对113例的顽固性癫痫持续状态的研究中，托吡酯在24 h内和72 h内成功终止癫痫发作的比例分别为9%和71%，并且不良反应较少。

对于超难治非惊厥性癫痫持续状态患者，在一、二、三线药物均无效且发病超过24 h的情况下，可考虑试用氯胺酮[1～3 mg/kg静脉缓慢推注，继以5 mg/(kg·h)维持]。文献报道氯胺酮可以使57%的非惊厥性癫痫持续状态患者得到控制，且不影响血流动力学，但起效时间为4～28 d。除此之外，也可试用亚低温治疗(核心体温32～35℃，维持1～2 d)；硫酸镁2～6 g/h静脉滴注，维持血清浓度3.5 mmol/L；维生素B_6 100～300 mg/d静脉滴注；类固醇激素；手术治疗(切除病灶、软脑膜多处切断、胼胝体切开、半球切除；生酮饮食(ketogenic-diet，一种高比例脂肪、适量蛋白质、低糖类的饮食，在体内分解代谢产生酮体，起到既不影响正常的生长发育，又能治疗癫痫等疾病的目的)；以及脑脊液引流等措施。但这些措施的安全性和效果目前尚缺少明确的高级别证据支持。

(5) 预后

一般认为，癫痫持续状态如不能得到控制将明显影响患者预后。但是，由于造成癫痫的基础疾病不同，患者的预后改变也不相同。例如，心跳、呼吸骤停的患者如继发非惊厥性癫痫持续状态，其病死率可达100%；继发于症状性癫痫的非惊厥性癫痫持续状态，病死率仅为3%；而继发于其他疾病的非惊厥性癫痫持续状态患者，平均病死率为27%。

11.4.4 镇静

NICU患者根据病情和意识障碍的不同，可以选择性进行镇静治疗。镇静治疗的目的是缓和中枢神经严重的应激状态，减少神经系统和机体的高代谢，达到保护神经和减轻机体缺氧的目的。由于神经重症的特点，患者都存在不同程度神经功能障碍，从轻到重为躁动、烦躁、激惹、攻击行为、狂躁甚至深昏迷患者全身肌强直等，镇静在轻至中度意识障碍患者就显得尤为重要。

(1) 不同患者使用镇静治疗的策略

神经外科择期手术术后意识清醒的患者，由于手术室和监护室环境，或者是有些技术(如清醒麻醉手术)可能造成患者不安和恐惧，加上术后疼痛和四肢约束引发的焦虑，都可能对患者产生不良影响。选择合适的镇静药物，可以改善此类意识清醒患者的焦虑状态，并且能够使其安静睡眠，遗忘在NICU的不良记忆。对于浅昏迷躁动的患者，镇静治疗能够改善应激躁动状态，更好地控制血糖、血压和颅内压，减少脑代谢和机体代谢，防止病情恶化。中度昏迷和深昏迷患者，特别是机械通气时存在人机对抗的患者，合理的镇静治疗在减少机体代谢的同时，可以抑制呼吸中枢，达到更好的人机同步。有证据显示适当的镇静治疗可有效减少机械通气时间，并有利于早期脱机，缩短ICU住院天数。

在使用镇静药物时，应使患者达到浅度镇静并维持此水平。评估镇静水平的量表有Richmond躁动与镇静评分(RASS)、镇静-躁动评分(SAS)、Ramsey评分等，这些量表都被证实是客观评价患者镇静质量和深度的可靠工具。清醒患者基本控制在患者清醒时安静休息、无激惹状态。昏迷患者则很难评估其意识控制的程度，需要借助诸如BIS脑电图等客观手段，通过诱发电位潜伏期和波幅变化来了解镇静深度。有文献显示，BIS在NICU中使用能够客观反映患者脑活动，减少不必要的麻醉剂量的使用。对NICU进行镇静治疗的患者，特别是机械通气患者，推荐每日晨间定时暂时停止输入镇静药物后，采用Ramsey评分或RASS评分评估患者意识恢复情况。

(2) 镇静治疗的药物选择

目前，欧洲多个国家和美国等的治疗指南已将镇静治疗作为ICU常用治疗技术之一。根据指南推荐，NICU最常用的镇静药物有咪达唑仑、丙泊酚和右美托咪定等(表11-3)。对于NICU患者，镇静

表 11-3　常用镇静药物优缺点和对颅内压的影响

药物	作用机制	常用剂量	优点	缺点	对颅内压的影响
右美托咪定	高选择性 α_2 肾上腺能受体激动剂，具有镇静和镇痛作用，其镇痛作用较弱	0.2～0.7 μg/(kg·min)静脉输注	半衰期短，不抑制呼吸	没有抗惊厥作用	有协同降低颅内压作用
丙泊酚	多种受体的阻滞剂，包括 GABA、甘氨酸、烟碱和 M_1 毒蕈碱样受体	0.3～0.4 mg/(kg·h)静脉输注	起效快，半衰期短	高三酰甘油血症和急性胰腺炎患者禁用，长期大剂量给药存在发生严重代谢紊乱的可能性	一定程度降低颅内压
咪达唑仑	GABA 受体激动剂，具有抗焦虑、遗忘和镇静、催眠，以及抗惊厥作用	静注 2～3 mg，继以 0.05 mg/(kg·h)静脉滴注维持	起效快	容易发生低血压和呼吸抑制，长期应用会出现蓄积和药物耐受性增加	抑制呼吸可能导致二氧化碳分压增高，颅内压升高

治疗药物需要有起效快、半衰期短、蓄积少、呼吸和循环抑制作用轻、对颅内压影响小或具有降低颅内压的特点。特别是对于呼吸的抑制轻，在神经外科尤其重要，因为神经外科术后患者或颅脑损伤患者，其血脑屏障不同程度被破坏，脑血管对于二氧化碳变化更加敏感，药物引发呼吸抑制作用，会使得二氧化碳蓄积，脑血流增加会加重颅内高压。这一情况对于没有气管插管或气管切开的患者，尤为重要。

1）右美托咪定：是高选择性 α_2 肾上腺能受体激动剂，具有镇静和镇痛作用，但其镇痛作用较弱，镇静和抗焦虑作用更加明显，没有抗惊厥作用。右美托咪定作用于蓝斑非肾上腺素能神经元，通过其超极化产生催眠作用，且通过抑制腺苷环化酶，减少环磷酸腺苷（cAMP）产生，故对于合成代谢促进作用强于分解代谢。右美托咪定在神经末梢突触细胞膜促进 K^+ 经 Ca^{2+} 活化 K^+ 通道外流，Ca^{2+} 通道 Ca^{2+} 内流受抑制，细胞膜超极化，抑制蓝斑神经元活动和上行非肾上腺神经激活通路。同时由于视前核腹外侧核（VLPO）抑制的减弱，使 GABA、组胺释放减少，从而达到催眠作用。右美托咪定的作用机制接近人体正常催眠机制，且能产生镇静、镇痛和抗焦虑作用，但不抑制呼吸，多用于 ICU 中不插管的患者，或拔管后的序贯镇静。右美托咪定的辅助镇痛作用可使 NICU 患者对于阿片类药物的需求减少。右美托咪定经肝脏代谢，清除半衰期约 3 h。

2）丙泊酚：丙泊酚是多种受体的阻滞剂，包括 GABA、甘氨酸、烟碱和 M_1 毒蕈碱样受体。它能够干扰神经传导，产生镇静、催眠、抗焦虑、镇痛和止吐、抗惊厥作用。丙泊酚具有较好的脂溶性，能够快速透过血脑屏障，故起效快。丙泊酚经肝脏快速代谢，维持效果短，其产生的呼吸和心血管抑制事件是剂量依赖关系。丙泊酚不建议长期大量给药，长期大剂量使用存在严重代谢紊乱发生的可能性，甚至威胁生命。

3）苯二氮䓬类药：是脑 GABA 受体激动剂，具有抗焦虑、遗忘和镇静、催眠，以及抗惊厥作用。劳拉西泮镇静作用强于咪达唑仑，两者均强于地西泮。老年患者对于苯二氮䓬类药物更加敏感，容易发生低血压和呼吸抑制。且高龄患者合并肝、肾功能异常，长期应用会出现蓄积。苯二氮䓬类药中长期应用，会导致药物耐受性增加。劳拉西泮半衰期长，ICU 使用风险高于咪达唑仑。咪达唑仑起效更快，分布更广，但个体差异大，唤醒时间长，使用超过 24 h，停药后外周组织蓄积可能导致患者意识障碍时间＞24 h。

11.4.5　营养评价与支持

研究发现，大部分神经重症患者（如颅脑损伤、卒中、颅内感染等）在急性期的能量需求都大幅升高，而早期的营养支持能够减少病死率和院内感染。营养支持的主要目标是保持肌肉的体积和提供适当的液体、矿物质和脂肪。营养不良会损害呼吸肌肉，降低呼吸驱动力，损害肺部防御机制，导致严重肺部功能异常。但是营养支持也不宜过量，过量糖类（碳水化合物）和能量的喂养会造成高碳酸血

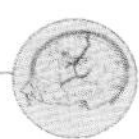

症，可能会导致机械通气患者脱机困难。NICU 患者能量供应根据体重计算，平均为 105～126 kJ (25～30 kcal)/(kg·d)。

肠道内营养是 NICU 营养支持的首选。胃肠道的完整性是保证肠内营养的基础。如患者存在神经性胃无张力、增加误吸的风险时，可选用幽门后喂养。肠内营养可通过喂食泵持续输注，目前的操作流程推荐喂食速度从 25 ml/h 开始，每 4 h 按 25 ml/h 增加，直到一天的营养量达标。如果胃潴留超过 250 ml，停止喂食 4 h，再次开始以同样速度，但是增加速度放慢。肠内营养患者可能会出现腹泻、呕吐、腹胀。可尝试使用温热的肠内营养液、使用较低渗透压的肠内营养液，服用肠道益生菌、胃动力药等改善症状。胃造瘘通常在吞咽功能损害、需要较长时间肠内营养的患者使用。肠外营养因存在感染、代谢异常等风险，目前在 NICU 较少使用。

11.5　神经重症护理

NICU 中有一种约定俗成的说法："三分治疗，七分护理。"此说法虽然不一定完全准确，但可以从侧面反映出护理对于神经重症患者的重要性。相比其他重症患者，神经重症患者的疾病诊治过程有一定特点，因此其护理也有一定的特殊性。本节就神经重症护理中常用及有特点的护理技术做简要阐述。

11.5.1　体位及一般护理

根据原发病的不同，患者应采用相应的体位。例如：低颅压患者取平卧位；颅内压增高时宜取头高位；脑脊液漏患者取平卧位或头高位；重度昏迷患者取平卧位、侧卧位，以利口腔与呼吸道分泌物引流；除休克和脊髓损伤外，术后血压正常的患者一般采取头高位，床头抬高 30°，有利于静脉血回流和脑脊液回流；幕上开颅术后，应卧向健侧，避免切口受压；幕下开颅术后，早期宜无枕侧卧；若患者的后组脑神经受损、吞咽功能障碍，可取侧卧位，以免口咽分泌物误入气管；去骨瓣减压窗处禁止受压。此外，不论何种体位患者颈部要自然保持放松，过度扭曲影响静脉血回流。翻身时应有人扶持头部，使头颈成直线，避免扭转。

对 NICU 患者的其他一般护理包括：遵医嘱观察 GCS 评分、瞳孔大小、瞳孔对光反射、血氧饱和度、血压、呼吸、脉搏等生命体征；观察伤口有无渗血、渗液，记录负压引流的色、质、量。发现有突发意识状态改变的患者，需考虑有无再出血、癫痫、脑积水、脑缺血或脑血管痉挛的可能。如患者留有颅内压探头、脑室外引流、负压球、导尿管、鼻饲管、静脉管路等，应妥善固定，保持通畅。观察引流液的色、质、量，并做好记录。按医嘱补液，准确记录 24 h 出入液量。保持呼吸道通畅，加强翻身、拍背、吸痰。

11.5.2　发热护理

NICU 患者出现高热时，急性期体温可高达 38～39℃。持续高热可加速体内新陈代谢，加重脑缺氧和脑水肿，应做积极处理，控制体温在正常范围。具体护理措施可包括：保持室温于 28～30℃，室内应空气流通，并定时进行空气消毒；降温以物理降温为主，用冰袋置于腋下、腹股沟等大血管处，或用冰帽降温，冰袋降温时要外加包布，避免发生局部冻伤；使用吲哚美辛栓、复方氨基比林巴比妥等药物降温时应注意出汗量，大量出汗可引起患者容量不足；高热时还需注意适当补液，并注意加强口腔和皮肤护理。使用冰帽降温时，患者双耳及后颈部应垫上干毛巾或棉布，以免发生冻伤。定时翻身拍背，以每小时翻身 1 次为宜，以避免低温下皮肤受压，血流循环速度减慢，局部循环不良而产生压疮。保持床单清洁干燥、平整；若冷凝水弄湿床单，应及时更换。

对持续高热患者，可使用冰毯降温。使用冰毯前，应正确连接设备，检查机器性能。将冰毯铺于患者肩部到臀部之间，不要触及颈部，以免因副交感神经兴奋而引起心跳过缓。使用冰毯过程中，严密观察患者生命体征的变化，如发生寒战、面色苍白，呼吸、脉搏、血压变化，皮肤发绀等应立即停止使用。患者出现寒战时可给予保暖措施，可遵医嘱加用冬眠或镇静药物，防止肌肉收缩导致能耗及氧耗增加。

11.5.3　鼻饲及消化道护理

对意识不清、吞咽呛咳或无法自主进食的患者可采取鼻饲营养。鼻饲前应洗手。肠内营养液温度与进食速度应适宜。温度以 37～40℃为宜。每次摄入量为 200～300 ml，10～15 min 缓慢注入鼻饲管内，每天 4～6 次，间隔时间≥2 h，夜间可适当延长间隔时间使胃休息。肠内营养液也可使用喂食泵持续缓慢滴注。肠内营养液不宜过稠，初始渗透压不易过高，以免引起腹泻。鼻饲时，患者尽量采用坐位或半卧位，鼻饲后 30 min 内保持此体位，防止食物返流。鼻饲前应吸尽痰液，鼻饲后 30 min 内一般不要吸痰，防止诱发呕吐和误吸。在不影响药效的前提下，口服药可研碎，溶解后从鼻饲管注入。注入的药物或饮食注意配伍禁忌，以免发生沉淀、堵塞。每次鼻饲前应抽吸检查胃内有无潴留、出血、胀气，胃管有无移动和脱落等。鼻饲后用温水冲洗并关闭胃管末端，以免空气吸入造成肠胀气。每天清洁护理口腔及鼻腔。按时更换鼻饲管，两侧鼻孔交替插管，以避免胃管在一侧鼻腔刺激压迫过久。更换时于末次鼻饲毕后拔出，间隔 6 h 后按常规从另一鼻孔插入。

有很大一部分 NICU 患者会出现消化系统功能障碍。消化道功能监护的重点是观察和防治胃肠道出血和腹泻。NICU 患者可并发神经源性应激性消化道出血，出现咖啡色胃液及柏油样便。应注意胃内咖啡色内容物与黑便的量与实际出血量并不一定吻合，实际出血量可能远超过黑便或呕吐的量。一旦出现消化道出血，应密切随访血常规与血容量，预防低容量性休克。消化道出血的治疗以预防为主，早期给予制酸剂和胃黏膜保护剂，并充分给氧，稳定生命体征。一旦确诊消化道出血，应及时禁食、留置胃管行胃肠减压，并给予输血、止血等治疗。

部分 NICU 患者会因肠蠕动减慢、排便反射抑制或卧床等原因导致便秘，便秘会引起腹胀、腹痛。颅内压增高的患者还可能因用力排便而诱发脑疝，所以保持患者大便通畅也是重型颅脑损伤患者护理的基本要求。

11.5.4 颅内压监测及脑室外引流护理

进行颅内压监测时，应事先确保正确连接监测装置，对监护仪进行性能测试。监测时观察患者的意识、瞳孔、生命体征、颅内压及脑灌注压等。当患者出现躁动不安时，应及时查找原因，对症处理，必要时按医嘱使用镇静剂。护理操作时应减少对患者刺激，让患者平静后测量，确保颅内压监测的准确性。整个颅内压监测过程中应保持监护系统及引流装置的全封闭，避免漏液。严格无菌操作。颅内压监测管一般放置 7～10 d。

对于接受脑室外引流的患者，引流装置应高出床头 10～15 cm（距侧脑室前角水平约 15 cm）。注意引流速度不可过快，避免因脑室塌陷或颅内压急剧下降导致颅内出血；对于颅后窝占位性病变者，幕下压力本已偏高，如脑脊液引流过快会导致幕上压力骤然降低，发生小脑幕裂孔上疝等严重并发症。引流过程中要每天记录引流液的色、质、量。正常脑脊液无色透明，无沉淀。手术后 1～2 d 脑脊液可略带血性，以后转为橙黄色。若手术后脑脊液中有大量鲜血，或手术后血性脑脊液的颜色逐渐加深，常提示有脑室内出血。脑室外引流时间不可过久，一般不宜超过 14 d，过久有可能发生颅内感染。引流过程中应保持引流装置及管道的清洁和无菌。观察引流管是否通畅，如发现堵塞，应及时查找原因并处理。定时更换引流袋，并记录色、质、量。对意识不清、躁动不安和小儿患者，应予约束，防止意外拔管。拔管前，医生试行抬高引流瓶或夹闭引流管时，应密切观察患者有无颅内压增高症状。拔管后观察伤口有无脑脊液漏，伤口敷料有无渗血、渗液。

11.5.5 癫痫护理

癫痫是 NICU 患者常见的临床症状，癫痫发作可加重脑缺氧及脑水肿，两者往往互为因果，形成恶性循环。从护理的角度，对于大发作或癫痫持续状态的患者，除立即给予抗癫痫或镇静药物之外，还应帮助患者松开衣扣和裤带，使头偏向一侧，保持呼吸道通畅，清除呼吸道分泌物，持续吸氧；用纱布包裹的压舌板垫在患者上下牙齿之间，防止咬伤舌及颊部，同时必须避免舌后坠影响呼吸。如发生自主呼吸停止，应立即行辅助呼吸。注意做好防护工作，防止患者肢体自伤或伤及他人，但应避免用力过大，防止肌肉撕裂、骨折或关节脱位。癫痫发作后应倍加防护，避免坠床而发生意外，并在护理单上详细写清癫痫发作的形式、频度及用药剂量。

非惊厥性癫痫的发现较为困难，一般需要通过对患者的严密观察才能有所察觉。当发现患者无明显诱因下出现心率加快、意识水平下降、瞳孔大小或对光反射改变等，应想到非惊厥性癫痫的可能。有条件的 NICU 可采取连续脑电监护。一旦发生非惊厥性癫痫，也需要按照抽搐性癫痫做紧急救治。

（孙一睿　周良辅）

参考文献

[1] 中华医学会神经病学分会脑电图与癫痫学组，非惊厥性癫痫持续状态的治疗专家共识[J]. 中华神经科杂志，2013，46(2)：133－137.

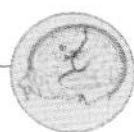

[2] 孙一睿,周良辅.神经重症监测和护理[M]//周良辅.现代神经外科学. 2版.上海:复旦大学出版社,2015:231-245.

[3] AMORIM E, WILLIAMSON C A, MOURA L, et al. Performance of spectrogram-based seizure identification of adult eegs by critical care nurses and neurophysiologists [J]. J Clin Neurophysiol, 2017,34(4):359-364.

[4] ASHKENAZI I, SCHECTER W P, PELEG K, et al. Glasgow coma scale score in survivors of explosion with possible traumatic brain injury in need of neurosurgical intervention [J]. JAMA Surg, 2016,151(10):954-958.

[5] BADENES R, HUTTON B, CITERIO G, et al. Hyperosmolar therapy for acute brain injury: study protocol for an umbrella review of meta-analyses and an evidence mapping [J]. BMJ Open, 2020, 10(2):E033913.

[6] BONOW R H, YOUNG C C, BASS D I, et al. Transcranial doppler ultrasonography in neurological surgery and neurocritical care [J]. Neurosurg Focus, 2019,47(6):E2.

[7] CLAASSEN J, TACCONE F S, HORN P, et al. Recommendations on the use of EEG monitoring in critically ill patients: consensus statement from the neurointensive care section of the ESICM [J]. Intensive Care Med, 2013,39(8):1337-1351.

[8] CORDONNIER C, DEMCHUK A, ZIAI W, et al. Intracerebral haemorrhage: current approaches to acute management [J]. Lancet, 2018,392(10154):1257-1268.

[9] DAWES A J, SACKS G D, CRYER H G, et al. Compliance with evidence-based guidelines and interhospital variation in mortality for patients with severe traumatic brain injury [J]. JAMA Surg, 2015,150(10):965-972.

[10] FERNANDO S M, TRAN A, CHENG W, et al. Diagnosis of elevated intracranial pressure in critically ill adults: systematic review and meta-analysis [J]. BMJ, 2019,366:L4225.

[11] GODOY D A, LUBILLO S, RABINSTEIN A A. Pathophysiology and management of intracranial hypertension and tissular brain hypoxia after severe traumatic brain injury: an integrative approach [J]. Neurosurg Clin N Am, 2018,29(2):195-212.

[12] GODOY D A, NUNEZ-PATINO R A, ZORRILLA-VACA A, et al. Intracranial hypertension after spontaneous intracerebral hemorrhage: a systematic review and meta-analysis of prevalence and mortality rate [J]. Neurocrit Care, 2019,31(1):176-187.

[13] GUERRIER G, GIANNI M A. The effectiveness of BIS monitoring during electro-convulsive therapy: A systematic review and meta-analysis [J]. J Clin Anesth, 2019,58:100-104.

[14] HERMAN S T, ABEND N S, BLECK T P, et al. Consensus statement on continuous EEG in critically ill adults and children, part Ⅱ: personnel, technical specifications, and clinical practice [J]. J Clin Neurophysiol, 2015,32(2):96-108.

[15] KAUR P, SHARMA S. Recent advances in pathophysiology of traumatic brain injury [J]. Curr Neuropharmacol, 2018,16(8):1224-1238.

[16] KHELLAF A, KHAN D Z, HELMY A. Recent advances in traumatic brain injury [J]. J Neurol, 2019,266(11):2878-2889.

[17] LACCHEO I, SONMEZTURK H, BHATT A B, et al. Non-convulsive status epilepticus and non-convulsive seizures in neurological ICU patients [J]. Neurocrit Care, 2015,22(2):202-211.

[18] LEWIS S R, PRITCHARD M W, FAWCETT L J, et al. Bispectral index for improving intraoperative awareness and early postoperative recovery in adults [J]. Cochrane Database Syst Rev, 2019, 9(9):CD003843.

[19] LEWIS S R, SCHOFIELD-ROBINSON O J, ALDERSON P, et al. Propofol for the promotion of sleep in adults in the intensive care unit [J]. Cochrane Database Syst Rev, 2018,1(1):CD012454.

[20] NYHOLM L, HOWELLS T, ENBLAD P. Predictive factors that may contribute to secondary insults with nursing interventions in adults with traumatic brain injury [J]. J Neurosci Nurs, 2017,49(1):49-55.

[21] ODDO M, BRACARD S, CARIOU A, et al. Update in neurocritical care: a summary of the 2018 Paris international conference of the French Society of Intensive Care [J]. Ann Intensive Care, 2019, 9(1):47.

[22] ODDO M, CRIPPA I A, MEHTA S, et al. Optimizing sedation in patients with acute brain injury [J]. Crit Care, 2016,20(1):128.

[23] ODDO M, POOLE D, HELBOK R, et al. Fluid therapy in neurointensive care patients: ESICM consensus and clinical practice recommendations [J]. Intensive Care Med, 2018,44(4):449-463.

[24] SHETTY R M, BELLINI A, WIJAYATILAKE D S, et al. BIS monitoring versus clinical assessment for sedation in mechanically ventilated adults in the intensive care unit and its impact on clinical outcomes and resource utilization [J]. Cochrane Database Syst Rev, 2018,2(2):CD011240.

[25] SUTTER R, DITTRICH T, SEMMLACK S, et al. Acute systemic complications of convulsive status epilepticus-a systematic review [J]. Crit Care Med, 2018,46(1):138-145.

[26] TRINKA E, COCK H, HESDORFFER D, et al. A definition and classification of status epilepticus — Report of the ILAE task force on classification of status epilepticus [J]. Epilepsia, 2015,56(10):1515-1523.

[27] WYLER D, ESTERLIS M, DENNIS B B, et al. Challenges of pain management in neurologically injured patients: systematic review protocol of analgesia and sedation strategies for early recovery from neurointensive care [J]. Syst Rev, 2018,7(1):104.

[28] ZACCARA G, CITERIO G, DEL GAUDIO A, et al. Clinical pathways of epileptic seizures and status epilepticus: results from a survey in Italy [J]. Neurol Sci, 2020,41(6):1571-1575.

神经外科有关的分子生物学基础

12.1 脑损伤有关的分子生物学基础

在过去的10年中，分子生物学技术的进步极大地推动了神经外科实验研究的进展，它为研究脑外伤、脑出血及脑肿瘤等疾病的发病机制和神经再生修复过程提供了新方法。同时，它还从分子水平揭示和阐明了内源性脑损伤和脑保护因子的表达和调控机制，继而为神经外科疾病的治疗带来新的方向。分子生物学技术作为一项新技术为脑损伤研究开辟了新的研究领域，但颅脑损伤(TBI)后继发性神经细胞损害的分子生物学机制研究尚处于起步阶段，其中最主要的是损害因子和神经保护性因子在基因层面的表达改变，涉及即刻早期基因、神经营养因子、凋亡、炎症相关、信号转导等众多类别基因表达的改变。同时，脑损伤的基因治疗和神经干细胞移植治疗亦处于研究阶段。

12.1.1 即刻早期基因

脑损伤后兴奋性氨基酸的释放及M型胆碱能受体激活导致细胞内Ca^{2+}升高，进一步通过对转录因子进行磷酸化修饰以诱导神经细胞即刻早期基因(immediate early gene, IEG)的表达。IEG诱导晚期靶基因表达的分子机制是脑外科分子生物学研究的热点之一。

12.1.2 神经营养因子

神经营养因子(neurotrophic factor, NF)能促进外周及中枢神经元的分化、生长及存活。近来，有关内源性促进神经生长和修复再生的因子研究越来越受到重视。

12.1.3 热激蛋白

热激蛋白(heat shock protein, HSP)基因是与创伤耐受性有关的基因，如果能针对性改变这些基因的表达，提高机体损伤的耐受能力，对脑损伤的修复及预后具有深远的意义。

12.1.4 炎症相关基因

脑损伤时中枢神经系统内多种细胞因子合成增加，比如TNF-a和IL-1β等。因此，在基因水平阻断炎症反应中起重要作用的细胞因子表达，是防治继发性脑损伤的新课题。

12.1.5 *Bcl-2* 基因家族

Bcl-2 基因家庭是一个非常复杂的相互作用体系。Bax 蛋白与 bcl-2/bcl-x 蛋白的比值决定细胞受刺激后是凋亡还是存活，Bax 蛋白占优势时细胞凋亡，bcl-2/bcl-x 蛋白占优势时细胞存活。研究发现，创伤性脑损伤后大脑皮质、白质、海马和丘脑的某些区域存在细胞凋亡。研究人员分别从 mRNA 和蛋白水平证实，液压颅脑伤后的早期，bcl mRNA 下调，bcl-2 和 bcl-x 蛋白水平下降，即凋亡抑制因子的下降而危及细胞生存；后期 bax mRNA 上调，bax 蛋白水平升高，即凋亡促进因子的上调与神经细胞凋亡有关。同时，细胞凋亡也是一个主动过程，科学家们有可能在 *Bcl-2* 基因家族的网络体系中，发现某一中止细胞凋亡的关键点，为颅脑损伤的救治提供新的途径。

12.1.6 转基因技术

转基因动物是应用生物工程技术，将特定的重组外源基因导入动物的受精卵或胚胎，使其稳定地整合入动物的染色体，在动物体内得以表达并能遗传给后代动物。目前，建立转基因动物的方法主要有：显微注射法、反转录病毒及胚胎干细胞介导法等。目前有超氧化物歧化酶转基因鼠、*bcl-2* 转基因鼠及代谢性谷氨酸受体转基因鼠等以供科研使用。

12.1.7 基因敲除技术

基因敲除是一种选择性破坏目的基因表达的方法，用于研究目的基因编码蛋白在脑损伤中发挥的作用。目前已建立的模型有锰超氧化物歧化酶(MnSOD)基因敲除突变鼠、一氧化氮合酶(NOS)基因敲除突变模型等。

12.1.8 目的基因载体转染

以病毒载体或阳离子脂质体包裹基因转染中枢神经细胞，实现目的基因表达或选择性抑制目的基因表达。如前所述，神经营养因子治疗脑损伤已被广泛认识，外源性给予此类因子后，蛋白质容易降解，且不易透过血脑屏障。目前这种问题可通过目的基因转染获得脑区内源性表达而得以解决。

12.1.9 细胞凋亡

1972 年，Kerr 等根据细胞的超微结构特征把细胞死亡分为凋亡和坏死 2 种方式。但是早期的研究认为神经元的凋亡方式只存在于神经元生长发育过程中，属于正常死亡；或存在于慢性神经元变性的发展过程中，而不存在于急性严重的脑损伤和脑缺血、缺氧病变中。直到近几年，经过一系列的脑外伤动物模型和人脑组织标本的研究，证实了脑外伤后细胞凋亡参与了继发性脑损伤。研究证明细胞凋亡在脑缺血损伤，特别是在再灌注损伤中起重要作用，具有重要的生物学意义。实验创伤性脑损伤后大脑皮质、海马和丘脑存在延迟性细胞丢失，而后者的损伤程度与伤后认知缺陷的严重性、癫痫的发生率有密切的关联。

Rink 等在 1995 年首先报道了液压脑损伤后 24～72 h，大脑皮质、白质、海马和齿状回存在神经细胞凋亡；而 Pravdenkova 等人在另一个 TBI 动物模型中同样发现重型 TBI 后存在细胞凋亡。一般认为，细胞凋亡与脑损伤后延迟性细胞死亡有关，表明细胞凋亡与急性和延迟性细胞死亡都有关。

研究表明很多内在的或外在的信号都可以启动细胞凋亡。创伤性脑细胞凋亡的可能机制包括：伤后自由基形成增加；转录信号的激活；伤后基因表达。新近的研究发现 *Bcl-2* 基因家族参与了液压脑损伤后神经细胞的凋亡，该基因家庭不同成员的表达变化与神经细胞凋亡有关。

近年来，科学家们对凋亡的认识已经从细胞核的改变决定凋亡，发展为重视线粒体，认为它构成了细胞存亡的控制中心，其中细胞色素 C 成了近年研究的热点。目前研究认为细胞色素 C 从线粒体释放后，不仅使线粒体呼吸链、电子传递受阻，细胞能量供应减少，而且细胞色素 C 进入胞质后，可水解胱天蛋白酶-9 酶原成胱天蛋白酶-9，又进一步水解胱天蛋白酶-3 酶原，胱天蛋白酶-3 被激活后，细胞进入不可逆的死亡过程。

12.1.10 神经干细胞

神经干细胞(neural stem cell, NSC)具有很强的增殖和分化能力，可用于中枢神经系统损伤的修复。研究发现，胚脑组织中存在大量神经干细胞，而在成年人脑中也存在神经干细胞。在一定条件下神经干细胞可以分化成神经元，这让科学家看到了神

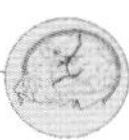

经干细胞用于治疗脑损伤的美好前景。但目前将神经干细胞用于 TBI 的临床治疗仍有一段距离，尚需解决的问题包括：①神经干细胞的定向诱导分化技术问题；②神经干细胞的安全性问题，如致瘤性、毒性和免疫性；③神经干细胞的有效性问题，能否与宿主神经细胞建立突触联系，能否产生相应神经电活动等。

12.2 神经干细胞自我更新和分化的调控机制

目前，干细胞在脑外伤中的研究与应用越来越受到重视，特别是对神经干细胞的研究越来越热。胚胎和成年哺乳动物脑内均存在具有多向分化潜能且能够维持自我更新的神经干细胞，近年来已逐渐为神经生物学家所共识。在过去很长一段时间内，人们一直认为哺乳动物的中枢神经系统神经发育局限于胚胎及出生后早期。Altaman 等首先证明，成年啮齿动物前脑中神经元形态的细胞内有 DNA 合成的现象，但由于当时还缺少细胞特异性的标志物，所以不能断言这些细胞就是神经元。之后对中枢神经系统再生的认识出现重大转变，研究证明成年猴和人脑区在一定的条件下有神经再生的现象，并在脑中检出神经干细胞的存在。1992 年，Reynolds 和 Weiss 通过组织培养实现细胞扩增，所扩增的细胞具有典型的干细胞特征，即具有多向分化潜能及自我更新的能力，单克隆培养的神经干细胞可以诱导生成神经元、星形胶质细胞和少突胶质细胞。他们的这一实验已经成为神经干细胞研究的经典文献。

神经干细胞具有很强的增殖和分化能力，它已在中枢神经系统损伤修复方面展示了诱人的临床前景。国内外神经科学工作者为此进行了大量的体内和体外实验研究。动物实验研究发现，采用神经干细胞移植可提高 TBI 动物行为和记忆功能。目前有科学家开始尝试从 TBI 患者的脑挫裂伤组织中分离出自体神经干细胞，体外增殖后再移植入脑挫裂伤区，期望能促进脑功能恢复和 TBI 后植物人状态患者的苏醒。此外，人们还使用刺激神经再生的方法来治疗脑损伤和神经退行性疾病。而基于神经前体细胞(precursor cell)或神经祖细胞(progenitor cell)作供体进行细胞移植，并利用上述细胞行永生化处理，建立稳定的细胞株，以此作为载体介导目的基因，作为神经系统疾病的基因诊疗的研究亦有文献报道。但由于理论上和技术上仍存在较大问题，使目前开展神经干细胞研究基本处于实验阶段。

目前神经干细胞研究的幅度与进度不一。对于神经干细胞的定义，目前也仍存在争议。大多数研究者提出干细胞应具备多向性分化的潜能、高度增殖能力及能够进行自我复制更新。但是亦有人提出干细胞的定义应该按照其器官系统的不同而有所区别。就神经系统而言，神经干细胞的定义应较为宽泛，指中枢神经系统中任何能长期提供新生细胞的前体细胞，其定义应侧重于细胞再生功能，而不应强调包括某些特定的功能如多向性分化能力等。笔者认为，当前神经干细胞的定义除包括可以生成神经元和胶质细胞的多向性干细胞之外，也应包括某些具有干细胞特性但分化能力相对局限的定向性干细胞，比如胶质细胞祖细胞等(图 12-1)。神经干细胞的研究范围相当广泛，它在神经系统修复方面，特别是在脑损伤治疗中的应用将具有广阔的前景，这方面的研究工作有待进一步加强。

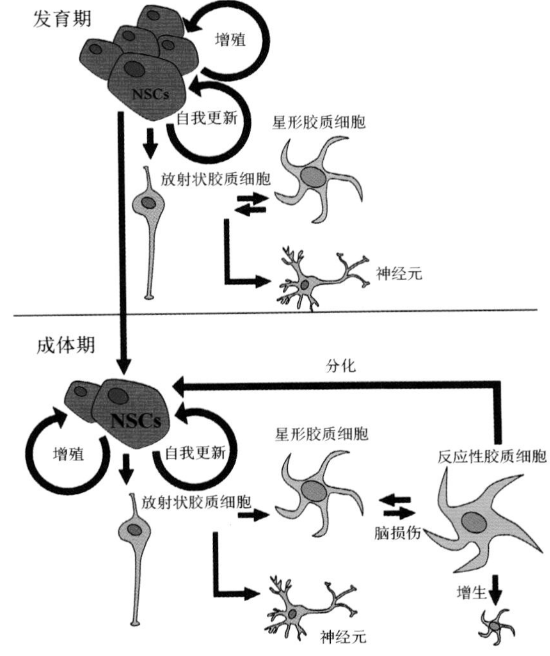

图 12-1 神经干细胞的分化谱系图

引自：GRIFFITHS B B, BHUTANI A, STARY C M. Adult neurogenesis from reprogrammed astrocytes [J]. Neural Regen Res, 2020,15(6):973-979.

因此，对神经干细胞自我更新和分化调控机制的研究具有重要意义。目前，有多种分子机制参与神经干细胞的自我更新和分化调控，包括转录因子、表观遗传、miRNA 调控子、细胞外环境等。这些细胞内在基因表达及外界环境因素构成复杂的调控网络，共同调节神经干细胞的自我更新和分化。

12.2.1 转录因子

神经干细胞内在的一系列转录因子参与神经干细胞的自我更新和分化调控，研究表明，众多转录因子共同协调发挥作用来调控神经干细胞。

(1) Sox

高度可移动(high-mobility-group, HMG)DNA 结合蛋白的 Sox 家族在维持神经干细胞处于未分化状态中起重要作用。在脊椎动物中，Sox 因子(Sox1、Sox2 和 Sox3)在增殖的神经干细胞或祖细胞中广泛表达，贯穿于发育期和成体时期。研究表明，Sox1 因子在维持胚胎神经祖细胞的未分化状态中起作用。Sox2 和/或 Sox3 的过度表达将抑制神经祖细胞向神经细胞分化，而将其保持在未分化状态。相反，Sox2 和/或 Sox3 的阴性表达将使神经祖细胞过早离开细胞周期而向神经细胞分化。Sox2 不仅在早期脑发育过程中起作用，它对成体神经发生区的神经干细胞维系也是必须的。Sox2 的调控突变将产生神经性退化，并使成体神经再生受损。

(2) bHLH

多种碱性/螺旋-环-螺旋(basic helix-loop-helix, *bHLH*)基因在调控神经干细胞的自我更新和分化中也起着关键作用。*Hes* 基因是 *bHLH* 基因中的抑制基因。在 *Hes* 基因家族里，*Hes1* 和 *Hes5* 是 Notch 信号的重要效应子。神经干细胞高度表达 *Hes1* 和 *Hes5*。在胚胎大脑内，*Hes1* 和 *Hes5* 的错表达将抑制神经细胞分化而维系神经干细胞。相反，在 *Hes1* 和 *Hes5* 双敲除小鼠中，神经祖细胞将进行不成熟的神经细胞分化。这些结果表明，*Hes1* 和 *Hes5* 在神经干细胞的维持和自我更新中是非常重要的。*Hes* 基因通过抑制 *bHLH* 中的激活基因 *Mash1*、*Math* 和 *Neurogenin* 来实现调控神经干细胞自我更新。

(3) TLX

孤核受体 TLX 是成年脑内神经干细胞自我更新的重要转录因子。在胚胎期，TLX 对于胚胎期大脑的皮质表层的形成、对控制皮质神经发生的时间、对调控外侧端脑祖细胞区域的模式化是必需的。在成年脑内，TLX 缺失小鼠大脑半球明显缩小，伴有严重的视网膜疾病。在行为学上，成年 TLX 突变株小鼠表现出攻击行为增加，性活动减少，进展为暴力行为，晚期出现癫痫发作及学习能力下降等。

TLX 是神经干细胞自我更新的一个重要转录因子，它将神经干细胞维持在未分化状态。从成体 TLX 杂合子脑内分离出的表达 TLX 的细胞，其在体外能增殖，自我更新，并分化为所有的神经细胞类型。与之相反，来自成年 *TLX* 突变小鼠大脑的 TLX 缺失细胞则不能增殖。而在 TLX 缺失细胞内加入 TLX 后，这些细胞能增殖和自我更新。在活体水平，在成年大脑的神经发生区，*TLX* 突变小鼠的细胞增生消失，神经前体细胞减少。TLX 能抑制星形胶质细胞标记物 GFAP 的表达，抑制神经干细胞内肿瘤抑制基因 *PTEN* 的表达，这表明转录抑制在维持神经干细胞处于未分化状态中至关重要。TLX 可能作为一种关键调控子，通过控制一系列靶基因的表达将神经干细胞维持在未分化状态。因此，了解这些由 TLX 调控的基因网络将有助于进一步阐明神经干细胞自我更新和神经发生的机制。

(4) Bmi1

Bmi1 属于多梳基因家族(polycomb of genes)的转录抑制子，它对中枢和外周神经系统中神经干细胞在出生后的维持是必需的。Bmi1 缺乏将导致出生后发育延迟及神经功能缺失。Bmi1 缺失小鼠表现为生后自我更新能力缺乏，这导致神经干细胞在成体早期即不足。Bmi1 通过表达细胞周期蛋白依赖激酶抑制因子 $p16^{Ink4a}$ 和 $p19^{Arf}$ 来维持神经干细胞的。

近年的研究发现，其他核转录子比如雌激素受体(ER)、甲状腺激素受体(TR)、过氧化物酶体增殖物激活受体 γ(PPAR-γ)及核受体共抑制子 N-CoR 等也可调控神经干细胞的增殖和分化。

12.2.2 表观遗传

神经干细胞自我更新和分化的调控是在转录调节和染色体重组、表观修饰的共同作用下完成的。在脊椎动物的中枢神经系统发育中，神经干细胞的命运是受空间和时间严格控制的，同时伴有精确的表观遗传调控，包括组蛋白修饰和 DNA 甲基化等。

组蛋白修饰包括组蛋白乙酰化、甲基化、磷酸化、泛素化和 ADP 核糖基化。组蛋白乙酰化由组蛋

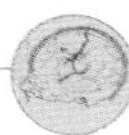

白乙酰化酶(histone acetylase，HAT)和组蛋白去乙酰化酶(histone deacetylase，HDAC)调控。HDAC可将组蛋白尾部保守的乙酰化的赖氨酸残基去乙酰化，导致局部染色质凝缩，阻止转录因子进入靶基因。研究发现，HDAC介导的转录抑制对于维持神经干细胞的自我更新和分化至关重要。用HDAC抑制剂处理神经干细胞可诱导神经细胞分化，这是由于神经限制性沉默因子(neuron-restrictive silencer factor，NRSF；或RE-1 silencing transcription factor，REST)的表达上调引起的。NRSF/REST是一种锌指蛋白，是许多神经元基因的关键转录子，它通过与一段长度为21～23 bp的保守DNA序列结合而发挥作用，这段保守DNA序列称为神经元限制性沉默元件(neuron-restrictive silencer element，NRSE；或repressor element-1，RE-1)。在非神经元细胞中，REST与其共因子相互作用，包括Co-REST、N-CoR和mSin3A，然后它们"募集"HDAC复合物，通过表观遗传的方式抑制神经元基因表达。

近年来，组蛋白甲基化引起人们的极大兴趣。如前所述，组蛋白乙酰化只发生在赖氨酸残基，并且一般与转录激活有关。而组蛋白甲基化可发生在赖氨酸和精氨酸残基，并且与转录激活和抑制都相关。例如，组蛋白H3K9甲基化与转录沉默相关，而组蛋白H3K4和H3/H4精氨酸残基甲基化可产生转录激活。研究发现，与组蛋白乙酰化一样，组蛋白甲基化也受甲基化酶和去甲基化酶共同调节。赖氨酸甲基化的程度(单甲基化、双甲基化或三甲基化)及残基的修饰方式与神经细胞分化紧密相关。比如，组蛋白H3三甲基化K9、组蛋白H4单甲基化K20在增生的神经干细胞中被检测到，而组蛋白H4三甲基化K20在分化的神经元中含量丰富。

DNA甲基化也是表观遗传的一种方式，哺乳动物体内最显著的DNA甲基化形式就是胞嘧啶在5'端的CpG二核苷酸对称性甲基化。DNA甲基化及其相关的染色体重组在调控神经元的基因表达中起重要作用。例如，DNA甲基化可通过在大脑发育早期阻止信号转导子和转录激活因子(signal transducer and activator of transcription 3，STAT3)与*GFAP*基因启动子的结合来抑制星形胶质细胞的*GFAP*表达。DNA甲基化的这种基因沉默效应是由甲基化胞嘧啶结合蛋白家族介导的，其中包括MeCP2。MeCP2在中枢神经系统内大量表达。MeCP2是甲基化CpG结合蛋白中的一员，出生后大脑内处于高表达水平。*MeCP2*基因突变与神经发育疾病Rett综合征相关，这表明MeCP2在调节神经元功能中起作用。研究发现，MeCP2对果蝇胚胎期神经发生非常重要。MeCP2参与神经元分化后期的神经元的成熟和维持，但对哺乳类动物大脑的神经发生不是关键的，这与Rett综合征在出生后发病是一致的。DNA甲基化转化酶(DNA methyl transferase，Dnmt)在中枢神经系统中也有表达，并在神经发生中起作用。Dnmt1缺乏的小鼠表现为神经发生减少。神经祖细胞中的*Dnmt1*敲除导致DNA低甲基化，以及过早地向星形胶质细胞分化。

12.2.3 MicroRNA

MicroRNA (miRNA)是一类由内源基因编码的长度约为22个核苷酸的非编码单链RNA分子，它们在动、植物中参与转录后基因表达调控，属于非编码RNA(Non-coding RNA)中的一种。哺乳动物脑内亦存在许多不同种类的非编码RNA，它们具有多种功能，包括RNA修饰、染色质重组等。miRNA是非编码RNA中的一类，是干细胞自我更新和分化的关键转录后调节因子。miRNA是短的、长度小于50 nt的RNA分子，它在特定组织中表达并受发育调控。在真核生物中，它作为基因表达的负性调控子。miRNA参与多种细胞进程，包括发育、增生和分化等。

miRNA通过同时调节多种靶基因来调控干细胞自我更新和细胞分化命运(图12-2)。在分化过程中，祖细胞表达一系列miRNA，这导致谱系特异性基因进行表达。miR-124和miR-128是成体脑内表达量最大的miRNA，它们主要在神经元中表达；而miR-23仅在星形胶质细胞中表达；miR-26和miR-29在星形胶质细胞中的表达比神经元多；miR-9和miR-125的表达则较为平均。神经前体细胞中miR-124、miR-128和miR-9的表达过度将导致星形胶质细胞分化减少。相反的，抑制miR-9表达或同时抑制miR-124表达将使神经发生减少。miR-9和miR-124可能是通过调控STAT3信号通路来实现调控干细胞的。

12.2.4 细胞外微环境

干细胞的自我更新和分化还依赖于其所处的特定外界微环境，即发生龛(niche)。干细胞与其发生

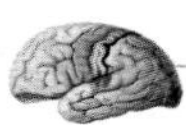

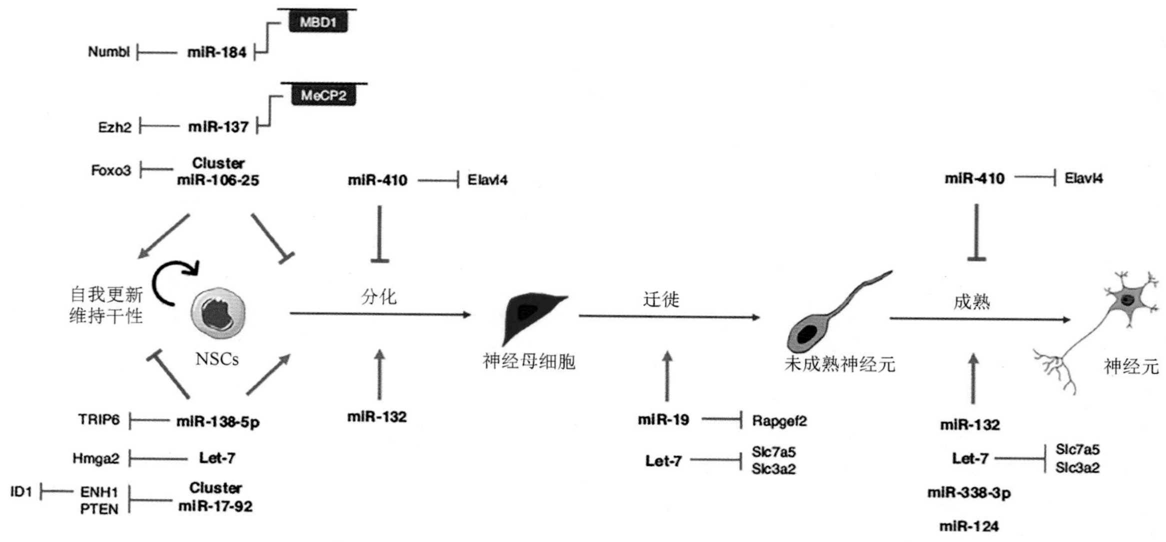

图 12-2 miRNA 调控神经干细胞自我更新和分化

引自：ESTEVES M, SERRA-ALMEIDA C, SARAIVA C, et al. New insights into the regulatory roles of microRNAs in adult neurogenesis [J]. Curr Opin Pharmacol, 2020,50:38-45.

龛的直接接触对维持干细胞的特征至关重要。发生龛中的信号分子包括可溶性分子、膜结合分子及细胞外基质如 Wnt、Notch 和 Sonic hedgehog（Shh）等。这些细胞外因素通过多种信号通路与内在调控子相互作用，包括 Wnt/β-catenin-cyclin D1、Notch-Hes1/5 和 Shh-Gli 等。

研究表明，Wnt/β-catenin 通路参与神经干细胞的自我更新和分化调控。在表达稳定型 β-catenin 的小鼠中，中枢神经系统明显增大；脑内祖细胞很少离开细胞周期，并持续增生。相反，β-catenin 缺失导致神经系统的整体体积明显减少。这些表明 Wnt/β-catenin 信号在神经前体细胞的增生和自我更新中起重要作用，其机制可能是通过其下游的靶基因 *cyclin D1* 来完成的。另外，Wnt 蛋白可促进培养中的神经干细胞向神经元分化。Wnt3a 和 Wnt5a 可同时促进来自出生后鼠脑神经祖细胞的细胞增生和向神经元分化。

Notch 信号通路也可维持神经干细胞的自我更新状态，其效应子为 Hes 家族。关于 Notch 信号通路的组成和作用机制详见孙凤艳主编《医学神经生物学》相关章节。

Shh 也是发育中的重要成分，有关 Shh 的作用机制详见孙凤艳主编《医学神经生物学》相关内容。

表皮生长因子（epidermal growth factor, EGF）、转化生长因子 α（transforming growth factor α, TGFα）、成纤维细胞生长因子（fibroblast growth factor, FGF）都是受体酪氨酸激酶（receptor tyrosine kinase, RTK）的细胞外配基，在神经干细胞的增殖中也起重要作用。EGF 和 TGFα 优先与 EGFR（RTK 家族中一员）结合。EGFR 在侧脑室下区（subventricular zone, SVZ）表达。EGFR 表达受阻将导致胚胎晚期和出生后前脑皮质的神经发生紊乱。TGFα 缺失型小鼠表现为 SVZ 区细胞增生减少。脑室内注射 EGF 和 TGFα 可增加成体脑内神经干细胞增生。体外实验也证实，来自 SVZ 区的神经祖细胞加入 EGF 和 FGF 后可扩增。FGF 主要通过与其受体 FGFR（也属于 RTK 家族一员）结合发挥作用的。敲除 FGFR1 将导致细胞增生缺乏和胚胎死亡。FGF2 是 FGF 家族中最早的分子，它主要在前脑的背外侧皮质的神经上皮中表达，其主要是通过 FGFR1 发挥作用的。FGF2 缺失小鼠表现为在神经发生开始前即出现明显的皮质祖细胞增生减少。脑室内注射 FGF2 可增加成体 SVZ 的细胞增生。Cyclin D2 是 FGF 信号的效应子，它可促进早 G_1 细胞周期进程，使神经干细胞增生。

（汤海亮　朱剑虹）

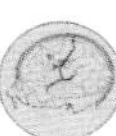

参考文献

[1] 江基尧. 现代颅脑损伤学[M]. 3 版. 上海:第二军医大学出版社,2010.

[2] 孙凤艳. 医学神经生物学[M]. 2 版. 上海:上海科学技术出版社,2008.

[3] 李世亭,周良辅. 脑和脊髓的解剖[M]//周良辅. 现代神经外科学. 2 版. 上海:复旦大学出版社,2015:15-89.

[4] ABBOTT L C, NIGUSSIE F. Adult neurogenesis in the mammalian dentate gyrus [J]. Anat Histol Embryol, 2020,49(1):3-16.

[5] BACIGALUPPI M, SFERRUZZA G, BUTTI E, et al. Endogenous neural precursor cells in health and disease [J]. Brain Res, 2019,1730:146619.

[6] BERGSTRÖM T, FORSBERG-NILSSON K. Neural stem cells: brain building blocks and beyond [J]. Ups J Med Sci, 2012,117(2):132-142.

[7] BREUNIG J J, HAYDAR T F, RAKIC P. Neural stem cells: historical perspective and future prospects [J]. Neuron, 2011,70(4):614-625.

[8] DE FEO D, MERLINI A, LATERZA C, et al. Neural stem cell transplantation in central nervous system disorders: from cell replacement to neuroprotection [J]. Curr Opin Neurol, 2012,25(3):322-333.

[9] ESTEVES M, SERRA-ALMEIDA C, SARAIVA C, et al. New insights into the regulatory roles of microRNAs in adult neurogenesis [J]. Curr Opin Pharmacol, 2019, 50:38-45.

[10] GHOSH H S. Adult neurogenesis and the promise of adult neural stem cells [J]. J Exp Neurosci, 2019, 13:1179069519856876.

[11] GRIFFITHS B B, BHUTANI A, STARY C M. Adult neurogenesis from reprogrammed astrocytes [J]. Neural Regen Res, 2020,15(6):973-979.

[12] HANSEN D V, LUI J H, PARKER P R, et al. Neurogenic radial glia in the outer subventricular zone of human neocortex [J]. Nature, 2010,464(7288):554-561.

[13] KANDEL E R, SCHWARTZ J H, JESSELL T M. Principles of neural science [M]. 4th ed. New York: The McGraw-Hill, 2000:1019-1114.

[14] KATSIMPARDI L, LLEDO P M. Regulation of neurogenesis in the adult and aging brain [J]. Curr Opin Neurobiol, 2018,53:131-138.

[15] KOHYAMA J, KOJIMA T, TAKATSUKA E, et al. Epigenetic regulation of neural cell differentiation plasticity in the adult mammalian brain [J]. Proc Natl Acad Sci USA, 2008,105(46):18012-18017.

[16] LUI J H, HANSEN D V, KRIEGSTEIN A R. Development and evolution of the human neocortex [J]. Cell, 2011,146(1):18-36.

[17] LUJAN E, WERNIG M. An indirect approach to generating specific human cell types [J]. Nat Methods, 2013,10(1):44-45.

[18] MARRO S, PANG Z P, YANG N, et al. Direct lineage conversion of terminally differentiated hepatocytes to functional neurons [J]. Cell Stem Cell, 2011,9(4): 374-382.

[19] MATARREDONA E R, PASTOR A M. Neural stem cells of the subventricular zone as the origin of human glioblastoma stem cells. Therapeutic implications [J]. Front Oncol, 2019,9:779.

[20] MING G L, SONG H. Adult neurogenesis in the mammalian brain: significant answers and significant questions [J]. Neuron, 2011,70(4):687-702.

[21] MORALES A V, MIRA H. Adult neural stem cells: born to last [J]. Front Cell Dev Biol, 2019,7:96.

[22] OBERNIER K, ALVAREZ-BUYLLA A. Neural stem cells: origin, heterogeneity and regulation in the adult mammalian brain [J]. Development, 2019, 146 (4):DEV156059.

[23] PANG Z P, YANG N, VIERBUCHEN T, et al. Induction of human neuronal cells by defined transcription factors [J]. Nature, 2011,476(7359): 220-223.

[24] RAGHUPATHI R. Cell death mechanisms following traumatic brain injury [J]. Brain Pathol, 2004,14(2): 215-222.

[25] SANAI N, TRAMONTIN A D, QUIÑONES-HINOJOSA A, et al. Unique astrocyte ribbon in adult human brain contains neural stem cells but lacks chain migration [J]. Nature, 2004,427(6976):740-744.

[26] TANG H L, ZHU J H. Epigenetics and neural stem cell commitment [J]. Neurosci Bull, 2007,23(4):241-248.

[27] TANG H, SHA H, SUN H, et al. Tracking iPSCs-derived neural stem cells in CNS of rats and monkeys [J]. Cell Reprogram, 2013,15(5):435-442.

[28] URBÁN N, BLOMFIELD I M, GUILLEMOT F. Quiescence of adult mammalian neural stem cells: a highly regulated rest [J]. Neuron, 2019, 104 (5): 834-848.

[29] VIERBUCHEN T, WERNIG M. Direct lineage conversions: unnatural but useful [J]. Nat Biotechnol,

2011,29(10):892 - 907.

[30] VIERBUCHEN T, WERNIG M. Molecular roadblocks for cellular reprogramming [J]. Mol Cell, 2012,47(6): 827 - 838.

[31] WANG C M, LIU F, LIU Y Y, et al. Identification and characterization of neuroblasts in the subventricular zone and rostral migratory stream of the adult human brain [J]. Cell Res, 2011,21(11):1534 - 1550.

[32] WANG Y Z, PLANE J M, JIANG P, et al. Concise review: Quiescent and active states of endogenous adult neural stem cells: identification and characterization [J]. Stem Cells, 2011,29(6):907 - 912.

[33] YANG N, NG Y H, PANG Z P, et al. Induced neuronal cells: how to make and define a neuron [J]. Cell Stem Cell, 2011,9(6):517 - 525.

[34] YAO J, MU Y L, GAGE F H. Neural stem cells: mechanisms and modeling [J]. Protein Cell, 2012, 3(4):251 - 261.

[35] ZHANG Y, PAK C, HAN Y, et al. Rapid single-step induction of functional neurons from human pluripotent stem cells [J]. Neuron, 2013,78(5):785 - 798.

[36] ZHU J, WU X, ZHANG H L. Adult neural stem cell therapy: expansion in vitro, tracking in vivo and clinical transplantation [J]. Curr Drug Targets, 2005, 6(1): 97 - 110.

[37] ZHU J, ZHOU L, WU X, et al. Tracking neural stem cells in patients with brain trauma [J]. N Engl J Med, 2006,355(22):2376 - 2378.

[38] ZIGOVA T, SANBERG P R. The rising star of neural stem cell research [J]. Nat Biotechnol, 1998,16(11): 1007 - 1008.

妊娠期神经外科疾病的处理

患者在妊娠期发生或合并神经外科疾病，将增加处理上的困难。妊娠期人体的生理改变对疾病的影响、母体和胎儿的需求、检查和治疗措施对胎儿可能造成的影响，都是在选择治疗时机和方式时需要考虑的重要问题。

13.1 妊娠期的生理变化

妊娠期的生理改变包括血流动力学、激素水平等多方面，这些变化可能导致脑血管意外的风险，而同时某些颅内肿瘤和椎管内病变的病情进展，给疾病治疗带来较大影响。

足月时血浆容量增加 40%～50%，全血增加 25%～50%，而此时红细胞仅增加 20%，血红蛋白和血细胞比容相对下降，因而孕妇处于生理性贫血状态。心率和每搏输出量分别增加 29%和 18%，导致心输出量增加 60%。心输出量的持续增加发生于妊娠期前 6 个月，之后基本保持稳定，直至足月。在雌激素作用下，子宫及外周血管阻力下降，导致子宫血流量的增加，并使得全身动脉压下降 10%。而当足月时，动脉压会增加，在子宫收缩时心输出量会进一步增加 20%。妊娠后期，由于孕妇多处于仰卧位，增大的子宫对腹主动脉和下腔静脉的挤压，影响母体血压和血流的重新分布。

妊娠期孕激素和雌激素水平的增高，以及这些增高的激素与部分肿瘤细胞表面激素受体的结合可导致肿瘤的进展。孕、雌激素同时具有促进泌乳素合成的作用，促使垂体腺瘤的生长。

妊娠期血流动力学和激素水平的变化会导致血管壁结构发生变化。孕激素、雌激素及前列环素对血管平滑肌有直接作用，使得子宫、肾脏、皮肤等外周血管扩张，结构上表现为内膜增生、中膜增厚、正常弹性波纹丧失等。

妊娠期间，孕妇的凝血状态和血黏度都将发生显著变化，表现为凝血酶形成增加，组织纤维蛋白溶酶原受抑制。纤维蛋白原与凝血因子Ⅶ、Ⅷ、Ⅸ、Ⅹ的血清浓度升高。妊娠后期和产褥期血小板聚集功能进一步增强。虽然血细胞比容降低总体上会导致血黏度一定程度的下降，但这些变化最终造成妊娠后期和产褥期的高凝状态。

13.2 妊娠期药物注意事项

妊娠期的生理变化使得许多药物的药代动力学发生改变，在药物的使用过程中必须加以注意。部分药物对胎儿发育具有潜在的影响。因此，妊娠期间药物使用必须对使用风险和收益进行完整的评估。

13.2.1 抗癫药

目前所有的抗癫药物均具有潜在致畸风险，特别在怀孕早期3个月内给药时。据报道，癫痫孕妇所生胎儿先天畸形率达4%～5%，其中至少部分归咎于抗癫药物的使用。苯妥英钠可致胎儿乙内酰脲综合征，包括宫内发育迟滞、智障、小头及肢体缺陷等；苯巴比妥与头面及四肢骨骼发育迟滞，以及精神发育迟缓有关；丙戊酸钠已被明确证实可导致胎儿运动障碍，语言、认知的发育迟缓，并可导致丙戊酸钠综合征，包括圆颅、智障、心血管和生殖泌尿系统异常，和神经管缺陷和胎儿窘迫有关。卡马西平虽然被认为不良反应相对较轻，但可诱导母体粒细胞缺乏症。基于目前研究，新型抗癫痫药在致畸作用方面明显较低。而在抗癫痫药物的联合使用中，左乙拉西坦、奥卡西平、普利酮和唑尼沙胺，未发现致畸率有明显增加。然而，妊娠期合并颅内疾患的癫痫发生率和发生频率均高于其他时期。同时，癫痫的频繁发作，可致母体和胎儿低氧血症的危险。因此，对于具有癫痫风险的妊娠期患者仍有使用抗癫药物的指征。妊娠期抗癫药物的使用必须权衡抗癫药物的不良反应和患者癫痫的风险。

妊娠期抗癫药物的使用应遵循以下原则：①药物使用局限在癫痫风险很大的患者，而不作为普遍预防措施。②将药物剂量和浓度维持在有效浓度的较低水平。因妊娠期和产后生理变化导致药代动力学的频繁改变，必须频繁检测血药浓度，至少每月1次。③注意个体间差异所导致的抗癫痫药物有效性的不同，需密切监测。④妊娠期间密切监测宫内胎儿生长、妊娠期并发症，并关注产后新生儿并发症。⑤补充维生素K和叶酸，对抗抗癫药物与维生素K和叶酸的拮抗作用，以减少胎儿神经管缺失和新生儿出血的风险。⑥不随意增加新的抗癫药物。只要采用正确的抗癫药物使用方法，绝大多数患者及胎儿的预后良好。

13.2.2 甘露醇

甘露醇可以通过血脑屏障，造成胎儿血浆渗透压升高，有导致脱水和高钠的风险。早期曾反对妊娠期使用甘露醇。但鉴于迄今仍没有甘露醇不良后果的确切证据，因此，目前多数赞成在可能危及生命的高颅压患者中可以有限度地使用，同时注意母体的肾脏血流灌注及对胎儿的影响。

13.2.3 抗凝药物和血小板抑制剂

肝素为大分子结构，不能通过血脑屏障，亦不能通过胎盘和进入母乳，故目前并没有证据表明肝素使用存在胎儿或新生儿方面的风险，亦无致畸风险。肝素导致的母体出血风险与其他时期相同，同时肝素也可致脱发、骨质疏松。肝素半衰期短，可逆性好，适合晚期妊娠的使用。

华法林容易穿过胎盘。妊娠早期的华法林暴露，特别是早期3个月内使用华法林可致流产，同时可导致华法林胚胎病，特征为鼻骨发育不全和点状骺。妊娠晚期的华法林暴露则可导致神经后遗症，包括癫痫、发育迟滞等。其他少见的与华法林相关的不良反应包括神经系统和眼球发育异常、胎儿出血，甚至死胎等。

妊娠期如何使用抗凝药物，目前普遍可以遵循的原则为：孕早期3个月尽量使用肝素，之后华法林类药物的安全性提高，可以替换肝素。妊娠最后1个月改为肝素，可迅速调控凝血参数。也可使用皮下注射低分子肝素，减少出血和骨质疏松的风险。药物使用期间频繁地监测凝血参数是必须的。

阿司匹林是最常用的血小板抑制剂。在动物实验中，妊娠晚期使用高剂量(20 mg/kg)阿司匹林可导致动脉导管狭窄和早闭，故FDA将其作为D类药物。然而，并无证据表明低剂量(60～100 mg/d)阿司匹林可以明显引起母体或胎儿有出血、胎盘早剥或先天性异常的风险。美国FDA推荐在预产期前12周(按妊娠期≥28周计)低剂量用作血小板抑制还是相对安全的。氯吡格雷和奥扎格雷在权衡利弊后用。西洛他唑(cilostazol)和噻氯匹啶(tidopidine)则禁用。

13.2.4 其他

动物实验提示尼莫地平具有致畸作用和造成胚胎缺血风险，但目前没有足够的人体实验评估该药

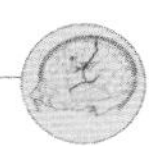

的风险。因此部分学者建议对于 Hunt-Hess Ⅰ和Ⅱ级患者在与母亲充分讨论利弊后谨慎使用，并同时监测和避免低血压。

肾上腺皮质激素具有导致胎儿肾上腺功能低下的风险，故应短期使用。

13.3 诊断措施注意事项

目前常用的绝大多数影像学检查对母体和胎儿相对安全，可在有指征的患者中使用。头部 CT 检查过程中，建议胎儿暴露的辐射剂量控制在 0.005Sv(0.5rem)以下。使用铅衣遮挡后每次 CT 检查胎儿所接受的辐射剂量<0.000 5Sv(0.05rem)左右。碘造影剂对胎儿危险性低，在注射检查后注意充分水化。没有证据显示 MRI 对胎儿的不安全性，钆喷酸葡胺注射液(磁显葡胺)的致畸作用也没有确切的人体观察结果，因此建议在怀孕前 3 个月内慎用。数字减影血管造影(DSA)也可在指征明确的患者中使用，检查过程中做好对胎儿的辐射防护。

13.4 手术注意事项

在孕妇的任何手术中，都建议使用多普勒持续监测胎儿心率。心动过速为早期胎儿窘迫的征象，心动过缓提示严重的子宫低灌注。

怀孕早期患者手术多采用仰卧位，但后期，如长期仰卧位致使子宫压迫下腔静脉，会导致严重的回心血量不足和下腔静脉阻塞。将患者置于侧卧位可消除这种情况。血管病手术中采用的控制性低血压，因子宫血流调节能力不足而易引起低灌注，故应非常慎重。

13.5 妊娠期脑血管病的处理

13.5.1 脑动脉瘤

普通人群脑动脉瘤年破裂率在 1%～2%。尽管妊娠期脑动脉瘤破裂率尚没有可靠的流行病学数据，但普遍认为，其破裂率在同龄非妊娠期动脉瘤破裂率的 5 倍以上。因此，多数学者主张在妊娠前更积极地对未破裂动脉瘤进行外科干预。

13.5.2 动脉瘤性蛛网膜下腔出血

妊娠期动脉瘤性蛛网膜下腔出血是一种罕见情况，发生率为 0.01%～0.058%，且文献报道较少。妊娠期动脉瘤破裂的风险显著提高，血流动力学和血压波动是主要的致病因素。该破裂风险随着孕期的增加而递增，在 30～34 周达到高峰。尽管孕妇首次动脉瘤破裂的病死率在 30%～35%，接近非妊娠期人群，但未经处理的破裂动脉瘤在孕期再次破裂的概率高达 50%，相关的母体病死率达 70%。因此，尽管妊娠期动脉瘤性蛛网膜下腔出血的处理相当困难，但在多数情况下仍应按外科情况积极治疗。

(1) *诊断*

妊娠期脑动脉瘤出血的临床表现与非妊娠期类似，主要表现为剧烈头痛，严重者会出现脑膜刺激征、癫痫、意识障碍等。头部 CT 及脑血管造影帮助确诊在大多病例中并不困难。但动脉瘤性蛛网膜下腔出血仍应和更为常见的妊娠期子痫鉴别，后者表现为高血压、反射亢进、视力障碍，以及蛋白尿、水肿等。CT 检查少见颅内出血，多以血管源性脑水肿为主，少数为蛛网膜下腔出血。其他疾病包括脑血管畸形、血液系统疾病引起的颅内出血、外伤性蛛网膜下腔出血等，结合病史、CT、MRI 表现和 DSA 鉴别，诊断并不困难。

(2) *治疗*

保持母体血压稳定既是减少再出血的重要措施，也是避免子宫低灌注和胎儿窘迫的需要。同非妊娠期患者一样，适当的镇痛、镇静，抗癫痫、血管痉挛的预防都是必不可少的措施。务必进行持续的胎心监测等胎儿情况评估，并与孕妇外科情况相结合，制订治疗方案。

因未经处理的动脉瘤性蛛网膜下腔出血在妊娠期发生再出血的风险达 33%～50%，孕妇病死率高达 50%～68%，因此，在充分评估孕妇和胎儿情况后应积极进行治疗。Dias 和 Sekhar 在 1990 年有关妊娠期动脉瘤性蛛网膜下腔出血的综述中，分析一组针对 106 名妊娠期动脉瘤破裂出血的病例，其中 56 例接受手术治疗，另 51 例非手术治疗。手术组母体和胎儿病死率分别为 11%和 5%，而非手术组母体和胎儿病死率分别高达 63%和 27%。该结果显示积极的外科治疗在挽救治疗妊娠期动脉瘤出血中具有重要价值。

开颅手术和血管内介入治疗在妊娠期患者治疗

中的适应证可参照非妊娠期病例，但需要平衡考虑介入治疗所需要的长时间辐射暴露、全身抗凝、栓塞不完全及栓塞术后再次破裂的问题。临床研究的报道显示脑血管病患者阴道分娩与剖宫产分娩的病死率没有显著差别。根据目前的临床研究资料，妊娠期动脉瘤性蛛网膜下腔出血的处理应根据神经外科标准实施进行，而分娩方式以产科标准决定。在胎儿情况稳定的前提下，可优先处理出血的动脉瘤，以减少再出血的风险。如进入临产阶段、发生子痫、胎儿窘迫等症状，产科问题较外科问题更为严重时，应优先实施剖宫产等措施结束妊娠，再处理动脉瘤。如在开颅手术过程中临产发动，分娩迫在眉睫，则仍应迅速实施分娩结束妊娠，再继续脑部手术。如果蛛网膜下腔出血严重，孕妇生命垂危，对于妊娠后3个月的患者，可实施剖宫产挽救胎儿。在脑血管造影和介入治疗时，要防护放射线对胎儿的影响。尽量用弹簧圈，不宜用支架，因为后者需长期服用血小板抑制剂，从而影响母婴健康。

虽然动脉瘤性蛛网膜下腔出血的预后主要取决于临床分级，但有数据表明，产前外科处理的孕妇病死率(11%)和胎儿病死率(5%)明显低于未经外科处理的病例，后者孕妇和胎儿病死率分别达到63%和27%。

13.5.3 脑动静脉畸形

没有明确的临床数据显示妊娠会增加脑动静脉畸形(AVM)的出血概率，但AVM是妊娠期颅内出血的常见原因，且妊娠期AVM出血处理更为困难，病死率高。因此，针对合并有AVM的育龄妇女，在准备怀孕前，多推荐更为积极的外科治疗方案，无论是开颅手术、介入治疗还是放射外科，均主张在治疗完成、AVM破裂风险解除后再怀孕。

(1) *诊断*

妊娠期AVM的临床表现和诊断流程与非妊娠期类似，结合病史、CT、MRI及DSA检查，确诊并不困难。出血原因应与其他妊娠期引起颅内出血的病变如子痫、动脉瘤、海绵状血管瘤、脑肿瘤、转移性绒癌、烟雾病、静脉窦血栓、缺血性卒中后出血等相鉴别。

(2) *治疗*

妊娠期AVM破裂出血的内科治疗类似于动脉瘤性蛛网膜下腔出血，包括针对母体的治疗和胎儿情况的监测。

相对于妊娠期脑动脉瘤破裂，针对AVM破裂出血的外科治疗的益处并没有如此肯定。但未经治疗的妊娠期破裂AVM发生再次破裂的风险高达25%，远远高于非妊娠期的出血概率。因此，尽管目前尚没有非常肯定的循证医学证据证实积极的外科治疗在降低妊娠期AVM破裂的孕妇和胎儿病死率方面的优势，但多数学者主张在胎儿情况稳定的前提下，尽早进行外科干预，以减少再出血的风险。

相对于开颅手术，血管内介入治疗和放射外科多不能迅速降低再出血的风险，因此在治疗方案的选择上，更多地采用开颅手术。同样在分娩方式上，证据显示阴道分娩和剖宫产分娩没有统计学意义的差异。因此，在胎儿监测情况稳定的前提下，AVM的处理遵循神经外科标准，分娩方式按产科标准进行。

普通人群AVM破裂病死率为10%，相比之下，妊娠期破裂的孕妇病死率高于这一数据。

13.5.4 其他脑血管疾病

由于妊娠期血流动力学和凝血状况的改变，一些脑血管病发生率会相应升高，如高血压脑出血、高血压脑病、脑缺血性卒中、静脉窦血栓等。多数情况下这些疾病以内科治疗为主，外科干预只在内科治疗无法解决的紧急情况下进行。一些病例在妊娠结束后自行缓解。

13.6 妊娠期脑肿瘤

妊娠期脑肿瘤总体发生率与同龄非妊娠期发生率并无明显差别。然而，母体激素水平的变化导致部分脑肿瘤的进展。临床上较为常见的是部分脑膜瘤在妊娠期的迅速增大，多数患者表现为无症状肿瘤出现神经功能障碍，或轻微症状者症状明显加重。孕期升高的孕激素和雌激素水平刺激脑膜瘤表面的受体，导致肿瘤的生长。大部分病例在妊娠结束后随着孕、雌激素水平恢复正常，症状又开始减轻。垂体腺瘤是妊娠期变化较为常见的脑肿瘤，高水平雌激素促进泌乳素DNA的合成，导致肿瘤的增大。据报道，1%～5%的垂体微腺瘤和15%～35%的大腺瘤在妊娠期快速长大。部分肿瘤由于生长迅速，血供无法跟上而出现垂体瘤卒中。

在治疗方面，妊娠期脑肿瘤的治疗应综合考虑肿瘤的自然史、患者病情的程度及孕期来决定。

良性肿瘤如病情稳定或无进展允许妊娠结束后

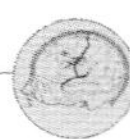

处理，有症状的良性脑肿瘤如必须要外科治疗，多数病例也能在不影响妊娠的情况下实施外科手术和围手术期治疗。对于妊娠期合并的垂体瘤，溴隐亭对控制 PRL 水平和肿瘤生长仍然有效，尽管有关溴隐亭对母体的影响和其致畸作用没有明确的依据，但多数仍然主张在不致流产的前提下尽早停药。大型泌乳素腺瘤、非分泌型腺瘤及 GH 和 TSH 型腺瘤的经蝶垂体瘤手术需要谨慎，仅当药物治疗失败且伴有严重视力损害时，方才考虑手术治疗。

妊娠期合并恶性肿瘤的处理较为复杂，由于术后的后续治疗对胎儿存在较大影响，因而需非常慎重。一般主张对孕期 32 周以后的病例，建议尽快实施分娩，主动结束妊娠，然后进行手术及后续治疗。对于 32 周以内的病例，应根据疾病的进展速度和严重程度，与患者充分讨论治疗的代价和价值后再决定是否结束妊娠。对于这部分患者，心理辅助治疗是不容忽视的治疗的一部分。

13.7 妊娠期脑积水

脑积水行脑室-腹腔分流后部分患者在妊娠后期发生分流管堵塞。主要原因是增大的子宫压迫分流管腹腔端，以及由此增高的腹腔压力导致脑脊液排出障碍所致。临床脑积水症状的重新出现、对分流管阀门的检查，以及头部 CT 和 MRI 检查帮助明确分流管堵塞并不困难。直接腹部 CT 或 X 线检查应尽量避免。

多数患者通过按压阀门、调整阀门压力等保守治疗度过妊娠期。如需要，也可用将阀门接出引流脑脊液、脑室外引流等方法缓解脑积水度过妊娠期。对于仍然无法缓解的病例，脑室-心房分流作为可供选择的方案。

阴道分娩作为优先考虑的分娩方式，以减少对分流管的影响，使其在结束妊娠后仍然发挥功能。如出现严重腹腔感染可能累及颅内等不得已情况才考虑堕胎等主动结束妊娠。

13.8 妊娠期椎管病变

妊娠期合并椎管内病变及椎间盘突出症的表现与非妊娠期类似，部分患者症状加重。50%椎间盘突出症患者表现为背痛或者神经根痛，大部分可经保守治疗维持到妊娠结束，但阿片类镇痛药的使用要慎重。对于妊娠期持续疼痛或者神经功能恶化的患者仍可采用手术治疗。妊娠 12 周后，俯卧位应该避免。妊娠后期，为避免子宫对下腔静脉的进一步压迫，也不宜采用右侧卧位。因而，左侧卧位是妊娠后期最合理和常用的手术体位。术中持续的胎心和子宫收缩监测是必不可少的安全措施。

（朱　巍　周良辅）

参考文献

[1] 朱巍，周良辅. 13 妊娠期神经外科疾病处理[M]//周良辅. 现代神经外科学. 2 版. 上海：复旦大学出版社，2015：253 - 257.

[2] ANDRADE C. Major congenital malformations associated with exposure to antiepileptic drugs during pregnancy [J]. J Clin Psychiatry, 2018: 79(4):18f12449.

[3] GRAILLON T, CUNY T, CASTINETTI F, et al. Surgical indications for pituitary tumors during pregnancy: a literature review [J]. Pituitary, 2020,23(2):189 - 199.

[4] GUIDA M, ALTIERI R, PALATUCCI V, et al. Aneurysmal subarachnoid haemorrhage in pregnancy: a case series [J]. Transl Med UniSa, 2012,2:59 - 63.

[5] KAZEMI P, VILLAR G, FLEXMAN A M. Anesthetic management of neurosurgical procedures during pregnancy: a case series [J]. J Neurosurg Anesthesiol, 2014,26(3):234 - 240.

[6] PENNELL P B. Use of antiepileptic drugs during pregnancy: evolving concepts [J]. Neurotherapeutics, 2016,13(4):811 - 820.

[7] SCHERES L J J, BISTERVELS I M, MIDDELDORP S. Everything the clinician needs to know about evidence-based anticoagulation in pregnancy [J]. Blood Rev, 2019,33:82 - 97.

[8] VAJDA F J E, GRAHAM J E, HITCHCOCK A A, et al. Antiepileptic drugs and foetal malformation: Analysis of 20 years of data in a pregnancy register [J]. Seizure, 2019,65:6 - 11.

[9] YARRINGTON C D, VALENTE A M, ECONOMY K E. Cardiovascular management in pregnancy: Antithrombotic agents and antiplatelet agents [J]. Circulation, 2015, 132(14):1354 - 1364.

14 营养支持

颅脑损伤(TBI)等相关神经重症疾病可导致神经外科患者的全身代谢紊乱，增加了个体的代谢需求，而且数周内存在负氮平衡。这种内稳态的紊乱主要归因于蛋白质分解氮丢失。因此，补偿代谢改变所需和补充丢失之氮有助于患者的康复。在病情危重的几周内，提供适当的营养可以改善生存率和减轻 TBI 后残疾。鉴于营养支持在神经重症患者治疗中的重要地位，尽管鼻饲胃管饮食可能增加误吸的风险，但对于脑外伤和卒中患者，恰当的营养支持已经被证实可有效降低患者病死率和感染的发生率。由于循证医学数据并不充分，对于神经重症患者营养支持的标准化治疗尚无最佳方案，但是营养支持的必要性越来越受到各方面的重视。本章，笔者将从神经重症患者机体代谢特点及机制，营养治疗的时机、制剂，营养量的计算，营养途径、并发症等对目前进展加以论述。

14.1 神经重症患者机体代谢特点

14.1.1 高代谢状态

首先应严格区分饥饿状态和高代谢状态。人体处于饥饿状态时，能量代谢和蛋白质等营养物质的利用率均有下降；而高代谢状态则是指代谢率的显著增加，包括脂肪在内，身体各种能源的利用均增加。创伤和感染等神经重症疾病发生后，不管有无喂食，人体的能量需求均增加，并处于高代谢状态。高代谢状态基本特点包括发热、白细胞增加、血糖升高、低蛋白血症及血液中尿素氮增加等。Clifton 等的一项高代谢监测研究表明，与预测的正常基础能量消耗(basal energe expenditure, BEE)相比，测得的 TBI 患者的静息能量消耗(resting energe expenditure, REE)提高到了(138±37)%。另一项 Robertson 等关于高代谢和 TBI 严重程度关系的研究表明，体温升高与高代谢有关：GCS 评分为 4～5 分的患者，体温每升高 1℃ REE 升高 45%；GCS 评分为 6～7 分的患者，体温每升高 1℃ REE 升高 15%。在这些研究中，外源性皮质类固醇激素治疗在高代谢反应发生中起着一定的作用。在非类固醇激素治疗的 TBI 患者中，平均 REE 是预测 BEE 的(1.4±0.5)倍。这些反应是由 TBI 直接引起的，相当于 70 kg 体重处于昏迷状态的成人 24 h 能量消耗 14 644 kJ(3 500 kcal)。

(1) 发生机制

脑外伤后下丘脑分泌促肾上腺皮质激素释放因

子,使垂体前叶分泌肾上腺皮质激素和交感神经末梢,肾上腺髓质分泌儿茶酚胺,进而刺激肾上腺皮质、垂体前叶、胰腺分泌皮质激素、高血糖素、胰岛素。皮质激素、高血糖素、儿茶酚胺又称分解激素,在正常人体可导致代谢率升高,在颅脑外伤后占主导地位,产生高代谢反应,其激素水平与损伤程度呈正相关,伤势越重,代谢异常越明显。其他的物质如氧自由基、前列腺素、白三烯也可能参与脑外伤后代谢反应。

(2) 时间

颅脑外伤的高代谢反应在伤后即出现,3～5 d达到高峰,2周后渐趋消退;如有并发症,时间可顺延。

(3) 影响因素

影响脑外伤后代谢反应的因素较多,包括:GCS评分越低,能量消耗越多,反之亦然;肠外营养输注,特别是全胃肠外营养输注可引起能耗增高;糖皮质激素的使用,并发感染可增高患者的能耗,但作用较小;患者的活动特别是去脑强直状态将增加20%的代谢率;镇静剂如巴比妥类药物和肢体瘫痪可降低代谢率。

(4) 能量消耗测定法

颅脑外伤后能量消耗测定研究颇多,直接测定法非常繁琐,临床不能推广。目前认为,间接热量测定是确定热量需求的最好方式,常用的是回归方程计算静息代谢消耗(RME):GCS评分≤7分,RME＝152－14(GCS评分)＋0.4(HR)＋7(DSI);GCS评分≥8分,RME＝90－3(GCS评分)＋0.9(HR)。其中GCS评分为格拉斯哥昏迷量表评分值,HR为心率(次/分),DSI为外伤后天数。

(5) 内分泌轴的改变

1) 生长激素(GH):TBI后血清GH水平整体升高,但IGF-1水平较低,GH受体表达降低,外周产生GH抵抗状态,消耗能量的合成代谢过程停止,释放氨基酸作为能量底物,同时出现脂质分解和胰岛素拮抗,这有利于在危重症的急性期释放能量储备。促甲状腺轴、甲状腺对危重疾病的适应性反应是一种节能策略,可减少代谢过程的开支。它通常被称为"非甲状腺疾病综合征",也可能被称为"低T_3综合征",实验室参数包括低血清T_3水平,TSH和游离T_4基本正常。

2) 促肾上腺皮质激素(ACTH)轴:血浆促肾上腺皮质激素和皮质醇水平随着正常昼夜节律的丧失而升高,糖皮质激素的典型作用是在受到应激后维持体内平衡,这些包括使用能量释放的策略,如从肝外组织中调集氨基酸,脂肪分解,随后使用甘油,以及在肝脏中的糖异生作用。

14.1.2 高分解状态

(1) 氮平衡

氮平衡是指氮摄入与氮排出之间的差别。一般以尿氮或尿素加上2～3 g经粪便和皮肤丢失的氮,代表排出的氮。虽然尿素在一般的实验室均可测定,但它仅代表尿氮总量的60%～95%(平均为85%),因此宜直接测量尿氮。正常情况下,尿氮排出较氮摄入或氮代谢滞后3～8 d,正常人从正氮平衡转变为负氮平衡需3～4 d。因此,要准确测量和了解代谢状态,至少需要4 d的均衡时间。在营养处理中,氮和蛋白质这2个名词可以互换,因为测量的氮与摄入或分解的蛋白质之间有一恒定的关系,即:1 g蛋白质/6.25＝1 g氮。尿中1 g氮(加上粪便丢失)相当于6.25 g的蛋白质分解。

(2) 负氮平衡

重度颅脑外伤和其他严重创伤一样,尿氮丢失增多,导致负氮平衡。对于正常禁食者,每天消耗氮3～5 g;与此对应,严重TBI患者每天氮的分解为14～25 g。在Young等的研究中,尽管给TBI患者提供蛋白质1.5 g/(kg·d),平均氮平衡仍处于负值,并持续3周。而且在2周内,血清白蛋白水平从入院时的(30.9±2.0)g/L下降至(19.8±4.0)g/L。另外,体重也明显降低[平均降低(15.6±5.9)kg]。当提供蛋白质2.3 g/(kg·d)时,患者处于正氮平衡。据颅脑损伤基金会(BTF)报道,TBI后最初的7～10 d,超过20%的重度TBI患者(GCS评分为3～8分)负氮平衡＞30 g/d,几乎所有其他的患者至少为20 g/d。缺乏充足的营养支持、高分解状态很快导致大量的内源性蛋白质分解。Chiolero等发现氮平衡与尿液中儿茶酚胺和血清胰高血糖素水平呈负相关。研究显示,高代谢状态和高分解状态可能与儿茶酚胺的释放量有关。尿氮排泄可达11.3～34.1 g/d,平均21.9 g/d,相当于蛋白质130 g/d。尿氮增多反映氨基酸分解代谢增高。尿氮丢失程度除与氮摄入有关外,还因创伤严重性不同而不同。

(3) 时间

一般蛋白质分解代谢的程度与能量消耗增多成比例。因此,氮丢失在伤后即增加,1～2周达到高峰,与高代谢反应相似。

（4）影响因素

尿氮排泄与代谢率成正相关。氮平衡与尿中肾上腺素、去甲肾上腺素及血中高血糖素水平呈负相关；糖皮质激素的应用促进颅脑外伤后尿氮丢失；制动能增加颅脑外伤后尿氮丢失，正常年轻男性完全制动 5～6 d 可致尿氮丢失增多出现负氮平衡，提示制动并非起重要作用；营养物质的摄入可减少尿氮丢失。颅脑外伤患者增加蛋白质摄入可改善氮平衡，但不能达到正氮平衡，随着氮摄入增加，尿氮也相应丢失增多；蛋白质组成如支链氨基酸含量高有助于氮潴留；药物如胰岛素样生长因子-1(IGF-1)能促使颅脑外伤患者伤后早期达到正氮平衡。正氮平衡与血中 IGF-1 显著相关。其他治疗还包括环氧化酶抑制剂、生长因子、细胞因子拮抗剂、其他拮抗应激后分解反应的药物。

14.1.3 其他机体反应

（1）急性期反应

伤后即出现，一般持续 2 周。具有下列特点：

1）电解质变化：低血锌、低血铁、高尿锌、高血铜。低血锌与颅脑外伤严重程度相关，GCS 评分越低，血锌越低。无感染依据的发热亦是急性期反应的表现，有时可持续 3 周。

2）正性急性反应期蛋白，如纤维蛋白原、C 反应蛋白、巨球蛋白、酸性糖蛋白等在急性反应期合成增加。这些蛋白有稳定体内生理环境的作用。抗胰蛋白酶和巨球蛋白有抑制从白细胞、溶酶体、破坏细胞释放出的蛋白酶的作用。纤维蛋白原为纤维蛋白形成提供足够的底物，有助于伤口的凝血。酸性糖蛋白能降低细胞激酶和白细胞介素(IL)-1 的活性；C 反应蛋白升高对伤后免疫调节起重要作用。

3）负性急性期反应蛋白，如血清白蛋白、维生素 A_1 结合蛋白、甲状腺素结合前蛋白在急性期水平下降。白蛋白对维持血浆渗透压、药物运转、提高肠内营养耐受性发挥着重要作用。补充白蛋白能提高血清蛋白水平，降低并发症。

患者常出现蛋白质热量型营养不良。高分解代谢导致骨骼肌萎缩、内脏和循环中蛋白质减少，引起分解代谢的全身效应。在这种情况下患者很容易发生多器官功能不全。系统性的心、肺、肠道和免疫系统功能障碍是常见的并发症。骨骼肌蛋白质丢失导致呼吸肌疲劳及体力活动能力下降。呼吸肌疲劳使排痰能力下降，肺部感染使呼吸机依赖机会增多；体力活动减少导致压疮发生增加。蛋白质合成及胶质合成障碍、成纤维细胞功能不良导致伤口愈合延迟，伤口部位易感染，伤口感染可导致败血症。缺乏谷氨酰胺摄入，以及长期禁食可导致肠道黏膜萎缩，可导致细菌易位，亦造成败血症。

细胞因子如 IL-1、IL-6、肿瘤坏死因子在 TBI 后均升高，它们是急性期反应的重要诱导剂。IL-6 使纤维蛋白原、C 反应蛋白、巨球蛋白、酸性糖蛋白增加，白蛋白减少，并呈剂量和时间的依赖性。研究显示，正常兔静脉注射重组肿瘤坏死因子，可降低血清白蛋白水平。IL-1、IL-6 能降低白蛋白 RNA 合成。目前急性期反应的治疗主要是根据患者需要，用合适的方法和路径提供充分的营养素。

（2）胃肠道功能改变

TBI 后常见应激性溃疡、胃排空延缓、肠壁通透性增高。应激相关胃黏膜病变，严重的如应激性溃疡，可用制酸剂减少出血和并发症，其机制为多因素。在动物实验注入细胞因子可造成胃肠黏膜出血或缺血性改变。TBI 患者出现应激性黏膜病变往往细胞因子活性升高。胃排空延缓常见于伤后 1～2 周，第 3 周逐渐恢复。有部分患者出现异常的双相反应：早期进食胃排空较正常快，晚期却较正常慢。反应机制与应激、颅内压增高、细胞因子、促皮质素、阿片样物质等作用有关。胃排空延缓造成早期肠内营养的不耐受。肠壁通透性增高可出现伤后肠道功能衰竭。目前认为，早期肠内营养、给予营养调节剂如谷氨酰胺、胰岛素样生长因子，能维持肠道完整性。

（3）免疫功能变化

TBI 等神经重症患者在创伤发生后常见机体免疫功能受损害，约 60%重型 TBI 并发感染，35%后期死亡患者归咎于感染。几乎全部 TBI 患者在早期对普通的皮肤抗原试验无反应。该皮肤的无反应与应用类固醇激素无关。有人认为皮肤无反应率与 TBI 严重程度有关。重型 TBI 后的血清 IL-2 产物、IL-2 受体产物、干扰素产物均下降；同样淋巴细胞 B 细胞发育、T 细胞及辅助 T 细胞也受抑制。免疫功能受抑制归因于营养素、矿物质、细胞因子的缺乏。抑制细胞的功能失常也起一定的作用。营养调整影响机体免疫状态，如早期肠外营养可提高 T 细胞水平及辅助性 T 细胞/抑制性 T 细胞比值；锌缺乏与 T 细胞功能不良相关；精氨酸能增强 T 细胞免疫活性；ε-3 脂肪酸具有免疫调节作用。另有胰岛

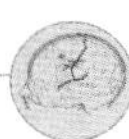

素样生长因子-1和积极营养支持治疗重型TBI，可提高T细胞水平及辅助性T细胞/抑制性T细胞比值的报道。但是在创伤发生后，具体通过何种手段干预患者免疫功能，最大程度降低感染等并发症的发生率，仍需要进一步探索。

14.2　营养评估

营养评估对神经外科患者的医疗干预和康复而言是极其重要的。对皮肤、头发、眼睛、牙龈、舌头、骨头、肌肉和甲状腺的一般临床检查往往只能发现明显营养不良或维生素/矿物质缺乏的症状。实验室检测如血红蛋白、总淋巴细胞计数、葡萄糖、血清白蛋白、前白蛋白、转铁蛋白、总蛋白的测量和氮平衡的计算有局限性，但已被采用。氮平衡被认为是最动态的营养指标。临床上，营养评估内容包括对潜在营养不良的评估，以及高代谢患者营养需要的计算。营养不良的表现包括机体可见的严重消耗表现，以及一些细微的临床表现，如毛发的粗细不均、鼻唇部的皮肤溢脂等。作为可行的筛选高危患者的工具，应及时准确地评估患者的营养状况，以提高患者的存活率和避免发生营养不良的相关并发症。

出现营养不良临床表现的患者表现为消瘦或低蛋白血症或混合型，有几类患者需要更精确的评估：①患有恶性肿瘤、酒精中毒、器官功能障碍等慢性疾病的患者，特别是正在接受治疗的患者，其营养吸收和/或利用受到损害；②伴有高分解代谢率的急性疾病，如严重脓毒症、创伤、烧伤和急诊手术；③老年患者、生理缺氧和慢性疾病影响营养状况。

血清白蛋白是常用于营养不良评价的实验室指标。然而，在短期营养缺乏时，血清白蛋白不会降低，因为其半衰期约为20 d，白蛋白水平下降反映的是代谢力下降的严重程度和持续时间，而不是营养状况本身。快速翻转蛋白，如视黄醇结合蛋白、前白蛋白和甲状腺素视黄质运载蛋白、转铁蛋白等，在肝脏中合成，半衰期短。因此，快速翻转蛋白对热量和蛋白质摄入量的快速变化更敏感，应作为营养不良更精确的标志物使用。

其他用于评价营养水平的指标则包括：IL-1、TNF等细胞因子；镁、锌及其他微量元素等。

患者主观整体的营养状态评估(SGA)是基于患者的病史和体格检查，分述要点如下：

1) 体重变化：过去6个月的减重，过去2周的变化(近期体重增加不考虑以前的减重)。

2) 饮食摄入：无变化或不理想的摄入、流食、低热量液体或饥饿。

3) 胃肠道症状：持续2周以上(无食欲、恶心、呕吐、腹泻)。

4) 工作能力：正常、不佳、可走动、卧床。

5) 压力：无、最小或高。

6) 身体体征：皮下脂肪减少、肌肉萎缩、水肿，或皮肤黏膜萎缩损伤。

营养状况被分为3类：①营养良好，不限制或极少限制食物摄入和/或吸收，功能和体重变化极小；②中度营养不良，有明显的食物限制和功能变化，但几乎没有体重变化的证据；③严重营养不良，食物摄入和体重变化，功能差。

14.3　营养支持的目的与时间

营养支持的主要目的是保护肌肉含量(去脂体重)，在供给足够液体、维生素、矿物质及脂肪的前提下，避免负氮平衡，或尽可能减少氮丢失，以维持机体对蛋白质的利用，满足免疫系统、组织修复的需要。避免治疗措施不当而加重病情。根据病情确定总热量，既要充分又不能过量。

营养支持的时间方面，应强调早期营养支持的重要性。研究显示早期营养支持患者的预后比晚期营养者好，这与早期供给营养素为免疫功能修复、细胞修复、神经功能再建及维护细胞膜完整性提供物质基础有关。肠外营养(PN)在伤后就应该开始。肠内营养(EN)不必待肠鸣音恢复就可开始，鼻空肠管可在外伤后24～48 h内置入。

大量研究结果表明：肠内营养能保护胃肠黏膜屏障结构和功能完整性，减轻黏膜通透性，减少肠道菌群易位，促进胃肠道蠕动，增加胃肠道血液供应，提高局部和全身免疫功能，降低继发感染风险，缩短住院时间，降低医疗费用，明显改善预后。现有的循证医学指南推荐重症患者在入住ICU 24～48 h内启动肠内营养，然而由于医生对误吸等相当谨慎导致临床实践中仍有30%～40%的ICU患者被延迟肠内营养(delayed enteral nutrition, DEN)。鉴于对血流动力学不稳定患者早期肠内营养(early enteral nutrition, EEN)可能导致非闭塞性肠系膜血管缺血(nonocclusive mesenteric ischemia, NOMI)或非闭塞性肠坏死(nonocclusive bowel necrosis, NOBN)

的风险与严重后果，现有的指南推荐肠内营养应在患者复苏成功或者血流动力学稳定以后才能开始。除此之外，各国际指南对于不适宜早期喂养的患者的临床情况从未明确定义。

14.4 营养支持的能量计算法

一般 TBI 能量供给：每 24 h 男性 125.6～146.5 kJ (30～35 kcal)/kg，女性 104.6～125.6 kJ (25～30 kcal)/kg(无蛋白能量)；蛋白质需要每 24 h 1.2～1.5 g/kg；脂肪乳供能一般控制在 20%～40%。

为了评估患者的能量需求，常用 Harris-Benedict 公式来计算患者每天所需的能量(kJ)：

男性：$BEE = (66.5 + 13.8W + 5H - 6.8A) \times 4.186$

女性：$BEE = (665 + 9.6W + 1.8H - 4.7A) \times 4.186$

式中：W 为体重(kg)；H 为身高(cm)；A 为年龄(岁)。

其他指标有能量消耗测定值(measured energy expenditure, MEE)和呼吸商(respiratory quotient, RQ)。重要的代谢标志之一是氧气消耗和二氧化碳的产生。间接能量测定法采用传感器 Medics 2900 代谢监测仪测量上述数值。这个设备还可以特异性地测量容积、温度和呼出气体的分压。当耗氧量(VO_2)、二氧化碳产生量(VCO_2)、尿素氮(BUN)被测定时：

$$MEE\ (kJ/d) = (3.94VO_2 + 1.11VCO_2 - 2.17BUN) \times 4.186$$

正如上述公式所示，通过 MEE 可体现量化的能量消耗。MEE 受患者状态影响，如发热、感染或治疗本身，巴比妥类药物、类固醇、镇静药物和心血管药物也会影响 MEE。MEE/BEE 值反映了应激的强度。在实践中，营养支持应根据代谢情况进行调整。此前公布的研究提供了 MEE/BEE 值的范围，可作为临床医师的指导：静息状态为 25～30 kcal/(kg・d)，轻度应激为 25～30 kcal/(kg・d)，中度应激为 30～35 kcal/(kg・d)，严重的应激状态为 35～40 kcal/(kg・d)(1 kcal=4.186 kJ)。过多能量物质供应将增加肝、肺等脏器负担，造成脏器功能不全。必须注意维生素及微量元素的补给。须精确计算总液体量及入量过少引起的脑灌注不足。可行中心静脉压监测，维持出入量相对平衡。

14.5 营养支持的途径

14.5.1 肠内营养

EN 的优点是符合人体生理要求。营养物质易吸收、费用低、并发症少、易于管理，并有防止肠道细菌移位和内毒素吸收的作用。缺点主要是增加吸入性肺炎发生的机会。在胃肠道结构与功能存在或部分存在时，应优先考虑 EN，可不待肠鸣音恢复即使用。方法包括鼻胃管、鼻空肠管，胃造口、空肠造口等，各有优缺点。鼻胃管在神志不清或昏迷患者有反流误吸的危险。鼻空肠管则可避免之，但后者需专门操作技术。任何置入方法，都应在完全确保置管成功后方可开始输注营养物质，例如鼻胃管应通过腹部 X 线平片确定胃管置入位置正确(图 14-1)，而不能仅仅通过简单的气过水声的听诊。

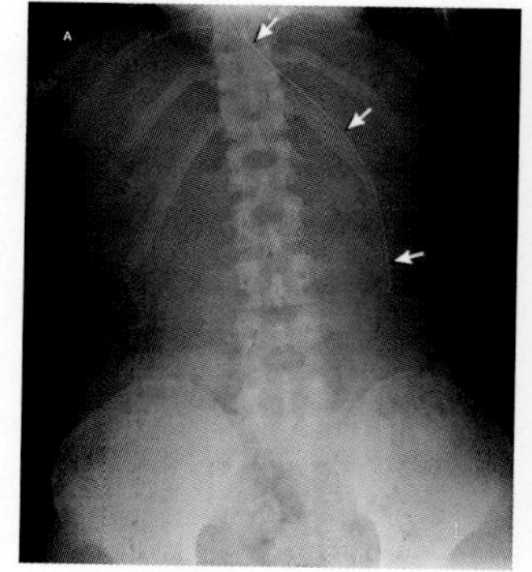

A. 在远端胃放置鼻胃管(箭头所指)

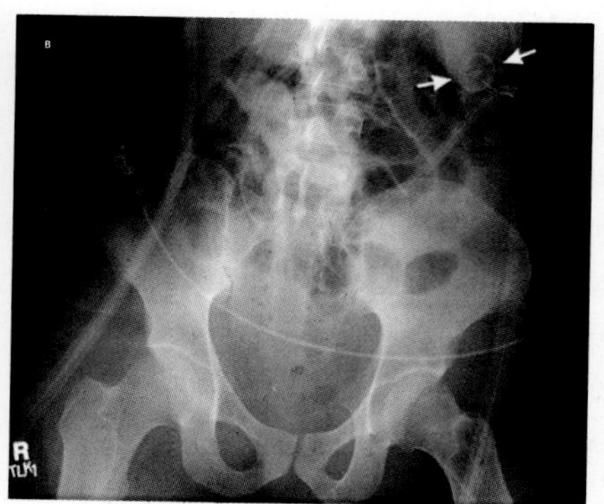

B. 经皮胃内镜(箭头所指)

图 14-1 肠内营养胃管置入

消化道症状如恶心、呕吐、腹胀、腹泻，一般与营养液浓度及输入速度有关。输入速度应从慢到快、量从少到多。相比间断性输注，24 h 均匀输入法因其更易实现正氮平衡和维持体重稳定，而在临床工作更加被推荐。具体输注速度相关指南推荐为：初始速度 25 ml/h，然后以连续 4 h，每小时增加 25 ml 的速度阶梯型增加，直到实现满意的营养供给。当胃潴留量>250 ml 时，应停止鼻饲 4 h；当患者胃潴留无法缓解时，应拔除鼻胃管，并重新予以鼻空肠置管。

当神经重症患者因各种原因无法耐受鼻饲管时，可考虑行经皮内镜胃造瘘术（percutaneous endoscopic gastrostomy，PEG）。诸如大面积脑梗死、脑干缺血等疾病引发长期昏迷的患者一般需要予以长期的营养支持。相关研究指出，早期 PEG 可有效缓解该类患者的负氮平衡，同时减少鼻胃管相关并发症的发生；但是 PEG 是否可以解决神经重症患者因高代谢而引发的能量流失，目前仍不确定。对于死亡可能性很大或严重残疾患者，应谨慎实施 PEG；尤其营养支持可能在一段时间后停止的患者，更应谨慎实施 PEG。作为医生，应仔细权衡 PEG 为患者可能带来的风险和益处。

PEG 及空肠造口并发症包括：①结肠皮肤瘘；②胃流出道梗阻；③黏膜下损伤出血；④肠梗阻；⑤坏死性筋膜炎；⑥吻合口瘘；⑦创面及皮肤感染；⑧肠扭转。大部分并发症影响都不大，都在完成操作后头 3 月内发生，如①②③⑥。

高风险重症患者 EN 的一般原则和注意事项如下：

（1）开始和持续肠内营养

1）开始 EN 时应放慢速度 10～20 ml/h，同时仔细监测腹部和胃肠道症状。

2）一旦腹部和胃肠道症状缓解并且无新发症状应缓慢增加 EN。

3）不耐受喂养或有新发症状如腹痛、腹胀、腹内压升高者不应增加 EN，而应依据症状轻重，以及是否存在凶险的病理过程如肠系膜缺血，决定是继续慢速进行 EN 还是终止肠内营养。

（2）肠内营养期间的能量目标

不能要求 EN 能够满足患者的全能量需求，在危重病早期阶段最适的能量和蛋白质目标并不清楚，超过实际能量消耗的 EN 是有害的，应该避免，较低能量的 EN 可能是相对安全的。

（3）早期肠内营养期间胃肠道功能障碍的监测和管理预案

1）出现无其他新发腹部症状的胃潴留时，按照预案给予胃肠动力药和/或幽门后喂养。

2）对于严重腹部疾病，低灌注或液体过负荷的，正在进行 EN 的患者在初期和增加速度期间动态测量腹腔内压有利于发现腹腔内压对胃肠动力的负面影响。

（4）个体化方案

1）对于意识水平下降和吞咽障碍的患者，应该有预防反流误吸的预案，如幽门后喂养。

2）同一种疾病的不同患者，其发病前的健康状况和急症的临床过程是不相同的，应该常规应用个体化管理措施。

综上所述，EN 并非绝对安全无并发症，其中以误吸和腹泻为最常见并发症（表 14－1）。针对昏迷等意识障碍患者，需恰当固定管道，但必要时需重新置管或行经皮内镜胃造瘘。而当腹泻发生时，应首先适当改变输注速度，无效再考虑改变 EN 配比方案；如果同时使用抗生素，也应同时考虑梭状芽胞杆菌引发的院内感染。

表 14－1 肠内营养发生并发症的原因

并发症性质	原　因
机械性	置管位置错误 管道堵塞 鼻部黏膜溃疡 中耳炎 咽喉炎 气胸 反流性食管炎
消化道相关	胃内容物反流 腹胀、便秘 腹泻、呕吐
代谢性	肝功能异常 缺水 高血糖 微量元素缺乏

14.5.2 肠外营养

PN 并非神经外科重症监护病房（NICU）常用的营养途径，相关研究也发现早期的 PN 并不能改善神经重症患者的预后。虽然EN被认为是提供能量和蛋白质需求的最佳方法，但它在许多患者中并不总是一种选择，而且可能无法满足患者的需求。因此，PN已被纳入ICU患者管理，目的是预防能量不足，保持体重。EN中添加PN称为补充PN。其优点是可随时建立PN通道，早期达到充分营养供应。在颅脑外伤后6 h即可使用，其他患者随时可使用。其缺点是可引起高血糖、能耗增加、液体容量过多加重脑水肿、败血症等。具体是否应当使用PN，取决于患者本身营养水平、患者代谢率，以及患者是否真的无法耐受EN。

高浓度、高渗透压的营养液可用经锁骨下静脉通道输入，许多研究机构通过使用3通管道降低导管相关的感染和脓毒血症，最重要的是气胸、血胸、胸腔积液、乳糜胸和空气栓塞。在PN过程中，应及时通过10 IU/ml肝素溶液冲洗营养管道，经常更换固定导管的透明敷贴，并严格消毒导管周围皮肤。长期PN的并发症发生概率约为50%，包括与导管相关的感染、气胸、血胸及空气栓塞等；代谢相关的高血糖、电解质水平紊乱等。

肠外营养液的配比需要有专业相关科室制定。具体包括，通过Harris-Benedict公式计算患者所需热量。蛋白质推荐量一般为每天1.5 g/kg；而当患者处于高代谢状态时，蛋白质量可增加至每天2.0～3.5 g/kg。脂类的配比为500 ml内10%脂肪乳，摄入同样不能多于60%的非蛋白能量。渗透压调节为700～900 mmol/L时可经周围静脉输入。

现时强调EN的药理作用，即充分评价胃肠的耐受性，即每天摄入热量的20%经胃肠途径给予，即能起到直接营养胃肠黏膜细胞的作用，而且有助于防止肠道细菌移位和内毒素吸收的作用。当EN不能提供足够的热量时，PN是EN的补充，以达到充分的营养支持，是为全营养支持的概念。

14.6 免疫营养素的地位

必须注意外伤与感染后的炎症反应调理和免疫营养问题，并进行相应的干预治疗，通过应用调节免疫的营养复合物，如ω-3多不饱和脂肪酸、谷氨酰胺、精氨酸、丝氨酸和核苷酸，可以改善临床预后。另外，维生素和其他营养物质可能在TBI后有特殊的益处。对外伤的免疫和代谢反应由促炎症反应细胞因子的分泌启动，如IL-1、IL-6和TNF-α。由免疫反应造成的组织损伤，应得到合理的代偿，以避免过度的氧化损伤。免疫抑制、过度炎症反应和氧化损伤已引起临床医生的广泛兴趣，干预治疗是可行的和有前景的。维生素E、维生素C和谷胱甘肽亦为抗氧化防御系统的一部分；维生素B_6和维生素B_2（核黄素）扮演的是上述防御系统的辅助因子的角色。虽然动物模型的研究表明，所有上述物质可能会产生有利的结果，但是在神经重症患者，免疫营养的随机对照试验仍受到限制。来自烧伤、败血症、创伤及手术后不同种类的危重患者的荟萃分析表明，免疫营养可能不会降低病死率。然而，应用免疫营养治疗可减少住院时间、降低机械通气需求和感染率。Briassoulis等对40例实施机械通气治疗的重度TBI患儿进行了随机双盲对照研究，使用免疫增强饮食（补充谷氨酰胺、精氨酸、抗氧化剂和ω-3多不饱和脂肪酸）患者的IL-8水平较低，而且胃液培养阳性较少；医院获得性感染、住院时间、机械通气时间和存活率在研究的2组间并没有差异。另一项研究对20例TBI患者随机采用早期肠内营养（对照组）或采用同样的方案给予谷氨酰胺和益生菌（研究组），结论是给予谷氨酰胺和益生菌组的感染率降低，在ICU的治疗时间缩短。

14.6.1 营养支持的监测

常用监测项目包括蛋白质代谢指标（如白蛋白、前白蛋白、转铁蛋白等）、淋巴细胞总数、体重、常规生化（如肝、肾功能，电解质，血气分析），通过监测进行营养支持方案的调整。对胃肠外营养应注意导管感染及败血症，发生率为3%；及时发现代谢并发症，如高糖高渗性非酮性昏迷、代谢性酸中毒。

14.6.2 营养支持的药物干预

早期积极营养支持虽能改善负氮平衡，却不能达到正氮平衡。寻找外源性激素促进合成代谢，合理利用能量物质，有利于分解代谢的恢复。

生长激素由191个氨基酸组成，分子量为22 000，能减轻神经重症患者急性期反应，促进蛋白质合成，增加体内氮储存，促进肌肉生长，增加脂肪氧化分解，增加肠道对钙、磷的吸收，调节并增强免疫功能。不良反应是部分患者出现高血糖，可用胰岛素纠正，否则应停用。因有钠、水潴留作用，故必须注意出入量平衡。进展期脑瘤患者禁用生长激素。

胰岛素样生长因子-1（IGF-1）是一种由70个

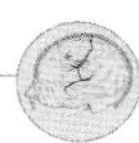

氨基酸组成的单链多肽，介导生长激素促合成效应的多种机制，无生长激素的高血糖不良反应。重型TBI患者早期应用IGF-1可获得正氮平衡，提高患者生存率。Hatton等报道了33例TBI患者IGF-1在分解状态和临床预后方面的作用。在积极的营养支持下，患者被随机分为2组：17例应用IGF-1（治疗组）和16例不用IGF-1（对照组）。在用药期间的14 d，对照组患者体重减轻，而治疗组患者虽然MEE显著升高并摄入较低的热量（$P=0.002$），但其体重增加。而且15例（88%）治疗组和13例（81%）对照组患者在第1周存活。此外，血清IGF-1>350 μg/L的患者无一死亡。11例接受IGF-1治疗，血清IGF-1>350 μg/L的患者，其中8例在6个月时预后为中度至良好；而血清IGF-1较低浓度的5例患者只有1例的预后为中度至良好（$P<0.05$）。这些结果表明，IGF-1的药物浓度与改善临床预后有关。此外，中度至重度TBI患者的氮利用率也相应提高。

Young等报道了一项前瞻性双盲随机对照试验，将68例严重闭合性TBI患者分为补锌组和标准锌治疗组。受伤1个月后，标准组和补锌组患者的病死率分别为26%和12%；在第28天，补锌组患者的GCS评分超过标准组调整后的平均GCS评分；在第15天和第21天，补锌组患者的平均运动GCS评分显著高于标准组；TBI后3周，补锌组患者的血清前白蛋白和视黄醇结合蛋白浓度明显升高。这项研究显示，在伤后立即补锌与内脏蛋白质的改善和神经功能的恢复有关。

体内外试验证明IGF-1和成纤维生长因子均有促进神经生长的作用。其他用来改变代谢状态，以期改善患者预后的药物包括普萘洛尔、巴比妥类药物、兴奋性氨基酸阻断剂、钙通道阻断剂、脂质过氧化反应调节剂、缓激肽阻滞剂等。

14.7 高血糖反应

危重颅脑疾病患者肝脏内源性葡萄糖产生增多，葡萄糖氧化成倍增高，细胞外葡萄糖增多，引起所谓的“创伤糖尿病”或“应激性糖尿病”。高血糖的程度与损伤的严重程度呈正相关，高血糖越严重，患者预后越差。高血糖可产生一系列继发性神经元损伤。高分解激素（可的松、高血糖素、儿茶酚胺）可致高血糖。出现高血糖及胰岛素抵抗是机体应激反应的结果。机体应激时产生的糖皮质激素、生长激素和胰高血糖素等可以使胰岛素受体数目下调或受体结构改变。虽然一定限度的胰岛素受体数目减少并不影响胰岛素的最大效应，但一定量的受体数目减少或受体结合率下降将导致胰岛素敏感性降低，从而使胰岛素剂量效应曲线右移，产生胰岛素抵抗效应。儿茶酚胺、胰高血糖素可通过降低葡萄糖转运蛋白的内在活性而降低脂肪细胞对糖的摄取，还可抑制糖诱导的胰岛素释放，导致机体产生高血糖和胰岛素抵抗。应激反应过程中产生的一些细胞因子对胰岛素抵抗的产生也起到一定作用。急性TBI患者高血糖程度与其预后关系密切，高血糖能加重脑组织的损伤，加重脑水肿，使致残程度增高、病死率增加。

高血糖对机体产生危害的机制，包括由于血糖的升高，白细胞趋化、黏附与吞噬功能将会降低，杀菌活性受损，损害了天然免疫系统对病原体的抵御功能，从而使患者感染概率增加。血糖增高后可加剧炎症反应和内皮损伤。伴随高血糖发生的葡萄糖氧化分解能力不足和缺血、缺氧，使无氧酵解活跃，出现脑组织乳酸堆积和酸中毒，而脑组织葡萄糖含量升高加剧了该损害；高血糖也影响细胞线粒体功能，造成电子传输链的酶功能异常；高血糖对急性缺血心肌亦有严重不良影响。重要器官和血管内皮的损伤增加了患者的病死率。

危重患者急性期胰岛素抵抗和高血糖一般可持续数天到数周，随着病情的好转机体可逐渐恢复对胰岛素的敏感性。为了消除高血糖对危重患者抢救成功率的影响，近年来有学者开始以胰岛素强化治疗用于高血糖危重患者的抢救。Johan发现对ICU内控制血糖于正常范围有助于减少患者器官功能的进一步损伤，降低危重患者的并发症。Hirsch、Van den Berghe等报道了对ICU患者使用胰岛素强化治疗控制血糖，可显著缩短抗生素使用时间，并明显降低患者多器官功能不全的发生率及病死率。

胰岛素强化治疗是一种使用胰岛素降低血糖，并使血糖控制在正常水平的治疗方法。目标治疗将非糖尿病患者血糖控制在6.1～7.8 mmol/L，糖尿病患者血糖控制在7.8～10.0 mmol/L。患者入院后应同时检测血糖水平和糖化血红蛋白（HbA1C）水平，同时评估患者是否患有糖尿病（糖尿病、未确诊型糖尿病、糖尿病前期）。

14.7.1 胰岛素强化治疗具体措施

1) 每 50 ml 的 0.9%氯化钠溶液加 50 IU 的胰岛素,使用静脉泵持续静脉注射胰岛素,非糖尿病患者当血糖>7.8 mmol/L、糖尿病患者血糖超过 10.0 mmol/L 时,开始输注胰岛素,将非糖尿病患者血糖控制在 6.1~7.8 mmol/L,糖尿病患者血糖控制在 7.8~10.0 mmol/L。

2) 入 NICU 后,在达到正常血糖水平前,要求每 1~2 h 监测 1 次血糖;在达到正常血糖水平后,每 2 h 监测 1 次。

3) 调整计划如下。

A. 非糖尿病患者:

a. 血糖<2.22 mmol/L,停用胰岛素,给予 1 安瓶(amp)高糖,1 h 再测定。

b. 血糖 2.22~3.3 mmol/L,停用胰岛素,给予 1/2amp 高糖,1 h 测定。

c. 血糖 3.3~6.1 mmol/L,停用胰岛素,1 h 再测定。

d. 血糖 6.1~7.8 mmol/L,维持原胰岛素剂量,1~2 h 再测定。

e. 血糖 7.8~10.0 mmol/L,增加胰岛素 1 IU/h,1 h 再测定。

f. 血糖>10.0 mmol/L,增加胰岛素 2 IU/h,1 h 再测定。

B. 糖尿病患者:

a. 血糖<2.22 mmol/L,停用胰岛素,给予 1amp 高糖,1 h 再测定。

b. 血糖 2.22~6.1 mmol/L,停用胰岛素,给予 1/2amp 高糖,1 h 再测定。

c. 血糖 6.1~7.8 mmol/L,停用胰岛素,1 h 再测定。

d. 血糖 7.8~10.0 mmol/L,维持原胰岛素剂量,1~2 h 再测定。

e. 血糖>10.0 mmol/L,增加胰岛素 1 IU/h,1 h 再测定。

14.7.2 注意事项

1) 保证足够的热量和葡萄糖摄入。为避免血糖波动过大和频繁调整胰岛素剂量,含糖制剂应持续输注;管饲终止时,胰岛素治疗应暂停或减量,管饲再开始则胰岛素恢复原剂量;转运患者到手术室或影像科检查时,随肠内、外营养中断应停止胰岛素输注,转运前测血糖>10.0 mmol/L,而且离开 NICU 期间每小时监测 1 次血糖;增减肠内、外营养时同步增减胰岛素的剂量。

2) 注意药物,如胰岛素、皮质激素、儿茶酚胺类制剂对血糖的影响。

3) 应激因素,如高热、肌张力过高、低氧血症、颅内压增高,特别是顽固性颅内压增高、呼吸机拮抗、躁动不安、疼痛刺激、严重贫血等均加重机体应激,使血糖控制困难。降低应激是控制应激性高血糖的根本。

4) 强调 EN 及其相应稳定血糖制剂的应用,减少 PN 使用的比例,后者对血糖影响似乎更大。

5) 加强 NICU 治疗小组和医护的沟通,将提高治疗实施的依从性。

营养支持是 TBI 等神经重症患者的基础治疗。神经重症患者营养支持的进一步试验是必须的,这些试验所报道的不仅包括营养预后,还应包括临床结果如死亡、残疾、感染并发症,以及入住 ICU 和住院日期;试验设计应足够大,以发现其重要的临床治疗效果。

(虞 剑 胡 锦)

参考文献

[1] 高亮. 营养支持[M]//周良辅. 现代神经外科学. 2 版. 上海:复旦大学出版社,2015:258-263.

[2] BLASER A R, STARKOPF J, ALHAZZANI W, et al. Early enteral nutrition in critically ill patients: ESICM Clinical Practice Guidelines [J]. Intensive Care Med, 2017,43(3):380-398.

[3] DHALIWAL R, CAHILL N, LEMIEUX M, et al. The Canadian Critical Care Nutrition Guidelines in 2013: an update on current ecommendations and implementation strategies [J]. Nutr Clin Pract, 2014,29(1):29-43.

[4] TAYLOR B E, MCCLAVE S A, MARTINDALE R G, et al. American Society of Parenteral and Enteral Nutrition (2016)-Guidelines for the provision and assessment of nutrition support therapy in the adult critically ill patient: Society of Critical Care Medicine (SCCM) and American Society for Parenteral and Enteral Nutrition (ASPEN) [J]. Crit Care Med, 2016,44(2):390-438.

神经外科围手术期的计划和注意事项

围手术期(perioperative period)是围绕手术的一个全过程,从患者决定接受手术治疗开始,到手术治疗直至基本康复;具体是指从确定手术治疗时起,直到与这次手术有关的治疗基本结束为止。围手术期计划包括术前的检查和准备、手术的计划和执行、术后的治疗和康复等。神经外科手术往往风险大,并发症多,这就要求神经外科医生需将娴熟的手术技巧作为疾病治疗全面计划的一部分,除此之外,还应当重视疾病的病理和生理特征、明确手术治疗的指征和了解疾病的替代治疗方案等,筛选出不需要进行手术治疗的疾病(例如部分垂体泌乳素型腺瘤,中枢神经系统淋巴瘤),在手术过程中遇到一些难以处理的或者意外发生的情况时灵活应变,争取在疾病的治疗过程中获得最大的收益。因此,纵观围手术期的处理,系统的围手术期处理计划是神经外科手术成功的前提和保证。

15.1 术前的检查和准备

任何神经外科手术都应尽可能充分准备和规划。这其中涉及对患者全身情况的评估、完善和疾病相关的影像学检查、患者心理和生理的准备、术前的医患沟通、手术计划的制定、手术器械和设备的准备等。手术医生也要对手术中可能需要的技术及潜在的手术风险进行充分的考虑,这样可以保证为患者提供更安全和有效的治疗。

15.1.1 全身检查

术前通过询问病史、体格检查、实验室检查和其他辅助检查对患者的全身情况进行全面了解,以判定患者是否能够耐受手术。术前常规检查包括血常规、尿常规、生化检查(肝、肾功能,电解质,血糖等)、传染病检测[病毒性肝炎、获得性免疫缺陷综合征(acquired immunodeficiency syndrome, AIDS,简称艾滋病)、梅毒等]、凝血功能测定、血型鉴定、交叉配型实验,以及胸片和心电图,60 岁以上的患者加做心脏彩超和肺功能检查,鞍区肿瘤患者需检查内分泌功能,育龄期妇女如有必要,应检查 β-人绒毛膜促性腺激素水平以除外妊娠。此外,了解患者的利手,既往的疾病史、药物过敏史等,并对患者相关的社会和家庭因素进行必要的调查也有十分重要的意义。

15.1.2 专科检查

病史询问和神经系统体格检查详见第 4 章"病史与体检"。对怀疑有内分泌障碍的患者,应检查内分泌功能;怀疑颅内感染的患者,如无腰椎穿刺禁忌证,应行腰椎穿刺检查脑脊液的生化、常规及细菌学指标。通常情况下,神经外科的患者都常规行头部 CT 检查,根据病情选择 MRI 检查和血管造影等。脊髓疾病的患者需拍摄脊柱正、侧位 X 线片。其他检查如经颅多普勒、电测听、脑干诱发电位、脑电图和正电子发射体层成像(PET)等可视病情需要进行检查,详见第 6 章"神经影像学检查"、第 8 章"神经电生理学检查和术中应用"、第 9 章"放射性核素脑体层显像及应用",本章不再赘述。

15.1.3 诊断与鉴别诊断

手术前需明确病变的定位诊断(病变的部位)和定性诊断(病变的性质),后者有时难以确定,需慎重考虑其鉴别诊断,以便在手术中对各种可能出现的情况有充分的思想准备和预案。因此,术前应特别注意病史的采集、体格的检查(包括有意义的阴性症状)、实验室检查和影像学检查。术前诊断越明确,对手术的效果也会越清晰,对手术本身也就越能做到胸有成竹。

15.1.4 特殊情况的准备

经过常规检查和系统回顾,有些患者可能会暴露一些问题。如果患者伴有系统性疾病或重大并发症,将会影响患者对手术的耐受,增加手术的风险。因此,在术前应对这些情况进行充分准备。

(1) 营养不良

营养不良的患者往往伴有贫血,携氧能力较差,抵抗力也较差,容易并发感染,其低蛋白状态又会影响手术切口愈合。所以在术前应当尽量改善和优化患者的营养状况。如果患者术前血清白蛋白、前白蛋白、转铁蛋白水平偏低,或者 3 个月内体重下降超过 10%,则需请营养师会诊进行营养支持,通过肠内营养或肠外营养改善其营养状态。

(2) 凝血功能障碍

神经外科手术对凝血的要求较高,因此如果术前检查发现血小板水平偏低,凝血酶原时间(包括国际标准化比值)、部分凝血活酶时间和出血时间等异常,必须积极寻找原因并纠正。特别要指出的是,部分患者在术前使用抗凝药物或者抗血小板聚集药物治疗其他疾病,为了消除这些药物对手术的影响,需在手术前 1 周停止使用。

(3) 心脏病

由于心脏疾病会增加神经外科手术的死亡率,因此,对于有心脏疾患或者存在高危因素的患者,在术前必须由心内科和麻醉科医生进行风险评估。除了心电图,进一步应行运动平板实验、心脏彩超、核医学检查或者冠状动脉造影检查等,这都是评估心脏风险的有效手段。术前要纠正电解质,改善贫血状态;对于窦性心律过缓(心率低于 60 次/分)的患者,可在术前给予阿托品 0.5~1 mg,必要时需在术前安装临时起搏器。

(4) 高血压

血压过高不仅会造成脑血管意外,也会给神经外科术中的止血造成困难。如果是择期手术,要求将血压控制在 160/100 mmHg 以内,并多次检测后再行手术治疗。

(5) 呼吸功能障碍

可能会给手术中的麻醉造成各种困难,多见于伴有哮喘或者慢性阻塞性肺疾病的患者,他们术后并发肺部感染、肺不张和低氧血症的风险增加。同时,缺氧状态也会造成颅内压增高,不利于神经外科疾病患者的恢复。如果发现呼吸功能不全,可行血气分析和肺功能检查来评判肺部疾病的严重程度,并与麻醉科和呼吸科医生协商,在术前积极控制肺部感染,使用支气管扩张剂等。

(6) 糖尿病

糖尿病会引起机体代谢紊乱,患者抵抗力下降,容易发生感染,组织修复能力差,影响伤口愈合。因此,术前应控制血糖,纠正水、电解质和酸碱平衡失调。血糖控制在轻度升高状态(5.6~11.2 mmol/L)为宜,这样既不会因血糖过高发生酸中毒,也不会因药物过量引起低血糖。在手术当日,手术应尽早开始,以缩短术前禁食时间,避免发生酮症酸中毒。

(7) 其他

轻微的肝功能不全不影响患者的手术耐受力,但如果肝功能已经失代偿,应在处理后再行择期手术。肾功能不全患者停用有肾功能损伤的药物,包括渗透性利尿剂,必要时需要在透析的保护下再进行手术。女性患者遇月经来潮时,应延期手术。

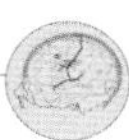

15.1.5 术前的一般准备工作

上述准备完成后，一旦决定手术时间，需要通知手术室和麻醉科，手术室护士和麻醉科医生将进行术前访视和准备。另外，需要在术前准备的有以下几点。

（1）术中带药

包括抗生素、脱水药、止血药和抗癫痫药物等。神经外科操作时间长，往往有人工材料植入，一旦有感染后果严重，因而神经外科手术需术前预防性使用抗生素。使用时间为术前 30 mim，手术时间如果超过 4 h，可以追加用药一次。在骨窗形成之前可使用脱水剂，避免开颅过程中颅内压偏高而引起硬脑膜破损或脑组织损伤。止血药物和抗癫痫药物通常在病灶切除后的止血阶段使用。

（2）备血

根据病情，准备好足够数量的成分血或全血。对于血供丰富的脑膜瘤或者动静脉畸形等，可以在术中采用自体血回输技术。

（3）皮肤准备

术前 2～3 d 需将切口周围毛发剃去，检查有无皮肤感染、过敏等情况；每天用温肥皂水洗头，手术当天再剃发一次。经鼻-蝶手术患者，需在术前一天剪去鼻毛并清洁。

（4）饮食准备

择期手术需在术前 12 h 禁食，术前 4 h 禁饮。特殊情况如脊髓手术可能影响排便功能而造成术后肠胀气，或者粪便可能污染手术切口，则需在术前进行清洁灌肠。

15.1.6 术前的医患沟通

由于患者术前对病情和手术缺乏了解，往往会产生夸大手术危险性、恐惧麻醉和疼痛、对疾病预后悲观等心理问题，医务人员应当以适当的方式向患者和家属解释病情的发展、手术的必要性、手术的风险及手术的效果等。这样可以取得患者的信任和配合，减轻他们的焦虑，增加其术后活动的主动性，有助于康复并缩短住院时间。

神经外科的并发症相对较多和严重，应在术前向患者家属（授权委托人）详细说明，如有替代治疗方案也应一并说明并客观分析其利弊，充分尊重患者的知情权和自主选择权。患者或其委托人在术前签署相关医疗和法律文件，包括授权委托书、手术知情同意书、麻醉同意书、监护室知情同意书、输血同意书、冷冻病理检查同意书和特殊材料植入同意书等。

15.2 手术的计划和实施

患者入院后，根据手术的轻重缓急将手术分为以下：①急诊手术，如颅内血肿清除、脑积水引流或形成脑疝的脑肿瘤切除术等，这些手术要求在进行必要的检查后，在最短时间内施行手术，以挽救生命；②限期手术，如一些恶性肿瘤的切除术，或其他一些进展较快疾病的手术，需要在一定期限内完善术前检查，进行手术干预；③择期手术，如一些进展缓慢的良性肿瘤切除，或者颅骨缺损修补手术，可以在充分准备的基础上，选择合适的手术时间进行手术。不论是何种手术，都应当在术前详细询问病史，全面又有针对性检查，以求尽可能明确诊断，从而做出合理的手术计划。合理的手术计划不仅仅是手术方式的选择或者是切口的设计，而是对手术中需要的技术和设备进行通盘的考虑，对手术中可能发生的意外情况有所准备和预案。

15.2.1 影像学准备的术前确认

神经外科医生应当特别重视影像学检查，在手术即将开始前需已经复习所有的影像学资料。这不仅因为影像学检查是明确诊断的重要手段，还因为影像学检查可能会预见手术中遇到的困难和突发情况。通过影像学可以在术前获得诸如肿瘤质地、动静脉畸形血流量、肿瘤和血管的位置关系等重要信息，这对术前设计手术入路、估计手术效果等有着重要的意义。

术中影像现在也广泛应用于神经外科手术。例如，神经导航系统可辅助进行多种神经外科手术，该系统可以帮助准确确定病灶边界和使手术微创化，其图像序列较为特殊，需在术前进行准备。在一些脑血管疾病的手术中，术中血管造影和荧光素血管造影也常被应用。而术中磁共振成像在过去的 10 年里也逐渐开展起来。术中 X 线透视则常应用于颅底肿瘤和脊髓肿瘤手术中。

15.2.2 手术体位和切口设计

手术切口的设计与病变的性质和位置、患者的年龄和性别、神经外科医生的经验和偏好，以及手术所期望达到的效果等密切相关。皮肤切口应当靠近颅底或者接近中线，以尽量减少对脑组织的暴露和牵拉，同时要注意皮瓣的血供和美观。手术体位则根据手术入路和患者全身情况选择。应当注意的是，体位不能影响头部的静脉回流，要有利于呼吸道的通畅和麻醉医生的观察，且避免患者的肢体和躯干受压或受牵拉。

15.2.3 手术室准备工作的术前确认

在进行手术之前，需要根据手术的需要准备器械、设备和各种辅助措施。行侧卧或者俯卧位时，为了避免臂丛损伤或压疮，往往需要体位的辅助和固定装置；一些涉及脑神经或功能区的病灶，往往需要提前准备术中电生理检测，可应用于术中观察躯体感觉、运动及脑干诱发电位的变化，避免手术功能的缺失；如果需要使用手术显微镜、手术放大镜或神经内镜，需在术前检测和调试；有一些手术术前可能需要行脑室外引流、脑室造瘘或者腰大池引流来降低颅内压力，增加暴露的空间，减少过度牵拉对脑组织造成的损伤。其他一些单极电凝、双极电凝、吸引装置和止血明胶海绵等，则按照常规进行准备。

15.2.4 不同病变的手术计划和注意点

对于不同的病变和手术，手术的计划和注意点有所不同，但都应在手术中采取各种办法减少神经组织的损伤。有时为了暴露病变，需要牵拉和切开脑组织，这时操作应当仔细、温柔。同时，手术中应当尽量避免与减少脑动脉和静脉的损伤及牺牲，特别是一些区域的静脉，如中央区脑桥静脉、Labbé 静脉、脑室静脉系统、大脑大静脉等损伤将引起严重神经功能障碍。如果是脑组织的主要供血动脉或交通支，更应当小心保护。

（1）脑肿瘤

对于需要活检的患者，可以应用立体定向穿刺，或者神经导航辅助钻孔或开颅进行活检，获得结果后是否终止手术、是否继续切除肿瘤等各种情况需事先有所考虑。如果术前影像学提示肿瘤血供比较丰富，可以在手术前行介入栓塞手术。如果术中有可能发生脑脊液漏，需要预留好准备取脂肪或者筋膜的区域，如腹部或大腿外侧等。

（2）血管性病变

术前充分的计划和准备有助于神经外科医生应付血管性病变手术中发生的意外。在可能的情况下，手术应尽量将病变和其近端血管完全暴露。通知血库准备好随时紧急用血，通知麻醉医生注意生命体征变化，建立大口径的静脉通路。准备好各种临时和永久的动脉瘤夹。在动脉瘤和动静脉畸形的手术中，一些近端血管的控制方法，如动脉临时阻断、球囊闭塞实验和颈部近端血管的暴露等也经常得到应用。如果有必要，应当预先进行球囊闭塞实验，以判断术中遇到突发情况时是否可以牺牲一根特定的血管。

（3）脊柱肿瘤

术前将手术体位和定位所需的辅助设备准备好，包括手术床的准备。有时需用威尔逊框架系统帮助脊柱屈曲，以便更容易暴露肿瘤。如果需要应用感觉和运动诱发电位监测，也要在术前准备和设置好。如果手术可能影响患者脊柱的稳定性，应和骨科医生商议是否需固定或植骨，植骨前也要将相应取骨区域预留，便于术中操作。

15.3 术后的治疗和注意事项

手术后处理的主要目的是促进患者伤口愈合、促进疾病的恢复和功能的改善，同时避免手术引起的并发症。在神经外科手术后，需要从以下方面考虑。

15.3.1 复苏室复苏

患者全麻手术结束后往往还处于麻醉状态，此时应进入复苏室由经过特殊训练的麻醉医生进行麻醉后生命体征和神经功能的复苏。这个过程通常需要 1～3 h。当患者生命体征平稳、意识和神经功能基本恢复后，再转入重症监护室。

15.3.2 神经外科重症监护病房监护

由于神经外科疾病并发症多、风险大，术后护理要求高，如果发生紧急情况不能得到有效救治，往往会造成无法挽回的后果。因此，神经外科手术后的患者应当进入专业的神经外科重症监护病房监护。在监护过程中，主要注意以下几个方面：

（1）生命体征观察

生命体征观察包括意识、瞳孔、血压、脉搏和呼吸等。在术后观察中，如果发现意识评分下降，或者瞳孔出现改变，应当引起特别的重视，需要进一步排除颅内出血、急性脑积水等并发症，并及时作出处理。生命体征的观察在术后 6 h 内，每小时观察 1 次，之后 6 h 内每 2 h 观察 1 次，再以后每 4 h 观察 1 次，历时 1～2 d。血压和脉搏应保持在较为平稳的水平。血压应保持收缩压在 110～140 mmHg，舒张压在 60～90 mmHg，脉搏 70～80 次/分，呼吸频率 10～20 次/分，如果发现异常，应及时寻找原因，对症处理。

(2) 气道

对于尚未完全清醒的患者，术后应当采取侧卧位，头部转向一侧，防止发生气道堵塞引起窒息。术后如果发生呕吐，需要及时清理口腔分泌物，防止发生误吸。对于后颅或脑干手术患者，吞咽功能可能受到影响，也应尽量采取侧卧位，防止误吸和窒息。

(3) 引流

不论是硬脑膜外的引流还是硬脑膜下或者脑室的引流，都应当观察是否通畅和记录每日引流量。脑室引流管要注意防止倒吸造成气颅。另外，需要观察引流液的性状，如果突然由清澈的引流转为血性引流，需要注意术后出血的可能。

15.3.3 颅脑疾病的术后处理

(1) 体位

通常情况下，颅脑手术后的患者以上半身抬高 15°～30°为宜，这种体位对于脑灌注压干扰比较小，颅内压也比平卧位低。如果术中采取的是坐位手术，术后也应半坐位 1～2 d。怀疑伴有脑脊液漏的患者，术后应采用去枕平卧位 3～7 d。

(2) 饮食

术后第 2 天根据患者的意识情况给予饮食。一般术后患者只要清醒，就可给予流质饮食，第 3 天改为半流质饮食，逐渐过渡到普通饮食。如果患者意识情况欠佳，或者后组脑神经受累，引起吞咽困难或饮水呛咳，应当给予鼻饲营养，逐渐过渡。

(3) 补液

除了发生尿崩者，其他患者术后 72 h 内每天补液不应超过 2 000 ml，同时应尽量避免短时间内输入大量液体，否则会加重脑水肿和心脏的负荷。如果补液后尿量增多，需要注意钾和其他电解质的补充。

(4) 脱水剂的使用

常用的脱水剂是 20%甘露醇和较高浓度的氯化钠溶液，以及利尿药。使用渗透性脱水剂时，需要注意其肾脏毒性，定期检查肾功能和血浆渗透压。

(5) 其他药物

如果有感染证据，应当根据药敏选择抗菌药物，同时又要兼顾药物通过血脑屏障的能力。其他诸如止血剂、抗癫痫药、激素和止痛药物等，可酌情应用。

(6) 切口的处理

如果切口有渗血或者脑脊液渗出，需及时处理。切口的引流在术后 24～48 h 拔除。如果有逐渐增多的皮下积液、皮肤表面张力高，可在抽吸积液后加压包扎。一般幕上手术切口术后 7 d 左右拆线，幕下手术术后 10～14 d 拆线。营养不良和糖尿病患者组织修复能力差，切口愈合慢，可延长几日拆线。

(7) 引流的放置

引流通常指脑室外引流和腰椎穿刺引流。通过引流可以观察颅内压力，可以将脑室内的积血引出，可以检测脑脊液明确是否有颅内感染。引流需注意引流瓶的高度，控制每日引流量。达到引流效果后，术后 3～4 d 拔除，最晚不超过 10 d。

15.3.4 脊髓疾病的术后处理

(1) 体位

脊髓手术后的患者采用平卧位，颈部可用颈托，腰部可用腰托支撑。翻身时注意头部、脊柱保持轴线位翻转，以免损伤脊髓。骶部手术后，如有可能，尽可能取俯卧位。如果是高颈位脊髓手术的患者，因为颈部活动度大，头部搬动时要格外小心，避免过屈和过伸，需在床旁备气管切开包，必要时行气管插管或气管切开。

(2) 感觉和运动的观察

注意患者深、浅感觉的变化，有无感觉平面的改变，注意肌力是否有改变。如果病情加重，应查明原因，立即处理。

(3) 预防泌尿系统感染

由于排便功能障碍，一些患者需要长期留置导尿管。应当定期进行膀胱冲洗，以预防感染。同时还要锻炼患者的膀胱功能，以便尽早拔除导尿管。

(谢立乾　宫　晔)

参考文献

[1] 陈孝平．外科学[M]. 北京：人民卫生出版社，2005：51-61.

[2] 周良辅．现代神经外科学[M]. 2 版. 上海:复旦大学出版社,2015.

[3] 周良辅．神经外科手术图解[M]. 上海:上海医科大学出版社,1998:28－33.

[4] 蒋宇钢．神经外科手术及有创操作常见问题与对策[M]. 北京:军事医学科学出版社,2009:105－115.

[5] GABRIEL Z, FRANK J A, MARTIN P, et al. Surgical planning: an overview [M]//Winn H R. Youmans and Winn neurological surgery. 7th ed. Philadephia: Elsevier, 2017:235－238.

[6] ZADA G, ATTENELLO F J, PHAM M, et al. Surgical planning: an overview [M]//WINN H R. Youmans and Winn neurological surgery [M]. 7th ed. Philadelphia: Elsevier, 2017:235－238.

神经外科手术并发症的预防和处理

16.1 术前患者状态的评价

术前患者生理及心理状态的评价有助于围术期并发症的预防和处理，并提高疗效，改善预后。神经外科医师和患者及其家属通过术前访谈，达到相互理解，使患者在生理及心理上同时做好手术的准备，最大限度地配合治疗；充分评价并优化患者的术前身体状况，可了解其神经生理状态是否增加麻醉和手术的风险。

16.1.1 全身状态的评价

(1) *心血管系统*

询问病史，了解有无心悸、乏力、胸痛、呼吸困难、端坐呼吸、晕厥及下肢水肿等症状。详细的体格检查包括血压、心率、心律、心音及心脏杂音等。术前常规做12导联心电图和胸片检查，以了解心脏解剖和生理功能。电解质紊乱，特别是低钾血症可增加心脏兴奋性，术中易引起心律失常，故术前对长期使用利尿剂的患者，应检查血电解质，并纠正电解质紊乱。既往有缺血性心脏病史、充血性心力衰竭、脑血管疾病及严重心律失常的患者可明显增加围手术期的手术风险，术前需请相关科室会诊，完善24 h动态心电图、心脏超声等相关检查，使其在围手术期达到最佳状态。高血压的患者对术中、术后血压波动耐受较差，术中、术后不能降压过低，但同时血压过高不仅增加手术死亡率，也将影响颅内血流动力学。对于高血压病史较长的患者尚需全面评估其靶器官损害程度。

(2) 呼吸系统

慢性支气管炎、肺气肿、哮喘、肺部感染等阻塞性或限制性病变是影响围手术期死亡率的最主要因素。合并反应性气道疾病的患者术后拔管时易并发气道痉挛。术前如条件许可，应治疗肺部病变，改善肺功能。年龄>60岁的患者需作肺功能评价，判断手术耐受性。吸烟可使围手术期心血管及肺部疾病发病率提高3倍，术前戒烟6～8周有助于气道纤毛清除功能的恢复，即使术前1 d戒烟也可降低碳氧血红蛋白的水平，从而改善氧合。肥胖可增加术后肺不张及肺炎的发生率，对于部分严重肥胖的患者，可给予机械通气支持。脑干及高颈段病变的患者术前就可能并发吸入性肺炎、肺不张，术后多需要机械通气支持。

(3) 泌尿系统

术前评价主要依赖实验室检查，查血尿素氮、肌酐及尿常规、尿量等。泌尿系统感染应在手术以前纠正。合并急、慢性肾衰竭的患者将大大增加围手术期风险，且往往合并电解质紊乱和贫血；处理原则取决于肾衰竭的类型。

(4) 血液系统

颅内出血是神经外科手术最严重的并发症。凝血功能障碍在神经外科患者中并不少见，特别是因凝血功能障碍引起颅内出血、血液系统疾病颅内表现。通过病史询问(包括肝、肾病变，心血管病的抗凝治疗情况等)、体检和实验室检查[血常规、弥散性血管内凝血(DIC)检查等]可初步判断凝血功能。此外检查出血时间可判断血小板功能。使用阿司匹林、华法林等抗凝药物者，应在术前1周停药。由于颅内血管解剖特点(管壁缺少肌层、管腔外无肌肉等软组织)和颅内存在重要神经结构，因此颅脑手术要求凝血功能必须在正常范围内，不正常者应予纠正。

(5) 内分泌系统

高糖血症常见于垂体瘤及长期使用激素的患者。血糖升高可造成术后血浆高渗状态、继发感染、伤口延迟愈合、神经细胞缺血耐受性降低等，故术前稳定和调整血糖对神经外科手术至关重要。对于糖尿病患者，术前需对其心、肺、肾等全身多脏器进行全面评估。

(6) 神经心理评估

神经系统疾病及神经外科手术本身均可能引起不同程度的神经心理障碍，如焦虑、抑郁、缄默、躁动等。因此，围手术期的神经心理评估及干预十分重要。目前推荐采用12项健康调查量表(SF-12)评估术前患者的一般精神状态，使用广泛性焦虑障碍(GAD-7)量表及抑郁量表(PHQ-9)评估术前患者的焦虑和抑郁状态。

16.1.2 神经系统病变的术前评价

(1) 术前意识障碍

患者可出现麻醉诱导期耐受力下降，以及术后延迟拔管与机械通气支持的可能。

(2) 脑干及后组脑神经病变

患者可出现声音嘶哑的表现，术后误吸的危险性增加，术后可能延迟拔管。

(3) 颅内压增高

患者多表现为头痛伴恶心、呕吐，也可出现性格改变、意识障碍、复视、视野缺损、血压增高等。颅内占位的患者可并发癫痫及肢体偏瘫表现。

(4) 一侧颞叶钩回疝

患者可表现同侧瞳孔扩大伴对光反射消失，但需与颅内占位所致的动眼神经麻痹等相鉴别。

(5) 长期使用脱水药物治疗高颅压者

加之患者反复呕吐，进食差，可导致低血压、电解质紊乱和脱水，影响患者对麻醉和手术的耐受性。同时大量使用激素治疗脑水肿可使血容量增加、血压升高和高血糖等，应引起注意和纠正。

(6) 蛛网膜下腔出血后

患者可出现心律失常和心电图改变，常见有窦性心动过缓、室性期前收缩(早搏)、束支传导阻滞等，以及ST改变或Q-T时间改变等，严重时可危及生命，术前应充分估计其对手术的影响。蛛网膜下腔出血(SAH)患者起病时常伴有短暂的意识丧失，在此过程患者可能发生误吸；在强烈的交感神经递质释放后，可并发神经源性肺水肿。SAH患者常伴有高血糖及顽固性低钠血症，其病因有抗利尿激素分泌失调综合征(SIADH)及脑性耗盐综合征(CSWS)，治疗以纠正电解质紊乱，维持正常血容量为目的。

(7) 垂体瘤和部分鞍上肿瘤

患者可在术前就表现为视野缺失及各类内分泌功能影响表现。促肾上腺皮质激素(ACTH)腺瘤患者可引起高血压、高血糖、高血容量和低钾。生长激素(GH)腺瘤引起肢端肥大，多伴有困难气道、插管困难，围术期易引起麻醉并发症和呼吸道阻塞。患者多伴有心脏病、糖尿病、高血压等疾病，术前注意

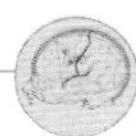

血糖监测并完善心脏超声等相关检查。无功能腺瘤可引起内分泌功能不足，使患者对创伤的耐受性减低，围手术期需注意补充激素。

（8）颅脑外伤

需行急诊手术的患者多仅能进行有限的术前评估，且多无法获取完整的病史。在这种情况下，有关受伤以来患者的一般情况、意识变化情况、肢体活动情况及生命体征水平可从现场目击者、120 急救人员、首诊医师等处获得。对于重型颅脑外伤的患者需优先建立有效气道，维持足够通气，常常需要紧急气管插管，以防止低氧血症及高碳酸血症所造成的继发性损害。维持血压稳定也很重要，很多研究表明即使短暂的低血压也会导致预后不佳。在脑外伤患者中，没有脑干损伤而仅仅出现低血压较为少见，多合并颅外出血等多发伤，因此需进行积极的液体补充，以维持正常的血容量及渗透压，目前没有证据表明脑水肿与液体复苏相关。颅内高压的患者可予以过度通气及甘露醇治疗，并注意其他并发症的治疗，如急性呼吸窘迫综合征（ARDS）、消化道出血、DIC、高血糖及心律失常等。据国外报道，GCS 评分低于 8 分的患者，病死率为 36%，GCS 评分 3 分的病死率为 76%，急诊开颅手术的病死率为 39%，硬脑膜下血肿清除术的病死率为 50%。有自主呼吸等氧分压持续低于 60 mmHg 的病死率为 28%，21%预后不良。收缩压持续低于 90 mmHg 的患者，不良预后率为 17%，病死率为 50%。

16.2 术后并发症的评价和治疗

16.2.1 围手术期病死率

随着手术技术、术前评估、神经麻醉及术后护理水平的提升，近年来神经外科开颅手术的病死率已有显著下降。有学者研究发现术后 1 个月患者的病死率已由 20 世纪 80 年代前的 7.6%降至 2000 年的 2.1%。影响围手术期病死率及预后的各种原因中，患者年龄是一个重要因素。有研究发现 70 岁以上患者的围手术期病死率高达 5.7%，而 70 岁以下患者为 2.9%。与其他疾病相比，恶性肿瘤如高级别胶质瘤患者的病死率较高。另有研究发现，颅内活检较开颅肿瘤切除术的病死率高。术后患者的死亡多由神经系统及全身并发症造成，包括颅内血肿、脑水肿，以及并发心肌梗死、肺栓塞、脓毒血症等。

16.2.2 围手术期凝血功能障碍

由于神经外科手术的特殊性，造成部分患者术中止血困难，术后易出现迟发性颅内血肿。颅内出血的患者术前需把国际标准化比值（INR）降至 1.0，并使凝血酶原时间（PT）纠正至正常范围。长期服用华法林的患者可出现凝血功能障碍。华法林的抗凝作用与很多因素相关。一般停药 4 d 后，凝血功能可恢复正常。要完全逆转华法林的作用可通过肌注或静滴维生素 K。最有效的方法是缓慢静滴维生素 K 5～10 mg，可能并发罕见但极为严重的过敏反应与心律失常。维生素 K 静滴 1 d 后才开始起效，对于急诊手术来说显得过慢。凝血酶原及Ⅹ因子是最需要补充的凝血因子，但多无法直接获得。Ⅶ因子也可用于对抗华法林作用。新鲜冷冻血浆包含一些维生素 K 依赖性凝血因子，可以按 15～20 ml/kg 快速静滴，其中的凝血因子可被迅速激活且转化为活性成分并促进血栓形成。肝素的血浆半衰期与输注剂量及方式有关，约为 1 h；患者如需急诊手术，可用鱼精蛋白对抗。阿司匹林等药物可抑制血小板的凝集功能，这种作用在服用 81 mg/d 即可出现。阿司匹林对血小板的作用无法被逆转，长期服用阿司匹林的患者在停药 5～6 d 后血液中约有 50%的血小板可被替换更新。只要血液中不再存有阿司匹林成分，输注血小板可提供全新的、无功能受限的血小板。推荐一次输注 5 个单位以提供足够健康的血小板。氯吡格雷也是通过抑制血小板功能起到抗凝作用，与阿司匹林一样，其对血小板的抑制作用无法逆转，因此需停药 1 周，待正常血小板更新后凝血功能才会恢复正常。若需急诊手术，可考虑输注血小板。因心肌梗死或脑梗死行溶栓治疗的患者，可出现纤溶亢进、纤维蛋白耗竭表现，若行手术，可出现围手术期凝血功能障碍，此类患者需输注纤维蛋白原及冷沉淀治疗。重组Ⅶ因子最早用于血友病的治疗，现已被广泛应用于脑外伤、脑出血，以及脑肿瘤术后并发 DIC 的患者，以纠正凝血功能障碍。其作用机制可能与其促进血小板活化及血栓形成有关。低体温可导致凝血功能障碍，因此围手术期需注意患者肢体保暖。羟乙基淀粉因其扩容作用在围手术期应用较多，但其可能影响血小板功能，从而加重凝血功能障碍，因此，有明显凝血功能障碍的患者需注意避免使用。

16.2.3 围手术期水、电解质变化

神经外科围手术期患者易出现水、电解质紊乱表现,其中尤以顽固性低钠血症较难纠正。SIADH 是神经外科住院患者发生低钠血症的常见病因。患者常表现为血浆静水压增高,钠离子浓度稀释。传统的治疗方案包括补钠,限制液体摄入。锂盐及四环素药可造成肾性尿崩,以缓解 SIADH,但这些药本身具有肾毒性。托拉塞米等利尿药可导致患者多尿,但易引起低钾等电解质紊乱,在 SIADH 中的运用仍存在争议。最近一系列随机对照试验(RCT)证明了抗利尿激素受体拮抗剂(如考尼伐坦等)增加血浆钠离子浓度的有效性及安全性。考尼伐坦作为抗利尿激素受体拮抗药,可安全有效地治疗血容量过多性低钠血症,目前已被用于治疗 SIADH。

16.2.4 术中三叉神经心脏反射

三叉神经心脏反射(trigeminocardiacreflex, TCR),又称为眼心反射,是指对三叉神经的单感觉支或多感觉支进行刺激时,出现一系列副交感神经节律紊乱表现,包括窒息、低血压、突发心动过缓或心脏停搏,可同时伴有胃肠道功能紊乱。TCR 早期多在颅面及眼科手术中提及,1999 年首次在神经外科脑桥小脑三角肿瘤手术中报道。由于三叉神经在颅底的行径路程长,在经蝶海绵窦区手术、微血管减压术及天幕肿瘤手术都有报道。TCR 的发生并不罕见,任何颅底肿瘤手术均有可能诱发 TCR。经蝶入路手术中 TCR 的发生率在 7.5%~18%,尤其好发于侵犯海绵窦区的侵袭性垂体瘤及术中运用抗心律失常药物的患者。其中至少 20%的患者可出现心率下降及血压下降。并非所有的 TCR 都会并发心跳骤停,但在三叉神经反射传导弧通路中的微小刺激也可能诱发心肺功能衰竭,这种情况下,TCR 就转变为致命性事件。此外,近来发现一些麻醉药品及钙离子通道阻滞剂可通过对交感的抑制而增加迷走紧张性来易化 TCR 的发生。在明确诊断 TCR 前尚需排除其他可能导致血压波动的原因。目前尚无明确的预防 TCR 的方法,可达成共识的就是避免麻醉过浅、缺氧及高碳酸血症,防止酸中毒,并早期发现心动过缓及低血压,及时停止相关手术操作或对传入神经进行局部阻滞。抗胆碱治疗不应作为常规用药,因其可减少但无法完全避免心动过缓和低血压,且易诱发心律失常等一系列不良反应。TCR 应被视为一种神经自我保护的正常生理现象,可被理解为一类导致心脑血管迅速舒张的中枢神经性反射,从而调节全身及脑血管的血流供应,增加脑血流量。一旦停止刺激,这种调节便恢复常态,说明 TCR 本身并不会导致缺氧,而是促进了血流的重分布。TCR 的副交感作用不得不被认为是一种机体自我保护机制的不良反应。

16.2.5 头架固定系统并发症

头架固定系统并发症包括头皮裂伤、颅骨骨折、颅内血肿及感染。需检查每个头钉的位置,保证肌肉无受累。最后确定头位时,3 个头钉的位置应稍低于头部重心,这样可防止因重力或人为因素使头钉滑出。

16.2.6 静脉空气栓塞

据国外报道,近几十年来静脉空气栓塞(venous air embolism, VAE)的发生率为 1.2%~60%,致残率及病死率<3%。多发生于颅后窝及颈髓的坐位手术中。术中脱水及失血引起的中心静脉压降低,可增加 VAE 的风险。对于房间隔缺损或存在右心房向左心房分流的患者,选择坐位手术时 VAE 的比例更高。

(1) 病因及临床表现

大多数 VAE 是由于空气进入不塌陷的静脉、静脉窦及板障静脉引起,也与中心静脉置管的使用不当有关。空气由头部进入静脉系统,再到心脏、肺,引起肺栓塞,导致肺动脉高压。随着灌注气体的增加,心排血量逐渐减少、血压降低,最后导致心跳骤停。

(2) 辅助检查

1) 经食管超声心动图、心前区多普勒检查,最敏感。

2) 二氧化碳分析仪,经皮血氧监测。

(3) 处理

1) 经右心室导管抽吸空气。

2) 应用骨蜡、电凝、吸引器等封闭空气入口。

3) 迅速纠正心律失常、低血压及低氧血症。

4) 左侧卧位有利气体自右心房排出。若血流动力学持续不稳定,需暂时中止手术。

16.2.7 颅内出血

颅内出血的主要原因为术中止血不彻底,也可

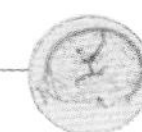

因术中颅内压降低过快或硬脑膜与颅骨剥离或头架金属钉穿透颅骨引起术区邻近部位或远隔部位颅内出血。出血以术野及其邻近部位最多见，次之为同侧颅腔或对侧颅腔。有瘤床出血、脑内出血、脑室出血、硬脑膜外血肿、硬脑膜下血肿等。少见为术野远隔部位出血，如右侧听神经瘤手术，可并发右侧幕上硬脑膜外血肿，甚至左侧幕上硬脑膜外血肿。可表现为术中原因不明的脑膨出或术后不能马上苏醒，或苏醒后意识状态再度恶化，出现神经功能缺失、颅高压症等生命体征改变。使用甘露醇等脱水药物和开颅手术并及时治疗，常能取得良好疗效。术中严密止血，注意硬脑膜悬吊。缝合硬脑膜前，应将收缩压升高至 140 mmHg，以防术后颅内血肿的发生。

16.2.8 脑水肿和颅内压增高

脑水肿引起神经系统损伤的持续时间长短、严重程度在不同患者表现不同。一般在术后 5 h 出现，48～72 h 达到高峰，维持 5～7 d，逐渐消退，20～30 d 可恢复正常。也可能进行性加重，继发脑疝，危及生命。

(1) 病因

1) 手术对脑组织的直接操作，时间长，脑组织的过度牵拉。

2) 双极电凝止血破坏脑组织正常血管结构，可加重水肿。

3) 肿瘤切除不彻底，尤其像胶质母细胞瘤等恶性肿瘤。

4) 静脉回流障碍：引流静脉切断或静脉窦栓塞引起静脉回流受阻，严重时可导致广泛的静脉性淤血及梗死，从而造成严重的脑水肿。

(2) 临床表现

1) 生命体征改变：术后出现头痛、呕吐等颅高压症状。

2) 意识改变：出现不同程度的意识改变。术后清醒，术后 1～2 d 出现意识状态进行性下降，如烦躁、淡漠、迟钝、嗜睡甚至昏迷。

3) 术后癫痫：高颅压可影响脑供血，导致缺血、缺氧所致。

4) 脑神经受累及运动感觉改变：术后可出现相关脑神经麻痹及肢体麻木、乏力，甚至瘫痪表现。

(3) 辅助检查

1) 头部 CT：平扫可见脑出血、脑积水或脑水肿表现。

2) MRI：冠状位 MRI、磁共振静脉成像(magnetic resonance venogram，MRV)有助于发现矢状窦阻塞等静脉回流障碍表现。

3) 颅内压监测：如术后行脑室外引流，可作颅内压监测，了解颅内压动态变化。压力在 15～20 mmHg 者，为轻度增高；压力在 21～40 mmHg 为中度增高；压力＞40 mmHg 为重度增高。

(4) 处理

1) 处理原则：减轻脑水肿，同时维持脑灌注压(CPP)＞55 mmHg。动态监测血压和颅内压，使用血管活性药物升高血压可提升 CPP，过度通气使 PCO_2 维持 30 mmHg，可显著降低颅内压。大剂量激素的应用可减轻肿瘤相关性脑水肿。

2) 一般处理：抬高头部 30°～45°，保持颅内静脉回流通畅和良好的脑血供。保持呼吸道通畅，包括吸痰，必要时行气管切开。

3) 脱水治疗：可选用甘露醇、呋塞米(速尿)、白蛋白等脱水药物，注意监测血浆渗透压。

4) 病因治疗：根据不同病因，积极给予相应处理。

5) 手术治疗：可采取脑脊液外引流、脑室腹腔分流、颞肌下减压、去骨瓣减压及内减压手术等。

16.2.9 尿崩症

(1) 病因

1) 中枢性尿崩：下视丘-垂体轴异常。当临床症状出现时，约 85%抗利尿激素(ADH)分泌功能已经丧失。

2) 肾性尿崩：肾脏对正常或高于正常的 ADH 耐受性增高，导致过多水和电解质自肾脏丢失。

(2) 临床表现

中枢性尿崩可见于以下情况：

1) 经蝶垂体瘤术后：常为暂时性。由于损伤垂体后叶或垂体柄，可出现以下几种类型的尿崩症：

A. 一过性尿崩：尿量高于正常并伴有烦渴，术后 12～36 h 趋于正常。

B. 迁延性尿崩：尿量高于正常，且持续一段时间从数月至 1 年，甚至少数可为永久性。

C. “三相反应”尿崩：第 1 期，术后即出现尿崩，由垂体损害致 ADH 水平下降所致。历时 4～5 d。第 2 期，短暂性尿量恢复正常，甚至有类似 ADH 分泌失常所致水潴留，历时也为 4～5 d。此因细胞死亡、释放 ADH 所致。如临床上未能发现从多尿期转入此期，仍继续使用血管加压素，可导致严重后果。第 3 期，由于 ADH 分泌减少或缺乏，出现一过性尿崩或迁延性尿崩。

2）脑死亡后。

3）鞍区生殖细胞瘤、颅咽管瘤、前交通动脉瘤等。

4）脑外伤尤其是伴有颅底骨折。

5）脑炎或脑膜炎。

6）药物引起。酒精和苯妥英钠能抑制 ADH 释放；肾上腺功能不足者补充激素后可引起尿崩。

（3）诊断

有上述病因，并出现以下相应临床表现时，应考虑尿崩症。

1）尿渗透压 50～150 mmol/L 或尿比重在 1.001～1.005。

2）尿量＞250 ml/h。

3）血清钠正常或偏高。

（4）治疗

1）一般处理：适用于轻度尿崩者。由于患者口渴中枢功能正常，可指导其仅在口渴时饮水，防止过度摄入水分。

2）药物治疗：适用于重度尿崩者。

A. 醋酸去氨加压素（弥凝）鼻腔内喷雾或鼻滴剂，2.5 μg，每天 2 次；必要时 10～20 μg，每天 2 次（成人）；5～10 μg，每天 2 次（儿童）。片剂，每次 100～200 μg，每天 3 次，每天总剂量 200～1 200 μg。

B. ADH 刺激剂（对慢性部分性 ADH 缺乏有效，完全性 ADH 丧失无效）：①氯贝丁酯（安妥明）：500 mg，口服，每天 4 次；②氯磺丙脲：100 mg，每天 3 次；③氢氯噻嗪（双氢克尿塞）：25 mg，每天 3 次，联合使用卡马西平：0.1 g，每天 3 次。

3）静脉补液：基本补液用 5%葡萄糖盐水，按 75～100 ml/h 静脉滴注，并注意补钾。

（5）注意事项

1）术后患者如术中补液较多，术后相应会出现多尿。此时应在原有补液基础上补充约 2/3 尿量的液体，并采用 0.45%低渗盐水。

2）如静脉补液（或鼻胃管）仍无法弥补液体丧失（通常此时尿量＞300 ml/h），可选用下列药物治疗，并根据尿量调整用药剂量与速度。

A. 精氨酸血管加压素 5 IU（水剂），静脉、肌内或皮下注射，每 4～6 h 1 次。应避免使用鞣酸血管加压素（油剂），因其吸收和作用时间不稳定。

B. 血管加压素，开始 0.2 IU/min，静脉滴注（最大用量为 0.9 IU/min）。

C. 酯酸去氨加压素，静脉注射，根据尿量调整。通常成人剂量为每次 1～4 μg；＞1 岁，每次 0.4～1 μg；≤1 岁，每次 0.2～0.4 μg，分 2 次使用。

3）口渴机制不完善者，有脱水或水潴留危险者，可采用：

A. 每天记尿量和体重，采用 ADH 刺激剂，以保持出入水量平衡及正常尿量。

B. 每周或隔日随访有关实验室检查，包括血钠、血尿素氮。

4）卧床、昏迷、木僵或脑死亡患者，可采用：

A. 每小时测出入水量，每 4 h 测尿比重。如尿量＞250 ml/h，应随时测尿比重。

B. 实验室检查：每 6 h 测肾功能及尿渗透压。

16.2.10 术后癫痫

详见第 127 章“颅脑外伤后或术后癫痫”。

16.2.11 术后感染

详见第 42 章“神经外科术后感染”。

16.2.12 脑脊液漏

详见第 113 章“脑脊液漏”。

16.2.13 深静脉血栓与肺栓塞

（1）发生率

各家报道不同，欧美 29%～43%的神经外科手术患者在术后短期内发生深静脉血栓，其中约 15%可并发肺栓塞。我国深静脉血栓发生率似较国外低，但对此不可掉以轻心。在 40 岁以上的择期手术患者中，术前、术后不给予预防性措施，可有约 1/3 患者发生深静脉血栓，而约 7%的手术患者出现近端静脉血栓形成，易造成肺栓塞。神经外科手术患者肺栓塞的发生率不清，但有报道，幕上肿瘤手术后肺栓塞的发生率为 4%左右。

（2）病因

与其他专科手术相比，神经外科手术后深静脉血栓的发生率无明显差别。但手术时间长、激素治疗、长期卧床、并发下肢瘫痪、恶性肿瘤、脱水治疗和脑内致血栓形成物质释放等因素可增加静脉血栓发生的机会。

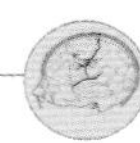

此外，脑内组织促凝血酶原激酶(tissue thromboplastin)含量最高，颅脑手术可通过释放促凝血酶原激酶激活凝血机制，促发血栓形成。

(3) 临床表现

1) 一般表现：多数深静脉血栓患者可无临床症状或体征，有10%～17%的患者可有以下临床表现：

A. 起病急骤，主要症状为患肢肿胀、胀痛。

B. 患肢呈指陷性，张力高，周径明显大于对侧。

C. 皮肤暗红，皮温较对侧略高。患肢浅静脉扩张，在下肢可波及下腹壁，上肢波及肩部及锁骨上下区。

上述症状并非特异性表现，无症状并不表示无血栓形成。

2) 肺栓塞临床特征：肺栓塞是术后患者猝死的常见原因，文献报道37%发生肺栓塞的患者最终死亡。临床上可出现：

A. 术后呼吸骤停，见于80%肺栓塞患者。

B. 胸膜炎性胸痛，见于3/4患者中。不常伴咯血，如出现，提示已有梗死。

C. 其他症状：干咳、出汗、晕厥等。

D. 体检：发热、烦躁、颈静脉怒张、呼吸急促、心动过速(但无系统感染表现)、血压增高、肺部啰音；广泛栓塞时，心脏听诊可闻及奔马律。发绀不常见，仅见于广泛栓塞引起严重缺氧时。

E. 血气分析可发现85%的患者氧分压<80 mmHg，肺泡与动脉血氧浓度差增大。D-二聚体明显上升。

F. 肺血管造影为诊断“金标准”。

(4) 辅助检查

1) 超声多普勒血流检查：对怀疑深静脉血栓形成的患者，可作为首选检查方法。患肢静脉回流量明显低于对侧，准确性在90%以上。

2) 体积描记法：也有诊断参考价值，敏感性高、特异性差，故可出现阴性结果，对排除诊断价值更大。

3) 静脉造影：可明确显示血栓累及范围、侧支开放状态，明确近心端有无外来压迫而致主干静脉移位或狭窄等改变，是深静脉血栓的确诊手段。

(5) 处理

1) 一般处理：可抬高患肢促进静脉回流，必要时可给予利尿剂，以减轻肢体水肿。

2) 药物治疗：抗凝治疗是主要的治疗方法。术后深静脉血栓的抗凝治疗可能引起术区出血及消化道出血，导致严重后果，故应慎重权衡手术后出血与抗凝治疗的利弊。

A. 肝素及香豆素类药物：对已形成血栓无消融作用，但可起防止血栓进一步蔓延作用，并且不增加颅内出血机会。

B. 溶纤治疗：效果优于肝素和华法林，适用于发病后2～3 d内的早期患者。常用药物为尿激酶、链激酶等。对处于活动性颅内出血或近2个月内因脑血管病引起颅内出血的患者禁止使用溶纤药物。

C. 其他：右旋糖酐40、阿司匹林等，对预防血栓形成有帮助。

3) 手术治疗：

A. 下腔静脉阻断术：术后早期或超早期经静脉放置Greenfield过滤器，以防血栓脱落扩散。

B. 直接清除静脉腔内血栓，最佳时机为发病后2～3 d。

(6) 预防

1) 物理方法：以往防止深静脉血栓的物理方法主要采用早期活动、肢体抬高、弹力袜，但研究发现上述方法对深静脉血栓无预防作用。近来，在神经外科手术患者中开始使用渐进性充气压力袜(sequential pneumatic compression stockings, SPCS)，主张对于高危患者，术前就开始使用，持续至术后完全自主活动。能增加75%静脉回流量，并使深静脉血栓发生率自20%降至10%。

2) 药物方法：

A. 包括能阻止血块形成的药物，如阿司匹林、双嘧达莫(潘生丁)等，但预防效果不肯定。

B. 小剂量肝素(5 000 IU，每日2次)：在过去25年的研究中其预防血栓形成中的作用得到承认，可能通过抑制Ⅹ因子打断内源性和外源性凝血途径发挥作用。血清中33～50 IU/L的肝素浓度即能阻止促凝血酶原激酶的形成，而250～500 IU/L的肝素浓度还能破坏已形成的促凝血酶原激酶，但可能增加出血机会。

C. 低分子肝素(LWMH)：半衰期更长、出血机会减少、生物利用度更高，注意动态随访D-二聚体的变化。

D. 右旋糖酐40：可减少红细胞聚集。可于术前静注100 ml，术中使用400 ml，术后当晚静注500 ml，术后第2天再静注500 ml。主要不良反应为过敏反应。但颅脑病变伴有血脑屏障破坏时使用右旋糖酐可加重高颅压和脑水肿，因此对颅脑外伤和颅内肿瘤的患者应慎用。

16.2.14 伤口并发症

(1) 伤口不愈

1) 头皮血供丰富，伤口大多愈合良好。长期使用激素，放、化疗及再次手术，营养不良的患者易出现伤口不愈。设计切口时需注意避开放疗区域。有研究表明，伤口内局部喷涂成纤维细胞生长因子及高压氧治疗有利于伤口愈合。

2) 脑积水、蛛网膜下腔出血及脑膜炎患者因脑脊液循环吸收障碍，以及并发的脑水肿，蛛网膜下腔出血和脑膜炎，均可使术后持续脑脊液渗出而出现假性脑膜膨出，影响伤口愈合。

3) 伤口持续受压可影响局部血供，导致延迟愈合，甚至伤口裂开。

4) 伤口感染可导致延迟愈合，术中需严格遵循无菌操作，头皮切开前 1 h 和术后 24 h 应用抗生素可有效预防伤口感染。但没有必要应用抗生素直到引流管拔出。术后注意勤换药，保持敷料干燥。

(2) 伤口积血

对于止血困难的患者，可预防性放置引流管。肥胖患者脊柱手术术后伤口易渗出，引流管可放置 5 d 以上，并置于肌肉下层，以防术后血肿及感染。

16.2.15 术后精神症状

(1) 病因与临床表现

1) 颅内出血、水肿、血管痉挛等导致的局灶性神经功能损伤。额叶前部受损表现为精神、情感、人格、行为和智能障碍。颞叶受损引起人格改变，同时伴有记忆障碍，如精神运动性癫痫、突然发作的行为异常等，患者可出现眩晕、幻视或幻听、幻嗅、不适的内脏感觉，不能控制的深呼吸，预感可怕的事情即将发生。枕叶病变出现视幻觉等。第 4 脑室及小脑蚓部术后常引起缄默。

2) 电解质紊乱导致精神障碍：多为突然发作、躁动不安、神经兴奋性增高、不合作。血生化结果：血钠 118～120 mmol/L，血糖 20～27 mmol/L。低血钠的症状为躁动、嗜睡、恶心、呕吐、昏迷；高血糖血症可造成脑局部酸中毒，加重术后局部脑组织缺血，导致患者出现精神障碍。

(2) 处理

1) 一般处理：对于术后精神症状的患者，应在精神状况恢复前具有保护性约束，并为患者创造安静、舒适、光线适宜的治疗环境及良好的精神环境。及早请精神病专科医师协同处理。

2) 药物治疗：对于神经功能损伤所引起的精神障碍的患者可酌情使用药物治疗，根据症状的不同采用如氯丙嗪、异丙嗪肌内注射，地西泮、喹硫平片口服等。对于电解质紊乱导致的精神症状，最有效的治疗措施是及时纠正电解质紊乱，当电解质补足后患者的精神障碍即会消除。

16.3 与特定手术相关的并发症

16.3.1 经蝶手术并发症

20 世纪 20 年代，Cushing 刚开始采用经唇下-鼻纵隔入路做经蝶垂体瘤切除术时，在 200 例手术患者中，手术死亡率为 5.2%，主要原因为术后颅内感染，以及因手术视野照明不佳而引起的脑组织损伤，最终不得不放弃经蝶手术而改用开颅手术。由于手术显微镜运用及术后并发症的有效控制，经蝶手术的术后并发症发生率大大降低，手术死亡率控制在 0～1.75%，成为目前治疗局限鞍内垂体瘤的主要治疗方法，同时也适用于其他鞍内肿瘤，如颅咽管瘤、Rathke 囊肿等。尽管经蝶手术相对开颅手术并发症较少、手术危险性较小，但发生的并发症，若处理不当，将引起严重后果。与经蝶手术并发症相关的因素包括患者的术前情况，蝶窦发育、炎症状态，肿瘤的术前诊断，肿瘤的大小、范围、质地等。Ciric 对北美神经外科医师的问卷分析发现，术后垂体前叶功能低下和尿崩症是最常见的并发症，其他并发症如蝶窦内感染、鼻中隔穿孔、脑脊液漏及鼻出血等都可能发生(表 16-1)。

表 16-1 经蝶垂体瘤术后常见并发症

并发症	并发症占手术患者的百分比(%)
一过性尿崩	10～60
垂体前叶功能低下	1～10
迁延性尿崩	0.5～5
鼻出血	2～4
蝶窦内感染	1～4
脑脊液漏	1～4
鼻中隔穿孔	1～3
脑膜炎	0～1.75
视力障碍	0.6～1.6

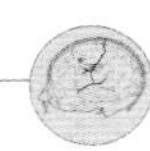

(1) 垂体前叶功能低下

为垂体瘤术后常见并发症，发生率为 1%～10%。所有的垂体瘤术后患者都应注意激素补充治疗。

(2) 尿崩症

尿崩症是经蝶手术后较常见的并发症，有一过性和迁延性尿崩 2 种。一过性尿崩相对常见，可发生于 10%～60%的患者中；迁延性尿崩发生较少，发生率为 0.5%～5%，与手术者的操作技巧有关。尿崩可由垂体后叶损伤引起，多为一过性，术后 1 周左右恢复；也可因损伤垂体柄引起，多为完全性。部分患者可在手术后 6～7 d 后出现尿崩，原因不清，一种解释为手术损伤引起部分垂体后叶组织坏死，引起抗利尿激素突然释放，维持短暂正常尿量。术后的暂时性尿崩，只要维持出入水量平衡，无须特殊处理，一般经 1 周左右可恢复正常。如尿量较大，除补充足够水分和电解质外，还应采用药物治疗（见前述）。

(3) 脑脊液漏

经蝶手术后脑脊液漏发生率为 1%～4%，少数报道可达 9%～15%。术中一旦发现蛛网膜撕破、有脑脊液流出，可用自体脂肪或筋膜封闭破口，并用纤维蛋白黏合剂加固，但需防止过度充填而压迫视交叉。早期发现并处理脑脊液漏对防止术后颅内感染尤为重要，有文献报道有 0～1.75%的经蝶手术患者术后可并发脑膜炎；若患者合并糖尿病则更易发感染，需预防性抗感染治疗。明确脑脊液漏的患者需去枕卧床休息 1 周，期间给予适量脱水治疗。如脑脊液漏持续、量多，可腰椎穿刺置管持续引流脑脊液。避免用力过猛，严禁擤鼻，避免咳嗽和摒便。1 周后逐渐抬高头部。多数患者经 1～2 周卧床，脑脊液漏可治愈。如脑脊液漏持续 2 周不愈，应考虑重新经蝶手术进行修补。

(4) 麻醉并发症

只要术前调整患者心肺功能和内分泌功能，即使年老、有心肺疾病或糖尿病等系统疾病，也能耐受经蝶手术。但文献报道经蝶手术后发生深静脉血栓、肺动脉栓塞的概率相对较高，术前应采取预防静脉血栓形成的措施，术后注意激素补充及监测内分泌功能。对肢端肥大患者，常因巨舌造成困难气道，影响插管；术后拔管时易出现舌根后坠，引起呼吸道阻塞，故手术后密切观察生命体征，特别是呼吸功能，等患者完全清醒后方可拔管。肢端肥大患者同时还可出现因生长激素分泌过多而引起的心肌肥厚等心肌病变，术前给予生长抑素治疗，可明显改善上述原因引起的心肌病变。

(5) 蝶窦内感染

蝶窦内感染可发生于 1%～4%的患者，术后预防性应用抗生素，及早期拔除鼻腔填塞纱条，有助于感染的控制。

(6) 鼻中隔穿孔

鼻中隔穿孔发生率各家报道不同，为 1%～3%，个别报道可达 40%；发生率与手术操作熟练程度有关。主要发生在经鼻中隔或经唇下入路手术及复发病例再次手术时。充分剥离鼻中隔黏膜，特别是老年患者黏膜与下方鼻中隔粘连紧密时，强行插入扩张器，可造成黏膜大范围撕裂。发生于中隔前端的穿孔可引起呼气时哨音，范围较广的穿孔可引起头痛、鼻塞及鼻黏膜萎缩。熟悉该区域解剖结构是预防此并发症的关键。严格在黏膜下分离，直至蝶窦前壁，并轻柔插入扩张器。术后如发现两侧鼻黏膜在同一水平破裂时，应尽量将黏膜缝合。如缝合困难，可采用骨片或其他替代物封闭破口。一旦发生鼻中隔穿孔，如穿孔较小、位于中隔后部，且无症状，可不予处理；如穿孔较大或位于前部，症状较明显时，可行修补手术。

(7) 鼻出血

蝶腭动脉的分支受伤可导致术中黏膜出血及术后延迟性鼻出血。若术后持续出血、填塞纱条无效者，可行上腭动脉栓塞术。

(8) 颈内动脉损伤

一旦发生颈内动脉损伤，预后凶险，可危及生命。发生率为 0.4%～1.0%。如能存活，约 20%的患者可形成假性动脉瘤或颈内动脉海绵窦瘘，并可发生血管痉挛或血管闭塞等。术前头部 CT 和 MRI 检查可了解鞍区的解剖结构，了解颈内动脉的位置，必要时可行磁共振血管成像（MRA）或脑血管造影，一方面可除外长入鞍区的动脉瘤或血管瘤；另一方面可了解颈内动脉在鞍区走向。部分患者颈内动脉可位于鞍内，双侧颈内动脉间距离有时只有 4 mm。严格掌握经蝶手术的适应证，对位于海绵窦内颈内动脉外的肿瘤不能勉强从经蝶入路中切除。术中必须保持患者体位正确，经中线入路不偏移，辨明蝶窦前壁、蝶窦开口及鞍底。经鼻内镜手术较显微镜下手术可获得更宽广的视野并减小创伤。一旦术中发生颈内动脉损伤，压迫止血是唯一方法，必要时可结扎颈总动脉，并停止手术。如出血控制，应行脑血管造影，除外血管瘤。如已形成颈内动脉海绵窦瘘或假性动脉瘤，可采用血管内介入治疗。

（9）视力障碍

有0.6%～1.6%经蝶手术患者术后可出现视力障碍。视力障碍和下视丘损伤发生于鞍区蛛网膜破坏后。损伤原因可能为手术操作直接损伤，也可为视路血供障碍所致。常发生于开颅术后复发垂体瘤再经蝶手术时，肿瘤与邻近的视神经、视交叉及下视丘有粘连，牵拉可引起神经挫伤或血供障碍。故慎重选择开颅术后复发垂体瘤做经蝶手术。术后数月至数年视力障碍可发生于巨大垂体瘤术后，为视神经或视交叉突向蝶鞍受压引起。0.3%～1.2%患者的视力障碍因术区血肿造成，应尽早清除血肿。因操作损伤或血供引起的视力障碍，可给予激素、神经营养剂等药物治疗。

16.3.2 颅底手术并发症

颅底病变涉及脑深面，与脑神经和脑重要血管紧邻，其手术并发症与肿瘤的位置和手术入路相关。在颅底进行手术可能引起一些特殊的并发症，有些并发症处理棘手，并可能危及生命。术前应充分评估可能发生的并发症及其相应的处理措施；手术后更应密切观察病情，及时发现、及时处理并发症，避免严重后果。常见并发症有以下几种。

（1）脑水肿和脑挫伤

发生脑水肿和脑挫伤为长时间牵拉脑组织所致。如果引流静脉（如Labbe静脉）损伤可引起更严重的脑水肿和出血。预防措施如下：

1）术中腰椎穿刺，充分的脑脊液引流，保持脑组织良好塌陷，可减少牵拉损伤。一般术中放出20～40 ml脑脊液即可获得良好暴露。

2）剪开硬脑膜后，打开蛛网膜池，放出更多脑脊液可扩大暴露范围。选择适合的手术体位，术中合理运用甘露醇、呋塞米（速尿）等降颅压剂，必要时采用过度通气等手段降低颅内压。

3）术前根据血管造影或MRV了解手术路径上的静脉回流，尽量保留回流静脉和不影响静脉窦。

4）设计手术入路时，尽量向颅底寻找空间，可磨除部分骨质，而不硬性抬起脑组织，必要时可切除部分非功能区脑组织，以扩大暴露空间。

（2）血肿

血肿的产生与处理同其他部位手术后。

（3）脑神经损伤

脑神经损伤是颅底手术的常见并发症，可分为一过性损伤及永久性损伤。神经损伤与手术部位、病变性质和神经类型有关。术前需进行详尽的各组脑神经体检，术前已经破坏的神经功能，术后多不能恢复；混合性神经损伤后，即使重新缝合也较难恢复；支配多组肌肉的神经，一旦损伤也较难恢复。

1）嗅神经、视神经、听神经对损伤最为敏感，一旦受损，功能基本无法恢复。

2）岩尖部和海绵窦手术常损伤第Ⅲ、Ⅳ、Ⅴ、Ⅵ脑神经。动眼神经损伤后康复效果最差，而展神经和滑车神经因只支配单一肌肉，损伤后恢复效果最佳。术中发现上述神经断裂，可进行原位缝合，也可进行神经移植，但目前文献报道效果欠佳；即使功能有部分恢复，也不能确定是移植成功还是功能代偿。

3）面神经损伤可带来一系列术后生理和心理障碍，因此术中应尽量避免损伤，可采用电生理仪术中监护神经功能。术中发现损伤可直接行端-端吻合术或腓肠神经移植术，也可行舌下神经-面神经、副神经-面神经吻合术。如同时伴有三叉神经损伤，术后可因角膜感觉障碍而可并发角膜溃疡，严重者可致穿孔、失明。术后早期就应使用人工泪液湿润眼球，必要时需做受损侧眼睑缝合，利于眼睑闭合。

4）后组脑神经损伤后，患者发音、吞咽功能障碍。术后根据病情，可置胃管、气管切开，等待神经功能恢复或健侧代偿。

5）舌下神经单侧损伤通常可以耐受，若合并面神经、迷走神经及舌咽神经损伤，则可出现严重的构音障碍。双侧舌下神经受损的患者术后多需气管切开及鼻饲饮食。

（4）脑脊液漏

脑脊液漏也为颅底手术后的常见并发症，发生率在8%左右。颅底手术会使脑脊液与面部的鼻旁窦相通，术后可见清亮的脑脊液自鼻、外耳道或伤口流出。CT脑池造影有助于确定漏口位置。术中若肿瘤侵犯硬脑膜，或因解剖原因致硬脑膜无法严密缝合时，颅底需用肌肉、脂肪及筋膜组织修补重建。术后脑脊液漏的患者可先行腰大池脑脊液外引流；若引流无效或CT示进行性颅内积气，则需行手术修补漏口。

（5）感染

详见第42章“神经外科术后感染”。

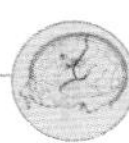

(6) 颅底骨质缺损

详见第141章“颅骨和颅底重建”。

(7) 颅内积气

颅内积气多见于颅内肿瘤术后，可发生于硬脑膜下及硬脑膜外的各个区域。坐位手术患者术后尤为好发。多数可自行吸收。颅内积气可使患者出现嗜睡、躁动等各类精神异常表现。CT平扫可发现颅内积气。蛛网膜下腔与鼻旁窦之间的沟通性积气多合并脑脊液漏。保持平卧及终止脑脊液外引流可促进积气吸收。

16.3.3 脑脊液外引流并发症

脑脊液外引流常被用于控制因脑出血、脑肿瘤等造成的脑积水，并可监测颅内压，治疗外伤后脑脊液漏。其最主要的并发症是继发细菌性脑膜炎和脑室炎。脑室外引流相关性脑膜炎的发病率在2%～22%，而腰椎穿刺引流相关性脑膜炎的发病率在3%～7%。感染原因可能与术中穿刺污染、术后引流管破裂脑脊液漏，以及皮肤定植细菌逆行感染相关。颅内出血、脑脊液漏及长期留置外引流管都是感染发生的高危因素。严格无菌操作、定期更换皮肤穿刺部位等方法可降低感染率。术前抗生素预防运用的有效性仍有争议，因其抗菌谱无法覆盖中枢神经系统感染，但其可对术后3 d内出现的表皮细菌逆行感染起到预防作用。由于外引流管是逆行感染细菌定植的主要部位，是否需要运用有抗菌膜涂层的外引流管仍有争议。

16.3.4 脑立体定向手术并发症

医学技术的进步使得许多神经外科手术使用了三维立体定向导向系统。许多手术涉及使用立体定向通过小钻孔或使用聚焦辐射(即伽玛刀)进行立体定向手术的并发症。这些手术包括脑活组织检查、囊肿抽吸、功能性疾病和立体定向放射外科手术。

对患者应用立体定向框架，并进行CT或MRI检查。最常用的框架是Leksell和Brown-Roberts-Wells系统。框架上作为基准的标记用于注册到该系统，可以形成精确的三维导航和神经成像的定位。

脑活检是最常见的立体定向手术之一，既安全又有效。该手术通常可在监测的局麻下进行，可避免与全身麻醉相关的并发症。CT或MRI用于立体定向引导通过小针孔的病变活检。可能的并发症包括出血、神经功能障碍、癫痫和感染。一些大样本脑活检病例报道的死亡率都低于1%，并发症发生率为0～7%。癫痫和感染在脑活检中很少见，最常见的并发症通常是术后血肿形成。

最近的研究表明，基于框架的立体定向活检和无框架立体定向活检在定位的准确性方面没有显著差异。冷冻切片的应用对确定取出组织的诊断至关重要。

预防与脑活检相关的并发症需要充分的术前计划。只有脑活检结果可能改变治疗方案的患者才应进行活检。由于血小板减少或凝血障碍易使患者发生颅内出血，故所有的做活检患者应具有正常的凝血功能和血小板计数。术前影像学检查对于排除活检时可能导致严重出血的血管病变至关重要。计划的穿刺路径必须避开血管和重要的结构。术中高血压可使患者更易于发生出血。

当在脑活检中发现出血时，让血液流出活检套管可能会阻止血肿的形成，或可能需要开颅手术来控制持续性出血。通过活检套管灌注凝血酶已被用来控制出血。常规的术后CT可以排除血肿的形成，无症状的血肿常在术后被发现。约10%的无症状术后血肿患者出现神经功能障碍。大多数术后血肿是通过观察和连续CT来处理的。

有越来越多感染了HIV的患者接受了脑部活检，这些患者可能患有多种中枢神经系统感染或肿瘤。获得性免疫缺陷综合征患者的活检具有较高的并发症发生率。Skolasky及其同事对接受活检的HIV阳性患者进行了复查，确定并发症发生率为8.4%，死亡率为2.9%。并发症发生与术前功能低下和血小板减少有关。目前尚不清楚HIV感染的存在是否会导致更高的并发症发生率。

16.3.5 立体定向放射外科治疗并发症

立体定向放射外科(stereotactic radio surgery, SRS)是治疗血管畸形、脑肿瘤和某些功能性手术的一种安全有效的方法，可将高剂量辐射精确地传送到明确的目标。放射外科的并发症与放射对大脑和邻近病灶的结构的影响有关。早期显著的并发症很少发生，但可能包括癫痫发作或神经功能障碍恶化。大约1/3的患者有轻微的短暂症状，包括头痛、恶心和头晕。这被认为是与继发于治疗后12～48 h后的短暂脑水肿有关。一个疗程的类固醇可以帮助缓解这些症状。远期并发症在手术后6～9个月发生，包括面神经麻痹、三叉神经病变和视觉障碍。视神经暴露在超过 8～10 Gy 的辐射下会导致视力恶化和视神经病变。患者可能因放射性坏死或局部脑水肿而出现症状。在一项对 1 600 名接受了至少 3 年随访的放射手术患者的回顾中，显著的并发症发生率为 1.9%。据估计，放射外科手术的致癌风险低于千分之一。

伽玛刀放疗在听神经瘤的治疗中得到了有效的应用。听神经瘤放射外科手术的并发症与脑神经暴露于辐射有关。5 年随访中面神经麻痹发生率为 21%，三叉神经功能障碍发生率为 27%。51%听神经瘤患者接受放疗后听力得以保留。放射外科手术后瘤周水肿偶尔可导致脑积水。高剂量伽玛刀放疗前庭神经鞘瘤后，43%的患者肿瘤体积显著增加，导致面神经和三叉神经功能恶化。低剂量时，肿瘤体积增加效果要小得多。由于较大剂量的放疗能更好地控制肿瘤，因此分块立体定向放射外科手术通常是为了增加对肿瘤生长的控制，同时尽量减少对面部、耳蜗和三叉神经的风险。管内肿瘤经过放射外科治疗后有较高的脑神经功能障碍发生率，目标成像的改进和剂量的减少降低了神经功能障碍发病率。

16.3.6 脊柱手术的并发症

（1）*脑脊液漏或假性脑膜囊肿形成*

预防脑脊液漏对于改善伤口愈合、防止神经组织通过硬脑膜缺损疝出而导致的疼痛综合征或神经功能障碍及消除体位性头痛至关重要。一般认为，降低脊髓内脑脊液压力有助于硬脑膜缺损的愈合。这可以通过保持严格的卧床休息或放置脑脊液引流管（如腰椎引流管）来实现。脑脊液漏发生后脊髓蛛网膜下腔引流作为辅助手段得以应用；使用纤维蛋白胶密封剂的方法正在逐步流行和推广。该密封剂可在手术室中由自体制备、从血库中获得的冷沉淀或从捐赠血液制品制成的商业试剂盒中制备。不管是因为什么原因，当纤维蛋白胶封闭剂应用于硬脑膜修复区域时，显著提高了脑脊液漏的治愈率。硬脑膜置换术的使用更有争议。循证医学表明，用筋膜，AlloDerm、DuraGen 人工硬脑膜或其他技术进行修复是一种更好的选择。

如有可能，硬脑膜缺损的一期修复是推荐的。多个外科医生记录了脑脊液漏相关的并发症，如感染率增加和愈合率降低。除了硬脊膜切开后导致脑脊液漏外，神经根突出进入硬脑膜切开处会导致疼痛综合征。

紧密而多层关闭切口是防止局部脑脊液外渗到皮肤的关键。如果存在脑脊液漏，病原体通过漏口入侵可能导致脑膜炎。任何脑脊液泄漏都应立即通过缝合伤口和采取某种形式的脑脊液减压措施来治疗。修复伤口而不是保守治疗的决定取决于几个因素，包括硬脑膜和筋膜缝合的紧密性，筋膜下愈合的存在和程度，以及患者自发愈合伤口的潜在能力。假性硬脑膜膨出，即使没有脑脊液外漏，也会增加局部感染的可能性。

（2）*材料植入相关风险*

在所有病例队列中，材料植入都增加了并发症的发生率。这一点并不令人惊讶，因为材料植入增加了手术的时间、复杂性和植入异物。在有材料植入的病例中，脊柱融合率普遍较高。大多数经验丰富的脊柱外科医生认为，刚性节段固定的好处大于风险。然而，每个外科医生都必须对任何技术的使用担起责任，因为并发症发生率因外科医生而异。

明确的脊柱节段对大多数脊柱手术至关重要。在错误的节段上进行外科手术可以通过 X 线识别标志物来预防，但是表面和深层标志物必须相互关联。一个常见的问题是没有考虑到棘突的向下投影，例如，一根针放在一个棘突上，但投影在下一个锥体的前面，可能会导致对节段的混淆。明显的骨标志物（如椎弓根丢失或在定位片上看到骨折）有助于确定手术部位。不明显的标志，如独特的骨赘生物或压缩性骨折的位置，可以在标志缺失时帮助定位。使用有形的标记，例如用咬骨钳咬一口骨头或将缝针插入棘突，可以减少之后手术的不确定性。

术中影像学的应用急剧增加。超声作为术中定位设备可以帮助确认脊髓的正确水平和定位隐藏的深部病变。更多的医疗中心正在使用便携式和专用的 MRI 和 CT 扫描仪来确定肿瘤或骨赘切除、材料植入或满足外科医生其他的需要。独立的 MRI 扫描仪已经开发，可以在手术室使用。其中一些模式需要与兼容的专用设备（如用于术中 MRI 的非磁性仪器）一起使用。每种设备都有其优点和局限性，这些设备的使用取决于外科医生和医院的需要。术中 CT 扫描仪是可用的，基于透视的系统也可以创建类似 CT 扫描的三维重建。在离开手术室前，这些方法可用于确认减压或螺钉放置的准确性。

立体定向导航辅助手段已越来越多地应用于脊

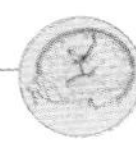

柱手术。立体定向的准确性取决于所使用的扫描的质量、患者在手术中的位置和在扫描仪中的位置等。目前,有许多术中导航技术可以依靠术前CT、术中平面超声三维重建或术中等中心环向超声三维重建。所有这些似乎都提供了螺钉放置的准确性。尽管每种技术都有其利弊,但没有证据表明一种技术明显优于另一种技术。微型机器人系统也正在开发中,以提高瞄准和螺钉放置的精度。导航技术正越来越多地应用于脊柱关节成形术,以及融合手术。

(3) 颈前入路并发症

颈椎前路手术包括经口、颈前内侧和颈前外侧入路,用于椎体切除或齿状突切除、椎间盘切除和器械固定。

经口入路与伤口感染和愈合问题的发生率显著相关,可以通过适当减少类固醇,注意打开但不破坏组织界面和黏膜,以及围手术期使用抗生物素来减少。不幸的是,许多需要经口治疗的患者一开始就面临代谢或营养方面的挑战,他们可能无法很好地康复。腭部损伤也是一个重要的潜在问题。腭部可能需要切开,以便充分暴露,并且在之后并不总是愈合良好。耳鼻喉外科医生在手术入路和闭合时的协助,可以帮助不熟悉这些组织管理的外科医生。

颈前内侧入路与邻近的结构密切相关,包括食管、颈动脉和颈静脉,以及迷走神经和喉返神经。手术中的注意事项包括保持无血管平面,以防止对这些结构造成直接损伤。

食管损伤可能是由于牵开器牵拉造成的。牵开器的移动可能会直接撕裂食管,或者食管可能会移位进入手术区,然后被器械损伤。外科医生要时刻注意牵开器和食管的位置,才能防止损伤。关闭切口前,应检查整个暴露的食管是否有撕裂,因为未注意到的撕裂可能会使内容物溢出到手术床上,导致感染、假关节病或骨髓炎。食管损伤可以直接用胸锁乳突肌的肌肉补片或直接外引流和食管造口来修复。如果外科医生没有这样的修复经验,耳鼻喉外科医生应该来执行修复。急性或亚急性食管撕裂的发生率在0～1.9%,大多数病例的发生率<1%。迟发性穿孔可能发生在手术后10年。目前尚不清楚这是手术时的损伤,还是由于钢板或螺钉的腐蚀造成的迟发性损伤。应尽可能沿脊柱放置钢板。食管穿孔最常见于C_5～C_6,因为食管壁在这一层面最薄。一些外科医生更喜欢在手术开始时放置鼻胃管作为食管的一个明显标志,以避免损伤食管。

无直接食管穿孔的吞咽困难在颈椎前路手术后患者中更为常见。报告的比率在10%～60%。经过仔细研究,术后2年患者吞咽困难的发生率为13.6%。吞咽困难在女性、翻修术后和接受多节段手术的患者中更为常见。喉返神经损伤是颈椎前路手术的危险因素,会导致声音嘶哑和其他音质的变化,一般报告发病率为2%～3%。当脊柱通过左侧暴露接近时,由于两侧喉返神经的解剖差异,喉返神经损伤的可能性似乎较小。一些外科医师在手术期间进行连续的喉返神经肌电图监测,以尽量减少受伤的风险。

颈椎前路手术最可怕的并发症之一是椎动脉损伤,发生率<0.2%。当这种损伤发生时,填塞止血后应进行血管造影,并考虑血管内血管栓塞。通过了解椎体横孔的解剖结构和术前CT和MRI检查的仔细评估,可以将椎动脉损伤的风险降到最低。术后术区血肿的形成会产生毁灭性的后果,可能导致咽后血肿或硬脊膜外血肿。最初表现为吞咽困难或疼痛,继而可能导致喘鸣和气道阻塞。如果有明显的血肿,必须立即进行手术清除和彻底止血。使用从椎体表面引出的引流管(骨缘通常是出血的来源)可以预防这种情况,尽管引流管的移除有时会促进出血。

与胸椎切除术而非椎间盘切除术相关的并发症包括C_5牵引损伤、融合段塌陷、植入物移位、更广泛的受累导致脑脊液漏的发生率更高,特别是在后纵韧带骨化(ossification of posterior longitudinal ligament, OPLL)的患者中。C_5神经根特别危险,因为神经根的长度很短,在过度伸展时容易受伤。通过限制减压宽度,可以将这种风险降到最低。

融合节段越长,脊柱前凸和后凸的丧失越会导致疼痛、不稳定和椎管的损伤。这个问题可以通过不在椎体的上方或下方过度填充和选择尽可能宽的移植物来防止,以降低移植物进入相邻锥体内的压力。

(4) 颈后入路并发症

颈后路入路手术的风险不同于前路手术。典型的手术是颈椎椎板切除术,从Chiari减压术到颈椎管狭窄,再到髓内肿瘤暴露,有很多适应证。注意防止过度使用咬骨钳,因为咬骨钳可能会导致硬脊膜损伤,可能导致骨碎片损伤硬脊膜或神经根。即使没有直接的神经根外伤的证据,可以看到5%～15%的患者接受颈椎后路减压后有短暂性C_5麻痹,表现为三角肌无力。尽管一些学者建议术中使用运动诱发电位和三角肌肌电图记录进行监测，但在没有术中发现监测波动的情况下，C_5 神经根仍可能发生损伤。

血管损伤的风险主要局限于椎动脉，血管在进入邻近 C_1 椎板的硬脊膜之前从侧方转向并向后移动，在此处最容易误伤。通常，静脉丛损伤最初与椎动脉损伤容易混淆。与大多数静脉出血一样，用明胶海绵和脑棉填塞压迫可以很容易地控制出血。椎动脉损伤可能需要打开硬脊膜，结扎或进行旁路或端对端吻合，这取决于损伤的性质和位置。颈椎后路手术中椎动脉损伤的发生率高于前路手术，高达 1.9%。

(5) *胸椎手术并发症*

胸椎手术，由于周围的器官，其风险不同于颈椎手术。前入路，如经胸入路、内镜入路和胸膜后入路，使主要动脉、静脉和器官（如心、肺和膈）有受伤的危险。后路入路，如椎板切除术、肋横突切除术和经椎弓根入路，风险较小，但如果太靠前，仍然会损伤前部器官和血管。所有的方法都会导致并发症，涉及神经功能障碍、脑脊液渗漏和感染。一些并发症与手术暴露有关，而另一些则与手术操作有关。

胸椎椎板切除术长期以来被用于许多手术，包括修复髓内、硬脊膜内和硬脊膜外病变，重要的是要避免过宽的暴露，否则有可能导致肋横韧带断裂，甚至有气胸的危险。对于已经或将要接受放疗的肿瘤患者，应使用带有肌皮瓣的曲线切口来维持皮肤的血管供应，并降低感染和组织破裂的风险。

经验丰富的外科医生可以使用徒手技术安全地进行胸椎椎弓根螺钉内固定。然而，之前讨论过的许多术中导航系统都是为了提高胸部器械的安全性而专门设计的。胸腔镜手术需要较小的切口来接近脊柱，从而减少严重的伤口破裂和术后切口疼痛的可能性。

(6) *腰椎前路手术并发症*

腰椎前路手术可分为三大类：经腹膜开放术、经内镜经腹膜手术和腹膜后入路手术。前路手术是通过骨融合或内固定来增强脊柱稳定性或进行关节置换。手术入路的选择取决于手术过程的暴露需要、所用器械的类型及外科医生和患者的偏好。

经腹腔开放手术通常是通过中线切口，手术要求在主动脉、下腔静脉或髂血管的不同分支移位后，用脊柱中线前入路活动腹部脏器。与腹膜后入路相比，该入路对术后并发症（如大血管损伤、粘连和动力性肠梗阻）的风险更高。其他结构的损伤，包括输尿管和盆腔内容物损伤是罕见的，但有严重的后果。

前路内镜手术是通过多个小切口和多个端口进行的。小切口被认为比一个总长度相同的大切口愈合得更好。在腹腔脏器和主要血管的移位方面，该入路与经腹膜前入路基本相同，尽管由于入路的大小和内镜技术的使用，移位更加困难。其他可能的并发症包括高二氧化碳血症（如果使用二氧化碳制造气腹）；如果发生出血，则需转换为开放手术。

腹膜后入路可以在大范围暴露的情况下进行，以允许使用更多的器械，主要的风险是血管损伤，也有可能进入腹膜或乙状结肠。由于左侧肝脏较小，为了保护肝脏，通常从左侧入路。由于是腹膜后暴露，输尿管在较低水平的损伤比经腹膜途径少。

与前入路相关的一个重要风险是男性患者行 $L_5 \sim S_1$ 融合术后的逆行性射精。这种并发症的发生率最初报道为 5%左右，但后来的文献报道高达 20%。当从腹膜后入路接近时，神经丛与后腹膜一起从椎间盘间隙移开，以保护其免受损伤。当经腹膜中线入路时，神经丛本身受到直接损伤。这可能在男性选择治疗方法时起到一定作用。建议在该区域尽量少使用电刀。

(7) *腰椎后路手术并发症*

腰椎后路手术主要用于椎板切除术和融合术，是最古老和最常用的脊柱手术。半椎板切除术可用于小范围的椎管内硬脊膜外病变，如椎间盘突出、滑膜囊肿突出、退行性椎间盘疾病引起的韧带或骨肥大。对大多数患者来说，最少的暴露（即单侧肌肉和骨骼解剖）会导致疼痛减轻、住院时间缩短和手术时间缩短。如果内侧小关节切除术进行得太远，小关节可能发生骨折。通常完成横向骨切除的标志是下面的椎弓根内侧缘，它位于小关节根部的正下方。

神经根损伤可以通过多种方式发生。如果神经根没有被充分识别，可能会被无意切断。马尾综合征是腰椎间盘切除术后即刻或延迟的并发症，这是一种灾难性的神经并发症。它可能是由于硬脊膜外血肿、蛛网膜或硬脊膜外间隙感染，或术后椎间盘挤压造成的神经根损伤。

椎间盘切除可导致腹部和骨盆器官或血管的灾难性损伤。任何锋利的器械置入穿过环和前纵韧带的椎间盘，都可能造成损伤。患者可能会出现心动过速或低血压。症状的出现可能更隐晦，直到患者

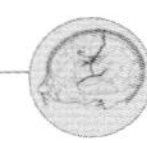

恢复,或者在肠损伤的情况下,出院后才出现症状。威胁生命的血管损伤的处理需要终止神经外科手术,将患者翻身,进行剖腹探查和血管修复。忽视这个问题,不能获得血管外科会诊,或者仅仅给患者输血,都可能导致灾难性的失血,甚至死亡。

(徐 健 毛 颖)

参考文献

[1] 徐健,毛颖. 神经外科手术并发症的预防和处理[M]//周良辅. 现代神经外科学. 2 版. 上海:复旦大学出版社,2015:269-278.

[2] ABRAM S, ROSENBLATT P, HOLCOMB S. Stereotactic radiation techniques in the treatment of acoustic schwannomas [J]. Neurosurg Clin North Am, 2007,40(3):571-588.

[3] COLLEN J F, JACKSON J L, SHORR A F, et al. Prevention of venous thromboembolism in neurosurgery: a metaanalysis [J]. Chest, 2008, 134 (2):237-249.

[4] HUANG X, XU J, XU M, et al. Functional outcome and complications after the microsurgical removal of giant vestibular schwannomas via the retrosigmoid approach: a retrospective review of 16-year experience in a single hospital [J]. BMC Neurol, 2017,17(1):18.

[5] IKED D, CHIOCCA E A. Perioperative mortality [J]. J Neurosurg, 2012,116(4):821-824.

[6] KOC K, ANIK I, OZDAMAR D, et al. The learning curve in endoscopic pituitary surgery and our experience [J]. Neurosurg Rev, 2006,29(4):298-305.

[7] LALL R R, LALL R R, HAUPTMAN J S, et al. Intraoperative neurophysiological monitoring in spine surgery: indications, efficacy, and role of the preoperative checklist [J]. Neurosurg Focus, 2012,33 (5):E10.

[8] NEWMAN N J. Perioperative visual loss after nonocular surgeries [J]. Am J Ophthalmol, 2008,145 (4):604-610.

[9] RASLAN A M, FIELDS J D, BHARDWAJ A. Prophylaxis for venous thromboembolism in neurocritical care: a critical appraisal [J]. Neurocrit Care, 2010,12(2):297-309.

[10] SCHWARTZ D M, DRUMMOND D S, HAHN M, et al. Prevention of positional brachial plexopathy during surgical correction of scoliosis [J]. J Spinal Disord, 2000,13(2):178-182.

[11] WATTERS W C, BAISDEN J, BONO C M, et al. Anitibiotic prophylaxis in spine surgery: an evidence-based clinical guideline for the use of prophylactic antibiotics in spine surgery [J]. Spine J, 2009,9(2): 142-146.

医疗纠纷与医学伦理

医患双方是医疗活动得以进行的载体，医患关系是医疗活动中最重要、最基本的人际关系，和谐的医患关系是医疗活动得以顺利进行的前提和基础。

医患关系包括医务工作者和患者 2 个方面，当这 2 个方面平衡时，医患之间就是一种和谐的关系；当失去平衡时，医患之间的和谐就会被打破，引发医疗纠纷(medical dispute)。上海市 2012 年全年收集的医疗质量安全事件数据分析显示：上海市共有 247 家医疗机构上报了 2 938 例有效医疗质量安全事件，其中三级医院 1 385 例(占 47.14%)，二级医院 1 292 例(占 43.98%)，一级医院 207 例(占 7.05%)，其他机构 54 例(占 1.84%)，该数量呈逐年上升趋势。医患关系逐步恶化，医疗纠纷诉求的增加已经是亟待解决的问题。

17.1 医疗纠纷的定义和类型

医疗纠纷通常是指医患双方对医疗过程、医疗结果、造成这些后果的原因，以及对这些后果的处理方法等存在分歧，其核心内容是患者及其家属对诊疗、护理、预防、保健、康复过程的某些环节不满意，认为医务人员存在失职行为或技术过失。医疗纠纷在司法实践中，又可分为医疗民事纠纷、医疗行政纠纷和医疗刑事犯罪三大类。而非法行医或无证行医、利用医疗犯罪(故意杀人、故意伤害)等均不属于医疗纠纷，并不在此讨论。

17.2 医疗纠纷的双方

医疗服务中，医患双方各自作为社会一员，都拥有人格和尊严，需要相互理解和相互尊重。大量事实说明：医患纠纷的发生往往与医患双方有关。

17.2.1 医务人员

根据医务人员有无过失，还可以将医疗纠纷分为医疗过失纠纷和非医疗过失纠纷。医疗过失纠纷是指因医务人员在诊疗、护理、预防、保健、康复等工作中的过失而引起的纠纷，包括失职行为和技术过

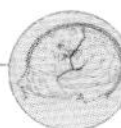

失导致的医疗事故或医疗差错。非医疗过失纠纷包括无医疗过失纠纷和医疗意外原因引起的纠纷。无医疗过失纠纷最多的情况是医疗意外和并发症。医疗意外原因引起的纠纷多由于医疗服务质量、服务态度等问题所致，一般虽不构成医疗事故，但却反映了医院的服务质量和医务人员的道德素养。有些医务人员把医疗服务看作是对患者的一种恩赐和施舍，以权威自居，不尊重患者的人格，态度傲慢。他们认为患者应绝对服从，没有把自己放在服务者的位置上。在这种心理指导下，对患者缺乏热情和耐心，对患者及其家属提出的问题不愿作解释。还有一些医务人员对医疗技术的掌握和应用上并不存在问题，对患者的诊治也能认真尽责，但却有意无意地忽视了患者的情感和意见，忽视了患者在医疗中的自主权、知情同意权等，使患者身心受到伤害，引起纠纷。从现实的伦理和法理上分析，对类似伤害，医院和医务人员必须承担相应的道德和法律责任。我国新的《医疗事故处理条例》已经体现了这方面的内容。

17.2.2 患者和家属

患者要充分认识到：医学是一项高科技性、高风险性的技术，医疗中的每一个环节都存在复杂性和多变性。虽然，现代医学取得了很大成就，但是还有许多疑难问题尚未解决。目前国内外一致承认医疗确诊率只有70%左右，各种急救成功率也只有约70%。即使在医学高度发达的国家，仍有相当一部分疾病诊断困难，治愈无望，不少疾病仍存在较高的误诊率。由于人的特殊性，就是一些常见病、多发病在不同患者身上也可以出现不同结果。因此，任何一家医院和医生都不能包治百病，在疾病诊治过程中始终存在成功与失败2种可能性。有些患者和家属不理解医学的特殊性，对现代医学给予过高的期望，对医疗效果追求绝对完美。因此，一旦没有达到预期目的，就认为是医院或医生不负责任，对医疗过程产生怀疑或不信任，往往使医院和医生感到困惑和难以处理。还有的患者和家属仅凭对医学的一知半解或道听途说，就以主观臆断来评判医务人员的医疗行为，甚至提出无理要求让医务人员给予满足，干涉医疗行为；有的则对医务人员有偏见，隐瞒病史和缺乏信任感，不遵从医嘱等，当出现不良后果时，就将责任推向医务人员。由于市场经济观念的影响，不少患者认为："我出钱买你的服务，你就要听从我的使唤，好好侍候我，好好为我服务。"稍有不顺心、不满意，就出口伤人或无理取闹，甚至辱骂、殴打医护人员。发生医疗纠纷对医患双方都是不利的，对患者的伤害更为明显。因此，提高医疗部门自身素质，纠正患者不良的就医行为，是避免医患纠纷发生的一个重要环节。

17.3 神经外科医疗纠纷产生的原因

神经外科涉及脏器范围虽相对狭窄，但是病种多、病情复杂，有创伤、炎症、肿瘤、血管性、先天性和后天获得性疾病等，病情进展快，治疗风险相对其他外科高，而且治疗费用相对较高，一旦患方出现不良医疗事件，特别容易发生纠纷。美国2019年一项对全国范围内31年Westlaw数据库登记在案的神经外科发生医疗诉讼的原因进行分析：最常见的原因包括诊断失误（$n=109$；28%）、治疗失败（$n=72$；18%）和治疗程序差错（$n=63$；16%）。对不同的神经外科手术进行分析，开颅手术发生73%（$n=46$），内镜手术发生14%（$n=9$）。其中造成患者死亡31例（8%），缺乏知情同意的病例为21例（5%），考虑为不必要的手术20例（5%）。在医疗事故索赔中，良性脑肿瘤最常见。可见，渎职诉讼即使在各项医疗制度相对完善的美国也是神经外科医师面临的挑战。它导致高昂的开销和医生的职业倦怠，并且造成了过多防御性药物使用的全社会现象，并直接导致患者医疗成本的大幅度提高。

产生医疗纠纷的原因是多方面的，其中除了医患双方自身原因外，还有医疗保健预防管理制度，政府在卫生资源（人力、物力）的投入、布局和协调的作用，社会保障及其法律和司法等诸多外在的深层次因素，这类因素相互作用，最后激化而成医疗纠纷。

17.3.1 医方问题

（1）医院和科室管理的缺陷

1）医院和科室工作目标出现偏差。尽管许多医院已将为患者的生命健康服务的宗旨贴满医院的各个角落，但实际上的逐利目的并没有改变，这一目标导向是引发医疗纠纷的重要原因。在市场经济条件下，有的医院和管理者曾出现重经济效益，轻社会效益；重宏观控制，轻微观指导，造成管理思路偏差，存在乱收费、乱开大处方、乱做不必要的检查，甚至开非医药类商品。诊疗过程中对检查、用药缺乏透明度，侵犯了患者的利益，造成患者不满意，从而引发经济纠纷。

2) 缺乏有效的管理、监督和处理制度。特别是未形成规范化管理，对各类并发症、高危因素和可能发生的意外缺乏处理预案和缺少重视，安排人员不尽合理；各项工作制度执行缺乏监督。常见的是违反临床查对制度[如术前暂停核对(time out)制度]、手术操作制度、值班制度、输血制度、输液制度等，其后果一般是比较严重的。值得强调的是，因病史书写不规范和资料信息遗漏引发的医疗纠纷占外科医疗纠纷原因之首。某医院神经外科 2006—2012 年总计发生的 60 例医疗纠纷中，因为病史及相关资料信息缺失引发的医疗纠纷占 24 例(图 17－1)，远多于其他原因导致的纠纷。

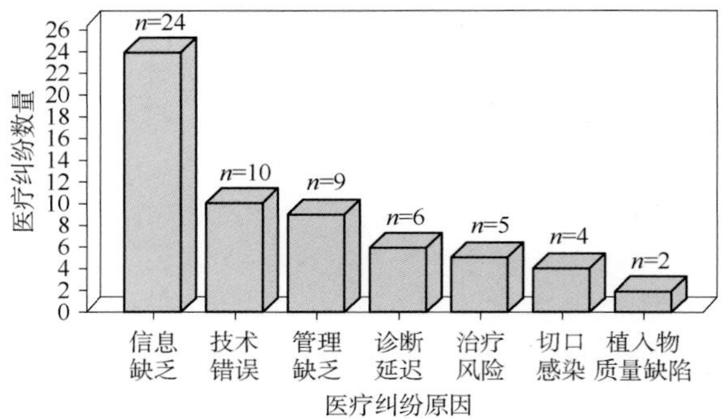

图 17－1　某医院神经外科 7 年医疗纠纷的原因及数量

3) 医院现有的医疗应急体系不能满足危重患者的抢救需要，尤其是后勤保障应急体系亟待完善。例如某神经外科一重型颅脑损伤患者自主呼吸已停止，应用人工呼吸机辅助呼吸，某天突然意外停电，应急电源未能马上供给，床边又没配备人工呼吸囊，当找到呼吸囊后患者心跳已停止。患方把患者的死亡归于医院的应急机制不完善，从而引发医疗纠纷。

(2) 医务人员素质问题

1) 技术水平：由于社会环境和患者对神经外科的高标准要求及从医疗安全考虑，在多数医院，高难度手术或操作多由高年资医师进行，导致低年资医师手术操作训练不足而缺少临床经验。因此，这些低年资医师在紧急情况时应变能力差，对高危因素考虑不足，对异常情况不能及时正确地处理，对出现的手术并发症估计不足。另外，有的医务人员安于现状，主动学习意识较差，自高自大，主观臆断，不认真执行三级查房制度及危重患者的讨论制度，导致误诊误治。某案例中一老人从楼梯上摔倒就诊，当班医师看过患者并安排头部 CT 检查，CT 显示为轻度脑挫伤，结合患者神志清醒等表现，就按颅脑外伤进行保守治疗。当晚患者意识模糊，并出现高热。而值班医师此时并没意识到患者病情加重，没有报告上级医师，未及时复查 CT，仅是口头医嘱给患者上冰毯降温，医嘱还是由护士写上的。次日上午患者出现脑疝不治而亡。患方把医院告上法庭。

2) 粗心大意：有的医务人员对诊疗过程中可能存在的风险估计不足，准备不充分，不认真检查患者并做相关化验检查，导致漏诊，从而导致医疗纠纷发生。

3) 服务态度：医疗纠纷中最常见的一种类型就是患者及其家属对医务人员的服务态度不满意。这里固然有一部分是因为医生太忙，无暇过细地做工作，但更多的情况是医师没有认识到医患双方都是医疗合同中完成合同的参与者，其思想仍停留在传统的“恩赐”思维及行为方式上，很少考虑患者及其家属的要求，没有认识到现代医学模式是生物-社会-心理模式，认真履行医疗合同、优质服务是医生的职责。部分医务人员对诊治过程中患者的心理关注不够，缺乏人文关怀思想，没有考虑到大多数患者都是初次经历手术治疗，在接受手术的过程中会因为害怕疼痛或紧张而产生焦虑和恐惧，尤其对于神经外科患者来说，头颅手术在他们的潜意识中大多意味着会伴有失明、失聪、瘫痪，甚至死亡。如果医务人员言辞草率，缺乏耐心解释、缺乏同情，或轻率许诺甚至斥责患者，非常容易导致医患关系紧张而诱发医疗纠纷。上述原因与医学观和医务人员的人文修养有关。持生物医学模式观点的医生，把患者看成是生物学意义上的物，只看病不认人。在诊治过程中只注重生病器官局部的形态和功能，很少去关心患者，不顾及心理、社会因素对患者和疾病的影响，从而难以同患者建立融洽的医患关系。

(3) 医务人员法制观念及维权意识淡薄

随着社会的进步，人们维权意识提高，患者在与医护人员的接触过程中，已经学会用法律武器保护自身合法权益；而医护人员若缺乏风险意识，则易导致医疗纠纷的发生。例如，有的医务人员在日常诊疗活动中有意或无意地损害了患者的合法权益，或病历记录不全，或侵袭性操作未能按常规签署知情同意书，一旦出现意外，医方将处于被动状态。某院收治一因脑外伤昏迷患者，因经济困难，未能得到及时手术治疗，最后患者死亡。患方将医院告上了法

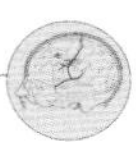

院，在法院调查过程中，发现院方病情记录简单而不全，无一字涉及经济方面的问题，也无上级医师查房记录，这些都使医院在调查中处于被动状态。由于医疗市场竞争机制的客观存在，患方维权意识增强，其关注医疗服务质量及医疗费用始终贯穿整个住院的全过程，而医务人员对此并没引起高度重视，自我保护意识不强，这样就难免陷入各种医疗纠纷的旋涡之中。

(4) 医疗设备陈旧老化

随着科学技术的发展，先进的、现代化的医疗设施与设备已成为医务人员为患者进行疾病诊疗和护理必不可缺的手段，是他们做好本职工作、提高医疗服务质量与水平的物质基础。医院如果没有必要的设施和设备，医务人员只是使用一些陈旧老化的设备、设施工作，势必会引发患者不满意和导致检验结果不准确、图像不清晰，就难免招致患者及其亲属的责难，影响和谐医患关系的建立与发展。

17.3.2 患方问题

(1) 过高期望值与医疗实际不符

在过去很长一段时间里，由于对神经外科手术的敬畏，患方相对理解手术风险，神经外科领域纠纷相对其他外科少。近 20 年来由于科学的进步，新技术的开展，特别是显微外科、内镜与介入等技术的不断开展和应用，明显降低了患者的病死率和致残率。因此，患者对神经外科治疗开始乐观，对治疗结果期望值趋高。而现实情况是神经外科疾病具有风险高、变化快、不可预见性强，且并发症复杂等特点，有些领域疗效尚不尽如人意，产生疾病的实际转归与患者就医的预期值之间的差距，如未正确处理势必会引发医患纠纷。由于医疗卫生工作是一个高风险、高技术的特殊行业，客观上在医学认知上医患双方处于绝对不对等的状态。这种认知的绝对不对等情况很容易受外界干扰而导致患者产生被医生、护士欺骗的感觉，尤其患者自身康复的期望值未能达到，而又必须支付高额的医疗费用时，更容易导致医疗纠纷的发生。例如，有一大型听神经瘤的患者，术前仅有耳鸣、头晕等症状，而术后出现了一侧眼睑闭合不全，继而出现角膜溃疡、口角偏歪，影响了正常的工作和学习，这对于既花费了较多医疗费，又不能达到预期效果的患方来说，无疑会产生一种难以言喻的不满和愤恨，虽然在手术同意书上均已说明该手术可能发生的并发症，但最终患方还是将医院告上了法庭。

(2) 患者维权趋于便捷

社会的进步带动了公民的维权意识，与此同时，新的《医疗事故处理条例》允许患方复印病历及司法部门在审理医疗纠纷案件时采取“举证倒置”的原则，给患方维护自身权益提供了一条相对畅通的途径，申请医疗事故鉴定的门槛也已大大降低，维权渠道更加通畅。另外，由于患者维权意识增强，在各级、各类教学医院，因临床带教、学生见习、医学生实习与患者享有隐私权、肖像权、知情同意权之间的矛盾与纠纷也呈增长趋势。

(3) 其他

个别患者利用现有体制的漏洞及社会对弱势群体的同情，夸大事实，毫无理由地索赔。加之法制不健全，专业“医闹”的出现，医院又存在着息事宁人，“大事化小，小事化了”的心理，草率决定赔偿，为患者恶意索赔创造了条件。

17.3.3 深层问题

(1) 医疗卫生管理制度欠完善

从 20 世纪 80 年代开始，在全国范围内进行了大规模的医疗卫生体制改革，医疗卫生事业发展迅速，取得了一定进展。但是，其法规、制度的建立却相对滞后或混乱，加之法规的宣传执行和监督力度不够，造成了诸多医疗问题。

(2) 相关法律、规章造成的负面影响

2002 年以来的系列法规降低了诉讼的门槛，例如《关于民事诉讼证据的若干规定》规定“因医疗行为引起的侵权诉讼，由医疗机构就医疗行为与损害结果之间不存在因果关系及不存在医疗过错承担举证责任”，按此规定，只要患者对诊疗结果不满意，就可以将医院推上被告席。医院得承担证明自己“清白”的举证任务，只要医院拿不出确凿证据，就将承担败诉的后果。此“规定”的目的是为了保护患者的利益，使医生诊治中更慎重，采取的医疗措施更严谨、更科学。而实际上，医患双方都对这种制度存在误认，一方面医生除了有“如履薄冰，如临深渊”的心理压力外，会从法律层面考虑、设置各种自我防护性的文书甚至采取防御性医疗；另一方面，患者更不信任医方，随时随地保留证据，有的患者家属公开或秘密使用摄像机、录音机，恶化了医患关系。例如，某患者因胸 11～12 脊髓血管瘤破裂到医院接受血管内介入栓塞治疗，因血管瘤再次自发破裂，血管痉挛，出现一过性截瘫。虽然经积极治疗双下肢肌力逐渐恢复，但是，患者在其住所地X县提出诉讼。为证明治疗行为得当，医院工作人员往返X县与医院所在地近10次。后经医疗事故技术鉴定，医院诊疗行为无过失，医院最后赢得诉讼。

（3）国家财政对医疗卫生投入不足

我国国家的经济虽然在增长，但是在医疗卫生事业的发展和医疗卫生事业的投入相对不足。现在全国医疗卫生事业的投入，约仅占世界医疗卫生事业投入的3%，也就是说我们用了世界上3%的医疗投入负担着全世界22%人口的医疗卫生工作，所以捉襟见肘。在发达国家，人均卫生投入是1 000美元，有些国家已经高达2 000～3 000美元，而我国人均国内生产总值（GDP）刚刚超过1 000美元，即使全用来投入医疗也达不到发达国家平均水平。这就难免造成人均医疗资源的缺乏，难以满足所有患者的康复需求，这也成为产生医疗纠纷的根本原因。而这个问题将是长期困扰我们的大问题，更是影响医患关系和谐的大问题。

（4）医疗费增长过快

近5年来，我国的人均门诊和住院费用平均每年分别增长13%和11%，明显高于人们收入增长幅度（城市居民8.9%，农村居民2.4%）。医疗费用增长过快的背后，一是药品价格、医用耗材价格和大型设备的价格过高，中间环节多，分销商利益空间大；二是医院得不到足够的经济补偿，医院管理者过度依赖市场，出现不规范的行为，赚钱养医院；三是现行医疗保障制度的原则虽然是低水平、广覆盖，可实际是水平确实不高，覆盖并非很广。原来“个人看病，公家报销”的付费方式已被改变，个人支付比例显著加大。这样，医疗费增长过快，个人支付比例过大，在人们不得不看病时，花钱得不到他们认为对应的疗效，必然就会产生利益冲突，引发医疗纠纷。

（5）其他

媒体不恰当报道、宣传等都是影响医疗纠纷的重要社会因素。

17.4 和谐医患关系的建立

17.4.1 尊重生命，重视与患者的沟通

医患关系是医生与患者之间的互动和面对关系，这种互动是一种社会交流活动，主要是人的心理和行为交往的过程，通过沟通，铸就信任，这是规避和处理医疗纠纷的伦理关键。

（1）沟通的内容务必具体

沟通中不能只有困难，要提出专业的应对预案。让患者及家属感觉到困难和风险客观存在的同时，感受到医者的提前思考和积极努力。特别要指出的是，沟通中可能出现医生认为的“医学上的成功”与家属认为的“心理预期的成功”不等同的现象，需予以重视。以听神经瘤为例，家属认为实施手术是恢复听力，而医生实施手术则是为了防止肿瘤继续扩大压迫脑干，危及生命。手术实施后，听力恢复的概率是渺小的，往往还伴有吞咽困难、走路不稳、面神经瘫痪等并发症。为此，必须通过有效沟通，减少患者家属心理预期与手术实际效果的认知差距。

（2）沟通的方式力求形象

脑解剖对患者和家属非常复杂和陌生，在交代病情中，患者及家属不能建立有效认知，也就对风险不能充分了解。为此，在沟通中，可选用案例法，如列举有关名人发生该疾病之后的严重后果，通过角色比对来帮助建构印象。也可借助现代化工具，如下载三维解剖图，对血管与神经的走向、肿瘤侵犯情况等给予直观的视觉感受，让患者及家属在了解脑部结构特征的基础上对治疗风险进行有意义的评估。

（3）沟通的节奏应区分急缓

神经外科的疾病有创伤、炎症、肿瘤、血管性、先天或后天获得等疾病，对不同的疾病需要掌握不同的沟通节奏。对于硬脑膜外出血、脑疝、脑动脉瘤破裂等分秒必争的疾病，必须“快三拍”。特殊情况特殊对待，不能一味地只认患者家属签字。抢救小组可采取兵分几路、分工合作的方法来争抢时间，让患者家属感知医院、医生对待生命的态度。对于脑深部肿瘤或预后不理想的疾病，则需要“慢三拍”。术前谈话时间要有提前量，要给患者及家属预留出足够的考虑时间和心理空间。要鼓励患者或家属使用互联网等载体来获取疾病知识，从第三方获取的信息往往觉得可信。在此基础上，医生可以用更为专业的、精准的话语来解释，一方面患者及家属能听得懂；另一方面则提高对风险的接受度。

另外，神经外科疾病因其发展和转归有其不可确定性和不可预见性，对此，在充分的入院沟通、围手术期沟通外，还需要贯穿于术后、出院等众多环节。

17.4.2 爱岗敬业，提升医务人员素质

医院要搭建良好平台，引进人才，提高技术，提

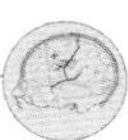

高医疗质量，实施科技兴院战略。医生走出去，带进来先进的技术、理念，学会从根本上祛除病患。除了技术层面，更重要的是重视医生个体的修养。“个体美德是一种心甘情愿的自由意志行为，唯如此，才能凸显个体操守品德的崇高与神圣。”在医疗活动中，医务人员应自觉加强个体美德和医学道德修养，坚持“救死扶伤，全心全意为人民服务”的根本宗旨。应该牢记：医疗“有时是治愈，常常是帮助，更多是抚慰”。作为一名医生，必须把更多的注意力集中到患者的体验和意愿上，而不仅仅局限于疾病本身。实践证明，医生的修养和素质越高，医患矛盾就越少。

17.4.3 减轻压力，营造和谐环境

随着社会现代化步伐的加快，车祸等意外伤害、脑肿瘤、脑血管意外等疾病的发生率都呈现上升趋势，神经外科医生的工作量大幅增加，面对临床工作的现实压力，沟通时间捉襟见肘，沟通工作得不到有效保证。对医疗事业而言，医疗纠纷是一个潜在的并日益凸显的巨大威胁。因此，面对现实压力，医院要让医师正确认识和适应目前的执业环境，减轻心理压力；必须注意加强和谐内部关系的建设，创建一个能使医师充分释放心理压力的良好环境，缓解医师执业压力，调动医师们的积极性和创造性。

17.4.4 加强管理，规范医疗行为

医院的科学管理和各项工作的正常运转，必需依赖各项规章制度的有效执行。值得强调的是，神经外科属于专业性较强的高风险学科，急、危、重患者较多，特别是在交通事故中常合并有胸腹内脏器损伤及骨折，入院时大多数患者神志不清、瞳孔散大并有脑疝形成，伴有呼吸功能紊乱，病情特重，随时危及生命，病死率相对较高，这就要求医院和科室加强相关管理，力求减少可能的纠纷情况出现。为提高救治水平，可以采取单独设立重症监护病房、急诊患者绿色通道优先检查、设立专门电梯，对无姓名、无地址、无支付能力患者应本着救死扶伤的原则先救治后报告等措施。只要医务人员主动发挥自身技术优势，提高对患者抢救水平，医疗纠纷是可以避免的。

17.4.5 加强立法和执法，规范医疗纠纷处理

依法治国是和谐社会的必要手段，同样健康有序的医疗活动也需要法律保障。尽快完善各种医疗法规，使医患之间有明确的责任和义务，也是构建和谐医患关系的重要保障。制定和完善医疗法律、法规，制定专门处理医疗损害赔偿纠纷的法律，以摆脱目前法律应用上的混乱状态。消除如举证责任倒置等个别法律规定的负面影响。同时，对目前的医疗鉴定制度予以改进，比如，目前医疗鉴定的专家虽然都是在各地医学会所掌握的“专家库”中随机抽取的，但他们都来自当地各家医院，医疗鉴定变成了不同医院医生之间的“互相鉴定”的状况，这种状况需要改变，必要时可采用实行异地鉴定。

17.4.6 强化政府职责，完善和谐医患关系的制度设计

“医患关系的问题根源在于制度”，为此，需发挥政府工作职能，建立并逐步完善相关医疗制度，从政策上规避医疗纠纷。要明确公共医疗卫生的性质，从我国实际出发，坚持“以政府为主导，强化政府责任，坚持公共医疗卫生的公益性质”；要建立覆盖城乡居民的基本卫生保健制度，促进人人享有公共卫生和基本医疗服务，进一步提高人民群众健康水平；要建立有效的医疗风险防范化解机制，减少医护人员的后顾之忧，使医务工作者专注于为患者的生命健康服务，而不是考虑患者有没有钱，是否好惹，值不值得冒风险，经济赔偿能否支付得起等问题。

（唐　超　姚　瑜　周良辅）

参考文献

[1] 许尧，毛讷讷. 改革开放40年中国的医患纠纷及其治理[J]. 中国医院管理，2019，39(10)：1-4.

[2] 郑涛，符晓婷，刘月星，等. 上海市医疗质量安全事件原因分析[J]. 中国医院，2014，18(6)：18-20.

[3] 姚瑜，周良辅. 医疗纠纷与医疗伦理[M]//周良辅. 现代神经外科学. 2版. 上海：复旦大学出版社，2015：279-284.

[4] KESSLER R A, BENZIL D L, LOEWENSTERN J, et al. Malpractice litigation in brain tumor surgery: a 31-year analysis of causative factors in the united states from the Westlaw Database [J]. World Neurosurg, 2018, 122: 1570-1577.

[5] THOMAS R, GUPTA R, GRIESSENAUER C J, et al. Medical malpractice in neurosurgery: a comprehensive analysis [J]. World Neurosurg, 2018, 110: 552-559.

[6] ZHANG Z Y, YAO Y, ZHOU L F. To err is human medicolegal issues and safe care in neurosurgery [J]. World Neurosurg, 2014, 81(2): 244-246.

18 强化神经外科术后患者康复

18.1 强化康复外科的概念及发展

强化康复(enhanced recovery after surgery, ERAS),由丹麦肛肠外科医生 Kehlet 于 1999 年首次提出,旨在通过运用各种经循证医学证实有效的术前、术中及术后措施,阻断手术应激、减轻并发症、降低患者生理及心理创伤,进而缩短住院时间,降低再入院风险及死亡风险,加速患者的术后康复。2001 年,欧洲五国(苏格兰、荷兰、瑞典、挪威、丹麦)成立 ERAS 合作组,2005 年欧洲临床营养和代谢委员会(ESPEN)提出统一的 ERAS 方案。截至当前,ERAS 协会已发布了关于结肠手术、直肠(盆腔)手术、胰十二指肠切除术、膀胱癌根治术及胃切除术等 5 个指南。2007 年,南京军区总医院黎介寿院士将 ERAS 的概念引入国内,目前应用已拓展到普外科、骨科、泌尿科、妇产科、心胸外科等诸多学科领域。

18.2 强化康复在神经外科领域的应用

ERAS 强调气道管理、优化麻醉、降低手术创伤和应激、营养支持和患者教育 5 个方面,贯穿治疗全程,具有较高的实践指导价值。国内外大量随机临床试验及荟萃分析都证实了 ERAS 的安全性及其在患者康复过程中的诸多优势。K. B. Hagan 等筛选 551 篇相关文献,总结出 17 条适用于神经外科开颅肿瘤切除手术的 ERAS 干预措施,其中 15 条为强烈推荐。华山医院神经外科结合临床经验和国内外文献,遴选出适合在华山医院神经外科尝试应用的 13 条 ERAS 方案,其中大部分已在临床操作中常规应用,具体实施措施如下。

18.2.1 术前谈话及宣教

结合患者诊断、意愿及术前精神状态,选择是否与患者本人进行术前谈话及手术宣教。与患方家属

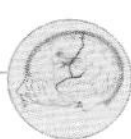

(及患者本人,若主诊医师选择)仔细解释自入院至出院后的一系列流程,包括术前准备、麻醉手术及苏醒过程、术后监护、患者任务、效果、后续治疗和康复锻炼。在传统的纸质手术知情同意书的基础上,采用图像展示,让患者及家属直观熟悉围手术期细节和医疗流程,对手术体验有足够先入感受,减少心理应激,提高承受力,同时熟悉术前、术后的护理和配合要点,减少意外发生。

18.2.2 术前戒断吸烟和饮酒及气道管理准备

在适当和可行的情况下,推荐术前 1 个月起禁止吸烟与饮酒。门诊宣教后,在停烟酒后 1 个月后方收住入院,以期减少术后呼吸道及消化道应激。术前存在阻塞性或限制性肺疾病的患者发生围术期呼吸道并发症的概率将大大增加。因此在条件允许的情况下,对高龄或有上述病史的患者术前需行肺功能测试及动脉血气分析;小气道通气障碍者推荐术前 1 个月开始使用支气管扩张剂等药物,可选择喷雾剂。术前呼吸道感染增加围术期并发症风险,且呼吸道的炎症在临床症状消退后 2～4 周仍会持续。对此类患者,应充分估计呼吸道并发症风险,结合病情合理选择手术时机。

18.2.3 术前禁食、禁水与糖负荷

胰岛素抵抗会增加术后相关并发症的发生率和病死率,已成为影响住院时间的独立因素。1999 年美国麻醉医师协会(ASA)重新修订了关于术前禁食水指南,规定对于任何年龄段的患者均可在术前 2 h 进饮少量含低糖液体。术前口服糖类(碳水化合物)溶液已成为强化康复外科理念中的术前代谢调控的重要举措之一。研究表明,在机体功能正常的情况下,采取麻醉开始前 2 h 禁食清流质,6 h 禁食固体饮食,不增加术中胃内容物反流窒息的风险,且可减少患者术前口渴饥饿感,降低手术恐惧、烦躁症状,防止饥饿引起的应激代谢。在获得麻醉科、营养科等辅助科室的支持与合作后,修改术前隔日晚间开始禁食、禁水习惯符合 ERAS 理念。

目前做法:于手术前日 22:00 起禁食,但可少量多次进饮低糖液体,手术日清晨至术前 2 h 可服用 200～400 ml 清质糖类溶液。但该措施不适用于糖尿病患者。

溶液配方:每 100 ml 中含葡萄糖 0.2 g,果糖 1.3 g,麦芽糊精 0.7 g,多聚糖 10 g,钠 0.05 g,钾 0.122 g,氯 0.006 g,钙 0.006 g,磷 0.001 g,镁 0.001 g。400 ml 口服溶液共含 50.4 g 糖类,渗透压为 260 mOsm/(kg · H_2O),pH 值为 4.9,可提供能量约 837.2 kJ(200 kcal)。溶液均在术前 1 天新鲜配制,并灭菌消毒(温度 121～126℃,维持 30 min),密封保存在 4℃至手术日使用。

18.2.4 预防血栓形成

深静脉血栓(deep venous thrombosis, DVT)及肺栓塞(pulmonary embolism, PE)是神经外科术后患者死亡的重要原因。根据不同诊断标准,不同中心得出的 DVT 发生率为 29%～43%。尤其是颅内恶性肿瘤患者发生 DVT 的概率甚至高达 60%。虽然绝大多数的 DVT 无症状,且不导致不良事件发生,但对高危患者仍应充分重视。易发生 PE 的高危因素包括高龄、恶性肿瘤、DVT 家族史、血液高凝状态、肥胖、口服避孕药、下肢瘫痪或外伤等。

术前评估患者血栓形成风险,对于>60 岁或伴其他高危因素的患者,除常规术前检查外,应注重血黏度、凝血功能、血脂、心脏超声、肺功能、颈动脉及下肢深静脉 B 超检查结果。间歇性下肢加压是安全有效的预防措施,在患者病情允许的情况下应尽可能早地恢复下肢活动。近年来,皮下注射低剂量低分子肝素得到了更多的应用,多数研究认为是一项安全有效的预防措施,不会增加术后颅内出血的风险。

措施:手术患者术后 48 h 停用止血药;>60 岁术后常规使用分级加压弹力袜,直至出院;对>60 岁且有上述 DVT 高危因素,术后每天床上应用间歇充气加压泵,运动障碍患者请康复科帮助早期床上运动;不常规使用抗凝剂,但患者出现血栓栓塞症状或明确诊断为 DVT 者使用低分子肝素并随访凝血功能和血栓情况。

18.2.5 抗生素预防和备皮

术区感染(surgical site infection, SSI)发生率约为 1%。合理使用围手术期抗生素(切开皮肤前 1 h 至术后 24 h)能有效降低 SSI 发生风险。

注重头部卫生,入院后经常清洗头部;尽量缩短剃发到切皮时间,提倡手术当日在手术室或室外剃发。局部剃发与头发剃光相比,并不增加感染风险;麻醉后头皮用酒精等消毒擦洗、去油脂,然后再常规消毒铺巾;约 32%的切口感染由金黄色葡萄球菌引

起，因此皮肤切开前1 h内应用头孢唑啉钠3 g静脉滴注。

其他常见的预防术区感染的措施包括庆大霉素/0.9%氯化钠溶液或双氧水冲洗伤口、用生物胶代替缝线或钉皮机、控制围术期血糖、伤口负压吸引等，皆有报道可能降低SSI风险。也有研究者在手术切口局部使用万古霉素，但类似研究数量较少，更无随机化研究，并不推荐。

18.2.6 头皮浸润和阻滞

头皮浸润指的是沿手术切口皮下注射止痛药物；头皮阻滞指的是通过局部注射药物，阻断支配特定部位皮肤、皮下组织、肌肉和骨膜的神经。即使全麻患者，头皮浸润和局部神经阻滞也能够减少全身镇静止痛药物用量，改善术后2个月内病理性神经痛评分，减少患者应激。

手术前操作：用罗哌卡因溶液沿手术切口行头皮浸注麻醉或阻滞头皮神经。相关神经主要包括：①耳颞神经（三叉神经下颌支）；②颧神经颧颞支（起源于三叉神经上颌支的颧神经末端）；③眶上神经（起源于三叉神经眼支）；④滑车上神经；枕大神经；枕小神经。

18.2.7 避免低温

在手术中常规检测患者核心体温，保持36.5±0.5℃以上；覆盖被毯；控制手术室空调温度25±2℃；使用补液加温器；术区冲洗使用温盐水。

麻醉苏醒期及术后6 h内同样应注意保温。

18.2.8 术后即刻及出NICU前行头部CT平扫

术后进NICU前或进NICU即刻行头部CT平扫。很多单位CT已经进入手术室或监护室。在麻醉复苏前或术后早期及时CT检查，尽早评估术区情况，可及时发现出血、梗死等严重不良事件，从而能及时采取有效应对措施。

出NICU前（通常为术后次日12:00前）再次复查头部CT平扫，结合患者状况评判是否可以转入普通病房。

18.2.9 防止术后恶心、呕吐

术后恶心、呕吐（PONV）在神经外科术后患者中发生率可高达47%，可能引起颅内压增高，甚至进一步导致颅内出血和水肿。可以在术前或麻醉苏醒前预防性应用止吐药：甲氧氯普胺10 mg或昂丹司琼4～8 mg；视情况可以延后到术后3 d。

18.2.10 液体平衡

术后3 d观察、记录每日出入量，保证成人每日有效入量2 500～3 000 ml；估计患者前日丢失的液体量，如呕吐、腹泻等丧失的液体量适量增减补液量；体温>37℃，每升高1℃，多补3～5 ml/(kg·d)。

重症患者参考心脏输出量和尿量、颅内状况决定输液量。术中无创心输出量监测（non-invasive cardiac output monitoring，NICOM）能帮助更为精确地了解容量状态。

18.2.11 术后早期进食及肠内营养

神经外科手术不同于消化道手术，对消化道直接影响小，且ERAS要求阿片类药物用量尽可能减少，因此术后肠麻痹并不常见。清醒且拔管4 h后可口服清流质营养辅助品，配成4.186 kJ(1 kcal)/ml溶液，每次30～50 ml，每1～2 h 1次。

术后24 h起每次加量100～200 ml，每2～3 h 1次，并根据耐受情况逐步过渡到半流质；术后72 h起予普食。

若患者术后经口进食困难，则予留置胃管，术后给予经胃管鼻饲流质，剂量如前。

18.2.12 早期下床活动

早期活动有助于避免肌肉萎缩、预防深静脉血栓。手术顺利的患者术后24 h鼓励床上简单四肢活动，并坐起，以无头昏、眩晕为度；术后48 h起可下床静坐，逐渐过渡到扶走，活动量以不觉疲劳为度；做操加强深呼吸，锻炼腹式呼吸，督促翻身、咳痰。合理使用非阿片类镇痛药，控制术后恶心、呕吐有助于鼓励早期活动。

18.2.13 身体管道管理

术后患者自主呼吸恢复、意识清醒后，于手术室或麻醉复苏室内尽早拔除气管插管。

术后早期开始膀胱功能训练。对膀胱功能恢复、无泌尿系统疾病、且不需要记录每小时尿量者，24～48 h内移除导尿管，有助于减少泌尿系统感染，并有利于恢复早期活动。

伤口皮下出血和皮下积液可以通过术中仔细止血和有效缝合而避免；放置伤口引流装置可以有效

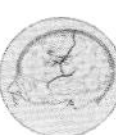

减少皮下血肿和积液的产生，尤其在幕上手术术后，但应在 48 h 内拔除负压引流球。

为避免感染，一般 72 h 内拔除中心静脉置管。

18.3 华山医院神经外科强化康复调查研究

从 2016 年 10 月 1 日起，开展单中心真实世界研究(real world study, RWS)。观察对象为华山医院神经外科新确诊的幕上肿瘤开颅手术患者，观察指标包括一般人口学资料、住院时间及费用、围手术期康复状况、并发症和不良事件及预后、住院期间的相关生化、影像检查结果等。在知情同意的前提下，根据拟定的半球脑肿瘤 ERAS 方案，由该患者主诊医师结合病史、症状和体征，评估并选择其参与的研究项目。随后在广泛真实的医疗过程中对选择项目的疗效进行观察分析研究，对未选择项目则按照传统的华山医院神经外科诊疗常规操作。

主要观察指标包括患者围手术期舒适度评分、胰岛素抵抗水平、PAS 评分(麻醉后恢复评分标准)、PQRS 评分(恢复质量评分量表)、住院时间及费用、营养支持情况、再入院或死亡风险等。

根据临床实际开展情况及反馈，笔者对各 ERAS 条目实施情况进行了汇总，并针对碰到的困难和建议，调整部分条目实施细则。如将“术后 24 h 内拔除导尿管”改为“术后 48 h 内拔除导尿管”，更多是出于对实际临床情况的考虑，24 h 内拔除导尿管存在排尿困难而复插的风险。此外，由于“手术室内备皮”受到手术室环境限制，也修改为“手术当日病房内备皮”。

本研究共入组 ERAS 患者 316 人，男∶女为 44∶56，平均年龄 49.45±15.96 岁，良性脑肿瘤 157 例(49.7%)。其中老年患者 76 人(24.05%)，男性 34 人(44.7%)，平均年龄 66.11±5.81 岁，脑良性肿瘤 46 例(60.5%)。匹配对照组 311 人，展开观察性 CER，其中男性 143 人(46.0%)，平均年龄 48.24±14.34 岁，良性脑肿瘤 133 例(42.8%)。比较对照组及实验组，2 组间性别比(P=0.765)、肿瘤性质(P=0.155)、年龄(P=0.342)、肿瘤部位(P=0.610)均无明显差异。研究期间采集了 2 组患者围手术期自我评价舒适度的主观体验及住院天数与费用、胰岛素抵抗、并发症发生率等多维度客观数据，其中 ERAS 实验组患者药品费用 11 273.85±9 905.28 元，相较于对照组 13 375.11±12 740.76 元具有显著差异(P=0.046)，而住院总天数(18.04±7.00 d *vs* 18.64±8.25 d，P=0.401)、术后住院天数(12.55±5.50 d *vs* 12.92±6.67 d，P=0.515)及住院总费用(78 051.91±57 697.27 元 *vs* 84 013.78±46 125.60 元，P=0.217)未见明显差异。

同时，通过 2 组患者术前、术中、术后 HOMA 胰岛素抵抗值比较发现，ERAS 实验组术后 2.22±1.90，对照组术后 3.15±3.91，两者差异有统计学意义(P=0.023)，而术前(6.28±5.57 *vs* 5.69±4.72，P=0.437)及术中(1.32±0.94 *vs* 1.17±1.14，P=0.304)差异无统计学意义。

此外，ERAS 实验组患者术后高血糖(63.33% *vs* 31.65%，P<0.001)及电解质紊乱(38.26% *vs* 15.19%，P<0.001)、便秘(16.08% *vs* 24.05%，P=0.013)等并发症发生情况也明显少于对照组。而术前主观舒适度评价方面，ERAS 实验组患者相比对照组患者在口渴(3.03±2.28 *vs* 5.73±2.58，P<0.001)及饥饿(3.09±2.36 *vs* 5.19±2.37，P<0.001)视觉模拟评分(VAS)方面存在明显的改善。

18.4 强化康复外科在老龄化环境中的价值

人口老龄化是当前世界人口结构变化的主要特征，伴随新中国成立后第 1 次生育高峰人群的老去，我国也逐渐步入老龄化社会，2021 年第 7 次人口普查发现 60 岁及以上人口占 18.70%，65 岁及以上人口占 13.50%，我国已经成为世界上老年人口最多的国家。对老年人疾病谱系研究发现，心脑血管病、肿瘤、跌倒等意外损伤是老年人常见的致死、致残性疾病。这些疾病的发生呈明显的年龄递增性，给个人、家庭和社会带来沉重负担，故应合理配置医疗资源、更新群众健康观念、强化应对措施。

老年手术患者相较于年轻患者基础疾病多且复杂，恢复能力差，术后并发症多，需要在术前、术中、术后全程注重细节管理，帮助老年患者及早度过危险期，这对于远期恢复和预后有很大帮助。许多具体措施与 ERAS 非常吻合，因此 ERAS 对老年患者尤其重要。入院后要求改变老年患者的不良生活习惯，积极控制合并症，开展多学科联合会诊评估，严格把握手术指征，针对高危因素进行有效干预，综合调整患者身体状态应对手术。同时，应针对老年手术患者身体基础条件较差、耐受能力不强的特点，控制术中创伤程度，调整外环境与内环境并重，协调多种治疗手段相结合，并制定个体化的围手术期预防治疗及应急方案，利用多学科合作平台组成临床医护团队，全方位多维度监测老年手术患者的生理心理状态，利用早期康复管理理念，帮助实现缩短住院时间、降低住院费用的目标。

根据华山医院神经外科 ERAS 研究结果，发现随着年龄递增，60 岁以上老年患者相较于中、青年患者，在住院总费用、术后住院天数及药品费用方面总体上呈现正相关趋势，其中药品费用表现出显著差异。ERAS 实验组术后稳态模型胰岛素抵抗指数 Homa-IR 与对照组差异有统计学意义（2.00±0.96 *vs* 2.78±.87，$P=0.041$），而术前（8.01±7.94 *vs* 9.22±7.16，$P=0.523$）及术中（1.11±0.97 *vs* 1.27±0.76，$P=0.441$）无统计学意义。ERAS 实验组患者术后血糖值（6.60±1.70 mmol/L *vs* 7.59±2.27 mmol/L，$P=0.005$）及电解质紊乱（17.11% *vs* 34.12%，$P=0.019$）等并发症发生情况也明显少于对照组。

（施奕敏　诸壬卿　陈　亮　周良辅）

参考文献

[1] AYRIAN E, KAYE A D, VARNER C L, et al, Effects of anesthetic management on early postoperative recovery, hemodynamics and pain after supratentorial craniotomy [J]. J Clin Med Res, 2015,7(10):731-741.

[2] CROWE P J, DENNISON A, ROYLE G T. The effect of pre-operative glucose loading on postoperative nitrogen metabolism [J]. Br J Surg, 1984,71(8):635-637.

[3] GRUENBAUM S E, MENG L, BILOTTA F. Recent trends in the anesthetic management of craniotomy for supratentorial tumor resection [J]. Curr Opin Anesthesiol, 2016,29(5):552-557.

[4] HAGAN K B, BHAVSAR S, RAZA S M, et al. Enhanced recovery after surgery for oncological craniotomies [J]. J Clin Neurosci, 2016,24:10-16.

[5] LEVI A D, WALLACE M C, BERNSTEIN M, et al. Venous thromboembolism after brain tumor surgery: a retrospective review [J]. Neurosurgery, 1991,28(6):859-863.

[6] SMITH M D, MCCALL J, PLANK L, et al, Preoperative carbohydrate treatment for enhancing recovery after elective surgery [J]. Cochrane Database Syst Rev, 2014,(8): CD009161.

[7] WANG Y, LIU B L, ZHAO T Z, et al. Safety and efficacy of a novel neurosurgical enhanced recovery after surgery protocol for elective craniotomy: a prospective randomized controlled trial [J]. J neurosurg, 2018,130(5):1680-1691.

19 循证医学与转化医学

19.1 循证医学

循证医学(evidence-based medicine，EBM)是20世纪90年代在临床医学实践中发展起来的一门新兴的临床学科。循证医学即遵循证据的临床医学，其核心思想是医务人员应该认真地、明智地、深思熟虑地运用在临床研究中得到的最新、最有力的科学研究信息，同时结合临床医师个人的专业技能和长期临床经验，考虑患者的价值观和意愿，完美地将三者结合在一起，为患者制订具体的治疗方案。短短20多年时间，循证医学已经席卷了整个医学界。著名医学杂志《柳叶刀》把循证医学比作临床科学的人类基因组计划；它的崛起推动着21世纪医学模式由传统的经验医学向新型的循证医学模式转变，并引发了一场极为深刻而激烈的医学革命，被视为现代医学发展史上的一座里程碑。

那么，为什么循证医学会在如此短的时间内产生巨大的影响呢？归根结底，还是临床需要所决定的。过去，一项治疗是否安全有效，一个诊断方法是否准确有用，一项管理措施是否能够提高服务效率，在这些医学的重大问题上，都是由临床经验和主观意念来决定的。但是，越来越多的实践证明，这个沿袭千古的经验决策模式是不可靠的。比如，大部分接受治疗的感冒患者在2周内痊愈，但并不说明治疗方法是有效的，因为即使没有接受治疗，患者也可能会痊愈。由于科学研究的缺乏，导致大量无效的治疗和无实际价值的诊断方法在临床上长期使用，如放血疗法曾被作为灵丹妙药使用了几百年，又如治疗心肌梗死后室性心律失常的首选药利多卡因实际上是无效的。这些无效的治疗非但造成了极大的浪费，还给患者带来了大量不必要的损失和痛苦，严

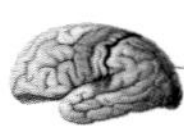

重影响着医疗卫生服务质量和效率。另外，随着现代社会人口激增、老龄化趋势、新技术和新工种的涌现，人类疾病谱悄悄地发生着改变，而目前的医疗资源正变得越来越有限。在这样的环境下，要求临床医生能够尽可能高效率地识别有效的治疗措施，淘汰无效甚至是错误的治疗方法，节约和高效利用一切医疗资源，为更多的患者服务。此外，还有一个重要因素促成了循证医学的高速发展，那就是"以人为本"医疗模式的推广。该模式下，观察药品疗效或某项治疗措施效果时，不是靠中间指标，而是强调终点指标。终点指标简单地说，就是死亡率、治愈率、残疾率和质量调整生命年，以及对生活质量改善的情况等。而过去强调的中间指标，如血压、心律的变化等，正逐渐被弱化，这是疾病治疗学由单纯控制症状，向着改善预后、降低病死率和提高生活质量的更高目标转变，充分体现了科学规范治疗的概念。科学规范治疗不但有效，而且减少了费用。

作为一部反映当代神经外科最新进展的书籍，循证医学相关概念和研究贯穿于本书的各个章节。为使读者能在后续章节中更好地理解，这里笔者专门就循证医学相关概念和方法作简单介绍。

19.1.1 循证医学产生的历史

尽管明确的循证医学定义是由著名的临床流行病学家 D. Sackett 于 20 世纪 90 年代提出的，但循证的思维方式实际上已存在数个世纪。

医学科学领域首次引入观察性研究见于希波克拉底的著述，他提出医学实践不能仅依靠合理的理论，也要依靠综合推理的经验。对循证思维的进一步肯定见于阿拉伯哲学家 Ibn Sina（拉丁文名 Avicenna，980—1037）的著述。他提出必需通过人体试验才能评价药物的效果，任何在狮子或马身上进行的药物试验可能不说明任何问题。另外，他建议药物应当在无并发症的病例中进行评价，并且应当进行 2 种情况的比较和开展可重复性评价。Avicenna 的思想后来可能通过丝绸之路传到中国。在中国，第 1 次提到对照试验见于 1061 年的《本草图经》。这本宋代的著述提到："为评价人参的效果，需寻 2 人，令其中一人服食人参并奔跑，另一人未服人参也令其奔跑。未服人参者很快就气喘吁吁。"此外，在清朝乾隆时期（1644—1901）著有《考证》一书，其中"考证"一词意为实践有证据的研究或研究确立的事实。循证医学的思维方法与科学根基在 18 世纪得到了明显的巩固。英国是最早开展评价医疗卫生干预利弊的国家之一。1747 年，一名苏格兰航海外科医生 Lind 进行了治疗维生素 C 缺乏病（坏血病）的对照试验，评价橘子和柠檬及其他治疗方法对海员坏血病干预的疗效。不久，部分参与此项研究的其他临床研究人员创造性地将观察性、定量及实验研究引入内科学和外科学，特别是 George Fordyce 于 1793 年出版了《力求改进医学的证据》（*Attempt to Improve the Evidence of Medicine*）一书，最早将循证的思想和研究方式作了介绍。在法国革命后期，循证的思想得到了进一步发展。1816 年，Alexander Hamilton 在其博士论文中描述了一项爱丁堡的大型对照试验评价放血疗法的效果。该研究中患病士兵（$n=336$）被交替分配到接受放血治疗组（占 1/3）和非放血治疗组（占 2/3）。放血组中 35 名士兵死亡，而非放血组仅 6 名死亡。这是至今为止发现的采用交替的方法产生对比组的最早记载之一。这项研究迫使人们对数百年来被视为灵丹妙药的放血疗法进行重新评价。1898 年，丹麦医生 Fibiger 发表了其著名的血清治疗白喉的半随机对照试验。在 19 世纪 90 年代，当时血清治疗白喉效果的证据存在争论。虽然动物实验表明该治疗方法是有效的，但某些临床医生在一系列的观察性研究中并未发现血清治疗的疗效。此外，血清治疗的不良反应如血清病是众所周知的。Fibiger 试验的目的是调查血清治疗对白喉患者发病与死亡的效果与不良反应。在哥本哈根一所医院，入院的白喉患者除标准治疗外采用皮下注射白喉血清，每日 2 次，直至症状改善，而对照组仅用标准治疗。患者按入院日先后分配治疗，每隔一天新的病例接受标准治疗，另一天接受血清治疗。结果血清治疗组 239 例患者中 8 例死亡，而 245 例对照组中 30 例死亡。2 组的差异经卡方检验，$P=0.0003$，研究结果表明血清治疗有效。

在 20 世纪上半叶，虽然许多医师认识到缺乏证据的治疗方案对广大患者的健康是有害的，但往往仍将在动物实验中得到的科学结论直接用于临床，并没有先用于人群观察疗效。随着时间推移，人们逐渐认识到动物实验不能代替临床试验，并对长期以来单纯根据病理生理机制指导临床治疗的状况产生了疑问，认识到对医疗实践进行评价的必要性。第二次世界大战后，人们对进行临床试验的兴趣逐渐增加。1948 年在英国医学研究会主持下开展了世界上第 1 个临床随机对照试验(RCT)肯定了链霉素治疗肺结核的疗效。该研究中，流行病学家和统计学家对研究结果起了至关重要的作用，他们的工作改进了临床研究的质量。随机分组的运用控制了混杂因素，减少了偏倚，对于治疗性研究的正确开展不可缺少。1955 年，Truelove 等进行了胃肠病方面首项 RCT，证实了肾上腺皮质激素治疗溃疡性结肠炎优于安慰剂。1969 年 Ruffin 的一项双盲 RCT 证实了胃冰冻疗法对治疗十二指肠溃疡引起的出血是无效的。RCT 的兴起使流行病学的多项理论和原则用于临床医学。许多学者认为 RCT 在医学上的广泛开展可与显微镜的发明相媲美。根据临床研究依据来处理患者的观念已经形成，大样本、多中心的 RCT 取代了以前分散个别的观察性研究和临床经验总结。RCT 的出现是临床医学研究新纪元的里程碑，也是循证医学证据的主要来源。

1972 年，英国著名流行病学家、内科医生科克伦(A. Cochrane，1909—1988)出版了《疗效与效益：健康服务中的随机对照试验》专著，明确提出“由于资源终将有限，因此应该使用已被恰当证明有明显效果的医疗保健措施”，并强调“应用随机对照试验证据之所以重要，是因为它比其他任何证据来源更为可靠”，“医疗保健有关人员应收集所有随机对照试验结果进行评价，为临床治疗提供当前最好的证据。”Cochrane 的创新性研究，对健康服务领域存在的如何达到既有疗效、又有效益的争论产生了积极的影响。1979 年，Cochrane 又提出“应根据特定病种/疗法将所有相关的随机对照试验联合起来进行综合分析，并随着新临床试验的出现不断更新，从而得到更为可靠的结论”。1987 年，Cochrane 根据长达 20 年以上对妊娠和分娩后随访的大样本随机对照的试验结果，进行了首次系统评价研究，获得了令人信服的证据，向世人揭示了循证医学的实质。与此同期，以 D. L. Sackett 为首的一批临床流行病学家，在临床流行病学发源地的麦克马斯特(McMaster)大学率先成立循证医学培训班，对住院医生进行培训，并发起杂志俱乐部(ACPJC)，对国际上 30 余种著名杂志发表的论著进行系统评价，以专家述评的形式在内科学年鉴上发表。1992 年，D. Sackett 及其同事正式提出了“循证医学”概念，他的同事 B. Haynes 开创性地建立结构式文摘、二次文献数据库及 Cochrane 协作网(collaboration)。1993 年国际上正式成立 Cochrane 协作网，广泛地收集 RCT 的研究结果。在严格的质量评价基础上，进行系统评价及荟萃分析，将有价值的研究结果推荐给临床医生及相关专业的实践者，以帮助实践循证医学。1996 年，Sackett 在《英国医学杂志》上发表专论，将循证医学明确定义为“明确、明智、审慎地应用最佳证据作出临床决策的方法”。2000 年，他再次定义循证医学为“慎重、准确和明智地应用当前所能获得的最好的研究依据，同时结合临床医师的个人专业技能和多年临床经验，考虑患者的价值和愿望，将三者完美地结合制定出患者的治疗措施”。

19.1.2 循证医学的实施步骤

我们应如何才能获得的最好的研究证据呢？随着医学科学的迅速发展，医疗实践也快速进步，每天都有许多医学论文发表，有许多新的科学证据产生。层出不穷的临床科学证据，只有被临床医师熟知和应用，才能对疾病的诊治产生重大影响。但事实上，临床医生很难能在第一时间获得最好的证据。原因之一是教科书知识陈旧。随着毕业后工作时间的延长，知识越来越老化，尤其是对新药的应用等。常规的继续教育项目对临床实践帮助不大，需要学的东西不一定能在继续教育项目中学到。原因之二是临床医生大多没有时间去查寻文献。目前，“乌利希期刊指南(Ulrich's periodicals directory)”网络版收录的生物医学期刊超过 22 000 种，这些期刊每年要发表论文有 200 万篇以上。就一名神经外科医生而言，每天需要阅读超过 17 篇文献，365 天从不间断，才能勉强将本领域的新文献看完。但实际上许多人花在看书上的时间十分少。英国一家医院曾经统计过 1 周没有阅读文献的人数比例(每周阅读时间＜15 min)，结果发现，主治医师中这一比例约为 30%，住院医师为 15%，实习医师则高达 75%。在国内，2008 年《中国循证医学杂志》也曾做过相似调查，调查发现每周阅读文献不足 1 h 的医生占到 64%，而每周阅读超过 2 h 的医生不足 9%。因此，临床工作者常常抱怨医学文献过多过滥、良莠不齐、真假难辨，多数临床医生索性在应用文献前不对其结果的真实性、临床价值进行严格的评价，即使是质量低劣的，甚至是错误的文献也不去甄别，以讹传讹，长期被低质量的或错误的文献结果所误导。如何让临床工作者在信息的海洋中既全面系统，而又快速有效地获取所需要的医学文献，掌握快速阅读和正确评价临床医学文献的基本方法，并将设计科学、结果真实可靠的文献提供给临床医务人员，一直是临床工作者梦寐以求的美好愿望。而循证医学的产生为解决上述难题提供了途径和手段。

神经系统是人类最为复杂的系统，神经外科作为一门相对年轻的学科，在许多疾病的预防、诊断、治疗方面还有很多悬而未决的问题。那么，对临床神经外科医生而言，应该如何利用循证医学的方法和步骤解决这些问题呢？概括地说，循证医学的实施可以包括以下 4 步：①从患者存在的情况提出临床要解决的问题；②收集有关问题的临床证据；③评价证据的准确性和有效性；④在临床上应用这些有用的证据。下面，笔者就以上几点进行简要阐述。

（1）提出临床问题

临床上要解决的问题可能会有很多。循证医学实施的第 1 步是要将临床情况转换为一个可以回答的问题形式。这些问题可以涵盖临床的各个方面，例如：如何正确解释从病史、体检得到的资料？如何确定疾病的原因？如何选择、决定诊断试验？如何选择对患者有好处而无害处的治疗手段？从效果和费用来看，治疗手段是否值得应用等。很多具体的问题都是临床医师每天面对的，有些问题已有答案，但需要我们及时对知识进行更新；有些目前尚有争议，需要我们通过循证医学的方法去寻找最适合的患者。在神经外科领域，目前就大骨瓣减压、亚低温、颅内压监测对重型颅脑创伤的救治效果，开颅手术前抗癫痫药物的使用等问题均已开展过相关的循证医学研究。

（2）临床证据的检索

证据及证据的质量是循证医学实践的关键。而证据的获得实质上就是对现有的、最好的各种文献资源、各种数据资源和事实资源进行检索利用。计算机、网络技术的日趋成熟和高速发展为充分利用这些资源提供了必要的技术支持，促进了循证医学实践中证据的获得和利用。目前，计算机检索已经逐步取代了手工检索。可以毫不夸张地说，循证医学就是建立在充分利用各种技术支持，全面、系统地搜集各种医学情报基础上的学科分支，对最佳证据的获取是科学实施循证医学的基础。下面，笔者就神经外科学获取循证医学证据的几种常用数据库作简要介绍。

1）MEDLINE：该数据库是美国国立医学图书馆 MEDLARS 系统 30 多个数据库中规模最大、使用频率最高的一个，是世界上最著名的生物医学数据库之一。收录范围包括人类医学、兽医学和其他学科。它共收录 1966 年以来的 70 多个国家 3 900 多种生物医学期刊中的近 900 万条题录和文摘，年递增 30 万条以上，其中大部分资料用英文发表并附有文献摘要。美国国立医学图书馆和国家生物技术情报中心研究开发了 PubMed 情报检索系统（www.ncbi.nlm.nih.gov/pubmed），于 1997 年 6 月开始向用户提供免费检索服务。用户可以运用 PubMed 中的“临床咨询”（Clinical Queries）来查找循证医学类型的文献。该项功能具有一个内置检索策略部分，可以将检索结果按临床研究“Clinical Study”和系统综述“Systematic Reviews”进行分类，提高检索效率。

2）EMBASE：由国际著名出版公司 Elsevier Science 编辑出版的大型生物医学及药学文献数据库。与 MEDLINE 一样，该库也是目前世界上最常用的生物医学文献库之一。收录了 1980 年以来世界 70 多个国家出版的 3 600 多种期刊的医药文献题录和文摘，其中药物信息的比重较大。累计文献量达 610 万篇，并以每年 42 万篇的速度递增，65%以上的文献有英文摘要。该库报道文献的速度较快，与纸本原始期刊的时差<20 d。

3）Cochrane 图书馆（Cochrane Library）：简称 CL，是由 Cochrane 协作网创建的获取循证医学资源的重要的数据库（www.cochranelibrary.com/cochrane），其高质量的系统综述被誉为提供科学证据的最佳来源。CL 是以光盘或 Internet 形式发表电子刊物，每季度更新一次，旨在为临床实践和医疗决策提供可靠的科学依据和最新信息。CL 数据库主要包含 3 个方面内容：第 1 部分是 Cochrane 系统评价数据库（the Cochrane Database of Systematic Reviews，CDSR），包括 Cochrane 协作小组制作的完整的系统评价报告及正在进行的 Cochrane 系统综述评价研究方案，几乎涵盖了临床医学各个专业；第 2 部分是疗效评价文摘库（the Database of Reviews of Effectiveness，DARE），提供结构式摘要，即对以往发表的高质量系统综述作概括性摘要，并提供系统综述参考文献的索引；第 3 部分是对照试验注册数据库（the Cochrane Controlled Trials

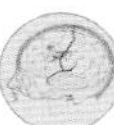

Registry，CCTR)，向系统综述者提供医疗卫生领域干预效果研究的 RCT 和对照临床试验(CCT)的信息。

4) Best Evidence：它是寻找专业临床问题答案的首选数据库(www.acponline.org/catalog/electronic/bestevidence.htm)。该数据库收录了 *ACP Journal Club* 和 *Evidence-Based Medicine* 2 种期刊中近 2 000 篇文摘和注释及 *Diagnostic Strategies for Common Medical Problems* 中的全文。Best Evidence 每年更新一次，每隔 5 年重新审查其中的每篇文章，删除其中过时的内容并加入最新的研究。Best Evidence 不仅包括神经外科学，还包括 1995 年至今发表的内科学、外科学、妇产科学、家庭医学、儿科学、心理学等方面的研究文章。该数据库定期系统地检索 150 多种医学期刊，搜集那些经过严格方法学处理且与临床相关的研究。现在 Best Evidence 新增了"临床内容图谱"(Clinical Content Map)功能，使检索变得更为简捷，它能缩减检索参数并能为用户遇到的临床问题提供一个高度相关文献的列表。该数据库包括以下几项内容：结构型文摘、专家评论、研究要点和背景、最佳诊断试验和策略、干预措施的优缺点、临床医生经常提出的问题等。

5) 循证医学多元搜索引擎：多元搜索引擎是将多个搜索引擎集成在一起，并提供一个统一的检索界面。现已有多个可免费使用的循证医学多元搜索引擎，其中最为常用的是"SUMsearch"和"TRIP"。SUMsearch (http://sumsearch.uthscsa.edu)的最大优点是可同时对 PubMed、Cochrane Library、美国临床实践指南检索系统(National Guideline Clearing House)和卫生研究质量管理机构(Agency for Health Care Research and Quality)的检索系统、以及对教科书如 *Merck Manual* 等进行检索，并能分类列出其检索结果，且用不同颜色加以区别。还可针对统一的检索界面上提供的"Intervention" "Diagnosis" "Prognosis" "Etiology/Causation" "Physical findings" "Adverse treatment affect" "Screening/Prevention"选项之一进行检索。而 TRIP (www.tripdatabase.com)是将因特网上的循证卫生保健资源一并检索作为目标，现收集的信息来源已有 70 个以上经选择的资源库，并与相关杂志和电子教科书进行了链接。其中既有 Cochrane 系统评价摘要，也有循证医学方面的杂志和相关网站上的系统评价、相关问题问答、在线高质量医学专业杂志的原创研究和评价性文章、指南、电子教科书等。

6) 中文数据库：在国内，中国生物医学文献数据库、中国医院知识仓库(简称《CHKD 期刊全文库》)、中文科技期刊文摘数据库，以及万方数据资源系统中的数字化期刊都为国内知名的综合性生物医学文献数据库，其共同特点是包含大量文献信息，包括部分博士、硕士毕业论文和会议文献，可供免费检索。各中文数据库资源有重复，使用者可根据需要和使用习惯进行选择。

(3) 证据的分类和评价

无论是手工检索还是电子检索，笔者就某一临床问题所能检索到的文献或数据可能是大量的。由于阅读的时间通常有限，这就需要在较短的时间内对获得的文献资料进行分类，并采取科学的、客观的态度对文献予以评价。一般来源于世界权威、著名信息机构的文献，其可靠性相对较好，但也不绝对。在没有对文献进行科学性评价之前，不能一概认为所有文献所提供的信息都是科学的、可靠的，不能盲目地将这些材料视为对科研问题进行评价的可靠依据，要考虑外部因素对文献质量的影响和文献内容所涉及的科研设计、科研方法和研究结果的科学性，这也就是循证医学对文献外在真实性和内在真实性的科学评价。这一点在文献检索中是非常重要的。一般而言，我们检索到的证据根据其研究目的的不同大致可分为诊断试验研究、预后问题研究、治疗性研究三类，同时还可能包括医学系统综述、临床指南等二次研究。根据证据类别的不同，它们的评价重点也各有侧重。

诊断试验研究的关键是是否确立金标准，并且评价的试验是否与金标准进行盲法比较。在评价诊断试验的临床研究中，可通过下面的问题检查研究结果是否真实：是否同参照标准(金标准)进行独立的盲法比较；研究人群是否包括临床上该试验范围内的各种患者；所评价的试验结果有没有影响参照标准检查的实施；诊断试验的方法描述是否详细，能否重复。确定了证据的真实可信之后，第 2 步检查研究结果是否完整，包括验前概率、似然比(likelihood ratio，LR)、灵敏度、特异度等。

预后问题的研究包括三要素：①定性的，会有什么样的结果发生；②定量的，这些结果发生的可能性有多大；③时序的，这些结果发生在何时。在评价预后研究的科学性时，需要注意以下问题：①样本的代表性。样本人群是否具有代表性；人群范围定义是否明确；患者是否在病程的相同起点开始随访。可通过检查文献的材料和方法部分来确定患者来源、入选标准和排除标准、入选患者的疾病分期。②随访的完整性。检查从纳入研究到研究规定的终点期间随访数据是否完整，患者的结局一般包括完全康复、发生其他疾病、死亡、研究截止日期仍存活等。可检查文献的方法与结果部分，分析作者对随访方法的交代、失访率，以及失访的处理是否正确。③结果评定标准的客观性。结果的表达形式可以是存活、死亡、复发等。结果的测量或评价标准要有足够的客观性。④结果评定的盲法原则。⑤对重要因素是否进行校正。如对于疾病的不同亚型，不同特征的患者人群，是否考虑到影响预后的重要因素，是否进行校正，校正的方法是否正确（如分层分析、多因素回归分析）。在通过以上几点基本确定了文献的科学性之后，还同时需要注意提供结果可能性的置信区间，置信区间越窄可信度越高。

治疗性研究的原则是随机、对照、双盲。因此，评价其科学性时，有无对照、治疗分配是否随机、随机化方法是否正确、2 组基线是否一致、是否用双盲等问题就显得特别重要。随访的完整性、有无干扰因素也是研究科学性的保证。研究结果可以是意愿分析（ITT 分析）或完成治疗分析（PP 分析）。ITT 分析可以防止预后较差的患者从分析中被排除出去，可以保留随机化的优点；PP 分析能反映实际按方案完成治疗的结果，减少因干扰造成的影响。ITT 与 PP 结果越接近，失访的比例越少，研究的质量越高，结果越可信。

系统综述属二次研究，它们全面地收集临床研究文章，用统一的科学评价标准筛选出符合质量标准的文献，通过适当的统计方法（荟萃分析）进行综合，得到定量结果，并能及时更新，对临床医师来说是很好的证据，大大减少了阅读大量文献的时间，更体现了循证医学的优点和价值。

临床指南是经过专家讨论制定的临床疾病处理及用药的指导原则；通常针对某一疾病、病原菌或某一特定药物等。制定这些指南的原则不是单纯的专家意见，而是专家根据循证医学的原著，通过收集各种证据，并按照证据来源等级和编写指南程序（AGREE），对每一种意见提出“强烈推荐”“推荐”“可采用”“不建议采用”等建议。临床指南的证据一般来源于系统综述、研究原著（RCT）、报告、专家意见等。

然而，很多时候虽然临床医生知道需要对证据进行评价，但由于读者本身的经验和主观判断标准的差异，同一证据在不同医生眼中的优劣可能不同。为解决这一问题，世界上有多个组织和机构先后对临床证据提出了分级标准。例如：1979 年，加拿大预防保健工作组（CTFPHC）的 Fletche 等人首次按临床研究设计将证据推荐强度分为好（Good）、中（Fair）和差（Poor）3 级；1996 年美国预防服务工作组（USPSTF）评估系统将证据分 3 级 5 等；同年，美国卫生与政策研究机构（AHCPR）将证据分 7 级；1998 年英国约克大学“北英格兰循证指南制定计划”将证据分 6 级。1999 年，CTFPHC 重新修订了干预性研究的 5 级证据分级（表 19－1）；2001 年英国 Cochrane 中心根据不同研究类型分别制定了详细的分级，这个版本将证据仍分 5 级，但对每个级别进行了细化（表 19－2）。尽管上述证据分级系统之间有差异，但其目的相同：使临床研究信息的应用者明确哪些研究更有可能是最有效的。目前，1999 年版的 CTFPHC 证据分级和 2001 年版 Cochrane 中心的证据分级被广为采用。

此外，在临床指南和其他论著中，还有一套推荐评价体系，通过衡量医疗行为的风险与获益及该操作基于何种证据等级来对医疗行为的医患沟通作出指导。以下是美国预防医学工作组（U.S. Preventive Services Task Force）的推荐评价标准。

A 级推荐：良好的科学证据提示该医疗行为带来的获益实质性地压倒其潜在的风险。临床医生应当对适用的患者告知该医疗行为，并适时采用。

表 19－1　CTFPHC 证据分级(1999)

等级	证　据
Ⅰ	大样本双盲 RCT 或中样本 RCT 的荟萃分析得出的与临床相关的结果
Ⅱ	小样本 RCT；未使用盲法的 RCT，采用有效替代标志物(surrogate markers)的 RCT
Ⅲ	非随机对照试验，观察性（队列）研究，病例-对照研究或横断面研究
Ⅳ	专家委员会或相关权威的意见
Ⅴ	专家意见

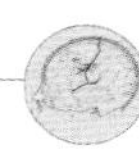

表 19-2　英国 Cochrane 中心证据分级(2001)

等级	证　据
1a	同质 RCT 的系统评价
1b	单个 RCT(置信区间窄)
1c	阴性结果干预系列(all or none)*
2a	同质队列研究的系统评价
2b	单个队列研究(包括低质量 RCT,如随访率<80%)
2c	结果研究,生态学研究
3a	同质病例-对照研究的系统评价
3b	单个病例对照
4	病例系列研究(包括低质量队列和病例-对照研究)
5	基于经验未经严格论证的专家意见

注:* 原文为"all or none",指 2 种情况,①在某种干预出现前,原先所有患者都会死亡,但现在有部分患者能够存活;②在某种干预出现前,原先部分患者会死亡,但现在所有的患者都能存活。

B 级推荐:至少是尚可的证据提示该医疗行为带来的获益超过其潜在的风险。临床医生应对适用的患者讨论该医疗行为,谨慎采用。

C 级推荐:至少是尚可的科学证据提示该医疗行为可能提供益处,但获益与风险十分接近,无法进行一般性推荐。临床医生不需提供此医疗行为,除非存在某些个体性考虑。

D 级推荐:至少是尚可的科学证据提示该医疗行为的潜在风险超过潜在获益;临床医生不应该向无症状的患者常规实施该医疗行为。

(4) *应用研究结果*

在评价了文献的真实性和科学性之后,我们的目标就是应用这些研究的结果处理自己的患者。需要特别注意的是,文献报告的患者情况与自己的患者是否相似?很多国外文献报告的结果真实性与科学性都很好,但并不一定能完全适用于国内人群。

应用循证医学解决临床问题的简便方法是找到可以直接应用的系统综述或实践指南。但需要注意的是,无论系统综述或实践指南,均存在时效性、地区性和科学性。在应用时同样需要评价结论是否科学及是否适用于自己的患者。

19.1.3　临床常用研究方法和术语

有的时候,笔者所能检索到的证据并不能完全解答临床疑问,这时需要临床医生自己开展一些研究来回答。但是,对于不同的临床问题,我们应该选择什么样的研究方法,这些研究方法又有什么不同呢?这些问题大部分属于临床流行病学和统计学内容,需要读者进一步参考相关书籍。但为了使读者能良好地理解相关章节中涉及的相关内容,笔者就临床常用的研究方法作简要介绍。

临床研究主要分为两大领域:实验性研究(experimental research)和观察性研究(observational research)。根据研究人员是否分配暴露因素(如治疗)还是研究者对常规的临床实践进行观察等可以迅速定位所处的研究领域。对文献中大量存在的观察性研究来说,下一步是确定研究有没有对照组。如果有,此研究就称为分析性研究(analytical study);如果没有,就是描述性研究(descriptive study)。如果研究是分析性的,需要明确研究的时间方向。如果研究同时确定暴露和结局(outcomes),学术上称为横断面研究(cross-sectional study)。如果研究是从一项暴露开始,然后随访数年评价其结局,那么该研究可定为队列研究(cohort study)。相反,如果研究从分析结局开始,追溯寻找暴露因素,那么该研究就是病例-对照研究(case-control study)。没有对照组的研究称为描述性研究,在证据级别中,最下层的是个案报道(case report)。当报告的病例超过 1 个时,称为病例系列报告(图 19-1)。

描述性研究通常位于研究证据等级的最下端,常常是进入一个医学新领域时首先进行的研究。调查者进行描述性研究来阐述发病率、自然病程和可能的决定因素,显示多少人在一定时间患该病或发生某种状态,描述疾病和患病者的特征,并产生关于疾病的假设。这些假设可以通过更高级别的研究方法,如分析性研究和随机对照试验来证实。需要注意的是,描述性研究没有对照组,因此不能用来评估因果关系。

横断面研究又称为特定时空调查(prevalence study),用来检测特定时间或地点疾病的存在与否和一项暴露因素存在与否。此研究的重点是患病,而不是发病。因为结局和暴露在同一时间或地点被确定,因此这 2 个的时间或地点关系可能不清楚。

队列研究是一类从暴露到结局的逻辑性研究过程。研究中调查者确定一组暴露于感兴趣的因素的人群和一组或多组不暴露的人群,然后随访暴露组和非暴露组一段时间来确定结局。如果暴露人群比不暴露人群具有较高的发生率,那么暴露因素与该结局的高危险性相关。队列研究的优势在于暴露因

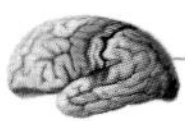

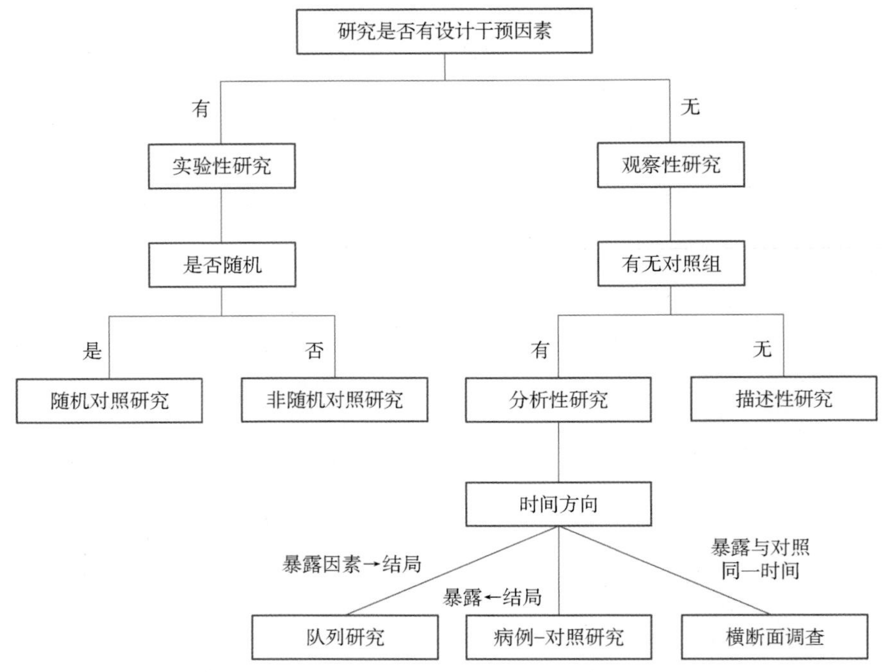

图 19-1 临床研究分类

素一开始就确定，不必考虑回忆偏倚。队列研究可以计算真正的发病率、相对危险度和归因危险度。但对于罕见事件或需要很多年才发病的疾病，这种类型的研究需要很长时间才有结果，研究费用高昂。

病例-对照研究是追溯性研究。此类研究方法与通常的临床思维不同，因此常常遭到误解。这种研究从结局（例如疾病）着手，寻找引起该结局的暴露因素。如果暴露因素在病例中的发生率高于对照组，那么该暴露因素与该结局的发生可能有关。病例-对照研究对罕见的或需要长时间发生的结局特别有用，例如肿瘤。这些研究花费的时间和财力通常比队列研究少。病例-对照研究的缺点是不适合的对照组会破坏整个研究，而且回忆偏倚会是一个影响研究结果的重要因素。由于病例-对照研究缺乏分母，因此不能计算发病率、相对危险度和归因危险度。取而代之的是用比值比（odds ratio，OR）评价其相关性。

随机对照试验是临床研究中避免选择偏倚和混杂因素的唯一方法。这种设计与基础研究中对照实验相近，除了将参加者随机分配到暴露组中这一重要的区别外，在有些方面类似于队列研究。随机对照试验的标志是：参加者分配到暴露组还是对照组是随机的，只要正确地完成，随机分配可杜绝选择偏倚。随机对照试验对于结局通常有统一标准，而且常常对参与者使用盲法，这样可以减少信息偏倚。随机对照试验在临床干预性研究中属于高级别证据，该研究方法正越来越多地被采用，当今许多临床指南和公认的治疗方案也都是基于设计良好的随机对照试验获得。正因为其重要性，笔者将在下一节详细介绍关于随机对照试验的具体原则和方法。

在以上的各种研究方法中，确定结局并进行量化是一项重要内容。然而，对研究者和读者而言，一些易于混淆的术语常常造成研究数据的误读和误解。例如“率”（rate）这个术语常常被误用，而且率也常常和比例（proportion）和比值（ratio）混用。为了避免读者在后面的章节遇到这些术语产生误读，笔者在这里将常用的术语做简要归纳。

比是一个数目除以另一个数目得到的值。这 2 个数目可以相关也可以不相关，这样就存在 2 种情况：分母包含分子和分母不包含分子。文献中经常提到的率考察的是人群中事件的频率，率的分子必须包含在分母中。另外，率有 2 个明显的特征：被除数包括时间和常以 10 的平方数为基础的乘数。例如，发病率表示在特定时间段处于危险的人群中新发病例的数目（例如颅脑创伤的年发病率为 40/10 万人）。

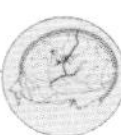

比例在很多时候被用作率的同义词，但比例的特征是不含有时间成分。比例和率一样，分母必须含有分子。由于分子和分母的单位相同，他们相除后没有单位。因此，通常说的患病率（prevalence rate）应该被称作患病比例（不是率）更合适。

尽管所有的率和比例都是比值，但将概念反推则不正确。有些比值的分母不包含分子。因此在阅读文献和写作研究报告时，应特别注意这几个概念的区别。

相对危险度（relative risk，RR），也称为危险比（risk ratio），是一个非常有用的比值。它表示暴露组中发生结局的频率除以非暴露组中结局的频率。如果结局在 2 组中的频率是相同的，则比值为 1.0，表示暴露与结局没有关联。相应的是，如果结局在暴露组中更频繁，比值就大于 1.0，提示暴露与危险性增加相关。相反，如果疾病频率在暴露组中低，相对危险度就会小于 1.0，提示是一种保护性作用。

比值比又称为相对比值（relative odds）。这是病例-对照研究中常用的衡量关联的方法。它显示在病例组中暴露的可能性除以对照组中暴露的可能性。如果病例组和对照组暴露的可能性相等，比值为 1.0。如果病例组暴露的可能性高于对照组，比值就大于 1.0。相反，如果比值小于 1.0，提示有保护性作用。

置信区间（confidence intervals，CI）反映了研究结果的精确性，提供了一个参数（如比例、相对危险度或者比值比）的数值范围。95%的置信区间（95% *CI*）是最常用的，但其他如 90%等置信区间也可以见到。置信区间越大，结果的精确性越差。对于相对危险度和比值比来说，当 95%的置信区间不包括 1.0 时，在常用的 0.05 水平，其差别也有统计学意义。

19.1.4 随机对照试验

设计良好的 RCT 结果被认为是最高级别的临床循证证据之一，是荟萃分析的数据来源，也是目前临床指南和医学教材编写的重要依据。可以不夸张地说，RCT 的概念和方法，融入了循证医学的精髓，而循证医学的很多内容，也是围绕 RCT 展开。

RCT 的开展需要遵循三大基本原则：随机化（randomization）、对照（control）和盲法（blinding）。

（1）随机化

在进行临床试验时，必须把患者安排到不同的处理组中。随机分配方法确保对比组之间基线均衡可比，被认为是减少 2 组患者选择偏倚的最佳方法。但由于种种原因，研究人员在进行试验时，有时会有意或无意地安排某些具有某类特征患者到特定的分组中，从而影响疗效的正确评价。最常见的是把病情轻的患者分配到新药组，导致高估新药的疗效。更严重的是，由于没有遵循随机化原则，将导致各组间统计学显著性检验难以符合概率论和数理统计的基本原理，从而使统计学检验失效，无法对结果作出正确的判断。因此，在临床研究中，正确地实施真正的随机分配是临床试验的关键。

随机化具体方法有很多，常用的包括以下几种：

1）简单随机化（simple randomization）：有抛硬币法、抽签、查随机数字表、应用计算机或计算器随机法。抽签或掷硬币法最为简单易行，适合小样本的随机化。但是由于其随机化结果不可重现，无法进行回顾性监管，因此该方法一般不被临床试验采用。随机数字法可通过随机数字表实现随机，可以做到完全随机和分层随机。随机数字表内数字互相独立，无论行、列、斜向等各种顺序均是随机的，使用时可以从任意数字开始，可单行、单列、双行、双列、多行、多列，查取方向可以上下左右斜向，然后把随机数字抄录下来编制随机安排表。因为要求随机的重现性，不同版本的随机数字表不一样，因此在应用随机数字表时应该注明出自何书籍、哪一页、自哪一行开始、向哪个方向读取，读取多少，删减方法及编码表编制方法等，以便查对。对于一些样本量不是很大、影响因素不多、试验对象容易入选的临床试验，随机数字表法不失为简单易行的方法。但是，对于样本量大、影响因素多的临床试验，编制随机安排表工作量就很大，并且容易出错。近年来，随着计算机的普及，应用计算机产生随机数用于编制随机安排表变得可能，选择适当程序，就可以方便地完成随机工作，优点是方便、可再现、可以完成完全随机及分层随机。

2）区组随机化（block randomization）：在样本数量较为有限或入选患者较为分散的研究中，简单随机化可能造成治疗组和对照组患者的不平衡或纳入数量的不同，这时可以采用区组随机化的方法进行分组。该方法根据研究对象进入试验时间顺序，将全部病例分为数目相同的若干区组，每一区组内病例随机分配到各研究组，以避免 2 组间人数差异过大。例如，在以 4 人为一区组的随机化分配中，治疗组（T）和对照组（C）可以有以下 6 种排列，即 TTCC、CCTT、CTCT、TCTC、TCCT、CTTC。在区组随机化中，区组的长度(block length)是指一个区组包含多少个接受不同处理的受试单元，即区组中对象的数目。区组的长度不宜太小，太小则不能形成随机，一般区组的长度至少要求为组数的 2 倍以上。区组的长度也不宜太大，太大易使分段内不均衡。如果只有 2 个组别(试验组和对照组)，区组的长度一般可取 4～8，如果有 4 个组别则区组的长度至少为 8。区组长度还与试验的疗程长短有关，对于疗程较短的疾病，患者入组快、结束快，区组长短影响不大，而对于疗程比较长的疾病，区间长度不宜过大。区组随机能够避免简单随机可能产生的不平衡。任何时候，试验组(A)与对照组(B)的患者数均保持平衡，也可以说确保整个试验期间进入每一组的对象数基本相等。这样不仅提高了统计学效率，而且保证了分配率，并不存在时间偏倚。

3) 分层随机化(stratified randomization)：在很多研究中，特别是入组标准比较宽的临床试验中，入组患者的年龄、性别、病情、疾病分期等可能存在较大的差异，而这些差异可能影响治疗效果和预后的统计。分层随机化是根据纳入研究对象的重要临床特点或预后因素作为分层因素，将它们进行分层后再作随机分组。这样，就可增进研究的科学性，保证在随机对照试验中所获得的结果有较高的可比性。例如在研究蛛网膜下腔出血的患者药物治疗效果的研究中，Hunt 和 Hess 分级是一个十分重要的预后因素。为使 2 组中患者疾病的严重度一致，可用 Hunt 和 Hess 分级作为分层因素。如第 1 个患者属于Ⅰ级，则进入第 1 层。然后再根据上述的随机区组方法顺序入选治疗组或对照组。分层越多，划分的区组也越多。分层过多常常会导致每一层的治疗组和对照组人数过少，不利于统计分析。在多中心研究时，患者可按研究中心进行分层。这样可减少各中心不同患者来源造成的治疗组和对照组分配不均。分层随机化可保证减小Ⅰ型错误，且可以提高小样本($n<400$)试验的把握度。分层化对于组间样本分布的均衡性具有重要的作用，但是分层随机只适合于有 2～3 个分层因素时，而当分层因素较多时容易出现不均衡的情况。文献报道，通常受试对象 100～200 例，有 2～3 个分层因素，每个因素仅有 2 个水平时，应用分层随机化较恰当。当分层因素较多时各层所含的例数会变少，容易出现各组分层因素分布和组间例数的不均衡，影响分析结果。分层随机化分组的目的是使分组结果达到预想的例数分配，既适用于小样本又适用于大样本。

4) 动态随机化：从理论上讲，样本量很大的临床试验中简单随机化即可以保证各组的例数不会相差很大，而且各种可能影响试验的因素在组间分布也可达到均衡可比。但是，现在很多临床试验的试验对象是相对稀少的，如某一类型的脑肿瘤患者、脑血管病患者等；并且要求保证预后因素(影响预后的因素)在各组均衡，如脑血管病中影响预后的年龄、血压、血脂、血糖、体重等因素在各组要均衡。如果应用一般随机化方法，需要应用区组随机和分层随机。假设需要考虑 5 个因素，每个因素有 3 个水平，进行分层随机化时需要 $3^5=243$ 层，这样的话，有的层病例很少甚至为零，或者入选合适的对象需要很长时间才能遇到，这时临床试验能顺利按时完成是会有很大困难的，并且试验费用大增。动态随机化是指在临床试验的过程中每例患者分到各组的概率不是固定不变的，而是根据一定的条件进行调整的方法。利用动态随机方法可以对患病率低的病种进行大规模、多中心、即时随机，这已经成为大部分大规模多中心临床试验所采用的随机方法。动态随机法能有效地保证各试验组间例数和某些重要的非处理因素接近一致，但同时存在随机程序复杂、需要固定电脑、通讯设备和专人长期负责随机等缺点。不过，随着高性能计算机的普及，随机程序复杂问题已经变得简单了。动态随机化是按已经入组对象预后因素的相对频率大小来计算下一个入选对象进入某组的概率的方法，就是说比较已经入组的对象各预后因素的概率大小，再确定准备新入选对象进入何组，这样可能存在选择偏倚。另一个有争议的问题是动态随机化并非完全随机化，其统计分析方法比传统的统计检验要复杂得多。但计算机模拟比较显示 2 种统计分析的结果几乎没有差别。

5) 随机分配方案隐匿的方法：随机分配方案的隐匿常与盲法相混淆。随机分配方案的隐匿是指通过在随机分配时防止随机序列被事先知道，而避免选择性偏倚；它在临床试验最后一名患者完成分组后即告结束。而盲法是为了避免干预措施实施过程中和结局指标测量时来自受试者和研究者的主观偏性，盲法需要到试验干预和结局测量完成后才结束。盲法并非在所有的临床试验中都能进行，但是随机分配方案的隐匿却在任何临床试验中都能进行。例如，比较手术和非手术疗法对于某种疾病的疗效，盲法是难以实施的，而随机分配方案的隐匿却是可

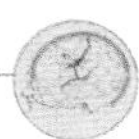

行的。

进行随机分配方案的隐匿，首先要求产生随机分配序列和确定受试对象合格的研究人员不应该是同一个人；其次，如果可能，产生和保存随机分配序列的人员最好是不参与试验的人员。常用的隐匿的方法有使用按顺序编码、不透光密封的信封(sequentially numbered, opaque, sealed envelopes)和中心随机(central randomization)系统。

使用按顺序编码和不透光密封的信封是随机化隐匿的最常用方法。每个研究对象所接受的治疗方案由产生的随机分配序列产生，并被按顺序放入密封、不透光的信封中。合格的受试对象同意进入试验时，信封才能被打开，受试对象根据信封中的分组接受相应的处理措施。但是这种方法有一定的局限性：如果研究者在试验前打开信封而将患者分配至预期的治疗组，将会破坏研究的随机性；或者如果将信封对着较强的光线，有时信封里面的内容能被看见。为了避免这些问题，目前在临床研究中比较常用的做法是用无碳复写纸来代替信封。一旦无碳复写纸被开启后，就无法还原。这样，就比较容易发现研究者是否提前知道随机分配序列。

随机化隐匿的另外一种方法是“远程”随机。它是指当研究人员确定合格的研究对象后，通过电话或者网络将患者的基本信息传递给中心随机系统，然后获得每个患者的治疗分配方案。从今后的发展趋势来看，这种远程的中心随机系统将会取代信封系统。

(2) 对照组设立

临床试验的目的是评价某种药物或治疗措施的疗效，必须设立对照组。因为临床治疗中所获得的疗效可能由药物引起，也可能是非药物的因素如休息、疾病或症状自愈等。对照试验可分 2 种主要类型，即平行对照试验与交叉对照试验。前者同时设试验组与对照组，将病情相同的患者分为 2 组(试验组与对照组)、3 组或 3 组以上(试验药 1 组，对照药 2 组或 2 组以上；也可以设对照药 1 组，试验药则以不同剂量或不同给药途径分为 2 组或 3 组)。交叉试验则在同一组患者中先后试验 2 种或 2 种以上不同药物，如试验 2 种药则同一组患者等分为 2 组，第 1 组先服用 A 药，间隔一定时间后试 B 药；第 2 组则先试 B 药，间隔一定时间后试 A 药。如试 3 种药(A、B、C)，则将患者等分为 3 组(Ⅰ、Ⅱ、Ⅲ)，每个患者均先后试 3 种药，各组试药的顺序通过随机化方法确定。

一般而言，在随机对照试验开始前，对照组内的研究对象除了拟接受的干预措施外，其他各项特征(如平均年龄、男女比例，疾病分期等)应该与试验组相同或非常相似。在入组病例数达到一定规模，且随机化良好的临床研究中，试验组和对照组比较容易在各方面取得平衡。但在入组对象有限的研究中，有时平衡地匹配并不容易做到。在分析这类研究结果时需要慎重。

(3) 盲法原则

在临床试验中，有时为了避免测量性偏倚和主观偏见对研究结果的影响，有意使试验的研究者、受试者或统计分析人员不知道试验对象分配所在组，接受的是试验措施还是对照措施，这种试验方法称为盲法。盲法试验可分为单盲法、双盲法、三盲法、双盲双模拟法等。单盲法试验是指医护人员不设盲，研究对象设盲，即试验药与对照药外观虽有区别但患者不知哪种为试验药哪种为对照药。单盲法由于药物外观有区别，医护人员无法设盲，因而不能排除医护人员的主观偏倚。双盲法的前提是能够获得外观与气味等均无区别的 A 与 B 2 种药，医护人员与患者均不知 A 与 B 哪个是试验药或对照药。三盲法是指除了研究人员、受试者外，对试验结果的统计分析人员也不不知道试验对象分配所在组。双盲双模拟法用于 A 与 B 2 种药的外观或气味均不相同又无法改变时，可制备 2 种外观或气味分别与 A 或 B 相同的安慰剂，分组服药时，服 A 药组加服 B 药安慰剂，服 B 药组加服 A 药安慰剂，则 2 组均分别服用一种药物和另一种药物的安慰剂 2 种药，且外观与气味均无不同，患者与临床医生均无法区别。

(4) 三大原则对试验结果的影响

虽然随机对照试验的三大原则已经被广泛接受，但不论在国内或是国外的临床研究中，在对三大原则的具体操作方法上，却不免存在这样或那样的问题。实践证明，如果用不适当的分组和双盲方法，即使是随机临床试验，其干预效果也会被显著地高估。遗憾的是国内 80%～90%以上的 RCT 随机分组存在不恰当的情况。对卫生系统重大科研课题的终审标书进行的系统评价发现，部分治疗性研究存在不正确的随机化分组方法。笔者曾联合有关研究人员随机选择国内神经外科领域学术期刊 10 种，选取近 3 年报道的随机对照试验。调查发现，超过 80%的文章未描述随机分组方法，操作是否恰当难以判断。与之类似，国外有学者通过检索 *BMJ*、*JAMA*、

Lancet、*New England Journal of Medicine* 4 种杂志近期发表的关于临床试验的文章发现，尽管各个杂志对拟发表的文献进行了严格筛选和同行评议，并且对写作内容，特别是研究方法的写作上作出了明确的要求（例如 CONSORT 声明），但是发表在这些杂志上的临床研究中仍有超过 40%的文章的随机隐匿方法不充分或者根本就没有对随机隐匿的方法进行描述。而且研究表明，使用不充分随机隐匿的方法所报道的研究结果往往比充分使用随机隐匿方法的研究结果容易得出显著性的差异。据统计，一般情况下，与充分使用随机隐匿的临床试验结果相比，不充分随机隐匿的或者随机隐匿方案不清楚的临床试验结果往往会夸大 37%的效应估计值。

19.1.5 荟萃分析

随着医学临床研究规模的不断扩大，对于相同或相似的临床问题，可能开展过多个试验。但是由于所在国家、地区、纳入人群，以及研究设计、样本量等因素的不同，有时得到的结果无统计学意义（源于样本量小或其他等原因），有时一部分研究报告是阳性结果，而另一些同类研究则为相反的结果。例如，关于重型颅脑创伤的亚低温治疗，在 20 年间就曾先后开展过 30 多次不同规模的临床试验，但是所得到的结论大相径庭，支持和不支持亚低温治疗的研究大约各占 50%。为了解决这一问题，统计学家尝试了一种新的二次研究手段，将符合一定条件的多个小规模的研究进行汇总，将入组对象的数据重新整合汇总分析，以获得相对正确的结论。1976 年，心理学家 Glass 进一步按照其思想发展为“合并统计量”，称之为荟萃分析。1979 年，英国临床流行病学家 Archie Cochrane 提出系统评价（systematic review, SR）的概念，并发表了激素治疗早产孕妇降低新生儿死亡率随机对照试验的系统评价，对循证医学的发展起到了举足轻重的作用。

荟萃分析目前有广义和狭义 2 种概念：前者指的是一个科学的临床研究活动，指全面收集所有相关研究并逐个进行严格评价和分析，再用定量合成的方法对资料进行统计学处理得出结论的整个过程；后者仅仅是一种单纯的定量合成的统计学方法。目前国内外文献中以广义的概念应用更为普遍。系统评价常和荟萃分析交叉使用，当系统评价采用了定量合成的方法对资料进行统计学处理时即称为荟萃分析。因此，系统评价可以采用荟萃分析（quantitative systematic review，定量系统评价），也可以不采用荟萃分析（non-quantitative systematic review，定性系统评价）。

荟萃分析的主要目的是将以往的研究结果更为客观地综合反映出来。研究一般不进行原始科学实验研究，而是将其他研究已获得的结果进行综合分析。因此，荟萃分析存在的基础是获得更合理的解释和结论。应该比原始研究具有更高的可信度，也被认为是循证医学最高级别的证据之一。

荟萃分析虽然属于二次研究，但它的步骤和方法相对复杂，大多时候需要多名研究人员独立进行文献检索、评价，并由专门的统计软件进行分析和绘图。关于荟萃分析的具体步骤，国内外已有相关教材出版，读者可以根据需要进行参考。本章就荟萃分析的相关步骤和要点作简要介绍。

（1）全面收集资料

全面收集资料是进行荟萃分析的先决条件，也是成败的关键。所谓的全面，是指收集与研究题目相关的所有临床研究的资料，可包括使用各种语言已发表的、未发表的、尚处于研究中的数据。由于检索工作量大，一般主要依靠计算机数据库检索（包括 MEDLINE、EMBASE、OVID、Sumsearch 等），但因为需要涉及尚未发表的或处于研究中的数据，所以常常需要手工检索进行补充。检索一般需要 2 名以上研究人员独立完成，最后将检索结果进行合并比对，增加检索的全面性。此外，研究者还必须决定是否选择包括那些未发表的文章。选择未发表研究的优点：一是克服发表偏倚，克服综述及编辑者知识的倾向性；二是克服抽屉文件现象，即作者不愿提供没有显著效果，或只有阴性结果，或无结论的文章的一种倾向，如果这 2 种偏倚存在任何一种，那么仅就发表文章所做的荟萃分析结果，有可能夸大治疗效果。然而，从另一角度来看，未发表的结果可能不如发表的结果精确、严格，因而可能不可信。

（2）资料质量评价与选择

在进行荟萃分析之前，还应根据研究的目的及专业要求确定纳入荟萃分析文献的入选标准及排除标准。入选标准及排除标准应包括以下几个方面的内容：实验设计的类型、研究期限、干预和对照的措施、检测的数据结果、疾病的诊断标准及其分期等。入选及排除标准虽然在荟萃分析设计时就已制定，但在文献检索完成后，常常根据检索得到的资料做必要的调整。入选标准及排除标准需在系统分析中详细记录。为保证这一过程的可靠性，避免主观偏见，应有 2 名以上的人员同时单独进行。对纳入荟萃分析的单个随机对照试验进行方法学的评价是必要的。因为即便是研究同一问题的随机对照试验，各自在试验设计的严格性上也存在不同。如分组方法是否真正随机，是否使用了盲法等。在进行荟萃分析时，各研究的结果就不应被平等看待，而应根据各个独立研究质量的高低给予不同的处理。

(3) 资料的录入

在收集并评价资料完成后，需要对文献数据进行提取和整理入库。对于干预性研究，常以四格表形式对单个研究数据进行提取。在资料摘录过程中，可能会遇到对同一结果不同的试验研究有不同的表达方式，此时应尽量选用最容易理解的数据表达方式，将其余的表达方式进行转化。对于定性资料和定量资料，可通过查找原始结果的方法，尽量统一成定量资料。另外，应对那些可能对试验结果及试验结果的普遍性产生影响的研究对象的情况加以注明。如研究某一治疗措施对不同种族人群的治疗效果时，研究对象的种族特征就应详细加以摘录。研究对象的年龄、性别组成是影响试验结果普遍性的重要因素，在每次进行荟萃分析时都应详细加以记录。在治疗性研究中，还应对所研究疾病的诊断标准及疾病严重程度分级予以详细摘录。另外，由于同一项研究可能发表于不同的杂志上，或一部分受试者的资料可能同时出现于 2 项独立研究中，故在数据收集时必须注意避免对这些数据结果出现重复收集。

(4) 一致性检验

评价一致性是结果合并的基础。事实上，各例研究之间由于存在临床资料及试验设计等方面的不同，它们之间往往是不同质的。如果一致性检验结果显示进入荟萃分析的各项研究结果存在明显异质性时，这时对各项独立的研究进行合并分析必须慎重。但是，当异质性存在时，如何处理异质性的研究数据仍存在不同的观点和方法。一种观点是剔除结果方向不一致的研究是不科学的，应进一步核实资料的可靠性与处理方式，找出异质性的来源，不能轻易剔除。另一种观点是应对各个独立研究的质量进行评价，如存在严重问题，要剔除低质量的研究，如没有严重问题，则可进行数据合并。数据的合并和异质性的检验通常由统计学软件完成，常用的检验方法有 95%可信限图示法、均数的一致性检验、率的一致性检验、变量相关系数的一致性检验、估计单尾 P 值相应 Z 值的一致性检验等。如检验结果提示异质性较大，可换用不同的合并模式进行。Cochrane 循证医学中心提供免费的荟萃分析软件 Review Manager，其中就提供固定模式（fixed mode，用于异质性较低的数据合并）和随机模式（random effect，用于异质性较高的数据合并）2 种方法。但如果换用合并方法后经检验数据的异质性仍较大，则需要重新审查数据质量。当异质因素能被准确测出时，可用荟萃回归，如仍不行，只能得出荟萃分析无法获得出可靠结论而终。

19.1.6 循证医学在神经外科中的运用

神经外科作为一门较年轻的临床医学分支在最近数十年中有了突飞猛进的发展。然而，在对很多疾病的救治上目前还存在争议，其中不乏看似已是常规的诊治方法，如颅内压监护、大骨瓣减压、亚低温治疗等。在循证医学研究技术和方法不断成熟的背景下，神经外科的很多领域也逐步向取得高级别临床证据进行了探索。但是，面对 RCT 和荟萃分析结果，临床医生是否应照单全收和丝毫不差地执行呢？下面通过就颅内压监护和亚低温治疗这 2 个实际问题所开展的循证医学探索进行阐述。

(1) 颅内压监护的随机对照试验

1866 年，德国 Leydene 首先报道了对颅内压的测量。1951 年，Guillaume 等通过侧脑室导管穿刺进行了颅内压的测量，并提出脑室压力测定的相关方法。1960 年以后，Lundberg 等开始把这种技术大量应用于临床。对颅内压进行连续监测，目前此法被广泛应用于神经内外科，特别是颅脑创伤救治领域。此前大多数临床医师认为，颅内压监护在颅脑疾病的救治中具有重要意义，并建议更加广泛地应用于临床。但是，2012 年 12 月，由美国医生 R. Chesnut 等在《新英格兰杂志》上发表的一篇历时 13 年，纳入 324 名对象的 RCT 研究，指出颅内压监护与传统地使用 CT 复查和临床观察相比，对重型颅脑损伤患者的生存、神经和认知功能的影响无显著性差异。这一研究结果激起了包括中国医生在内的热烈讨论，因为目前绝大多数神经外科医师相信颅内压监护的积极作用。与此同时，不少学者回顾了该 RCT 研究的具体步骤，并对其提出了异议，大致内容包括以下几方面：①该研究虽由美国研究者设计和主持，但病例和救治医院设在南美，而该地区对颅脑损伤的救治水平相对于发达国家有一定差距，不能反映当今世界对颅脑损伤的救治水平。②颅内压监测组和对照组在6个月的病死率分别为39%和41%，差异无统计学意义，而此时研究组早已停止了颅内压监护，但是颅内压监测组与对照组的病死率在入组后的第1～14天内是存在明显统计差异的。换言之，研究组在6个月随访时的高病死率与颅内压监护无关。③颅内压监护和CT、临床观察一样，都只是监护和观察手段，其本身对疾病的转归无直接影响。因此，当研究组与对照组在监护患者的严密程度和对不良事件采取的应急治疗措施相似的情况下(如2组均采取专人24 h严密监护，或2组均未配备专职医生和护士)，颅内压监护的预后的差别应该是不大的。对此，《新英格兰杂志》主编A. Ropper在对该文的评语中也指出："面对瘫痪、用镇静剂的患者(传统临床观察效果不佳时)，颅内压监测仍有用。"所以，有学者提出该项研究的终点不应仅限于患者预后，而可能应该更多关注颅内压监护对不良事件的提示速度和提高观察、治疗效率等方面。

但是，不可否认，无论外界如何看待此次对颅内压监测的研究结果，就RCT研究本身的设计和操作而言，该研究不失为一项优秀的临床试验，我们也有理由相信其反映的确实是当时当地真正的临床现实。至于我们应如何看待此类研究数据，是简单接受，直接应用至临床实践，还是否定或置之不理？这实际上还需要根据不同患者的实际情况、临床医生自身经验和所处医疗机构的环境决定。将循证证据和临床实践、患者实际相结合，找到最佳方案，这才是循证医学的真谛。

(2) 亚低温治疗

低温疗法是一种以物理方法将患者的体温降低到预期水平而达到治疗疾病目的的方法。临床深低温治疗的应用和研究由来已久，低温在神经外科、心脏外科手术中已得到广泛应用，并取得良好的脑保护作用，但体温低于28℃时，常诱发心律失常、凝血机制障碍等严重并发症。20世纪80年代末，研究发现脑温下降2～3℃(亚低温)对缺血性脑损伤也有保护作用，且各种并发症相对较少，使低温治疗重新引起人们的兴趣。近几年，国外率先开始使用亚低温(30～35℃)治疗脑缺血、脑缺氧和脑出血患者，取得了令人瞩目的研究成果。1996年Metz对一组重型颅脑损伤患者采用冰毯机体表降温，结果10例中有7例恢复伤前的正常状态，研究小组因此认为低温(32.5～35℃)可降低颅内压并改善预后。之后，不少研究者开展了亚低温在神经外科多个领域中应用的探索，尤以颅脑损伤救治为重点。但是对于亚低温治疗是否可以改善患者预后及该疗法对感染和凝血的影响一直存在争议。

1999年，日本学者T. Shiozaki等发表了一项纳入16名研究对象的小规模RCT研究，他们发现：如果患者的颅内压能通过其他手段维持在20 mmHg以下，则亚低温治疗并不能给患者带来益处。但是，此项研究因入组患者数量太少，并未引起多少关注。1年后，另一项RCT研究报道了43名重型颅脑损伤患者经随机分组后进行了常温和3～14 d的亚低温(33～35℃)治疗，经1年随访发现，亚低温治疗组无论在病死率还是格拉斯哥预后评分方面均优于对照组，且并未发现明显影响的不良反应。这一结果得到当时包括中国医生在内的很多神经外科医生的支持，亚低温治疗也一度成为许多临床中心普遍为重型颅脑损伤患者开展的治疗方法之一。然而，关于亚低温的争论并未就此停止。美国Harris等(2009)发表了一项针对重型颅脑损伤患者的亚低温RCT研究，所采用的研究方法和预后标准也和前者相似。但是这一次Harris等的研究却提示亚低温治疗在对患者预后的影响上并未显示出统计学的差异。此后，国际上又多次开展了评估亚低温在颅脑损伤治疗中的作用的RCT研究，但研究结果仍存在分歧。

面对这样的情况，Cochrane循证医学中心于2009年发表了题为"颅脑创伤的低温治疗"(*Hypothermia for traumatic head injury*)的系统综述，并于2017年进行了更新。该系统综述详细回顾并整合了过去35项关于亚低温对颅脑损伤疗效的临床试验数据。荟萃分析最后提示，亚低温治疗对颅脑损伤患者并未体现出任何有统计学意义的优势，因此对该治疗方法持保留态度。同时，该系统综述还分析了为什么此前的单个RCT研究会出现不同的结果。该文作者发现，在检索到的RCT研究中，只有约50%的研究明确描述了对随机分配方案隐匿的考虑和描述了隐匿的方法。更有趣的是，几乎所有考虑了随机化隐匿的RCT研究均提示亚低温治疗对颅脑损伤患者无明显益处，而大多未考虑或未表述随机化隐匿方法的研究，其最后结论多支持亚低温治疗的益处。因此，该文作者在结论处特别提出：尽管部分RCT的研究结果提示亚低温治疗

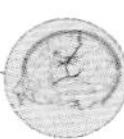

可以降低患者病死率和改善预后，但这些 RCT 研究的质量不高。

需要注意的是，荟萃分析的结果并非将此问题盖棺定论。随着同一领域新 RCT 的开展，荟萃分析每隔数年就需要更新一次，而新纳入的研究数据有可能改变荟萃分析的结果。

19.1.7 正确看待循证医学研究的结论

通过以上实例我们可以看到，对于临床问题，用循证医学的理论寻找和发现证据并指导临床实践优于传统临床手段。尽管 RCT 研究和荟萃分析处在循证医学证据的顶端，但它们不是圣经，其结论都需要谨慎对待。这其中包含以下几层意思：

1）RCT 作为评价临床干预最有价值的数据资料来源，并不排斥其他研究方法。在一些情况下，尤其是病因学研究中，用 RCT 既不可能，也缺乏伦理道德，而须改用精确方法来观察。事实上，一个好的队列或病例-对照研究比一个设计得很差、在执行过程中有很多缺点及解释结果也很差劲的 RCT 要好得多。

2）不论是 RCT 研究、荟萃分析，还是基于两者的临床指南，其结果都需要审慎地评价和利用。特别是当 RCT 研究结论与临床“常识”出现分歧时，应严格回顾临床试验的每个步骤，寻找原因，杜绝偏倚。另外，荟萃分析虽然可以为有分歧的临床试验计算出一个整合后的结果，但也需要认真评价荟萃分析的质量（包括数据是否收集完整、各研究间的异质性等）。同时，还需要注意荟萃分析是有时效性的，随着新研究和数据的更新，荟萃分析的结果可能改变。

3）证据只是循证医学“三驾马车”之一，循证医学的核心是寻找和运用临床研究中得到的最新、最有力的科学研究信息，同时结合临床医师个人的专业和临床经验，并考虑患者的实际情况、价值观和意愿，在三者结合在一起的情况下，为患者制定出具体的治疗方案。

经过 20 多年的发展，RCT 在全世界的医学研究中得到认同和应用。但是，作为循证医学的核心，RCT 也有明显的局限性：①RCT 通常具有严格的入组标准，实际参与 RCT 的研究对象与真实的患者群体有很大差异。一些特殊人群，如孕妇、婴幼儿、老年人、合并多种基础疾病者、一般情况较差的患者，很少能被纳入到 RCT 研究中。②由于伦理和患者的接受程度等问题，RCT 通常不能研究有害行为、有害物质、感染病源体等暴露因素，也不能观察对受试者有害的结局指标（如肿瘤发生、死亡等）。③由于研究费用和纳入标准的限制，RCT 研究很少具有外部可推性，即很难回答干预措施是否可以在不同患者群体、不同地区、不同实施环境下具有同样的效果。

19.2 疗效比较研究

19.2.1 疗效比较研究的产生

医学研究的目的除了证明医疗措施的疗效之外，还要考虑医疗卫生服务措施的可获得性和可支付性。20 世纪以来，随着全世界范围内医疗开支增大和医疗资源的有限性，以美国为代表的发达国家在医疗上的支出占国内生产总值的比重日益增高。遗憾的是，这种高投入所带来的医疗效益并不高。因此，美国等西方发达国家提出，当前医疗改革关键举措之一是采用那些被证明有效的医疗干预措施，减少或停止使用未经疗效评价且证据不充分的医疗措施。2011 年 3 月，美国奥巴马政府委托美国国立卫生研究院发布了 2 份咨询报告，分别是“找出能够发挥作用的医疗保健措施：系统综述的规范”（*Finding what works in health care: standards for systematic reviews*）和“我们能够信任的临床实践指南”（*Clinical practice guidelines we can trust*），提出 CER 的概念，即对临床上常用的医疗干预相互比较的效果作为评价目标而开展的研究。2013 年，美国医疗保健研究与质量管理局发布“疗效比较研究方法指南”（*Developing a protocol for observational comparative effectiveness research: a user's guide*），标志着 CRE 概念和方法的正式确立。

19.2.2 疗效比较研究的定义

美国国立卫生研究院（National Institutes of Health，NIH）对 CER 的定义如下：通过比较各种医疗措施的获益和风险产生证据并综合证据，用于预防、诊断、治疗和监测某一病证以改进医疗服务的研究。该研究的目的在于改进个体和群体层面的医疗保健。CER 包含 3 层含义，第一是比较（comparative），此类研究一定会有不同的比较，也就是说哪一种是试验措施，哪一种是对照措施，界限已经不那么明显，反而强调的是被比较的干预措施都是临床上常用的预防、治疗或康复的措施；其次是效果(effectiveness)，与经典的RCT不同，CER不设安慰剂对照，且强调研究结果能够指导临床实践，也就是说对患者有利，或利大于弊；第三是研究(research)，CER不止一种研究设计类型，而是用不同的研究设计来回答一个具有共性的临床或决策的问题。因此，在CER概念提出之初，专家们更多关注的是把观察性研究如队列研究等作为CER的主要研究方法，而不是过去提出的"结局研究"(outcome research)，关注的是疾病干预后产生的结局。

19.2.3 疗效比较研究实施环境与其特征

与RCT相比，CER反映的是更为深入的真实世界的临床研究。CER强调在现实医疗条件下，在不增加其他干预因素的条件下，观察和分析目标措施(如药品)的临床实效。由于这样的研究环境更贴近现实医疗条件，CER的研究结果更容易成为医疗工作者、管理者、保险机构及患者作出医疗决策的基础。

CER一般具有以下特征：①研究对象和样本量较大。CER通常使用较为宽泛的纳入标准和较少的排除标准，来获得一组无选择偏倚或较少选择偏倚的受试者，使所研究人群与试验结果具有更好的外推性和普遍性，适用于更多人群。②非随机对照。CER通常是根据患者的实际病情和意愿选用药物或其他治疗措施，并在真实临床实践中收集数据，而不是采用随机分配的方法选择治疗手段，这是与RCT设计的最大区别之处。在不使用安慰剂的CER中，研究者通常选用公认有效药物或干预措施作为对照组患者的治疗措施。③评价时间点和指标，在CER中，研究人员倾向于开展长期评价，结局测量主要针对如伤残程度或生活质量的变化这样有广泛临床意义的指标，而不是以一个特定症状或特征为评价目标。

CER是在循证医学提出以后，在医疗卫生资源相对紧张的背景下提出的。CER所比较的措施包括药物、手术、器械、疗法、检验检测的操作步骤、健康教育、医疗卫生政策等。其宗旨是回答在什么医疗环境中，针对什么患者群体，什么样的干预措施能够发挥最佳的作用，即为医疗决策提供证据。

CER与RCT的区别详如表19-3所示。

表19-3 RCT与CER的区别

项目	RCT	CER
研究目的	以效力研究为主(efficacy)	效果研究为主(effectiveness)
关注利益	以干预措施的效力为中心	以疾病治疗为中心
实施场景	理想世界；高度标准化的环境	真实世界；医疗机构、社区、家庭
研究人群	理想世界人群，严格的入排标准	真实世界人群，较为宽泛的入排标准
研究设计	随机对照；前瞻性研究	非随机，可抽样、队列观察；可前瞻性，也可回顾性
样本量	根据统计学公式推算获得，样本量较少	根据真实数据环境或统计学公式推算获得，样本量通常较大
干预措施	严格定义和实施	实际医疗，无安慰剂对照
研究时间	较短(多以评估结局指标为终点)	短期或者长期(以获得所有治疗及长期临床结局为终点)
偏倚混杂	有效控制	控制较局限
观察指标	较少，较局限	针对有广泛临床意义的指标，较全面
访视	强制性的	常规临床实践
随访时间	短期	短期或长期
数据来源	标准化调查表，收集过程严格规范	来源多样，原始数据异质性高，需要清洗和标准化
数据分析	较简单	复杂
研究结果	内部有效性高	外部可推性强
研究成本	高	较低
结果适用范围	医生及患者作出医疗决策	医务工作者、医疗管理者、医疗保险机构及患者作出医疗决策

19.2.4 疗效比较研究在神经外科中的应用

神经外科是CER应用的理想领域，原因包括：神经外科疾病大多非常复杂，目前仍有许多未解决的问题；大多数神经外科疾病患者的数量相对较小，这使得传统循证医学研究项目既冗长又昂贵；由于伦理等限制，可开展的神经外科RCT相对较少，且治疗组之间的交叉比较常见，RCT研究不容易成功。

近年来，CER在神经外科领域逐步得到开展。

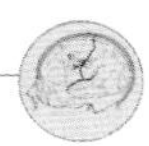

其中比较有代表性的是欧洲多国联合开展的CENTER－TBI研究。CENTER－TBI是一项以颅脑损伤患者为研究对象，采用比较有效性研究方法，寻找最优化的颅脑损伤治疗方案，致力于提高颅脑损伤诊疗水平的CER。该研究从2014年开始，计划从欧洲20个国家和地区65家医疗机构纳入不少于5 400名患者。

颅脑损伤是神经外科最常见也是研究最多的疾病之一。多年来，虽然各国对颅脑损伤的临床研究都不遗余力，也根据循证医学证据出版了相应的救治指南，但由于颅脑损伤是一个系统性疾病，患者情况多变，各种影响因素复杂，并发症较多，有很多临床问题尚待解决。有些问题虽然在循证医学指南中有所涉及，但由于证据级别的限制，指南仅给出原则性指导意见，对具体治疗措施并无细致的指导。例如，对于颅脑损伤后发生颅内高压的患者，什么时候进行颅内压监测，是否常规进行脑脊液引流，用什么药物（或药物组合）进行渗透性治疗，是否需要镇静，何种镇静药最合适，是否需要气管切开及何时进行气管切开等问题，目前都没有明确的答案。

CENTER－TBI研究在开始时对65个参与中心进行了基线调查。研究发现，即使在有统一的颅脑损伤救治指南指导下，各医疗机构的治疗方案亦大相径庭。例如，在颅内压监测方面，91％的中心会对GCS评分≤8分且头部CT检查有异常的患者进行有创颅内压监测；有23％的中心会对GCS评分≤8分而CT无异常的患者进行有创颅内压监测；17％的中心会对存在CT异常但临床无法进行GCS准确评分的患者（如使用镇静剂条件下）进行颅内压监测；有33％的中心会对合并脑室内出血的颅脑损伤患者，不论其GCS评分为多少都进行颅内压监测。另外，有超过一半（55％）的中心在进行有创颅内压监测前预防性使用抗生素，约10％的中心在监测过程中连续使用抗生素。有77％的中心在进行有创颅内压监测前会评估患者的凝血功能，但对于国际标准化比例（INR）和血小板计数的异常到何种程度视为有创颅内压监测的禁忌，各中心的标准存在很大差异。在渗透性治疗的方案方面，65％的中心表示通常使用甘露醇和/或高渗盐水，有17个中心表示首选使用甘露醇，而另外18个中心则表示首选高渗盐水。上面列举的这些差异仅仅是各中心在颅脑损伤救治过程中采取措施差异的冰山一角。但究竟哪一种治疗措施最具效果，目前不得而知，也无法耗费大量的人力、物力同时开展大量的RCT研究。因此，在众多差异化的治疗选择中，采用CER比较出最具效果的治疗措施是最经济也是最有效的研究方法。

CENTER－TBI研究目前尚未结束，截至笔者撰稿时，该研究已公开发表研究成果78项，内容涉及颅脑损伤患者的流行病学特征、发热的处理、气管插管/气管切开时机、脑血管痉挛的治疗、临床预后判断、神经电生理监测的作用等数十个方面，而且研究结果仍在不断增加。有兴趣的读者可以访问CENTER－TBI官方网站进一步查询。

19.2.5　疗效比较研究对于临床研究的影响

经典的循证医学以RCT证据作为指导医学实践的“金标准”，但RCT的应用受到其局限性的影响。CER不仅可以减少传统循证医学研究的限制，还可以反映真实世界中治疗措施的效果，为临床选择使用新药及新型设备提供客观的对比依据。另外，通过真实世界的数据，可充分了解指南与实践的差距，为指南的修订和完善提供参考，而且还能平衡临床疗效和成本效益。可以说，CER是循证医学的重要组成和发展，CER正在为更多的临床问题提供答案及证据。CER对于未来健康和医疗的推动不可低估。

随着信息技术突飞猛进的发展，包括医疗在内的诸多行业正逐步进入以数据引导决策的时代。在计算机技术的支持下，临床实践所产生的大量数据可被用于科学研究。随着机器学习的发展，图像识别、文本识别、声音识别等新技术可以快速帮助临床数据结构化。大数据分析方法，云储存及云计算等技术的逐渐成熟及区块链技术的提出和应用，使多维度数据整合及一体化管理成为可能。这些都给CER带来了前所未有的便利，为CER在真实世界环境的顺利开展和长期应用奠定了基础。

19.3　转化医学

19.3.1　转化医学的产生

转化医学概念的产生有其历史原因和时代发展的需要。由于工业化及生活方式的改变，人类的疾病谱在不同的国家存在很大差异。发达国家疾病谱以慢性病为主，发展中国家以传染性疾病和营养缺乏病为多。像我国这样的发展中国家，随着经济的快速发展，疾病谱已从急性病转向慢性病，兼有发达国家和发展中国家2种疾病谱的特征。随着寿命的延长，肿瘤、慢性疾病发病率增高，使医疗费用不断增加，医疗负担越来越沉重。因此，疾病的预防和早期干预将是一个重要的课题。传统的单因素研究方法已无法满足这些慢性病的防治需要，必须包括基础和临床等多学科的合作研究，采用多因素研究模型的思路。另外，由于遗传背景的差异及疾病的特异性，对同样疾病用同样方法治疗所取得的疗效和产生的不良反应可能完全不一样，基于分子分型的个体化治疗的需求被明确地提出来了。虽然基因组学、转录组学、蛋白质组学等各种组学的发展积累了大量的数据，但如果不能有效利用这些数据，它们就是一堆垃圾。那么如何将大量的数据转化为解决医疗问题的有用信息呢？这个难题的破解需要生命科学、计算机科学、医学科学的有效合作与交叉研究。

1968年，《新英格兰医学杂志》的一篇编辑部社论文章首先提出了“实验室与病床对接”(bench-bedside interface)的研究模式。但在随后很长的一段时间内，由于科技发展水平的限制和人们对疾病认识的不足，此模式并没有获得足够重视。直到1994年，Morrow正式提出用“转化研究”(translational research)的概念指导癌症防治，转化医学才逐渐被认识和理解。随后的短短20年中，转化医学的作用和能量日益显现，有关转化医学的研究论文也不断增多。NIH 2003年描绘的路线图计划(road map)中，现代的转化医学概念得以正式确立，这也就是所谓的双向、开放、循环的转化医学体系。

19.3.2 转化医学的核心思想

转化医学这个名词演化自20世纪90年代提出的转化研究(translational study or translational research)，迄今还没有公认的转化医学的定义，但一般是指将基础研究的成果“转化”为患者的疾病预防、诊断和治疗及预后评估的方法。转化医学的基本特征是多学科交叉合作，针对临床提出的问题，深入开展基础研究，研究成果得到快速应用，并对应用中发现的问题开展研究寻求解答，再回到临床检验，最后推广应用，实现从“实验室到床边”的转化(bench to bedside translation)，又从临床应用回到实验室(bedside to bench)。转化医学就是倡导实验室与临床研究的双向转化的“B to B”模式。转化医学概念一经提出，就引起基础医学、临床医学、预防医学和生物制药界，以及医学科技规划与管理等领域的极大关注。

传统的基础研究与临床实践被一系列的障碍分隔，这些障碍就像一道“篱笆墙”。新技术和新药品的研发脱离于临床在实验室中进行，而当需要进行安全测试和临床试验时才不可避免地被“扔过篱笆”。转化医学倡导以患者为中心，从临床工作中发现和提出问题，由基础研究人员进行深入研究，然后再将基础科研成果快速转向临床应用，基础与临床科技工作者密切合作，提高医疗总体水平，而不是基础研究出“成果”再向临床寻找应用和转化，且这种“成果”常常脱离临床实际需要。转换医学研究主张打破以往研究课题组单一学科或有限合作的模式，强调多学科组成课题攻关小组，发挥各自优势，通力合作。

19.3.3 转化医学的发展

在短短几年的发展过程中，转化医学研究已经确立为世界医学研究的一个新的起点和着力点，受到越来越广泛的重视和关注。

2002年，NIH院长Zerhouni提出了NIH的21世纪“工作路线图”，包括3个核心领域：探索并重新认识新的科研思路和途径；培养和建立一个新的、为未来医学发展的研究团队；重新设计临床研究事业。NIH附属的国家研究资源中心(NCRR)负责管理和实施这一路线图。2006年，NIH设置临床与转化科学基金(CTAS)，旨在改善国家的生物医学研究状况；加速实验室发现用于患者治疗的过程，有效缩短疾病治疗手段开发的时间；鼓励相关单位参与临床研究；实施对临床转化研究人员的培训。截至2009年7月，美国已有23个州的39家医学研究机构获得CTAS资助，从事临床与转化科学研究工作。2008年NIH投资4.62亿美元用于该计划，约占NIH当年预算资金的1.60%。2012年，CTAS资助机构数已达60家，年度资助5亿美元。

在英国，苏格兰与全球最大制药公司之一的惠氏制药公司于2006年初启动了该国第1个转化医学合作研究中心，总投资额近5 000万英镑。参与该项目的机构包括苏格兰的4所著名大学(阿伯丁大学、邓迪大学、爱丁堡大学和格拉斯哥大学)、惠氏制药公司、苏格兰相关地区的国民保健系统(NHS)，主要研究可诊断及监测人类疾病的新参数即生物标志物(如新近发现的蛋白质或指示剂),这些生物标志物可通过患者的血液样本或X线片检测出来,进而能用于观察治疗的进展及心脏病、癌症、抑郁症、骨质疏松症等患者对治疗的反应。2007年1月,英国政府成立健康研究战略协调办公室(The Office for Strategic Coordination of Heath Research, OSCHR),其职责包括转化医学研究、公共卫生研究、电子健康档案研究、方法学研究、人力资源发展等5个方面,明确提出将基础研究的新发现转化为新治疗方法、服务于临床实践的医学研究战略。2007—2008年,OSCHR投入为14亿英镑,2010—2011年增加到17亿英镑,其中转化医学研究预算1 610万英镑,约占0.95%。

在我国,转化医学也受到高度重视。2010年12月18日,香山科学会议召开了题为"加快医学模式转换,促进中国医院卫生体制改革的科学问题"的学术峰会,时任卫生部长陈竺作了"推动转化医学发展,应对人民健康挑战"的主题报告。2011年11月陈竺在上海召开的哈佛大学中国访问转化医学研讨会上再次表示:卫生部将努力推动和支持各级医疗机构和科研院所开展临床和转化医学研究,积极开展国际合作。

近年来,为了促进转化医学的发展,以转化医学为主题的国际会议几乎开遍了世界的每个角落,世界上许多核心期刊也都开辟了转化医学研究专栏,为越来越多的转化医学研究成果提供交流平台。2009年,*Science Translational Medicine*、*The American Journal of Translational Research* 同时创刊,与前几年先后创刊的 *Journal of Translational Medicine*, *Translational Research*, *Clinical and Translational Science* 等国际性专业杂志构成了转化医学的信息网络中枢。作为 *Science* 的子刊,*Science Translational Medicine* 还设立了最佳转化医学奖、临床转化奖等奖项,鼓励学者从事转化医学研究。

19.3.4 转化医学的成功个案

虽然转化医学的概念是近十年来的产物,但其理念却是伴随着生命科学和医学的发展经历了漫长的凝练历程。在为人类健康做出重大贡献的一些研究成果中,无不体现着转化医学的思想。

以MRI技术的发明和普及为例,这种精确度高、立体成像且对身体无害的诊断技术,成功挽救了无数患者的生命。MRI在1946年就被发明,即在磁场中,含奇数的中子和质子会自旋,在施加额外射频能量后,它们会共振,去除射频能量后,又回到自旋,从而显示不同物质的特性。但如何将这一成像技术引入临床疾病诊断却经历了漫长而曲折的过程。1973年,美国物理学家P. Lauterbur发现在静磁场中使用梯度场,能够获得磁共振信号的位置,从而可以得到物体的二维图像;在此基础上,英国数学家P. Mansfield进一步发展了使用梯度场的方法,指出磁共振信号可以用数学方法精确描述,从而使MRI技术成为可能,他发展的快速成像方法为医学MRI临床诊断打下了基础,推动了医用MRI仪在1982年问世和应用。他们2人共同获得2003年度诺贝尔生理学或医学奖。与1901年获得诺贝尔物理学奖的普通X射线或1979年获得诺贝尔生理学或医学奖的计算机体层成像(CT)相比,MRI的最大优点是它是目前少有的对人体没有任何伤害的安全、快速、准确的临床诊断方法。如今全球每年至少有6 000万病例利用MRI技术进行检查。利用MRI技术,可以诊断一些以前无法诊断的疾病,特别是脑和脊髓部位的病变;可以为患者需要手术的部位准确定位,颅脑手术更离不开这种定位手段;可以更准确地跟踪患者体内的癌变情况,为更好地治疗癌症奠定基础。今天,MRI仪已经成为世界普及的最重要的诊断工具之一,对医学影像诊断和疾病防治产生了深远的影响,极大地推动了医学、神经生理学和认知神经科学的迅速发展。MRI技术的发明和应用是一个以临床应用为中心,将基础研究转化成临床诊断技术的经典范例。

在神经外科领域,事实上每一次跨越式的发展都离不开转化医学研究的成功实践,如显微神经外科技术的应用,就是日益成熟的光学技术与神经外科临床需要相结合,在多位神经外科大师推动下的技术转化使之日益成熟壮大,逐渐成为神经外科手术的主流。进入21世纪以来,蓬勃发展的神经外科新技术,如神经内镜技术、血管内介入技术、立体定向技术、放疗技术等,也体现了转化医学的巨大推动作用。因为这些技术的共同特点都是在大量现代科学成果的基础上,对已有的方法、技术进一步研究、集成、转化,在神经外科临床成功应用中进一步完善,转化医学研究是这些技术与临床相结合的纽带。

转化医学在神经外科实际应用中主要包括3个方面:①已有部分突破的关键技术的评估、应用。

如胶质瘤的基因分型和个性化治疗，可以从既往研究成果中筛选有临床应用潜力的分子标志物进入大规模临床研究，成功后用以指导临床实践。②先进技术的转化。通过对技术最新成果的转化，使之成为有效的诊疗手段，如神经导航、功能磁共振在手术中的运用，可以帮助手术医生尽可能准确地切除病灶，并且将正常组织的损伤程度降到最低。③跨学科、跨部门的合作。例如，目前垂体瘤的诊断与治疗就需要神经外科、内分泌科、放射科、检验科等通力合作，整合各学科理论与技术，通过前瞻性研究，建立垂体瘤的诊疗规范。

19.3.5 转化医学研究热点展望

(1) *新生物标志物在疾病诊治中的应用*

转化医学与生物医学的发展和进步息息相关。2003 年，当人类基因组计划在历时 13 年的全球合作下终于完成时，面对巨大的科研投入，超过 15 000 篇论文和庞大复杂的基因数据，如何将人类基因组计划的成果运用到临床成为当时最受关注的话题。转化医学的概念也应运而生。在此背景下，开发和利用各种组学方法及分子生物学数据库，筛选各种生物标志物，用于疾病危险度估计、诊断与分型、个体化治疗方案的制定及预后的评估均有积极作用。

1) 新型的生物标志物在临床疾病检测中的应用。生物标志物用于疾病的诊断其实早已成熟，例如甲胎蛋白诊断肝癌、癌胚抗原诊断消化道肿瘤、前列腺特异抗原与前列腺癌、前列腺炎的关系早已为我们熟知。但是，传统的生物标志物的敏感性和特异性仍存在一定不足。人类基因组和蛋白质组的庞大数据为发现具有更高特异性和敏感性的新型生物标志物建立了基础。新标志物的发现，有助于有针对性地探索新的药物和治疗方法，提高药物筛选的成功率，并缩短药物研究从实验到临床应用阶段的时间，提高研究效率。这些标志物的开发应用，将对疾病预防和诊断及治疗发挥有效的指导作用。与此相关联的产品开发将会是一个很大的产业。

2) 基于分子分型的个体化治疗。恶性肿瘤、心脑血管病及糖尿病等大多数慢性病是多病因疾病，其发病机制复杂、疾病异质性很大。因此，对这些疾病不能采用单一方法(如同一药物、相同的剂量)来进行疾病诊治。以一种方法治疗所有患者的医学时代已经过去。近年逐渐发展的分子医学和个体化医学是基于患者的遗传、分子生物学特征和疾病基本特征进行分子分型，以此为基础实施个体化的治疗是现代医学的目标。实施个体化的医疗，可以合理选择治疗方法和药物(包括剂量)，达到有效、经济和最小的不良反应的目的。目前，华山医院神经外科经对胶质瘤患者的异柠檬酸脱氢酶 1 进行分子分型，并给予不同的术后治疗方案；对于癫痫患者，通过检测 *CYP2C19*、*CYP2C9* 等药物代谢酶基因的多态性进行分型，并以此为依据调整抗癫痫药物的剂量；对于重型颅脑损伤患者，检测其凝血Ⅶ因子的活性筛选创伤后凝血功能障碍的高危人群，并及时调整用药。

3) 预后的评估与预测。由于遗传、营养、免疫等因素的差别，同一种疾病的患者，对同一种治疗方法或同一种药物的效果和预后可表现出较大的差异。在分子生物学研究的基础上，可利用经评估有效的生物标志物(如患者的基因分型、生化各种表型指标等)，进行患者预后的预测，选择敏感的药物和适当的剂量，以提高疗效和改善预后。通过临床与实验室关联性研究找出规律，阐明疾病的发生、发展机制，以循证医学的原则实施医疗工作。

(2) *干细胞治疗*

干细胞研究与应用是治疗神经系统损伤和退行性病变，同时也是心血管疾病、糖尿病、肝脏疾病等重大疾病治疗和多种组织缺损修复再生的新途径和新希望，是当前生命科学和医学研究领域国际关注的焦点。目前美国国家医学图书馆所属的医学文献检索系统(PubMed)收录的关于干细胞的研究论文数已超过 22 万篇，并仍在以高速度增长。但是另一方面，干细胞基础研究的不断深入并没有为患者带来更多福音，除了骨髓干细胞治疗白血病技术相对成熟外，干细胞对其他疾病的治疗仍处于实验室阶段。

目前，围绕干细胞应用还有很多瓶颈问题有待解决，包括筛选适宜的移植细胞，建立相关疾病动物模型与评价、细胞移植途径优化与剂量确定、移植后在体示踪技术、安全性及有效性指标检测等技术平台，开展治疗有效性的机制研究，提高移植细胞效率，完成相关产品的临床前研究，建立免疫排斥反应防治等关键技术，制定相关临床准入标准等。推动干细胞真正成为强有力的临床治疗工具，是目前转化医学研究的一个重要任务。也只有借助"B to B"模式，干细胞研究水平才会有质的提升。

(3) *组织工程技术*

多种因素造成的组织缺损修复是现代医学、生

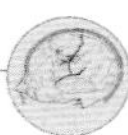

物材料学、生物学等多领域面临的难题。器官移植和假体修复虽然在一定程度上恢复了少数病例的全部或部分组织缺损，但器官来源有限、免疫排斥及假体功能较差等因素严重制约了器官移植和赝复体修复在临床的广泛应用。日益增长的病例需求和有限的组织器官资源都在表明一个事实，移植器官供与求的差距还在继续加大。正是由于移植器官的缺乏，用组织工程方法构建可供移植的人工组织和器官已经成为现代再生医学研究的核心。其基本思路是从患者身上取得相应器官的少量组织，在体外将其分散成单细胞，扩增培养以获得足够量的细胞，再将细胞接种在合适的载体和支架上，直接或体外培养后再移植到相应的组织器官缺损处，达到组织器官修复再生的目的。此思路经过近 30 年的发展，已经形成一门新兴的学科，即组织工程学。

近年来，组织工程支架材料领域的研究极为活跃。运用不同来源、不同合成方法的生物材料，人们不仅在组织工程的最早产品——人工皮肤领域进行了较为完善的研究和开发，同时，在诸如人工骨、软骨、神经、血管材料等方面，都进行了大量的研究和探索。遗憾的是，目前除了组织工程皮肤外，还没有可供临床应用的其他组织工程产品。我们必须认识到，在组织工程研究领域巨大投入和微薄临床贡献已经形成巨大反差。但是，组织工程技术给再生医学带来的变革无疑是巨大的，也必将在这个领域做出更大的贡献。利用转化医学的策略作为指引，加强组织工程研究成果的转化研究，任重而道远，但具有广阔的应用前景和研究开发空间。

随着转化医学概念的提出和理念的推广，促进了医学研究的转型，同时也引导着政府策略和财政支持方向的改变。然而，这并不意味着转化医学的发展从此就一帆风顺，走上了坦途。现阶段，转化医学的理念才初步形成，全面推行转化医学研究还面临一些实际问题，如转化研究缺乏统一、规范的标准，且思路不明确、理念不清晰、过程不规范、随意性大，甚至有时功利性居主导地位；基础研究者与临床医生之间的交流与合作还很缺乏；临床转化过程中涉及的伦理学问题尚待进一步解决；临床医学和社会预防之间还没能建立真正的有效循环等，这些都需要我们在不断探索的过程中加以解决。

要真正实现转化医学需要经历很长的时间。转化医学事实上强调的是理念的转变。如何使人们理解其重要性首先要做宣传，促使人们真正转变观念，以转化医学的理念来指导医学科学研究和患者治疗工作。其次是整合资源，建立平台，建立整合患者的危险因素、临床诊治、生存和预后等临床组学(clinomics)数据库资料，以及具有完整的患者生物标本的、开放式的疾病转化研究平台。利用这一平台，能够把实验室和运用生物信息学技术发现的生物标志物进行快速鉴定和评估，以真正实现转化医学的目的。恶性肿瘤等重大复杂疾病的防治研究，需要整合生物技术、计算数学、生物信息学、计算机科学和临床医学等多学科研究人员的交叉研究，才能揭示环境、生活方式、遗传等因素对癌症发生的相互作用。没有多学科专家合作就没有转化医学的真正实现。最后是政策引导，国家各种研究基金和药物开发项目的实施原则要有利于贯彻转化医学的理念。中国是人口大国，同样也是疾病资源大国。如果将这些资源优势转化为为患者服务的优势，那么，转化医学的成果必将转化成为解决健康问题的有效方法。

(孙一睿　周良辅)

参考文献

[1] 孙一睿，周良辅，循证医学与转化医学[M]//周良辅．现代神经外科学．2 版．上海：复旦大学出版社，2015：258 - 301.

[2] BABU M A, HEARY R F, NAHED B V. Does the open payments database provide sunshine on neurosurgery [J]. Neurosurgery, 2016, 79(6): 933 - 938.

[3] BENNETT T D, DEWITT P E, GREENE T H, et al. Functional outcome after intracranial pressure monitoring for children with severe traumatic brain injury [J]. JAMA Pediatr, 2017, 171(10): 965 - 971.

[4] BURTON A. The CENTER-TBI core study: The making-of [J]. Lancet Neurol, 2017, 16(12): 958 - 959.

[5] CARNEY N, TOTTEN A M, O'REILLY C, et al. Guidelines for the management of severe traumatic brain injury, fourth edition [J]. Neurosurgery, 2017, 80(1): 6 - 15.

[6] CHESNUT R M, TEMKIN N, CARNEY N, et al. A trial of intracranial-pressure monitoring in traumatic brain injury [J]. N Engl J Med, 2012, 367(26): 2471 - 2481.

[7] CLIFTON G L, VALADKA A, ZYGUN D, et al.

Very early hypothermia induction in patients with severe brain injury (the National Acute Brain Injury Study: Hypothermia Ⅱ): a randomised trial [J]. Lancet Neurol, 2011,10(2):131 - 139.

[8] CLIFTON G L. A review of clinical trials of hypothermia treatment for severe traumatic brain injury [J]. Ther Hypothermia Temp Manag, 2011, 1(3): 143 - 149.

[9] FERNANDO S M, TRAN A, CHENG W, et al. Diagnosis of elevated intracranial pressure in critically ill adults: systematic review and meta-analysis [J]. BMJ, 2019,366:L4225.

[10] HUNGER T, SCHNELL-INDERST P, ARVANDI M, et al. Comparative effectiveness research of medical devices-new methods needed [J]. Value Health, 2014, 17(7): A582.

[11] JIANG J, YU M, ZHU C, Effect of long-term mild hypothermia therapy in patients with severe traumatic brain injury: 1-year follow-up review of 87 cases [J]. J Neurosurg, 2000,93(4):546 - 549.

[12] KHAN N R, SAAD H, ORAVEC C S, et al. A review of industry funding in randomized controlled trials published in the neurosurgical literature-the elephant in the room [J]. Neurosurgery, 2018,83(5):890 - 897.

[13] KOCHANEK P M, TASKER R C, CARNEY N, et al. Guidelines for the management of pediatric severe traumatic brain injury, Third Edition: Update of the Brain Trauma Foundation Guidelines, Executive Summary [J]. Neurosurgery, 2019,84(6):1169 - 1178.

[14] LEWIS S R, EVANS D J, BUTLER A R, et al. Hypothermia for traumatic brain injury [J]. Cochrane Database Syst Rev, 2017,9: CD001048.

[15] MAAS A I, MENON D K, STEYERBERG E W, et al. Collaborative European NeuroTrauma effectiveness research in traumatic brain injury (CENTER-TBI): a prospective longitudinal observational study [J]. Neurosurgery, 2015,76(1):67 - 80.

[16] MATHIEU F, ZEILER F A, ERCOLE A, et al. Relationship between measures of cerebrovascular reactivity and intracranial lesion progression in acute TBI patients: a CENTER-TBI study [J]. J Neurotrauma, 2020,37(13):1556 - 1565.

[17] MEYER A M, WHEELER S B, WEINBERGER M, et al. An overview of methods for comparative effectiveness research [J]. Semin Radiat Oncol, 2014, 24(1):5 - 13.

[18] MORTON J B, MCCONEGHY R, HEINRICH K, et al. Consensus of recommendations guiding comparative effectiveness research methods [J]. Pharmacoepidemiol Drug Saf, 2016,25(12):1354 - 1360.

[19] ROBBA C, GALIMBERTI S, GRAZIANO F, et al. Tracheostomy practice and timing in traumatic brain-injured patients: a CENTER-TBI study [J]. Intensive Care Med, 2020:46(5):983 - 994.

[20] SAUER B, BROOKHART M A, ROY J A, et al. Covariate selection-developing a protocol for observational comparative effectiveness research: a user's guide-NCBI bookshelf[J]. Agency for Healthcare Research & Quality, 2013.

[21] VIDAEFF A C, TURRENTINE M A, BELFORT M A. Evidence based medicine - decades later [J]. J Matern Fetal Neonatal Med, 2020:1 - 4.

[22] ZEILER F A, ARIES M, CABELEIRA M, et al. Statistical cerebrovascular reactivity signal properties after secondary decompressive craniectomy in traumatic brain injury: A CENTER-TBI Pilot Analysis [J]. J Neurotrauma, 2020,37(11):1306 - 1314.

[23] ZEILER F A, ERCOLE A, CABELEIRA M, et al. Comparison of performance of different optimal cerebral perfusion pressure parameters for outcome prediction in adult traumatic brain injury: a collaborative European neurotrauma effectiveness research in traumatic brain injury (CENTER-TBI) Study [J]. J Neurotrauma, 2019,36(10):1505 - 1517.

[24] ZEILER F A, ERCOLE A, CABELEIRA M, et al. Correction to: Univariate comparison of performance of different cerebrovascular reactivity indices for outcome association in adult TBI: a CENTER-TBI study [J]. Acta Neurochir, 2019, 161 (6):1229.

[25] ZEILER F A, ERCOLE A, CABELEIRA M, et al. Patient-specific ICP epidemiologic thresholds in adult traumatic brain injury: A CENTER-TBI validation study [J]. J Neurosurg Anesthesiol, 2021,133(1):28 - 38.

[26] ZEILER F A, ERCOLE A, CABELEIRA M, et al. Univariate comparison of performance of different cerebrovascular reactivity indices for outcome association in adult TBI: a CENTER-TBI study [J]. Acta Neurochir, 2019,161(6):1217 - 1227.

[27] ZUROVAC J, ESPOSITO D. Lessons from comparative effectiveness research methods development projects funded under the Recovery Act [J]. J Comp Eff Res, 2014,3(6):601 - 607.

临床前期研究、前瞻性随机对照试验和疗效比较研究

临床试验是临床证据的基石。但并非所有临床试验的结果都是可靠的，它需要科学的设计、降低偏倚影响的恰当措施，并谨慎地做出解释。临床试验方法学发展也不是一蹴而成的，经历了漫长的探索、验证、发展的过程。本章以颅脑损伤为例，讨论临床前动物实验的规范化、前瞻性随机对照试验的局限性及疗效比较研究的可行性。

20.1 前瞻性随机对照试验的局限性

自从 20 世纪 80 年代循证医学提出后，基于随机对照试验（RCT）开展临床和基础研究、制定专家共识、指导临床实践，曾成为 20 世纪末的医学主旋律。以颅脑损伤（TBI）为例，迄今已发表 RCT 研究一共有 191 项（不包括提前中止的 16 项），内容涉及院前急救、重症支持、药物治疗、手术处理等方面。虽然，研究中有统计学处理组间差异的研究占 74%，但是几乎所有的药物和外科干预措施均不能证明能改善患者的预后。特别是近年来一系列高质量的多中心 RCT 研究如 2011 年大骨瓣减压试验，2012 年颅内压监测试验，2014 年黄体酮试验，2015 年低温治疗试验，均提示无意义，不仅严重阻碍了 TBI 研究成果向临床的转化，而且引起众多的争议和讨论。

随着时间的推移，人们逐渐发现，循证医学所推崇的研究方法存在一定的局限性。对于诊断分类一致和病理生理机制明确的疾病，高质量的 RCT 确能提供指导性的意见，如早期类固醇激素治疗 TBI 患者弊多利少的研究（CRASH）。然而，对于 TBI 这类病因、致伤机制等存在巨大异质性、治疗又需要神经外科重症监护病房（NICU）精确管理的疾病，即使是高质量 RCT 研究的结果亦是难以提供临床完善的指导。例如，按格拉斯哥昏迷量表（GCS）评分≤8 分的重症 TBI 者，可包括 CT 发现分为硬脑膜外血肿、硬脑膜下血肿、脑挫裂伤伴血肿、弥漫性轴索损伤、外伤性蛛网膜下腔出血、弥漫性脑肿胀等 6 种情况。显然这 6 种 TBI 在受伤机制、临床表现、治疗和预后等方面都不同，但它们却归类在重度 TBI 名下，以此为基础的研究来判断某治疗效果的优劣，显然是不合理的。当前临床广泛采用的 TBI 分类主要有三大系统，分别从临床严重程度、病理解剖类型和物理致伤机制对 TBI 患者进行评估。其中临床严重程度分类用临床检查量表（如 GCS）；病理解剖分类用 CT 及 MRI 检查描述；物理致伤机制分类主要描述生物力学对颅脑的损伤。不同分类中的参数相互重叠，加之不同领域的研究者以不同的方式使用这些术语,从而增加了临床试验的混淆。以 GCS 为例,目前 TBI 临床试验最常用的纳入标准是根据 GCS 评分,患者由此分为轻、中、重型。虽然 GCS 经过 40 年的临床应用被证明对于 TBI 患者临床治疗和预后评估都非常有价值,但它不能提供对应于神经功能缺损的病理生理机制的信息。另一方面,GCS 作为观察性评估指标其在不同观察者之间存在一定差异,观察者之间的一致性可高可低。以这样分类标准为依据而开展的临床试验,无法准确地评价治疗手段。因此,如何建立综合损伤程度、病理解剖、病理生理、预后前景及遗传因素在内的多因素、多层次的分类系统,从而对 TBI 进行准确的分类,确定能受益于治疗的亚组是当前 TBI 临床研究最紧迫的任务。

另外,目前 TBI 在主要预后评估上也存在问题。在 RCT 中普遍使用的 5 分格拉斯哥预后评分(GOS)法忽略了一个事实,许多视为预后良好的患者中仍然存在巨大的身体、精神和心理障碍。这些因素促使研究人员在 2 项孕激素试验中使用了 8 分扩展格拉斯哥预后评分(GOSE),并采用了更优化的统计方法,如比例优势分析和滑动的二分法。即使如此,试验结果仍然令人失望——没有得出有效(阳性)结果。这反映统计方法上的进步可以部分弥补当今循证医学的不足,但仍无法完全填补基础研究与临床实践间的鸿沟,无法根本解决 TBI 分类不准确、评估模糊、治疗不科学的问题。在发生问题层面上的"改良",无法提供根本解决方案,无法将基础研究成果向临床实践转化,导致大量资源的浪费。

除了分类不准确,还有多项因素导致 RCT 研究脱离真实世界。例如为了减少入组的异质性,患者入组标准苛刻(高度选择性偏倚);为了缩减昂贵的研究费用,研究时间人为减少,加之研究方案过于僵化等,从而导致研究结果脱离临床实践,其所制定的指南也变得不准确。例如 BEST: TRIP 试验是第 1 个随机、对照、前瞻性颅内压(ICP)监测研究,应用于重型颅脑损伤(sTBI)的疗效评估。由于研究费用的原因,该研究是放在南美洲的玻利维亚 4 家和厄瓜多尔 2 家医院进行。结果表明,ICP 监测不能显著改善 sTBI 患者的预后。可能该 RCT 存在以下明显的不足: ①该地区的病死率是院前急救完善地区的 2~3 倍; ②其重症监护病房(ICU)的综合设施和治疗水平,和发达国家和地区存在明显的差异,而完善的创伤监护治疗能够有效降低 TBI 病死率已经得到证实; ③该地区 ICP 监测尚未常规开展,研究者对 ICP 监测管理和指导临床诊治经验不足,例如仅采用脑实质内的 ICP 监测,未用"金标准"的脑室内 ICP 监测,后者的优点是监测 ICP 的同时可引流脑脊液(CSF),有助于颅内高压的控制;监测时间平均仅为 3.6 d,显著短于颅内高压的高峰时程。正因如此,其结果未得到广大神经外科同行的认同,包括该研究作者在内的绝大多数学者认为,不应否认 ICP 监测在 TBI 诊治中的作用,其用于特别早期发现进展性损害、预测预后和指导治疗方法调整的量化监测指标价值。

这种为了循证而循证的研究方式过分强调研究方法学的可靠性、严谨性,而忽略了证据本身的可靠性、准确性,以及临床上的实用性和可操作性,导致研究的根基动摇。除了循证研究证据存在问题,循证医学体系中对研究证据等级的划分和重视程度也存在问题,其实有时候"低等级"的研究结果也具有很高的临床应用价值。2010 年欧盟 DG 研究和美国 NIH/NINDS 专家组在审视 TBI 诊治状况后,认为现代 TBI 诊治进展多来自观察性研究、指南和病例资料的荟萃分析,而不是来自临床试验如 RCT。例如在 TBI 领域引用次数前三的文献分别是 GCS 的发明、GOS 预后评分的发明及 TBI 预后风险队列研究,这些最有价值的结果都来自证据级别不高的观察性研究。因此,我们要重新思考循证医学传统的"金字塔"证据等级体系,在关注方法学的同时,更要科学判断证据本身的价值。

20.2 临床前动物实验的规范化

TBI 研究的困境不仅体现在临床研究中,还体现在大量的基础研究结果无法实现临床转化;众多 TBI 动物模型阳性结果的神经保护药物,在临床试验阶段均以失败告终。例如,以黄体酮治疗重型 TBI 临床试验,在脑外伤动物模型中发现,雌性动物的脑损伤明显轻于雄性动物;使用黄体酮可以显著地减轻脑外伤后脑水肿和神经元死亡。然而,平行开展的 2 项双盲多中心随机对照临床Ⅲ期试验(PROTECT Ⅲ试验及 SYNAPSE 试验)结果却显示黄体酮治疗 TBI 无效。究其原因,部分是由于没有任何动物模型可以复制人类 TBI 的所有特征,但更重要的是临床前动物实验不严谨,报道不充分,以及缺乏有效和敏感的 TBI 分层标志物。这些临床前研究存在严重的偏倚,因而误导了后继的临床研究。

目前,临床前动物研究存在的两大最主要问题:①由动物模型本身引起的模型相关偏倚。还是以黄体酮治疗重型 TBI 为例,其动物实验和临床试验在 TBI 类型、给药方法、用药剂量均存在较大差异。在动物实验中 TBI 模型是皮质挫伤模型,该模型只能模拟众多 TBI 损伤类型中的一种,而临床试验中包括各种不同类型的 TBI;在动物实验中黄体酮是通过腹腔或皮下给药的,而在临床试验中则是持续静脉给药;动物实验显示低剂量黄体酮比高剂量黄体酮更有效,而在临床试验中所采用的剂量其血浓度超过对照组 100 倍以上。这些差异无疑给临床试验的结果蒙上了阴影。②在动物实验过程中未采用随机化和盲法而造成了大量的假阳性结果。例如,统计发现在类固醇治疗 TBI 的 17 项动物研究中,只有 12%采用了随机分组,18%采用了分配隐藏,18%采用了盲法结果评估。另外,一项由美国国家神经疾病和卒中研究所资助的探讨脊髓损伤实验可重复性问题的研究显示,许多研究由于实验设计缺陷而无法重复,特别是缺乏说明动物如何进行随机化分配和盲法,以及动物损耗及排除情况的描述。对 76 个高影响力(引用次数超过 500 次)的动物实验进行的调查同样显示采用随机化和盲法的比例不到 20%。为此,最近由英国政府资助的科学组织(国家实验动物替代、改良、裁减中心)开展了一项目前为止最全面的针对动物研究的回顾性调查,这一调查突显了动物研究中存在的严重漏洞。调查发现 271 篇随机选择的文章中,只有 59%提出了研究假设或研究目的,以及所用动物的数量和特征(例如,物种/品系、性别和年龄/体重)。调查的大部分文章没有报告使用随机化(87%)或者盲法(86%),只有 70%的文章充分描述了所使用的统计方法,以及结果的精确度或者变异度。这些设计不当、有缺陷的临床前动物研究,在"有效"报告的掩盖下可能导致大型、昂贵的临床试验最终失败。这不仅浪费了有限的科研经费,更重要的是可能让患者暴露在不必要的风险中。由此可见,规范、严谨、详细、透明的临床前动物实验研究对于转化医学研究至关重要。

为了改善动物实验中存在的偏差,强调规范化的实验报告,2010 年英国国家实验动物替代、改良、裁减中心以 CONSORT 声明作为基础制定了"动物研究:体内实验报告指南"(即 ARRIVE 指南)。该指南包括 20 项内容,描述了动物研究报告所要求的基本信息,即所有动物实验报道都应包括的内容,例如,使用动物的数量和具体特征(包括物种、品系、性别和遗传背景);饲养和管理细节;实验设计、统计和分析方法(包括为减少偏差所使用的方法)。该指南旨在从动物实验的内部效度和外部效度对研究的可重复性进行控制。具体表现为在内部效度控制方面,采用随机化方法控制选择性偏倚;通过分配隐藏避免实施偏倚;运用盲法结果评估控制测量偏倚;通过减少失访/意向治疗分析控制失访偏倚;通过样本量计算避免假阳性偏倚。在外部效度控制方面,通过实验注册和公布方案避免发表偏倚;通过建立合理的模型,选择恰当干预时间,减少合并症控制模型相关偏倚。

同样,NINDS 也采取措施规范临床前治疗研究,相关指南可于 NINDS 网站下载。另外,单中心动物模型所造成的偏差也受到重视,例如在所有 46 项黄体酮有效的 TBI 动物模型研究报道中,有 60%的报道来自埃默里大学 Donald Stein 实验室。因此,目前一部分杂志已经提出把严谨的随机化、对照、多中心临床试验的方法引入临床前动物研究的设置中,为此欧盟已经建立了第 1 个临床前卒中研究的随机对照试验网络(MultiPART)。

20.3 疗效比较研究的重要性

由于随机化治疗方案具有较高的内部有效性,因此 RCT 依旧是研究范围内对治疗效果进行证明的黄金标准。但在多数神经外科实践中,仍需要能够对治疗流程和疗法的有效性进行证明的证据。限制性的 RCT 无法对各个不同手术团队,在各种实践条件下为各种异质性患者进行治疗的神经外科流程中使用的各个步骤和工具等的有效性进行很好的阐释。这些问题都需要更加灵活且经济的观察性 CER 进行应对。但这些研究也需要审慎的统计学设计和分析,从而提供可靠的结果,对神经外科实践进行指导。

CER 是一种临床实效研究。它是评价不同的治疗方案(如药物)对特定患者的疗效差异,针对不同类型患者,找出最好的治疗方法,减少不必要的医疗开支。CER 有时也被称作为"以患者为中心的结局研究"。PubMed 中的 CER 文献报告始于 20 世纪 70 年代,报告数量每年增加,有关 CER 指南相继问世。CER 已成为医学研究重要方法之一。CER 关心的核心问题是有效性、安全性和成本。CER 不仅考虑临床结果(从 RCT、回顾性和前瞻性观察研究等中得出),还考虑包括患者报告的结果(如生存质量、患者满意度等)和治疗的经济影响等。CER 鼓励发展和应用临床登记资料、建立临床数据库及各种电子健康信息,以便获得健康效益和经济因素等资料。

20.3.1 使用观察数据对有效性进行严谨证明的统计学要求

有效性指的是干预和结果之间的因果关系,有时候也指鲁宾因果模型(Rubin causal model, RCM),即因果效应是一种"同一时间点上对有无干预所产生的结果进行测量得到的结果的对比"。由于 RCT 对治疗分配进行随机化,实现了接受不同干预的患者队列的对比。因此,从观察数据中得出统计学上有效的因果推论需要尽可能地模仿 RCT 的随机对比,即采用一种数据管理或细分方法,生成比较队列再进行对比。倾向量表(propensity scale, PS)就有这样的作用。PS 指的是对分配至治疗或对照组的可能性的估计,它能够提供多种变量,便于临床决策者做出决定。对 PS 进行估计需要对数据类型进行深刻的审视,其中可能包括患者固有的特征、预后因素、外科医生的培训或经验、医院方面的因素、经济因素(如保险)及患者和家庭的偏好等,一般能够对 PS 产生影响的变量不少于 20 种。

PS 匹配是一种能够在非随机化试验中更加准确地判定治疗效果的方法,只需要对已知的混杂因素进行控制即可。PS 匹配对混杂因素产生的偏倚进行消除的程度,取决于用于进行 PS 计算的控制变量的完整性和质量及匹配。PS 无法消除由未知混杂因素引起的偏倚,它只能针对特定治疗前的特征进行概率的分析。因此前瞻性 CER 比回顾性 CER 要好。在设计前瞻性观察性数据库研究中,将 PS 匹配的效果最大化的过程中,需要注意的问题是:①是什么样的随机化实验模型;②治疗分配的决策者是谁;③用于分配治疗的关键协变量有哪些;④能否良好地测量关键变量;⑤哪些变量在临床上有意义?需要多大的样本?

在国际未破裂颅内动脉瘤研究中,动脉瘤破裂导致蛛网膜下腔出血的风险受多个因素的影响,其中包括动脉瘤的位置、动脉瘤的大小和动脉瘤的形态学特征等,而手术后的治疗结果则取决于患者的年龄、动脉瘤的位置和动脉瘤的大小等因素。在国际未破裂颅内动脉瘤研究中,患者并不进行随机化分配,患者的治疗是根据临床医生的推荐,进行手术或血管内治疗或保守治疗。因此,手术和保守治疗群体之间进行的任何对比都需要考虑到队列之间存在的潜在差异。使用 PS 对总体数据进行初步分析发现,在 5 年和 10 年的时间点上,手术在减少再出血和总体预后方面均在统计学上比保守治疗明显具有优越性($P<0.001$)。其他现代分析方法都试图从观测数据找出一些因果关系,如包括工具变量方法、边缘结构模型及概率倒数加权法等。这些分析方法都是在一定的条件下使用的,但都需要结果数据作为资源,因此会受到不同的结果变量的影响。所以,到最后"客观因果推理的设计是优于分析方法的"。

20.3.2 有效性研究与现代化观察试验

将传统 RCT 的高度可靠性和观察性试验的灵活性与通用性进行融合的试验设计已经在外科临床研究中得到了应用,并有可能为未来的神经外科研究提供一定的指导。

(1) 实用性随机试验

实用性随机试验能够通过随机化获得较高的内部有效性,但其设计能够代表一般的实践活动,因此适用于普及。实用性 RCT 的患者资格标准通常较少且例外情况也较少,因此产生了一个临床实践的异质代表群体。这些试验的设计通常都能够较为顺利地融入标准临床护理过程中去,因此对药物或疗法方面的规定相对较少一些。与复杂的规模、指标或实验室测量内容相比,其结果的测量内容通常较少、较为简单且较为客观(如死亡率、残障率等)。简单的结果测量内容体现了各种实践情况下的效果。其设计特征决定了需要的样本,因此此类试验至少都包含 1 000 名患者。实用性随机试验通常会使用"大"和"简单"等描述词。总体来说,实用性随机试验能够提供高度严谨的结果数据,可以普遍用于满足执业医师及其患者的实际需求。神经外科领域的一个成功案例是严重 TBI 后皮质类固醇随机分组(CRASH)试验,其试验共包含 10 000 名患者,证明了皮质类固醇激素会对重型 TBI 的治疗产生有害作用。

(2) 联合或同时进行随机对照试验和观察性试验

联合或同时进行的 RCT 和观察性试验也旨在

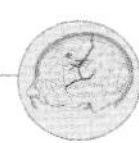

获得内部和外部有效性。如果 RCT 和观察性研究是同时进行的，那么很明显前一种能够提供疗效证据，而后一种则具有普适性。在其他情况下，这 2 种方法是相互关联的，并且是互为支撑的。其中一种方法是招募不符合纳入标准或约定标准的患者，从而对观察性研究进行随机化。尽管与治疗分配方案的高度不符合性显著降低了原案分析的效能，但分析这种方法仍在对腰椎间盘切除术和保守治疗进行对比的脊柱患者预后研究试验（SPORT）中得到了使用。这些方法在生产力方面具有较高的吸引力，但其潜在风险在于将患者分配到 RCT 或观察性试验的依据可能会产生偏倚，从而有可能导致一种或 2 种研究的结果发生改变。

（3）前瞻性观察性试验的有效性

急性小儿 TBI 试验的方法和决策（ADAPT；www.adapttrial.org）则采用的是不同的方法。其主要目的在于收集重型 TBI 儿童的临床护理数据、使用不同程序和干预措施的频率及其不同的综合使用方式等方面的信息。ADAPT 的纳入标准较为广泛，排除条件较少，能够尽量从医疗中心中获得 1 000 名患者的数据。此研究能够对 6 种常见的干预手段的有效性进行严谨的判断，例如连续脑脊液引流、高渗疗法或高热量喂养法等。具有明确的、可量化的结果度量指标的正式的主要和次要假设，都针对每种主题进行了良好的定义。对于每种假设，都要进行分析，对假设进行检验。混杂效应都将在分析过程中使用观察性数据中获取的倾向得分进行控制。各个假设的样本大小估计数字表明了应当纳入研究的参与者的人数。这种方法在有效性的评估方面具有严谨性，同时保留了观察性设计中的简洁性、灵活性和普适性优势。

（4）将随机对照试验嵌入前瞻性观察性数据中

大型电子健康数据库可以作为数据收集工具，从而只需要极少的活动投入就能够完成 RCT。例如，对进行或不进行冠状动脉造影及血管成形术注册研究（SCAAR）中，使用的经皮冠状动脉介入手动血栓抽吸的治疗结果，进行对比的 ST 段抬高型心肌梗死的血栓抽吸（TASTE）研究就是如此。随机化及所有后续数据选择都使用注册中心的基础架构进行，并在一个超过 7 000 名患者的群体中对有效性进行了严谨的对比，同时也将参与其中的医疗人员的额外工作负荷降到了最低。其成本只相当于传统 RCT 的 10%。

（5）在回顾性观察数据库中进行虚拟随机对照试验

这是另外一种对现有的较大数据库中利用 RCT 实施的观察性研究进行描述的方法。举例来说，全乳切除和保乳手术的有效性就是使用 RCT 方法，并利用美国国家癌症研究所的监测、流行病学、最终结果（the surveillance, epidemiology, and end results, SEER）数据库进行对比的。即便该数据库只有 5 326 名女性的 5 年生存数据，但该研究依旧能够对各组之间的生存情况进行良好的对比。为了判定影响倾向得分估计的 30 个变量，调查人员与外科医生和患者进行了多次会面讨论。该研究成功地实现了其目标，即三级医疗中心发表的表明其治疗方法具有相当疗效的报告，是否能够普遍适用于社区实践活动，同时还不会为卫生保健提供者带来额外的工作负担。

20.3.3 观察性数据库与注册中心

医疗信息技术领域的进步与医疗保健的财务和行政方面密切相关，如诊断编码、计费及付款等。这样的数据同样也能够帮助我们对患者的安全和治疗结果进行深入了解，大型国家数据库支撑临床研究。鉴于电子病史和其他数字数据已经充分地应用到了医疗实践活动中，成千上万的神经外科医师和数百万患者的经验，产生可用信息的量将会暴发式增长。目前我们面临的紧迫挑战在于如何保证海量数据的质量和对它们进行利用和分析，从而为神经外科实践活动提供可靠的指导。

对于质量改进的要求为新注册管理机构的建立提供了强大的推动力，例如 NeuroPoint 联盟国家神经外科质量和成果数据库（N2QOD）就是一个由美国神经外科医师协会主导并由美国神经外科委员会、神经外科医师学会、神经外科医师代表大会和脊柱侧弯研究学会等提供支持的大型项目。其下的第 1 个项目就是建立腰椎手术观察数据库。截至 2015 年 8 月，该数据库包含了美国 32 州超过 500 位外科医生，每名医师的注册患者都超过 2 000 人。数据库设定了 52 个“风险变量”和多种结果，其中包括欧洲生活质量得分（EQ-5D）、欧氏失能量表（OSI）、四肢和背部疼痛量表及整体患者满意度等。参与者的数据录入符合度十分卓越，初始数据完整度与 12 个月患者跟进数据分别超过了 95% 和 74%。尤其是 N2QOD 证明了学术界和社区外科医生协同配合建立数据丰富型注册中心，从而对可靠的有效性研究进行支撑的能力。N2QOD 的一方面限制在于，参与者只会录入选定的案例（虽然是通过标准化的采样方法），但可靠的研究需要的却是将所有的案例都纳入进来。“全方位护理”数据采集目前正在多个 N2QOD 站点进行测试，从而确定这一方法的可行性。N2QOD 当前的另一方面限制在于研究协调员输入数据的要求及对数据的准确性进行验证等产生的成本问题。从长期来看，随着 EHR 运用的逐渐推广，有关神经外科和其他专业的更详细数据出现在这种元数据库中将是一种必然。到最后将会形成和公共设施一样的大规模可用数据库，对临床研究和先进护理在医药和手术的所有方面进行支撑。为了确保能够在元数据库中对神经外科数据进行合适的体现，神经外科医生也需要参与信息技术论坛和委员会并做出相应的贡献，这是有重要意义的。由于这一工程的大部分工作内容都发生在当地医院或学术机构中，因此参与的机会是有很多的。

除了注册中心外，临床试验也是含有重要神经外科信息的一大数据来源，都可以在 RCT 分析或其他研究中进行使用。对于来自美国联邦政府资助的临床研究的数据进行公开共享的要求将催生出更多的这一类资源库。例如，NINDS 将能够实现对于颈动脉血运重建和无症状性颈动脉狭窄的医疗管理（CREST－2）试验（NCT02240862）、小儿外伤性脑损伤 ADAPT 及成人脑外伤的外伤性脑损伤的转化研究和临床知识（TRACK － TBI）（NCT02119182）等方面信息的获取。

总之，RCT 具有最高的内部稳定性，能够提供最可靠的疗效证明，并且也是对实践活动进行指导的最可靠方式。但很多神经外科医生都认为传统 RCT 有限的外部有效性并不足以满足需求；他们需要的是有关异质性患者群体和实践活动条件的数据。CER 提供了能够满足“真实世界”需求的进行临床研究的方法的理论构想和具体范例。注册中心和其他观察性数据库能够作为载体，对有效性研究进行支撑，且其成本较为经济，对参与的医生所承担的任务压力较小。信息技术在手术实践活动中的不断应用，将使未来的临床研究能够紧密地融合到神经外科手术的日常活动中去。数据采集活动将变成一种大范围的、详细的和全包性的活动，从而产生丰富且不断演变发展的数据库。分析将是持续性的，并能够不断产生反馈和推荐与指导，针对其特定的条件与患者向所有神经外科医生提供最佳实践方面的引导。与临床实践活动不可分割的患者特征、医护流程及治疗结果的例行采集与分析活动都能够对神经外科实践活动的发展和优化产生引导作用。信息技术也能够促进 RCT 的进行。总之，传统的模式是小部分的医生产生出大量的新型医疗知识，而大部分医生都只是这种新知识的消费者。现在，依赖于小部分科学精英产生新型卫生护理信息的模式正在逐渐被所有医生都通过获取并分析实践活动数据的方式参与科学研究的模式所取代。在不远的将来，大部分医生的通力合作对临床数据进行采集和分析，为卫生护理价值、安全及有效性等方面制订专业通用的标准，这将催生一种基于实际临床实践的临床研究新方法，即“实践科学”的诞生。

（吴　惺　周良辅）

参考文献

［1］ANDREWS P J D, SINCLAIR H L, RODRIGUEZ A, et al. Hypothermia for intracranial hypertension after traumatic brain injury [J]. N Engl J Med, 2015,373(25):2403 - 2412.

［2］BRAGGE P, SYNNOT A, MAAS A I, et al. A state-of-the-science overview of randomized controlled trials evaluating acute management of moderate-to-severe traumatic brain injury [J]. J Neurotrauma, 2016,33(16):1461 - 1478.

［3］CHESNUT R M, TEMKIN N, CARNEY N, et al. A trial of intracranial-pressure monitoring in traumatic brain injury [J]. N Engl J Med, 2012,367(26):2471 - 2481.

［4］COOPER D J, ROSENFELD J V, MURRAY L, et al. Decompressive craniectomy in diffuse traumatic brain injury [J]. N Engl J Med, 2011,364(16):1493 - 1502.

［5］HICKS R, GIACINO J, HARRISON-FELIX C, et al. Progress in developing common data elements for traumatic brain injury research: version two — the end of the beginning [J]. J Neurotrauma, 2013,30(22):1852 - 1861.

［6］HIRST J A, HOWICK J, ARONSON J K, et al. The need for randomization in animal trials: an overview of systematic reviews [J]. PloS One, 2014,9:E98856.

［7］HONG Y T, VEENITH T, DEWAR D, et al. Amyloid imaging with carbon 11-labeled Pittsburgh

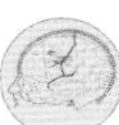

compound B for traumatic brain injury [J]. JAMA Neurol, 2014,71(1):23 - 31.

[8] HOWELLS D W, SENA E S, MACLEOD M R. Bringing rigour to translational medicine. Nat Rev Neurol, 2014,10(1):37 - 43.

[9] KILKENNY C, BROWNE W J, CUTHILL I C, et al. Improving bioscience research reporting: the ARRIVE guidelines for reporting animal research [J]. PLoS biology, 2010,8(6):E1000412.

[10] KONDO A, SHAHPASAND K, MANNIX R, et al. Antibody against early driver of neurodegeneration cis P-tau blocks brain injury and tauopathy [J]. Nature, 2015,523(7561):431 - 436.

[11] KORLEY F K, DIAZ-ARRASTIA R, WU A H, et al. Circulating brain-derived neurotrophic factor has diagnostic and prognostic value in traumatic brain injury [J]. J Neurotrauma, 2016,33(2):215 - 225.

[12] LANDIS S C, AMARA S G, ASADULLAH K, et al. A call for transparent reporting to optimize the predictive value of preclinical research [J]. Nature, 2012,490(7419):187 - 191.

[13] MAAS A I R, HARRISON-FELIX C L, MENON D, et al. Standardizing data collection in traumatic brain injury [J]. J Neurotrauma, 2011,28(2):177 - 187.

[14] MAAS A I R, MENON D K, LINGSMA H F, et al. Re-orientation of clinical research in traumatic brain injury: report of an international workshop on comparative effectiveness research [J]. J Neurotrauma, 2012,29(1):32 - 46.

[15] NORDSTROM P, MICHAELSSON K, GUSTAFSON Y, et al. Traumatic brain injury and young onset dementia: a nationwide cohort study [J]. Ann Neurol, 2014,75(3):374 - 381.

[16] PONCE F A, LOZANO A M. Erratum: Highly cited works in neurosurgery. Part Ⅱ: the citation classics [J]. J Neurosurg, 2014,120(5):1252 - 1257.

[17] PUCCIO A M, ALEXANDER S. Chapter 4 genomics, transcriptomics, and epigenomics in traumatic brain injury research [J]. Annu Rev Nurs Res, 2015,33(1): 75 - 109.

[18] ROOZENBEEK B, MAAS A I, MENON D K. Changing patterns in the epidemiology of traumatic brain injury [J]. Nat Rev Neurol, 2013,9(4):231 - 236.

[19] ROPPER A H. Brain in a box [J]. N Engl J Med, 2012,367(26):2539 - 2541.

[20] ROSENFELD J V, MAAS A I, BRAGGE P, et al. Early management of severe traumatic brain injury [J]. Lancet, 2012,380(9874):1088 - 1098.

[21] RUBIANO A M, PUYANA J C. Intracranial-pressure monitoring in traumatic brain injury [J]. N Engl J Med, 2013,368(18):1748.

[22] SCHAUMBERG D A, MCDONALD L, SHAH S, et al. Evaluation of comparative effectiveness research: a practical tool [J]. J Comp Eff Res, 2018, 7(5): 503 - 515.

[23] SCHUMACHER M, DENIER C, OUDINET J P, et al. Progesterone neuroprotection: The background of clinical trial failure [J]. J Steroid Biochem Mol Bio, 2016,160:53 - 66.

[24] SKOLNICK B E, MAAS A I, NARAYAN R K, et al. A clinical trial of progesterone for severe traumatic brain injury [J]. N Engl J Med, 2014, 371(26): 2467 - 2476.

[25] STRANO S, MUTI P, BLANDINO G. What biomarkers (if any) for precise medicine [J]. Aging, 2015,7(8):533 - 534.

[26] TEASDALE G, MAAS A, LECKY F, et al. The Glasgow Coma Scale at 40 years: standing the test of time [J]. Lancet Neurology, 2014,13(8):844 - 854.

[27] TOSETTI P, HICKS R R, THERIAULT E, et al. Toward an international initiative for traumatic brain injury research [J]. J Neurotrauma, 2013, 30(14): 1211 - 1222.

[28] WINKLER E A, YUE J K, MCALLISTER T W, et al. COMT Val (158) Met polymorphism is associated with nonverbal cognition following mild traumatic brain injury [J]. Neurogenetics, 2016,17(1):31 - 41.

[29] WRIGHT D W, YEATTS S D, SILBERGLEIT R, et al. Very early administration of progesterone for acute traumatic brain injury [J]. N Engl J Med, 2014,371 (26):2457 - 2466.

[30] YUE J K, PRONGER A M, FERGUSON A R, et al. Association of a common genetic variant within ANKK1 with six-month cognitive performance after traumatic brain injury [J]. Neurogenetics, 2015, 16 (3):169 - 180.

第二篇
中枢神经系统损伤

颅脑损伤概述

21.1 历史

颅脑损伤(TBI)是既古老而又现代的疾病。TBI这一概念在有文字记录时代之前其实已经出现。中国发现一块距今12.6万年的史前人类头骨，分析结果显示头骨的主人曾遭受严重头部外伤，它也因此成为TBI最古老的证据之一，证明史前人类曾有暴力相向(图21-1)。考古人员在古代战场出土的颅骨中发现了在骨折线上钻的骨孔，说明早在远古时代，颅骨钻孔术就已经被用来治疗TBI(图21-2)。中世纪和文艺复兴时期，欧洲外科医生也常常使用钻孔术治疗TBI。后来的医学先驱又进一步描述了头部外伤的症状，“脑震荡”这一术语被广泛应用。Berengario在16世纪第1次系统性地阐释了“脑震荡”的症状。

早在18世纪就有外科医生提出颅内压(ICP)的升高是TBI后病理损伤的主要原因，而不是颅骨的损伤。这一假说在19世纪得到了验证。当时的外科医生通过打开颅骨的方式来缓解颅内压的升高，并证明这种方法对于治疗TBI是有效的。同样在19世纪，有人提出TBI会导致精神疾患。在那时，关于“脑外伤后综合征是由于脑组织受损造成的还是心理因素导致的争论”就持续不休，一直到今天。

在20世纪之前，TBI患者的病死率都很高，并且TBI后的康复治疗并不常见。这一状况在第一次世界大战期间得到了改善，TBI患者的病死率得以降低，对于这类患者的后继康复治疗也逐渐开展起来。在第一次世界大战期间，有大量的TBI患者是

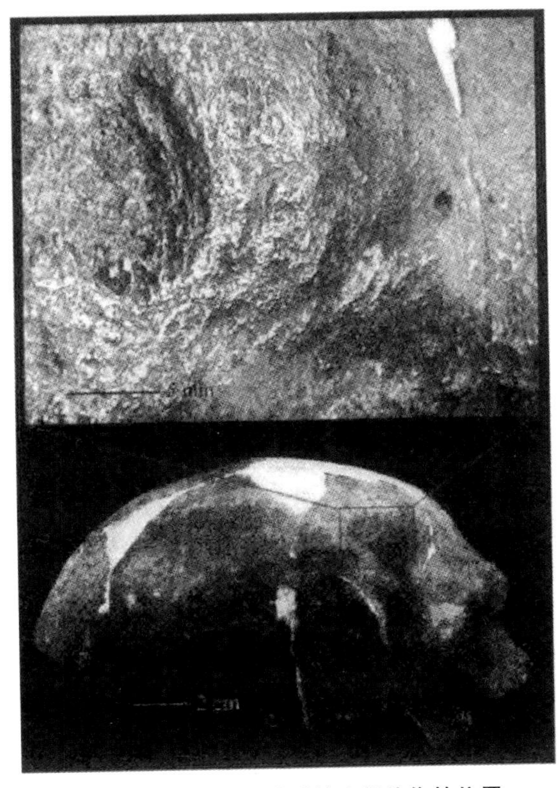

图21-1 一古人遭受的头部外伤的位置

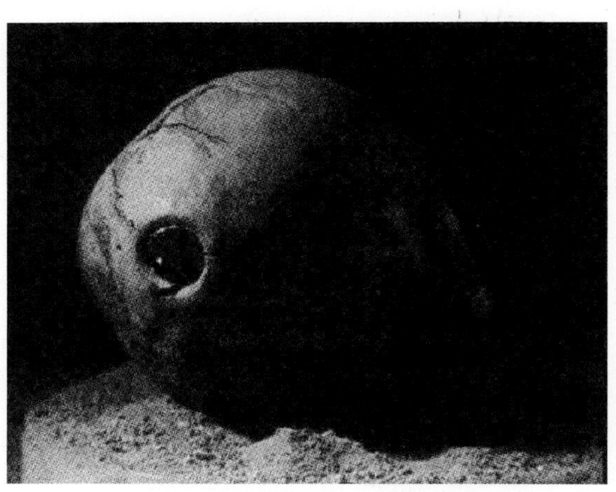
图 21－2　古代战场人头骨被钻孔

由于枪弹伤和爆炸伤所致。对于这部分患者的研究，使科学家和外科医生得以了解大脑不同区域的功能受损之后的各种临床表现，在此基础上系统地总结了 TBI 治疗经验，研发了各种各样的工具和设备，促进了 TBI 救治的基础研究和临床治疗的发展。

到了 20 世纪，随着科技的进步，TBI 的诊治水平也得到了空前提高，比如 CT、MRI 的发明让人类第 1 次可以从影像学角度清楚地看到活体脑组织损伤程度，借助动态 CT 或 MRI 检查可以了解 TBI 的进展和制订手术方案，以及判断患者预后。到了 21 世纪，随着 MRI 技术的发展，通过多种功能序列，如磁共振磁敏感加权成像（susceptibility weighted image，SWI）序列、弥散张量成像（diffusion tensor imaging，DTI）和基于静息态功能 MRI 的脑网络研究，可以了解脑损伤后昏迷患者的脑功能受损及恢复情况。“现代”颅脑创伤学的概念始于 20 世纪第二次世界大战及 20 世纪 50 年代朝鲜战争之后，特别是 Lundberg 发展和完善了颅内压监护仪及 20 世纪 70 年代 CT 的发明。

21.2　颅脑损伤的危害

TBI 又称为颅脑创伤，是全球 40 岁以下年轻人群死亡和长期病残的主要原因。来自 WHO 全球健康统计的数据表明，在 1990 年全世界有 970 万的 TBI 患者（184.6/10 万）需要进行治疗或是因此而死亡。虽然在发达国家 TBI 的发生率不断下降，但由于机械化和工业化的迅速发展，在发展中国家 TBI 的发生率却不断攀升，TBI 的发生率从中国的 110.1/10 万到非洲国家的 361.6/10 万。目前各地 TBI 的发生率从 67/10 万～317/10 万，病死率也从中度 TBI 的 4%～8%到重度 TBI 的大约 50%。在我国，交通事故仍是造成 TBI 的首要因素，其次是高处坠落伤和摔伤。在我国华东地区 TBI 患者中，中青年男性（20～40 岁）仍然是 TBI 的高发人群，约占 40%。国外数据也有同样的趋势，在 15～25 岁年龄段，男性 TBI 患者最多，达到 600～700/10 万人次，而同年龄段的女性只有 150～250/10 万人次。在未成年人中，TBI 的男性比例仍高于女性，为 1.6～1.9∶1。TBI 的高发生率和高致残率给患者及其家庭和社会造成了巨大的经济负担。美国一名严重的 TBI 幸存者，如果在伤后 5～10 年时间接受精心的医治和护理，其花费估计超过 400 万美元。最近几年发达国家重型 TBI 发生率的下降主要归功于更精良的汽车设计、座椅安全带和气囊的使用，以及公路安全的加强、酒驾的减少、警察职责的加强和工作场地安全技术的提倡等。在军队，军用头盔和身体护甲的设计可以轻松地防止高速的步枪子弹击穿头颅以提高生存率。因此，对于 TBI 来说，更应防重于治，预防是最有效的控制方法。TBI 流行病学调查的不断完善已使得我们可以从人群角度研究 TBI 的发生、分布和影响因素，通过对各种高危因素的分析，提出合理的预防措施来减低 TBI 的发生率及疾病负担。在中国，“禁酒令”的实施使得 TBI 发病率显著下降就是最好的预防实践例证。

21.3　应对策略

在一些发展中国家，神经外科专业技能与专业知识的缺乏是导致神经创伤患者预后不良的主要原因，然而，这种情况却又迅速地发生着变化。现今，以南美洲为例，巴西的专业神经外科医生数量已与美国相当。而在我国，从事神经外科专业的医生数量也日益增多，CT 已经普及到县市级医院。根据 WHO 的统计，创伤已成为全球死亡主要原因之一。因此，对于全球绝大多数的神经外科医生来说，神经创伤仍然是他们需要救治的主要疾病。

近来，发达国家神经外科医师的培训方式已经发生了重大转变。越来越多的神经外科疾病采用微创的方法进行治疗，比如颅内动脉瘤采用的血管内介入治疗和颅内肿瘤采用的放疗。然而，在 TBI 方

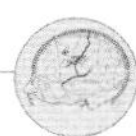

面,急诊的去骨瓣减压和结合多模式监测的现代神经外科重症监护技术却越来越多地应用于中重度TBI的救治,并使重型TBI的病死率从20世纪50年代的80%下降到最近5年一些专业创伤中心的20%。在美国,每年有8万TBI患者行去骨瓣术清除颅内血肿。研究显示TBI手术干预中最经济有效的手术就是急性硬脑膜外血肿清除术。

神经创伤患者病死率的下降与各救治系统间的协作密不可分,而这些在许多发展中国家的多数城市都还不存在或是不完善。因此,发展中国家急需建立神经外科医师与其他救护人员及多学科间的创伤救护系统的协作。多中心的临床试验研究给TBI带来了意想不到的好处,特别是循证医学对一些常用的治疗手段进行了检验,即规范TBI的治疗标准,又淘汰一些无效的经验治疗。目前针对TBI的救治已经有许多循证学的指南。1996年,美国TBI协会第一版的"重型TBI救治指南"颁布,而后于2000年、2007年和2016年分别更新为第二版、第三版和第四版。考虑到TBI院前救治的重要性,"TBI院前救治指南"也于2000年颁布,"小儿TBI救治指南"于2003年颁布,而"TBI手术救治指南"于2006年颁布(表21-1)。可是,必须清楚认识到指南仅适用于大多数患者,而且是与时俱进的。因此,我们应根据患者的具体情况应用指南,即个体化治疗。

表21-1 TBI救治指南概况

指南名称	年份	来源
美国重型颅脑创伤救治指南(第一版)	1996	美国脑创伤基金会 J Neurotrauma, 1996,13:641-734
美国重型颅脑创伤救治指南(第二版)	2000	美国脑创伤基金会 J Neurotrauma 2000
美国重型颅脑创伤救治指南(第三版)	2007	美国脑创伤基金会 J Neurotrauma, 2007,24:S71-S76
美国重型颅脑创伤救治指南(第四版)	2016	美国脑创伤基金会 Neurosurgery. 2017,80(1):6-15.
美国颅脑创伤院前救治指南(第一版)	2000	美国脑创伤基金会
美国颅脑创伤院前救治指南(第二版)	2007	美国脑创伤基金会
美国颅脑创伤外伤手术指南	2006	美国脑创伤基金会 Neurosurgery, 2006,58(3 Suppl 2):1-62
美国婴幼儿、儿童及青少年重型颅脑创伤急救治指南(第一版)	2003	美国脑创伤基金会 PediatrCrit Care Med, 2003,4(3):S1-S75
美国婴幼儿、儿童及青少年重型颅脑创伤急救治指南(第二版)	2012	美国脑创伤基金会 PediatrCrit Care Med, 2012,13(Suppl 1):S1-S82
美国战伤致颅脑创伤现场救治指南	2005	美国脑创伤基金会
美国开放性颅脑损伤救治指南	2001	美国脑创伤基金会 J Trauma, 2001,51(2):S3-S43
欧洲成人重型颅脑损伤救治指南	1997	ActaNeurochir, 1997,139:286-294
《颅脑创伤临床救治指南(第一版)》	2002	第二军医大学出版社
《颅脑创伤临床救治指南(第二版)》	2004	第二军医大学出版社
《颅脑创伤临床救治指南(第三版)》	2007	第二军医大学出版社
《颅脑创伤临床救治指南(第四版)》	2015	第二军医大学出版社
中国急性颅脑创伤手术指南	2007	中华神经外科杂志,2008,24(12):944
中国急性颅脑创伤手术指南-专家共识	2015	中华神经创伤外科电子杂志,2015,(1):59-60
日本重型颅脑创伤救治指南(第一版)	2000	/
日本重型颅脑创伤救治指南(第二版)	2012	Neurol Med Chir (Tokyo), 2012,52:1-30
中国台湾地区重型颅脑创伤临床救治指南	2009	Surgical Neurology, 2009, S2:61-S2:74

自20世纪60年代以来，神经外科患者病死率的下降就主要归因于更好的院前救治、创伤救治系统的建立、更迅速的颅内血肿清除，以及通过心肺支持、去骨瓣减压、颅内压监测、高渗治疗和防止高热与感染等重症监护技术来防止继发性脑损伤等。而这些方面都要强调脑组织在创伤反应的不均一性和时间变异性。TBI不均一性和时间变异性的特征给治疗带来了进一步的挑战。然而，最近几十年神经科学领域相关技术的迅猛发展使得我们可以有效克服TBI的复杂性和异质性。例如，高通量筛选技术、免疫组织化学技术、酶联免疫技术、质谱技术、脑电生理技术，以及新的脑部影像学技术的发展，就大大提高了我们对神经创伤的研究与认识。它们不仅为神经保护药理学的研究开辟了新的途径，而且还为加强创伤后神经系统的重塑提供了动力。

目前研究已经证实在TBI后受损的神经系统中有新的神经元再生，这也将为TBI的治愈提供新的思路。这些特殊的发现也使得利用干细胞移植、营养因子扩增和宿主环境基因调控等技术来修复受损的成人神经系统成为可能。以前在TBI对大脑发育的影响、创伤性轴索损伤的病变过程、损伤后能量需求的改变、刺激兴奋性受体的益处，以及饮食和锻炼对脑功能恢复影响等的发现，对于我们理解损伤后数小时内的脑组织反应和康复数月后功能的恢复均有重要作用。

现在人们对神经创伤领域的认识已经发生了切实的转变。以往神经外科医生认为TBI患者的预后是重残、认知受损、植物人状态或是死亡，在受伤当时就已经被决定。而现如今这些患者的预后正逐渐被改善。TBI后导致神经元死亡和受破坏的病理机制目前也得到了很好的理解，而且人们更多地关注脑损伤后的非病理性改变。对TBI神经生物学的进一步了解使得我们认识到脑继发性损伤乃至弥漫性轴索损伤实际上是一个可以得到有效控制、转归和修复的过程，而不是在受伤当时就被确定下来的。

然而，当人们想把在分子细胞水平上疗效很好的治疗方法应用于临床，以改善继发性脑损伤时，却往往以失败告终。例如，亚低温疗法可以冷却损伤的大脑，限制由外伤引起的脑损害，但是临床试验结果却显示这一方法对TBI的治疗无效。除此之外，一些药物如N-甲基-D-天冬氨酸(NMDA)受体拮抗剂在动物实验中可以有效阻止神经化学级联反应，如兴奋性神经毒作用，但是在临床试验中却无明显疗效。这些从基础研究到临床应用的失败案例是由多种因素造成的，包括临床试验设计的缺陷及单一药物并不足以能预防继发性脑损伤等。因此，人类对于TBI的研究与探索，在未来还有很长的路要走。

在过去的几十年中，TBI的临床及试验研究主要集中于重型TBI。然而，现在越来越多的神经外科医生已开始关注轻度TBI。所谓的“轻度”TBI并非完全没有症状，而可能包括长期的神经功能和认知功能的障碍，这些患者才是TBI高发病率和社会经济负担的主要人群。尽管轻度TBI很普遍，但是目前对于轻度TBI的认识知之甚少。轻度TBI是否因为损伤了神经细胞及其突触连接，从而影响患者预后，这一观点还需要更多的实验研究去证明。另外，对轻度TBI救治、运动所致脑震荡、创伤后应激障碍与轻度TBI后心理障碍之间差别的深入理解，可以更好地帮助TBI受害者重回赛场和社会。

近20年来，循证医学和转化医学的发展深刻影响了神经创伤领域的创新，包括TBI的基础研究和临床治疗。例如，对于创伤性凝血病机制及神经免疫相互作用机制的研究，经颅磁刺激技术(TMS)和脑深部电极刺激术(DBS)的开展，都有可能在未来给TBI的救治带来新的治疗方式。笔者希望以下有关TBI的章节可以让我国神经外科医师、神经科学研究者或是全体医务工作者更全面地了解TBI的病因、流行病学、病理生理机制，以及临床治疗等方面。对有14亿人口庞大基数的中国来说，TBI短时期内高居不下，各级医院救治水平仍有很大的差距；我们不仅要根据已有的资源为患者提供最好的救治，还应该竭力提高自己的专业水平，完善创伤救治系统和组织构架，以加强院前救治、急诊室救治和TBI患者的重症监护。相关的临床医生要自觉地参与到创伤救治预防和干预行动中去，只有做到这些才能使更多的TBI患者获益并达到最佳预后。

（李智奇　胡　锦）

参考文献

[1] 李智奇，胡锦. 医疗纠纷与医疗伦理[M]//周良辅. 现代神经外科学. 2版. 上海：复旦大学出版社，2015：305-308.

[2] CLAASSEN J, DOYLE K, MATORY A, et al. Detection of brain activation in unresponsive patients

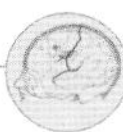

with acute brain injury [J]. N Engl J Med, 2019,27, 380(26):2497-2505.

[3] DEMERTZI A, ANTONOPOULOS G, HEINE L, et al. Intrinsic functional connectivity differentiates minimally conscious from unresponsive patients [J]. Brain, 2015,138(9):2619-2631.

[4] JASSAM Y N, LAZZY S, WHALEN M. Neuroimmunology of traumatic brain injury: time for a paradigm shift [J]. Neuron, 2017,95(6):1246-1265.

颅脑损伤流行病学

颅脑损伤(TBI)是一种危害公众健康、带来社会-经济问题的全球性疾病。在高收入国家中，TBI是年轻人致死、致残的主要原因。幸存者往往伴随终身性后遗症。由于机动车的普及，中低收入国家TBI的发生率急剧上升。高收入国家TBI发生的主要原因是跌落伤，尤其是在老年人群中。其他的TBI原因主要包括暴力和运动所致的损伤。

2020年，TBI已超越许多疾病，成为致死、致残的主要原因。TBI通常被称为"沉默的流行病"。"沉默"不仅是因为患者症状轻微和对后遗症的长期性认识不足而没有发声，而是因为整个社会很大程度上忽视了这个问题的严重性。在美国，TBI的流行病学监测由疾病预防控制中心(CDC)来实行，但标准化的TBI监测在欧洲仍缺乏，更不用说在中国。

在本章中，笔者将总结全球范围内TBI流行病学特征的最新数据，目的是提高人们对该问题的本质以及严重性的认识。笔者将重点关注TBI相关知识的不足和流行病学模式的改变。

22.1 全球颅脑损伤流行病学特征

22.1.1 发病率

关于TBI的流行病学研究与调查目前仍有许多不足，因此本文中关于TBI发病率的流行病学数据必须非常谨慎地加以解释。表22-1总结了世界各地报告的TBI发病率。表格中各地的发病率差距很大，主要原因是损伤程度的不同、纳入标准的不同，以及实际误差、抽样误差。CDC使用国际疾病分类(ICD)代码来识别TBI病例，并收集与TBI相关的急诊、住院和死亡的数据。在2010年发表的一份报

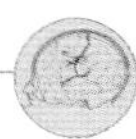

表 22-1 全球各地 TBI 发病率

区 域	发病率(每 10 万人)	报道者与年份
美国	103～824	Kelly 和 Becker (2001); Thurman 等(1999); Rutland-Brown 等(2006); Faul 等(2010); CDC (2014)
欧盟	235～262	Tagliaferri 等(2006); Peeters 等(2015)
奥地利	303	Mauritz 等(2014)
丹麦	157～265	Engberg 和 Teasdale (2001)
芬兰	34～221	Koskinen 和 Alaranta (2008); Numminen (2011); Puljula 等(2013)
法国	8.5～17.3	Masson 等(2001,2003)
德国	7.3～340	Firsching 和 Woischneck (2001); Steudel 等(2005); Maegele 等(2007); Rickels 等(2010)
意大利	212～372	Servadei 等(1988,2002); Baldo 等(2003)
荷兰	214～836	Scholten 等(2014)
挪威	4.1～229	Ingebrigtsen 等(1998); Andelic 等(2008,2012); Heskestad 等(2009)
西班牙	47	Pérez 等(2012)
瑞典	354～546	Andersson 等(2003); Styrke 等(2007)
英国	229～453	Tennant (1996,2005); Yates 等(2006)
苏格兰	446(男),195(女)	Jennett 和 MacMillan (1981); Shivaji 等(2014)
巴西	360	Maset 等(1993)
中国	55～64	Zhao 和 Wang (2001)
印度	55～120	Yattoo 和 Tabish (2008); Channabasavanna 等(1993)
以色列	25	Levi 等(1990)
巴基斯坦	50	Raja 等(2001)
南非	316	Nell 和 Brown (1991)
中国台湾	218～417	Chiu 等(1991,2007)
澳大利亚	57～332	Stanton 等(1994); Honey (1995); Hillier 等(1997); Tate 等(1998)
新西兰	790	Feigin 等(2013)

告中,Faul 等人提供了 CDC 2002—2006 年的数据。他们指出,估计每年约有 170 万人遭受 TBI。其中,0.7%的患者需要急诊就诊,16.3%的患者需要住院治疗,3%的患者死亡。Thurman 等人描述了发病率从 1975 年的 234/10 万下降到 1994 年的 90/10 万。然而,从那以后,美国 TBI 的发病率稳步上升,从 2001 年的 521/10 万上升到 2005 年的 616/10 万,再到 2010 年 824/10 万。这些大幅增长主要是由于儿童和老年 TBI 患者的急诊量上升(增加了 70%)所致。目前不好确定是与诊断的改进有关,还是与民众对 TBI 的认识增加有关。在同一时期(2001—2010 年),TBI 导致的死亡人数下降了 7%。

在欧洲,Tagliaferri 等人对 23 份国家和地区的 TBI 流行病学研究进行系统回顾,报道了总体发病率为 235/10 万人。他们发现发病率差异很大,从 20/10 万人(只包括神经外科病例)到 546/10 万人(包括急诊、住院和验尸报告)。虽然来自意大利的一些研究显示发病率差异不是很大,为每年 212/10 万人～372/10 万人,但这些研究的纳入标准是不同的。其中一些研究将游客包括在内,另外还有一些研究是在相对较小的区域进行的,这导致了由于在区域间转运重型 TBI 患者而引起的转诊偏倚。在一份最新的欧洲 TBI 发病率的综述中,总结了 17 项包括不同严重程度的 TBI 患者的研究,得出总体发生率约为每年 262/10 万人。然而,发病率的差异可从 47.3/10 万人到 546/10 万人。

在澳大利亚,也出现了类似的发病率变化模式,从 57/10 万人到 322/10 万人。这一范围的估计是粗浅的，并受到方法学的影响。亚洲地区发布的TBI发病率较少。印度班加罗尔，在医院的外伤人群中，TBI发病率为120/10万人。2002年，Gururaj等人更为保守地估计为每年有150万～200万人遭受TBI。在中国大陆，研究所报道的TBI发生率就相对偏低。我国分别于1983年和1985年进行的TBI流行病学调查，显示在我国城市的TBI发生率达55/10万，而在农村的TBI发生率为64/10万。在中国台湾，农村地区的TBI发生率达417/10万，明显高于台北市的TBI发生率218/10万，这种差异与在澳大利亚的TBI发生率报道相似。

不同年龄段TBI的发病率显著不同。儿童(0～4岁)和老年人尤其容易遭受TBI。Slaughter等人和Morrell等人报道称大部分监狱在押人员有过头部外伤史。军人遭受TBI的风险特别高。Ivins等人报道称高达23%的非战斗现役军人在服役期间遭受过TBI。从伊拉克和阿富汗的经验来看，爆炸性颅脑外伤使得发生脑震荡和严重的TBI后遗症的风险很高。此外，在这些战争中，部署的部队中约有19%的人员可能遭受了TBI。Ling和Eklund等人指出，爆炸冲击波已经成为战争引起TBI的主要原因。2000—2011年，现役军人中TBI发生率增加了1倍以上，从720.3/10万人到1 811/10万人。这可能反映了TBI发生率的确增加了，但也可能反映的是服役人员数量的增加和人们寻求治疗和提高认知与诊断的意识有所提高。1984—2004年，TBI患者群的中位年龄已经逐渐增高，而且>50岁人群发生TBI的比例也逐渐增长。这可能有几个方面的原因：①在发达国家，交通安全和交通防范措施日益完善，使得交通事故所致的TBI逐渐减低，而众所周知，交通事故伤常常发生于年轻人。②老年人预期寿命逐渐增加。另外，老年人因为多发伤与合并系统疾病的比例增加，以及服用抗凝药和抗血小板药的比例增大，导致其更容易发生TBI。

22.1.2 死亡率

TBI是所有创伤中首位的致死原因，占所有创伤死亡人数的30%～50%。由于缺乏标准化的数据收集方式，截至目前的研究对死亡率的报道差异甚大，因此进行直接的比较实际上是不可能的。文献数据显示TBI的死亡率为6.3/10万～39.3/10万(表22-2)。然而，在参照这些数据时应该相当谨慎。例如，在中国报道的TBI死亡率就相对偏低。这些数据来自神经科和神经外科医生所进行的2个大型的流行病学调查。1983年，他们在6个城市对63 195人进行了上门调查并在农村对246 812人展开了调查，结果显示在城市的TBI患病率为783.3/10万，而在农村地区为442/10万；这些研究还显示在城市的死亡率为6.3/10万，在农村为9.7/10万。如此低的死亡率结合如此之高的患病率让我们不难发现研究在报道死亡率上存在选择偏倚。2017年中国CDC利用疾病监测点数据统计出2006—2013年我国TBI患者死亡率趋势，结果显示我国TBI死亡率从2006年的13.23/10万人上升至2008年17.06/10万人，随后每年逐渐减低，2013年减低至12.99/10万人。在欧洲，被报道的TBI平均死亡率为15/10万。在法国，如果只记录重型TBI后的住院死亡率，TBI死亡率为5.2/10万，而如果记录的是意大利一个省的住院和院前死亡率，则TBI死亡率为24.4/10万，两者差异甚大。不同研究均报道了TBI死亡率的下降。在美国，Adekoya等报道了TBI相关死亡率从1997年的24.6/10万下降到了2003年的17.5/10万。在欧美国家，TBI死亡率和致残率的下降与防御措施的加强、急救系统的完善、创伤组织和救治指南的完善密不可分。来自斯堪的纳维亚半岛的研究显示，1987—2001年TBI的死亡率有了明显下降，特别是在年轻的患者中，而这种变化被认为与损伤防御措施的成功改善密切相关。

一项横跨将近150年的有关重型TBI的荟萃分析囊括了207个研究的140 000例患者，结果显示TBI的死亡率在这将近150年的时间里下降了大约50%。这种下降并非持续发生而是分阶段的。在1930—1970年和1990年以后的时间里重型TBI的死亡率未见明显改变。1930—1970年死亡率的无变化可能是在该时间段机动车的使用大大增加所致。而在1970—1990年的死亡率显著下降与头部CT的广泛使用以及神经重症监护的提高密切相关。而在1990年以后的死亡率水平静止则让人感到十分疑惑。其中一个解释就是与TBI患者中老年人的比例增加有关——老年人TBI后的死亡风险性增加。

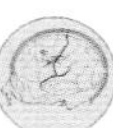

表 22-2 全球各地区 TBI 死亡率

区域	死亡率(每 10 万人)	报道者与年份
美国	17.5～24.6(1979—2003)	Adekoya 等(2002); Rutland-Brown 等(2006)
美国西弗吉尼亚州	23.6(1989—1999)	Adekoya 和 Majumder (2004)
欧洲	15	Tagliaferri 等(2006)
奥地利	11.8～40.8	Rosso 等(2007); Mauritz (2014)
丹麦	11.5	Sundstrom 等(2007)
芬兰	21.2	Sundstrom 等(2007)
法国	5.2	Masson 等(2001)
德国	11.5	Firsching 和 Woischneck (2001)
意大利	24.4	Servadei 等(1988)
挪威	10.4	Sundstrom 等(2007)
瑞典	9.5	Sundstrom 等(2007); Fazel 等(2014)
巴西	26.2～39.3	Koizumi 等(2000)
中国	13.23(2006),17.06(2008),12.99(2013)	Cheng P 等(2017)

同样的结论在一项荟萃分析中也已经证实,分析包括了 1980—2011 年纳入了至少 300 例重型 TBI 患者的研究。荟萃研究表明重型 TBI 的死亡率和不良预后率均没有明显的下降。

1995—2001 年美国多因致死公共数据文件(MCD)的数据显示 TBI 是一个主要的致死原因,特别是对于老年人。在此期间,年均死亡率在 18.1/10 万;男性大约是女性的 3 倍。75 岁以上人群的 TBI 死亡率是 65～74 岁人群的 2 倍,且至少比其他年龄组高出 60%。死亡的主要原因是机动车交通伤、跌落伤和冲击伤,其他的原因至多导致 40%的死亡。另外,1995—2001 年,30%的机动车交通伤所致 TBI 死亡患者年龄在 15～24 岁,54%的跌落所致 TBI 死亡患者年龄在 75 岁以上。然而有趣的是,1989—1998 年 MCD 的数据却显示 TBI 的主要致死原因为火器伤(40%)、机动车交通伤(34%)与跌落(10%)。这些数据还显示所有 TBI 相关死亡中男、女比例为 3∶4,其中火器伤为 6∶1,机动车交通伤和跌落伤都为 2.5∶1。火器伤是 20～74 岁 TBI 患者死亡的首要原因,特别是男性。

22.1.3 受伤原因

TBI 的主要原因是交通事故、跌落和枪击伤。这些由意外、暴力或粗心造成的损伤都是社会行为的体现。Gilbert 指出机动车已成为西方世界最顽固的杀手。交通事故伤对国家卫生系统和整个国民经济施加了巨大的压力。对于道路交通事故中 TBI 的受伤机制,高收入国家与中低收入国家明显不同。在高收入国家中,受伤者往往是青年司机。而在低收入和中等收入国家中,受害者往往是行人、骑自行车者、骑摩托车者和公共交通使用者。1975—1998 年,马来西亚的交通事故死亡率上升了 44%,中国上升了 243%,博茨瓦纳上升了 383%。受伤者主要是行人、骑自行车的人等表明这也许并不是由于机动车驾驶员鲁莽驾驶所致,而是普通民众缺乏交通安全意识。因此,对这些国家采取预防措施时,较好的做法不是面向司机,而是面向普通民众。另外,大多数巴基斯坦交通事故中受伤者为被车辆撞倒的行人和从车辆上跌落的乘客。

Hyder 等人总结了全球范围内 TBI 的流行病学特征,并报道称,62%的 TBI 患者是由道路交通事故引起的,8%由跌落引起,约 24%是由暴力引起,4%由工作和运动相关的损伤引起。在一个针对中重度 TBI 患者的荟萃分析中,IMPACT 研究团队发现了一个十分相似的结果:交通事故引起的 TBI 占比 53%～80%,跌落引起的 TBI 占比 12%～30%。跌落正成为越来越重要的受伤原因,尤其是在北欧和澳大利亚。在美国,跌落是目前 TBI 的主要原因,尤其是在儿童和 75 岁以上的老年人群中。2002—2006 年,因 TBI 来急诊科就诊的 14 岁以下儿童数量增加了 62%。然而,机动车所致的交通事故伤是 TBI 致死的首要原因。

其他的受伤原因也有地区差异和变化趋势。1990年，美国的火器伤例数首次超过了交通事故伤例数，这种趋势与交通事故致死例数的下降不一致。一半以上的头部枪伤由自杀所致。报道称，7%～17%的闭合性TBI患者由于人际间暴力所致，这一比例较之前的研究有大幅增长。研究人员分析了5年间11家医院的TBI数据，发现9.5%的头部外伤与暴力有关。暴力手段包括钝器（56%）、利器（12%）、枪击（0.4%）和其他方式（31.6%）。这项研究还表明男性和年轻人遭受暴力性头部创伤的概率最高。尽管时常发生颅骨骨折、脑挫伤和颅内出血，但这些损伤大多较轻，83%的患者GCS评分为13～15分。多份研究表明暴力所致TBI的人群分布有以下特征：男性、非白人（56%为非洲裔美国人）、受伤时失业、未婚、非法药物使用和被执法的历史。在前特兰斯凯共和国，暴力相关性TBI与失业、贫困和受教育程度低相关。暴力是武装冲突的一个组成部分。在以往的冲突中，炮弹和弹片是造成TBI的最常见原因，而爆炸伤引起的TBI则更为频繁。有效的防弹衣显著提高了胸、腹部损伤患者的存活率，与此同时，缺乏保护的地方，包括头部，更容易受伤了。虽然爆炸伤的病理生理机制尚未被完全阐明，但现在已经将其划分为一个独立的体系。严重损伤的突出特征是血管痉挛和早期脑肿胀。包括早期去骨瓣减压术在内的积极治疗的结果是令人鼓舞的。

轻型爆炸相关性TBI的诊断相对困难。轻微且短暂的症状可能与创伤后应激障碍和脑震荡症状相重叠。例如，一些研究者在缺乏特异性证据的情况下，将受伤时出现任何精神状态改变（思维混乱、定向障碍、思维迟缓等）的患者归为轻型TBI。同样，有人将那些在受伤后出现精神问题的患者诊断为TBI。鉴于这些含糊不清的情况存在，英国没有对军人进行TBI大范围筛查。然而，美国开展了一项筛查和研究军事人员TBI的项目。结果显示美国军人的TBI患病率远远高于英国。这种差异是因为英国少报还是美国多报尚不清楚。回顾性识别高压环境下军人的轻型TBI是困难的，而且轻型TBI很难与创伤后应激综合征等疾病相区分。

与运动和休闲相关的TBI更容易被识别。美国CDC估计每年发生160万～380万运动相关性TBI病例，其中包括了未寻求医疗护理的人群。损伤后大脑更加脆弱，因此尤其要避免再次损伤。反复的脑震荡可能会产生累积的损伤效应。新西兰的一项研究报道，21%（相当于170/10万人的发生率）的TBI是因为体育运动造成的，其中橄榄球、自行车和马术运动占比最高。

22.1.4 经济负担与社会影响

TBI不仅对伤者自身的身体和家庭及精神方面造成很大的打击，还对社会及国民经济造成沉重的负担。Max等（1991）第1次提供了关于人群中TBI对经济方面的影响。数据表明：1985年，TBI的平均终身花费是85 000美元/人；一例致命性TBI的终身花费大约是357 000美元，而这个数字并不比重度TBI 325 000美元高出很多。据估计，在1985年发生的328 000例TBI的总花费大约是378亿美元。Lewin ICF（1992）提供的数据也表明：1992年，美国TBI的直接和间接费用共超过480亿美元。2000年一例TBI的费用大约是174 357美元，全美有记录的TBI患者超过130万人，总费用不少于2 260亿美元；2001年Junkins等学者调查了犹他州盐湖城急诊医学中心1992—1996年的急诊及住院TBI患者，必须住院的354个患者共有1 123个住院日，总的医疗费用是216万美元，急诊室花费是54.5万美元，住院费用的中位数是3 080美元/人，平均每个住院日花费是2 409美元/人。而2010年美国CDC报道一例严重TBI的终身医疗费用为60万～187万美元/人；全美2010年TBI总的疾病负担飙升到56 000亿美元。

欧洲大陆也面临着如此严峻的形势。有文献表明：在欧洲，TBI发病率最高的国家（瑞典）可达到每年546人/10万人。而由TBI导致的死亡率在每年5.2人/10万人～24.4人/10万人之间波动。在德国，仅仅脑挫伤中最轻微的脑震荡患者每天的治疗费用大约为2 109德国马克（DM）；脑挫伤或伴有骨折的颅内损伤的每天治疗费用分别达到11 208 DM和14 959 DM；1996年所有TBI患者总的治疗费用达到了9.12亿DM，这还不包括后期康复或其他相关费用。1997年Hillier等统计澳大利亚南部TBI的发生率为每年322/10万。而在发展中国家，2002年Gururaj估计在印度每年有200万人发生脑外伤，其中100万人死亡，病死率为50%。在南美，2001年Basso等研究发现TBI发生率波动范围是每年67～317/10万，病情分为轻、中、重3种，其病死率分别是1%、18%、48%。就TBI救助而言，WHO提供的数据表明：由交通意外伤害导致的TBI占据了

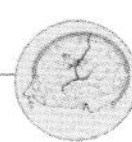

大量的医疗资源，急诊部门、放射科、理疗和康复治疗科等的工作也大量增加。许多中等收入和低收入国家无法提供像高收入国家那样为交通意外伤员提供周到的医疗保健服务。例如，在肯尼亚的一个研究机构发现，只有10%的卫生机构能够同时处理10个以上伤员。

22.1.5 颅脑损伤的监测与干预成效

TBI导致的死亡率、残疾率和功能障碍是公共健康的主要问题。假如在降低死亡率和病残率的治疗措施方面稍微有所提高，就能在社会影响和经济负担方面产生明显的效益。TBI所致的伤、病、残、死，除了直接影响到社会生产力和人口质量外，必然会累及社会经济和政治稳定。为了能够更加有效地预防和控制TBI的发生，很多国家都根据流行病学的调查建立了TBI监测系统。

在美国，根据全国范围内的TBI流行病学调查向国会提交了TBI危害的报告。1996年，美国国会授权CDC和其他联邦机构执行了一系列的TBI法案，其中就包括各州水平的TBI监测系统和国家范围内的监测系统。美国在1983年由美国NIH和CDC牵头，国家创伤预防和控制中心与美国TBI基金会的共同参与下，建立了国家创伤登记系统和国家创伤性脑损伤昏迷资料库；并在脑创伤基金会(BTF)的资助下，以国家流行病学调查数据为依据，制定了相关的创伤救治系统和严厉的法律、法规针对TBI的发生进行干预。美国TBI基金会根据多年的调查研究，在1995年发布了“重型TBI诊治指南”，制定了救治严重TBI的规范化标准，从而形成了一整套关于TBI救治的科学程序，如今已更新到了2016版。而且，在1996年美国把伤害作为一项“持续性公共卫生问题”，创伤研究经费比1985年增加了239%，因此创伤得到了有效的控制。以美国为模板，2002年，Nakamura等报道日本研究建立创伤患者数据库，发挥了良好的效果，为预防和控制创伤的发生提供了技术信息支持，并正在制定交通事故的时间表和具体对策的国际标准。在发展中国家，如哥伦比亚首都波哥大有700万人口，国家和地方当局、大学及市民共同管理道路安全，并且已经取得了令人瞩目的成效，在道路安全管理方面提供了卓越的典范。此外，欧洲一些国家、澳大利亚、日本等国相继制定了“头部和脊髓损伤救治指南”，使TBI临床救治趋向科学化和正规化，临床神经外科医师在治疗TBI过程中得到全面指导和借鉴。该指南体现出了很强的科学性和实用性，并已显示出巨大的临床指导价值，使这些国家TBI患者的致死率和致残率显著下降。

22.2 我国颅脑损伤流行病学特征

22.2.1 发病情况与损伤特征

相比欧美发达国家，我国到目前为止所能获得的TBI流行病学调查数据更为缺乏。实际上我国尚未组织过标准化大规模的专门针对TBI的流行病学调查，仅部分地区或创伤机构对TBI进行了小范围、小规模的调查研究。我国最早进行与TBI有关的流行病学调查是在1982年，当时是与世界卫生组织合作，在没有CT影像学证据的基础上，由北京神经外科研究所牵头，按照WHO神经流行病学调查标准，在长沙、成都、广州、哈尔滨、银川和上海6个城市进行了神经系统疾病流行病学调查研究。其中有关TBI的调查结果显示：在TBI的病因中交通事故占32%、职业事故占24%、摔伤或者坠落伤占22%、娱乐占16%、其他占7.4%。TBI年发病率为55/10万人口，男、女比为1.7∶1。1985年，北京神经外科研究所和华山医院合作，又进行了21个省的农村神经系统疾病流行病学调查，结果显示：TBI年发病率为64/10万人口，男、女比为2.5∶1。而导致TBI的首位原因仍然是交通事故，高处坠落伤已升至第2位，第3位是打击伤。深圳市进行的一项10年TBI回顾性调查研究发现，其TBI的发病率由1994年的84.22/10万增加到了2004年的132.29/10万，平均年龄为28.79岁，交通事故仍然是主要的致病因素。1995年，Chen等报道中国台湾高雄市TBI的发病情况：发生率是每年267/10万，死亡率是每年26/10万，病死率是10%，61%的患者死亡发生在住院以前，最高风险人群是20～29岁男性，而交通意外伤害占了所有致伤原因的70%，特别是摩托车肇事，是最主要的致伤原因。

最近国内专家估计我国TBI的发病率为每年150～200/10万人，比1982年增加了3倍多。假如按此发病率推算，我国14亿人口每年TBI的发生病例在210万～280万，按一年365 d计算每天至少有5 753～7 671人遭遇头部外伤。根据我们临床神经外科的日急诊量统计，结合我国庞大的人口基数，显然我国TBI的数据被大大低估了。因此目前急需大范围、大规模的人口基数TBI基本情况的调查数据，以指导合理安排创伤救治系统的建立和相关培训体系的建设。

2004年，由华山医院神经外科牵头，在华东六省一市进行了为期1年的近80家医院参加的多中心的住院患者"颅脑损伤诊治现状的调查和分析研究"。通过一年的大规模、多中心、前瞻性的抽样调查研究，得到了华东六省一市第1批TBI住院患者基本资料和院前、院内、院后资料。研究最终在华东六省一市收集TBI病例14 948份，分析结果显示TBI年龄组主要集中在中青年患者，高危人群年龄在16～52岁(70.6%)，平均年龄为(39.49±17.91)岁，而发病年龄高峰是30～39岁组(占23.1%)，与国外15～30岁为TBI的高发年龄段有所不同，但与国内报道的20～40岁高发年龄组相同。该结果可能与病例选择较局限有关，但也说明发病年龄高峰较20年前整整提前了10年。国内其他文献也发现发病年龄明显前移。在TBI住院患者中，青壮年已经成为主要的发病群体。中国有关的流行病学研究由于各年龄组的病例数较少，导致置信区间很大，因此各个年龄组间的差异性不明显。发病最高峰出现在40～49岁。特别值得我们注意的是，华东地区TBI主要致病原因是交通事故，更为严重的是，交通事故在各个年龄段都是主要致病原因，这在国内外所有文献报道中都没有出现过。

在我国，特定人群发生TBI的危险性仍不能忽视。陈隆益等报道了汶川地震中265例TBI患者的流行病学特征。研究表明，相对于普通创伤，地震所致TBI的流行病学有着不同的特点：①致伤原因不同。研究的患者中，有148例为重物坠落致头部钝器或锐器打击伤，占55.8%，跌伤则占39.6%，坠落伤较少(3%)。在询问病史时发现，多数患者均是由于地震发生后，房屋坍塌建筑材料坠落或房中重物坠落于头部或在逃生过程中慌乱跌倒所致。尽管坠落伤发生率不高，但伤情均极为严重，本组3例坠落伤患者，2例死亡，1例重残。②致伤人群不同。在非灾害性TBI中，以中青年男性多见，而本研究病例中，女性多于男性(男女比为0.87)。并且，14岁以下儿童和60岁以上老龄患者比例高(分别占35.8%和37%)，中青年则较少(27.2%)。Bhatti等对地震所致300例TBI的统计表明，伤者中男女比为0.91，低龄和老龄伤者占77%。Gnauck等也认为地震中幼儿和老人是主要的受害人群，与我们的结果吻合。究其原因，地震造成的房屋倒塌是导致伤害的主要因素，而此次地震发生在下午，青壮年男性多在户外从事工作劳动，而女性、儿童和老人在室内活动居多。再者，中青年人的避险和自我防护能力要强于儿童及老人。本研究还显示，中重型TBI(GCS评分3～12分)所占比例较高，而轻型TBI仅占26%，低于非灾害性创伤的比例。在全部265例患者中，205例为开放性TBI，这与致伤原因以钝器或锐器打击伤为主有关。

在我国，运动所致TBI患者多为青年人群。发病高峰在21～30岁，且以男性为主，男女比例已超过5∶1，这与青年男性参与运动的概率较其他人群高密切相关。青年人群中多为在校大学生。多项研究显示高校学生运动伤都是由于对运动伤防御措施不足、准备活动不当、场地不良等造成。在我国华东地区，运动所致TBI高发于足球、拳击与散打及篮球等对抗性运动中，其中最常见于足球。研究显示运动相关TBI中脑震荡是最常见的损伤类型。现如今发生过脑震荡的运动员要重返赛场都必须经过严格的评估，不然二次脑震荡将给运动员带来不良预后。在所有患者中有31.3%的患者伴有不同程度的颅骨骨折。运动所致TBI多为直接暴力所致，因此直接暴力击打处颅骨骨折伴急性硬脑膜外血肿十分常见。另外，所有患者中TBI合并颌面部损伤最为常见。

22.2.2 经济负担与社会影响

国内近年来的一些创伤研究调查报告显示：TBI占创伤死亡原因的第1位，高发年龄多为20～50岁，这使伤后患者潜在寿命损失的年数(years of potential lost life，YPLL，即平均年龄与死亡时年龄之差)显著高于其他常见病、多发病，而且对社会生产力的影响远较其他疾病更大。国内学者研究了我国围脑死亡期医疗服务现状，分析其治疗效果和费用特点。采用回顾性系列病例研究方法，对1999年6月—2000年12月、2001年11月—2002年6月间四川大学华西医院外科ICU 940例TBI患者的治疗情况和部分直接医疗成本进行调查分析，病死率高达99.10%，人均每日医疗费2 515.9元。这些都说明TBI已经成为一个严重的公共卫生问题，由其造成的后果严重，致残率和致死率都较高，而且给社会和家庭带来的各种损失也是相当巨大的。TBI主要

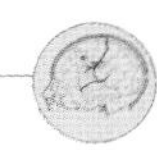

的致伤原因为交通事故伤，仅就经济损失而言，每年的交通事故就可以使我国的年国内生产总值（GDP）降低 1%～3%。WHO 和世界银行最近发表的“全球交通事故”也认为我国每天有 600 人死于交通事故，45 000 人受伤，全年因交通伤害的成本占整个 GPD 的 1.5%。2004 年，WHO 的“预防交通伤世界报告”也指出：1999 年，我国的道路交通伤害导致损失 1 260 万潜在寿命年，估计价值为 125 亿美元，几乎相当于我国每年卫生经费预算的 4 倍。因此，积极救治 TBI 患者，降低致死率和致残率，以及有效改善患者的生存质量对于有效减少国家经济损失与减轻社会与家庭负担具有重要的现实意义。

2004 年的华东六省一市 TBI 流行病学调查研究发现，华东地区 TBI 患者的平均住院总费用为 13 487.53 元，但是对于重型 TBI 来说，平均住院费用为 29 944.45 元/人，这还不包括出院后康复所需的大量费用。2004 年 10 月 10 日《人民日报》报道仅交通事故伤引起的直接和间接损失 1 年估计达到了 1 200 万～2 100 万美元，约占我国 GDP 总值的 1.5%。

TBI 给家庭和社会带来了巨大的疾病负担，不像其他的慢性疾病，可以享有基本的医疗保障制度。对我国来说，这方面的问题尤为严重。2004 年笔者的调查发现：华东地区 TBI 患者社会医疗保险仅占所有患者的 3.89%，自费占 47.91%，是最主要的住院费用支付者，其次为肇事者支付占 28.25%，其他还有少量的公费和自购意外保险的费用。高额的治疗费用给家庭和社会带来了巨大的压力。有些患者 TBI 住院周期较长、费用较大，很多患者由于各种各样的原因需要提前出院。

笔者对患者自动出院的原因和治疗费用等进行了归纳总结，14 948 例患者有 2 334 例选择自动出院，自动出院率 15.61%，其中患者因无法承担治疗费用有 1 041 例，病情严重 387 例，当地风俗 88 例，不详 818 例。因此治疗费用问题对 TBI 患者来说有其特殊性。特别是我国的卫生资源是根据居住地的常住人口配备的，医疗保险政策也只覆盖了一部分城市人口，绝大多数农民并未享受这一政策，全国农村仅有 900 万农民享有最基本的医疗保险（低保），医疗费用问题始终困扰我国农民和城市的弱势人群。

22.3 开展颅脑损伤流行病学调查的意义

创伤流行病学是 20 世纪 50 年代才开展的一门新的分支学科，它应用流行病学的原理和方法，从人群的角度研究创伤的发生、分布和影响因素，并通过对各种高危因素的分析，提出合理的预防措施。目前研究最多的是交通伤流行病学。我国自 1985 年进行的神经系统流行病学调查以来，还没有组织过国家范围的大型 TBI 流行病学调查，更没有流行病学专家和神经外科临床医生共同参与下的 TBI 流行病学调查，在 TBI 发病率直线上升的今天，仅靠流行病学专家是远远不能满足控制 TBI 发病率的。在这种形式下，我们迫切地感到，应当充分发挥神经外科临床医生在 TBI 流行病学调查中的重要作用。

神经外科临床医生开展 TBI 流行病学调查的意义在于以下几方面。

22.3.1 了解颅脑损伤的伤因谱和发病规律

20 世纪 60 年代，一些发达国家政府和医疗机构开始重视 TBI 和脊髓损伤，相继建立了 TBI 专门研究机构，进行流行病学调查，他们发现交通事故是 TBI 的主要致伤原因，因机动车事故导致的 TBI 占第 1 位。由此，动用国家的各种力量干预交通事故。经过多年的干预和预防研究，2006 年美国 CDC 统计发现：其“伤因谱”发生了巨大变化，交通事故伤害明显较前减少，坠落伤跃居 TBI 的第 1 位致伤原因（占 32%），而交通事故仅占第 2 位（占 19%）。而在我国，我们发现 TBI“伤因谱”也发生了重大变化，交通事故仍为首要原因（占 60.41%），而高处坠落伤已升至第 2 位（占 13.09%），第 3 位是打击伤（占 11.89%），跌倒摔伤排在第 4 位（占 9.84%），最后是其他类别伤害（占 4.78%）；而且还发现，交通事故引起的以 TBI 为主的多发伤比例也在逐年上升。

在江苏省的太仓市和昆山市第一人民医院神经外科，与华山医院合作以华东六省一市 TBI 诊治现状调查为蓝本，在当地申请了“太仓市 TBI 住院患者的流行病学调查”研究工作，在研究中他们发现交通事故特别是摩托车事故是当地 TBI 的主要致病原因。由于我国地域辽阔，各个地方的经济发展水平不一，人员构成不同，所以也导致了每个地方的 TBI 致病原因不同。比如，在煤炭行业的医院，TBI 的主要致伤原因是煤矿爆炸与塌方。这部分患者除了存在不同程度的 TBI，还合并有呼吸道吸入性损伤、烧伤等复合伤。而在治安条件较差的地区，暴力性伤害为当地 TBI 的主要致伤原因。为此，掌握当地 TBI 发病特点，有针对性地对 TBI 进行救治，是目前

TBI救治的首要特点。

22.3.2 了解颅脑损伤发病的高危人群

美国流行病学调查不仅明确了TBI的发病率，而且对每个年龄段致伤原因、主要特点进行了分类和总结；在发病年龄上还发现了TBI有3个高峰年龄段，为幼年、青年早期和75岁以上老年期。儿童主要是意外伤害为主；青少年比较冲动且体育运动较多，容易发生TBI；老年人的发病率明显上升，可能是由于感觉和运动能力衰退、健康状况下降、认知或注意力降低，导致交通事故和摔伤的机会增加。最近的流行病学报道发现，在伊拉克和阿富汗的美军士兵头部损伤发生率最高，且多为枪弹伤和爆炸伤。

我国国内的有关流行病学研究发现：农民在TBI中所占比例最大为42.96%，其次为工人占29.56%（包括民工），学生和儿童排第3位，占9.49%。另外，研究发现，暂住人口、外来务工者及其家属是各种伤害事故的主体，这类群体大多来自农村和经济教育不发达地区，受教育的程度不高。本研究发现患者高中以下学历占91.1%，以当地常住人口为主，但上海除外，可能与经济发达、外来人口移民务工有关；深圳市伤害流行病学调查也证实意外伤害的外来务工者高中以下学历占91.96%。结合文化程度及外伤原因的发病特点，证实这些患者多为行人、骑车人及摩托车驾驶员不遵守交通法规所致的交通性损伤。

在损伤的时间方面，TBI发病有一定的时间规律性。上半年TBI高发的主要月份为1、2月份，与国外报道的高峰季节出入较大，跟我们的国情相关。1、2月份恰逢我国传统上的最大节日农历新年，交通运输极其繁忙，居民的出行率明显高于其他月份。在一周7 d的时间内以周五、周六、周日高于周一至周四，分析原因可能与休息时间人们过度放松有关，而周末正是住宿学生、务工者回家修养和外出活动的时间，由于缺乏相关约束，过度放松，容易引起意外伤害；高发时间集中在早上7:00—11:00及14:00—21:00，呈现明显的驼峰形状。根据TBI高危人群和发病的时间规律，神经外科医生可以以此为依据，调整相应的值班和备班，在急诊部门投入合适的人力、物力，做好预防工作，并且提醒医院及有关部门针对这一现象采取必要的干预措施，提前防范，制定相关应急措施和预案，以减少TBI的发生率、致残率和死亡率。

22.3.3 了解颅脑损伤临床特点和救治措施

国外在早年就对TBI的临床特点和救治措施做了大规模的临床流行病学调查。通过调查TBI临床特点和救治措施，美国国会1976年通过了急救医疗服务系统法案，使院前的创伤急救工作得到了加强。经过20世纪70年代末急救医护人员队伍的扩大以及80年代初地区性创伤救治系统的建立，迄今为止，在美国创伤患者院前及急诊救治过程中，已部分实现这一目标。以加利福尼亚的圣地亚哥市为例，1979年彻底实现急救医疗服务之后，TBI的病死率在2年内降低了24%，事故现场病死率降低了28%，死于就诊途中的患者总数降低了68%。

我国院前创伤急救的规模和水平与欧美国家相比存在很大差距，但与20年前创伤后口信呼救与简易运送患者的交通工具相比，我们国家无论是院前呼救的手段和设备，还是院前转运的急救车辆和条件都发生了质的转变。调查发现，作为“第一目击者”的现场呼救对象和以前相比有了较大幅度的提高，而手机正以其便捷的优点受到广泛的重视，也使其在呼救工具中占有了第一重要的位置。“120”救护车在伤后转运或者的过程中同样扮演着重要的角色。

我们根据流行病学调查的结果发现尽管轻度TBI仍然占大多数，中、重度的比例也趋向增高，救治难度加大，患者的病死率和致残率明显上升。这种原因可能与国家交通改善、建筑业的繁荣和住宅高层发展密切相关。在TBI类型方面，TBI多合并其他组织和器官的损伤增多，增加了救治难度，也给神经外科在TBI方面的治疗带来了严重的挑战。在我们的流行病学调查中，还发现TBI救治过程中许多不足之处。比如，在预防性抗癫痫药物的使用上，各个医院对于这类药物的使用没有形成统一的标准，在药物的选择上比较随意，在用药时间上，更是没有形成一定的规范。在中心静脉压、颅内压监护等TBI后重要指标的监测上，参加调查的二级医院几乎没有开展，三级医院也只有部分医疗单位开展。

以上情况说明，只有经过多中心的TBI流行病学调查，才能发现我国TBI规范化诊治的不足之处。

22.3.4 建立颅脑损伤监测系统

到20世纪70年，监测技术已经广泛运用于各

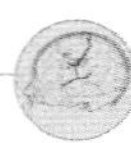

类疾病的了解和认识活动中，例如传染病、肿瘤、先天畸形等。1988 年，美国 CDC 将公共卫生监测定义为：持续、系统地收集、分析、解释卫生资料，在此基础上，计划、实施并评价公共卫生实践，及时发给需要知道情况的人，最终目的是应用这些资料预防和控制疾病。

美国在 1983 年由 NIH 和 CDC 牵头，国家创伤预防和控制中心（NCIPC）与美国 BTF 的共同参与下建立了国家创伤登记系统和国家创伤性脑损伤昏迷资料库及监测系统，每年由 CDC、NCIPC、BTF 联合发布美国 TBI 的年度报告，并提出预防和治疗措施，成果巨大，是国家损伤控制的最权威的数据，是指导政府和有关部门立法、追加科研基金投入的依据。以美国为模板，日本研究建立了创伤患者数据库，发挥了良好的效果，对预防和控制创伤的发生提供了技术信息支持，正在制定交通事故的时间表和具体对策的国际标准。使这些国家 TBI 患者的致死率和致残率显著下降。

在我国，针对专门的 TBI 监测报告数据库系统没有形成统一的规范，有的也只是个别地区或者个别医院自己的数据库系统，如天津环湖医院的 TBI 数据库。但是神经外科医生可以根据所在单位的医院建立自己相关的 TBI 资料数据库，既可以对以往的 TBI 流行病学进行总结，又可以为今后更好地进行 TBI 的救治提供依据。

由此可见，了解 TBI 的发病规律，建立规范化国家和地区性 TBI 监测系统，刻不容缓。

22.3.5 推进创伤急救专业化救治体系建设

TBI 救治是整个创伤救治系统的一个组成部分，多发伤合并 TBI 的发生率在 60%以上，病死率高达 35%～45%，单纯性 TBI 仅占 10%；有 TBI 的多发伤，其休克的发生率高达 26%～68%，而单纯性 TBI 仅为 2%～3%。如何在创伤急救的“黄金一小时”(gold hour)内，采取简单、安全、有效的方法，对 TBI 患者进行评估和紧急救治，避免继发性脑损伤是降低 TBI 致残率和致死率的关键。20 世纪七八十年代欧美国家依据创伤流行病学的调查结果，纷纷建立了创伤救治的分级管理制度，成效显著。他们根据各个地区的创伤发病特点和医院应对创伤急救的处置能力，分别设立了各个级别的创伤中心，如医疗资源丰富的大学附属医院为Ⅰ级创伤中心，人口相对集中的教学医院为Ⅱ级创伤中心，农村和边远地区的医院设立Ⅲ级创伤中心。经过多年的努力，发达国家目前已经建立比较成熟的创伤救治体系，实施创伤分级救治制度，其核心就是对严重创伤实行专业化救治，集中优势资源和专业队伍处理最危重的患者，取得最佳效果。

同样，在我国建立并采用一种全新的符合我国国情的创伤急救系统是减少重型 TBI 的重要措施。因此，正规标准化的流行病学调查必不可少。

22.3.6 主动积极地干预颅脑损伤的发生

流行病学研究的目的是预防和干预疾病的发生和发展。只有充分了解 TBI 的流行病学特征，我们才能有针对性地采取积极主动的干预措施来预防 TBI 的发生。绝大多数神经外科医生在医学院校接受过系统的公共卫生及预防医学教育，对开展流行病学研究有一定的专业基础。神经外科医生每天接触 TBI 患者，在诊治过程中不但可以方便地对他们进行检查诊断和治疗，也可以对他们进行宣传教育，而且更有针对性。通过医疗实践活动对患者及其亲属进行宣传教育，具有更好的效果。在这方面，美国神经外科医生走在我们前面。1986 年，由美国神经外科医师协会（AANS）和神经外科医师代表会（CNS）联合组织发起了一项旨在预防脑和脊髓损伤的全民教育计划（又称 Think First）。经过 20 多年的探索和实施，Think First 计划在每个州都得到普及，神经外科医生义务地参加各项创伤预防的多项公益活动，如参加伤害预防教材编写、举办电视讲座等，积极投入灾难预防工作。据统计自神经外科医生参加 Think First 计划以来，美国 TBI 的发病率以每年 1%的速度递减，为减少 TBI 取得了良好的效果和丰富的成功经验。未来 TBI 的有效预防还需要制定和不断改进 Think First 的干预措施。

除此以外，为了预防和减少 TBI 的发病率，一些国家元首也积极投入到这项行动中来，如 1997 年美国推行儿童乘车需配安全带时，时任总统克林顿专为此事发表对全国人民的电视讲话；与此同时，最受欢迎的歌星、球星、模特和儿童节目主持人都为此做宣传，形成了一个老幼皆知、全社会行动的巨大声势。这是政府行为和各部门合作的典型例子。由此可见，全社会参与下的 TBI 预防和干预才是目前降低 TBI 发病率、致残率、死亡率的根本途径。

戴头盔是人类文明中最早和最持久的个人保护方法之一。以往文献表明，戴头盔仍然是预防 TBI

的主要和最有效的方法，可以有效防止中、重度 TBI 导致的高致死率和致残率。然而，无论是在民用还是军用方面，关于头盔抗脑震荡效果的循证学证据都非常缺乏。将来我们还需要通过改进实验设计和脑震荡与 TBI 的定量标准化评估方法，对头盔的效能进行更多的研究。

22.4 颅脑损伤流行病学的不足与未来

22.4.1 颅脑损伤流行病学存在的问题和不足

目前，许多因素限制了对 TBI 严重程度的量化，限制了 TBI 流行病学的进展。

第一，TBI 的定义并不一致，存在争议。头部损伤经常会被等同于 TBI。头部损伤的范围更广泛，它包含面部和头皮的擦伤和撕裂伤，其中不伴有脑损伤。此外，脑震荡作为一种轻型 TBI，常与 TBI 分隔开来进行研究。

TBI 是一种异质性疾病，临床症状多种多样。TBI 指的是由直接撞击、突然加速或减速、穿透性物体（如枪击）或爆炸冲击波等外力造成的脑损伤。外力的性质、强度、方向和持续时间决定了损伤的模式和程度。也有其他的定义包括了在轻微损伤一段时间后出现的轻微的行为或神经心理方面的改变。还有人建议将精神状态的改变纳入其中（如思维混乱、定向丧失、思维迟钝等）。因此，在不同的研究中，纳入标准会因创伤后失忆，是否发生部分意识丧失、CT 是否存在脑外伤特征影像、GCS 评分≤8 分（或≤12 分）等方面不一致。因此，这些研究所得到的发病率或死亡率是没有可比性的。

第二，因为大部分轻微脑外伤者未就诊，所以脑外伤患者的人数是严重低估的。此外，急诊入院或未被确诊的 TBI 患者即使入院治疗也可能会被漏报。另外，输入错误、重复输入、因其他更严重的疾病而忽视 TBI 或未诊断出 TBI 等情况也会影响这些数据。院前死亡的 TBI 患者未被计算在内的话也会增加偏倚。运动相关的 TBI 患者为了回归比赛，统计的人数也会减少。总的来说，现有的 TBI 总人数可能是被低估的。

第三，全世界很多地区完全没有以标准化的方式对 TBI 的流行病学进行监测。流行病学数据主要是回顾性地从定期收集数据的政府管理系统中检索而来。例如，美国 CDC 的数据来源于 3 个国家数据库：国家生命统计系统、国家医院出院调查、国家医院门诊医疗调查。欧洲缺乏标准的流行病学监测系统。然而，芬兰拥有世界上最古老的基于计算机的全国性出院登记系统（建立于 1967 年），为欧盟提供了一些最可靠的数据。目前的项目包括英国建立的创伤调查和研究网络（其目的是收集数据以指导创伤后急性反应）和欧洲神经创伤疗效研究中心（该项目正在建立一个涵盖全欧洲 1.5 万～2.5 万名患者的 TBI 登记处，并收集了 5 400 名患者的病程、治疗和预后情况的详细数据）。尽管这些研究将会提供一些流行病学模式的数据，但不能获取精确的发病率数据。澳大利亚可以提供住院处的可靠数据。然而，世界上其他大部分地区建立的数据系统十分有限或完全没有。相对稀少的数据主要来源于医院的数据，基于普通人群的研究寥寥无几。

第四，在收集数据时，往往采用 ICD 方法进行识别。第 9 版的分类（ICD－9）主要以病理为基础，而第 10 版的分类（ICD－10）更具有临床导向性。在 ICD－9 中，不同的编码并不相互独立，导致编码存在问题和变异性而不能反映实际损伤的程度。同样的问题也适用于 ICD－10。在识别 TBI 中，ICD－9 和 ICD－10 具有较高的一致性（96.5%）。然而，这 2 种分类系统均不能获取可靠的关于损伤严重程度信息。无论是 ICD－9 还是 ICD－10 系统都主要被用于行政管理，有很多局限性。

第五，TBI 发生率并不总能反映 TBI 后遗症的发生或复发。例如，在某些病例中，TBI 后遗症可能只维持一段时间，如初始 TBI 损伤、伴随疾病、年龄或应激状态下导致的平衡障碍。有证据显示，长期多种 TBI 后遗症会对机体造成累积性的不利影响，因此 TBI 的负担要比预估的更重。既往发生的 TBI 患者也应该被考虑纳入治疗计划中。

22.4.2 颅脑损伤流行病学的未来

TBI 目前已成为全球性的公共健康问题。绝大多数发展中国家对此认识不足，而且发展中国家 TBI 方面的有关文献和数据也较为有限。

1）相比欧美发达国家，发展中国家对 TBI 患者的康复治疗水平较低且不够重视，而提高康复治疗质量，可以有效地改善 TBI 患者的康复效果。为减少 TBI 损伤程度及改善预后，各个国家有必要在多个层面上作出努力，如建立有效的 TBI 监控系统；采用简便和全面的干预措施；遵从国际安全标准；制定高质量的方针政策；同时鼓励更多医疗专业人员参与到 TBI 的预防、急救及康复中来。

2）一般来说，发展中地区的 TBI 发病率较发达地区偏高。加强和提高有关发展中国家 TBI 公共健康重要性方面的意识，同时也有利于一些预防 TBI 措施的实施。研究人员有必要努力提高 TBI 数据的记录质量，预防重点应放在一些 TBI 高危因素上，如交通事故、摔伤，以及暴力损伤。为达到最大效率，公共卫生人员应以一种统一协调的方式实施一些有效的预防措施。在努力实施干预措施的同时，也应考虑到适用人群的社会及文化特征，如禁止酒后驾车、驾驶员安全带和头盔的使用等一些行之有效的干预措施应该被大力推广，以便惠及更多地区。

3）对于我们人口基数庞大的国家来说，在国家范围内开展大规模的 TBI 流行病学调查工作刻不容缓，但由于我国城乡、地区之间存在巨大的医疗和经济差异，所以进行全国范围的 TBI 流行病学调查在目前看来存在一定难度，但应该由国家出面组织区域性的 TBI 流行病学调查，在取得一定调查经验的基础上，可以向国家有关部门提出建议，进行国家范围的流行病学调查。以此来研究我国创伤性脑损伤的发生、发展规律，探索 TBI 的预防和干预措施，从源头上遏制创伤的发生及由此给社会和家庭带来的不良影响。

4）华东地区是我国经济最发达的地区，同时也是流动人口较为集中的地区，流动人口的剧增不但加重了流入地医疗卫生系统的负担，也导致一些流动人口本身得不到足够的医疗卫生服务。不仅是流动人口，还包括农民，其经济因素和工作性质都制约着就医行为。为此，WHO 也提出了创伤导致贫穷的问题。为了评价 TBI 对经济负担的影响，有必要更深入地了解 TBI 的自然病程，尤其是伤后急性期的病程。这些都迫使我们必须深入考虑和研究 TBI 的费用及康复等一系列问题。从急救开始到后期的康复治疗和赔偿费用问题都与 TBI 的预后有直接的关系，牵涉多个部门，短期内恐难以解决。建议在大规模流行病学的基础上创立 TBI 急救基金，以缓解大多数创伤后昏迷患者的紧急治疗问题，提高 TBI 的急救时间。

5）国家需要了解更多的有关 TBI 数量及影响方面信息。了解 TBI 患者的需要（如有效的康复方法及可以随时享用的服务设施），对于改善此类人群的生活质量至关重要。为获得有关 TBI 后遗症方面的确切资料，有必要开展一些基于大规模人群的纵向研究。为明确何种不良预后通过康复及社会支持能够加以预防和改善，更有必要设计有关 TBI 预后的标准化测量方法。

我们在未来只有更好地对 TBI 重要性及其根本原因加以认识，同时在所有参与者的共同努力下，才有可能在全球范围内减轻 TBI 带来的危害。

（袁　强　胡　锦　周良辅）

参考文献

[1] 袁强，胡锦，周良辅. 颅脑损伤流行病学[M]//周良辅. 现代神经外科学. 2 版. 上海：复旦大学出版社，2015：309 - 319.

[2] CHENG P X, YIN P S, NING P, et al. Trends in traumatic brain injury mortality in China, 2006 - 2013: A population-based longitudinal study [J]. PLoS Med, 2017,11,14(7):E1002332.

[3] ROOZENBEEK B, MAAS A I R, MENON D K, et al. Changing patterns in the epidemiology of traumatic brain injury [J]. Nat Rev Neurol, 2013,9(4),231 - 236.

[4] SONE J Y, KONDZIOLKA D, HUANG J H, et al. Helmet efficacy against concussion and traumatic brain injury: a review [J]. J Neurosurg, 2017,126(3): 768 - 781.

[5] THEADOM A, FEIGIN V, REITH F C, et al. Epidemiology of traumatic brain injury[M]//WINN H R. Youmans and Winn neurological surgery. 7th ed. Philadephia: Elsevier, 2017:2748 - 2754.

[6] YOUNGERS E H, ZUNDEL K, GERHARDSTEIN D, et al. Comprehensive review of the ThinkFirst Injury Prevention Programs: a 30-year success story for organized neurosurgery [J]. Neurosurgery, 2017,1,81(3):416 - 421.

颅脑损伤的病理生理

在创伤性脑损伤中，原发性机械损伤导致组织变形引起神经元、胶质细胞、轴突和脑内血管受损。随后细胞内外的生物学途径介导一系列迟发性损伤，这可以发生在原发损伤后的数分钟、数小时、数天甚至数周。在迟发损伤阶段，多数患者会经历一系列的继发性损害，如低氧、低血压、脑肿胀和颅内压(ICP)增高等(图 23 - 1)。这些继发性损害会进一步恶化脑损伤，并影响患者预后。因此，目前所有的神经外科治疗和神经重症监护学干预均是为了减少脑组织的继发性损伤。基于此，重型颅脑损伤患者的病死率已由 1984 年的 39%显著下降至 1996 年的 27%，这在很大程度上要归功于我们对继发性脑损伤发生机制、最佳脑灌注压和氧合水平的认识以及在此基础上进行及时和合理的治疗。

因此，本章将重点从颅脑损伤的生物力学机制、分子生物学机制、颅脑损伤后的继发性脑损害和病理改变等几方面来探讨颅脑损伤后的病理生理。

23.1 颅脑损伤的发生机制

23.1.1 颅脑损伤的生物力学机制

实验室研究常把作用于头部的暴力分为直接暴力和间接暴力，或惯性力和接触力，或动态力(<50 ms)和静态(半静态)力(>200 ms)等。临床上，上述各力常相互交错或构成合力，难以严格区分。

(1) 直接暴力损伤

直接暴力损伤指暴力直接作用于头部，引发颅脑损伤。它可进一步分为以下类型：

1) 加速性损伤(图 23 - 2A)。静态时头部被运动的物体打击，如锤击伤，多造成着力点头部伤(冲击伤)；少数因头部沿暴力作用方向移动，造成对冲伤。

2) 减速性损伤(图 23 - 2B)。运动时头部撞击于静态物体，使头部突然停止运动，造成着力点处头皮、颅骨和脑的接触力伤(冲击伤)和脑(特别是脑底面)与颅骨内表面(特别是颅底)发生惯性力的摩擦伤(对冲伤)(图 23 - 3)。常见于机动车碰撞或坠落时头着地伤。

3) 挤压伤(图 23 - 2C)。头部被暴力(常>200 ms的半静态力)挤压，依暴力大小可造成穹窿骨和颅底骨的骨折(轻者)，重者可因脑受压而昏迷、死亡。见于地震、工伤、产钳伤、交通伤。

4) 旋转性损伤。加速或减速性损伤时，暴力形成旋转或剪力，导致颅脑旋转，损伤神经、血管，如广泛性轴突伤。

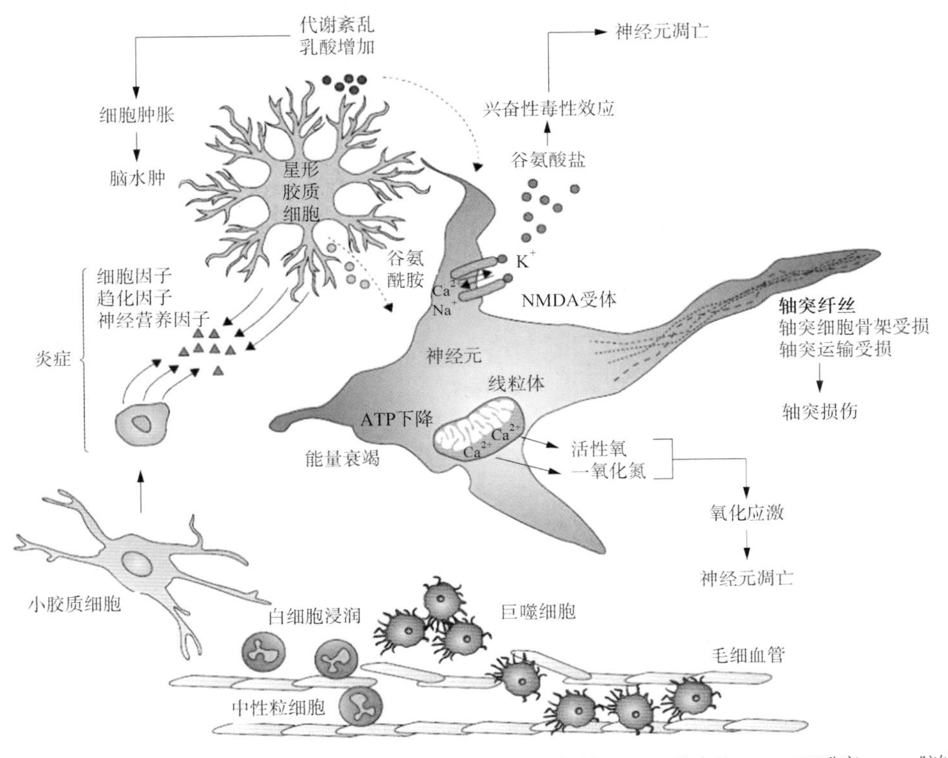

图 23-1 颅脑损伤病理生理示意图

引自：ROSENFELD J V, MAAS A I, BRAGGE P, et al. Early management of severe traumatic brain injury [J]. Lancet, 2012, 380(9847):1088-1098.

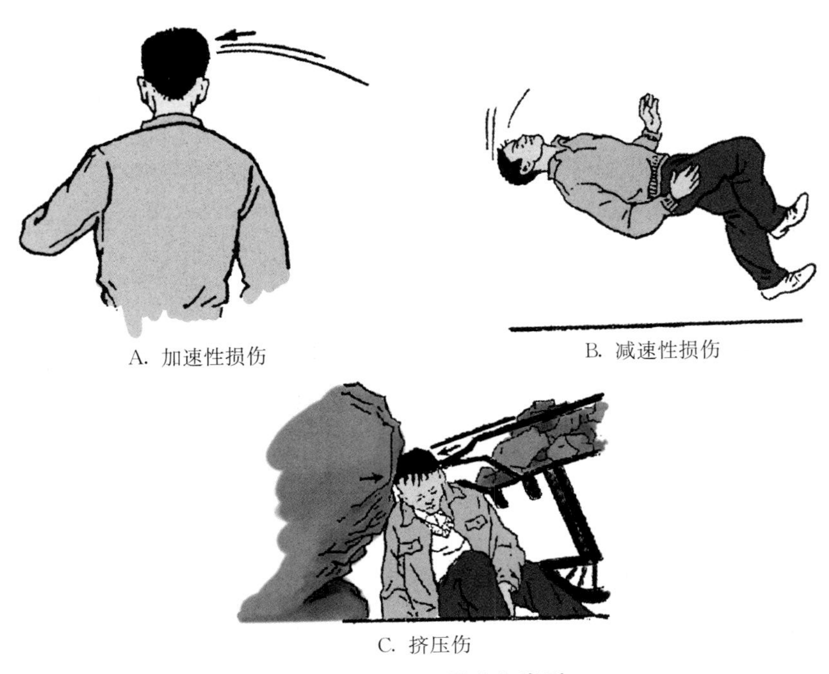
A. 加速性损伤

B. 减速性损伤

C. 挤压伤

图 23-2 直接暴力伤类型

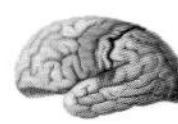

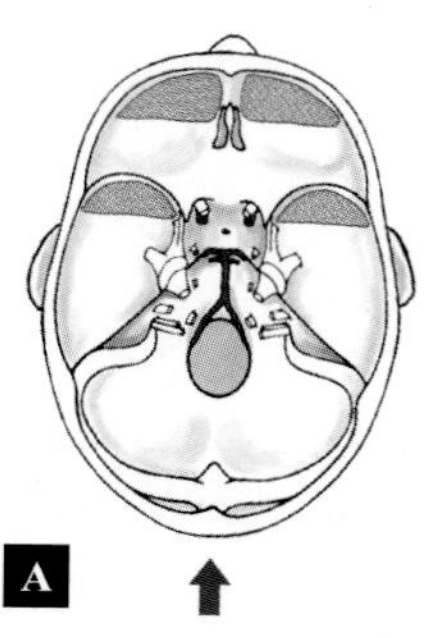

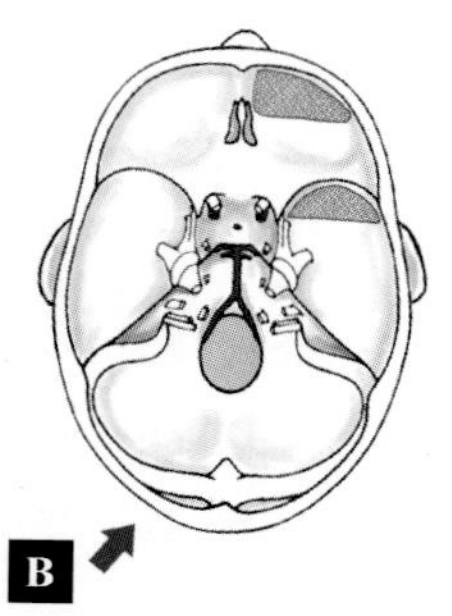

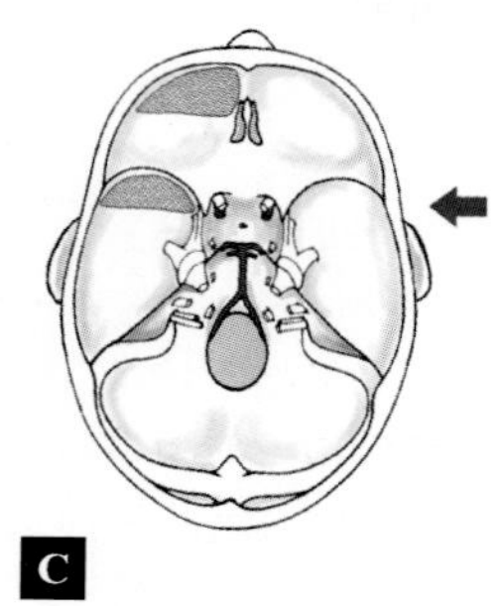

图 23－3　对冲伤

注：A. 枕部正中着力，引发双额极和双颞极对冲伤；B. 偏侧枕部着力，引发对侧额极和颞极对冲伤；C. 侧颞部着力，引发对侧额颞对冲伤。

（2）间接暴力损伤

暴力作用身体其他部位，通过传递入颅，引起脑损伤。头部无着力点。依作用部位可分为以下几种情况：

1）高处坠落时足或臀部着地，暴力经足、臀、脊柱传递到脑，造成后者受伤。

2）胸腹挤压伤，由于胸腹腔压力突然升高，压力波经上腔静脉血传到颅内血管，造成颅内广泛出血。见于地震、建筑物倒塌或工伤事故等。

3）颅颈鞭索伤（图 23－4）：暴力作用于躯干产生加或减速度运动，由于头部运动相对落后于躯干以及颅颈仅靠寰枕关节相连的解剖特点，可引起颅颈交界处软组织、关节、骨、颈髓和脑的损伤。见于机动车急刹车或婴幼儿挥鞭伤。

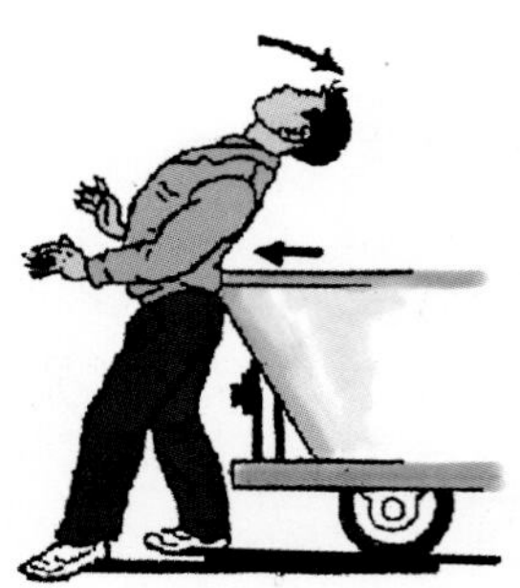

图 23－4　挥鞭样损伤

23.1.2　颅脑损伤的分子生物学机制

（1）基因应答

脑组织大范围的病理损伤包括机械性损伤、缺血和癫痫均会诱导即早基因（*IEG*）*C*－*fos* 和 *jun*－*B* 的表达变化。发挥转录因子作用的 Fos 和 jun 家族成员可以介导急性刺激所致神经元的长期适应性反应。颅脑损伤可以诱发细胞膜电位及细胞骨架结构的改变，导致细胞信号通道的异常，并最终转变为急性期基因应答的变化。由于这些生化、分子学、解剖和行为学的变化最终会表现为病理性的损伤以及行为的缺陷，因此对脑损伤后基因应答的研究有助于我们进一步地理解颅脑创伤后的病理生理及演化。由于目前我们对颅脑损伤后病理生理机制的了解大多来自动物模型，因此将来我们需要更多来自人体的数据和证据。研究发现在大鼠液压冲击脑损伤模型中大鼠双侧脑皮质和海马的即早基因 *C*－*fos*、*C*－*jun* 和 *jun*－*B* 的表达均增加。而 *C*－*fos* 和 *jun*－*B* 的表达水平在伤后 6 h 就恢复至对照组水平，但*C*－*jun* 基因的 mRNA 表达水平仍升高。受撞击侧大脑皮质的诱导型热激蛋白（HSP78，grap4）表达可持续到创伤后 12 h，提示脑创伤后的应激反应。目前通过免疫反应已经可以将这种应激蛋白定位于神经元、神经胶质细胞和内皮细胞内。另外，*C*－*fos* 和*C*－*jun* 还可调节神经生长因子、淀粉样前体蛋白和阿片类前体蛋白的表达以及调节突触重塑，并最终促进脑恢复。由于人类与动物存在较大差异，未来的研究应探究人类脑损伤后是否同样会出现这些变化。

（2）炎症和细胞因子

急性局灶性脑损伤如脑挫伤的急性炎症反应可概括为多形核白细胞一过性地向损伤组织积聚，这与脑水肿一致。这些细胞可以通过受损的血脑屏障和脑-脑脊液屏障进入脑脊液（CSF）和外周血引起外周血白细胞增多，导致被误诊为感染。在实验模型中，诱导中性粒细胞减少并没能显著改善脑水肿

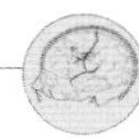

和组织损伤的进展。在脑组织中，巨噬细胞替代多核细胞诱发脑修复并清除坏死碎片。这些巨噬细胞同时分泌细胞因子如 IL－1β、IL－6 和 TNF－α，并通过上调其受体来启动兴奋毒性神经变性，因而在 CSF 中也可以找到这些分泌的细胞因子。因此，中枢神经系统源性的细胞因子在颅脑损伤的病理生理过程中发挥重要作用。而内源性的 IL－1 抑制剂和 IL－1 受体拮抗剂在脑损伤急性阶段可以发挥保护作用又进一步证实了这种作用。然而细胞因子本身也可以通过诱导生长因子分泌、星形胶质细胞增殖、抑制 Ca^{2+} 流动和促进巨噬细胞迁移至损伤部位对脑组织发挥保护作用。

创伤性脑损伤是不同细胞成分参与炎症性损害的一个动态过程。脑组织受到直接碰撞后可以介导所有细胞膜的机械感受性和电压依赖性通道瞬时开放并引起细胞外钙离子内流。创伤后 N－甲基－D－天冬氨酸（NMDA）受体介导的 3－磷酸肌醇和 G 蛋白偶联活化同样也会引起线粒体内或细胞内的钙离子释放。上述这些变化使得磷酸酶活化、花生四烯酸代谢产生自由基及有害蛋白酶活化。而蛋白酶活化又会反过来破坏细胞膜和神经细胞骨架导致迟发的细胞死亡。因此，隔离或是泵出细胞内钙离子可能有助于脑修复。在大鼠脑损伤模型中，局灶性或弥散性损伤时损伤部位的脑内总钙离子浓度增加，而这种高浓度水平将持续 48 h。在损伤后 24 h 内，轴突骨架成分、神经微丝、微管和相关蛋白，以及其交叉偶联的磷酸激酶将受影响并导致轴突水肿、溶解和轴质流动的减少并最终出现继发性轴突断裂。脑损伤后 2 h 在轴突内发现 β－淀粉样前体蛋白就可以反映创伤后的这些变化。局部脑损伤引起原发性的轴突切断。而继发性轴突切断则取决于损伤程度、机械变形的发生及损伤时大脑的代谢状态。尽管人们认为郎飞结由于离子通道密度高所以最可能是损伤的位点，但是轴突只有在承受最大张力负荷的部位才会受损，如节、节旁区、节间区而不是在节前区域。创伤后大多数神经纤维遭受的最大反应性改变是直径大的长束轴突在一定程度上受到来自长轴方向的最大张力。在这些神经纤维中，只有在轴突交叉、横跨血管或者轴内发生改变的区域才观察到反应性轴突水肿，提示承受最大拉力负荷的部位已经受损。

（3）神经递质

目前认为轻度颅脑损伤虽然不能激发明显的细胞结构改变，但却可以通过释放多种神经递质来引发一系列的神经兴奋。这些神经递质反过来使受体介导的钙离子通道开放引起钙离子内流，使神经元内的离子稳态受到干扰，但是钙离子内流的量以及持续时间并没有对细胞造成致命损伤。而在这些创伤诱导性变化发生的同时，缺血期也出现大量离子的转运以维持内环境的稳定，包括维持细胞内外钙离子的平衡。而这些都会导致能量的衰竭，从而使能量依赖的细胞膜离子泵失活、细胞膜电位下降以及电压门控钙离子通道介导的钙离子内流减少。由于缺血后兴奋性递质释放（与创伤相同）及之前提到的钙离子内流使这些变化进一步加剧。当这些变化同时发生时则会导致明显的组织损伤。但是当这些变化依次发生时则会扰乱钙离子稳态，从而引起神经元迟发性及弥散性的损伤。在动物模型中，通过给予药物竞争蕈毒碱型乙酰胆碱受体（东莨菪碱）和非竞争性 NMDA 拮抗剂苯环己哌啶，可以使这一系列变化减少或消除。而这些细胞水平上的变化可以进一步被放大并伴有长期持续的兴奋阈值改变和由钙离子调节异常所造成的神经元功能异常，特别是在像海马一样的神经元富集区。与继发性缺血敏感性有关的创伤性钙离子内流在损伤后持续至少 24 h。但有趣的是，如果创伤和发生缺血损伤之间的时间间隔超过 24 h，则大脑处于低敏感状态。虽然这些变化多数只是在动物模型中发现，但却具有重要的临床意义。颅脑创伤患者由于血管痉挛和继发性颅内高压可发生缺血。如果损伤患者处于禁食期，或是由于糖尿病而处于低血糖状态，或是出现休克，在窗口期出现缺血则会完全改变临床病程。

（4）离子通道

大脑受伤瞬间神经元细胞发生的主要变化是突然大量的 Na^+、Ca^{2+}和 Cl^- 离子通过细胞膜内流以及 K^+ 外流。在动物模型中发现的突发的 K^+［$(K^+)_e$］外流在临床中也可能出现。

1）当创伤程度达到一定阈值时会出现 K^+ 的迅速外流，使细胞膜电位从基线 3～6 mM 瞬间达到 60 mM 并发生创伤去极化（traumatic depolarization，TD）。只有在受伤的暴力足够大时才会出现大部分脑区域同时出现 K^+ 外流。这些变化可以发生在双侧大脑皮质、海马和脑干，特别是在钝性伤引起大脑振动后。而对于限制性损伤也可以在单侧出现这种改变。而 K^+ 水平要恢复到基线水平需要 3～8 min。

2）局限性机械刺激或 K^+ 对细胞膜刺激诱导的其他离子分布改变称为扩散性抑制（spreading depression，SD）。SD 扰乱了其他离子的稳态。SD 与 TD 不同，前者通常是局限性缓慢扩散至周围区域并且立即恢复。

3）伴随着损伤发生的能量衰竭和缺氧，在 1 min 的短暂潜伏期后出现突然大量的离子流，称为轴突去极化（anoxic depolarization，AD）。

TD、SD 和 AD 不论是单独发生还是同时发生，均可能影响维持离子稳态的潜在机制。在颅脑创伤和缺血损伤期，由于神经末梢去极化，常常伴随着大量 K^+ 外流和兴奋性氨基酸（EAA）释放。谷氨酸能传入神经的去神经支配可以延迟缺血时海马的离子改变。EAA 的突然释放使受体配体门控离子通道开放导致突然的钙离子内流，而这些变化在 TD、SD 和 AD 时会进一步加剧，由此出现恶性循环。大量离子流可以导致细胞毒性水肿。在这个时期大脑能量代谢增加使能量依赖性离子泵活化并水解 ATP 来恢复离子稳态。对于颅脑损伤，能量依赖性离子泵活化和糖酵解使乳酸盐和游离脂肪酸在损伤后数分钟迅速积累。而这在颅脑损伤患者处于低能量状态时尤为严重，如低血糖、饥饿、低体温和糖尿病时。伴随着损伤后 TD 的出现，除了神经元细胞外，星形胶质细胞和小神经胶质细胞也会在 1 h 内活化并且增殖。活化的星形胶质细胞可以清除细胞外 K^+，使兴奋性谷氨酸转变为谷氨酰胺，并且试图包围神经元防止离子爆发性流动。大脑内的小神经胶质细胞和巨噬细胞对去极化十分敏感，并且开始活化释放细胞因子。这些细胞因子对已经受损的神经元产生进一步的损害。而这些星形胶质细胞的活化可以被兴奋性氨基酸受体拮抗剂阻断。

（5）载脂蛋白 E 基因及其蛋白

载脂蛋白 E（ApoE）参与脂蛋白代谢和脂质运输。在神经系统中 ApoE 主要由星形细胞和少突胶质细胞分泌，通过低密度脂蛋白（LDL）受体 ApoE 转运胆固醇和磷脂至受损神经元协助细胞膜修复、轴索生长、树突重建以及突触产生。脑损伤后星形胶质细胞表达 ApoE 和神经元表达 LDL 受体均相应增加，以便于进行转运。在啮齿类动物模型中，短暂全脑缺血后的数小时内，神经元的 ApoE 免疫反应性就会增加。人类 19 号染色体上的 *ApoE* 基因有 3 个等位基因，分别命名为 ε2、ε3 和 ε4。人们已证实 *ApoE* -ε4 和阿尔茨海默病有关。有创伤病史及 *ApoE* -ε4 基因型使阿尔茨海默病的发生风险增加 10 倍。而有脑创伤病史但缺乏 *ApoE* -ε4 等位基因则不会增加阿尔茨海默病的发病风险。阿尔茨海默病与拳击员痴呆具有相似性。最近的研究表明高度暴露的拳击手拥有 *ApoE* -ε4 等位基因时会使慢性神经元缺陷的严重程度增加。β 淀粉酶蛋白沉积不仅在拳击员痴呆中出现，在将近 30% 单纯重型脑损伤中也有发现。然而来自荷兰鹿特丹的一个研究并没有发现创伤是老年人发生痴呆或阿尔茨海默病的主要危险因素，且 *ApoE* 基因型与脑创伤患者的临床预后并不相关。这可能与种族特异性有关，需要进一步评估。

ApoE 基因多态性可以影响脑损伤死亡患者的神经病理表现。与非脑损伤死亡患者相比，有更多的脑损伤死亡患者出现 β 淀粉酶蛋白沉积于脑皮质，而具有 *ApoE* -ε4 等位基因的患者 β 淀粉酶蛋白沉积显著。这表明颅脑损伤预后与 *ApoE* 基因多态性具有明显的基因相关性。具有 *ApoE* -ε4 的患者脑损伤后 6 个月出现不良预后是其他等位基因的 2 倍多。这些发现为基因易感性（*ApoE*）和环境诱因（脑损伤）共同参与了阿尔茨海默病的病理发展提供了直接证据，并且也表明脑损伤预后具有基因易感性。实验研究表明硬脑膜下血肿后 ApoE 会立即出现细胞水平上的再分布并且先于 ApoE 水平的增高。这些 ApoE 的改变可能是大脑对损伤进行保护性反应的一部分。

近期使用 *ApoE* 敲除小鼠动物模型的研究表明，*ApoE* 敲除脑损伤小鼠比对照组小鼠更容易出现记忆缺陷、神经化学紊乱以及预后不良。这些情况的出现要归因于 *ApoE* 缺陷小鼠抗氧化损伤能力的下降，而这也进一步明确了载脂蛋白在颅脑损伤中的保护作用。最近，有报道表明创伤后长期昏迷的患者比意识恢复的患者更多地出现 *ApoE* -ε4。

23.2 颅脑损伤后的继发性损害

23.2.1 脑水肿

创伤性脑水肿是脑组织受外力打击后的一种病理生理反应，其病理改变主要是脑组织损伤后引起的过多水分聚集于神经细胞内或细胞外间隙，引起脑体积增大和重量增加。脑水肿的严重程度直接影响患者预后。1967 年 Klatzo 将脑水肿分为血管源

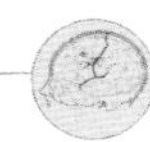

性(细胞外水肿)和细胞毒性(细胞内水肿)两大类。在创伤性脑水肿的病理过程中,2 种水肿类型常并存,仅是在不同阶段所表现的程度不同而已,具体机制详见第 3 章"脑和脊髓的生理与病理生理"。此外,颅脑创伤时因下丘脑遭受直接或间接的损伤或水肿,使促肾上腺皮质激素(ACTH)分泌不足,引致神经垂体大量释放抗利尿激素(ADH),患者因发生抗利尿激素分泌异常综合征(syndrome of inappropriate antidiuretic hormone secretion, SIADH)而出现水滞留,血容量增加、血液稀释、低血钠、低血浆渗透压,导致血管内水分子向细胞内渗透,引起神经细胞与胶质细胞内水肿,称为渗压性脑水肿。间质性脑水肿主要以颅脑创伤后期或恢复期患者多见,发生于脑室周围的白质,常伴发脑积水,故又称为脑积水性水肿。脑水肿大体病理变化主要为软脑膜充血,脑组织呈黄白色,脑组织膨隆,脑回变平,脑沟变浅。以细胞外水肿为主者,脑组织柔软或湿润;以细胞内水肿为主者脑组织较坚韧。传统认为,外伤性脑水肿在伤后数小时出现,3～5 d 达高峰,以后渐消退。近期研究发现,伤后即刻就有脑水肿,严重者水肿高峰可在伤后 6～12 h 来到。另外,有并发症者,脑水肿不仅加重,且时间延长。深入研究了解创伤性脑水肿的病理生理变化有助于指导临床治疗。

23.2.2 颅内压变化

严重脑外伤后,ICP 通常都会增高,使脑血液循环障碍,静脉血液回流受阻,产生脑受压、移位,严重者发生脑疝,导致继发性脑干损伤,引起死亡。

ICP 与脑组织、脑血流量和脑脊液 3 部分有关,任何一种内容物的含量增多都会引起 ICP 的增高。正常情况下,颅腔内容物总的体积维持稳定;若三者中有一种的体积增大,则其他 2 种内容物的量相应减少(Monroe-Kellie 原理)。ICP 的调节通常以容积-压力曲线来表示。颅内容物体积的增加与颅内压力的升高有一临界点,超过这一临界点,颅内容物体积微小的增加,即可使 ICP 剧增。颅腔的容积-压力关系可从颅腔的顺应性,即颅腔能承受颅内容物增加的潜在能力来预测。通常以压力容积指数(pressure-volume index, PVI)计算颅腔的顺应性。PVI 的大小与 ICP 的高低无关。PVI 的降低则表示颅腔代偿能力的下降,颅内容物的微小增加可引起 ICP 显著上升。

颅脑外伤后颅内的代偿机制可使 ICP 维持在正常范围。其作用机制为:颅内高压时,脑脊液回吸收速度增加,而脑脊液的生成基本不变,这样可使脑脊液回吸收量增多;脑脊液重新分布,从颅内转移至脊髓内;颅内血液的减少和脑组织受挤压向压力低处移位,达到机体可以承受的平衡状态。正是由于存在此种代偿机制,所以外伤早期的 ICP 可在正常范围。随着病情的进一步加重,代偿机制逐渐失效,这时的 ICP 可能正常或稍高,但颅腔顺应性下降显著达临界点,此时如果颅内容物体积有微小的增加,即可引起 ICP 的显著上升。早期失代偿期,降低颅内高压可通过过度通气、降低动脉血二氧化碳分压或引起相应血管的收缩,以减少颅内动脉血容量的方法来实现。如果不能去除颅压升高因素,ICP 继续增高,颅腔顺应性进一步下降,颅内已无任何代偿空间。过度通气无效,颅内压恶性增高,将导致脑疝形成。

23.2.3 脑血流变化

在颅脑损伤中,患者的脑血流、脑血容量、动静脉血氧分压差和颅内压四者之间关系密切,其中一个指标发生变化往往导致其他指标相应改变,但变化的具体情况还会因为患者自主调节功能状况的不同而不同。因此,颅脑损伤患者自主调节功能的状况决定了某些治疗方案的效果,特别是对于控制 ICP 或脑灌注压(CPP)的治疗。脑血流量(CBF)受血管直径、血黏度和 CPP 影响,然而脑血容量(CBV)仅由血管直径决定。因而 CBF、CBV(ICP)和动静脉氧含量差($AVDO_2$)随病理生理条件的变化就可以很容易得出。在发生颅脑损伤后,患者 CBF、CBV(ICP)和 $AVDO_2$ 随自主调节功能不同所发生的变化主要有以下几种情况:

1) 当脑代谢活动下降时,机体通过血管收缩致相应的 CBF 下降(代谢自主调节)。而当血管直径减小致 CBV 减少时,因 CBF 适应代谢的需求可使 $AVDO_2$ 保持恒定,ICP 出现下降。

2) 当 CPP(平均动脉压- ICP)下降时,机体代偿性血管扩张或压力自主调节(当压力调节未受损时)可使 CBF 保持不变,但 CBV 由于血管直径增大而增加。由于代谢与 CBF 相匹配,因此 $AVDO_2$ 保持不变,ICP 增加。

3) 当自主调节异常且 CPP 下降时,CBF 和 CBV 随其下降而被动降低。因 CBF 不再能满足脑的代谢需求,$AVDO_2$ 增高,ICP 降低。

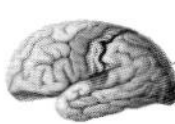

4）在运用甘露醇后，血黏度下降，血管收缩（黏度自主调节未受损时）致 CBV 减少，CBF 不变或轻度增加，$AVDO_2$ 保持正常，ICP 降低。

5）当血黏度自主调节机制受损时，血黏度的下降并不引起血管的反应。因此 CBF 增加，CBV 不变，$AVDO_2$ 下降，ICP 并不发生显著变化。

6）在过度通气时，血 CO_2 分压下降以及 O_2 分压增高导致血管收缩和 CBV 减少，ICP 下降，CBF 也发生下降。当 CBF 不能满足脑代谢需求时，相应的氧摄取增加（$AVDO_2$ 增高）。这种情况下可能导致医源性缺血。

7）大动脉痉挛对"大"循环和微循环的影响是不同的，当大动脉由于血管痉挛而狭窄时，由于灌注压的下降使微循环代偿性扩张，导致 CBF 正常或降低而 CBV 增高。ICP 可能增高。

23.3 颅脑损伤的病理

一般分原发颅脑损伤和继发颅脑损伤 2 种。前者指受伤的暴力所引起的颅脑损伤，包括头皮和颅骨伤以及局部或广泛的神经、血管伤；后者是在原发伤的基础上因缺血、缺氧引起脑水肿，脑疝和颅内出血等。虽然原发性颅脑损伤轻重与伤时暴力和作用机制有关，似已成定局，但是它非静止性的，伤后仍会演变，特别是在继发性颅脑损伤参与下。因此，积极、及时和规范的治疗，不仅可缓解而且可中断这些损伤的伤害。鉴于神经和血管损伤的重要性，重点介绍如下。

23.3.1 神经轴突伤

由于免疫组化技术的应用，比传统银染技术更便捷和准确，进一步提高神经轴突伤的诊断水平。例如，β淀粉样前体蛋白（β-APP），在伤后 35 min 即出现，可持续伤后数年。在致命性脑外伤中，传统银染技术仅 30%阳性，但 β-APP 100%阳性。外伤后，轴突的快或慢速轴质输送，胞骨骼蛋白（神经中间纤维蛋白）和微管蛋白受损，轴突发生肿胀、断裂，形成轴突断端退缩成球（ARB）。外伤性神经轴突伤有原发和继发 2 种，前者是机械暴力使轴突撕裂或断裂，后者是轴质输送障碍，导致轴突肿胀和断裂。另外，还有神经中间纤维裂缝和轴突输送受损却无肿胀。

β-APP 可见于局部或广泛脑损伤，如大脑白质、胼胝体、脑干和小脑白质，不呈锯齿或曲折状分布，后者见于血管性轴突伤，分布在缺血和梗死区。近来研究发现，β-APP 免疫阳性分布在神经轴突内，无胞外淀粉样蛋白 β 斑块（Chen，2009），异于先前报告，即紧靠损伤神经轴有胞外淀粉样蛋白 β 斑块沉着，与阿尔茨海默病有关（G. W. Roberts，1991）。

虽然弥漫性轴索损伤（diffuse axonal injury，DAI）首先在重度、有意识障碍而缺少占位病变的脑外伤中发现，但是，以后在仅有暂时意识障碍的轻或中度脑外伤中也发现。根据银染技术和显微镜所见，DAI 可分下列 3 型：Ⅰ型，DAI 见于胼胝体、大脑白质、脑干和小脑；Ⅱ型，Ⅰ型＋胼胝体小出血灶；Ⅲ型，Ⅱ型＋脑干小出血灶。Ⅱ和Ⅲ型出血灶在 CT 上可显示，可作为 DAI 诊断依据，Ⅰ型则缺乏特征性表现，仅表现脑广泛肿胀。近来有研究报道磁敏（SW）MRI 可显示 DAI，优于 CT（图 23-5）。

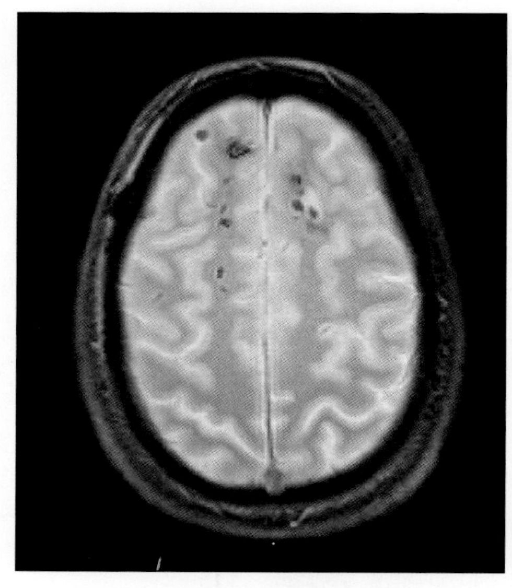

图 23-5 DAI 的 MRI 表现

注：MRI 显示双侧脑实质多发点状微出血灶，符合弥漫性轴索损伤表现。

引自：MARI V S，NATHANIEL F W. Traumatic brain injury and sleep disorders [J]. Neurol Clin. 2012，30(4)：1299-1312.

23.3.2 脑挫裂伤

脑组织受暴力机械性作用，引发血管（毛细血管、静脉或动脉）、神经元、神经胶质细胞及它们的轴索损伤，表现为出血、脑组织破碎及水肿。挫裂伤可

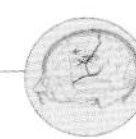

位于脑表面或深部。轻度脑挫裂伤，其表面的软脑膜完整。如软脑膜破裂，其下的脑组织则发生撕裂。脑挫裂伤是脑挫伤和脑裂伤的统称。在形态学上，脑挫裂伤轻者可表现为外观正常仅显微镜下见出血灶，重者则皮质和皮质下的白质明显出血、坏死。脑挫裂伤常伴外伤性蛛网膜下腔出血。脑挫裂伤并非静止，随时间可演变，如血管损伤引发一系列后发事件：血脑屏障通透性增大或破坏，发生渗漏或出血、微循环血栓形成引起局灶脑梗死，脑梗死又可引起出血。病变由局灶脑组织累及整个脑叶。

急性浅表脑挫裂伤以局灶点状出血为特征，或因出血沿血管周边扩张而呈线状并与脑皮质呈直角。少数外伤性蛛网膜下腔出血的血液积聚于脑沟处，CT 可误诊脑内出血。受损血管可因血栓形成，导致脑缺血。脑挫裂伤可因上述出血、水肿和缺血性坏死不断扩大，历时数小时或数天。一般伤后数分钟脑挫裂组织即显示炎症反应，主要位于血管及其周边脑组织，炎症细胞为白细胞。伤后 3～5 d 炎症细胞则以单核细胞、少胶质细胞、CD4 和 CD8 淋巴细胞为主。炎症细胞可分泌自由基、细胞因子如白细胞介素-1β、肿瘤坏死因子-α 等，它们可诱发血脑屏障损伤、神经元和少突胶质细胞凋亡和坏死，表现为神经元和少突胶质细胞 TUNEL 染色阳性（提示坏死）和抗凋亡蛋白 Bcl-2 高表达。虽然凋亡和坏死发生机制不同，但在脑外伤中它们并存，构成脑细胞损伤的特征表现。脑挫裂伤后的亚急性反应则是损伤组织吸收和修复的过程，表现为小出血在 2～3 周完全吸收，大出血则历时数周或数月吸收完全。血管外红细胞分解产物含铁血黄素沉着、坏死脑组织被来源于单核细胞的巨噬细胞清除。液化或血肿残腔形成大小不一的囊肿，周边胶质增生。

脑挫裂伤根据损伤发生机制可分为以下几种：

（1）冲击伤

冲击伤发生在暴力作用点及其附近（图 23-6A）。着力点的颅骨产生向下变性的压力和颅骨反弹产生向上的负压张力，这 2 种暴力损伤神经、血管。

（2）对冲伤

对冲伤发生在暴力作用点相对应方向的区域（图 23-6A）。由于受伤时脑和颅骨的活动不同步；脑因惯性力发生与颅底粗糙面摩擦而致伤。常见对冲伤有：枕正中着力，引起双额和双颞底部损伤；一侧枕部着力，对侧额或颞底部损伤；一侧颞额着力，对侧额颞内侧损伤。由于颅后窝和天幕较光滑，故极少发生额部着力而引起小脑或枕部脑损伤。

（3）中间冲击伤

中间冲击伤发生在着力点与对冲点之间的脑实质内（图 23-6B）。

（4）滑行挫裂伤

因头顶着力，大脑发生由上至下的移位，由于大脑镰和天幕的限制，引起矢状窦两旁脑组织的白质损伤（图 23-6C），为滑行挫裂伤。常伴弥漫性轴突伤。

上述各型脑挫裂伤可单独发生，也可以不同形式联合发生，特别是冲击伤与对冲伤可合并或先后发生，应引起临床医生诊治时重视。

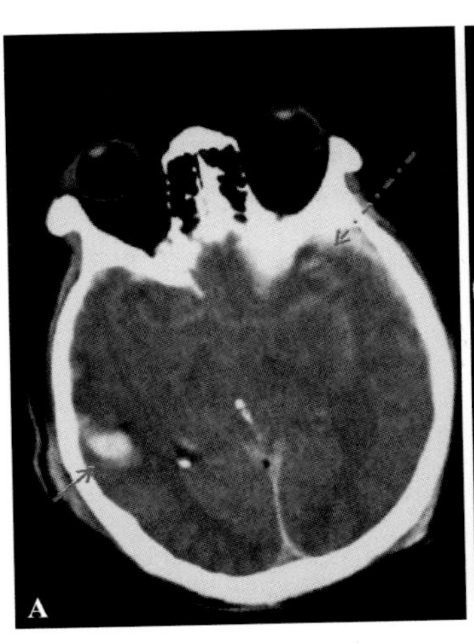

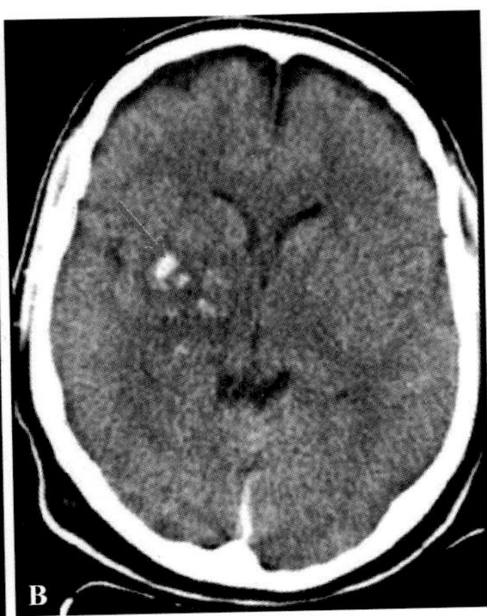

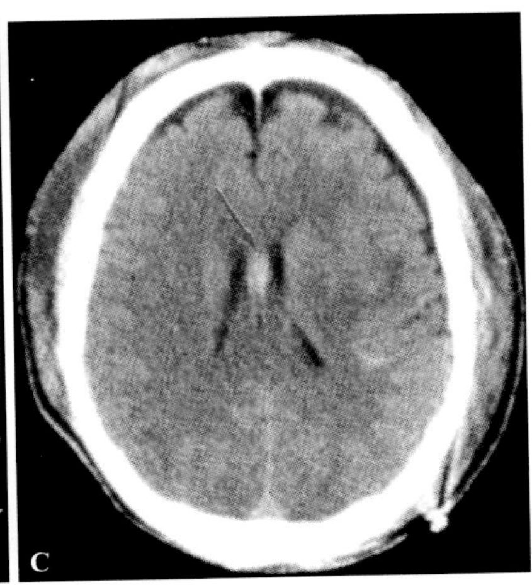

图 23-6　不同类型脑挫裂伤 CT 表现

注：A. 实线箭头示冲击脑挫裂伤，虚线箭头示对冲脑挫裂伤；B. 箭头示中间冲击脑挫裂伤；C. 箭头示滑行脑挫裂伤。

23.3.3 血管损伤

在闭合性损伤中颅内血管可以发生 2 种不同的变化：①血管破裂出血；②血栓形成。

血管破裂可因颅骨骨折线跨越硬脑膜中动脉沟或静脉窦而引起，也可是硬脑膜与颅骨内面分离时的结果。血管破裂引起出血，造成颅内血肿。颅底骨折有时可引起颈内动脉的撕裂，出现危险的严重鼻出血。海绵窦内颈内动脉的损伤是引起海绵窦颈动脉窦瘘的主要原因。

颅内静脉窦的血栓形成是由于静脉窦壁受到损伤的结果，也可能是由于头皮上的小静脉先有血栓形成，以后向颅内扩展而延及静脉窦。此外，在外伤的影响下，血液的凝固性增加，由于失血或失水而引起的血液浓缩，以及血液循环不畅等，都可能与静脉窦血栓形成有关。动脉系统的血栓形成大多是由于动脉管壁的直接或间接受损伤的结果。在鞭索性损伤机制下颈动脉、椎动脉都有机会受到过度牵拉而导致内膜损伤，或管壁上硬化斑块的破碎脱落。动脉直接撞击于颈椎的横突上，引起局部内膜损伤及血栓形成亦偶有发生。

23.3.4 脑移位

任何明显的颅内占位性病变均可导致脑疝或脑组织通过硬脑膜和颅骨的开口，由高压向低压处发生移位，由于脑组织嵌顿在硬脑膜或颅骨开口而受压，同时又堵塞脑脊液通路，加剧颅内高压。病变继续扩大和 ICP 升高所致的脑移位是继发性损伤的重要机制。脑疝发生主要有 5 种类型，每种类型或多或少有其特征性的临床表现。

(1) 小脑幕裂孔疝

小脑幕裂孔疝包括小脑幕裂孔下疝和小脑幕裂孔上疝。而小脑幕裂孔下疝又包括颞叶钩回疝和中央疝。

1) 钩回疝：是由于一侧颅中窝或颞叶占位性病变异致钩回或海马旁回内侧通过同侧小脑幕向下移位。移位脑组织先压迫同侧动眼神经，继而压迫中脑，使后者的前后径被拉长，导致典型的钩回疝临床表现：同侧瞳孔由缩小(刺激)到扩大(麻痹)，对光反射迟钝至消失，可相继或同时发生意识下降(脑干内网状激动系统的上部扭曲或神经传入阻滞)和对侧偏瘫。在少数病例，该脑疝可能造成对侧大脑脚受压于天幕缘，从而出现同侧偏瘫。如未及时治疗，ICP 进一步增高，导致对侧钩回下疝，甚至脑干和小脑扁桃体向枕骨大孔形成疝，引起双侧瞳孔散大，双侧去大脑强直，伴呼吸、循环功能障碍。

2) 中央疝：是由于双侧额叶弥漫性病变，引起位于脑中央的间脑和脑干受压和向下沿轴线移位，疝入小脑幕裂孔。由于间脑和脑干受压，此疝的特点有：①早期出现意识障碍，如嗜睡、淡漠或昏迷；②呼吸异常，早期呈叹息样呼吸，继而呈潮式呼吸，最后呼吸不规则或停顿；③四肢上运动神经元瘫痪，早期表现为肌张力增高，病理征阳性，继而去大脑强直发作，最后四肢弛缓性瘫痪；④瞳孔变化，先出现双侧瞳孔缩小，继而逐渐扩大至散大，对光反射消失。

Ritter 等认为脑干血流减少也可能是重型颅脑损伤后瞳孔散大的一个原因。他们对 162 例重型颅脑损伤患者进行脑干血流的测定并与瞳孔反应进行相关性研究，结果发现，双侧瞳孔无反应的患者脑干血流明显低于瞳孔有反应的患者。虽然这些资料不能排除脑干和第Ⅲ对脑神经受压是瞳孔散大的主要原因，但是脑干缺血的发现，为治疗提供了新的靶点，在解除脑疝时应恢复 CPP 或 CBF。

3) 小脑幕切迹上疝：是颅后窝压力大于幕上，引起小脑上部经幕切迹向幕上形成疝，压迫小脑上动脉引起其供应区域的缺血或出血。

(2) 小脑扁桃体下疝

小脑扁桃体和脑干向枕骨大孔移位。主要见于颅后窝病变引起 ICP 增高，导致小脑扁桃体疝入枕骨大孔，压迫延髓；严重者脑干向下移位，脑干前后径延长，因而牵拉基底动脉的中央穿通支，这将造成缺血或出血。如果病变进展缓慢，患者可有颈项牵拉、疼痛、呕吐等。如病变进展迅速，患者迅速意识障碍，可伴 Cushing 反应(血压升高、心动过缓、呼吸初始深慢继而不规律)。此三联征有时可缺如，一旦出现血压下降，心动由缓变细数和呼吸不规则，多提示脑干功能接近衰竭。

(3) 少见的脑疝类型

1) 大脑镰下疝(扣带回疝)：多由前颅窝或颅中窝占位病变导致扣带回疝经大脑镰的游离缘下疝到对侧。一般该类脑疝不引起症状。如果疝出比较严重压迫胼周动脉，导致单侧或双侧分布区额叶梗死，临床上可能表现为对侧单腿或两腿轻瘫。

2) 小脑幕后方切迹疝(顶盖疝)：顶枕叶病变患者或双侧病变患者引起颞叶内侧结构并不疝于中脑

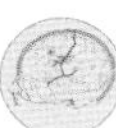

和天幕之间，而是向后方或双侧疝出，从而压迫上丘水平的四叠体。临床上表现为帕里诺(Parinaud)综合征。患者表现为双侧上睑下垂和上视不能，但瞳孔反应可以保留。

23.4 全身情况对颅脑损伤的影响

23.4.1 低血压和低氧血症

低血压和低氧血症直接影响脑的氧合作用。来源于创伤性昏迷数据库的一项大型研究显示，院前发生低血压和低氧血症(收缩压≤90 mmHg；PaO_2≤60 mmHg)是判断预后差的主要因素。全身损伤导致的低氧血症和低血压在颅脑损伤患者较为常见。来源于创伤性昏迷数据库的717例重型闭合性颅脑损伤患者中，35%在到急诊室时收缩压低于90 mmHg者，相应的致死率增加150%。在重症监护室，29%的患者血压低于90 mmHg，这些患者与无低血压者相比预后更差。受损的脑对低血压耐受差的原因可能为血压自动调节功能障碍。

许多创伤性重型脑损伤患者外伤后立刻出现缺氧。其原因为低通气，气道阻塞或气胸、血胸。在外伤后的24～48 h发生缺氧常常因为肺挫伤、肺膨胀不全、脂肪栓塞、肺炎或急性呼吸窘迫综合征(ARDS)，致死、致残率增加与缺氧密切相关。一项对225例患者的研究中显示缺氧发生率为35%，其中50%死亡，是未缺氧者的2倍。对创伤昏迷数据库的研究显示，缺氧者病死率(50%)是未缺氧者的近2倍(27%)。但应注意，缺血和缺氧共同作用造成病死率增高，仅缺氧对病死率的影响相对较小。同样，在实验性创伤性脑损伤研究中也显示，单独缺氧对神经功能状态和脑能量代谢影响较小。实验发现广泛的脑水肿、缺血且预后差者见于脑损伤合并缺氧的动物。缺氧不仅直接影响物质供给，而且产生继发性脑损害并导致ICP升高。缺氧存在时CBF增加(血管扩张)以维持$CMRO_2$。在正常成人，PO_2为40 mmHg时CBF增加35%；当PO_2在35 mmHg时CBF增加70%。脑血管的血容量增加可能导致ICP显著升高，特别是在脑的顺应性低的情况下。在猫的液压冲击模型中发现对缺氧更为有害的反应：重度损伤(大于2个大气压的力量)严重破坏了脑血管的反应能力。在一些动物模型中，对缺氧的反应表现为CBF降低。

23.4.2 发热

因发热时体温每升高1℃可使脑代谢增加10%～13%，当脑代谢调节受损CBF不能成比例增加时，发热可造成明显的继发性脑损害。动物实验发现，当体温高于39℃时，脑的组织学损害显著增加(与低于39℃者比较)。在人类，高热是导致死亡最重要的因素之一。引起高热的原因，除感染外，丘脑下部损伤可致中枢性高热。

23.4.3 贫血

血红蛋白是血液中氧的载体，因而贫血影响血的携氧能力，并可能导致继发性脑损害。携氧减少的代偿机制为CBF增加。正常血容量的健康人，血液稀释可使CBF增加19%。与对缺氧的反应相似，脑血管可能没有扩张到足以提供充足的CBF，故出现缺血。Gopinath等发现贫血是可纠正的颈内静脉非饱和状态的原因之一。

23.4.4 高血糖

高血糖与损伤的严重程度有关，并与颅脑损伤患者预后差相关。肝脏产量增加是外伤后血糖升高的主要原因。在实验性脑损伤中发现损伤的严重程度与血糖水平有关，全身性高血糖可能与丘脑下部-垂体-靶器官功能紊乱有关。较差的预后可能由于糖供给增加、缺血细胞无氧代谢产生乳酸增加所致。乳酸和酸中毒在继发性脑损害中具有重要作用。Robertson等将21例重型颅脑损伤患者随机分为2组，分别静脉给予糖或0.9%氯化钠溶液，结果发现给糖组血浆或脑脊液中糖的水平无明显增加，而脑脊液的乳酸水平明显增加。缓冲液氨基丁三醇可对抗酸中毒并在实验性脑损伤中显示有效，但在人体的效果尚未证实。

(袁　强　胡　锦　周良辅)

参考文献

[1] 袁强，胡锦，周良辅．颅脑损伤的病理生理[M]//周良辅. 现代神经外科学. 2版. 上海：复旦大学出版社，2015：320－328.

[2] DEPREITERE B, GÜIZA F, VAN DEN BERGHE G, et al. Pressure autoregulation monitoring and cerebral perfusion pressure target recommendation in patients

with severe traumatic brain injury based on minute-by-minute monitoring data [J]. J Neurosurg, 2014, 120 (6):1451 - 1457.

[3] DIXON K J. Pathophysiology of traumatic brain injury [J]. Phys Med Rehabil Clin N Am, 2017, 28 (2): 215 - 225.

[4] KAUR P, SHARMA S. Recent advances in pathophysiology of traumatic brain injury [J]. Curr Neuropharmacol, 2018,16(8):1224 - 1238.

[5] LAZARIDIS C, ANDREWS C M. Brain tissue oxygenation, lactate-pyruvate ratio, and cerebrovascular pressure reactivity monitoring in severe traumatic brain injury: systematic review and viewpoint [J]. Neurocrit Care, 2014,21(2):345 - 355.

[6] MCGINN M J, POVLISHOCK J T. Pathophysiology of traumatic brain injury [J]. Neurosurg Clin N Am, 2016,27(4):397 - 407.

[7] SHAHLAIE K, LEE M Z, MUIZELAAR J P. Clinical pathophysiology of traumatic brain injury[M]//WINN H R. Youmans and Winn neurological surgery. 7th ed. Philadephia: Elsevier, 2017:2843 - 2859.

[8] WILLIAMS O H, TALLANTYRE E C, ROBERTSON N P. Traumatic brain injury: pathophysiology, clinical outcome and treatment [J]. J Neurol, 2015,262(5): 1394 - 1396.

颅脑损伤的院前和急诊室救治

24.1 颅脑损伤的院前救治

24.1.1 颅脑损伤患者的现场急救

急性颅脑损伤患者现场急救是否及时、准确，是抢救患者成败的关键。现场急救应该因地制宜，不应拘于条件和设备。现场急救的原则是：快速简洁地了解病情，系统而简要地检查全身情况，立即处理危及生命的病症，迅速脱离现场，争取在尽可能短的时间内(30 min 内)就近将患者转送至有条件的相关医院进一步复苏和诊治。院前急救的首要目标可概括为 ABC，即通畅气道（airway，A)、维持呼吸(breath，B)和循环(circulation，C)，对严重颅脑损伤患者建立安全的呼吸通道、防止缺氧和窒息，防治颅脑创伤后低血压和低血氧以及由此而引起的继发性脑损伤一直是院前急救的一个基本原则。美国“颅脑损伤院前急救指南”推荐的院前急救流程如图 24-1 所示。

(1) 紧急生命体征评估

对生命征象的评估，包括意识、呼吸、循环、瞳孔及体温等的评估。

1) 意识评估：根据患者对言语、疼痛刺激的反应，进行格拉斯哥昏迷量表(GCS)评分，判断患者的意识状况。对于意识丧失的患者，首先迅速判定其有无心跳和呼吸，以便及早进行心肺复苏。美国“颅脑损伤院前急救指南”推荐：院前 GCS 评分可以可靠地评估脑损伤的严重度，特别是在重复评分过程中出现改善或恶化时。单次的现场 GCS 评分并不能提示患者的预后，但 GCS 评分在 9 分或以下且下降 2 分以上者则提示严重损伤。院前研究数据提示 GCS 评分 3～5 分对不良预后有至少 70%的阳性预测值。而对于 GCS 的评估方法，指南推荐应由受过正规训练的急救医务人员在复苏后以及使用镇静药物之前进行准确评估。

2) 呼吸道评估：检查呼吸道是否畅通，有无异物阻塞，呼吸道是否有分泌物、血液或其他异物而影响呼吸，检查呼吸频率、深度及节律。若患者没有呼吸或呼吸缓慢时(呼吸≤6 次/分)，应立即开放气道，清除呼吸道分泌物，吸氧，准备气管插管用物、车载呼吸机以及除颤监护仪，监测血气及氧饱和度。同时要提防频繁的呕吐或胃内容物反流引起气道阻塞。必要时行紧急气管插管。颅脑损伤院前急救指南显示重型颅脑损伤患者院前出现血氧饱和度≤90%与不良预后显著相关。

3) 循环评估：紧急情况下患者的血压值可由周边血管脉动来推测，以示指及中指轻触桡动脉，触不到表明血压≤60 mmHg，颈动脉若 10 s 内触不到任

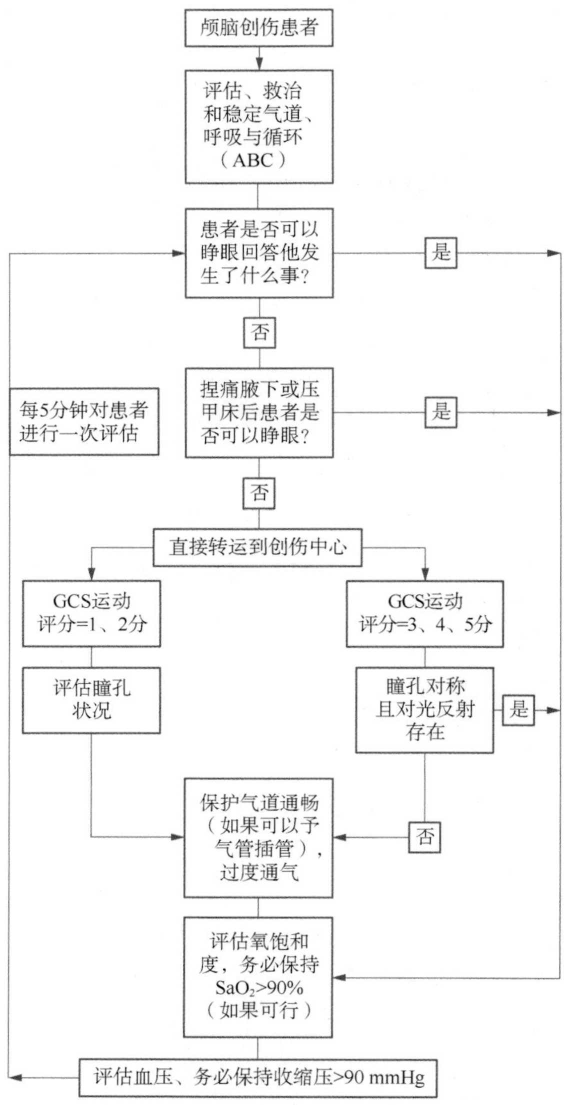

图 24-1　颅脑创伤患者院前急救流程

何搏动则应立即给予胸外心脏按压。马上建立 2～3 条静脉通道快速输液，准备除颤电复律用物，必要时进行心脏除颤电复律，监测心率、血压、脉搏及氧饱和度。颅脑损伤院前急救指南显示重型颅脑损伤患者院前出现收缩压≤90 mmHg 与不良预后显著相关，合并低血压的重型颅脑损伤患者的病死率是血压正常患者的 2 倍。

4）温度、瞳孔反应和皮肤评估：观察两侧瞳孔是否大小对称、对光反射是否灵敏；以双手触摸颈部后方，感觉皮肤是否湿冷及存在异物，注意皮肤颜色是否发绀。

（2）现场急救措施

颅脑损伤，尤其是重型颅脑损伤，早期的迅速诊断、明确病情和急救处理极为重要。最早期的核心治疗是呼吸和循环功能的复苏和稳定，这是进一步成功救治的基础。

1）解除呼吸道阻塞，保持呼吸道通畅：急性颅脑损伤特别是重型损伤者因意识障碍、频繁呕吐、咳嗽和吞咽反射消失，口腔、呼吸道积存大量食物残渣、分泌物和血块，致使呼吸道阻塞或发生误吸而引起窒息。呼吸道阻塞可立即造成不同程度缺氧，进而导致原发性脑损伤的加重和颅内压增高。因此解除呼吸道阻塞应视为现场急救的第 1 步。应立即解开领带和衣领，清除口鼻和咽喉的血块、分泌物、呕吐物及其他异物；有舌后坠者，将舌牵出，或给予口咽、鼻咽通气管，以保证气道通畅。当采用上述措施仍不能保持呼吸道通畅时，往往说明气管内有堵塞，这类伤员常有明显呼吸困难和缺氧，应立即行气管插管或简易环甲膜切开气管插管，然后从气管导管中将堵塞物抽吸干净，并给予吸氧或人工辅助呼吸。对需要长途转送并伴有颌面部伤、鼻咽部出血和胸部合并伤的患者进行气管插管尤其必要。当呼吸道已经通畅而伤员仍有明显缺氧时，应该检查伤员是否有胸部合并伤、颈椎骨折截瘫致呼吸肌麻痹和中枢性呼吸衰竭，给予相应的急救措施。中枢性呼吸衰竭的伤员应立即给予人工控制呼吸或机械辅助呼吸。

2）保持循环稳定：稳定的血压是有效脑循环和脑血供的保证，所以必须积极维持血液循环系统的稳定，以保证脑灌注压。有休克发生的伤员表现为神志淡漠、面色苍白、手足发凉与出汗、脉搏细弱、血压（收缩压）≤90 mmHg。一旦怀疑休克的存在，应快速建立静脉通路，有条件者应立即先从静脉补充代血浆（常用人工胶体有羟乙基淀粉类，其扩充容量好，维持时间长）或高渗盐水；估计休克时间较长的应给予 5%的碳酸氢钠以纠正酸中毒。高渗盐水在合并休克的颅脑损伤救治中具有非常重要的地位，既可以扩充容量，又可以降颅压。对有胸、腹腔脏器损伤而致休克的伤员，应争取尽早转送至专科医院治疗。及时发现和纠正休克对维持脑组织有效的循环灌注及以后脑功能恢复意义重大。

3）制止活动性外出血：对明显的外出血应立即采取措施。头皮损伤的出血可用血管钳钳夹或加压包扎作临时性止血；在加压包扎仍不能止血时可采

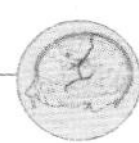

用无清创条件下的暂时性头皮缝合止血，待伤员到达医院后再重新进行清创止血。静脉窦损伤引起的外出血在现场只能采取加压包扎的方法，但要十分警惕由此而引起的颅内血肿。口腔、鼻腔和外耳道的严重出血应进行暂时性填塞，同时注意保持呼吸道通畅。但对伴有脑脊液漏的一般鼻、耳出血不应采取填塞方式。肢体活动性出血用止血带或绷带结扎止血时，应写明结扎时间，并定时(每 2 h)松解 1 次，以防肢体远端缺血性坏死。尽量避免环扎式包扎，特别是用力加压包扎后可能发生肌肉或神经干的缺血性坏死。有肢体大动脉损伤出血严重时，可用环束式或橡皮止血带止血，但必须使用软物衬垫。这类患者应尽快转送至医院，通常在 20 min 以内。

4）局部创面的处理：防止伤口再污染和早期预防感染。详见第 25 章“头皮损伤与颅骨骨折”。

24.1.2　颅脑损伤患者的转运与医疗救护

医疗救护转运是现代急救医学中的重要组成部分。除了把患者迅速转运到医院继续治疗之外，还要在转运途中继续进行医疗救护工作。颅脑损伤患者经现场急救或基层医院救治后，需要及时转送到专科医院治疗。如何掌握转运的时机和适应证，在途中采取什么措施等，是一个很实际的课题，必须引起高度重视。美国“颅脑损伤院前救治指南”推荐每个地区都应具备完善的创伤救治系统，并为急诊医疗服务建立完善的颅脑损伤转运方案。在事故现场或救护车内辨别出重型颅脑损伤患者可以指导我们将患者转运至合适的医院进一步治疗。

(1) *颅脑损伤患者转运的适应证与禁忌证*

一般情况下，无论是急性颅脑损伤，还是脊柱、脊髓损伤患者，均应迅速脱离现场，及时送入专科医院治疗。在大城市中，多数患者能迅速进入专科医院或大型综合医院内救治，而远离市区的县、镇、山区等的基层医院，患者的转运就有一定的困难。因为路途较远，使患者辗转颠簸，途中可能发生意外或病情变化。所以，正确掌握转运患者的适应证和禁忌证有很大的实际意义。美国“颅脑损伤院前救治指南”推荐的患者转运策略为：①GCS 评分≤9 分的重型脑外伤患者应直接转运到可立即行 CT 检查、可迅速提供专业的神经外科救护，且能监测颅内压和治疗颅内高压的医疗机构；②GCS 评分在 9～13 分的患者有需要神经外科干预的可能，应转运至创伤中心进行评估。但我国的救治条件与欧美发达国家有所不同，转运患者的适应证也不是绝对的，而是相对的，可根据下列几个条件决定。

1）病情危重的程度：有些颅脑损伤患者病情相对稳定，在一段时间内不会出现病情变化。但有些患者，尤其是重型颅脑损伤患者都处于垂危状态，随时都有生命危险。所以在掌握患者转运条件时要充分考虑如下病情：①呼吸、循环系统有无障碍，途中是否会发生呼吸、循环衰竭。若已出现或有可能出现则不应转运。②有无发生脑疝的可能。出现一侧瞳孔散大，对光反射消失，伴有意识障碍或血压升高，脉搏、呼吸减慢，即为脑疝的典型特征，此类患者应就地急诊手术，不宜转运。③颅内出血或创伤出血是否停止。无论颅内，还是全身其他部位有活动性出血者，须在当地医疗单位彻底止血，待病情平稳后才能转运。颅外活动性出血是否停止容易判断，而颅内出血的判断就比较困难。有条件的单位，可进行 CT 动态扫描检查，每隔 2～3 h 或更长一点时间观察 1 次，如颅内血肿未见扩大，或无新的出血发生就可明确。没有 CT 设备时，也可全面分析病情变化，特别从意识障碍程度、肢体活动情况、颅内压改变等方面进行观察，常可以提供有价值的资料。

2）转运路途远近：路途远近以及路面质量也是转运患者的重要条件。路程近而平坦、质量好的公路，在较短时间内能到达医院者，即使病情比较重，采取一定措施后也可以安全转运，相反则要慎重。重型颅脑损伤抢救重要的是快速及时，因此在有神经外科专科资质条件下应就近治疗，待病情稳定后再转送至专科医院不失为一个明智的选择。

3）运载工具的选择：转运患者可根据当地情况，选用汽车、火车、船或飞机。一般情况下，使用汽车或救护车可以满足要求，特别是目前各地有良好的高速公路设施，在一定距离内转运患者是比较安全的，而且可以直接送至专科医院，不受时间、地点限制。直升机运送患者是比较理想的工具，运送速度快，机内平稳、可靠，不受陆地交通拥挤的影响，可以在较短时间内把患者送到专科医院。有些医院内有较大球场或楼顶平台可供直升机降落，便于转运与抢救患者(图 24-2)。在战时和灾害急救中，其优点更显突出。由于空中救护赢得了抢救时间，从而降低了病死率。在欧美发达国家直升机运送危重患者已非常普及。但对重型颅脑伤，有明显生命体征改变及脑疝表现，一线医院无救治条件者能否空运，仍有争议。但有人主张，与其让患者在无条件下等

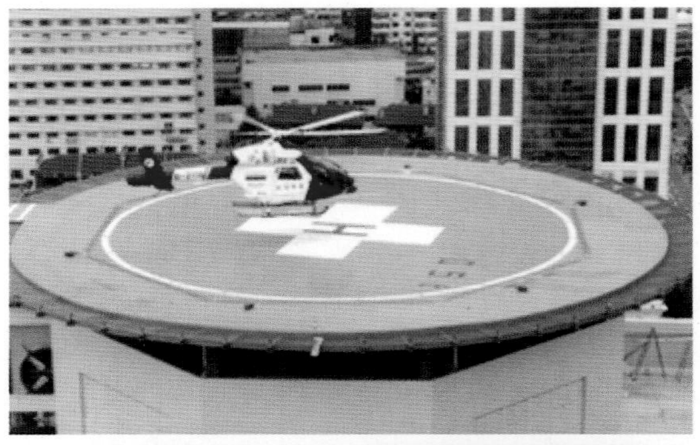

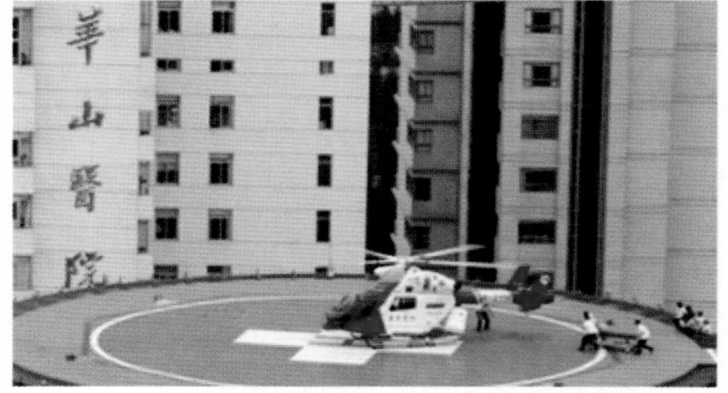

图 24-2　华山医院直升机急诊救护和转运系统

注:图示位于急诊大楼楼顶的直升机停靠平台。

待死亡,不如尽快送至有专科治疗条件的医院,积极争取救治。

(2) 颅脑损伤患者转运途中的救治和护理措施

1) 患者体位:一般情况下,患者可以平卧位或仰卧位转运。但对昏迷患者、呼吸道不通畅或易发生呕吐时,宜采取侧卧位或侧俯卧位,借重力使口内分泌物易于流出;当患者发生呕吐时,胃内容物也易于排出,防止误吸入气管内而发生窒息。

2) 保持呼吸道通畅:转运患者途中保持呼吸道通畅十分重要。出发前应彻底清除口腔、咽腔异物和分泌物,吸净气管内痰液,保持呼吸道通畅。转运途中患者有痰块或痰液不能咳出影响呼吸时,要及时吸出。若无电动吸引器,可用脚踏式吸引器或大注射器吸出。另外,采取下列措施,可有效防止窒息:①昏迷、舌后坠的患者或口底、咽部损伤肿胀的患者,可置入咽通气管或鼻咽导管;对舌后坠严重,咽通气管使用后仍不理想者,可用开口器或牙垫撑开口腔,用舌钳把舌拉出。若无舌钳,在局麻下用粗丝线于舌中线前中 1/3 交界处贯穿缝合一针,将舌牵出口外,固定在胸前衣扣上,也能达到目的。②环甲膜穿刺、环甲膜切开术:在转运途中,当患者呼吸道内的浓痰无法吸出或发生急性喉梗阻,濒于窒息的紧急情况下,可作环甲膜穿刺术,以粗针头经环甲膜插入气管内,可及时解除窒息,挽救患者生命。行环甲膜穿刺术一次性插入的粗针头数可达 2～3 枚。若时间允许也可迅速切开环甲膜,然后插入气管导管。环甲膜位于环状软骨与甲状软骨之间,此处无重要组织,不易出血,厚为 3～5 mm,容易切开。但此手术只用作临时急救通气,插入导管不宜超过 48 h,否则容易损伤喉部软骨而致术后拔管困难。故在应急抢救后及时改作常规气管切开术。③气管切开术:当颅脑损伤患者昏迷深,尤其合并颌面部创伤者,在转运途中很难保持呼吸道通畅。对此,在运送前应果断地先做好气管切开,以策安全。气管切开术是一项解除上呼吸道梗阻、清除下呼吸道分泌物阻塞、改善肺部通气功能的重要措施,千万不可顾忌术后护理而犹豫不决,丧失时机。但是,气管切开术较为困难,最好不要在运送途中进行。

3) 空运途中患者的医疗处置和护理要点:①空运患者要常规吸氧,适当抬高头部,保持呼吸道通畅,维持良好的静脉通道。②严密观察生命体征变化及神志、瞳孔、肢体活动。③有颅内压增高或有气颅的患者,在升空前应予以脱水,以免在空中加重病情。在空运中若出现脉搏洪大、呼吸深慢、意识障碍加深,有瞳孔变化者多提示颅内高压危象,应快速静脉推注甘露醇。④纠正低血容量,血细胞比容不得少于 0.30,动脉血氧分压不低于 60 mmHg。⑤低血容量的患者,在飞机飞行时,因不断加速,容易发生直立性低血压。因此,在飞行中,患者头部应朝向机尾,以免发生脑缺血。⑥高空中温度、湿度较低,有气管切开的患者应使用雾化器,以免气管内黏液干燥结痂,必要时向气管内滴入 0.45%氯化钠溶液或其他保养液。如用密闭式气管导管,气囊在空运中可能膨胀,过度压迫气管黏膜。因此,在空运前要适当放出囊内气体,着陆后再向囊内充气。⑦有脑脊液漏的患者,在空运时脑脊液流失可能多,应加强护理。对脑脊液鼻漏患者要防止误吸。⑧已作清创的患者,空运途中不宜更换敷料。⑨需要头部低温治疗者可继续进行。⑩留置导尿管。

4) 密切监护途中病情变化:转运途中要注意观察病情变化,监护病情主要包括:①意识状态。转运途中要严密观察患者意识变化,特别注意有无出现昏迷-清醒-再昏迷的现象。②生命体征的变化。重点监测患者脉搏、呼吸和血压,以便早期发现颅内

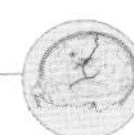

压增高等病情变化。③瞳孔大小及对光反射的情况。一旦出现一侧瞳孔散大、对光反射消失，表明发生脑疝，要及时抢救，不可延误。

5）转运途中发生神经症状的处置：①躁动不安。意识障碍的患者不能正确表达病情，每当病情变化或病灶激惹可发生躁动不安，常见的原因有颅内压增高、颅内血肿、脑挫裂伤、休克早期和尿潴留等。对躁动不安的患者应以简便方法检查，判断发生的原因，针对病因及时处理，可给予适当镇痛、镇静剂。常用的镇静剂有苯巴比妥钠(每次 100 mg)、水合氯醛(每次 10%溶液 10 ml)、哌替啶(每次 50 mg)等。在排除休克后，可酌情使用冬眠合剂。②癫痫发作。颅脑损伤常常引起癫痫发作，轻者表现为局限性抽搐，重者可发生全身性抽搐，甚至窒息死亡。因此，及时控制癫痫发作十分重要。治疗癫痫发作常用的药物有苯妥英钠(每次 100 mg)、苯巴比妥钠(每次 100 mg)、地西泮(每次 10 mg)、副醛(每次 10～20 ml)、阿米妥钠(每次 200～500 mg)、氯硝西泮(1～4 mg，静脉注射；4 mg 加入 500 ml 0.9%氯化钠溶液，静脉滴注)，其中静推 10 mg 地西泮为首选措施。③颅内压增高。颅脑损伤患者可发生颅内压增高，严重者有剧烈头痛、频繁呕吐或有意识障碍。对此类患者在转运前应以脱水药物降低颅内压，待病情平稳后再运送。途中输液不宜过快、过多。若途中出现躁动、脉搏洪大有力、心率减慢、呼吸变慢和血压升高，提示发生颅内压增高，可及时使用脱水剂。最常用药物是 20%甘露醇溶液和呋塞米(速尿)等。

24.2 颅脑损伤急诊室救治

颅脑损伤因其具有起病急、病情重、变化快的特点，诊治不及时将导致严重后果。因此对神经外科急诊室的医护人员的素质要求较高，需具备：①高度的责任心、细心和耐心；②有严格的时间观念，具有时间就是生命的紧迫思想意识；③具备良好的神经外科基础知识和基本技能；④具有迅速作出正确诊断和判断病情的能力，并能对病情变化给予及时处理。

24.2.1 颅脑损伤的急诊室诊断

急诊室的诊断要求急诊神经外科医生在短时间内通过重点而简明扼要的询问病史(包括受伤时间、受伤原因、暴力大小、着力部位、伤后表现、转运经过和处理，以及既往疾病等)，通过重点的查体和必要的辅助检查，迅速作出正确的诊断和处理。对于休克、活动性出血、脑疝及生命体征紊乱者，应边询问病史边积极抢救，如立即补液、输血及脱水、降颅压治疗。对于呼吸节律减慢或是呼吸道内大量痰液或是误吸物导致呼吸道梗阻者应紧急气管插管。因此，急诊室内快速而正确的诊断对及时治疗和改善预后至关重要。

(1) 询问病史

在急诊室询问病史，原则上要求简洁、客观、真实，以及询问伤时、伤后的全过程。询问对象主要是清醒患者本人、当事人、现场目击者及护送者。特别是对事故伤的双方都应郑重指出，使医师了解真实客观的病史，这对做出正确的诊断和采取必要的治疗措施及估计和观察病情十分重要。询问病史主要应尽量多了解受伤原因、受伤时间、暴力的大小和着力部位，伤后表现及现场抢救、转运过程和处理。主要是了解伤后意识状态，有否呕吐及其频度，伤后有无癫痫、发作次数和表现。此外还应询问家属患者既往是否有糖尿病、高血压病史，是否有使用抗凝药物史，是否有癫痫病史，以及其他脏器的严重疾病史。这样才能全面地了解和掌握伤因、伤情、伤后表现及既往史。

(2) 临床症状

当患者来到急诊室后可有各种不同的临床表现，如头痛、呕吐、昏迷等，根据其表现不同可判断伤情轻重及疾病可能发生的变化。伤情较轻的患者可能神志清楚，能正确回答问题，有轻度呕吐；稍重者可有较剧烈头昏、头痛，多次呕吐，神志淡漠，不愿说话甚至嗜睡。对这些有较轻临床表现的患者，经治疗后可渐恢复，但也有少数患者由于颅内病变的进展，临床表现逐渐加重和恶化。因此对伤后不久来急诊室的患者，应在治疗过程中密切观察病情变化，以便及时处理。然而有些患者在来到急诊室时病情已经很危重，其临床表现可有明显的昏迷或深昏迷，严重躁动或完全不动，频繁呕吐，频繁或持续的癫痫发作，尿失禁，偏瘫或截瘫，一侧或双侧瞳孔散大、对光反射减弱或消失等脑疝表现。严重者对刺激完全无反应，甚至生命体征衰竭，为接近或已进入脑死亡阶段的临床表现。遇有这些严重临床表现的患者，需予以紧急抢救。

有少数颅脑伤患者表现四肢或下肢力弱或瘫

瘓，这可能是脊柱骨折伴脊髓损伤，在搬动时应十分注意，勿因骨折错位而引起进一步损害。还有些患者由于伤后大量出血等，在来急诊室时即有面色苍白、脉搏细弱、血压低、四肢发冷等休克表现，须立即静脉输入代血浆等扩容液体，同时配血，随后输全血，如血压过低可在扩容基础上临时给升压药，以及时纠正休克状态。颅脑伤患者可有头面部和眼睑青紫肿胀等临床表现，常在头面部有皮肤裂伤出血，耳鼻流血或血性脑脊液，表明有颅底骨折。特别应该注意的是因颅脑损伤多为道路交通事故引起，因此常为复合伤，占20%左右。神经外科医师切不可只顾颅脑伤而忽略了其他严重复合伤，最常见的是四肢骨折引起的变形及颌面伤和骨折；其次是胸、腹部损伤，如多发性肋骨骨折引起的胸部反常呼吸，血气胸导致的呼吸困难；肝、脾、肾等脏器损伤引起的腹部膨隆、腹膜刺激征及失血性休克等。这些临床表现应引起急诊室神经外科医师的高度重视，应及时发现并处理，否则也会导致严重后果。因此，要求急诊室医师既要重视神经系统的临床表现，也要同时重视其他复合伤的临床表现，对致命的临床表现就应首先处理，并同时处理颅脑伤。

（3）体格检查

急诊室查体应分2个方面检查：神经系统检查和全身的其他系统检查。应根据病情轻重区别对待，对较轻患者可做较详细的检查，而对较重或垂危患者应根据其临床表现做重点检查，以便抓紧时间做必要的辅助检查及相应处理。

1）头面部及全身体表伤痕检查：头部、面部、颈部和身体其他部位的体表，常在伤后有不同程度及范围的损伤，如挫伤可表现局部肿胀、青紫、皮下淤血并伴有压痛；双眼睑周围青紫、肿胀或伴有眼结合膜下出血，常表示为前颅窝底骨折；耳后乳突部位青紫皮下淤血伴有外耳道流血（或血性液体）可能为颅中窝或后颅底骨折伴脑脊液耳漏。检体时要注意以下：①头皮损伤的部位，头皮挫伤或裂伤的部位代表着力部位，对于分析损伤机制必不可少；检查有无头皮的缺损和缺损的大小。皮肤擦伤：应注意部位、面积及深浅，可有局部肿胀及触痛，表面有渗血或渗液。皮肤裂伤及缺损：应注意检查伤口是否整齐规则，以判断是锐器伤还是钝器伤；伤口的部位、形状、长短、深度及出血量；伤口内的污染状况，如油污、泥土、化学物质等；伤口内是否有碎骨片；伤口内有无异物，如碎布片、木屑及金属碎片等。②开放性损伤者应检查伤口污染情况，有无异物存留和骨折，注意有无脑脊液或碎化脑组织溢出。③有无头皮血肿。头皮有巨大血肿处，其下方常伴有颅骨骨折的存在；着力点以外出现肿胀，提示有延伸的骨折或颅缝分离；颈后枕下肿胀，强迫头位，提示有颅后窝枕骨骨折；乳突部迟发性淤血即耳后淤血斑（Battle征），是颞骨岩部骨折的表现。帽状腱膜下血肿，注意范围及大小，出血较多者应注意是否有波动感；对血肿面积较大、出血量较多者应想到是否有凝血机制障碍的疾病，应及时做出凝血时间等检查。另一类为颅骨骨膜下血肿，其表现可无明显的波动，最大特点是肿胀局限于某一块颅骨的范围。④检查有无鼻腔、外耳道出血和脑脊液鼻、耳漏；有无眶周淤血。以上皮肤的各种损伤都可能提示其下方相应部位存在骨折或脑、脏器的损伤。

2）生命体征检查：生命体征检查在急诊室的检查中是一项常规的重要检查，包括体温、脉搏、呼吸和血压。这项检查虽然简便易行，但对判断病情轻重，以及是否可能合并其他损伤的诊断至关重要。伤后早期出现无明显原因的高热常是下丘脑或脑干损伤的表现。脉搏减慢多出现在颅内压增高较缓者，低于60次/分有意义。早期出现呼吸抑制和节律紊乱是脑干受损的表现。单纯闭合性颅脑伤，除已至濒危期、脑干功能衰竭，或有严重开放伤、大量失血外，很少发生低血压；如有休克，应想到身体其他部位有严重出血性合并伤存在，除积极抗休克外，应尽快找出原因，进行处理。如患者到达急诊室时发现脉搏细弱而快、面色及口唇苍白、血压下降等休克表现，则多可判断为失血过多所致，必须及时检查原因。而仅为颅脑损伤者，在患者到达急诊室时很少有低血压表现，相反由于高颅压的原因则多表现为血压升高及呼吸和脉搏减慢。如果脑外伤患者血压下降同时合并心率减慢，应注意可能合并脊髓损伤、脊髓休克的存在。

3）神经系统检查：

A. 意识状态检查：意识状态的改变是反映脑功能损害的可靠依据，伤后可表现为淡漠、嗜睡、朦胧及昏迷，尤其从清醒逐渐发展恶化至意识障碍，表明病情向加重的方向发展。目前多采用GCS评分表示，评分越低表明意识障碍越严重，即伤情越严重。对意识的检查一般采用提出问题令其回答，在无反应时则提高声音，仍无反应时采取压迫眶上眉弓中点三叉神经额支处或刺激上肢或大腿上方内侧皮

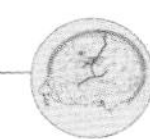

肤，同时令其回答问题或观察肢体运动情况，以此判断其意识状态及肢体活动状态，这是一种无损害的有效检查方法。

B. 眼球位置与运动和瞳孔大小及对光反射检查：眼部的感觉和运动受第Ⅱ～Ⅶ对脑神经（视神经、动眼神经、滑车神经、展神经、三叉神经和面神经）的支配，伤后容易出现有临床意义的体征，眼球的位置和运动可反映病情的轻重和脑损害的位置，以及估计预后。当双眼球处于中位不动时表示病情严重，预后不良；当处于中位不时有不自主的水平相游动时，表示脑损害为中等程度，预后较前者较好；当双眼球向一侧斜视时表明早期为同侧额叶损害，较重而晚期时则双眼球转向病变对侧斜视。小脑半球损伤时可出现双眼球水平性震颤。

当双眼球处于分离（外展位）或内收位（对眼）时表示有脑干损伤。应重点检查以下几个方面：

a. 外眼检查：眼睑及球结膜下出血、水肿，是眶板骨折的表现；单侧或双侧眼球突出，眼球张力增高，表明可能有眶内或眶后出血；眼裂缩小，眼球内陷，单侧瞳孔缩小，是交感神经损害症状（霍纳综合征，Horner syndrome），应注意颈部损伤的存在；单侧早期瞬目动作减退，常提示该侧面神经末梢支损害。

b. 眼球位置和运动：展神经损伤者，眼球外展不能；有同向凝视出现，是额叶额中回，或额-桥束，或脑桥损害的表现；早期出现的眼球分离，是脑干内侧纵束受损的表现，提示有脑干损伤；有眼震出现为颅后窝小脑或脑干损害的表现，应注意有颅后窝血肿。

c. 瞳孔变化：伤后立即出现的一侧瞳孔散大、对光反射消失，但没有意识障碍，常是虹膜及动眼神经损害表现，多为眶上裂骨折造成。伤后立即出现的瞳孔双侧散大或缩小，或大小多变，形状不整，常是脑干损害的表现，多伴有严重意识障碍；伤后逐渐出现一侧瞳孔散大、对光反射迟钝或消失，则是小脑膜切迹疝的典型表现（瞳孔散大前可有短时间缩小）。

d. 眼底变化：视神经盘水肿或伴有出血者，多出现在亚急性或慢性血肿者，但也有伤后 30～40 min 出现水肿者，甚至可伴有眼底出血，多见于广泛脑挫伤或弥漫性脑肿胀引起颅内压严重增高者。

C. 肌力、肌张力和反射的检查：详见第 4 章“病史与体检”。

D. 全身其他检查：颅脑损伤特别是车祸致伤时常伴有多发复合伤。因此，不能只顾颅脑损伤而忽略了其他部位的复合伤。在急诊室时当遇到复合伤时其诊治原则是：哪种类型伤情严重甚至是致命的就应优先处理哪种类型的损伤。有时颅脑伤与合并伤同样都十分严重，那么就必须同时进行诊治，不可有所偏颇，以免贻误救治时机。当患者来急诊室发生大量伤口出血伴有休克时，就应首先立即用血管钳夹闭严重的动脉或静脉活动性出血，同时快速静脉输入代血浆等，随后输入全血以纠正休克。当患者因多发性肋骨骨折致血气胸，发生严重呼吸困难时，胸部叩诊其一侧为鼓音或空瓮音或实音，听诊时呼吸音消失，则判断可能为气胸或血气胸，应尽快做胸腔闭式引流术。当腹部同时遭到暴力损伤时，尤其是肝、脾、肾区的损伤，常致内脏破裂发生内出血性休克，临床可见口唇与颜面苍白、脉细弱而快、血压下降、血红蛋白降低、腹部膨隆及压痛和反跳痛甚至出现板状腹，应立即做 B 超检查或腹腔穿刺，发现血腹时应行紧急处理，并同时积极抢救休克。当发现患者休克为腹膜后血肿或骨盆或股骨骨折引起大量失血时，应立即静脉输入代血浆等扩容液，随后大量输入全血。颌面骨、锁骨、肋骨、四肢骨折及骨盆骨折，可有不同的临床表现，如变形、骨摩擦音、骨折周围血肿。

（4）辅助检查

颅脑损伤常用辅助检查包括头颅 X 线平片、脑电图检查、诱发电位检查、经颅多普勒超声检查、CT 检查、数字减影血管造影（DSA）检查、MRI 检查及腰椎穿刺检查等。在急诊室由于病情急或严重，目前最常用的是 CT 检查，其次是头颅 X 线平片检查。

1）头颅 X 线平片检查：此检查在以往都作为急性颅脑损伤最重要的常规检测方法，通过检查可以发现颅骨骨折及其部位和严重程度，也可估计暴力大小及着力部位和判断颅内病变，对诊断很有帮助。

2）CT 检查：近 20 年来尤其是近 10 年来，CT 检查以其无损伤及快速有效显示颅脑病变及帮助迅速作出正确诊断，被广泛应用于神经外科尤其是急诊室诊断。这一新的科技进步，在颅脑损伤诊断方面无疑是一项突破性的进展，是目前急诊室辅助检查的首选方法。CT 检查不但在检查的当时可显示颅脑病变，而且可反复动态检查以观察颅内病变的发展。通过 CT 检查可以发现头皮肿胀、部分颅骨骨折线、蛛网膜下腔出血、颅内血肿、脑挫裂伤、脑水肿、硬脑膜下积液、颅内积气、颅内异物等的大小、位置，以及病变对中线结构、脑室形状及各脑池特别是环池的影响，据此可作出正确诊断及处理，因此这项检查是急性颅脑损伤急诊室诊断的最重要、方便、快捷而有效的手段。CTA检查可用以早期发现创伤性假性动脉瘤和海绵窦硬脑膜动静脉瘘（dural arteriovenous fistula，DAVF）。

3）MRI检查：MRI近10年多来在国内逐渐被广泛应用于临床，这是在CT之后较早应用于颅脑病变的一种较好的无创检查技术。其优点是无痛苦、无放射线损伤，可多方位体层成像，无骨性伪影，尤其是对颅后窝显示较清楚。但在急性颅脑损伤检查中仍有不足之处，如成像时间较CT长、患者不能携带任何金属异物及对急性颅内血肿显示的影像不如CT清楚。综合其优缺点，MRI在颅脑损伤中对亚急性及慢性颅内血肿的诊断优于CT，而在急性颅内血肿的诊断上则不如CT。

24.2.2 颅脑损伤的急诊室处理

急诊室神经外科医师既要能够对危重患者进行积极的抢救和治疗，又要能够对患者的病情作出正确的判断，以分流和分诊患者。根据患者所受外伤大小、昏迷史、GCS评分、生命体征、神经系统检查及头部CT检查结果，对就诊患者的病情作出初步判断，并给予相应处理。开放性颅脑损伤患者：收住入院。闭合性颅脑损伤患者：无昏迷史，GCS评分15分，生命体征平稳，神经系统检查阴性，头部CT检查无异常发现患者，可吩咐患者回家观察，如有头痛、呕吐等病情变化及时复诊。昏迷时间在20 min以内、GCS评分13～15分、生命体征平稳、神经系统检查及头部CT检查无异常发现，急诊留观4～6 h，若病情加重，收住入院；如情况稳定或好转，可回家休息。但如出现头痛、呕吐加剧，意识改变，癫痫，肢体无力或其他症状，应及时就诊。头部CT检查有脑挫裂伤或血肿患者，或有颅骨骨折患者收住入院或留观后收住入院。对有手术指征患者，应积极完善术前准备，积极手术。对生命垂危患者积极进行基本生命支持（ABC），为进一步治疗赢得宝贵时间。对60岁以上的老年患者，尤其是服用抗凝药或抗血小板药物的老年患者，要警惕迟发性颅内血肿的可能。

（1）伤者的急救

急诊室的急救是指伤后到达急诊室时，伤情已十分危重或呈临危状态的患者，要求急诊室医师迅速判断伤情、作出正确诊断并立即采取有效的救治措施。重型颅脑损伤患者GCS评分下降、瞳孔变化、低血压和低血氧饱和度是提示预后不良的早期危险因子。

急性重型颅脑损伤患者急诊室急救的主要内容有以下几个方面：

1）心肺复苏：患者处于临危阶段到达急诊室时，因为多数患者均未得到有效的现场抢救，故首要的是心肺复苏。急诊室医师必须刻不容缓地立即在做胸外心脏按压的同时，进行气管插管或切开，吸出呼吸道分泌物及误吸物，如自主呼吸不佳时须接呼吸机或气囊呼吸器辅助呼吸并吸入氧气，与此同时开放静脉通路，静脉输入代血浆等扩容液体并备血，准备随后输入全血，如血压仍低可暂时输入多巴胺甚至去甲肾上腺素，使血压升高至接近正常水平，待扩容液体及全血快速输入足量后、血压维持较稳定时再逐渐停用多巴胺等升压药。根据美国颅脑创伤院前急救指南，对于重型颅脑创伤（GCS评分＜9分）、不能维持自身气管稳定或是通过充分给氧低氧血症仍不能纠正的患者应给予气道保护，而气管插管是最有效的维持气道稳定的方法。

2）紧急控制头皮活动性出血：如有血管断裂出血时，可用血管钳夹闭或结扎血管控制出血，如为大量渗血可剃掉周围毛发，用碘酒、酒精消毒伤口周围皮肤，局麻下暂时缝合伤口止血，如伤口较小、出血不多也应用消毒敷料盖好伤口加压包扎止血，同时肌注抗生素以预防感染。对开放性颅脑损伤如脑组织外露时，伴有血管撕断出血较快时，可用血管钳夹闭或结扎，有粉碎凹陷骨折、碎骨片或异物嵌入脑组织时，只要无严重出血就不必勉强清除以免引起大量出血，待检查后在手术室内一并清创。在基本止血后均须用消毒敷料覆盖伤口再稍加压包扎。对于开放性颅脑损伤，应在皮试阴性后肌注破伤风抗毒素（TAT）预防破伤风。

3）降低颅内高压：有些患者在到达急诊室时已发生脑疝，颅内压严重增高濒临垂危状态，必须在到达急诊室时，快速静脉输入20%甘露醇200～400 ml及呋塞米（速尿）20～40 mg。

4）完善术前准备：对有手术指征患者，应尽可能在最短时间内完成术前准备工作，包括抽血检查血常规、电解质、肝、肾功能、血糖、出凝血功能，进行交叉配血试验，备血，剃头，做心电图和肺部CT检

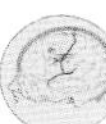

查。通知麻醉科和手术室提早做好手术准备工作，及时清除血肿，解除局灶性颅内压增高和脑疝的存在，改善脑组织血供，为脑功能的恢复创造条件。对有创伤性凝血病的患者，应积极补充凝血的底物，改善凝血状态后再行手术。

(2) 急诊室手术

在神经外科急诊室通常做的手术有头皮及其他部位的皮肤裂伤缝合术、静脉切开术、腰椎穿刺术、头皮下血肿抽吸术等。

1) 头皮及其他部位皮肤裂伤清创缝合术：在急诊室一般仅做损伤较轻的头皮等缝合术；严重裂伤者仅做止血保护好伤口后收住院，在手术室内进行手术处理。

2) 深静脉穿刺术或静脉切开术：此手术是在患者来急诊室时已发生休克或颅内压很高，急待快速静脉输血、输液等施行抢救，但因患者肥胖、皮肤有感染或儿童尤其是婴幼儿静脉穿刺发生困难时，必须及时行深静脉穿刺术或静脉切开术。拟穿刺或切开的静脉有炎症、血管疾患及严重动脉硬化为禁忌证或须慎重施行。静脉切开术通常选择内踝的大隐静脉、外踝的小隐静脉及大腿内侧腹股沟中点下方的大隐静脉根部3处做此手术。但是最经常也是最容易做的是选择内踝大隐静脉。在双侧大隐静脉无法使用时，可选择小隐静脉或大隐静脉根部(汇入股静脉处)行静脉切开术。深静脉穿刺术通常选择大腿内侧腹股沟中点下方大隐静脉根部作为穿刺点。

3) 头皮下血肿穿刺抽吸术：在急诊室最常见的是帽状腱膜下血肿，可发生于头部的任何部位，检查时局部隆起触诊有明显波动感，范围较小者可自行吸收，但如较大甚至波及全部或大部分的头皮下，可导致贫血，须行穿刺抽血治疗，有时须行多次抽吸方可治愈，儿童较为多见。对较严重的头皮下血肿在穿刺前应做血常规及出、凝血时间和血小板检查，如贫血严重尚需适当输血，如有凝血机制障碍须针对病因进行治疗。剃头后洗净，选择适当穿刺点，皮肤用碘酒、酒精棉球消毒，铺带孔消毒巾，儿童可给局麻。无菌技术必须十分严格，否则可招致细菌感染引起更严重的问题。于穿刺点处用20 ml或50 ml注射器，先穿刺头皮下组织潜行0.5～1.0 cm，再刺入血肿腔内，缓缓抽出暗紫色血液；当注射器内抽满血液时，从接针头处拧下，将针管中的血液弃掉后重新接上继续抽吸，再令助手压迫周围头皮，使剩余血液集中于针头附近的皮下，以便抽吸，直至吸净头皮下积血，拔出针头后，将酒精棉球放于穿刺孔处用医用胶带贴紧固定，再用消毒纱布数块放于头皮上用医用胶带固定，最后用绷带反复加压包扎，后用医用胶带十字贴紧固定。2～3 d后检查，如仍有头皮下血肿，可再行同法穿刺抽血加压包扎。

4) 气管插管术：在伤后昏迷因呼吸道内有大量分泌物或误吸异物，导致呼吸道阻塞发生呼吸困难者，应迅速进行气管插管处理，或在全身麻醉时需行气管插管术。一般用带气囊的导管在其内插入导管芯。患者取仰卧肩下垫软枕使头过伸位(注意有颈椎骨折者禁行)。重症紧急情况时一般不需使用诱导麻醉(硫喷妥钠)，也很少用局麻(可卡因或利多卡因等表面麻醉)，非特殊情况均用经口腔插管，但喉水肿及有炎症时禁用。方法：用麻醉喉镜插入口腔舌上即可见腭垂，向内推进可见会厌，挑起会厌，向后上提镜柄即可显露声门，将弧形导管前端对准声门后轻柔地插入气管内，此时助手反复压迫胸部如导管口有出气声，证明导管已正确插入气管内；置牙垫后退出喉镜，将牙垫及导管一起用医用胶带固定于两侧面颊部。如患者躁动，不能合作，也可在插管前于喉部喷1～2 ml可卡因予表面麻醉。喉镜的使用及方向要得当，要在看清声门后轻柔地插入导管，不可在看不清声门下用暴力盲目勉强插入。这一操作技术要求神经外科医师必须掌握，因在神经外科急诊室急救时十分有用。

5) 气管切开术：此手术是在重型颅脑损伤急救中最常做的一种手术，是维持呼吸道通畅及吸痰、改善低氧血症的重要方法。在重型颅脑损伤患者来急诊室时，常因昏迷和呕吐物致呼吸道内有大量分泌物及误吸呕吐物阻塞呼吸道，在患者呼吸极度困难时，需做紧急气管切开术。这一手术虽应请耳鼻喉科医师协助，但有时因病情危急，来不及请会诊处理，就要求神经外科急诊室医师必须掌握此手术的基本原则及技术操作，以便能及时抢救患者。

(3) 合并伤处理

急性颅脑伤常合并身体其他部位的损伤，甚至是多发伤，对于严重致命的合并伤，原则上应由各有关专科医师协助同时处理。

(徐　荣　胡　锦)

参考文献

[1] 胡锦，周良辅．我国颅脑创伤救治现状及应对策略[J].

中华创伤杂志,2012,(3):193-196.

[2] 徐荣,胡锦.颅脑损伤的院前和急诊室救治[M]//周良辅.2版.现代神经外科学.上海:复旦大学出版社,2015:329-338.

[3] AMOO M, O'HALLORAN P J, LEO A M, et al. Outcomes of emergency neurosurgical intervention in neuro-critical care patients with traumatic brain injury at Cork University Hospital [J]. Br J Neurosurg, 2018,32(6):585-589.

[4] BEKELIS K, MISSIOS S, MACKENZIE TA. Prehospital helicopter transport ang survival of patients with traumatic brain injury [J]. Ann Surg, 2015,261(3):579-585.

[5] KEHOE A, SMITH J E, BOUAMRA O, et al. Older patients with traumatic brain injury present with a higher GCS score than younger patients for a given severity of injury [J]. Emerg Med J, 2016,33(6):381-385.

[6] KESMARKY K, DELHUMEAU C, ZENOBI M, et al. Comparison of two predictive models for short term mortality in patients after severe traumatic brain injury [J]. J Neurotrauma, 2017,34(14):2235-2242.

[7] MAAS A I R, MENON D K, ADELSON P D, et al. Traumatic brain injury: Integrated approaches to improve prevention, clinical care, and research [J]. Lancet Neurol, 2017,16(12):987-1048.

[8] MAGNUSSON C, AXELSSON C, NILSSON L, et al. The final assessment and its association with field assessment in patients who were transported by the emergency medical service [J]. Scand J Trauma Resusc Emerg Med, 2018,26(1):111.

[9] MOUSTAFA F, ROUBIN J, PEREIRA B, et al. Predictive factors of intracranial bleeding in head trauma patients receivinng antiplatelet therapy admitted to an emergency department [J]. Scand J Trauma Resusc Emerg Med, 2018,26(1):50.

[10] NENTWICH L M, GRIMMNITZ B. Neurologic emergencies in the eldly [J]. Emerg Med Clin North Am, 2016,34(3):575-599.

[11] PANNATIER M, DELHUMEAU C, WALDER B. Comparison of two prehospital predictive models for mortality and impaaired consciousness after severe trmaumatic brain injury [J]. Acta Anaesthesiol Scand, 2019,63(1):74-85.

[12] PRABHAKARAN K, PETRON P, LOMBARDO G, et al. Mortalyty rates of severe traumatic brain injury patients: impact of direct versus nondirect transfers [J]. J Surg Res, 2017,219:66-71.

[13] PéLIEU I, KULL C, WALDER B. Prehospital and emergency care in adult patients with acute traumatic brain injury [J]. Med Sci, 2019,7(1):12.

[14] SPAITE D W, BOBROW B J, STOLZ V, et al. Evaluation of the impact of implementing the emergencymedical services traumatic brain injury guidelines in Arizona: the Excellence in Prehospital Injury Care (EPIC) study methodology [J]. Acad Emerg Med, 2014,21(7):818-830.

[15] TRAUB S J, WIJDICKS E F. Initial diagnosis and management of coma [J]. Emerg Med Clin North Am, 2016,34(4):777-793.

[16] VARNER C E, MCLEOD S, NAHIDDI N, et al. Cognitive rest and graduated return to usual activities versus usual care for mild traumatic brain injury: A randomized controlled trial of emergency department discharge instructions [J]. Acad Emerg Med, 2017,24(1):75-82.

[17] VOSKENS F J, REIN E A, SLUIJS R, et al. Accuracy of prehospital triage in selecting severely injured trauma patients [J]. JAMA Surg, 2018,153(4):322-327.

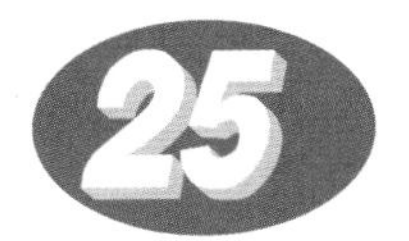

头皮损伤与颅骨骨折

25.1 头皮损伤

头皮损伤是原发性颅脑损伤中最常见的一种，它的范围可由轻微擦伤到整个头皮的撕脱伤。其意义在于头皮损伤有助于颅脑损伤的部位及轻重的判断。头皮损伤往往都合并有不同程度的颅骨及脑组织损伤，它可作为颅内感染的入侵门户引起颅内的继发性病变，所以头皮损伤后的重建越来越受到重视。相比其他部位的重建手术，头皮重建术的重要性在于它可对其下覆盖的颅脑组织提供完整严密的保护以及满足现代生活对美观的要求。

25.1.1 头皮的解剖

头皮解剖上可分为 6 层：表皮层、真皮层、皮下脂肪层、帽状腱膜层、帽状腱膜下层及颅骨外膜层。真皮质含有大量的汗腺、皮脂腺和毛囊。皮下脂肪层内有大量的纤维隔连接表皮和帽状腱膜，并含大量脂肪可缓冲外力的冲击，但使头皮缺乏收缩能力。帽状腱膜层是头皮解剖中最重要的结构，它是前部额肌和后部枕肌腱膜的延伸。在颞肌部位，帽状腱膜则延伸为颞肌筋膜浅层。帽状腱膜下层是疏松结缔组织，无间隔，外力作用可使头皮在这层中滑动，造成头皮损伤，但也在一定程度上缓解了外力作用于颅骨上的强度。头皮血供丰富，它由对称的血管组成互相连接的血管网，所以头皮伤后的愈合及抗感染能力较强。但伤时出血凶猛，加之头皮收缩能力差，容易发生失血性休克，年幼者更应注意。

25.1.2 损伤类型和治疗原则

（1）头皮擦伤

头皮擦伤是表皮质的损伤。

（2）头皮挫伤

损伤延及皮下脂肪层，可有头皮淤血及肿胀。

（3）头皮裂伤

头皮裂伤多由钝器打击头部造成。此类损伤往往都有不规则伤口，且创缘都很薄，伴有挫伤。伤口内多有毛发、泥沙等异物嵌入，容易引起感染。这类损伤常合并颅骨骨折或脑损伤，故应做全面的神经系统检查和 CT 检查，以明确是否有颅脑损伤。处理的原则为尽早行清创缝合术，常规应用抗生素和破伤风抗毒素（TAT）。清创缝合术原则：将伤口内的异物全部清除，并将坏死的创缘切除，以确保伤口的愈合。缝合时应将帽状腱膜同时缝合，以利止血。局部头皮缺损直径<3～4 cm 的，可将帽状腱

膜下层游离后缝合，或行"S"形、三叉形延长裂口，以利缝合。头皮缺损过大的可行皮瓣转移或移植术修复。由于头皮抗感染能力强，在合理应用抗生素的前提下，一期缝合时限可适当延长至伤后 48 h 甚至 72 h。

(4) *头皮血肿*

头皮血肿通常位于皮下组织、帽状腱膜下或骨膜下，不同的部位和范围有助于损伤机制的分析，并可对颅脑损伤作一初步的估计。

1) 皮下血肿：血肿位于表皮层和帽状腱膜层之间，受皮下纤维纵隔的限制，血肿体积小，张力高，压痛明显。

2) 帽状腱膜下血肿：多由于头皮受到斜向暴力作用，头皮产生滑动，造成此层的血管破裂，引起出血。由于无纤维间隔，故血肿弥散，出血量多，可波及全头颅，张力低，疼痛轻。

3) 骨膜下血肿：多来源于板障出血或骨膜剥离。范围限于骨缝，质地较硬。头皮血肿一般只需加压包扎，待其自行吸收。如果血肿过大且长时间不吸收，可在严格消毒下穿刺抽取积血后加压包扎；可反复多次抽吸，但需严格无菌操作，以免继发感染。一旦发生感染，应立即切开引流。

(5) *头皮撕脱*

头皮撕脱是头皮损伤中最严重的一种，几乎都是因为长发被卷入转动的机器中而致。大片甚至整个头皮自帽状腱膜下撕脱，有的连同额肌、颞肌或骨膜一并撕脱。创口可有大量出血，引起出血性休克；暴露的颅骨可因缺血引起感染或坏死。处理原则为纠正休克，并根据受伤时间的长短、撕脱头皮的面积和活力、裸露的颅骨上有无骨膜、有无感染的存在等因素采用不同的修复方法，如直接缝合、减张后缝合、转移皮瓣修复、血管重建头皮再植，或颅骨外板钻孔，待肉芽组织形成后作二期皮瓣移植等。

25.2 颅骨骨折

颅骨骨折往往是由于钝性暴力或穿透性损伤造成，大多无需特殊处理，故骨折本身并不重要。但颅骨骨折的发生与暴力作用的方向、大小、减速距离等密切相关，且易合并有脑膜、血管、脑组织和脑神经的损伤，并可继发颅内感染、脑脊液漏或引起脑局部受压，造成肢体瘫痪、癫痫。因此，颅骨骨折应根据患者临床症状的不同而进行不同处理。

25.2.1 外力与颅骨骨折的关系

华山医院与上海交通大学应用光弹方法对颅骨受力后的应力分布进行测定，并用激光全息干涉法研究颅骨受力时的变形情况，摄取局部颅骨变形图像，发现施加同样外力以颞鳞部受力时变形最大，额骨正中受力时变形最小，如同时发生线性骨折则额骨以纵行及斜行方向为多见，颞骨以斜行和横行方向可能较大。外力作用颅盖部位时，应力可循颅骨内外板传达颅底，由于颅底的骨质较薄，可以出现颅盖未骨折而颅底眶板骨折现象。研究还指出，低速度、高能量、面积小的打击易造成小范围的凹陷骨折，而低速、高能量、面积大的打击易造成散状的线性骨折。高速、小面积物体可致穿入性或粉碎性骨折。高速、大面积物体则造成广泛的凹陷骨折或粉碎性骨折。

25.2.2 颅骨骨折的分类

颅骨骨折一般分为线性骨折、凹陷性骨折和粉碎性骨折 3 类(图 25－1)。按骨折部位的不同分为颅盖骨折和颅底骨折。颅盖骨折，尤其是骨折线通过脑膜血管沟或静脉窦时，需注意硬脑膜外血肿的可能。凹陷性骨折见于局部暴力集中的较小颅骨区域，多为全程凹陷，少数仅为内板凹陷。颅盖骨折根据头皮的完整性又分为闭合性和开放性，开放性骨折特别是有硬脑膜撕裂时，颅内感染的可能性大大增加，导致严重后果。

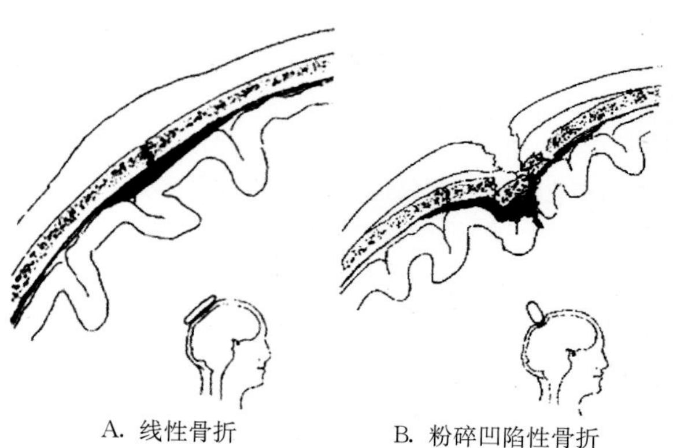

图 25－1　颅骨骨折

注：注意骨折可并发颅内出血或和脑组织损伤。

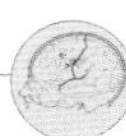

25.2.3 颅盖的线性骨折

颅盖的线性骨折往往继发于大面积的暴力作用。线性骨折造成的损伤与颅骨在外力作用下的变形和移位有关。而外力作用的位置、方向和骨折线的延伸等因素对损伤的类型有着一定的影响。一般的闭合性线性骨折无临床表现，无需特殊处理。电生理研究发现伴有线性骨折的轻微颅脑损伤患者在骨折发生部位无脑电图的异常。但对于骨折线通过脑膜血管沟或静脉窦者，需提防有硬脑膜外血肿的可能。

头皮的破裂合并开放性线性骨折，会使得颅内感染的可能性大大增加，特别是当硬脑膜撕裂时更甚。在婴幼儿阶段，伴有硬脑膜撕裂的开放性线性骨折可能逐渐增宽，造成所谓的“生长性骨折”，以致继发囊性脑膨出。这些病变可逐渐增大而需手术治疗，否则增大的囊肿可使脑组织移位或受压，引起相应的症状。

CT 检查是目前颅脑损伤骨折最常用的筛选方法，但平行于 CT 扫描方向的线性骨折不易被发现，需要头颅 X 线拍片来补充明确诊断。

25.2.4 颅底骨折

颅底骨折在所有的颅骨骨折中占 19%～21%，在所有的颅脑损伤中占 4%。颅底骨折的产生多是颅盖骨折的延伸，但也有暴力直接作用的结果。在颅底有几处薄弱的区域，如蝶窦、蝶骨翼的内侧部、颞骨岩尖部，这些区域易发生骨折，骨折的类型则取决于外力的方向、局部骨结构和颅底的孔隙。

颅底骨折一般属线性骨折。颅底与硬脑膜粘连紧密，骨折时易致硬脑膜撕裂，加之颅底孔道众多，骨折线又常累及鼻旁窦，可使蛛网膜下腔与外界相通，而称“内开放性骨折”，导致脑脊液漏和脑损伤。颅前、中、后窝解剖结构不同，骨折后临床表现亦各具特点。典型的颅前窝骨折具有“熊猫眼”，伴有脑脊液鼻漏和嗅、视神经的损伤；对于出现熊猫眼征的患者，要注意眼球听诊以排除颈内动脉海绵窦瘘的可能。颅中窝骨折多以岩尖部骨折为主，岩尖部骨折占全部颅骨骨折的 15%～48%，可分为横行骨折(5%～30%)和纵行骨折(70%～90%)；一半的横行骨折患者可有第Ⅴ、Ⅵ、Ⅶ或Ⅷ对脑神经的损伤，而纵行骨折则往往造成传导性耳聋，两者皆可表现出脑脊液耳漏、鼓室积血和 Battle 征。颅后窝骨折少见，可有乳突皮下淤血和颈部肌肉肿胀，少数可有后组脑神经的损伤。

颅底骨折主要根据临床症状和体征诊断。头部 CT 发现气颅有助诊断，颅底薄层 CT 可提高诊断阳性率。治疗主要是预防颅内感染，合并脑损伤或脑脊液漏的患者按相应原则处理。近颈静脉孔区的颅底骨折，在原发脑损伤并不严重、意识水平进行性下降而出现全脑肿胀的患者，注意行头部 CT 静脉成像(CT venography, CTV)检查，以排除颅底骨折导致颈内静脉损伤后的静脉窦血栓形成。

25.2.5 凹陷性骨折

凹陷性骨折的发生一般为局部暴力作用所致。当外力足够大或集中于面积较小的颅骨区域，造成颅骨内陷引起凹陷性骨折，多为全程凹陷(图 25-2)，少数仅为内板凹陷。发生于成人者，在凹陷性骨折边缘多有环形骨折线；发生于婴幼儿者，因骨板薄而富于弹性，可无骨折线，在生长过程中有自行复位的可能。

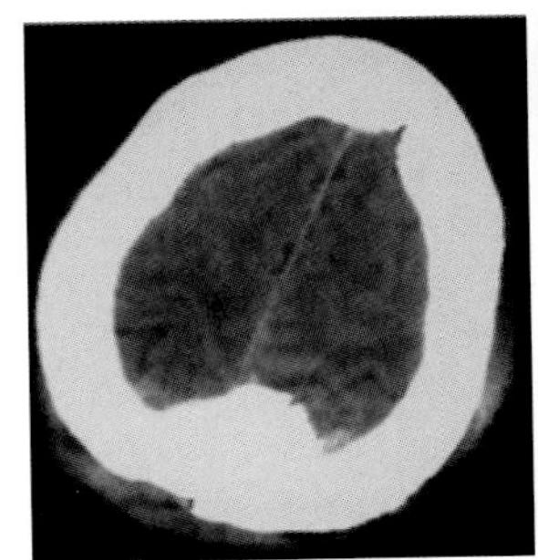

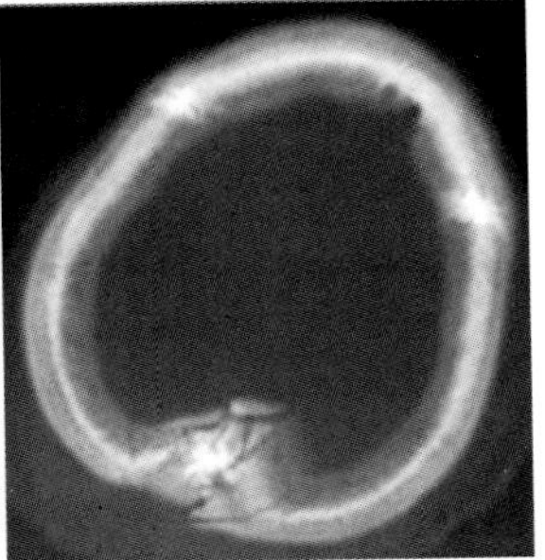

图 25-2 凹陷性骨折

非手术治疗适合没有硬脑膜穿破的临床和影像学证据、没有明显的颅内血肿、凹陷不大于 1 cm、没有额窦累及、没有伤口感染、没有气颅和伤口显著污染的患者。静脉窦部位的凹陷骨折，患者无神经功能缺失和其他手术指征时最好保守治疗。

手术指征：①凹陷深度等于或大于周围颅骨厚度，或深度大于 10 mm；②严重骨折畸形影响容貌，如前额部凹陷骨折；③复杂类型和开放性凹陷性骨折；④合并需要手术的颅内血肿；⑤凹陷骨折脑组织受压而导致神经功能缺损。

早期手术以尽可能降低感染率。术前需要预防性使用抗生素，清创可采用“S”形切口。颅骨钻孔在骨折和正常颅骨的边缘，轻轻地抬起凹陷的颅骨；抬起困难的可用铣刀沿骨折周围取下凹陷颅骨，复位后微型钛片固定。新鲜、清洁的游离骨片可以用微型连接片固定。清洁无污染、新鲜、小的复杂游离骨折片，去除后可以考虑肽网一期颅骨成形修补。术中必须仔细探查硬脑膜是否有破裂。如果存在硬脑膜下血肿和脑内血肿，必须打开硬脑膜进行血肿清除，严密止血，术后严密缝合硬脑膜。当伤口严重污染或损伤超过 24 h，需要的颅骨成形修补术应在 1～2 个月后进行。

没有证据证明凹陷骨折复位手术有助于减少外伤后癫痫的发生，癫痫可能与原发脑损伤关系更密切。

25.2.6 额窦骨折

复杂额窦损伤的患者，必须特别关注额窦前后壁同时损伤。非凹陷骨折单纯累及额窦后壁通常不需要手术修复。当足够大的力量穿透额窦前后壁，迟发的感染发生率很高，此类骨折需要在几天内探查修复，尤其是当有尖锐物体刺入时。闭合性额窦前后壁骨折合并脑脊液漏超过 1 周，硬脑膜应行手术修补。冠状切口是手术的最佳入路，额窦的前壁需要重建，撕裂的硬脑膜必须致密缝合，必要时取骨膜或颞肌筋膜修补。额窦黏膜完全剥离，填塞肌瓣或骨膜瓣；骨折的额窦后板可以去除。

25.3 颅面伤

颅面部区域从冠状缝延伸到下颏，骨性和软组织包括颅骨凸部、颅底的前部、面部骨骼和其表面的软组织，涉及脑前额叶、眶内容物、相关脑神经、上呼吸道、上消化道。这些解剖功能复杂区域的损伤需要良好合作的多学科交叉团队来合理救治。

颅面外伤的原因在不同地区有显著的差别。发达国家和地区由于气囊和摩托车头盔的应用，颌面部损伤发病率明显下降，婴儿、老年人及骑自行车摔倒是最主要的原因，成人中摩托车事故伤仍具有很高的发生率。面部的骨折在脸部开放式头盔和不戴头盔的车手损伤中常见。在发展中国家，颅面外伤多见于交通事故伤中的重型颅脑损伤，也见于高处坠落伤、暴力袭击伤、运动伤、工伤和火器伤。

颅面部创伤容易导致气道梗阻和缺氧窒息。脸部变形，嘴唇、舌头和口底肿胀，牙齿断裂和假牙脱落，前颅窝的毁损破坏，牙关紧闭，气道内血性液和呕吐物，喉部断裂等都是气道梗阻的高危因素。

颅面部创伤易致前额叶、嗅神经、视神经等损伤。双侧额叶的损伤可导致认知功能、神经精神心理功能的障碍。前颅底硬脑膜与筛板连接紧密，前颅底骨折易致硬脑膜撕裂；蛛网膜撕裂伴随颅底骨折，与鼻腔或鼻旁窦相通，形成脑脊液鼻漏。

在眶骨骨折的患者中，大约有 20%的患者发生眼球的损伤。可以表现为复视、眼球凹陷、眼球损伤突出，可伴面颊部和上切齿的感觉丧失。眼球的钝性损伤包括角膜擦伤、前房出血、玻璃体出血和视网膜脱离；眼球的穿通伤可以导致即刻的失明或延迟的视力丧失。视神经损伤表现为直接对光反射消失，间接对光反射存在，视觉诱发电位有利于意识障碍患者视神经损伤的早期诊断。对光反射对于视力能否恢复具有很好的预测，如果没有对光反射，视力几乎不可能恢复。眶周软组织肿胀限制了眼球的运动并使早期动眼神经功能的检查受到限制。瞳孔的不对称或无光反射可能与眶上裂骨折损伤动眼神经有关。然而昏迷患者的瞳孔不对称被认为是脑干损伤或脑疝的可能表现。颅底骨折其他脑神经损伤中，嗅神经和面神经损伤较常见。

此外，颅面伤可见鼻-眶-筛骨骨折、颧骨骨折、下颌骨骨折和上颌骨骨折，以及相应的软组织损伤。上颌骨骨折中，Le Fort Ⅲ型骨折又称上颌骨高位骨折或额弓上骨折，多伴有颅底骨折或颅脑损伤，导致耳、鼻出血或脑脊液漏；Le Fort Ⅱ型骨折，有时也可波及筛窦达颅前凹，可出现脑脊液鼻漏。

25.3.1 诊断

首先是气道、呼吸、血压、意识等基本生命体征的评估。复苏成功后，应再次反复地进行详细的病情评估。意识状态早期通过 GCS 评分、瞳孔来反复评估。脑神经功能包括嗅觉、瞳孔的反应及对称性、视力、视野、眼球运动、角膜反射、面部的触觉和痛温觉、吞咽功能等，应给予仔细评估。复苏后尽早行头部 CT 检查明确颅内情况，对于可能的前颅底和颌面部的骨折，应予头部包括颅底和颌面部 CT 骨窗位薄层水平位和冠状位扫描及三维重建，有利于神经外科手术和颅面重建术前的评估与计划准备。同时对于怀疑颈椎损伤的患者，应行颈椎 CT 检查以免漏诊颈椎骨折。所有存在颅底骨折的患者、颅脑

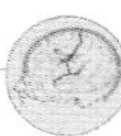

穿通伤和钝性损伤等高度怀疑血管损伤时应考虑头部CTA，必要时行全脑血管造影检查。MRI在早期的评估中很少使用，但适合于鉴定脑脊液漏口、颅内木质和非金属异物穿通伤、脑损伤后期预后的评估和评估眼外伤。

25.3.2 治疗

气道梗阻和大出血等危急状态需要立即处理。首先要保持气道通畅、保证氧供，控制出血，复苏纠正低血压休克，维持血流动力学稳定。气道控制首选喉镜直视下的经口气管插管，但咽喉断裂是气管插管禁忌，同时需考虑颈椎骨折时的保护措施；下颌骨骨折的患者气管导管固定不易。经鼻盲插管在前颅底骨折时危险，应慎用。局麻下的气管切开是广泛颌面部骨折患者气道保护的首选。环甲膜穿刺在无法气管插管时可以考虑。

颅面部损伤可以导致严重的大出血而休克。出血可来自面浅动脉、颞动脉等颈外动脉的分支。浅部的出血经压迫即可止血；鼻腔和鼻咽部出血可以通过内镜检查，烧灼止血；来自鼻腔下半部分的出血，可以结扎上颌动脉翼腭段；出血来自鼻腔上半部分者，应考虑结扎筛前动脉。深部出血部位在创伤紧急情况下不易明确，急诊血管介入造影能明确诊断，可予血管内栓塞控制出血。

复苏后，神经外科和眼科的急症优先处理。颅骨、硬脑膜、脑组织和血管的暴露需紧急手术闭合，同时修复关键结构如眼睑、神经和唾液管。颅脑损伤早期易受缺氧和低灌注压损害，应早期复苏预防低氧血症和低血压，手术处理颅内占位性血肿和脑挫裂伤，重建修补前颅底，变开放性颅脑损伤为闭合性颅脑损伤，控制颅内压保障脑灌注、预防感染。具有占位效应的颅内出血和挫裂伤、颅眶的穿通伤需在数小时内紧急处理。开放外露的复合颅骨骨折应在24 h内处理。

早期请眼科和颌面外科、五官科会诊，确定各部位手术的必要性、时机和手术方案。皮肤软组织和黏膜的裂伤尽早给予清创缝合，减少感染机会和组织液的丢失。复杂的颅面骨折理想状态下能在5～7 d内得到确切复位；但重建手术不应致病情加重，脸部骨折的重建可以在外伤后7～10 d，甚至更长时间内进行。

眶骨骨折的视神经损伤详见30.4节。

（吴雪海　胡　锦）

参考文献

[1] 吴雪海，胡锦．头皮损伤和颅骨骨折[M]//周良辅．现代神经外科学．2版．上海：复旦大学出版社，2015：339-342.

[2] HUANG L K, WANG H H, TU H F, et al. Simultaneous head and facial computed tomography scans for assessing facial fractures in patients with traumatic brain injury [J]. Injury, 2017,48(7):1417-1422.

[3] LEE T T, OLECK N C, KHAN W, et al. Implications of facial fracture in airway management of the adult population: What is the most effective management strategy [J]. Ann Plast Surg, 2019,82(4S Suppl 3), S179-184.

原发性脑损伤

脑损伤可分为原发性脑损伤和继发性脑损伤。原发性脑损伤是指暴力作用于头部时立即发生的脑损伤。继发性脑损伤是原发性脑损伤引发的一系列复杂的病理生理过程，导致中枢神经系统解剖结构改变和功能逐渐丧失的过程。这些病理生理过程包括：缺氧、缺血性损伤，水肿和颅内高压，离子通道的失调，兴奋性神经递质的毒性，代谢功能障碍，炎症反应等。值得注意的是，继发性脑损伤可以发生在原发性脑损伤的远隔部位。典型的原发性脑损伤包括脑震荡、弥漫性轴索损伤、脑挫裂伤、脑干伤等。继发性脑损伤包括颅内血肿、脑肿胀、颅内缺血性病变、脑疝形成等。本章重点介绍原发性脑损伤。

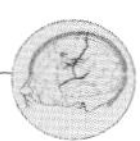

26.1 原发性脑损伤机制

26.1.1 机械力和脑损伤之间的关系

造成闭合性脑损伤的机制非常复杂，可简化概括为由2种作用力所造成：①接触力。物体与头部直接碰撞，由于冲击、凹陷骨折或颅骨的急速内凹和弹回，而导致局部脑损伤。②惯性力。来源于受伤瞬间头部的减速或加速运动，使脑在颅内急速移位与颅骨碰撞、与颅底摩擦以及受大脑镰、小脑幕牵扯，而导致多处或弥散性脑损伤。受伤时头部若为固定不动状态，则仅受接触力影响；运动中的头部突然受阻于固定物体，除有接触力作用外，尚有因减速引起的惯性力起作用。大而钝的物体向静止的头部撞击时，除产生接触力外，会同时引起头部的加速运动而产生惯性力；小而锐的物体击中头部时，其接触力可能足以造成颅骨骨折和脑损伤，但其能量因消耗殆尽，已不足以引起头部的加速运动。单由接触力造成的脑损伤，其范围可较为固定和局限，可无早期昏迷表现；而由惯性力引起的脑损伤则甚为分散和广泛，常有早期昏迷表现。通常将受力侧的脑损伤称为冲击伤，其对侧伤称为对冲伤。例如跌倒时枕部着地引起的额极、颞极及其底面的脑损伤，属对冲伤。实际上，由于颅前窝与颅中窝的凹凸不平，各种不同部位和方式的头部外伤，均易在额极、颞极及其底面发生惯性力的脑损伤。

26.1.2 局灶性与弥漫性脑损伤

按照损伤的范围和与外力的关系，原发性脑损伤可分为局灶性与弥漫性损伤。脑震荡是典型的弥漫性原发性脑损伤。脑震荡通常被认为是由钝性颅脑外伤（非结构性损伤）引起，可迅速导致中枢神经系统的功能紊乱。当暴力的大小或生物力学方向性足以短暂地干扰脑干网状激活系统时，可导致短暂的意识丧失。

局灶性原发性脑损伤通常是由外力直接撞击引起，可造成脑皮质挫伤或撕裂伤，并导致出血和血肿形成。局灶性脑挫伤最常见于脑组织撞击刚性结构（如蝶骨嵴或硬脑膜边缘）或伴随凹陷性骨折、脑穿通伤。局灶性脑损伤往往引起局灶性神经系统功能缺陷，而不是意识丧失。如果这些患者出现意识丧失，通常意味着弥漫性脑损伤的出现。

26.2 原发性脑损伤的细胞生物学表现

26.2.1 轴索损伤

大约50年前，神经病理学研究首次证实，颅脑创伤后立即昏迷并且死亡的患者脑中，大量轴索发生断裂，断裂的髓鞘纤维上聚集了大量轴质“回缩球”（retraction ball）。在大约25%的重型颅脑损伤患者的白质传导束中，也发现了高密度的回缩球。创伤性轴索损伤是一个不断进展的过程。创伤引起神经元轴突钙离子通道的失控，大量钙离子进入细胞内，激活钙蛋白酶和线粒体肿胀，并进一步加剧轴索损伤，甚至诱发神经细胞凋亡。这种病理改变可发生在创伤后的24～72 h，因此也被称为延迟性轴索中断。这种断裂会导致轴突近端沃勒（Wallerian）变性（包括轴突和髓鞘的分解吸收，以及施万细胞增生等），而远端会破裂并消失，从而导致受影响的神经元抑制作用消失，患者会出现痉挛、智力下降、行为异常、癫痫发作等症状。当轴索损伤范围较广时，会伤害大量神经元，可能导致脑室萎缩和功能改变，程度严重者可出现持续的植物人状态。

26.2.2 星形胶质细胞损伤

证据表明，星形胶质细胞不仅有营养和保护神经元的作用，还具有离子通道，并且可以去极化（尽管程度要比神经元小得多）。因此星形胶质细胞在维持离子稳态和中枢神经系统中神经递质的再摄取方面起着关键作用。例如，星形胶质细胞有钾吸收缓冲剂的作用，可迅速从细胞外间质吸收钾，有助于减轻继发损伤的过程。星形胶质细胞膜是血脑屏障（BBB）的重要组成部分，当细胞受损时，屏障的功能也受到破坏。另外，当星形细胞膜被拉伸时，会产生功能失调的阳离子电流，失去调节细胞膜渗透性的阴离子电流，这种改变可能加重了脑损伤后的细胞毒性肿胀。

剪切力对微血管系统的影响如下。在大多数脑外伤中，额极和颞极最容易受到聚集的外力影响，引起这些部位的血管破裂，从而引起局灶性脑挫伤。人体解剖和动物模型研究发现，受伤的微血管系统会发生显著变化，包括：①血管周围星形细胞末端肿胀；②微血管内皮增生、微假足活性增加；③血管周围出血和红细胞渗漏；④血管内白细胞黏附增加。另外，脑损伤标本中小血管渗漏性改变比血管撕裂或破裂发生的频率要高得多。这些微血管损伤可能导致严重的后果，例如局部脑血流量减少、细胞毒性水肿、颅内压升高等。

26.2.3 兴奋性神经递质释放

在脑损伤的急性期很难对突触功能进行直接研究。微透析技术的应用揭示了脑损伤后细胞外神经递质变化的时程。研究表明，原发性脑损伤后兴奋性氨基酸（尤其是谷氨酸）和乙酰胆碱的释放出现短暂激增。这种兴奋性神经递质的释放与细胞内钾离子水平增加和脑血流降低有关。此外，在原发性脑损伤且出现脑缺血性病变的患者中，兴奋性氨基酸释放的水平比正常值升高 50～60 倍。

26.2.4 细胞坏死和凋亡

目前认为，细胞坏死和凋亡之间可能是一个连续的动态过程。在原发性脑损伤后，受损的神经元等细胞是否发生坏死或凋亡取决于细胞外微环境的动态和区域性的变化结果。重型颅脑损伤后可能更多地出现细胞坏死，而轻度脑损伤和弥漫性脑损伤中细胞凋亡更常见。一些证据表明，细胞内钙离子水平降低会导致细胞凋亡，而细胞内钙水平高则会导致坏死。钙离子水平的维持是一个依赖能量的过程，一个关键的决定因素可能是细胞是否有足够的能量（即 ATP）供应。线粒体功能受损可能将细胞凋亡过程引导至坏死过程。

26.2.5 神经炎症反应

研究表明，神经炎症是一把双刃剑。炎症一方面促进神经毒性递质的释放介导脑损伤，同时又有清除坏死组织和修复受伤组织的作用。多形核白细胞会在损伤后 24 h 内在受损的脑组织中积聚。巨噬细胞（分泌多种细胞因子）在损伤后 36～48 h 内出现。在这些细胞因子中，花生四烯酸的释放及其代谢产物前列腺素和白三烯被认为与神经元信号转导有密切关系。脑损伤后磷脂酶 A_2 的上调导致生物活性代谢物如花生四烯酸、花生四烯酸的氧化衍生物及血小板活化因子的积聚。外源性前列腺素 E_2 在实验性颅脑损伤中显著抑制小胶质细胞活化和 TNF－α 的释放，并可能在调节受损部位的免疫反应中起重要作用。

26.3 原发性脑损伤的生物标志物

脑损伤是一个复杂的过程，期间包括了很多细胞学水平和分子水平的病理生理变化，并伴随出现了相应的生物标志物。研究这些标志物具有重要的意义，它们可用于完善诊断的分类、监测疾病的变化、预测患者的预后。另外，基于生物标志物的患者分层也可用于临床试验，并提供治疗效果的客观指标。蛋白质生物标志物尤其具有最大的潜力，因为它们是生化系统的主要功能成分和最常见的药理学靶标。关于生物标志物表达的机制，目前仍不十分明确，但近来发现，类淋巴系统功能受影响时（开颅减压、脑外伤、脑脊液外引流、药物等）会影响生物标志物的表达，因为这些标志物可能是经类淋巴系统，再进入血液循环。本节就原发性脑损伤后常见的生物学标志物作简要概述。

26.3.1 神经元特异性烯醇化酶

神经元特异性烯醇化酶（NSE）是神经元受损的标志物。NSE 是一种参与葡萄糖代谢的细胞质酶，主要在神经元和神经内分泌细胞中表达。颅脑损伤后 6 h 可在血清中检测到 NSE，其血清半衰期约为 24 h。在重型颅脑创伤患者中，NSE 血清水平与患者入院时 GCS 评分相关，显示出良好的死亡和不良预后的预测能力（敏感性分别为 85％和 80％）。但是，在轻度颅脑创伤患者中，NSE 的敏感性和预测效用尚未得到证实。只有结合临床症状及其他生物标志物（如 S－100β）时，NSE 才显示出与颅内出血的相关性（敏感性为 77％，特异性为 52％）。NSE 水平受溶血的影响，当红细胞发生裂解以及脑脊液样本中含有较多红细胞时，NES 水平会明显增加。另外，NSE 的半衰期很长，这使得单从 NSE 的升高很难判断是由原发性损伤引起还是继发性脑损伤引起的。

26.3.2 泛素 C 末端水解酶 L1

血清泛素 C 末端水解酶 L1（UCH－L1）已被用作神经元的组织学标志物。在正常和病理情况下，UCH－L1 参与去除大量或错误折叠的蛋白质。UCH－L1 在脑损伤后 1 h 内可在血清和脑脊液中检测到，并且它的升高水平与脑损伤严重程度、病变类型、是否有手术指征及伤后 6 周的病死率相关。UCH－L1 的生物动力学分析表明，血清和脑脊液的

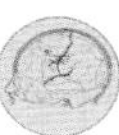

UCH－L1 水平存在很强的相关性。此外，神经胶质原纤维酸性蛋白（GFAP）水平与 UCH－L1 水平的比值可预测弥漫性轴索损伤与局灶性出血的病理情况。

26.3.3 髓磷脂碱性蛋白

髓磷脂碱性蛋白（MBP）是髓磷脂的主要蛋白成分，由少突胶质细胞产生。在弥漫性轴索损伤发生后，MBP 被释放到细胞外基质中。研究表明，中度至重度颅脑创伤患者脑脊液和血清中 MBP 含量升高。血脑屏障完整性也影响 MBP 在血清中的释放。因此，MBP 不仅对轴突损伤也对血脑屏障损伤具有提示作用。MBP 并非颅脑创伤特异的生物学标志物，在阿尔茨海默病、多发性硬化等疾病中 MBP 水平也会升高。

26.3.4 C－Tau 蛋白

微管相关蛋白 tau（MAP－tau）是负责维持无髓皮质轴突内结构和轴质运输的细胞骨架蛋白。颅脑损伤后的轴突损伤导致钙蛋白酶和 caspase－3 将 MAP－tau 亚型蛋白水解，成为裂解的 MAP－tau 蛋白（C－tau），分布在细胞外间质、脑脊液和血清中。研究表明，重型颅脑损伤患者伤后 24 h 脑脊液 C－tau 水平可升高 4 万倍，且脑脊液 C－tau 水平与损伤程度相关，可预测颅内压升高和临床预后。

26.3.5 S－100β

S－100β 是在星形胶质细胞和施万细胞中发现的钙结合蛋白。S－100β 主要通过抑制蛋白质磷酸化，调节酶活性和钙稳态来参与细胞内信号转导。S－100β 在少突胶质细胞和一些颅外细胞类型中也可以被检测到。S－100β 释放到细胞外基质、脑脊液和血清中被认为是星形胶质细胞活化的指标，但不一定是细胞破坏的标志。研究表明，S－100β 血清水平与颅脑损伤严重程度、患者预后存在一定相关性，但判别的阈值仍不清楚。由于 S－100β 也存在于颅外组织中，如软骨细胞和脂肪细胞，在部分没有神经损伤患者，甚至在剧烈运动后的健康人群中，也可观察到 S－100β 血清水平升高。出血性休克后的 12～24 h 内及心肺复苏期间，S－100β 的水平也会升高。值得注意的是，有研究提示血清与脑实质 S－100β 之间的相关性不高，S－100β 的血清水平可能主要反映的是血脑屏障的完整性，而不是星形胶质细胞损伤本身。

26.3.6 胶质纤维酸性蛋白

胶质纤维酸性蛋白（glial fibrillary acidic protein，GFAP）是星形胶质细胞活化的标志物，仅在中枢神经系统中产生。GFAP 极易受到蛋白水解修饰的影响，这使其在血清中难以检测。通过针对 GFAP 分解产物（GFAP－BDP）的检测可克服这个问题。颅脑损伤发生后，脑脊液和血清 GFAP－BDP 的升高可预测损伤的严重程度，并与颅内压升高、平均动脉压降低、脑灌注压低呈现相关性。GFAP－BDP 水平还可预测神经功能预后和患者死亡。此外，与 S－100β 和 NSE 不同的是，GFAP－BDP 具有很高的特异性，即使在多发伤的情况下，也与脑损伤的程度有密切相关性。

26.4 脑震荡

脑震荡是最常见的原发性脑损伤，属轻型脑损伤。脑震荡（concussion）一词源于拉丁语“concutera”，意为“猛烈震荡”。脑震荡的定义有很多种，其中被广泛接受的定义是在 2012 年第 4 届国际脑震荡会议上提出的：“脑震荡是一种轻度脑损伤，是由机械力引起的影响大脑的复杂病理生理过程。”脑震荡具有一些特征性，包括：脑震荡由直接冲击头部、面部、颈部，或作用于身体其他部位的机械力，通过传递而给脑组织施加的打击造成；脑震荡通常会导致神经功能的短暂损害，这种功能障碍发生迅速，但可自行消退；脑震荡可能会导致神经病理改变，但是脑震荡的临床症状在很大程度上反映了神经功能的障碍而不是结构性损伤，因此，在常用的结构性神经影像学检查中（如 CT 检查）可能未发现异常；脑震荡会导致一系列临床症状，这些症状的缓解通常需要循序渐进的过程。但是，某些情况下部分症状可能会持续。

26.4.1 流行病学

文献报道儿童和成年人脑震荡占颅脑损伤的 49%～90%。美国疾病预防中心估计全美每年发生脑震荡 1.6 万～3.8 万人。鉴于大多数脑震荡患者未到医院诊治，上述数据仅来源于来院就诊或留观者，因此难免会低估实际患病率。脑震荡常见的原因包括交通事故、跌倒、运动或娱乐有关外伤、暴力伤等。

26.4.2 脑震荡发生的机制

虽然脑脊液包围脑组织，可以防止轻度的损伤对脑组织的破坏，但是当受到严重暴力或快速的旋转力时，脑脊液的缓冲作用不再有效。外界的暴力按其作用方向可分为直线性、旋转或成角度的暴力，其中旋转性暴力被认为是导致脑震荡的最主要原因，也是决定脑震荡严重程度的重要因素。旋转力主要影响中脑和间脑，损伤其中的网状结构，从而导致意识丧失。大脑的其他区域，如脑干的上部、穹窿、胼胝体、颞叶和额叶也可能受到旋转力的影响。目前对脑震荡病理生理改变的原因尚无清晰的阐述。有人认为与损伤当时颅内压升高和脑干直接移位有关，有人则强调主要的脑损伤来自因脑组织移位和旋转加速所致的剪切伤，按照剪切力的强弱和方向不同，可以造成程度不等的损伤。有时损伤仅限于某些神经纤维，导致暂时的神经传导紊乱。不同程度的突触或轴突损伤就可表现为临床上不同程度的可逆性脑震荡。最近有人认为脑震荡、原发性脑干损伤、弥漫性轴索损伤的致伤机制相似，只是损伤程度不同，是病理程度不同的连续体，有人将脑震荡归于弥漫性轴索损伤的最轻类型，只不过病变局限，损害更趋于功能性而易于自行修复，因此意识障碍呈一过性。

26.4.3 病理生理

过去认为脑震荡为一过性脑功能障碍，无形态变化。近期研究发现，脑震荡可引起下列的一系列变化。

(1) 脑代谢异常

颅脑损伤早期，糖代谢先增后降，可持续 10 d（根据动物实验）或 1 个月[人正电子发射体层成像（PET）检查]，并常伴有低镁、细胞内持续钙积聚、神经介质活性变化和广泛轴突伤。

(2) 离子代谢异常

伤后兴奋性介质与兴奋性氨基酸如 N-甲基-D-天冬氨酸（NMDA）受体结合，使神经元去极化，造成细胞钙内流、钾外流，加剧兴奋后继发广泛的神经元抑制。恢复细胞离子平衡需要 ATP 提供能量，后者促进糖代谢。

(3) 轴突损伤

近来放射示踪剂研究发现，在非致命性脑震荡中多伴有轴突伤，表现为轴突肿胀、轴突输送障碍等，可持续数小时至数天。

26.4.4 临床表现

脑震荡的常见症状是头痛、疲劳、头晕、畏光/畏声、姿势不稳。除这些表现外，精神状态变化、轻度的神经认知缺陷、记忆减退、反应迟缓、迷失方向等也很常见。意识丧失曾经被认为是脑震荡的必要条件。但现已证明，超过 90%的脑震荡患者并不出现意识丧失。在有意识丧失的患者中，意识丧失大多持续数分钟，一般不超过 30 min。意识恢复后，患者常有头痛、恶心、呕吐、眩晕、畏光及乏力等表现，同时往往伴有明显的近事遗忘（逆行性遗忘）现象，即对受伤前后的经过不能回忆。脑震荡的程度越重、原发昏迷时间越长，其近事遗忘的现象也越显著，但对过去的旧记忆并无损害。脑震荡恢复期患者常有注意力不集中、头昏、头痛、恶心、呕吐、耳鸣、失眠等表现，一般多在数周至数月逐渐消失，但亦有部分患者的症状长期存在。若逾时 3～6 个月仍无明显好转，除考虑是否有精神因素之外，还应详加检查、分析有无迟发性损害存在。

根据症状的不同，一般可将脑震荡分为轻、中、重 3 个等级。轻度：无意识丧失，伤后记忆丧失<30 min；中度：伤后意识丧失<5 min，记忆丧失 30 min～24 h；重度：伤后意识丧失>5 min，记忆丧失>24 h。

26.4.5 影像学检查

脑震荡造成的大多为短暂的脑组织代谢性异常，少有结构性破坏。因此，常用的影像学检查如 CT、MRI 检查大多正常。最近，功能磁共振成像和血氧水平依赖（blood oxygen level dependent，BOLD）脑功能性成像已经被用来研究脑震荡损伤的功能变化。研究提示脑震荡后前额叶背外侧兴奋性下降，而颞叶和枕叶的兴奋性增加。PET/单光子发射计算机体层成像（SPECT）检查也能证实前额叶的活动性减低。脑震荡后脑电图检查可发现各导联兴奋性均下降，尤其是在站立位时更明显。

26.4.6 累积效应和二次冲击综合征

累积效应是指反复多次的脑震荡对中枢神经系统功能造成的具有累积性质的损害。脑震荡累积效应的机制目前尚不清楚，但一个主要特点是：即使后续的损伤发生在第 1 次损伤后的几个月甚至几年以后，后续发生的脑震荡其症状较前加重，并可能对患者的心理状态产生影响，甚至导致精神疾病和长期记忆丧失。例如，在拳击和橄榄球运动员中，有过3次以上脑震荡的运动员发生抑郁症的概率要比没有发生过脑震荡的运动员高出数倍。另外，有过3次以上脑震荡的运动员患阿尔茨海默病和记忆障碍的概率也比其他运动员分别高出5倍和3倍。

所谓的二次冲击综合征（second impact syndrome）是一个相对的小概率事件。它是指患者在第1次较轻的脑外伤（多为脑震荡）恢复期中，又受到第2次级联脑损伤。在第2次打击后，常见的神经病理学变化是脑血管阻塞和脑血管自动调节功能的丧失，并最终导致脑水肿。如果2次打击发生在24 h之内，一般伴有血脑屏障的损害，这可能是二次损伤可迅速引起脑水肿和脑肿胀的原因之一。

26.4.7 治疗

除轻度脑震荡患者外，中度和重度脑震荡患者急性期应给予密切观察。脑震荡大多数是自限性的，病程也较短，通常建议48 h的休息时间而无需其他特殊治疗。脑震荡的大多数症状在受伤后数天可缓解，患者可以逐步恢复工作和社交活动。当脑震荡合并创伤性意识障碍，头部CT检查是必要的。脑震荡后的其他症状如头晕、胸闷或注意力难以集中等可给予对症治疗和安慰。

在少数情况下，脑震荡的症状可能会持续超过10 d甚至更久，部分患者可能会寻求药物治疗。但是，迄今并无脑震荡的针对性治疗药物。现有的药物治疗方案基本都是针对患者的症状进行的对症性治疗。

头痛是脑震荡后最常见的症状。脑震荡后出现持续性头痛的患者大多为紧张型或偏头痛样。在脑损伤急性期，应避免使用阿司匹林和其他非类固醇抗炎药，可选用对乙酰氨基酚进行对症治疗，大多数患者的头痛可得到缓解。抗抑郁药阿米替林在治疗脑震荡后头痛方面也显示出一定疗效。

26.5 弥漫性轴索损伤

弥漫性轴索损伤（DAI）是闭合性颅脑损伤中的一种常见的原发性脑损伤，是重要的脑外伤类型之一。其命名一度比较混乱，如脑白质弥漫性变性、冲撞瞬发型弥漫性脑损伤、弥漫性白质剪力性损伤、急性脑外伤白质损伤和脑深部损伤等。Adams等在1982年命名为DAI，得到了大多数学者的认可。目前，DAI作为一个独立的疾病类型，已被神经外科学界所接受。随着病理诊断技术的提高，多种动物模型的建立和高分辨率、高清晰度影像学技术的完善，为该病的诊断和治疗提供了有力的帮助。但迄今对于该病的研究还是初步的，尚无统一的诊断标准，与其他类型脑损伤的关系亦不甚明了，这都妨碍了对其本质的认识，也使治疗措施难以取得突破。

26.5.1 流行病学

DAI的发病原因以交通事故为多，其次为殴打伤，再次为坠落伤。DAI的发病率目前报道不一。研究者曾报道434例严重闭合性脑外伤的患者尸检材料，证实DAI者为122例，占28%。国内外其他学者报道的DAI发病率在29%～43%之间，但这些结果仅为通过尸检重型颅脑创伤死亡患者获得。目前认为脑震荡可能为DAI的最轻型。

26.5.2 病理和致伤机制

1940年，物理学家Holboum根据致伤的机制，从力学角度曾提出了弥漫性脑损伤剪切力的概念。他认为脑内各组织间的质量不同，即使灰质与白质间的质量也有差别，因此它们的运动速度及惯性也不同。由于突然的加速或减速运动，各组织间可产生相对移位，形成一种剪切样力，造成颅脑损伤。DAI的形成正是这种剪切样力造成轴索的扭曲、断裂。随后，Lindeahery和Strich医生在脑损伤致死患者的尸检中肉眼发现了胼胝体损伤和出血。他们在显微镜下发现不仅在胼胝体，而且在灰、白质交界处，脑干、内囊等均可见有轴索的损伤。两者均认为是一种剪切力所致。后来，研究人员分别根据旋转加速后突然制动的原理成功制造了脑震荡和DAI的动物模型，提供了脑震荡及DAI的实验性临床症状和病理资料。

DAI病理改变主要位于脑的中轴部分，即胼胝体、大脑脚、脑干及小脑上脚等处，多属挫伤、出血及水肿。镜下可见轴索断裂、轴浆溢出，稍久则可见圆形回缩球及红细胞溶解含铁血黄素，最后呈囊变及胶质增生。在不同的DAI好发部位，其致伤机制可能略有不同。

（1）胼胝体损伤

过去曾认为是头顶部受力，大脑镰边缘对胼胝体切割引起。现已清楚此种损伤常见于车祸。当头颅突然受迎面损伤时，两侧大脑半球随重力突然向前移动，由于双侧侧方牵拉，使胼胝体撕裂伤，或由于胼胝体在受伤的瞬间腹侧和背侧同时受压变形而损伤。若一侧半球移动快于对侧，胼胝体易发生偏心性出血，之后胼胝体变薄。此种损伤常涉及临近中线结构如穹隆、扣带回、透明隔、尾状核头部和丘脑背侧损伤。

（2）脑桥头端背侧即小脑上脚损伤

此部位脑干的出血性坏死，过去也曾认为是小脑幕切迹对脑桥的撞击导致。事实上，头部旋转的侧向暴力会拉长大脑小脑间的联络部，上脑干，特别是小脑上脚背侧最常见受累，导水管下端周围、大脑脚盖部的背部和中部、内侧纵束和皮质脊髓束均见病损，重者可伴有小脑和半卵圆中心的轴索损伤性变化。

（3）灰、白质交界区广泛损伤

由于灰质、白质、基底节等结构的不同密度（即具有不同的坚韧性和白质的不均匀性），在旋转性暴力产生的快速移动中，由于应力的不同，在灰、白质交界和底节区，常见到毛细血管撕裂（出血）和轴索伤。损伤轻者仅见于矢旁区，重者也见于小脑的皮质下。

26.5.3 临床表现

（1）意识改变

DAI 患者伤后大多即刻昏迷，且昏迷程度深，持续时间较长，极少有清醒期，此为 DAI 的典型临床特点。当 DAI 涉及幕上白质、胼胝体、放射冠时，患者表现为持续的植物人状态的可能性增大。受损部位越多，预后也越差。约有 10%的患者可有神经功能的不同程度恢复。这种症状的改善一般在伤后 1 年内可以看到。DAI 可导致两侧半球信息传导障碍，通常合并听觉障碍。

（2）神经系统检查

无明显的定位体征。

（3）瞳孔

无变化或一侧或双侧瞳孔散大，对光反射减弱或消失，双眼向病变对侧偏斜和强迫下视，或眼睛向四周凝视等。GCS 评分低的患者常有瞳孔改变。

（4）颅内压

DAI 的患者虽然临床症状很重，但颅内压可增高也可不增高。

（5）合并伤

DAI 单独存在时较少，往往合并下列损伤：颅骨骨折、急性硬脑膜下血肿、蛛网膜下腔出血、脑室内出血及基底节区血肿等。也有学者认为所谓原发性脑干损伤实际上是 DAI 的一部分，而不是一种独立病证。

26.5.4 分级和分型

根据 DAI 的病理和临床表现，其分级和分型大致包括以下几种：

（1）按病理等级

1）Ⅰ级：病变仅见于显微镜下，镜下可见广泛区域轴索球，轴索损伤主要位于大脑半球的白质，包括胼胝体、脑干，偶见于小脑臂，肉眼看不到。

2）Ⅱ级：除Ⅰ级的特点外，在胼胝体、半球皮质下、小脑臂等处可见组织出血、坏死挫伤灶。

3）Ⅲ级：除Ⅱ级特点外，胼胝体及脑干头端背侧的局灶性病变（肉眼常见）。

（2）按损伤程度

1）轻度：肉眼观察呈正常状态。光镜下仅见大脑白质区轴索走行弯曲，轴索无明显肿胀及断裂，无间质水肿。

2）中度：肉眼观察在大脑皮质下及白质区有散在少量针尖样出血点，可见蛛网膜下腔出血。光镜下可见上述损伤部位轴扭曲、肿胀，偶可见部分轴索断裂及轴缩球；可见轻度的间质水肿。

3）重度：肉眼可见大脑皮质下及白质区散在或成簇状针尖样出血灶，部分可融合；在小脑皮质下、基底节及内囊区、海马、脑干均可见针尖样出血灶，部分可融合。光镜下可见在上述损伤部位轴索扭曲、肿胀、断裂，可见重度间质水肿。

（3）按意识障碍

现在认为脑震荡实质也是一种较轻的 DAI，因此建议将其并入 DAI 的分级。

DAI 昏迷超过 6 h，又分为轻、中、重、特重 4 型（Levi 改良 DAI 分型）。

1）轻型 DAI（DAI Ⅰ型）：患者昏迷 6～24 h，入院时 GCS 评分在 6 分左右，但通常在伤后 3 d 可按吩咐动作。病理改变（轴索损伤）只见于显微镜下，CT 扫描均属正常，但 MRI 可见出血点。虽然近 80%患者 3 个月内恢复良好，但遗忘、呆滞或烦躁等症状可持续较久时间。

2）中型 DAI（DAI Ⅱ型）：患者昏迷超过 24 h，

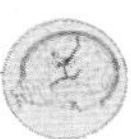

没有去大脑强直和去皮质等明显的脑干症状。影像学上，中型 DAI 指除镜下的弥漫性病变外，在某一脑部区域 CT 检查可见个别的出血灶，MRI 表现与神经纤维平行的椭圆形出血小灶，或 T_1 加权像的低信号损伤区，阳性率较 CT 检查高。此种患者入院时 GCS 评分 4～5 分者约占 60%，且往往 10 d 左右才转醒，能睁眼，但按吩咐动作的恢复需要 2～3 周；约 35%可有强直性抽搐，恢复较慢。患者在几周甚至几个月后尚存在认知缺陷，并可能会有永久性智力缺陷、个性变化、工作能力降低和思维简单化。伤后 3～6 个月，约 35%的患者脑组织结构恢复良好，功能恢复至中等残疾状态，但也有部分患者死于并发症。

3) 重型 DAI(DAI Ⅲ型)：患者昏迷超过 72 h，有明显的脑干症状。轴索损伤或破坏更为广泛而严重，不同程度涉及间脑和脑干。故患者除深昏迷、去皮质强直持续状态或发作频繁表现外，常突出地伴有弥漫性脑肿胀。此型患者约占 DAI 的 1/3，病死率高达 34%～63%。

4) 特重型 DAI(DAI Ⅳ型)：该型患者以深昏迷和持续去大脑强直为表现特征。一般Ⅳ型患者在 CT 扫描见不到明显的小出血灶，也不像Ⅲ型有突出的弥漫性脑肿胀，故颅内压可以不高。Ⅳ型患者在病理上表现为弥漫性白质变性，GCS 评分常在 3～5 分。患者复苏后常双瞳固定，对光反射消失，且无脑干反射或软瘫。同时，患者往往有高热、高血压、多汗等交感神经系统亢进症状；脑干的异常体征如去大脑强直、眼位不正等可以不对称。此类患者的症状旷日持久，临床上在数月后恢复到好或中残等级的患者只占 6.2%，少数患者遗留严重智力缺陷或双侧肢体运动障碍等重残，植物人状态及死亡的比例可达 75%。

26.5.5 影像学检查

目前对于脑损伤的诊断多依赖临床判定结合 CT、MRI 等影像学技术。而 DAI 尤其是非出血性病灶和针尖样大小的出血点很难在 CT 上识别，尽管 MRI 较 CT 分辨率和敏感度增高，但对于微小病灶和轻型 DAI，假阴性仍不在少数。

(1) CT 检查

CT 检查不能直接显示受损神经轴索，只能显示间接征象：①灰白质交界区、胼胝体、脑干、基底节区等部位多发或单发小出血灶；②脑水肿及肿胀，弥漫性白质密度减低，灰白质界线不清，双侧脑室和脑池受压、变窄或消失；③硬脑膜下血肿、脑室及蛛网膜下腔出血、多发骨折等。DAI 分为非出血性和出血性。约有 80%的 DAI 为非出血性，非出血性 DAI 的 CT 表现可能无明显异常，但在后期的随访过程中，可能会出现脑组织水肿或萎缩。

(2) 普通 MRI 序列

主要有 T_1 加权、T_2 加权、FLAIR 序列和梯度回波 T_2＊加权成像(GRE－T_2＊WI)4 种序列。小出血灶和间质水肿在 T_1 加权扫描中表现为点状高及低信号灶，非出血性剪应力损伤在 T_2 加权和 FLAIR 序列表现为高信号灶。非出血性病灶在 GRE－T_2＊WI 呈正常或高信号，检出病灶数比 FLAIR 及 T_2 加权少；而在出血性病灶中，GRE－T_2＊WI 优于 T_1 加权、T_2 加权、FLAIR 序列。

(3) 弥散加权成像

DWI 是通过表观弥散系数(ADC)值来成像的技术。DWI 信号强弱与 ADC 值为负指数函数关系，即 DWI 信号增高，ADC 值减小；DWI 信号减低，ADC 值增大。DWI 对超急性期病灶敏感，可检出其他序列未能发现的病灶。动物模型研究发现，DWI 最早可在伤后 2 h 检出 DAI 病灶。Hergan 等将 DAI 病灶在 DWI 及 ADC 的信号改变分为 3 类：①血管源性水肿，DWI 和 ADC 均为高信号；②细胞毒性水肿，DWI 高信号、ADC 低信号；③小出血灶伴周围蜂窝样间质水肿，DWI 中央低信号、周围高信号。影像研究中发现，非出血性病灶在 DWI 序列呈稍高或高信号，出血性病灶在 DWI 序列均呈低或等信号，且 DWI 序列对非出血性 DAI 的检出率显著高于其他 MRI 序列。

(4) 磁敏感加权成像

SWI 可发现直径 2 mm 小病灶。SWI 对于出血性 DAI 病灶的检出率显著高于其他序列。按对出血性 DAI 病灶的敏感性高低顺序排列依次为 SWI、DWI、FLAIR、T_2 加权、T_1 加权。DAI 的出血灶在 SWI 像上表现为斑点状、线条状、小团状低信号，病灶直径大小多为 0.5～15 mm，位置多分布在脑表面浅部、颅后窝、脑深部，且病灶数目在脑表面浅部多于颅后窝和脑深部。DAI 出血灶总数分别与 GCS 评分和昏迷天数呈负相关和正相关。DAI 出血灶数较多时，预后不良。DWI 及 SWI 两者联合可以优势互补，大幅提高 DAI 病灶的检出率。DAI 病灶数目与 GCS、GOS 评分均呈负相关，DWI 与 SWI 检出

DAI病灶体积与入院时GCS评分、检查时GCS评分、GOS评分均呈负相关。这也为DAI患者治疗效果及预后评价提供了一定客观依据。

(5) 磁共振弥散张量成像

DTI是在DWI基础上发展起来的一种成像方法，是目前唯一可以描绘人活体脑白质纤维的有效方法。DAI急性期轴索细胞胞膜排列出现紊乱、肿胀，轴索内的水分子运动受限减弱，在与轴索平行方向上的扩散阻力增大，扩散减弱，与轴索垂直方向的扩散增强，其各向异性缩小，各向异性分数(fractional anisotropy，FA)值降低。DAI中，胼胝体压部、内囊后肢及半卵圆中心等区域在常规影像上没有出现明显的水肿及出血，而在DTI上出现FA值降低，提示脑损伤的存在。DTI扫描对脑白质损伤的敏感性较高，可以显示CT及常规MRI平扫不能检出的病灶。联合SWI及DTI 2种检查技术，对DAI病灶的检出显著高于应用一种技术观察到的DAI病灶，在SWI上可显示DTI上观察不到的或显示不佳的病灶，DTI扩散图上可观察到SWI不敏感的非出血性病灶，较准确地对DAI患者的病情进行评估。DTI主要缺点是扫描时间长，部分患者无法顺利完成检查。

在DAI的诊断过程中，核医学检查目前不是常规开展的项目。但有研究指出SPECT/CT能显示损伤区域呈低灌注状态，并能提示磁共振未能显示的损伤区域。

26.5.6 治疗

DAI并无特殊的治疗方法，大多治疗措施也适用于其他重型颅脑损伤。

1) 在发病现场立即建立气道和有效的循环支持。建立和维持通畅的气道以及恢复足够的通气是救治的首要任务。必要时应行气管插管。

2) 监测和控制颅内压，维持适当的脑灌注压(CPP)。脑灌注压被定义为平均动脉压(MAP)减去颅内压(ICP)。在损伤初期，维持MAP和CPP的要点是维持有效的循环血量，根据需要合理输入各类晶体、胶体或血液制品。对于合并有蛛网膜下腔出血、中线移位、脑室形态异常的患者更应提防颅内高压的出现。颅内压监测的方法有很多种，包括在脑室内、脑实质内、硬脑膜下植入探头等，而提高头位、渗透性治疗、过度通气、镇静、脑脊液外引流是常用的控制颅内压的方法。关于颅内压升高的诊断、监测、治疗的细节将在相关章节进行详述。

3) 适当补充水和电解质，防止水和电解质紊乱；静脉应用胰岛素，降低高血糖。

4) 控制脑水肿，根据颅内压增高的程度给予脱水药物。

5) 对伤后无脑干功能衰竭的患者，出现一侧瞳孔散大、昏迷加深，CT提示一侧大脑半球肿胀或水肿，中线结构明显移位的患者采取去骨瓣减压治疗，以缓解颅内压增高所致的继发性脑损害。

6) 脑保护治疗包括使用钙离子拮抗剂，应用镇静、冬眠和抗癫痫药物等。

7) 积极防治并发症，如肺部、泌尿系统、颅内及全身感染，包括细菌和真菌感染；呼吸功能衰竭，包括中枢性和周围性呼吸功能衰竭；急性肾衰竭；应激性溃疡等。

26.5.7 预后

DAI的症状多较严重，有时难以治愈。国外报道DAI病死率在50%左右，植物人状态在15%左右，痊愈率在5%。DAI的严重程度及预后与下列因素有关：年龄大于50周岁预后较差；GCS评分<8分预后较差；瞳孔有改变者较无改变者预后差；有高颅压者较无高颅压者预后差；有其他心肺合并症者较无合并症者预后差。

26.6 脑挫裂伤

脑挫裂伤(源自拉丁文“contusio cerebri”)是脑挫伤和脑裂伤的统称。从脑损伤的病理看，挫伤和裂伤常常同时存在，它们的区别只在于何者为主的问题。脑挫伤多出现在暴力打击的部位和对冲部位的脑表面，通常紧靠颅骨粗糙的内侧面，这是由于脑组织在颅腔内的滑动及碰撞所引起的。蝶骨大翼周围的前颞叶是脑挫伤最常见的部位(占50%)，其次是额叶(占30%)，尤其是筛状板和眶顶上方的眶额皮质，容易出现脑挫伤(图26-1)。颞骨岩部上方的颞下叶也是脑挫伤好发的位置。顶枕叶(占13%)和小脑(占10%)挫伤相对罕见。脑实质内的挫裂伤，则常因脑组织的变形和剪切性应力引起损伤，往往见于不同介质的结构之间，并以挫伤及点状出血为主。

脑挫伤是脑外伤后最常遇到的损伤之一，在中度和重度脑外伤中其发生率为20%～30%。脑挫

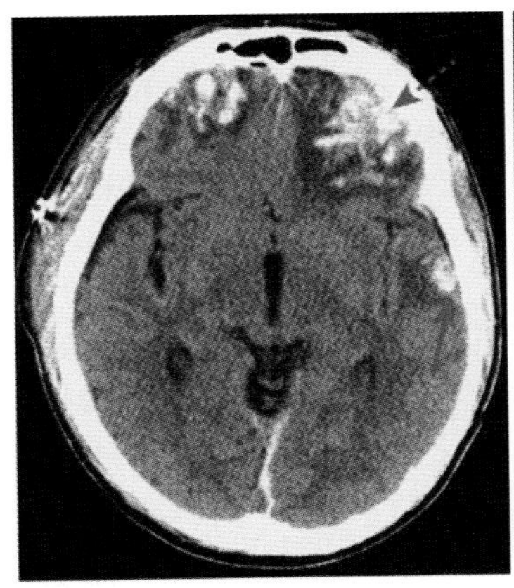
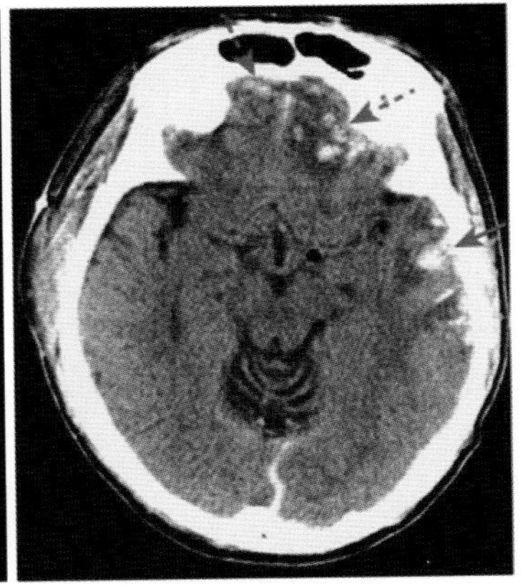

图 26-1 脑挫伤 CT 表现

注:脑挫伤表现为大脑上皮质内混杂密度的斑驳区域,脑挫伤周围可见水肿。蝶骨大翼周围的前颞叶、额叶(尤其是筛状板和眶顶上方的眶额皮质)是脑挫伤最常见的部位(箭头所指)。

伤灶大多是楔形的,尖端指向脑白质。在同一个损伤区域,区别脑挫伤和脑裂伤的标准是软脑膜是否完好,如果是软脑膜被撕裂,该处损伤应定义为一个裂伤。脑挫伤可以不伴随裂伤,但裂伤总是与脑挫伤伴随发生。

26.6.1 病理

脑挫裂伤的病理改变,以对冲性脑挫裂伤为例,轻者可见额颞叶脑表面淤血、水肿,软脑膜下有点片状出血灶,蛛网膜或软脑膜常有裂口,脑脊液呈血性。严重时脑皮质及其下的白质挫碎、破裂,局部出血、水肿,甚至形成血肿,受损皮质血管栓塞,脑组织糜烂、坏死,挫裂区周围有点片状出血灶及软化灶,呈楔形伸入脑白质。4～5 d 后坏死的组织开始液化,血液分解,周围组织可见铁锈样含铁血黄素染色,糜烂组织中混有黑色凝血碎块。甚至伤后 1～3 周时,局部坏死,液化的区域逐渐吸收囊变,周围有胶质细胞增生修复,附近脑组织萎缩,蛛网膜增厚并与硬脑膜及脑组织发生粘连,最后形成脑膜脑瘢痕块。

脑挫裂伤早期显微镜下可见神经元胞质空泡形成,尼氏体消失,核固缩、碎裂、溶解,神经轴突肿大、断裂,脑皮质分层结构消失,灰白质界限不清,胶质细胞肿胀,毛细血管充血,细胞外间隙水肿明显。此后数日至数周,挫裂伤组织渐液化并进入修复阶段,病损区出现格子细胞吞噬解离的屑及髓鞘,并有胶质细胞增生肥大及纤维细胞长入,局部神经细胞消失,终为胶质瘢痕所取代。

26.6.2 临床表现

脑挫裂伤的临床表现因致伤因素和损伤部位的不同而各异,差别甚大,轻者可没有原发性意识障碍,如单纯的闭合性凹陷性骨折、头颅挤压伤即有可能属此情况。而重者可致深度昏迷,甚至死亡。

(1) 意识障碍

伤后可立即昏迷。由于伤情不同,昏迷时间由数分钟至数小时、数日、数月乃至迁延性昏迷不等。长期昏迷者多有广泛脑皮质损害或脑干损伤存在。一般常以伤后昏迷时间超过 30 min 为判定脑挫裂伤的参考时限。对伤后昏迷进行性加重或由清醒变昏迷者,应警惕颅内有进行性病变(如血肿或水肿),应及时做相应检查和处理。

(2) 头痛、呕吐

头痛症状只有在患者清醒之后才能陈述;如果伤后持续剧烈头痛、频繁呕吐;或一度好转后又复加重,应究其原因,必要时可行辅助检查,以明确颅内有无血肿。对昏迷的患者,应注意呕吐时可能吸入引起窒息的危险。

(3) 生命体征

多有明显改变,一般早期有血压下降、脉搏细弱及呼吸浅快,这是因为头伤后脑功能抑制所致,常于伤后不久逐渐恢复,如果持续低血压,应注意有无复合损伤。反之,若生命征短期内迅即自行恢复且血压继续升高,脉压差加大、脉搏洪大有力、脉率变缓、呼吸亦加深变慢，则应警惕颅内血肿和/或脑水肿、肿胀。脑挫裂伤患者体温亦可轻度升高，一般约38℃，若持续高热则多伴有丘脑下部损伤。

（4）脑膜激惹征

脑挫裂伤后由于蛛网膜下腔出血，患者常有脑膜激惹征象，表现为闭目畏光，卷屈而卧。早期的低热和恶心、呕吐亦与此有关。颈抵抗于1周左右逐渐消失，如果持久不见好转，应注意有无颅颈交界处损伤或颅内继发感染。

（5）局灶症状

依损伤的部位和程度而不同，如果仅伤及额、颞叶前端等所谓“哑区”，可无神经系统缺损的表现；若是脑皮质功能区受损时，可出现相应的瘫痪、失语、视野缺损、感觉障碍及局灶性癫痫等征象。额叶、颞叶、感觉运动皮质、小脑半球和下丘脑的脑挫裂伤临床上可分别出现具有特征性的表现。脑挫裂伤早期没有神经系统阳性体征者，若在观察过程中出现新的定位征时，即应考虑颅内发生继发性损害的可能，应及时进行检查。

1）额叶损伤：出现意识混乱或谵妄、方向迷失、定位和定向能力缺失，或兴奋、易怒、记忆障碍、虚构事实、日夜节律紊乱、大小便失禁等，如合并有癫痫发作，一般表现为大发作。

2）功能皮质挫裂伤：可出现中枢性面瘫、相应肢体偏瘫、感觉障碍、运动性失语、感觉性失语、视野缺损。如患者的功能障碍越来越明显，需要及时排除颅内血肿或颅内血管闭塞。

3）颞叶脑挫伤：颞叶挫伤在颅脑损伤中较为常见。据国外统计，在重型脑外伤中，含有颞叶挫伤的比例可达70%以上，而继发的颞叶水肿可能导致致命性的高颅压。颞叶的局灶性水肿和挫伤也可能压迫颅内血管，导致严重的灌注障碍和脑组织缺血。大多数颞叶挫伤是伴随额叶、脑干或其他部位脑损伤共同存在的，但在一些情况下，颞叶挫伤可单独存在，并可表现出特有的临床特征。国外一项包含236例颞叶脑挫伤的分析指出：颞叶脑挫伤主要发生在20～50岁的人群，占72.9%，20岁以下和50岁以上的颞叶脑挫伤患者分别为11.9%和15.7%；约2/3的患者从受伤开始就丧失意识，而约有17%的患者有类似硬脑膜外血肿的中间清醒期；将近2/3的颞叶挫伤患者（64.2%）有轻偏瘫；约一半的患者出现瞳孔异常。

4）小脑或小脑脚挫伤：不常见，通常由后枕部暴力伤导致并常伴随枕骨骨折。小脑或小脑脚挫伤常出现明显的单侧小脑体征，如肌张力减退，眼球震颤和肢体活动不协调。小脑性构音障碍、共济失调、步距宽等症状也可以看到。小脑挫伤可自行恢复，一般恢复较快，且大多不留后遗症。

（6）下丘脑损伤

单纯的下丘脑部损伤较少见，大多与严重脑挫裂伤或脑干损伤伴发。通常若颅底骨折越过蝶鞍或其附近时，常致丘脑下部损伤。当重度冲击伤或对冲性脑损伤致使脑底部沿纵轴猛烈前后滑动时，也可造成丘脑下部的损伤，而且往往累及垂体柄和垂体，其损伤病理多为灶性出血、水肿、缺血、软化及神经细胞坏死，偶可见垂体柄断裂和垂体内出血。一般认为丘脑下部前区有副交感中枢，后区有交感中枢，两者在大脑皮质的控制下互相调节，故当丘脑下部受损时，较易引起自主神经功能紊乱。其临床表现可包括以下几点：

1）意识与睡眠障碍：丘脑下部后外侧区与中脑被盖部均属上行性网状激动系统，系维持醒觉的激动机构，是管理醒觉和睡眠的重要所在，一旦受损，患者即可出现嗜睡症状，虽可唤醒，但很快又入睡，严重时可表现为昏睡不醒。

2）循环及呼吸紊乱：心血管功能可有各种不同的变化，血压有高有低、脉搏可快可慢，但以低血压、脉搏增快较多见，且波动性大；如果低血压合并有低温则预后不良。呼吸节律的紊乱与后脑下部后份呼吸管理中枢受损有关，常表现为呼吸减慢甚至停止。视前区损伤时可发生急性肺水肿。

3）体温调节障碍：因丘脑下部损伤所致中枢性高热常骤然升起，高达41℃甚至更高，但皮肤干燥、少汗，皮肤温度分布不均，四肢低于躯干，且无炎症及中毒表现，使用解热剂无效。有时出现低温，或高热后转为低温，此时若经物理升温亦无效则预后极差。

4）水代谢紊乱：多因丘脑下部视上核和室旁核损伤，或垂体柄内视上-垂体束受累致使抗利尿激素分泌不足而引起尿崩症，尿量达4 000～10 000 ml/d以上，尿比重低下。

5）糖代谢紊乱：常与水代谢紊乱同时存在，表现为持续血糖升高，血液渗透压增高，而尿中无酮体出现，患者严重失水，血液浓缩，出现休克，病死率极高，即所谓“高渗高糖非酮性昏迷”。

6）消化系统障碍：丘脑下部前区至延髓迷走神

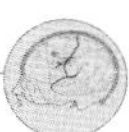

经背核有一神经束，专营上消化道自主神经管理，其任何一处受损均可引起上消化道病变。故严重脑损伤累及丘脑下部时，易致胃、十二指肠黏膜糜烂、坏死、溃疡及出血。其成因可能是上消化道血管收缩、缺血；或因迷走神经过度兴奋；或与促胃液素（胃泌素）分泌亢进、胃酸过高有关。除此之外，这类患者还常发生顽固性呃逆、呕吐及腹胀等症状。

由于丘脑下部损伤所引起的神经内分泌紊乱和机体代谢障碍较多，故在治疗上更为困难和复杂，必须在严密的观察、颅内压监护、血液生化检测和水、电解质平衡的前提下，稳妥细心地治疗和护理，才有度过危险的希望。

26.6.3 影像学检查

（1）颅骨X线平片

虽然CT已成为颅脑损伤的首选检查，但X线平片仍有其重要价值。X线摄片不仅能了解骨折的具体情况，而且对分析致伤机制和判断伤情亦有其特殊意义。

（2）头部CT检查

CT检查是脑挫裂伤急性期辅助检查的首选，能清楚地显示脑挫裂伤的部位、程度和有无继发损害，如出血和水肿情况（图26-1）。同时，可根据脑室和脑池的大小、形态和移位的情况间接估计颅内压的高低。在脑挫裂伤区域同时存在出血和水肿，因此CT显示的挫裂伤病灶会根据出血和水肿的比例不同呈现混杂密度，国外有学者将这种特有的表现称为“盐和胡椒”样图像。一般而言，出血的高密度区域会在短时间内退去，而水肿引起的低密度区域会较持久存在。在脑挫裂伤面积较大的患者中，可能会伴随脑室移位或受压的情况。需要注意的是，在受伤早期头部CT检查可能无法发现小的皮质挫伤，尤其是当患者比较烦躁，头部不能完全静止，或挫伤病灶靠近颅骨，容易被伪影干扰，造成漏诊。

（3）MRI检查

MRI检查较少作为脑挫伤患者诊断的首选，但对于微小的脑挫伤病灶，MRI检查比CT检查更灵敏。在MRI的T_1和T_2加权图像上，脑挫伤通常表现为信号强度混杂的区域。由于挫伤累及大脑表面，因此小的皮质挫伤灶可能呈现脑回的形状。而处于对冲伤部位的脑挫伤常表现为楔形，基部朝向颅骨，并在挫伤周围出现脑水肿。薄层T_1加权成像常用于检测微小的皮质挫伤。在亚急性期（3～14 d），由于脑挫伤病灶内存在红细胞破裂后形成的高铁血红蛋白，可明显缩短T_1时间和延长T_2时间，因此在T_1、T_2加权图像均表现为高信号。

26.6.4 治疗

（1）非手术治疗

脑挫裂伤发生之际，也就是继发性脑损害开始之时，两者密切相连、互为因果，所以尽早进行合理的治疗是减少伤残率、降低病死率的关键。非手术治疗的目的，首先是防止脑伤后一系列病理生理变化加重脑损害；其次是提供一个良好的内环境，使部分受损脑细胞恢复功能。

1）一般处理：对轻型和部分损伤反应较小的中型脑挫裂伤患者，主要是对症治疗、防治脑水肿，密切观察病情，及时进行颅内压监护和CT复查。对处于昏迷状态的中、重型患者，应加强护理。必要时送入重症监护病房（ICU），进行连续监测和专科护理。患者需保持气道通畅，若预计患者于短期内（3～5 d）不能清醒时，宜早行气管切开，以便及时清除分泌物，减少气道阻力及死腔。同时应抬高床头15°～30°，以利于颅内静脉回流、降低颅压。每日出入量应保持平衡，补液过多可促进脑水肿。含糖液体补给时，应防止血糖过高，以免加重脑缺血、缺氧损害及酸中毒。必要时应适量给胰岛素予以纠正，并按血糖测定值及时调整用药剂量。若预计患者短期内不能进食，可放置鼻饲管，给予流质饮食，维持每日热能及营养。此外，对重症患者应重视心、肺、肝、肾功能及合并症的防治。

2）特殊处理：严重脑挫裂伤患者常因挣扎躁动、四肢强直、高热、抽搐而致病情加重，应查明原因给予及时有效的处理。对伤后早期就出现中枢性高热、频繁去脑强直、间脑发作或癫痫持续发作者，宜行冬眠降温和/或巴比妥治疗。外伤性急性脑肿胀又称弥散性脑肿胀，是重型脑损伤早期广泛性脑肿大，可能与脑血管麻痹扩张或缺血后急性水肿有关；好发于青少年。一旦发生应尽早采用过度换气、给予巴比妥及强力脱水，同时行冬眠降温、降压，也有减轻血管源性脑水肿的作用。

（2）手术治疗

原发性脑挫裂伤一般不需要手术治疗，但对脑挫裂伤严重、脑水肿而致进行性颅内压增高，降低颅压处理无效，引起颅内高压甚至脑疝形成时，则有手术的必要。对CT示有占位效应、非手术治疗效果欠佳时或颅内压监护压力持续超过 25 mmHg 或顺应性较差时，应及时施行开颅手术，清除糜烂组织，放置脑室引流；脑挫裂伤后期并发脑积水时，应先行脑室引流，待查明原因后再给予相应处理。

26.7 原发性脑干损伤

脑干损伤是指中脑、脑桥和延髓的损伤，是一种严重的颅脑损伤，常分为 2 种：①原发性脑干损伤，为外界暴力直接作用下造成的脑干损伤；②继发性脑干损伤，是继发于其他严重的脑损伤之后，如脑疝或脑水肿而引起脑干损伤。单纯的原发性脑干损伤并不多见。当外力作用在头部时，不论是直接还是间接暴力都将引起脑组织的冲撞和移动，可能造成脑干损伤。

26.7.1 病理

脑干位于脑的中心，其下为斜坡，背负大、小脑，当外力作用于头部时，脑干除了可直接撞击于坚硬的斜坡骨质外，还可受到大脑和小脑的牵拉、扭转、挤压及冲击等致伤，其中以鞭索性、扭转性和枕后暴力对脑干的损伤最大。通常额部受伤时，可使脑干撞击于斜坡上；头侧方暴力作用使脑干嵌挫于同侧小脑幕切迹疝，枕后受力使脑干直接撞击于斜坡和枕骨大孔上；扭转和牵拉运动致伤可使脑干受到大、小脑的作用受伤。头部因突然仰俯运动所致鞭索性损伤中，延髓受损机会较多；双脚或臀部着力时枕骨发生凹陷骨折，则可直接损伤延髓。此外，当头部受击引起颅骨严重变形，通过脑室内脑脊液冲击波亦可造成中脑导水管周围或第 4 脑室底的损伤。

原发性脑干损伤的病理改变常为挫伤伴灶性出血，多见于中脑被盖区，脑桥及延髓被盖区次之，脑干受压移位、变形使血管断裂引起出血和软化等继发病变。国外学者提出所谓原发性脑干损伤实际上是 DAI 的一部分，不应作为一种独立病征。通常 DAI 均有脑干损伤表现，并需要依靠 CT 或 MRI 检查才能诊断。继发性脑干损伤可表现为脑干水肿、缺血、梗死、继发性出血，较原发性脑干损伤有更高的发生率，其重要的诱因是发生了颞叶钩回疝、脑干受挤压导致脑干缺血损伤。通常情况下，原发性和继发性脑干损伤同时存在。

26.7.2 临床表现

（1）意识障碍

原发性脑干损伤患者，伤后常立即发生昏迷，轻者对痛刺激可有反应，重者昏迷程度深，一切反射消失。对进行性昏迷加重（如浅昏迷演变为深昏迷），应想到合并颅内血肿或其他原因导致的继发性脑干损伤。

（2）瞳孔和眼运动

中脑损伤时，初期两侧瞳孔不等大，伤侧瞳孔散大，对光反射消失，眼球向下外倾斜；两侧损伤时，两侧瞳孔散大，眼球固定。脑桥损伤时，可出现两瞳孔极度缩小，对光反射消失，两侧眼球内斜，同向偏斜或两侧眼球分离等征象。延脑损伤多表现双瞳散大，对光反射消失，眼球固定。

（3）去皮质强直

去皮质强直是中脑损伤的重要表现之一。因为中脑前庭核水平存在促进伸肌收缩的中枢，而中脑红核及其周围网状结构是抑制伸肌收缩的中枢所在。两者之间联系切断时，便出现去皮质强直。表现为伸肌张力增高，两上肢过伸并内旋，下肢亦过度伸直，头部后仰呈角弓反张状。损伤较轻者可为阵发性，重者则持续发作。

（4）锥体束征

锥体束征是脑干损伤的重要体征之一，包括肢体瘫痪、肌张力增高、腱反射亢进和病理反射出现等。在脑干损伤早期，由于多种因素的影响，锥体束征的出现常不恒定。但基底部损伤时，体征常较恒定。如脑干一侧性损伤则表现为交叉性瘫痪，包括肢体瘫痪、肌张力增高、腱反射亢进及病理反射阳性。严重损伤处于急性休克期时，全部反射可消失，病情稳定后才可出现。

（5）生命体征变化

1）呼吸功能紊乱：脑干损伤常在伤后立即出现呼吸功能紊乱。当中脑下端和脑桥上端的呼吸调节中枢受损时，出现呼吸节律的紊乱，如陈-施呼吸；当脑桥中下部的长吸中枢受损时，可出现抽泣样呼吸；当延髓的吸气和呼气中枢受损时，则发生呼吸停止。在脑干继发性损害的初期，如小脑幕切迹疝形成时，先出现呼吸节律紊乱，陈-施呼吸；在脑疝的晚期颅内压继续升高，小脑扁桃体疝出现，压迫延髓，呼吸即先停止。

2）心血管功能紊乱：当延髓损伤严重时，表现

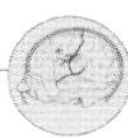

为呼吸、心跳迅速停止，患者死亡。较高位的脑干损伤时出现的呼吸、循环紊乱常先有一兴奋期，此时脉搏缓慢有力，血压升高，呼吸深快或呈喘息样呼吸，以后转入衰竭，脉搏频速，血压下降，呼吸呈潮式，终于心跳、呼吸停止。一般呼吸停止在先，在人工呼吸和药物维持血压的条件下，心跳仍可维持数天或数月，最后往往因心力衰竭而死亡。

3）体温变化：脑干损伤后有时可出现高热，这多由于交感神经功能受损，出汗功能障碍，影响体热发散所致。当脑干功能衰竭时，体温则可降至正常以下。

4）内脏症状：可出现上消化道出血，为脑干损伤应激引起的急性胃黏膜病变所致；顽固性呃逆；神经源性肺水肿，是由于交感神经兴奋，引起体循环及肺循环阻力增加所致。

26.7.3 辅助检查

（1）颅骨X线平片

颅骨骨折发生率高，亦可根据骨折的部位，结合受伤机制推测脑干损伤的情况。

（2）颅脑CT检查、MRI扫描

原发性脑干损伤表现为脑干肿大，有点片状密度增高区，脚间池、桥池、四叠体池及第4脑室受压或闭塞。继发性脑疝的脑干损伤除显示继发性病变的征象外，还可见脑干受压扭曲向对侧移位，MRI可显示脑干内小出血灶与挫裂伤，由于不受骨性伪影影响，显示较CT清楚。

（3）脑干听觉诱发电位

BAEP是脑干听觉通路上的电生理活动，经大脑皮质传导至头皮的远场电位；所反映的电生理活动一般不受其他外在病变的干扰，可以较准确地反映脑干损伤的平面和程度。BAEP是耳机发放短声刺激后10 ms内在头皮记录到的6～7个阳性波。虽然这些波存在多位点复合性起源可能性，但也可简单地认为Ⅰ波是听神经动作电位，Ⅱ波起源于耳蜗神经核，Ⅲ波来自脑桥上橄榄复合核与斜方体，Ⅳ波与Ⅴ波分别代表外侧丘系和中脑下丘核，Ⅵ波与Ⅶ波是丘脑内膝状体和听放射的动作电位波形。因此，Ⅰ、Ⅱ波实际代表听觉传入通路的周围性波群，其后各波代表中枢段动作电位。Ⅰ～Ⅴ波5个波最稳定，其中Ⅴ波波幅最高，是辨认BAEP各波的标志。正常情况下，Ⅱ波与Ⅰ波，或Ⅵ波与Ⅶ波常融合形成复合波形。据统计，脑干损伤患者中，Ⅳ波和Ⅴ波的消失或波幅明显降低最常见，并常同时伴有Ⅰ～Ⅴ波的潜伏期延长(图26－2)。

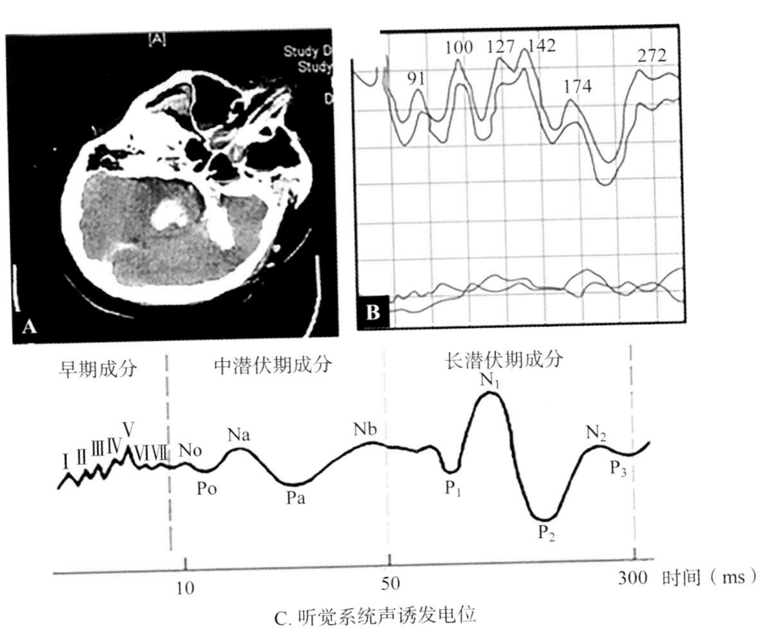

C. 听觉系统声诱发电位

图26－2 脑干损伤和听觉诱发电位检查

注：CT平扫显示急性脑干损伤伴有出血(A)听觉诱发电位检查(B)提示左侧(上半部分曲线)听觉诱发电位与参考图形(C)相比尚处在正常范围，右侧(下半部分曲线)听觉诱发电位较平直，2次重复检查结果相似。

在神经重症监护室，BAEP 常被用来评估脑干损伤的严重程度和预测患者的预后。脑干损伤后双侧 BAEP 波形仍正常的患者大多可以获得良好的预后。相反，患者在受伤后经过反复检查仍然不能测出诱发电位的，其预后大多为死亡或植物人状态。华山医院神经外科将近年国内外发表的诱发电位与重型脑外伤患者预后做了荟萃分析，发现脑干诱发电位对受伤后 6～12 个月获得良好预后患者的预测灵敏度为 0.69（95%*CI*：0.63～0.74），特异度为 0.73（95%*CI*：0.68～0.78），阳性似然比为 2.71（95%*CI*：1.77～4.15）；对预后不良预测的灵敏度为 0.58（95%*CI*：0.50～0.66），特异度为 0.82（95%*CI*：0.77～0.86），阳性似然比为 3.61（95%*CI*：2.38～5.47）。脑干诱发电位对预后良好患者预测的特异度高于 GCS，对预后不良预测的灵敏度与 GCS 相当，但对预后良好预测的灵敏度不如 GCS。

26.7.4 诊断

原发性脑干损伤往往与脑挫裂伤或颅内出血同时伴发，临床症状相互参错，难以辨明孰轻孰重，特别是就诊较迟的患者更难区别是原发性损伤还是继发性损害。对于伤后立即昏迷并进行性加重，瞳孔大小多变、早期发生呼吸、循环功能衰竭、出现去皮质强直及双侧病理征阳性的患者，原发性脑干损伤的诊断基本成立。

原发性脑干损伤与继发性脑干损伤的区别在于症状、体征出现的早晚。继发性脑干损伤的症状、体征皆在伤后逐渐产生。颅内压持续监护亦可鉴别：原发性损伤颅内压一般不高，而继发性损伤颅内压常明显升高。CT 检查和 MRI 检查也是鉴别诊断的有效手段。

26.7.5 治疗

原发性脑干损伤并无特殊的治疗方法。昏迷时间较长的重度原发脑干伤患者，要尽早行气管切开、呼吸机辅助呼吸及支持治疗。但是重度脑干伤患者的昏迷时间长、病死率很高，所以救治工作应仔细认真，要有长期的打算，且护理工作显得尤为重要，密切注意防治各种并发症。对于轻度脑干损伤的患者，可按脑挫裂伤治疗，部分患者可获得良好疗效。脑干损伤治疗的措施一般包括以下：

1）保护中枢神经系统，酌情采用亚冬眠疗法，降低脑代谢；积极抗脑水肿；使用激素及神经营养药物。

2）全身支持疗法，维持营养，预防和纠正水、电解质紊乱。

3）积极预防和处理并发症，最常见的是肺部感染、尿路感染和压疮。加强护理，严密观察，早期发现，及时治疗，对于意识障碍严重、呼吸功能紊乱的患者，早期实施气管切开非常必要，但气管切开后应加强护理，减少感染机会。

4）对于继发性脑干损伤应尽早明确诊断，及时去除病因。若拖延过久，则疗效不佳。

5）恢复期应着重于脑干功能的改善，可用促苏醒药物、高压氧舱治疗，增强机体抵抗力和防治并发症。

（孙一睿　周良辅）

参考文献

[1] 孙一睿，周良辅. 原发性脑损伤[M]//周良辅. 现代神经外科学. 2 版. 上海：复旦大学出版社，2015，343－353.

[2] BANOEI M M, CASAULT C, METWALY S M, et al. Metabolomics and biomarker discovery in traumatic brain injury [J]. J Neurotrauma, 2018, 35(16): 1831－1848.

[3] BIAGIANTI B, STOCCHETTI N, BRAMBILLA P, et al. Brain dysfunction underlying prolonged post-concussive syndrome: A systematic review[J]. J Affect Disord, 2020, 262:71－76.

[4] CHURCHILL N W, HUTCHISON M G, GRAHAM S J, et al. Mapping brain recovery after concussion: From acute injury to 1 year after medical clearance [J]. Neurology, 2019, 93(21):E1980－E1992.

[5] CORPS K N, ROTH T L, MCGAVERN D B. Inflammation and neuroprotection in traumatic brain injury [J]. JAMA Neurol, 2015, 72(3):355－362.

[6] GIZA C, GRECO T, PRINS M L. Concussion: pathophysiology and clinical translation [J]. Handb Clin Neurol, 2018, 158:51－61.

[7] HAGHBAYAN H, BOUTIN A, LAFLAMME M, et al. The prognostic value of MRI in moderate and severe traumatic brain injury: a systematic review and meta-analysis [J]. Crit Care Med, 2017, 45(12): E1280－E1288.

[8] HUMBLE S S, WILSON L D, WANG L, et al. Prognosis of diffuse axonal injury with traumatic brain injury [J]. J Trauma Acute Care Surg, 2018, 85(1): 155－159.

[9] KAUR P, SHARMA S. Recent advances in

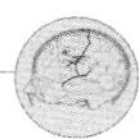

pathophysiology of traumatic brain injury [J]. Curr Neuropharmacol, 2018,16(8):1224 - 1238.

[10] LEDDY J J, HAIDER M N, ELLIS M J, et al. Early subthreshold aerobic exercise for sport-related concussion: a randomized clinical trial [J]. JAMA Pediatr, 2019,173(4):319 - 325.

[11] MA J, ZHANG K, WANG Z M, et al. Progress of research on diffuse axonal injury after traumatic brain injury [J]. Neural Plast, 2016,2016:9746313.

[12] MA X T, ARAVIND A, PFISTER B J, et al. Animal models of traumatic brain injury and assessment of injury severity [J]. Mol Neurobiol, 2019,56(8):5332 - 5345.

[13] MANEK R, MOGHIEB A, YANG Z H, et al. Protein biomarkers and neuroproteomics characterization of microvesicles/exosomes from human cerebrospinal fluid following traumatic brain injury [J]. Mol Neurobiol, 2018,55(7):6112 - 6128.

[14] MARINCOWITZ C, LECKY F E, TOWNEND W, et al. The risk of deterioration in GCS13 - 15 patients with traumatic brain injury identified by computed tomography imaging: a systematic review and meta-analysis [J]. J Neurotrauma, 2018,35(5):703 - 718.

[15] MOE H K, LIMANDVIK MYHR J, MOEN K G, et al. Association of cause of injury and traumatic axonal injury: a clinical MRI study of moderate and severe traumatic brain injury [J]. J Neurosurg, 2019,133(5): 1 - 9.

[16] MULLALLY W J. Concussion [J]. Am J Med, 2017, 130(8):885 - 892.

[17] OFOGHI Z, DEWEY D, BARLOW K M. A systematic review of structural and functional imaging correlates of headache or pain after mild traumatic brain injury [J]. J Neurotrauma, 2020,37(7):907 - 923.

[18] PEARN M L, NIESMAN I R, EGAWA J, et al. Pathophysiology associated with traumatic brain injury: current treatments and potential novel therapeutics [J]. Cell Mol Neurobiol, 2017,37(4):571 - 585.

[19] VAN EIJCK M M, SCHOONMAN G G, VAN DER NAALT J, et al. Diffuse axonal injury after traumatic brain injury is a prognostic factor for functional outcome: a systematic review and meta-analysis [J]. Brain Inj, 2018,32(4):395 - 402.

[20] WANG K K, YANG Z H, ZHU T, et al. An update on diagnostic and prognostic biomarkers for traumatic brain injury [J]. Expert Rev Mol Diagn, 2018,18(2): 165 - 180.

27 颅内血肿

颅内血肿是颅脑创伤最常见的一种继发性病变，它是指脑损伤后颅内出血在颅腔的某部位聚集，达到一定体积时形成局部占位效应，造成颅内压增高、脑组织受压而引起相应的临床症状。创伤性颅内血肿在闭合性颅脑损伤中约占 10%，在重型颅脑损伤中占 40%～50%，颅内血肿是重型颅脑损伤的主要死因之一。病程往往呈进行性发展，若不及时处理，可引起脑移位、脑水肿、脑缺血、持续的颅内压增高和脑疝，而致严重后果。

按血肿症状出现的时间分为 3 型：72 h 以内者为急性血肿；3 d 以后到 3 周以内为亚急性血肿；超过 3 周为慢性血肿。颅内血肿按来源和部位可分为：①硬脑膜外血肿，血肿位于颅骨内板与硬脑膜之间；②硬脑膜下血肿，血肿位于硬脑膜与蛛网膜之间的硬脑膜下腔内；③脑内血肿，血肿位于脑实质内。此外，还有些特殊类型的血肿，形成 2 个不同部位或同一部位不同类型的血肿，称为多发性血肿；创伤后首次头部 CT 检查未发现血肿，当病情变化时再次 CT 检查发现血肿，称为迟发性颅内血肿；如果在 CT 检查中发现原有的血肿扩大，为进展性颅内血肿。

27.1 硬脑膜外血肿

硬脑膜外血肿是指外伤后出血积聚于颅骨内板和硬脑膜间潜在空间的血肿。由于硬脑膜的骨膜层和颅骨膜在骨缝线处的连接组织非常紧密，因此血肿通常被骨缝线所限制。硬脑膜外血肿发生率在闭合性颅脑损伤中占 2%～3%；在颅内血肿中占 25%～30%，仅次于硬脑膜下血肿。通常发生于青壮年，平均年龄 20～30 岁，很少出现在 2 岁以下的儿童(由于不成熟颅骨的可塑性)或>60 岁的老年人(因为硬脑膜已经和颅骨内板粘连)。

27.1.1 病理生理

交通事故、跌落和袭击分别占硬脑膜外血肿总

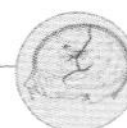

数的 53%、30%和 8%。多因头部受过外力直接打击，着力点处的颅骨变形或骨折，伤及血管所致。血肿一般发生在受力点及其附近，出血积聚于硬脑膜与颅骨内板之间，并随着血肿的增大而使硬脑膜进一步分离，因此可根据骨折线通过脑膜血管和静脉窦的位置来判断血肿部位。骨折损伤脑膜中动脉引起硬脑膜外血肿占 3/4，其次是损伤脑膜中静脉、板障静脉或静脉窦而导致血肿。

硬脑膜外血肿以颞部和顶颞部最多，这与颞部含有脑膜中动脉和静脉，易被骨折撕破有关。急性硬脑膜外血肿在枕部较少，因该处硬脑膜与枕骨贴附较紧，且常属静脉性出血。但有时，由于骨折线穿越上矢状窦或横窦，亦可引起骑跨于窦上的巨大硬脑膜外血肿；这类血肿的不断扩张，多为硬脑膜与颅骨内板剥离后，因新的再出血所致，而非仅由静脉窦损伤造成的持续出血。

血肿的大小与病情的轻重关系密切，血肿越大病情越严重。出血速度与临床表现也有紧密关系。发展急速的硬脑膜外血肿，其出血来源多属动脉损伤，血肿迅速增大，可在数小时内引起脑疝，威胁患者生命。若出血源于静脉，如硬脑膜静脉、板障静脉或静脉窦，则病情发展稍缓。为时较久的硬脑膜外血肿，一般于 6～9 d 即有机化现象，由硬脑膜长入纤维细胞并有薄层肉芽包裹，且与硬脑膜及颅骨粘连。小血肿可以完全机化，大血肿则囊性变内储褐色血性液体。

27.1.2 临床表现

(1) 外伤史

颅盖部特别是颞部的直接暴力伤，局部有伤痕或头皮血肿，颅骨 X 线片发现骨折线跨过脑膜中动脉沟；或后枕部受伤，有软组织肿胀、皮下淤血，颅骨 X 线检查发现骨折线跨过横窦，皆应高度重视有硬脑膜外血肿可能。

(2) 意识障碍

由于原发性脑损伤程度不一，这类患者的意识变化有 3 种不同情况：

1) 原发性脑损伤较轻，有 12%～42%的患者在伤后到手术期间均保持清醒。

2) 原发性脑损伤较重，伤后昏迷，随后即完全清醒或有意识好转，但不久又再次陷入昏迷状态。这类患者即为具有“中间清醒期”的典型病例，容易诊断，约占 47%。但中间清醒期不是硬脑膜外血肿的诊断性特征，其他创伤也可出现类似的临床表现。

3) 原发性脑损伤严重，伤后持续昏迷，且有进行性加重表现，颅内血肿的征象常被原发性脑挫裂伤或脑干损伤所掩盖，较易误诊。

(3) 颅内压增高

随着颅内压增高，患者常有头痛、呕吐加剧、躁动不安的典型变化，伴有血压升高、脉压差增大、体温上升、心率及呼吸缓慢等代偿性反应，即 Cushing 反应；等到衰竭时，则血压下降、脉搏细弱、呼吸抑制。

(4) 神经系统体征

单纯的硬脑膜外血肿，早期较少出现神经受损体征，仅在血肿压迫脑功能区时，才有相应的阳性体征。当血肿不断增大引起颞叶钩回疝时，患者不仅有意识障碍加深、生命体征紊乱，同时将出现患侧瞳孔散大、对侧肢体偏瘫等典型征象。

27.1.3 影像学表现

硬脑膜外血肿绝大多数(85%)都有典型的 CT 特点：在颅骨内板下方有双凸形或梭形边缘清楚的高密度影，CT 值 40～100 Hu。有的血肿内可见小的圆形或不规则形的低密度区，认为是外伤时间短仍有新鲜出血(较凝血块的密度低)，并与血块退缩时溢出的血清混合所致。少数血肿可呈半月形或新月形；个别血肿可通过分离的骨折缝隙渗到颅外软组织下。骨窗位常可显示骨折(图 27-1)。此外，血肿可见占位效应，中线结构移位，病变侧脑室受压、变形和移位。

硬脑膜外血肿的形态在 MRI 上和 CT 相仿。血肿呈双凸形或梭形，边界锐利，位于颅骨内板和脑表面之间。血肿的信号强度改变，与血肿的期龄有关。急性期，在 T_1 加权像，血肿信号与脑实质相仿；在 T_2 加权像血肿呈低信号。在亚急性期和慢性期，在 T_1 和 T_2 加权像均呈高信号。此外，由于血肿占位效应，患侧脑皮质受压扭曲，即脑回移位征。尽管 MRI 能清楚地显示外伤性血肿的存在，但是由于急性出血时 MRI 显示不如 CT 清楚，以及操作时间较 CT 长，利用 MRI 对严重颅脑损伤的最初评价是不实用的。

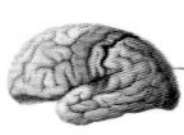

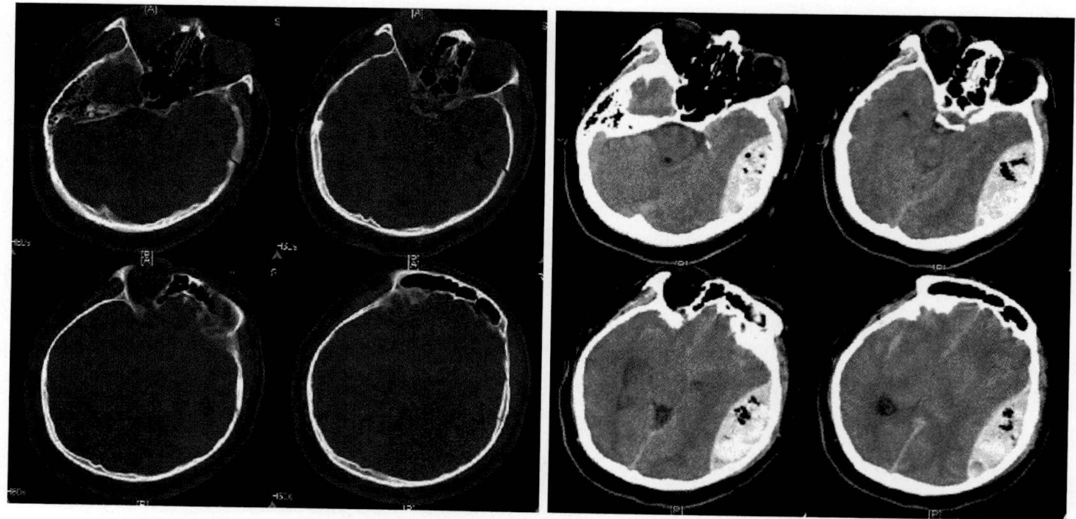

图 27-1　急性硬脑膜外血肿的 CT 表现

注：CT 显示高密度呈梭形的急性硬脑膜外血肿，内含低密度的积气信号，骨窗位可见骨折线。

27.1.4　诊断与鉴别诊断

幕上急性硬脑膜外血肿的早期诊断，应判定在颞叶钩回疝征象之前，而不是昏迷加深、瞳孔散大之后，故临床观察非常重要。着力部位除头皮挫伤外，常见头皮局部肿胀，出血经骨折线到骨膜下，或经破裂的骨膜至帽状筋膜下形成帽状筋膜下血肿时，应考虑到颅内血肿的存在。当患者头痛、呕吐加剧，有躁动不安、血压升高、脉压差加大和/或出现新的体征时，即应高度怀疑颅内血肿，及时给予头部 CT 检查。

需要与以下疾病鉴别：①硬脑膜下血肿。硬脑膜下血肿与硬脑膜外血肿的病因类似，但多是脑桥静脉或脑皮质血管破裂引起，部位则位于脑表面与硬脑膜之间的间隙，CT 检查表现为范围较宽的新月形高密度影，可以跨颅缝。②大脑半球占位病变。如脑内血肿、脑肿瘤、脑脓肿及肉芽肿等占位病变，均易与慢性硬脑膜外血肿相混淆。区别主要在于无头部外伤史及较为明显的局限性神经功能缺损表现，确诊亦需借助 CT 和 MRI 检查。

27.1.5　治疗

急性硬脑膜外血肿，原则上一经诊断即应施行手术，清除血肿，以缓解颅内高压；术后根据病情给予适当的非手术治疗。手术指征包括：①不管患者的 GCS 评分多少，只要急性硬脑膜外血肿体积幕上超过 30 ml，幕下超过 10 ml，应该行血肿清除术；②血肿厚度＞15 mm，中线移位＞5 mm 的急性硬脑膜外血肿，应行血肿清除术；③儿童硬脑膜外血肿幕上＞20 ml，幕下＞10 ml 可考虑手术。

骨瓣开颅血肿清除术临床应用广泛，其优点是便于彻底清除血肿、立即止血和便于硬脑膜下探查。具体操作方法：①依据血肿部位、大小设计好皮瓣，常规开颅，骨瓣大小以能暴露血肿范围为宜。②翻开骨瓣后可见血肿，多为暗红色凝血块附着在硬脑膜上，此时用剥离子或脑压板由血肿周边向中心轻轻剥离，也可用吸引器吸除。血肿清除后，如遇到活动性出血，应仔细寻找出血来源，其出血点可用电凝或丝线结扎止血。若为骨管段内的脑膜中动脉出血，可用骨蜡止血；若为静脉窦或蛛网膜颗粒的出血则用明胶海绵压迫止血；若为硬脑膜表面的小血管出血，应行电凝止血。③悬吊硬脑膜于骨瓣边缘，如仍有渗血，应在硬脑膜与颅骨之间置入明胶海绵再悬吊，确认无出血后放回骨瓣，逐层缝合头皮。

术中注意事项：①清除血肿后硬脑膜张力仍高，硬脑膜下方发蓝，应切开硬脑膜探查。如有血肿应予以清除；如未见硬脑膜下血肿，则提示骨瓣邻近或远隔部位血肿，应予复查 CT 或钻孔探查，以免遗漏血肿。②在清除血肿过程中，与硬脑膜粘连紧密的凝血块不要勉强剥离，以免诱发新的出血。③对手术前已发生脑疝的患者，主张血肿清除后去除骨瓣，以免术后发生脑梗死、水肿，再次发生脑疝。

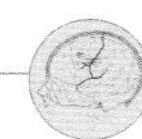

手术禁忌证包括：除手术常规禁忌外，濒死的和GCS评分为3分的极度虚弱的、无反应的、瞳孔已散大的、没有自主呼吸或血压不升的患者。国外观点：年龄>75岁的GCS评分5分或以下的患者，也应该非手术治疗，因为无论是否手术，预后都很差。

对于部分病情稳定的小血肿，也可采取非手术治疗。其适应证为：大脑凸面血肿量<30 ml，颅后窝血肿<10 ml，无明显占位效应（中线结构移位<5 mm，血肿厚度<15 mm），同时GCS评分高于8分，没有局灶性功能缺失，可在CT系列检查和神经外科中心严密观察下，接受非手术治疗。

27.1.6 预后

年龄、瞳孔异常、并发的颅内损伤、伤后手术时间，以及颅内压已被确定为决定硬脑膜外血肿疗效的重要因素。

（1）年龄和GCS评分

年龄对疗效的影响在硬脑膜外血肿患者中并不像在整个颅脑损伤患者中那样明显。多因素回归分析发现在接受血肿清除术治疗的硬脑膜外血肿患者中，入院时GCS评分或术前GCS评分是最重要的单一疗效预测因素。GCS评分3～5分的硬脑膜外血肿患者病死率为36%，而GCS评分6～8分的硬脑膜外血肿患者病死率仅为9%。

（2）瞳孔

20%～30%接受手术的硬脑膜外血肿患者出现瞳孔异常，如瞳孔不等大或散大固定，62%的患者在入院时出现昏迷。一项研究表明，同侧瞳孔散大与疗效差无关，并且在瞳孔散大70 min内手术可以回缩。然而，双侧瞳孔散大与病死率增高有关。van den Brinker等在多因素分析相关预后因素模式中，发现在所有年龄段和GCS评分患者中，瞳孔异常与疗效差有显著相关性。35%的单侧瞳孔固定患者，50%的双侧瞳孔固定的患者疗效差。

（3）并发损伤

接受手术的硬脑膜外血肿患者有30%～50%并发颅内损伤，大多数为脑挫裂伤、脑内血肿、硬脑膜下血肿及弥散性脑肿胀。硬脑膜外血肿并发硬脑膜下血肿和/或脑实质损伤患者疗效良好的机会少。在315例患者接受硬脑膜外血肿清除术的2组研究中，并发颅内损伤的发生率为33%，硬脑膜外血肿并发其他损伤与疗效差之间显著相关。没有资料表明急性硬脑膜外血肿患者的疗效与并发的低血压有关。

（4）颅内压

Lobato等对64例硬脑膜外血肿昏迷患者进行了颅内压监测，有67%的病例出现颅内压增高，颅内压>35 mmHg与病死率有明显的相关性。

27.1.7 颅后窝硬脑膜外血肿

颅后窝硬脑膜外血肿（图27-2）占硬脑膜外血肿的5%左右，20岁以内的患者更多见。虽然多达84%患者伴有枕骨骨折，儿童枕骨骨折只有约3%发生颅后窝硬脑膜外血肿。经常找不到出血来源，但硬脑膜静脉窦（横窦）撕裂的发生率也很高。多数缺乏或只有轻微的小脑体征。临床上，可能迅速恶化，伴有呼吸抑制，不伴有任何瞳孔改变或运动刺激征。头痛、恶心、呕吐、颈项强直是最常见的症状和体征。总体病死率约为25%，伴随其他颅脑损伤者病死率增高。

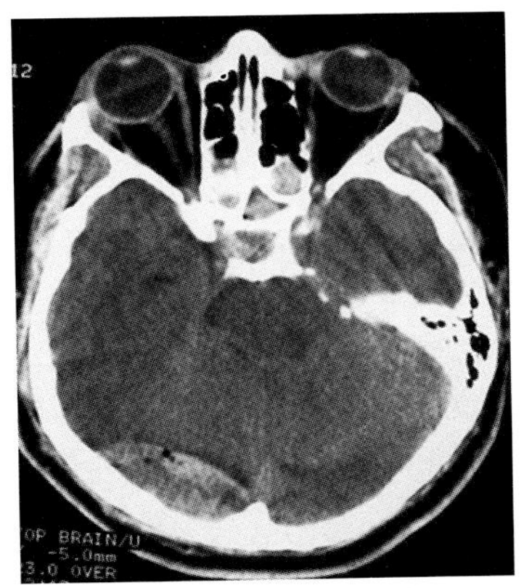

图27-2 颅后窝急性硬脑膜外血肿的CT表现

手术指征：①颅后窝血肿>10 ml、CT检查有占位效应（第4脑室的变形、移位或闭塞；基底池受压或消失；梗阻性脑积水），应该立刻进行外科手术治疗。②颅后窝血肿<10 ml、无神经功能异常、CT检查显示不伴有占位征象或有轻微占位征象的患者，可以进行严密的观察治疗，同时进行不定期的CT复查。手术的原则和目的同幕上硬脑膜外血肿手术，如清除硬脑膜外血肿降低颅内压、彻底止血、行硬脑膜减张缝合和硬脑膜悬吊。鉴于可能出现梗死性脑积水，同时应行脑室外引流术。骨窗范围向下包括枕骨大孔下缘和向上超过横窦边缘，目的是找出和控制静脉窦出血。

27.2　硬脑膜下血肿

27.2.1　急性硬脑膜下血肿

急性硬脑膜下血肿是指创伤24～72 h内血液积聚在大脑硬脑膜下形成的血肿，是颅脑损伤常见的继发性损害，发生率约为11%，占颅内血肿的50%～60%。年龄31～47岁，大部分为男性患者。急性硬脑膜下血肿致伤机制在年龄组别上有差异。大多数的硬脑膜下血肿由机动车事故、跌落和袭击引起。在一项研究中，年轻组(18～40岁)急性硬脑膜下血肿患者有56%由机动车事故引起；只有12%由跌落引起；而老年组(年龄>65岁)硬脑膜下血肿，这2种致伤机制分别占22%和56%。在2组针对年龄>75岁和80岁患者的研究中，跌倒是外伤性硬脑膜下血肿最主要的原因。

(1) 病理生理机制

1) 出血在脑实质裂伤周围聚集，为脑挫裂伤皮质动脉或静脉破裂所致，也可由脑内血肿穿破皮质流到硬脑膜下腔。此类血肿大多由对冲性脑挫裂伤所致，好发于额极、颞极及其底面。血肿下通常有严重的原发性脑损伤。患者一般无中间清醒期，局灶体征常出现较晚，不及硬脑膜外血肿明显。

2) 大脑加速-减速暴力运动时脑表面血管或脑桥静脉撕裂，如大脑上静脉注入上矢状窦血管、大脑中静脉和额极静脉注入蝶顶窦血管、颞叶后部的下吻合静脉注入横窦的血管损伤等。这一类型原发性脑损伤可能比较轻，有时出现中间清醒期，然后病情恶化。此类血肿可不伴有脑挫裂伤，血肿较广泛地覆盖大脑半球表面。

3) 血肿的发生部位与头部着力点和着力方式密切相关，头部侧方受击的加速伤，硬脑膜下血肿多见于同侧；头部侧方触撞物体的减速伤，同侧多为混合性硬脑膜下血肿，而对侧多为单纯性硬脑膜下血肿，有时在着力侧也产生硬脑膜外血肿或脑内血肿。一侧枕部着力的减速伤，硬脑膜下血肿多发于对侧额底、额极、颞底和颞极部位。一侧前额部着力的减速伤，硬脑膜下血肿多发生于同侧额底、额极、颞底和颞极等部位，但对冲的枕极和颅后窝则几乎不发生血肿。

4) 急性硬脑膜下血肿也可见于应用抗凝治疗的患者，一般有外伤史(比较轻微)，有时可无外伤史。接受抗凝治疗使男性急性硬脑膜下血肿的风险增高7倍，女性增高26倍。

(2) 临床表现

急性硬脑膜下血肿临床表现特点为：①意识障碍变化特点为有中间清醒或好转期者少见，多为原发性昏迷和继发性昏迷相重叠，或昏迷程度逐渐加深。37%～80%的急性硬脑膜下血肿患者GCS初始评分为8分或<8分。②颅内压增高症状中，以呕吐和躁动多见，生命体征变化明显。③脑疝症状出现快，住院时或手术前观察到有30%～50%的患者瞳孔异常。④脑桥静脉出血引起的单纯性硬脑膜下血肿患者，由于原发性脑挫裂伤较轻，出血速度稍缓，且多为静脉性出血，故伤后能较快从昏迷中清醒，主诉头痛并出现恶心、呕吐症状。临床症状逐渐加重，可出现躁动、偏瘫、失语等表现。⑤接受手术的硬脑膜下血肿中只有30%～40%损伤是单一的。在大部分病例中，硬脑膜下血肿并发颅内或颅外其他创伤。脑挫裂伤和脑内血肿是最常见颅内并发损伤。有18%～51%的患者存在明显的颅外创伤，其中大多数病例包括面骨骨折、四肢骨折、胸部以及腹部创伤。

颅后窝急性硬脑膜下血肿比较少见，发生率为2.3%～3%。脑桥静脉撕裂、小脑幕撕裂、小脑挫裂伤或静脉窦损伤可导致颅后窝急性硬脑膜下血肿。这类患者可能会出现小脑体征、颈项强直、疼痛感或颅内高压症状。

(3) 影像学表现

CT检查可见急性硬脑膜下血肿在脑表面与硬脑膜内层间形成新月形高密度影(图27-3)，在大脑表面形成占位效应。该新月形高密度影跨越骨缝线，但不跨越大脑镰或小脑幕。与此相比，硬脑膜外血肿呈双凸面，很少跨越骨缝线，但有可能跨越大脑镰或小脑幕。脑组织与硬脑膜粘连或血肿增厚有时会导致急性硬脑膜下血肿呈双凸面。新月形硬脑膜下血肿的准确厚度应通过CT采用宽窗位将高密度的血块和颅骨区分。

MRI是诊断急性硬脑膜下血肿的敏感检测方法，小面积急性硬脑膜下血肿也可以在MRI上被识别。但MRI检查时间较CT要长，头部受伤的烦躁不安患者可能会导致一些伪影出现。因此，与CT检查相比，MRI检查不是头部受伤患者临床检查的最佳选择。在超急性期(数分钟到数小时)，由于血红蛋白的结合，血肿在T_1加权像上呈低信号，在T_2加

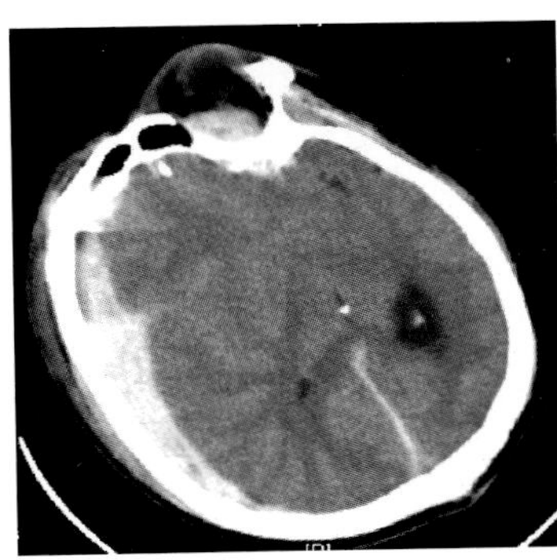
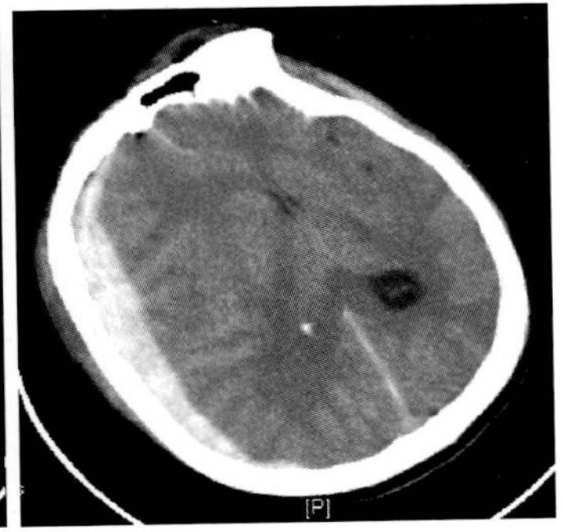

图 27-3 急性硬脑膜下血肿的 CT 表现

注：CT 显示呈新月形高密度的急性硬脑膜下血肿。

权像上呈高信号。在急性期(1～12 h)，由于脱氧血红蛋白的出现，导致血肿在 T_1 加权像中呈等信号、在 T_2 加权像上呈低信号。亚急性期(3～7 d)，可再被分为早期和晚期，在亚急性早期，高铁血红蛋白在 T_1 加权像上呈高信号，在 T_2 加权像上呈低信号。在亚急性晚期，高铁血红蛋白在 T_1 和 T_2 加权像上均呈高信号。随着硬脑膜下血肿进入慢性期，这些信号在 T_1 和 T_2 加权像上均呈低信号。急性硬脑膜下血肿将引起中线偏移，出血量较大时可导致前角消失、脑沟和脑回模糊及第 3 脑室受压。MRI 检查在发现与急性硬脑膜下血肿相关的小挫伤、对侧损伤或脑干损伤上较 CT 检查更敏感。

(4) *治疗*

急性硬脑膜下血肿病情发展快、伤情重，一经诊断，应刻不容缓，争分夺秒地尽早手术治疗，以便迅速缓解颅内高压，减轻脑缺氧，解除脑干受压，提高手术治愈率和患者生存质量。手术目的是为了清除血肿及任何潜在的相关损伤，减轻占位效应，改善神经功能缺损。如果患者无脑干反射及肌肉张力低下，无自主反应，手术治疗可能没有意义。

急性硬脑膜下血肿手术治疗的指征为：①不管急性硬脑膜下血肿患者的 GCS 评分多少，只要 CT 检查显示血肿厚度>10 mm 或中线移位>5 mm，应该手术清除血肿；②对于具有颅内压监测技术的医院，所有处于昏迷状态(GCS 评分<9 分)的急性硬脑膜下血肿患者，应该进行颅内压监测；③昏迷的(GCS 评分<9 分)、血肿厚度<10 mm 或中线移位<5 mm 的急性硬脑膜下血肿患者，如果入院时比受伤时的 GCS 评分下降 2 分或更低，和/或瞳孔不对称或固定散大和/或颅内压超过 20 mmHg，应该手术清除血肿。

手术治疗方式：①骨瓣开颅血肿清除术。适用于血肿定位明确、可经钻孔抽吸后的危重症患者，或钻孔探查血肿呈凝块状，难以冲洗抽出血肿者。手术中清除血肿，妥善止血，清除挫碎及糜烂的脑组织，并探查排除和/或清除脑内血肿，必要时行脑室外引流术。如果骨瓣开颅血肿清除术后，发现脑肿胀、颅内压增高，可能存在多发性血肿，或原有的小血肿扩大，应进一步探查，必要时再行头部 CT 检查，以免遗漏血肿。②去骨瓣减压术。去骨瓣减压骨窗的大小和部位应达到减压的要求，去骨瓣减压术应减张缝合硬脑膜。

对于临床最常见的额颞顶急性硬脑膜下血肿，特别是合并脑挫裂伤颅高压的患者，可采用外伤大骨瓣[(10～12)cm×(12～15)cm]开颅术，进行血肿清除，根据术中颅内压情况决定保留或去骨瓣减压、硬脑膜减张缝合。外伤大骨瓣开颅术能达到下列手术要求：①清除额、颞、顶硬脑膜外、硬脑膜下及脑内血肿；②清除额叶、颞前及眶回等挫裂伤区坏死脑组织；③控制矢状窦脑桥静脉、横窦以及岩窦撕裂出血；④控制颅前窝、颅中窝颅底出血；⑤修补撕裂硬脑膜、防止脑脊液漏等。外伤大骨瓣开颅术能清除约 95%单侧幕上颅内血肿，另外 5%幕上顶后叶、枕叶和颅后窝血肿则需行其他相应部位骨瓣开颅术(图 27-4)。例如，顶后和枕部颅内血肿应该采用顶枕瓣，颅后窝血肿则需要行颅后窝直切口或倒钩切口，双额部颅内血肿应采用冠状切口等。

对于伴有严重脑挫裂伤和/或脑水肿，在清除血肿后颅内压降幅不满意者；开颅清除血肿后颅内压高、脑肿胀明显；术前患者已存在瞳孔散大有脑疝形

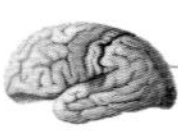

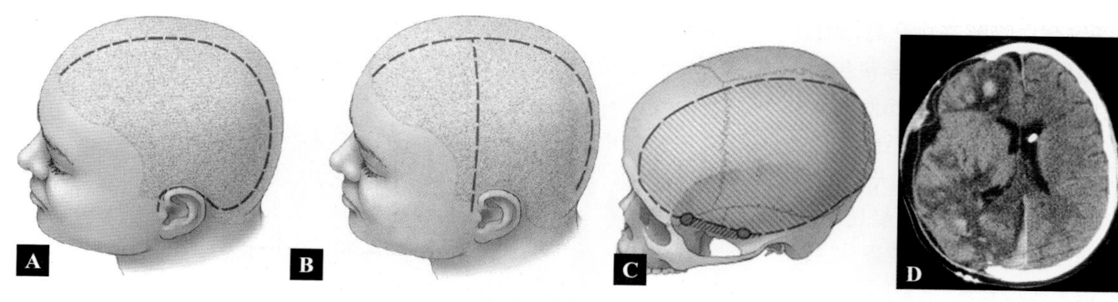

图 27-4 大骨瓣开颅术头皮切口与骨瓣范围

注：问号头皮切口(A)和"T"形头皮切口(B)；大骨瓣开颅术骨瓣范围示意(C)及 CT 示骨瓣大小(D)。

成，去大脑强直，应行骨瓣减压术。但应严格掌握去骨瓣减压术的适应证，不可随意弃去骨瓣，因为大骨瓣减压术后，由于脑膨出可造成脑移位、变形及脑实质水分大幅流向紊乱等不良后果，早期可引起颅内迟发性血肿及局部水肿加重，脑结构变形、扭曲，加重神经功能缺损；后期尚可导致脑软化、脑萎缩、皮瓣下积液、脑穿通畸形、脑积水和癫痫等并发症。去骨瓣减压术可使部分危急患者度过术后脑肿胀、高颅压危险期，从而挽救生命。内减压术适用于经血肿清除及去骨瓣减压术后仍不能有效缓解脑肿胀及颅内压增高，或术中因脑肿胀严重，缝合头皮有困难，而又无其他残留血肿的患者。内减压术是将额极和/或颞极切除，以减少颅腔内容而降低颅内压。

虽有个别急性硬脑膜下血肿可以自动消散，但为数甚少，不可存侥幸心理，事实上仅有少数亚急性硬脑膜下血肿患者，如果原发脑损伤较轻，病情发展迟缓，方可采用非手术治疗。Mathew 提出硬脑膜下血肿患者进行保守治疗的指征：①GCS 评分≥13 分的损伤；②CT 显示无其他的颅内血肿或水肿；③中线偏移<10 mm；④未出现基底池消失。

(5) 预后

急性硬脑膜下血肿患者的病死率差异很大(42%～90%)，影响预后的因素包括：①GCS 评分，是决定预后的最重要因素。GCS 评分 3～5 分的患者病死率为 76%，14%预后良好；GCS 评分 6～8 分的患者病死率为 36%，40%预后良好。②瞳孔，如瞳孔不对称与预后较差有关。双侧瞳孔异常的患者，病死率超过 80%；单侧瞳孔扩大但有反应的患者，病死率约为 50%；单侧瞳孔扩大且没有反应的患者，病死率约为 58%。③神经体征，如去大脑强直、肌张力低患者(病死率 77%～95%)比轻偏瘫和偏瘫患者(病死率 35%～48%)的预后更差。④年龄。由于年轻患者系统疾病较少，其预后较老年患者要好。⑤CT 表现。CT 显示的血凝块厚度、体积，中线偏移和基底池受压与预后相关，但特定阈值还有待确定。⑥手术时机。损伤 4 h 后接受手术治疗的昏迷患者病死率显著高于 4 h 内采取手术治疗的患者。⑦颅内压。术后颅内压持续升高(>20 mmHg)与预后较差有关。⑧相关损伤。Jamieson 和 Yelland 根据患者的相关损伤将急性硬脑膜下血肿分为无脑损伤的单纯性急性硬脑膜下血肿(病死率 22%)；伴有脑挫伤的急性硬脑膜下血肿(病死率 30%)及复杂的急性硬脑膜下血肿(伴有颅内血肿，病死率 53%)。⑨系统疾病，如肺部感染、败血症、脑膜炎、休克、心律失常、上消化道出血等都有可能影响预后。

27.2.2 慢性硬脑膜下血肿

慢性硬脑膜下血肿为创伤后 3 周以后出现症状，血肿位于硬脑膜与蛛网膜之间，是具有包膜的血肿。慢性硬脑膜下血肿临床并不少见，好发于中老年人，平均年龄约 63 岁。在硬脑膜下血肿中约占 25%，占颅内血肿的 10%，其中双侧血肿发生率高达 14.8%。本病可因轻微颅脑损伤引起，甚至不能记忆有创伤史，起病隐匿，临床表现无明显特征，容易误诊。从受伤到发病一般为 1～3 个月。

(1) 病理生理机制

老年患者由于脑组织体积减小，硬脑膜下间隙增多，因此血肿厚度常更大。典型的慢性硬脑膜下血肿为"酱油色"陈旧不凝血。关于出血原因，可能与老年性脑萎缩的颅内空间相对增大有关，遇到轻微惯性力作用时，脑与颅骨产生相对运动，使进入上矢状窦的脑桥静脉撕裂出血。血液积聚于硬脑膜下腔，引起硬脑膜内层炎性反应形成包膜，新生包膜产生组织活化剂进入血肿腔，使局部纤维蛋白溶解过

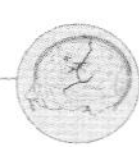

多，纤维蛋白降解产物升高，后者的抗凝血作用使血肿腔内失去凝血功能，导致包膜新生的毛细血管不断出血及血浆渗出，从而使血肿再扩大。慢性压迫使脑供血不全和脑萎缩更加显著，造成此类患者的颅内压增高程度与血肿大小不成比例；早期包膜较薄，如及时做血肿引流，受压脑叶易于复位而痊愈；久后包膜可增厚、钙化或骨化。

（2）临床表现

有轻微颅脑创伤史，或创伤史已不能记忆。伤后长时间内无症状，或仅有头痛、头昏等表现。常于伤后2～3个月逐渐出现恶心、呕吐、复视、视物模糊、一侧肢体无力、精神失常等临床表现。临床表现可归纳为以下几种类型：①慢性颅内压增高症状，如头痛、恶心、呕吐和视神经盘水肿等；②血肿压迫所致的局灶症状和体征，如轻偏瘫、失语和局限性癫痫等；③脑萎缩、脑供血不全症状，如智力障碍、精神失常和记忆力减退等。

慢性硬脑膜下血肿头部损伤往往较轻，不引起重视，伤后长时间无症状，特别是老年人颅腔容积代偿间隙较大，当血肿增大引起脑受压症状及颅内压升高症状时，患者早已忘记创伤病史，因此容易误诊。

（3）影像学表现

近年来，头部CT及MRI检查的广泛应用，提高了慢性硬脑膜下血肿的早期诊断水平，不仅能从血肿形态上估计其形成时间，而且可从密度上推测血肿的期龄。一般从新月形血肿演变为双凸形血肿需3～8周，头部CT显示高密度血肿的期龄平均为3.7周；低密度血肿平均为6.3周；等密度血肿平均为8.2周。MRI检查对头部CT显示呈等密度时的血肿或积液，图像显示更良好，可资鉴别。

（4）诊断与鉴别诊断

慢性硬脑膜下血肿须与以下几种疾病相鉴别：①创伤性硬脑膜下积液，亦可称创伤性硬脑膜下水瘤，为创伤造成的蛛网膜撕裂，脑脊液经蛛网膜瓣状裂口进入硬脑膜下腔而不能反流，以至形成张力性水囊肿。临床表现与硬脑膜下血肿相似，慢性积液多为无色透明的液体，蛋白质含量稍高于正常脑脊液，但低于慢性硬脑膜下血肿。头部CT检查与慢性硬脑膜下血肿亦很难鉴别。MRI检查对于颅内血肿很敏感，具有较好的鉴别价值（图27-5）。②脑蛛网膜囊肿，致病原因不明，可能为先天性脑叶发育不全，病变多位于颅中窝和外侧裂表面，临床表现与慢性硬脑膜下血肿相似，常被误诊。CT显示为低密度，且形状呈方形或不规则，这与慢性血肿呈规则的新月形不同。③颅内占位，脑脓肿及肉芽肿等占位病变，易与慢性硬脑膜下血肿混淆，区别是无头部创

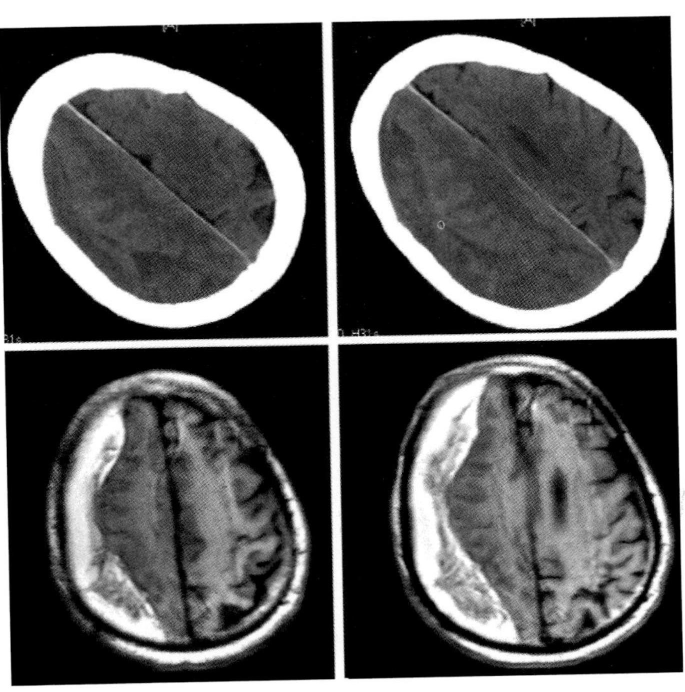

图27-5　慢性硬脑膜下血肿常见的CT及MRI表现

伤史，借助头部 CT 及 MRI 检查可以明确诊断。④正常颅内压脑积水、脑萎缩、神经官能症等，可表现为记忆力减退、理解能力差、智力下降、精神障碍等，易误诊。区别是无颅内压增高症状，影像学检查可予确诊。

（5）治疗

手术指征：①临床出现颅内高压症状和体征，伴有或不伴有意识改变和大脑半球受压体征；②CT 或 MRI 检查显示单侧或双侧硬脑膜下血肿厚度＞10 mm、单侧血肿导致中线移位＞10 mm；③对于无临床表现、CT 或 MRI 检查显示单侧或双侧硬脑膜下血肿厚度＜10 mm、中线移位＜10 mm 患者，可采取动态临床观察。对于高龄、无临床表现、有手术禁忌，或不愿接受手术治疗的患者，可以口服阿托伐他汀 20 mg/d，部分患者血肿可吸收。

治疗慢性硬脑膜下血肿常见的手术方案：①钻 2 个骨孔，用温盐水反复冲洗直至流出的冲洗液清亮。②钻 1 个骨孔，硬脑膜下置管，引流 24～48 h。③开颅硬脑膜下包膜切除术，适合上述方法处理后反复复发的病例。可能是由于从包膜渗出导致复发，这时开颅手术不失为一安全有效的手段。不要试图切除深部粘连于脑组织表面的脏层包膜。

清除血肿后，患者保持平卧或头低脚高位，术后轻度增高水负荷，24～48 h 拔除引流管，有助于使脑组织膨胀，排出残存的硬脑膜下液体，减少液体的存留和防止血肿复发。

虽然上述方法一般治疗结果良好，但也可能出现严重的并发症：①癫痫，包括难以控制的癫痫持续状态。60％的 75 岁以上患者脑组织迅速减压后立即出现血肿下脑皮质充血，可能是与脑内出血和癫痫并发症有关，75 岁以下患者无这一现象发生。所有并发症更容易发生于老龄和体弱患者。②脑内出血，发生率 0.7％～5％，严重影响预后，1/3 患者死亡，另外 1/3 患者为重残。③脑组织膨胀不良和/或硬脑膜下积血或积液复发。④张力性气颅。⑤硬脑膜下积脓，也可见于未手术治疗的硬脑膜下积液或血肿。

（6）预后

积液/血肿液排出约 20％以后，硬脑膜下的压力降低接近 0，这时临床症状将出现好转。硬脑膜下压力高的患者比压力低者脑组织膨胀和临床症状缓解更快。治疗后 CT 检查常见有硬脑膜下液体残留，但临床症状的好转并不一定有 CT 上积液的完全消失。术后第 10 天 CT 可见液体残留者占 78％，40 d 以后占 15％，完全吸收有可能需要长达 6 个月。建议不要处理术后的积液残留，尤其是在 20 d 以内，除非 CT 所见病变扩大和患者症状不恢复或恶化。

27.3 外伤性脑内血肿

脑内血肿是指脑实质内的出血，以直径在 3.0 cm 以上，血肿量不少于 20 ml 为标准。在颅脑损伤中占 8.2％，在重型颅脑损伤中达 13％～35％。可发生在脑组织的任何部位，好发于额叶及颞叶前端，占总数的 80％；其次是顶叶和枕叶，占 10％左右；其余则分别位于脑深部、脑基底节、脑干及小脑内等处。位于额、颞前部和底部的浅层脑内血肿，往往与脑挫裂伤及硬脑膜下血肿相伴发，临床表现急促。深部血肿多位于脑白质内，系因脑受力变形或剪力作用致使深部血管撕裂出血而致，出血较少、血肿较小时，临床表现亦较缓。血肿较大时，位于脑基底节、丘脑或脑室壁附近的血肿，可向脑室溃破造成脑室内出血，病情往往重笃，预后不良。

27.3.1 病理生理

脑内血肿多发生于脑挫裂伤较严重的部位，为脑深部小血管损伤破裂出血，形成血肿。常见引起脑内血肿的创伤如下：①颅骨凹陷骨折。骨折挫伤或骨折片刺伤脑组织，损伤脑组织内血管，因此凹陷骨折处的脑内血肿较多见，血肿部位就在凹陷骨折处。②颅脑创伤。脑移动与眶顶骨嵴或蝶骨嵴摩擦和冲撞，造成额叶底部和颞极部脑挫裂，损伤局部血管出血形成血肿，血肿部位多发生于额叶底部和颞极。

脑内血肿与着力部位的关系为：头部侧方着力，着力同侧的脑内血肿较对冲部位多见；枕部着力脑内血肿多见于对冲部位，额叶底面或颞叶前面，或在着力点部位；额前部着力伤，脑内血肿多见于着力点部位，而小脑和枕叶少见。

脑内血肿多与硬脑膜下血肿伴发，有时也与硬脑膜外血肿伴发，脑内血肿约有 10％可破入脑室。外伤性脑内血肿好发于额叶及颞叶，约占总数的 80％，常为对冲性脑挫裂伤所致；其次是顶叶及枕叶，约占 10％，系因直接打击的冲击伤或凹陷性骨折所引起；其余则为脑深部、脑干及小脑等处的脑内血肿，为数较少。血肿形成的初期仅为一血凝块，浅

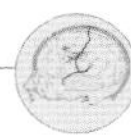

部者四周常与挫碎的脑组织相混杂，深部者四周亦有受压坏死、水肿的组织环绕。4～5 d 后血肿开始液化，变为棕褐色陈旧血液，四周有胶质细胞增生，此时，手术切除血肿可见周界清楚，很少出血，较为轻易。至 2～3 周时，血肿表面有包膜形成，内储黄色液体，并逐渐成为囊性病变，相邻脑组织可见含铁血黄素沉着，局部脑回变平、加宽、变软，有波动感，但临床上已无颅内压增高表现。脑实质深部血肿约经 2 个月可被完全吸收。

27.3.2 临床表现

急性外伤性脑内血肿的临床表现，与血肿的部位及合并损伤的程度相关。额叶、颞叶血肿多因合并严重脑挫伤或硬脑膜下血肿，多表现颅内压增高症状及意识障碍，而缺少定位症状与体征。脑叶血肿与挫伤累及主要功能区或基底节区血肿可表现偏瘫、偏身感觉障碍、失语等，小脑血肿表现同侧肢体共济及平衡功能障碍，脑干血肿表现严重意识障碍及中枢性瘫痪。顶枕及颞后着力的对冲性颅脑损伤所致脑内血肿患者，伤后意识障碍较重且进行性加重，部分有中间意识好转期或清醒期，病情恶化迅速，易形成小脑幕切迹疝。颅骨凹陷骨折及冲击伤所致脑内血肿，脑挫伤相对局限，意识障碍少见且多较轻，除表现局部脑功能损害症状外，常有头痛、呕吐、眼底水肿等颅内压增高的征象，尤其是老年患者因血管脆性增加，较易发生脑内血肿。

急性脑内血肿与脑挫裂伤、硬脑膜下血肿相似，颅脑损伤后，随即出现进行性颅内压增高及脑受压征象，即应进行 CT 检查，以明确诊断。由于这类血肿多属复合性血肿，且常为多发性，故而根据受伤机制分析判断血肿的部位及行影像学检查十分重要，否则，术中容易遗漏血肿，应予注意。急性期 90% 以上的脑内血肿均可在 CT 上显示高密度团块，周围有低密度水肿带，但 2～4 周时血肿变为等密度，易于漏诊；至 4 周以上时则呈低密度，又复可见。此外，迟发性脑内血肿是迟发性血肿较多见者，应提高警惕，必要时应作 CT 复查。

27.3.3 诊断与鉴别诊断

脑内血肿与脑挫裂伤、硬脑膜下血肿相似，患者伤后出现进行性颅内压增高及脑受压症状，头部 CT 和 MRI 检查可明确诊断（图 27－6）。急性期的头部

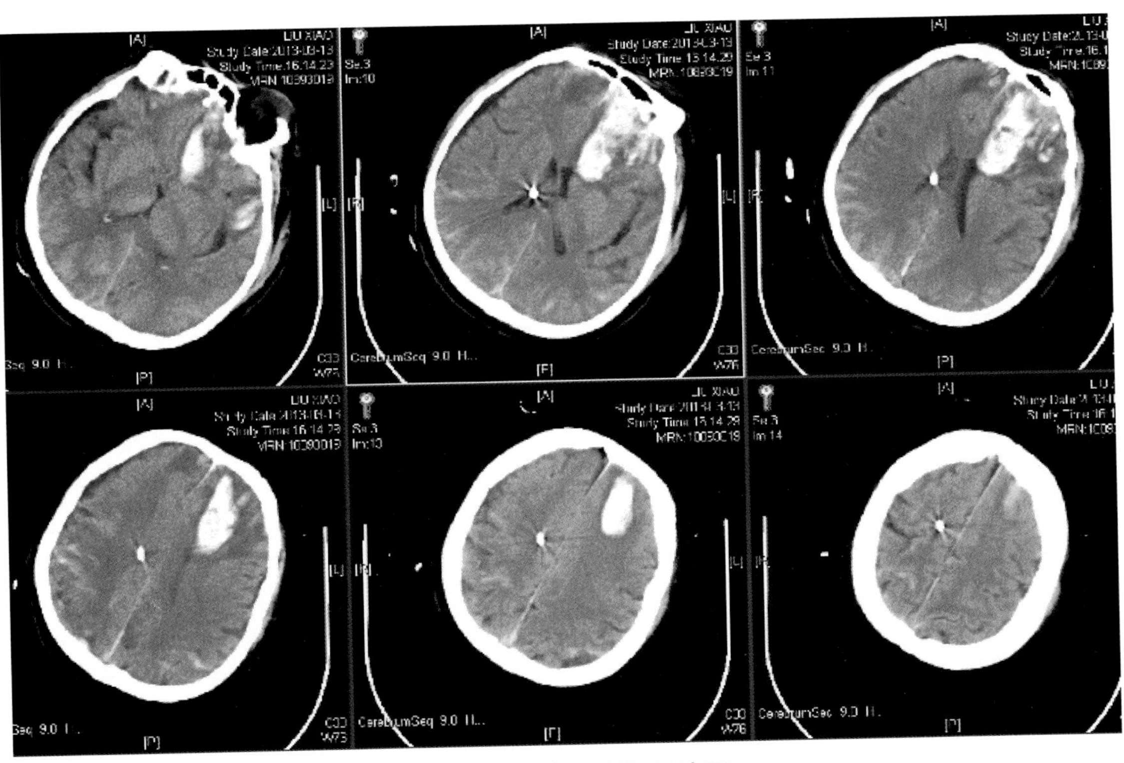

图 27－6 脑内血肿的 CT 表现

CT 显示高密度团块，周围有低密度水肿带；2～3 周血肿呈等密度，4 周以上可显示低密度影。脑内血肿常为复合性血肿，且有多发性血肿，而迟发性脑内血肿是迟发性血肿中较多见的类型。为避免遗漏血肿，观察病情变化，随时或定期复查头部 CT 是必要的。

27.3.4 颅内血肿大小的测量

Kothari 等基于测量椭圆体体积的概念，提出了 ABC 法测量脑内血肿的大小。椭圆体的体积公式：$V = 4/3\pi(A/2)(B/2)(C/2)$，式中：$A$、$B$ 和 C 是 3 个直径。因为 $\pi \approx 3$，所以公式可变为：$V = ABC/2$。按下列步骤可以近似计算脑出血的体积：确定出血区域最大的 CT 层面(层面 1)。测量层面 1 最大直径，为 A。测量垂直于 A 的最大直径，为 B。计数厚度为 10 mm 的层面数，将每一个层面与层面 1 进行比较，若层面的出血量超过层面 1 的 75%，则将此层面记作 1；若层面的出血量在层面 1 的 25%～75%，则将此层面记作 0.5。若层面的出血量小于层面 1 的 25%，则不计算此层面。将所有层面数累加起来即为 C。

27.3.5 治疗

对急性脑内血肿的治疗与急性硬脑膜下血肿相同，两者还时常相伴发。手术指征为：①对于急性脑实质损伤(脑内血肿、脑挫裂伤)的患者，如果出现进行性意识障碍和神经功能损害，药物无法控制高颅压，CT 检查出现明显占位效应，应该立刻行外科手术治疗；②GCS 评分在 6～8 分以及额、颞叶挫裂伤体积＞20 ml，且中线移位＞5 cm 和/或 CT 上有脑池受压表现的患者，应该立刻行外科手术治疗；③任何损伤体积＞50 ml 的患者均应该接受手术治疗。急性脑实质损伤(脑内血肿、脑挫裂伤)患者无意识改变和神经损害表现，药物能有效控制高颅压，CT 未显示明显占位，可在严密观察意识和瞳孔等病情变化下，继续药物保守治疗。

手术方法：①对于额、颞、顶广泛脑挫裂伤合并脑内血肿、CT 示明显占位效应患者，应该提倡采用标准外伤大骨瓣开颅清除脑内血肿和失活脑挫裂伤组织，彻底止血，常规行去骨瓣减压、硬脑膜减张缝合技术。②对于无脑内血肿，额、颞、顶广泛脑挫裂伤脑肿胀合并难以控制高颅压，出现小脑幕切迹疝征象的患者，应常规行标准外伤大骨瓣开颅，硬脑膜减张缝合技术，去骨瓣减压。③对于单纯脑内血肿、无明显脑挫裂伤、CT 示明显占位效应的患者，按照血肿部位，采用相应部位较大骨瓣开颅清除血肿，彻底止血，根据术中颅内压情况决定保留或去骨瓣减压，硬脑膜原位缝合或减张缝合。④对于后枕部着地减速性损伤、对冲伤导致的双侧大脑半球脑实质损伤(脑内血肿、脑挫裂伤)，脑内多发血肿，应该首先对损伤严重侧病灶进行开颅手术，必要时行双侧开颅大骨瓣减压手术。

27.3.6 预后

脑内血肿的疗效与已知的“颅脑损伤”预后变量相关。这些因素包括年龄、入院时或复苏后的 GCS 评分、颅骨骨折的出现、瞳孔反射与脑干反射的存在、呼吸功能不全、颅内压，以及在 CT 上基底池或第 3 脑室的形态。其他预后影响因素包括损伤部位、脑内血肿的血肿量、随访 CT 时 GCS 评分、最低 GCS 评分、周围水肿的严重程度、手术时机、术前神经功能恶化、急性半球脑肿胀或伴发的硬脑膜下血肿。Andrews 等指出患者颞部或颞顶部 30 ml 或更大的脑内血肿，极有可能发展成脑干受压或小脑幕切迹疝，提示这些患者应该早期接受清除术，以清除即将惹祸的占位损伤。然而，这些预后变量不能单独用来确定何种患者需要接受手术治疗。

27.4 特殊类型血肿

27.4.1 多发性颅内血肿

多发性颅内血肿是指颅脑损伤后，同时形成 2 个以上不同部位或类型的血肿(图 27-7)。常伴发严重脑挫裂伤，发生率为颅内血肿的 14.4%～21.4%，同一部位多发血肿约占 40%，不同部位多发血肿占 60%。

(1) 类型

1) 不同部位同一类型血肿：以多发性硬脑膜下血肿占绝大多数，见于枕部和前额部减速伤，血肿多发生于额底、额极、颞底和颞极部位。头部侧方着力的减速伤，硬脑膜下血肿可同时发生于着力侧和对冲部位。但多发性硬脑膜外或脑内血肿少见。

2) 同一部位不同类型血肿：多见于头部侧方着力，以硬脑膜外血肿和硬脑膜下血肿较多，其次为硬脑膜下和脑内血肿，硬脑膜外和脑内血肿少见。亦

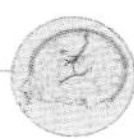

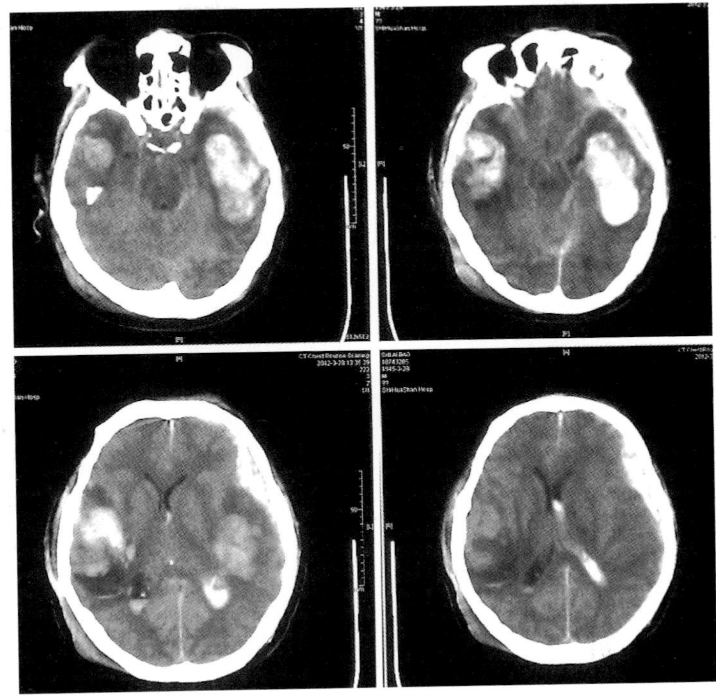

图 27－7 颅内多血肿

注：双侧颞叶脑内血肿，左侧额、颞顶急性硬脑膜下血肿的 CT 表现。

多见于额颞对冲性脑挫裂伤，急性硬脑膜下血肿伴脑内血肿。

3）不同部位不同类型的血肿：见于头一侧着力的减速伤，以同侧硬脑膜外血肿和对冲部位硬脑膜下血肿较多。枕部着力的减速伤可产生同侧颅后窝硬脑膜外血肿和对冲部位额底、额极、颞底和颞极硬脑膜下血肿。其他不同部位不同类型血肿亦少见。

（2）诊断

多发性颅内血肿一般较单发性颅内血肿症状严重，伤后持续性昏迷或昏迷程度逐渐加深者较多，症状进展迅速，脑疝出现早，伤后患者常于短时间内即处于濒死状态。对可疑有多发性颅内血肿者，应及早行头部 CT 和 MRI 检查，早期明确诊断。在紧急抢救时，术前未明确为多发血肿的手术患者，应注意清除血肿后的颅内压改变，若颅内压无明显缓解，或一度好转随即又复增高，或血压正常而脑组织搏动欠佳，甚至仍有脑膨出时，应考虑有多发性颅内血肿的可能。对可能发生多发血肿的部位，应该进行认真仔细地探查，以免遗漏血肿。

（3）治疗与预后

在伤情紧急、检查条件受限的条件下，对可疑为颅内血肿的患者进行手术探查时，必须结合着力部位和着力方式考虑存在多发性颅内血肿的可能性，按次序进行钻颅探查，以防遗漏血肿。

1）同一部位不同类型血肿的清除：最常见的是额颞部对冲性脑挫裂伤，急性硬脑膜下血肿伴脑内血肿，此类血肿可在同一手术野内一并清除。对硬脑膜外血肿伴硬脑膜下血肿或局部脑内血肿，清除硬脑膜外血肿后，可疑时必须切开硬脑膜探查硬脑膜下，或行脑穿刺探查，以免遗漏血肿。

2）不同部位同一类型血肿的清除：此类血肿多见于双侧硬脑膜下血肿，双侧硬脑膜外血肿少见。手术时应根据血肿大小、脑受压的症状，如患者有脑疝，应先于脑疝的一侧或血肿较大的一侧开颅清除血肿。

总之，多发性颅内血肿的诊断和处理比较复杂，病情进展快，病死率高，应尽可能一次清除颅内血肿。术后应行颅内压监测及影像学检查，严密观察病情变化，以降低病死率，提高生存质量。

27.4.2 创伤性迟发性颅内血肿

创伤性迟发性颅内血肿是指颅脑创伤后首次行

头颅检查未发现颅内血肿，经过一段时间再次检查方出现颅内血肿者；或清除血肿后经过一段时间复查头部CT，在不同部位又发现血肿者，均称为创伤性迟发性颅内血肿。创伤性迟发性颅内血肿包括脑内血肿、硬脑膜外血肿、硬脑膜下血肿和多发性颅内血肿。创伤性迟发性颅内血肿占颅脑损伤患者的3.37%～7.4%。迟发性颅内血肿可见于任何年龄，但以中老年人较多见。头部创伤着力部位多见于顶、枕部，血肿发生部位则以额、颞部为主，此与颅中窝、颅前窝的生理解剖特点以及头部减速性损伤易引起对冲性颅脑创伤有关，颅内血肿以单发多见。

（1）*发病机制*

目前尚无一致意见，主要有以下几种学说：

1）血管舒缩机制障碍：头颅创伤后引起血管（毛细血管、小静脉）麻痹，出现血管收缩机制障碍，局部二氧化碳和酸性代谢物蓄积，导致血管扩张、血细胞渗出，并形成血管周围血肿；另外血管痉挛，致小动脉各层组织缺血与坏死，最后血管破裂出血形成血肿；损伤区释放的酸性代谢产物的直接作用，亦可对血管壁软化与破坏起到一定作用。

2）低氧血症、低血压、弥散性血管内凝血与纤维蛋白溶解等全身因素：低氧血症可使动脉压增高，传输至静脉，因脑受伤部位的血管自动调节功能丧失，有利于血细胞外渗而形成出血。低血压、颅脑创伤伴全身多处创伤者发生低血压，是预防颅内血肿的“保护机制”，当患者血压上升和有效血容量恢复后，则成为造成迟发性颅内血肿的因素。弥散性血管内凝血与纤维蛋白溶解导致凝血机制紊乱，出血是其必然的结局。

3）脑挫裂伤与迟发性颅内血肿：脑挫裂伤是部分创伤性迟发性颅内血肿发生的基础。脑挫裂伤后，毛细血管、小静脉扩张、充血，血流停滞直至淤阻，血细胞外渗，形成点状出血，融合形成血肿。

4）手术清除血肿、去骨瓣减压术后，使用甘露醇等降低颅内压的药物，使颅内压降低、脑血流量增加，因填充作用而发生创伤性迟发性血肿。

5）控制性过度换气，使胸内压增加，从而导致颅内静脉压升高，增加了脑出血倾向，亦可产生迟发性血肿。

（2）*临床表现*

患者临床表现根据血肿位置、大小及血肿形成的速度而不同。患者伤后经过一段好转或稳定期，又出现颅内压增高的临床表现，意识障碍加重，或出现局灶性症状及体征，应及时复查头部CT，明确迟发性颅内血肿的诊断。迟发性颅内血肿在重复头部CT检查时，有以下几种表现：

1）首次头部CT检查正常，重复检查发现颅内血肿。

2）首次CT检查为脑挫裂伤，重复检查时在原脑挫裂伤基础上出现脑内血肿。

3）首次CT检查证实有颅内血肿，再次检查时在不同部位又出现新的血肿。

4）清除颅内血肿或去骨瓣减压术后，复查CT显示在其他部位又有新的血肿形成。

（3）*治疗和预后*

对创伤性迟发性颅内血肿的治疗，原则上均应采取手术治疗。迟发性颅内血肿患者多预后不良，病死率为25%～55%，因此在急救过程中应高度警惕，尤其是对临床检查可疑者应立即行CT检查，若发现颅内血肿引起大脑中线移位或脑组织受压者，应及时清除血肿，可望获得良好的预后。

27.4.3 创伤性进展性颅内血肿

创伤性进展性颅内血肿在第2次CT检查时出现新的病灶，或首次CT检查的出血性病灶有扩大（超过25%）。它不同于迟发性颅内血肿，后者是指首次检查未发现而再次检查出现的血肿，或颅内血肿清除术后另一部位又出现的血肿。这种出血性病灶可为各种类型的颅内血肿，包括硬脑膜外血肿、硬脑膜下血肿、脑内血肿、脑室内血肿，可单独发生，但更常见的是脑挫裂伤合并硬脑膜下血肿和/或脑内血肿、蛛网膜下腔出血等多发性血肿同时发生。创伤性进展性颅内血肿发生率为20%～50%。随着院前急救体系的不断完善，首次CT检查的时间越来越早，复查CT的时间间隔也越来越短，其发生率也随之提高，Oerter等认为其发生率已上升至近50%。

创伤性进展性颅内血肿的发生机制尚不清楚，但可能与以下几种情况有关：①颅脑损伤后早期破裂的血管尚未完全闭塞或形成血栓，活动性出血仍在继续、血肿仍在增大，当患者病情加重或无改善而再次CT检查时发现的血肿就是后期出血与前期出血的总和。②颅脑损伤后早期不适当的大剂量脱水剂、过度换气，使脑水肿减轻、颅内压降低，引起脑回缩，失去脑水肿的填塞效应及对撕裂血管的压迫作用，使出血血管继续出血。③颅脑损伤常伴有低血

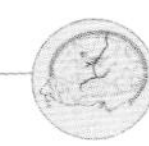

压，使用血管活性药、补液、输血等措施后，使原已破损、丧失自主调节功能的小血管因血管近远端压力差增高破裂出血，从而使颅内血肿增大。④颅脑损伤后出现不同程度的低氧血症，引起伤区局部二氧化碳和酸性代谢产物蓄积，导致受损组织内血管扩张，血细胞外渗形成血管周围血肿。⑤颅脑损伤后随着时间的推移，病变部位的小血管变性、坏死、破裂及血栓脱落再次出血，使原有血肿扩大。⑥颅脑损伤后受损的脑组织释放大量组织因子进入血液，激活Ⅶ因子，从而触发外源性凝血途径，当患者合并缺氧、酸中毒、细菌感染或休克时，由于内皮细胞受损，又可触发内源性凝血途径和血小板聚集；同时，纤溶酶原与纤维蛋白结合后提高了对纤溶酶原激活物的敏感性，或因纤溶酶原被激活，引起纤溶亢进。这种凝血、纤溶功能异常在颅脑外伤后进展性颅内血肿的形成过程中也起一定的作用。

颅脑创伤性进展性颅内血肿的临床表现除原发性脑损伤的临床表现外，还取决于血肿的量、部位和形成速度等。早期原发性脑损伤的临床表现主要为有或无意识障碍、头痛、呕吐，随着血肿量的逐渐增加和继发性脑损害的不断加重，出现进行性意识障碍或意识障碍加重，以及肢体运动障碍、抽搐、视神经盘水肿、尿失禁等。患者是否出现躁动在进展性颅内血肿的临床表现中意义重大。入院时意识清楚或嗜睡的患者出现躁动可能是由于血肿增大所致，而出现躁动的患者在排除镇静药物影响的前提下，静息下来或进入昏迷状态时应考虑血肿扩大的可能。

颅脑外伤后进展性颅内血肿的早期诊断、早期治疗对改善预后有重要意义。随着CT的普及和广泛应用、院前抢救时间的缩短，外伤性颅内血肿早期即可发现，但部分患者早期血肿量较小，如果过分依赖首次检查结果而忽视外伤进展性颅内血肿的存在，不仅会延误治疗还可能造成患者终身残疾，甚至死亡。对入院时无手术指征的小血肿，在治疗过程中出现下列情况时，应高度重视进展性血肿的可能：①首次头部CT检查距受伤时间＜2 h，尤其是伴有较重的脑挫裂伤或颅骨骨折的患者；②意识清楚的患者入院后进入嗜睡、朦胧或昏迷状态；③GCS评分较入院时低，意识障碍无好转，且逐渐加重而不能单纯以脑水肿来解释者；④头痛、呕吐加重，包括头痛性质的改变及持续时间的延长；⑤清醒或嗜睡者出现躁动，随后又安静下来或进入昏迷状态；⑥出现脑受压的定位性体征，如偏瘫、偏身感觉障碍及单侧病理征阳性等；⑦逐渐出现生命体征的改变，如Cushing反应，预示颅内压升高甚至可能是脑疝前征象。

创伤性进展性颅内血肿的预后受多因素影响，除与患者原发脑损伤的轻重、血肿形成的速度、血肿大小、年龄、合并伤、并发症等有关外，早期诊断和治疗措施是否得当至关重要。对创伤性进展性颅内血肿的治疗绝不能仅仅依赖首次CT检查结果即制订一成不变的治疗方案，而应根据患者血肿量的变化及时调整治疗方案。正确认识其临床特征，伤后早期24 h动态CT检测，72 h内严密观察病情变化，及时有效的治疗是降低病死率和致残率的重要环节和保证。

（吴　惺　高　亮）

参考文献

[1] 吴惺，高亮．颅内血肿[M]//周良辅. 现代神经外科学. 2版．上海：复旦大学出版社，2015，354－365.

[2] BLENNOW K, BRODY D L, KOCHANEK P M, et al. Traumatic brain injuries [J]. Nat Rev Dis Primers, 2016,2:16084.

[3] CEPEDA S, GÓMEZ P A, CASTAÑO-LEON A M, et al. Contrecoup traumatic intracerebral hemorrhage: A geometric study of the impact site and association with hemorrhagic progression [J]. J Neurotrauma, 2016,33(11):1034－1046.

[4] CNOSSEN M C, POLINDER S, ANDRIESSEN T M, et al. Causes and consequences of treatment variation in moderate and severe traumatic brain injury: a multicenter study [J]. Crit Care Med, 2017,45(4):660－669.

[5] FOUNTAIN D M, KOLIAS A G, LECKY F E, et al. Survival trends after surgery for acute subdural hematoma in adults over a 20-year period [J]. Ann Sur, 2017,265(3):590－596.

[6] HUTCHINSON P J, KOLIAS A G, TIMOFEEV I S, et al. Trial of decompressive craniectomy for traumatic intracranial hypertension [J]. N Engl J Med, 2016,375(12):1119－1130.

[7] JIANG R C, ZHAO S G, WANG R Z, et al. Safety and efficacy of atorvastatin for chronic subdural hematoma in Chinese patients: a randomized clinical trial [J]. JAMA Neurol, 2018,75(11):1338－1346.

[8] LEE J J, SEGAR D J, MORRISON J F, et al. Subdural hematoma as a major determinant of short-term outcomes in traumatic brain injury [J]. J Neurosurg, 2018,128(1):236-249.
[9] MAAS A I R, MENON D K, ADELSON P D, et al. Traumatic brain injury: integrated approaches to improve prevention, clinical care, and research [J]. Lancet Neurol, 2017,(12):987-1048.
[10] MENDELOW A D, GREGSON B A, ROWAN E N, et al. Early surgery versus initial conservative treatment in patients with traumatic intracerebral hemorrhage [STITCH (Trauma)]: the first randomized trial [J]. J Neurotrauma, 2015,32(17):1312-1323.
[11] YUAN Q, WU X, YU J, et al. Effects and clinical characteristics of intracranial pressure monitoring-targeted management for subsets of traumatic brain injury: an observational multicenter study [J]. Crit Care Med, 2015,43(7):1405-1414.

开放性颅脑损伤

开放性颅脑损伤(open head injuries)是指由锐器、严重钝器打击或由火器穿透造成头皮、颅骨、硬脑膜和脑组织直接或间接与外界相通的创伤。按致伤物的不同分为非火器伤和火器伤。两者均易造成颅内感染和出血。因为两者的损伤机制、病理改变和预后均有不同,故分别阐述。

28.1 非火器性颅脑开放伤

非火器性颅脑开放伤是指由锐器或钝器严重打击造成的开放性颅脑损伤。常见的锐器为刀、斧、锥、剪、钉、匕首或竹竿等长条状异物。锐器造成的损伤往往与致伤物和颅脑的接触面有关,具有阔刃的利器所造成的头皮裂伤,其创缘整齐,颅骨骨折多在受力处形成槽状,伴有相应部位的颅内血肿。有尖端的锐器常引起穿通伤,伤口形态与致伤物的横截面相似(图 28-1)。与火器伤不同的是它没有因能量的发散而造成的中心凝固性坏死区域,它也不会产生受力部位的对冲伤。其损伤以受力点附近的颅脑损伤和继发颅内血肿为主。颅脑损伤的严重程度取决于受伤部位和深度。一般来说,额部的损伤可引起个性的改变,但预后较好。颞部的损伤是由于颞部与脑干和主要血管比较接近,故损害较大,可造成海绵窦、第Ⅲ～Ⅵ对脑神经或颈内动脉的损伤(前部),以及基底动脉或脑干的损伤(后部)。颅后

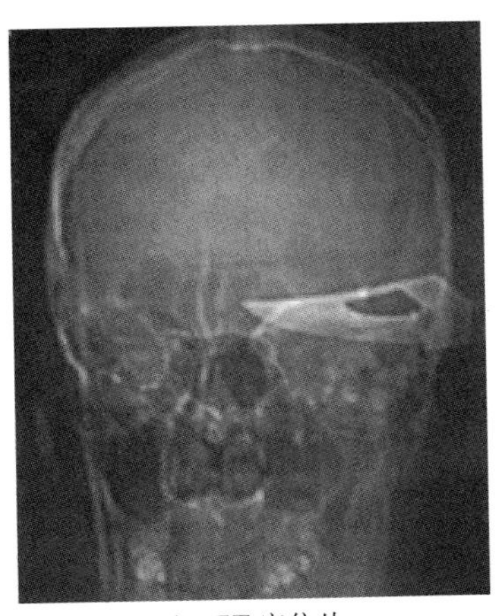

A. CT 定位片

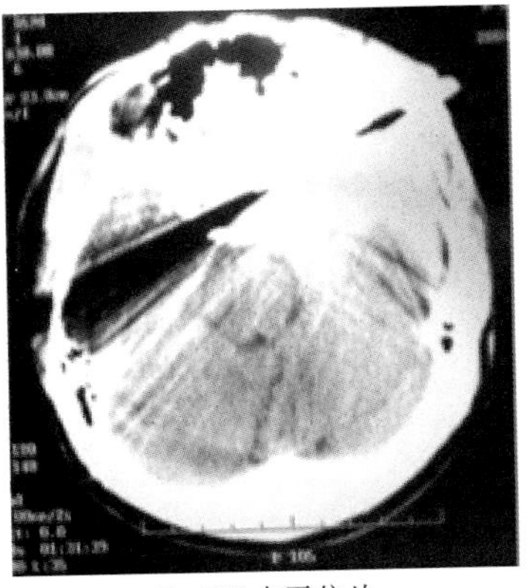

B. CT 水平位片

图 28-1 匕首穿刺伤

窝的损伤则可能致命。

在我国，随着经济的发展，特别是家庭汽车的普及，交通事故频发，开放性颅脑创伤有逐年增加的趋势，应引起重视。

28.1.1 诊断

非火器开放伤的诊断比较容易，根据受伤情况，体检即可做出判断。对于异物穿通伤，需要根据异物的大小、质地、深入颅内的深度及角度，来判断是否有重要脑血管和脑损伤。对于颅骨骨折、脑组织损伤、颅内异物的诊断需依靠 X 线检查和 CT 检查，必要时行 MRI 检查来明确。对于可能的重要脑血管损伤，急诊首先考虑行 CTA 检查，必要时行 DSA 检查来明确是否有脑重要血管损伤的诊断(图 28-2)，这对于充分术前准备、确定最佳手术方案的选择和预后评估具有重要的指导意义。

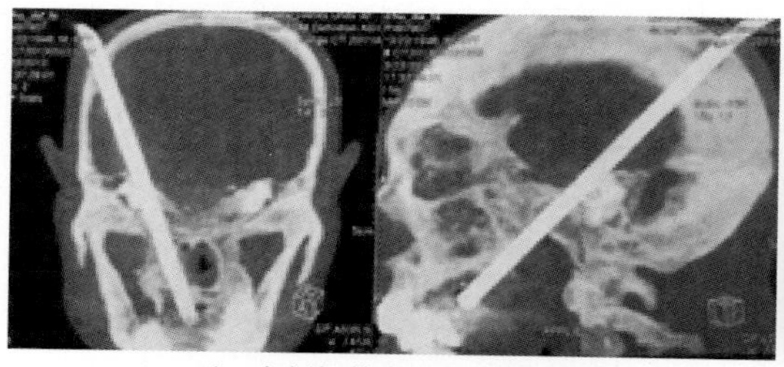

A. 右颅钢筋穿通伤头部 CT

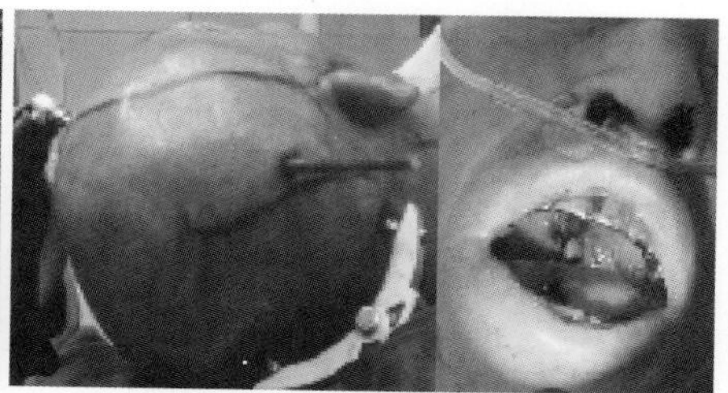

B. 钢筋入颅点和上腭穿出点

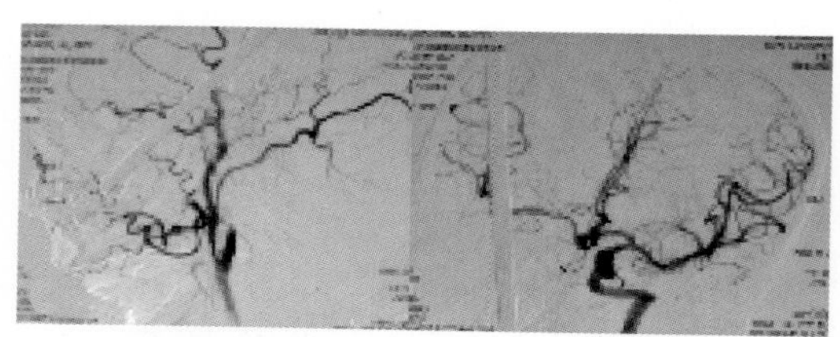

C. DSA 造影明确钢筋对颅内血管的影响

图 28-2 右颅钢筋穿通伤

28.1.2 治疗原则

及时恰当的院前急救、充分的术前评估和准备、多学科协作讨论确定最佳诊疗方案，尤其是优化手术策略、术后围手术期严密的监测和治疗，避免加重原发性损伤、减少并发症，是成功救治开放性颅脑损伤，尤其是复杂性异物颅脑、眶颅穿通伤的必要条件。

尽早手术、彻底清创，切除糜烂、坏死的脑组织，清除颅内异物或血肿，修复缺损硬脑膜和头皮创口，变开放性为闭合性。对于前颅底筛窦和额窦严重骨折导致的鼻旁窦和脑直接相通的开放性颅脑损伤，尽可能一期手术时前颅底取自体筋膜重建，带蒂骨膜瓣更佳，将颅内外沟通阻断而闭合颅腔。开放性颅脑损伤患者，凝血功能障碍发生率高，应根据血小板计数、血细胞比容、弥散性血管内凝血(DIC)全套检查结果来确定凝血功能和纤溶功能状态，个体化补充凝血底物或抗纤溶治疗，在围手术期及时纠正异常凝血功能状态，减少继发性脑损伤。

需在 72 h 内注射破伤风抗毒素(TAT)。手术清创应争取在 48～72 h 内进行，如患者有休克，则先尽快纠正休克，完善术前准备。对异物穿通伤，术前的切口设计必须考虑异物的暴露、颅内脑挫裂伤和颅内血肿的相应处理。尽早彻底的清创手术、合理的抗生素使用和增强患者的免疫力是预防控制感染的关键。术中清洁创口，完全清除异物；脑组织创面可用庆大霉素盐水反复冲洗干净，非脑组织创面可用聚维酮碘溶液、过氧化氢(双氧水)及庆大霉素盐水反复冲洗清洁。经验性抗生素使用需要选择能覆盖革兰阴性菌、革兰阳性菌和厌氧菌的广谱抗生素，同时取创面分泌物做细菌涂片和培养，并根据细菌学监测作相应的调整。伤后 3～6 d 者，伤口只作部分缝合或完全开放。伤后 7 d 以上者或创口已严重感染者，不宜行清创手术，应使创面引流通畅，待感染控制后再作进一步处理。对于异物穿通伤的患者，在术前 CTA 甚至 DSA 明确异物与颅内重要血

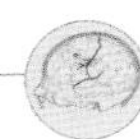

管的关系后，术前、术中应做好相应准备和采取合适的手术策略，避免大出血。颅内深部的异物残留，应选择合适的手术入路，不增加额外脑损伤的前提下，可在神经导航指引下手术去除。

开放性颅脑损伤癫痫发生率和颅脑损伤的严重程度密切相关，建议伤后7 d内预防性使用抗癫痫药物；没有癫痫发作的患者，7 d之后通常不建议常规预防性使用抗癫痫药物。

28.2　火器性颅脑开放伤

火器造成的颅脑损伤在战时多见，和平时期相对较少。相对闭合性颅脑损伤，它造成的颅脑损伤更重，病死率更高。在第一次世界大战期间病死率为50%左右，第二次世界大战期间为15%，近年的病死率仍在10%以上。相比战争时的枪弹伤，和平时期的头部枪弹伤病死率更高，在90%左右，甚至更高，大约2/3在事故现场死亡，而预后良好者仅占2.4%左右。损伤后的脑组织功能障碍、颅内血肿、合并伤及继发的颅内感染是死亡的主要原因。

28.2.1　损伤机制

研究火器伤的损伤机制对诊断及治疗很有帮助，进入脑组织的能量多少决定了损伤的类型。根据物理学的基本原理：物体的动能与其速度的平方成正比。所以，火器伤的速度是主要的决定因素。越战时期，火器伤造成的病死率在23%左右，而其中低速度的火器伤病死率只有7.5%。除了速度之外，致伤物的体积、直径、致伤时角度、运动类型及颅内组织的结构都能影响火器伤的范围和程度。由于火器高速度地通过脑组织，造成在弹道的出入口之外或被挤压形成弹道壁，这就形成了一个持久的、直径是火器3～4倍的损伤通道；同时颅内可形成"暂时性空腔"，产生超压现象，冲击波向四周脑组织传递，使脑组织顿时承受高压和相继的负压作用而引起脑挫裂伤。"暂时性空腔"的范围可达到火器直径的30倍以上，它引起的损伤范围远远大于肉眼所见的弹道范围。

切线伤则是高速（>330 m/s）的火器以切线方向冲击头部，但是并不进入颅内而造成的脑损伤。它除了造成接触点的头皮挫裂伤之外，还可使颅骨骨折、脑挫裂伤甚至更远部位的损伤。这是由于接触部位瞬时的压迫和减压形成的"震波"所致。波速为15～20 m/s，波幅在70～80 kg/cm^2的"震波"在颅内可产生巨大的压力变化，引起损伤。

所以，火器伤的致伤机制主要为：①挤压和撕裂；②空腔形成；③震波效应。低速度的损伤机制为直接的挤压和撕裂，而高速的损伤机制主要是空腔形成和震波效应。动物实验发现火器伤后还可造成系统血压的升高和心输出量的减少，继发形成颅内压升高、脑灌注压下降。另外，血液凝固系统的改变对伤后脑组织水肿和出血也有一定作用。火器对脑直接接触性和非接触性损伤，包括穿过和大量能量的急剧破坏脑组织和主要的脑血管、挤压脑干，引起心跳、呼吸骤停，导致超过70%的伤者即刻死亡。火器弹道直接导致脑叶、多脑叶、皮质下白质、基底节、中脑、脑干和通道血管的损伤，并由此产生蛛网膜下腔出血、颅内血肿、创伤性颅内动脉瘤和动静脉瘘；高频和低频冲击波在极短的时间内破坏血脑屏障并产生大范围的脑肿胀，这使得紧急开颅去骨瓣减压非常必要。低能的火器伤，其冲击波也会使细胞骨架和弥漫性轴索损伤，而导致神经退行性变。所以，火器伤导致高病死率，存活患者易有不同程度的意识障碍、脑干功能的损伤、局灶性神经功能缺损及创伤后应激障碍。

爆炸伤是战场上士兵常见的颅脑损伤机制。脑是爆炸伤最易损伤的器官。爆炸伤的机制分5类：①爆炸初级伤，是指爆炸气浪直接导致的损伤，含气脏器和气-液界面的脏器最常受累。②爆炸次级伤，是飞物，包括武器弹片和环境中飞来物导致的损伤，是所有爆炸伤中最主要的致死和损伤原因。③爆炸三级伤，是指由于爆炸浪引起周围结构倒塌或直接推力导致的损伤。④爆炸四级伤，爆炸导致的化学伤和热烧伤。⑤爆炸五级伤，爆炸后有害物质的损伤，包括辐射、毒气、金属和细菌等。

28.2.2　分类

按火器损伤的弹道情况的不同，可分为3类：①穿透伤，投射物贯穿颅腔，有入口也有出口，出口一般较入口大。入口及出口附近均有头皮损伤、颅骨骨折及脑组织挫裂伤。颅脑损伤广泛，出口较入口更为严重。②盲管伤，投射物穿入颅内，停留在盲管伤道的远端，仅有入口而无出口。伤道内有异物和碎骨片存在，弹片在皮肤下可及或在体内不可及。③切线伤，投射物以切线方向冲击头部，造成头皮、颅骨和脑组织沟槽状损伤，脑组织中可有碎骨片存

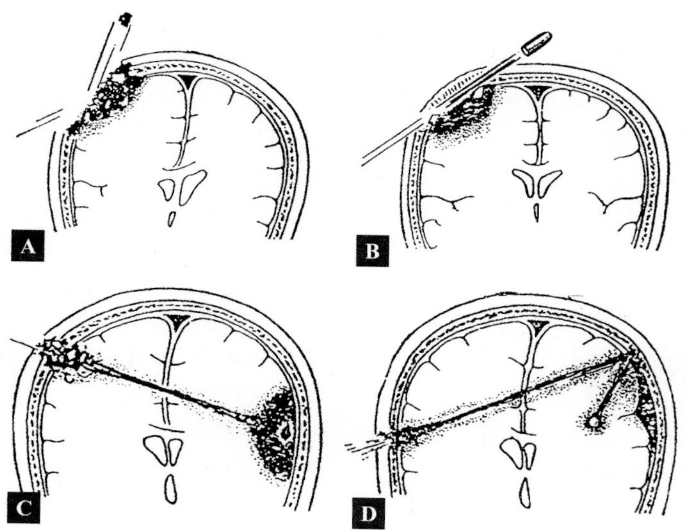

图 28-3 常见火器伤示意图

注：A. 反跳伤；B. 切线伤；C、D. 盲管伤。

留。④反跳伤，入口和出口几乎在同处者称反跳伤（图 28-3）。此外，可以根据损伤部分为额部伤、顶部伤、颞部伤、枕部伤、颅后窝伤；按投射物速度分为高速伤和低速伤等。

28.2.3 临床诊断与治疗原则

（1）诊断

火器伤主要取决于武器的种类，弹片的大小、速度和距离，其导致头颈部的损伤可引起气道梗阻和严重的失血，导致低血容量性休克，甚至死亡。因此最初的治疗原则主要是建立人工气道，保持气道通畅；控制出血，恢复血流动力学稳定。

复苏后，仔细检查表面的伤口，鉴定弹片的入口和出口，观察伤口是否有血、脑脊液和脑组织流出，明确组织缺损的范围，彻底检查头颈部的损伤，详细的神经专科检查和 GCS 评分；实验室检查包括血气分析、血电解质、血常规、凝血功能、血型匹配。

放射学诊断至关重要，X 线平片和头部 CT 可明确弹道入颅口、终端弹道，颅内的骨折碎片、弹片、弹道和血管、颅底结构的关系；是否存在气颅，脑室、基底节和脑干的损伤；明确是否弹道穿过中线、多个脑叶损伤、基底池消失、脑疝形成和相关的占位效应；是否存在颅内血肿、脑水肿和脑缺血及其严重程度。影像学检查对于手术的决断、手术的方式、开颅部位和范围、异物取出的路径的选择具有重要的指导意义。

火器伤迟发性蛛网膜下腔出血（SAH）、无法解释的蛛网膜下腔出血和颅内血肿形成应该建议行 DSA 检查。对于高度怀疑脑血管损伤的患者，应该行 CTA 和进一步的 DSA 检查，如弹道靠近侧裂、前床突颈内动脉、椎-基底动脉、海绵窦和主要的硬脑膜静脉窦。颅脑穿通伤常见的血管并发症包括创伤性颅内动脉瘤、动静脉瘘、血管痉挛、蛛网膜下腔出血。创伤性颅内动脉瘤主要为假性动脉瘤，一旦 CTA 或 DSA 确诊，尽早行手术或血管内介入治疗。

（2）治疗原则

基本生命支持、液体复苏，控制气道保证氧供，稳定血流动力学。软组织和骨性结构的创伤尽可能地一期彻底清创并重建，无法一期清创重建时可以分期处理和重建。诊治过程中注意心理创伤的治疗。

外科手术应在伤后 12 h 内进行，以降低感染并发症。最近更趋向于相对保守的清创处理深部骨片和弹片、更加积极的抗生素预防来努力改善预后。但是，考虑到弹片等异物本身的重量和脑波动易致异物在脑内的移位，加重继发性脑损伤而造成严重的后果，需严密设计手术方案，尽可能地取出异物；神经导航有利于微创精准的手术取出弹片等异物。因为污染的异物、皮肤、毛发、骨片沿着弹道进入脑组织中，火器伤感染并发症常见，具有很高的致残率和致死率。感染包括伤口局部感染、脑膜炎、脑室炎

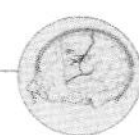

和脑脓肿。感染的并发症在脑脊液瘘、气窦伤口、脑室和过中线的损伤中更多见。葡萄球菌是最常见的致病菌，革兰阴性菌也不少见，对于所有的火器伤患者，广谱抗生素必须尽早使用；抗生素使用时间不少于7～14 d，甚至有学者建议联合使用头孢菌素、甲硝唑（灭滴灵）和万古霉素至少6周。

开颅术和去骨瓣减压术哪个疗效更好颇有争议。最近一个战斗伤员的大样本研究认为，早期的去骨瓣减压术疗效更佳，硬脑膜致密缝合下的去骨瓣减压术后，快速转运到大的创伤中心，随后进行严密的神经重症监护治疗，这样战时的穿通伤疗效更佳，但战时的损伤与平民的火器伤有所不同，此数据应用于平民的损伤时应该慎重。切口的选择要根据清创的要求并考虑皮瓣的血供，凡是弹道致气窦开放，术中都应该致密缝合硬脑膜以避免脑脊液漏。脑脊液漏在颅脑穿通伤中常见，难以自愈，经脑室或腰大池引流不能治愈的患者应考虑手术行颅底探查重建。

颅脑火器伤的患者，颅内压增高的比例更高，高病死率和颅内压增高密切相关。对于火器伤存在高颅压高危因素的患者都应该考虑给予颅内压监护。据美国的成人枪击颅脑损伤统计，受伤后的GCS评分、创伤严重程度评分（injury severity score，ISS）、枪支的类型、是否低血压和枪击伤发生的地域差别等因素与预后显著相关。

火器伤患者因为直接的大脑皮质损伤和瘢痕的形成，癫痫发生率和颅脑损伤的严重程度密切相关，建议伤后7 d内预防性使用抗癫痫药物，如苯妥英钠、卡马西平、丙戊酸钠等，如果伤后没有癫痫发作，通常7 d之后不建议常规预防性使用抗癫痫药物。

火器伤的头皮裂伤伤口通常被污染，已失活的皮缘很难修复，早期清创并去除坏死皮缘的情况下，应请整形科专家协助力求一期闭合创口。

GCS评分9分以上和CT显示单脑叶损伤的患者手术治疗效果最佳。不良预后的相关因素有：年龄>50岁、自杀的火器近距离伤、穿透伤、低血压、凝血功能异常、呼吸窘迫、GCS评分<8分、双瞳孔散大无对光反射、颅内压增高，CT显示双侧、多脑叶损伤、脑室出血、脑疝、蛛网膜下腔出血等。

（吴雪海　胡　锦）

参考文献

[1] 吴雪海，吴劲松，江澄川，等．匕首刺入致深度开放性颅脑损伤一例[J]. 中华急诊医学杂志，2005，(5)：438.

[2] 吴雪海，胡锦．开放性颅脑损伤[M]//周良辅. 现代神经外科学. 上海：复旦大学出版社，2015：366－370.

[3] BERTANI R，PERRET C M，FILHO J A A，et al. Neuronavigation as a minimally invasive tool in the treatment of intracranial gunshot injuries [J]. Int J Burns Trauma，2019，15，9(1)：19－22.

[4] DENG H S，YUE J K，WINKLER E A，et al. Adult firearm-related traumatic brain injury in United States Trauma Centers [J]. J Neurotrauma，2019，36(2)：322－337.

29 爆炸诱导的颅脑损伤

爆炸诱导的颅脑创伤(blast induced neurotrauma, BINT)是一种由爆炸冲击波导致的颅脑损伤(TBI)。当前，国际上局部军事冲突持续发生，爆炸导致的损伤在军事人员中持续高发；而在民事领域，灾害事故以及特殊的作业场合下，爆炸损伤也时有发生，在我国如煤矿、瓦斯及煤层、粉尘爆炸，炼油厂、化工厂的爆炸，此外，恐怖主义制造简易爆炸装置爆炸也有零星报道。爆炸中的伤员出现损伤相关的急性或者迟发性症状，甚至可导致当场死亡，是生命安全的重大威胁。BINT是一个特殊的临床病种，在对大脑造成的功能和形态学损伤的同时，伴随着显著的全身和局灶性损伤。因此，有必要掌握其致病机制和诊疗原则。

29.1 爆炸伤的物理机制

引爆是爆炸的第一时相，固体或者液体爆炸物在此期间转换成为气体。这一快速的化学反应释放出巨大的能量，在爆炸中心快速扩张至初始体积的数倍，以大于声波的速度向四周传播，形成冲击波。当冲击波快速经过一定区域时则取代该区域内等量的空气，并使之压缩冲击。爆炸波超压相之后会出现一个短暂的负压相，称为低压期。冲击波之后将出现高速、飓风样的作用力，可导致组织碎裂、内脏损伤以及创伤性截肢。总的来说，爆炸冲击波对人体的损伤取决于以下5个因素：①初始正压波的峰值压力(例如，超压690～1 724 kPa，即100～250 psi，为致命性压力)。②超压期的持续时间。③爆炸介质(空气或水)。④距爆炸源的距离，冲击波强度下降与距爆炸源距离的立方根成比例(图29-1)。例如，据爆炸中心3 m的人员受到的超压强度是距离6 m人员的9倍。⑤冲击波的反射程度。在复杂的爆炸环境中，爆炸冲击波的强度可以被周围物体和墙壁放大2～9倍。

根据实际观察所见，位于爆炸源和建筑物之间的伤员，受到的损伤程度通常是在空旷地带上伤员的

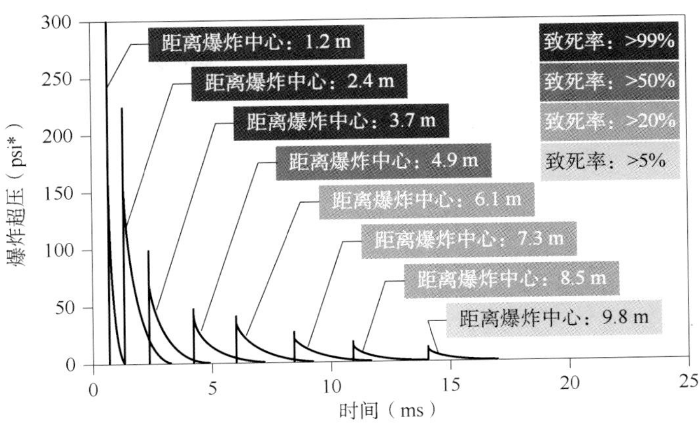

图 29－1　爆炸冲击波强度与距离的关系

注：* 表示 1 psi＝6.895 kPa。

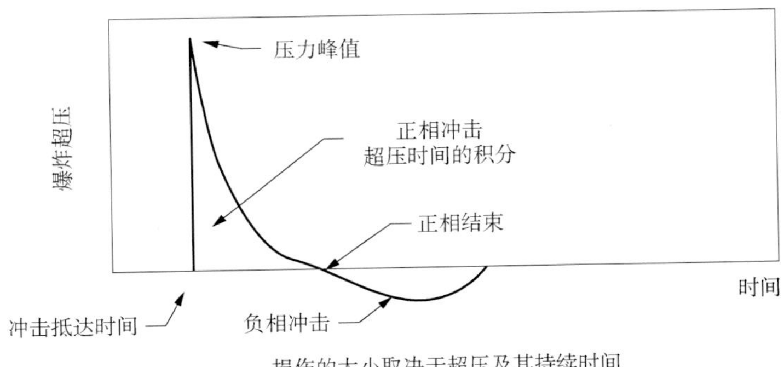

图 29－2　典型的爆炸冲击波的压力-时间关系曲线

2～3 倍。现实场景的爆炸冲击波很少遵循仅包含超压和负压期的 Friedlander 压力曲线（图 29－2）。即使在野外，爆炸冲击波从地面或士兵的身体上反射，产生反射波，与原生冲击波相互作用，从而改变其特性，并变得复杂。

爆炸伤对人体产生 5 种不同的作用：①原发爆炸伤，是单纯冲击波对躯干作用的结果；②二级爆炸伤，是爆炸中产生的碎片导致的穿通或者钝性损伤；③三级爆炸伤，是躯干或者身体部分的加速-减速损伤；④四级爆炸伤，为瞬时高热损伤；⑤五级爆炸伤，爆炸后环境污染，如细菌或脏弹产生的辐射，组织对燃料和金属残留物的反应，以及其他因素。

通常，尤其在中、重度的爆炸损伤情况下，多重爆炸效应同时作用于人体。

高强度的冲击波击中活体时可产生多种物理效应：一部分冲击波被反射，另一部分冲击波的能量被组织吸收并在体内传播。人体内不同的组织器官由于结构不同，可产生多种不同反应。但主要有 2 种类型：一种是冲击波的脉冲引起的长时程反应；另一种是压力变化引起的短时程震荡或者压力折射。腹部和肋间隙的组织表现为典型的脉冲反应，而肋骨和肢体则表现为压力型反应。在冲击波与组织内不同类型的介质（固体、液体、气体或等离子成分）相互作用时，其能量可以被吸收或转化为该介质的动能，从而使该介质从静止状态移动并加速。

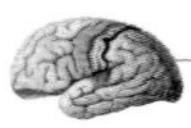

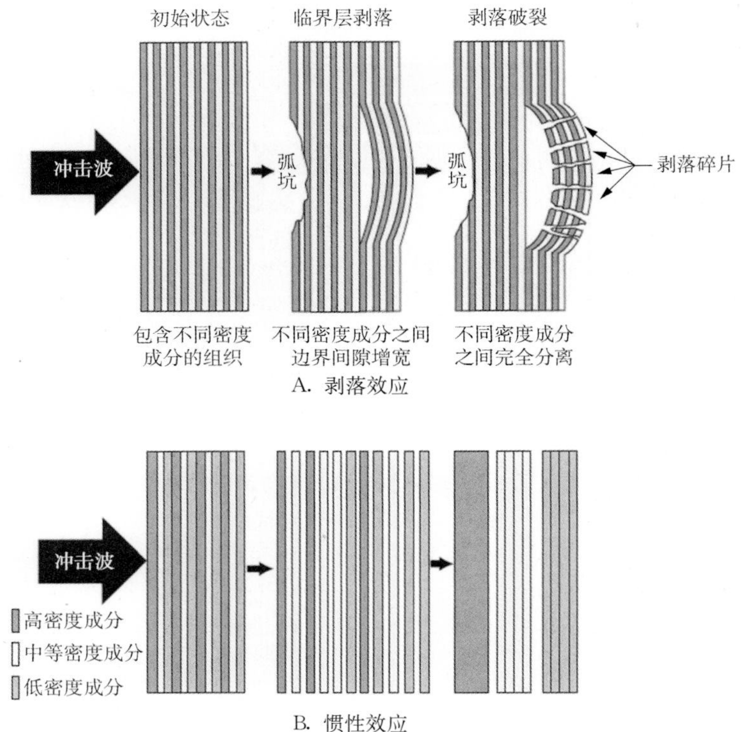

A. 剥落效应

B. 惯性效应

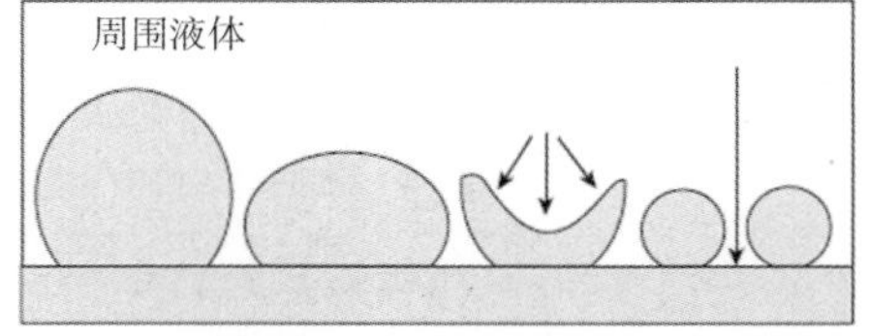

液体中的空化气泡产生内爆

C. 内爆效应

图 29－3　冲击波作用于人体后的主要伤害机制

由于介质的密度不同导致了介质的移动速度不同，组织形成相对位移，从而产生损伤。主要机制包括剥落、内爆和惯性效应（图 29－3）。剥落效应是发生在 2 种密度不同介质的交界处。当冲击波的反射发生在密度较高一侧的介质边界处时，会在该介质局部产生破裂碎片，从而导致缺损。惯性效应也发生在密度不同介质的界面上。冲击波加速后的组织移动在低密度的组织中较快而在高密度组织中较慢，因而产生组织内部相对位移。在组织和器官中可表现为的异常的移位、变形或破裂。内爆效应是在冲击波通过含有溶解气体的液体介质时，将气体压缩形成高压气泡时产生。冲击波过后高压气泡膨胀并爆炸，导致周围组织损伤。这种效应也称为空化。除了上述的机械作用以外，冲击波的损伤效应还可能具有频率依赖性。高频（0.5～1.5 kHz）低振幅的冲击波容易在密度差异较大的相邻组织器官中产生损伤（例如，肺中的气血界面或大脑中的血实质界面）；而低频（＜0.5 kHz）高振幅的冲击波则更容易导致弹性适应性较差的组织的破坏（例如，在大脑的灰白质交界处）。

值得注意的是，爆炸除了产生冲击波以外，还会释放光、声、热和电磁能，以及烟雾。这些都是潜在的导致 BINT 的因素，其详细机制和重要性有待进一步研究。

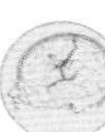

29.2 冲击波导致颅脑损伤的机制

原发爆炸损伤通过冲击波与颅脑的相互作用，主要机制包括：①冲击波穿过颅骨直接作用于大脑；②冲击波的动能以震荡波的形式贯穿躯干，并最终传递到达中枢神经系统(CNS)。二级损伤是爆炸中产生的高速撞击物导致头部钝性或者穿通性损伤。三级损伤是冲击波将人体吹飞，导致头部的加速和旋转运动，形成脑震荡。如果头部撞到地面或者周围其他物体，则进一步形成冲击伤。一般情况下，原发爆炸伤的患者大多数是轻度 BINT(mBINT)，而中度和重度 BINT 常由多重爆炸损伤所导致。

由于原发爆炸损伤通常没有明显的外部伤害，而且 mBINT 的最初症状与轻型颅脑损伤(mTBI)相似，也可在稍后延迟出现，因此 mBINT 常常被漏诊。所以，BINT 的病理生理学机制与后续发生的神经系统功能障碍之间也有联系，但需要进一步研究阐明。

来自军事人员的证据还表明，反复爆炸伤还会产生累积效应。有研究建立了伤害风险评估曲线表明，伤员每经历一次爆炸伤后，对于下一次爆炸伤的耐受性将显著降低。动物实验也证实多次爆炸损伤在神经损伤的机制中存在累加效应。

29.3 爆炸诱导的颅脑损伤的病理生理

原发性脑损伤机制在爆炸冲击波作用于大脑的即刻启动。这些机制与 TBI 中的加速-减速伤或与冲击伤相关的机制相似。冲击波的能量传递可在脑实质中产生压力和张力，导致组织挫伤、剪切、撕裂以及轴索牵拉。这些原发的脑损伤机制继而引发了继发性脑损伤机制，包括一系列复杂的急性和慢性的病理生理过程，其中包括血脑屏障(BBB)通透性增加、脑血管和神经元通透性受损、弥漫性轴索损伤、星形胶质细胞和小胶质细胞活化、细胞凋亡、浦肯野细胞变性和超微结构变化，例如细胞质空泡增加、髓鞘层破坏和神经丝异常。

有文献表明，多种 BINT 的继发性脑损伤机制与其他类型的 TBI 具有类似的表现，例如坏死、凋亡和炎症反应。但也有研究显示 BINT 在发生、持续时间和预后等方面存在独有的征象。BINT 产生的脑水肿、血脑屏障功能障碍和脑血管痉挛的特征与常规 TBI 后所见的变化明显不同。BINT 导致的创伤性脑血管痉挛可在早期(48 h 内)出现，但迟发性痉挛更为常见，典型者见于伤后 10 d 或更久。蛛网膜下腔出血(SAH)参与了 BINT 后血管痉挛的发生，但并不是必要条件。体外模型的实验研究显示，单一、快速的机械损伤能够诱导血管过度收缩和重塑，导致血管痉挛的发生。冲击波在传播过程中与血管壁的细胞成分(内皮、血管平滑肌等)相互作用，导致各种介质和调控因子的合成与释放，从而引发过度收缩，并诱发后续的分子遗传学改变，这可能是血管重塑和脑血管痉挛产生的原因。

BINT 产生后将产生一系列病理生理反应，包含了无数的分子和生化机制。它们的发生在机制上存在一个大致的时相，但大多数是在一瞬间同时发生的。

29.3.1 Ⅰa 期：原发脑损伤机制的启动

冲击波作用于头部进入颅腔，导致大脑移位或变形。中或重度 BINT 时，这种脑组织的移位或变形可导致脑桥静脉撕裂，产生蛛网膜下腔出血；或导致脑实质血管破裂，引发脑内血肿。动物实验表明，BINT 诱发的脑出血容易发生在脑干、小脑和中脑。而穿着胸甲后的实验动物则可不出现爆炸后的脑出血或血管的异常。这一发现提示冲击波通过全身血管传播并到达颅内这一过程在脑血管损伤中的重要性。mBINT 时的致伤机制更为细微，冲击波作用于大脑产生剪切应力，导致一系列生物膜(细胞质膜、细胞器和细胞内膜)的破坏。最近的损伤模型研究显示，冲击波作用于脑组织时会产生一种速度急剧变化的震波，并在远距离处的脑组织形成高应力变化的区域。相应的机械损伤诱发神经元内的致伤机制，如蛋白水解酶 calpain - 2 和促凋亡酶 caspasae - 3 的激活，以及神经丝蛋白(NFH)的去磷酸等，导致细胞骨架损伤。

有研究表明小脑和脑干实质更容易受到爆炸冲击波损伤。脑组织力学性能实验研究显示，在压缩和剪切应力下白质(胼胝体和放射冠)比灰质(皮质和丘脑)更坚硬。磁共振黏弹性成像技术显示，大脑比小脑僵硬。这些脑组织结构的差异可能是导致 BINT 诱发的不同病理改变的关键因素。

29.3.2 Ⅰb 期：自主神经系统活化

冲击波在传播过程中经过肺部，使其内部的压力增加，导致肺过度充气，从而刺激由迷走神经纤维支配的肺泡间质的毛细血管旁J受体，发生迷走反射，导致呼吸暂停，随后快速出现浅快呼吸、心动过缓和低血压。这些都是暴露于冲击波后立即出现的常见表现。此外，多种机制（肺泡损伤、空气栓塞或肺迷走神经反射）引起的缺氧、缺血可激活心血管减压 Bezold-Jarisch 反射，使迷走神经（副交感神经）冲动向心脏释放明显增加，导致心动过缓、周围血管扩张，接着导致收缩压和舒张压下降，进一步加重脑缺氧，形成恶性循环。动物实验证实爆炸后早期可出现与呼吸暂停相关的平直的脑电信号。继发的交感神经系统的应激反应，使去甲肾上腺素和肾上腺素的合成和释放增加，导致代谢亢进，心脏和大脑的氧耗增加，加剧了 BINT 预后的恶化。

29.3.3 Ⅰc 期：血管反应

上述机制均显示了血液是冲击波能量传递的最重要介质之一。人体静脉系统血量约占总血液量的70%，静脉的总体顺应性也更高，是动脉的 30 倍。内脏和皮肤静脉是顺应性最强的静脉血管。这些静脉系统形成了人体中最大的血容量储存器。冲击波作用于人体不仅导致腹部和胸部压力突然增加，而且导致血管壁内中心静脉压（CVP）升高。此外，肺泡损伤导致的缺氧以及后续出现的气体交换面积减少，J 受体激活导致的通气-血流受损，以及由 Bezold-Jarisch 反射导致的心输出量降低等因素，均可导致肺动脉阻力增加，进而导致胸腔压力升高。胸腔压力升高进一步加剧了中心静脉压的升高（图 29－4）。

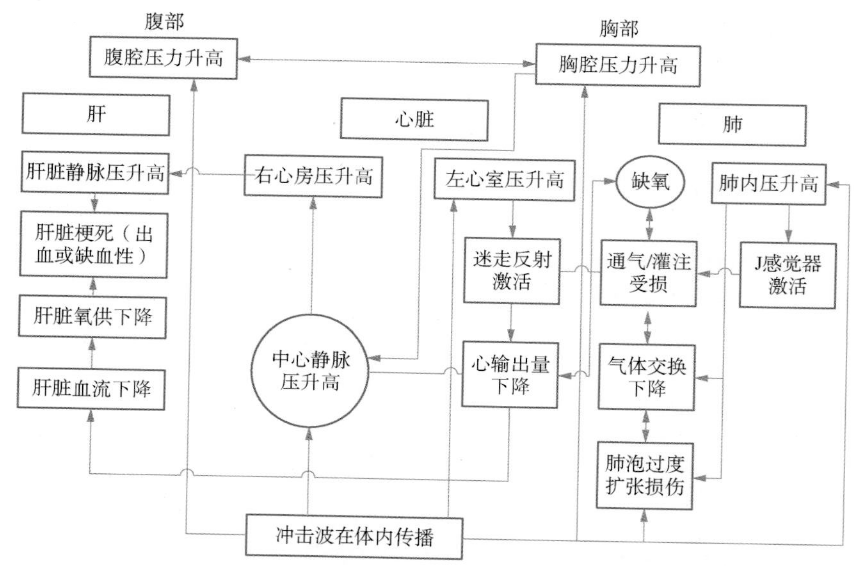

图 29－4　冲击波通过脉管系统传播到全身，导致多脏器系统功能损伤

图片改编自：Committee on Gulf War and Health: Long-Term Effects of Blast Exposures, Medicine I O. Gulf War and Health Volume 9: Long-Term Effects of Blast Exposures [M]. National Academies Press (US), 2014.

相关的系列研究使用了穿着防爆背心（覆盖躯干的衬有铅和泡沫的背心）的猪动物模型，并将个体化打印的压电换能器植入了实验猪的下腔静脉（IVC）、颈总动脉（CCA）、前脑、丘脑、侧脑室、爆炸冲击同侧的后脑以及对侧丘脑。爆炸后 2 ms 观察到 CCA 中的压力主波峰。随后 IVC 中的压力逐渐升高，在 CCA 的首个峰值后 4～5 ms 达峰。而脑实质内和脑室的探头测得的峰值则在爆炸后 136～138 ms 出现。CCA 和 IVC 的压力反应可能是由心脏受压导致的。CCA－心脏和 IVC－心脏的压力传播路径不同导致了其时相上的细微差异。由于从心脏进入 CCA 的路径更短，因此上升可能更直接。

动脉和静脉血管系统压力的急剧增高导致血流的流体剪切应力大幅增加，从而增加了血小板活化因子诱导的中性粒细胞活化，并促进其他内皮细胞来源的介导和调控因子的释放。这些机制促进了 BINT 早期脑水肿的发生和发展。在仅遭受胸部爆炸冲击的大鼠模型中，脑中央静脉血管周围发生类

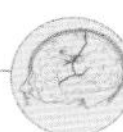

似神经炎症的改变，伴有肿瘤坏死因子-α上调及ED1阳性的细胞(巨噬细胞或活化的小胶质细胞)出现。这支持了冲击波通过脉管传播导致TBI的机制。由于脑回流静脉没有静脉瓣膜的阻挡，冲击波向颅内的传达更为直接。

冲击波在液体(血液)中与在实体组织中(穿过颅骨，在脑实质中)传播的速度之间的差异可能是压力达峰时间(time to peak，TTP)差异的另一个原因。动物实验研究发现脑实质和脑室中均出现迅速而短暂的压力高峰，可能是导致组织变形和正常血管功能破坏的原因。

29.3.4 Ⅱ期：继发性颅脑损伤的启动

BINT后的继发性损伤与其他原因导致的TBI相似。爆炸损伤的急性期(损伤后30 min～24 h)会引起显著的大脑代谢衰竭：葡萄糖、镁和三磷酸腺苷浓度显著降低；乳酸浓度和乳酸-丙酮酸比率显著上升；线粒体谷氨酸草酰乙酸转氨酶的表达和活性降低；Na^+-K^+ATP酶的活性也显著受损，出现能量供应衰竭，不能满足组织需求。葡萄糖代谢从有氧途径转为厌氧途径，神经元膜通透性出现损害。

氧化应激也可早期出现，表现为氧自由基生成增加和抗氧化酶系统的防御能力降低。氧自由基增加是导致BINT后血脑屏障受损和脑水肿等血管异常的关键机制。氧化应激也参与多种损伤级联反应，导致组织坏死、细胞凋亡、慢性炎症和神经退行性疾病。

免疫-炎症反应包括补体系统激活、促炎性细胞因子(肿瘤坏死因子-α、白细胞介素-1β)与趋化因子(单核细胞趋化蛋白-1)释放和星形胶质细胞增生。在急性损伤反应期间启动的炎症机制可能会持续存在，导致慢性炎症过程，导致神经退行性疾病。

29.3.5 Ⅲ期：爆炸诱导的颅脑损伤的慢性阶段

血管损伤、全身反应以及其他急性分子和生化的致伤机制的激活，均会导致循环免疫和炎性细胞的募集增强，以及脑内神经胶质细胞活化，从而导致神经炎症反应。越来越多的实验证据已经显示了炎症在BINT远期预后的病理生理改变中的作用。动物模型显示，BINT后早期线粒体氧化应激和炎症刺激导致了多种磷酸化tau蛋白的升高。这一异常的磷酸化tau蛋白水平可持续升高至伤后30 d。提示即使一次暴露于轻度爆炸也可能诱导长期的神经退行性过程。

BINT也会导致神经内分泌系统发生重大变化，涉及多个下丘脑-垂体-肾上腺轴或下丘脑-垂体-甲状腺轴。由于免疫神经内分泌网络在损伤反应和炎症控制中发挥着重要作用，因此爆炸冲击波通过多种交联的机制对中枢神经系统产生了广泛的影响，并累及机体的各个方面功能。

BINT后的神经病理生理变化也可导致认知和行为变化。这些功能障碍包括记忆力减退、执行功能障碍、平衡和精细运动控制障碍以及抑郁。

29.4 爆炸伤导致的全身反应

由于致伤环境的复杂性(例如多次爆炸同时作用于人体)，爆炸损伤的机制是伤员的全身、局部和大脑反应的综合。即使各个单体器官的反应都较轻，汇集到全身后仍会显著放大原始器官损伤，并影响损伤的严重程度和功能预后。自主神经系统激活、血管损伤、空气栓塞和全身性炎症是导致初始伤害加重的最重要的系统性损伤。前两者已经在前文中阐述。

29.4.1 空气栓塞

人体器官包含了不同密度和状态的物质，冲击波通过的时候会产生气体栓子。动物实验通过多普勒超声证明了冲击波发生后空气栓子穿过颈动脉。气栓的释放速度取决于爆炸强度。在重症冲击波伤患者中，可发现主动脉内大量压缩空气栓子，肾间质中的多发气体腔隙压迫肾集合小管，以及肺血管的多发静脉气体栓塞。

29.4.2 全身性炎症

爆炸损伤后会激活多种炎症机制。外周组织或器官破坏会触发自体活性物质的合成和释放，这些物质在其合成部位附近聚集，发挥局部激素的作用。研究显示爆炸伤致死患者的血液中发现了各种前列腺素、白三烯和细胞因子的浓度增加。这些自体活性物质直接作用于细胞和体液免疫的多个阶段，并作为反馈调节剂连接免疫应答的早期和晚期阶段。它们可以诱导炎性细胞趋化性，改变T和B淋巴细胞的更新与活性，调节淋巴因子的产生或释放。因此，冲击波诱导的全身性炎症细胞反应显著促进了颅内炎症反应和相关的神经变性。

29.5 爆炸诱导的颅脑损伤与创伤性颅脑损伤

虽然BINT和普通TBI具有完全不同的原发伤机制，但两者的继发性损伤机制十分相似，而且都可造成远期的神经认知和行为的影响，因而目前逐步趋向于认为两者是独立的临床疾病群。最近的临床研究表明，与单纯的钝性TBI相比，BINT可导致更为严重的消极行为改变以及脑震荡后遗症，包括注意力控制和局部脑代谢不足。

MRI-DTI研究表明，mBINT可在伤后不同阶段导致弥散而广泛的脑白质传导束的完整性破坏。MRI-Bold研究表明，mBINT可导致任务相关的异常激活增加，并伴有显著的情绪变化。定量脑电图的研究发现，mBINT伤员在伤后月数虽然没有出现认知缺陷，但额叶外侧与对侧额叶脑区的脑电图相位同步性减弱，提示大脑活动的半球间协调性受损，这可能是爆炸伤导致前白质束受损的结果。

29.6 爆炸诱导的颅脑损伤的诊断

mBINT容易漏诊，主要依靠爆炸环境的暴露史。如果作业环境存在爆炸危险因素，应完善下列相关检查。

1）病史和相关的调查问卷：应包含主观症状，包括耳聋、耳鸣、耳痛、胸痛、反射性咳和干咳、咯血、呼吸困难和呼吸急促、恶心、眩晕和逆行性遗忘症。

2）体格检查：应侧重于爆炸伤的特定临床体征，包括外耳道和鼻腔出血、瘀斑，鼓膜充血和破裂，胸腔听诊局限或广泛的啰音和支气管呼吸音，腹肌强直、压痛和反跳痛。神经系统体检也很重要，因为爆炸伤会导致反射功能减退，以及各种认知功能检测时响应时间延长。

3）主观症状和体格检查均阳性患者的进一步临床检查：应包括X线摄片、CT、超声、MRI以及听力检查和前庭功能检查。中至重度BINT患者可表现出肺部损伤，例如不同程度的渗出灶、纵隔积气、气胸、血胸和肺间质性肺气肿。腹部可见胃和肠扩张。听力检测中6 000 Hz处感觉或感觉神经性听力减退可以作为BINT的特征性表现。前庭测试显示BINT患者的前庭和动眼功能障碍发生率更高。合并前庭性眩晕的BINT患者中50%在眼震图上可见异常的眼球震颤或动眼神经活动。

4）常规实验室检查：包括伤后即刻的动脉和静脉血气分析。爆炸伤后可出现酸碱状态受损（动脉或静脉血中pH值降低，血氧饱和度降低）。其他以及炎症和TBI的血清生物标志物，包括泛素羧基末端水解酶L1（UCHL1）、αII血影蛋白分解产物（SBDP-150）和神经胶质纤维酸性蛋白（GFAP）也可有助于mBINT的诊断。

mBINT会引起头痛、精神错乱、健忘症、注意力不集中、短期记忆力减退、情绪改变、睡眠障碍、眩晕和焦虑等一系列症状。这些症状通常在受伤后立即发生，大部分可在数小时或数天后消失。但也有近40%的患者随访期间出现至少一种与mTBI类似的后遗症状相关的症状。其中有些很常见的症状倾向于早期出现，并随时间推移而缓解（如头痛、头晕和平衡问题）；而另一些可延迟至急性期后数月出现，一旦出现则可长期存在（烦躁和记忆力问题）。

29.7 重型爆炸诱导的颅脑损伤的治疗

一般而言，中度和重度BINT由多重爆炸作用产生，并常导致多发伤。因此，此类患者不仅常见穿通性颅脑损伤或严重的钝性颅脑外伤合并有颅骨骨折、脑出血和脑挫裂伤，而且还伴有多器官和系统的损伤。需要多学科团队来应对头部、颈部、脊柱以及胸部、腹部、泌尿生殖道和四肢的复杂损伤。

患者的临床表现多变，意识状态可为混乱、嗜睡，甚至深昏迷。体表的外伤不能反映出真实的内部损害程度。伤亡者通常合并大出血、肺部损伤或碎片穿通嵌入软组织中。爆炸碎片常表现为向上和向外轨迹，常导致面部和静脉窦的穿通伤、眼眶损伤和颅底骨折。弥漫性脑水肿和充血通常在爆炸伤后的1 h内出现，并迅速发展。同时发生的还有迟发型血管痉挛，是重型BINT的标志性病理改变。颅内压（ICP）升高发生较晚，可见于伤后14～21 d。基底池积血也提示重型BINT。

中、重度BINT的临床治疗与严重的TBI（枪伤）治疗相当，包括以下内容：

1）快速转运与院前救治，包括保障气道、通气以及纠正缺氧和低血压。

2）紧急复苏：首选给予高渗盐水，以增加血清渗透压的同时保证循环血容量。积极处理脑水肿。避免过度使用低渗性晶体液、容许性低血压、低氧和

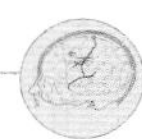

高碳酸血症，这些均可导致损伤加重。急性颅内压升高时，可予23%氯化钠的静脉推注后，随后以2%或3%的氯化钠溶液持续输注。早期创伤性凝血功能障碍可以通过输血、补充血制品（新鲜冷冻的血浆、血小板）、冷沉淀或凝血酶原复合物等手段予以尽快纠正。

3）外科手术干预：积极快速去颅骨骨瓣减压，是防治脑水肿和颅高压导致的不可逆神经系统损伤的重要手段（图29-5）。美军在伊拉克战争期间针对重型BINT患者采取早期、快速去骨瓣减压预防恶性脑水肿，随后快速转运至专职神经重症监护中心的救治策略。这一策略大幅提升了患者的救治成功率，减少了不可逆神经功能损伤的发生。这一治疗策略总体手术相关并发症发生率为24%，与其他去骨瓣减压手术的并发症率持平。而军事人员中的孤立性爆炸和穿通性TBI患者的预后要好于平民中的类似损伤。颅内压监测的推广以及更积极的神经外科手术可能是其中的原因。其他手术干预还包括去除较大的浅表或者脑室、脑池中的异物碎片，早期修复颅底损伤以及脑脊液分流。创伤性血管损伤包括颅内和颅外动脉瘤、假性动脉瘤、动脉夹层、动静脉瘘、动脉闭塞，应予以早期筛查处理。复杂的局部感染以及组织缺损需要进行血管重建和转移皮瓣。

总之，爆炸冲击波通过独特的机制作用于中枢神经系统，产生显著的血管损伤及神经功能改变。除了早期症状外，BINT可出现迟发症状，因此对于伤员应常规进行长期随访，以持续性评估神经退行性变以及神经功能缺损。BINT多合并其他众多全身损伤，这些损伤均可导致BINT进一步加重或恶化。

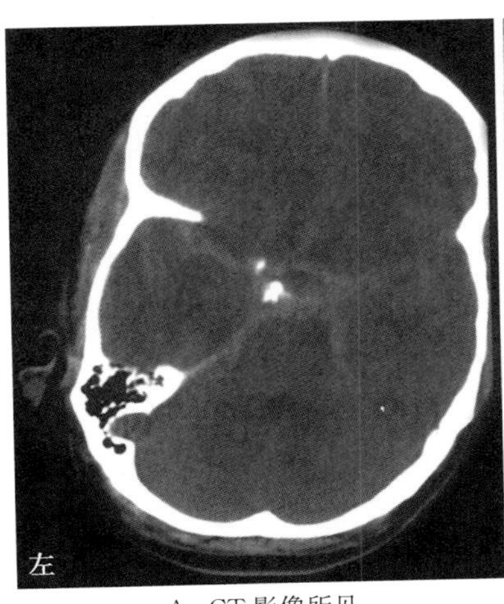

A. CT影像所见

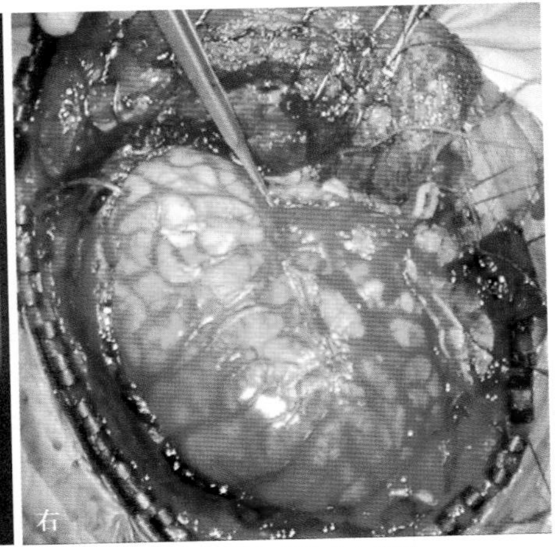

B. 去骨瓣减压术中所见

图29-5 BINT患者弥漫性脑肿胀与广泛的蛛网膜下腔出血

引自：ROSENFELD J V，MCFARLANE A C，BRAGGE P，et al. Blast-related traumatic brain injury [J]. Lancet Neurol，2013，12(9)：882-893.

（杜倬婴 胡 锦）

参考文献

[1] ARUN P，ABU-TALEB R，OGUNTAYO S，et al. Distinct patterns of expression of traumatic brain injury biomarkers after blast exposure：role of compromised cell membrane integrity [J]. Neurosci Lett，2013，552：87-91.

[2] CERNAK I，MALICEVIC Z，PROKIC V，et al. Indirect neurotrauma caused by pulmonary blast injury：development and prognosis [J]. Int Rev Armed Forces Med Serv，1997，70(4-6)：114-120.

[3] CERNAK I，NOBLE-HAEUSSLEIN L. Pathophysiology of blast injury[M]//Institute of Medicine. Gulf war and health. Washington DC：The National Academies Press，2014：33-83.

[4] CHO H J，SAJJA V S，VANDEVORD P J，et al. Blast induces oxidative stress，inflammation，neuronal loss and subsequent short-term memory impairment in

rats [J]. Neuroscience, 2013,253:9 - 20.

[5] CHROUSOS G P. The hypothalamic-pituitary-adrenal axis and immune-mediated inflammation [J]. N Engl J Med, 1995,332(2):1351 - 1362.

[6] DEPALMA R G, BURRIS D G, CHAMPION H R, et al. Blast injuries [J]. N Engl J Med, 2005,352(13): 1335 - 1342.

[7] GREER L T, KUEHN R B, GILLESPIE D L, et al. Contemporary management of combat-related vertebral artery injuries [J]. J Trauma Acute Care Surg, 2013,74(3):818 - 824.

[8] GULLOTTI D M, PANZER M B, BEAMER M, et al. Significant head accelerations can influence immediate neurological impairments in a murine model of blast-induced traumatic brain injury [J]. J Biomech Eng, 2014,136(9):091004.

[9] HALD E S, ALFORD P W. Smooth muscle phenotype switching in blast traumatic brain injury-induced cerebral vasospasm[J]. Transl Stroke Res, 2014,5(3): 385 - 393.

[10] HUBER B R, MEABON J S, MARTIN T J, et al. Blast exposure causes early and persistent aberrant phospho- and cleaved-tau expression in a murine model of mild blast-induced traumatic brain injury [J]. J Alzheimers Dis, 2013,37(2):309 - 323.

[11] JIN X, ZHU F, MAO H J, et al. A comprehensive experimental study on material properties of human brain tissue [J]. J Biomech, 2013, 46 (16): 2795 - 2801.

[12] MACDONALD C L, JOHNSON A M, WIERZECHOWSKI L, et al. Prospectively assessed clinical outcomes in concussive blast vs nonblast traumatic brain injury among evacuated US military personnel [J]. JAMA Neurol, 2014, 71 (8): 994 - 1002.

[13] MENDEZ M F, OWENS E M, REZA BERENJI G, et al. Mild traumatic brain injury from primary blast vs. blunt forces: post-concussion consequences and functional neuroimaging [J]. Neurorehabilitation, 2013,32(2):397 - 407.

[14] ROSENFELD J V, MCFARLANE A C, BRAGGE P, et al. Blast-related traumatic brain injury [J]. Lancet Neurol, 2013,12(9):882 - 893.

颅脑损伤的诊断和治疗

颅脑损伤(TBI)发病率为每年(108～332)/10万,是导致中青年人群死亡和残疾的首要原因。由于交通事故相关外伤数量的增多,TBI的发病率在低收入国家和中等收入国家中进行性上升,尤其是年轻男性。老年人口的增多使得老年人群也成为TBI患者中的重要人群。此外,世界范围内,武装冲突和恐怖活动正造成越来越多的TBI,尤其是一些先进的爆炸装置的应用,使得爆炸性脑损伤成为一个特殊的类群,且增加了处理的困难。根据伤情轻重,一般可把TBI为轻、中和重型。除了伤时的原发损伤可影响伤情外,伤后因其他因素通过脑缺血、缺氧和脑水肿引发的继发损伤也决定了伤情和演变。因此,积极、规范的诊断与治疗不仅能缓解原发损伤的发展,而且能防治继发损伤,挽救生命,减轻病残。

30.1 分类

传统TBI分类(表30-1)方法包括按受伤机制(闭合性和穿透性)、临床严重程度(见表4-1)、形态学,以及神经影像学结构损伤评估(表30-2)。GCS评分已经成为通用的TBI严重程度分类系统,包括3个部分(眼、运动、语言量表),总分3～15分;评估患者严重程度时,应该分别报告这3个部分。然而,GCS评分进行分类有一定局限性,例如在急诊处理中使用的镇静药物、麻醉、中毒等可影响GCS评估。

表30-1 传统TBI分类

分类方法	类型
按机制分类	
闭合性	高速(车祸)
	低速(跌落、攻击)
穿通性	火器伤
	其他开放性损伤
按严重程度分类	
轻型	GCS评分14～15分
中型	GCS评分9～13分
重型	GCS评分3～8分
按形态分类	
颅骨骨折	颅盖骨:线性或放射线状
	凹陷或非凹陷
	颅　底:是否伴随脑脊液漏
	是否伴随面神经麻痹
颅内病变	局灶性:硬脑膜外
	硬脑膜下
	脑内
	弥漫性:轻微脑震荡
	典型脑震荡
	弥漫性轴索损伤

表 30-2 Marshall CT 分级

分级	描述	CT 表现
Ⅰ	弥漫性损伤	CT 扫描无可见的病理改变
Ⅱ	弥漫性损伤	环池可见,中线位移<5 mm 和/或出现损伤征象,密度不高或混杂密度影≤25 ml,包括骨折片和异物
Ⅲ	弥漫性损伤伴水肿	环池受压或消失,中线位移<5 mm,密度不高或混杂密度影≤25 ml
Ⅳ	弥漫性损伤伴中线移位	中线位移>5 mm,密度不高或混杂密度影≤25 ml
Ⅴ	清除的占位病变	任何需要手术清除的血肿
Ⅵ	不清除的占位病变	高密度或混杂密度影>25 ml,但没有手术清除者

利用神经影像进行结构损伤评估则不受这些混杂因素的影响。Marshall 等提出了一个描述性的 CT 分类系统,其主要关注是否存在占位病变,并且通过颅内压增高的征象(基底池受压、中线偏移)鉴别是否为弥漫性损伤。然而,Marshall 分类也具有局限性,例如,弥漫性损伤和占位病变的巨大差别,以及缺乏占位病变的具体类型(是硬脑膜外,还是硬脑膜下)。因此,该分类系统可能掩盖弥漫性轴索损伤(DAI),或是除占位病变以外有颅内压(ICP)增加的患者。

30.2 临床诊断

TBI 的诊断是建立在详细的病史、临床症状和体检的基础上,再辅以 CT 等辅助检查。

30.2.1 临床分型

(1) 轻型颅脑损伤

急诊室 80%的 TBI 患者都是轻型 TBI。患者来诊时清醒(GCS 评分 14～15 分),但有可能对受伤前后的事情失去记忆。伤时可能有短暂的意识丧失,昏迷时间不超过 30 min,但这种情况通常难以确定,特别是在酒精或其他麻醉品的作用下。

大多数轻型 TBI 患者能够“平安康复”,但是常常会出现轻度神经系统后遗症,这一点可以通过神经心理测试来确认。此外,约有 3%的患者病情会意外恶化,如未及时发现,可危及生命。

1999 年,欧洲神经病学协会联盟特别小组针对轻型 TBI 的初期治疗制定了一系列推荐性规范(图 30-1),值得参考。

对于脑部受伤的患者,颅骨 X 线片可从以下几点来进行检查:线性或者凹陷性颅骨骨折、钙化(如果已经钙化)后的松果体的位置、鼻旁窦气液平面、颅内积气、面部骨折及异物等。然而,随着 CT 检查的普及,颅骨 X 线片在大多数情况下已被抛弃。针对颅骨 X 线片和 CT 的比较研究表明,颅内出血情况下的颅骨 X 线片所呈现出的颅骨骨折的状况,灵敏度和清晰度较低。一项荟萃分析指出,颅骨 X 线片在对轻型 TBI 的临床评估中几乎没有应用价值。因此,CT 检查被认为是用于检测轻型 TBI 后颅内异常的“金标准”。对于失去意识或罹患创伤后失忆症的患者,以及所有 GCS 评分为 13 分或 14 分的患者和病情存在风险因素的患者,均推荐使用 CT 检查。CT 检查的骨窗能够充分显示颅骨骨折,而带有容积再现技术的三维重建则为复杂骨折提供了新的视角。

最近研究显示,CT 表现进展通常发生于受伤后 6～9 h。如果存在较大的病变或临床恶化,或 ICP 升高,则应该进行 CT 随访。但随意地过度频繁地进行 CT 随访是不恰当的。目前对 CT 射线暴露所增加的癌症风险给予越来越多的关注,CT 射线暴露导致的癌症占美国所有癌症病例的 2%。有必要在 CT 随访时权衡癌症的风险。

(2) 中型颅脑损伤

中型 TBI 患者约占急诊室脑部损伤患者的 10%。他们仍可服从简单的指令,但通常意识不清或昏昏欲睡(GCS 评分 9～13 分),可能存在局灶性神经功能缺损,如偏瘫。这类患者中约有 10%病情恶化并进入昏迷。因此,即便不接受常规输液治疗,他们也应该被作为重型 TBI 患者进行处置(表 30-3)。

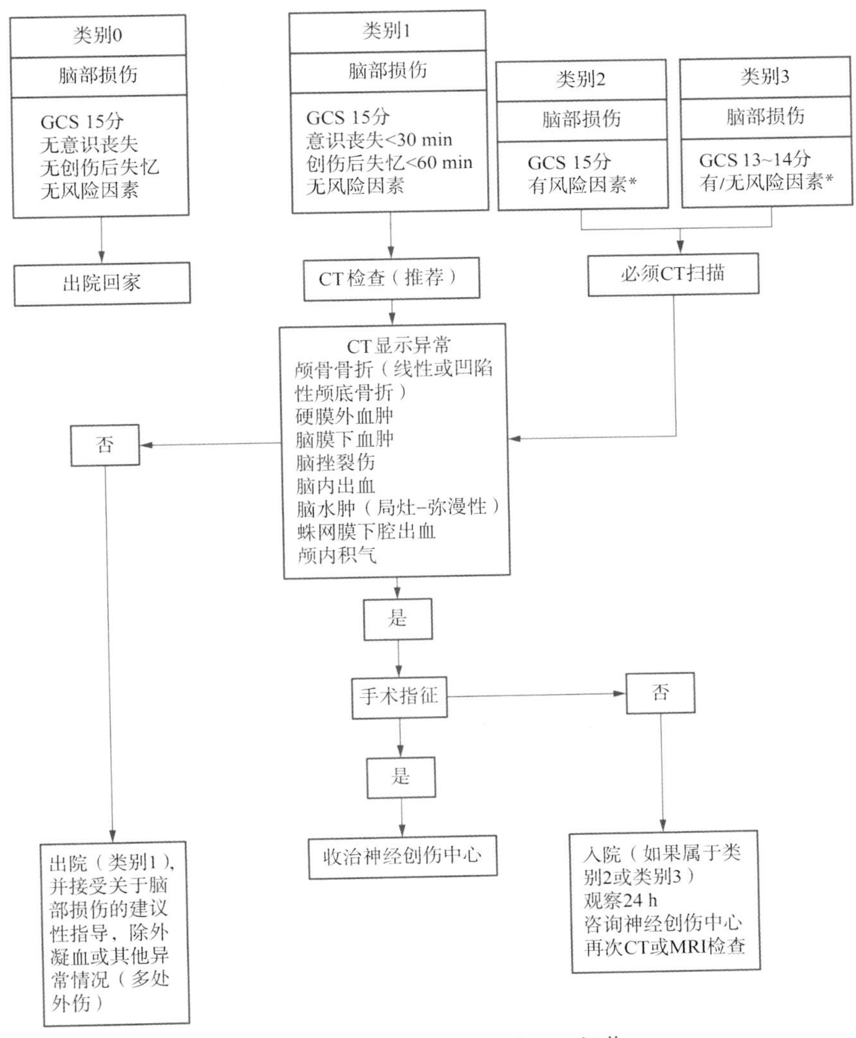

图 30-1 对轻型 TBI 的处理规范

注：* 表示风险因素包括不确定的事故史、持续性的创伤后失忆、30 min 以上的逆行性失忆、颅骨骨折的临床症状、头痛、呕吐、局灶性神经功能缺损、癫痫、2 岁以下或 60 岁以上患者、凝血功能障碍，或高能（高速）事故。

表 30-3 中型 TBI 患者处理规范

项目	处理规范
定义	患者意识不清或昏昏欲睡，但仍能服从简单的指令（GCS 评分 9～13 分）
首要工作	（1）与轻型 TBI 一样，但可以进行常规血液检查工作[全套血液检查，7 项生化学指标，凝血酶原时间（PT）或活化部分凝血活酶时间（APTT）检查]； （2）对所有的患者都需进行头部 CT 检查； （3）即便 CT 检查显示正常，入院观察仍是最安全的选择
入院后	（1）经常性的神经功能检查； （2）如果病情恶化，需随访 CT 检查，最好在入院前再次进行 CT 检查； （3）如果患者康复（90%），病情稳定即可出院，随访门诊检查； （4）如果患者情况恶化（10%）、如果患者开始无法服从简单指令，需再次进行 CT 检查，并执行重型 TBI 的处理标准

急诊室中，在进行神经评估之前，需要对患者的背景进行简单了解并保持其心肺稳定。所有中型TBI患者均需要进行头部CT检查。在一项对341位GCS评分为9～12分的患者进行的调查中，40%患者的初次CT检查显示异常，8%患者需要手术治疗。即便CT检查结果正常，患者也需要住院观察。如果患者神经功能改善，且随访的头部CT显示无外科血肿，可以在几日后出院。另一方面，如果患者陷入昏迷，则需要按重型TBI的标准对其进行处置。

(3) 重型颅脑损伤

重型TBI患者是指那些在心、肺功能稳定的情况下仍然无法服从简单指令的病患(GCS评分3～8分)，其中GCS评分3～5分为特重型。患者往往存在相当广泛脑挫裂伤、脑干伤、急性颅内血肿等。患者深昏迷或昏迷>12 h或昏迷由浅变深。出现明显神经系统病理征，如体温、呼吸、脉搏和血压变化，甚至去大脑强直、脑疝。因此，对该型患者应及时诊断和治疗，阻止脑损害进一步加重，维持理想生理环境，防治并发症，促进神经功能的恢复。

30.2.2 体检

(1) 一般性检查

在心、肺功能稳定的情况下，要进行快速的一般性检查，寻找其他伤害。在重型TBI患者中，超过50%的患者合并有其他部位的重大损伤(表30-4)，需要有其他方面的专家会诊。临床工作中必须认真检查头颈、胸部、腹部、盆骨、脊椎的损伤，以及对四肢构成危害的损伤。

表30-4 重型TBI患者其他系统性损伤的发病率

损伤类型	发病率(%)
长骨或盆骨骨折	32
上颌或下颌骨折	22
重大胸腔损伤	23
腹部脏器损伤	/
脊髓损伤	2

(2) 神经系统检查

当患者的心、肺状态稳定后，应展开快速和明确的神经系统检查，包括：①GCS评分；②瞳孔对光反射；③眼球运动；④头眼反射(玩偶眼征)；⑤眼前庭反射(温热试验)；⑥总体感觉检查。尽管各种因素都可能影响对患者神经功能状态(如低血压、缺氧、中毒、镇定剂)的准确诊断，但仍能获取有价值的数据。如果患者对于某种外界刺激给出不同反应，或者如果身体两侧对同一刺激的反应不一样，那么最佳的反应该是比最差的反应更为精准的预后指标。对于患者病情进展，最好能同时报告最好和最差的反应。换句话说，左侧和右侧的运动反应应该分别记录。

GCS评分对大脑皮质的唤醒度和功能提供了一个简单的分级方法，瞳孔对光反射和眼球运动是衡量脑干功能的标准。高龄、低血压、缺氧都能对预后产生不利影响。所有这些因素间的相互作用对于重型TBI患者的最终预后结果有着相当大的影响。

1) 瞳孔：仔细观察瞳孔大小和对光反射是初步检查中的重要项目。颞叶沟回疝的早期迹象就是瞳孔的轻度缩小(较对侧)及对光的微弱反应，这是神经受刺激的反应。动眼神经受压变形使瞳孔收缩的副交感神经轴突信号输出功能损害，造成轻微的瞳孔扩张。持续脑疝导致瞳孔逐渐放大，对光反射麻痹。瞳孔完全放大(5～6 mm)时，受动眼神经支配的内直肌及其他眼部肌肉出现下垂和麻痹症状。通常情况下，需要在黑暗条件下明亮灯光来确定瞳孔的对光反射。在标准的检眼镜上放置屈光度为+20的放大镜有助于辨别瞳孔对光的微弱反应和无反应，尤其是在瞳孔较小的情况下。

昏迷患者瞳孔的检查很重要，可以区分是视神经损伤还是动眼神经损伤。电筒照射侧瞳孔有反应称直接光反射存在，未被照瞳孔有反应称间接光反射存在。直接光反射消失，间接光反射存在者，提示视神经受损，直接和间接对光反射均消失者，为动眼神经损伤。

双侧瞳孔缩小提示患者使用过某种药物，尤其是麻醉剂，或患有某种代谢性脑病，或脑桥受到破坏性损伤。单侧霍纳瞳孔与脑干病变有一定关系，但是对于TBI患者，应注意肺尖、颈根部或同侧颈动脉鞘的传出性交感神经通路中断的可能性。创伤性动眼神经损伤表现为受伤后瞳孔扩大，直接、间接对光反射消失和眼睑下垂。瞳孔散大(6 mm以上)还与眼球的直接创伤有一定关系；这种创伤性瞳孔扩大通常是单侧的，且不伴眼肌无力。最后，TBI患者双侧瞳孔散大和固定，也可能是由于低血压，或颅内压升高到一定程度后损害脑血流量所导致的大脑血管灌注不足引起的。如果灌注不足持续时间不长，血

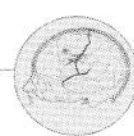

流量恢复后，瞳孔对光反射可能会得到恢复。

2）眼球运动：眼球运动是反应脑干网状结构功能的一项重要指标。如果患者能够服从简单的指令，且能够进行所有的眼球活动，则可以确定其脑干眼运动系统的完整性。在意识受损的状态下，如果失去自主眼球运动，则可能是神经结构支配眼球运动的功能失调。在这些情况下，利用患者对眼头反射或眼前庭反射的反应来测定眼球运动障碍是否存在。排除颈椎骨折后，可用眼头反射的方法来确定脑桥凝视中枢的功能。

眼前庭反射可以用冰水进行。必须清除外耳道内由血污或耳垢形成的障碍物，眼眶水肿的患者可能限制眼球运动。对于清醒患者，冷刺激引起指向对侧的眼球偏斜和快速眼震。便于记忆的缩写“COWS”（冷向对侧，热向同侧）就是指这种现象。然而，在昏迷患者中，网状激动系统功能受抑制，温度刺激后无眼球震颤，因此只能观察到睁眼性偏斜（冷向同侧）。因此，对昏迷患者灌冷水会导致眼球向被刺激的一侧同向偏斜。

在进行眼头反射和温度测试时，应对视网膜核下、核间和核上眼球运动障碍进行识别。额叶或脑桥凝视中枢的破坏性损伤导致控制眼球水平运动的额桥对侧轴过度强直。这种过度运动造成带有额叶损伤的眼球同侧偏斜，以及带有脑桥损伤的眼球对侧凝视偏斜。

TBI 患者第Ⅲ和第Ⅴ对脑神经麻痹通常不难识别。由于上斜肌的选择运动，第Ⅳ对脑神经麻痹则一般不易在昏迷状态下确定。然而，对于清醒和康复患者，上斜肌麻痹会造成复视，特别是在向下和向内凝视的情况下。头部朝麻痹神经的对侧歪斜会减轻复视，而头部朝其同侧歪斜则会加重复视。核间性眼肌麻痹的症状是内收麻痹，且不伴随瞳孔、眼睑和受第Ⅲ对脑神经支配垂直肌的其他症状。这种眼肌麻痹是由连接内直肌神经的眼球亚核和其对侧的水平凝视中心的同侧内侧纵束损伤造成的。双侧或单侧的核间眼肌麻痹都可以观察到，这取决于脑干的损伤程度。

3）运动功能：基本检查的最后一项是运动功能测试，但是重型 TBI 患者反应力不足以给出可信的结果。评估患者时使用的刺激方法应该标准化。在对定位能力进行评估时，手肘呈 90°弯曲，前臂置于患者胸部。如果患者能够将手放在下颌或高于下颌的位置上，则具备定位能力。在评估退缩能力的时候，可用力按压第二指甲床以测试对有害刺激的回避动作。对下肢退缩能力的评估由于难以与三屈反射区分，所以其效力大打折扣。

30.2.3 影像学检查

（1）CT 检查

CT 是 TBI 患者主要检查手段。重型 TBI 患者入院后，强烈推荐尽快（30 min 内）进行急诊 CT 检查。如果患者临床状态发生变化或原因不明的颅内压升高，则应重复 CT 检查。在对 207 例重型 TBI 患者 CT 显示异常的前瞻性研究中，发现初次 CT 显示 30%正常，70%异常，包括 10%呈现低密度病灶，19%呈现高密度非外科病灶，41%呈现高密度外科病灶。

1）脑水肿 CT 表现：显示为相邻占位效应周围低密度带，伴有脑室系统的压迫、变形和位移。水肿可以是局灶性、多灶性或弥漫性。弥漫性脑水肿通常会造成严重的双侧脑室压迫，以至于脑室系统不可见。这种情况多见于儿童。弥漫性脑肿胀可能是脑水肿或脑血管肿胀（充血）的继发症状。

2）脑挫裂伤 CT 表现：为低密度脑水肿区内出现多发、散在的点状高密度出血灶，即“盐和胡椒”征；范围较大时占位效应明显，病变局部脑池、脑沟变小或消失，病变广泛者还可使脑池、脑室变小甚至闭塞。较重的脑挫裂伤常合并蛛网膜下腔出血，可表现为挫裂伤附近的脑池、脑沟内密度增高。

3）脑内血肿 CT 表现：为脑内圆形或不规则形均匀高密度区，边界清楚，可一侧或双侧，可单发或多发，周围有低密度脑水肿区。血肿常发生于着力点下方，位置较表浅。

4）外伤性蛛网膜下腔出血 CT 表现：为不同范围大小的脑沟、脑池内高密度影，以侧裂池、纵裂池较多见。在儿童常为纵裂出血，呈中线纵行窄带状高密度区，CT 值因出血量不同可为 25～90 Hu。

5）硬脑膜外血肿典型的 CT 表现：在颅骨内板和硬脑膜间有双凸形或梭形边缘清楚的高密度影，CT 值为 40～100 Hu。少数血肿可呈半月形或新月形。血肿范围一般不跨越颅缝；骨窗常可显示骨折，如骨折缝超越颅缝，则血肿可跨越颅缝。此外，血肿可见占位效应，中线结构移位，病变侧脑室受压、变形和移位。少数患者受伤时无症状，以后发生慢性硬脑膜外血肿，这时可做增强 CT 检查，可显示血肿内缘的包膜增强，有助于等密度硬脑膜外血肿的诊断。

6）硬脑膜下血肿 CT 表现：根据出血时间的长短硬脑膜下血肿分为急性（3 d 内）、亚急性（3 d～3 周）、慢性（3 周以后）。急性硬脑膜下血肿 CT 表现为颅骨内板下新月形高密度影，边缘光滑，内缘弧度与脑表面弧度一致，大部分范围较大跨越颅缝，占位效应明显，中线结构相应地移位、脑疝等；常合并脑挫裂伤。随着时间的推移，血肿密度可逐渐减低，呈等密度、低密度或混杂密度影。

总之，头部 CT 是对 TBI 患者进行初次及系列评估的一种快速而准确的诊断工具。为了达到最大化利用预测数据的目的，CT 综合性数据至少包括：基底池状态、中线结构移位、创伤性蛛网膜下腔或脑室内出血，以及不同种类的占位病变的存在。

（2）MRI 检查

MRI 检查主要用于亚急性或慢性 TBI。MRI 与 CT 相比灵敏度更高。有多方位成像及无骨伪影干扰等优势，可显示病灶大小、形态、部位、分布区域；对软组织分辨率高，对组织水肿的敏感性高，能清晰显示颅内水肿及脑肿胀；对脑深部中线结构，如脑干和胼胝体及颅后窝病变显示更具优势。常规的 T_1WI 及 T_2WI 用于显示外伤后脑组织的形态改变，主要表现为：T_1WI 点状高或低信号灶（分别提示小出血灶和间质水肿），T_2WI 和 FLAIR 序列上，非出血性剪应力损伤灶表现为高信号灶。近年来，随着 MRI 技术的发展，有多种新序列出现，包括：弥散加权成像（DWI）、磁敏感加权成像（SWI）、弥散张量成像（DTI）、磁共振波谱（MRS）及功能性磁共振，其成像性能大大提高，扩展了诊断和研究 TBI 的应用。

（3）X 线片

由于 CT 的应用，头颅 X 线检查少用。对重型 TBI 患者拍颈椎 X 线片（水平线正、侧位片）或做薄层颈椎 CT 检查，应由经验丰富者查看后才能移动患者颈部。

（4）血管造影

在 CT 检查出现以前，人们使用血管造影，通过查找血管和其发生的偏转或位移来诊断占位病变和脑组织移位。对于颈部受伤或近颈动脉颅底骨折的患者，可使用血管造影诊断颈动脉或椎动脉损伤，并进行治疗。在 CT 没有显示异常的情况下，血管造影仍然可用于对患有霍纳综合征、吞咽困难、偏瘫、迟钝及单肢轻瘫患者的诊断。随着 CTA 和 MRA 的出现，常规血管造影术便不经常使用了，因为新方法是微创的，且风险较小。

30.3 治疗

30.3.1 心、肺功能稳定

继发性伤害对 TBI 往往会产生不利影响。在对到达急诊室的连续 100 名重型 TBI 患者进行的研究中发现，30%患者血氧过低（PO_2<65 mmHg），13%患者为低血压（收缩压<95 mmHg），12%患者出现贫血（血细胞比容<30%）。进一步分析表明，入院时低血压（收缩压<90 mmHg）是 CT 检查正常重型 TBI 患者后续出现颅内压升高相关的 3 个风险因素之一（另外 2 个因素分别是年龄>40 岁和动作异常）。随后的分析证实低血压和重型 TBI 患者不良预后之间存在密切关联。因此，最紧要的是迅速实现心、肺功能稳定。

（1）气道

重型 TBI 常见的伴随症状之一是短暂的呼吸停止。长时间呼吸暂停是造成事故现场“立即”死亡的常见原因。如果能立即给予人工呼吸，则可能转危为安。窒息、肺不张、误吸和成人呼吸窘迫综合征是重型 TBI 的常见症状。对这类患者进行立即处置的最重要事项就是建立有效的气道。重型 TBI 患者应及早给予气管插管。用 100%纯氧给患者通气，直到可以检测到血气、吸入氧浓度调整到适宜为止。

（2）血压

低血压和缺氧是 TBI 患者的头号大敌。事实证明，重型 TBI 患者在出现低血压（收缩压<90 mmHg）后，病死率从 27%上升至 50%。此外，创伤中心 35%的患者都有低血压。在建立气道时，急诊室的另一组人员应当检查患者的脉搏和血压，并采取措施开放静脉通道。

如果患者出现低血压，至关重要的是尽快恢复正常的血压。除了临终时延髓衰竭外，低血压通常不是由脑损伤本身造成的。一般来说，低血压是严重失血的标志。可能原因应该考虑到相关的脊髓损伤（四肢瘫痪或截瘫）、心脏挫伤或填塞及张力性气胸。在确定造成低血压原因的同时，应该开始进行容量复苏。

对低血压昏迷患者实施常规腹腔穿刺的重要性已被历史证明。现在大多数创伤中心，高分辨率快速 CT 或超声技术（创伤重点超声评估法，FAST）都可用于明确或排除腹内损伤。必须强调的是，在低

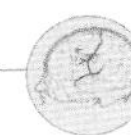

血压情况下，对患者进行神经系统检查是没有意义的。原本对任何形式刺激都毫无反应的低血压患者，在血压恢复正常后能恢复到接近正常的神经系统检测结果。

（3）导管

重型 TBI 患者应插导尿管（成年人一般用 16～18F），采集尿液样本用于尿液分析和毒性筛选。在无局部外伤情况下，肉眼可见血尿表明肾损害，是 CT 检查和紧急静脉注射肾盂造影图异常的指征。轻度血尿可能是由导管插入时的外伤、肾挫伤造成，罕见情况下也可由夹层主动脉瘤造成。应特别注意保持液体输入和输出量的准确记录，尤其是对幼儿和老年患者。除了保持体液平衡，这样的记录有助于评估失血及监测肾灌注。

鼻胃管应首选双腔塑料导管，并与壁式吸引装置相连。必须牢记：尽管罕见，插入鼻胃管过程中有可能发生并发症，如因颅底骨折或接受过经鼻的颅底手术而致导管插入颅腔。有颅底骨折的患者，建议使用明视插管术，使用喉镜或使其通过口腔插入。

30.3.2　内科治疗

（1）血压和氧合

循证医学Ⅱ级证据建议，应该监测血压，同时避免低血压（收缩压＜90 mmHg）；Ⅲ级建议，应该监测氧饱和度并避免低氧血症（氧分压＜60 mmHg 或氧饱和度＜90%）。

全身性低血压和低氧血症可导致 TBI 患者继发性脑损伤。创伤性昏迷数据库（TCDB）的前瞻性数据显示，重型 TBI 患者低氧血症发生率为 22.4%，并且与病死率和致残率增加相关。院前观察到低血压、年龄、入院 GCS 评分、颅内疾病诊断和瞳孔状态 5 个独立危险因素影响预后，其中院前观察到低血压（收缩压＜90 mmHg）是 5 个独立危险因素中最强的预测指标。在与无低血压的患者做配对比较时发现：低血压增加致残率，病死率也增加了 1 倍。对于低氧和低血压的影响和程度问题，因为医学伦理无法进行大规模的随机对照试验，目前只能得到 TCDB 前瞻性观测的数据，因此没有Ⅰ级证据。Jones 等研究了 124 例严重脑外伤院内患者，发现低氧血症和低血压是独立的死亡预测危险因素。Ⅲ级证据推荐：对于 15～49 岁或 70 岁以上的患者，收缩压应维持在 110 mmHg 或以上；对于 50～69 岁的患者，应使收缩压维持在 100 mmHg 或以上，以降低病死率和改善预后。

脑氧监测主要采取 2 种形式：①脑氧合监控探头；②颈内静脉血氧监测。重度 TBI 患者的管理，除了标准的 ICP 监测，证据支持一个Ⅲ级建议使用颈静脉饱和度和脑组织氧监测。然而，颈静脉饱和度与脑组织氧监测的精度本指南中没有评估。目前的证据表明，缺氧[颈静脉血氧饱和度（SjO_2）50%～55%]与预后差相关，高的氧差（$AJVO_2$）与预后良好相关。脑组织氧分压（$PbrO_2$）低值（10～15 mmHg）持续时间范围（＞30 min）与高病死率相关。尽管很多技术，例如脑微透析、热扩散探针、经颅多普勒、红外光谱法及其他可利用的手段来推进严重 TBI 患者的监护，当前没有充足的证据决定他们提供的信息在对患者管理和预后是否有用。尽管维持脑氧的治疗似乎前景可观，但只有Ⅲ级证据支持颈静脉监测和脑组织氧压监测。治疗阈值：颈静脉血氧饱和度为 50%以下，脑组织氧分压为 15 mmHg 以上。

（2）高渗性治疗

通过提高血浆渗透压，使脑组织中的水分流向血液，再经肾脏排出体外，从而达到减轻脑水肿，降低颅内压的效果。常用高渗性治疗药物有以下几种：

1）20%甘露醇。甘露醇静脉注入机体后，血浆渗透压迅速提高，主要分布在细胞外液，仅有一小部分（约为总量的 3%）在肝脏内转化为糖原，绝大部分（97%）经肾小球迅速滤过，造成高渗透压，阻碍肾小管对水的重吸收；同时它能扩张肾小动脉，增加肾血流量，从而产生利尿作用。所以甘露醇对机体的血糖干扰不大，对糖尿病患者仍可应用。除高渗利尿外，甘露醇还能扩容血浆、降低血细胞比容、增加红细胞的可变形性、降低血液黏稠度、增加脑氧输送能力。一般在静脉注射后 20 min 内起作用，2～3 h 降压作用达到高峰，可维持 4～6 h。常用剂量为 0.25～0.5 g/kg。对有肾功能问题或使用肾毒性药物患者应该谨慎使用甘露醇，因为血浆渗透压上升，患者会面临急性肾小管坏死的风险；一般血浆渗透压不应高于 300 mmol/L。但多年的临床实践证明，甘露醇除了能引起低钾，诱发或加重心衰，导致血尿、肾功能不全、肾衰竭及过敏反应外，还具有下列并发症：①使脑水肿加重。甘露醇脱水降 ICP 有赖于血脑屏障的完整性，甘露醇只能移除正常脑组织内的水分，而对病损的脑组织不仅没有脱水作用，而且由于血脑屏障破坏，甘露醇可通过破裂的血管进入病灶区脑组织内，造成病灶内脑水肿形成速度加快，程度加重。②ICP 反跳明显。当血液内的甘露醇经肾脏迅速排出后血液渗透压明显降低，从而使水分由血液内向脑组织内移动，ICP 重新升高。③颅内再出血加重。甘露醇造成再出血的主要原因是甘露醇使血肿外的脑组织脱水后，可使血肿-脑组织间的压力梯度迅速加大，脑组织支撑力下降，从而使早期血肿扩大；另一方面由于甘露醇将脑组织液迅速吸收入血液内发生短时的高血容量，使血压进一步升高，加重活动性脑出血。

2）甘油果糖。为一种复方制剂，与甘露醇相比，其起效慢，注射后 0.59±0.39 h 颅内压开始下降，2 h 左右达高峰，降颅压可持续 6.03±1.52 h，比甘露醇约长 2 h。治疗脑水肿时每次 250 ml（含甘油 25 g、果糖 12.5 g、氯化钠 2.25 g），每天 1～2 次。甘油果糖不增加肾脏负担，一般无肾脏损伤作用。甘油果糖通过血脑屏障进入脑组织并参与脑代谢提供热量。由于甘油果糖起效慢，紧急需要降 ICP 时难以奏效，但它作用时间长，无反跳现象，可以与甘露醇交替使用。另外，甘油果糖适用于有心功能障碍且不能耐受快速静脉输注甘露醇、伴有肾功能损害者。

3）呋噻米。已被单独或与甘露醇一起用于 ICP 升高的治疗。呋噻米剂量为 0.3～0.5 mg/kg 静脉注射。在使用利尿剂时，应密切关注血压，以防止出现低血压。目前这种药物已不常规用于 TBI 治疗。

4）高渗盐水。高渗盐溶液对于颅内高压患者具有明显的治疗效果，对于甘露醇无效的顽固性颅内高压也有一定的疗效，且作用持续时间较甘露醇长。对甘露醇抵抗性颅内高压的脑外伤患者，大量的病例报告及小样本的研究都表明高渗盐水静脉推注效果良好。常用的高渗盐水的浓度有 3%、4.1%、7.2%、7.5%、10%和 23.4%。根据国内外文献报道，以渗透压为 2 400 mmol/L、7.5%的高渗盐溶液最为常用。因为 7.5%的浓度是安全范围内渗透压的上限。浓度过高可明显增加并发症；浓度过低则渗透压不够，影响疗效。应用高渗盐溶液可能会产生中枢性和全身性不良反应。对于因 TBI 导致血脑屏障的完整性受到破坏的患者，应用高渗盐溶液可能使高渗盐水进入脑组织内，反而加重脑水肿和脑损伤。应用高渗盐溶液可能导致高钠血症，严重高钠血症可导致患者发生嗜睡、谵妄、惊厥、意识不清、昏迷甚至死亡。大量输注高渗盐溶液还可导致充血性心力衰竭、低钾血症、代谢性酸中毒、急性肾功能损伤和凝血功能障碍等。

（3）预防性亚低温治疗

亚低温治疗可以保护神经细胞、降低 ICP。然而，这一方法同时也存在诸多并发症可能和风险，如凝血功能障碍、免疫抑制、心律失常等。根据临床使用情况，亚低温治疗可分为“预防性”亚低温（伤后早期使用，在 ICP 升高前）和“治疗性”亚低温（治疗顽固性 ICP 增高）。ⅡB 级证据表明：早期（2.5 h 内）、短时程（伤后 48 h）不推荐采取预防性亚低温治疗以改善弥漫性脑损伤患者的预后。

（4）预防感染

循证医学Ⅱ级证据显示，早期气管切开可以减少机械通气的时间；然而，它并不能改变病死率和院内获得性肺炎的发生率。不推荐使用碘伏口腔护理来减少呼吸机相关性肺炎的发生，因该方法可能导致急性呼吸窘迫综合征的风险增加。Ⅲ级证据，不推荐常规更换脑室引流导管及为放置导管预防性使用抗生素预防感染，抗菌引流管可预防脑室外引流（external ventricular drainage，EVD）过程中导管相关性感染。

临床实践强调脑室引流和其他 ICP 监测安放应在无菌条件下进行。目前没有依据支持插管的 TBI 患者的全身长期预防性抗生素的使用，因其可能增加耐药的风险。

（5）深静脉血栓预防

重型 TBI 患者发生深静脉血栓（DVT）的风险为 20%（Kaufman SR，2007）。下肢远端静脉的 DVT 往往处于隐匿状态，近端的 DVT 则更易产生临床症状并导致肺栓塞（PE）。

选择预防方法可以从两方面进行考虑：机械与药物。这个过程可以是渐进式的，从逐级加压弹力袜、间歇性充气弹力袜到最后的抗凝药物（低剂量肝素和低分子量肝素）。Ⅲ级证据中推荐使用逐级加压弹力袜或间歇性气压弹力袜，下肢损伤患者除外。低分子量肝素或低剂量普通肝素应与机械预防结合起来使用，但会增加颅内出血扩散的风险。关于预防深静脉血栓用药的时间、剂量，并没有足够的证据进行推荐。

（6）颅内压监测

原则上所有可抢救的重型 TBI（复苏后 GCS 评分 3～8 分）和有异常头部 CT 表现的患者都应监测 ICP（异常的头部 CT 表现包括血肿、挫伤、肿胀、脑疝、脑积水或基底池受压）。对正常的脑 CT 表现的

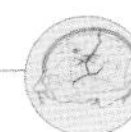

重型 TBI 患者，如有≥2 个以下特征：年龄超过 40 岁，或有单侧或双侧瘫痪，或收缩压＜90 mmHg，应行 ICP 监测。有证据支持在有脑出血风险的严重 TBI 患者中也应行 ICP 检测。ICP 并不能单靠 CT 予以可靠的预计。ICP 数据在预测结局和指导治疗方面是有用的，可以降低住院日和伤后 2 周的病死率。

根据 AAMI（医疗仪器促进协会）的标准，ICP 监测仪必须具备：①压力范围 20～100 mmHg；②精确度为 0～20 mmHg 范围内±2 mmHg；③最大误差为 20～100 mmHg 范围内的 10%。当前的 ICP 监测仪通过外部压力、导管尖端应变或导管尖端光导纤维来运作。因此，导管尖端光导纤维的校准应该在插入颅内之前进行，以减少测量漂移和读数不准确的风险。

目前的 ICP 监测仪性能应该根据准确性、可靠性和成本来排名。排名的顺序如下：①脑室内装置（流体耦合导管）；②脑室内装置（微应变计量器或光纤）；③脑实质压力传感器；④硬脑膜下腔装置；⑤蛛网膜下腔流体耦合装置；⑥硬脑膜外腔装置。脑室导管连接到外部应变计仍是 ICP 监测最具成本效益和可靠的方法。固态显示器，如 Camino 或 Cadman 系统通常较为可靠，只是插入后不可进行重新校准。

治疗 ICP 升高的阈值应根据患者的 CT、临床情况和 ICP 值来确定。应该把 ICP＞22 mmHg 作为治疗的阈值（Ⅱ级证据）；ICP 值应该结合临床和脑 CT 结果，这些结果用于决定是否需要治疗。目前的数据支持作为上限阈值 20～25 mmHg，大于上述压力，应予治疗，以降低 ICP。由于 TBI 患者病情复杂、个体差异大，仅以 ICP 单一指标评估预后显然是不科学和不全面的。此外，对于每例患者而言，ICP 是时刻变化的，如何客观、全面地反映 ICP 的情况是个根本问题，更深入的研究（包括 ICP 的波形、长时记录分析等）亟待开展。

脑灌注压（CPP）是指脑血管床的压力差，即流入血流和流出血流的压力差。流入压力为平均动脉压（MAP），流出压力为 ICP。故：CPP＝MAP－ICP。ⅡB 级证据推荐：建议对严重 TBI 患者根据指南推荐的原则行 CPP 监测，可降低 2 周病死率。建议控制目标 CPP 为 60～70 mmHg。最佳的处理阈值低限尚不明确，可能还取决于患者的自身调节系统。普遍认为缺血关键性的 CPP 阈值为 50～60 mmHg，但没有一个合适的 CPP 水平可避免发生临床缺血。辅助监测，包括脑血流量、氧合或代谢有助于对单个不同患者制定最佳 CPP。Ⅲ级证据推荐：避免通过补液或应用升压药使 CPP＞70 mmHg，因其可能增加成人呼吸衰竭的风险。

（7）止痛剂和镇静剂的应用

疼痛和躁动会引起 TBI 患者 ICP 升高。镇痛剂和镇静剂是常用的控制 ICP 的管理策略，用大剂量巴比妥酸盐治疗可以进行 ICP 控制，尽管它在改善预后方面并没有显示出明确的益处。这种治疗方法潜在的并发症使它限用于重症监护病房患者。这些患者用药前应该是血流动力学稳定的，并且有适当、连续、系统的监护。丙泊酚推荐用于控制 ICP，但是不能改善 6 个月病死率。高剂量丙泊酚可产生显著的药物不良反应。不推荐预防性使用巴比妥类药物以控制颅高压的进展，因为此类药物可导致脑电图上的爆发抑制。

巴比妥类药物从 20 世纪 30 年代开始使用，人们认为它们能帮助降低 ICP、减少脑代谢，起到保护大脑的作用。巴比妥能耦联脑代谢中的血流，减少代谢较慢区域的血流量，并将血流调动到代谢较快的区域。尚无证据证明预防性给药能有效预防 ICP 升高。科克伦小组进行了 2 组随机对照试验，结果均显示使用巴比妥并不能改善重型 TBI 患者的预后。他们还发现，使用巴比妥后，有 25% 患者出现低血压，而这足以抵消降低 ICP 的作用。

丙泊酚由于能快速起效，作用时间短，能使人们进行快速神经系统评估而在近期开始被人们所研究。研究表明，丙泊酚确实能够微弱降低 ICP。有研究指出，与低剂量相比，高剂量的丙泊酚能够产生较好的神经系统预后。丙泊酚的使用必须谨慎，特别是高剂量使用时，因为有些患者会出现丙泊酚输注综合征（在长时间大剂量输注丙泊酚的基础上，出现的用其他原因难以解释的心力衰竭、代谢性酸中毒、横纹肌溶解等一系列症状、体征，同时可能伴有高钾血症和肾衰竭，多见于小儿），而这可能会导致死亡。

（8）营养支持

TBI 患者存在代谢障碍。当他们的氮平衡变为负值时，患者需要较高的氮输入量。研究表明，TBI 患者的热量摄入量平均增高至 140%。研究表明，在实现完全热量达 7 d 时，病死率会下降。通常，为了达到这一目标，热量代替的工作应该在受伤后 72 h 左右进行。可以通过 3 种途径进行早期喂养：胃、空肠和肠道外。ⅡB 级证据建议采用经胃、空肠

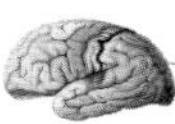

营养支持,以降低呼吸机相关肺炎的发生率。目前Ⅱ级证据建议,患者在受伤后 7 d 内接受完全热量替代。数据显示,饥饿的创伤性 TBI 患者丢失了大量的氮,导致每周体质量减轻 15%,在非脑外伤患者数据提示体质量降低 30%可以增加病死率。基于脑外伤患者基础氮消耗水平及喂养的氮补充能力,Ⅱ级推荐在外伤 7 d 内达到全量的喂养(详见第 14 章"营养支持")。鉴于重型 TBI 患者病情的复杂性和应遵循的个体化治疗原则,营养支持方案需对患者进行细致的临床个体化评估。在营养支持的同时,也应重视血糖控制,对于 TBI 患者,维持其正常血糖非常重要,因为高血糖会导致较差预后。

(9) 癫痫预防

预防性抗癫痫在重度 TBI 患者中的作用在已公布的指南中得到了进一步的明确。创伤后的癫痫分为"早期"(发生在伤后 7 d 内)或"晚期"(发生在伤后 7 d 后)。积极预防早期和晚期癫痫是有益的,尽管这些药物可能会带来不良反应并产生神经行为上的不良作用。创伤后癫痫的发生率约占入院时闭合性 TBI 患者的 5%,重型 TBI 患者的 15%。晚期癫痫的风险因素:发生于第 1 周内的早期癫痫、颅内血肿和颅骨凹陷性骨折。最新研究表明,创伤后癫痫还与 GCS 评分<10 分、穿通性 TBI 及 24 h 内发生癫痫有关。尽管某些早期研究无法证明预防性抗癫痫给药的重要性,但在一项针对 404 例重型 TBI 患者进行的双盲研究中,伤后 24 h 开始随机给予苯妥英钠或安慰剂,持续 1 年,发现苯妥因降低了伤后第 1 周内癫痫的发病率,但对 1 周后无效。对于出现癫痫的患者,至少要使用抗癫痫药(表 30 - 5)1 年的时间。

表 30 - 5 常用抗癫痫药物使用方法及有效血药浓度

药物	起始剂量	增加剂量	维持剂量	最大剂量	有效浓度	每天服药次数
卡马西平						
成人	100～200 mg/d	逐渐增加	400～1 200 mg/d	1 600 mg/d	4～12 mg/L	2～3
儿童	<6 岁 5 mg/(kg·d)	5～7 d 增加 1 次	10～20 mg/(kg·d)	400 mg		2
	6～12 岁 100 mg/d	每 2 周增加 1 次	400～800 mg	1 000 mg		3～4
氯硝西泮						
成人	1.5 mg/d	0.5～1 mg/3 d	4～8 mg/d	20 mg/d		3
儿童	10 岁以下或体重<30 kg, 0.01～0.03 mg/(kg·d)	0.3～0.05 mg/(kg·3 d)	0.1～0.2 mg/(kg·d)		20～90 μg/L	2～3
苯巴比妥(鲁米那)						
成人			90 mg/d	极量 250 mg/次,500 mg/d	15～40 mg/L	1～3
儿童			3～5 mg/(kg·d)			1～3
苯妥英钠(大仑丁)						
成人	200 mg/d	逐渐增加	250～300 mg/d		10～20 mg/L	2～3
儿童	5 mg/(kg·d)	逐渐增加	4～8 mg/(kg·d)		250 mg	2～3
丙戊酸钠						
成人	5～10 mg/(kg·d)	逐渐增加	600～1 200 mg/d	1 800 mg/d	50～100 mg/L	2～3
儿童	15 mg/(kg·d)	逐渐增加	20～30 mg/(kg·d)			2～3
左乙拉西坦(尚无 4 岁以下儿童的使用资料)						
成人	1 000 mg/d	500～1 000 mg/2 周	1 000～4 000 mg/d			2
奥卡西平						
成人	300 mg/d	300/周	600～1 200 mg/d	2 400 mg/d		2
儿童	8～10 mg/(kg·d)	10 mg/(kg·周)	20～30 mg/(kg·d)	45 mg/(kg·d)		2

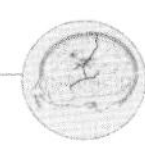

近年来，左乙拉西坦(开浦兰)作为抗癫痫药物被广泛使用，其不良反应较少。将它的疗效与"金标准"苯妥因进行对比的相关研究已经完成，其疗效与苯妥因一样，能有效预防早期癫痫，而不良反应更低。对于这一发现，仍需要进行较大规模的研究予以确定。

目前指南不推荐预防性使用苯妥英钠或丙戊酸钠防止晚期外伤后癫痫发作。抗癫痫药物减少早期癫痫(外伤 7 d 内)发病率是有指征的，但是不影响预后。>1 周的常规预防性抗癫痫药物是不推荐的。如果发生晚期癫痫，应该参照新发癫痫的标准处理。

(10) 过度通气

过度通气通过减少二氧化碳并导致大脑血管收缩，从而达到降低 ICP 的效果。由于脑血流量(CBF)的降低，进行性持续的过度通气可能会导致大脑缺血或卒中，尤其是对于 CBF 已经得到改善及具备自我调节能力的患者，这种情况更为严重。因此，ⅡB 级证据不建议采取长期预防性过度通气，使动脉血气二氧化碳分压($PaCO_2$)达到 25 mmHg 或更低。

作为一种权宜措施，过度通气确实能对病情恶化的 TBI 患者起到暂时缓解作用，直到更为明确地应对 ICP 升高的治疗方案得以实施。目前，推荐过度换气作为临时控制 ICP 升高的措施是Ⅲ级证据。但是在外伤后最初 24 h 一般 CBF 是明显下降的，应该避免过度换气。如果应用过度换气，建议应用颈静脉血氧饱和度或脑组织氧分压监测脑氧。目前缺乏评估过度换气对患者预后的临床试验。

(11) 类固醇激素治疗

循证医学Ⅰ级证据不推荐应用激素改善预后和降低 ICP；中型和重型 BTI 患者应用大剂量甲泼尼龙与病死率增加有关，一般禁用。很多证据显示激素不能改善预后和降低严重 TBI 的 ICP。因此有确切的依据表明激素是有害的，不推荐用于脑外伤患者。

30.3.3 手术治疗

关于外科手术讨论所涉及的概念包括手术指征、手术时机、采用的手术技术。总的来说，ICP 增高和脑疝表现(如瞳孔不等大、运动性强直体位、CT 检查显示环池受压或中线移位>5 mm，或监测的生理参数异常如 ICP)是干预治疗最有理由的适应证。

在任何创伤领域，挽救生命的手术均应尽可能地早期进行，这同样适用于 TBI。"时间就是脑"的概念反映了时间对于致残率、病死率及康复的重要性。一旦患者被确定进行手术后，应该被分别尽快转移到手术室或者神经外科重症监护病房(NICU)。如果患者有占位病变，在转向手术室的途中应给予甘露醇(1～2 g/kg)；此外，可以对患者进行暂时性过度换气，使 PCO_2 维持 25～30 mmHg。尽早清除占位病变，患者得到较好康复的可能性就会更大。另一方面，如果没有发现外科性病变，应该在 NICU 中对患者予以密切的临床观察，同时详细观察各种生理参数，特别是 ICP 记录和连续性的 CT 检查。只要 ICP 超过 20 mmHg 且无法解释和逆转，或神经功能状态出现任何恶化情况，都应立即重复进行 CT 检查，然后采取适宜的治疗措施。

在对 TBI 患者使用麻醉剂时最好不要增加 ICP。一氧化二氮仅具有轻微的血管舒张作用，不会造成明显的 ICP 升高。因此，它是 TBI 患者的理想药剂。常用的药剂组合是一氧化二氮与氧、静脉肌松和丙泊酚。在诱导前和诱导中采用过度换气和甘露醇会减弱血管扩张效果，并在打开颅骨时将 ICP 限制在一定程度。如果在手术中发生恶性脑肿胀，且在过度换气和应用甘露醇后仍然无效时，可使用大剂量(5～10 mg/kg)苯巴比妥。但是，这种药物可引起低血压，对低血容量患者效果尤甚，因此应该谨慎使用。

许多年来，TBI 的外科治疗基于的是一种实践经验和"临床直觉"。随着循证医学时代的到来，医学实践面临越来越多的社会、经济、法律、伦理问题，在形式上和内涵上都提出了挑战，我们所做的任何事情均可能遭受质疑。这就需要将医学问题的相关知识编写成证据性报告，形成循证医学实践指南，以期利于合理救治。2006 年，美国神经外科专家在收集国际医学刊物发表的 800 多篇(Ⅱ级或Ⅲ级证据)有关 TBI 外科手术方面论著的基础上，编写了"颅脑创伤外科治疗指南"(*Guidelines for the management of traumatic brain injury*)，并在 *Neurosurgery* 杂志上全文刊登。我国在参照美国该指南的基础上，结合中国神经外科医师经验，2007 年编写发布了"急性颅脑创伤外科指南"。

在指南中最高级别的实践推荐为标准推荐，它基于Ⅰ类证据，有很高的临床可信度。指南推荐基于Ⅱ类证据，反映了中度的临床可信度。选择推荐基于Ⅲ类证据，表明临床可信度不确切。每一个步骤均清晰地记录在册，所有相关的文献概括在证据表中与指南一起发表。需要说明一点，由于手术指南中没有Ⅰ类、Ⅱ类研究文献，故没有标准推荐和指南推荐，虽然每一个主题都给予了实践推荐；必须记住的是，其级别需有证据支持。

手术指南中没有涉及的一个重要问题是大骨瓣减压术，该术在重型 TBI 患者的救治中有着重要的地位，因此，在 2016 年"重型颅脑创伤治疗指南（第四版）"中作了详细阐述。ⅡA 级证据推荐：①对于发生弥漫性脑损伤的重型 TBI 患者，以及伤后 1 h 内 ICP 升至 20 mmHg 以上，持续超过 15 min，一线治疗无效的患者，双额去骨瓣手术不能改善其预后（以伤后 6 个月扩展格拉斯哥预后分级为标准），但可降低 ICP，并缩短在重症监护室的住院天数。②推荐行额颞顶去大骨瓣开颅减压（骨瓣不小于 12 cm×15 cm 或直径 15 cm），与去小骨瓣开颅减压相比，前者可显著降低重型 TBI 患者的病死率和改善神经功能预后。同时也必须注意去骨瓣减压术并发症很多，例如血肿、硬脑膜下水囊瘤和脑积水。

EVD 作为手术治疗方法也在 2016 年新版指南中作了推荐。Ⅲ级证据推荐：①重型 TBI 患者采取 EVD 系统（零点定位在中脑水平）进行脑脊液持续引流较间断引流可更有效地降低 ICP。②对于伤后 12 h 内初始 GCS 评分＜6 分的患者，可考虑使用 EVD。建议在国内有条件的医疗单位，对于合适的重型 TBI 患者可开展，并结合 ICP 监测进行深入研究。

30.4 预后

由于 TBI 的复杂性、损伤机制的异质性，基线数据存在大量差异，TBI 的诊治仍是巨大挑战。美国创伤昏迷数据库报告的 1984—1987 的病死率为 39%，近年有几项研究的病死率下降为 10%～15%。表面看来，TBI 的病死率下降了，结局改善了。然而，这些结论是基于随机实验和观察研究的数据，没有获得患者的个体数据用于调整个案的混杂因素，因此存在瑕疵。Stein 等进行的荟萃分析，考虑了组内和组间的异质性，发现 1970—1990 年病死率每年稳定下降 9%，然而 1990—2005 年的病死率没有明显改变。因此，这些发现并不支持病死率持续下降。

尽管作为所谓的硬终点，病死率也许不是最适合用来评估 TBI 结局的指标。在 TBI 中，研究者常常使用格拉斯哥预后量表（GOS）来评估功能结局。这是一种简单的 5 分制分级方法（表 30－6）。在严重的闭合性脑损伤，结局的分布表现为"U"形曲线，大部分患者或是死亡，或是恢复并拥有独立生活的能力。这使结局一分为二——不良结局（死亡、植物人状态或严重残疾）和良好结局（中度残疾或良好恢复）。2006—2011 年，有 7 项超过 300 名重型脑外伤患者的研究根据 GOS 报告结果。这一时期预后结局没有改善，然而，这一发现需要谨慎解读，因为在时间序列上比较结局会受到流行病学因素改变的影响，例如老年患者人数的增加。最近的研究使用更加详细的 8 点 GOS（扩展版，表 30－7）和结构化访谈进行评估，没有发现典型的"U"形结果分布。

表 30－6 格拉斯哥预后量表(GOS)

评分	等级	描述
5	恢复良好	恢复到受伤前的功能状态
4	中度残疾	有神经功能缺损但能照顾自己
3	重度残疾	无法照顾自己
2	持续性植物状态	无迹象表明存在高级心智功能
1	死亡	死亡

表 30－7 格拉斯哥预后量表扩展版(GOSE)

等级	评分
死亡	1
持续性植物状态	2
低重度残疾	3
高重度残疾	4
低中度残疾	5
高中度残疾	6
恢复较好	7
恢复良好	8

这样的复杂性强调了对于高质量 TBI 预后研究的需求。尽管已经为 TBI 结局开发了很多预测模型，但这些模型在发展过程中还存在许多局限。具体问题涉及过度拟合和外部验证的欠缺。临床决策科学性、数据模型的先进性和大数据的可及性使得循证研究更易实现，从而可以用概率来描述预后。预后研究已经从描述单变量和多变量的相互作用，发展到利用预测值和开发预后模型进行量化。"国际脑外伤临床试验预测和分析"（IMPACT）研究组以及"医学研究委员会脑外伤后皮质固醇随机试验"

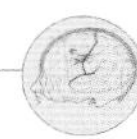

(CRASH)合作，有较大的样本量，满足这些标准。这些模型相似，发现其主要的预后信息蕴藏在 3 个预测值中：年龄、GCS(运动分数)和瞳孔反应性。其他重要的预后因素包括 CT 特点、低血压、低氧、GCS 的眼和语言部分、凝血障碍，以及实验室数据(血糖、血小板、血红蛋白)。许多研究显示 IMPACT 模型在其他的背景和人群中具有很高的普遍性，这些模型为临床决策和研究创造了新的机会。这些模型在评估治疗质量和比较预测和实际结果方面具有很大的潜力。然而，当把这些数据结合起来，仅能够解释结局中 35%的变量。

在过去的几年中，人们对生物标记投入了很大的关注。尽管人们最初对生物标记 S100B 和神经特异性烯醇表现出热情，但是这些生物学标记物对于脑损伤来说并不特异，尽管也有一些充满希望的结果，但相较于传统预测的价值仍然不清楚。新的生物标记物据说对神经细胞和神经胶质细胞具有更高的特异性，它们正在受到评估，其中胶质纤维酸性蛋白和泛素羧基端水解酶 L1 表现出好的结果。然而，这些研究的样本数量相当少。此外，确认它们的特异性以及和其他预测指标相比的附加值还需要进一步研究。

(吴　惺　胡　锦)

参考文献

[1] 吴惺，胡锦．颅脑外伤的诊断和治疗[M]//周良辅．现代神经外科学．2 版．上海：复旦大学出版社，2015：242－252.

[2] CARNEY N, TOTTEN A M, O'REILLY C, et al. Guidelines for the management of severe traumatic brain injury, fourth edition [J]. Neurosurgery, 2017, 80(1):6－15.

[3] CRASH－3 trial collaborators. Effects of tranexamic acid on death, disability, vascular occlusive events and other morbidities in patients with acute traumatic brain injury (CRASH－3): a randomised, placebo-controlled trial [J]. Lancet, 2019,394(10210):1713－1723.

[4] GIAMMATTEI L, MESSERER M, CHERIAN I, et al. Current perspectives in the surgical treatment of severe traumatic brain injury [J]. World Neurosurg, 2018,116:322－328.

[5] GüIZA F, DEPREITERE B, PIPER I, et al. Early detection of increased intracranial pressure episodes in traumatic brain injury: external validation in an adult and in a pediatric cohort [J]. Crit Care Med, 2017,45(3):E316－E320.

[6] HUTCHINSON P J, KOLIAS A G, TIMOFEEV I S, et al. Trial of decompressive craniectomy for traumatic intracranial hypertension [J]. N Engl J Med, 2016,375(12):1119－1130.

[7] KOCHANEK P M, TASKER R C, CARNEY N, et al. Guidelines for the management of pediatric severe traumatic brain injury, third edition: update of the brain trauma foundation guidelines, executive summary [J]. Neurosurgery, 2019,84(6):1169－1178.

[8] LEVIN H S, DIAZ-ARRASTIA R R. Diagnosis, prognosis, and clinical management of mild traumatic brain injury [J]. Lancet Neurol, 2015,14(5):506－517.

[9] LUBILLO S T, PARRILLA D M, BLANCO J, et al. Prognostic value of changes in brain tissue oxygen pressure before and after decompressive craniectomy following severe traumatic brain injury [J]. J Neurosurg, 2018,128(5):1538－1546.

[10] LUMBA-BROWN A, YEATES K O, SARMIENTO K, et al. Centers for disease control and prevention guideline on the diagnosis and management of mild traumatic brain injury among children [J]. JAMA Pediatr, 2018,172(11):E182853.

[11] LUMBA-BROWN A, YEATES K O, SARMIENTO K, et al. Diagnosis and management of mild traumatic brain injury in children: a systematic review[J]. JAMA Pediatr, 2018,172(11):E182847.

[12] MAAS A I R, MENON D K, ADELSON P D, et al. Traumatic brain injury: integrated approaches to improve prevention, clinical care, and research [J]. Lancet Neurol, 2017,16(12):987－1048.

[13] PUFFER R C, YUE J K, MESLEY M, et al. Long-term outcome in traumatic brain injury patients with midline shift: a secondary analysis of the Phase 3 COBRIT clinical trial [J]. J Neurosurg, 2018,131(2):596－603.

[14] SAUVIGNY T, GÖTTSCHE J, CZORLICH P, et al. Intracranial pressure in patients undergoing decompressive craniectomy: new perspective on thresholds [J]. J Neurosurg, 2018,128(3):819－827.

[15] STOCCHETTI N, CARBONARA M, CITERIO G, et al. Severe traumatic brain injury: targeted management in the intensive care unit [J]. Lancet Neurol, 2017,16(6):452－464.

颅脑创伤合并多发伤/复合伤

31.1 定义和处置决策

31.1.1 定义

多发伤和复合伤的概念容易混淆，多发伤指的是单一致伤因素下发生 2 个或 2 个以上部位的损伤。而复合伤是指 2 个以上致伤原因导致的损伤，如在爆炸现场产生燃烧，伤者遭受爆炸冲击的机械性损伤后，又发生烧伤。经典的复合伤为核爆炸伤。本章主要介绍多发伤和合并放射性脑损伤，爆炸性脑损伤见前述相关章节。

目前北美和欧洲各大型创伤注册库都使用美国医学会（AMA）和机动车医学促进会（AAAM）制定的简明损伤分级标准（abbreviated injury scale，AIS），经多次修定与提升，目前最新的是 2008 年针对 AIS 2005 年版的升级版本。AIS 是通过专家共识形成的，基于解剖结构并反映各部位损伤严重程度的标准化评分系统，它采取统一的术语和标识，具有详细的创伤分类条目。AIS 将身体分为如下 9 个部分：头部，面部，颈部，胸部，腹部，脊柱，上肢，下肢，其他未分类部位。每个部位的损伤按严重程度分为 6 个等级：1 级为最轻，6 级为最重型、无法治疗的损伤。另设 AIS 9 为信息不足无法评估，如头部挤压伤的患者。根据 AIS 分值，可以计算损伤严重程度评分（ISS）。计算 ISS 时，身体被分为 6 个部分：①头部和颈部，包括颈椎；②面部，包括面部骨骼、鼻、口、眼和耳；③胸部，包括胸椎和膈肌；④腹部、盆部内容，包括腹腔脏器和腰椎；⑤四肢和骨盆；⑥体表部。选取受伤最严重的 3 个躯体部位（A、B、C）的 AIS 值，计算其平方和，即 $ISS=A^2+B^2+C^2$。ISS 评分从 1～75 分不等（即每个部位最严重为 5 分），若 AIS 评分中有一项为 6 级，则 ISS 自动设为最高值 75 分。目前认为 AIS＞15 分即为严重多发伤的诊断标准。ISS 评分在反映伤情严重程度、预测生存率和评价救治方面有价值，也利于国际交流。目前国际较为公认的多发伤定义为≥2 个不同解剖部位存在 AIS≥3 分的严重损伤，合并一项以下病理参数变化：收缩压≤90 mmHg（1 mmHg＝0.133 kPa），GCS 评分≤8 分，碱剩余≤－6 mmol/L，国际标准化比值≥1.4 或活化部分凝血活酶时间≥40 s。我国根据实际情况提出多发伤指机体在同一机械致伤因素作用下，2 个或 2 个以上解剖部位遭受损伤，其中一处损伤即使单独存在也可危及生命。

31.1.2　致病原因和特点

（1）路面交通伤

路面交通伤是全球范围内多发伤最常见的致伤原因，年死亡人数以百万计，我国年死亡人数在 10 万以上。路面交通伤可因交通工具及事故时的状态，展现多种不同的受伤模式。车辆撞击行人发生事故时，高速直接撞击可导致胸、腹严重损伤，形成血气胸，肝、脾破裂大出血休克；被撞击者弹飞或者跌倒后，常发生颅脑及脊柱损伤。此外，尚可进一步导致碾压，形成粉碎性肢体骨折、骨盆骨折、下肢脱套伤和筋膜室综合征。车辆与障碍物撞击或者两车撞击事故中，驾驶员由于方向盘致心、肺、腹重伤，因而病死率高。

（2）高处坠落伤

头部着地者多即刻死亡。其他部位着地者，暴力冲击致四肢骨折、脊柱压缩、髋臼脱位、肝脾韧带撕裂、大血管撕裂、脑挫裂伤等。

（3）自然灾害伤

地震、火山、泥石流、海啸、台风和洪水等自然灾害常导致大规模的人员伤亡。在我国，以地震伤为典型代表。据统计，近 60 年来，地震灾害死亡人数超过 30 万人。自然灾害发生突然，并伴有基础设施的严重破坏，因此伤后很难在第一时间展开救援。在这种情况下，严重多发伤的受害者大多在获救前死亡，而易造成幸存者多以肢体骨折或皮肤损伤为主的假象。受埋压的伤员，常可见四肢和胸腹挤压伤，常可发生挤压综合征和感染，同时伴有脱水和休克，病死率可高达 20%～40%。

（4）工地、矿场事故伤

矿井、隧道、桥梁坍塌等所致撞击和压砸，但由于发现及时，一般都能得到及时的救治。建筑工地上容易出现高空坠物砸伤、坠落伤，并合并穿通性损伤。

（5）穿通性多发伤

火器伤致多发伤机会较多。锐器伤时多部位戳刺可也出现下胸、上腹穿透致胸腹联合损伤。穿通伤常合并大血管损伤，需要手术治疗。

（6）核爆炸伤

核爆炸产生的爆炸冲击波、热（光）辐射、早期核辐射和放射性沾染造成伤者多种机制的复合性损伤。

31.1.3　处置决策

颅脑损伤合并多发伤患者的诊疗是创伤危重症中最具挑战性和最为困难的临床状况。其中很大一部分原因是因为其他部位有可能加重神经功能损伤。损伤的加重并非由于手术操作本身或者手术时机所造成，更多的是由于额外手术可能带来的失血、低血压或者低氧血症能加重脑损伤。值得注意的是，哪怕仅仅是一次低血压或者低氧血症事件就可以对所有类型的颅脑损伤患者的预后造成严重不良影响。

因此，颅脑损伤合并多发伤的患者的诊疗应该与其他相关的外科专业开展密切合作与交流，甚至在必要的时候，多学科应同时进行手术操作。治疗决策的制定应该充分评估各种相关风险，直接威胁生命的损伤情况及神经损伤应该予以优先处理；骨科、脊柱或颌面的损伤也应该同时进行评估，并予以合理的处理。在这种情况下，外科决策的制定常常会给某些科室的临床处置带来困难，因而更需要以患者为中心，多个相关学科的统筹协调。多科协作也有助于集思广益，提出个体化的最佳治疗方案。

在急性期常常不能开展根治性的损伤修复，这是由于这种修复耗时长、影响神经功能监测，且可能导致大量失血及液体流失。其他的手段包括放置外固定等操作，因其步骤简单、耗时短、出血少，有利于患者的早期稳定。

由于各个相关的学科在处理多发伤患者的时候容易过分注重本科的问题而忽略全身状况，因此，多发伤患者在首诊时通常需要一个协调者，在急诊室时，通常是由创伤外科医师担当这一角色。但是，一旦患者病情稳定后，或者致命伤得以及时处理之后，神经外科医生就有责任不遗余力地采取措施保护脑和脊髓功能。神经外科医师更关注颅脑损伤合并的脊柱损伤，但也必须清楚地知晓肢体、躯干骨折或者颌面骨折延迟处理相关的后果。因此，治疗决策的制定归根到底还是一个相对风险评估的过程。但必须强调的是，在某一肢体失去全部或者部分功能，或者颌面部残留某些缺陷的情况下，大多数患者还是能够恢复独立生活能力的，而对于颅脑损伤的患者而言，这种机会就显著降低。因此，避免颅脑继发性损伤是处置此类多发伤患者的关键。

（1）首诊评估

颅脑损伤患者的处理原则是积极、及时地治疗原发损伤，避免继发性损伤。早期急诊评估时需要明确以下关键问题：①患者的损伤是否需要急诊手术干预；②患者的损伤是否需要近期手术干预；③患者的损伤是否无须手术干预？

这些决策的制定是基于针对患者的临床和影响评估的。硬脑膜外血肿、硬脑膜下血肿、脑内血肿、脑挫裂伤以及脑穿通伤的患者，伴有神经功能改变时(尤其是瞳孔异常或者偏侧肢体运动异常)常需要立即手术处置；双瞳散大固定、GCS 评分为 3 分的患者，排除肌松、镇静及其他能改变瞳孔、意识的药物或损伤的情况下，生存希望就常较渺茫。同时在初期评估时，应避免过度乐观，警惕疾病进展的早期征象，避免出现“突发病情恶化”(talk and die)的猝死。这种情况常见于年轻的双额或者额下损伤(通常是脑挫裂伤)患者。初诊时患者往往清醒，言语流畅，对答切题，然而由于额叶基底部的水肿靠近脑干，任何异常状态的出现，如癫痫或者低氧血症，都可能使病情急剧恶化，导致双瞳孔散大、固定，此时往往需要急诊手术，以挽救生命。

一旦确定患者需要手术，下一步即要明确的是采取何种方式进行手术。术前计划必须考虑是否存在颅内血肿、整体的脑肿胀情况、是否存在颅内异物、是否有主要血管结构损伤，是否存在需要修补的硬脑膜缺损及后期进一步的脑脊液漏。通常的方式是清除血肿、清除失活脑组织，去除可及的异物，修补大面积的硬脑膜缺损；同时应该评估患者术后出现高颅压的可能性，并做好相应的处置准备。包括放置硬脑膜减张、颅内压监测、去大骨瓣减压、自体颅骨保存、后期颅骨修补等情况都应该有所计划。依据损伤类型不同，手术可能是单侧，也可能是双侧或者两侧半球。骨瓣的去除必须充分，骨缘注意仔细处理，避免太过锐利损伤水肿的脑组织。虽然去骨瓣减压对于患者最终的预后仍有争议，但及时地去骨瓣减压能够快速、有效和持久地降低颅内压，并且改善脑组织氧合。此外，还能减少脱水剂的用量，减轻镇静程度，使术后 ICU 的周期缩短。因此，去骨瓣减压现阶段还是颅脑创伤患者不可或缺的治疗手段之一。颅内压监测对于损伤程度相对较轻而颅内压变化不肯定的患者非常有效，能使临床控制颅内压的治疗更为及时、更有针对性。

原发性颅脑损伤患者接受积极手术治疗之后，开展积极的神经重症监护能进一步改善患者预后。通过脑氧、颅内压、动态脑电图等多模监护手段，能早期发现癫痫和缺血。血糖和体温监测能早期发现异常代谢情况并进行处置。早期气管切开、留置胃管或者胃肠道造瘘也有助于患者的早期康复。

最后，应该与相关会诊科室保持密切联系，以尽快在患者稳定后进一步行必要的手术治疗。进一步手术计划应该进行个体化评估，根据损伤严重程度、临床检查、神经生理稳定性、进一步手术的紧急程度、手术可能造成的应激状态(包括失血量及大量输血的可能性等)而综合评估。如果有可能的话，应该延长神经功能监护的时间，如颅内压、脑氧等，以明确后续手术的体位、手术操作等对于大脑的影响，必要时可以终止操作，以防神经功能恶化。手术治疗患者的管理应该是监护室管理的延续，对于监护反馈的异常情况应给予同等的警惕性，并作出快速反应。

从上述可知，颅脑损伤患者合并多发伤时，神经系统和体部伤情的处置有较大的不同。对于原发性中枢神经系统损伤，应予以积极、彻底的治疗，以预防继发性损伤的发生；而对于体部的损伤则更多地采取损伤控制的策略。这是由于中枢神经系统结构脆弱、可修复性和功能储备极少，以及受损后可拯救

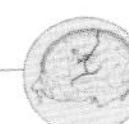

的时间窗极短的特性所致。最后，手术决策的制定除了需要多科医师共同评估风险，也需要患者及家属对于多发伤复杂的作用机制有所认识，并知晓其中的风险，合理调整对于患者预后的实际期望。

（2）*颅脑损伤合并重大胸部/腹部损伤*

处理创伤患者时，心、肺功能状态的稳定永远是第一位的。临床上，有时候患者急诊进入手术室治疗危及生命的胸、腹部损伤时，怀疑合并有脑损伤，但来不及进行确定性的影像检查。此时，在胸、腹手术期间，可以对疑似脑损伤侧（如瞳孔放大侧）进行钻孔探查。如果患者存在进行性增加的硬脑膜下或者硬脑膜外血肿时，钻孔能放出血液、姑息性降低颅内压，一旦胸、腹部病情稳定后，最后可能还是需要开颅手术治疗。在双侧瞳孔散大的患者中，医师必须知晓在低氧血症/低血压的状态下，即使没有颅内占位性病变，也可导致瞳孔异常。有时候在生命垂危的胸、腹部损伤患者，合并有可疑的颅内损伤，在放置颅内压监测后，患者接受了开胸手术或者剖腹探查手术。此时患者的手术操作体位及容量复苏治疗等颅外因素能大幅影响颅内压。因此，颅内压升高不一定是颅内病变所致。在这种情况下，对于颅脑损伤病灶诊疗的关键是早期头颅影像学检查。快速的术前螺旋CT检查，或者术中移动头部CT检查有助于解决这一难题。

（3）*颅脑损伤合并颌面部损伤*

钝性暴力或者穿通性颅脑损伤常常可导致气性窦腔以及颌面部结构的损伤。气颅和脑脊液漏虽然不是绝对手术指征，但仍需密切监测其变化。进行性的气颅或者不能自愈的脑脊液鼻漏/耳漏则需手术治疗。显著的颅内损伤如血肿、挫裂伤等伴有气颅或脑脊液漏者，手术治疗的目的是充分清除颅内损伤灶，同时修补脑脊液漏，将脑组织和鼻腔安全隔离。此时除了神经外科医师以外，眼耳鼻喉科、口腔颌面外科或者整形科医师都能参与其中。然而在大部分情况下，延迟进行颌面结构的彻底修复对患者有利，因为这些手术操作复杂、耗时很长。如果需要脑脊液引流以保护修补的硬脑膜，建议经脑室造口放置外引流；在急性期脑水肿可能性较大的情况下，这一技术优于腰椎穿刺引流。在颅内高压对视神经形成压迫的情况下，也可用这一技术进行处理。颅底骨折有可能造成颈动脉损伤，因此需要保持高度警惕。治疗手段包括内科保守治疗或者更为积极的手术或血管内治疗。治疗决策取决于风险和收益的权衡，应该考虑每种损伤类型的自然史，比如轻度内膜异常、内膜瓣、假性动脉瘤、动静脉瘘或者血管阻塞。此外，侧支循环的代偿情况及病灶导致血栓栓塞性病变的风险也应该详细评估。详细的处置方法详见第33章“颅外脑动脉钝性损伤”。

（4）*颅脑损伤合并脊柱损伤*

颅脑损伤的患者中合并脊柱骨折的概率较高，尤其是在摔倒和机动车事故中。在较重的颅脑损伤患者中，即使影像学表现完全正常，在临床上也很难彻底排除颈椎损伤的可能性。然而当颅脑损伤和脊髓损伤都具有手术指征的时候，临床处理就会格外困难。在脊柱骨折/脱位伴有脊髓损伤的患者中，比如双侧小关节脱位或者爆裂性椎体骨折，早期脊髓减压和脊柱固定是合理的选择。虽然可以通过脊柱牵引来控制这些损伤，但是脊柱牵引会限制早期体位变动，影响肺功能的早期康复。在颅脑和脊柱损伤同时有手术指征的情况下，应该优先完成彻底的颅脑损伤手术，而脊柱手术则可以从简，如颈椎损伤，可通过前路固定来达到早期稳定的目的；在重症患者伴有不稳定性胸腰椎的骨折时，后路减压或者固定手术不失为一种省时、创伤较小的方法，待患者病情稳定后，有必要时可以继续行二期前路手术。这种分期手术的方式允许早期体位变换，并有助于预防致命性的肺部并发症。这些脊柱稳定手术可以采取经皮或者微创的方式进行，最大限度地减少失血以及躯体应激。

钝性椎动脉损伤与复杂型颈椎损伤导致的半脱位，累及横突孔，或者 C_1/C_3 上端骨折。有文献报道的创伤性椎动脉损伤继发后循环卒中率可高达12%～24%。椎动脉损伤如夹层、假性动脉瘤、动静脉瘘或椎动脉阻塞，治疗方案的制订必须根据患者的临床状况、发生血栓栓塞性并发症，或颅内进展性出血的风险，个体化选择抗凝或者血管内治疗。

（5）*颅脑创伤合并骨折*

在车祸伤和摔倒时，颅脑损伤常常并发躯干骨折。严重的体部骨折可形成致命性损伤（如合并血管损伤的骨盆骨折），或者导致截肢，尤其是在开放性、污染伤口的情况下。在理想的状态下，颅脑损伤和骨折能够同时进行评估并处理。但是如果患者的颅脑损伤在需要紧急手术的情况下，对于其他部位骨折的情况则需进行损伤控制。能够使用夹板、石膏固定的损伤都应该进行急诊固定，等待病情稳定后再行二期彻底治疗。需要外固定或者清创缝合的伤情应该在患者进入手术室后，与颅脑损伤手术同时进行。这种治疗策略通常是非常安全有效的。如果未能对骨折进行早期同步治疗，则往往失去最佳的治疗时机。如患者进入 ICU 后，再考虑对骨折进行手术治疗的话，就不得不顾及患者生命体征的波动，以及脑氧和颅内压的实际情况，此时往往难以作出治疗决策。因此，颅脑损伤合并骨折的治疗，必须在第一时间与相关的医师进行联合会诊，共同制订联合协作的同步治疗方案。虽然有时这种多科会诊的工作流程会推迟患者进入手术室的时间，多重手术也可能在急性期对患者的生理状态造成额外的负荷，但越来越多的证据显示这种策略有助于改善患者的预后。

（6）小结

颅脑损伤合并多发伤的诊疗是临床创伤医学中最严重的损伤类型之一，对临床诊疗提出挑战的同时，也提供了一个多学科互相交流学习、协作互动的机会，可以互相取长补短、集思广益，有时甚至可以形成一些创新性的诊疗方法。关键的原则是全力救治原发性颅脑损伤，避免继发性损伤。颅脑损伤、脊柱损伤、躯干骨折以及伴有脑脊液漏的颌面损伤，在临床条件允许的情况下应予以同时治疗。对于颅外损伤而言，在第一时间应该进行稳定脊柱、骨盆、四肢长骨，修补颌面损伤的脑脊液漏等治疗，而根治性手术一般情况下应该延迟进行。这些措施有利于 ICU 的进一步管理，并有利于防治严重的肺部并发症。此外，ICU 中的神经重症监护措施应该延伸至手术室，以预防继发性颅脑损伤。当颅脑损伤的情况稳定，患者病情有所好转以后，可以重新治疗颅外损伤（图 31－1）。

31.2 急诊处置

31.2.1 患者的分诊

各种事故容易导致多人损伤，因此，急诊分诊（triage）也是多发伤救治中的一个关键因素。所谓分诊，即根据患者所需的治疗及现有的医疗资源，对

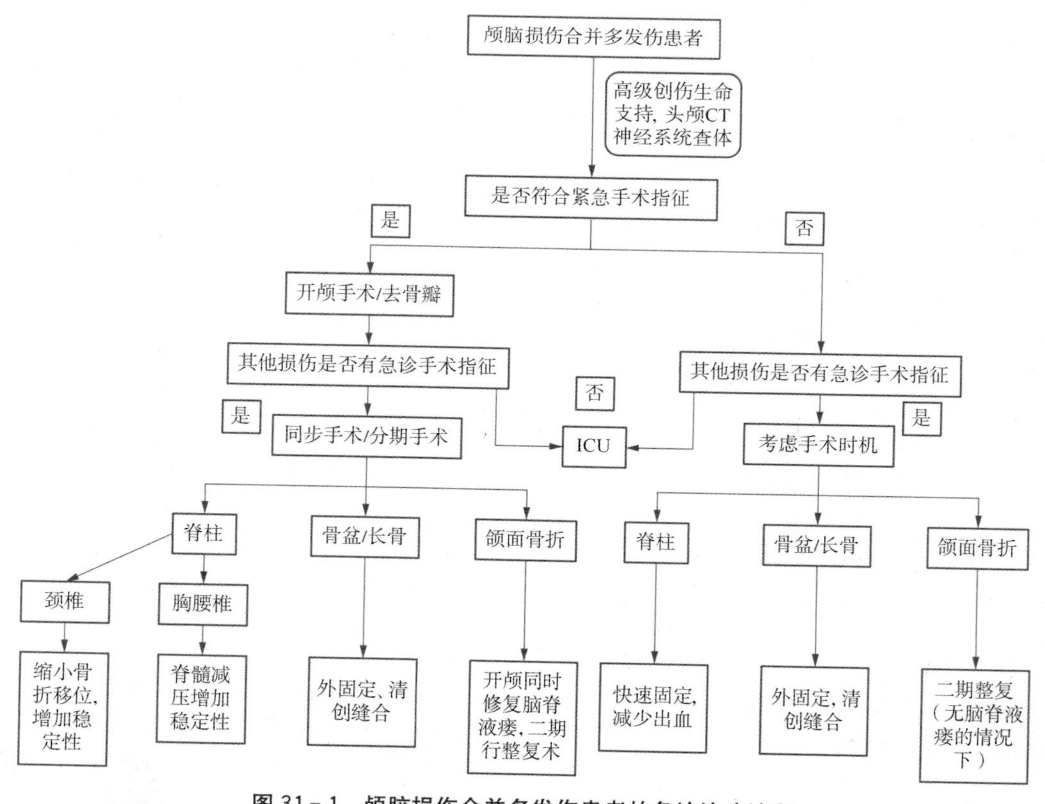

图 31－1　颅脑损伤合并多发伤患者的急诊治疗流程

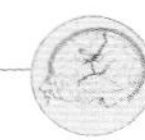

患者进行筛选和优先程度排序。急诊治疗首先确保气道及颈椎保护、呼吸、循环(ABC)稳定。对急救人员而言,分诊还意味着根据患者的情况,决定向哪一级医疗中心进行就诊。原则上,院前急救人员有责任确保患者被送到最合适的医疗单位进行治疗。举例而言,如果四肢骨折的患者合并有明显的颅脑损伤,则不应将患者送至单纯的骨创中心,而应送入具有神经外科急救能力的医疗单位。院前创伤评分的应用有助于识别重伤患者,以利于分类送诊。分诊原则如下:

(1) 医疗资源最优化原则

最优化原则是分诊工作的核心原则,即现有的医疗资源应该使最大多数的患者得到最优治疗。在多人受伤的情况下,损伤的严重程度在医疗单位的救治能力之内。此时,应该遵从重症优先原则,优先对多发系统损伤、生命垂危的患者进行救治。院前急救预案及联网的远程医疗会诊有助于提高就地抢救的治疗。多学科共同会诊查房也是提升医疗质量的关键。然而,在大规模损伤的情况下,患者的数量和伤情均超出医疗单位的救治能力。在有限的时间和资源下,无法对所有的患者均实施常规诊疗流程,此时应遵循生存优先原则,优先救治存活可能性较大、消耗医疗资源较少的患者。

(2) 迅速决策原则

多发伤的救治应该争分夺秒地进行。抢救时病情资料十分有限,这是分诊中的一大挑战。分诊需要识别快速判别直接威胁生命的损伤情况,并进行干预。大多数情况下,应当遵循加强创伤生命支持(advanced trauma life support, ATLS)的原则,按照气道、呼吸、循环以及神经系统的顺序对患者进行分诊。

(3) 多级分诊原则

分诊并非一时一地的单一工作。随着患者的转移,在救治工作开展的各个地点和功能区域,如受伤现场、急诊室、手术室、ICU 等,均应实行分诊原则。

(4) 资源透明分配原则

主持分诊的医师必须明确了解医疗资源的现状,以及后续救治所面临的消耗。分诊的医师最好由外科医师出任,因为外科医师更了解医院尤其是手术室的运作。此外,受过灾害医学训练的专业人士也有助于指导分诊工作。

(5) 预案与演习原则

在矿区、灾害易发区、化工基地、高速公路以及城建密集区域,容易发生上述多人创伤事件,应该有针对性的选取相关的医疗单位进行分诊的预案与演习,一旦发生,则有备无患,能有条不紊地开展工作。

(6) 明确分类原则

在患者众多的情况下,统一为不同的病情设置醒目的颜色标签,以便快速分类是行之有效的方法。常用信号灯分类法,即红色、黄色、绿色。按由重至轻,分别代表需要紧急救治的重症患者、可以延缓救治的中重症患者以及轻症患者。许多国家的分类系统还有黑色标签,代表死亡患者;以及蓝色标签,代表现有条件下不可救治的患者,仅给予姑息性治疗。

(7) 动态分诊原则

患者的伤情以及外部医疗资源都处于动态改变之中,因此,分诊也需动态进行。有些损伤的病理生理特点可使患者的情况直转急下,导致严重程度升级。而外部医疗资源得到了充分的援助补给之后,一些原本不可救治的患者也能够获得进一步救治的机会。

31.2.2 伤势的初步评估

在急诊室中,应迅速评估患者的损伤类型、生命体征以及受伤机制,以决定诊疗的优先等级和策略。对于重伤患者,必须根据患者的整体伤情,制订合理有序的诊疗方案。首先应快速而切实地对重要脏器的功能做出初步评估,并予以相应的紧急复苏。生命体征稳定之后,再进行详细的二次评估,并实施彻底的救治。初步评估的流程应按照下述 A、B、C、D、E 的顺序进行。

A(airway):维持气道通畅并保护颈椎。

B(breath):维持呼吸以及通气量。

C(circulation):控制出血并维持循环稳定。

D(disability):伤势(神经系统体征)评估。

E(exposure/environmental control):暴露患者全身及环境温、湿度控制。

初步评估的目的是第一时间发现致命的伤情,并同时展开救治。描述时有先后顺序,但在实际操作中应该几乎同时完成。

儿童患者虽然在血液和液体量、药物剂量种类、身材大小、失温的程度、损伤模式可能有所不同,但诊疗的先后顺序应与成年人相同。

孕妇患者处理的先后顺序也应相同,但是孕妇的解剖和生理学改变会影响患者的病理生理改变。早期盆腹部触诊及绒毛膜促性腺激素（HCG）的实验室检验有助于快速识别孕妇患者，并改善母婴的生存和预后。

创伤是老年患者常见的死亡原因。老年患者的急性期复苏应特别注意。随着年龄的增加，患者的心、肺功能及代谢储备逐步耗竭，对于应激的代偿能力降低，治疗的“窗口”变窄，复苏时容易发生过度复苏或者复苏不足，导致多脏器功能衰竭。因此，在老年患者中，可早期开展有创监护措施。迅速、积极的复苏措施结合早期针对基础疾病作出处理，能够显著提高老年患者的生存率。

（1）维持气道通畅并保护颈椎

急诊评估患者的第一要务是保持气道通畅。快速评估的内容应该包括检视气道异物，评估面部、下颌、气管咽喉的骨折情况，排除可能的阻塞性因素。然后在实施颈椎保护的条件下，建立可靠的气道。通常情况下，首先推荐使用提拉或者前推下颌的手法保持气道通畅。

意识清楚并能进行语言交流的患者，存在急性气道损伤的可能性较小。但对这样的患者进行重复气道评估很重要。此外，GCS 评分＜8 分的昏迷患者，尤其是出现屈曲或者伸直性强直者，必须建立可靠的人工气道（插管、气管切开等），在观察期间可以口咽通气道来过渡。对于儿童患者，建立人工气道时，必须熟悉儿童气道的解剖特点以及咽喉结构的尺寸数据，以选择合适的器械。建立人工气道的指征如表 31－1 所示。

表 31－1　建立人工气道的指征

项目	指征
需要气道保护	昏迷 重型颌面部骨折 误吸风险：出血；呕吐 梗阻风险：颈部血肿；喉/气管损伤；肺部喘鸣
需要辅助通气/给氧	窒息：神经肌肉麻痹；昏迷 呼吸功能不全：气急；低氧血症；高碳酸血症；发绀 重型闭合性脑损伤需短暂过度通气 急性神经功能恶化 大量失血需积极容量复苏

多发伤的患者在确定性诊断之前，应该假定颈椎损伤的存在。因此，评估气道时，应该小心预防颈椎的过度运动，避免采用颈部过伸、过屈或者旋转的体位。颈椎损伤的识别需要结合受伤机制、神经系统检查及影像学特点来综合判断。应早期放置固定颈椎的护具，并保持留置，直至排除颈椎损伤。在放置护具前移动患者，或者放置护具时，应有专人对头颈进行保护，采用轴线移动的技术进行体位变动。

急诊的条件下，即使是最有经验的医师也可能面临无法建立气道而导致患者预后不良的情况。可能的因素包括器械故障、患者过度肥胖、隐性的咽喉部骨折、气道断裂或夹层等。虽然上述因素无法预防，但做出预判并及时采取备选措施，有时可成功挽救患者。

（2）维持呼吸和通气

气道通畅后应给予足够的通气量，保证血气交换，维持血氧饱和度，去除二氧化碳蓄积。肺功能、胸壁与膈肌的完整性是保证通气量的关键，应予以快速检查评估。首先应该完全暴露患者的胸部，进行视诊和触诊是否存在胸壁凹陷以及异常运动；随后应行听诊以排除气胸等损伤；急诊情况下有时难以开展叩诊，少数情况下，叩诊还可能加重原发损伤。

所有患者均应予以吸氧，未插管患者应给予鼻导管或者面罩吸氧，同时通过指脉氧饱和度计观察氧合情况。存在气道机械性损伤的患者应通过气管插管实施切实的气道控制。气管插管的全程应该注意颈椎保护。若气管插管不能完成或者存在禁忌，则可考虑进行外科手术建立人工气道。

导致通气障碍的损伤情况包括：张力性气胸、连枷胸合并肺损伤、大量血胸以及开放性胸肺损伤，应予以重点排除。值得注意的是，通常情况下气急或者呼吸困难是由于气道阻塞所致，建立人工气道辅助有助于缓解；但在气胸存在时，反而会加重呼吸困难，此时应通过各种检查排除气胸或者张力性气胸的存在。

（3）控制出血并维持循环稳定

出血是可预防的导致创伤后死亡的主因。创伤后低血压在确定其他原因之前，都应该按照低血容量进行处理。快速而准确地评估创伤患者的血流动力学状态至关重要。其中最关键的体征为：意识状态、肤色、脉搏和出血。

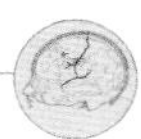

1）意识状态：当循环血压降低、脑灌注受损时，患者的意识状态会发生变化，此时往往提示可能存在较大量的失血。但清醒的患者也可能存在大出血。

2）肤色：有助于识别低血容量的患者。面颊和肢端红润的患者很少存在创伤后的大失血。反之，面颊和肢端肤色苍白、灰暗者提示可能存在大出血。

3）脉搏：应该评估每一位患者的双侧大动脉搏动（股动脉或者颈动脉），包括搏动力度、频率和节律。脉搏有力、平稳而正常节律者，一般是血容量正常的表现；脉搏细速，则提示可能存在低血容量。评估脉搏要注意考虑药物性因素，并与患者既往的基线状态相结合。大动脉搏动消失时，应立即进行心肺复苏予以恢复。

4）出血：应迅速发现体表出血者，并在初次评估时予以迅速处置。体表出血应予以迅速压迫止血。气囊压迫也可用于快速止血，此时应选用透明气囊，有助于动态观察出血情况。止血带也是常用的止血方法。止血器械容易损伤神经和静脉，必须引起注意。隐形大出血的区域包括胸部、腹部、后腹膜、盆腔及四肢长骨。

确切止血、静脉容量复苏是关键。至少应该开启两路静脉通路。最大液体的输注速度与静脉导管的内径与长度有关，而与静脉大小无关。应该优先选用上肢静脉通路，其他建立静脉通路的手段包括静脉切开、中心静脉置管，必要时应由具备相应资质的医师予以操作。值得注意的是，快速的容量替代不能代替确切的止血措施。确切止血包括手术、血管内栓塞以及骨盆固定。静脉补液首选晶体溶液，急诊容量复苏时，常常需要 1～2 L 等渗晶体溶液以扩充容量。条件许可的情况下，所有的溶液均应保温储存于 37～40℃的环境中，并配以补液加温设备。如果静脉扩容效果不佳，则应考虑输血。患者抵达急诊室时，全身暴露后，或者经过快速大量补液时，常常处于低体温状态。

（4）伤势评估（神经系统体征）

初次评估中最后进行的是神经系统查体，以判断患者意识水平、瞳孔大小和反射，以及定位体征和脊髓损伤节段。

GCS 是判断意识水平和患者预后的简便快速的方法，其中最佳运动评分尤其有意义。GCS 评分下降可能是循环血容量不足导致的低灌注，也有可能是原发性脑损伤所导致。意识水平变化也意味着患者需要重新评估氧合、通气和灌注状态。低血糖和酒精、麻醉剂以及其他药物滥用也可能导致意识改变。一旦排除这些原因，则应首先考虑存在颅脑损伤。

（5）暴露患者全身以及环境温、湿度控制

在急诊室应彻底暴露患者全身，通常的做法是剪去全身衣物，以便进行彻底检查的评估。完成检查后，应该予以暖毯覆盖全身，以预防急诊室低温。低温能导致致命性的并发症，应予以积极避免。条件允许的情况下，静脉补液应给予温盐水，并可使用微波炉将晶体补液（不能用微波炉加热血液）加温至 39℃。此外应维持适宜的室温。值得一提的是，急诊室环境温、湿度的设置应以患者的体温需求为优先，而非单纯满足医务人员的舒适性。

（6）急诊的检查监测

心电图：应对所有患者进行心电监护。钝性心脏创伤可以表现为无法解释的心动过速、心房纤颤、室性心动过速（室速）及 ST 段改变。无脉性电活动（pulseless electrical activity，PEA）可见于心脏压塞、张力性气胸或显著的低血容量。心动过缓、异常传导和期前收缩（早搏）可见于低氧血症、低灌注。必要时应予以留置胃管和导尿管。胃管可用于胃肠减压，减少误吸，观察应激性溃疡导致的上消化道出血。但在颅底骨折的患者应从口腔置入胃管。导尿管可用于收集尿样，并通过尿量评估患者的容量状态。其他检查监护包括呼吸监测、血气监测、指脉氧监测等，均在初步评估中发挥重要作用。

31.2.3 伤势的进一步评估

当初步评估完成，患者经过复苏后，生命体征暂时稳定，则可进行完整的进一步评估。由于在急诊条件下，多发伤的患者，尤其是昏迷患者，某些受伤部位常常被忽略，而造成漏诊。因此，进一步评估应包括完整的系统评估及体格检查，同时应对生命体征进行再次评估。此时应强调进行完整的神经系统体格检查，包括 GCS，并可进一步有针对性地进行影像学检查。

（1）病史回顾

应强调详细追查具体的受伤机制。患者的伤情与受伤机制密切相关（表 31-2）。患者意识不清时，应尽量从家属、急救人员以及目击者处获得信息，这些信息有可能是后期医疗决策的关键。急救人员有义务向急诊医师提供受伤当时的具体情况，以及转运途中的生命体征变化。有些损伤情况能通过受伤

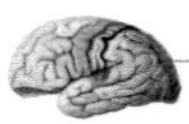

表 31-2 受伤机制以及可能的创伤类型

受伤机制	可能的创伤类型
前方撞击：机动车相撞 方向盘弯折 仪表盘印迹 前挡风板牛眼样破碎	颈椎骨折 前壁连枷胸 心肌挫裂伤 气胸 创伤性主动脉损伤 肝、脾破裂 臀后部或膝关节骨折或脱位
侧方撞击：机动车相撞	对侧颈部拉伸伤 颈椎骨折 侧壁连枷胸 气胸 创伤性主动脉损伤 横膈破裂 肝、脾、肾破裂 骨盆骨折或关节窝骨折
后方撞击：机动车相撞	颈椎损伤 颈部软组织损伤
从机动车内飞出	无固定损伤模式
行人受机动车撞击	颅脑损伤 创伤性主动脉损伤 腹腔脏器损伤 下肢/骨盆骨折

机制进行推测。ATLS 推荐按照 AMPLE 的模式进行病史回顾，AMPLE 含义如下：A，过敏史；M，现用药；P，既往疾病/怀孕；L，最后进食时间；E，受伤相关的事件/灾害环境。

受伤机制常可分为两大类，包括钝性损伤和穿通伤。其他病史中可反应的损伤包括高温伤和有害环境所致的伤害。

1）钝性损伤：常见于机动车事故、坠落及交通、娱乐和职业相关的损伤。值得注意的关键信息包括是否使用安全带、事故后方向盘的变形情况、撞击方向、机动车的变形情况，以及乘客车厢的损伤情况和乘客是否有被抛飞等情况。从车厢内抛飞可显著增加重伤的概率。受伤机制常可推断受伤模式。此外患者的年龄和活动状态也与伤情相关。

2）穿通伤：近年来，穿通伤的发病率逐渐上升，包括火器伤、锐器刺伤等。损伤类型和严重程度取决于受伤的身体部位、受累脏器、穿通径路以及穿通物体的速度。

3）高温伤：交通事故以及其他事故中，烧伤可以与钝性伤和穿通伤同时出现，也可单独出现。同时合并吸入伤和一氧化碳中毒常常加重伤情。因此，患者存有烧伤时，了解烧伤环境非常重要，包括是否密闭环境、起火后的燃烧介质等均显著影响伤情，并提供治疗决策的关键信息。

4）灾害环境：若存在化学品、有毒物品和放射性物品的暴露史，则应对患者进行必要的隔离和清洁措施，同时注意可能存在的心、肺及其他内脏器官损伤。此外，出现这种情况时，应该及时与卫生行政部门联系，安排进一步的防控措施。

（2）体格检查

应该按照头部、颌面部、颈椎和颈部、胸部、腹部、骨盆会阴部、骨骼肌肉以及神经系统的顺序来进行。

1）头部：进行完善的神经系统检查，以发现相关的损伤情况。注意是否存在头皮撕裂、挫裂伤以及颅骨骨折。此外，眼球和眼眶相关的体格检查也很重要，包括视力、瞳孔、结膜、晶状体、眼底、异物、眼球活动等情况，均应仔细检查，以发现潜在的眼损伤。

2）颌面部：颌面损伤经常导致气道梗阻或者大出血。一旦患者生命体征稳定，或者致命伤得以控制，应尽早进行干预。但在适当的监护随访下，彻底的修复常可在二期进行。面中部骨折可合并筛板骨折，此类患者应避免经鼻留置胃管。

3）颈部与颈椎：颌面或颅脑创伤的患者应该怀疑存在不稳定性颈椎损伤。在彻底排除颈椎损伤，或者损伤得以可靠修复之前，均应以固定措施进行保护。神经系统检查阴性并不能排除颈椎损伤，影像学检查应动态进行，并由有经验的医师进行评估。颈椎体检包括视、触、听诊。颈椎强直、皮下气肿、气管移位、喉部骨折等均可经体检发现。应警惕颈部血管钝性伤，颈动脉夹层或者闭塞可在创伤后期出现而无前驱症状，故应初诊颈动脉搏动，并听诊杂音。疑似病例可通过血管造影或者多普勒超声检查进一步明确。颈部穿通伤易造成血管损伤，而安全带肩带牵拉也可造成颈动脉内膜断裂、夹层和栓塞。

4）胸部：视诊应包括前后胸，注意排除开放性胸肺损伤及连枷胸。触诊整个胸壁，胸骨压痛提示骨折或者胸肋关节脱位。皮肤挫裂伤或者胸壁血肿，常存在隐性损伤，应提醒注意。胸部重症损伤常表现为疼痛、气急和低氧血症。听诊上胸部以识别气胸，听诊下胸部识别血胸。心音遥远、脉压降低、颈静脉怒张提示心脏压塞、张力性气胸；如果同时存在低血容量则颈静脉体征可不明显。

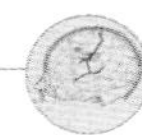

5）腹部：在腹部损伤的体检中，有时发现异常情况的重要性高于做出确定性诊断。一旦发现腹部损伤，应予以积极外科干预。密切动态观察很重要，早期体检正常，并不能排除腹部损伤的存在，这种情况在钝性损伤中常常发生。

6）肌肉骨骼系统：检视四肢，注意挫裂伤及畸形情况。触诊硬度、异常运动有助于发现隐匿性骨折。髂骨、耻骨、阴部瘀斑常常提示骨盆骨折，清醒患者存在盆缘触痛也是重要的体征；昏迷患者中，轻推髂前上棘或耻骨联合时，骨盆出现移位，则可确诊骨盆骨折，该手法有可能导致出血加重，故仅限操作一次。检查周围动脉搏动以排除血管性损伤。此外，韧带断裂、肌腱单元损伤等的X线检查或者体检常常为阴性时，神经损伤、骨筋膜室综合征可导致感觉及自主运动障碍。应结合受伤机制，筛选脊柱损伤的患者。此外，背部体检不能忽略。

7）神经系统：合并颅脑损伤的清醒患者应连续动态监测神经功能变化，昏迷患者应放置颅内压监测。在生命体征稳定的条件下，一般神经系统的外科干预应优先进行。

31.3　多发伤合并严重脑损伤最初 24 h 的监测与处理

创伤性脑损伤具有很高的致死率和致残率，而大出血是创伤后可预防的首位致死原因。多发伤合并脑损伤的处理具有很大的挑战性，目前还缺乏针对这些患者监测与处理的指南。因此，世界急诊外科学会（WSES）组织各国 40 名专家，包括急诊外科医生、神经外科医生和重症医生，制定了成人多发伤合并严重脑损伤患者伤后 24 h 的监测和管理措施（图 31－2）。采用改进的 Delphi 法，以专家一致性大于 70％为界线，形成 16 条建议，旨在为此类患者的处理提供指导意见。但此法并不能取代临床医师的决策，也不排除其他符合实践标准的方法。

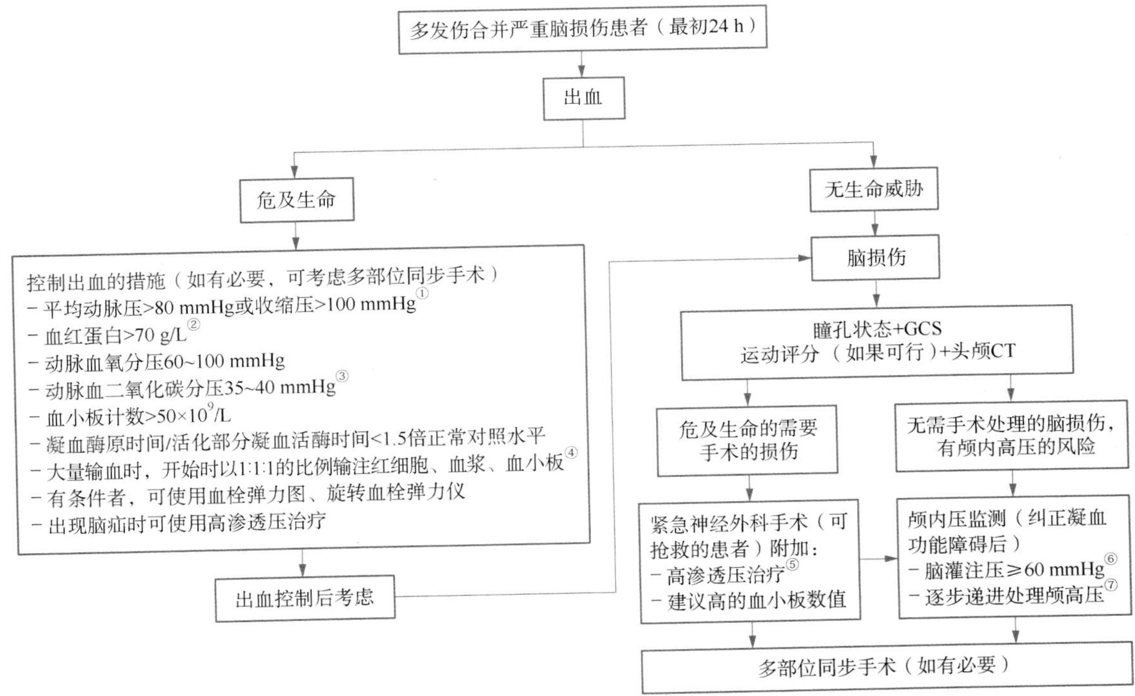

图 31－2　成人多发伤合并严重脑损伤的处理流程图

注：①如果术中难以控制出血，可以耐受较低的值，但应在尽可能短的时间内；②对于“有风险”的患者，例如老年人和/或由于先前存在的心脏病而心血管功能储备有限的患者，可提高红细胞输注的阈值；③仅在即将发生脑疝的情况下暂时降低此值；④随后根据检验值进行修改；⑤不仅适用于即将发生的脑疝，也可用于控制脑水肿；⑥根据神经监测数据和个体患者的大脑自动调节状态进行个体化调整；⑦如果不能根据颅内高压的病理生理机制进行针对性处理，采用此方法。

建议 1:所有大出血的患者(指危及生命的出血)都需要立即干预(手术和/或放射介入)以控制出血。一致性为 100%。

建议 2:对于没有危及生命出血的患者,以及发生危及生命出血的患者在采取措施控制出血之后,都需要进行紧急的神经系统评估,包括瞳孔+GCS运动评分(如果可行)和头部 CT 扫描,以确定脑损伤的严重程度(是否危及生命)。一致性为 100%。

建议 3:在控制危及生命的出血后,所有合并危及生命并且可救治的脑损伤患者都需要紧急的神经外科会诊与处理。一致性为 100%。

建议 4:对于没有危及生命的出血或者出血控制之后的患者,如果有颅内高压的风险(存在放射学的颅内高压征象的昏迷患者),无论是没有危及生命的颅内病变或者紧急神经外科手术后,都需要进行颅内压监测,而不管是否需要紧急颅外科手术(emergency extra-cranial surgery,EES)。一致性为 97.5%。

建议 5:建议在处理危及生命的出血或紧急神经外科手术期间,维持收缩压大于 100 mmHg 或平均动脉压大于 80 mmHg。如果术中控制出血困难,应在尽可能短的时间内耐受较低的血压值。一致性为 82.5%。

建议 6:建议在处理危及生命的出血或紧急神经外科手术期间,对于血红蛋白低于 70 g/L 的患者,应输注红细胞。较高的红细胞输注阈值可用于“有风险”的患者,例如老年人和/或由于先前的心脏病而心血管功能储备有限的患者。一致性为 97.5%。

建议 7:建议在处理危及生命的出血或紧急神经外科手术期间,应该将动脉血氧分压维持在 60~100 mmHg。一致性为 95%。

建议 8:建议在处理危及生命的出血或紧急神经外科手术期间,应该将动脉血二氧化碳分压维持在 35~40 mmHg。一致性为 97.5%。

建议 9:如果患者发生脑疝,在等待或急诊神经外科手术期间,建议使用高渗疗法和/或暂时性降低血二氧化碳分压。一致性为 90%。

建议 10:如果需要处理危及生命的全身性出血,建议至少维持血小板计数大于 50×10^9/L。在需要紧急神经外科手术(包括颅内压探头置入)时,建议采用更高的阈值。一致性为 100%。

建议 11:在处理危及生命的出血或紧急神经外科手术(包括颅内压探头置入)时,建议将凝血酶原时间(PT)/活化部分凝血活酶时间(APTT)值维持在<1.5 倍正常对照水平。一致性为 92.5%。

建议 12:在处理危及生命的出血或紧急神经外科手术(包括颅内压探头置入)时,如果有条件,建议采用血栓弹力图(TEG)、旋转血栓弹力仪(ROTEM)等床旁凝血功能监测技术,来评估和优化管理凝血功能。一致性为 90%。

建议 13:在启动大量输血方案时,建议以 1∶1∶1 的比例输注红细胞、血浆、血小板,之后根据实验室检查结果调整比例。一致性为 92.5%。

建议 14:如果能够进行颅内压监测,建议维持脑灌注压(CPP)≥60 mmHg。这个目标值应该根据神经监测数据和个体患者的大脑自动调节状态进行个体化调整。一致性为 95%。

建议 15:如果不能根据颅内高压的病理生理机制进行针对性处理,建议采用逐步升级的治疗策略。对于颅内压升高的患者,逐步提高治疗的水平,保留更有创性的干预措施。因为这些措施往往有着更大的风险/不良反应,仅用于其他措施无效的情况下。一致性为 97.5%。

建议 16:建议结合当地的资源和实践情况制定处理方案,鼓励对需要同时处理危及生命的出血和对危及生命的脑损伤进行紧急神经外科手术的患者,实施多部位同步手术(simultaneous multisystem surgery, SMS),包括放射介入操作。

31.4 合并胸部创伤的诊疗

胸部创伤是导致死亡的一大主因,而合理迅速的治疗能拯救相当一部分患者。在所有钝性胸部损伤患者中,仅 10%需要开胸手术,而在穿通伤中,这一数字为 15%~30%。此外,有些胸部伤是医源性的,如放置中心静脉导管相关的气胸。因此,急诊的合理诊疗是治疗胸部损伤的关键。低氧血症、高碳酸血症和酸中毒是胸部损伤常见的并发症和最致命的因素。在急诊处理中,应以纠正低氧血症为第一要务,随后才能展开各项确定性的诊疗和评估。

31.4.1 致命性胸部损伤的初步评估

按照 ABCDE 的评估模式,胸部损伤的初步评估包括以下几方面。

(1) 气道

上胸壁的创伤导致的胸锁关节脱位可导致锁骨头压迫,形成上呼吸道梗阻。可通过伸展肩关节,或

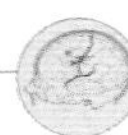

者钳夹固定锁骨得以缓解。此外，喉损伤多伴有胸部创伤。在急诊评估时，注重听诊呼吸音变化和触诊胸壁形态，有助于识别。

(2) 呼吸

胸部创伤可以直接导致致命性的呼吸困难，其中包括。

1) 张力性气胸：是胸腔内形成单向阀门，导致气体在胸腔内持续积聚、压力进行性升高，压迫同侧肺组织，并将纵隔推向对侧，导致显著的呼吸困难和低氧血症，是直接致命的急症。张力性气胸最多见于脏层胸膜损伤的患者接受机械正压通气的过程中，而在实质性肺损伤不愈合、深静脉穿刺肺损伤、胸壁损伤及严重的胸椎骨折中也可发生。急诊体检可见胸痛、气急、呼吸窘迫、低血压、气管移位、同侧呼吸音消失、颈静脉怒张以及发绀。与心脏压塞的鉴别在于叩诊鼓音和呼吸音消失。临床发现即可做出诊断。一旦确诊，应立即处理，而不是等待影像学确诊。急诊处置可使用大号针头与锁骨中线第 2 肋间进行穿刺放气，解除胸腔高张力，后续放置胸管即可。

2) 开放性气胸：胸壁严重损伤可致胸腔与大气直接开放。开放性损伤直径大于气管直径的 2/3 即可导致气体直接从损伤处进入胸腔，形成无效通气而致低氧血症和高碳酸血症。开放性气胸的患者应尽快使用敷料覆盖伤口，封闭瘘口，作为临时的过渡性措施。完善准备后，应放置闭式胸腔引流，并做好手术探查、修补的准备。

3) 连枷胸和肺挫伤：连枷胸多见于多发肋骨骨折的情况，部分胸壁与周围的骨性联合断裂，形成局部胸壁反常的呼吸运动。连枷胸常伴有对应的肺挫伤。此外，肋骨骨折导致的疼痛而限制呼吸运动是引起低氧血症的主要原因。连枷胸的诊断包括视诊与触诊反常呼吸运动，影像检查确定多发肋骨骨折，以及血气分析所见的低氧血症。急诊处置以镇静、镇痛治疗为主，充分供氧，必要时予以辅助通气。稳定后再评估彻底修复的时机。

(3) 循环因素

应密切监测患者脉搏的力度、速率和节律。在低血容量的患者中，桡动脉和足背动脉搏动有时不可扪及。监测血压和脉压，观察肤色和皮温。颈静脉表现也是重要的血管征，应注意是否有颈静脉扩张，应注意在低血容量、心脏压塞、张力性气胸或者创伤性横膈损伤的情况下，颈静脉有无扩张。心电监护及指脉氧饱和度测量是必要的监测手段。胸骨区受快速减速伤的患者容易发生心肌损伤，可致心律失常。低氧血症和酸中毒则进一步加重了这种可能性。PEA 是指在心电图上可以发现心电活动，而无可扪及的动脉活动。PEA 可在心脏压塞、张力性气胸、深度低血容以及心脏破裂的情况下出现。

1) 大量血胸：大量血胸是指胸腔内短期内积聚 1 500 ml 以上(或总血容量 1/3 以上)血液。最常见于伴体循环或者肺门血管损伤的穿通性肺损伤。钝性损伤也可导致大量血胸。

出血可导致低氧血症。颈静脉一般不可见，在张力性气胸时则偶可见怒张。休克患者单侧肺呼吸音消失或者叩诊呈浊音时，应考虑到大量血胸的可能。

大量血胸的急诊处置包括快速容量复苏、输血及胸腔内减压，可参照失血性休克的抢救流程。有条件的情况下，从胸管中收集的血液应该放入专用容器，以便进行自体血回输。可在第 5 肋间腋中线处放置一根大口径(38F)胸管，胸腔减压开始后，应同步进行容量复苏。如果引流血液超过 1 500 ml，则应开胸探查。有时一次性引流不超过 1 500 ml，但患者存在进行性失血(200 ml/h，持续 2～4 h)，这时仍应综合患者的一般情况，考虑是否进行开胸探查。此外，必须依靠输血维持血红蛋白水平也是开胸探查的指征。不应该依靠引流血液的颜色(鲜红或者暗红)来判断静脉性或者动脉性出血来决定手术指征。锁骨中线内侧的前壁穿通伤或者肩胛线内侧的后壁穿通伤应高度怀疑大血管、心包损伤的可能，必须由资深心胸外科医师主持手术探查。

2) 心脏压塞：最常见于穿通性肺损伤，但钝性肺损伤也可导致来自心脏、大血管或心包血管的血液填塞心包。心包是坚韧的纤维结构，仅少量的血液渗入即可导致心脏搏动受限。心脏压塞的发生可以呈渐进性，也可以快速出现。经典的诊断标准是 Beck 三联征，包括静脉压力增高、动脉压降低和心脏低沉。在急诊环境下，心音难以清晰听诊，低血容量也可掩盖静脉扩张的表现。此外，张力性气胸(尤其是左侧)可以模拟心脏压塞的表现。Kussmaul 征，即吸气时静脉压增高，颈静脉怒张，在这种情况下有鉴别意义。PEA 常提示心脏压塞，但也需与上述其他情况鉴别。结合测定中心静脉压(CVP)的结果有助于诊断。

进一步鉴别诊断的检查可行超声心动图。经胸骨的超声心动图可进行快速无创评估，但有文献报道假阴性率可达5%～10%。创伤重点超声评估（focused assessment sonogram for trauma，FAST）用于血流动力学不稳定的钝性损伤患者中，可以在进行腹腔超声探查时，快速对心包腔内积液进行评估。在经验丰富的操作者中，FAST准确率可达90%。对常规复苏措施无效、疑似心脏压塞的患者应迅速干预。条件允许的情况下，应在手术室进行手术治疗；紧急情况下，可行心包穿刺作为过渡性急救措施。超声导引的情况下，剑突下心包穿刺放置引流不失为一种理想的应急措施，但穿刺放血仍是第一要务；当血液凝固后，穿刺则无效。确诊心脏压塞或者心包穿刺阳性的患者应进行手术探查。

（4）开胸复苏

胸外按压在低血容量的心跳骤停或者PEA患者中收效甚微。穿通性胸部外伤的PEA患者，如果存在生命迹象（瞳孔反射、自主运动），在积极容量复苏、气道干预以及机械通气的同时，可以进行开胸复苏。而钝性胸部外伤的PEA患者则无急诊开胸复苏的指征。开胸复苏时，可以直接清除导致心脏压塞的血肿，控制胸腔内出血，进行开胸按摩，也可以临时夹闭降主动脉，减缓横膈下方的血流，增加心、脑灌注。

31.4.2 胸部创伤的进一步评估

发现潜在的致命性损伤，完成急性致命伤的评估与处置后，可进行进一步深入的体格检查及辅助检查，包括站立位X线胸片、动脉血气、血氧饱和度（SaO_2）及心电图检测。在胸片上，除了注意肺扩张情况和胸腔内液体，还应注意纵隔扩张、中线移位、解剖结构消失等征象。如果存在多发肋骨骨折，或者第1、2肋骨骨折时，即提示致伤暴力巨大，可能存在较严重的伤情。这些潜在的致命性损伤包括以下几种。

（1）单纯性气胸

各种胸部损伤均可导致气胸，包括胸椎骨折。钝性肺挫伤漏气也是常见原因。气胸的征象包括心音遥远、呼吸音消失、气管移位等。站立位X线胸片可明确诊断。在腋中线第4或者第5肋间放置胸管，行闭式胸腔引流是最适宜的治疗。引流稳定后，可复查胸片以明确肺部扩张情况。在此期间，原则上应尽量避免全麻，如果合并其他损伤必须手术处理的情况下，应尽量避免正压通气。

（2）血胸

出血量<1 500 ml的血胸通常是由于钝性或者穿通性胸部外伤导致的肺挫伤或者肋间动脉、内乳动脉损伤。胸椎骨折移位也可导致血胸。X线可见的急性血胸需要放置胸管，既可起到引流血液作用，也可用于观察出血情况。进一步手术探查根据患者情况、其他多发伤情及引流情况综合判断。一般而言，如果一次性引流量1 500 ml；持续引流量>200 ml/h，持续2～4 h，并需要输血的情况下，有开胸探查指征。

（3）肺挫伤

肺挫伤是最常见的潜在伤，有时可致命。不论是否存在肋骨骨折或者连枷胸，均可发生肺挫伤。它可导致隐匿性呼吸衰竭，呈进行性加重。因此，对于胸部损伤伴有低氧血症（吸入空气时PaO_2<65 mmHg，或者SaO_2<90%），应予以插管辅助通气。合并有其他内科情况如慢性阻塞性肺疾病（COPD）或肾衰竭的情况下，应提早插管。密切监护是指导治疗的依据。

（4）支气管损伤

急诊评估容易忽略支气管损伤。钝性胸部外伤导致的支气管损伤多在气管隆突附近，多数患者当场死亡。存活的患者后续病死率也很高。常可表现为持续性咯血、皮下气肿、张力性气胸伴纵隔移位。放置胸管后可见大量漏气，常需要放置多根胸管才能控制漏气。纤维支气管镜有助于确诊，应予以插管提高氧合。有些患者因气道解剖损伤严重难以插管，应行外科干预。

（5）钝性心脏损伤

钝性心脏损伤包括心肌挫伤、心脏破裂、冠状动脉夹层/栓塞或者瓣膜脱垂等，临床上可导致低血压、心律失常、室壁异常运动等。心室破裂直接导致心脏压塞，而心房破裂时，压塞的临床表现可呈渐进性，超声荧光抗体染色（FAST）检查有助于识别。心脏损伤的主诉为非特异性胸部不适。心电图有时可表现为心律失常、ST改变或心肌梗死。心脏超声上发现结构性异常有助于诊断。确诊依靠直接视诊心脏。疑似心肌损伤的患者在伤后初始24 h内发生致命性心律失常的概率常较高，需密切监测。此后则呈显著自限性。

（6）创伤性主动脉损伤

主动脉破裂是机动车相撞事故以及高坠伤中导致猝死的常见原因。生还的患者中，若能及早被发现,还是有复苏机会的。主动脉破裂后生还的患者见于动脉韧带附近主动脉的不完全撕裂。动脉外膜和内膜局限性血肿维持了主动脉的完整性,避免了猝死。生还者的一个共同特点是血肿局限。主动脉损伤没有特异性症状和体征,如果在病史和辅助检查中的一些危险因素提示可能存在此类损伤。X 线胸片中具有提示意义的征象包括:纵隔增宽、主动脉结节消失、气管向右侧移位、左主支气管受压、右主支气管抬高、肺动脉和主动脉间隙消失、食管向右侧移位、气管旁条带增宽、椎旁连接带增宽、胸膜顶心尖顶可见、左侧血胸及第 1、2 肋骨或者肩胛骨骨折。增强螺旋 CT 能准确诊断主动脉损伤,但仅限于血流动力学稳定的患者。治疗可根据情况采取移植修补或者支架置入。

(7) 创伤性横膈损伤

创伤性横膈损伤以左侧多见,钝性损伤导致撕裂,可快速出现膈疝;而穿通伤时,横膈裂孔面积很小,膈疝可缓慢地、渐进地发生。横膈损伤常被漏诊,确诊后依靠手术修补治疗。

(8) 钝性食管破裂

食管破裂在穿通伤中最常见,破裂常导致纵隔瘘,可发展为脓肿。风险因素包括:左侧气性或血胸而不伴有肋骨骨折;胸骨下或食管受重创,疼痛或者休克症状与伤情不符;胸腔引流液转清后又出现颗粒状物。可手术直接修补,早期修复预后良好。

(9) 其他胸部损伤

包括皮下气肿、胸壁损伤(创伤性窒息)、肋骨、胸骨和肩胛骨骨折等。通过查体和急诊 X 线能很快识别。急诊时,患者平稳后,应予以相应的处理。

31.5 合并腹部和盆部损伤的诊疗

多发伤患者在急诊进行腹部评估的难度较大。在钝性损伤患者中,初步评估的要点是发现一切隐匿性的腹部和盆部出血。受伤机制、暴力大小、受伤部位以及血流动力学状况决定了急诊评估的最佳方式。在腹部损伤中,漏诊是常见的可预防性致死原因。有时腹腔或盆腔实质性或空腔脏器破裂难以识别,腹腔内大量血肿可无外周循环表现或者腹膜刺激征,并且急诊患者常常存在醉酒、颅脑损伤等因素则加重了这种困难。因此,受到重大钝性或者穿通性躯干损伤的患者必须考虑腹腔或者盆腔脏器和血管损伤的可能性。

31.5.1 腹部损伤的机制

向目击者或者伤者本人询问具体受伤时的情形,以明确受伤机制是腹部损伤评估中十分重要的一环。受伤机制有助于预判腹部损伤的类型。

(1) 钝性腹部损伤

腹部受到直接击打,如车祸事故中,撞击中方向盘下缘或者边门卡入乘客坐位,冲击并挤压腹部脏器。空腔或者实质性脏器在暴力作用下扭曲变形,甚至发生破裂,导致继发性出血、感染和腹膜炎。剪切应力伤多见于车祸中安全带未妥善佩戴,在撞车时,未妥善固定的躯体随着减速运动发生差别移动,常常导致肝脏或脾脏,以及其他脏器在韧带附着处的撕裂。

广泛使用的气囊并不能完全避免腹部损伤。钝性腹部外伤中,常见的受累脏器包括脾脏(40%~55%)、肝脏(35%~40%)和小肠(5%~10%)。另外,在接受开腹探查的患者中,15%可发现后腹膜血肿。虽然安全带可以避免重大创伤,但是也能导致特殊的损伤类型(表 31-3)。

表 31-3 车内固定器具导致的躯干和颈部损伤

导致损伤的器具	损伤类型
环绕式安全带 挤压 过屈	肠系膜撕裂或撕脱 小肠或结肠破裂 髂动脉或腹主动脉血栓 腰椎机会性骨折 胰腺或十二指肠损伤
肩带 安全带下方滑动切割 挤压	无名动脉、颈动脉、锁骨下动脉或椎动脉内膜撕裂或栓塞 颈椎骨折或脱位 肋骨骨折 肺挫伤 上腹部脏器破裂
气囊 碰撞 碰撞/减速 屈曲 过伸	角膜损伤 面部、颈部和胸部损伤 心脏破裂 颈椎或胸椎骨折 颈椎骨折

(2) 穿通性腹部损伤

刀刺以及低速枪伤可通过撕裂和切割导致组织损伤。刀刺伤常累及浅表的腹腔脏器,如肝脏(40%)、小肠(30%)、横膈(20%)和结肠(15%)。枪伤则根据入射通道不通,导致各种腹腔内损伤。子弹动能越大,损伤越严重,最常累积的脏器包括小肠

(50%)、直肠(40%)和肝脏(30%),以及腹部血管结构(25%)。各种爆炸性损伤中,弹片可导致穿通伤,而爆炸冲击波则导致钝性损伤。此外,处于高能量爆炸中心的患者很可能还合并有肺高压伤等情况,必须予以完整的ABC评估。

31.5.2 腹部损伤的评估

在循环不稳定的患者中,急诊评估的第一要务是明确是否存在腹部损伤,以及腹部损伤是否是导致低血压的原因,这种情况下,第一时间的病史询问至关重要。在血流动力学稳定、不伴有腹膜刺激征的患者中,则可有条不紊地逐步进行详尽的检查评估,减少后期因漏诊导致的出血或者急腹症。

(1) *病史*

在机动车伤的患者中,机动车速度、撞击方向、座舱是否有挤压、安全带是否佩戴,以及安全带类型、安全气囊的配置、伤员的座位情况等均有助于创伤诊断。

评估穿通伤患者时,损伤时间、武器类型、距离、现场出血量等均为重要信息。另外,清醒患者中,腹痛的程度、部位以及是否伴有肩部牵涉痛也具有鉴别诊断意义。

(2) *体格检查*

腹部体格检查应该按照视、听、叩、触的顺序完整的进行,随后再进行盆骨完整性检查。充分暴露患者后进行视诊,查看是否有皮肤挫裂伤、瘀斑、出血等情况,并注意保暖。肠鸣音是听诊的主要内容,出血或者肠破裂常可致肠麻痹、肠鸣音消失,但这种变化为非特异性,而动态变化则更有提示意义。触诊和叩诊可检查是否存在腹膜刺激征、是否怀孕等情况。骨盆稳定性检查包括按压髂嵴或者髂前上嵴,由于存在增加出血的风险,因此这些检查应该谨慎进行。其他检查包括尿路会阴、臀部等检查。

(3) *辅助检查和操作*

急诊留置胃管可进行胃肠减压,同时通过观察引流液性状,判断胃肠道损伤的情况;急诊留置导尿管则有助于建立尿道完整性,并通过记尿量评估组织灌注的情况。在颌面颅底骨折时,注意避免经鼻留置胃管,而骨盆骨折的患者在留置导尿管前应确认尿道的通畅性。其他检查包括X线、CT以及超声评估。

1) 急诊超声荧光抗体染色(FAST)是重要的辅助检查手段,能迅速准确地判断空腔脏器损伤情况及血肿情况,可以在床旁完成。初次评估后30 min复查可降低漏诊率。诊断性灌洗(diagnostic peritoneal lavage, DPL)是判断空腔脏器和血肿的另一重要手段,敏感性可达98%,但系有创操作,因此应严格把握适应证。在血流动力学不稳定的多发伤患者中,如果合并意识障碍、截瘫、腹部相应的体格检查异常或者腹部束带征,可考虑进行DPL。如果穿刺未见大量出血(>10 ml)或者肠道内容物,则可以用1 000 ml温0.9%氯化钠溶液进行灌洗(儿童10 ml/kg)。灌洗液充分分布后,可放出送检,若检出红细胞$>100\times10^9$/L(100 000/mm^3),或者白细胞$>500\times10^6$/L(500/mm^3)则认为DPL阳性。

2) 急诊CT及其他放射影像检查都必须在血流动力学稳定的情况下进行。

急诊剖腹探查手术指征:①钝性腹部外伤合并低血压,FAST检查或者临床证据显示腹腔内出血;②钝性腹部外伤,DPL阳性;③穿通性腹部外伤合并低血压;④内脏破裂;⑤穿通伤导致胃肠、生殖道出血;⑥腹膜炎;⑦钝性腹部损伤后腹腔内自由气体、后腹膜积气或者一侧横膈膜破裂;⑧CT扫描显示胃肠道破裂、腹腔内膀胱破裂、肾蒂损伤或者严重的实质性脏器损伤。

31.5.3 骨盆骨折及相关损伤的诊疗

骨盆骨折通常发生于机动车-行人、两车相撞以及摩托车事故中。骨盆骨折与腹膜内位、后位脏器损伤和胸主动脉撕裂密切相关。所有类型的骨盆骨折病死率可达5%~30%,而闭合性骨盆骨折伴有血流动力学不稳定的患者病死率可高达10%~42%。排除了其他原因导致的出血后,骨盆损伤相关的出血常有3个来源:①骨折线;②盆静脉丛损伤;③盆部动脉损伤。此类患者应该在第一时间予以合适的设备进行骨盆压迫,减少出血。伴有血流动力学不稳定的患者应迅速进行容量复苏,判断失血量,必要时予以输血;根据治疗的反应,决定是否急诊手术探查止血。

(1) *骨盆损伤的分类*

根据作用力的方向不同,骨盆损伤可分为4类。

1) 前后位压迫,占15%~20%,多见于机动车-行人事故,或3.6 m以上的高坠伤,表现为耻骨联合撕裂、骶髂关节骨折/脱位,常导致盆腔后静脉丛或髂内动脉出血。该损伤导致骨盆环开放。

2) 外侧压迫,占60%~70%,常见于摩托车伤,

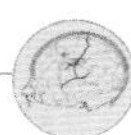

受冲击侧骨盆可向内旋移位，累及盆腔内生殖系统。由于骨盆环仍处闭合状态，且本身有压迫效应，因此少见致命性大出血。

3）垂直剪切，占5%～15%，导致一侧骶髂关节上下移位，导致骨盆稳定性严重受损。

4）复杂性损伤（多种方向联合作用）。

（2）急诊骨盆固定

疑似骨盆骨折的患者在条件允许的情况下，应快速行影像学评估。骨盆稳定性的快速评估包括视诊双下肢对称性、不能解释的下肢外旋，以及骨盆挤压试验。一旦确诊，应在容量复苏的同时，迅速进行骨盆固定。采取手段包括：①床单捆绑；②成品骨盆固定器材；③其他紧急情况下的应急材料。生命体征平稳后，再结合全身状况，评估彻底性治疗的策略。

31.6　合并肌肉、骨骼损伤的诊疗

钝性损伤的患者中约85%可合并肌肉、骨骼损伤，但很少直接致命。若处置不当可导致后期严重并发症。此外，肌肉、骨骼损伤意味着原发伤暴力较大，可能合并其他损伤。如长骨骨折很可能合并躯干损伤；不稳定性骨盆骨折可导致大量出血；挤压伤导致的肌红蛋白尿则可导致急性肾功能损害；骨筋膜室综合征如处理不及时可导致截肢；脂肪栓子可导致致命性的肺或颅内脂肪栓塞。

急诊肌肉、骨骼损伤的患者不一定需要完整的ABCDE评估，甚至在其他部位损伤的情况下，肌肉、四肢损伤常被忽视。因而谨慎及时的处理是保证患者良好预后的重要因素。

31.6.1　初步评估

急诊评估的第一要务是清创止血。长骨骨折可伴有大出血导致休克。第一时间包扎伤口常可迅速压迫止血。此后，根据伤情，进行骨折固定以及X线检查。闭合性骨折后及关节脱位可采取夹板固定的方法，将患肢固定于功能位，以利于进一步治疗，而开放性骨折则必须手术清创。

31.6.2　进一步评估

（1）病史评估

主要是明确详细的受伤过程和损伤机制，其中包括：车祸中伤员的位置；伤后伤员的位置及安全带、气囊情况；车辆是否变形；车辆内部部件是否变形移位；是否为高坠伤；是否存在挤压；是否合并爆炸；是否为机动车-行人事故等，均有助于预判损伤类型，减少漏诊。此外，还需明确受伤环境中是否有高热、有毒物质、玻璃碎片以及细菌污染等情况。

受伤前患者的情况可以使用AMPLE策略进行评估。

（2）体格检查

急诊体检主要有3个目的：①识别致命性损伤；②识别导致截肢的损伤；③全身检查，避免漏诊。理想状态下，可与患者交流，并进行视、触、叩诊。主要评估4个方面的内容：①皮肤，是否有肿胀、瘀斑、破损、苍白、皮温降低等表现；②神经功能，包括肢体感觉与自主运动功能；③循环状态，触摸浅表动脉、甲床毛细血管灌注状态及其他周围血管征，必要时可进行超声确认；④骨骼与韧带的完整性，如异常运动、骨擦音、骨擦感等，应进一步进行影像学确认。

31.6.3　常见合并肌肉、骨骼损伤的诊疗

（1）潜在的致命性损伤

1）骨盆骨折：详见上节。

2）大动脉出血：穿通伤或钝性损伤致骨折均可致大出血。病史及详细的体格检查能为寻找出血来源提供线索。在血流动力学不稳定的情况下，对于出血的患者可采用气囊压迫的方法止血，待容量复苏、患者生命体征稳定后，方可进行血管造影等检查，若存在进行性失血，则应即刻进行手术探查止血。

3）挤压综合征：大面积肌肉受挤压的直接损伤，以及缺血、缺氧形成的继发性损伤导致横纹肌细胞溶解破裂，肌红蛋白大量释放，可最终导致肾功能损伤，甚至急性肾衰竭，以及弥散性血管内凝血（DIC）。临床上可表现为深褐色的肌红蛋白尿、血尿、代谢性酸中毒、高钾、低钙和DIC。对于此类患者，急诊容量复苏与水、电解质平衡对于预防肾衰竭至关重要。血管内扩容、渗透性利尿可以保证肾小球灌注，有助于预防肌红蛋白导致的肾损伤。使用碳酸氢钠碱化尿液可有助于减少肌红蛋白在肾小球的沉降。急诊应保持尿量在100 ml以上，直至肌红蛋白清除。

（2）致截肢性损伤

1）开放性骨折和关节损伤：骨质与外界相通形成开放性损伤，并伴有皮肤和肌肉损伤。软组织损

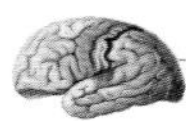

伤程度与暴力强度正相关。创伤本身和伤口污染常导致感染、愈合延迟，以及功能障碍。关节附近的开放性损伤应重点明确是否累及关节腔。开放性骨折应迅速清创固定，并注射破伤风抗毒素。

2）血管性损伤：外周动脉搏动、皮温、肤色、毛细血管灌注是评估血管性损伤的重要体征。肢体代偿血供丰富，因此，有时血管性损伤可不明显。在存在显著出血的情况下，虽然仍有争议，但使用止血带仍是有效的压迫止血手段。如果止血带放置不恰当，仅压迫静脉而未能有效阻断动脉血流时，则反而能增加出血。肌肉组织耐受缺血的极限时间为 6 h，因此，临时压迫止血后仍需尽快进行修补手术以重建血运。动脉损伤与患肢伤后变形相关者，可以通过固定患肢后纠正；关节脱位导致的动脉损伤，则需手术修复。DSA 为评价血运的“金标准”，但急诊造影条件不充分时，也可考虑行 CTA 替代。血管损伤未进行及时处理后，安放了夹板、石膏或者其他包扎物时，肢末灌注无改善甚至恶化，并可出现进行性疼痛，此时应松解压迫部位以缓解缺血。

截肢是四肢损伤的不良结果，对患者身心均造成巨大的伤害。严重的开放性损伤可当场导致创伤性截肢。另外一些开放伤因为并发长时间缺血、神经损伤以及肌肉损伤需要截肢。有些患者因患肢损伤严重，导致血流动力学不稳，常规复苏手段疗效不佳，此时截肢是拯救生命的合理选择。

肘关节或膝关节以下远端肢体发生创伤性截肢的患者，如创面清洁、切缘较整齐的情况下，则有机会接受断肢再植，以最大程度保留肢体功能。然而断肢再植必须在患者生命体征平稳的情况下进行。血流动力学不稳定、需要密集复苏手段治疗的患者则不适合断肢再植治疗。

截肢后患者的残肢需用等渗液体（如林格液）彻底清洗，并用青霉素溶液（10 万 IU 溶于 50 ml 林格液）浸泡后的消毒纱布妥善包裹。

3）骨筋膜室综合征：骨筋膜室内压力升高导致其中的肌肉组织缺血坏死而发病。压力升高可由于骨筋膜室内容物体积增加所致，如缺血再灌注损伤导致肌肉肿胀；也可由筋膜室容积缩小，如包扎过紧导致。该综合征可在任何封闭性的筋膜腔室中发生，常见部位包括下肢、前臂、手、足、臀部和大腿。骨筋膜室综合征未及时处理可导致神经功能损伤、肌肉坏死、缺血性挛缩、感染、骨折延迟愈合，甚至截肢。

骨筋膜室综合征的高危因素包括：①胫骨或前臂骨折；②包扎或石膏固定过紧的部位；③肌肉严重挤压伤；④长时间受外力压迫的肢体；⑤缺血再灌注后的肢体；⑥烧伤；⑦运动过度。

早期诊断是治疗的关键，其征象包括：①与体征不符或者与刺激不匹配的疼痛；②筋膜室张力增高；③双侧筋膜室不对称；④被动伸直时受累肌肉疼痛；⑤感觉异常。远端动脉搏动消失并非骨筋膜室综合征的特异性症状，而受累肌肉或肢体无力、瘫痪、搏动消失则是疾病的晚期症状。骨筋膜室压力测定可以提供客观的诊断标准，测得骨筋膜室压力＞30 mmHg 则提示毛细血管灌注受损。在多发伤合并休克的患者中，由于循环血压低，因此导致骨筋膜室综合征的血压阈值也相应降低。一旦疑似骨筋膜室综合征，则应松解包扎措施，并密切观察此后 30～60 min 内的变化。如组织损伤无显著改善，则应行筋膜切开术。治疗延迟可导致损伤加重，致肌红蛋白尿、肾功能损伤。

31.7 合并放射性损伤的诊疗

放射活性元素在现代民用工业和医学中扮演着重要的角色，因而在意外事故发生时，仍有导致放射性损伤的可能。如医用制剂的核辐射过量、放疗时过量照射、核工业/实验设施泄露等。这些损伤多为单纯性的核辐射损伤，而典型的放射复合伤则见于核爆炸。

冷战时期针对核爆的典型态度是认为核战争一旦爆发，其结果是毁灭性的，防护以及救援措施将是徒劳。随着冷战的结束，以及现代恐怖主义活动的频繁发生，小规模核爆事故依然存在。美国、英国、西班牙等国家都遭受过恐怖袭击，恐怖分子的手法也日趋多样化，人们仍需对此做好准备。既往的恐怖袭击中，恐怖分子所用的核武器包括：放射性核素（医用或者工业用设备，不具备实际攻击力，主要是造成恐慌）、放射性核素播散装置（即脏弹，不产生实际核当量，但能造成核污染），以及简易核爆装置（当量低于正规核武器）。威力更大的武器包括战术核武器（裂变核武器，0.5～50 kT 当量），以及战略核武器（聚变核武器，当量在 1MT 以上）。由于小型战术核武器体积小，可装入手提箱中转运，且在冷战后苏联解体过程中趁乱流失，国外曾有机构预测，当前和平时期最有可能发生的核爆炸类型为小型战术核武

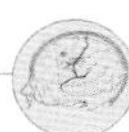

器爆炸。

31.7.1 放射复合伤的种类

核爆后瞬间释放高能，暴露其中的伤者瞬间遭受多种机制的复合性损伤。核爆炸产生的杀伤因素包括爆炸冲击波、热(光)辐射、早期核辐射，以及放射性沾染，前三者称为瞬时杀伤因素。其能量分布为：①爆炸冲击波占50%；②热辐射占35%；③早期核辐射占5%；④放射性沾染占10%。因此，复合伤包括烧伤、冲击伤以及急性放射伤。

在不同当量核爆炸时各单一杀伤因素所发挥的杀伤作用是有很大差异的。10 kT 级以下核爆炸时，早期核辐射的杀伤范围大于热辐射和冲击波，因此发生的伤类主要是单纯急性放射病和放射复合伤；10 kT 级以上核爆炸时，热辐射的杀伤范围最大，冲击波次之，早期核辐射最小，因此主要发生单纯烧伤和多类复合伤；在100 kT 级，特别是1 000 kT 级核爆炸时，早期核辐射范围内的暴露人员将因发生极严重的冲击伤和烧伤而均现场死亡，存活伤员的损伤将基本上都是单纯烧伤和烧冲复合伤。

就中枢神经系统而言，冲击波可造成颅脑直接损伤。此外，躯干遭受震波冲击后，通过血管系统将压力向颅内传递等因素造成脑实质损伤，包括脑水肿、脑挫裂伤、轴索损伤以及颅内血肿等多种病理类型均可发生。冲击波夹带的弹片或者环境致伤物击中头部可造成钝击伤或者穿通伤。热辐射则可对头皮形成直接损伤。大剂量核辐射可直接造成中枢神经系统损伤。

31.7.2 放射复合伤的临床特点

由于核辐射的出现，放射复合伤展现出独特的临床特点：①临床结果严重，病死率高；②造血组织破坏加速和加重；③心、肺损伤严重，容易发生肾衰竭；④早期出现重症感染；⑤烧伤、创伤或者骨折愈合延缓；⑥休克和代谢障碍严重。在合并颅脑损伤的情况下，全身状况不稳定能加重和加速继发性脑损伤的发生。此外，颅脑损伤所导致的神经功能紊乱又能使体部的损伤进一步恶化。在这种情况下，救治难度显著增加，病死率进一步提高。

31.7.3 急性放射损伤的临床表现

急性放射损伤(acute radiation syndrome, ARS)是指人体全身辐射暴露后出现的一系列综合征。典型的 ARS 包括以下 4 个阶段：

(1) 前驱期

典型症状包括恶心、呕吐和腹泻。一般认为前驱期症状是由于辐射伤害及副交感通路造成的。其他症状包括腹痛、眼睛烧伤及发热。

(2) 假愈期

前驱期之后，多数患者症状会一度好转，尤其是辐照剂量在致命量以下的患者。这一时期内，炎症反应相对隐匿，而成熟细胞仍有留存，但成熟细胞的更替受损，原有细胞死亡后无足够的新生细胞进行替代。

(3) 极期

此时细胞缺损的症状充分表现。如新生皮肤生长受抑制，原来的皮肤脱落后则暴露出萎缩的皮下组织。而毛细血管内皮的损伤则不可替代，导致损伤、出血。其他不断更新的细胞系包括胃肠道黏膜，以及造血干细胞等均因新老更新缺陷而表现出相应的症状。

(4) 恢复/死亡期

一段时间后，干细胞功能恢复，症状逐步消失。若无恢复，或者出现休克、感染、脏器功能衰竭，患者则很快死亡。

31.7.4 系统性放射损伤

核辐射能造成全身多系统出现各种类型的损伤，这与辐射剂量和时间相关。

(1) 造血组织

造血系统是最早出现放射损伤的系统。辐射剂量达 0.25 Gy 即可出现，6 Gy 时达到最大抑制效果。辐射剂量到达一定程度时，中性粒细胞计数可短暂升高，然后呈直线下降。数天后有短暂波动，15 d 左右达到最低。淋巴细胞 48 h 内即出现抑制；血小板在 15～30 d 时达到最低；红细胞的生命周期较长，降低速度相对较慢。中性粒细胞和淋巴细胞的低下导致免疫抑制，患者发生致命性感染的机会大幅上升。

(2) 胃肠道组织

辐射剂量达到 6 Gy 时出现胃肠道炎症反应，胃肠道上皮细胞脱落，营养吸收障碍，胃肠道菌群容易进入血液而造成败血症。同样辐射剂量下，肝脏出现静脉淤积性肝损害。

(3) 肺部

可产生放射性肺炎，并逐渐出现肺纤维化。肺部并发症是导致病死率升高的重要原因。

(4) 皮肤组织

0.75 Gy 的剂量可导致毛囊损伤，3 Gy 时出现脱发，6 Gy 可发生皮肤红斑，10 Gy 导致干性脱屑，20 Gy 出现湿性脱屑，30 Gy 则导致深部组织放射性坏死，重者需要截肢。

(5) 神经、血管系统

大剂量辐射时累及神经、血管组织，间质和血管内皮细胞是其薄弱环节。原发性损伤为微循环障碍。受到致死剂量辐射后，可发生早期短暂性功能丧失(early transient incapacitation, ETI)，即短暂性昏迷，并经短暂潜伏期之后出现全脑功能障碍、脑水肿、颅内高压，一般 2 d 内死亡。

31.7.5 放射复合伤的诊断和分诊

核爆炸可在短期内造成大量的复合伤患者。对急诊的伤情诊断形成了巨大的挑战，其中的重点和难点是内脏冲击和放射损伤。除了体格检查外，许多因素可用来辅助判断伤情的严重程度。

1) 从伤员周围环境的破坏情况推测冲击波威力和人员伤情：办公大楼毁损的环境中所受的冲击伤重于仅住宅受损的环境。机动车的破坏程度与人员受伤情况基本一致。

2) 从体表烧伤的严重程度大致推断冲击伤的伤情。一般而言，10 kT 以下的核爆炸时，烧伤比冲击伤轻，而随着爆炸能级的增加，烧伤的伤情将显著重于冲击伤。因而，出现中等以上烧伤的患者，往往伴有冲击损伤。

3) 早期症状和体征有助于复合伤的判断：烧伤伴有耳鸣、耳聋或伴有胸闷、咳嗽以至呼吸困难，出现血性泡沫痰者，表明烧伤复合有听器或肺冲击伤；早期出现恶心、呕吐、腹泻者，可能是以放射损伤为主的复合伤；伴有颅脑症状或急腹症时，很可能复合有颅脑或腹腔脏器损伤。

4) 其他如血常规、超声、CT 等检查和特殊检查结果均有助于判断。

由于短时间内造成大量的伤亡，核爆时患者人数往往远远超出一般医疗单位的救治能力。因此，核爆复合伤的分诊原则适用于生存优先原则，即将有限的医疗资源用于拯救最大范围的患者。1986 年，前苏联切尔诺贝利核电站泄漏事故中，采取了一个根据常规损伤和系统性放射损伤相结合的分诊方案(表 31-4)，有助于早期判断患者预后，合理分配医疗资源。

表 31-4 切尔诺贝利事故伤员分诊汇总表

参数	Ⅳ级	Ⅲ级	Ⅱ级	Ⅰ级
前驱症状出现时间(h)	≤0.5 (30 min 内出现呕吐、头痛、发热)	0.5～1 (呕吐、头痛、低热、短暂皮肤充血)	1～3 (呕吐)	>3
假愈期(d)	6～8	8～17	15～25	>30
皮肤烧伤	40%～90%	6 例重度烧伤者均死亡	轻微	轻微
肠炎	7～9 d	—	—	—
淋巴细胞(×10^6/L)	<100(3～6 d)	100～200(3～6 d)	300～500(3～6 d)	600～1 000(3～6 d)
粒细胞(×10^6/L)	<500(7～9 d)	<1 000(8～20 d)	>1 000(15～20 d)	3 000～4 000(8～9 d)
血小板(×10^9/L)	<40(8～10 d)	<40(10～16 d)	40(17～24 d)	40～100(25～28 d)
全身辐射总量(Gy)	>6	4.2～6.3	2～4	1～2
死亡数/患者数	17/20(2 例 4～10 d 死亡，15 例 10～50 d 死亡)	7/27(2～7 周)	0/53	—
临床表现	全身中毒症状，发热，口腔和唾液腺病变，致命性 β 烧伤，辐射量 8～10 Gy，重型肠道综合征	高热、感染、出血、严重皮肤损伤	感染、轻度出血、红细胞沉降率升高	皮损轻微、红细胞沉降率中度升高
生存可能性	渺茫	积极治疗有望生存	无特殊治疗也可能生存	生存可能性大

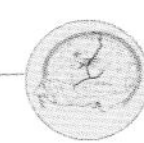

31.7.6 放射复合伤的急救原则

放射复合伤时仍然适用 ATLS 的紧急救治原则。首先应解除常规损伤中直接致命的因素,包括止血、包扎、骨折固定、保持呼吸道通畅等。患者基本生命体征平稳后,再进行进一步诊疗和评估。

(1) 去除放射性沾染和辐射评估

早期包括去除放射沾染的衣物鞋袜。这些简单的措施能有效避免 β 烧伤、降低辐射剂量,降低病死率。有条件的医疗单位应建立紧急大容量的沾染清除中心,可采用空气引流装置,以高效率空气过滤器去沾染,或者提供肥皂热水洗浴设施。另外建立紧急放射性工作区域,以便于对生命体征不稳定的危重症患者进行救治。辐射剂量可以通过计数器、门框式监测器或者核医学科的伽马照相机进行检测。

对于皮肤破损以及烧伤创面,应先予以覆盖,用肥皂水及清水擦洗伤口周围皮肤,如需手术者,擦干后用聚维酮碘、酒精作皮肤常规手术前灭菌。避免用促进放射性物质溶解和吸收的有机溶剂(如乙醚、苯、汽油等)擦拭皮肤。伤口及创面用肥皂水、等渗盐水或乙二胺四醋酸盐溶液冲洗,并用纱布或棉球在伤口轻轻擦拭,擦干后如查出放射性物质仍未消除,可反复冲洗擦拭。清创的方法与一般单纯创伤时相同,但要求范围更广。

(2) 防治休克和保护心、肺、肾功能

参照烧伤和冲击伤抗休克方法对放射复合伤伤员及早进行抗休克治疗。有可能发生休克者,应及时采取保温、止痛、止血、口服或静脉补液等措施,以防休克发生。建立安全可靠的气道,保证通气量,密切观察氧合以及其他血气指标,合理镇静、镇痛。监测尿量,维持肾脏灌注,密切注意急性肾损伤征象,以便早期干预。

(3) 抗放射治疗

受照剂量约在 2 Gy 以上者,按放射病治疗原则进行综合治疗。前驱期给予镇静、止吐、抗过敏药物,假愈期中要注意保护造血功能、补充造血原料、预防出血,血液有形成分急剧下降者,可酌情输注白细胞悬液或全血或使用细胞因子;极期中重点是防治感染和出血,减轻造血组织损伤,补充营养,纠正水、电解质失衡;恢复期中注意促进造血组织再生和创面修复。

(4) 控制感染与免疫调节

放射复合伤感染较单一伤严重,且发生较早。因此,伤后早期就应开始抗感染治疗,并注意获取细菌学依据;极期来到时,要选用多种敏感的抗菌药物交替使用。

(5) 外科治疗

患者遭受辐射伤以后,常规损伤的愈合能力显著下降,愈合所需要的时间显著延长。因此,除伤后因严重休克需进行复苏外,应在免疫抑制出现之前(36~48 h 内)进行手术,争取在极期来到前使伤口愈合。极期中手术,易加重出血和感染,伤口又不易愈合,故仅限于作紧急救治手术。病情暂时稳定的重大手术患者以及其他择期手术患者,应待造血系统和免疫系统功能恢复后再行择期手术(45~60 d)。

烧伤创面处理的基本原则和方法与一般烧伤相同,但应尽一切努力,在极期来到前消灭创面。面积较大的Ⅲ度烧伤,早期未及将焦痂全部切除植皮,所余创面在极期时宜用聚维酮碘等抗菌剂,尽量保持焦痂干燥;肉芽创面先用异体皮覆盖,待恢复期后再行手术植皮。

放射性损伤时,骨折愈合延迟,固定时间较单纯骨折延长 0.25~0.5 倍。应加强护理,避免外固定相关的皮肤损伤。开放性骨折应力争早期处理,彻底清创。有放射性沾染的患者尽可能避免髓内钉固定。

(吴 惺 高 亮)

参考文献

[1] 张连阳,黄显凯,姚元章,等. 多发伤病历与诊断:专家共识意见[J]. 创伤外科杂志,2014,16(2):192-193.

[2] 金毅,高亮. 复合性颅脑损伤的诊断和治疗[M]//周良辅. 现代神经外科学. 2 版. 上海:复旦大学出版社,2015:302-408.

[3] COLE E, WEAVER A, GALL L, WEST A, et al. A decade of damage control resuscitation: new transfusion practice, new survivors, new directions[J]. Ann Surg, 2021,273(6):1215-1220.

[4] PAPE H C, LEFERING R, BUTCHER N, et al. The definition of polytrauma revisited: An international consensus process and proposal of the new Berlin definition[J]. J Trauma Acute Care Surg, 2014,77(5):780-786.

[5] PICETTI E, ROSSI S, ABU-ZIDAN F M, et al.

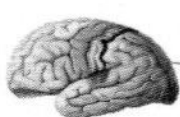

WSES consensus conference guidelines: monitoring and management of severe adult traumatic brain injury patients with polytrauma in the first 24 hours [J]. World J Emerg Surg, 2019,14:53.

[6] TISHERMAN S A, STEIN D M. ICU management of trauma patients [J]. Crit Care Med, 2018,46(12): 1991-1997.

颅脑损伤的并发症与后遗症

32.1 并发症

32.1.1 外伤后感染

(1) 颅骨骨髓炎

外伤性颅骨骨髓炎(cranial osteomyelitis)多因开放性颅脑外伤所致;若污染较重而处理不及时、清创不彻底或异物残留,均可形成颅骨感染。有时由于头皮缺损而颅骨长期裸露造成。存在脑脊液漏和非中枢神经系统的感染将增加颅骨骨髓炎的风险,而预防性抗生素的使用能降低颅骨骨髓炎的风险。

1) 临床表现:分为急性骨髓炎和慢性骨髓炎两个阶段。急性期多表现为发热、显著的局部反应和化脓,包括局部头皮水肿、触痛,若不控制则感染向颅骨内外进一步延伸。若急性期反复不愈则形成慢性骨髓炎,常表现为经久不愈的窦道,反复破溃排脓。

颅骨骨髓炎早期诊断困难。因为病情进展相对缓慢、症状隐匿,通常在病情有相当的进展后才得到诊断。血常规白细胞计数和红细胞沉降率升高,红细胞沉降率动态监测可用来监测治疗的疗效。C反应蛋白(CRP)是感染的有效监测指标。与红细胞沉降率一样,C反应蛋白是非特异性指标,但仍是骨髓炎急性发作、康复和复发的很好指标。常规血培养、骨的组织病理学和微生物学检查是骨髓炎的标准诊断方法。

2) 影像学表现:X线摄片可见骨质破坏、增生和死骨形成,但其诊断敏感性和特异性不高。头部CT检查可见骨髓炎颅骨出现骨质疏松,内、外板微小侵蚀,以及溶解破坏等病理改变,但这和创伤、手术造成的骨改变不易鉴别。X线摄片和CT检查不适合用来监测疗效,因为治疗后的骨改变需要经过数月或数年才会在X线摄片和CT上显示。放射性骨扫描和PET可用来诊断颅骨骨髓炎和观察治疗的疗效,但特异性不高。相比之下,MRI检查具有更好的特异性和敏感性,但是MRI检查不适合用于观察治疗反应,因为炎症治疗后的骨髓腔改变需要2~6个月后才能恢复正常。^{67}Ga(镓-67)标记的白细胞扫描相对敏感,虽然是非特异性,但可用于随访观察疗效。单光子发射CT(SPECT)可以用于治疗的监测。

3) 治疗:颅骨骨髓炎通常需要手术清创、去除感染的骨瓣,静脉使用抗生素需要4~6周的疗程。

抗生素的经验性治疗首选能覆盖大肠埃希菌和金黄色葡萄球菌的抗生素，并根据细菌培养药敏进行相应调整。

(2) 脑膜脑炎

脑膜脑炎多见于开放性颅脑外伤或颅底骨折伴脑脊液漏的患者，临床上使用颅内压(ICP)监测、脑室外引流管和腰大池持续引流管的长时间留置，中枢神经系统感染发生率相应增加。致病菌可从开放的创口进入，也可以从血液、脑脊液、鼻旁窦、引流管逆行和其他部位侵入。细菌以头皮的定植菌和病房里的常见院内感染菌为主，常见的主要致病菌有金黄色葡萄球菌、表皮葡萄球菌、链球菌、大肠埃希菌、铜绿假单胞菌、肺炎克雷伯杆菌、变形杆菌、鲍曼不动杆菌等。临床表现和一般的化脓性脑膜炎相似，可出现高热、颈抵抗，严重的脑膜脑炎波及脑室，甚至出现脑室积脓(图 32-1)。

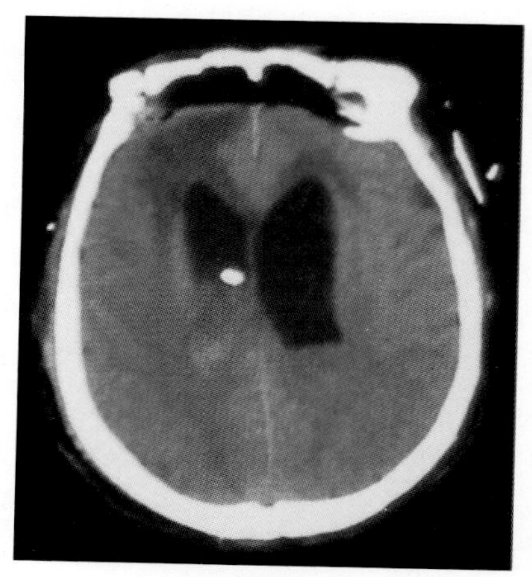

图 32-1 开放性颅脑损伤颅内感染后右侧脑室积脓

1) 诊断：除了根据患者存在开放性颅脑损伤、颅内手术、颅底骨折、脑室或腰大池持续外引流等颅内感染的危险因素，以及体温升高、血常规白细胞计数升高、颈抵抗的临床表现外，细菌性脑膜炎的诊断主要根据脑脊液的检查。怀疑细菌性脑膜炎的患者，在腰椎穿刺之前常规先做头部 CT 检查，尤其是在可能存在颅内压增高的患者，以避免脑疝的发生。

怀疑颅内感染的患者应该尽早送脑脊液常规、生化检查及细菌涂片和培养。脑脊液白细胞在 1.0×10^9/L(1 000/mm^3)以上，以多核中性粒细胞为主，但大约 10%的急性细菌性脑膜炎以淋巴细胞或单核细胞为主。50%～60%的患者脑脊液葡萄糖浓度<2.22 mmol/L，脑脊液和血清中葡萄糖比≤0.4，这对于诊断细菌性脑膜炎具有 80%的敏感性和 98%的特异性。所有的细菌性脑膜炎患者脑脊液的蛋白质含量都会升高。在使用抗生素之前脑脊液培养的细菌阳性率为 70%～85%。脑脊液的细菌革兰染色、PCR 测定、基因检测有利于早期诊断。血清和脑脊液的 CRP、降钙素原、脑脊液乳酸及 PCR 检测有利于鉴别细菌性脑膜炎和病毒性脑膜炎。

CT 检查早期一般无阳性发现，随着病情的进展，在脑沟、脑池可出现密度增高，可继发梗阻性脑积水；CT 检查和 MRI 检查可见脑膜明显增强，严重时进展为脑室炎和脑室积脓，受累脑室壁可呈条状强化或脑室分隔状。

2) 治疗：在病原菌未明确之前，根据临床资料初步作出病原判断，尽快开始经验性选用易透过血脑屏障的广谱抗生素治疗。目前对革兰阴性菌通常可先考虑美罗培南、头孢菌素、哌拉西林等，然后根据细菌培养的药敏结果予以调整；对革兰阳性菌可选择万古霉素和利奈唑胺等。严重的颅内感染，可以采取腰椎穿刺或脑室外引流脑脊液联合治疗，并可根据不同的细菌选择鞘内注射抗生素。如果存在颅内感染的致病因素，在抗感染的同时，应查明病因；如有脑脊液漏或颅内异物存在，应控制感染并创造条件进行手术治疗。

在治疗感染的致病因素和抗感染的同时，应加强营养支持和免疫治疗，以提高脑膜脑炎治疗的成功率。

(3) 脑脓肿

开放性颅脑伤，只要做到及时彻底的清创，一般不会发生脑脓肿(brain abscess)。但当有碎骨片或异物留存于脑内时，易产生脑脓肿。颅脑外伤后脑脓肿的发生时间多在伤后数周至数年。常见的致病菌以金黄色葡萄球菌为最多，溶血性链球菌及厌氧性链球菌次之。脑脓肿可以是单发、多发或多房性的。一般脓肿包膜在 1～2 周初步形成，3～8 周以上完全形成。患者具有急性感染、颅内压增高和脑局灶性症状，50%的患者可有癫痫症状，CT 和 MRI 检查可明确诊断。治疗可根据脓肿性质，采取穿刺引流或脓肿切除术，术前、术后应常规应用抗生素，并根据细菌涂片和培养的结果调整抗生素方案；癫痫发作的患者应常规抗癫痫治疗。

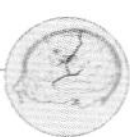

32.1.2 脑脊液漏

外伤后脑脊液漏(cerebrospinal fluid leakage)是指外伤后脑脊液从鼻腔、外耳道或开放创口流出,是颅脑损伤的严重并发症,可导致颅内感染。它多是由于开放性颅骨骨折同时撕裂了硬脑膜和蛛网膜,脑脊液经颅骨骨折裂缝流出。一般均为颅底骨折所致,发生于颅盖者极少。最常见为前颅底骨折导致的脑脊液经筛窦、筛板和额窦而发生的鼻漏,而颅中窝骨折多为脑脊液耳漏。

(1) *脑脊液漏的临床表现*

主要为外伤后脑脊液从鼻腔或外耳道流出,多在伤后即刻发生,也有少数在伤后数日甚至数月后发生。急性期流出的脑脊液多为血性,慢性期为清亮液体。脑脊液漏的主要危害是容易引起颅内反复感染,致病菌以肺炎双球菌常见。

(2) *定性诊断*

根据病史、临床表现,尤其是见到清亮液体从鼻孔或外耳道流出,脑脊液漏诊断一般不难。通常取漏出液作糖的检测,以判断是否为脑脊液,但混有泪液或微量血时可造成假阳性。β_2 转铁蛋白是脑内神经氨酸酶激活产生的一种多肽蛋白质,只存在于脑脊液和外淋巴液中,以其确定脑脊液更具特异性。也可采用放射性核素示踪物诊断技术来定性脑脊液漏。

(3) *定位诊断*

颅底高分辨率螺旋 CT 薄层扫描和三维重建有利于明确颅底的骨折和缺损部位;CT 脑池造影亦可用于明确漏口的部位。头部 MRI 自旋回波重 T_2 相脑池成像,无需造影剂,快速、无创而安全,以冠状位、矢状位来观察漏口,可见筛窦或鼻旁窦高信号的脑脊液与基底池信号一致。存在以下情况可诊断为阳性:蛛网膜下腔和鼻旁窦或岩骨相连,硬脑膜中断,局部骨缺损伴颅腔积气,脑组织疝出。磁共振重 T_2 相脑池成像和手术确定漏口的吻合敏感率达 89%。对于较小的瘘口或者隐匿性脑脊液鼻漏患者,可予 0.5 ml 锝-99m-二乙烯三胺五乙酸(^{99m}Tc-DTPA)行磁共振脑池造影,以提高诊断阳性率。临床上建议磁共振重 T_2 相脑池成像联合高分辨率螺旋 CT 检查来无创定位脑脊液漏的漏口。鼻内镜也可用来直接观察确定脑脊液流出的漏口位置。

(4) *治疗*

在预防颅内感染的基础上根据漏口的愈合情况分别处理。首先进行保守治疗,包括静卧,头部抬高 10°～20°,腰大池持续外引流,避免用力咳嗽和擤鼻,预防便秘。急性脑脊液漏一般通过非手术疗法在短期内可自愈。若历时≥1 个月不愈者,脑脊液漏量不见减少或增加,合并反复颅内感染,以及颅内积气无减少的患者应予手术修补漏口。

最常用的手术方式有开颅探查前颅底重建修补术和经鼻内镜脑脊液漏修补术,前者尤其适合脑脊液鼻漏伴需处理的颅内血肿和脑损伤、严重颅底骨折缺损较大或缺损在额窦后壁的患者。术中关键是明确漏口、致密缝合硬脑膜缺损、外加带蒂骨衣等加固,并封填额窦和筛窦。而脑脊液鼻漏行经鼻内镜下探查修补适合于蝶骨平台、蝶窦和斜坡方向的脑脊液漏,具有微创、路径简单、成功率高等优点,符合现代外科微创高效的特点,值得推广。

32.1.3 外伤性颈内动脉海绵窦瘘

外伤性颈内动脉海绵窦瘘(traumatic carotid cavernous fistulas, TCCF)是指位于海绵窦内的颈内动脉及其分支受到外力作用后破裂而与静脉直接相通,形成动静脉瘘。造成的原因通常为颅底骨折。所有颅底骨折合并有熊猫眼征、鞍旁有显著蛛网膜下腔出血的患者必须高度警惕 TCCF 的可能。其症状、体征、诊断和治疗详见第 96 章“颈动脉海绵窦瘘”。

32.1.4 外伤性颅内动脉瘤

外伤性颅内动脉瘤(traumatic intracranial aneurysm, TICA)少见,在所有颅内动脉瘤中比例不到 1%。可产生于钝性和穿通性颅脑损伤。外伤性颅内动脉瘤脆弱易破裂,其相关病死率高达 50%,因此需要早期诊断、及时治疗。

穿通伤中,刀和枪等异物直接的血管损伤有很高的机会产生外伤性动脉瘤。按照组织学特征分类,分为真性动脉瘤、假性动脉瘤和混合性动脉瘤,以假性动脉瘤最多见。真性动脉瘤是因为动脉壁不完全损伤引起局部扩张或外鼓,有完整但薄弱的动脉壁。假性动脉瘤的动脉壁全层中断,动脉瘤壁是由周围的结构包括血肿等形成的。混合性动脉瘤,是指真性动脉瘤破裂后,形成局部血肿和假腔。在闭合性颅脑损伤中,外伤性颅内动脉瘤最多见于周围血管树和颈内动脉,椎-基底动脉少见。床突下颈内动脉和基底动脉瘤常与颅底骨折相关,床突上动脉瘤常由于动脉被前床突挫伤,或撞击中跨越床突的动脉突然被拉伸所致。大脑前动脉远端因为靠近大脑镰易损伤而形成外伤性颅内动脉瘤。

TICA 最常见的是出现外伤后迟发性的颅内血肿及相应的临床症状(取决于动脉瘤的位置),其他表现为严重的头痛、反复鼻出血、进展性脑神经麻痹,头部 CT 可有偶然的异常发现。对于高度怀疑 TICA 的患者,应尽早予以头部 CTA 和血管造影检查,TICA 具有瘤颈不明显、外形不规则、不在常见位置、动脉瘤延迟充盈和排空等特征。

TICA 具有很高的破裂发生率,因此一旦确诊,必须马上治疗。通常,颅底动脉瘤首选介入栓塞治疗,周围血管动脉瘤可予手术夹闭、切除、栓塞,或在其他方法不可行的情况下行包裹术。

32.1.5 脑神经损伤

颅脑外伤后的脑神经损伤(cranial nerve injuries)往往是颅底骨折所致,也可见于颅内压增高和外伤后合并的脑膜炎。脑神经都从颅底骨孔出颅,如果骨折线通过这些骨孔,就会使脑神经断裂或挫伤,亦会影响该神经的血供,引起临床症状。前颅底骨折常累及嗅神经,眶骨骨折常合并视神经损伤,颞岩骨的骨折易损伤面、听神经。也有的是因为直接损伤脑干脑神经核或继发颅内高压引起。12 对脑神经中,嗅神经、视神经、动眼神经、展神经、面神经和听神经损伤均属常见,并以嗅神经损伤为最常见,造成一侧或两侧的嗅觉丧失。动眼神经损伤常表现为患侧瞳孔散大、眼球固定;展神经损伤后患侧眼球外展不能,并出现复视;而面、听神经损伤后,则引起周围性面瘫或听力丧失。外耳道流血和脑脊液漏,提示颞骨骨折、鼓膜破裂的患者,都应考虑面神经损伤的可能。

视神经损伤在闭合性颅脑损伤中的占比为 0.5%～5%,在合并颌面部骨折的患者中约占 10%。视神经损伤导致视力下降、视野缺损,甚至完全失明;瞳孔直接对光反射消失,间接对光反射存在。

明确的外伤史、受伤机制、临床症状和体征可确定脑神经损伤的诊断,头颅三维薄层 CT 明确颅底骨折;脑神经诱发电位可以进一步明确脑神经的功能状态。

脑神经损伤的治疗以保守治疗为主。一般给予神经营养药物和血管扩张药物改善微循环。受损神经的恢复一般需要 2～3 个月甚至更长时间。对于受伤后 6 个月以上仍未恢复的患者,目前仍无较好的治疗方法。对于面神经离断患者的治疗,则应在保守治疗无效的情况下行面-副、面-隔或面-舌下神经吻合术。

视神经损伤的治疗仍然有争议,目前仍然缺乏有充分循证医学证据的指南,治疗主要有激素治疗、视神经管减压术、激素加视神经管减压和保守治疗。目前外伤性视神经损伤视神经管减压术被认为适合于意识清醒的早期视神经损伤患者,尤其是 CT 骨窗位眶周存在明显骨折,视觉诱发电位仍有存在,以及保留光感的患者。对于年轻患者,尤其是双侧视神经损伤的患者,患者和家属手术意愿强烈,对手术风险和预后了解的早期患者可以考虑手术治疗。经鼻内镜下视神经管减压术,微创、安全,可以充分减压视神经下壁和内侧壁。开颅视神经管减压术更适合于额颞部颅内血肿、脑挫裂伤或额窦骨折需处理的患者,可以充分减压视神经管的上壁和上内侧壁。但对激素和视神经管减压的疗效尚有争议,目前仍缺少严格的随机对照长期随访预后的研究。最近的回顾性研究认为,视神经管减压术的患者中,加用激素治疗组与单纯手术组相比,不具有明显改善视力的作用;循证医学数据库荟萃分析发现,相比激素治疗组,自然恢复组的视力出现不同程度改善比例更高,激素没有明显的治疗作用,甚至可能存在有害作用。而在没有使用激素和视神经管减压术的患者中,有文献报道约 30%的成人和 40%的儿童在保守治疗中视力得到不同程度的自然恢复,认为激素和视神经管减压术没有明显改善视力,不能作为视神经损伤的标准治疗。

32.1.6 外伤性脑积水

外伤性脑积水(posttraumatic hydrocephalus)大多由于颅脑外伤后引起蛛网膜下腔出血、大量的血性脑脊液对脑膜产生刺激引起的无菌性炎症,在蛛网膜与软脑膜之间发生粘连,甚至堵塞蛛网膜颗粒,造成脑脊液循环和吸收障碍,引起交通性或阻塞性脑积水;或因脑室穿通伤或血肿破入脑室,堵塞室间孔、导水管或第 4 脑室出口,形成阻塞性脑积水;或因去骨瓣减压后,脑严重膨出、移位,导致脑脊液循环受阻引起。开颅去骨瓣减压距离中线<25 mm 被认为是外伤性脑积水的独立影响因素。外伤性脑积水的发病率据报道为 0.7%～51.4%。

外伤性脑积水分为急性和慢性 2 种。急性型发生于伤后 2 周之内,最快在伤后 1～3 d 内即可发生,多因血凝块堵塞脑脊液循环通路所致(阻塞性)。外伤导致的急性脑积水相对少见,但病情急骤凶险,颅内压增高显著,合并脑挫裂伤严重;伤后持久昏迷,进行性恶化,病死率高。慢性型脑积水多因脑脊液吸收障碍所致,多见于伤后 3～6 周,或迟至 6～12 个月,1 年以上少见。根据阻塞部位,可分为阻塞性脑积水(如阻塞在侧脑室蒙氏孔、导水管或正中孔)和交通性脑积水(阻塞在大脑蛛网膜下腔)。临床上可表现脑积水症状,逐渐出现痴呆、步态不稳、反应迟钝及行为异常。外伤性脑积水病情进展缓慢,症状有波动,也有表现为持续浅昏迷数月,以后逐渐恢复。外伤性脑积水是康复期颅脑损伤患者进步停滞或倒退的主要原因之一。部分慢性脑积水中,尤其多见于合并有严重颅内感染病程的患者,颅内压未必因为脑积水的加重而增加。根据脑积水患者脑室压力的水平,可以将脑积水分类为高压性、常压性、低压性和负压性脑积水,如表 32-1 所示。

表 32-1 根据脑室压力水平的脑积水分类

分 类	颅内压(脑室压力)(mmH_2O)
高压性脑积水	>200
常压性脑积水	70～200
低压性脑积水	0～70
负压性脑积水	≤0

注:1 mmH_2O=9.8 Pa。

外伤性脑积水的诊断主要依靠明确的脑外伤病史,伤后持续昏迷或苏醒后意识又无端恶化,可出现精神症状。颅脑 CT 检查示脑室系统扩大伴脑室尤其是额角周围有明显的间质水肿带即可明确诊断。MRI 示脑脊液流动提示中脑导水管或/和第 4 脑室出口流速增加,脑室腹腔分流后流速的减低和预后改善明显相关。

一旦诊断明确,应及早根据不同压力水平脑积水的病理生理特点来个体化选择手术方案。

32.1.7 脂肪栓塞

脂肪栓塞通常是无症状的,但是有 1%～5%的患者因为脂肪颗粒进入体循环,导致肺、脑和皮肤等多器官功能障碍,形成脂肪栓塞综合征。脑外伤合并脑脂肪栓塞(cerebral fat embolism)是一种少见的并发症,多发生于颅脑损伤患者合并全身多发性损伤或长骨骨折。脂肪颗粒进入血液循环,大部分在肺部停留,引起肺部血管的机械性阻塞,在酶解作用下形成游离脂肪酸,损害血管内皮,使血管壁的通透性增加,促使形成间质性肺炎和急性肺水肿;也有一些脂肪颗粒通过肺循环经右心房逸入体循环而造成脑脂肪栓塞。进入脑血管的脂肪栓子使脑内多处小血管堵塞,在大脑白质和小脑半球造成广泛的出血性梗死灶,形成严重的脑水肿。而且,肺部病变加重脑缺血、缺氧,可引起严重后果。

脑脂肪栓塞的临床表现有意识障碍、抽搐发作、去大脑强直和局灶性脑症状。症状通常在外伤后 1～2 d 发生,进行性加重,并伴有胸闷、气促、咳嗽、咯血和发绀等肺栓塞表现,痰中和尿中可见大量脂肪颗粒。发病 2～3 d 后可有皮肤瘀点、瘀斑出现;眼底检查能在视网膜血管内发现脂肪颗粒;血红蛋白明显减低。轻者有一过性意识变化伴头痛、嗜睡;重者伤后数小时即可昏迷、呼吸窘迫、血压下降,如不及时治疗,短期内可死亡。

诊断主要根据临床症状确定,呼吸功能不全、脑部症状和瘀点状皮疹是诊断脂肪栓塞综合征的最主要标准,其他次要标准包括发热、心动过速,以及眼底改变、黄疸、肾功能改变、贫血、血小板计数减少、红细胞沉降率增快和脂肪的巨球蛋白血症。肺 CT 可见双肺斑片状毛玻璃影和双侧胸膜渗出;增强 CT 有时可见肺主动脉栓塞的存在。脑 CT 平扫典型者可见低密度动脉征,MRI 白质弥散加权成像(DWI)典型表现为皮质下和半卵圆中心显示多个小点状高信号,其大小和范围与意识障碍的严重程度成正比。

治疗主要针对肺部和脑部症状。保持呼吸通畅,改善呼吸功能,必要时气管切开,呼吸机辅助呼吸。应用血管扩张剂扩张血管,改善脑血供。大剂量激素保护毛细血管壁,减少渗出,控制肺水肿和脑水肿。另外,长骨骨折局部固定,防止脂肪再进入血循环。根据脑水肿表现,给予脱水降颅压、利尿、抗癫痫等对症治疗措施。

32.1.8 颅内积气

外伤后颅内积气(intracranial pneumocephalus)多因颅底骨折,骨折线累及鼻旁窦或乳突气房,空气经骨折线入颅,分布于硬脑膜下、蛛网膜下或脑室内,以单侧为多,少数可见双侧积气,可合并脑脊液漏;也可见于颅内术后,如常见于慢性硬脑膜下血肿钻孔引流术中排气不充分。气颅导致的症状主要与其体积大小、造成颅内压增高及脑移位有关。微量颅内积气可以没有症状，大量的颅内积气可导致头痛、呕吐、进行性意识障碍、精神障碍等神经功能障碍，严重者可导致脑疝死亡。X线摄片或CT检查可以明确颅内积气的诊断。治疗主要是防止颅内感染，控制颅内压，必要时手术修补瘘口；对于气颅导致脑明显移位、脑疝的患者，应手术排除颅内积气。

32.1.9 低颅压症

外伤后低颅压症（intracranial hypotension syndrome）是指患者侧卧腰椎穿刺压力在70 mmH_2O以下所产生的综合性症候群。发生原因可能为伤后脑血管痉挛，使脉络丛分泌脑脊液减少，亦可继发于脑脊液漏、休克、严重脱水、低钠血症或手术及腰椎穿刺放出的脑脊液过多所致，重型颅脑损伤康复期的低颅压常继发于脑积水，其与脑顺应性降低有关。头痛为主要早期症状，位于前额及后枕部，随体位的升高而加剧，并可向全身放射。采取平卧位或头低位时头痛即减轻或消失。其次是眩晕、呕吐、听觉减退、畏光和颈项强直，严重者可有意识障碍。

（1）临床诊断

主要依靠临床表现和腰椎穿刺测压来确诊。头部MRI检查表现为硬脑膜强化、硬脑膜下积液水瘤形成；脑下垂可导致视交叉周围和桥前脑池消失、脑桥在斜坡受压变平、小脑扁桃体下降，而静脉窦扩张（图32-2）。脊髓MRI检查可见脑脊液鞘外积聚（图32-3）。脊髓造影和放射性核素脑池造影可明确脑脊液漏口的确切位置。

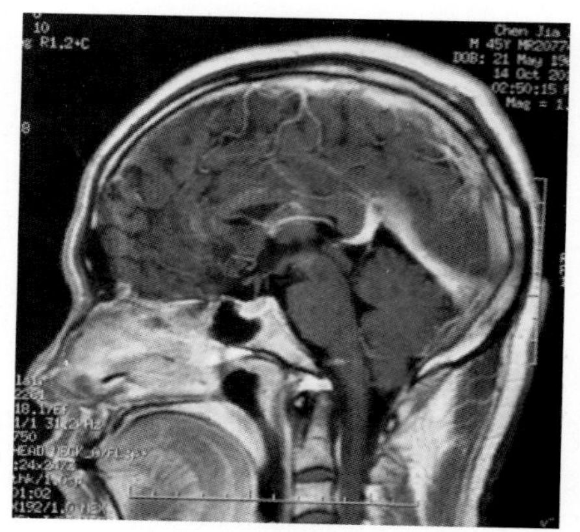

图32-2 低颅压MRI表现

注：硬脑膜强化，脑桥相对斜坡展平，小脑扁桃体下降，脑室塌陷，静脉结构扩张。

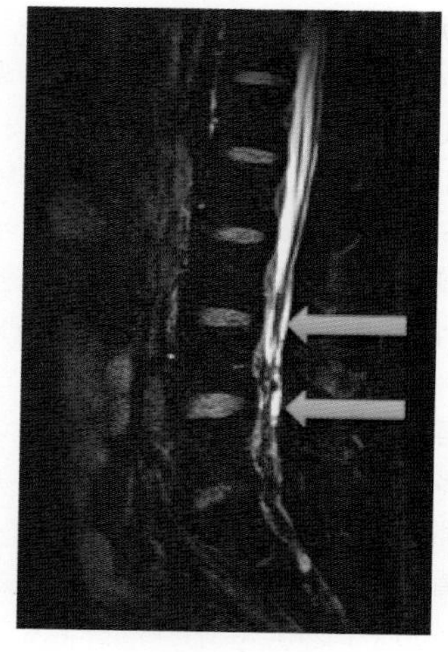

图32-3 脊髓MRI FLAIR相

注：可见脑脊液鞘外积聚。

（2）基本治疗原则

外伤后低颅压症需严格平卧休息，适当增加腹压和颈静脉压，必要时头低脚高位；增加液体摄入，促进脑脊液分泌；可以考虑茶碱和激素治疗。经脑室内或腰椎穿刺注入0.9%氯化钠溶液10～15 ml，不仅能直接填充蛛网膜下腔容积，更有刺激脑脊液分泌的作用。同时对继发性低颅压的患者，应及时处理病因。脊髓硬脊膜外血补片治疗通常有效，大约50%的患者需要多次硬脊膜外注射血补片，但有大约25%患者硬脊膜外血补片治疗无效。如果硬脊膜外血补片无效，可以考虑使用纤维蛋白凝胶。在保守和侵入封闭漏口方法无效的情况下，最后考虑漏口的手术治疗。

32.2 后遗症

32.2.1 颅骨缺损

颅骨缺损（skull defect）的主要原因有：①开放性颅脑损伤或火器性穿透伤；②不能复位的粉碎性或凹陷性骨折行扩创术后；③严重颅脑外伤患者行去骨瓣减压术后；④小儿颅骨骨折，可随头颅的生长而裂口增大，形成颅骨缺损。颅骨缺损<3 cm^2者多无临床症状；直径>3 cm者，可产生头痛、头晕、易怒、缺损区局部搏动感等症状，体位改变时，缺损区可发生膨隆或塌陷，造成患者对缺损区存在恐惧心理，特别是缺损位于额部时，更有碍美观。

颅骨缺损的治疗是施行颅骨修补术，缺损＞3 cm^2 的颅骨缺损应做修补术。手术目的是保护脑组织，缓解临床症状，恢复美观。目前可供修补的材料有自体和异体 2 种。前者使用患者自身的颅骨游离骨瓣作为修补材料，自体骨瓣需要冷冻保存，组织相容性好，缺点是容易吸收；年龄、骨瓣下的脑挫裂伤、粉碎性骨折和外伤性脑积水是骨瓣吸收的独立影响因子。常用的为异体材料，采用高分子聚合材料或金属等植入材料。高分子聚合材料主要有加网增强的硅橡胶颅骨板、多种高分子材料混合制成的可塑性自凝材料，以及羟基灰石或陶瓷材料所制成的新型颅骨成型片。此类修补材料具有强度适宜、组织相容性好、不易降解、不影响影像学检查的优点。金属材料主要有不锈钢、钛板或钛合金制成的颅骨修补片，具有较强抗压性能、组织相容性亦好，而且易塑形。具体采取何种修补材料，应根据缺损部位、大小和患者自身条件来决定。颅骨修补的时间，在无感染的情况下，手术通常可选择在伤后 3 个月左右施行；如果患者创口预后良好、颅内血肿完全吸收、脑水肿完全消失、病情平稳，内环境稳定，在病情容许的情况下，尽早的颅骨修补可能更有利于脑功能的康复和减少脑积水的发生率；若为感染性伤口，则手术时间应延迟至伤口愈合后半年以上。

32.2.2 外伤性癫痫

外伤性癫痫（posttraumatic epilepsy）是指颅脑损伤后造成的癫痫发作，各型颅脑损伤均可引起，开放性损伤合并癫痫的概率高，尤其是火器伤的癫痫发生率显著高于闭合性颅脑损伤。在脑外伤后 24 h 内发生的癫痫称为即发性癫痫；伤后 1 周内发生的称为早发性癫痫；而受伤 1 周后发生的称为迟发性癫痫。

颅脑损伤后的癫痫发生率为 4.4%～53%。外伤性癫痫大约占所有癫痫的 5%，占症状性癫痫的 20%。外伤性癫痫的发生与颅脑损伤的类型和严重程度相关。伤情越重，并发癫痫的机会越多，重型颅脑损伤患者的癫痫发生率为 15%～20%。中央前后回功能区、额颞叶的损伤比其他脑区损伤癫痫的发生率更高。凹陷性骨折的功能区压迫、开放性颅脑损伤、早发性癫痫、脑挫裂伤和硬脑膜下出血、低龄等，都是外伤性癫痫发作的高危因素。在美国，颅脑损伤后的早发性癫痫发生率为 2.5%～7%；在 Annegers 的报道中，1 年中的迟发性癫痫发生率为 5%～7.1%。

有文献报道，早发性癫痫在硬脑膜下血肿和脑内血肿患者中发生率达到 30%～36%；在硬脑膜外血肿、额骨或顶骨凹陷性骨折的患者中发生率为 9%～13%；轻微脑损伤、无神经系统体征的患者中发生率只有 1%～2%。同时，年龄也是早期癫痫发作的影响因素。年龄＜5 岁儿童脑外伤后早期癫痫的发生率较高，而且儿童在伤后 1 h 或 24 h 内的癫痫发生率远远高于成人。

脑外伤后的早发性癫痫发作者中，发生时间主要在伤后 5 d 内，尤以第 1 天为最多。约有不到 1/3 的患者于伤后 1 h 内发生，1/3 在伤后 1～24 h 内发生，其余的患者则在伤后 2～7 d 内发作。

迟发性癫痫的机制尚未完全明了，通常被认为与胶质增生、瘢痕形成等有关。目前认为其发生机制可能为：①脑组织生化、电生理和结构改变；②异常致癫痫神经元的生成；③脑内抑制通路的下降；④脑内乙酰胆碱、谷氨酸和钾的减少；⑤突触后高敏感性；⑥酸碱平衡紊乱；⑦出血后钙离子和含铁血黄素的沉积；⑧脂质代谢紊乱；⑨基因突变。

颅内血肿的迟发性癫痫发生率很高，有文献报道甚至大约 1/5 的硬脑膜外血肿患者和 1/2 的硬脑膜下及脑内血肿的患者可发生迟发性癫痫。凹陷性骨折患者的迟发性癫痫发生率受合并损伤的影响，可从 4%到 60%。而开放性颅脑损伤，特别是火器伤，由于硬脑膜挫伤、脑实质损伤及早期癫痫的发生率较高，故迟发性癫痫的发生可达 1/3。

根据明确的脑外伤史、癫痫的临床表现、脑电图的癫痫样放电，即可明确外伤性癫痫的诊断。外伤性癫痫发作的临床类型比例文献报道迥异，但外伤性癫痫的全身性大发作往往是继发于部分发作性癫痫。头部 CT 和 MRI 检查可以确定脑损伤部位，虽然目前仍然缺乏一种监测手段能准确地定位癫痫灶，但 PET、SPECT、MEG、功能磁共振和脑电图多模式检查有利于癫痫灶的定位。

目前的研究肯定了早发性癫痫药物的预防作用，而迟发性癫痫的药物预防作用缺乏循证医学的依据。预防性抗癫痫药物适合如下颅脑损伤患者：GCS 评分＜10 分、广泛脑挫裂伤或凹陷性骨折、颅内血肿、开放性颅脑损伤、外伤后＞24 h 的昏迷或记忆缺失患者。

治疗以应用抗癫痫药物为主。常用的抗癫痫药物有卡马西平、丙戊酸钠、苯妥英钠、奥卡西平、左乙拉西坦、拉莫三嗪、托比酯等。药物的使用必须兼顾疗效、不良反应和依从性，尤其是尽量减少年轻患者认知功能的影响；理想的抗癫痫药物不但能有效控制癫痫，而且对认知意识等不良反应小、起效快和药物间相互作用小。如何选择能有效控制癫痫，而无明显不良反应的抗癫痫药物是理想药物选择的目标。癫痫药物的血药浓度监测对于指导药物使用的规范化与合理性非常重要。在癫痫完全控制 2 年后，脑电图复查正常情况下，可以在医生指导下逐步停用抗癫痫药物。

晚期外伤性癫痫的手术指征如下：

1）正规使用抗癫药物仍然不能控制的难治性外伤性癫痫，严重影响日常生活和工作的患者。

2）临床、脑电图和影像学检查提示存在局部癫痫灶者，包括存在脑膜-脑瘢痕、异物、骨折片等的患者。

3）病灶切除后不致引起或加重原有的神经功能障碍。

但由于脑外伤脑损害的广泛性，准确定位癫痫灶是癫痫手术的难点。存在多发癫痫灶或难以定位癫痫灶而药物治疗无效的情况下，自主神经刺激是难治外伤性癫痫的另一选择。

预后：外伤性癫痫的预后比无明显原因的癫痫预后更差，合并外伤性癫痫的脑外伤患者比没有癫痫的脑外伤患者预期寿命要短。外伤性癫痫明显影响脑外伤患者的康复，并影响认知等脑功能，从而影响患者的日常和社会生活质量，是脑外伤预后不良的标志之一。

32.2.3 脑外伤后综合征

颅脑损伤后，部分患者在急性创伤恢复后，仍有许多自觉症状不能消除，但神经系统检查却无客观发现，甚至通过 CT、MRI 等检查亦无异常发现。这类患者多是轻度或中度脑损伤，伤后一般情况恢复好，但是有头痛、头晕等不适，迁延不愈。如果经过长期治疗仍无好转，则称之为脑外伤后综合征。

脑外伤后综合征（post traumatic syndrome）的发病原因仍未完全明了。目前认为可能是在脑轻微器质性损伤的基础上，再加上患者的身心因素与社会因素而造成。颅脑损伤无论轻重都将引起一系列不同程度的脑组织病理生理改变，这可能是脑外伤后综合征的前提。但是，患者的身心因素、社会影响以及生活、工作的稳定都与本病的发生、发展有着密切关系。

脑损伤后综合征的临床表现复杂多样，但以头痛、头晕和自主神经功能紊乱 3 个方面为主。头痛最常见，多为胀痛或跳痛，部位常在额颞部或枕后部，有时可累及整个头部。常因失眠、疲劳、噪声或心情不佳而加剧。其次为头晕，可有行走不稳或共济失调，给予对症处理后可缓解。除了上述症状外，还可有情绪不稳、注意力涣散、记忆力减退、易激动。伴有自主神经功能紊乱时，可有耳鸣、心悸、血压波动、多汗、性功能下降等表现。神经系统体检一般无异常体征，辅助检查多无异常发现。

有明确的脑外伤史，存在上述症状，神经系统检查无异常发现，虽经对症治疗，但病程迁延达 3 个月以上，可考虑为脑外伤后综合征，但对诊断必须慎重，要结合其他辅助检查以排除脑损伤后的器质性病变可能。

治疗采取综合性治疗手段。首先应做好患者的思想工作，消除顾虑，树立战胜疾病的信心；合理安排工作和生活，稳定患者的心理；酌情采用中西药物对症治疗；适当的体育锻炼也是必需的。总之，保持主观上的乐观情绪，社会生活和工作稳定，对症治疗及时有效，就能使患者在身体上、精神上和社会适应上做到完全康复。

颅脑外伤后可以导致创伤后应激障碍（post traumatic stress disorder，PTSD）。PTSD 是指个体面临异常强烈的精神应激后出现的延迟发生而又持久甚至终生不愈的一类应激相关障碍。一般在精神创伤性事件发生后数天至 6 个月以内发病，病程至少持续 1 个月以上，可长达数月或数年，个别甚至达数十年之久。临床上主要表现为闯入性体验、警觉性增高，如焦虑、睡眠障碍；回避；其他如攻击行为。抑郁是很多 PTSD 患者常见的伴随症状。最新的研究认为，PTSD 被认为在脑白质和神经轴突有可逆性的损害，通过合理的治疗可以得到改善。PTSD 的治疗目前最主要的是心理治疗结合药物治疗。临床常用的药物有帕罗西汀（赛乐特）、舍曲林（左洛复）、文拉法新（怡诺思）等。所以颅脑损伤患者后期出现的症状一旦考虑 PTSD 的可能，应该请精神科专科医生和临床心理科医生来共同诊治。

创伤后应激症状甚至可出现在创伤患者的亲友中。创伤患者亲友的 PTSD 发生率约为总人口发病率的 3 倍，表现为精神和心理的障碍。研究表明这与创伤时不恰当应对策略有关，而与患者的致残程

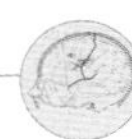

度无关。患者亲友往往是创伤患者的非专业护理人员，而PTSD可能会影响其有效处事能力。指导患者亲友正确地应对以防止此类心理疾病的发生。

32.2.4 认知功能障碍

认知功能障碍是脑外伤最常见的后遗症之一。颅脑损伤后认知功能障碍的特点是颅脑损伤后认知能力的突然下降，这种能力的下降和外伤导致脑认知功能相关区域的损伤相关。认知功能的障碍主要包括感觉、记忆、注意、推理、反应和执行能力等方面的下降，轻度颅脑损伤的认知功能可以在一定时间内完全恢复，但大多数中、重度颅脑损伤患者的认知功能障碍会影响终身，严重影响患者的工作能力和日常生活质量。

流行病学研究也表明，创伤性颅脑损伤与阿尔茨海默病的高发病率和过早发病有关。*ApoEε4* 等位基因与阿尔茨海默病相关。研究表明重型颅脑损伤可能存在基因诱导的易感性，有 *ApoEε4* 等位基因的患者更易导致脑细胞损伤。已有报道认为 *ApoEε4* 等位基因表达的男性颅脑损伤患者预后更差。

对于认知功能障碍的诊断，主要依靠有效的心理评估，虽然临床上有众多的认知功能评定量表，但仍然缺乏简便易行，且能全面客观评估颅脑损伤患者认知功能的令人满意的工具。简易智能精神状态检查量表(mini mental state examination, MMSE)是最简便常用的认知功能测评量表，包括定向力、记忆力、注意力和计算力、回忆力及语言能力，具有良好的信效度和用时少、简单实用、易操作、敏感性好的优点，其适合脑外伤患者的认知能力初步评定；但缺点是不能全面反映认知功能，且评分等级很难客观反映出认知功能障碍患者的治疗效果，项目内容也易受教育程度影响，在临床上的普遍应用受到了一定的限制。蒙特利尔认知评估量表(Montreal cognitive assessment, MOCA)和MMSE在评定脑外伤患者的认知功能缺损的效能类似，耗时少而简便，适合颅脑损伤后认知功能的粗略评估。Mueller编制的“神经行为认知状态检查”(the neurobehavioral cognitive status examination, NCSE)采用分量表和分量表分的形式对各认知领域进行分析，包括3个一般因素(意识水平、注意力和定向能力)和5个主要的认知功能区域(语言能力、结构能力、记忆力、计算能力和推理能力)，因为其简便、可靠，适合于神经外科术后轻度颅脑损伤后轻微认知功能障碍患者的认知功能评定。但对更高一级的认知能力，包括推理、判断以及结构能力尚存欠缺，易受教育程度的影响，并且认知功能受损明显的患者配合困难，因此其仅在认知障碍初筛方面具有一定应用前景。此外，长谷川改良痴呆量表(HDS-R)也是临床常用于颅脑损伤患者认知功能障碍的筛选量表之一。Wechsler成人智力量表虽然能较好反映个人智力全貌和智力不同侧面，但因测试时间较长，颅脑损伤患者往往伴有较严重的躯体并发外伤或后遗症，很难配合测试，限制了其在临床上的应用。

重型颅脑损伤后的严重意识障碍患者，缺乏相互交流的能力，无法进行认知功能的评定。

认知功能的康复，非药物疗法中主要有认知行为训练，以及计算机辅助训练系统，利用多媒体技术和三维仿真技术提供丰富的视听刺激来直观规范训练；同时，可加强教育、现实期望设定、调整环境和生活方式，并给予鼓励与关爱。

药物治疗上尚没有认知功能康复特效药，目前临床上有非竞争性的NMDA受体拮抗剂金刚烷胺，儿茶酚胺增强剂哌甲酯、溴隐亭，胆碱能增强药物多奈哌齐和卡巴拉汀，混合儿茶酚胺和胆碱能增强剂，胞苷5′-二磷酸胆碱等。

(吴雪海　胡　锦)

参考文献

[1] 吴雪海，胡锦．颅脑损伤的并发症和后遗症[M]//周良辅．现代神经外科学．2版．上海：复旦大学出版社，2015：409-417.

[2] CINQUEGRANI A, ALAFACI C, GALLETTA K, et al. Posttraumatic chronic cranial osteomyelitis due to a superficial wound-A clinical and neuroradiological case report [J]. Surg Neurol Int, 2019,10:53.

[3] DEGRAUW X, THURMAN D, XU L K, et al. Epidemiology of traumatic brain injury-associated epilepsy and early use of anti-epilepsy drugs: An analysis of insurance claims data, 2004-2014[J]. Epilepsy Res, 2018,146:41-49.

[4] HORIGUCHI K, MURAI H, HASEGAWA Y, et al. Endoscopic endonasal trans-sphenoidal optic nerve decompression for traumatic opticneuropathy — technical note [J]. Neurol Med Chir, 2010,50(6):518-522.

[5] HUTCHINSON P J, KOLIAS A G, TAJSIC T, et al. Consensus statement from the international consensus meeting on the role of decompressive craniectomy in the management of traumatic brain injury: consensus statement [J]. Acta Neurochir, 2019,161(7):1261 - 1274.

[6] KAPLAN G B, LEITE-MORRIS K A, WANG L, et al. Pathophysiological bases of comorbidity: traumatic brain injury and post-traumatic stress disorder [J]. J Neurotrauma, 2018,35(2):210 - 225.

[7] KHAN R, SAJJAD M, KHAN A A, et al. Comparison of lumbar drain insertion and conservative management in the treatment of traumatic CSF rhinorrhoea [J]. J Ayub Med Coll Abbottabad, 2019, 31(3):441 - 444.

[8] SU T M, LAN C M, LEE T H, et al. Risk factors for the development of posttraumatic hydrocephalus after unilateral decompressive craniectomy in patients with traumatic brain injury [J]. J Clin Neurosci, 2019,63: 62 - 67.

[9] WILSON C D, BURKS J D, RODGERS R B, et al. Early and late posttraumatic epilepsy in the setting of traumatic brain injury: a meta-analysis and review of antiepileptic management [J]. World Neurosurg, 2018, 110:E901 - E906.

[10] WU X, ZANG D, WU X, et al. Diagnosis and management for secondary low- or negative-pressure hydrocephalus and a new hydrocephalus classification based on ventricular pressure [J]. World Neurosurg, 2019,124:E510 - E516.

颅外脑动脉钝性损伤

过去认为颅外脑动脉钝性损伤(blunt injury of extra-cranial brain artery, BIEBA)少见，近来发现有增多趋势。由于它涉及神经外科、神经内科、骨外科、耳鼻喉科、颌面外科、血管和介入外科等众多学科，易与颅外动脉夹层混淆，使得未能及时、正确诊治，致死残率高，应引起重视。

33.1 流行病学

自 1872 年 Verneuil 等首次报道本病以来，其患病率占所有外伤性脑损伤的 0.1%～3.9%，但在重型外伤性脑损伤患者中占较大比例(9.2%)。经 CT 血管成像(CTA)检查，其发生率为 1.1～1.76/10 万。10%～80%的 BIEBA 患者会出现脑卒中，病死率可达 50%～100%。可发生于任何年龄，≤45 岁占 5%～22%，性别差异不大。

33.2 病因、病理和发病机制

引起 BIEBA 的常见病因主要是意外事故伤，包括交通事故伤、行走跌倒伤、高处坠落伤等，分别占发病原因的 40%、22%、13%。除此之外，还有一小部分是由自缢、颈夹伤以及颈部的勒伤和暴力外伤等引起的。在极少数的情况下，一些低能量的损伤机制也可导致本病，如颈椎按摩、练瑜伽或者咳嗽、呕吐、擤鼻等使头颈部出现快速异常运动的动作，这类损伤的具体机制仍不明确，可能与血管周围的软组织微小损伤有关。

头颈部高能量的钝性损伤过程中，由于颈部过度后仰或旋转，带动颈内动脉的纵向拉伸或扭转而导致血管壁的损伤。复杂颅骨骨折，如颅底骨折、枕骨骨折、面中部骨折及下颌骨骨折等损伤也可使颈内动脉发病风险增加。另外，颈部的直接压迫也可导致血管损伤，例如汽车的安全气囊或座带等对颈部的勒伤，甚至颈部过度屈曲时下颌骨对颈部的挤压伤，这类暴力的钝性损伤通过组织传导作用于血管而导致损伤。暴力引起颈椎半脱位或颈椎韧带的损伤，产生横向的错位造成血管壁的损伤，或者较严重的骨折出现的小碎片可以刺破椎动脉造成损伤。由于椎动脉和颈椎的解剖位置相近，使得颈椎骨折，尤其是上颈椎骨折、颈椎韧带损伤、颈椎半脱位等导致 BIEBA 的发病风险明显升高。第 1～3 颈椎骨折或脱位的患者中出现 BIEBA 的患者可达 8%，而第 4～7 颈椎的损伤发生 BIEBA 的概率约为 2%。

BIEBA 的病理生理学过程同自发性颅外段颈动脉夹层较为相似，但是在生物力学方面有所不同。前者多从动脉内膜开始出现损伤，而后者的损伤多从外膜开始。结合病理生理学和血流动力学，

BIEBA 的发病机制通常表现出以下几种情况：①外伤暴力导致动脉中层出血，或血肿进一步增大导致血管管腔狭窄，狭窄的管腔被微栓子堵塞导致局灶性或大面积脑缺血、脑梗死；②动脉内膜血栓形成或者由外伤引起的动脉内膜发生撕裂形成微栓子，进而形成脑缺血或脑梗死；③动脉弹力层断裂，动脉外膜隆起形成动脉瘤，后者可直接导致或因发生破裂产生微栓子导致脑缺血或脑梗死；④外伤刺激导致机体处于高凝状态，进一步增加脑缺血、脑梗死的概率；⑤由外伤直接造成动脉全程断裂，血液大量流出，脑组织缺乏足够血液供应而发生缺血、梗死。

33.3 临床特点

在发病早期，患者可无明显症状，或者被原发病的症状所掩盖。

1）典型的 BIEBA 临床表现多伴有明确的头颈部外伤史。

2）三联征：见于 30%左右的患者，同侧头颈面痛，同侧 Horner 综合征，脑缺血、视网膜缺血。

3）头痛：见于 70%～80%的患者。

4）体检时伴或不伴有颈部的伤痕、肿胀、杂音；如果暴力所致外伤伤势严重，常合并创伤性颅脑损伤以及全身多发伤。

5）缺血卒中：见于 67%的患者，表现短暂性脑缺血发作（TIA）、偏瘫、失语等。需要注意的是，5%～20%的患者早期无明显症状，随后症状逐渐出现。

6）合并伤：颅脑外伤、其他部位伤。

33.4 诊断

虽然目前诊断 BIEBA 主要依赖于影像学表现，尤其是以数字减影血管造影（DSA）为主，但系统的体格检查和病史采集对于准确诊断而言仍是必不可少的。有学者调查了 3 位从医 50 年以上的创伤外科医生，根据患者临床表现进行诊断，来判断 BIEBA 诊断的准确性，结果显示 3 位医生的诊断敏感性为 53.2%，特异性为 95.9%，准确率为 92.3%，阳/阴性预测率为 53.8%/95.8%，漏诊率为 46.7%，其中 44.2%的方案不需要改动治疗，2.3%的患者仍需手术治疗。该研究提示：有经验的创伤外科医生仍会出现漏诊；对于神志清楚的头颈钝性伤者，不提倡完全取消早期影像学检查，而对一些病情可疑的患者要进行必要的影像学检查。

BIEBA 常用的影像学检查手段包括 DSA、CTA、MRA 和颈部超声检查等。

1）DSA 作为早期的一种检查手段，目前临床上多用于辅助 CTA 检查。DSA 检查虽然是诊断 BIEBA 的金标准，但尚存在一些局限：部分严重受伤的患者无法行 DSA 检查；造影前的准备工作往往会耽误患者的最佳治疗时机；1%～3%的造影会出现术后并发症。鉴于以上几点，DSA 常常用于介入手术治疗前的检查。

2）CTA 检查具有快速、无创、高空间分辨率等特点，此外还可以评估损伤部位骨与软组织的关系，常作为首选检查手段。然而有研究发现，其敏感性为 66%、特异性为 97%，对于检查结果呈阴性者尚无法完全排除 BIEBA 可能。

3）MRA 检查可用于超早期脑缺血的诊断，但研究显示，其诊断敏感性仅为 50%。

4）颈部超声检查可通过经颅多普勒超声检查进行微栓子监测，对于颈内动脉损伤的诊断敏感性较高，但对近颅底的颈内动脉或椎动脉的诊断效率较低。

综上所述，高度怀疑 BIEBA 的患者均需行 CTA 检查。

Biffl 等（1999）根据患者的临床表现和影像学资料将 BIEBA 分为Ⅰ～Ⅴ型：Ⅰ型，动脉血管不规则或缩小<25%；Ⅱ型，动脉管腔缩小≥25%或伴有血栓形成；Ⅲ型，外伤性动脉瘤；Ⅳ型，动脉闭塞；Ⅴ型，动脉横断（图 33－1）。2018 年，Burlew 等通过 40 排 CT，对 DSA 证实的 40 例 BIEBA 患者进行 Biffl 分型，结果证实 CTA 是可靠的，且高排 CT 可提高诊断准确性。然而，另有研究指出 CTA 检查存在局限性，该研究回顾性分析 140 例 BIEBA 患者，基于 Denvor 筛查标准行 CTA 检查，再利用 DSA 检查确认结果，结果提示 64 排 CT 假阳性高，特别是对于 Biffl Ⅰ型患者，应行 DSA 确认后再行治疗，可避免抗血栓治疗。

BIEBA 的筛查技术有助于为部分早期无明显症状的患者提供及时诊断和治疗，以免不可逆性不良事件的继续发生。目前尚无循证医学Ⅰ级证据，但只要满足其中一项，建议行 CTA 检查：①重型创伤性脑损伤（GCS 评分≤8 分）；②伴有头皮撕脱伤；

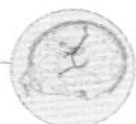

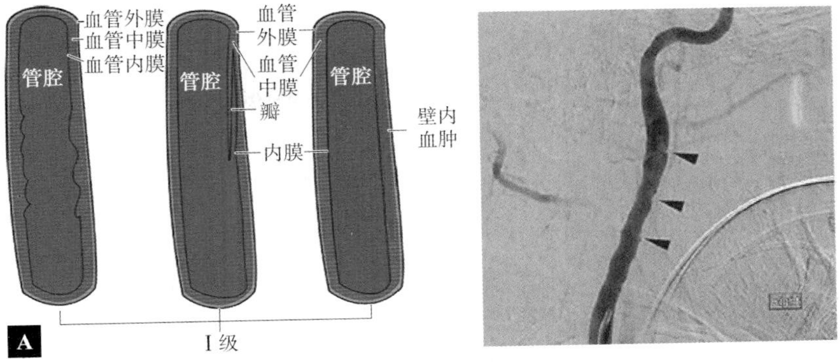

血管外膜
血管中膜
血管内膜
管腔
血管
外膜
血管
中膜
瓣
内膜
壁内
血肿
A
Ⅰ级

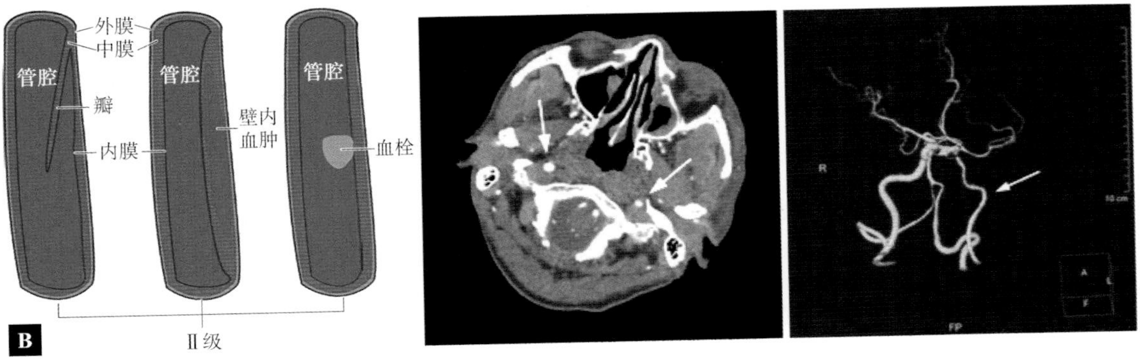

外膜
中膜
管腔
瓣
内膜
壁内
血肿
血栓
B
Ⅱ级

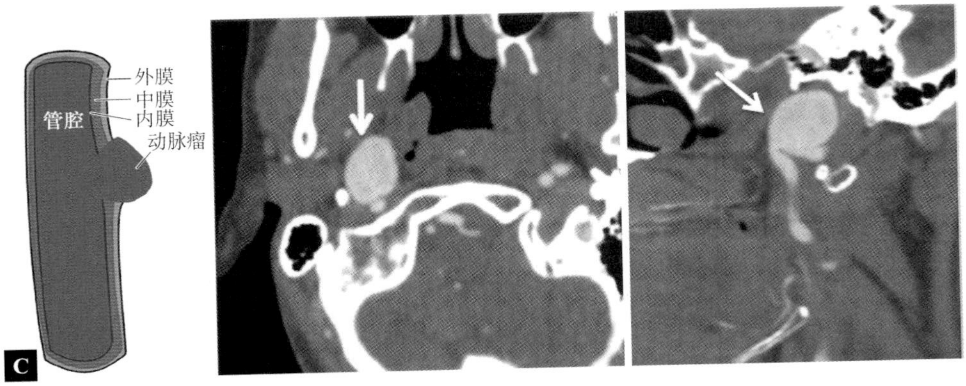

外膜
中膜
内膜
管腔
动脉瘤
C

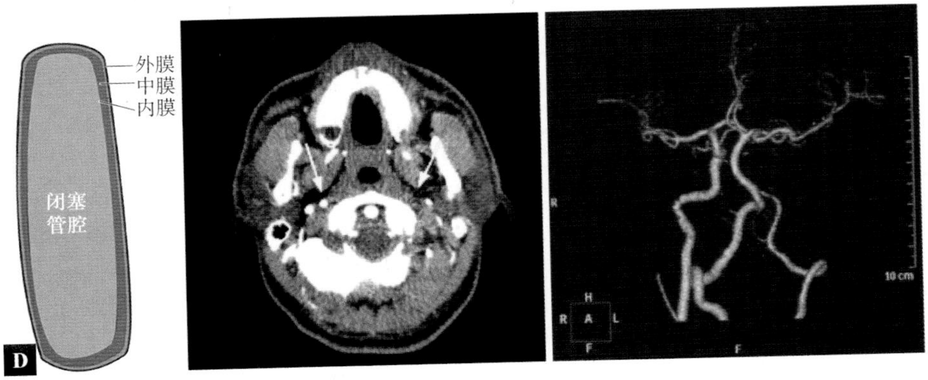

外膜
中膜
内膜
闭塞
管腔
D

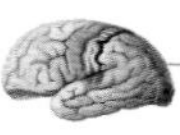

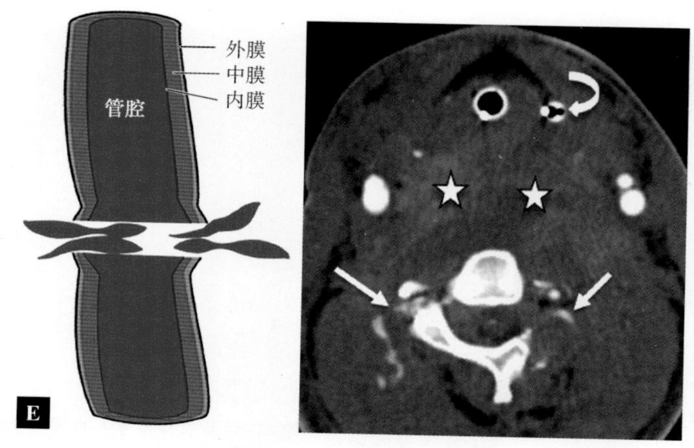

图 33-1 BIEBA 分型

注：A. 左侧颈内动脉狭窄<25%(三角箭头所指)，Ⅰ级；B. 左侧颈内动脉狭窄>25%(箭头所指)，Ⅱ级；C. 右侧颈内动脉假性动脉瘤(箭头所指)，Ⅲ级；D. 左侧颈内动脉未显影，完全闭塞(箭头所指)，Ⅳ级；E. 双侧椎动脉可见造影剂外溢，动脉横断(箭头、星形所指)，Ⅴ级。

③出现眶周、乳突青肿；④颅脑 MRI 提示弥漫性轴突损伤；⑤神经系统体检与 CT 检查结果不一致；⑥伴有颈过伸、过屈或旋转伤(夹伤、自缢)等外伤史；⑦查体见颈部勒索伤(瘀斑、血肿、杂音)；⑧体检见 Horner 征；⑨伴有骨折，如出现颅底骨折，上、下颌骨骨折，锁骨、上部肋骨骨折，颈椎骨折或脱位；⑩行 CT 或 MRI 检查提示颅内局灶性脑梗死或点状出血(出血点或梗死灶位于脑干、胼胝体、基底节等部位)。一旦发现上述指征，应尽快行 CTA 筛查，具体急诊筛查流程和处理方式如图 33-2 所示。

目前学者对 BIEBA 患者筛查有两种意见：一种意见认为，早期筛查有利于 BIEBA 患者的早诊早治，并且可显著降低缺血性脑卒中的发生率、死残率。另外一种意见认为，通过早期筛查，BIEBA 的发现率并未显著增加，但 CTA 确有减少缺血并发症倾向。但筛查具有局限性，单靠临床和影像学的筛查仍会出现 5%～20%的遗漏率，这一点需要临床医生与患者沟通时注意。

33.5 治疗

目前 BIEBA 的治疗缺乏循证医学Ⅰ级证据，多为回顾性研究报告。

33.5.1 治疗指征

1）经 CTA 和/或 DSA 检查证实存在动脉损伤或者狭窄者。

2）颈部超声多普勒检查提示有动脉损伤或狭窄或微栓子脱落。

3）伴有或者不伴有脑缺血症状。

33.5.2 治疗方法

针对 BIEBA 的治疗主要包括抗血栓形成治疗、血管介入和手术治疗。抗血栓形成治疗主要包括抗血小板和抗凝治疗。由于血栓形成是造成缺血性脑卒中的主要致病机制，针对Ⅰ～Ⅳ型损伤的患者，抗血栓药物治疗是目前主流治疗方案。在发病早期，无药物禁忌的患者应尽快行抗血栓形成药物治疗。根据美国 2011 年多学科治疗现状调查显示：抗凝药物的使用率占 42.8%，主要集中于血管外科、神经内科等无外伤史或轻度外伤的患者；而抗血小板药物的使用率占 32.5%，多集中于创伤外科和神经外科；抗凝、抗血小板药物联合治疗的使用率占 17.1%；行支架或栓塞治疗仅占 7.5%。目前抗血栓药物治疗以肝素抗凝为主，先行华法林抗凝治疗 3～6 个月，要求国际标准化比值达到 2～3，再行抗血小板治疗。

药物治疗的持续时间取决于损伤的严重程度，Ⅰ型损伤通常较轻微，血流动力学通常不受影响，血栓形成的风险也较低，一般无需手术或介入治疗，可以使用阿司匹林治疗直到损伤修复，治疗周期为 3～6 个月。Ⅱ型损伤应持续进行抗血栓形成治疗，直至随访影像学损伤稳定或恢复正常后才能停止，并且出现症状加重或影像学表现加重的患者应考虑

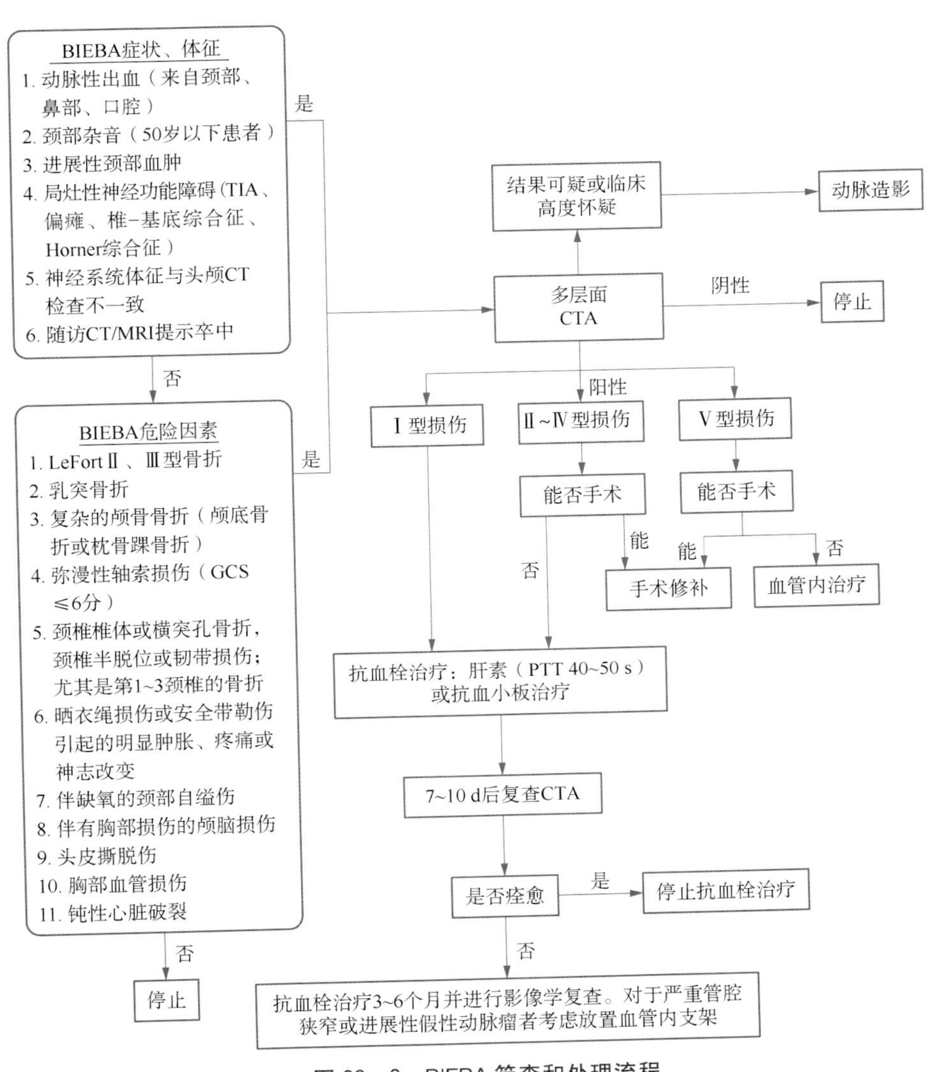

图 33-2 BIEBA 筛查和处理流程

手术或介入治疗；假性动脉瘤仅通过药物治疗难以自行消除，尽管抗血栓治疗可以降低血栓形成的风险，但介入治疗是较为可行的方法。Ⅳ型损伤需要终生抗血小板治疗，通常首选阿司匹林；如果神经障碍症状持续存在或损伤逐渐加重，可以加用氯吡格雷或改用抗凝药物治疗。使用华法林控制国际标准化比率在 2～3 是最常用的口服抗凝方案，而手术或者介入治疗通常不作为Ⅳ型损伤治疗的首选方案。药物治疗不适用于Ⅴ型损伤，因其存在活动性出血，血流动力学不稳定，容易导致低血容量性休克，立即手术或介入治疗干预对改善预后是必要的。出现颈部血肿的患者需直接压迫出血部位以控制出血直到进行手术。

行抗血栓形成治疗时需要注意以下几点：①早期诊断、早期治疗；②治疗时间一般持续在 3～6 个月，血管也需要时间修复；③Biffl Ⅰ和Ⅱ型损伤的患者有自愈可能(在 7 d 内)，因此复查时需先行 CTA 再行 DSA 检查；④有条件者应在经颅多普勒超声检查检测下治疗；⑤停药或者更换药无明确指南提示，一般以影像学提示动脉愈合为依据；⑥禁用静脉溶栓治疗，因 BIEBA 患者多为外伤所致，有别于普通缺血性脑卒中静脉溶栓，且静脉溶栓会加重病损；⑦上述原则同样适用于儿童。

对绝大多数 BIEBA 患者来说，早期抗血栓形成

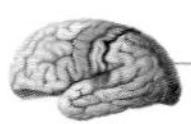

药物治疗是最佳选择。但仍有一部分患者需要血管内介入治疗。根据美国心脏协会、美国卒中协会治疗缺血性脑卒中行介入治疗指南，介入治疗仅适用于药物治疗无效且有明确缺血性脑卒中复发可能的患者。而介入治疗后需要行“双抗”治疗数月，更容易诱发意外出血。外伤患者多不予以静脉溶栓治疗，应选择合适患者行介入治疗。经介入条件下行机械取栓及支架植入，适用于 Biffl Ⅱ、Ⅳ型损伤患者。近年来研究发现，颈内动脉内膜剥脱术主要针对少数早期 BIEBA 患者。

33.6 影像学随访

确诊为 BIEBA 的患者应进行影像学随访以指导治疗，CTA 是首选的检查方式。建议在初次诊断Ⅰ～Ⅲ型 BIEBA 后 7～10 d 复查 CTA 评估血管损伤是否进展或缓解。损伤已愈合的患者可以停止抗血栓治疗，损伤未愈的患者则应继续治疗，3 个月后再次随访 CTA 检查，损伤如果仍有进展则应考虑行手术或介入治疗。对于Ⅳ型和Ⅴ型损伤，复做影像学检查对于治疗方法几乎没有指导意义，因而不需要频繁复查。

低级别的 BIEBA 更易治愈，在创伤发生后的数月内，超过 75%的Ⅰ型损伤可以恢复，8%的Ⅱ型损伤完全恢复，30%的Ⅱ型损伤好转成为Ⅰ型损伤。仅 8%的Ⅰ型损伤出现加重，而 40%左右的Ⅱ型损伤会进一步发展。大多数Ⅳ型损伤不会出现明显变化。因此，最初诊断的 BIEBA 分型可以大致评估患者的病情变化，随访发现损伤进展的患者应考虑手术或介入治疗。

33.7 预后

在没有筛查标准的时期，未治疗的 BIEBA 病死率达 23%～28%，卒中的发病率为 48%～58%，在出现神经系统症状前，通常难以诊断这类损伤。近年来的研究显示，颈内动脉损伤比椎动脉更易导致卒中的发生。颈内动脉损伤后的病死率为 7%～21%，而椎动脉损伤者仅为 4%～8%，卒中的发病率在颈动脉损伤中为 26%～41%，在椎动脉损伤中为 14%～24%。早期识别 BIEBA 并及时进行抗血栓治疗可极大降低卒中的发生率。Cothren 等报道显示，未治疗的 BIEBA 患者卒中发病率为 21%～46%，抗血栓治疗使得发病率降至 0%～0.5%。相似的，Miller 等的回顾性研究显示，颈内动脉和椎动脉损伤后的卒中发病率分别为 64%和 54%，而抗血栓治疗使卒中发病率分别降至 6.8%和 2.6%。

影响 BIEBA 患者预后的因素主要包括：①Biffl 分型，Ⅰ、Ⅱ型预后优于Ⅲ～Ⅴ型；②损伤动脉的类型，出现椎动脉损伤的患者比出现颈内动脉损伤的患者预后较差；③损伤动脉侧别，双侧损伤比单侧损伤预后差；④原发伤及全身合并伤（特别是合并颅内损伤）的病情轻重程度；⑤早期发现、早期治疗有助于明显改善患者的预后。

综上所述，BIEBA 的发生与发展较隐蔽，常被原发伤掩盖。好发生于青壮年，对于未及时进行早诊早治者，缺血性脑卒中发生率和死残率高，危害性较大。因此，开展多学科合作，规范早期筛查和早期诊断治疗是我们面临的挑战，也是目前重要的突破点。

（吴　惺　周良辅）

参考文献

[1] 周良辅．颅外脑动脉钝性损伤[J]. 中华神经创伤外科电子杂志，2019，5(1)：2－4.

[2] BIFFL W L, MOORE E E, OFFNER P J, et al. Blunt carotid arterial injuries: implications of a new grading scale [J]. J Trauma, 1999，47(5)：845－853.

[3] BURLEW C C, SUMISLAWSKI J J, BEHNFIELD C D, et al. Time to stroke: a western trauma association multicenter study of blunt cerebrovascular injuries [J]. J Trauma Acute Care Surg, 2018，85(5)：858－866.

[4] FOREMAN P M, JACKSON B E, SINGH K P, et al. Postoperative radiosurgery for the treatment of metastatic brain tumor: evaluation of local failure and leptomeningeal disease [J]. J Clin Neurosci, 2018，49：48－55.

[5] GRANDHI R, WEINER G M, AGARWAL N, et al. Limitations of multidetector computed tomography angiography for the diagnosis of blunt cerebrovascular injury [J]. J Neurosurg, 2018，128(6)：1642－1647.

[6] GRIFFIN R L, FALATKO S R, ASLIBEKYAN S, et al. Aspirin for primary prevention of stroke in traumatic cerebrovascular injury: association with increased risk of transfusion[J/OL]. J Neurosurg, (2018－05－18) [2020－10－19]. https://doi. org/10. 3171/2017. 12. JNS172284.

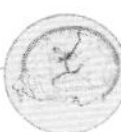

[7] HARRIGAN M R. Ischemic stroke due to blunt traumatic cerebrovascular injury [J]. Stroke, 2020, 51(1):353-360.

[8] NAGPAL P, POLICENI B A, BATHLA G. Blunt cerebrovascular injuries: advances in screening, imaging, and management trends [J]. AJNR Am J Neuroradiol, 2018, 39(9):E103.

[9] STONE D K, VISWANATHAN V T, WILSON C A. Management of blunt cerebrovascular injury [J]. Curr Neurol Neurosci Rep, 2018, 18(12):98.

34 脊髓损伤

关于脊髓损伤(spinal cord injury, SCI)的文字记载最早出现在5 000年前,但当时没有任何有效的治疗方法。直至公元前5世纪古希腊的希波克拉底医生发明了轴线牵引复位法,为SCI的治疗树立了第1个里程碑。这一方法在近现代不断得到改良,直到1968年Halo矫形器的出现,实现了SCI患者长时间牵引和良好的复位效果。但在医疗实践中,单纯牵引治疗颈髓损伤仍有较高的病死率,因此德国医生路德维格·古特曼提出"牵引治疗+特殊护理+功能康复"的整体治疗策略,并在英国斯托克曼德维尔医院创办了第1个脊髓损伤康复中心,使得颈髓损伤的病死率明显下降,为现代治疗奠定了理论基础。20世纪早期,随着放射影像学的发展和广泛应用,临床医生对SCI的发病机制、严重程度、解剖学变化等有了比较丰富的认知,他们不再满足于单纯的牵引治疗,开始尝试手术。1935年第1例颈椎前路手术,1942年第1例钢丝内固定术治疗颈椎骨折和胸椎内固定术,1958年第1例颈椎植骨融合等成功案例不断出现,丰富了SCI的治疗手段,也进一步降低了病死率。然而幸存的患者中很多仍有疼痛、大小便和性功能障碍、四肢活动障碍等后遗症,严重影响生活质量,也在其心理和经济上造成了巨大压力。

34.1 流行病学

Kumar等通过荟萃分析显示,全球创伤性脊柱损伤(traumatic spinal injury, TSI)年患病率为105/100万人(95%*CI* 86～128),其中37.3%的TSI患者发生SCI,但各地区差异明显,中低收入国家患病率高于高收入国家。我国报道的创伤性脊髓损伤的年患病率为37/100万人(95%*CI* 21～53),略好于全球平均水平,平均年龄范围34.7～54.4岁,男性明显高于女性,汽车碰撞和高空坠落是SCI的主要原因。依据好发部位分依次为颈椎(近60%)、胸椎(32%)和腰骶椎(9%)。SCI住院期间病死率为4%～17%,且在出院后仍维持较高病死率:伤后第1年3.8%,第2年1.6%,此后每年约1.2%;严重外伤、高节段、高龄、多脏器损伤等是高危因素。非创伤性原因包括脊柱退行性病变、椎体肿瘤、感染、血管病等。

34.2 临床表现

34.2.1 脊髓损伤的分类

临床上,根据SCI的形式将SCI分为:①脊髓

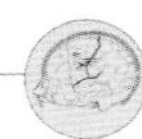

震荡，损伤最轻，临床上多见，症状在数分钟或数小时内可以完全恢复；②脊髓出血或血肿，症状取决于出血量的大小；③脊髓挫伤或裂伤；④脊髓压迫性损伤，压迫可引起局部的缺血、坏死等；⑤脊髓休克，临床表现为损伤平面以下弛缓性瘫痪，病理反射消失，大、小便失禁，2～4 周可完全恢复。

根据病程可将 SCI 分为急性期（＜48 h）、亚急性期（48 h 至 14 d）、过渡期（14 d 至 6 个月）和慢性期（＞6 个月）。

34.2.2 脊髓损伤的定位体征

在不同节段完全性 SCI 会有一些特殊的临床表现，有助于定位诊断和迅速判断病情。

（1）颈髓损伤

1）$C_{1\sim2}$ 损伤：病死率高，通常会有呼吸节律异常，需机械辅助呼吸。部分患者伴第 1/2 颈椎骨折的患者会有 C_2 神经根损伤，表现单侧后枕部和耳区的感觉异常。

2）C_3 损伤：膈肌受累明显，会有典型的呼吸肌无力，自主呼吸困难。

3）C_4 损伤：自主呼吸困难，部分患者经治疗可不同程度恢复。肱二头肌和肩部肌肉明显无力，屈肘和耸肩困难，感觉平面位于锁骨。

4）C_5 损伤：屈肘和耸肩幅度减小，手和腕部运动功能完全丧失。

5）C_6 损伤：腕部活动幅度减小，手部运动功能完全丧失。

6）C_7 损伤：可完成屈肘动作，手掌和手指的运动灵活性下降，常呈半握状态。

7）C_8/T_1 损伤：手掌、指运动障碍呈“爪形手”，部分患者有 Horner 综合征表现和自主神经调节紊乱，如血压波动、排汗异常和体温调节不良。

（2）胸髓损伤

胸髓完全性损伤通常导致截瘫，对应损伤平面感觉和大、小便功能障碍，多不影响呼吸、上肢和头颈部运动。损伤平面越高，症状越明显，T_6 水平以上胸髓损伤会伴有自主神经反射异常，表现为排汗过度、血压骤然升高、头痛与面部潮红等。

1）$T_{2\sim8}$ 损伤：损伤平面以下的腹部、躯干肌肉完全无法控制。

2）$T_{9\sim12}$ 损伤：损伤平面以下的腹部、躯干肌肉运动部分丧失。

（3）腰骶髓损伤

腰骶髓损伤主要表现为下肢、臀部肌肉的功能失调，肛门、尿道括约肌失控导致大、小便失禁或排便无力，性功能丧失等，可出现一些特殊表现。

1）L_3 损伤：可出现下肢外旋畸形，膝关节以下肢体瘫痪。

2）L_4 损伤：可勉强站起，但步态类似于髋关节脱位患者的“鸭步”，足外翻障碍。

3）L_5 损伤：髋关节呈屈曲内收畸形，可伴有脱位、摇摆步态，有足内翻表现。

34.2.3 脊髓损伤的特殊综合征

（1）贝尔交叉麻痹

贝尔（Bell）交叉麻痹多见于第 2 颈椎椎体骨折造成的脊髓损伤，损伤累及延、颈髓交界处的锥体束交叉中线靠腹侧的纤维，由于支配上、下肢运动的皮质脊髓束是分开的，且不在同一平面交叉，因此患者表现为交叉性麻痹，即同侧上肢和对侧下肢的麻痹。

（2）脊髓中央损伤综合征

常见于颈髓的不完全性过伸性损伤。由于上肢的运动神经偏脊髓中央，临床表现四肢瘫痪，但上肢瘫痪要比下肢明显，浅感觉存在，伴有大、小便障碍。大多数患者随着病程延长会有神经功能的部分恢复。

（3）前脊髓损伤综合征

由于脊柱过伸或轴性负荷造成椎间盘疝出，损伤脊髓前部，脊髓前动脉的受压也是加重病情的重要因素。临床表现为损伤平面以下运动功能和疼痛及温觉丧失，而本体感觉与位置觉等存在。其预后要比脊髓中央损伤综合征差。

（4）脊髓半切综合征

脊髓半切综合征（Brown-Sequard 综合征）常伴有其他神经损伤症状。表现为损伤平面以下同侧肢体运动和深感觉消失，精细触觉障碍，对侧肢体痛、温觉消失。

（5）圆锥综合征

圆锥综合征常伴有胸腰段脊髓损伤，受伤常在 $L_{1\sim2}$ 水平，其特点是脊髓与神经根合并受累（如圆锥与马尾受损），同时存在上运动神经元（脊髓）及下运动神经元（神经根）的损伤。圆锥成分的损伤与损伤水平上方脊髓损伤的预后相似，即完全性损伤预后差，不完全性损伤预后较好。圆锥高位损伤可能保留某些骶段反射（即球海绵体反射和肛门反射）。

(6) 马尾综合征

马尾综合征涉及马尾部腰骶神经根，脊髓本身可能无损伤，表现为单纯的下运动神经元损伤，不但下肢反射降低，而且肠道及膀胱反射也降低。临床上常呈现为不完全性及不对称性，并有良好的预后。严重的圆锥及马尾损伤患者常有慢性顽固性疼痛，比高节段脊髓的损伤更多见。

(7) 急性德热里纳综合征

这类损伤位于高位颈髓，是由于三叉神经脊髓束受损所致。面及额部麻木，感觉减退及感觉缺失环绕于口鼻部呈环状。躯体的感觉减退水平仍位于锁骨下，四肢有不同程度的瘫痪。

34.3 脊髓损伤后的病情评估

SCI 后及时准确的评定是指导正确急救和治疗的关键环节，评估包括 2 个方面：SCI 的平面(定位)和 SCI 的完全性(定性)。最早对 SCI 分级评定的是 Frankel 评分系统，分为 5 级：A 级，损伤平面以下感觉及运动功能完全丧失；B 级，仅存感觉功能；C 级，仅存无用的运动功能；D 级，存在有用但不完全的运动功能；E 级，感觉、运动及括约肌功能正常。初步建立了现代 SCI 分级的雏形。

美国脊髓损伤协会和国际脊髓损伤学会在此基础上进行反复改良，制定了目前公认的 ASIA 脊髓神经功能评分系统：脊髓损伤神经学分类国际标准(international standard for neurological classification of spinal cord injury，ISNCSCI)。通过对身体两侧各 10 个关键肌的检查，对 C 级和 D 级的肌力进行了量化。在 ASIA 评分系统中，运动平面定位依据标准：关键肌肉肌力≥3 级的最低平面。上肢关键肌群包括：屈、伸肘肌群(C_5/C_7)，腕伸肌群(C_6)，中指屈肌群(C_8)，小指展肌群(T_1)。下肢关键肌群包括：屈髋、伸膝、踝背屈($L_2/L_3/L_4$)，䠋长伸肌(L_5)，踝跖屈肌(S_1)。感觉平面通过身体两侧各 28 个关键点具有正常针刺觉(锐/钝区分)和轻触觉的最低脊髓节段进行确定。判断损伤是否完全的依据：平面以下的神经功能完整性，包括鞍区感觉。ASIA 分级如下：

A 级：完全性损害，鞍区($S_{4\sim5}$)无任何感觉或运动功能保留。

B 级：不完全性感觉损害，在神经平面以下包括鞍区($S_{4\sim5}$)有感觉功能保留，但无运动功能，且身体任何一侧运动平面以下无 3 个节段以上的运动功能保留。

C 级：不完全性损害，在神经平面以下存在运动功能，半数以上关键肌的肌力<3 级。

D 级：不完全性损害，在神经平面以下存在运动功能，半数以上关键肌的肌力≥3 级。

E 级：正常，感觉和运动功能正常。

34.4 急性脊髓损伤的诊疗原则

34.4.1 脊髓损伤的现场急救处理

欧美国家非常重视创伤患者入院前急救，研究表明现场急救得当会显著提高创伤患者的存活率。对 SCI，现场的正确处理更是关键环节。基本原则是：迅速评估病情，稳定生命体征，及时转运医院，避免人为损伤。

(1) 观察现场患者

应迅速了解脊柱与脊髓损伤的时间、受力机制，初步判断损伤部位，有无复合外伤，特别是颅脑或胸、腹脏器等危及生命的损伤。

(2) 关注生命体征

特别是高位颈髓损伤的患者，常常会出现自主呼吸障碍，应在最短时间内建立通畅的气道；同时患者可能会出现神经源性休克，或合并胸、腹腔创伤时出现低容量性休克，这时要尽快建立静脉通道，维持血压稳定；高位 SCI 后，交感神经支配受损，患者因排汗困难导致高热，这一点在急救中容易被忽视，应给予物理降温，如酒精擦浴、冰袋等。

(3) 制动

所有存在或怀疑存在脊柱损伤的患者都应现场制动，保持头颅-脊柱轴线固定，用硬质颈托、脊柱板等支撑性装置是首选方法，不建议只用沙袋和胶带固定。

(4) 转运

初步处理后，及时、正确的转运也是救治成功的关键环节。首先应选择就近、有神经外科和重症监护病房(ICU)的医院。在搬运过程中，应先用颈托固定，由 3～4 人协同移动患者，注意翻动时防范患者呕吐导致窒息，避免脊柱的成角或旋转，防止人为加重脊髓的损伤，并注意监测血氧饱和度，尽快将患者转运到医院救治。

34.4.2 入院后诊断和救治

在患者被转运至 ICU 后，医生需尽快完善以下

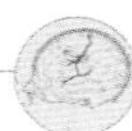

工作：①根据 ASIA 量表，准确对患者进行临床评估；②对心、肺功能及血流动力进行监测，尤其是 ASIA 评估为 A、B 级者；③呼吸频率、方式和血氧饱和度的观察，及时予以辅助通气；④监测平均动脉压，为保证脊髓有足够的灌注压，损伤后 1 周内需维持平均动脉压 85～90 mmHg；⑤神经电生理评价和监护，常用的有躯体感觉诱发电位和实时肌电图；⑥保持尿路通畅，防治尿路感染；腹胀明显者应予胃肠减压；⑦防治下肢深静脉血栓形成(DVT)。

稳定生命体征后，尽快行影像学检查，明确病情。对有症状的患者做常规前后位、侧位、张口位 3 个角度的 X 线和 CT 检查。清醒患者，过曲(过伸)位 X 线(至少每个方向 30°)检查可以安全有效地查找隐匿性损伤；因疼痛或肌肉痉挛而不合作的患者可制动位行 MRI 检查。

(1) X 线检查

了解脊柱的损伤，摄正、侧位 X 线片。侧位片可观察椎体压缩和脱位程度。压缩程度的评定标准：轻度，压缩<1/3；中度，压缩 1/3～2/3；重度，压缩>2/3。脱位分为 4 级：与下位椎体前后径相比，Ⅰ°，<1/4；Ⅱ°，1/4～2/4；Ⅲ°，2/4～3/4；Ⅳ°，>3/4。正位片观察棘突之间的距离判断有无棘间韧带撕裂，并显示双侧椎弓根的形态变化。特别是在颈椎损伤患者，如果患者被送到医院后是清醒的，常规拍摄张口位平片，根据侧块分离的数值判断是否有颈横韧带的损伤(图 34－1)。由于横韧带是颈椎稳定性的关键，如果有损伤，患者会因颈椎不稳定，发生继发性颈髓损伤，危及生命。因此在急诊室处理高位颈椎损伤的患者时，如发现横韧带损伤，应妥善固定颈椎，并预防病情的急剧变化。

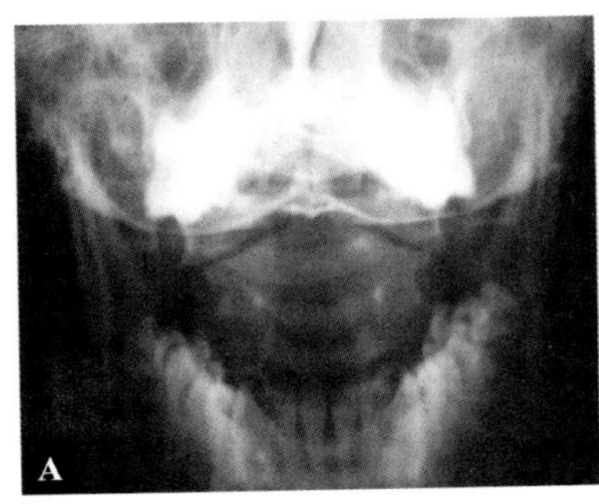

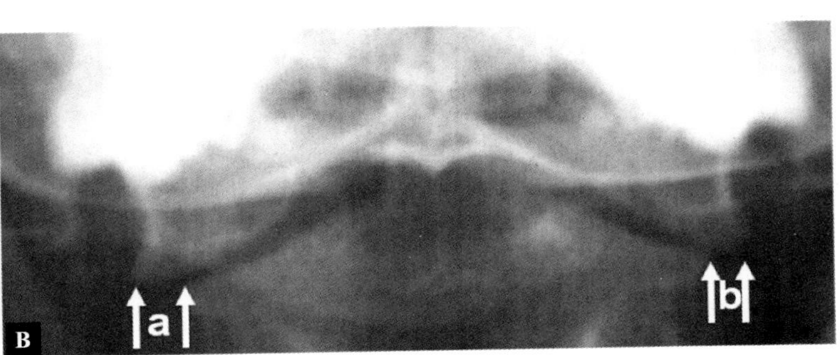

图 34－1 颈椎损伤 X 线评估

注：A. 标准张口平片；B. a＋b<5.7 mm 横韧带完好，a＋b>6.9 mm 韧带断裂。

(2) CT 检查

CT 能够更清晰地显示脊柱骨质的损伤情况，包括椎体是否爆裂性骨折、椎管有无变形、脊髓有无骨折片的压迫、上下关节突有无骨折和移位。通过三维重建技术直观地反映脊柱的损伤严重程度。当骨折线贯穿横突孔时要加做 CT 血管成像(CTA)，以了解椎动脉有无损伤。

(3) MRI 检查

MRI 是明确脊髓损伤的首选检查方法。MRI 特别是 T_2 加权矢状位成像，可以清晰地显示脊髓的缺血、出血、水肿、受压程度等，还能显示椎间盘和韧带等相关组织，如椎间盘有无破裂或疝出、后纵韧带有无断裂等。随着 MRI 技术的发展，也有可能在细胞和分子水平了解轴突、髓鞘损伤情况。

(4) 电生理检查

电生理检查特别适用于存在意识障碍或无法配合的 SCI 患者，可用来评估预后并跟踪随访神经功能恢复情况。如运动诱发电位(MEP)，反应脊髓腹侧下行运动传导通路完整性；躯体感觉诱发电位(SSEP)，反应脊髓背侧上行感觉通路传导的功能。

34.4.3 手术或外固定治疗

(1) 治疗原则

SCI 导致脊髓继发性损伤的两大主要原因是脊髓持续受压和脊柱结构不稳定。因此，外科治疗 SCI 的基本原则是：最大限度减轻或预防继发性 SCI，恢复脊柱生物力学稳定性。手术主要应用于非完全性 SCI，其目的是：①神经减压。创伤性脊髓常伴有骨折片向椎管内压迫脊髓或脊髓血管，需要尽早手术解除压迫;脊髓受损后局部水肿、压力增高,会导致局部血流下降,加剧脊髓继发性损害,应早期行椎管减压术或切开硬脊膜减压。②恢复脊柱稳定性。不稳定骨折是脊柱、脊髓创伤的手术指征,如不及时手术,由于相邻椎体之间解剖异常,局部受力机制改变,容易造成继发性脊髓损害,加重畸形和顽固性疼痛。可采用手术和/或外固定的方法保持脊柱的稳定性。③纠正畸形。畸形复位是保持稳定和预防远期并发症的有效手段,部分颈椎骨折导致的畸形可以单纯采用牵引和外固定以达到复位的目的。而在胸椎骨折引起的畸形,应首选手术矫正畸形,否则会出现神经损害、胸廓畸形、呼吸系统并发症和慢性疼痛等。

(2) 手术减压越早,效果越好

时间就是脊柱(time is spine)。理论上而言在脊髓损伤后有一个关键的时间窗,在这个时间窗内,迅速缓解脊髓的机械压迫,可以减轻继发性损伤的级联效应,改善预后,这为急性 SCI 的早期手术提供了理论基础。但目前在手术治疗方面尚无统一标准,并存在很多争议。争议的焦点集中在 2 个方面:①手术减压可能无效,并造成脊柱稳定性破坏,是否应该选择手术?②手术的最佳时机在脊髓损伤后多久?

对于手术是否获益的争论已经延续了较长一段时间,因而也有许多相关的研究。目前比较主流的意见来自 AOSpine 的推荐方案。主要依据其相应的分型和评分系统,选择对应的治疗策略。该方案经组间观察和组内观察一致性检验,具较高的重复性和一致性,为规范临床诊疗提供了较强的参考。

AOSpine 下颈椎损伤分型系统(the subaxial injury classification, SLIC)($C_{3\sim7}$)根据椎体骨折损伤形态、椎间盘韧带复合体或后方韧带复合体完整度、神经功能状态 3 个方面来综合评分,依据相关分值给出治疗建议。譬如≥5 分建议手术治疗,评分≤3 分则建议保守治疗,为规范临床诊疗提供了较好的指导。

AOSpine 的胸腰椎损伤分型与评分(the thoracolumbar injury classification and severity score, TLICS 评分)($T_1 \sim L_5$)主要依据 3 种基本参数进行评估:①骨折的形态学分类;②神经功能状态;③临床修正参数。形态学分型与 Magerl 分类系统相似,3 种基本分型基于椎体破坏模式进行区分。依损伤类型顺序表示损伤严重程度的增加:A 型,压缩骨折。A 型更进一步分为 5 个亚型。B 型,前方或后方张力带破坏,但前或后柱无分离或无潜在分离。此型损伤可在 A 型椎体骨折中合并存在。B 型损伤被分为 3 个亚型。C 型,脊柱结构的破坏导致脱位或移位,或者骨折无分离但附着软组织结构完全离断。特点是骨折节段头尾端在任何平面上的移位超出了正常的生理范围。因在不同的影像上头尾两部表现出不同的分离形式而没有亚型。神经功能状态分为 5 级:N_0,神经功能正常;N_1,短暂的神经功能障碍;N_2,存在神经根损伤的症状或体征;N_3,不完全的脊髓或马尾神经损伤;N_4,完全性脊髓损伤(ASIA 分级中的 A 级);N_5,用来表示一些特殊患者,他们因为颅脑损伤、中毒、多发伤、气管插管或镇静而无法配合完成神经系统检查。临床修正参数,不是与每个病例都相关,但是对于需要的情况可以作为指导医生治疗的参考依据。M_1 表示骨折伴有影像学检查(如 MRI)或临床检查发现的不确定的张力带损伤情况。该修正指数对骨结构稳定而软组织存在损伤患者是否需要选择手术治疗有指导意义。M_2 表示患者特异的合并症,这些合并症可能会对患者的手术决策造成影响。M_2 修正参数包括但不限于强直性脊柱炎、风湿、弥漫特异性骨骼肥大症、骨质疏松或者手术节段皮肤损伤等。该分型系统立足脊柱结构损伤,结合具体的神经功能情况,判定损伤严重程度,给出相应的治疗策略和手术方案,对临床实际操作具有指导意义。

对于脊髓受压进行性加重而神经系统症状无改善的患者,一般认为早期减压术(<24 h)对于神经功能的恢复是有效的。早期减压术目前已成为大家共识,理论依据有:①早期减压术不仅可以立即减轻物理压迫,还可以保护脊髓免受由于不稳定的脊柱发生骨折所产生的继发性损伤;②病理生理学机制改善,如局部缺血、血管痉挛、延迟性轴突丧失、细胞凋亡、离子介导的细胞损伤、神经炎症反应、线粒体功能失调、细胞氧化损伤等;③电生理学证据,如脊髓压迫持续时间越长,产生的损害范围也就越大,导致的远期功能损伤结果也越严重。脊髓持续受压早期,由于长时间的脊髓移位会导致继发性损伤加重,由此会导致躯体感觉诱发电位的缺失,且恢复困难。

在 SCI 后减压手术时间的选择上,有的学者建议伤后 8 h 内立即进行,但由于转运和急救处理等环节,很难做到。根据多中心前瞻性队列研究

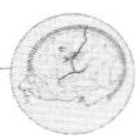

(surgical timing in acute spinal cord injury study, STASCIS)显示，有临床初步证据支持早期减压术(<24 h)有利于神经功能康复，但值得注意的是，早期手术减压在降低病死率方面没有优势。

34.4.4 非手术治疗

(1) 激素治疗

常用的是甲泼尼龙，最早在20世纪90年代应用于临床，强调伤后早期大剂量应用，但近年的研究中，对该使用方法存在争议。目前针对大剂量甲泼尼龙的应用，尽管美国神经外科医师协会指南认为弊大于利而不支持，但对于年轻的无糖尿病和免疫功能缺陷且非开放性不完全损伤患者，特别是颈椎损伤者，可以考虑在伤后24 h内使用，并在伤后8 h内开始。24 h后使用明显增加并发症，48 h后使用更显著，故不推荐使用，使用时需先权衡利弊。

(2) 神经营养药物

如维生素B_{12}、神经节苷脂等。

(3) 脱水剂的应用

如利尿剂、甘露醇、高渗盐水等。目前在ICU急救过程中推荐使用白蛋白。

(4) 其他试用的药物

钙通道阻滞剂、抗儿茶酚胺药物、氧自由基清除剂等。

(5) 神经干细胞移植治疗

目前处在基础研究阶段，也是SCI治疗研究的热点，如胚胎干细胞、骨髓基质干细胞、神经干细胞、诱导多能干细胞等应用于SCI动物模型的治疗，都取得了阶段性成果。研究发现这些细胞可以定向分化为神经元、神经前体细胞、胶质细胞、运动神经元等，为治疗带来了希望。但目前也有一些需解决的问题：分化细胞的功能、在体内的存活、致瘤性、免疫源性等。

(6) 目前正在临床试验的药物和方法

如米诺环素、利鲁唑、赛生灵(cethrin)、Nogo抗体、镁-聚乙二醇复合物、粒细胞集落刺激因子、成纤维细胞生长因子等。其他包括治疗性的低体温控制、脑脊液引流等。

34.5 康复治疗

SCI患者经过康复训练，恢复程度个体差异很大，具体机制还不清楚。但相关的事实是：①脊髓即使在完全移位时，仍有维持运动的能力，这是因为脊髓存在低级神经反射中枢，这一通路即使没有大脑控制的情况下依然可以工作。②动物实验证实，脊髓完全损伤的小鼠在训练后可以恢复在跑步机上的踏步能力，但这种踏步能力只能在跑步机上存在，离开跑步机则又恢复到完全瘫痪的状态。说明仅有脊髓低级中枢参与不能获得满意的康复。③重新获得大脑对脊髓的控制，地面的自主运动训练非常重要。Courtine等在2012年于*Science*上公布了研究结果，对于两组均有瘫痪性SCI的小鼠，一组应用自动的神经义肢技术训练系统，在目标引导运动训练中，鼓励并强制小鼠参与主动训练，同时结合硬脊膜外刺激和血清素受体拮抗剂的帮助，所有经此训练的小鼠均获得了自主抗特定阻力运动的能力，甚至恢复爬楼梯和绕过障碍物的能力。而另一组仅接受跑步机被动训练的小鼠除了有在跑步机的踏步能力，均没有恢复自主运动控制能力。更值得关注的是，在主动训练组小鼠中，损伤灶周围更多的胸髓内神经元被激活，这些神经元在脊髓和末端运动环路中起到关键的中转作用。④在损伤部位，中间神经元的恢复对神经反射通路的重建至关重要。在促进SCI患者的功能恢复治疗中，促进中间神经元存活、生长和重连接的治疗策略有很大的潜力。

因此，早期、正确的脊髓功能训练是康复的前提。在ICU的住院时间通常在1～2周，尽管使用呼吸机、血流动力学不稳、疼痛、心理因素等会妨碍康复训练，但在无明显并发症的情况下建议尽早介入康复训练。在康复之前，先进行功能情况评定，用于判断神经功能和伤残程度，以及患者生活自理能力，为康复评价提供量化的依据。目前多采用功能独立性测定(functional independence measure，FIM)方法，内容包括6个方面的能力测试：生活自理能力、括约肌控制能力、活动能力、行动能力(轮椅、行走和上楼梯)、理解交流能力和社会认识能力(社会交往、解决问题和记忆能力)。早期康复分为2个阶段：急性不稳定期(<4周)和急性稳定期(4～10周)。通常在康复3～6个月后神经功能开始有好转，1～2年会有最大的改善。康复期间要注意尿路感染、心肺功能下降、压疮等并发症，同时注重SCI患者的早期心理康复，帮助患者正确认识康复训练的重要性，专注于康复训练，缓解心理压力。早期高压氧治疗也对SCI康复有利。

34.6 预后因素

与 SCI 预后有关的因素如下：

（1）年龄

SCI 的预后与年龄密切相关，年长者预后差。

（2）损伤平面和严重程度

ASIA 评分为 A 级的完全性损伤预后差，损伤平面越高预后越差，但通常胸髓损伤特别是完全性损伤后运动功能的恢复比颈髓和腰骶髓损伤者要差。

（3）脊髓内出血

脊髓内出血是预后不良的指征。

（4）三级预防工作是否到位

Ⅰ级预防是指正确的现场急救、快速转运及防止搬运中的人为损害；Ⅱ级预防是指 SCI 发生后，院内防治继发性 SCI，正确处理各种并发症；Ⅲ级预防是指 SCI 造成功能障碍后，积极开展早期康复，分段进行合理康复措施，最大限度恢复脊髓功能。

（车晓明）

参考文献

[1] 孙兵，车晓明．脊髓损伤[M]//周良辅．现代神经外科学．2 版．上海：复旦大学出版社，2015：1216－1221．

[2] 陈星月，陈栋，陈春慧，等．中国创伤性脊髓损伤流行病学和疾病经济负担的系统评价[J]．中国循证医学杂志，2018，18(2)：143－150．

[3] 童勇骏，林航，郝毅，等．胸腰椎损伤分型和严重评分临床应用的九个问题探讨[J]．中华创伤骨科杂志，2017，19(9)：822－827．

[4] ABEDI A，MOKKINK L B，ZADEGAN S A，et al. Reliability and validity of the AOSpine thoracolumbar injury classification system：a systematic review [J]. Global Spine J，2019，9(2)：231－242．

[5] AHUJA C S，WILSON J R，NORI S，et al. Traumatic spinal cord injury [J]. Nat Rev Dis Primers，2017，80(3S)：S9－S22．

[6] DIMOS J T，RODOLFA K T，NIAKAN K K，et al. Induced pluripotent stemcells generated from patients with ALS can be differentiated intomotor neurons [J]. Science，2008，321(5893)：1218－1221．

[7] DONOVAN J，KIRSHBLUM S. Clinical trials in traumatic spinal cord injury [J]. Neurotherapeutics，2018，15(3)：654－668．

[8] FALAVIGNA A，QUADROS F W，TELES A R，et al. Worldwide steroid prescription for acute spinal cord injury [J]. Global Spine J，2018，8(3)：303－310．

[9] FURLAN J C，CRAVEN B C，MASSICOTTE E M，et al. Early versus delayed surgical decompression of spinal cord after traumatic cervical spinal cord injury：a cost-utility analysis [J]. World Neurosurg，2016，88：166－174．

[10] HAWRYLUK G W J，NAKASHIMA H，FEHLINGS M G. Pathophysiology and treatment of spinal cord injury [M]//WINN H R. Youmans and Winn neurological surgery. 7th ed. Philadelphia：Elsevier，2017：2292－2306．

[11] KUMAR R，LIM J，MEKARY R A，et al. Traumatic spinal injury：global epidemiology and worldwide volume [J]. World Neurosurg，2018，113：E345－E363．

[12] MARTIN GINIS KA，VAN DER SCHEER J W，LATIMER-CHEUNG A E，et al. Evidence-based scientific exercise guidelines for adults with spinal cord injury：an update and a new guideline [J]. Spinal Cord，2017，56(4)：308－321．

[13] MASCHMANN C，JEPPESEN E，RUBIN M A，et al. New clinical guidelines on the spinal stabilisation of adult trauma patients-consensus and evidence based [J]. Scand J Trauma Resusc Emerg Med，2019，27(1)：77．

[14] O'TOOLE J E，KAISER M G，ANDERSON P A，et al. Congress of neurological surgeons systematic review and evidence-based guidelines on the evaluation and treatment of patients with thoracolumbar spine trauma：executive summary [J]. Neurosurgery，2018，84(1)：2－6．

[15] QIU J. China spinal cord injury network：changes from within [J]. Lancet Neur，2009，8(7)：606－607．

[16] VACCARO A R，KOERNER J D，RADCLIFF K E，et al. AOSpine subaxial cervical spine injury classification system [J]. Eur Spine J，2016，25(7)：2173－2184．

[17] WALTERS B C，HADLEY M N，HURLBERT R J，et al. Guidelines for the management of acute cervical spine and spinal cord injuries [J]. Neurosurgery，2013，60(CN Suppl 1)：82－91．

[18] WANG S，SINGH J M，FEHLINGS M G. Medical management of spinal cord injury [M]//WINN H R. Youmans and Winn neurological surgery. 7th ed. Philadelphia：Elsevier，2017：2493－2504．

35 脊神经损伤

脊神经属于外周神经，是由神经元的轴突或树突、髓鞘和神经鞘膜组成。髓鞘相当于绝缘层，鞘膜是保护层，并与神经损伤后再生相关，神经纤维以生物电信号的方式传递信息。脊神经损伤是指神经主干或其分支受到外界直接或间接力量作用而发生的损伤，是一种常见的神经系统损伤，可合并于其他创伤，也可以独立发生。神经纤维损伤后临床表现为：运动障碍或肌肉萎缩、感觉异常和自主神经功能紊乱。

35.1 损伤机制

35.1.1 挫伤和牵拉伤

神经挫伤和牵拉伤是临床上最多见的钝性暴力造成的神经损伤。正常情况下，神经纤维有一定的延展性，允许肢体正常的伸展活动，但牵拉超过 8% 即可造成损伤，达到 10%～20% 会导致严重损害，轻者神经损伤后仍保持连续性，但 3 层结构有不同程度破坏，如上、下肢的单纯骨折造成附近神经的牵拉伤；严重者会造成神经撕脱或断裂，如运动伤引起的臂丛撕脱、骨盆骨折或脱位致腰骶丛撕裂。

35.1.2 切割伤

神经切割伤多见于工伤事故、自残，接诊时要注意区别是钝器还是锐器损伤，两者的处理原则是不同的。对于锐器伤，如果伤口清洁，且受伤时间短，可以急诊行 I 期修复，而钝器伤神经的边界不清，通常需要延期手术修复。

35.1.3 挤压伤

神经挤压伤常见于工伤、地震自然灾害等，由于肢体受到机械外力的挤压或长时间压迫，造成神经缺血性损害或坏死。如在地震中，伤者肢体被重物长时间压迫造成神经的不可逆损伤；骨筋膜室内血肿或组织坏死造成局部压力急剧增高，如不及时减压，也会造成神经的压迫性损伤。

35.1.4 高温烧伤、放射性烧伤和电击伤

烧伤和电击伤的特点是神经周围的结缔组织广泛受损，而神经直接损伤较小。但高温可致结缔组织破坏，会导致神经的继发性损害。在电击伤中，神经损害与电压大小呈正相关，电流经过身体时，易损害神经纤维内部结构，临床上多见的是正中神经和尺神经损害。

35.1.5 火器伤

火器伤有逐年增多的趋势。枪弹伤中除子弹本身造成直接损伤，更多的则是子弹高速冲击、旋转等造成局部间接损伤；爆炸伤波及神经是由于高温和冲击波。这类损伤比较严重，而且伴有周边结缔组织和血管的破坏，预后较差。

35.1.6 医源性损伤

医源性神经损伤常见的是静脉或肌内注射时，针头直接损伤或注射渗漏毒性作用的药物而损伤神经纤维。这类损伤局限，通常立即会产生神经损害症状。

35.2 临床表现

35.2.1 一般表现

（1）感觉功能障碍

神经分布区烧灼样疼痛，以及针刺样、刀割状、电击样等异常感觉，有时是难以描述的深部不适感。在神经受压的患者，可表现为压迫附近神经支配区牵涉性疼痛，常常伴有感觉减退和感觉过敏。

（2）运动功能障碍

损伤神经支配的肌肉呈弛缓性瘫痪（软瘫）、自主运动消失、无肌张力和反射消失；随着病程延长，关节活动可被其他肌肉代偿，但常出现平衡失调。病程后期，肌肉逐渐发生萎缩。肌肉萎缩的程度和范围与神经损伤的程度和部位有关。

（3）自主神经功能障碍

神经损伤早期，交感神经兴奋导致皮肤潮红、少汗等。晚期因自主神经功能低下出现皮肤苍白，伴寒冷感。

35.2.2 特殊神经损伤的特征表现

（1）桡神经损伤

“三垂征”：腕下垂，拇指不能外展，掌指关节不能伸直。手背桡侧皮肤感觉减退或缺失，前臂外侧及上臂后侧的伸肌群及肱桡肌萎缩。

（2）正中神经损伤

握力减弱，拇指不能对指、对掌；拇、示指处于伸直位，不能屈曲；中指屈曲受限；鱼际部肌及前臂屈肌萎缩，呈“猿手”畸形。手掌桡侧半皮肤感觉缺失。

（3）尺神经损伤

呈“爪状”畸形，环、小指最明显，手尺侧半皮肤感觉缺失；骨间肌、小鱼际肌萎缩，手指内收、外展受限，夹纸试验阳性，Forment 试验阳性，拇收肌麻痹。

（4）臂丛损伤

臂丛上干损伤为肩胛上神经、肌皮神经及腋神经支配的肌肉麻痹；中干损伤，除上述肌肉麻痹外，尚有桡神经支配的肌肉麻痹；下干损伤前臂屈肌（除旋前圆肌及桡侧腕屈肌）及手内在肌麻痹、萎缩。累及颈交感神经可出现 Horner 综合征。全臂丛损伤，肩胛带以下肌肉全部麻痹，上肢感觉全部丧失，上肢各种反射丧失呈弛张性下垂。

（5）腓总神经损伤

包括：①足下垂，走路呈跨越步态；②踝关节不能背伸及外翻，足趾不能背伸；③小腿外侧及足背皮肤感觉减退或缺失；④胫前及小腿外侧肌肉萎缩。

（6）胫神经损伤

包括：①踝关节不能跖屈和内翻；②足趾不能跖屈；③足底及趾跖面皮肤感觉缺失；④小腿后侧肌肉萎缩；⑤跟腱反射丧失。

（7）坐骨神经损伤

包括：①膝以下受伤表现为腓总神经或胫后神经损伤症状；②膝关节屈曲受限，股二头肌、半腱半膜肌无收缩功能；③髋关节后伸、外展受限；④小腿及臀部肌肉萎缩，臀皱襞下降。

（8）股神经损伤

包括：①大腿前侧、小腿内侧皮肤感觉缺失；②膝腱反射减弱或丧失；③膝关节不能伸直，股四头肌萎缩。

（9）闭孔神经损伤

包括：①大腿内侧下 1/3 皮肤感觉缺失；②内

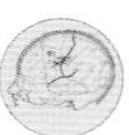

收肌群麻痹、萎缩，不能主动架在健腿上。

35.3 诊断

35.3.1 病史采集

详细了解受伤的时间、受伤的机制、有无合并伤等。

35.3.2 一般检查

明确开放性或闭合性损伤，检查伤口范围和深度、软组织损伤情况、周边血管破坏情况，附近是否有骨折或脱臼等。检查上肢时，应由近端向远端系统检查，下肢则应从臀部开始，按由近端向远端、由前向右的顺序，认真检查损伤区域，并进行左右对比。

35.3.3 功能检查

(1) 运动功能检查

依照前述顺序，检查神经支配区每块肌肉的体积、肌力、肌张力和功能，并进行患侧与健侧的对比，根据检查结果判断神经损伤及其程度。有时在肌肉发达区，肌肉萎缩造成的不对称容易被忽视，可以用皮尺测量肌肉的周径加以鉴别。有些特殊的体征有助于诊断，如桡神经损伤出现"三垂征"(垂腕、垂拇和垂指)，尺神经伤有"爪形手"，腓总神经伤有"足下垂"等。

(2) 感觉功能检查

感觉功能检查内容包括针刺痛觉、轻触觉、温觉、两点辨别觉、振动觉和本体感觉。完全性神经断伤，神经支配区感觉完全消失；不完全性神经断伤，体征与损伤程度有关。在压迫性神经损伤，两点辨别觉最敏感，会最早消失。

(3) 自主神经功能检查和皮肤的营养状态

检查皮肤和肢体的色泽、有无溃破、皮肤温度、汗腺分泌、指甲甲床有无异常等。汗腺功能检查有助于病情判断和疗效评价，客观的方法是化学法，常用的是碘淀粉试验和茚三酮反应，病程中可多次进行，无汗表示神经损伤，恢复期开始有汗。

(4) 反射检查

腱反射是检查的重点，注意健侧和患侧的对比。如腓总神经损伤后，踝反射会减弱或消失。神经干叩击试验(Tinel 征检查)是评价神经再生的重要体征。叩击损伤神经时，神经分布区放射性麻木感或触电感，称为 Tinel 征阳性。如果在神经走行方向上 Tinel 征阳性，提示神经再生生长。

(5) 神经电生理检查

华山医院在外周神经电生理检查方面积累了丰富的经验，目前检查内容有肌电图、复合肌肉动作电位和运动神经传导速度、感觉神经动作电位和感觉神经传导速度、F 反应、体感诱发电位等。需要注意的是，周围神经创伤后电生理改变与时间、损伤的严重程度相关。因此，电生理检查的时机也非常重要。通常，在伤后 1 周即可建立损伤定位和定性诊断，在伤后 3～4 周可以获得更准确的数据判断病情。电生理也应用于损伤修复术后的疗效评估，检测时间在术后 2～3 个月。

(6) MRI 检查

近年的研究发现，MRI 检查在判断外周神经损伤方面也有独到的作用。主要是通过神经支配肌肉的信号变化判断神经的损害。肌肉失神经损害时，表现为 T_2 加权图像和脂肪抑制相呈高信号，最早在损伤后 4 d 即可出现，而肌电图至少在 2～3 周才能出现相应的典型表现。因此，MRI 检查在早期诊断肌肉失神经损害方面有着重要的临床价值。同时，目前高分辨 MRI 能够清晰显示神经断裂和周边的结缔组织损伤情况，并直观地发现是否有纤维化，为手术提供参考依据。

35.4 分级

35.4.1 病理分级

Seddon 首先提出了外周神经损伤的 3 个病理分级。

(1) 神经失用症

仅是神经纤维的髓鞘损伤，而轴突的连续性保持完整，导致神经传导减慢或消失，而在其近、远端的神经表现正常，损伤程度轻。

(2) 神经轴突断裂伤

轴突连续性破坏，而神经构架的结缔组织完整，远端的神经发生 Waller 变性。

(3) 神经断裂伤

断裂是最严重的损伤形式，髓鞘、轴突和神经包膜全部断裂，局部有 Waller 变性；由于瘢痕组织充填断端，很难自身修复。

35.4.2 临床分级

根据临床表现和体格检查结果,临床分级如下。

1) 轻度:症状呈间断性感觉障碍,如麻木、疼痛等。

2) 中度:症状呈持续性,但无肌肉萎缩、肌力下降、两点辨别觉下降等。

3) 重度:症状呈持续性,伴有肌肉萎缩、肌力下降、两点辨别觉下降等。

35.5 治疗

35.5.1 手术治疗

治疗应根据生理学特点确定手术指征。周围神经损伤后远端的神经轴先完全破碎消失,髓鞘随后缓慢变为脂肪颗粒后消失,断处神经鞘膜与Schwann细胞增生,而近端神经轴突损伤较轻。周围神经断裂7～10 d后,近端神经轴突开始以每日长1～2 mm的速度向远侧生长。神经断端间隙过大、断端形成假性神经瘤及局部瘢痕等神经修复的生理学特点,应成为手术的重要参考标准。

判断神经无再生可能,或缺乏有效再生是神经损伤后选择手术的基本原则。神经锐器伤应尽快进行一期修复,钝性损伤宜在2～4周后手术。仅有神经连续性部分受损时,应随访3个月,并反复进行电生理和临床评估,通常在创伤后1～2个月组织的损伤反应会终止;MRI检查可以早期明确神经性假瘤形成和神经连续性完全破坏。当电生理、影像学和临床均提示神经无再生迹象时,神经探查修复术应在伤后4～6个月内进行。火器伤早期清创时不做一期修复,待伤口愈合后3～4周行二期修复。常用的手术方法如下。

(1) 神经松解术

周围神经的压迫性损伤有2种形式:①周边骨质损伤局部压迫神经;②周围神经受到损伤后轴索发生溃变,神经干周围及神经束间形成神经瘢痕组织,包埋压迫神经,导致神经功能发生障碍。原则是应尽快手术解除压迫。常用方法是神经外膜松解术和神经束间松解术,将神经置于健康的组织环境内,促进神经修复。

(2) 神经吻合术

从神经正常部位游离至断裂部位,先切除近侧的假性神经瘤,直至切面露出正常的神经束,再切除远侧的瘢痕组织,缝合处必须没有张力。缝合方法有神经外膜缝合法和神经束膜缝合法。前者只缝合神经外膜,适用于整齐切割无缺损的神经损伤;后者是在显微镜下分离出两断端的神经束,缝合相对应的神经束的束膜,适用于神经干内运动束与感觉束已分开的部位。如果修复条件良好,两种吻合方法的疗效无显著性差异。对于晚期神经损伤,神经吻合术也有一定的疗效。国内学者也有采用损伤神经两断端吻合后,在周边的组织中取深筋膜缝合包裹神经断端,促进神经的生长愈合。

(3) 神经移植术

1) 利用神经转移修复其他损伤的神经,如用桡神经浅支转移修复正中神经远侧的感觉神经或尺神经浅支;华山医院顾玉东采用膈神经转移治疗臂丛根性损伤等。

2) 自体神经移植:常用的神经有股外侧皮神经、桡神经浅支、腓肠神经、隐神经等。移植方法有电缆式神经游离移植、神经束间游离移植、单股神经游离移植和神经带蒂移植或带血管蒂移植。

3) 同种异体神经移植和人工神经移植。

(4) 神经管桥术

在神经的断端之间留有特定的空间,利用生物材料或人工合成材料制作成管桥,套在2个神经断端,形成一个神经再生室,神经可以通过这个通道生长,形成连接。这个方法不必进行吻合术,也可用于自体神经移植。

(5) 相关辅助治疗

1) 脑脊液引流:该治疗方法来源于脑外伤中对血压、颅内压的管理原则,以实现对脊神经组织灌注压的控制。脑脊液的引流可有效降低缺血性偏瘫的发生率,其可能机制就是改善灌注压。但是该措施可能带来的并发症有:脑脊液漏、神经功能恶化、脑膜炎等;同时临床数据提示脑脊液引流并不能改善脊神经损伤的预后。因此是否在脊神经损伤后采取该操作,需要相关研究进一步明确。

2) 低温治疗:同样是基于脑外伤的治疗理念,低温治疗被认为可有效保护组织和细胞活力。而低温治疗可能引发的不良反应有:凝血功能障碍、脓毒血症、心脏骤停等。该研究方法也仅停留在临床研究阶段,安全性并未得到证实,是否可以为脊神经损伤患者带来益处,同样未得到证实。因此,在临床工作中是否采取低温治疗需谨慎。

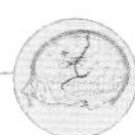

（6）其他方法

激光修复术：华山医院发现采用适量 CO_2 激光直接在断端“焊接”神经，可使神经纤维损伤少、修复快，疗效良好。

随着细胞外科技术的发展，轴索修复术已用于临床，即用冷冻技术使神经断面变硬，并整齐切割，用细胞保护液处理神经断面后，行断端锚式缝合。

（7）相关并发症

相关并发症有：体位性低血压、心搏骤停以及神经源性休克等循环系统并发症；应激性溃疡等消化道并发症；坠积性肺炎、呼吸机相关肺炎等呼吸道并发症；压疮；深静脉血栓形成等。同时针对脊神经损伤严重患者，应尽早开始肠内营养支持。

35.5.2 药物治疗

（1）神经营养药物、神经营养因子和神经节苷脂

维生素 B_1、B_6 和地巴唑三联用药是目前促进神经再生的常规用药方法，其药理作用是促进神经再生所需的蛋白质、磷脂等物质生成，加速神经纤维的生长。目前临床较常用的还有甲钴胺（弥可保），是一种辅酶型维生素 B_{12}，其作用是促进神经细胞内核酸、蛋白质、髓鞘内卵磷脂的合成。局部应用神经生长因子，如胶质细胞源性神经营养因子（GDNF）、脑源性神经生长因子（BDNF）、睫状神经生长因子等，改善损伤部位微环境，促进神经生长。神经节苷脂是神经细胞膜和轴突的重要成分之一，临床已广泛应用，有助于神经细胞生存和轴突的生长。

（2）皮质醇等类激素药物

脊神经损伤后的继发性损伤是影响患者预后的重要原因。目前针对创伤后炎症相关继发性损伤的药物已经有多项临床研究，具体包括甲泼尼龙琥珀酸钠（甲强龙）、甲磺酸替拉扎特、促甲状腺素等。其中甲泼尼龙琥珀酸钠是唯一完成了临床试验的药物。该药物的神经保护功能包括抗氧化、增加脊神经血流量、降低钙离子内流、降低脂质过氧化等作用。动物实验证明该药物可有效改善脊神经损伤动物的预后和神经功能评分，但是该药物的临床研究NASCIS，结果提示神经功能改善较对照组并无统计学差异，与之而来的不良反应包括消化道出血、肺栓塞、伤口延期愈合等则较对照组显著增加。因此该药物是否可以应用于临床治疗尚存在争议。但仍有相当多的医疗单位在使用该药物治疗急性的脊神经损伤，只是使用剂量较推荐标准有所减少，具体剂量各家单位不尽相同。后续的 NASCIS Ⅱ、Ⅲ期实验同样未能证明甲泼尼龙琥珀酸钠在统计学意义上有效改善患者预后。仅有针对该研究数据的事后分析提示，脊神经损伤 3 h 内可用药，甲泼尼龙琥珀酸钠用药时间不超过 24 h；而如果在损伤发生后 3～8 h 才用药，则建议使用 48 h 的甲泼尼龙琥珀酸钠。

（3）炎症因子抑制药物

作为造成继发性脊神经损伤的重要原因，炎症反应的控制一直是治疗过程中需要重视的环节。但目前的研究结果，尚缺少可以直接应用于脊神经损伤临床治疗的药物。

（4）利鲁唑

利鲁唑为苯并噻唑类抗惊厥药物，已经被批准应用于肌萎缩型脊髓侧索硬化症（ALS）近 10 年，也是具神经保护疗效唯一获批准的药物。其机制为抑制电压敏感钙通道，实现抑制谷氨酸的释放。研究提示利鲁唑与甲泼尼龙琥珀酸钠联用可给予脊神经损伤患者神经功能保护。RISCIS 研究提示，针对脊神经损伤患者，在损伤后 12 h 内口服利鲁唑，每次 50 mg，每 12 h 1 次，连续用药 14 d，可有效改善患者运动功能评分。

（5）髓鞘及细胞外基质抑制剂

目前研究认为外周神经和中枢神经系统同样具备相同的自我修复功能，但是神经元附近的相关微环境抑制了神经元的再生，认为中枢神经系统髓鞘中存在抑制神经元生长的相关成分。其中最早发现的髓鞘内的抑制神经元生长的位点为 Nogo 分子，之后研究者在髓鞘及细胞外基质中相继发现了抑制神经元、轴突生长的位点及分子，包括 MAG、OMgp 等。对应于该机制的药物，目前主要包括 ATI355 等。

（6）米诺环素

米诺环素为合成类四环素药物，常规应用于抗感染治疗。米诺环素同样具有抑制胶质细胞活化、抗凋亡等属性，而动物实验也证明了米诺环素可有效改善脊神经损伤动物的预后。研究发现米诺环素可有效跨越血脑屏障，但是临床试验并未能证实米诺环素可在统计学上改善脊神经损伤的愈合。因此，需要进一步临床研究以明确米诺环素是否可应用于脊神经损伤。

（7）其他药物

包括 Mg－PEG 等药物。

35.5.3 生物治疗

目前用于脊神经损伤的生物治疗包括干细胞、前体细胞、组织工程等。

干细胞治疗脊神经损伤的理论依据来源于啮齿类和哺乳类动物脑组织具有神经再生功能，可能应用的细胞目前认为需具备多能分化的属性，包括活化自体巨噬细胞、Schwann 细胞、神经干细胞、间充质细胞、骨髓间质细胞、嗅神经鞘细胞等。但目前该治疗手段仍处在研究阶段。

组织工程在神经修复中的应用尚处在研究阶段。有学者设计支架桥连损伤的神经断端，并将 Schwann 细胞植入支架材料中，取得了一定的疗效。但目前支架材料的排异性、可吸收性、材料成分等问题还在探索中。

基因工程是理想的选择之一，也是基础研究的热点。研究证实，采用合适的载体，如慢病毒、腺病毒等，将神经营养因子目的基因转入损伤部位的神经细胞中，可以在局部稳定、长效地分泌神经营养因子，并促进神经的修复。上述方法尚处于基础实验阶段，临床疗效和并发症需进一步检测。

35.5.4 康复治疗

康复治疗前应进行个体化康复评定，包括运动功能评定、感觉功能评定和肌电图检查。正确的康复治疗可以促进神经功能恢复，减少肢体畸形，提高患者的生活质量。

(1) 保持功能位，早期运动

主动活动适用于神经损伤程度较轻的患者。早期适度运动能改善损伤局部的血液循环，减轻水肿。被动活动适用于神经损伤程度较重、肌力较差者，借助治疗师或器械的力量辅助患肢的运动，保持和增加关节活动度，防止关节畸形和肌肉萎缩。

(2) 物理治疗

电刺激治疗配合早期运动能够有效刺激神经的轴突再生；局部理疗可改善局部血液循环，减轻炎症、水肿反应；矫形器治疗可减轻局部畸形等。

(3) 感觉功能恢复

神经损伤后，感觉功能通常恢复周期长，甚至难以恢复正常，可采用脱敏治疗以缓解患者的痛觉过敏(hyperalgesia)，通过感觉重建训练建立患者新的主观感觉。对感觉严重异常的患者，药物和康复训练都无效时，可以行相应平面脊髓感觉根切断术。

(4) 心理康复

周围神经损伤的患者，因病程长、恢复慢，通常会有焦虑、忧郁、躁狂等不同程度的心理问题，需及时给予患者心理治疗，康复师也可以用心理暗示、集体治疗等方式来消除或减轻患者的症状，鼓励患者主动配合康复治疗。

35.6 预后因素

影响预后的因素主要有：

(1) 损伤程度

神经断裂伤最严重，恢复不佳。

(2) 损伤部位和性质

粗大的运动神经纤维恢复较快，感觉神经恢复慢。

(3) 年龄

儿童和青年患者较年长者恢复快。

(4) 手术技巧

神经吻合端端张力不可过高，否则预后不佳。

(5) 术后相关后续治疗

包括甲泼尼龙以及神经营养药物的使用、脑脊液引流、低温治疗等辅助治疗、康复训练等，选择合理的组合治疗方案可有效改善患者预后、降低不良并发症的发生。

35.7 颈神经根撕裂伤并发中枢神经系统表面含铁血黄素沉积症

中枢神经系统表面含铁血黄素沉积症(superficial siderosis, SS)是由于慢性蛛网膜下腔出血造成脑脊液中的自由铁增多、含铁血黄素沉积，导致神经功能慢性损害。其临床特点是：起病隐匿，缓慢进展，不可逆的神经功能障碍。

颈神经根撕裂伤是 SS 常见的病因之一。在神经根起始部，特别是后根的近端，常伴行着根静脉和髓静脉，神经根的创伤可造成这些血管的损伤，损伤部位血管壁薄，一旦形成瘢痕，脆性大，有时颈部轻微活动就导致破裂出血。临床表现为脊髓病变症状，下肢轻瘫较四肢轻瘫多见，伴发脊髓蛛网膜炎时可引发背痛，也可出现严重的马尾综合征和大、小便困难等，但症状缺乏特异性，因此临床误诊率高。

MRI 检查是该病诊断的主要依据。由于有含铁血黄素沉积，MRI T_2 加权图像在神经结构的边缘

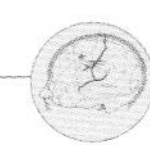

可见低信号黑色线状影。脑脊液检查也有辅助诊断的价值，约 75%的患者脑脊液常规有红细胞增多或黄变，出现高铁红细胞、蛋白质增多、铁蛋白增多、乳铁蛋白减少。

早期诊断和早期手术是治疗该病并防止神经功能障碍的关键。手术是目前治疗颈神经撕裂伤并发 SS 唯一有效的方法。术中需切除出血灶或确切止血，同时行局部蛛网膜下腔冲洗。

35.8 神经修复展望

神经移植修复成功最大的障碍来自生物学材料的限制，显微外科的发展并不能解决这个问题。下列研究方向可能会在将来为神经修复提供新的手段和方法：

1）髓鞘抑制剂等新型药物的研究。

2）干细胞、前体细胞等生物治疗。

3）术后康复治疗手段的研究。

4）生物工程的进展，使得人工生物材料移植成为可能，移植物中可以分泌生长因子、细胞黏附分子等，促进神经定向、准确地再生。

5）纳米级动力设备突破性研究，在细胞水平拼接和修复个体轴突细胞成为可能。

6）轴突再生的观念更新：轴突的再生并不同步，特别是在缝合部位存在大量迟缓生长的细胞，短时的电刺激可以促进神经细胞的同步再生已在啮齿动物模型上得到证实，并且对运动神经元具有特异性作用，此为临床应用短程电刺激促进神经修复提供了依据。

（谢　嵘　车晓明）

参考文献

[1] AAGAARD B D, MARAVILLA K R, KLIOT M. Magnetic resonance neurography: magnetic resonance imaging of peripheral nerves [J]. Neuroimaging Clin N Am, 2001, 11(1): 131 - 326.

[2] BADHIWALA J H, AHUJA C S, FEHLINGS M G. Time is spine: a review of translational advances in spinal cord injury [J]. J Neurosurg Spine, 2018, 30(1): 1 - 18.

[3] DALY W, YAO L, ZEUGOLIS D, et al. A biomaterials approach to peripheral nerve regeneration: bridging the peripheral nerve gap and enhancing functional recovery [J]. J R Soc Interface, 2012, 9(67): 202 - 221.

[4] ECKERT M J, MARTIN M J. Trauma: spinal cord injury [J]. Surg Clin North Am, 2017, 97(5): 1031 - 1045.

[5] FILLER A G, KLINE D G, CHEN L, et al. Peripheral nerve overview and controversies [M]//WINN H R. Youmans and Winn neurological surgery. 7th ed. Philadelphia: Elsevier, 2017: 1962 - 1965.

[6] FRONTERA J E, MOLLETT P. Aging with spinal cord injury: an update [J]. Phys Med Rehabil Clin N Am, 2017, 28(4): 821 - 828.

[7] GALANAKOS S P, ZOUBOS A B, JOHNSON E O, et al. Outcome models in peripheral nerve repair: time for a reappraisal or for a novel? [J]. Microsurgery, 2012, 32(4): 326 - 333.

[8] GAUDET A D, POPOVICH P G, RAMER M S. Wallerian degeneration: gaining perspective on inflammatory events after peripheral nerve injury [J]. J Neuroinflammation, 2011, 8: 110.

[9] MASON M R, TANNEMAAT M R, MALESSY M J, et al. Gene therapy for the peripheral nervous system: a strategy to repair the injured nerve? [J]. Curr Gene Ther, 2011, 11(2): 75 - 89.

[10] POWELL A, DAVIDSON L. Pediatric spinal cord injury: a review by organ system [J]. Phys Med Rehabil Clin N Am, 2015, 26(1): 109 - 132.

[11] SCHILERO G J, BAUMAN W A, RADULOVIC M. Traumatic spinal cord injury: pulmonary physiologic principles and management [J]. Clin Chest Med, 2018, 39(2): 411 - 425.

[12] UDINA E, COBIANCHI S, ALLODI I, et al. Effects of activity dependent strategies on regeneration and plasticity after peripheral nerve injuries [J]. Ann Anat, 2011, 193(4): 347 - 353.

36 低颅内压

低颅内压指侧卧腰椎穿刺压力或仰卧侧脑室压力≤60 mmH_2O(1 mmH_2O=0.009 8 kPa)，伴有临床症状者。严重者，颅内压可呈负压。低颅内压是一种临床现象，可见于各种疾病。在临床实践中，高颅内压常见，处理不当可致死、致残。虽然低颅内压不如高颅内压常见，但如处理不当，同样可致死、致残，因此低颅内压应引起重视。低颅内压常见于自发性椎管脑脊液漏性低颅内压、低或负性颅内压性脑积水和低颅内压性小脑室综合征，现分述如下。

36.1 自发性椎管脑脊液漏性低颅内压

36.1.1 发病率和患病率

低压性头痛最早是由麻醉学家 Bier 在 1898 年通过腰椎穿刺进行脊髓麻醉后发现，德国医生 Schaltenbrand 在 1938 年报告本病。由于起病隐匿，至今缺乏流行病学研究提供的发病率。Schievink 等(1998，2005)报道本病在美国社区患病率估计为 2/10 万，在急诊室为 5/10 万，后者仅次于自发性蛛网膜下腔出血。随着本病被重视，其患病率将会增加。本病女性好发，女性与男性之比为 2∶1。无年龄限制，但 40 岁左右为发病高峰期。国内尚缺乏这方面的资料。

36.1.2 病因和发病机制

(1) 病因

自发性椎管脑脊液漏性低颅内压的危险因素可为遗传或后天获得。大多数自发性病例没有明确的诱发事件，但患者常常回忆起在他们的症状开始前曾有过一些导致轻微创伤的事件，如举起小物件、拉伸、运动、坐过山车和摔跤。医源性脑脊液泄漏可由硬脑膜外穿刺、腰椎穿刺、鞘内导管或手术引起。现罗列下列可能的相关因素：

1) 椎管脊膜结构脆弱或异常：约 1/3 患者在手术探查时可发现神经根起始部的硬脊膜有破口、撕裂或憩室，甚至硬脊膜缺失(图 36－1)。位于胸椎和

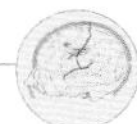

腰椎的蛛网膜憩室是硬脊膜中局灶性薄弱易渗漏的一个来源。

2）系统性结缔组织病变：E. Reinstein 等报道 50 例已知脑脊液漏患者的研究中，9 例存在结缔组织疾病，其中 7 例以自发性椎管脑脊液漏性低颅内压为主要症状。约 2/3 患者有全身性结缔组织病变（图 36－2），如马方综合征（Marfan syndrome）Ⅰ型（虽然没有与马方综合征相关的 *FBN1* 基因突变，但是有与胞外基质有关的微纤维缺失）（图 36－3）、Ehlers－Danlos 综合征Ⅱ型、常染色体显性多囊肾、孤立性关节过度活动或骨骼异常、关节过度活动伴筋膜菲薄症、神经纤维瘤病Ⅰ型、Lehman 综合性和自发视网膜剥离等。其他结缔组织病变征象患者包括晶状体脱位、视网膜脱离或心脏瓣膜异常等，也有较高的自发性椎管脑脊液漏性低颅内压发生率。

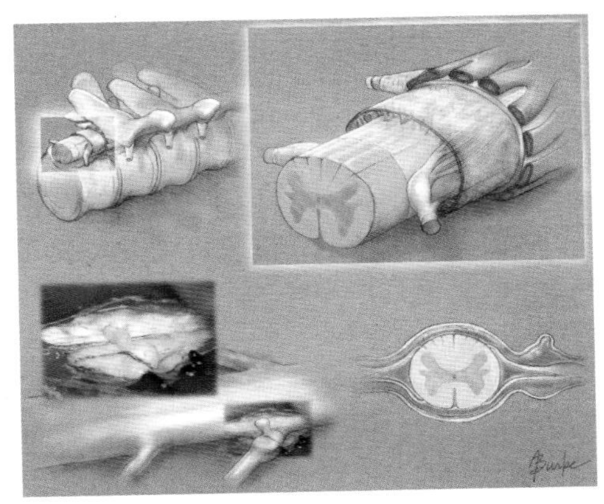

图 36－1 椎管脊膜结构脆弱致憩室形成

引自：SCHIEVINK W I, MAYA M M, LOUY C, et al. Diagnostic criteria for spontaneous spinal CSF leaks and intracranial hypotension [J]. AJNR Am J Neuroradiol, 2008,29(5):853－856.

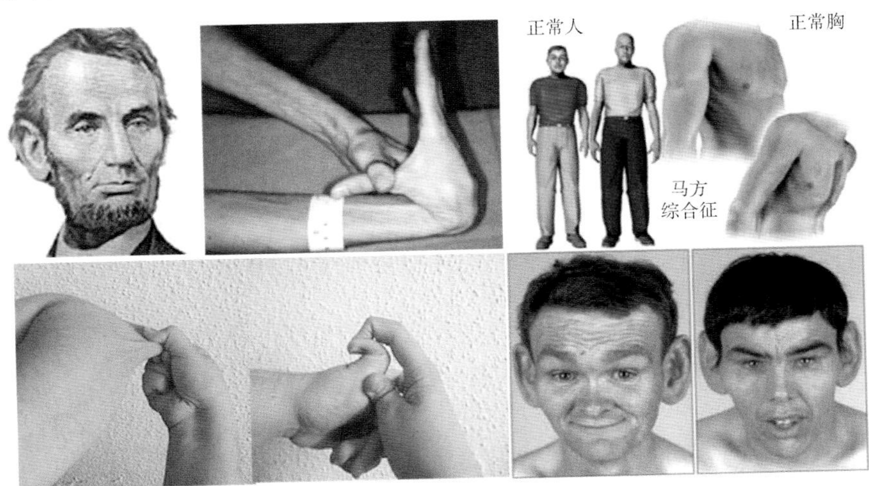

图 36－2 系统性结缔组织病变患者的临床表现

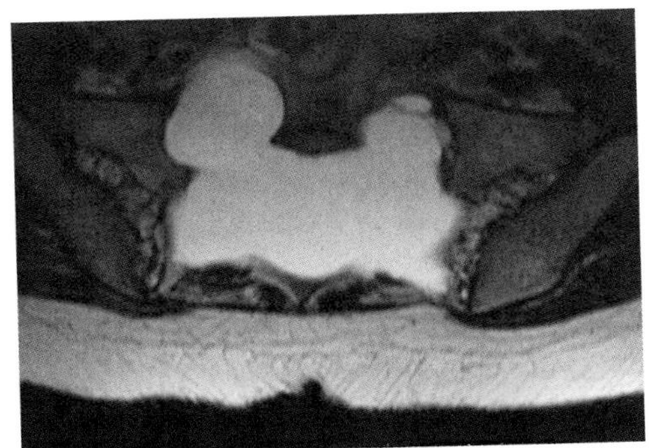

图 36－3 腰椎轴位 MRI T_2 显示马方综合征患者硬脊膜扩张症

引自：CHAN S M, CHODAKIEWITZ Y G, MAYA M M, et al. Intracranial hypotension and cerebrospinal fluid leak [J]. Neuroimaging Clin N Am, 2019,29(2):213－226.

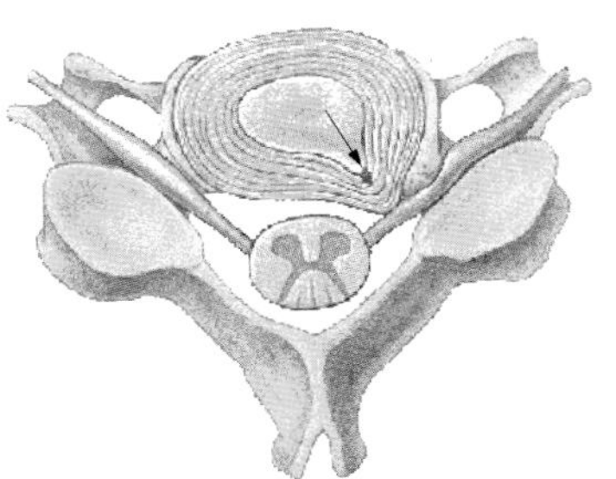

图 36－4 椎管骨性病变如骨质增生、椎间盘突出（箭头所指）

3）椎管骨性病变：如骨质增生、椎间盘突出等，这些病变可导致硬脊膜的损伤（图 36 - 4）。

4）外伤（特别是臂丛损伤）、推拿、腰骶穿刺、腰椎穿刺或脊椎脊髓手术后。理论上这些因素同椎间盘突出、骨质增生，均可引起脊神经根被膜的损伤，但临床上尚缺乏确切的证据。

（2）发病机制

1）脑脊液低容量：曾有人认为脑脊液分泌和吸收失衡引起脑脊液低容量可导致本病。但是，脑脊液鼻漏或耳漏时可引起脑脊液低容量，却不引起本病的临床表现和影像学变化。

2）低颅压：颅腔和椎管是由骨性结构构成的体腔，内有脑脊髓组织、脑血液和脑脊液，由于上述三者的容积之和是恒定和不可压缩的，如果其中一个的容积发生变化，势必引发另两个的变化，此称为颅脊腔的空间代偿功能，即 Monro Kellie 理论。由于脑脊液在上述三者中最易发生变动，因此在颅脊腔空间代偿能力中发挥着最大作用，且最先变化。如果脑脊液从颅腔向脊髓腔引流仍不能代偿椎管中脑脊液的流失，脑血流代偿功能即启动。由于正常脑功能须有恒定的脑血供，包括脑血流量（CBF）和脑灌注压（CPP），它们的关系可用下列公式表示：

$$CBF = \frac{CPP}{CVR} = \frac{mABP - mICP}{CVR}$$

式中 CVR 是指脑血管阻力，mABP 指平均动脉压，mICP 指平均颅内压。当 CBF 流失引起低颅内压时，要维持 CPP，必须降低 mABP 和 CVR。因此，CVR 降低引起颅内血管的扩张，表现为静脉窦的扩张、硬脑膜增强征等。脑组织是半固态伴有弹性的物质，其代偿能力表现为移位，从压力高处向压力低处移位，表现为脑组织从颅腔向椎管下移（如小脑扁桃体下疝、脑干视交叉移位等）。此外神经纤维的血容量增加会造成根痛症状；由于脑组织的移位，可造成硬脑膜下血肿。

36.1.3 临床表现

最近一项对 179 名低颅压头痛患者的回顾性研究发现，161 名患者有直立性头痛，最常见的相关症状是颈部僵硬（113 例）、头晕（92 例）、恶心（65 例）、耳鸣（31 例）和复视（8 例）。临床表现介绍如下：

（1）头痛

1）典型表现为体位性头痛，见于大多数患者，表现：①直立发作，平卧缓解；②多数发作和缓解约在 15 min，少数可达到数小时；③全头或局限，双侧或单侧；④搏动性或像“头坠入颈”；⑤缓解-发作、亚急性-急性发作可交替进行，常误诊为自发性蛛网腔下腔出血；⑥程度可轻可重，重者影响工作和生活。

2）不典型头痛，表现：①下午头痛发作，发生率为 3%～4%；②间隙性头痛，时发时好，用力时诱发或加重头痛；③无头痛或平卧时反诱发或加重头痛。缺乏直立性头痛不应排除此病。

（2）颈项痛和僵硬

见于半数患者。

（3）一般症状

恶心、呕吐，怕光、怕声。

（4）脑神经症状

脑神经症状表现为：①视力下降、视野缺损（第Ⅱ对脑神经）；②复视（第Ⅲ、Ⅳ、Ⅵ对脑神经）；③面麻、面痛或面部抽搐（第Ⅴ、Ⅶ对脑神经），味觉障碍（第Ⅷ、Ⅸ对脑神经）。

（5）泌乳（垂体）

乳腺非正常分泌。

（6）认知和意识障碍

严重者可致脑干受压产生昏迷或致死。

（7）其他

包括帕金森综合征、共济失调、肩背痛等。

36.1.4 诊断和鉴别诊断

（1）诊断

1）腰椎穿刺（图 36 - 5）：超过 90%患者腰椎穿刺压为≤60 mmH_2O（正常值 60～195 mmH_2O），甚至可表现为测不出或负压。少数患者腰椎穿刺压在正常范围。脑脊液化验可正常，或淋巴细胞增高（200×10^6/L），蛋白质升高（≥10 g/L）或黄染，反映血管通透性增高或脑脊液总量减少。

2）影像诊断：由于本病临床表现错综复杂，影像学表现是本病诊断的主要依据。另外，应综合应用下列各种检查，特别是面对不典型病例时，如腰椎穿刺压力低但常规头部 MRI 检查正常者（K. L. Schoffer，2002）。

A. 头部 MRI 检查：下列前 3 项检查常见和可靠：①硬脑膜下积液（17%～60%），也可表现为积血；②全脑膜强化征（50%～80%）；③脑组织下垂（50%），常见小脑扁桃体下疝、视交叉和脑干下垂，后者表现为斜坡处受压变扁平（图 36 - 6）；④颅内静脉窦充血；⑤垂体充血；⑥小脑出血。可能继发

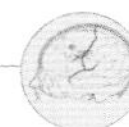

于脑组织下垂压迫和牵拉致血管破裂。

B. 脊髓 MRI 检查：硬脊膜强化征，硬脊膜内或外静脉充血扩张，脊膜憩室形成，硬脊外腔积液，第1～2颈椎后软组织积液，脊髓空洞形成（图 36－7）。MRI 使用重 T_2 加权脊髓序列或鞘内钆显影可以定位漏口与 CT 脊髓成像的敏感度相似（图 36－8）。鞘内 0.9%氯化钠溶液注射也被证明可以通过人工增加鞘内压力来提高检漏的敏感性。

C. 椎管造影（digital subtraction myelography，DSM）：用顺磁（gadobutrodum）造影剂 1 ml 或碘化（iopromide）造影剂 9 ml 分别做 MRI 或 CT 椎管造影，薄层扫描体层成像，可显示漏口部位和范围（图 36－9）。漏口大小、形态和部位变异很大，造影剂从受损神经根渗漏或积聚在双侧或患侧椎旁组织或组织间隙，硬脊膜憩室可单发或多发。漏口最多位于颈胸交界处或胸髓。多发漏口比单发多见，第 1～2 颈椎颈组织造影剂聚集不要误当漏口所在，应该根据病情分别作超早期（颈髓造影剂注射后）或延期体层成像，前者用于高流量漏，后者用于小或间歇漏。椎管造影安全性较高，仅 5%患者术后症状轻度加重，更不会引发脑疝，因为腰椎穿刺的孔小，颅内压低之故。

D. 放射性核素脑池显影：现已不用。典型表现早期显示放射性核素在肾脏和膀胱聚积，沿推脊缓慢下降，大脑表面无放射性核素，不能准确显示漏口（图 36－10）。因此，本法仅用于椎管造影阴性但高度可疑的患者。

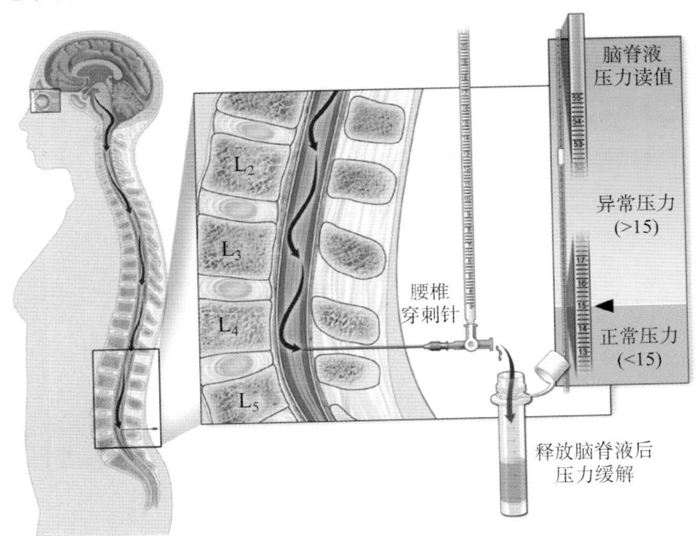

图 36－5 腰椎穿刺示意图

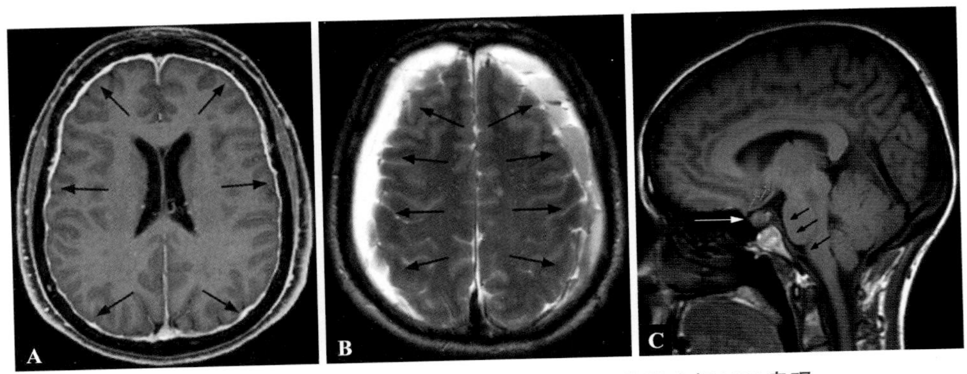

图 36－6 自发性椎管脑脊液漏性低颅内压典型头部 MRI 表现

注：A. T_1W 增强 MRI 显示脑膜增厚和增强（箭头）；B. MRI 轴位 T_2W 显示双侧硬脑膜外积液（箭头）；C. MRI 矢状面 T_1W 显示脑下垂体充盈、中脑下垂（白色箭头）、视交叉弓（红色箭头）、脑桥消失（黑色箭头）。

引自：CHAN S M，CHODAKIEWITZ Y G，MAYA M M，et al. Intracranial hypotension and cerebrospinal fluid leak [J]. Neuroimaging Clin N Am，2019，29(2)：213－226.

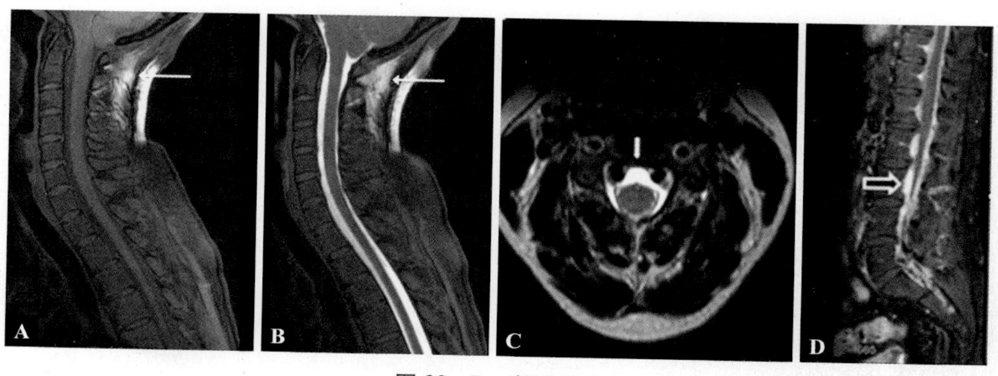

图 36-7　脊髓 MRI

注：空洞形成脊膜强化(A)、硬脊膜外积液(B)、第 1、2 颈椎后积液(C)、脊膜憩室(D)。

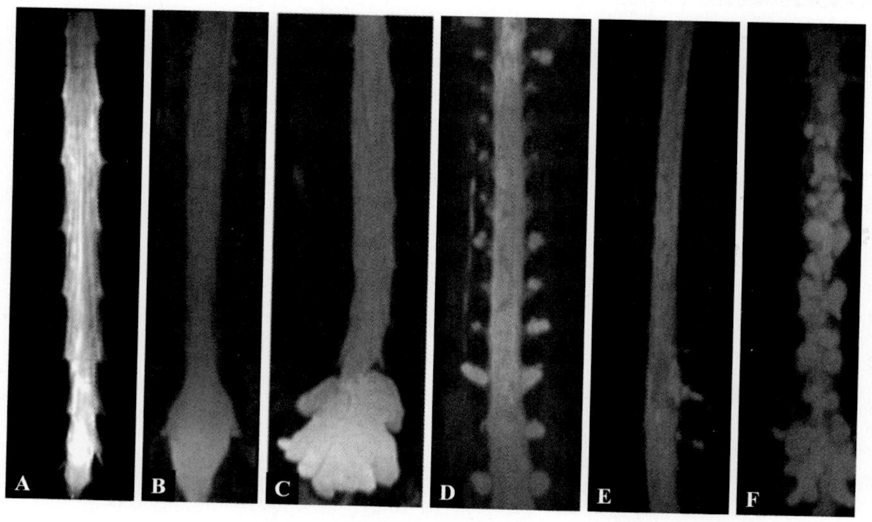

图 36-8　脊髓 MRI

注：A. 正常影像；B. 硬脊膜外囊；C. 腰椎蛛网膜囊肿；D. 多个脊髓蛛网膜囊肿；E. 小的腰椎蛛网膜囊肿；F. 多个局灶性硬脊膜外翻伴小囊形成。

引自：CHAN S M, CHODAKIEWITZ Y G, MAYA M M, et al. Intracranial hypotension and cerebrospinal fluid leak [J]. Neuroimaging Clin N Am, 2019,29(2):213-226.

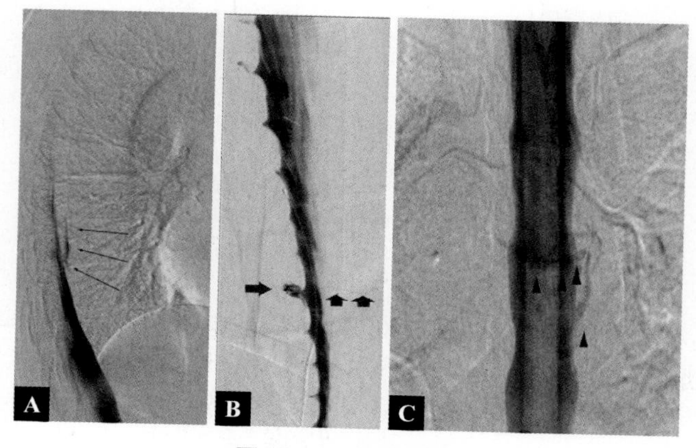

图 36-9　椎管造影

注：A. 俯卧位数字减影脊髓造影显示腹侧脑脊液漏；B. 箭头显示脑脊液-静脉瘘；C. 脊髓旁静脉(箭头)混浊患者的脑脊液-静脉瘘。

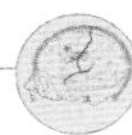

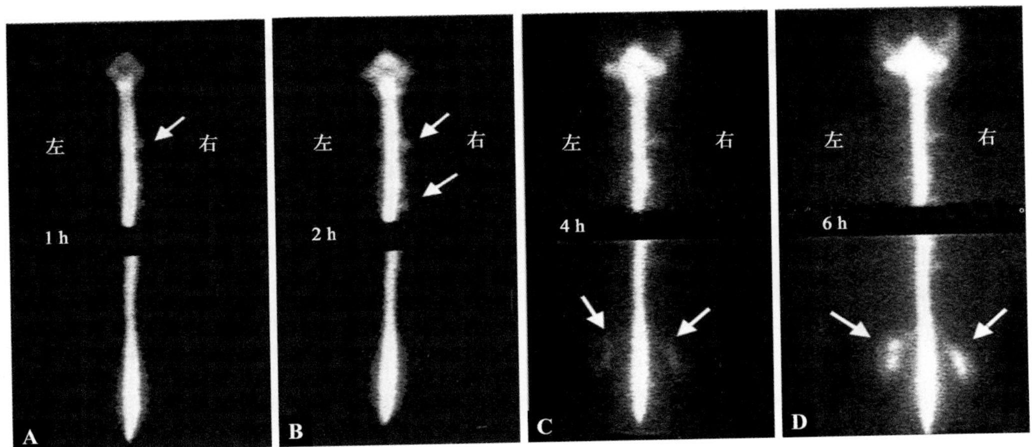

图 36-10 放射性核素脑池显影

注：早期显示放射性核素在肾脏和膀胱聚积，沿推脊缓慢下降，大脑表面无同位素。

3）诊断标准：

A. 自发性低颅压国际诊断标准（国际头痛协会，2004）：①广泛和钝性头痛，坐起或站立 15 min 内发作或加重，且有下列 1 项表现：颈硬、耳鸣、怕光、恶心、听力下降。②至少有下列 1 项：MRI 低颅压表现（如全脑膜强化）、MRI 椎管造影、CT 椎管造影或放射性核素脑池扫描发现漏口，坐位腰椎穿刺压力<60 mmH_2O。③无硬脊膜穿刺史或其他原因致脑脊液漏史。④硬脊膜外注血 72 h 内头痛消失。

B. Schievink（2008）标准：

a. 确诊，找到漏口。

b. 拟诊，头 MRI 表现和至少下列 1 项：①腰椎穿刺压力≤60 mmH_2O；②脊膜憩室；③硬脊膜外注血后症状缓解。

c. 可疑，有位置性头痛和至少下列 2 项：①腰椎穿刺压力≤60 mmH_2O；②脊膜憩室；③硬脊膜外注血后症状缓解。

C. 注意事项：①虽然根据典型体位性头痛，头 MRI 表现和硬脊膜外注血后头痛消失或缓解等，本病可诊断，而不需腰椎穿刺和椎管造影，但是仍有少数患者的 MRI 无异常表现，椎管造影找不到漏口。对这些不典型患者，只要存在脊髓憩室，硬脊膜外注血后症状缓解者，本病诊断仍成立。Schievink（2008）报道 3 例手术治愈，认为这见于小或低压性漏口。②约 1/8 可疑本病者不能确诊，可能因为漏口小或间歇性开放，而不能被现在的影像学检查发现。

（2）鉴别诊断

1）自发性蛛网膜下腔出血：急性发作，剧烈头痛、呕吐、怕光和脑膜刺激征，但头痛与体位无关。头 CT 和腰椎穿刺可鉴别。

2）脑静脉窦血栓形成：无体位性头痛，常有癫痫和眼底水肿。MRI 和磁共振静脉成像（MRV）检查可予鉴别。

3）血管性头痛：非体位性头痛，头痛与情绪等有关。必要时可通过 MRI 检查鉴别。

4）外伤性硬脑膜外积液或血肿：有外伤史，非体位性头痛，钻孔引流时颅压低，表现为积液或积血不涌出，需吸引流出。必要时可行 MRI 检查加以鉴别。

5）低颅压性脑积水或小脑综合征：虽然测颅内压表现低颅压或负压，CT 检查可有硬脑膜下积液或出血，但前者有脑室扩大，后者有脑积水分流术多次失败和调整史，可以鉴别。

36.1.5 治疗

由于本病较少见，多为病例报道，迄今缺乏高级别循证医学的证据，治疗上综合文献和华山医院经验介绍如下：

（1）保守治疗

包括卧床、喝水、补液、大量的咖啡因摄入、腹带（图 36-11）。腹带要把整个腹腔都包裹，过窄效果不佳。大多数患者在有创治疗前可尝试，可使症状缓解，但易复发。

（2）硬脊膜外腔注血

硬脊膜外腔注血（epidural blood patching，EBP）具有诊断和治疗作用，自体血可封闭漏口或限制脑

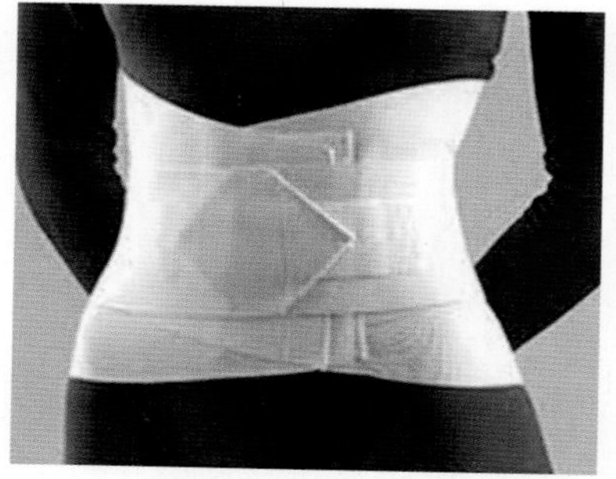

图 36－11　腹带示意图

脊液在硬脊膜外腔活动。大多数(>90%)患者对此治疗有效。不限于体位性头痛、其他类型头痛，以及伴随症状，甚至昏迷者。开始可注 10～20 ml，如无效，5 d 后可加注 20～100 ml。注射部位：通常仅在下腰或胸、腰椎区域进行，不考虑渗漏部位。注射后患者俯卧或仰卧，头低脚高位，维持 30～60 min。当需要多个 EBP 时，重复操作间隔至少 5 d。日本 Ohtonari 等经腰椎穿刺硬脊膜外腔置管，向上送至颈部，注射造影剂证实导管在硬脊膜外腔后，注射自体血后缓慢退至腰部，治疗 5 例，头痛完全消失 1 例，4 例缓解，其中 3 例有慢性硬脊膜外血肿，后血肿吸收，未见复发。综合文献报道 43 例经此法 34 例(79.1%)头痛症状消失或明显缓解。另有学者报道 165 例对保守治疗无反应的接受 EBP 的患者中，145 例在 1 次 EBP 后反应良好，12 例需要 2 次 EBP，7 例需要 3 次 EBP，1 例需要 4 次 EBP。

(3) 经皮漏口注血或蛋白纤维素凝胶

用于漏口明确者(图 36－12)。对无明确漏口，可选大的脊髓憩室作为靶点。

(4) 外科手术

上述治疗无效者或复发者，可手术修补漏口。漏口直接缝合，用肌肉、筋膜、明胶海绵、蛋白纤维素凝胶等加固封闭。宜硬脊膜外暴露时，少用硬脊膜内探查。Cohen－Gadol(2006)报道美国梅奥医学中心 13 例经验，单漏口 8 例，2 个漏口 3 例，多漏口 2 例，其中术中不能确定漏口 4 例。经各种方法修补术，平均随访 20.5 个月，症状消失、显著缓解和暂时缓解分别为 8 例、3 例和 2 例。

(5) 椎管内注 0.9%氯化钠溶液

仅用于紧急情况(如患者昏迷)，暂时恢复脑脊液的容量，争取时间封闭漏口。

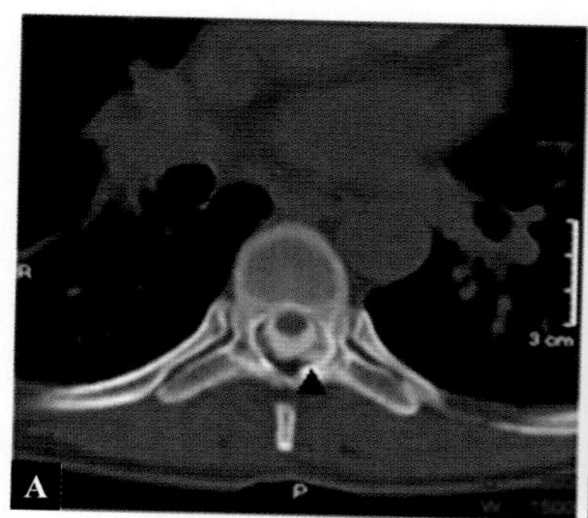

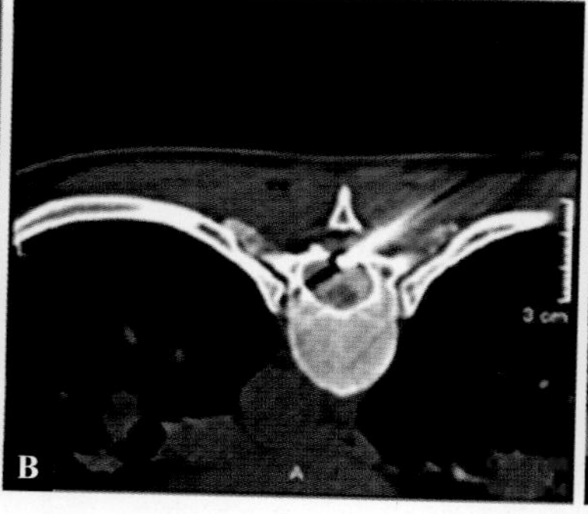

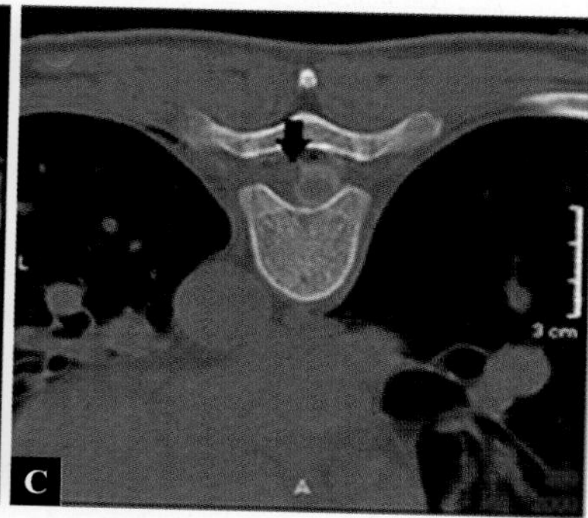

图 36－12　胸椎处脑脊液漏纤维蛋白胶封堵前后 CT 表现

注：A. 术前胸椎脑脊液漏(箭头)的 CT 影像；B. CT 引导下注射纤维蛋白胶；C. 术后 CT 显示漏处纤维蛋白胶填充缺损(箭头)。引自：CHAN S M, CHODAKIEWITZ Y G, MAYA M M, et al. Intracranial hypotension and cerebrospinal fluid leak [J]. Neuroimaging Clin N Am, 2019,29(2):213－226.

36.1.6　预后

经过治疗，大多数(>80%)患者可治愈或缓解，但少数患者仍有头痛复发。如头痛发作性质与治疗前不同，应排除暂时高颅压或硬脑膜静脉窦血栓形成。影响预后的因素有多漏口、小漏口、正常 MRI 表现、症状反复发作等。

36.2　低颅内压性脑积水

有头痛等临床表现，影像显示脑室扩大，脑室内压≤60 mmH_2O 者，称低颅内压性脑积水。当压力<0 mmH_2O 时，称负压性脑积水，为脑积水分流术后少见并发症。

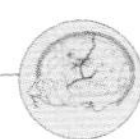

36.2.1 发病率和患病率

由于本病可误诊和漏诊，迄今没有发病率报道。Filippidis(2011)在 7 500 例脑积水做分流术的病例中，发现 20 例，患病率为 0.3%。

36.2.2 病因和发病机制

(1) 常见病因

1) 自发性蛛网膜下腔出血或脑室出血后。

2) 颅脑外伤后。

3) 脑膜炎后。

4) 开颅(特别是后颅)术后。

5) 大脑半球切除术后。

6) 全脑放疗后。

(2) 发病机制

本病发病机制一直有争论，综合文献有下列 2 种理论：

1) 经脑皮质压(transmantle pressure, TP)：TP 是脑室压力减去大脑蛛网膜下腔压力，反映经脑实质传递到皮质的压力。由于上述各病因引起脑室与大脑蛛网膜下腔之间的通道阻塞而致蛛网膜下腔积液，产生了压力梯度。虽然 TP 在临床或实验室中无法测得，但它能解释脑室扩大(脑室内压大于大脑蛛网膜下腔压)和低颅内压(大脑蛛网膜下腔脑脊液漏)的现象。一旦脑室与大脑蛛网膜交通(如第 3 脑室造瘘)，使 TP 接近 0，脑室内压力和大脑蛛网膜下腔压力接近，则脑室不会再扩大，维持原来大小(图 36-13)。

2) 脑组织膨胀(brain tugor, BT)：BT 使脑组织有抗变形力和黏弹性组织的特性，即高弹性和高顺应性。表现在脑组织内流动的静脉血和细胞外间隙液的变化。当 BT 为 0 时，由于静脉血容量和细胞间隙液容量的减少，脑组织对使其变形的压力无抵抗，如海绵体被挤压，此时脑容积变化不会引起颅内压变化。当 BT 为 1 时，由于静脉和细胞的间隙液不能排出，脑组织受挤压达极限，其脑容积变化会引起颅内压升高。BT 从 0～1 是一个动态过程，当脑室扩大的皮质衍射压与脑组织的 BT 压取得平衡时，脑室不再扩大。由于静脉血和细胞间隙液的变化，以及低颅内压引起的脑室内压下降，脑细胞结构在早期的变化是可逆性或局部性，但后期因缺血、缺氧，可发生退行性变和胶质增生等不可逆性变化及全脑功能障碍，如侧脑室前角和第 3 脑室扩大压迫锥体束、下视丘等结构，引起视力下降、淡漠等病状。由于颅脑和椎管压力梯度、颅内神经组织可向椎管移位，神经、血管等组织受到牵拉而发生相应的症状和体征，甚至脑疝。上述理论是推理，尚缺乏直接证据支持。

3) 脑脊液流动障碍：脑脊液既存在于脑室，也存在于颅内和脊髓蛛网膜下腔。正常情况下，脑脊液平均总容量为 150 ml，其中 25 ml 位于脑室内，其余 125 ml 升分布于蛛网膜下腔。传统的脑脊液生理学概念是一个分泌-循环-吸收的回路，当由于某些原因如蛛网膜下腔出血、感染等造成此通路的障碍而产生脑积水。近来对于脑类淋巴系统的研究发现，来自蛛网膜下腔的脑脊液沿着贯穿大脑动脉的血管周围间隙迅速流动进入和通过大脑；脑积水开始时皮质和皮质下组织受到压迫，细胞外间隙缩小

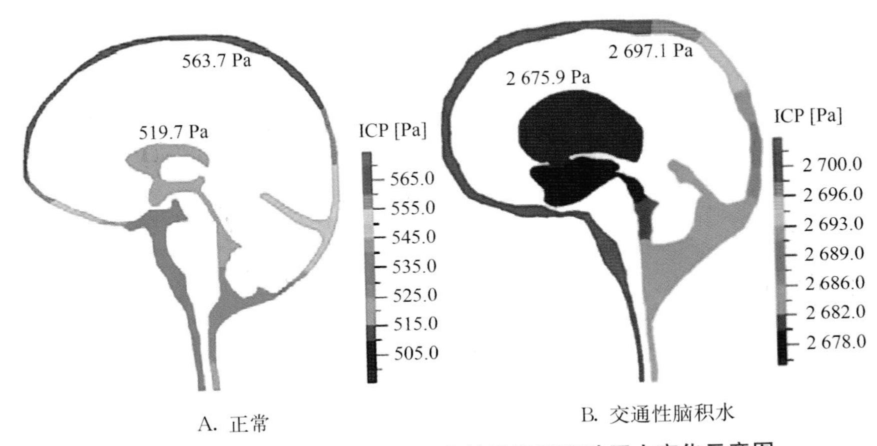

A. 正常　　B. 交通性脑积水

图 36-13　正常和交通性脑积水的脑脊液流动压力变化示意图

近一半，从正常的16.5%下降至9.6%，类淋巴系统的功能受损同样参与了脑积水的形成，加强了脑实质黏弹性的变化。

36.2.3 临床表现

本病发生发展隐匿，常见表现如下：

1）头痛：可轻可重，但与体位无关。头痛严重者可伴有呕吐。

2）运动和感觉功能障碍：表现肢体乏力、麻木或瘫痪，复视或瞳孔不等大等。

3）语言障碍：语言缓慢，交流困难，甚至失语。

4）意识障碍：表现淡漠、迟钝、无欲，甚至嗜睡、昏迷等。

36.2.4 诊断和鉴别诊断

（1）诊断

对脑积水患者经多次分流手术，症状不见好转或好转后又恶化或术后伴硬脑膜下积液或积血者，应高度怀疑本病。正确诊断应包括：①临床表现；②脑室扩大：在CT或MRI上选显示脑室最大径的层面上，测量侧脑室中间部分的脑室径（ventricle diameter，V）与双顶间横经（BP）的比值（V/BP）（图36－14），正常值＜25%，轻型脑积水26%～40%，中型脑积水41%～60%，重型脑积水61%～90%，特重型脑积水＞90%；③脑室测压＜60 mmH_2O。

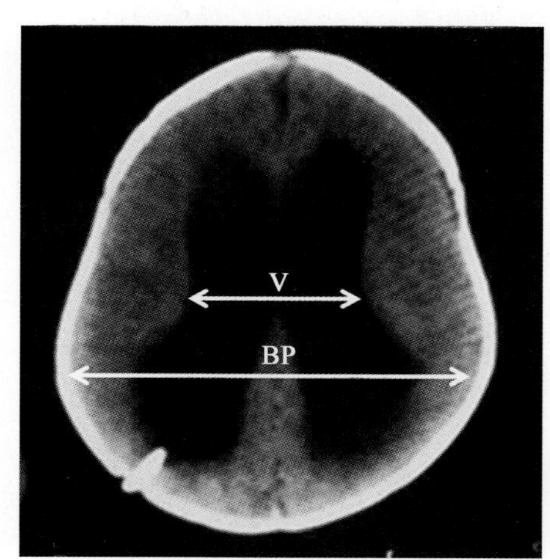

图36－14　脑积水V/BP测量示意图

（2）鉴别诊断

1）椎管脑脊液漏性低颅内压：此征虽有低颅内压表现，但是脑室不大，且有低内压的影像学表现。

2）低颅内压小脑室综合征：虽然有反复脑积水分流手术史，但发病时脑室小。

36.2.5 治疗

治疗原则包括恢复脑组织膨胀性和黏弹性能力，纠正经皮质压，增加大脑蛛网膜下腔阻力，封闭脑脊液漏口，以及建立脑室-蛛网膜下腔通道（图36－15）。

（1）脑室外引流

D. Pang（1994）首先使用此法。外引流管高度位于或低于患者外耳道水平，压力0～5 mmH_2O，见脑脊液流出；患者病状改善后，维持了2～3 d。然后每次提高2～4 cm，如患者症状改善或无恶化，维持2～3 d，再抬高；如有恶化，则降低。如此操作，一般需用时22 d，才能使脑组织膨胀，脑室内压力达到重置分流管所需压力梯度。一般可选用低压或中压分流管或做第3脑室造瘘术。如此长期外引流脑脊液能纠正本病，可能与创造低于脑脊液漏口的压力，以促进漏口自愈有关。因此，本治疗第1步应该缩小脑室（经CT检查证实），第2步稳定症状好转，保持缩小脑室，脑室压力达到或接近正常低值（60 mmH_2O），最后达到再分流置管（分流管应选择可调压）或第3脑室造瘘术。

典型病例介绍：男性，25岁，骑电动车与汽车相撞，当即昏迷。在当地医院检查发现双瞳孔散大，对光反射消失，GCS评分4分，CT显示双侧颅内血肿，行双侧开颅血肿清除术和去骨瓣减压术。术后患者昏迷转浅，康复期间因CT发现左侧硬脑膜下积液压迫脑组织，反复行引流，不见改善反加重，伤后4个月转笔者所在医院。检查患者中度昏迷，GCS评分7分，瞳孔等大、对光反射存在。头部双侧减压窗软，左侧塌陷。复查头部CT（图36－16）后，行左侧硬脑膜下Ommaya置入术，初压低于0。术后床旁脑脊液外引流，引流管水柱平面低于患者外耳道，引流量200 ml/d，同时患者戴颈围。复查头部CT显示硬脑膜下积液减少，但中线移位和脑组织受压仍明显，决定行右侧脑室外引流术。术后右侧引流管逐渐抬高至10 cm H_2O，引流量100 ml/d，左侧硬脑膜下引流管夹闭，见头部减压窗逐渐隆起，CT示脑室扩大，拔出左侧引流装置，关闭右侧引流装置，复查CT中线复位，遂行脑室腹腔分流和颅骨修补术，2个月后随访患者GCS评分9分。此病例单纯行硬脑膜下脑脊液外引流不仅效果不好反而加重病情，提示

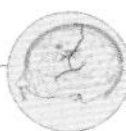

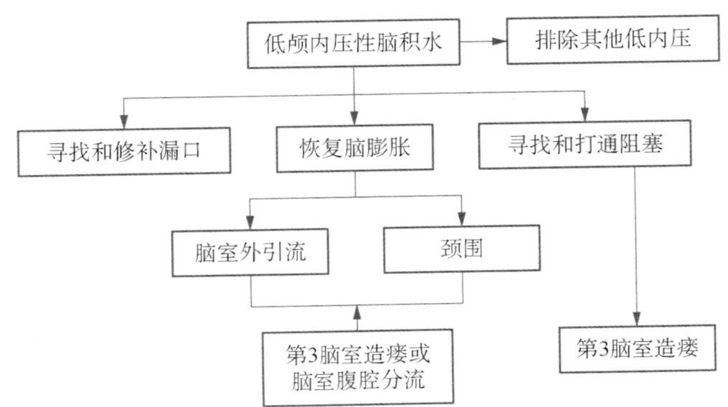

图 36-15 低颅压性脑积水治疗程序

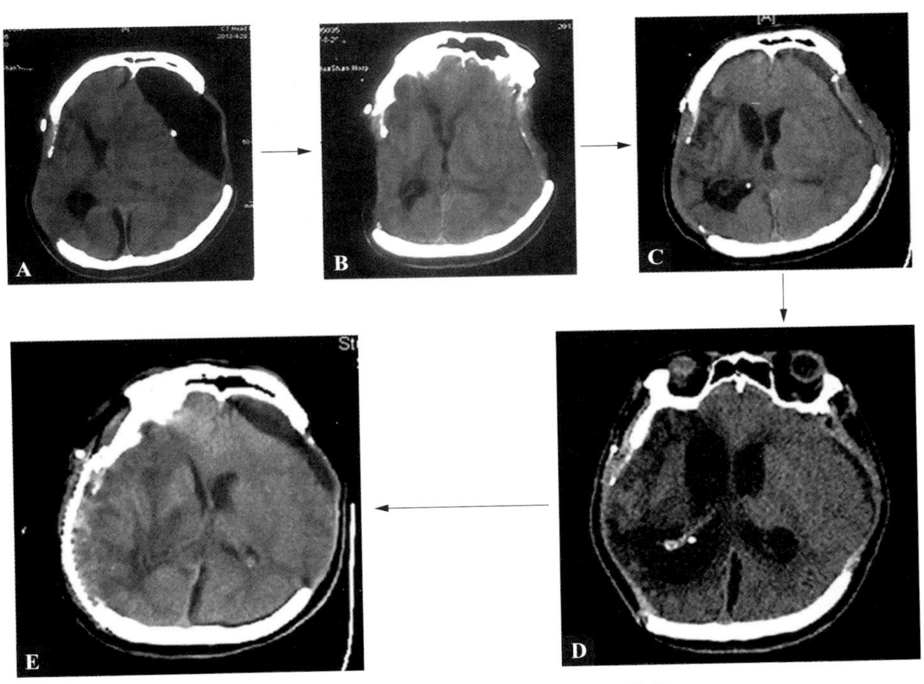

图 36-16 典型病例治疗前后 CT 影像

注：A. 该患者因脑外伤术后硬脑膜下积液行硬脑膜下积液引流后致低颅压性的小脑室；B～D. 通过治疗使脑室逐渐扩张、颅内压得以纠正；E. 最后，脑室形态恢复正常并行颅骨修补。

脑脊液经此通道大量流失(硬脑膜下积液引流仅对封闭式积液有效)，加做脑室外引流后，在保证脑脊液引流的前提下，从低到高逐渐抬高引流压力，以求恢复脑组织膨胀性，同时关闭硬脑膜下引流管，以此促使蛛网膜下腔漏口关闭，脑组织黏弹性能力恢复。

(2) 颈围

H. L. Rekate(1992)首先用弹性颈围围于患者(图 36-17)，通过增加颈部静脉压，导致颅内静脉回流压增高，从而减少脑脊液吸收。另外，由于大脑蛛网膜下腔内压增大，促使脑的膨胀。脑膨胀加上脑室外引流可进一步促使脑室内脑脊液的排出，从而改善患者的临床症状。此法对年轻患者比年老患者好，可能与老年人脑萎缩有关。另外，脑外伤和脑放疗者脑固有代偿能力差，也影响疗效。华山医院的经验是低颅压脑积水患者均应戴上颈围，如遇气管切开的患者可用弹力绷带替代。

(3) 脑室-蛛网膜下腔通道的建立

由于脑室与大脑的蛛网膜下腔通道的阻塞常难

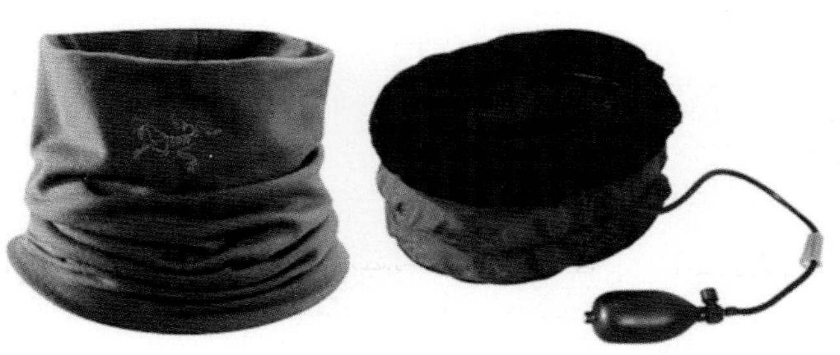
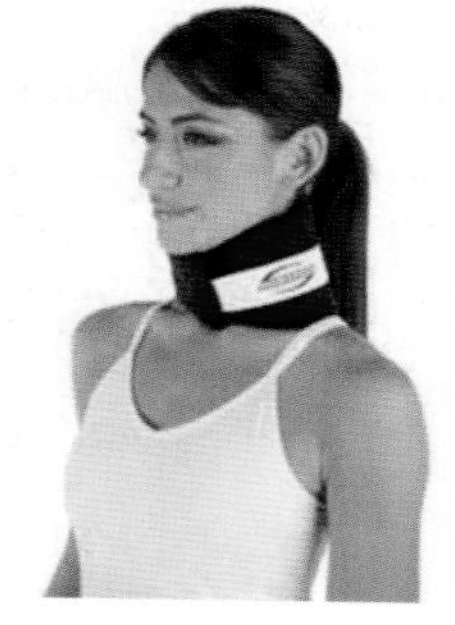

图 36－17　颈围实物图

以打通，内镜下第 3 脑室造瘘（ETV）可打通第 3 脑室底部，脑室内脑脊液经此进入脚间池，促使脑室内压与大脑蛛网膜下腔压力取得新的平衡。M. G. HamiHon（2012）主张在脑室外引流早期即可做 ETV，以利于及早拔除脑室外引流管。

（4）脑脊液漏口的寻找和封闭

当漏口小时，经上述处理，多数可自愈，患者症状得到缓解；当漏口大或间歇性开放时，患者症状时好时坏，此时，寻找和封闭漏口很重要。有开颅术者，漏口常在切口附近。头部 MRI 或 CT 检查有助于发现漏口。

（5）脑室与大脑蛛网膜下腔通道阻塞的寻找和开放

理论上可通过 CT 脑室造影或 MRI 脑脊液电影动态检查发现阻塞部位，然后用内镜设法打通，但在临床实践中常难以做到。

36.2.6　疗效和预后

虽然本病早在 1965 年 Hakim 已报道，但是长期以来文献报道较多个案和队列报告，有的疗效较好，如 D. Pang 等（1994）报道 12 例经治疗均恢复；有的疗效差，如 M. G. Hamilton 等（2012）报道 20 例中，2 例（10%）死亡。M. S. Lesniak 等（2002）报道 10 例中，恢复良好 8 例，恢复差 2 例。华山医院统计了近年（2010—2017）收治的 15 例低颅压脑积水患者，根据影像学表现分成 3 型：Ⅰ型，单纯低颅压性脑积水；Ⅱ型，去骨瓣后皮瓣塌陷合并低颅压性脑积水；Ⅲ型，硬脑膜下积液合并低颅压脑积水。其中 5 例预后良好，4 例中度残疾，6 例重度残疾，无死亡；通过上述治疗方法的患者都有不同程度的好转。虽然不能排除诊断和疗效判断的标准差异会影响疗效的评价，但是不可否认的是早期发现和正确处理，在脑组织不可逆损伤发生前恢复脑的膨胀性和黏弹性能力是成功治疗的关键。

36.3　低颅内压性小脑室综合征

小脑室综合征又称裂隙状脑室综合征（slit ventricle syndrome，SVS）、非顺应性脑室综合征（non compliance ventricle syndrome），为脑积水分流术后的一种少见并发症。一般情况下，经分流术后的脑积水患者，头痛等症状缓解后又出现，影像学常显示脑室扩大，伴颅内压升高。可是，有相当一部分患者的脑室小于正常，呈裂隙状，且颅内压低于正常或呈负压。正确认识和及时处理 SVS 不仅可避免不必要的检查和治疗，而且可减少延误诊断，使患者的致残率或死亡率降低。

36.3.1　发病率和患病率

迄今没有 SVS 的人口发病率报告。基以医院的患病率，脑积水经分流术后 50%～80% CT 显示小脑室，其中 6%～22%患者有临床症状。症状性 SVS 好发于儿童患者，特别是婴儿（<2 岁）期接受分流术者，无性别差异。分流术后 4～5 年好发，多为分流管过多引流后引起脑室端阻塞所致。

36.3.2　病因和发病机制

（1）病因

SVS 见于各种病因引起的脑积水，常见的有先天性发育异常、炎症、出血、外伤、肿瘤和常压性脑积水等。

（2）发病机制

确切发病机制有争议，大多数认为与下列一种或多种因素有关：

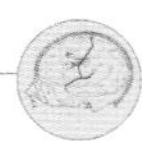

1）脑脊液过度引流：由于脑脊液被过度地引流，脑室腔缩小，分流管脑室端嵌在脑室壁或脉络膜丛中，发生功能性阻塞。在脑室顺应性好的情况下，脑脊液积聚使脑室扩大后，解除导管阻塞，恢复导管引流功能。但是，如果长期、反复发生导管阻塞，脑脊液可渗入脑室周围的室管膜下组织，导致脑室壁纤维化，使脑室的顺应性逐渐丧失。尽管脑脊液不断积聚，但脑室不再扩大。

2）室管膜下静脉充血：根据 Monro-Kellie 学说，为了维持恒定颅内压以及脑组织具有不可压缩的特征，脑脊液聚积变化与脑血流容积变化密切相关。因此，脑室内脑脊液大量流失可引起脑室的室管膜下静脉充血。在初期，这种代偿性机制是可逆的，即脑室内脑脊液再充盈后，脑室的室管膜下充血可缓解。但是，如果反复、长期发生，因缺血或缺氧引起室管膜下和脑室周边胶质增生，使脑室壁弹性逐渐丧失，变得僵硬。Ois 等（1987）在犬模型上发现上述病理变化。

3）颅缝早闭和小头畸形：婴儿（＜2 岁）安置低压分流管的脑积水患者，由于长期大量脑脊液被引流，正常的脑压力波减弱，颅骨生长缺乏刺激，导致颅缝过早闭合，发生小头（如舟状头）畸形。小头畸形反过来又阻碍脑室扩大和促使脑室端导管阻塞。K. Faulhauer 等（1978）在 400 例患者中发现 33 例（8.3%）小儿畸形者在婴儿期安装了分流管。

36.3.3 临床表现

1）典型 SVS 三联征：①头痛，原缓解的头痛复发，且加重，剧烈时可伴呕吐、意识障碍，甚至脑疝；②CT 显示小脑室；③分流泵按压后弹起缓慢或不弹起。

2）改良 RekateSVS 头痛分型，有利于诊断和处理。

3）低颅内压头痛型：表现体位性头痛，站立或坐起时发作或加重，平卧后可缓解，下午比上午重。此型脑室端导管通畅。颅内压监测低于正常或呈负压。本型见于 SVS 早期，且可有脑膜强化征、硬脑膜下积液等低颅内压表现。

4）间隙头痛型：最常见，头痛间歇性发作，每次历时 10～90 min，时好时发，呈波动性。颅内压多正常或低于正常，但是可突然增高。此型脑室端导管间歇性阻塞。

5）进展头痛型：又称常容量性脑积水（normal volume hydrocephalus，NVH）。患者晨起即头痛，日间呈进行性加重。常有眼底水肿、复视、视力下降等，不及时发现和处理，神经系统症状可恶化，出现失明、高颅内压危象。此型的分流装置功能丧失，颅内静脉压增高。

6）颅面畸形型：见于婴儿期安装分流装置的患者，临床表现同进展头痛型，伴有颅面畸形如小头、Crouzon 或 Pfeiffer 综合征。此型的分流装置功能虽然存在，但颅内压增高。

7）偏头痛型：见于有偏头痛家族史和过敏体质者，表现头痛。虽经多次分流装置调整，但仍头痛。此型的分流装置功能正常，颅内压也正常。

36.3.4 诊断和鉴别诊断

脑积水经分流术后患者头痛等症状缓解后复发，甚至发生意识障碍，但是 CT 或 MRI 显示脑室不大，放射科医生常报告“无脑积水证据”或“无分流管失效证据”。此情况不仅困惑临床医师，而且因延误诊断及处理，轻者可致患者失明、神经功能和认知功能受损，重者因脑疝致残、致死。因此，提高对本症的认识，规范和及时诊治具有重要意义。

（1）诊断

应包括：①临床表现；②影像学诊断（图 36-18），在 CT 或 MRI 侧脑室的 Evan 指数（左、右侧室前角宽度除以同一层面颅骨内板间直径）≤0.35；③颅内压监测，颅内压可高可低。24 h 内可出现 2 h 间隙的“锯齿”形脑室流动波（R. Eymann，2012）。

（2）分型

Rekate（1993）将该头疼综合征分为 5 型：1 型，继发于分流过度引流的严重低颅内压；2 型，脑室-腹腔分流管间歇性阻塞与发作性颅内压升高；3 型，非容积性脑积水（脑室小，分流管失效后颅内高压）；4 型，头颅骨不对称，常伴有 Chiari Ⅰ畸形；5 型，头痛与分流管功能无关。

（3）鉴别诊断

1）影像学 SVS：仅 CT 或 MRI 有小脑室，无临床症状。

2）偏头痛型 SVS：对症处理，头痛能缓解；对顽固者，须监测颅内压，判断分流装置功能，证实头痛与分流无关，再辅以心理疗法。

3）椎管脑脊液漏性低颅内压：SVS 虽然有体位性头痛，影像学上有硬脊膜强化征或小脑扁桃体下疝表现，但有脑积水分流术病史可助鉴别诊断。

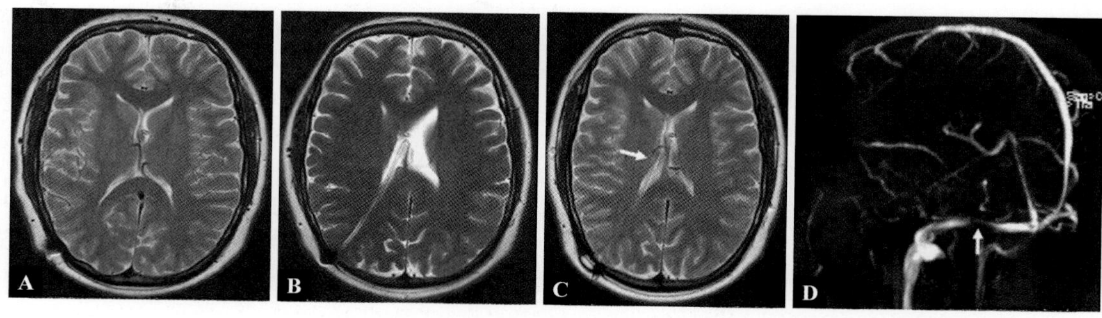

图 36－18　低颅压性小脑室的 MRI 表现

注：A. T_2 显示小脑室，患者头疼；B. T_2 加权轴位图像显示脑室略大，右侧脑室导管周围有空间，患者无头疼症状；C. T_2 加权轴位图像再次显示分流器（箭头）周围的小脑室塌陷，患者有症状；D. MRV 显示优势横窦重度狭窄（箭头所指）。

4）颞叶蛛网膜囊肿-腹腔分流术后：K. Sunami（2002）和 T. Fang（2010）报道颞叶蛛网膜囊肿-腹腔分流术后，可发生 SVS 和腰椎穿刺压力增高，如改用调压力分流装置后症状缓解；发生 SVS 机制不详，病史足以鉴别。对这些患者切忌做腰蛛网膜下腔-腹腔分流，有诱发小脑扁桃体下疝危险。对有疑问者可先穿刺侧脑室，根据脑室压高低调整外引流高度（详见 36.2.5“治疗”），待脑室扩大和压力梯度形成后改做脑室-腹腔分流术或第 3 脑室造瘘术。

36.3.5　治疗

治疗目标是恢复颅内压正常动力学。正常人颅内和椎管的蛛网膜下腔、脑室系统是相互沟通的。正常的脑脊液流出可以保证两个侧脑室系统的压力条件相同，消除压力差（分流两侧）可使门孔重新打开，防止再次堵塞。一旦某处发生阻塞，将引起颅内压动力学异常、颅内脑血流（特别是静脉系统）动力学异常和脑组织移位。患者深呼吸或突然体位改变均可引起颅内结构移位，扭曲颅内痛觉敏感结构如硬脑膜，从而发生头痛。由于迄今缺乏公认的 SVS 定义和处理方法，文献报道多属病例、队列报告或专家意见，缺少高水平循证医学证据。因此，应结合患者具体情况，应用下列方法：

（1）药物治疗

药物治疗适用于偏头痛型。应用镇静止痛剂、β 受体阻滞剂等。

（2）更换装置

更换压力可调管或抗虹吸分流装置，适用于低颅内压型、间歇型。约 80％患者的头痛可缓解。

（3）分流术

脑室-枕大池-腹腔分流或腰蛛网膜下腔-腹腔分流（带压力控制泵），适用于进展型（常容量脑积水）和颅面畸形型。应注意，腰蛛网膜下腔-腹腔分流应有压力＞5 mmHg 的分流泵或者在有功能的脑室-腹腔分流装置下加用腰蛛网膜下腔-腹腔分流，可减少无压力控制的腰蛛网膜下腔-腹腔分流的并发症，如脊柱侧弯、背痛、坐骨神经痛、小脑扁桃体下疝等。

（4）颞肌下减压或颅腔扩大术

适用于面畸形型。如有小脑扁桃体下疝者，可加作颅后窝减压，颞肌下减压可选与脑室分流同侧，约 4 cm×6 cm 大小，硬脑膜不剪开或仅切开硬脑膜外层。可减少 SVS 患者再住院和分流术分别为 75％和 80％（R. O. Holmess，1979）。颅腔扩大术有打开早闭的颅缝或形成双侧顶叶骨窗后转 180°复位等法，以后者较安全且有效降低颅内压，但是由于创伤较大，仅用于颞肌下减压无效者。

（5）拔除分流管

适用于脑积水已稳定，且不依赖分流装置者，见于约 20％的患者。应采用下列程序进行：①与家属沟通并获得知情同意书；②外置分流远端导管或拔除分流装置后另置脑室外引流装置（如 Ommaya 储液囊）；③脑室外引流，控制压力在 2～5 cm（相当于平卧位患者头中点上方高度），且患者能耐受；④24 h 后头部 CT，如脑室扩大，维持外引流 24 h，如脑室不大且患者因颅内压增高有轻度不适，可关闭外引流并密切观察；⑤脑室扩大，颅内压正常，且监测 48 h 无临床症状者，可拔除分流管或外引流装置管，脑室扩大伴颅内压增高者，处理见下述（6）；脑室不扩大

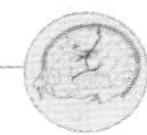

伴颅内压增高者，处理同上述(3)，因为患者系属常容量性脑积水。⑥随访临床和影像学1年。

(6) 内镜下第3脑室造瘘

经脑室外引流[按上述(5)程序进行]后脑室扩大，且患者有颅内压增高等头痛症状，但不伴有脊髓脊膜膨出者，可行ETV，大多数患者(80%)疗效好。ETV后应监测患者临床表现和颅内压48 h，如无不适，可拔除引流装置；如头痛和颅内压增高，可经Ommaya储液囊或脑室外引流管注入造影剂，了解造瘘管是否通畅。如不通，可再手术打通或改腰蛛网膜下腔-腹腔分流(带压力泵)。ETV几乎适合于所有脑积水患者，又可使患者摆脱终生依赖分流装置，但是，SVS者必须在脑室外引流抬高或阻断后脑室扩大者，方可行ETV。小脑室者行ETV，即使在导航帮助下仍不提倡，因为ETV有一定的并发症和1%～3%的病死率(Basktis, 1998)，特别是因感染、出血等引起的术野粘连。

(7) 复发处理

如上述各种治疗后，症状复发，应采取以下方法：

1) 检查分流或减压措施是否失效。

2) 分流失效伴脑室不扩大者，做MRI检查比CT好，可减少多次CT检查可能发生的放射性损伤等不良反应，又可行脑脊液流动力学研究，寻找阻塞口。

3) 经脑室注入5 ml含碘造影剂碘普胺(iopromide)，在1 h内摄片观察大脑皮质和上颈髓蛛网膜下腔是否显影。如有阻塞，酌情按上述处理；如无阻塞，说明头痛与颅内压无关，按偏头痛予药物治疗。

(8) 诊治程序

诊疗程序如图36－19所示。

36.3.6 预后

脑积水不治者预后差，约半数患者在患病20年死亡，38%幸存者智商<85。脑脊液分流装置的出现不仅拯救了脑积水患者，而且提高了他们的生活质量。但是，分流装置只调节颅内压，不恢复颅内压

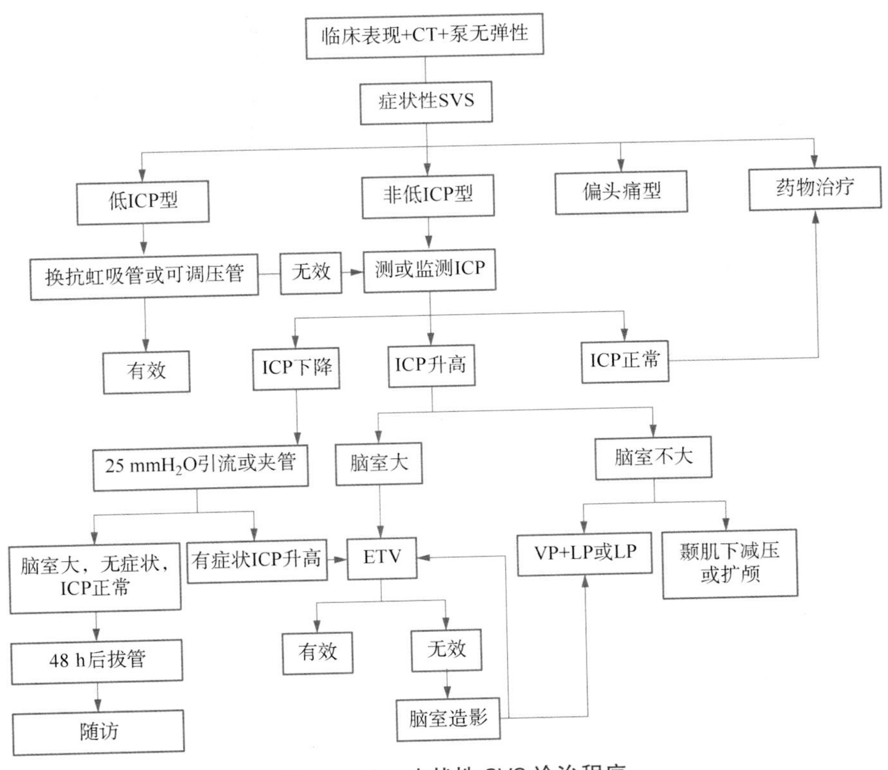

图36－19 症状性SVS诊治程序

注：SVS，裂隙脑室综合征；ICP，颅内压；VP，脑室-腹腔分流；LP，腰蛛网膜下腔-腹腔分流；ETV，内镜下第3脑室造瘘。

的正常动力学。因此分流装置有并发症，SVS是其中之一。由于SVS发生在长期脑脊液过度引流，是否可通过避免应用低压（高流量）分流装置或具有抗虹吸装置或可调压装置来预防或减少SVS？R. W. Gruber等(2010)报道对120例小儿（包括新生儿和早产儿）脑积水在他们初次分流术时或以后分流装置调整术时，加用抗虹吸装置，经平均随访10年，发现抗虹吸装置能预防过度脑脊液引流，减少SVS发生和住院次数。F. B. Freimann等(2012)用联合压力可调节管和抗重力管于成人常压性脑积水250例，有效防止和纠正过度引流。A. L. Petraglia(2011)对21例新生儿脑室出血伴脊髓脊膜膨出的脑积水做脑室-帽状腱膜下分流术，平均随访59.5个月(12～97个月)，9例(45%)影像学证实SVS，5例(27.8%)需改脑室-腹腔分流，需改分流术平均时间81.5 d，2例（其中1例随访8年）不需改分流术，没有病儿需颞下减压或颅腔扩大术。I. Neena(2018)回顾性分析了143例脑积水患者接受了腰大池-腹腔分流术(LP)，30%($n=43$)的患者LP分流作为初始分流治疗，70%($n=100$)的患者由VP转化为LP，分析发现在长期分流治疗的脑积水和小脑室患者中，转换为LP分流术可以最大限度地减少分流术故障引起的急性恶化，并减少重复手术的发生率。认为新生儿脑积水行脑室-帽状腱膜分流可减少SVS和反复调整分流装置。但上述研究均为回顾性，还须有前瞻性、随机对照试验证实。

影响SVS脑室重新扩大的因素有：①侧脑室前角Evan指数<0.33；②<1岁分流手术和现年龄≥3岁或分流术后5年出现SVS(H. Sakamoto, 2006)。

大组病例报道，分流术感染率5%～8%，失败率（包括导管阻塞和过度引流）20%～50%，病死率0%～3%。无分流装置问题生存率分别为70%（第1年）和40%（10年），小儿患者认知和学习困难发生率分别为12%～50%和20%～60%，癫痫发生率6%～30%。

（虞　剑　周良辅）

参考文献

［1］虞剑，周良辅. 低颅内压［M］//周良辅. 现代神经外科学. 2版. 上海：复旦大学出版社，2015：429-439.

［2］BATEMAN G A. Hypertensive slit ventricle syndrome: pseudotumor cerebri with a malfunctioning shunt?［J］. J Neurosurg, 2013,119(6):1503-1510.

［3］HE F F, LI L, LIU M J, et al. Targeted epidural blood patch treatment for refractory spontaneous intracranial hypotension in China［J］. J Neurol Surg B Skull Base, 2018,79(3):217-223.

［4］MARUPUDI N I, HARRIS C, PAVRI T, et al. The role of lumboperitoneal shunts in managing chronic hydrocephalus with slit ventricles［J］. J Neurosurg Pediatr, 2018,22(2):1-6.

［5］MENCSER Z, KOPNICZKY Z, KIS D, et al. Slit ventricle as a neurosurgical emergency: case report and review of literature［J］. World Neurosurgy, 2019,130:493-498.

颅脑损伤动物模型

创伤性颅脑损伤(TBI)的动物模型用来研究人类头部外伤所致原发或继发损伤所造成的损害或后遗症的机制,以利于探索和发现发育大脑或成人大脑潜在的神经保护治疗方法。实验动物模型的选择取决于研究的目标,因 TBI 引起的机体各个系统平衡的变化相当复杂,涉及行为、生理、代谢、血液动力学改变,血脑屏障改变,免疫介导炎症反应等。鉴于 TBI 是非常复杂的多因素性疾病,而使用基因稳定、单一性别的近交系动物形成的动物创伤模型,只能模拟 TBI 的单个因素。过去 30 年,动物模型被用于模拟人类 TBI 的各个情形。这种实验方法对于描绘损伤的机制有所帮助,但由于动物模型过于简单,难以反映 TBI 的复杂性,往往造成神经保护治疗的动物实验与临床试验之间的差距。因此,如果要继续寻找新的动物模型,就必须更加紧密地模仿人类 TBI 的高度异质性。

37.1 颅脑损伤的定义和基本原理

TBI 是指大脑受到来自外部的机械力伤害,如快速加速或减速、冲击、挤压、弹丸冲击或穿透所造成的损害。它可以导致暂时性或永久性的认知、生理和心理功能障碍。TBI 是 45 岁以下人群死亡和残疾的首要原因。全球每年约 1 000 万例死亡和住院治疗可直接归因于 TBI,目前估计至少有 5 700 万健在的人群曾经历过 TBI。

TBI 是一个复杂的过程,由 4 个相互重叠的阶段构成,其中包括原发损伤、原发损伤进展演化、继发性或额外伤害、神经再生。TBI 不是单一性病理生理事件，而是一个复杂的疾病过程，由于原发性和继发性损伤机制，此病会导致神经系统结构损坏和功能障碍。原发损伤是指当脑组织直接暴露于外力时发生的直接的机械性破损，这类损伤包括挫伤、血管损伤(出血)、剪切伤、原发性轴索损伤。继发损伤是指原发损伤几分钟到几个月后，由代谢级联，细胞和分子事件等最终导致神经细胞死亡、组织损伤和脑萎缩等的事件引起的结果。颅脑原发损伤可由许多机制诱发，其中包括以下几类：①头骨损伤后直接导致脑挫裂伤；②头骨粗糙的内表面撞击运动引起的脑挫裂伤和/或与撞击面相反向的间接脑挫裂伤(对冲伤)；③大脑结构相对于颅骨的运动或相互运动造成的脑组织剪切和拉伸；④对撞击的血管反应，比如大脑和硬脑膜之间的桥血管破裂所产生的硬脑膜下血肿；⑤颅内压增高或梗死引起的血流量减少，脑水肿引起的脑血管通透性增加；⑥弥漫性轴突损伤(DAI)已被确认为钝性头部外伤的主要后果之一，它的特点是脑和脑干中神经轴突的形态与功能受损，从而导致脑白质的弥漫性变性。

大脑继发性损伤机制包括复杂的生化和生理过程，在原发伤形成后需要数小时或几天才能显现；可以确定，继发性损伤极可能促成创伤后神经功能的障碍。

研究者发现许多生化紊乱是继发性损伤的直接诱因，如谷氨酸的兴奋性中毒、细胞钙稳态破坏、自由基产生增加、脂质体过氧化、线粒体功能障碍、炎症反应、细胞凋亡和 DAI。这些二级级联损伤最终导致神经细胞、内皮细胞和神经胶质细胞死亡和脑白质变性。在损伤后几分钟内即出现细胞死亡，这些现象会延续几天甚至几个月。细胞坏死和凋亡区域位于损伤边界区和皮质下区，凋亡与 TBI 后灰质和白质的进行性萎缩是同步的。

脑外伤后，急性细胞死亡和凋亡延迟对于神经功能障碍均具有重要作用。然而，有些即使是轻度脑外伤且无显著的细胞死亡也可导致认知功能障碍。对人类、啮齿动物与猪的研究显示，这可能与 DAI 相关。一些研究结果表明，多灶性轴索和髓鞘异常也会造成外伤后认知功能障碍。

在 TBI 中，原发损伤是外力的直接作用结果，涉及机械组织变形(图 37－1)。这又导致了涉及引发弥漫性神经元去极化和兴奋性神经递质(谷氨酸和天门冬氨酸)释放的继发性损伤，这两者均与谷氨酸受体有关，并诱导大量钙离子流入。钙离子激活了钙依赖性磷脂酶、蛋白酶、脂质酶和核酸内切酶。线粒体中的螯合钙导致钙调节紊乱、能量缺乏、自由基形成和细胞凋亡启动。TBI 上调了多种转录因子和炎症介质，但下调了神经递质受体释放机制，有害的细胞因子和趋化因子表达增加，从而引起脑水肿，血脑屏障破坏和细胞死亡。TBI 后，这些复杂的级联反应最终结果是细胞损伤和死亡，从而导致功能障碍。目前已经积累的实验和临床数据说明成人的大脑在损伤后有能力进行部分主要结构重建和功能重组，这可能有助于自发性功能恢复。建立合适的动物模型针对继发性损伤机制和调节神经可塑性的研究，将是今后动物研究的方向。

TBI 患者中观察到的病理生理异质性与原发损伤的位置、性质和严重程度相关，但其他因素的影响也不容忽视，如年龄、健康状况、性别、酒精及药物使用和遗传等。每个 TBI 动物模型设计时，常产生相对同质性的损伤类型(如年龄、性别、遗传背景和损伤参数等都是预先控制好的)。因此，任何一个动物模型基本都不可能完全模拟出人类脑外伤中所观察到的继发性损伤发展的各个方面，这一原因能够部分解释在某些临床前研究显示阳性结果的药物却在临床研究中失败的现象。毫无疑问动物模型研究为人类脑外伤的临床研究中无法解决的一些生物力学、细胞和分子生物学方面的研究必不可少的补充，并被广泛用于开发和验证新干预疗法的研究。现存的和新型的动物 TBI 模型需要进一步发展和修改，从而发展出新的治疗策略，缩小与临床前研究和患者医疗实际应用之间的差距。

37.2 动物模型设计的基本概念和原则

鉴于 TBI 临床情况的异质性，大量的脑损伤动物模型已被开发出来。尽管对于模拟人类的动物模型的首选品种存在各种不同意见，但多数研究人员认为啮齿类动物是神经创伤研究最合适的选择。啮齿类动物较小，成本低，可以满足重复的形态、生化、细胞学和行为参数的测量需要大量动物的要求。由于伦理、技术和费用方面的限制，这样的研究很少在哺乳动物进化层次较高的品种中进行。同时，对于神经创伤，由于啮齿类动物和人体的系统性生理和行为反应之间存在差异，因此某些学者对使用啮齿类动物作为模型表示担忧。此外，还有学者认为缺少

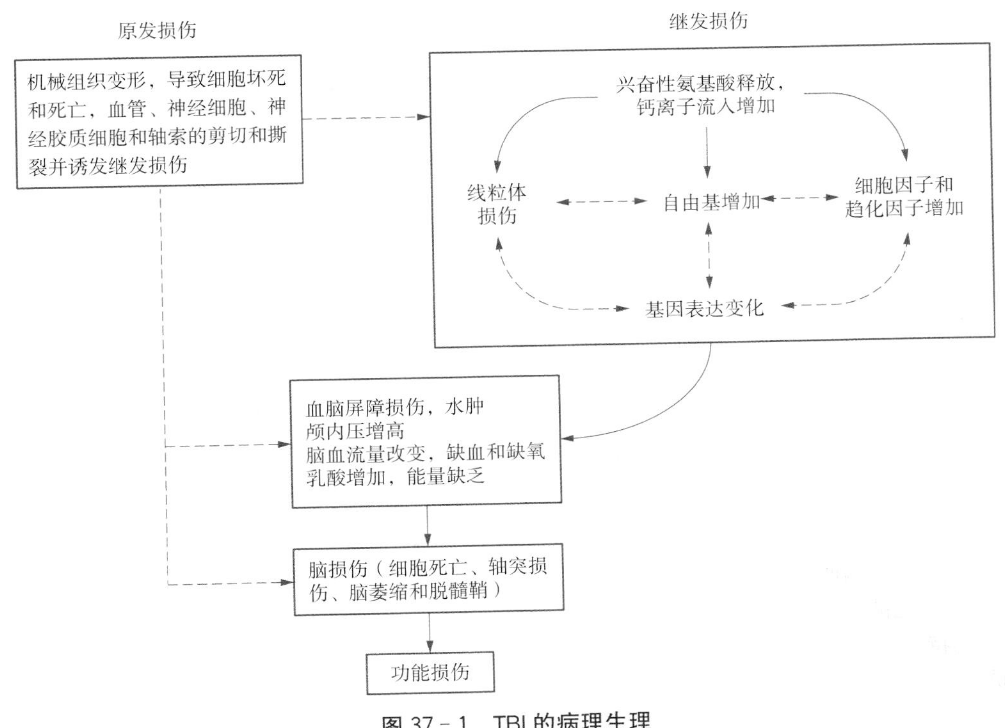

图 37－1　TBI 的病理生理

注：实线表示既定的相互作用或途径，虚线表示可能的相互作用或途径。

脑回的啮齿类动物皮质不适合用于大脑皮质的解剖结构变化较复杂的模型建立。尽管如此，啮齿类动物仍然是模拟人类 TBI 时最常用的动物。

早期的脑损伤模型着重解决脑损伤的生物力学方面的问题，而最近的许多模型则着重于对脑损伤引起的有害的复杂分子级联的研究。目前有 4 个主要的模型广泛用于研究：液压冲击损伤（fluid percussion injury，FPI）、控制性皮质冲击损伤（controlled cortical impact，CCI）、重物砸压冲击加速损伤和爆炸损伤模型。

现有的文献提出了众多、但差别较小的实验性 TBI 模型的分类。D. Brown 和 Russell 所做的开拓性工作将实验性脑损伤区分为两大类别：加速性脑损伤和撞击性脑损伤。之后学者的 TBI 实验模型的分类定义往往都是基于这两位提出的类别。基于这些主流的脑外伤动物模型的生物力学概念，有学者提出了另一个不同的分类，如图 37－2 所示，机械力可造成动态或静态的颅脑损伤，这取决于它的幅度、持续时间、速度和加速度。在静态模型中的机械力定义与幅度和持续时间相关，而与速度和加速度无关。本质上，静态模型通常注重于损伤的形态和功能变化过程。在一定时间内使用锤子撞击颅脑就是静态中枢神经系统损伤模型的一个例子。另一方面，具有振幅、持续时间、速度和加速度特征的机械力造成 TBI 则归为动态脑损伤中。动态脑外伤可以进一步细分为直接和间接损害。在间接动态脑损伤的情况下，机械力一般直接作用于整个身体，形成振荡压力波，穿过身体对脑组织传递影响。

TBI 的一些基本概念必须明确，最为重要的是动态直接性脑损伤：基于直接冲击和/或加速度的存在，动态直接性脑损伤可以被划分为冲击性和非冲击性（加速性）TBI 模型。而冲击性和非冲击性损伤根据损伤的时刻可以被进一步划分，即头部运动是否被限制在一个平面内，或者头部是否不受约束可自由移动。冲击性脑损伤可分为穿透性 TBI、大脑直接变形性穿透性 TBI 和其他直接变形性 TBI 模型，这类损伤均由能量冲击引起，可以是由子弹或开

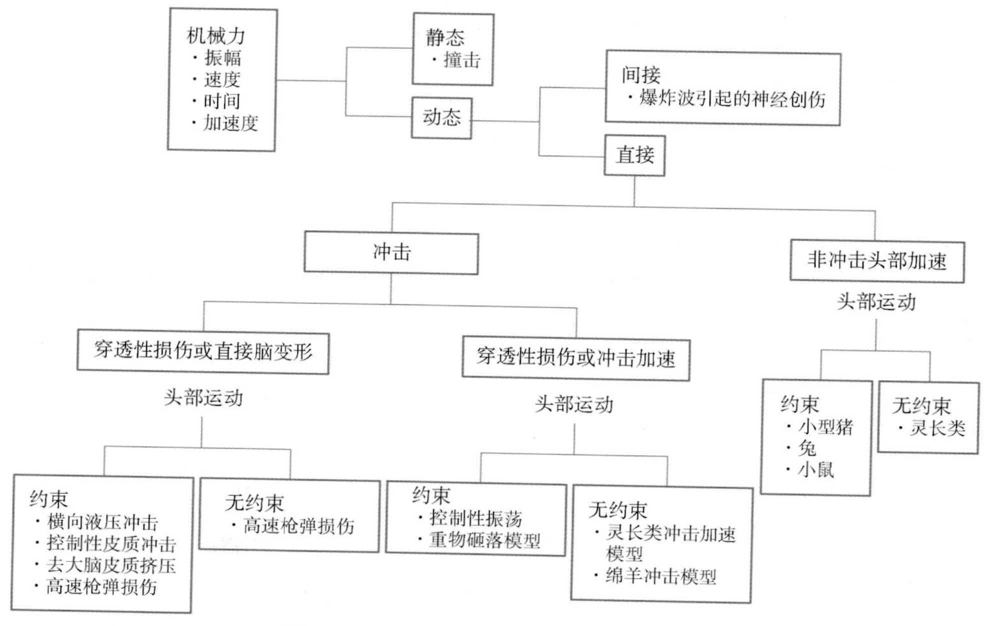

图 37－2　创伤性脑损伤的体内实验模型

颅手术通过颅骨穿孔传递到脑实质内。头部加速损伤是指颅腔内大脑运动，而非头部直接冲击，已被认为是人闭合性 TBI 的主要致病因素。目前已有证据表明头部的加速旋转是 DAI 的主要原因之一。这些概念的明确对于 TBI 的动物模型设计尤为重要。闭合性颅脑冲击模型有许多种，其设计目的在于模拟人类的脑震荡和弥漫性脑损伤的生物力学和生理学后果。这些类型的 TBI 通过液压冲击、皮质冲击或局灶性脑挫伤模型是难以模拟的。

37.3　动物模型设计的分类与方法

鉴于 TBI 临床情况的异质性，大量的脑损伤动物模型已被开发出来。虽然较大的动物更接近于人类的大小和生理，但啮齿类动物在脑外伤研究中使用最多，这是由于此种动物成本较低、体积小，结果测量方式已标准化等。目前常用动物模型包括 FPI、CCI、穿透性弹道样脑损伤、重物砸压冲击加速损伤以及爆炸伤模型等。本章主要探讨 TBI 动物模型的主要类型，暂不讨论小脑损伤模型，因为直接性小脑损伤在脑损伤中是一种比较罕见的现象。各类模型都存在一定的局限性，优、缺点和各自对应的损伤种类见表 37－1、37－2。

37.3.1　液压冲击损伤模型

FPI 是造成大脑直接变形使用最频繁的模型之一。事实上，这一模型对于许多物种（包括大鼠、小鼠、猫、猪、兔、狗和绵羊）的损伤病理、生理学和药理学研究都较为合适。在这个模型中，通过开颅术对完好的硬脑膜施加流体压力脉冲可以施加损伤，这一损伤的施加部位一般位于前囟和人字缝之间中线的中心（顶点）或位于前囟和人字缝之间的左顶骨的横向部位，距矢状缝横向 4 mm。麻醉动物被放置在立体定向头架中，对其实施较小的开颅术可以插入一个塑料盖，粘接到位。FPI 装置由填充了无菌等渗盐水的有机玻璃圆筒贮水池构成。贮水池的一端有一个换能器（在做手术时，塑料管两端分别连接于换能器和粘接到动物头骨的塑料盖）。在圆柱贮水池的另一端有一个钟摆，由其敲击贮水池产生压力脉冲，从而传递到完整的硬脑膜和导致脑变形。受伤的严重程度取决于脉冲压力。最近的研究强调横向 FPI 开颅位置的重要性。实验已证明，开颅时被定位位置距矢状缝如能小于 3.5 mm，同侧和对侧皮质的损害在 MRI 和组织学分析中可见。此外，当开颅手术位置距矢状缝超过 3.5 mm 时，对侧伤害不可见。因此应重视开颅位置，以提高此模型的可靠性和可重复性。

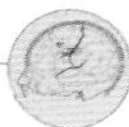

表 37-1 常用动物脑损伤模型

模型	损伤类型	优点	缺点	物种
落重模型(重物砸压模型)				
Feeney 模型	主要为局灶	损伤机制的生物力学与人类脑外伤相似	高死亡率,需行开颅手术	大鼠
Shohami 模型	主要为局灶	设备操作方便。此模型造成的伤害后 1 h 即可进行神经功能严重度评分,从而评估神经功能缺损	重复性不高	大鼠、小鼠
Marmarou 模型	主要为弥漫性	损伤机制的生物力学与人类脑外伤相似,模型特点良好	重复性不高,损伤后不通气死亡率高	大鼠、小鼠
Maryland 模型	主要为弥漫性	损伤机制的生物力学与人类脑外伤相似	需进一步鉴定	大鼠
FPI 模型				
中线	混合性	高度可重复性,可进行损伤程度微调	高死亡率,需行开颅手术	猫、兔、大鼠、狗、绵羊、猪
横向	混合性	高度可重复性,可进行损伤程度微调	高死亡率,需行开颅手术	大鼠、大鼠、猪
其他模型				
CCI 模型	主要为局灶	高度可重复性,低死亡率	需行开颅手术	白鼬、小鼠、大鼠、猪、猴
爆炸损伤	主要为弥漫性	损伤机制的生物力学与人类军队脑损伤相似	需要标准化	大鼠、小鼠、猪
重复性轻度脑损伤	主要为弥漫性	损伤机制的生物力学与人类运动脑损伤相似	需要进一步鉴定	大鼠、小鼠、猪
穿透性弹道样脑损伤(PBBI)	主要为局灶	损伤机制的生物力学与人类脑损伤相似	需要标准化	猫、大鼠

表 37-2 动物 TBI 模型对应的人类 TBI 的主要病理特征

TBI 模型	脑震荡	挫伤	创伤性轴索损伤	出血	颅骨骨折
Shohami 和 Marmarou 重物砸压模型	++	+	++	+	+/-
Eeeney 重物砸压模型	+	++	+	+	-
Maryland 模型	+	-	++	+	-
FPI 模型	+	++	+	+	-
CCI 模型	+	++	+	++	-
爆炸损伤	++	+/-	++	+	+/-
穿透性弹道样脑损伤	+	++	+	++	+/-

FPI 模型可以模拟无颅骨骨折的 TBI。人类中度至重度脑外伤往往伴有跨多个脑回的颅骨骨折和挫伤,这个特点此模型无法模拟,但液压冲击模型可以模拟颅内出血、脑肿胀和进展性灰质损伤,这些符合人类 TBI 的病理生理特点。

横向 FPI 模型是动物 TBI 模型中最广泛使用的一种。在大鼠中,横向液压冲击可产生局灶性皮质挫伤、弥漫性皮质下神经元损伤(包括海马和丘脑损伤),这些损伤可发生于冲击几分钟之内,并在 12 h 后进展为神经元凋亡,但损伤后 7 d 内并不显著地扩展到其他大脑区域,损伤部位下的挫伤皮质数周后逐步扩大成为一个由经胶质细胞填充的空腔,持续进行的细胞死亡在伤后 1 年内继续扩大。进展性退行性级联反应存在于某些脆弱的大脑区域,如同侧海马、丘脑、纹状核和杏仁体等。横向液压冲击产生神经行为和认知功能障碍(如运动和记忆困难)常见于 TBI 患者,严重横向液压冲击可产生超过 1 年的持续性认知功能障碍和神经系统损伤。然而,FPI 模型与其他模型相比,死亡率较高,其原因可能是脑干损害引发的长时间窒息。

一般情况下,虽然有报道称中央和横向 FPI 之间有明显的差异,但两者病理学具有可比性。横向 FPI 模型造成的主要是单侧皮质损伤,很少累及对侧皮质和脑干,而中央 FPI 会引起低位脑干直接轴向运动相关的双侧皮质的改变。这两种类型的 FPI 模型的直接生理反应包括血压变化(主要是一过性高血压)、短暂的呼吸暂停、颅脑压力升高、脑灌注压降低、脑血流量减少、血脑屏障通透性增加,以及脑血管阻力增加。FPI 模型最常见的组织病理学检查结果是:脑实质点状出血,范围从轻微到致命的出血,轴索损伤,蛛网膜下腔出血,伴随局灶性坏死和细胞脱落的组织撕裂,以及定义为“滑翔挫伤”的灰质与白质交界的特征性血管损伤。此外,中央和横向 FPI 模型已被证实与离子通道稳定性改变相关,包括细胞内钙离子升高和组织钠离子升高,钾平衡受损,细胞内游离镁降低。细胞代谢亢进与代谢减退也常见于这两个实验模型中。此外,脑电抑制,运动、行为和认知障碍也常见于这两种类型 FPI 模型后的报道中。

FPI 模型能够产生很小的生物力学控制的伤害,摆锤的高度是唯一可调的机械参数。微处理器控制、气动仪器的开发就是为了提高可重复性,解决在大鼠 FPI 模型中对于标准液压冲击设备的手动操作不准确性问题。

37.3.2 控制性皮质冲击损伤模型

CCI 模型使用一个气动设备或电磁驱动设备驱动一个刚性冲击器冲击一个暴露的完好硬脑膜,从而模拟皮质组织损失、急性硬脑膜下血肿、弥漫性轴索损伤、脑震荡、血脑屏障(BBB)功能障碍甚至昏迷。此模型已用于白鼬、大鼠、小鼠、猪、猴等。常见的开颅位置位于前囟门和人字缝尖之间,手术后,使用控制性冲击传递从开颅处给完好硬脑膜,从而导致相关皮质变形。CCI 模型的神经病理检查可以发现其相关损害较为广泛,比如急性皮质、海马、丘脑变性。

相比其他脑损伤模型,CCI 模型的优点是机械因素较易控制,包括冲击的时间、速度和深度。因此,在研究 TBI 的生物力学方面,CCI 模型可能比 FPI 模型更加有优势。相比涉及重力驱动的设备模型,CCI 模型没有反弹伤害风险。CCI 的组织病理学严重程度随皮质变形和冲击速度增加而增加,从而使其能将损伤程度适当地调整为具体实验所需的程度。在小鼠和大鼠的 CCI 模型中观察到的功能障碍,如认知障碍[可在 Morris 水迷宫(Morris water maze, MWM)实验中观察到]与变形深度与冲击速度均有关联。

这些认知功能障碍可在控制性皮质冲击损伤后持续 1 年,并可能伴有脑萎缩与渐进性脑血流量下降。在小鼠的强迫游泳实验、高架十字迷宫实验,以及声音惊吓的前脉冲抑制实验中,量化结果显示 CCI 也可以产生情绪行为的障碍。认知障碍与损伤的严重程度相关,但情绪障碍却与其不相关,这表明实验性脑损伤后情绪变化的阈值较低。猪的 CCI 模型能够较好地重现类似于人类脑损伤的病理特征,尽管此模型成本大,复杂性高,但这个大动物模型为收集类似于重症监护室(ICU)患者脑损伤的生理数据提供了机会,这有利于将动物数据转化到临床实践中去。

37.3.3 穿透性弹道样脑损伤模型

穿透性弹道样脑损伤(penetrating ballistic brain injury, PBBI)模型是由具有高能量和冲击波的弹丸传送产生的,其可以在大脑中暂时产生一个空腔,该空腔的大小是弹丸本身尺寸的数倍。该模型的结果与弹丸的射入路径和能量传输程度直接相关。过去与枪伤最相关的实验性 PBBI 研究通过使用穿透子弹模型对猫进行实验。近期,通过对穿透性脑损伤大鼠模型的研究,证明了认知障碍的存在,其诱导了显著的脑白质和脑灰质损伤、脑肿胀、癫痫、皮质抑制和神经炎症,并导致了感觉运动障碍。

有研究者设计了一些创伤性颅脑枪弹伤实验模型以研究大脑枪弹伤病理生理特点。Carey 等使用的模型是麻醉的杂种猫,将动物放置在立体定位框架中,然后去除右额窦的斜外侧壁以使枪弹能够穿透完整和垂直的额窦后壁;将一个直径 2 mm、重 31 mg 的钢球从 80 cm 远的位置以 220 m/s 或 280 m/s 的速度发射,从前至后穿透右额骨和穿过右大脑半球。子弹能量传递到大脑的能量介于 0.9~1.4 J。这种模型产生的血管性水肿位于受伤

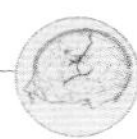

半球中的子弹弹道周围，并造成颅内压增高，脑灌注压下降，血糖增加，血细胞比容短暂增加，呼吸骤停，这些变化大多与能量相关。芬尼的模型采用了0.22口径的枪支，目标是一个用物理方法固定的绵羊，绵羊的头部被固定于垂直位置，枪支距离绵羊3 m。子弹射向绵羊头骨颞部，从右到左经颞叶通过大脑造成横向伤口。形态学改变包括组织破碎和撕裂，相关出血腔、血管、神经纤维和神经元广泛拉伸损伤，以及大脑变形与移位。

PBBI的一些病理生理特征与其他脑损伤模型的报道相似，这些特征包括脑半球肿胀，脑白质损伤和神经炎症增加。但是，与其他TBI模型相比，由于PBBI模型的穿透损伤性质以及暂时形成的空腔，其造成了贯穿原发病灶的广泛脑出血。PBBI模型可获得一些弹道脑损伤的特征，因此可作为机制研究和治疗干预评估中度至重度脑损伤的相关模型。

37.3.4 重物砸压创伤性脑损伤模型

在重物砸压模型中，头骨承受自由下落、受引导砝码的冲击。通过调整砝码的质量和下落高度，可以改变模型的损伤严重程度。在Feeney重物砸压模型中，重量被传递到通过开颅术处理的完整硬脑膜，这造成了皮质挫伤。从形态学上看，在损伤后坏死空腔发展的最初几个小时内，损伤从出血发展到了挫伤皮质下的白质损伤，空腔在随后的2周开始扩大。虽然严重挫伤的大鼠在伤后的前2周其大部分功能得到恢复，但是一些缺陷可能会持续超过90 d。

Shohami等以重物冲击大鼠未受保护一侧的头骨或者将头部放在坚硬物体表面进行冲击的方式，研究并提出了啮齿动物闭合性颅脑损伤（closed craniocerebral injury，CBI）模型。通过标准化重物砸压装置，对未受保护的头骨进行局灶性钝伤实验，该过程产生的冲击造成了神经功能缺损和血脑屏障故障。为了评估运动功能的神经功能缺损、警觉行为和寻找行为，可进行神经功能缺损评分（NSS），有研究发现该评分与脑损伤严重程度高度相关。最近，通过小鼠CBI模型证明可通过MRI检测到小胶质细胞和星形胶质细胞的增生，以及神经退行性疾病和形态学变化，这表明该模型与人类CBI临床情况相似。

Marmarou等创建的弥漫性轴索损伤（DAI）模型——Marmarou冲击加速模型模仿人类弥漫性创伤脑损伤，又被称为约束冲击加速模型，常见于坠落或机动车事故。人类创伤性脑损伤中DAI很常见，在该模型中，创伤装置由一个分段式的黄铜砝码组成，在实验中黄铜砝码从有机玻璃管中的指定高度自由落下。首先将大鼠麻醉，在头骨正中作切口使颅骨外露，用胶水将一个不锈钢圆盘固定在头骨的人字缝与前囟之间，以防止颅骨骨折。然后将大鼠放置在一个泡沫床上，落下黄铜砝码，冲击大鼠头上的不锈钢圆盘。该模型中的死亡主要由呼吸抑制引起，因此，冲击后进行机械通气可以大大降低严重创伤后的病死率。实验表明，在冲击后的前4 h中，脑血管自动调节功能丧失会导致脑血流量减少以及颅内压升高。磁共振弥散加权成像表明，在重物砸压冲击后，会立即发生血管性水肿；由于细胞肿胀，接下来会形成更加广泛的弥漫性水肿。此外，实验证明Marmarou模型造成的运动与认知缺陷与液压冲击伤和控制皮质撞击损伤造成的运动与认知缺陷相似。Marmarou模型的特点是广泛的双侧神经元、轴突、树突和微血管损伤，以及广泛的DAI，特别是在胼胝体、内囊、视束和脑干的长传导束。此外还有一个特点，就是运动和认知功能障碍，如平衡木行走和记忆困难；与FPI和CCI后观察到的现象相似，这些障碍的程度与损伤程度相关。重物砸压模型的缺点是损伤程度存在相对较高的可变性。但由于Marmarou重物砸压模型经济、操作简单并能够产生分级DAI，所以其非常适合模拟人类TBI。先前的啮齿类动物CBI模型不能够再现机车或运动事件中经常遇到的正面碰撞情形。通过对Marmarou的冲击加速模型的改进，有学者开发了一种新型的大鼠CBI模型，以探讨这些情形。在新型模型（称为Maryland模型）中，冲击力被施加到头盖骨的前部，从而产生创伤性脑损伤。动物没有出现皮质挫伤、颅骨骨折、呼吸暂停时间延长和死亡，但出现点状出血和DAI，表现为自发性探索减少的神经行为功能障碍可持续1周以上，对该模型的进一步分析还需更多研究。

37.3.5 爆炸创伤性脑损伤模型

许多有过经历爆炸但没有外部损伤的军事人员都被诊断为有TBI。为了阐明初级冲击波对中枢神经系统（CNS）的影响，研究者建立了各种动物爆炸TBI模型，主要使用动物为啮齿类动物和猪。该模型使用压缩驱动的激波管模拟爆炸效果，激波管产生的爆炸可导致大鼠创伤性脑损伤，以及由爆炸引起的肺损伤和/或出血诱发的全身性的影响，包括低血压、低氧血症。该模型对爆炸接触后的病理生理学、神经病理学和神经行为的后果进行了评定，并对穿有Kevlar防弹背心大鼠的急性死亡的原因，以及幸存动物发生TBI和DAI的程度进行了评估。Kevlar防弹背心可以包裹胸部和部分腹部，大大降低了气体爆炸造成的病死率，并减轻了广泛的轴突纤维变性。

最近模拟军事冲突中的轻度脑损伤的爆炸诱导TBI大鼠模型已经被开发出来。非冲击爆炸损伤表现出一个有趣的病理生理机制，其特点是大脑弥漫性脑水肿、极度充血和延迟血管痉挛(这些特点也存在于动物和人类气体爆炸脑损伤)。有身体保护的大鼠在爆炸受伤后最初2周内，突出的特点是DAI。研究已发现，在严重爆炸冲击波中，仅头部接触爆炸会造成显著的神经功能障碍，但重要的是即使受到低级别爆炸的大鼠，也会导致颅内压升高及认知缺陷。

爆炸接触引起的功能障碍在现在战争中是主要的健康问题，但是大多数有效的爆炸模型都专注于组织的破坏而不是功能障碍。研究显示即使是轻微爆炸致脑损伤也可引起小鼠的长期行为和运动异常，包括社会认知、空间记忆和动作协调障碍，而身体遮挡物改善了轴索损伤程度和行为缺陷。显然，为了阐明爆炸致TBI，尤其是多次接触低级别爆炸，是否会导致以及如何导致长期功能障碍，有必要进行进一步研究。考虑到当前爆炸模型的多变性，不同实验室之间的结果存在差异。因此，关于标准实验爆炸模型的进一步设计对于阐明爆炸损伤机制、识别生物标志物，以及最终发展减轻爆炸脑损伤的策略至关重要。

37.3.6 非冲击头部加速模型

加速头部损伤模型要着重关注大脑质量与加速之间的比例关系。目前已利用非灵长类动物开发出众多头部加速模型，如猪、兔子、大鼠，而这些模型中的有些模型会限制头部运动，其他模型可以允许头部自由运动。在近期开发的模型中，通过使用各种固定机制来限制头部运动，研究证明，头部完全不受约束会增加试验结果参数的可变性。

该动物模型使用了气动冲击试验机来产生非击打式、受控的单旋转，以替代持续10～20 ms的头部60°旋转。由此产生的旋转加速是双相的，即先是一个时间较长的加速阶段，接着是一个时间较短的减速阶段。昏迷持续时间、神经功能缺损程度、皮质下白质中的DAI强度、脑干和小脑损伤，这些都与头部冠状旋转产生的机械力相关。这种方法可诱导广泛的轴索损伤(类似于重度创伤性脑损伤人脑的轴索损伤)。

Smith等研究了一种头部加速模型，该模型通过头部旋转加速诱导小型猪的弥漫性脑损伤。简单地说，就是使用猪嘴钳将头部固定在一个气动制动器上，启动气动制动器产生线性运动，然后通过直接安装在设备上的连杆组件改线性运动为角运动。头部旋转的中心接近颅底冠状旋转，或在轴向平面选第2颈椎位置。激活设备后，动物的头部偏移110°并被快速旋转20 ms，大约在6 ms达到加速度峰值。接下来的头部旋转加速有一个双相过程，主要是减速阶段。冠状旋转和轴向旋转引起的DAI主要分布在脑半球的白质和脑干部位。在动物脑损伤3～10 h后的脑白质中发现了淀粉样前体蛋白积累，这是DAI的标志。有研究指出昏迷是在头部轴向旋转后立刻发生的，而不是在冠状旋转之后，且昏迷的严重程度与施加的动能及脑干的轴索损伤程度相关。Smith模型通过磁共振波谱(MRS)发现头部创伤后持续7 d的神经元标志物N-乙酰天门冬氨酸(NAA)的急性下降，细胞内游离镁含量下降。脑白质DAI引起的细胞内代谢变化发生在pH值和磷酸肌酸/无机磷比例都不变化的情况下，ATP和乳酸的浓度也保持接近于正常值。

使用非人灵长类动物和小型猪开发的非冲击加速损伤模型与人脑损伤的复杂病理生物学最为接近，因此，这些模型为弥漫性脑损伤的形态学、细胞学和分子反应提供了有价值的信息。但是，由于动物的成本和尺寸，以及复杂的技术要求，所以对于大多数实验室来说，这些模型很难得以实现。使用大型实验动物的加速脑损伤模型缺乏可靠的功能性结果测试，但是这类动物试验对于神经保护治疗的临床前药物试验的评估是至关重要的。

37.3.7 多次轻度创伤性脑损伤模型

多次重复创伤性脑损伤是CBI的一种形式，其通常发生于接触性体育项目(如拳击、曲棍球、足球和美式足球)、儿童虐待受害者和现代军事人员中。越来越多的证据表明，多次反复脑震荡可能会导致累积性和长期行为症状、神经病理变化和神经退行性疾病。模仿反复轻度TBI的一些模型已经被开发

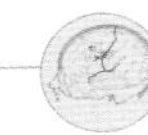

出来，包括重物砸压模型、小鼠爆炸 TBI 模型、大鼠 FPI 模型和猪 CBI 模型。

Marmarou 的冲击加速模型的条件被修改为使轻度麻醉小鼠接受多次重复头部冲击，该方法无需头皮切口和颅骨保护盔，小鼠可自发恢复翻正反射，没有癫痫和瘫痪表现，很少出现颅骨骨折和颅内出血，运动协调和运动机能亢进的轻度缺陷可以随着时间逐渐恢复。轻度星形胶质细胞增生和磷酸化蛋白水平升高的出现并不伴随血脑屏障破坏、水肿和小胶质细胞活化。这种新型动物模型适合筛选轻度脑震荡损伤的治疗干预。

单一的轻度侧方液压打击损伤（LFPI）会导致大鼠的短期行为和神经病理改变，而多次反复的轻度 LFPI 会导致大鼠累积性行为障碍、神经炎症和皮质神经元凋亡。有趣的是大鼠创伤性脑损伤后，亚急性脑震荡会引起急性神经炎症而不出现行为障碍。在一个不成熟的大型动物——新生小猪 TBI 模型中，通过神经病理学和神经行为功能结局的评估，发现伤后 2 次头部旋转比单次旋转导致的结局更严重。与单一损伤组比较，多次重复旋转组的脑白质损伤程度更严重。更重要的是，与每隔 7 d 的头部旋转相比较，每隔 24 h 的头部旋转会导致损伤严重程度和病死率增加。这与认知综合评分下降和白质 DAI 的严重程度相关。

从动物模型中发现的这些研究结果表明，短期内发生的反复轻度 TBI 可能是比较严重或是致命的，这与人类经历反复脑震荡患者的结果相一致。这些模型将有助于进一步深入了解体育和战争相关的反复脑震荡损伤，协助医疗机构作出更好的决策使 TBI 患者康复，并诊断那些可能存在 TBI 风险增加的患者。

37.3.8　麻醉对于模型的影响

对于脑外伤试验中所使用的实验动物来说，麻醉在人道主义关怀方面的意义十分重要。这与临床上所遇到的情况不同。绝大多数麻醉药物有神经保护作用，特别是在外伤前给药的情况下。异氟烷是脑外伤试验中最常应用的一种麻醉药物，因其具有便于给药、快速苏醒及价格适中等特点。异氟烷对神经病理和结局方面的影响在 CCI 模型中得到了深入的研究，在这种模型中，异氟烷是一种神经保护药。在异氟烷和芬太尼的比较中，异氟烷在神经病理和不良功能结果方面具有保护作用，而其抗应激的能力在大鼠中要好于芬太尼。其他的一些麻醉药物如戊巴比妥等也在啮齿类动物模型中有所应用，其神经保护作用也得到了广泛的认可。但在 CCI 模型中，戊巴比妥等其他常用麻醉药的神经保护作用不及异氟烷。无论何种麻醉药，其效果必须首先得到认可，试验设计中应加入合适的假手术对照组。

37.3.9　损伤模型的行为学检测

动物损伤模型的行为学测试，是评估临床相关结果的重要方法。目前常用的评估 TBI 动物的行为学方法有包括 MWM、巴恩斯（Barnes）迷宫和桡 8 臂迷宫（RAM）等。其中巴恩斯迷宫可评估啮齿动物的空间学习和记忆，并具有消除与水（游泳）相关的压力的优势。Y-迷宫和 T-迷宫是其他可用于评估啮齿动物参考记忆和工作记忆以及空间学习的测试方法（图 37-3）。触摸屏以获得食物和/或液体奖励是更高级、更高认知功能，可以检查不同的认知功能的几个任务，包括执行过程的测试，如认知灵活性、反应抑制、工作记忆和注意处理。

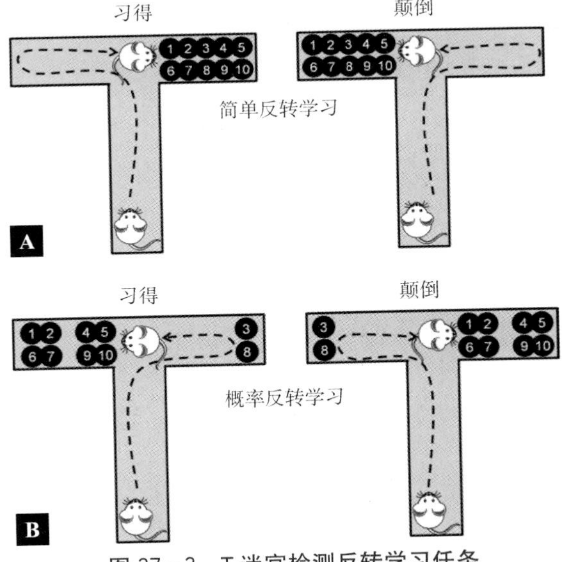

图 37-3　T 迷宫检测反转学习任务

注：A. 简单反转学习。在连续的采集实验中将食物颗粒全放在右臂，待动物学会到右臂觅食后，将所有试次的食物放到左臂，计算动物学会到左臂觅食的时间；B. 概率反转学习。训练试次中大多数食物放在左臂，随机 2 次放在右臂，动物学会左臂找到食物的概率大于右臂后，反转食物的摆放，计算动物访问新的“正确”手臂所需的时间，此实验反应动物的学习认知能力。

引自：PITKÄNEN A, BUCKMASTER P S, GALANOPOULOU A S, et al. Models of seizures and epilepsy［M］. 2nd ed. Philadelphia：Elsevier, 2017：192.

37.3.10 外伤性癫痫的动物模型

创伤后癫痫是 TBI 最具破坏力的并发症之一，累计发病率 2%～50%，其发生率通常随着创伤加重而升高。创伤后癫痫的危险因素，主要有酗酒史、创伤后健忘史、局灶性神经功能缺损、初期意识丧失、颅骨骨折、初始神经影像中线移位、脑挫伤、硬脑膜下血肿和颅内出血。因此，能尽量复现这些危险因素的动物模型更容易发生创伤后癫痫。常见的创伤后癫痫模型有：

1）液体冲击损伤模型：液压冲击损伤模型目前仍然是应用最广泛和研究最多的创伤后癫痫模型。损伤可以提高动物的癫痫易感性，再使用低剂量的化学诱导药物或自发性产生癫痫发作。传统上，这种模型主要使用大鼠，但最近研究发现小鼠在伤后 30 d 和 6 个月的癫痫易感性显著上升。

2）控制性皮质损伤模型：控制性皮质损伤可以在海马体、白质、丘脑中造成广泛损伤（图 37－4）。

3）冲击加速模型：也称体重下降模型，可以模拟弥漫性创伤性脑损伤。但因为不容易以可控的方式产生非致命的创伤，癫痫的发生率较低。

4）犬科动物的创伤后癫痫模型：回顾性研究发现，在犬类中，穿透性损伤导致约 44%的早发性癫痫发生，闭合性损伤中的发生率是 12.8%。

各种损伤模型的优缺点对比见表 37－3。

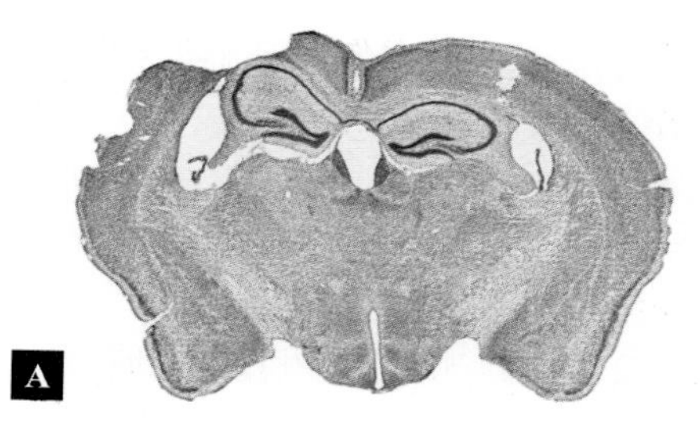

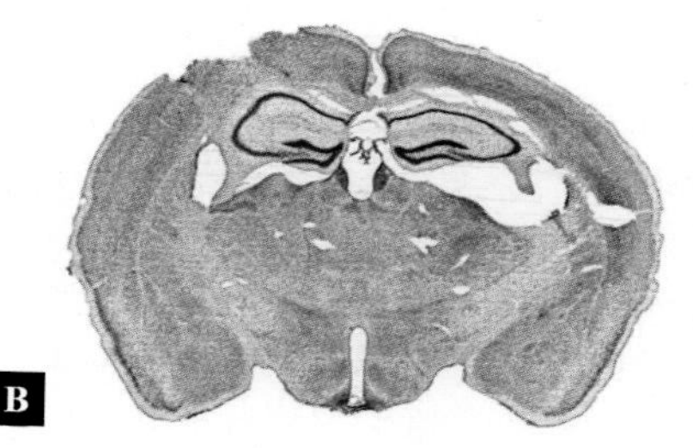

图 37－4 小鼠控制性皮质损伤和液压冲击伤的病理变化

注：A. 小鼠控制性皮质损伤后的病理切片，可见损伤同侧各层组织均被破坏，白质层出现明显的胶质增生；B. 液压冲击损伤后，小鼠皮质损伤最严重的部位在去除颅骨位置之下，而大鼠的损伤范围通常更弥散。

引自：PITKÄNEN A，BUCKMASTER P S，GALANOPOULOU A S，et al. Models of seizures and epilepsy［M］. 2nd ed. Philadelphia：Elsevier，2017：674.

表 37－3 常用的创伤性癫痫模型

模型种类	优 点	缺 点
液压冲击损伤模型（FPI）	1. 能反映多种病理变化：弥漫性白质损伤、局灶性挫伤、脑水肿、进行性灰质损伤 2. 损伤后 30 d 和 6 个月癫痫敏感度增加 3. 运动和认知障碍可持续 1 年	1. 癫痫易感性升高的时间较长（数月） 2. 缺乏预测治疗有效性的评价指标
控制性皮质损伤（CCI）	1. 能反映多种病理变化：皮质组织丢失、急性硬脑膜下血肿、轴索损伤、脑震荡、血脑屏障功能障碍 2. 短时间内即可出现癫痫易感性增加 3. 出现非诱发性癫痫被认为和颞叶癫痫相关（苔藓纤维芽生，延迟性海马损伤）	1. 需要复杂的技术设备 2. 机械变异性 3. 无法复现创伤性癫痫的全部表现
冲击加速伤模型	1. 操作简单，成本低 2. 容易产生严重程度逐渐加重的损伤	1. 产生自发性发作的成功率不高 2. 死亡率高
犬类模型	犬类有较多的创伤史，癫痫发生率高	缺乏模型制作的评价指标
穿透性损伤模型	铜包埋模型增加了癫痫易感性和死亡率	1. 缺乏证据表明铜包埋能表征穿透性损伤的病理特点 2. 目前的穿透性损伤产生癫痫发病率较低
儿童相关模型	幼年动物的损伤可降低成熟期和青春期的癫痫阈值	目前研究对儿童癫痫模型的有效性缺乏评价指标

引自：KEITH K A，HUANG J H. Animal models of post-traumatic epilepsy［J］. Diagnostics，2019，10(1)：2－11.

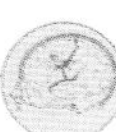

37.3.11 老龄创伤性动物模型

在美国TBI患者中，年龄>65岁患者约占急诊科就诊人数的20%、住院患者的44%。高龄是创伤性脑损伤患者预后不良的主要危险因素，如本来被归类为轻度的颅脑损伤(GCS评分13～15分)，老年患者的颅内出血率为16%，而年轻人为5%。目前大多数动物模型没有考虑年龄的影响，因此，老龄的动物模型也需要得到重视。

因为啮齿类动物和人类的年龄之间的关系难以严格对应，研究中通常用基于总寿命的一个简单比例来评估。在大多数研究中，大(小)鼠的寿命在24～30个月。因此，20个月的大(小)鼠相当于50～60岁的人。使用老龄鼠造模时，造模方法和常规动物模型没有区别。正常器官有一定的储备功能，以适应环境的变化。在逐渐衰老的过程中，器官的适应能力通常会有一定程度的降低。如海马与认知、记忆密切相关，在衰老过程中，海马功能可能已经有所降低，此时脑损伤再次导致选择性海马神经元死亡，将对伤后认知功能的恢复产生不利影响。因此，老年患者的TBI及其恢复过程，可能需要使用更为衰老的动物模型完成。

37.4.12 大型动物模型在创伤性脑损伤中的优势

虽然已有大量动物模型用于脑损伤的研究，但目前还没有任何转化药物获得美国食品和药物管理局的批准。这可能是由于啮齿类动物模型和有脑回物种间的差异。因此，大型动物在复制人类创伤性脑损伤临床特征方面具有更大价值。大型动物，如猪、羊和灵长类动物与人类大脑有较高的相似性。这种相似性包括脑回的形态、灰质与白质的比例、发育模式、髓鞘化程度、脑血管解剖和生理学。由于大型动物的灰、白质较大，因此大型动物适合做神经影像学研究和心、脑血管监测。此外，与啮齿类动物不同，大型动物在机械损伤后会经历颅内压升高、脑水肿和脑疝。此外，它们较长的寿命和神经发育成熟的相似性使得它们能够有效地用于研究损伤的长期影响，评估特定的年龄相关反应，并确定儿童创伤性脑损伤的机制。目前已广泛应用猫、兔、猪、羊、狗等大型哺乳动物来研究创伤性脑损伤的病理生理学和药理学机制。但不同的动物其头骨的形状、大脑形态和解剖特征等方面存在很大的差异，这在一定程度上会影响机械力的分布，导致不同动物模型对类似的创伤性脑损伤有不同的反应。如绵羊遭受TBI后更多显示轴索损伤、更严重的挫伤和蛛网膜下腔出血。但对于有较大蛛网膜下腔的猪，则表现为轻度轴索损伤，偶可见少量蛛网膜下腔出血，不易出现脑挫裂伤。同样，犬、羊对脑损伤的生理反应也不尽相同。如犬在遭受能量为3.6 atm(1 atm=101.325 kPa)液压冲击损害时，平均动脉压(SAP)、平均肺动脉压(PAP)、肺动脉楔压(PWP)在创伤后30 s内升高。而绵羊即使遭受10 atm作用也无明显变化。另一项研究表明，脑外伤后，猪和非人灵长类动物在脑DAI区域表现不同。猪的胼胝体难以见到轴索损伤，但在猴类的胼胝体损伤却很常见。因此，必须根据所研究的脑损伤临床表现来选择合适的创伤模型。

37.4 总结

37.4.1 目前动物模型的局限性

虽然非人类哺乳动物(特别是啮齿动物)与人类大脑之间在生理学上存在相似性，但是这些群体之间在脑结构和功能方面存在着显著差异，如大脑结构、脊髓前角、脑回的复杂程度以及白灰质比例等。这些结构上的差异可以导致物种之间对严重创伤的不同反应。如一些调查发现不同品系大鼠和小鼠对TBI在行为和病理反应存在较大差异。

也有证据显示，动物和人类创伤性脑损伤的结局存在性别差异，女性TBI并发症的比率往往比男性要低，而且动物实验研究表明，雌激素可能具有神经保护作用；目前的临床证据表明，女性激素黄体酮改善了TBI患者的神经功能。然而，关于性别差异对临床TBI结果的影响仍存在争议。除了性激素，还有其他很多性别差异也可能会影响结果，包括受伤前的合并症、脑功能和代谢差异等。虽然对雄性动物进行了相关TBI研究，但还有必要进一步进行关于性别差异与TBI的反应和治疗的队列研究。

许多研究者对于TBI模型造模前后的生理指标(包括二氧化碳分压、氧分压、pH值、血压和脑温)监测并不严格。而这些指标对于损伤和治疗的病理生理反应中往往发挥着至关重要的作用。这正是TBI领域研究的不足之处，因此，鉴于这些指标对急性和长期结局的重要性，应加强对这些变量的严格测量和分析。

损伤程度的评估对于 TBI 的诊断、治疗和预后是至关重要的。目前，在 TBI 临床试验中，格拉斯哥昏迷量表(GCS)是患者选择的主要手段，格拉斯哥预后量表(GOS)或其 8 个等级的拓展版 GOS 仍然是一个主要的评估方法。MRI 尤其适用于非侵入性检测脑损伤后白质重组，先进的 MRI 可以检测到与认知或情感功能障碍相关的大脑活动和形态的细微变化，即使是轻度临床 TBI 和动物模型 TBI 也可以发现脑组织的相关病变。尽管影像学诊断有显著进步，但是 TBI 严重程度的早期准确评估和长期结局评估仍很难做到。这就需要寻找敏感并可靠的 TBI 生物标志物和可能存在独特的生物化学、神经影像和遗传生物标志物，并且可以根据不同损伤程度和不同损伤类型的反应来识别。为了确保在动物 TBI 模型中生物标志物可以真实地反映人类 TBI 的相关信息，人类 TBI 监测的生物标志物应对 TBI 动物进行监测，以便识别临床相关生物标志物，但目前尚无非常特异的生物学标志物被发现。如果确定特异性高的生物标志物，将有利于将实验结果(例如，评价临床前治疗的疗效)转化为临床应用。

还应注意的是，对 TBI 患者或动物 TBI 模型中发生的各种行为改变的病理机制的了解仍然有限。这使得很难确定患者和啮齿动物 TBI 后的行为改变是否是由相同的病理机制引起的，需要进一步的研究来阐明这一点，并进一步验证动物模型中行为结果的相关性。

37.4.2 提高动物实验结果到临床的转化

应严格测试动物 TBI 模型的治疗方法。为了提高临床前研究结果到成功临床治疗的转化，在今后的临床前研究中需考虑各种因素。在将临床前治疗转化为 TBI 临床试验之前，需进行多次试验治疗，并且最好是在几个有不同损伤程度的 TBI 模型(小型和大型动物)中进行试验。应事先确定最佳给药途径、治疗窗(即治疗范围)、量效曲线，并对药物治疗不同给药剂量进行评估，如单剂量和多剂量、单次和连续输液等。

进入临床试验阶段的治疗可能需要多种制剂联合疗法。为了减少继发性损伤及增加神经可塑性，这些潜在的组合可包括单一药物与细胞联合(如体细胞、神经干细胞或遗传改性衍生物制品)或其他方法(其他生物材料，物理刺激)。在临床研究中，对联合治疗中使用的药剂进行临床试验评估之前，应完全消除药剂之间的相互作用。这一点的重要性可以通过促红细胞生成素(erythropoietin，EPO)临床试验来说明。EPO 在缺血性卒中小规模临床试验表现出了治疗的希望，但在最近的一次卒中临床试验中却失败了，这都归因于其与溶栓药物组织型纤溶酶原激活剂(tissue-type plasminogen activator，tPA)的结合。最近的临床前数据显示，EPO 与 tPA 之间存在一个前所未知的相互作用，这表明 EPO 可能不适合作为 tPA 诱导溶栓后的卒中治疗。在多发伤或伴有并发症(如高颅内压、感染、癫痫等)的 TBI 患者的治疗中，经常会使用多种药物，这可能会增加药物与临床试验测试药物之间的潜在相互作用风险。因此，临床前动物研究尤其是 TBI 联合治疗研究需要经过严格满足药品的安全性和有效性，以指导后续的临床试验。此外临床试验中很少对参加 TBI 临床试验的药物都进行药代动力学和药效学评估，以及药物在 TBI 模型中的脑穿透深度和分布方面的评估。广泛的调查发现，这些问题对于临床前研究的动物试验是十分必要的。

对临床前研究中的治疗方法的测试必须反映临床情况。一直以来，无论是作为最基本的，也是最重要的治疗策略，神经元的损伤和保护机制研究是主导的神经保护主要方向。多数 TBI 动物模型中，TBI 超早期以及伤前都频繁给予药物保护神经，这与临床并不相符。由于在获得知情同意书或医疗条件方面存在困难，入院前护理人员早期给予的药物存在问题，因此，测试某种药物是否适用于 TBI 发病后早期并产生神经保护效果是非常必要。神经修复与神经保护治疗之间的本质区别在于前者主要针对病变，而后者主要针对完整的组织，因此，神经修复治疗可以适用于大部分的 TBI 患者。除了要对动物模型的神经保护疗法进行严格测试以外，对神经修复疗法的动物模型严格测试也是必不可少的。

在鉴定脑损伤后导致坏死和凋亡的神经细胞死亡的复杂机制中，TBI 实验模型起着重要作用。通过实验模型和实验，对各种形态学、细胞学、分子学和行为学改变进行研究，如离子平衡变化(钙、镁、钠和钾)、自由基的产生、炎症免疫反应、兴奋性氨基酸的释放，以及多个神经递质(神经调节系统)的改变。这些研究结果促进了不同治疗策略的发展，如镁、谷氨酸拮抗剂、免疫调节剂、抗氧化剂、抗凋亡剂给药等。但是，利用动物模型的药代动力学和药效学研

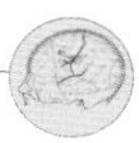

究，以及评估实验动物 TBI 后全身用药的血脑屏障的渗透性研究很少进行。因此，进一步开发更加复杂的创伤性脑损伤动物模型以模拟人类 TBI 完整的病理生理情况是非常有必要的。这些合并了缺氧、缺血和 TBI 其他临床的潜在相关因素的模型，在测试联合疗法以防止继发性级联损伤以及调节级联的多种机制的单一化合物是否发挥重要作用是非常有价值的。此外，对于创伤性脑损伤研究，还需要探索一种可靠的、能够重现脑损伤发展或基于年龄、性别的具体反应的动物模型，以适应临床研究和试验结果转化的需要。

（虞 剑 胡 锦）

参考文献

[1] 虞剑，胡锦. 颅脑损伤动物模型[M]//周良辅. 现代神经外科学. 2 版. 上海：复旦大学出版社，2015：440 - 449.

[2] HUTCHINSON E B, SCHWERIN S C, RADOMSKI K L, et al. Quantitative MRI and DTI abnormalities during the acute period following CCI in the ferret [J]. Shock, 2016,46(Suppl 3): 167 - 176.

[3] IBOAYA A, HARRIS J L, ARICKX A N, et al. Models of traumatic brain injury in aged animals: a clinical perspective [J]. Neurorehabil Neural Repair, 2019:33(12):975 - 988.

[4] KANE M J, ANGOA-PEREZ M, BRIGGS D I, et al. A mouse model of human repetitive mild traumatic brain injury [J]. J Neurosci Methods, 2012, 203: 41 - 49.

[5] KEITH K A, HUANG J H. Animal models of post-traumatic epilepsy [J]. Diagnostics, 2020,10(1):4.

[6] SHULTZ S R, MCDONALD S J, CORRIGAN F, et al. Clinical relevance of behavior testing in animal models of traumatic brain injury [J]. J Neurotrauma, 2020,37(22):2381 - 2400.

[7] SHULTZ S R, MCDONALD S J, VONDER HAAR C, et al. The potential for animal models to provide insight into mild traumatic brain injury: translational challenges and strategies [J]. Neurosci Biobehav Rev, 2017,76(Pt B):396 - 414.

38 脊髓损伤动物模型

脊髓损伤(SCI)的致残率和致死率均较高,不仅给患者造成极大痛苦,同时也给社会和家庭带来沉重负担。目前虽然在SCI的研究方面投入了大量的物力、精力和财力,但进展仍相对缓慢,主要还是由于SCI病理生理机制非常复杂,人们对此类损伤的认识还不够深入和全面。确定SCI的部位并进行量化分析,不可缺少地需要借助于相应的动物实验模型,通过研究其损伤的过程与机制,观察其受损组织的病理、生理改变,制定出判断损伤的有效指标,由此建立一个合理的标准SCI模型是进行SCI研究和治疗的重要前提之一。目前,SCI模型的种类繁多,而且制作方法和用途不一。本章将对目前国内外SCI模型制备的研究现状作一概述。

38.1 脊髓损伤模型中实验动物的选择

实验动物的选择主要考虑以下几个方面的因素:①SCI的类型及研究目的;②实验动物的生物学特性是否与人类接近;③尽量选用标准化的实验动物,以增加可比性;④在不影响实验质量的前提下,尽量选用易获得、易饲养、较经济的动物。

就实验动物的生物学特性而言,灵长类动物是进行SCI研究最理想的实验动物,因为其体形和手术操作的方式、方法与人类相似,但价格昂贵,来源有限,且涉及伦理学问题,所以未能被广泛使用,现仅在SCI的基因治疗、生物工程支架研究等方面应用。目前SCI实验研究中使用最多的动物为大白鼠,它具有成本低、种系内纯合性好、抗感染能力和生命力强、价格便宜、容易饲养管理等特点。其次为兔、猫、犬、猪等,这些动物高级神经系统发达,价格相对便宜,也较易获得和饲养。此外依据不同SCI研究目的选择不同实验动物,比如SCI后排尿反射弧重建的实验研究常选用犬、大鼠作为建模动物;SCI后中枢性疼痛动物模型的建立常选用大鼠为研究动物;脊髓火器伤模型的建立常选用猪作为实验动物。

38.2 脊髓损伤模型应具备的条件

临床SCI的伤情多种多样,损伤机制也十分复杂,因此理想SCI模型应尽可能具备临床SCI每个方面的特征。合理的标准模型应具有以下一些条

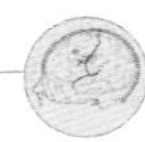

件：①再现性好。能再现所要研究的人类 SCI 的特征，与实际损伤机制和病理类型类似。②重复性强。用同一方法相同的致伤量作用于同种动物的同一部位，能复制出相近程度的 SCI。③调控性好。即损伤程度可自由控制，用同一方法不同程度的致伤量作用动物脊髓同一节段产生不同程度的 SCI，致伤量大小与 SCI 程度呈线性关系，便于进一步施加干预因素研究相关变化。④适应范围广。一种方法能在多种实验动物上应用。⑤操作简单。所用设备要求不高，操作不繁琐，能快速大批制作，易于掌握，便于推广。⑥死亡率低，并发症少。

38.3 脊髓损伤模型类型

38.3.1 脊髓撞击损伤模型

Allen 于 1911 年采用重物坠落撞击动物脊髓背侧建立 SCI 模型，开创了 SCI 的标准化实验研究。该模型是目前与临床 SCI 相关性最好的一种。Allen 的重物坠落法是将一重物自由下落后打击在预先放置于脊髓上的撞杆造成的损伤模型，通过一定力量撞击造成脊髓挫伤、水肿、缺血并继发一系列相应的 SCI。该模型最显著的特点就是能够在相当程度上模拟人类 SCI 的受力过程，致伤的部位和范围可以人为控制，硬脊膜的完整保证了无外源性成分侵入损伤区域，防止了脊髓外露与脑脊液的外漏。不足之处是当重物下落撞击脊髓时，重物不能及时移开而存在脊髓压迫；重物打击瞬间，脊柱脊髓的偏移常常造成致伤的情形不一致，导致同样的势能形成的损伤程度不完全一致。针对如何使脊髓在损伤瞬间位置固定，使该模型既能定性又能定量，不少学者提出了许多改进方案，如将大鼠四肢固定，定位仪固定头部，能够在最大程度上减少致伤装置系统内的变异因素。Khan 等新设计的打击仪则将重物、垫片、换能器、动物夹等各种物件均附着于可移动的磁性底座上，使动物的固定与调节及 SCI 操作更方便、灵活。Hiruma 等将可控脑皮质撞击装置用来制作 SCI 模型，打击面积可以选择不同直径的撞杆，控制不同速度下使脊髓受压下陷的距离，装置致伤的可重复性较高。Yeo 等用空气撞击装置根据不同的撞击速度撞击脊髓背侧制备不同的损伤模型，并发现它们造成动物在行为和组织病理学上的差异，作者称该方法很好地模拟了临床 SCI，具有很好的可重复性。Thomas 等使用的 NYU 仪简明且实用，他采用不锈钢冲击头直接撞击脊髓。

对重物坠落法的改进，已取得不少实际应用成果，使建模朝着精确、可控、可重复及可定量的方向发展，从而提高了实验间的可比性。近几年将计算机控制系统引入打击装置中，模型的稳定性和可控性得到进一步提高。虽然这些打击系统更加先进、准确，但费用很高，限制了其推广应用范围。因此今后相当一段时间还应根据实验动物的种类、体质量、所要求的损伤程度确定重物的重量、下坠高度，垫片的重量、质地及面积，制订统一标准，尽可能减少 SCI 模型的差异，同时经济易行，使撞击模型更加完美。

38.3.2 脊髓切割损伤模型

随着对中枢神经损伤后可塑性的重新认识，越来越多的学者致力于 SCI 后神经再生的有关研究，并进行了大量的动物试验，主要采用锐利刀片选择性将脊髓进行全横切、半横切、部分切断，或造成块状缺损，形成脊髓横断性、半横断损伤或脊髓缺损。使损伤部脊髓的运动和感觉传导通路的头端失去解剖连续性及生理上的联系，从而观察损伤轴突再生、突触重建及有关神经递质、神经营养因子、神经组织、细胞移植对这一过程的影响及作用。2004 年，张强等用一种比较新颖的震动刀在大鼠 C_6 平面的脊髓背侧做半横断模型，4 周后，用组织学方法及免疫组织化学等方法进行观察比较缝合硬脊膜和不缝合硬脊膜的差别，制作了较满意的动物模型。杨宝林等通过建立全横切和半横切急性 SCI 两种模型，并对两种模型的优缺点进行了比较。脊髓半横断损伤特点在于伤口整齐，出血较少，且操作简便、重复性好，损伤程度较恒定，解剖定位准确，功能障碍亦确定，便于进行 SCI 的基础理论研究和神经生物学的研究。但该模型与临床实际损伤的契合度差、相似度低，可量化方面也有不足，且需要破坏硬脊膜，有外来因素介入 SCI 部位，破坏了局部微环境。故大多数学者强调在脊髓横断损伤后仔细缝合硬脊膜，并覆盖明胶海绵或游离脂肪片，尽量减少周围组织的影响。

38.3.3 脊髓缺血损伤模型

脊髓缺血损伤的病理改变程度及其变化规律直接关系到脊髓继发损伤程度及损伤机制。许多学者通过建立缺血损伤模型探索缺血损害的机制。目前多采用介入技术阻断腹主动脉或选择性阻断脊髓供血动脉。通过不同时间的缺血再灌注损伤模型研究缺血时间及其再灌注对脊髓组织损伤。

（1）血流阻断法

Marsala 等经股动脉插管或直接关闭降主动脉的方法制作脊髓缺血损伤模型。Sufianova 等利用闭塞腹主动脉及其属支使得腰段脊髓暂时性缺血，制备脊髓缺血损伤模型，并通过临床表现和组织学的变化可以定性、定量地评估其形态及功能状态。伍亚民等结扎兔腰动脉，造成缺血 30、60、90 min 的缺血再灌注损伤模型，说明随缺血时间的延长，再灌注脊髓组织损伤逐渐加重。这些高选择性的阻断局部血供制作的缺血性损伤模型，尽管制作过程比较复杂，但不影响其他供应区的血流，可控制性及可重复性较好。

（2）栓塞法

1997 年，Kanellopoulos 等结合介入放射学方法用气囊栓塞法在主动脉水平阻断血流，制备了损伤程度不同的 SCI 模型。Saklayen 等用脂肪栓塞的方法模拟了脊髓梗死损伤模型。该模型避免了麻醉的影响，脊髓梗死损伤的可重复性好；高度模拟人体动脉粥样硬化斑块脱落的栓塞过程。但由于同时合并多脏器脂肪栓塞，实验动物常于数日后由于神经源性膀胱功能障碍所致的急性肾功能衰竭合并急性肾盂肾炎而死亡，所以采用时需考虑到此点。

（3）电凝脊髓血管法

Martinet-Arizala 等在大鼠头尾端将脊髓背中央静脉用细尖端双极电凝器阻塞局部静脉致脊髓梗死。阻塞静脉后 1 周，动物出现后肢瘫痪。有些动物可随时间延长有功能恢复的表现，组织学检查可见被阻断脊髓背侧组织坏死、水肿、出血明显。该模型能引起明显的神经学障碍，如截瘫，也能产生明显的病理学改变，且重复性好，是研究与脊髓静脉受损，功能障碍相关疾病的一种实验模型。

（4）光化学诱导法

Bungle 利用孟加拉玫瑰红激光束直接照射脊髓，造成脊髓缺血损伤，光镜和电镜观察显示组织细胞病变与缺血病变有较好的相关性，是利用化学物质的神经毒性作用损害脊髓组织细胞而致伤。

38.3.4 脊髓牵拉损伤模型

即双侧椎板切除显露大鼠脊髓，用牵开器由侧方牵拉脊髓，实现水平方向上的脊髓牵拉损伤。选用不同的牵拉比率可以复制出不同程度的牵拉性 SCI，其神经电生理的改变与行为学功能的改变有相关性。目前临床上牵拉性 SCI 的增多与医源性原因有关，此模型模拟了临床状态下 SCI 的致伤条件和受伤机制。制作此模型的关键是牵拉比率的精确性及动物个体耐受是否一致。周子强等用牵开器由侧方牵拉脊髓，实现水平方向上的脊髓牵拉性损伤。此时的损伤外力主要是水平方向的压应力和剪切力，同时还有沿纵轴向上的拉应力。

38.3.5 脊髓纵向压缩损伤模型

高梁斌等结合临床上脊柱后凸畸形矫正过程中脊柱截骨缩短后脊髓受力情况，设计出脊髓纵向压缩动物试验模型，以期证实纵向压缩量对脊髓的损伤。其方法是选用大白鼠，用脊柱立体定位仪固定其头颅及第 10 胸椎、第 4 腰椎两侧横突，咬除第 11～12 胸椎椎板，从第 12 胸椎至第 1 腰椎水平行椎弓、锥体截骨，调节立体定位仪，使脊髓纵轴回缩入椎管内而致伤。经动态微循环、运动诱发电位、体感诱发电位等方法检测得出：压缩大白鼠脊髓产生不可逆损伤的临界值为 6.0～6.4 mm，绝对值为 8 mm。最后推测出人脊髓回缩临界值为 22～25 mm。

38.3.6 脊髓挤压损伤模型

（1）钳夹压迫模型

Joshi 等用动脉瘤夹夹伤脊髓，以夹持力和钳夹时间区别 SCI 轻重。夹持压迫的特点在于可以模拟脊柱移位造成的 SCI，揭示神经功能损伤与压迫时间的关系，寻求最佳的解压迫时间，运用不同的夹持力可得到不同损伤程度的模型。该方法能保持硬脊膜的完整性，且 SCI 后的解剖结构与神经功能的变化与挫伤型非常相似，接近于日常生活中人体 SCI 的类型。但此模型的制作要求夹持及解除夹持脊髓要迅速，而且对夹持力的判定不如重物坠落法直接。

（2）气囊压迫模型

1953 年，Tarlov 等首先建立了脊髓压迫损伤的实验模型，该模型可模拟临床椎管内脊髓压迫病变。原理与方法：用一个小气囊连接导管，置于椎管中，在术后 24 h 动物完全恢复时，向气囊中充气给脊髓造成压迫伤，其损伤程度主要取决于压力大小和受压时间长短，脊髓受压后使血流供给障碍而造成组织缺血、缺氧，加之机械压迫的原发作用而致脊髓组

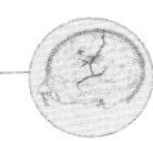

织变性坏死。Hukuda 等于 1980 年对 Tarlov 的方法进行了改进，把一个弹性囊包围在脊髓组织周围，充入气体以造成损伤。由于维持压力系统与动物连接较复杂，用这种模型进行慢性研究较为困难。2003 年，Takahashi 等将一个气球置于狗的第 1 骶椎椎板下，塑料球连接一个 ATS－1 000 空气压力系统，在 10 mmHg 的注射压力下缓慢地向球内注射一种"konnyaku"的物质，对脊髓形成压迫。这一模型的优点为可对不同脊髓节段压迫致伤，持续时间可控制，重复性好，方法简便；其缺点是气球膨胀时球内压力并非呈直线样改变。

（3）液囊压迫模型

杨等在胸椎钻孔于脊髓与前方椎体间隙放置 0.40 ml 体积的水囊，用骨腊封闭钻孔，采用向囊内注入不同剂量的泛影葡胺使胶囊压迫脊髓来建立模型。压迫期间，受压部位拍正侧位 X 射线片，在 X 射线片上测量并计算压迫囊与椎管的侧面积比，比值以百分数表示，称之为椎管狭窄率，以此作为造成不同程度 SCI 的评估参数。2004 年吴等用一直径 7 mm 的水囊经切开的椎板植入椎管中；此压迫脊髓的方法对于大鼠等小型动物操作困难，并且不易控制和监测压迫的程度。

（4）肿瘤压迫模型

1969 年 Rubin 采用肿瘤组织作为硬脊膜外腔压迫组织，研究人的硬脊膜外肿瘤对脊髓压迫的病理生理机制。经后路一定浓度的肿瘤细胞接种于硬脊膜外，观察肿瘤细胞生长对脊髓产生的压迫效应。脊髓受压的程度按动物的运动功能变化分级观察，在压迫的不同阶段检查脊髓的病理改变。研究发现在脊髓出现功能障碍阶段，病理检查发现脊髓后柱周围有较少的出血，说明脊髓后方出现血液循环障碍。因此，他们提出脊髓静脉回流障碍和出血是肿瘤组织压迫脊髓的主要损害因素。此后，Fairholm、Beggs、Ushio、Pinazo-seron 以及 Harari 等分别采用肿瘤压迫模型研究脊髓受压时的各种病理变化，结论与 Fairholm 一样。这种模型对研究椎管内肿瘤有一定的价值。但是，这种模型也存在几个问题：①肿瘤组织生长太快，不宜用于脊髓的慢性压迫的研究；②恶性肿瘤侵入脊髓会直接损害脊髓的结构，引起脊髓神经纤维和神经细胞的功能改变，而且肿瘤组织的形状和大小无法直接控制，肿瘤组织对脊髓压迫的大小和方向也无法控制；③转移瘤对实验动物的全身情况产生影响，缩短动物生存时间；④肿瘤组织压迫脊髓时，脊髓的受压迫程度是以动物运动功能变化为指标，无法直接反应脊髓受压迫的大小，难以复制、重复实验结果，实验结果之间缺乏可比较性。

（5）螺钉直接压迫模型

1972 年 Hukuda 等首次采用螺钉经犬第 5 颈椎椎体正中拧入，此后每日将螺钉攻入一个螺纹（约 1 mm），直至犬出现脊髓功能障碍，从而测得脊髓最大压迫率，如此通过脊柱前入路制作脊髓压迫动物模型。1982 年 Schramm 设计了后路螺钉直接压迫模型。2001 年 Kanchiku 等则是在兔的第 5 颈椎椎体上开孔，并拧入一螺钉，直接压迫脊髓，2 周后再经第 5 颈椎相对应的椎管内植入一塑料板，从前后两侧压迫脊髓；这种方法可能引起脊髓的急性损伤，且手术要求精细，难度较大，压迫效果较难控制。Kong 等认为这种脊髓压迫是一种非线性压迫，在压迫的早期阶段，螺钉拧入速度稍快脊髓诱发电位无明显变化；而在后期阶段，螺钉拧入速度即使很慢，脊髓诱发电位也会出现明显异常改变。

（6）膨胀物压迫模型

de la Torre 于 1983 年将酪蛋白塑料物质移植在椎骨和脊髓之间，注入水后酪蛋白移植物的体积会缓慢地扩大从而对脊髓造成压迫。作者用这种模型研究了 SCI 时体感诱发电位的改变。1989 年，Arbit、Okawa 等将甲基纤维素-聚丙烯腈块置入硬脊膜外，该物质也会吸收水分在硬脊膜外膨胀对脊髓产生直接压迫。作者用这种模型研究脊髓病理组织、水肿，脊髓缺血，微血管的变化及诱发电位改变等，结果证明与转移瘤对脊髓压迫结果相一致。此类方法的优点在于将不同形状、大小的复合物置入椎管内不同位置，可产生重复性好的不同损伤模型。但膨胀块的材料对脊髓压迫产生的局部影响，是否有炎症反应或组织学变化需要进一步研究。

38.3.7 其他脊髓损伤模型

Mathers 等应用阳极电损毁方法制成 SCI 模型。方法是将电极插入一侧脊髓灰质中间带处，通以 0.1 mA 的直流电，持续 30 s，结果引起周围灰质及白质损伤，以及一侧肢体运动功能下降。近年来有应用射频法，选择损伤特定传导束，损伤范围局限，重复性好，伤情一致，有助于对神经元再生及运动功能恢复的研究。

电灼或冷热法在 SCI 模型建立中稳定性、可重复性较差。

应用海藻酸建立 SCI 模型，借助定向仪以微量注射器刺入椎管向腰髓缓慢注入海藻酸，光镜观察运动神经元变性、消失，胶质细胞增生，模拟主要为上运动神经元损伤的疾病，提供脊髓外形完整而神经元损伤的模型，有助于脊髓内神经干细胞移植和再生的研究。

38.4 脊髓损伤实验模型的评价

目前常用的 SCI 模型的评价方法有神经电生理检查、形态学检测、生化及免疫组织化学分析、影像学检查以及运动功能评分等。

38.4.1 神经电生理检查

在 SCI 的实验研究中，神经电生理检查，包括体感诱发电位(SEP)及运动诱发电位(MEP)是比较可靠且客观的检查方法。杨诗球等观察了脊髓压迫损伤后 SEP 的改变，发现 SEP 电位幅度下降＜50%者，动物截瘫率为 20%；下降＞50%者，截瘫率在 94.1%以上；SEP 电位完全消失者，截瘫率为 100%。有 SEP 存在的损伤为可逆性损伤，而电位完全消失者损伤不可逆。孙天胜等用高压低流电刺激猫皮质运动区诱发 MEP，发现 MEP 信号沿脊髓前外侧索传递，对实验性 SCI 较敏感且与动物运动功能一致，MEP 的恢复先于动物运动功能恢复。

38.4.2 组织病理学检测

利用形态学实验技术检测 SCI 后的病理改变是评估不同因素致 SCI 模型的可行性和严重程度的重要指标。常用检查包括光镜(HE 染色、尼氏染色、银纤维染色等)和电镜(常规扫描电镜和免疫电镜等)。

通过特定生化检测分析 SCI 后组织细胞糖、脂肪、蛋白质以及核酸等的改变，由此判断 SCI 的严重程度和功能状况。这些检测多用于实验治疗学和神经药理学的研究。

应用免疫组化技术，在组织切片中显影存在于某种轴突中具有抗体特异性结合的抗原蛋白(如降钙素基因相关蛋白、5-羟色胺、酪氨酸羟化酶等)，评估 SCI 后的神经免疫及分泌方面的功能状态。

38.4.3 运动功能评分

功能恢复程度是评价任何治疗策略的最终衡量依据，因而行为学检测是一项重要的 SCI 模型评价措施，可以用来评价 SCI 后功能变化、功能自然恢复的程度以及干预治疗的效果。

(1) Tarlov 评分法

Tarlov 等在 1954 年首先提出了分级评定脊髓运动的方法，基本内容包括关节活动度，能否行走、跑步等，因评分跨度大，且对轻度损伤难以体现出差异，不足以揭示神经功能的恢复过程，故主要适用于 SCI 后损伤程度的初步判定。

(2) 改良的 Rivlin 和 Trator 法(斜板试验)

此方法基本上可评价不同损伤程度对神经功能的影响，但仅为单一运动功能评分，体现不了细微运动的恢复情况，易受人为因素影响。

(3) BBB 评分法

1995 年美国 Ohio 州立大学研究人员 Basso 等在 Tarlov 评分基础上加以改良，提出了分级为 21 级的较为精细详尽的 BBB 评分法[Basso, Beattie, Bresnahan (BBB) locomotorration scale]。对不同时间点的神经功能恢复过程细节进行观察，特别是损伤后肢所能完成的细小动作，评分呈渐进性排列，所选用标准也较客观，一致性好。

38.4.4 影像学检查

MRI 已很方便地用于大鼠和小鼠 SCI 模型实验治疗的影像评估。MRI 可以在活体动物上区别白质和灰质、明确损伤灶的大小以及显示瘢痕和空洞的形成。功能 MRI(fMRI)则可进一步用于感觉和运动功能恢复的鉴别。

38.5 展望

虽然目前已经建立了多种不同原理的 SCI 模型，并确立了具体的评价标准，但任何一种模型都不能完全模拟临床 SCI。现阶段仍存在一些共性问题值得思索和考量：实验动物损伤时的麻醉状态和人临床 SCI 环境不一致；实验模型的单一 SCI 与临床 SCI 等多发伤不一致；研究模型的开放性损伤与临床中常见的闭合伤不一致；研究模型的损伤多为背侧诱导胸椎受累与临床多以颈椎前方受累脊髓前动脉受影响为主不一致；动物造模后迟发的压迫伤与临床上损伤时并发的压迫损伤不一致等。

只有在相同的动物实验模型条件下，才能研究 SCI 机制，观察损伤后病理生理改变，找出可靠的、

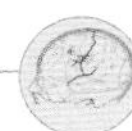

灵敏的可直接判断 SCI 程度的方法及优选出治疗 SCI 的最佳方案。因此，SCI 动物模型如何更好地接近临床，更好地模拟出临床环境，保持模型的高稳定性和可重复性，尽量简化操作步骤，损伤装置及致伤能量达到准确、客观、定量，是今后研制动物模型的方向。

此外，随着神经科学、高分子技术、分子生物学、计算机技术及信息科学的发展，也必将为 SCI 动物模型的建立起到极大的推动作用。

（刘晓东　车晓明）

参考文献

[1] 李兵奎，常巍，宋跃明．脊髓损伤动物模型指标的研究进展[J]．中国脊柱脊髓杂志，2012，22(10)：947 - 950.

[2] 梁日生，周良辅，张荣，等．脊髓半切动物模型的制作及 SEP 和 MEP 监测[J]．中国临床神经科学，2005，13(1)：79 - 82.

[3] DABNEY K W, EHRENSHTEYN M, AGRESTA C A, et al. A model of experimental spinal cord trauma based on computer-controlled intervertebral distraction: characterization of graded injury [J]. Spine, 2004, 29 (21): 2357 - 2564.

[4] GHOSH A, HAISS F, SYDEKUM E, et al. Rewiring of hindlimb corticospinal neurons after spinal cord injury [J]. Nat Neurosci, 2010, 13(1): 97 - 104.

[5] HOSCHOUER E L, BASSO D M, JAKEMAN L B. Aberrant sensory responses are dependent on lesion severity after spinal cord contusion injuryin mice [J]. Pain, 2010, 148(2): 328 - 342.

[6] KANELLOPOULOS G K, KATO H, HSU C Y, et al. Spinal cord ischemic injury: development of a new model in the rat [J]. Stroke, 1997, 28(12): 2532 - 2538.

[7] KOUYOUMDJIAN P, LONJON N, PRIETO M, et al. A remotely controlled model of spinal cord compression injury in mice: toward real-time analysis [J]. J Neurosurg Spine, 2009, 11(4): 461 - 470.

[8] LONJON N, KOUYOUMDJIAN P, PRIETO M, et al. Early functional outcomes and histological analysis after spinal cord compression injury in rats [J]. J Neurosurg Spine, 2010, 12(1): 106 - 113.

[9] PIAO M S, LEE J K, JANG J W, et al. A mouse model of photochemically induced spinal cord injury [J]. J Korean Neurosurg Soc, 46(5): 479 - 483.

[10] SHARIF-ALHOSEINI M, KHORMALI M, REZAEI M, et al. Animal models of spinal cord injury: a systematic review [J]. Spinal Cord, 2017, 55(8): 714 - 721.

[11] WIRZ M, ZÖRNER B, RUPP R, et al. Outcome after incomplete spinal cord injury: central cord versus Brown-Sequard syndrome [J]. Spinal Cord, 2010, 48 (5): 407 - 414.

[12] ZHANG Y P, BURKE D A, SHIELDS L B, et al. Spinal cord contusion based on precise vertebral stabilization and tissue displacement measured by combined assessment to discriminate small functional differences [J]. J Neurotrauma, 2008, 25(10): 1227 - 1240.

第三篇
中枢神经系统感染

中枢神经系统感染概述

39.1 定义

中枢神经系统感染是神经系统的常见病，系由各种生物源性的致病因子(如细菌、病毒、真菌、寄生虫、螺旋体等)侵犯中枢神经系统，包括脑与脊髓实质、脑(脊髓)被膜及血管，所引起的急性、亚急性或慢性炎症性疾病。而由非生物源性致病因子(免疫、物理、化学、毒素、缺氧等因素)引起的中枢神经系统弥漫性损害的各种非感染性炎症或脑病则不在本章讨论范围之内。

中枢神经系统对各种病原体的侵犯有较强的抵抗力，尤其是大脑，通过颅骨、脑膜、血脑屏障等结构以及机体的体液和细胞免疫机制对其内部组织进行严密的保护，但细菌、病毒、寄生虫等病原体仍可通过血液、破损或薄弱的颅骨、脑膜等途径使其感染。一旦受到感染，即使较弱的病原体也可能使脑和脊髓产生严重的炎症反应，造成不可恢复的神经损伤。目前由于临床院内感染率上升、新病原体及变种不断出现、抗生素的不恰当应用及病原体耐药性增加、多重耐药菌株的出现，使得中枢神经系统感染的发病率和病死率仍保持着较高的水平，其治疗面临严峻的挑战。

在神经外科领域，中枢神经系统感染性疾病是一个严重问题，一方面是由于一部分中枢神经系统感染性疾病需要通过外科手术方能完全治愈，如脑脓肿、脑囊虫病等；另一方面，神经外科手术本身可引起继发性颅内或椎管内感染，尤以细菌性感染为多见，是神经外科术后严重的并发症之一，如未能得到及时诊断和治疗，可发生不可逆的神经系统损害，不仅影响手术疗效，还导致较高的病死率与病残率。

通常将发生于中枢神经系统以外，但与中枢神经系统关系密切的头皮感染、帽状腱膜下感染、颅骨感染（颅骨骨髓炎、颅骨结核）、硬（脊）膜外感染（脓肿）等也归于中枢神经系统感染范畴。

39.2 病因与流行病学

39.2.1 病原学

中枢神经系统感染常见的病原体包括以下几类。

（1）细菌

细菌可引起中枢神经系统原发性细菌性（化脓性）脑膜炎、脑炎、脑脓肿及炎性肉芽肿，也可是继发性感染（创伤、神经外科术后）的主要病原体。特别是化脓性脑膜炎和脑炎至今仍然是全世界高发病率和高病死率的疾病之一。发病率约为每年 3.0/10 万人。发展中国家的发病率更高，并可导致细菌性脑脓肿及肉芽肿。通常急性起病，好发于婴幼儿和儿童与 60 岁以上老年人。

原发性细菌感染的常见致病菌有链球菌、肺炎球菌、金黄色葡萄球菌、铜绿假单胞菌、大肠埃希菌、厌氧菌等。继发性感染（包括神经外科术后感染）的常见致病菌以金黄色葡萄球菌及革兰阴性杆菌为主。继发性感染主要表现为创伤或神经外科术后出现的不明原因持续发热。综合国内外文献报道，原发性细菌性（化脓性）脑膜炎 70%发生于儿童，脑炎及脑脓肿等多见于成人尤其是老年人，继发性细菌性（化脓性）感染大部分见于神经外科术后。

中枢神经系统结核是由结核分枝杆菌引起的颅内或椎管内特殊的细菌性感染，是常见的肺外结核病。结核分枝杆菌可侵入蛛网膜下腔引起蛛网膜及软脑（脊）膜炎症，进而累及脑实质和脑血管引起非化脓性脑膜炎症。少数亦有在结核病灶（常见为肺结核）切除手术中播散的病例。该病病程较长，临床表现可有低热、盗汗、食欲减退、消瘦、嗜睡或烦躁、脑膜刺激征阳性等，累及脑实质可形成结核性肉芽肿或结核瘤，出现癫痫、颅内高压等症状。近年来，由于结核病的生物学特性，耐药结核分枝杆菌菌株增加，以及人口流动和获得性免疫缺陷综合征（简称艾滋病）流行等因素，全球结核病发病率明显增高，中枢神经系统结核患者也随之增多。发病年龄主要集中在 20～29 岁，发病率约为每年 2.0/10 万人，这可能与该年龄段人群对个人卫生、自我防护意识以及医疗保健重视程度差有关。因此，应对易感年龄人群进行长期不懈的结核病防治知识的宣传教育，增强自我防范，以减少中枢神经系统结核的流行。

（2）病毒

病毒可引起病毒性脑膜炎、脑炎以及脊髓炎，是临床上最为常见的中枢神经系统感染性病原体。可分为散发性、流行性和特异性病毒感染。散发性和流行性病毒感染典型的临床表现为先出现流感样前驱症状，继而发展成高热、头痛、恶心、呕吐、意识障碍和精神失常等，常伴局灶性神经系统定位体征和癫痫发作。病毒性脊髓炎可引起肢体瘫痪、感觉缺失或异常、大小便或性功能障碍等。中枢神经系统病毒感染病死率高，易造成不同程度的神经系统后遗症，是严重影响公共卫生的主要疾病之一。患病率为每年（3.5～7.4）/10 万人，而且近年来有明显增高的趋势。全年均可发病，流行性主要集中在夏季。引起病毒性脑（膜）炎或脊髓炎的病毒种类较多，目前国内外报道的有 130 多种。文献报道，单纯疱疹病毒、腺病毒、肠道病毒是病毒性脑炎较常见病原，其中单纯疱疹病毒性脑（膜）炎位居散发性病毒性脑（膜）炎之首，占全部病例的 10%～20%；而肠道病毒、日本乙型脑炎病毒和脊髓灰质炎病毒则为我国流行性病毒性脑（膜）炎的最主要病原体。可发生在各个年龄段的人群，中小学校、幼托机构的儿童发病率最高。

特异性病毒感染主要指反转录病毒感染。反转录病毒是一组单股 RNA 病毒，具有反转录酶，病毒感染细胞后能利用宿主细胞的 dNTP 反转录为 cDNA 而复制新的病毒。比较有代表性的是人类嗜 T 细胞病毒 Ⅰ 型（human T-lymphotrophic virus-1, HTLV－1）感染所致的热带痉挛性截瘫和人类免疫缺陷病毒（human immunodeficiency virus, HIV）所致的艾滋病。后者引起的神经系统感染常见，且危及生命。目前中国 HIV 感染者已超过 100 万，而

40%～70%的 HIV 感染者可出现神经系统感染症状，且病变广泛，中枢和周围神经系统任何部位均可累及。大致可分为由 HIV 引起的直接损伤，如脑膜炎、脑实质炎、脊髓病，以及由于艾滋病患者细胞免疫严重异常所致的继发性感染，如脑弓形虫病、隐球菌脑膜炎、巨细胞病毒感染等。

(3) 真菌

真菌可侵犯脑膜及脑实质而引起真菌性脑膜炎或脑炎，两者常同时存在。随着抗生素、激素、免疫抑制药特别是器官移植后的大剂量和长期应用、艾滋病发病率增加，以及家庭饲养动物的增多等因素，中枢神经系统真菌感染的发病率有增加趋势，而神经外科术后不恰当的抗生素预防使用引起的继发性真菌感染也时有报道。引起中枢神经系统真菌感染的有致病性真菌和条件致病菌，前者有新型隐球菌、环孢子菌、皮炎芽生菌、副球孢子菌、申克孢子丝菌、荚膜组织胞浆菌等；后者有念珠菌、曲霉、接合菌、毛孢子菌属等。

在所有致病性真菌中，新型隐球菌所致中枢神经系统感染最具代表性。新型隐球菌是具有荚膜的酵母样真菌，在自然界中广泛存在，大量存在于鸽粪中。它属于条件致病菌，主要经呼吸道传播，当宿主免疫功能低下时经血传播侵袭中枢神经系统而引起隐球菌性脑膜炎。临床主要表现为亚急性或慢性脑膜炎、脑膜脑炎，少数可表现为颅内压增高。其临床表现不典型，起病隐袭，误诊率高，病程较长；病情常呈进行性加重，如不及时诊治，病死率很高。在国外，艾滋病患者为隐球菌性脑膜炎的主要人群。在我国隐球菌性脑膜炎发病以散发非艾滋病患者群为主，但其发病率也呈逐年增加的趋势。目前，我国已将其与病毒性肝炎等同，列为乙类传染性疾病。

(4) 寄生虫

生物病原体如原虫(阿米巴、弓形虫、锥形虫等)和蠕虫(囊虫、肺吸虫、包虫、血吸虫等)的虫体、虫卵或幼虫可侵入脑内引起过敏炎症、脑水肿、脑积水、肉芽肿性脓肿或脑血管阻塞，统称为脑寄生虫病。常引起颅内多发性病变，极易被误诊为颅内多发肿瘤或转移瘤。脑寄生虫病可发生于任何年龄。我国常见的脑寄生虫病包括：①脑囊虫病，是指猪绦虫的囊尾蚴寄生于中枢神经系统所引起的疾病，是我国脑寄生虫病中最常见的一种，主要分布于我国东北、华北、西北、云南等地区。主要经粪-口途径传播，人吞食猪绦虫卵后，在十二指肠处孵化出六钩蚴，钻入肠壁进入血管和淋巴管后进入脑内。患者可表现头痛、头晕、记忆减退、意识障碍、癫痫发作、颅内压增高，以及脑膜刺激征等。虫体死亡后可形成肉芽肿，亦可对脑组织产生占位压迫效应。近年来，由于人们生活水平的提高、粪便管理重视程度的加强、绦虫病患者及时有效的诊治，脑囊虫病发病率呈下降趋势。②脑肺吸虫病，是由卫氏或斯氏并殖吸虫等侵入脑内并在脑内移行引起，常因生食或半生食溪蟹、蝲蛄引起。③脑血吸虫病，主要由日本血吸虫感染所致，累及中枢神经系统时以脑型病变多见；而感染曼氏血吸虫的患者则多以脊髓病变为主。系由血吸虫虫卵随血行入脑引起。主要流行在长江中下游两岸及邻近湖泊地区(湖北、湖南、江西、安徽)。④脑包虫病，又称脑棘球蚴病，是由细粒棘球绦虫棘球蚴引起的一种慢性脑寄生虫病，主要流行于畜牧区。⑤脑弓形虫病，是由专性细胞内寄生的刚地弓形虫侵入颅内所引起的人畜共患病，是人类先天感染最严重的疾病之一，亦是免疫缺陷人群发病率最高的疾病之一。

(5) 螺旋体

神经系统的螺旋体感染主要包括：①钩端螺旋体病，由 L 型钩端螺旋体感染引起的多系统累及的急性传染病，鼠和猪是主要的中间宿主，神经系统损害以脑膜炎和脑炎表现为主。②神经梅毒，梅毒是由苍白密螺旋体感染引起的性传播疾病，经血行传播，其中超过 40%可侵犯中枢神经系统。可分为脑膜血管型梅毒(以慢性脑膜炎为主)和脑实质型梅毒(以麻痹性痴呆和脊髓结核为主)。部分可形成颅内炎性肉芽肿(梅毒瘤)，产生颅内占位效应，需神经外科手术治疗。近年来神经梅毒发病率有上升趋势。③莱姆病，是一种经蜱咬传染的包柔螺旋体感染，神经系统损害主要为慢性淋巴细胞性脑膜炎。近年来在我国北方和南方的林区陆续有病例发生。

(6) 其他

可引起中枢神经系统感染的病原体包括立克次体、支原体、衣原体、朊粒(可致传染性海绵状脑病)等。

所有病原体侵入神经系统基本通过以下途径：①穿越血脑屏障或血脑脊液屏障，为主要入侵途径，并因此引发脑膜炎和/或脑炎。②通过嗅神经和/或三叉神经，其余脑神经也被认为可能会出现感染的入侵，但多数集中在嗅神经和三叉神经。篇幅所限，具体机制在此不做详述。

39.2.2 流行病学

中枢神经系统感染发病的3个重要因素包括病原体来源、感染途径及易感因素，也是防治该类疾病的3个重要环节。

（1）病原体来源

散发性感染的主要病原体来源于自然界中存在的病原体。在特定条件下，如病原体数量增多、致病途径开放（如病原体进入血循环或淋巴循环、血脑屏障开放等）、机体免疫力下降，病原体可侵入中枢神经系统而致病。流行性感染的病原体主要来源于受感染的人或动物以及病原携带者，其病原传播途径包括经空气飞沫传播、经水和食物传播、经接触传播和经虫媒传播等。

（2）感染途径

主要有：①血源性感染，是最常见的感染途径，指病原体通过各种方式（如昆虫叮咬、动物咬伤、密切接触、注射器静脉或肌内注射、静脉输注血制品、颌面部感染、母婴间通过胎盘传播）进入血循环后侵入中枢神经系统而致病。②直接感染，主要指开放性颅脑损伤、神经外科手术所致血脑屏障开放，以及颅内邻近组织感染后（如额窦炎、中耳炎等）病原体直接蔓延侵入中枢神经系统。③逆行感染，嗜神经病毒如单纯疱疹病毒、脊髓灰质炎病毒等可感染皮肤、呼吸道或消化道黏膜，再沿神经末梢逆行至中枢神经系统而致感染。

（3）易感因素

主要有：①社会因素，包括地区经济发展水平落后、卫生和就医条件差、特定的风俗习惯（如生吃食物），以及人口密度高、交往频繁和不洁性行为等。②自然因素，包括病原体流行地区和季节、自然疫源地、水土资源污染等。③机体因素，包括各种原因引起自身免疫力下降、创伤及神经外科手术操作、术中植入物等。

39.3 分类

中枢神经系统感染的分类较多，一般的分类方式如表39-1所示。需要指出的是，各种分类方法在临床诊断时可初步应用，确诊应以病原学诊断为准。

表39-1 中枢神经系统感染的分类

分类方法	分　类
病原学	细菌感染、病毒感染、真菌感染、寄生虫感染、螺旋体感染、其他
病原体获得情况	原发感染、继发感染（外伤、神经外科术后）
流行特征	散发性感染、流行性感染
病程	急性感染、亚急性感染、慢性感染
感染部位	脑膜（脊膜）感染、脑（脊髓）感染、脑室感染、共同感染
炎症反应	脑膜炎型、脑炎型、脓肿型、肉芽肿型

39.4 病理

中枢神经系统感染的类型和病原体很多，但其所致神经系统损害的病理改变有共同之处，通常包括以下几种。

39.4.1 脑（脊）膜炎症

主要累及软脑（脊）膜及蛛网膜，严重时硬脑（脊）膜也可受累。早期可有充血、浆液性渗出及局灶性小出血点。后期可有大量纤维细胞、中性粒细胞及病原体浸润和沉积，可在血管周围形成血管套；病变主要累及颅底和两侧大脑表面；炎症可沿神经、血管侵入脑组织，引起神经损害、血管闭塞，以及脑组织充血、水肿、出血。

39.4.2 脑（脊髓）实质炎症

脑实质或脊髓实质可见小的软化坏死灶，病变分布常以灰质为主，坏死灶边缘可有单核细胞、淋巴细胞和浆细胞浸润，有时可见病原体；神经细胞内病变严重，可见核糖体破坏、颗粒沉积等；病灶周边神经胶质细胞增生，脑组织水肿；部分神经细胞或胶质细胞内出现包涵体；炎症累及脑室时，坏死组织或炎症细胞可堵塞脑脊液循环通路而产生脑积水。

39.4.3 髓鞘破坏

中枢神经系统感染时常伴有髓鞘的破坏，髓鞘的破坏可继发于神经元的受损，包括神经元溶解性脱髓鞘和轴周脱髓鞘。感染引起脱髓鞘的机制可能有下列几种：①病原体（如病毒）对构成髓鞘的少突胶质细胞的直接细胞毒性作用；②免疫介导的病原体对少突胶质细胞趋向性的改变；③免疫介导的针

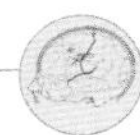

对感染病原体的少突胶质细胞破坏；④病原体诱导自身免疫性脱髓鞘。脱髓鞘可能同时伴随髓鞘再生，导致症状缓解。但随着脱髓鞘的进一步发展，症状又随之加重。中枢神经系统感染性疾病常出现症状起伏，可能与此机制有关。如何设法抑制髓鞘破坏过程、促进髓鞘再生已成为中枢神经系统感染性疾病治疗及康复的新热点。

39.4.4　脓肿形成

脑炎发生后如未能得到有效治疗，同时机体防御力差，炎症可迅速播散至整个中枢神经系统甚至全身。如得到有效治疗或机体免疫反应增强，但不足以完全消灭病原体，炎症可被局限，中心坏死组织化脓可形成脑脓肿。一般可分为 4 个阶段：

1）脑炎早期（1～3 d）：病变中心为坏死伴血管外膜四周炎症反应，一般在发病 3 d 达高峰，伴明显脑水肿。病变与周围脑组织无明确分界。

2）脑炎后期（4～29 d）：病变中心坏死、化脓，脓液形成，同时中心坏死区进一步扩大，周边炎症反应带有炎症细胞和吞噬细胞，成纤维细胞形成纤维网——胶原包膜的前身，脑水肿在此期达高峰。

3）包膜形成早期（10～13 d）：脓肿周边逐渐形成包膜，以防止炎症扩大和脑组织进一步受损。

4）包膜形成后期（≥14 d）：此期具有 5 个明显的组织带，包括中央坏死、脓液聚集带；周边炎症细胞和成纤维细胞侵袭带；外围为致密胶原细胞包膜；紧邻脑脓肿包膜为一层新生血管和残存脑炎组织；最外围为神经胶质增生和水肿带。

39.4.5　肉芽肿形成

与脓肿形成原因类似。脑实质炎症局限后无法完全吸收，但中心坏死区域未化脓而产生干酪样坏死或钙化，继发的免疫反应可进一步在病灶周围产生一厚壁包裹而形成肉芽肿，使其与蛛网膜下腔和脑脊液隔离，边界清楚。周围脑组织水肿，并有胶质增生，可有占位效应，有时与低级别的星形胶质瘤相混淆。

39.5　临床表现

中枢神经系统感染的临床表现随病原体与机体自身状况而异，但多数患者具有全身感染症状、局部感染症状及神经系统症状，小儿、老年患者还有其不典型表现。

39.5.1　全身感染症状

流行性感染及部分散发性感染常可出现前驱症状及潜伏期。前驱症状包括发热、头痛、畏寒、全身肌肉酸痛、上呼吸道感染（如鼻塞、流涕）、胃肠道感染（如腹痛、腹泻、呕吐）等症状和体征。随后可出现典型的全身感染症状，如发热（根据病原体及感染情况可出现稽留热、弛张热等不同热型）、寒战、全身乏力、神志淡漠等毒血症表现，严重感染时可出现生命体征紊乱，继而出现呼吸衰竭、肺衰竭，以及水、电解质紊乱等，并可能引发多器官功能衰竭及死亡。

39.5.2　局部感染症状

感染经血行播散或直接蔓延时，在局部出现感染症状，可先于颅内感染出现或同时出现。头皮、颅骨等浅表组织感染的患者，感染部位可出现红肿热痛、皮肤破溃坏死、耳后和颈部淋巴结肿大；头部外伤或神经外科术后，可出现局部头皮发红破溃、术区皮下积液或积脓、帽状腱膜下或骨膜下脓肿等；脑脓肿患者发病前可有中耳炎、鼻窦炎、口腔颌面部感染等局部症状。

39.5.3　神经系统症状

神经系统的症状主要分为 4 类：

1）脑膜刺激症状：是炎症累及脑膜时的典型表现，其特征性体征包括颈项强直、克氏征和布氏征阳性。在细菌性（化脓性）脑膜炎中最为典型，而病毒、真菌、螺旋体、寄生虫等病原体感染累及脑膜时亦可出现脑膜刺激症状，常被误诊为细菌性脑膜炎，需进一步行脑脊液细胞学和病原学检查以明确。

2）局灶性神经系统体征：病原体感染累及中枢神经系统不同部位，可出现相应的症状和体征，如偏瘫、失语、肢体感觉异常等。

3）弥漫性脑功能损害症状：病原体感染产生全脑损害时可出现头痛、意识障碍、昏迷、癫痫发作、记忆力下降等。

4）颅内压增高症状：往往在感染后期、病灶局限形成脓肿或肉芽肿时出现，有时感染所致广泛脑水肿、脑积水时亦可引起。典型表现为头痛、恶心、喷射性呕吐，同时可出现血压增高、心率减慢、视力减退等症状，眼底检查可发现视神经盘水肿，严重者可出现意识障碍及脑疝。

39.5.4 神经退行性变及精神症状

当中枢神经系统感染治疗不当时，可引发中枢神经系统永久性的损伤，并造成视觉、听力、意识和运动功能的缺损，同时引发精神失常等相关精神症状。虽然抗生素的使用可通过抑制病原微生物的生长而治疗疾病，但是如果仅仅使用抗生素而忽略炎症反应的控制时，反而可能造成患者预后更加不良。其原因可能是因刺激细菌或真菌分泌物的增多，而引发邻近脑实质免疫病理反应加重而造成。而胶质细胞在通过 Toll 样受体信号通路识别病原体的时候，则可能引发神经毒性作用。目前相关机制考虑为胶质细胞识别过程可能释放细胞死亡信号、IL-1 等炎反应因子等造成。

相关研究也指出，感染发生后脑功能是否会受到免疫系统的攻击，取决于病原体类型是寄主基因型（host genotype）还是环境型（environmental factors）病原体，因为经典和非经典两条抗病原体信号通路都可能影响神经元之间的沟通，从而决定对脑功能会产生适应还是不适应的免疫炎症反应。

39.5.5 小儿及老年患者临床表现特点

小儿患者可出现嗜睡、拒食、囟门隆起和皮疹等，而发热、头痛及颈项强直并不典型。老年患者的发热和脑膜刺激症状也不典型，意识状况与精神减退则较为常见。

39.5.6 神经外科术后继发颅内或椎管内感染

颅内或椎管内感染是神经外科术后常见的并发症，一旦发生可导致患者严重的神经功能损害，甚至危及生命。根据文献报道，神经外科术后颅内或椎管内感染的发生率在 1.8%～8.9%。美国医院获得性感染监测系统收集了 1992—2004 年共 43 135 例次神经外科手术病例，术后中枢神经系统感染发生率为 3%，其中病死率达 3.8%～30%。神经外科术后颅内或椎管内感染的病原菌国外文献报道以金黄色葡萄球菌及革兰阴性杆菌为主。国内李光辉等统计了 1997—2006 年上海地区部分医院脑脊液细菌培养情况，发现术后颅内或椎管内感染病原菌以金黄色葡萄球菌、凝固酶阴性葡萄球菌、肠杆菌科细菌、铜绿假单胞菌（绿脓杆菌）、不动杆菌属常见。

神经外科术后颅内感染的早期临床表现不典型，且往往被术后正常应激反应或者其他并发症状所掩盖。目前对于神经外科术后患者，体温波动情况是观察其有无颅内感染的重要指标，若患者度过术后前 3 d 的应激状态后，每天最高体温持续在 38℃以上或在体温正常以后反跳至 38℃以上，并能排除术后常见的呼吸系统感染、泌尿系统感染等，则应高度怀疑患者存在中枢神经系统感染；若患者存在明显的脑膜刺激征，则为颅内感染提供了进一步的证据。根据临床症状一般不能确定患者术后感染为无菌性脑膜反应还是细菌性脑膜炎，需行进一步的病原学检查以明确。至感染后期可出现明显的全身症状、局灶神经系统体征及弥漫性脑损害表现。

39.6 辅助诊断方法与鉴别诊断

39.6.1 辅助诊断方法

（1）常规实验室检查

血常规检查可提供白细胞及分类计数，细菌性感染常伴有外周血白细胞数明显增加，可达 $20\times10^9/L$ 以上，中性粒细胞计数占 80%以上。但是，手术后化脓性脑膜脑炎患者的血白细胞计数和中性粒细胞比率可在正常范围。病毒感染可出现外周血白细胞计数轻度增加，中性粒细胞比例不变或减少，淋巴细胞增多。寄生虫、螺旋体感染可出现嗜酸性粒细胞增多。

（2）脑脊液细胞学

脑脊液细胞学检查是诊断中枢神经系统感染最重要的手段之一，可通过细胞学动态观察以及检测特异性病原体来诊断和评价临床治疗效果，并有助于与其他疾病如脑肿瘤、脑血管病、多发性硬化、神经外科术后无菌性脑膜反应等鉴别。

1）脑脊液标本的采集：腰椎穿刺术或腰椎穿刺置管持续引流是最常用的脑脊液标本采集方法，可进行脑脊液常规及生化检测，并可以进行细菌培养、涂片，以及病毒或真菌分离等病原学检测，但中枢神经系统感染患者常伴有颅内压增高。对于颅内压明显增高的患者，腰椎穿刺术可引发脑疝，需谨慎选择。

其他方法包括脑室穿刺或置管引流、头皮针直接穿刺皮下储液囊（Ommaya 囊）或 VP 分流管阀门、皮下直接穿刺抽取硬脑膜外及皮下漏出的脑脊液等。

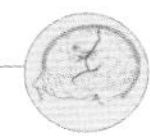

2) 中枢神经系统感染时脑脊液细胞学变化(表 39－2)：

A. 细菌性(化脓性)感染时，脑脊液细胞学检查可分为3期：①渗出期(发病3 d内)，细胞计数可达 $2\,000\times10^6$/L或更多，以多核细胞(中性粒细胞)反应为主，数量可占白细胞计数的90%以上。此期细胞数很多，常可在细胞内或细胞外检出致病菌。脑脊液中糖及氯化物含量显著降低，蛋白质含量增高。②增殖期(发病3 d后)，以单核-吞噬细胞反应为主。此期细胞数迅速下降，多核细胞下降的同时激活单个核的细胞(单核细胞和淋巴细胞)，单核细胞多发展成为吞噬细胞，并对细菌具有很强的吞噬作用。③修复期(发病10 d后)，以淋巴细胞反应为主，脑脊液细胞总数接近正常，多核细胞减少或完全消失，提示修复完全。增殖期可出现炎症的复发或进入慢性期，前者脑脊液中细胞总数再次显著增加，以多核细胞为主；后者为细胞总数增多，单核细胞与多核细胞大致相等。

B. 结核性感染时，一般不易从脑脊液中找到结核分枝杆菌，故脑脊液细胞学检查具有重要的诊断价值，最显著特征是混合细胞反应，即在脑脊液细胞分类中既含有相当比例的多核细胞(中性粒细胞)，也有一定比例的单核细胞、淋巴细胞，特别是淋巴细胞的存在对结核性脑膜炎的早期诊断有帮助。

C. 病毒性感染时，脑脊液细胞学检查可见细胞数增多，多在 $(50\sim500)\times10^6$/L，早期为多核细胞反应，后期则被单核细胞、淋巴细胞代替；常可见到特征性的胞质内包涵体，同时在脑脊液中可出现大量红细胞。

D. 真菌性感染，特别是新型隐球菌感染时，脑脊液细胞学类似结核性感染，但病原学检查多呈阳性。

E. 脑寄生虫病的脑脊液细胞学特点为以嗜酸性粒细胞增多为主，比例一般在4%～10%，最高可达60%或更高；急性期可伴多核细胞增多，但持续时间通常不长。

表 39－2　常见中枢神经系统感染脑脊液细胞学特点

感染分类	外　观	细胞计数及分类	蛋白质	葡萄糖	氯化物
正常	透明、清亮	$(0\sim8)\times10^6$/L，淋巴细胞为主	0.2～0.4 g/L	2.5～4.5 mmol/L	119～129 mmol/L
细菌(化脓)性感染	混浊、脓性	增加，以多核细胞为主	显著增加	减少	显著减少
结核性感染	微混，毛玻璃样	增加，多核细胞和单核细胞混合存在	增加	减少	减少
病毒性感染	清晰或微混	增加，早期为多核细胞，后期以淋巴细胞为主	轻度增加	正常或稍高	正常
真菌性感染	清晰或微混	增加，以淋巴细胞为主	轻度增加	正常	正常
脑寄生虫病	清晰或微混	增加，以嗜酸性粒细胞为主	轻度增加	正常	正常

(3) 病原学检查

脑脊液、脓液或局部组织渗出液可进行特异性病原体培养、涂片等检查，以明确病原体诊断，并可进行药敏试验。不同的病原体涂片及培养方法不同，如一般细菌感染可行常规涂片及普通培养，结核分枝杆菌感染需行抗酸染色涂片，新型隐球菌感染则需行墨汁染色涂片以及沙氏葡萄糖琼脂中培养。

虽然病原学诊断是中枢神经系统感染性疾病诊断的金标准，但实际上患者在出现颅内感染症状时病原体往往未繁殖到可检出的浓度，或者在检测时已应用了抗感染药物，或是培养方法及工具等不完善，导致临床病原学检测及培养阳性率低，且往往出现假阴性结果。近年来，如何快速、有效、准确地检测或分离病原体成为有待解决的核心问题。

许多分子生物学技术结合高通量检测手段正逐步应用于临床，如基因芯片技术等。各种新技术的应用对于中枢神经系统感染临床病原学检测以及提高病原学诊断比例具有非常重要的意义。

(4) 生化指标和免疫学检查

常用生化指标包括脑脊液糖含量、蛋白含量、乳酸含量等；常用的有脑脊液免疫球蛋白(IgM、IgG、IgA)检测、特异性病原体抗原检测，以及寡克隆带检测等，有助于确诊和与其他疾病进行鉴别。目前研究表明，中枢感染性疾病恶化中血清IL－2、可溶性白细胞介素-2受体(sIL-2R)浓度具有重要的预测作用，对疾病个体化控制、治疗方案制定及疗程确定具有一定的实际意义，可为临床提供重要的指导依据。许多新的生化指标同样被各国学者研究其对诊断中枢感染的敏感性和特异性，例如脑脊液含糖量与血糖含量比、血清C反应蛋白、脑脊液降钙素原等。但是目前仍未发现金标准指标。

(5) 颅骨X线平片

颅骨X线检查主要用于颅骨感染的诊断。主要表现为颅骨骨质虫蚀样破坏，当颅骨坏死时，则出现界限较清晰的增生性硬化带。目前由于CT的普及已较少使用。

(6) 头部CT检查

对于硬脑膜外或硬脑膜下脓肿，CT常显示颅骨内板下方的低密度病灶，边缘带状强化伴有邻近脑组织水肿。对于脑炎病灶，CT检查一般较难发现，有时CT可见脑内散在低密度病灶区，一般很少有强化。脑膜炎时增强CT检查偶可见局部增厚的脑膜。对于脑脓肿及炎性肉芽肿，头部CT增强扫描可显示病灶位置、大小和数目，典型表现为边界欠规则的低密度病灶，有占位效应，均匀环状强化或不均匀强化，伴有明显的脑水肿。脑寄生虫病时，常可见颅内高密度寄生虫结节伴钙化，阳性率在10%左右。

(7) 头部MRI检查

MRI可清晰显示颅内病灶的位置及大小。细菌性脑膜炎在增强MRI上表现为脑膜增厚伴强化。细菌性或病毒性脑炎时可见脑实质广泛或片状异常信号，通常T_1WI呈略高信号，T_2WI呈高信号，强化不明显，需注意与多发性硬化鉴别；有脑积水时可出现脑室扩大；炎症波及脑室时可见脑室壁异常高信号；真菌性脑炎在MRI上通常无阳性表现。脑脓肿在MRI上表现为中心呈低信号坏死区，环状强化，伴有大片高信号的脑水肿区，中线结构可有明显移位；炎性肉芽肿可见不均匀强化病灶，伴周围脑组织水肿。部分患者的炎性肉芽肿MRI表现与胶质母细胞瘤的表现非常相似，需结合临床进行鉴别。脑寄生虫病时可显示颅内寄生虫结节，虫体T_1WI及T_2WI常呈高信号，有钙质沉积时呈低信号，周围包囊可呈低信号，伴脑组织水肿。

(8) 脑电图检查

病变累及部位可出现局灶性慢波。有癫痫发作者可出现相应脑电图异常。

(9) 脑组织活检

取病变组织进行病理学检查，并可在此基础上进行病原学检测，可达到确诊的目的。但外科手术存在创伤及风险，因此临床上仅用于复杂或疑难病例的确诊。

39.6.2 诊断、鉴别诊断

通常根据病史、体检、脑脊液细胞学检查、病原学检查、影像学检查，可得出中枢神经系统感染的诊断。通常完整的中枢神经系统感染诊断应包括：①临床诊断；②脑脊液细胞学诊断；③病原学诊断；④药物敏感性诊断。完整的诊断对于感染的控制、疾病的预后，以及患者的康复非常重要。在临床应用中，条件允许者应当尽可能完成全部4项诊断，至少应完成前2项诊断。

同时需注意与以下疾病鉴别：①具有全身症状的中枢神经系统感染需与其他系统(如呼吸、消化系统)或部位(如中耳、鼻旁窦)的感染性疾病相鉴别。②具有局灶神经系统体征、颅内压增高的中枢神经系统感染性疾病需与脑肿瘤、蛛网膜下腔出血、脑实质内或脑室内出血、脑梗死、多发性硬化、视神经脊髓炎、正常颅压性脑积水等疾病相鉴别。③具有弥漫性脑损害的中枢神经系统感染性疾病需与脑肿瘤、脑血管病、脑梗死、原发性癫痫、阿尔茨海默病、躁狂抑郁症、精神分裂症、肝性脑病等疾病鉴别。

39.7 治疗

39.7.1 药物治疗

药物治疗是各种病原体所致的中枢神经系统感染的首选及核心治疗。

(1) 抗感染药物治疗原则

1) 需严格掌握用药适应证。脑炎、脑膜炎、脑脓肿等中枢神经系统感染性疾病一经确诊后需要早期、足量、联合应用抗感染药物治疗。

2) 尽早进行病原学诊断。病原学诊断及药敏试验是指导抗感染治疗的最有效方式。在怀疑中枢神经系统感染时，应尽早进行病原学涂片及需氧和厌氧培养，尽可能在应用抗感染药物之前获得结果。如无法给出病原学诊断时，应根据患者感染部位、病史及临床特点、病原体监测及分布结果等资料经验性使用抗感染药物。

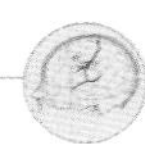

3）选择合适的药物及治疗方案。根据病原学诊断选择有效的抗感染药物，还应该兼顾药物的血脑屏障通透性，选择在中枢神经系统内药物浓度高且对患者安全的药物（表 39－3）。

表 39－3　常用抗感染药物以脑脊液中的浓度分类

类　别	药　物
脑膜无炎症时脑脊液中浓度大于最低抑菌浓度的药物	氯霉素、磺胺嘧啶、甲氧苄啶、美洛西林、甲硝唑、异烟肼、氟康唑、氟胞嘧啶
脑膜有炎症时脑脊液中浓度大于最低抑菌浓度的药物	青霉素、氨苄西林、哌拉西林、头孢他啶、头孢噻肟、头孢曲松、头孢呋辛、头孢西丁、氨曲南、美罗培南、氧氟沙星、阿米卡星、万古霉素、磷霉素
脑膜有炎症时脑脊液中浓度小于最低抑菌浓度的药物	链霉素、庆大霉素、红霉素、妥布霉素
脑脊液中检测不到的药物	苄星青霉素、林可霉素、克拉霉素、阿奇霉素、多黏菌素 B、酮康唑、伊曲康唑

4）及时去除引起感染的因素：如积极治疗其他部位的感染，切口皮下积液、积脓时及时清创引流，去除手术中植入且导致感染的异物（如钛钉、钛连接片、分流管、人工硬脑膜等）。

5）一般给药方式多采用静脉给药，轻症者可予口服药物治疗。使用时应注意药物的肝、肾毒性，定期检测肝、肾功能。关于鞘内或脑室内给药，因其毒性大、不良反应多，目前国内外文献均不支持，应当尽量避免，仅在个别病例常规给药收效甚微时应用。

（2）细菌性感染

常用抗细菌感染药物包括以下几类。

1）β-内酰胺类：①青霉素类，包括不抗铜绿假单胞菌的氨苄西林和阿莫西林，以及抗铜绿假单胞菌的替卡西林和哌拉西林。②头孢菌素类，第一代头孢菌素主要用于产生青霉素酶的金黄色葡萄球菌，主要药物有头孢氨苄、头孢唑啉和头孢拉定。第二代头孢菌素的代表药物是头孢呋辛，除对革兰阳性菌有灭菌作用外，还广泛覆盖肠道及上呼吸道的革兰阴性菌。第三代头孢菌素的脑脊液浓度高于先前的产品，主要药物有头孢噻肟、头孢哌酮、头孢曲松和头孢他啶。前 3 代头孢类抗生素的作用特性为：革兰阳性菌的灭菌效果第一代＞第二代＞第三代，革兰阴性菌的灭菌效果第一代＜第二代＜第三代。第四代头孢菌素包括头孢吡肟、头孢噻利、头孢匹罗，其中以头孢吡肟最为常用。它们对肠杆菌科细菌作用与第三代头孢菌素大致相仿，其中对阴沟肠杆菌、产气肠杆菌、柠檬酸菌属等的部分菌株作用优于第三代头孢菌素，对铜绿假单胞菌的作用与头孢他啶相仿，对金黄色葡萄球菌等作用较第三代头孢菌素略强。第四代头孢菌素对金黄色葡萄球菌、链球菌、流感杆菌及革兰阴性菌的杀菌效果强于第三代头孢菌素。③氨曲南，属于窄谱抗菌药物，对革兰阴性杆菌的灭菌效果较好。④碳青霉烯类，属于广谱抗生素，抗菌活性强，对革兰阴性菌和革兰阳性菌、需氧菌和厌氧菌都有良好抗菌活性，主要药物有美罗培南等。⑤含青霉素酶抑制剂的合成药物，可有效提高 β-内酰胺类药物的抗菌活性，主要药物有氨苄西林钠/舒巴坦、阿莫西林/克拉维酸钾和头孢哌酮/舒巴坦。

2）氨基糖苷类：该类药物常伴有不同程度的耳毒性和肾毒性，特别是应用于儿童时，需特别注意对听力的影响。此类药物主要包括阿米卡星（丁胺卡那霉素）、依替米星、奈替米星等。

3）多肽类：属于广谱抗菌药物，对各种革兰阳性菌都有很好的灭菌效应，特别是对耐甲氧西林金黄色葡萄球菌（MRSA）和肠球菌等。该类药物不容易产生耐药性，但也具有耳毒性和肾毒性。代表药物包括去甲万古霉素和万古霉素。近年来多黏菌素也受到了广泛关注，在临床上重新启用于治疗重症难治性革兰阴性杆菌感染，目前可获得的有多黏菌素甲磺酸盐（CMS）和多黏菌素 B 的静脉制剂。多重耐药（MDR）或怀疑或确诊广泛耐药（XDR）革兰阴性菌引起的脑室炎或脑膜炎患者，静脉应用多黏菌素的同时，推荐每天脑室内注射（IVT）或鞘内注射（ITH）12.5 万 IU CMS［约 4.1 mg 黏菌素活性基质（CBA）］或 5 mg（5 万 IU）多黏菌素 B，由于应用多黏菌素 B 经验较少，更推荐 CMS 用于脑室内注射或鞘内注射。

4）喹诺酮类：属于广谱抗菌药物，以革兰阴性菌为主，但细菌容易产生耐药性，并且交叉耐药。目前常用药物为第三代产品，包括环丙沙星和左氧氟沙星等。由于本类药物有抑制 γ-氨基丁酸（GABA）的作用，可诱发癫痫，有癫痫病史者慎用。此外，喹诺酮类药物可影响软骨发育，孕妇、未成年儿童慎用。

5）磷霉素：也具有广谱抗菌作用，可透过血脑屏障，是抗中枢神经系统感染的重要辅助药物。其作用机制是抑制细菌细胞壁的合成，进而破坏其完整性，有利于其他抗生素进入细菌体内发挥灭菌效应。磷霉素的耐药性非常低，并且与其他抗生素无交叉耐药，具有很好的协同作用，

（3）结核性感染

常用抗结核药物有异烟肼（INH）、利福平（RFP）、吡嗪酰胺（PZA）、链霉素（SM）、乙胺丁醇（EMB）和对氨水杨酸（PAS）。

（4）病毒性感染

临床上应用的抗病毒药物包括：①抗 DNA 病毒药物，常见的如阿昔洛韦、更昔洛韦。②抗 RNA 病毒药物，如利巴韦林。

（5）真菌性感染

临床上应用的抗真菌药物包括：①作用于真菌细胞膜、损害细胞膜脂质结构和功能的多烯类抗生素，常见药物为两性霉素 B 和制霉菌素及其脂质体剂型，均属于广谱真菌抗生素。②作用于 P450 依赖酶的唑类抗生素，常见药物为氟康唑、伊曲康唑和伏立康唑等，该类药物是人工合成的广谱真菌抗生素。③作用于真菌细胞壁的药物，常用的新型药物为棘白霉素类抗真菌药物，抗菌谱广，无交叉耐药性。但由于分子量大不能口服，只能静脉注射使用。已上市的药物包括卡泊芬净、米卡芬净和阿尼芬净等。

（6）寄生虫感染

抗寄生虫感染以传统抗寄生虫药物为主，包括阿苯达唑、甲苯达唑、吡喹酮等。

（7）螺旋体感染

临床上根据螺旋体种类选择药物：①钩端螺旋体主要用青霉素治疗，其他如红霉素、庆大霉素、四环素、氯霉素治疗亦有效；②导致神经梅毒的苍白密螺旋体主要用青霉素和氨苄西林治疗；③治疗包柔螺旋体所致莱姆病的药物包括红霉素、四环素、青霉素等。

39.7.2 脑脊液引流治疗

国内外文献均支持脑脊液引流可有效控制中枢神经系统感染，其优点在于：①可引流出蛛网膜下腔脑脊液中含大量病原体渗出物及炎性因子，加速病原体清除；②能及时彻底引流蛛网膜下腔的炎性脑脊液，加速脑脊液循环，防止室管膜及蛛网膜下腔粘连，减少脑积水的发生；③可随时行脑脊液细胞学检查，动态观察脑脊液的变化；④降低颅内压，减少切口局部脑脊液漏的机会；⑤操作简单，安全性高，成本较低。

临床上脑脊液引流治疗常采用反复腰椎穿刺放脑脊液及腰椎穿刺置管持续引流。推荐使用后者，因腰椎穿刺置管持续引流避免反复腰椎穿刺，减少患者痛苦，使得脑脊液引流持续、平稳、彻底、可控，且符合脑脊液分泌生理规律；在引流脑脊液同时，也可降低颅内压。但腰椎穿刺置管持续引流也增加了感染的机会，在行腰椎穿刺置管操作、更换引流瓶及穿刺口敷料时，需注意严格无菌操作，避免继发颅内二重感染。在颅内压较高的情况下，引流量不可过多，以免引起脑疝等严重后果。合并脑室感染时，因感染病原体、炎症细胞常可堵塞脑脊液循环通路，使得脑室内脑脊液与蛛网膜下腔脑脊液不连通，可同时行侧脑室置管（直接置管或留置 Ommaya 储液囊）引流脑室内脑脊液。

终止引流治疗及拔除引流管指征：通常在体温正常后，连续 3 次以上腰椎穿刺脑脊液常规生化均正常，合并脑室感染时脑室内脑脊液常规生化亦需连续 3 次以上正常，方可终止引流治疗及拔除引流管。建议拔管后继续应用抗感染药物 1 周以上，防止复发。

39.7.3 外科手术治疗

脑脓肿与炎性肉芽肿局限后，如有颅内高压或局灶神经系统体征，应行外科手术治疗切除病灶。当病灶位于脑深部或功能区，应结合神经导航技术，最大限度保护正常脑组织的功能。脑脓肿尚可行立体定向脓肿穿刺抽吸术。

脑寄生虫病如位于可手术区域，应行外科手术切除病灶。

对合并脑积水患者，可行脑室外引流术、VP 分流术；对显著颅内高压患者，可视情况行脑室外引流术、去骨瓣减压术等。

神经外科手术常有异物植入，如钛钉、连接片、分流管、人工硬脑膜等。如术后合并感染，药物治疗无效情况下，可考虑手术清创并取出异物。提倡在神经外科手术中严格无菌操作，硬脑膜需严密缝合，尽可能减少异物植入，以降低术后发生感染的概率。

39.7.4 对症及全身支持治疗

颅内压增高者应注意防止脑疝发生，积极应用脱水剂治疗；头痛、呕吐、癫痫、应激性溃疡者，应给

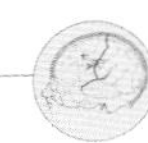

予止痛、止吐、抗癫痫、制酸处理。中枢神经系统感染具有病程长、病情重的特点，且发病时人体处于高消耗状态，因此及时给予全身支持非常重要，如早期肠内营养、输注血浆及白蛋白，以及维持水、电解质平衡，积极防治其他系统并发症等。

近年来，国内外学者逐步认识到中枢神经系统感染时不仅病原体对神经系统进行直接侵袭，其引起的免疫反应亦可造成损害。故在控制感染的同时，亦要考虑免疫反应造成的损害。有学者提出，可根据病情酌情使用糖皮质激素抑制免疫反应，但糖皮质激素亦有促进炎症扩散的可能，因此这一观点尚存在争议。目前认为，糖皮质激素为一把双刃剑，在临床中枢神经系统抗感染治疗中要强调合理应用糖皮质激素治疗，注意把握适当时间、合适剂量和合适疗程。除非病情极其严重甚至造成感染性休克等情况，应当慎用激素类药物。

39.7.5 其他治疗

针对病原体进行的免疫治疗或靶向药物治疗目前已开展，但效果不确定，临床尚未广泛应用。中医中药对病毒性感染及提高机体免疫力具有一定的效果，可作为辅助治疗的手段。

39.8 急诊中枢神经系统感染患者的诊断和治疗

急诊情况下，因获得患者的主诉信息极其有限，接诊时对于急诊神经外科医师最大的挑战是在大量无特异性症状和体征的患者中发现感染患者。这些患者可能单独或并发以下症状：发热、头痛、精神状态的改变、行为学的变化等，这都给急诊的鉴别诊断造成极大的难度。尽管中枢神经系统感染的致病源和临床表现大不相同，但是急诊室对可能发生中枢感染的患者处理在大体上还是类似的：

1）首先应引起足够的重视和警觉。有如下症状的患者，都应考虑到中枢感染：头疼、发热、精神状态改变或行为学出现改变，其中对近期或以往有中枢神经系统手术病史的患者、老年患者以及有服用免疫抑制药物、免疫功能不全的患者，更应加以重视。

2）在决定是否继续排查中枢系统感染之前，必须将患者临床病史、查体结果及相关生化检查结果合并审视，作为一个整体进行宏观判断。例如患者有局灶性神经功能缺失、颅内压增高征象、神经外科手术史、免疫抑制药物服用史或患者反应变迟钝，应及时行神经系统的影像学检查，在行腰椎穿刺检查前需排除无症状的颅内占位可能。整个急诊室治疗过程中时间是最重要的，因此针对怀疑细菌性脑膜炎或单纯疱疹病毒（HSV）脑炎的患者，应立刻根据患者年龄、临床风险因素等，经验性选择患者可耐受的抗生素治疗。

3）中枢感染患者早期影像学和脑脊液检查结果都可能为假阴性，而导致急诊医师作出错误的判断。一旦出现误判，当患者出现严重神经系统感染症状时再行强化治疗，效果都相对较差。

综上所述，神经系统感染的经典症状——发热、颈部僵硬、精神状态改变只出现在很小一部分急诊中枢感染患者身上，急诊科医生应加倍重视和警觉。Kernig 征和 Brudzinski 征虽然敏感性不高，但仍为早期识别脑膜炎相对特异性较高的查体项目。而针对急诊的细菌性脑膜炎患者，应尽早开始经验性抗生素用药，而不应该因影像学和腰椎穿刺等检查而推迟。同时，对于任何新发癫痫或局灶神经功能缺失的患者伴发热、头痛、精神状态及行为学改变患者，都应考虑到中枢神经系统感染的可能。

（谢　嵘　周良辅）

参考文献

[1] 谢嵘，周良辅. 中枢神经系统感染概述[M]//周良辅. 现代神经外科学. 2 版. 上海：复旦大学出版社，2015：457 - 465.

[2] DANDO S J, MACKAY-SIM A, NORTON S, et al. Pathogens penetrating the central nervous system: infection pathways and the cellular and molecular mechanisms of invasion [J]. Clin Microbiol Rev, 2014, 27(4):691 - 726.

[3] DORSETT M, LIANG S Y. Diagnosis and treatment of central nervous system infections in the emergency department [J]. Emerg Med Clin North Am, 2016, 34(4):917 - 942.

[4] GIOVANE R A, LAVENDER P D. Central nervous system infections, primary care: clinics in office practice [J]. Prim Care, 2018, 45(3):505 - 518.

[5] KLEIN R S, GARBER C, HOWARD N. Infectious immunity in the central nervous system and brain function [J]. Nat Immunol, 2017, 18(2):132 - 141.

40 颅内细菌性感染

随着新抗生素的出现、细菌学检测技术的进步、影像学水平的提高，以及外科手术技术的完善，颅内细菌性感染的治疗取得了巨大进步，以前病死率很高的疾病现在已经能够治愈。但是，颅内细菌性感染(intracranial bacterial infection)仍然是神经外科一个严重问题，不少患者因未能得到及时诊断和治疗，发生了不可逆的神经系统损害，甚至死亡。因此，早期发现、及时有效的治疗不仅可以挽救患者的生命，而且能最大限度地恢复患者的神经功能。

40.1 颅骨细菌性感染

40.1.1 颅骨化脓性骨髓炎

颅骨化脓性骨髓炎大多数与直接感染有关，如开放性颅骨骨折、开颅或颅骨钻孔手术、颅骨牵引术后感染等，以及放疗、皮肤移植失败等使颅骨裸露而遭受感染，也可由邻近部位的感染如鼻旁窦炎、中耳炎、头皮脓肿等直接播散而来。抗生素的广泛应用，使这一类感染以及血源性感染(如败血症等)已变得少见。

(1) 病理

颅骨化脓性骨髓炎根据病理形态可分为增殖性和破坏性两种。增殖性骨髓炎以局部骨质增生为主，是由慢性炎症刺激骨膜所致。在感染的急性期，病变区有渗出性改变，骨髓腔内有渗出液和炎性细胞浸润。进入慢性期后，渗出性改变逐渐由修复性改变所替代，病变区出现成纤维细胞和成骨细胞，形成肉芽肿和致密的新骨。颅骨骨髓炎有2种蔓延途径：一是沿板障血管，通过血栓性静脉炎向四周扩大；另一是先引起邻近硬脑膜的血栓性静脉炎或头皮感染，然后再经导静脉蔓延到邻近的颅骨。前一种蔓延灶与原发病灶相连，后一种蔓延灶可与原发灶相隔离，形成多灶性颅骨骨髓炎。在儿童，由于骨缝未愈合，颅缝内没有血管，有阻止感染蔓延到邻近颅骨的作用，故病变多局限于一块颅骨。开颅骨瓣成形术后骨髓炎也只影响骨瓣，骨窗邻近颅骨多不受累。由于板障内积聚脓液的侵蚀，颅骨板可被穿破，其中内板较外板易受侵蚀呈破坏性骨髓炎表现。外板穿破后可形成骨膜下脓肿，内板破坏则可并发硬脑膜外脓肿，甚至脑脓肿。由于骨膜在病变早期即被破坏，故颅骨化脓性骨髓炎的骨膜下新骨形成较少。此外，它不像在长骨那样容易产生死骨，即使形成死骨也往往较少，这与颅骨及其附着的头皮有充分的血液供应等因素有关。

金黄色葡萄球菌是最常见的致病菌(约占

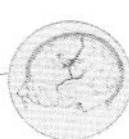

43%)，其次是表皮葡萄球菌(占20%)，其他少见的还有厌氧链球菌、黏质沙雷菌、肺炎球菌、各类肠杆菌等。

(2) 临床表现

颅骨骨髓炎有急性、亚急性和慢性3种类型，急性很少见。大多数患者仅有局灶症状而没有全身症状。在急性期，可有头痛、发热，大多数颅顶部骨髓炎患者病灶局部头皮有红、肿、热、痛等炎症反应，并可形成头皮下脓肿。额骨受累时可出现眼睑水肿。慢性期有两种类型：①头皮下脓肿或自行穿破，或经切开排脓形成慢性瘘管，有时有死骨排出，可反复发作，长期迁延，经久不愈；②头皮未穿破，有局部颅骨增厚。颅底部骨髓炎可引起较少见的Gradenigo综合征，有经颞骨岩尖的三叉神经和展神经受累的表现：三叉神经第1、2支痛，眼球外展不能，少数伴三叉神经运动支麻痹。亚急性的表现则介于急性与慢性之间。开颅术后出现下列情况应怀疑有骨髓炎：原因不明的头皮切口裂开伴颅骨裸露、颅骨失去正常光泽而呈象牙色。

(3) 诊断

主要依靠上述临床表现。辅助诊断有头颅X线平片、CT和MRI检查。骨髓炎的X线平片表现与临床表现常不平行。感染早期X线平片常无阳性发现，一般发病2周后，化脓性坏死发展至一定大小时，才显示出骨质疏松和细小的透亮灶(斑点状)。随后不规则蜂窝状透亮区逐渐扩大，周围的骨质常有硬化增生。病灶与正常骨质的分界不清。骨质破坏主要在板障，可波及内、外板，破坏区内可见米粒般细小的致密死骨。慢性病例的颅骨呈大片骨质增生，如牙质状硬化，以内板增厚为主。在骨质增生区内常见大小不等的圆形透亮区，为慢性脓肿所在，其中可见到死骨。头部CT(平扫和骨窗片)检查不仅可了解颅骨骨髓炎的范围，还可发现颅内结构受累情况。在MRI的T_1加权图像上，正常骨髓组织的高信号变成与脑组织相同的等信号。

(4) 鉴别诊断

若化脓性骨髓炎的骨质破坏范围较大，而骨质增生不多，应与下列病变鉴别：①黄色瘤，其骨质破坏形态多呈地图样，边缘锐利，没有较宽阔的骨质硬化带。②神经母细胞瘤颅骨转移，常有广泛颅骨侵蚀破坏，多沿颅缝分布，也没有附近骨质增生硬化，局部皮肤没有炎性征象。若化脓性骨髓炎增生较显著时，需与硬化型纤维异常增生症和脑膜瘤骨质增生区别。一般骨髓炎的骨增生范围更广泛，若找到死骨和脓腔则可作为鉴别的有力证据。全身和头皮局部感染有助于诊断的确定。③颅骨结核的鉴别有时甚为困难，但骨结核的骨质破坏轮廓较锐利，周围硬化增生较少，死骨也较少见。

(5) 治疗

到目前为止，对颅骨骨髓炎还没有最佳治疗方案。一般认为，长期充分的抗生素治疗结合彻底的外科清创术能取得最好的结果。急性期先用抗生素控制感染，待病变局限或局部蜂窝织炎消退后再采用外科手术。如有头皮下积脓，应及时切开排脓。病变转入慢性期，应及时进行彻底的手术治疗。手术方法是彻底切除病变颅骨。虽可借助CT或头颅X线平片来确定应切除的病灶范围，但更可靠的是手术时的判断。对有脓性分泌物、软而不出血的颅骨和死骨均应切除，直至见到出血的健康颅骨边缘为止。要注意不要遗漏与原发病灶不相连的继发病灶。如无硬脑膜下脓肿则严禁切开硬脑膜。手术切口内引流物置放与否视感染的急性程度而定。脓液应做革兰染色涂片、需氧和厌氧菌培养等。术后抗生素选用应根据革兰染色结果或细菌药敏试验决定。在急性感染征象消退后，至少还要应用4～6周，以减少骨髓炎不愈或复发的可能。小的颅骨缺损可不必处理，大的颅骨缺损(直径>3 cm)如需修补，应在骨髓炎治愈1年以后。开颅术后骨瓣感染，可先局部应用抗生素灌洗，较长期的感染则要对局部失去活力的组织反复修剪；如上述处理无效或脓液分泌物增多，应及时去除骨瓣。

40.1.2 颅骨结核

较少见，好发于儿童，常由身体其他部位的结核病灶菌经血行扩散至颅骨所致。额和顶骨为好发区，可单发或多发。病变从板障开始，有干酪样坏死和肉芽组织形成，可向内侵及内板和硬脑膜，向外破坏外板至软组织。有时有死骨形成。

(1) 临床表现

起病较缓慢，无急性过程。开始头部形成包块，轻度疼痛，以后形成冷脓肿，不红、不痛，穿刺可得稀薄的脓液，溃破后瘘管经久不愈。局部可有压痛，患者有时有头痛等症状。

X线表现：多见于颅缝附近的颅骨穹窿部，少数也见于颅底。按骨质形态改变可分下列2种类型：①局限型，早期仅显示小片状骨质吸收、脱钙，后脱钙区逐步扩大并发生骨质破坏，呈单个或多个圆形或卵圆形或带有波浪状的骨质缺损，边缘及其周围的骨质可不规则增生，病程长者骨质增生显著。缺损处若有死骨，多较细小，偶在单发病灶中可见一个纽扣样死骨。②广泛浸润型，骨质破坏呈葡萄状向四周浸润蔓延，范围广泛而不规则，往往伴有骨质增生。病变在颅缝附近更为严重。在儿童，骨质破坏并不受颅缝限制，此与化脓性颅骨骨髓炎不同。软组织切线位摄片可见局部头皮肿胀或因瘘管形成而高低不平。

（2）治疗

感染局限者应在全身抗结核治疗下做病灶清除术。

40.1.3 颅骨真菌性肉芽肿

颅骨真菌性肉芽肿多为放线菌或酵母，少数为球孢子菌引起。发生于全身抵抗力减弱者，真菌由呼吸道或身体某些寄生部位经血循环侵入颅骨。

病程进展缓慢，常呈慢性肉芽肿；肉芽肿软化溃破后形成多个瘘管，流出的脓液中可找到真菌。如见到“硫磺”颗粒，则可能为放线菌感染。

颅骨X线平片可见骨质破坏与反应性骨质增生、死骨形成，但无骨膜反应。应注意与颅骨结核区别。脓液检查常可确诊，必要时做活组织检查和脓液真菌培养。

治疗包括手术、抗生素和碘化钾等综合性治疗。

40.2 颅内脓肿

40.2.1 硬脑膜外脓肿

硬脑膜外脓肿（epidural abscess）占颅内感染性疾病的5%～25%，由邻近感染灶如鼻旁窦炎、中耳炎、颅骨骨髓炎直接蔓延到硬脑膜外间隙而成，也可继发于开放性颅脑损伤、开颅术和先天性皮肤窦等感染之后。在儿童，鼻旁窦炎和中耳炎是最主要的易感因素，而外伤病例则与异物有关。由于硬脑膜对化脓性炎症的扩散有阻挡作用，使脓液积聚于硬脑膜外间隙，形成局部积脓。大约20%的硬脑膜下脓肿患者合并硬脑膜外脓肿。常见的致病菌为金黄色葡萄球菌和肠道杆菌。

（1）临床表现

早期患者常有头痛、发热等，但一般颅内压增高与局灶症状较不显著。当脓肿增大到一定体积，引起颅内压增高时，产生相应临床表现，并可有意识障碍、癫痫、局灶神经体征。炎症可经硬脑膜导静脉扩散至硬脑膜下和脑内，产生化脓性脑膜炎、硬脑膜下脓肿、脑脓肿或化脓性血栓性静脉窦炎等。

X线平片上可显示颅骨骨髓炎、鼻旁窦炎和乳突炎的变化。增强头部CT和MRI检查可显示脓肿部位。在区别脓肿是硬脑膜外还是硬脑膜下，以及发现颅内有无其他并发症方面，MRI比CT更加敏感。

（2）治疗

以脓肿清除为主。由于炎症使硬脑膜坏死而变得很脆弱，因而手术清除脓液和肉芽组织时要轻柔小心，以免撕破硬脑膜，使感染扩散至硬脑膜下。手术局部用含抗生素的0.9%氯化钠溶液冲洗。术后硬脑膜外放置引流物数天，同时要处理原发病灶。清除的脓液应立即做革兰染色涂片、需氧和厌氧菌培养。抗生素应在术前就开始应用，直到术后感染完全控制。开始宜用广谱抗生素，待细菌培养和药敏结果出来后，再酌情选用敏感抗生素。

40.2.2 硬脑膜下脓肿

硬脑膜下脓肿（subdural abscess）占颅内细菌性感染的13%～23%。超过一半的病例继发于鼻旁窦炎，15%～20%的病例继发于中耳乳突炎，较少来源于开放性颅脑损伤、开颅术后感染、硬脑膜下血肿感染或血源性感染、胸腔化脓性感染、面部感染、咽喉感染，以及帽状腱膜下感染等，也可继发于脑脓肿破裂。硬脑膜下腔的积脓常只有薄薄一层，但范围较广，甚至可波及对侧与后颅和椎管内，伴严重脑水肿。此病变容易并发脑血栓性静脉炎或静脉窦炎，更加重脑水肿，因此病情发展凶险，病死率较高。另外，由于硬脑膜下积脓可因败血症的脓性栓子引起，这些栓子也可引起脑脓肿。据统计，约1/4的患者合并脑脓肿，约9%患脑脓肿的儿童同时有硬脑膜下积脓。

常见致病菌为链球菌、葡萄球菌、流感嗜酸杆菌和肠道杆菌，有时为厌氧细菌。

（1）临床表现

早期患者出现头痛、发热和颈项强直，常有偏瘫、失语和局灶性癫痫发作。多数患者在数小时至数天内病情迅速恶化，偏瘫可在24 h内变得完全，少数患者由于免疫力强或细菌毒力低而使病情呈亚急

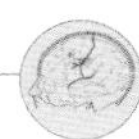

性发展。

本病的诊断主要依靠放射学检查，尤其是CT和MRI检查。CT的典型表现为：大脑凸面有新月形或椭圆形低密度肿块，其靠近脑实质一面包膜可增强，少数慢性病例的包膜可发生钙化。CT同时可显示脑水肿、脑脓肿和脑受压情况等。对急性硬脑膜下积脓而言，MRI可以看得更清楚，尤其是在冠状位和矢状位片上。因为在冠状位和矢状位片上可以很容易地看出颅底和突面的积脓，而在这些部位CT经常会错漏。

（2）*治疗*

硬脑膜下脓肿属于神经外科急诊，要求紧急手术清除脓肿。手术可以是多孔引流或大骨瓣切除后引流。由于脓液易积聚在脑沟或脑裂内，以及炎症引起硬脑膜下腔内粘连，因此单纯多孔引流难以彻底清除脓肿，特别是多房脓肿、大脑镰旁和颅后窝脓肿。手术宜以脓肿最厚处为中心做骨瓣开颅并摒弃骨瓣，尽可能多地清除脓液和坏死组织以及近硬脑膜的一层包膜，与脑皮质粘连的包膜不要勉强切除。硬脑膜敞开，术后脓腔内放导管或引流物，便于术后引流和用抗生素液冲洗，一般在术后7 d内拔除。抗生素应用同脑脓肿治疗。同时对原发感染灶给予相应的治疗；有癫痫的患者，需早期应用抗癫痫药。

40.2.3 脑脓肿

近20年来，由于神经影像学诊断的发展如CT和MRI的应用，微生物特别是厌氧菌检出率的提高，有效抗生素和微侵袭外科技术的应用，脑脓肿的诊断和治疗水平显著提高。再加上近几年微生物基因组测序技术的迅猛发展，使得许多难以诊断的感染性疾病也能迅速明确诊断。脑脓肿如未及时诊治，病死率和病残率仍较高。虽然随着社会经济的发展、人民生活水平的提高，以及医药卫生事业的进步，脑脓肿的发生率一度有所降低，但是，近来由于条件感染，如获得性免疫缺陷、器官移植、恶性肿瘤化疗等增多，脑脓肿发生率又有增高趋势。一般在发展中国家如印度，脑脓肿占颅内占位病变的8%，在欧美国家为1%～2%，我国则介于两者之间。

（1）*病因*

脑脓肿大多数继发于颅外感染，少数因开放性颅脑损伤或开颅术后感染所致。根据感染来源可分为以下几种：

1）直接来自邻近化脓性病灶的脑脓肿：其中以慢性化脓性中耳炎或乳突炎并发胆脂瘤引起者最常见，称耳源性脑脓肿，占全部脑脓肿病例的25%～50%。脓肿约2/3发生于同侧颞叶，1/3在同侧小脑半球。大多为单发脓肿，也可以是单发多房性的。额窦或筛窦炎可引起同侧额叶突面或底面的脓肿，称鼻源性脑脓肿。蝶窦炎可引起鞍区或颞叶、脑干等脓肿。头皮疖痈、颅骨骨髓炎等也可直接蔓延至颅内形成脑脓肿。

2）血源性脑脓肿：多因脓毒血症或远处感染灶经血行播散到脑内而形成，占全部脑脓肿病例的20%～35%。随着中耳炎等防治有成效地开展，耳源性脑脓肿有减少趋势，故血源性脑脓肿发病率逐渐增高。此类脓肿通常多发、位置深在，最初诊断时包膜不明显，常分布于大脑中动脉供应区。如原发感染灶为胸部化脓性疾病（如脓胸、肺脓肿、支气管扩张症等），称为肺源性脑脓肿；心脏疾病（细菌性心内膜炎、先天性心脏病等）引起者称为心源性脑脓肿。此外，皮肤疖痈、骨髓炎、牙周脓肿、腹腔盆腔感染等均可成为感染源。在小儿，有些发绀型先天性心脏病如动脉导管未闭，肺动静脉瘘，心房、室间隔缺损，先天性发绀四联症等均易并发脑脓肿。

3）创伤性脑脓肿：占2.5%～10%。在开放性颅脑损伤中，脓肿常与异物和碎骨片进入脑实质有关，当然细菌也可从骨折裂缝侵入。非金属异物所致脑脓肿多发生在伤后早期，金属异物所致者则多在晚期，有长达38年后发病的报告。脓肿部位多位于伤道或异物所在处。颅底骨折后发生的脑脊液漏也与外伤后脑脓肿有关。

4）医源性脑脓肿：因颅脑手术后感染所引起，占0.06%～0.2%，如发生于开颅术、经蝶（或筛）窦手术、立体定向术、脑室分流术后感染。

5）隐源性脑脓肿：占10%～35%，来源不明，大多在手术探查时发现。可能因原发感染灶很轻微，已于短期内自愈或经抗生素药物治愈。但当时已有细菌经血行潜伏于脑内，一旦人体的抵抗力减弱，潜伏的细菌就繁殖成脑脓肿。另一种可能是原发病灶深在隐蔽，常不引起人们注意，如慢性咽部感染、压疮感染等。

致病菌随感染来源而异。耳源性脓肿多为链球菌或变形杆菌为主的混合感染；鼻源性脓肿以链球菌和肺炎球菌多见；血源性脑脓肿取决于其原发病灶的致病菌，胸部感染多属混合性感染；创伤性脑脓肿多为金黄色葡萄球菌。20世纪80年代以来，由于细菌分离技术和培养方法的改进，发现厌氧菌在脑脓肿特别是耳源性脑脓肿和开放性颅脑损伤后继发感染中最常见。结核分枝杆菌、真菌（如放线菌、隐球菌等）、溶组织阿米巴原虫及肺吸血等偶尔也引起脑脓肿。新生儿和婴儿脑脓肿的致病菌多见变形杆菌和枸橼酸菌属，占该年龄组脑脓肿致病菌的77%～90%。这显然与新生儿体内缺乏免疫球蛋白和补体有关。

（2）病理

1）细菌侵入颅内的途径随病因而异。耳源性脑脓肿的细菌主要入侵途径是经邻近的骨结构直接蔓延至硬脑膜、蛛网膜、血管、血管周围间隙，从而进入颞叶脑实质，先引起局限性化脓性脑膜脑炎，以后中央坏死形成脓肿（图 40－1）。这种途径约占耳源性脑脓肿的 90%以上。感染经鼓室盖或鼓室入颅，脓肿位于颞叶中后部；如经乳突内侧硬脑膜入颅，则脓肿常位于小脑的侧叶前上部。儿童由于乳突骨质菲薄，感染很容易经 Trautman 三角（位于迷路周围的间隙，上方为岩上窦、下方为面神经管、后方为乙状窦）直接蔓延至小脑半球。在少数病例，感染经导静脉或血栓性静脉炎或动脉感染栓子传入颅内，引起远隔部耳源性脑脓肿，如额叶、顶叶、小脑蚓部及大脑白质深部脓肿等。

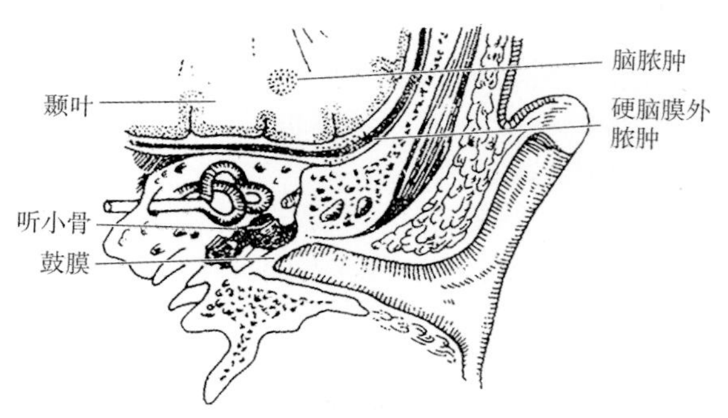

图 40－1　耳源性脑脓肿细菌入侵途径

鼻源性脑脓肿的感染是细菌经额或筛窦壁，侵犯硬脑膜形成硬脑膜外（下）脓肿，进而炎症扩散入脑实质和血管（特别是静脉），形成脑脓肿。额窦、筛窦炎症所产生的脑脓肿多位于额叶底部或额极，蝶窦炎则可引起少见的垂体脓肿、脑干脓肿及颞叶脓肿。

血源性脑脓肿的形成是远隔部位感染经动脉栓子传入，亦可以经静脉逆行而抵颅内。脓肿常呈多发性、多房性、痈性，单发者也不少见，可散布于脑的任何部位，但以大脑中动脉分布区最为多见。枕叶、基底节、小脑、脑干、下丘脑相对少见，非来源于脓肿破入脑室的原发性脑室脓肿很罕见（Gadgil，2012）。

损伤性脑脓肿因硬脑膜破损，异物侵入颅内将细菌带入引起。

2）病变的演变过程：病菌侵入脑内形成脑脓肿是一个连续的过程，不能硬性地分割为“期”。但为便于说明，Britt 等根据动物脑脓肿模型的研究，把脑脓肿形成分为下列 4 个阶段：

A. 脑炎早期（1～3 d）：病变中心为坏死伴血管外膜四周炎症反应，一般在发病 3 d 达高峰，伴明显脑水肿。病变与周围脑组织无明确分界。

B. 脑炎后期（4～9 d）：由于脓液形成使中心坏死区扩大，周边炎症反应带有炎症细胞和吞噬细胞，成纤维细胞形成纤维网——胶原包膜的前身。脑水肿在此期达高峰。

C. 包膜形成早期（10～13 d）：脓肿周边逐渐形成包膜，这是机体重要的防御反应，以防止炎症扩大和脑组织进一步受损。由于深部白质血供较皮质差，脓肿包膜近脑室或中线处形成较慢和较不完善。

D. 包膜形成后期（≥14 d）：此期具有 5 个明显的组织带，包括①中央坏死、脓液聚集带；②周边炎症细胞和成纤维细胞侵袭带；③外围为致密胶原细胞包膜；④紧邻脑脓肿包膜为一层新生血管和残存脑炎组织；⑤最外围为神经胶质增生和水肿带。

实验研究和临床观察证实脑脓肿形成至少需 2 周，经 4～8 周包膜趋完善。但少数患者因其抵抗力差或病菌的毒力强大，脑部化脓性病灶长期不能局限，感染范围不断扩大，脑水肿严重，除形成多灶性少量积脓外，无包膜形成，称为暴发性脑脓肿。这是一种特殊类型的脑脓肿，预后多数不良。另外，脑脓肿可大小不一，可单房或多房，单发或多发。在脑脓肿周围常有局部的浆液性脑膜炎或蛛网膜炎，有时合并化脓性脑膜炎、硬脑膜外（下）脓肿，增加鉴别诊断的困难。

3）影响脑脓肿包膜形成的因素：

A. 病原菌：需氧菌如金黄色葡萄球菌和链球菌引起的脑脓肿包膜常较厚；厌氧菌如肠道杆菌属引起的脑脓肿包膜常形成缓慢，且常不完善，也易引起多发子脓肿。这是因为厌氧肠道杆菌属细菌会产生胶原酶（降解包膜形成）、透明质酸酶和肝素酶（促使脓肿扩大和脑水肿）。

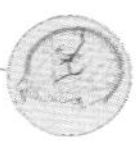

B. 感染方式：直接播散或接种（如耳源性）脑脓肿的包膜较血源性者完善。

C. 类固醇激素：类固醇激素能阻碍机体的炎症反应，降低毛细血管通透性，抑制新生血管的形成，减少成纤维细胞的游走，从而影响脓肿包膜的形成。

（3）临床表现

1）典型症状：一般来说，多数患者具有 3 类典型症状，即全身急性感染性症状、颅内压增高症状及脑部局灶性症状。

A. 全身症状：起病初期一般都有全身感染的表现或慢性中耳炎急性发作史，患者有发热、头痛、全身乏力、肌肉酸痛、脉搏频数、食欲不振、嗜睡倦怠等表现。周围血象呈现白细胞增多、中性粒细胞比例增高、红细胞沉降率（血沉）加快等。此时神经系统并无定位体征。广谱抗生素的应用常使这一阶段的症状很快消失，一般均不超过 1～2 周。隐源性脑脓肿可无这些症状，脑脓肿趋向于局限化时即进入潜伏期，时间长短不一，可从数天到数年不等。患者仅略有头痛或稍有全身不适。

B. 颅内压增高症状：颅内压增高虽然在急性脑膜炎期可出现，但大多数患者在脓肿形成后才逐渐表现出来。有程度不一的头痛，可以是持续性、阵发性加重，剧烈时伴呕吐、脉缓、血压升高、呼吸变慢等。半数患者有视神经盘水肿，严重患者可有意识障碍。上述诸症可与脑膜炎期的表现相互交错，也可于后者症状缓解后再出现。不论幕上或幕下脓肿，都可引起脑疝而危及生命。脑脓肿所引起的脑疝较脑瘤者发展更加迅速，有时以脑疝为首发症状而掩盖其他定位征象。

C. 脑定位症状：脑脓肿的局灶症状和神经系统体征与脓肿所在部位有关。颞叶脓肿可出现欣快、健忘等精神症状，对侧同向偏盲、轻偏瘫、感觉性失语或命名性失语（优势半球）等，也可无任何定位症状。小脑脓肿的头痛多在枕部并向颈部或前额放射，眼底视神经盘水肿多见，向患侧注视时出现粗大的眼球震颤，还常有一侧肢体共济失调、肌张力降低、腱反射降低、强迫性头位和脑膜刺激征等，晚期可出现后组脑神经麻痹。额叶脓肿常有表情淡漠、记忆力减退、个性改变等精神症状，亦可伴有对侧肢体局灶性癫痫或全身大发作，偏瘫和运动性失语（优势半球）等。顶叶脓肿以感觉障碍为主，如浅感觉障碍、皮质感觉丧失、空间定向障碍，优势半球受损可出现自体不认症、失读、失写、计算不能等。丘脑脓肿可表现偏瘫、偏身感觉障碍和偏盲，少数有命名性失语，也可无任何定位症状。

脑脓肿也可溃破引起急性化脓性脑膜脑炎、脑室管膜炎。患者突然出现寒战、体温骤升、颈项强直等严重感染症状，同时脑脊液内白细胞明显增多，甚至呈脓性。这种情况如不迅速救治，常会造成患者死亡。

2）非典型症状：除上述典型表现外，部分患者呈不典型表现。大致可归纳为下列 5 种类型：

A. 急性暴发型：起病突然，呈发展迅速的化脓性脑炎症状。患者头痛剧烈，全身中毒症状明显，伴寒战、脉搏频数、心音低。早期出现昏迷，可迅速导致死亡。

B. 脑膜炎型：以化脓性脑膜炎表现为主。脑膜刺激症状明显，脑脊液内白细胞和蛋白质含量显著增高。这是由于脓肿位置表浅，邻近蛛网膜下腔炎性反应严重，掩盖了脓肿本身症状。

C. 潜伏型：患者无明显的颅内压增高及神经系统症状，仅有轻度头痛、精神和行为改变、记忆力减退、嗜睡等。诊断困难，脑脓肿常被忽略。

D. 脑瘤型：脓肿包膜形成较好，周围水肿均已消退。病情发展缓慢，临床表现很像脑瘤，甚至在手术时仍认不出为脓肿。

E. 混合型：临床表现不一，不能简单地归入上述任何一类。患者可出现从化脓性脑炎到脓肿形成过程中的各种症状，或以一类症状为主同时并发脑膜炎、静脉血栓形成或硬脑膜外或硬脑膜下脓肿，使症状复杂化。

（4）诊断和鉴别诊断

1）诊断：脑脓肿的诊断依据有 3 点：①患者有化脓性感染灶，并有近期急性或亚急性发作；②颅内占位病变表现；③在病程中曾有全身感染的表现。对疑似病例应进行各种辅助检查。

A. 实验室检查。

a. 周围血白细胞计数和血沉：对于脑脓肿患者缺乏诊断价值。白细胞计数多数正常或略增高（$\leqslant 15\times10^9/L$），若白细胞计数$>20\times10^9/L$，多提示合并脑膜炎或全身系统急性感染。虽然 90%脑脓肿患者血沉加速，但缺乏特异性。在先天性发绀型心脏病中，红细胞增多可降低血沉，使血沉检查不可靠。

b. 腰椎穿刺和脑脊液检查：在脑膜脑炎期颅内压多正常或增高，脑脊液中白细胞可达 $1\,000\times10^9/L$ 以上，以中性粒细胞为主，蛋白质含量也相应增高,糖含量降低。脓肿形成后,颅内压显著增高,脑脊液中的白细胞可正常或略增高(多在 100×10^9/L 左右),糖含量正常或略低。若化脓性脑膜炎与脑脓肿并存,则脑脊液变化的诊断意义不大。而且,腰椎穿刺如操作不当会诱发脑疝。因此,当临床上怀疑脑脓肿时,腰椎穿刺要慎重。操作时,切勿放脑脊液过多和过快,只能取少量脑脊液进行实验室检查。

B. 神经影像学检查。

a. 头部 CT:是目前诊断脑脓肿的主要方法,适用于各部位的脑脓肿。由于头部 CT 检查方便、有效,可准确显示脓肿的大小、部位和数目,故已成为诊断脑脓肿的首选和重要方法。脑脓肿的典型 CT 表现为:边界清楚或不清楚的低密度灶(0~15 Hu)(图 40-2);静脉注射造影剂后,脓肿包膜,特别是包膜的内侧面呈均匀环状高密度增强(30~70 Hu),脓

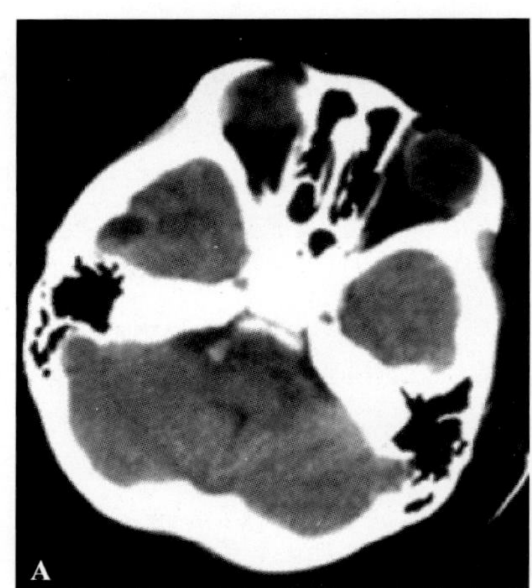

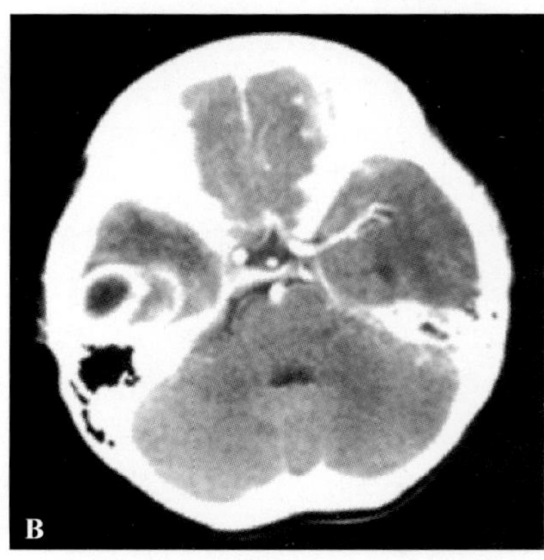

图 40-2 右颞叶脑脓肿的 CT 图像

注:A. 示增强前右颞叶低密度灶;B. 示增强后出现"环征"。

肿中央密度始终不变,即使是延期扫描。脓肿附近脑组织可有低密度水肿带,脑室系统可受压、推移等。如脓肿接近脑室,可引起脑室管膜增强征。少数脑脓肿的增强环不均匀,或有结节状。但是脑 CT 显示的"环征"并非脑脓肿特有,也可见于神经胶质母细胞瘤、转移瘤、囊性胶质细胞瘤、脑栓塞和脑内血肿等,因此应结合病史注意鉴别。一般脑脓肿有感染史、CT 显示的环(特别是环的内侧面)较均匀,伴有室管膜增强,还是容易识别的。在脑炎晚期,CT 也可显示"环征",此乃因脑炎引起血脑屏障改变、血管周围炎性细胞浸润和新生血管形成等所致,因此脑炎的"环征"与脓肿包膜的"环征"在本质上不同。两者的区分,除结合发病时间外,可采用延迟 CT 检查法,即在静脉注射造影剂 30 min 后扫描,脑炎者原来低密度中央区也变成高密度,但脓肿者中央区密度不变。类固醇激素有抑制炎症反应、成纤维增生和新生血管形成的作用,从而影响脓肿包膜形成,因此,应停止激素后重复 CT 检查。一般类固醇激素可减轻脑炎期的"环征"密度,但对已成熟脓肿包膜的密度则影响很少。

b. 头部 MRI:是脑脓肿诊断和鉴别诊断的主要方法,比 CT 更具说服力。脑炎期病灶在 T_1 加权成像呈边缘不清的低信号,在 T_2 加权成像则为高信号改变;周边脑水肿在 T_1 为低信号,在 T_2 为高信号,脑灰、白质对比度消失。脑炎晚期病灶中央区低信号(T_1 加权)或高信号(T_2 加权)区扩大。包膜形成期病灶的中央区在 T_1 加权成像为明显低信号,其周边为略低信号水肿区,两者之间为等或略高信号的环状包膜。在 T_2 加权成像中水肿区信号明显提高,病灶中央区脓液为等或略高信号改变,包膜则为低信号环。T_1 加权成像增强时,包膜信号呈均匀、显著增高,病灶中央区和周围水肿区的信号不改变,邻近脑灰、白质对比度恢复正常;在弥散加权成像(DWI),脓液为高信号,包膜为低信号环(图 40-3A~F)。因此,MRI 显示早期脑坏死和水肿比 CT 敏感,区分脓液与水肿能力比 CT 强,但确定包膜形成、区分炎症与水肿不及 CT 敏感。另外,约 1/3 脑脓肿特别是术后脓肿 DWI 不呈高信号(Farrell, 2008)。近年来,质子磁共振波谱(^{1}H-MRS)和磁敏加权成像(SWI)也用于细菌性脑脓肿的诊断以及与颅内囊性坏死性肿瘤的鉴别诊断。细菌性脑脓肿患者的特征磁共振波谱(MRS)能显示在脓腔内出现多种氨基酸(AA)共振峰、丙氨酸(Ala)共振峰、乙

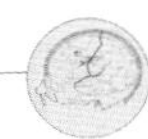

酸(Ac)共振峰和琥珀酸(Suc)共振峰、双L波(乳酸和类脂),但胆碱(Cho)/N-乙酰天冬氨酸(NAA)却无明显变化,有别于囊性坏死性恶性胶质瘤患者(图40-4)。脑脓肿的SWI有2个环(图40-3G、H),外环为低信号,内环高信号,外环与T_1增强环一致。此2环完整、光滑,特别是内环。肿瘤坏死囊变无此现象。

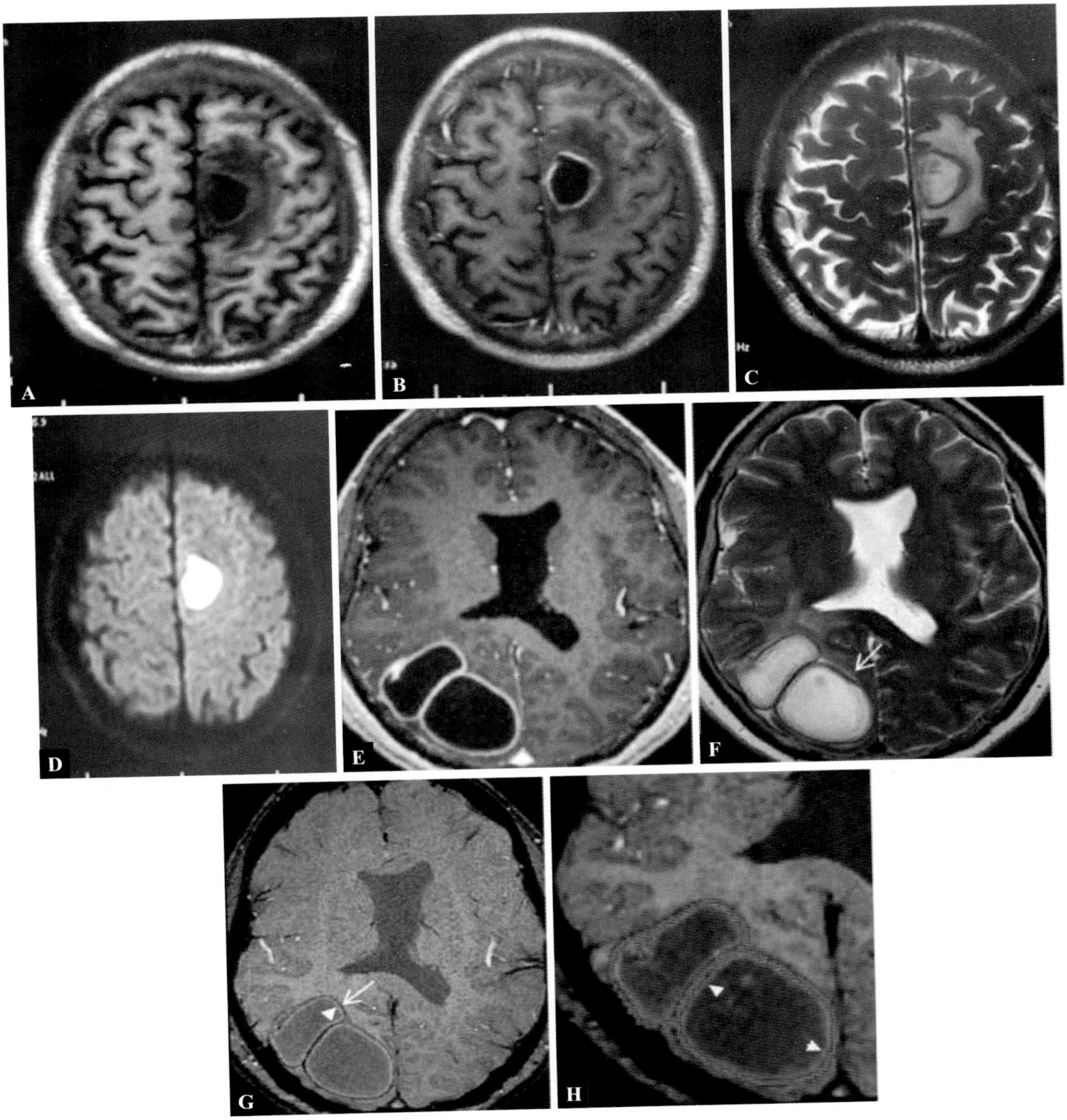

图40-3　脑脓肿包膜形成期MRI的不同序列表现

注:A、B. T_1W平扫和增强;C. T_2W;D. DWI;E、F. T_1增强和T_2;G. SWI外环(白箭)和内环(箭头);H. SWI外环与分图E的增强环重叠(红环,箭头)。

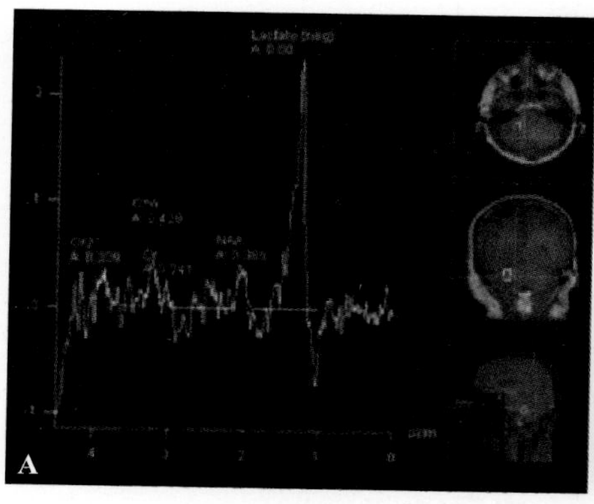
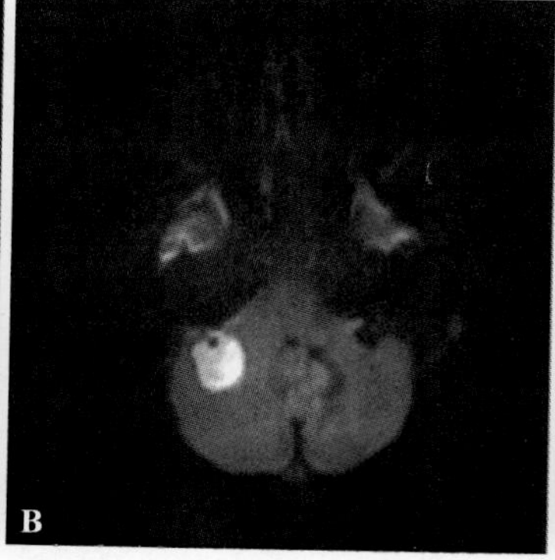
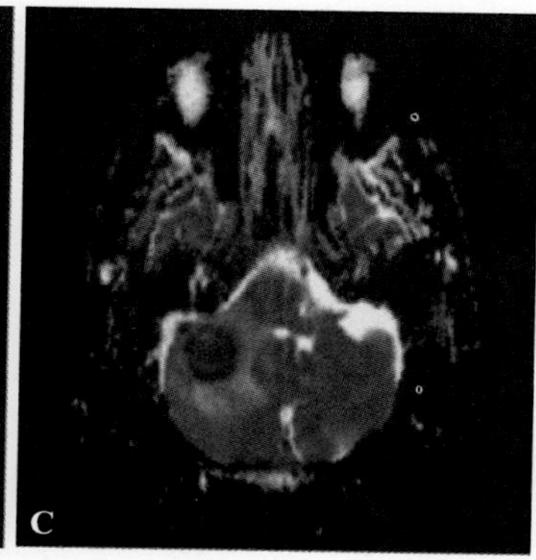

图 40-4　脑脓肿的 MRS 分析

注：A. 氨基酸共振峰，但 CHO/NAA 正常；B. DWI；C. SWI。

C. 钻孔穿刺：具有诊断和治疗的双重意义，适用于采取上述各检查方法后还不能确诊，而又怀疑脑脓肿的病例。在无上述检查设备的单位，对临床上高度怀疑脑脓肿者，可在脓肿好发部位钻孔穿刺。

2）鉴别诊断：脑脓肿应与下列疾病鉴别。

A. 化脓性脑膜炎：一般化脓性脑膜炎起病较急，中毒症状和脑膜刺激症较明显，多无定位体征，脑脊液中白细胞和蛋白质量增加显著，不难与脑脓肿相鉴别。但若脑脓肿与化脓性脑膜炎相伴随，则临床上难以严格区别两者，可采用脑 CT 加以鉴别。

B. 硬脑膜外和硬脑膜下脓肿：一般单纯的硬脑膜外脓肿很少有颅内压增高及神经系统局灶性体征。而硬脑膜下脓肿临床上脑膜刺激征严重，病情发展快，多有较严重的意识障碍。CT 或 MRI 都可有较明确的特征性图像。

C. 耳源性脑积水：有耳部疾病致横窦或乙状窦血栓形成，引起颅内压增高而缺少定位体征，病程较长。可采用 CT、CT 静脉成像(CTV)或磁共振静脉成像(MRV)检查来与小脑脓肿区分。经治疗耳疾后症状逐渐自行消退。

D. 化脓性迷路炎：可出现头痛、眼震、共济失调和强迫头位，颇似小脑脓肿，但本病眩晕较头痛严重，共济失调都是两侧性的，无脑膜刺激征，无视神经盘水肿，无神经系统局灶体征。经药物治疗数周后多好转。

E. 脑瘤：一般根据病史、CT 和 MRI 检查可鉴别，有时需通过手术才能最后确定诊断。

(5) *治疗*

应根据患者的不同情况、不同病期采用不同的治疗方法。

1）在原发病灶与脑脓肿治疗的先后问题上：原则上应先治疗原发灶，特别是当原发灶可以根治时。但经常由于脑脓肿的症状比较危急，不宜拖延，因此多先处理脑脓肿，术后一旦情况许可，再处理原发病灶。对于不能彻底根治的原发灶，则在进行脑脓肿治疗过程中同时进行治疗，不另特殊处理。

2）在考虑用内科治疗还是外科治疗时：原则上脑脓肿应外科治疗，但下列情况可在密切观察随访下进行内科治疗，如①包膜尚未完全形成，如早期脓肿；②多发性脓肿(直径≤2.5 cm)；③基底节区等深部脓肿；④年迈体弱不能耐受手术者。但如果患者颅内压很高，出现脑疝迹象，则不论是否已经局限均需采用适当的手术措施。

3）抗生素的选择：原则上应根据致病菌的种类进行(表 40-1)。由于大多数脑脓肿为厌氧与需氧菌混合感染，故治疗中应重点注意抗厌氧菌药物的使用。同时，由于血脑屏障的存在，抗生素在脑脊液和脑组织中的浓度比血中要低。因此，应用抗生素时要注意：①用药要及时，剂量要足。一旦诊断，即全身给药(最好在取得脓肿标本后)，必要时可鞘内或脑室内给药。②开始时选用抗菌谱广的药物，以后根据细菌培养和药敏结果改用敏感抗生素。③用药持续时间要够长，必须体温正常、脑脊液和血常规正常后方可停药。在脑脓肿手术后应用抗生素不应少于 2 周。

4）手术时机：当脑脓肿估计已有包膜形成便可考虑手术。由于脑脓肿的病情变化莫测，除有引起脑疝的可能外，常可自行破溃，故一旦脓肿的部位确定，应尽早进行手术处理。如有脑疝先兆征象，则应紧急处理。

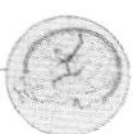

表 40－1 脑脓肿不同致病菌的抗菌药物选择

细菌类别	优先药物	剂 型	用法及剂量	注意事项
厌氧革兰染色阳性球菌、厌氧革兰染色阴性杆菌	甲硝唑	片剂 0.2 g 注射剂 0.5 g(100 ml)	口服，2～3片/次，每日3～4次 静脉滴注，0.5 g，8～12 h 1次	
	氯霉素	胶囊 0.25 g 注射剂 0.25 g(2 ml)	口服，2～3粒/次，6～8 h 1次 肌内注射，1 g，每日2次或12 h 1次；2～4 g溶于500 ml 5%葡萄糖液，静脉滴注，每日2次或12 h 1次	治疗期中每周复查周围血象2次
	林可霉素	胶囊 0.25 g 注射剂 0.6 g(2 ml)	口服，2～3粒/次，每日3次或8 h 1次 肌内注射，0.6 g，每日2～3次 静脉滴注，0.6 g，溶于5%葡萄糖液或0.9%氯化钠溶液100 ml中，8～12 h 1次	肝、肾功能减退者应减量，孕妇及授乳者慎用
	头孢曲松	粉针剂钠盐，1 g	静注或静滴，1～2 g溶于100 ml 5%葡萄糖液或生理盐水中，每日1次	注射液应临时配用
	头孢哌酮	粉针剂钠盐，1 g	肌内注射，1～2 g溶于3～4 ml注射用水，或0.5%利多卡因注射液，缓注，每日2次 静脉注射，1～2 g溶于20 ml 0.9%氯化钠溶液或50%葡萄糖液中，缓慢注射，3～5 min内注完，每日2次	肝病或胆管阻塞患者禁用，治疗期间忌饮用含酒精饮料
	青霉素钠或苄青霉素	粉针剂 0.24 g(40万IU)或0.48 g(80万IU)	肌内注射，按30～50万IU/(kg·d)计算，分2～4次注射 静脉滴注30～50万IU/(kg·d)，分2～4次，溶于5%葡萄糖液内滴入	用前做皮肤过敏试验
	哌拉西林	粉针剂 1 g	肌内注射1～2 g，溶于4 ml注射用水，每日2～4次 静脉滴注，2～4 g溶于5%葡萄糖液250 ml中，每日2次或12 h 1次	用前做皮肤过敏试验
葡萄球菌(包括金黄色及白色葡萄球菌)	复方磺胺甲唑(TMP)，复方新诺明(SMZ)	片剂，每片含SMZ 0.4 g、TMP0.08 g 注射剂，每支2 ml含SMZ 0.4 g、TMP 0.08 g	口服，2片/次，每日2次，首次剂量可加倍 肌内注射，每次2～4 ml，每日2次 静脉滴注，每次0.8 g，每日2次	服药期间注意尿液变化
	氯霉素	同厌氧革兰染色阳性球菌	同厌氧革兰染色阳性球菌	同厌氧革兰染色阳性球菌
	林可霉素	同厌氧革兰染色阳性球菌	同厌氧革兰染色阳性球菌	同厌氧革兰染色阳性球菌
	头孢曲松	同厌氧革兰染色阳性球菌	同厌氧革兰染色阳性球菌	同厌氧革兰染色阳性球菌
	磷霉素	片剂或胶囊 0.125 g 粉针剂钠盐 1 g	口服，2～4 g/d，分3～4次 肌内注射，2～8 g/d，分2～4次	有胃肠道反应，应注意
铜绿假单胞菌	头孢拉定	粉针剂 1 g	静注，4 g/d，溶于生理盐水，分2次	肝病或胆管阻塞患者禁用，治疗期间忌饮用含乙醇饮料
	头孢哌酮	粉针剂 1 g	同厌氧革兰染色阳性球菌	
	哌拉西林	粉针剂 1 g	同厌氧革兰染色阴性杆菌	
	诺氟沙星	片剂 0.1 g	口服，1～2片/次，每日3～4次	宜空腹服，儿童慎用
	氧氟沙	片剂 0.1 g	口服，1～2片/次，每日3次	小儿禁用
	磷霉素	同葡萄球菌	同葡萄球菌	同葡萄球菌

续　表

细菌类别	优选药物	剂　型	用法及剂量	注意事项
革兰染色阴性杆菌	氯霉素	同厌氧革兰染色阳性球菌	同厌氧革兰染色阳性球菌	同厌氧革兰染色阳性球菌
	氨苄西林	粉针剂钠盐 0.5 g	肌内注射,4～6 g/d,分 4 次 静脉滴注,4～12 g/d,分 2～4 次	用前做皮肤过敏试验
	哌拉西林	同厌氧革兰染色阴性杆菌		
	头孢曲松	同厌氧革兰染色阳性球菌		
	头孢噻肟	粉针剂 0.5 g	肌内注射,2～6 g/d,分 2～4 次 静脉滴注,2～8 g/d,分 2～4 次	
	头孢哌酮	粉针剂 1 g	同厌氧革兰染色阳性球菌	同厌氧革兰染色阳性球菌
变形杆菌(包括奇异变形杆菌、吲哚阳性变形杆菌及雷极变形杆菌)	头孢噻肟	粉针剂 0.5 g	同厌氧革兰染色阴性杆菌	
	头孢哌酮	粉针剂 1 g	同厌氧革兰染色阳性球菌	同厌氧革兰染色阳性球菌
	哌拉西林	粉针剂 1 g	同厌氧革兰染色阴性杆菌	用前做皮肤过敏试验
	头孢曲松	粉针剂 1 g	同厌氧革兰染色阳性球菌	同厌氧革兰染色阳性球菌

5）选择手术类型：不同的情况可选择不同的手术类型，有时亦可联合应用。

A. 穿刺抽脓术：简便安全，既可诊断，又可治疗，适用于各部位的脓肿，尤其是对位于脑功能区或深部（如丘脑、基底节）的脓肿或老年体弱、婴儿、先天性心脏病及病情危重不能耐受开颅术者适用。穿刺法失败后，仍可改用其他方法。这种手术的主要缺点是排脓不够彻底，常需反复多次穿刺，治疗过程较长；对多房性或多发性脓肿效果不佳，病原菌具有抗药性者效果亦不理想。

穿刺抽脓时，应根据脓肿部位，选最近脓肿而又不在功能区或大血管的地方钻孔，在 CT 引导下穿刺入脓腔后，应保持针尖在脓腔中央，把脓液尽量抽吸出来（图 40－5），并反复小心地用生理盐水进行脓腔冲洗，防止脓液污染术野。最后向脓腔内注入抗生素。术后定期做 CT 随访。如脓肿不见缩小，或甚至扩大，可再次穿刺。一般需 2～3 次穿刺可获治愈或临床好转。临床症状、体征消失，CT 复查显示脓肿缩小（直径＜1.5 cm）、皱缩，则表明脓腔已闭合，可停止穿刺。但临床应定期随访 0.5～1 年。近来 Nath 等（2010）报道应用弥散张量成像（DTI）中的 FA（各向异向）值来判断疗效，脓肿腔内 FA 值呈动态显著下降伴脓腔缩小，反映神经炎症分子下调，提示治疗有效。

B. 脓肿切除术（图 40－6）：经穿刺抽脓失败者、多房性脓肿、小脑脓肿或脓腔内有异物者以及真菌性脓肿，均应行脓肿切除术；对脓肿破溃者也应紧急开颅切除脓肿，并清洗脑室内积脓。手术时应注意防止脓液污染伤口。本法治疗彻底，颅内减压满意，术后使用抗生素的时间也可明显缩短，但需要一定的医疗技术和条件。

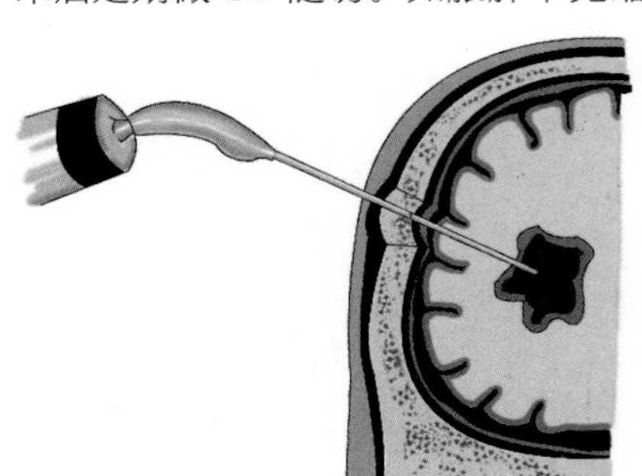

图 40－5　穿刺抽脓术

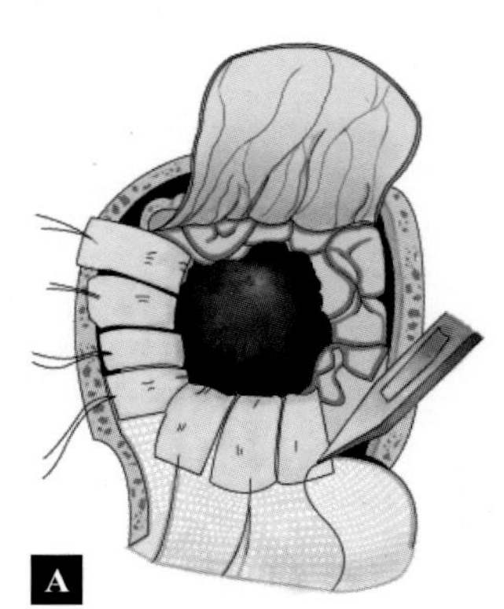

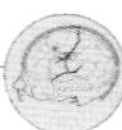

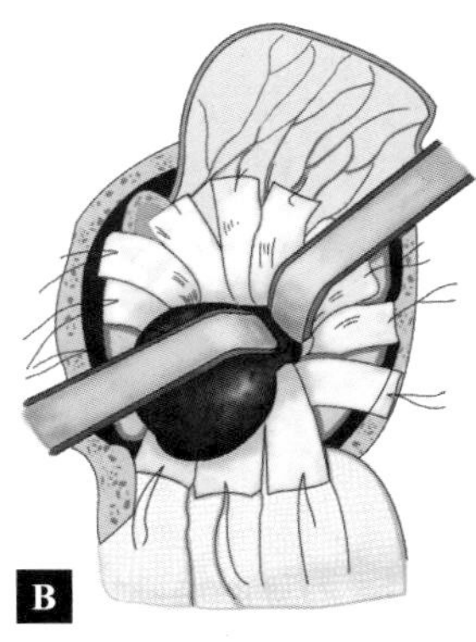

图 40-6 脓肿切除术

注：A. 暴露脓肿，周围正常脑组织用明胶海绵和脑棉保护；B. 脓肿完整取出。

上述两方法各有利弊，应根据患者情况合理选用。一般而言，手术方法与术后癫痫发生率、脓肿复发率及神经系统并发症之间并无显著关系。不论采用什么方法，最重要的是及时诊断和治疗，在脑干尚未发生不可逆的继发性损伤以前消除病变，解除脑受压。其他治疗应包括术前、术后高渗、利尿脱水剂(如 20%甘露醇等)的应用和抗癫痫等对症治疗。同时要注意营养和水、电解质平衡。由于术后 30%～50%患者发生癫痫，以术后 4～5 年为高峰期，特别是术前已有癫痫者术后更易有癫痫发作。对这些患者术前和术后应用抗癫痫药已无争议。但是对术前无癫痫者，究竟术后癫痫预防治疗要持续多长时间，迄今没有定论。由于类固醇激素有抑制炎症反应的作用，不利脓肿包膜形成，易引起 CT 假象，目前多不主张常规应用，仅在合并有严重脑水肿患者中短期应用。

(6) 复发脑脓肿

复发脑脓肿发生率为 5%～10%，见于下列情况：①不适当的抗生素治疗，包括抗生素选用不当和应用持续时间不够长；②穿刺引流不当；③脓肿内有异物或存有硬脑膜瘘；④引起脑脓肿的原发病灶未根除等。

大多数复发脑脓肿发生在前次治疗后 6 周，少数可在数年后。

复发脑脓肿的处理原则和方法同一般脑脓肿。

(7) 多发脑脓肿

在 CT 及 MRI 应用以前，多发脑脓肿(图 40-7)占脑脓肿的 1%～15%；应用 CT 及 MRI 以后，其发生率增高，有高达 50%的报道。

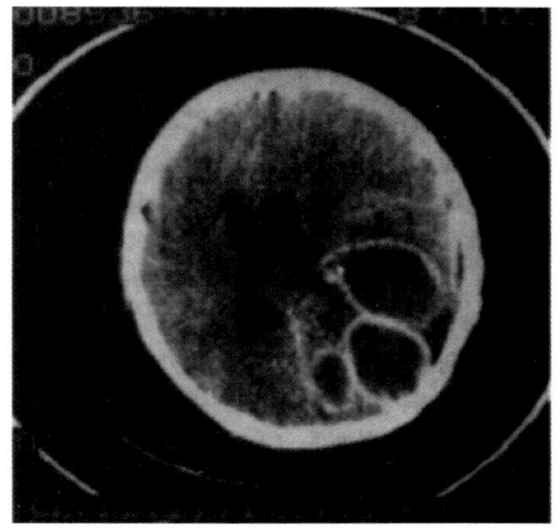

图 40-7 左顶多发脑脓肿的 CT 图像

1) 病因：以血源性多见。致病菌因宿主免疫状况而异。机体免疫状况正常者，常见致病菌有链球菌、葡萄球菌、肠道杆菌、嗜血杆菌属和厌氧菌等，原发病灶有牙龈脓肿，皮肤、骨骼、肺、腹腔、肾或心源性感染。免疫状况异常者如获得性免疫缺陷患者或医源性造成机体免疫能力低下者，致病菌可来自诺卡菌、单核细胞增多性李斯特菌、曲霉属、毛霉科和念珠菌属、新型隐球菌、鼠弓形虫和粪类圆线虫等，可单独或与其他细菌混合感染。

2) 内科治疗：免疫功能正常者，可应用广谱、大剂量抗生素(见表 40-1)。如果从原发病灶培养出细菌，则可根据细菌选用敏感抗生素，如表皮葡萄球菌可用万古霉素，与利福平联合应用；金黄色葡萄球菌则用半合成耐青霉素酶的青霉素类。大多数口腔厌氧菌为革兰染色阳性，对青霉素敏感；紫固染色阴性厌氧菌，特别是脆弱拟杆菌(慢性中耳炎、鼻旁窦炎和腹腔来源的败血症)则对甲硝唑(灭滴灵)敏感。

免疫功能低下者的致病菌异于一般人群。重要的是，应认识到从宿主机体解剖缺损和免疫防御缺陷方面可预测可能感染的潜在病菌。例如，淋巴细胞免疫系统受损者易感染星形诺卡菌或鼠弓形虫，磺胺类药物对星形诺卡菌最有效。乙嘧啶和短程磺胺，再与叶酸联合应用是治疗中枢神经系统鼠弓形虫感染的基本用药。真菌感染也常见于细胞和单核吞噬细胞缺陷者。新型隐球菌感染可用两性霉素 B 和 5-氟胞嘧啶。对毛霉科和曲霉属感染，可单独用两性霉素 B 或与 5-氟胞嘧啶联合应用。粪类圆线虫感染用硫苯达唑(thiobendazole)治疗。对单核细胞增多性李斯特菌感染(见于肾移植、血液病或接受大剂量类固醇激素者），氨苄西林仍是一线用药。急性白血病或淋巴瘤者易感染铜绿假单胞菌，一般对庆大霉素、阿米卡星和妥布霉素与抗假单胞菌青霉素或某些第三代头孢类如头孢他啶（复达欣）联合应用敏感。免疫机制缺陷者可感染厌氧菌或需氧与厌氧菌混合感染，但霍奇金病或其他淋巴瘤患者例外。联合应用青霉素 G、第三代头孢类抗生素和甲硝唑对肠道类杆菌和厌氧链球菌或肠道杆菌混合感染有效。

上述内科治疗时，应每周随访头部 CT。如临床和 CT 见改善，可继续抗生素等治疗，否则应更改抗生素或采用外科治疗。

3）外科治疗：

指征：①占位征明显（脑疝或脑疝前期）；②内科治疗无效或病情进展。

方法：CT 指导立体定向穿刺和开颅脓肿切除各有优缺点，应根据患者具体情况选用。对于全身情况差、多发脓肿位置深在者，宜用立体定向穿刺脓肿引流；对全身情况较好、脓肿浅表或脓肿位于易手术切除部位又合并脑疝者，应采用紧急开颅手术。

4）治疗注意事项：①全身应用抗生素时间不少于 3 个月。开始可大剂量，治疗有效后改维持量。②注意仔细寻找潜在的系统感染和解剖或免疫机制缺陷。③定期头部 CT 随访。开始应每周一次，病情改善后改每 2 周一次。治疗结束后也应隔 2～4 个月复查一次，以防复发。

（8）脑脓肿伴发脑瘤

原发颅内肿瘤如高级别胶质瘤同时伴有脑脓肿非常罕见。此病的诊断与治疗至今仍是一种挑战。这种脑瘤伴发的脑脓肿一般要在手术后才能被确诊，而整个治疗过程必须考虑到伴发感染而进行适当调整。David 等（2011）报道了一例多形性胶质母细胞瘤伴发多发性小脓肿，该患者的脑脓肿来源于牙周脓肿的播散转移。他们先进行病灶切除，然后根据细菌培养结果选用敏感抗生素进行正规抗感染治疗，同时辅以对胶质瘤的放、化疗。结果显示，抗生素治疗效果良好，感染没有复发。该患者在大约一年半后进行了复发肿瘤的第 2 次手术，在首次诊断 2 年后死亡。

目前，对这种非常少见的原发脑瘤伴发瘤内脓肿的病例尚没有太多的治疗指导意见，怎样才是最佳治疗方案仍在摸索中。

（9）预后与预防

新型抗菌药物的广泛应用、诊断技术的不断改进及神经外科的技术发展使脑脓肿的治愈有显著进步。自 CT 广泛应用以来，脑脓肿的诊治更为及时，平均手术病死率已锐减至低于 10%；神经系统后遗症的发生率也显著降低。在各类脑脓肿中，血源性脓肿的预后较其他差，其中尤以胸源性与心源性显著。小儿的预后比成人差，耐药菌株引起的脓肿较其他细菌引起者差。另外，原发灶的彻底清除可杜绝脑脓肿再发，也是关系着预后的一个因素。

各种疗法都可能有不同程度的后遗症，因此脑脓肿的处理应防重于治。防止和减少耳、鼻部慢性炎症性疾病，尽早彻底治疗耳、鼻部化脓性炎症，以及胸腔和其他部位的感染病灶，对开放性颅脑损伤应及时彻底清创，去除异物，是减少颅内脓肿的有效措施。

40.2.4 脑结核瘤

脑结核瘤多继发于身体其他部位的结核病灶，由血源性播散入颅内，可单发或多发，颅内任何部位都可发生，但以小脑幕下者多见，儿童尤其如此。

（1）病理

脑结核瘤在小脑幕下好发于小脑半球，幕上以额、顶叶多见，其次为颞叶，少数可见于硬脑膜、硬脑膜下腔、眶上裂、四叠体、胼胝体、脑干、脑桥小脑三角、小脑扁桃体、枕大池、脉络膜丛、脑垂体等。结核瘤大小不一，直径可从数毫米到 8～9 cm，甚至可占据整个小脑半球或大半个大脑半球。外观为边界清楚、黄白色结节状或不规则、少血管肿块，多位于脑皮质下，少数表浅者可与硬脑膜粘连。病灶周围脑组织水肿或萎缩。瘤剖面中心为淡黄色干酪样坏死或肉芽组织，显微镜检见类上皮细胞、郎罕巨细胞、淋巴细胞、浆细胞和中性粒细胞等。石炭酸品红染色能找到抗酸杆菌。病灶周围脑组织有退化的神经元、神经纤维、栓塞的血管、格子细胞和肿胀的星形胶质细胞和少突胶质细胞。少数结核瘤中央的干酪坏死区呈囊性变或合并化脓性细菌感染或形成结核性脑肿胀。

以前本病的发生率很高，占颅内肿瘤的 30%～50%。随着抗结核药物的广泛应用，本病的发生率显著降低，一般在 0.9%～2.5%，但在某些发展中国家和地区其发生率仍达 8%～12%。

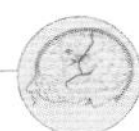

（2）临床表现

多见于青少年和儿童，约 1/3 患者有其他部位原发结核病病灶，1/3 有结核病或结核病接触史。绝大多数患者有头痛、呕吐、视神经盘水肿等高颅压征，婴幼儿可见头颅增大、头皮静脉怒张。局灶体征据病灶部位而定，小脑幕上者以各种形式的癫痫为突出表现，其他依次为运动障碍、感觉障碍、失语等。小脑幕下者则以小脑共济障碍常见。约半数患者有低热、盗汗、体重下降、营养不良、血沉增快等全身慢性感染病征。

头颅 X 线平片有时有病理性钙斑，50%患者胸片有肺结核。仅半数患者腰椎穿刺有白细胞稍增高、蛋白质轻度增高；颅内压增高见于大多数患者，因此应尽量避免腰椎穿刺，以防诱发脑疝。脑 CT 检查是本病最理想的诊断方法，其典型表现为：均匀或不均匀的低密度病灶，其间有高密度钙化灶，增强后其包膜呈环状密度增高（“靶征”），邻近脑组织可有低密度水肿区。小结核瘤（直径<1 cm）可表现等或高密度病灶，可有点状钙化。在 MRI T_1 加权成像上为低信号，可明显增强；T_2 加权成像高信号，可伴有水肿；SWI 为等信号。这些表现易与胶质瘤混淆。可是，MRS 上有明显升高的类脂波，却无 Cho/NAA 变化，有别于肿瘤（图 40－8）。

对颅内占位病变有下列情况者，应怀疑脑结核瘤：①青少年患者；②身体其他部位有结核病灶或有结核病史者；③有头痛、低热、抽搐、盗汗、乏力、体重下降和红细胞沉降率（血沉）增快者。如经上述影像学检查仍不能明确诊断，可做立体定向活检。

（3）治疗

主要是药物治疗，药物治疗无效或有不能控制的高颅压或占位症状明显或术前不能定性者才予手术治疗。除位于重要功能区的病灶外，应争取全切除。如术前已怀疑本病，术前必须应用抗结核药物。术中谨防结核瘤破裂污染术野，手术结束时用 0.05%链霉素溶液彻底冲洗术野。术后应进行长期的抗结核药物治疗。药物治疗一般采用链霉素 1 g/d、异烟肼 400～600 mg/d，对氨基水杨酸 8～12 g/d，三者联合应用；或利福平 600～1 200 mg/d、异烟肼和乙胺丁醇三者合并应用，总疗程为 18～28 个月。同时给予维生素 B_6 50～100 mg/d，以防抗结核药物引起的神经毒性反应。如术时脑室开放、术野受干酪样物质污染或术后合并粟粒性结核或脑膜炎者，

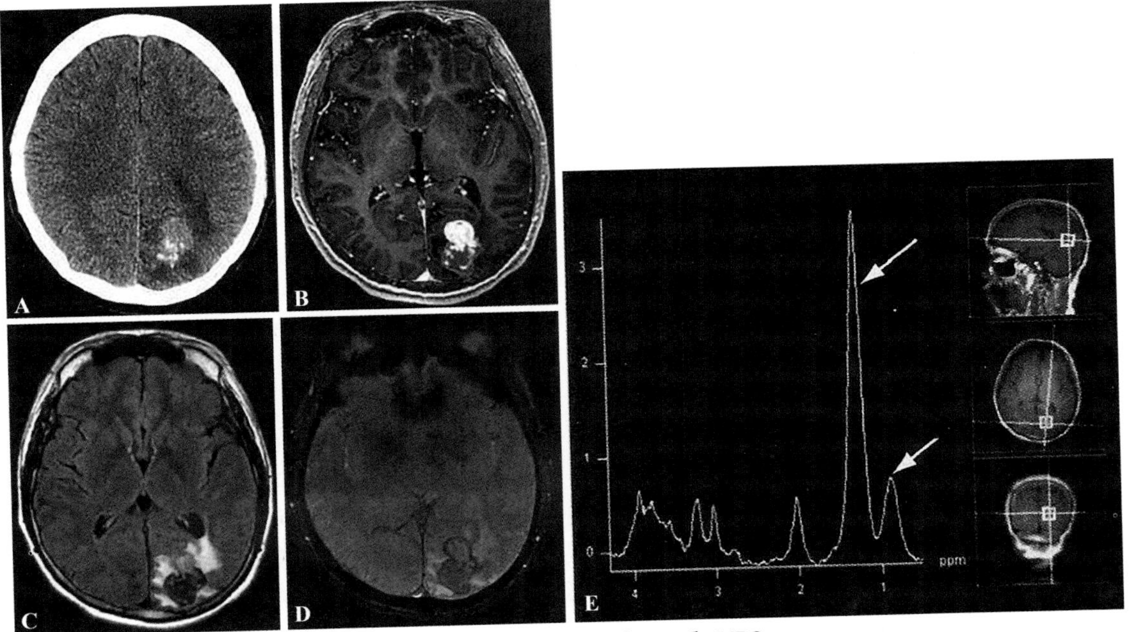

图 40－8　多发脑结核瘤 MRI 和 MRS

注：A. CT 上病灶可见钙化灶；B. MRI 增强病灶明显强化；C. MRI T_1 加权病灶为低信号；D. SWI 病灶有低信号环；E. MRS 升高的类脂波，Cho/NAA 正常。

可加用肾上腺皮质激素，以减轻脑水肿。

以前本病手术死亡率高达 50%～70%，自应用抗结核药物、脱水剂和激素后，手术死亡率已降为 10%～20%。如早期诊治，80%患者可治愈，但常留有后遗症。术后应强制性进行密切的临床和影像学随访。

40.2.5 脑梅毒瘤

脑梅毒瘤（cerebral syphiloma）少见，占颅内肿瘤的 0.1%～0.6%，为一种慢性肉芽肿性晚期神经梅毒。大多累及脑皮质下区或经血管、脑膜扩散至邻近脑实质。好发于大脑半球，偶见于小脑和脑干、第 4 脑室、垂体、下丘脑等。单发为主，呈不规则圆或卵圆形，直径大小不一，质地如橡皮，切面呈灰红色。镜检可分 3 个区域：中心区为广泛坏死，含大量嗜银纤维（为本病的特点）；其外围为细胞结构，有浆细胞、淋巴细胞、单核细胞、成纤维细胞、类上皮细胞和巨细胞等，伴有血管炎或血管周围炎；最外围为胶原纤维组成的包膜。

（1）临床表现

近似颅内肿瘤，有颅内高压征和局灶神经征。颅骨 X 线平片可有慢性颅内高压表现、松果体钙化移位等；如病灶与脑膜广泛粘连，可侵犯颅骨而使局部颅骨板变薄和破坏。脑 CT 检查显示占位征象，表现为低密度，注射造影剂后可增强。在脑 MRI 上显示为中央低信号，周边高信号环（T_1 加权图像），增强后信号明显提高。在 T_2 加权图像为低信号伴梅毒瘤周边高信号水肿区。如发现阿-罗瞳孔、血和脑脊液梅毒反应阳性，对本病判断很有价值，但血梅毒反应阴性者仍不能排除本病。

（2）治疗

治疗包括应用铋剂、碘剂和青霉素等驱梅毒剂。药物治疗无效或有高颅内压征或严重局灶征时，应手术治疗切除梅毒瘤，术后仍需驱梅毒治疗。

40.2.6 脑真菌性肉芽肿和脓肿

脑真菌性肉芽肿和脓肿属深部真菌感染。凡能引起深部组织感染的真菌，均可以是本病的致病菌，如新型隐球菌、曲霉、球孢子菌、类球孢子菌、诺卡菌、放线菌、荚膜组织胞浆菌、芽生菌、分子孢子菌、念珠菌、波氏阿利什霉、藻菌等，但以隐球菌和曲霉、放线菌多见。近年来，由于抗生素、激素和免疫抑制剂在临床上的广泛应用、器官组织移植手术的推广，以及医务人员对真菌病认识的提高，真菌感染的发生率有增加趋势。在自然界中真菌分布很广泛，很多真菌是有条件致病菌，寄生在人体中，当人体抵抗力降低时乘虚而入，可侵犯肺、脑膜和脑、脊髓、皮肤、淋巴结、肠、肝、脾、肾上腺等。真菌入侵脑的方式，常先从呼吸道吸入，形成肺部病灶，再由肺经血行播散于全身器官和入颅，少数真菌（如曲霉、放线菌和芽生菌）可经头面部的口腔、鼻腔、鼻旁窦、眼眶、脊椎骨等处的病灶直接入侵中枢神经系统，个别病例可经腰椎穿刺、手术植入而发生脑部真菌感染。单核吞噬细胞系统恶性肿瘤、糖尿病等患者较易发生本病。

（1）病理

感染使脑膜局限性或广泛性形成不规则的肉芽肿，有淋巴细胞、浆细胞或多核巨细胞浸润。脑呈不同程度的水肿，真菌沿血管周围和软脑膜下聚集，形成多数小囊样病灶，呈急性或慢性化脓性炎症反应，甚至形成脑脓肿或肉芽肿。多位于脑实质内，偶见脑室内。在脓肿和肉芽肿中可见大量真菌体或菌丝。不同种类的真菌感染，引起的病理变化也不相同。白色念珠菌常引起小灶性化脓和肉芽肿；隐球菌早期形成胶冻样病变，无纤维包膜，晚期则形成肉芽肿；放线菌主要形成多发性脓肿和肉芽肿，脓肿壁呈黄色，脓液含“硫磺颗粒”。慢性病程者常有广泛脑萎缩。

（2）临床表现及诊断

病程多为亚急性、慢性或隐袭性发展，可迁延或反复发作达 10 余年之久，未经治疗者多死亡。临床表现颇似颅内肿瘤，有颅内高压征和局灶神经征。可有发热，但常不明显。常伴因脑底蛛网膜粘连引起的交通性脑积水。脑脊液常规、生化检查可发现压力、蛋白质含量和细胞计数增高，但非特异性；头颅 X 线摄片、放射性核素脑扫描、脑血管造影等仅显示颅内占位迹象，不能确定占位的性质。脑 CT 和 MRI 表现与化脓性脑脓肿相同，包膜可有或无增强，肉芽肿则呈等或略高密度（或信号）病灶，中等增强，可有或无钙化。周围脑水肿常不明显。因此，单纯根据临床表现和上述检查难以诊断。诊断的重要依据是：脑脊液涂片染色、培养和接种，脑组织的肉芽组织标本的病理检查，发现病原菌。真菌皮肤试验阳性反应，其他器官、组织发现真菌感染有辅助诊断价值，如皮肤瘘管分泌物有黄色、奶油黄、棕色和有时为黑色的“硫磺颗粒”（可把分泌物稀释于生理

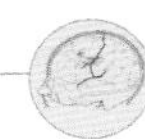

盐水中，取沉淀物过滤后寻找），则很可能为放线菌感染。

（3）治疗

以手术切除肉芽肿或脓肿为主，术后辅以药物治疗。主要有如下药物：

1）两性霉素B：对隐球菌、球孢子菌、念珠菌等效果较好。剂量从0.25 mg/kg开始，溶于5%葡萄糖溶液中静脉点滴，逐渐增至1 mg/kg，使在3个月内总剂量达2～4 g。滴注速度应缓慢（>6 h），避光。由于本药不易透过血脑屏障，故常同时鞘内给药。方法：取两性霉素B 0.25 mg溶于等渗盐水1 ml内，用5～10 ml脑脊液稀释后缓慢、分次注入鞘内。一般鞘内给药1次，最大剂量为1 mg，每周注射2次。应用本药前给予地塞米松和异丙嗪等，可减轻药物反应。

2）制霉菌素：对隐球菌、念珠菌等效果较好。剂量为成人200万～400万IU/d，儿童25万～75万IU/d，分2～4次口服。

3）克霉唑：对念珠菌、球孢子菌等有效。剂量为成人每天50～60 mg/kg，儿童每天20～60 mg/kg，分3次口服。

4）曲古霉素：对隐球菌、芽生菌、念珠菌有效。剂量为20万～40万IU/d，分3～4次口服。

5）5-氟胞苷：作用同两性霉素B，但它能通过血脑屏障，对肝、肾均有损害。剂量为每天100～200 mg/kg，一般应用6～8周。

6）抗生素：大剂量青霉素、林可霉素、氯霉素对放线菌感染有效。

7）酮康唑：对球孢子菌、组织胞浆菌有效。剂量为200～1 200 mg/d。

上述药物应用的期限视病情而定，并应根据脑脊液常规、生化、涂片检查和培养结果决定是否停药。用药期间要注意药物的不良反应，并调整全身情况，增强机体抵抗力，消除引起真菌感染的因素，这样才能提高治疗效果。

（于　信　周良辅）

参考文献

[1] 于信，周良辅. 颅内细菌性感染[M]//周良辅. 现代神经外科学. 2版. 上海：复旦大学出版社，2015：466-479.

[2] PALIWAL V K, ANAND S, SINGH V. Pyogenic brain absesses in a patient with digital clubbing [J]. JAMA Neurol, 2020,77(1):129-130.

[3] RAPALINO O, MULLINS M E. Intracranial infeetious and inflammatony diseases presenting as neurosurgical pathological [J]. Neurosurgery, 2017,81(1):10-28.

[4] TOH C H, WEI K C, CHANG C W, et al. Differentiation of pyogenic brain abseesses from neatotic glioblatomas with use of susceptibility-weighted imaging [J]. AJNR Am J Neuroradiol, 2012,33(8):1534-1538.

椎管内细菌性感染

椎管内细菌性感染(bacterial infection of intraspinal canal)远较颅内感染少见,在诊断上亦较困难,特别是尚未出现神经功能损害的患者。因此,常因延误诊断而发生不可逆的脊髓功能损害,甚至危及患者生命。一般而言,术后神经功能的恢复直接与术前神经功能受损的程度有关。因此,早诊早治是处理本病的关键。

41.1 硬脊膜外脓肿

硬脊膜外脓肿(spinal epidural abscess)是一种少见的疾病,常因误诊而造成对患者的损害。近来,由于硬脊膜外麻醉、血管内介入治疗、手术植入物及椎管内穿刺性操作的增加,硬脊膜外脓肿的发病率有所增高;人口的老龄化及静脉内药物的滥用亦是此病增多的原因。容易产生硬脊膜外脓肿的因素包括糖尿病、慢性肾病、免疫缺陷、酗酒、恶性肿瘤、静脉内药物滥用、脊柱手术和外伤等。以前认为此病男女发病比例为 1∶1,最近研究资料显示男性更容易发生。硬脊膜外脓肿少发生于儿童,虽然有报道 7～87 岁均可发病,但好发平均年龄是 60 岁。

41.1.1 病因

(1) 血源性

由远处感染灶,如皮肤、软组织、呼吸道、口腔感染以及静脉注射部位的感染,经血行播散而来。

(2) 直接来自邻近感染灶

由椎体化脓性骨髓炎、骶尾部瘘管等附近组织的感染灶直接或沿淋巴管蔓延入硬脊膜外间隙。

(3) 创伤性

脊髓手术、外伤或腰椎穿刺引起,但少见。

(4) 隐源性

有 12%～15%的患者找不到感染源。

41.1.2 病理

硬脊膜外间隙内充满脂肪组织和静脉丛。此间

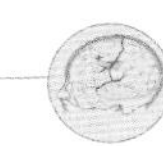

隙主要存在于脊髓背侧(腹侧硬脊膜与椎体骨膜紧密相连),故硬脊膜外脓肿多位于脊髓背侧。在第7颈椎以下,硬脊膜外间隙逐渐变宽,至第4～8胸椎处硬脊膜外间隙达0.5～0.7 cm,自第9胸椎至第2腰椎,间隙又逐渐狭小,因此硬脊膜外脓肿好发于下颈段至上、中胸椎段。

病菌侵入硬脊膜外间隙后,在富于脂肪和静脉丛组织的间隙内形成蜂窝织炎,有组织充血、渗出和大量白细胞浸润,进一步发展为脂肪组织坏死,硬脊膜充血、水肿,脓液逐渐增多而扩散,形成脓肿。脓肿主要位于硬脊膜囊的背侧和两侧,很少侵及腹侧。上下蔓延的范围可达数个节段,在个别情况下可累及椎管全长,甚至向颅内扩散。脓肿多为单发,少数病例有多个散在小脓腔与一个主要脓腔相沟通。脓肿的形式和动态改变与致病菌、机体和局部组织的免疫反应、硬脊膜外腔的解剖特点、血管和淋巴系统结构等有关。呼吸运动和血管搏动可使椎管内负压差增大,这对炎症通过血管或淋巴系统向硬脊膜外腔扩散具有"吸引"作用。而头和躯干伸屈活动引起的脊髓和硬脊膜的移动性,则为脓肿上下扩散创造了有利条件。后期由于脓液逐渐吸收,结缔组织增生而最终形成肉芽组织。脓肿除直接机械性压迫脊髓外,还可引起血管的炎性血栓形成,使脊髓的血供发生障碍,最后引起脊髓软化,造成不可逆性损害。根据炎症的病理形态,硬脊膜外脓肿可分为:①急性型,全部为脓液;②亚急性型,脓液与肉芽组织并存;③慢性型,以炎性肉芽组织为主。临床上以亚急性型和慢性型多见,急性型少见。常见的致病菌为金黄色葡萄球菌、白色葡萄球菌、链球菌、假单胞菌、伤寒杆菌等,也偶为真菌,如放线菌、芽生菌等。

41.1.3 临床表现

大多数患者首先表现为全身感染征象,如发热(38～39.5℃)、全身倦怠、精神委靡、头痛、畏寒,外周血内白细胞增多、红细胞沉降率(血沉)增加;少数患者或病程发展较缓慢者,全身感染征象不明显。多数伴有局限性腰背痛、棘突压痛或叩击痛,程度剧烈,呈针刺或电击样,具有定位价值。脊柱运动受限,局部皮肤可有轻度水肿。由于病变部位的神经根受炎症刺激而出现神经根痛,因病变部位不同而向胸、腹部或下腹部放射。早期出现尿潴留。上述表现持续数天或数十天不等,接着出现脊髓压迫症。典型表现为痉挛性瘫痪,如肢体麻木、运动或感觉障碍、腱反射亢进、病理反射阳性和大小便障碍等。经数小时或数天发展为弛缓性瘫痪,表现为运动、感觉、腱反射和病理反射全部消失。

41.1.4 诊断与鉴别诊断

硬脊膜外脓肿因为很少见,以及临床表现的多样性,常使得诊断被耽误。在一项研究中,35例硬脊膜外脓肿入院时诊断出来的只有7例,有22例被诊断为脊柱病变。儿童患者因没有典型的临床表现常被误诊,所以预后很差。

(1) X线平片

有33%～65%的患者在X线平片上显示椎体及其附件异常变化,其中70%见于慢性硬脊膜外脓肿,10%见于急性硬脊膜外脓肿病例。这是因为椎体及其附件感染导致骨质破坏、增生,而椎体塌陷和椎旁感染需要时间。

(2) 放射性核素扫描

阳性率为67%～100%。

(3) 脊髓碘油造影

曾是诊断硬脊膜外脓肿的主要方法,可明确病变的节段和范围,以利手术。

(4) CT和CT椎管造影

增强CT检查阳性率可达100%,CT椎管造影检出率可达90%,但要明确显示病灶范围仍有困难。

(5) MRI检查

MRI是目前诊断硬脊膜外脓肿最为可靠和准确的方法(图41-1),可显示椎体骨髓炎(T_1低信号、T_2高信号)、椎间隙和软组织感染(T_2信号增高)和脊髓受压移位,以及肿胀(T_1为低或等信号)的范围。

如MRI和CT仍不能明确诊断,应采用脊髓碘油造影检查。

硬脊膜外脓肿应与下列疾病鉴别:①急性脊髓炎,常无原发化脓感染史,体检无局限性棘突叩击痛或压痛,腰背痛也不明显。一般在发病后3 d内病变节段以下肢体即完全瘫痪,脊髓蛛网膜下腔没有阻塞。②脊柱转移癌,常可找到原发癌肿,如肺、乳腺、前列腺或消化道等肿瘤,X线片可见到"手风琴"样椎体压缩和破裂。③蛛网膜炎,一般起病缓慢,症状时轻时重,感觉障碍分布常不规则,且不能以单节段损害来解释其全部症状;椎管造影时碘油流动缓慢、分散,呈不规则的点滴状、条状或片状阴影,碘油受

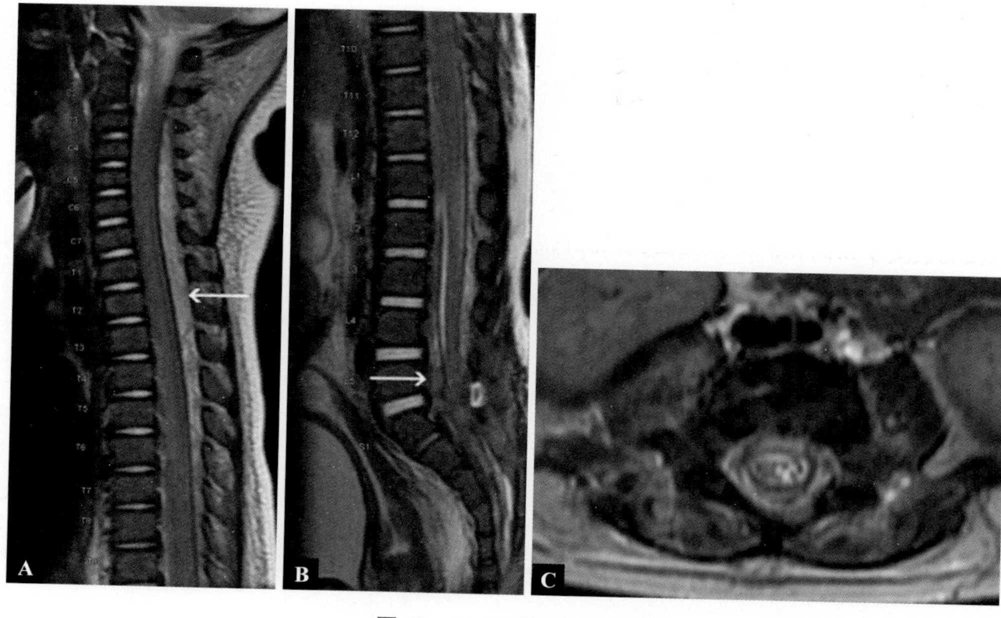

图 41-1　硬脊膜外脓肿

注：A、B. 从第 2 颈椎到骶管，颈和胸椎明显受压，箭头示硬脊膜外脓肿；C. 腰大肌脓肿。

阻端的边缘不整齐。④椎管内肿瘤，常无感染史，必要时可做椎管碘油造影或脊髓 MRI 检查，手术探查亦可区别之。⑤脊柱结核，有肺结核或身体其他部位结核病史，腰背痛和低热症状历时较长，脊柱可有后突畸形，X 线片可见骨质破坏和椎旁冷脓肿阴影等，CT 和 MRI 也有助于鉴别诊断。⑥急腹症和其他疾病（如肋间神经痛等），仔细询问病史和检查，不难加以鉴别。不少情况下误诊原因是没有考虑到本病的可能性，以致延误诊治。

41.1.5　治疗

硬脊膜外脓肿应作为神经外科急诊进行治疗，在脊髓发生不可逆损伤以前即应紧急手术减压和排脓。临床实践表明，瘫痪时间在 2 h 内者，手术效果满意；>36 h 则效果差；而完全瘫痪 48 h 后再手术，仅可能挽救患者生命。因此，缩短瘫痪至手术的时间是提高疗效的关键。椎板切除要充分，清除脓液和肉芽组织。炎性肉芽组织常在硬脊膜外包绕和压迫脊髓，应尽量清除干净，使硬脊膜恢复正常搏动，以达到彻底减压和防止感染扩散的目的。S. Abbasi 等（2013）报道采用微侵袭管状牵开器显微外科治疗多节段脊髓硬脊膜外脓肿也取得了很好的疗效。R. K. Lyn 等（2002）也报道了 1 例采用计算机引导下经皮穿刺抽脓的病例，抽脓后辅以 6 周的抗生素治疗取得了满意的疗效。他们认为经皮穿刺抽脓对不能耐受外科手术减压的患者来说是一种合理的替代办法。广泛或多节段甚全椎管硬脊膜外脓肿者，可在脓肿上和下端做椎板切除，再经此窗口行引流，配合全身应用抗生素。如此可避免广泛椎板切除带来的风险。脓液做细菌涂片，进行厌氧菌、需氧菌、结核分枝杆菌和真菌培养。手术切口的处理有 3 种：①切口不缝合，填以纱条；②部分缝合切口留置引流物；③全部缝合切口，以望达到一期愈合。除皮肤缝线用丝线外，皮内缝线宜用肠线。对手术切口干净、未受严重污染者，可用含庆大霉素生理盐水反复冲洗后，一期将切口缝合以缩短病程；如切口肌肉层已有脓液或术时脓液污染伤口，即不应缝合切口或部分缝合。有人主张硬脊膜外放置导管，术后进行冲洗和注入抗生素，导管保留 5～7 d。

上述各种情况下，均应术前、术后全身应用强有力的广谱抗生素，待细菌培养和药敏结果出来后，再酌情更改抗生素。如果培养结果阴性，根据细菌涂片革兰染色结果选择抗生素。如果没有伴随的椎体骨髓炎，术后静脉给予抗生素 3～4 周，否则给 6～8 周。静脉给药停止后，要继续口服抗生素数周。可适当应用神经营养药物，以促进神经功能恢复。同

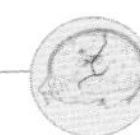

时注意纠正水、电解质紊乱，加强营养，防止压疮和并发症。最近有人提出用高压氧治疗，并取得满意效果，其理论依据：①对厌氧菌增殖产生不利环境；②有利于中毒症状的改善。

41.1.6 预后

本病预后取决于诊断和治疗的速度，以及在治疗开始前神经功能缺失的严重程度。类固醇可能对结果起相反的作用。脓肿的范围与结果无明显关系。本病病死率为 7%～23%，死亡与一般状况差和败血症或多系统功能衰竭有关。

41.2 硬脊膜下脓肿

硬脊膜下脓肿（spinal subdural abscess）很少见，从 1927 年第 1 次诊断此病到 1993 年，文献报道的硬脊膜下脓肿不到 50 例。男女发病比例几乎相等，发病年龄 9～77 岁，但 49～70 岁占近半数。大多数由远处的感染灶（如疖病）经血行散播到硬脊膜下间隙，少数继发于腰背部中线的先天性皮肤窦道（或藏毛窦）感染，以及脊柱手术或麻醉、腰椎穿刺等操作后感染。糖尿病和静脉药物滥用是诱发危险因素。最常见的致病菌是金黄色葡萄球菌。

41.2.1 临床表现

常见表现有发热（＞50%）、腰背痛或神经根痛（85%）、运动障碍（82%）、感觉缺失（58%）、膀胱和直肠功能障碍（53%）。

与硬脊膜外脓肿很相似，硬脊膜下脓肿的发展可分为 3 个阶段：第一阶段，发热伴或不伴有腰背痛或神经根痛；第二阶段，出现运动、感觉和括约肌功能障碍；第三阶段，包括受损节段以下的肢体瘫痪和完全性感觉消失。症状持续时间从 1 d 到长达 1 年，但大多数病例的发展是在 2～8 周。局部脓肿形成后对脊髓的压迫可造成继发的脊髓水肿和严重、不可逆的神经功能缺失。硬脊膜下脓肿最多见于腰段，其次是胸段，再次是颈段。

41.2.2 诊断与鉴别诊断

血象检查可见白细胞计数增加伴有核左移现象，血沉通常加快。脑脊液检查可见淋巴细胞增多、蛋白质增多、糖降低，但脑脊液中经常找不到细菌。脊髓造影诊断硬脊膜下脓肿的准确率相当高，但如无梗阻则难以定位。此时碘葡酰胺椎管内造影辅以 CT 检查能显示病变的大小和范围。MRI 通过在 T_1 加权图像上看到椎体与脊髓之间等或增强信号可以显示病灶的部位和范围。然而，利用 MRI 明确区分硬脊膜外与硬脊膜下脓肿也非常困难。若伴有椎体骨髓炎或椎间盘间隙的感染，则提示硬脊膜外脓肿。

鉴别诊断包括硬脊膜外脓肿、急性横贯性脊髓炎、椎体骨髓炎、硬脊膜外血肿以及椎管内肿瘤。临床上，区别硬脊膜外与硬脊膜下脓肿几乎是不可能的。

41.2.3 治疗

一旦明确诊断为硬脊膜下脓肿，应立即手术清除脓肿。椎板切除范围应包括病灶全长、硬脊膜切开减压。切开硬脊膜时应仔细保护好硬脊膜四周术野和蛛网膜下腔。小心切除脓肿，避免污染蛛网膜下腔。同时，术野需用含抗生素的 0.9%氯化钠溶液反复冲洗干净，并放置外引流管数天，缝合肌层和皮肤。在脓液送培养和革兰染色后，即开始应用广谱抗生素。一旦培养结果出来，则马上给予敏感抗生素。

41.2.4 预后

Carey（1996）复习文献显示 39 例手术患者中 32 例（82%）存活，神经系统症状均有改善或完全康复；5 例未手术患者中，4 例死亡。

41.3 脊髓内脓肿

脊髓内脓肿（intramedullary abscess）很少见，自从 1830 年被首次诊断以来，报道的病例数不到 100 例。Courville 在 40 000 例尸检中只发现 1 例，这可能与本病发病较隐蔽，以及尸检很少常规检查脊髓有关。本病可以急性发作，也可以是持续较长时间的慢性起病，临床上与硬脊膜外脓肿相似。本病可见于任何年龄，但以儿童和青少年多见，男性较女性多见。

41.3.1 病因

感染的原因和途径包括：①远处感染灶的血源性播散，约占总报道病例的 50%，可经动脉或静脉进入脊髓。临床上常见继发于肺部、心脏（亚急性心内膜炎）、泌尿生殖系统感染，人工流产并发感染，以及体表皮肤化脓性感染等。脓肿可发生于任何脊髓节段，但以胸髓背侧好发。②邻近感染灶的蔓延，在解剖上脊髓的蛛网膜下腔经脊神经与纵隔、腹腔、腹膜后间隙的淋巴管相通，因此感染可经淋巴管进入脊髓，伴或不伴脑膜炎。半数患者来源于腰骶部感染和尾部藏毛窦感染。脓肿大多发生于原发感染灶相邻近的脊髓。③创伤后感染，多见于开放性脊髓外伤、腰椎穿刺等。④隐源性感染，指感染来源不明。⑤其他来源，有报道至少有 2 例脊髓内脓肿是由于患者感染了人类免疫缺陷病毒(HIV)。

致病菌大多为金黄色葡萄球菌，少数为链球菌、肺炎球菌、大肠埃希菌、真菌(如放线菌)等。曾发现绦虫裂头蚴导致脊髓内脓肿者。1/5～1/3 的病例找不到致病菌。

41.3.2　病理

脊髓内脓肿的病理变化因脓肿大小、病程长短而异。小脓肿常多发，需借助显微镜才能看到。大多数为单发，可累及数个脊髓节段，偶尔波及大部脊髓。急性期的粟粒状脓肿是由单核、淋巴细胞和多形性细胞及上皮细胞组成的小结节沿小血管蔓延。小结节内和小血管内可找到细菌，小结节附近常伴出血。病变可融合成较大脓腔或引起化脓性脊髓炎伴脊髓中央软化和坏死。慢性期的脓肿包膜，内层由网状胶原纤维和多核细胞组成，中层由新生毛细血管、成纤维细胞、组织细胞和浆细胞构成，外层为结缔组织。脊髓内脓肿多位于脊髓实质中心部分，沿脊髓长轴扩展，把纵形的传导纤维分离后占据其中空隙；呈圆柱状，并不破坏纤维传导束，也不同于硬脊膜外脓肿，很少发生广泛性静脉梗阻。

41.3.3　临床表现

因脓肿的部位、大小、单发或多发以及病程的长短而不同。虽然一些患者主诉背痛、颈痛或手痛，但大多数仅表现为脊髓功能障碍的进行性加重，如长束征、尿潴留、受累脊髓平面以下的肌力减退和不同类型的感觉缺失。根据疾病进展的快慢，腱反射可以减弱或增高，Babinski 征可以存在或不存在。许多患者即使是急性发病者也可能从不发热。

41.3.4　诊断

外周血白细胞计数可能升高，但有时很轻微。脑脊液白细胞计数及蛋白质含量均升高。脑脊液培养几乎总是阴性。脊柱 X 线平片一般无异常表现，但如果平片显示有椎间盘炎、脊髓炎或椎旁感染，必须怀疑感染会扩散至脊髓。

过去脊髓造影常能看到与髓内病变一致的脊髓增宽现象，经常有椎管完全梗阻。近来，MRI 已取代脊髓造影而作为首选检查方法。MRI 显示脊髓增粗伴水肿，T_2 加权图像为髓内高信号，T_1 加权图像为髓内呈等或低信号的病灶。T_1 加权增强后可见髓内病灶有强化(图 41－2)。

41.3.5　治疗

对于髓内脓肿来说，能挽救生命及保证神经功能恢复的最佳治疗方案是及时手术引流加上适当抗生素。一旦疑及本病，即应紧急手术切除椎板，切开硬脊膜，用细针穿刺脓肿抽出脓液，并酌情切开背侧脊髓，以达到充分的引流和减压，用含抗生素的 0.9%氯化钠溶液反复冲洗术野。硬脊膜缝合或不缝合，需分层缝合肌层和皮肤。脊髓内脓肿可多房性或可能复发，因而多达 25%患者需要再次引流。术后抗生素的应用同脑脓肿，并可应用皮质类固醇、甘露醇等减轻脊髓水肿。

41.3.6　预后

自抗生素广泛应用以来，约 75%的患者存活，但治疗的成功很大程度上取决于脓肿的及时诊断和有效的引流。大约 2/3 的患者经过及时正确的治疗，神经功能得到很好改善，不足 25%的患者遗留重要的神经功能障碍。运动和括约肌功能恢复最好，感觉缺失恢复稍差。

41.4　椎管内结核性肉芽肿

脊柱结核向背侧扩散入椎管内，即可形成椎管内结核性肉芽肿(tuberculos granuloma of the spinal cord)，因此本病是脊柱结核的一种并发症，1/10～1/5 脊柱结核可伴硬脊膜外结核性肉芽肿，单纯的椎管内结核性肉芽肿少见。以青年好发，多见于胸椎，约占 60%，其余依次为颈胸椎交界处、胸腰椎交界处及腰椎。

41.4.1　病因和病理

结核分枝杆菌经血行或淋巴侵入脊柱，引起脊柱破坏和硬脊膜外结核性肉芽肿。肉芽肿以硬脊膜

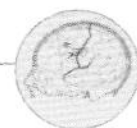

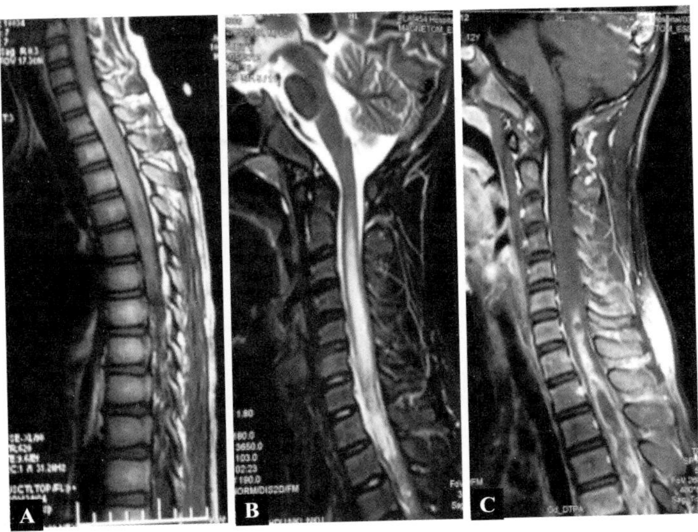

图 41-2　脊髓内脓肿 MRI 表现

注：A. T_1 加权髓内等信号；B. T_2 加权髓内高信号；C. T_1 增强髓内强化灶。

外比硬脊膜下多见，外观为紫红色或灰白色肉芽肿，少数还有少量脓液。显微镜检可见典型结核性改变。脓肿可直接从椎体或间接由椎旁经椎间孔进入椎管腔压迫脊髓，少数由于病灶愈合过程中新骨压迫脊髓和神经根。结核性肉芽肿和干酪样病变也可侵入硬脊膜本身，引起结核性硬脊膜炎，增厚的硬脊膜又加剧对脊髓的压迫。胸椎上段的结核性脓肿较易引起脊髓压迫症，因此处椎管较狭窄，脓肿多局限于病灶附近，而腰椎的脓肿常沿腰大肌向下方流动。脊髓受压初期，除脊椎本身神经组织受压外，还因血供障碍加重脊髓缺血和水肿，最后导致脊髓不可逆损害。

41.4.2　临床表现

常有病灶双侧根痛，如枕部痛、颈痛、肩和上肢痛(颈椎病变)，肋间神经痛或束带样感觉(胸椎病变)，下肢神经痛(腰椎病变)，并出现相应的脊髓压迫症和棘突压痛或叩击痛、椎旁肌肉痉挛等。全身可有慢性感染症状，如低热、消瘦、盗汗、血沉增快等。此外还有下述特点：身体其他部位常有活动性结核病灶，病程一般较短，多在 3 个月以内。

41.4.3　诊断

根据病史、临床表现、X 线平片(脊柱结核的变化)等不难作出诊断。必要时做椎管造影、脊髓 CT 或 MRI 检查。

41.4.4　治疗

最好的治疗方法是行椎板切除术及清除结核性肉芽肿，以解除对脊髓的压迫。同时还需进行全身抗结核治疗、增加营养和防治因脊髓受压产生的截瘫后的各种并发症。

（于　信　周良辅）

参考文献

[1] 于信，周良辅．椎管内细菌感染[M]//周良辅. 现代神经外科学. 2 版. 上海：复旦大学出版社，2015：480-484.

[2] ABD-EL-BARR M M, BI W L, BAHLUYEN B, et al. Extended spinal epidural abseess treated with "apical laminectomies" and irrigation of the epidural apace: report of 2 cases [J]. J Neurosurg Spine, 2015,22(3): 318-323.

[3] KURUDZA E, STADLER J A. Pediatric holocord epidural abscess treated with apical lamirotomies with catheter-directed irrigation and drainage [J]. Cureus, 2019,11(9):E5733.

42 神经外科术后感染

神经外科术后感染，尤其是细菌性脑膜炎，是神经外科手术后严重的并发症和致死原因。尽管近十年来术后感染病死率呈明显下降趋势，但是术后感染所需要的抗生素治疗时间和住院时间延长，治疗费用明显上升，甚至可能需要再次手术干预彻底清除感染灶，患者因术后感染导致的病残率也时有发生，因此预防和处理神经外科感染在整个外科手术环节显得尤为重要。手术不仅被视为宿主防御系统的稳态打破，还是特定菌落正常活动的中断。只有当宿主防御和细菌毒力因子表达的平衡被手术改变，才出现感染的临床状态。外科医生总是尽其所能减少术后感染的发生。

早在 1938 年，Gandin 等在外科领域首先进行抗生素预防性应用的临床研究。Cairns 和他的同事在 1947 年报道了一组有关抗生素的临床试验，在术中将青霉素粉末直接洒在患者术野神经组织表面。该试验包括 501 例开颅患者和 169 例脊柱手术患者，结果发现接受青霉素治疗患者的感染率（0.9%）低于既往的对照组（51/1 169，4.4%），同时也认识到由于青霉素对大脑皮质的影响可造成癫痫的危害。1961 年 Burke 肯定了抗生素能预防外科手术后感染，尤其是 20 世纪 80 年代和 90 年代初一系列的随机对照试验（RCT）表明，在开颅手术、脑脊液分流术和脊髓手术中预防性使用抗生素均是有利的。现在大多数的神经外科医生几乎在开颅手术中常规使用抗生素，后者预防感染的作用也被广泛肯定。但是，迄今预防性应用抗生素在神经外科手术中的作用和地位仍有很多争议，主要有以下原因：①预防性应用抗生素并没有消除神经外科术后感染。近期的一些研究表明，在非随机对照试验中，预防性应用抗生素不仅不能减少开颅术后颅内感染，反而增加了耐药菌感染的发生，使治疗更加困难。而且，高达 80%的术后颅内感染由革兰阴性菌所致，对常用的预防用抗生素不敏感。②因为开颅术后颅内感染的发生率低，为了能正确评估疗效，需要一个非常大样本的 RCT 来证明。但在近年来神经外科实践中，这样的试验在大多数国家是不符合伦理的。③术后感染的诊断标准不一致，研究中是否包括无菌性脑膜炎、细菌性脑膜炎是否需要脑脊液培养阳性证据、术后感染包括术后并发呼吸道和泌尿道感染与否，这些研究的异质性会失去统计学意义或系统偏移。④病例选择及其在总样本中的组合不一致。例如，

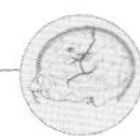

脑脊液分流术的术后感染率为 2%～39%，远较一般不放置异物的神经外科清洁手术感染率高；开颅手术的感染率（平均 7.32%）较脊髓手术的（平均 0.9%）高。因此，如果把它们混在一起或它们在总体样本中所占的比例不同，得出的结果势必有偏差。⑤在研究方法上多采用回顾性研究，或无对照组，或非同期患者作对照或历史性对照，即使是一些 RCT 也可能存在发表偏移，即试验中出现研究者希望的结果时才被选择性报道。

尽管如此，现在大多数倾向于支持预防性应用抗生素，原因是：①鉴于神经外科手术后感染如细菌性脑膜炎、骨髓炎或脓肿导致较高的病残率和病死率，严重影响手术效果，短期内预防性应用抗生素在神经外科是可取的。②20 世纪 80 年代和 90 年代许多研究者采用了前瞻性、随机、对照等统计学方法的研究表明，预防性应用抗生素能明显降低神经外科术后感染。Mindermann（1993）采用前瞻性、随机、双盲、同期对照的统计学方法研究 90 例围手术期预防性抗生素的应用，结果抗生素预防治疗组术后感染率为 2.4%，安慰剂对照组术后感染率为 9.1%，差异具有统计学意义（$P<0.05$）。Van 等采用相同的统计方法研究 378 例手术，结果治疗组术后感染率 3.3%，安慰剂对照组术后感染率为 10.3%（$P<0.05$）。Gaillard 的 701 例和 Djindjian 的 356 例研究也取得一致的结果。Haines 分析 5 组文献总数逾万例回顾性或前瞻性对照研究结果，认为预防性应用抗生素可有效地降低神经外科术后感染。Barker（2007）荟萃分析了 20 世纪 80 年代和 90 年代的 6 项共 1 729 例开颅手术中预防性应用抗生素，并以脑膜炎为预后终点的 RCT，经分组分析，不同的预防性应用抗生素方法（完全覆盖/不完全覆盖革兰氏染色阴性菌），或采用不同的研究方法（单盲/双盲），得出的抗生素治疗结果相同。敏感性分析认为，术后脑膜炎诊断标准不同（有些 RCT 将无菌性脑膜炎纳入脑膜炎诊断中，或排除了细菌培养阴性的脑膜炎），会影响预防性应用抗生素的疗效分析。该研究结果表明，预防性应用抗生素可降低约 50% 术后感染的发生率，在统计学和临床上都有显著意义。Ratilal（2008）荟萃分析了 Cochrane 中心注册的 17 项共 2 134 例分流手术中预防性应用抗生素的临床试验，认为使用含抗生素导管和全身预防性应用抗生素可以明显减少分流术后感染。

42.1 神经外科术后感染诊断标准

神经外科手术后感染可分为浅表感染和深部感染两种，前者指切口皮肤或皮下组织的感染，后者包括帽状腱膜下、颅骨、脑膜、脑或脊髓组织以及脑室的感染。神经外科手术后感染率与手术类型（清洁与否）、种类（开颅、椎管、异物种植与否等）、预防性应用抗生素与否，以及感染诊断标准有关。一般清洁手术并预防性应用抗生素，术后感染率为 0～0.6%，如不应用抗生素则为 0.64%～1.9%。经蝶窦手术（经污染腔手术）的术后感染率为 0.4%～2%，胸椎椎管手术的感染率为 0，开颅手术为 9.6%，平均 5%。Schipmann 等通过对 2 819 例神经外科手术进行回顾性研究，发现术后感染发生率为 2.47%；文献荟萃分析纳入 36 947 例颅脑手术患者，术后感染发生率为 1.1%～19.78%，平均 3.25%。Malis 报道 1 732 例未预防应用抗生素的神经外科清洁手术，术后无一例发生术后感染，但其未将切口感染包括在术后感染诊断之列。在神经外科术后深部感染的类型中，以脑膜炎最为多见，其中又以无菌性（化学性）脑膜炎最为常见，约占术后临床诊断脑膜炎总数的 60%～75%。细菌性脑膜炎虽然发病不高，但如未能及时得到有效的治疗，病死率可超过 20%。以下介绍 2017 年美国感染病学会发布的细菌性脑膜炎诊断标准，供大家参考。

42.1.1 细菌性脑膜炎

（1）相应的临床症状和体征

患者出现新发头痛、发热、脑膜刺激征、癫痫发作和/或意识障碍加重等，提示存在颅内感染。发热对于诊断脑膜炎的特异性不强，在排除其他可能的感染之后，提示可能合并颅内感染（证据级别较低）。

（2）脑脊液常规检查

神经外科患者术后出现脑脊液细胞异常增多、细菌培养阳性，且伴有感染症状时可诊断为脑膜炎；而脑脊液中糖含量降低和蛋白质水平增高，仅提示可能存在感染（证据级别较低）。脑脊液污染菌种多为凝固酶阴性金黄色葡萄球菌，若患者脑脊液常规生化检查正常，临床无发热症状，脑脊液多次培养中仅有 1 次阳性结果，则通常考虑存在细菌污染，不能诊断为脑膜炎。若脑脊液培养中发现金黄色葡萄球菌或需氧革兰阴性杆菌，则提示为感染。颅内真菌感染发生率远低于细菌感染，若脑脊液培养发现真菌病原体，则高度提示感染。

（3）*感染生物学标志物检查*

常用C反应蛋白（CRP）、降钙素原（PCT）和白细胞介素6（IL－6）等。CRP是经典的时相蛋白，在感染急性期起反应，细菌性感染比非细菌感染更明显，其特异性和敏感性不如PCT和IL－6。PCT是降钙素前体，正常时由甲状腺C细胞产生，病变时则大量来自非甲状腺组织。IL－6是具有多种生物学功能的细胞因子，在炎症、坏死和肿瘤等因素刺激下，由免疫细胞（淋巴细胞、巨噬细胞）和内皮细胞分泌。虽然它们可单一应用，但诊断的特异性和敏感性均不高，联合应用则可克服此缺点，特别是脑脊液检查，可区分细菌性与病毒性或无菌性感染（W. Li，2017；S. H. Chai，2013）。采用PCR技术检测脑脊液中细菌标志性基因，是一种快速、简单和高效的方法，用于鉴别难以培养的革兰阴性杆菌最具有优势。对疑有真菌感染的患者，还需增加脑脊液β－D－葡聚糖和半乳甘露聚糖的检测。

（4）*治疗疗程及评估*

由凝血酶阴性葡萄球菌或痤疮丙酸杆菌引起的感染，脑脊液中细胞数正常或轻度升高，糖含量正常，临床表现无或较轻者，建议治疗疗程为10 d；若脑脊液中细胞数明显升高，糖含量降低，有明显临床症状或全身表现者，疗程建议为10～14 d。由金黄色葡萄球菌或革兰阴性杆菌引起的感染，无论是否伴有脑脊液异常，均应治疗10～14 d。对革兰阴性杆菌引起的感染，有的专家建议疗程应延长至21 d。在治疗中，应监测脑脊液及血清学指标，建议监测脑脊液培养以确保其转为阴性。在治疗中临床症状改善不明显者，建议进行脑脊液特殊检查。

（5）*细菌学培养阳性*

细菌培养是诊断细菌性感染最可靠的依据，遗憾的是细菌性脑膜炎的脑脊液培养阳性率仅30%。Ross等（1988）比较18例术后细菌性脑膜炎与25例无菌性脑膜炎，发现两组在临床表现、手术种类、发热程度、脑脊液异常和周围血象白细胞计数等各方面的差别无统计学意义。目前美国病症预防控制中心所使用的院内感染脑膜炎的诊断标准中允许在某些特定的情况下，即使脑脊液培养未显示阳性也可诊断为细菌性脑膜炎。

42.1.2 切口感染

切口感染通常表现为手术切口红肿、压痛，并可能出现化脓、炎性分泌物渗出等。后期可出现全身感染的症状，如体温升高。

切口感染最常见的病原体是革兰氏阳性球菌，包括金黄色葡萄球菌、凝固酶阴性葡萄球菌和痤疮丙酸杆菌。细菌学培养可呈阳性。

切口感染的治疗主要取决于其感染的程度。对于浅表的感染，可以口服或静脉使用抗生素治疗，通常使用治疗革兰阳性菌的一代头孢菌素或耐β－内酰胺酶的青霉素，根据情况局部清创治疗。

42.1.3 合并感染

合并感染是指同时具备细菌性脑膜炎和切口感染诊断依据者。

42.2 影响感染的风险因素

现代神经外科手术术后感染受许多因素的影响，浅表和深部感染发生的危险因素不全相同。Schipmann等通过文献荟萃分析发现，浅表感染的主要危险因素为术后使用引流装置（如负压球）、既往有神经外科手术史、患有其他恶性肿瘤或心血管疾病等；深部感染发生的高危因素主要为既往有神经外科手术史、异物植入和手术时间超过6 h等。总的来说，可以归纳为术前、术中和术后因素。

42.2.1 术前因素

（1）*营养状况*

患者营养状况差影响免疫功能，术前血清白蛋白水平低下明显增加了手术感染的风险；反之，患者营养过剩，因肥胖影响预防性应用抗生素的组织渗透，限制了预防性应用抗生素的疗效。

（2）*免疫能力*

曾接受放化疗的复发胶质瘤、长期使用激素和抗免疫治疗、糖尿病及出血性脑血管病等患者的术后感染概率增加。

（3）*术前住院*

住院天数越长，院内感染致病菌的概率越大。

（4）*感染*

术前伴有非中枢神经系统的感染灶，如肺部、尿路等感染，可使术后感染风险性增加6倍。

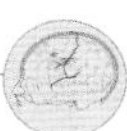

(5) 术前麻醉风险评分

术前麻醉风险(ASA)评分在 2 级或更高的患者,术后发生感染的概率较高。

(6) 年龄

老年患者较易发生术后感染。

42.2.2 术中因素

(1) 手术切口分类

手术切口分类如表 42-1 所示。污染切口和感染切口的术后感染风险明显高于清洁切口。

表 42-1 神经外科手术切口分类

类别	手术切口
清洁切口	非外伤性和无感染手术切口
污染切口	鼻旁窦、口咽部切口 术中污染的切口 小型、外伤时间较短,且无异物的外伤伤口
感染切口	外伤性或有感染迹象的伤口

(2) 手术类型

开颅手术感染率为 4.3%,脊髓手术为 0.9%,复发胶质瘤手术感染率可高达 11%,脑室切开手术的术后感染发生率为 4.5%~21.9%。颅底骨折发生颅内感染不少见,在一项 1 077 例颅骨骨折的回顾性分析中,168 例(15.6%)发生颅内感染。不过颅底骨折发生脑膜炎与颅底骨折后脑脊液漏有关。

(3) 放置异物的手术

放置异物的手术有脑脊液分流术、颅骨修补术、颅内电极放置等。脑室分流管放置手术感染可能发生于术中引流管污染或发生于置管手术后分流管使用过程中。Paramore 分析 253 例置管手术,认为后者更为重要,因为该手术总感染率为 4.1%,但随着时间延长术后感染的风险呈指数增加,至术后第 6 天感染率最高达 10.3%。

(4) 消毒准备

手术消毒准备包括患者术野准备和术者洗手消毒。

(5) 手术室环境条件

手术室空气中可能存在的雾化微生物,手术衣、铺巾和手套的损坏,手术设备和手术器械的污染都会增加术后感染的发生率。

(6) 手术持续的时间

手术时间越长,细菌入侵的可能性越大。Valentini 等发现,对清洁手术而言,手术时间持续 2 h,其发生术后感染的相对风险为 2.2,而超过 3 h,其相对危险度则上升至 24.3。Schipmann 等发现,手术超过 6 h,其感染的概率明显增加。一天内随着时间的推移,手术室的清洁度也逐步恶化。预期长时手术的患者、拥有更多感染危险因素的患者,如果手术顺序靠后,其手术后感染的概率增大。

(7) 术中低温

低温引起的末梢血管收缩降低了皮下组织内的氧分压,依赖比较高的氧含量来维持抗菌能力的吞噬细胞和中性粒细胞活性下降,会增加术后感染概率。

(8) 组织处理技术不恰当

如破坏切口边缘、电凝和拉钩导致相关软组织缺血都是引起术后感染的影响因素。

42.2.3 术后因素

(1) 激素

术后使用激素,如糖皮质激素,有增加感染发生的风险。

(2) 术后脑脊液漏

脑脊液漏包括脑脊液鼻漏、耳漏和切口漏,术后感染的高危因素,可使术后感染的风险增加 13 倍以上。Mollman 报道 14 例术后脑脊液漏患者(未予抗生素预防应用)全部发生术后感染,感染率 100%。Gōran 分析 1 039 例开颅手术,其中 15 例脑脊液漏者 6 例发生术后感染,1 024 例无脑脊液漏者 54 例发生术后感染,差异具有显著统计学意义($P=0.000\ 2$)。内镜经鼻手术中无脑脊液漏手术病例的术后感染率为 0.1%,然而伴发脑脊液漏者的术后感染率则高达 13%。分析华山医院 1 510 例病例,有术后脑脊液漏 36 例(预防性应用抗生素),其中 17 例发生术后感染,感染发生率达 47.22%。

(3) 术后切口

有外引流置入和游离骨瓣复位的患者,易致感染。

(4) 术后病房环境和手术切口管理

两者也与术后感染的发生密切相关。回顾性研究发现,术后在 ICU 监护时间较长的患者,发生术后感染的概率增加。

(5) 一些惰性微生物

如痤疮丙酸杆菌可导致延迟性手术部位感染。

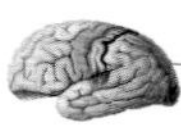

42.3 细菌学检查

细菌学检查主要方法是细菌学培养。外科手术部位感染的数据表明，手术部位与感染源之间存在相关性，神经外科清洁手术切口感染的致病菌群几无变迁，以革兰染色阳性菌为主，特别是金黄色葡萄球菌和表皮葡萄球菌。Dempsey 等收集文献资料发现，在培养阳性的 177 株细菌中，155 株(87.6%)是革兰染色阳性菌，其中 49%为金黄色葡萄球菌，表皮葡萄球菌次之(28%)，其后依次为链球菌、肠球菌及其他阳性杆菌，革兰阴性菌单独发生仅占 15 例(8%)，革兰阳性和阴性菌混合感染占 8.3%，其中多见混合金黄色葡萄球菌的感染。复旦大学附属华山医院 1 510 例神经外科清洁手术中，64 例发生术后感染，细菌学培养结果阳性者 10 例，以金黄色葡萄球菌(2 例)和肺炎杆菌(2 例)为主，其他有甲型链球菌、阴沟肠杆菌、产气杆菌和枯草杆菌各 1 例，种类不明 2 例。

术后感染的致病菌主要来源于术者和患者的皮肤，特别是术者手或脸部及患者皮肤的脱屑。Howe 发现葡萄球菌引起的术后感染，其致病菌的接种发生于手术过程中。革兰染色阴性菌则来源于外科冲洗液或引流系统。

42.4 术后感染的预防措施

预防性应用抗生素并非是唯一减少术后感染发生率的措施，神经外科患者中发生感染，代表了宿主防御、细菌致病力以及术中细菌种植这三者平衡的打破。手术团队的努力，必须针对每一个方面，优化宿主防御、重视感染高危因素预防、规范外科操作和有效管理术后切口才是正确预防神经外科术后感染的基本手段。

42.4.1 优化宿主防御

绝大多数的细菌可以被机体成功清除，因此优化宿主防御是防止手术相关感染最重要的因素。

术前优化患者的营养状态，补充 ω-3 脂肪酸、精氨酸、谷氨酰胺以及核苷酸在临床试验中已被证明能够提高手术患者的免疫功能。营养过剩的患者也应该是神经外科医生的关注点。皮下脂肪对手术部位感染的影响可能是多方面的，如增加手术难度、组织灌注受损和糖尿病比例较高等。肥胖也可能通过剂量无关的方式阻碍预防性应用抗生素的组织渗透，限制了其在预防手术感染中的疗效。改善营养过剩也被证明能够减少手术感染并发症。

术后血糖升高直接损害中性粒细胞和树突状细胞的功能；类固醇本身是免疫抑制剂，其使用可以增加个体感染。因此，术后有效控制血糖升高、合理使用类固醇可减少感染的发生率。

42.4.2 规范围手术期切口操作和护理

1）患者皮肤准备的一个重要组成部分是关于脱毛量的决定，从全部剃头到一点都不剃。研究结果表明，剃头与否或剃发多少并没有降低手术伤口感染的风险。但有证据表明，相比使用电动剪刀装置，使用剃刀增加外科伤口感染率，这可能与剃刀损伤表皮组织有关。所以不建议使用剃刀来去除神经外科患者的头发。即使床旁手术如脑室穿刺，也最好用电动剪刀剃头。有的学者建议术前使用含有抗菌成分的产品进行淋浴，但其防止术后感染的作用尚未得到证实。Webster 等通过大样本的研究比对，发现使用氯己定淋浴并未有效减少术后感染的发生。因此，尚缺乏可靠的证据支持术前使用此类消毒液沐浴。

2）手术本身是细菌侵入手术伤口的过程。手术患者的皮肤准备和外科医生皮肤消毒减少微生物负载非常重要。许多高质量的研究数据证实患者皮肤消毒确实有效，而且洗必泰乙醇溶液优于聚维酮碘。有术者推荐将两者联用，可以完全杀灭皮肤微生物，有效减少术后感染的发生。从理论上讲，术中使用含有抗菌成分的粘纸可以防止细菌污染手术切口，但近年来 Webster 等通过研究发现，该做法并未有效降低术后感染的发生率，故使用抗菌粘纸尚缺乏可靠的证据支持。

3）微生物在手术室中比比皆是，手术室空气中也含有雾化微生物，所以应例行清洁手术放大镜、头灯、手术显微镜和其他手术设备。不同类型的手术，术者的手术位置不同，一些使术者非常靠近术野的入路，如枕下乙状窦后入路，可能会影响术野和手术衣的区域清洁性。长时间的手术也会出现由于机械磨损造成的手术衣、铺巾和手套损坏状况。术者应尽量减少触碰手术显微镜目镜。有些术者主张在处理植入物前换手套作为降低感染风险的一种手段。

4）外科医生必须为患者考虑，尽可能控制各方

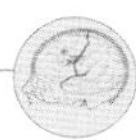

面因素，以有助于伤口愈合，包括组织处理技术。血管钳破坏皮肤边缘、电凝和拉钩牵拉都可能导致皮肤切口缺血，尤其是再次手术的缺乏血运切口，是增加术后感染的高危因素。

5）减少术前住院天数和建议患者术前淋浴，可以减少皮肤表面的细菌负载，降低术后感染率。术后感染的风险主要来自术后住院阶段，加强术后切口护理，尤其是留置外引流的患者。尽量避免术后脑脊液漏的发生。

42.4.3　预防性抗生素的应用

预防性抗生素首次剂量应用的时间与细菌的接种时间有关，这是直接影响抗生素效果的关键因素，预防性抗生素重复应用则与其半衰期有关。动物实验显示，虽然在细菌接种后 3 h 应用抗生素仍有一定的抑菌作用，可是最大的抑菌效果是在细菌接种前给药。1968 年 Karvounis 等在兔子胸内注射链球菌 24 h 之前给予静脉内或肌内注射萘夫西林（新青霉素Ⅲ），2 周后解剖发现无中枢神经系统感染迹象。大量的临床研究也证明，要使抗生素在组织中达到最大浓度，应在手术即将开始前给药。如所用的抗生素半衰期短于 1 h，而手术时间较长时，应在 2～3 h 后重复给药，以保证在整个手术过程中，体内均有足够的抗生素水平。但是，预防性抗生素首次剂量应用的时机究竟应如何掌握呢？最近有一项 2 847 例选择性手术的前瞻性研究报道，根据预防性抗生素给予时间，分为手术开始前 2 h 内、手术开始前 2 h 以上、手术开始后 3 h 内及手术开始后 3 h 以上 4 组，结果发现手术开始后 3 h 内和 3 h 以上给予抗生素者术后感染率分别为手术开始前 2 h 内给予者的 3 倍和 5 倍，术前 2 h 以上给予者术后感染率也较术前 2 h 内给予者为高。因此，不但手术开始前给予抗生素的效果明显好于手术开始后，而且手术开始前 2 h 内给予预防性抗生素是最为恰当的时机，也就是在麻醉诱导时至切开皮肤前的一段时间内。

Yamamoto 将 807 例手术的预防性抗生素应用按抗生素种类分为青霉素、第一代头孢菌素、第二代头孢菌素、第三代头孢菌素和其他 5 类进行研究，结果提示第二代头孢菌素可能是最好的选择。

预防性抗生素应用的方法有手术前后用药、围手术期用药和术后用药 3 种。由于许多关于手术前后用药和术后用药的研究缺乏科学性，现已较少应用。根据上述理论，目前多主张采用围手术期用药，包括术中和术后 48 h 内用药。围手术期用药方案如下。

（1）*术中用药*

抗生素在切皮前使用以减少手术部位感染的风险，这种做法已被广泛采用，甚至作为外科手术前“time out”检查表的核心组成部分，抗生素的有效覆盖时间应包括整个手术过程至手术后 4 h。为预防分布于表皮切口的细菌引起的感染，应针对金黄色葡萄球菌选用抗生素，通常于麻醉诱导前使用头孢唑啉或头孢呋辛静脉滴注。万古霉素通常不作为预防性抗生素使用，除非患者有头孢菌素过敏史。万古霉素 1 g 加入 250 ml 5％葡萄糖中静脉滴注，持续 1～1.5 h，过快点滴会引起周围血管扩张、低血压和荨麻疹。

随着神经外科手术的进行，细菌入侵的可能性也增加。初剂抗生素因为特定的药代动力学原因失去其功效。因此，建议长时间（＞3 h）的手术应重复抗生素使用，保持抗生素在组织内部的抗菌作用。术中出血较多（＞1 500 ml）时也会降低抗生素药物浓度，应重复一剂药物。

（2）*术中局部用药*

局部抗生素方案最早由 Malis 提出，是一种很有前途的、低风险的干预措施。术野内抗生素冲洗同时具有稀释污染和抑/杀菌的作用。常用抗生素冲洗液为每 1 000 ml 生理盐水中加入庆大霉素 16 万 IU。有些术者用妥布霉素、多黏菌素或杆菌肽。

（3）*术后用药*

存在术后感染高危风险因素的患者可以沿用术中使用的抗生素，直至术后 24～48 h 停药。术后用药做法的有效性尚缺乏证据。有研究发现，在术后 24 h 后继续使用抗生素在减少手术部位感染方面是无效的，反而可能增加其他医院内感染，并引发多耐药病原体的出现。

42.4.4　预防性抗生素应用后的并发症

预防性抗生素应用引起的并发症主要有：①附加损害，指的是抗生素治疗造成的生态学负面影响，即选择出耐药菌株以及发生多重耐药菌的定植或感染，多见于预防性抗生素的不合理广泛使用。第三代头孢菌素和碳青霉烯类药物的不合理使用分别是产生耐甲氧西林金黄色葡萄球菌（MRSA）和多重耐药菌的危险因素，而减少第三代头孢菌素的不合理使用，可显著降低产超广谱 β-内酰胺酶

(ESBL)菌株的出现。②过敏反应、肾毒性、肝毒性、神经毒性、耳毒性、假膜性肠炎及胃肠道功能紊乱。③其他，如万古霉素可能会引发颅内压升高，估计与其促使组胺释放有关，所以高颅内压患者应谨慎使用；术中接受青霉素的开颅手术患者偶有早期癫痫发生。

对感染风险因素的详细评估、谨慎选择合适的抗生素并制订合理的给药方案，无疑将有助于降低术后感染率，有效避免各种相关并发症的发生。

42.5 术后感染的处理

一旦出现神经外科术后感染，应积极、正确与合理地使用抗生素，主要需遵循以下基本应用原则：

1）积极处理和消除感染源，术后切口脑脊液漏应立即给予缝合。腰椎穿刺持续引流便于监测治疗效果。

2）应根据患者的症状、体征及脑脊液实验室检查结果，初步诊断为颅内细菌性感染者，方有指征应用抗生素。应根据感染科专家的意见及以往的经验，选择抗生素的治疗方案和流程，通常首选杀菌剂而不是抑菌剂。对术后感染的经验性治疗应涵盖所有潜在的病原体，包括耐药革兰阳性菌(如 MRSA)和革兰阴性杆菌(如假单胞菌)，通常使用第三代或第四代头孢菌素治疗神经外科术后感染。对可能有厌氧菌感染的患者应根据经验使用甲硝唑治疗。碳青霉烯(如美罗培南)同时具有抗革兰阴性菌和厌氧菌的活性，因此可以代替第三代头孢菌素和甲硝唑的组合。

3）尽早查明感染源，根据细菌种类和细菌药敏结果选用抗生素。患者在接受抗生素治疗前，应先留取脑脊液标本，立即送细菌培养和药敏。在获得培养及药敏结果后，再调整使用相应的抗生素。

4）危重患者在未获知病原菌及药敏结果前，可根据患者的发病情况、发病场所、原发病灶、基础疾病等推断最可能的病原菌，并结合院内细菌耐药状况先给予抗菌药物的经验治疗。

5）单一药物可有效治疗的感染，不需联合用药，除非为病原菌尚未查明的严重感染。应根据患者身体状况，结合院内耐药菌谱和药敏报告，选用相应的能够通过血脑屏障的抗生素。疗效不佳者，或获知细菌培养及药敏结果后，应请感染病科等相关科室会诊调整给药方案。

（王镛斐　周良辅）

参考文献

[1] 王镛斐，周良辅. 神经外科感染及其预防处理[M]//周良辅. 现代神经外科学. 2 版. 上海：复旦大学出版社，2015：485－490.

[2] CASSIR N, DE LA ROSA S, MELOT A, et al. Risk factors for surgical site infections after neurosurgery: A focus on the postoperative period [J]. Am J Infect Control, 2015,43(12):1288－1291.

[3] SCHIPMANN S, AKALIN E, DOODS J, et al. When the infection hits the wound-Matched case-control study in a neurosurgical patient collective including systematic literature review and risk factors analysis [J]. World Neurosurg, 2016,95:178－189

[4] TUNKEL A R, HASBUN R, BHIMRAJ A, et al. 2017 Infectious Diseases Society of America's clinical practice guidelines for healthcare-associated ventriculitis and meningitis [J]. Clin Infect Dis, 2017,64(6):E34－E65.

[5] WEBSTER J, ALGHAMDI A. Use of plastic adhesive drapes during surgery for preventing surgical site infection [J]. Cochrane Database Syst Rev, 2015,2015(4): CD006353.

[6] WEBSTER J, OSBORNE S. Preoperative bathing or showering with skin antiseptics to prevent surgical site infection [J]. Cochrane Database Syst Rev, 2015,26(1):37－51.

43 与神经外科有关的病毒感染

多种病毒可引起神经系统疾病，包括 DNA 病毒、RNA 病毒，以及不包含核酸结构的“朊病毒”（也称为朊粒，严格意义上并非病毒）（表 43－1）。不同的病毒和感染状态导致不同的病变性质，包括致瘤性转化、系统退化改变、先天性缺陷（如小脑发育

表 43－1 引起神经系统感染的病毒

病毒类型	代表病毒和导致的神经疾病
RNA 病毒	
小核糖核酸病毒科	脊髓灰质炎病毒
肠道病毒属	柯萨奇病毒
	埃可病毒
	肠道病毒 70 和 71
小 RNA 病毒属	小 RNA 病毒 1 和 2（以前称为埃可病毒 22 和 23）
嗜肝病毒属	甲型肝炎病毒
包膜病毒科	
甲病毒属（虫媒病毒）	马脑炎（东部、西部、委内瑞拉）
风疹病毒属	风疹病毒
黄病毒科和属（虫媒病毒）	圣路易脑炎
	流行性乙型脑炎
	蜱传脑炎
	西尼罗河病毒
布尼亚病毒科（虫媒病毒）	加利福尼亚脑炎
呼肠病毒科（虫媒病毒）科	罗拉多蜱传热（科蜱病毒属）
正黏病毒科	A 型和 B 型流感病毒
副黏病毒科	麻疹和亚急性硬化性全脑炎
	流行性腮腺炎
沙粒病毒科和属	淋巴细胞性脉络丛脑膜炎
弹状病毒科	狂犬病
反转录病毒科	人类免疫缺陷病毒（HIV），艾滋病（AIDS）
	嗜人 T 细胞病毒（HAM/TSP）
DNA 病毒	
疱疹病毒科	单纯疱疹病毒（HSV）
	水痘-带状疱疹病毒（VZV）
	巨细胞病毒（CMV）
	EB 病毒（EBV），传染性单核细胞增多症
	人疱疹病毒 6～8
乳头多瘤空泡病毒	进行性多灶性脑白质病
痘病毒科	痘苗病毒
腺病毒科	腺病毒
其他	
朊病毒（朊粒）	人传染性海绵状脑病

不全、中脑导水管硬化),以及炎症性和坏死性病变等。按照起病经过和病程,分为急性、亚急性和慢性感染。这些感染引起的临床表现有时易与神经外科其他疾病相混淆,故在本章中予以阐述。

43.1 急性病毒感染

43.1.1 中枢神经系统病毒性感染

(1) 概述

中枢神经系统(CNS)的急性病毒感染有 3 种临床表现形式:病毒性(无菌性)脑膜炎、脑炎和脊髓炎。病毒性脑膜炎通常呈自限性,典型临床特征为脑膜刺激征阳性。脑炎累及脑实质,临床可有惊厥发作、意识改变和局灶性神经症状。当同时有脑膜炎和脑炎症状时,称为脑膜脑炎。病毒感染累及脊髓时引起脊髓炎,可表现为运动神经元感染(麻痹性疾病或脊髓灰质炎)、感觉神经元感染、自主神经元感染(膀胱麻痹)和白质的脱髓鞘病变(横贯性脊髓炎)。当同时有脑炎和脊髓炎的症状时,称为脑脊髓炎。上述 3 种形式病毒感染的脑脊液(CSF)表现相似:脑脊液压力升高、细胞数不同程度增加(多为淋巴细胞)、蛋白质含量轻至中度升高、糖含量正常。

1) 病理和发病机制:同属一种病毒科中的不同病毒,因具有相似的生物学特性,它们感染 CNS 的途径和导致的疾病可能具有相似的临床表现。例如,微小 RAN 病毒(如柯萨奇病毒和埃可病毒),可能引起相似的临床症状。但不同病毒科属中的病毒具有不同的细胞嗜性和神经系统易感部位。如黏病毒组病毒侵犯室管膜细胞,而单纯疱疹病毒(HSV)引起额叶和颞叶的感染。某种疾病呈流行或散发,也与病毒的生物学特性相关。大部分流行性脑膜炎、脑炎或脊髓炎由肠道病毒(EV)或虫媒病毒(包膜病毒、布亚病毒)引起。肠道病毒耐酸、耐热,常在炎热季节经粪-手-口途径传播。虫媒病毒在感染人类之前需在蚊或蜱内繁殖,在炎热季节引起人类感染流行。其他病毒引起的神经系统疾病可呈散发或作为病毒引起其他系统感染的一个并发症。

2) 诊断:依据流行病学、临床表现和微生物学检查作出诊断。小 RNA 病毒和虫媒病毒感染夏、秋季多见,其他病毒如腮腺炎病毒冬、春季多发。微生物学检查技术包括病毒分离培养、血清学实验、病毒核酸扩增。根据病毒的生物学特性不同,从脑脊液中分离到的概率不同。如腮腺炎病毒易于从脑脊液中分离,而脊髓灰质炎病毒和 HSV-1 则很难分离。引起脑膜炎的病毒较脑炎和脊髓炎病毒易于分离。血清学检查适用于所有引起神经系统感染的急性病毒感染,血清中特异性病毒抗体常呈 4 倍升高。抗体在感染后数天内可能检测不到或呈较低效价,发病后 3~5 周效价开始升高。当抗体效价固定不变时,一般提示既往感染。尸检或脑活检进行脑组织的免疫染色检查(免疫荧光技术、免疫过氧化物酶)可以确定脑组织中有无病毒抗原存在,电镜检查可确认有无病毒粒子存在,制备脑组织悬液感染易感动物或组织培养细胞系进行病毒分离。含有病毒的组织标本可用于病毒核酸扩增,进一步用探针杂交技术鉴定病毒。因为血清学和病毒培养用时较长,聚合酶链反应(PCR)技术可作为诊断病毒感染的首选方法。

3) 治疗和预防:目前,针对以下几种病毒的抗病毒药物可供选择。阿昔洛韦抗 HSV 感染;阿昔洛韦、泛昔洛韦、伐昔洛韦、膦甲酸治疗水痘-带状疱疹病毒(VZV)感染;更昔洛韦和膦甲酸抗巨细胞病毒(CMV);抗人类免疫缺陷病毒(HIV)感染的反转录酶抑制剂、蛋白酶抑制、整合酶抑制、融合抑制剂等。减毒活疫苗或灭活疫苗用于预防狂犬病、脊髓灰质炎、甲型肝炎和乙型肝炎、流行性腮腺炎、流感、风疹、麻疹、水痘和牛痘。虫媒病毒的免疫接种只适用于实验室工作人员和军事人员。尽管将来可能有很多的抗病毒药物问世,但控制传播媒介和大规模免疫接种是最好的预防病毒感染的措施。

(2) 肠道病毒(微小 RNA 病毒)感染

小 RNA 病毒是在细胞质中复制的不含包膜的微小 RNA 病毒。它们是最小的 RNA 病毒,因此得名"微小 RNA 病毒"。人小 RNA 病毒可分为 4 个亚组:肠道病毒,主要发现于胃肠道,共包含 64 种血清型;鼻病毒,主要发现于鼻咽部;甲型肝炎病毒(肝病毒)和小 RNA 病毒 1 和 2(原来的埃可病毒 22 和 23)。肠道病毒包括脊髓灰质炎病毒、柯萨奇病毒和埃可病毒,它们均可引起中枢神经系统感染。还有些未分类的新型肠道病毒 68~71,其中肠道病毒 70 和 71,以及甲型肝炎病毒和小 RNA 病毒都可引起 CNS 感染。肠道病毒对肠内容物中的酸和胆汁有较强的耐受力,能在污水中生存较长时间。它们仅能在灵长类动物细胞中繁殖,细胞毒性较强。

1) 脊髓灰质炎:急性脊髓前角灰质炎(小儿麻

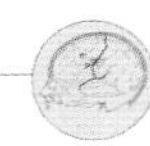

痹症，Heine Medin 病）是由脊髓灰质炎病毒引起的急性全身性疾病。脊髓、大脑、脑干运动神经元受损，导致支配的肌肉瘫痪。该病已发现 100 多年，于 1840 年被 J. Heine 首次描述，1890 年 Medin 阐述了其流行病学特点，20 世纪初 Landsteiner、Popper、Flexner 和 Lewis 等分别证实了该病由脊髓灰质炎病毒引起。

A. 流行病学：急性脊髓前角灰质炎呈世界流行，温带地区为著。可呈散发或流行，每年任何季节均可发病，夏末和早秋最常见。该病曾是最常见的神经系统病毒感染，但自从疫苗问世后，其发病率显著下降，只在未接种的人群中有小规模的流行。尤其在非洲和亚洲，该病仍是一项重要的公共卫生问题。脊髓灰质炎病毒有 3 种抗原型，均可引起麻痹性脊髓灰质炎和病毒性脑膜炎，其中 1 型是最常见的致麻痹病毒。

该病可发生于任何年龄，6 个月以下婴儿因体内存在来自母体的抗体，发病少见。19 世纪末和 20 世纪初该病由地方性疾病变为流行性疾病。在流行早期，90%的瘫痪病例发生于 5 岁以下儿童。大规模流行后，发病人群向成人扩散，多数病例发生于 5 岁以上儿童和青少年。年轻成人中也常有麻痹病例发生。

B. 病理和发病机制：该病由粪-手-口途径传播。病毒由口进入体内，感染口、鼻和喉部的细胞，在咽部的扁桃体和回肠的 Peyer 集合淋巴结处的淋巴组织中增殖；然后病毒扩散到颈部和肠系膜淋巴结，再播散至血流引起第一次病毒血症。第 1 次病毒血症通常无症状，或伴短暂轻微症状（如发热、寒战），然后病毒播散至系统网状内皮组织。4%～8%的患者可发生第 2 次病毒血症，引起轻微的病毒感染的常见表现，包括头痛、疲乏、无力、发热、恶心、呕吐等。中枢累及常发生在第 2 次病毒血症之后，但目前尚不清楚该病毒是如何进入 CNS 的，最可能的途径有病毒直接由不完整的血脑屏障侵入，或经由神经轴突从肌肉到大脑和脊髓的逆向传播。

脊髓灰质炎病毒对大运动神经元有亲嗜性，引起细胞染色体溶解，形成嗜酸性包涵体，细胞坏死。病理改变有神经元退行性改变，伴邻近脑膜和血管周围炎症反应，小胶质细胞增生。部分感染受损的细胞可以恢复，但严重受损细胞将被吞噬清除。腹侧细胞和髓质的运动神经元退行性改变最为严重。灰质后角、后根神经节及 CNS 的其他部位较少累及。白质炎症罕见。尽管脊髓、髓质和大脑皮质的运动区域病变最为严重，但 CNS 的任何部位均可感染，包括中脑、脑桥、小脑、基底神经节和大脑皮质的非运动区域。

C. 临床表现：90%～95%的脊髓灰质炎病毒感染者为隐性感染，无任何症状。潜伏期 7～14 d。起病初期有发热、寒战、恶心、乏力，25%的患者 36～48 h 后上述症状可缓解，维持 2～3 d 的无症状期，之后体温再次升高，出现脑膜刺激征。但大部分患者在急性期症状后立即出现脑膜刺激征表现，而无暂时缓解期。病情严重者伴头痛、肌痛（颈背部常见）和运动无力。偶有嗜睡和木僵，被唤醒时易激动、恐惧。婴儿患者可发生惊厥。

麻痹发生于约 1%的感染者，可以表现为单一肌肉受累、一组肌肉受累、四肢麻痹或呼吸衰竭。通常发生于 CNS 症状出现后的第 2 天和第 5 天，但也可为始发症状，或 2～3 周后出现。出现麻痹后，3～5 d 运动功能丧失。发热常持续 4～7 d 后下降，在麻痹发生前或出现时体温可恢复正常。四肢肌肉最常受累，近端肌肉较远端肌肉更容易受累，下肢比上肢更容易受累。重症患者呼吸肌和心肌也可累及。也可出现构音障碍和吞咽困难。反射减弱或消失。感觉通常不受影响。也有发生急性小脑共济失调、面神经麻痹、横贯性脊髓炎的报道。

D. 实验室检查：血常规白细胞增高；脑脊液压力升高；细胞数增加，开始以多形核白细胞为主，数天后以淋巴细胞为主；蛋白质含量轻度升高，重症麻痹者可升至 1 000～3 000 mg/L，持续数周。肌电图显示传导速度正常或轻度减慢，振幅低或正常。

E. 诊断和鉴别诊断：根据急性非对称性迟缓性瘫痪伴有脑脊液改变的典型临床表现，诊断急性脊髓灰质炎并不困难。疾病流行期间，对于麻痹发生前或未出现麻痹的病例可进行疑似诊断。诊断金标准是采用 PCR 的方法从脑脊液中扩增脊髓灰质炎病毒 RNA。也可采集粪便（常持续 2～3 周）、咽拭子（第 1 周内）、脑脊液或血进行病毒的分离培养，但敏感性较 PCR 核酸扩增低。如从粪便或咽喉部分离病毒，需结合血中抗体效价 4 倍升高才能明确诊断。MRI 检查可发现脊髓前角炎症改变。

需要与其他引起急性弛缓性麻痹的疾病进行鉴别，主要是其他肠道病毒和西尼罗河病毒（WNV）感染，以及吉兰-巴雷综合征；还需考虑的病因包括带状疱疹病毒和狂犬病病毒感染、白喉和肉毒中毒、横断性脊髓炎、脊髓梗死和脊髓压迫、炎性肌病、横纹肌溶解等。

F. 治疗：主要为支持治疗，包括缓解疼痛和物理治疗。需密切关注患者呼吸、吞咽、循环、膀胱和肠道的功能。呼吸肌麻痹或病变累及延髓者尤要注意，必要时给予机械性呼吸辅助治疗。如患者出现焦虑，需警觉脑缺氧或高碳酸血症可能。恢复期的治疗包括理疗、肌力锻炼、矫正设备的使用和矫形外科手术。衣壳抑制剂抗病毒药物波卡帕韦(pocapavir)只用于B细胞缺陷患者的脊髓灰质炎病毒感染。

G. 预防：减毒脊髓灰质炎口服疫苗(OPV)可预防本病。抗体反应强弱与减毒活疫苗在胃肠道的增殖相关。OPV较灭活脊髓灰质炎病毒疫苗(IPV)诱导机体产生抗体快、效价高且持久，但OPV具有传染性，接种该疫苗者可能发生疫苗相关的脊髓灰质炎。故在美国，建议疫苗接种全部改为IPV。然而，在地方流行地区仍推荐OPV接种。

H. 预后：约2/3的急性弛缓性麻痹患者肌力不能完全恢复。急性感染的病死率低于10%。死亡原因多为呼吸衰竭或肺部并发症。累及延髓时病死率可高达50%。当麻痹范围广泛或缓慢进展时预后较差。运动功能的恢复依患者年龄和麻痹范围不同，婴儿或儿童恢复理想，部分肌肉麻痹者功能恢复概率大。30～40岁的患者中约50%在急性感染后可出现新的症状，这些新的症状统称为脊髓灰质炎后综合征。有些患者，肌肉呈缓慢进展性虚弱和震颤，称为脊髓灰质炎后进行性肌萎缩。脊髓灰质炎病毒对感染者可产生远期不良影响，包括新发肌肉无力、慢性疼痛、抑郁、疲劳和睡眠障碍等，从而影响患者生活质量。

2) 柯萨奇病毒感染：1948年，Dalldorf和Sickles将疑似脊髓灰质炎患者的组织标本接种到新生小鼠体内，发现了柯萨奇病毒，并以纽约州“Coxsackie镇”(该地曾暴发本病毒的感染)的名字来命名。柯萨奇病毒有两个亚型A和B，根据引起乳鼠不同病变而区分。在小鼠，A组病毒引起肌炎，导致迟缓性瘫痪和死亡；B组病毒引起脑炎、心肌炎、胰腺炎和棕色脂肪坏死。动物在死亡前可有震颤、痉挛和瘫痪。目前已知A组病毒有23种血清型，B组病毒有6种血清型。

在人类，柯萨奇A组和B组病毒通常引起无菌性脑膜炎。婴儿感染肠道病毒，可能遗留认知、语言和发育异常的后遗症。偶可引起脑炎，罕见瘫痪和小脑共济失调。A组柯萨奇病毒引起的典型神经外表现为疱疹性咽峡炎、手足口病(HFMD)及其他皮疹。B组柯萨奇病毒引起心包炎、心肌炎和流行性肌痛(胸膜痛、Bornholm病)。它们也可引起播散性感染，在婴儿引起重症脑炎，孕早期感染可导致胎儿先天畸形。

A. 临床表现：柯萨奇病毒引起的脑膜炎与其他病毒引起的脑膜炎症状相似。急性或亚急性起病，有发热、头痛、乏力、恶心和腹痛。最初症状出现后24～48 h出现颈强直和呕吐。体温呈轻中度升高。肌肉麻痹、感觉障碍和反射异常少见。如出现瘫痪，常为轻度和暂时性的。除脑膜症状外，偶可伴有肌痛、胸膜痛或疱疹性咽峡炎。脑脊液压力正常或轻度增加。脑脊液细胞数轻中度增加，为$(25～250)\times10^6$/L$(25～250/mm^3)$，开始以中性粒细胞为主，12～24 h后转为淋巴细胞为主。蛋白质含量轻中度升高，糖含量正常。

B. 诊断与鉴别诊断：柯萨奇病毒感染的诊断有赖于从粪便、咽拭子和脑脊液中分离出病毒，或血清病毒抗体升高4倍以上。应用PCR技术进行病毒核酸扩增有助于诊断。柯萨奇病毒引起的脑膜炎需与其他病毒引起的无菌性脑膜炎进行鉴别。依据脑脊液中细胞数较低和糖含量正常可与化脓性细菌和真菌感染进行鉴别。另外，还需要与其他表现为脑脊液中淋巴细胞增多的疾病相鉴别，包括结核、真菌、梅毒性脑膜炎，莱姆病，李斯特菌、支原体和立克次体感染，弓形体病，其他病毒引起的脑膜炎，或脑膜附近的感染。相比上述病原体感染，柯萨奇病毒引起的感染常呈良性经过。

C. 治疗：主要为支持治疗。重症患者可采用静脉注射人免疫球蛋白治疗。做好手卫生和个人防护措施以预防疾病流行。

3) 埃可病毒感染：该组肠道病毒首先是在正常人粪便中分离出来的。因其不致病，被认为是“孤儿(orphan)”。“ECHO”的命名来自人肠道致细胞病变孤儿(enteric cytopathogenic human orphan)病毒的首字母缩写。目前已知有32个血清型。许多毒株引起人O型红细胞凝集。埃可病毒可引起胃肠炎、斑疹和上呼吸道感染。埃可病毒9型可引起瘀点性皮疹，易与脑膜炎球菌败血症相混淆。CNS埃可病毒感染常表现为无菌性脑膜炎。

A. 临床表现：埃可病毒引起感染的临床表现与

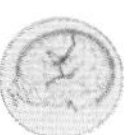

其他肠道病毒引起的感染类似。儿童感染较成人常见。主要临床表现有发热、鼻炎、咽喉痛、恶心和腹泻。常伴风疹样皮疹。该病常呈良性经过，1～2 周缓解，但可出现类似柯萨奇病毒感染时的并发症。

在儿童，可引起小脑性共济失调。共济失调出现急骤，病程良性，数周内缓解。动眼神经和其他脑神经麻痹少见。在丙种球蛋白缺乏症儿童，可引起 CNS 持续性感染，表现为皮肌炎样症候群的脑膜脑炎。免疫球蛋白治疗有效。

B. 诊断、鉴别诊断和治疗：脑脊液中细胞数为(数百至 1 000)$\times 10^6$/L，但通常低于 500×10^6/L。感染早期中性粒细胞约占 90%，48 h 后转为单核细胞为主。脑脊液中蛋白质含量正常或轻度增加，糖含量正常。埃可病毒通常可从粪便、咽拭子和脑脊液中分离到。通过抗体实验可进行病毒分型。病毒核酸扩增也可用于诊断。埃可病毒脑膜炎的鉴别同柯萨奇病毒感染。治疗同柯萨奇病毒感染。

4) 肠道病毒 EV70 与 EV71、甲型肝炎病毒和小 RNA 病毒感染：近年来被发现的肠道病毒被命名为未分类的肠道病毒，其中一些可引起 CNS 感染。

A. EV70 可引起急性出血性结膜炎(AHC)。AHC 最初在非洲和亚洲流行。1/10 000 的患者和 1/15 000 的 AHC 患者可伴神经系统异常。最常见的 CNS 症状为“类小儿麻痹症候群”，表现为下肢迟缓性、非对称性、近端麻痹，伴剧烈神经根痛。超过 50%的患者遗留有永久性瘫痪。也有脑神经麻痹(主要为面神经)、锥体束征、膀胱麻痹、眩晕和感觉消失发生的报道。神经累及常发生在 AHC 发病后的 2 周，一旦出现神经症状，病毒分离较为困难。此时，诊断有赖于血清学检查。神经症状出现之前一般会有结膜炎的表现。

B. EV71 感染引起手足口病(HFMD)。也可致上呼吸道感染和胃肠炎。25%的 HFMD 患者可出现神经系统症状，主要见于儿童和青少年。主要表现为无菌性脑膜炎、小脑性共济失调和脊髓灰质炎的不同临床类型(迟缓性单肢轻瘫或延髓型脊髓灰质炎)。大部分瘫痪病例发生于欧洲和亚洲。有报道称瘫痪可呈暂时性。1997 年，EV71 引起 HFMD 的暴发，脑干脑炎(菱脑炎)和肺水肿开始在亚太地区出现。最大规模的 EV71 感染流行于 1998 年发生在台湾，其中有神经并发症者的病死率达 11%。神经系统的表现有肌跃型抽搐、震颤、共济失调、脑神经麻痹、昏迷和呼吸衰竭。MRI T_2 加权显像多数患者有脑干高密度信号病变。类小儿麻痹迟缓性瘫痪约在 10%的患者中出现。EV71 感染的诊断有赖于从咽喉部、粪便中分离出病毒，以及血清学检查。病毒核酸扩增也有助诊断。

C. 甲型肝炎病毒可引起脑炎，脑炎可表现为一个独立的疾病，也可在感染肝脏后以肝性脑病出现，也可引起横贯性脊髓炎。

小 RNA 病毒引起脑膜炎和其他症状类似于埃可病毒感染所致。

(3) 虫媒病毒感染

虫媒病毒是一组由被感染的节肢动物(常为特定的蚊子和蜱虫)传播、呈小球形且具有包膜的 RNA 病毒。目前已知有 400 多种血清型，这些病毒分别属于黄病毒科(Flaviviridae)、披膜病毒科(Togaviridae)、布尼亚病毒科(Bunyaviridae)或呼肠孤病毒科(Reoviridae)。甲病毒是披膜病毒科中的一个属，其他属包括风疹病毒。甲病毒感染引起马脑炎。黄病毒科包含 60 多种病毒，可引起黄热病、圣路易脑炎、日本脑炎和西尼罗病毒脑炎等疾病。布尼亚病毒可引起加利福尼亚脑炎。呼肠病毒科包括科罗拉多蜱传热(CTF)病毒。虫媒病毒引起的脑膜炎临床表现与其他病毒引起者相似，通常表现为急性起病、发热、寒战、头痛、恶心、呕吐和颈项强直。

流行病学：虫媒病毒在节肢动物体内复制。在它们的自然周期中，病毒在无脊椎动物和哺乳动物中交替传播。蚊和蜱是最常见的传播媒介。禽类是主要的天然宿主，某些啮齿类动物为第 2 宿主。人和马为偶见宿主，在多数虫媒病毒感染中也为终末宿主。虫媒病毒感染主要发生在夏末冬初。

临床症状：近 80 种虫媒病毒可引起人类感染。疾病谱广，包括出血热、关节痛、皮疹和脑炎等。

诊断：虫媒病毒很难分离。病程早期(2～4 d 内)可在血中分离到病毒。抗体效价呈 4 倍以上升高有助于诊断。通过新生鼠脑内或易感细胞接种可分离获得尸检组织中的病毒。病毒核酸扩增也有助于诊断。

1) 马脑炎：马脑炎有 3 种临床类型：东部马脑炎(EEE)、西部马脑炎(WEE)和委内瑞拉马脑炎(VEE)，是 3 种不同血清型甲病毒感染的结果。既往曾认为马是唯一易感动物，直至 1932 年 Meyer 报道了与感染动物有密切接触史的 3 名男性发生脑炎。EEE 病毒首次由 Fothergill 及其同事于 1938

年从人脑组织中分离出。许多虫媒病毒的命名都是源于首次分离出病毒的地方，但疾病流行并无地理分布上的限制。

A. 病理改变：EEE患者大脑充血明显，神经细胞广泛退行性改变。脑膜和血管周围区域可见大量多形核白细胞和炎细胞浸润。局灶性血管炎病变，血管内可见血栓形成。坏死灶附近可见明显髓磷脂破坏。白质和灰质均可见病变，大脑和脑干明显，也可见于小脑和脊髓。与EEE相比，WEE的病理改变不明显，炎症不明显（主要为单核细胞），少量神经细胞病变。

B. 流行病学：野生鸟类和黑尾脉毛蚊（Culiseta melanura）是马脑炎病毒的宿主。主要由蚊子叮咬传播，因为这种蚊子很少叮咬人类，故马脑炎人类患病少见，主要发生于婴儿、儿童以及50岁以上成人。各年龄组隐性感染常见。夏秋季节多见。也有经实验室获得感染和来自器官捐赠者感染的报道。

C. 临床表现：潜伏期通常为4～10 d。大约2%成人感染者和6%的儿童感染者可发展为脑炎。EEE有一短暂的前驱期（近5 d），表现为发热、头痛、乏力、恶心和呕吐，之后迅速出现神经症状，如意识模糊、嗜睡、木僵或昏迷，伴惊厥发作和颈强直。脑神经麻痹、偏瘫和其他局灶神经症状也较常见。

WEE和VEE症状一般较轻，急性起病，有全身不适、头痛，偶有惊厥发作和恶心、呕吐，以及中度发热和颈强直。头痛程度加剧，伴嗜睡、昏睡或昏迷。可出现局部麻痹和脑神经麻痹。

D. 实验室检查：白细胞升高，尤其是EEE患者，白细胞可高达35×10^9/L（35 000/mm^3）。血生化往往提示低钠血症。EEE的脑脊液改变最为显著，压力中重度升高，外观浑浊或呈脓性改变，细胞含量达（0.5～3）$\times10^9$/L（500～3 000/mm^3）。早期以中性粒细胞为主，蛋白质含量增加，而糖含量正常。急性症状缓解后细胞数下降，变为以淋巴细胞为主。WEE和VEE的脑脊液改变轻微，压力常正常，细胞数中等度增加，从正常到0.5×10^9/L（500/mm^3）不等，主要为单核细胞。脑电图显示弥漫性慢波，也可看到癫痫样放电。

E. 诊断与鉴别诊断：不易从血或脑脊液中分离出马脑病毒。大部分虫媒病毒感染的诊断依赖于血清学检查，IgM快速测定可进行诊断。在组织、血液或脑脊液中检出病毒抗原或核酸也可诊断。50%的EEE患者MRI检查可见基底节、丘脑、脑干局灶性病变。CT检查发现病变不敏感。某些其他虫媒病毒脑炎（日本脑炎、西尼罗河脑炎、中欧蜱传脑炎）MRI检查可有相似的病变分布。马脑炎需与其他CNS急性感染相鉴别，包括感染后脑脊髓炎、累及脑实质的进展性细菌和结核性脑膜炎、脑脓肿、脑寄生虫感染和其他病毒感染。除HSV外，与其他病毒感染的鉴别只有依赖病毒诊断实验。

F. 治疗：急性期的治疗主要是支持治疗，尚无特异性治疗方法。目前已成功研制出疫苗，但仅限于在实验室工作人员和其他高危人群中使用。因该病发病率极低，不建议进行疫苗普遍接种。控制传播媒介可预防EEE和WEE。但预防的关键在于避免蚊接触、避免到流行地区，以及适当的衣服防护和使用驱蚊剂。

G. 预后：EEE是最严重的虫媒病毒性脑炎，平均病死率约为50%，多在发病后3～5 d内死亡。病程少于1 d到超过4周不等。恢复期患者常见精神障碍、脑神经麻痹、偏瘫、失语和惊厥发作等后遗症。10岁以下儿童急性感染后通常可存活下来，但大多遗留神经系统后遗症，如抽搐、瘫痪和智力迟钝。WEE病死率为3%～7%。

2）圣路易脑炎：圣路易脑炎（SLE）于1933年在圣路易斯首次暴发，呈地方性流行，美国和南美洲多见。同年分离确认了圣路易病毒。该病毒类属黄病毒属，40～60 nm，有包膜，为单股正链RNA病毒，在细胞质内复制，共包括8个基因型，经蚊传播。野生鸟类为中间宿主。SLE主要累及儿童及老年人，夏秋季多见。

A. 发病机制及病理：SLE病毒经蚊子唾液接种到人体后，首先在局部组织和淋巴结中复制，然后通过淋巴管和血液扩散到硬脑膜外组织。SLE病毒可在多种细胞类型中复制，包括结缔组织、骨骼肌、外分泌腺、内分泌腺和网状内皮组织。约感染后1周，机体通过中和抗体和细胞毒性T细胞来清除病毒。SLE病毒感染中枢的机制尚不确定，可能是直接侵入受损的微血管系统或脉络膜丛。

病理改变可见血管周围淋巴细胞浸润，血管轻度充血，偶见瘀点性出血。镜下改变包括：脑膜和脑血管见少量单核细胞渗出；灰质和白质见小神经胶质细胞和神经胶质细胞聚集；神经元退行性改变。常见的中枢受累部位有下丘脑、小脑和大脑皮质、基底节、脑干和颈髓，丘脑和中脑较大脑皮质更易受累。

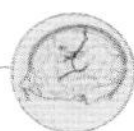

B. 临床表现：常为隐性感染，无症状感染与有症状感染的比例约是 300∶1。潜伏期为 4～21 d。有临床症状者约 75%表现为脑炎，其他为无菌性脑膜炎或非特异性发热和头痛。老年患者症状重，病死率高。脑炎表现几乎全部出现于超过 40 岁的患者。神经症状出现突然，可有 3～4 d 的前驱症状，表现有头痛、肌痛、发热、咽喉痛、恶心和呕吐。头痛进行性加剧，伴颈强直。其他常见体征包括病理反射阳性、震颤、共济失调、脑神经异常和意识障碍。重症患者可出现谵妄、昏迷或木僵、局灶神经症状，有时可有惊厥发作，提示预后不良。

C. 实验室检查：血白细胞轻中度增加。脑脊液常异常，多数患者细胞数轻度增加，平均为 $0.1\times10^9/L(100/mm^3)$，也有报道超过 $0.5\times10^9/L(500/mm^3)$，以淋巴细胞为主，但在早期阶段可以中性粒细胞为主。单核细胞比例逐渐增加，感染初期为 40%～50%，第 7 天达 80%以上。糖含量正常。蛋白质含量轻度升高，多为 450～1 000 mg/L，很少超过 2 000 mg/L。25%～33%的患者抗利尿激素分泌异常，引起低钠血症。部分患者可出现蛋白尿、血尿、脓尿和氮质血症。脑电图显示弥漫性慢波。

D. 诊断：从血或脑脊液中很难分离出病毒，诊断有赖于血清学检查。IgM 测定可进行快速诊断。核酸扩增有助于诊断。MRI T_2 加权显像可见黑质有高信号病变。鉴别诊断同马脑炎。

E. 治疗：SLE 无特效疗法和疫苗预防，主要为支持治疗。控制传播媒介和避免接触感染动物进行预防。

F. 预后：多数呈急性病程，2～3 周内死亡或恢复，病死率为 2%～20%。最常见的后遗症为头痛、失眠、易疲劳、易怒、记忆力丧失，数年后明显。25%的患者遗留永久性脑神经麻痹、偏瘫、步态不稳和失语等神经系统后遗症。

3）西尼罗病毒脑炎：20 世纪前半世纪，西尼罗病毒（WNV）首先发现于非洲和中东地区。20 世纪 60 年代播散到了亚洲，80 年代传播到东欧。WNV 与圣路易病毒类似，是一种经蚊传播的黄病毒。其与圣路易病毒有交叉血清反应。乌鸦是最常见的感染禽类。与圣路易病毒类似，WNV 主要感染老年人，夏秋季节多见。

A. 病理：WNV 脑炎主要的神经病理改变通常见于脑干、脑神经和脊髓前角。偶有基底节累及。炎症反应较 SLE 严重。病理改变包括神经元坏死、嗜神经细胞现象和小胶质细胞结节形成。

B. 症状和体征：WNV 脑炎与 SLE 一样，大部分感染为隐性感染。估计约不到 1%的患者发展成为脑炎。起病急骤，出现发热、头痛、呕吐、肌痛和关节痛。斑丘疹可见。之后感染累及脑干和脊髓。急性期症状出现后可出现 3 种临床表型：脑膜炎、脑炎、类脊髓灰质炎样麻痹。脑炎可有意识障碍、惊厥和意识水平的改变，出现昏迷、呼吸衰竭和脑神经麻痹。少见震颤和帕金森症状。

C. 实验室检查：白细胞通常正常，也可轻度增加或降低。同 SLE 一样，也可因抗利尿激素分泌异常出现低钠血症。脑脊液淋巴细胞计数增多，达 $0.15\times10^9/L(1\,500/mm^3)$，早期以中性粒细胞为主，蛋白质含量通常升高，糖含量正常。脑电图显示弥漫性慢波；CT 检查无异常发现。20%～70%的病例 MRI 检查异常，在 T_2、FLAIR 和弥漫加权成像（DWI）中见发生在深部灰质结构（基底节、丘脑）、脑干、小脑、脊髓前角的异常信号。

D. 诊断：不易从血或脑脊液中分离出病毒。血清或脑脊液中 WNV 特异性 IgM 检测可进行快速诊断。核酸扩增也有助于诊断。

E. 治疗和预防：该病无特效治疗，主要为支持治疗，尤其对于出现呼吸衰竭的患者。控制传播媒介，使用驱蚊剂、衣帽防护可进行预防。

F. 预后：WNV 脑炎呈急性经过，病程 2～3 周。预后不良因素包括年龄较大、男性、脑炎伴重度肌无力、意识水平改变、糖尿病、心血管疾病、丙型肝炎病毒感染、酗酒和/或免疫抑制。感染后 1 年，只有 40%的患者可完全康复。痴呆和瘫痪为最常见的后遗症。患者一旦康复，对 WNV 的免疫力将持续终身；虽然可能发生再感染，但极其罕见。

4）流行性乙型脑炎（日本脑炎）：

A. 流行病学：流行性乙型脑炎（简称乙脑）在 1924 年大流行后被人类所认识，致病病毒流行性乙型脑炎病毒是以蚊为传播媒介的黄病毒。该病呈地方流行（热带地区）或大流行（温带地区）。目前仍为亚洲地区主要的健康问题，据估计每年大约有 68 000 例乙脑发生。病理改变较 SLE 严重。除了淋巴细胞、单核细胞和小胶质细胞浸润外，在整个大脑皮质、基底节、小脑和脊髓均可见神经元坏死。该病常见于儿童。常遗留神经系统后遗症和智力低下，特别是在年轻患者。

B. 临床表现：与 SLE 不同。50%～70%的乙脑患者可有惊厥、局灶性神经缺陷、运动障碍。运动障碍常表现为肌张力异常和帕金森病。与 WNV 脑炎类似，罕见急性弛缓性瘫痪发生。

C. 诊断：确诊有赖于从血、脑脊液或脑组织中分离出病毒，或脑脊液和血清病毒特异性 IgM 检测。脑脊液中检测出特异性 IgM 抗体，可证实为近期 CNS 感染。血清中有 IgM 抗体提示为乙脑，但可能是无症状性感染或近期接种了疫苗。神经影像学表现与 WNV 脑炎类似(如基底神经节、丘脑和脑干病变)。

D. 治疗：无特效疗法。主要是支持治疗，重点是控制颅内压、维持足够的脑灌注压、控制癫痫发作并防止继发性并发症。控制传播媒介和疫苗接种进行预防。在日本、中国和朝鲜常规进行灭活病毒疫苗接种。

5) 加利福尼亚脑炎：加利福尼亚脑炎病毒引起的人神经系统疾病于 20 世纪 60 年代首先被认识。之后，拉克罗斯病毒(加利福尼亚病毒的一种血清型)导致大部分感染。该病毒类属布尼亚病毒属，为有包膜、螺旋状、环状核糖核蛋白类病毒。

A. 流行病学：该病毒由森林蚊子传播。它的复制周期中包括以小的森林动物(非禽类)作为中间宿主。夏秋季多发。几乎所有患者发生于儿童，偶见发生于 1 岁以内的婴幼儿及成人。

B. 临床表现：常见表现有头痛、发热、恶心、呕吐、感觉异常、脑膜刺激征、惊厥、上运动神经元症状。

C. 诊断：与许多其他病毒感染不同，加利福尼亚病毒感染患者的外周血细胞计数常明显增高，达 $(20\sim30)\times10^9/L(20\ 000\sim30\ 000/mm^3)$。依据脑膜炎和脑炎的典型症状，以及脑脊液中淋巴细胞计数增加、血清学检查和核酸扩增等手段帮助明确诊断。

D. 治疗和预后：治疗主要为支持治疗。病死率低(<1%)。患者通常在 7～10 d 内恢复。可遗留情绪不稳、学习困难、复发性惊厥等后遗症。

6) 其他虫媒病毒脑炎：

A. 科罗拉多蜱传热(CTF)：CTF 是由科罗拉多蜱传热症病毒属(呼肠病毒科)病毒引起的感染，安氏革蜱为传播媒介，以小型动物为中间宿主。徒步旅行者、林业工作人员易感，春夏季节多发。蜱叮咬后 3～6 d 可出现急性期症状，有发热，伴头痛、肌痛、眶后痛和畏光。50%的患者呈双相热型。外周血白细胞减少和血小板减少常见。20%的患者可出现无菌性脑膜炎。此病呈良性经过，不会出现脑炎和永久性后遗症。从血中分离培养病毒、血清学检查或 RNA 扩增可帮助诊断。出现症状后 10～14 d 进行血清学检查通常为阴性。而 RNA 扩增从出现症状第 1 日起即具有诊断性。

B. 蜱传脑炎(TBE)：TBE 病毒是由安氏革蜱传播的虫媒病毒。感染主要见于西伯利亚和欧洲北部林地。西伯利亚毒株引起重症脑炎(俄罗斯春夏脑炎病毒)。欧洲和斯堪的纳维亚(Scandinavian)毒株常引起较轻脑炎(中欧脑炎)。TBE 潜伏期通常为 7～14 d，大约 2/3 的患者报告被蜱叮咬。该病的特征为双相性。在第 1 阶段病毒血症期，发热、疲劳、不适、头痛和关节痛为主要症状。而在第 2 阶段，标志性症状为神经系统表现，临床表现从轻微脑膜炎到严重脑炎不等，可能伴有脊髓炎和急性弛缓性麻痹。呈现双相疾病，急性期流感样症候群出现后可再次出现症状。波瓦生病毒(Powassan virus)为 TBE 复合体成员之一，从北美和加拿大几例重症患者体内分离获得。

偶可引起脑炎暴发的其他虫媒病毒包括非洲的裂谷热和澳大利亚的墨累谷脑炎。

(4) 风疹

风疹病毒被分类为囊膜病毒，不属于虫媒病毒。它是一种 RNA 病毒，含有包膜，可引起风疹(德国麻疹)。风疹是一种伴皮疹的呼吸道传染病，孕期感染可引起胎儿神经系统损害，即先天性风疹综合征(CRS)。澳大利亚眼科医生 Gregg 首次证实了新生儿先天性白内障与母亲孕期前 3 个月感染风疹病毒有关。CRS 可有多种缺陷，包括耳聋、智力低下、心脏异常。先天性缺陷的发生率在孕期前 3 个月感染最高，随孕期延长而降低，孕龄第 1 个月 10%～50% 被感染，第 2 个月时为 10%～30%，第 3 个月时为 5%～20%，第 4 个月时为 1%～5%。风疹病毒导致胎儿的慢性持续性感染，出生后很长时间还可从鼻咽部、眼或脑脊液排出病毒。对于风疹儿童，体内产生中和抗体和血凝抗体后病毒仍可复制。

1) 病理：风疹病毒可引起脑炎、脑组织水肿、非特异性血管周围浸润、神经细胞变性及轻度脑膜反应。CRS 神经系统病变表现为慢性软脑膜炎，可见单核细胞、淋巴细胞和浆细胞浸润，基底节、中脑、脑桥和脊髓可见小范围坏死和神经胶质细胞增生，镜下可见血管炎和血管周围钙化。

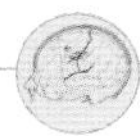

2）临床表现：风疹脑炎多见于小儿，一般发生于出疹后1～7 d，有头痛、嗜睡、呕吐、复视、颈部强直、昏迷、惊厥、肢体瘫痪等表现。风疹脑炎婴儿通常表现为出生时或出生后数天或数周出现嗜睡、肌张力减低、不活泼，数月后出现多动、头部萎缩、角弓反张和僵直。可伴惊厥和脑膜样症状。前囟增大和小头畸形常见。6～12个月龄后可有不同程度慢性心力衰竭改善。儿童可出现其他缺陷，如耳聋，心血管异常，慢性心力衰竭（CHF），白内障，血小板减少，脐周、前额和面颊色素沉着。一般病程较短，多数患者于3～7 d后自愈，少数可留有后遗症。

3）实验室检查：脑脊液改变与其他病毒性脑炎相似。脑脊液中细胞数增加（以淋巴细胞为主），蛋白质中等度增加。风疹病毒可在25%的患者脑脊液中分离出，1岁内可持续存在。

4）诊断：从咽拭子、尿液、脑脊液、白细胞、骨髓、结膜中分离出病毒，血清学实验室检查阳性可明确诊断。在新生儿可行风疹特异性IgM血清学检查。核酸扩增也有助于明确诊断。

5）预防和治疗：CRS主要预防方法是阻止胚胎感染。1岁至青春期儿童可接种活风疹病毒疫苗预防风疹病毒感染。血清学检查显示对风疹易感的青少年女孩和非妊娠妇女应给予预防接种，疫苗接种效果很理想，安全有效。CRS患者自幼应注意护理，医护人员和病儿父母等应共同观察病儿的生长发育情况，测听力，矫治畸形，必要时予手术治疗。风疹脑炎应对症处理；除对症治疗外，干扰素、利巴韦林等似有助于减轻病情。

6）其他风疹疾病：1/5 000的成人风疹患者可出现急性风疹性脑炎，儿童常见。脑炎常见症状为精神状态改变、局灶性神经功能异常和惊厥发作，病死率为0%～50%，治疗主要为支持治疗。风疹病毒也可引起免疫介导的脱髓鞘病变（PIEM），是一种获得性慢性风疹病毒感染，称为进行性风疹全脑炎（PRP）。

（5）黏病毒感染

1）流行性腮腺炎脑膜炎和脑炎：流行性腮腺炎（epidemic parotiditis，mumps）是由副黏液病毒科（Paramyxoviridae）腮腺炎病毒属（*Rubulavirus*）病毒引起的感染。腮腺炎病毒是一种单股负链RNA病毒，存在A～L共12种基因型，但只有一种血清型，因而接种疫苗后产生的中和抗体对所有基因型均有保护作用。腮腺炎病毒从细胞表面通过出芽方式进行增殖，含有包膜，由呼吸道飞沫传播，对唾液腺、成熟的生殖腺、胰腺、乳房和神经系统有亲嗜性。无菌性脑膜炎是流行性腮腺炎的最常见神经系统并发症，其他神经系统并发症包括脑炎、脑脊髓炎、脊髓炎、吉兰-巴雷综合征以及面瘫、耳聋等。在流行性腮腺炎脑膜炎患者中，病毒在脉络膜和室管膜细胞中复制。目前尚不清楚脑炎是病毒直接感染的结果还是免疫介导的脱髓鞘病变。

A. 病理：流行性腮腺炎脑膜炎和脑炎的病理表现目前尚未完全阐明，因为病死率极低，供尸检研究的病例少。病理变化可能包括脑膜和脑血管淋巴细胞和单核细胞渗出。脑脊髓炎的病理改变有血管周围脱髓鞘病变，伴淋巴细胞和小胶质细胞浸润。白质病变明显，也可见局灶性神经元受损。

B. 流行病学：腮腺炎神经系统并发症的发生率在不同的流行期差别非常大，从不到1%到超过70%不等。脑脊液分析显示，大约2/3的腮腺炎患者脑脊液中细胞数增多，但是仅50%的脑脊液细胞数增多患者有CNS症状。腮腺炎症状轻重并不能预测是否会出现CNS并发症。无菌性脑膜炎是腮腺炎病毒感染的最常见神经系统并发症，发生率为1%～10%，男性发病率比女性高3倍。儿童感染常见，但群居年轻成人中也可流行，如在军队中。冬春季节多发。患者发生腮腺炎前后及病程中均可并发脑膜炎。一些研究显示，近一半脑膜炎患者未出现腮腺炎症状。

在疫苗普及之前，流行性腮腺炎合并脑炎的发生约为0.1%。随着广泛的疫苗接种，流行性腮腺炎脑炎的发生已十分罕见。约1/3脑炎患者无腮腺炎表现。

C. 症状和体征：大多数腮腺炎患者神经系统受累的表现为脑膜炎（表现有头痛、发热、颈项强直）。这些症状在腮腺炎发病后的2～10 d内出现，偶尔先于唾液腺肿大前出现，起病48 h内达到高峰，随后缓解，总病程7～10 d，症状多为良性，通常不造成永久性损害。脑炎患者常表现为发热、神志改变、癫痫、部分或全部瘫痪，绝大多数脑炎患者可完全康复，少数可发生永久性损害，小脑炎以及小脑共济失调等亦呈自限性，罕有脑积水报道。

D. 并发症：常见后遗症为耳聋，65%的患者逐渐出现单侧听力丧失，也可突然出现伴有脑转耳鸣。耳聋通常为膜迷路受损的结果。也可发生睾丸炎、卵巢炎、胰腺炎和甲状腺炎。重症脊髓炎、多神经

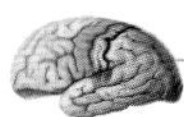

炎、脑炎、视神经炎和其他脑神经麻痹可在腮腺炎发生后的 7～15 d 出现，这些症状被认为是免疫介导的脱髓鞘病变的结果。儿童腮腺炎患者有发生脑水肿的报道，由病毒感染引起中脑导水管硬化、病毒在室管膜细胞复制，进而神经胶质细胞增生的结果。

E. 实验室检查：血常规淋巴细胞比例增高，白细胞轻度减少。脑膜炎患者脑脊液压力轻度增加，细胞数增加，通常为（0. 01～1）$\times 10^9$/L（10～1 000/mm^3），偶可达 3$\times 10^9$/L（3 000/mm^3）。淋巴细胞占 90%～96%，疾病早期偶可以中性粒细胞为主。细胞数增高的程度与症状严重程度无关，可持续升高 30～60 d。腮腺炎脑膜炎患者的脑脊液电镜下可找到病毒核衣壳样物质。蛋白质含量正常或中等增加，腮腺炎病毒特异性单克隆 IgG 可见。糖含量通常正常，5%～10%的患者可轻度降低。腮腺炎病毒可从多数病例脑脊液标本中分离获得。脑炎患者脑脊液表现与脑膜炎患者类似。

F. 诊断与鉴别诊断：腮腺炎患者或有相应流行病学接触史的高危人群出现脑膜炎（头痛、低热、颈项强直等）或脑炎症状（发热、神志改变等），脑脊液提示 CNS 受累，可临床诊断腮腺炎脑膜炎或脑炎。脑脊液中分离培养出流行性腮腺炎病毒或查见特异性 IgM 抗体也可协助诊断。使用 PCR 进行核酸扩增具有高度的敏感性和特异性，对脑脊液中的病毒核酸进行检测有助于及时快速明确诊断。腮腺炎脑膜炎需与其他脑膜炎进行鉴别，如脑脊液中糖含量低，需与结核性和真菌性脑膜炎鉴别；脑脊液中糖含量正常、病菌培养阴性，与急性化脓性、结核性和真菌性脑膜炎可资鉴别。

G. 治疗：流行性腮腺炎及其神经系统并发症尚无特效的抗病毒药物，治疗以对症支持为主。自从 1967 年腮腺炎减毒疫苗问世后，腮腺炎的发病率降至疫苗使用前的 5%以下。疫苗引起的 CNS 不良反应罕见。

2）麻疹包涵体脑炎：麻疹是儿童时期一种由病毒引起的传染性极强的严重疾病，可遗留严重的神经系统并发症。在 1963 年引入麻疹疫苗和广泛接种疫苗之前，主要的流行每 2～3 年发生一次，每年估计造成 260 万人死亡。尽管在全世界范围内已广泛应用了安全有效的疫苗，但目前麻疹仍有一定的发病率和病死率，2017 年全球仍有 11 万人死于麻疹，其中大多数是 5 岁以下儿童。麻疹由副黏病毒科（Paramyxoviridae）的一种病毒引起，麻疹病毒一般通过直接接触和空气传播，先感染呼吸道，然后扩散至全身。本病常继发神经系统慢性病变，神经系统并发症可由病毒的直接损害导致，也可由病毒诱发对 CNS 抗原的自身免疫反应而引起。麻疹的急性期和病后数月到数年的 CNS 并发症分为 3 类：麻疹包涵体脑炎（MIBE）、亚急性硬化性全脑炎（SSPE）和感染后脑脊髓炎（PIC），如表 43－2 所示。

表 43－2　麻疹神经系统并发症

疾　病	宿主免疫	麻疹患者年龄	发生率	病　理	病　程	起病时间
PIC	正常	＞2 岁	1/1 000	炎症、脱髓鞘	单向性	数周
MIBE	免疫缺陷	任何年龄	1/10	包涵体	进行性	数月
SSPE	正常	＜2 岁	1/106	包涵体、炎症	进行性	数年

本节主要介绍 MIBE，SSPE 和 PIC 将在后面阐述。

A. 发病机制：麻疹病毒通过呼吸道感染人体后，首先感染肺泡内的树突状细胞，进而引流入局部淋巴结感染淋巴细胞导致大量病毒复制，并随血液和淋巴循环播散全身。6～19 d 潜伏期后，前驱症状出现，包括体温逐渐升高、咳嗽、结膜炎、鼻炎、科氏（Koplik）斑等。前驱症状出现 2～4 d 后，机体细胞免疫反应开始发挥作用，辅助 T 淋巴细胞释放大量 α 干扰素和 IL－2，有效清除血液及组织中的麻疹病毒同时，也导致从头面部逐渐向全身波及的麻疹样皮疹。皮疹的出现表示免疫反应开始和麻疹特异性抗体及细胞免疫的出现。如患者有严重的获得性细胞免疫缺陷或基因缺陷，可不出现皮疹，这类患者麻疹病毒感染不易被清除，由于麻疹病毒无限制复制，导致神经系统病变，易并发 MIBE。CNS 病毒感染始于大脑毛细血管内皮细胞或被病毒感染的单核细胞浸润脑组织。其后神经元或胶质细胞被病毒感染，并在脑组织内逐渐扩散。灰质细胞核和细胞质内可首先出现嗜酸性包涵体，并有巨灶性坏死、神经

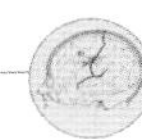

元细胞变性。最常累及顶枕区、基底节和脑干。尽管有星形细胞和小神经胶质细胞增生，但无炎症反应。

电镜观察包涵体内含有麻疹病毒核衣壳的微管结构，免疫细胞化学染色发现有麻疹病毒抗原(特别是N蛋白)，但没检测到H、F、M蛋白，脑组织病毒培养阳性率低。从MIBE患者脑组织抽取病毒RNA，发现包膜蛋白的mRNA数量有限，且病毒出现多处变异，特别是M蛋白基因。与在SSPE中的发现相似，这些变异可阻止病毒继续复制。这反映了病毒适应在神经细胞内生长。神经细胞允许含有病毒RNA的核衣壳不断地经突触在细胞间传递，而病毒颗粒不一定感染细胞，所以病毒在神经系统病变中不一定起决定性的作用。

B. 临床表现：MIBE主要发生于年轻的免疫缺陷人群，包括急性淋巴细胞性白血病患者、HIV感染者、造血干细胞或实体器官移植患者以及自身免疫病患者。表现为在接触麻疹后1～6个月出现不发热的进行性神经病变，包括异常的精神状态(100%)、失语症(21%)、共济失调(24%)、偏瘫(36%)、癫痫小发作(78%)以及全身和局灶性抽搐(97%)等，也可有视网膜病变。典型的抽搐难以用止痉药物控制，病情在数天到数周内进行性加重，可伴有抗利尿激素分泌增加，患者出现昏迷，数周或4～5个月内死亡。由于T细胞免疫功能缺陷，患者多无典型麻疹样皮疹。

C. 诊断：因患者常无皮疹的病史，故诊断困难。若患者存在免疫缺陷，神经系统症状有进行性恶化，病前数月至1年内曾有麻疹接触史，则应考虑本病。确诊依据脑组织活检，病理可见神经元丢失、星形细胞和小神经胶质细胞增殖活化、局灶坏死、血管周围轻微炎症、神经元和神经胶质细胞内大量包涵体形成。PCR检测病毒RNA等分子检测手段逐步取代病毒分离培养，有助于明确诊断。起病初期因无免疫反应，故抗体阴性，病程后期血清或脑脊液可测得麻疹病毒特异性抗体。脑脊液常规通常在正常范围内，偶有细胞数和蛋白质含量增加。脑电图为弥漫性慢波和棘波，但无特异性。起病时CT和MRI检查结果也正常，晚期可见脑水肿、皮质萎缩和脑室扩大等征象。

D. 治疗和预防：在患者发生白血病或其他免疫缺陷时，及早进行麻疹疫苗接种可有效预防MIBE。暴露麻疹病毒后立即注射免疫球蛋白的预防作用不肯定。MIBE预后较差，病死率可达76%，且所有幸存者均留有不同程度的神经系统后遗症。MIBE发病后无有效的抗病毒药物，以对症支持治疗为主。允许时，需立即停用免疫抑制药物。有报道，数例患者因长期静脉应用利巴韦林而康复。

(6) 沙粒病毒感染

1) 淋巴细胞性脉络丛脑膜炎：淋巴细胞性脉络丛脑膜炎(LCM)是由淋巴细胞脉络丛脑膜炎病毒(LCMV)引起的CNS感染，多数患者类似感冒，少数患者出现无菌性脑膜炎的表现，偶可表现为脑脊髓膜炎。1925年，Wallgren首次描述了该病的临床特征。1935年，Rivers和Scott从患者脑脊液中分离出LCMV。LCMV是一种含有包膜的RNA病毒。该病毒至少可产生2种蛋白：一种为核糖核蛋白；另一种为表面糖蛋白。病毒产物还具有酶的活性，包括聚合酶和转录功能。既往LCMV与人类无菌性脑膜炎关系密切，近年来由于其他脑膜炎病毒检测水平的提高，或由于新的不明病原脑膜炎的流行，LCMV已罕见，低于0.5%的病毒性脑膜炎由该病毒引起。但由于无菌性脑膜炎的病原多不能明确，故仍要考虑LCMV致病的可能性。病毒由啮齿类动物(鼠等)传播，实验室工作人员、宠物饲养员、贫困人群及生活环境恶劣者均为高危人群。食入被动物尿液污染的食物或伤口暴露于污物也可能是感染的途径。冬季多发。母婴传播和器官移植导致人与人之间的传播。

A. 临床表现：LCMV感染者出现发热、头痛、乏力、肌痛、上呼吸道感染或肺炎症状。少数患者发病1周内出现脑膜炎症状，在脑膜炎症状出现前也可无任何前驱症状。LCMV感染后仅15%出现神经表现，其余感染者有轻微全身症状或无症状，偶有脑炎或脑膜脑炎等严重神经系统损害，甚至死亡。患脑膜炎后其病程较长，但不会遗留永久性神经损伤。先天性LCM引起脉络膜视网膜炎和脑结构异常。常见后遗症有小头畸形、智力低下、癫痫和大脑性瘫痪。

急性期可见白细胞和血小板减少，之后可有白细胞升高，以中性粒细胞为主。脑脊液表现同其他病毒性脑膜炎。

B. 诊断与预后：确诊有赖于从血或脑脊液中分离培养出病毒。大多数患者经血清学检查可明确。PCR核酸扩增也有助于诊断。鉴别诊断同肠道病毒感染。脑膜炎症状持续1～4周，平均3周。病死率低于1%。所有感染者几乎均可痊愈，不留任何后遗症。少数脑炎患者有神经后遗症。本病无特效治疗。

2）其他沙粒病毒感染：阿根廷出血热和玻利维亚出血热病毒以及非洲的拉沙热病毒可引起严重的出血热。出血和休克为常见死亡原因，神经系统较少累及。

（7）*腺病毒感染*

腺病毒是二十面体DNA病毒，无包膜，有60多个血清型，于1953年从切除的扁桃体和增殖腺中被首次分离培养检出。

1）临床表现：腺病毒可经呼吸道和胃肠道传播，引起一系列临床症状。呼吸道感染最常见，表现为鼻炎、咽炎或肺炎。也可出现咽结膜热、流行性角结膜炎、百日咳样综合征、出血性膀胱炎。感染者多见于儿童，约50%的感染为无症状性。神经系统累及主要发生于儿童，较少见，表现为脑炎或脑膜脑炎。脑炎通常为中重度，伴假性脑膜炎、嗜睡、意识障碍、昏迷和惊厥，也可出现共济失调。病死率达30%。

2）诊断和治疗：依据血清学检查，从脑组织、脑脊液、咽喉、呼吸道分泌物和粪便中分离培养出病毒可以明确诊断。组织学改变包括血管周围白细胞聚集、单核细胞浸润，少数患者无炎症或轻微炎症反应。脑脊液中细胞数增多，蛋白质正常或轻度增加。PCR核酸扩增也有助于诊断。本病无特效治疗。

（8）*疱疹病毒感染*

疱疹病毒（herpesviridae）是一群较大的双链DNA病毒，能很好地适应人类，常常它们建立了终身感染，很少导致宿主死亡，并且容易在个体之间传播。疱疹病毒通常长时间处于休眠状态，一些诱发因素可导致其再激活。病毒有时可聚集于细胞核内形成嗜酸性包涵体。目前已知与人类感染有关的疱疹病毒有8种：HSV 1型和2型、VZV、EBV、CMV、HHV-6、HHV-7和HHV-8（卡波西肉瘤疱疹病毒）。它们引起的主要疾病如表43-3所示。所有上述病毒均可引起神经系统疾病，其中HHV-7和HHV-8引起者相对少见。

表43-3 人类疱疹病毒的种类及其所致的主要疾病

病毒	所致主要疾病
单纯疱疹病毒Ⅰ型（人疱疹病毒1型）	龈口炎、唇疱疹、角膜结膜炎、脑炎、甲沟炎
单纯疱疹病毒Ⅱ型（人疱疹病毒2型）	生殖器疱疹、新生儿疱疹
水痘-带状疱疹病毒（人疱疹病毒3型）	水痘、带状疱疹、肺炎、脑炎
EB病毒（人疱疹病毒4型）	传染性单核细胞增多症、多克隆B细胞淋巴瘤、X染色体相关性淋巴细胞综合征、Burkurt淋巴瘤、鼻咽癌
巨细胞病毒（人疱疹病毒5型）	巨细胞包涵体病、输血后传染性单核细胞增多症、先天性畸形、肝炎、间质性肺炎、视网膜炎、脊髓炎
人疱疹病毒6型	婴儿急疹、幼儿急性发热病、间质性肺炎、骨髓抑制
人疱疹病毒7型	未确定
人疱疹病毒8型	卡波西肉瘤

1）单纯疱疹脑炎及脑膜炎：

A. 发病机制：单纯疱疹病毒（HSV）原发感染通常发生于儿童和青少年，最初通过黏液进入宿主组织膜或受损皮肤，常为亚临床感染，也可引起口炎、咽炎或呼吸道感染。HSV原发感染后1周左右，血中出现中和抗体。3～4周达高峰，可持续多年。到15岁时，约15%的人群体内HSV-1抗体阳性，成人中50%～90%抗体呈阳性。这些抗体可中和游离病毒，阻止病毒在体内扩散，但不能消除病毒。病毒以潜伏状态长期存在宿主体内，而不引起临床症状。研究表明，神经节中神经细胞是病毒潜伏的场所。HSV-1潜伏于三叉神经节和颈上神经节；HSV-2潜伏于骶神经节。当人体受到各种非特异性刺激，如发热、寒冷、日晒、月经、某些细菌或病毒感染，或使用肾上腺皮质激素等，潜伏的病毒被激活，转为增殖性感染。此时病毒沿感觉神经纤维轴索下行到末梢而感染邻近的黏膜或皮肤上皮细胞，进而增殖，引起复发性局部疱疹。

HSV脑炎最早于1920年代开始报道。据估计，全世界HSV脑炎的发病率为（2～4）/10万人

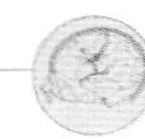

年，在美国占脑炎/脑膜炎病例的8.3%。在3岁以下婴幼儿和50岁以上的成年呈现双峰分布，男女受影响程度相同。50%以上的HSV脑炎的病毒株不同于皮肤感染的病毒株，提示这些病例更可能为原发性中枢神经系统感染而不是潜伏感染再激活。病毒可能沿三叉神经分支进入脑膜基底部，使得脑炎局限在颞叶和框额叶。实验性研究结果显示，病毒可经过嗅球传播到眶额叶，之后再播散至颞叶。单纯疱疹脑炎呈散发性，发病无季节差异。单纯疱疹脑炎可表现为免疫缺陷人群的机会性感染。一些细胞免疫缺陷或长期使用免疫抑制治疗的患者，局部或全身性HSV感染均加重。

B. 病理：死亡病例尸检脑组织可见脑膜强烈炎症反应和脑实质广泛坏死。可见炎症、坏死、出血病变，额、颞叶多见。也可有脑水肿伴坏死。神经元内出现核内嗜酸性包涵体，电镜下可见包涵体内含疱疹病毒颗粒。

C. 临床表现：

a. HSV脑炎：新生儿HSV感染主要累计CNS。妊娠期妇女因HSV-1原发感染或潜伏感染的病毒被激活，病毒可经胎盘感染胎儿，诱发流产、早产、死胎或先天性畸形。70%以上的新生儿疱疹病毒感染表现为脑炎。如不予治疗，病死率可达65%，播性散HSV脑炎的病死率更是高达85%。儿童和成人的HSV脑炎95%由HSV-1引起。常见临床表现为急性起病、发热、头痛、呕吐、行为异常、幻觉、言语障碍和局灶性癫痫发作。局灶性体征，如偏瘫、偏身感觉缺失、局灶性抽搐发作、共济失调为疱疹病毒脑炎的特征性表现，但仅见于不到50%的感染者。部分患者可在短期出现定向力丧失、抽搐、颈项强直、轻瘫和昏迷。HSV脑炎病情一般较重，死亡多发生在第2周。未治疗经脑活组织检查证实的HSV脑炎的病死率为60%～80%，治疗后病死率可下降30%～50%，存活者中90%以上遗留神经系统后遗症。

b. HSV脑膜炎：通常与原发性生殖器疱疹有关。病原主要为HSV-2，常能自脑脊液中分离出来。临床上有发热、头痛、恶心、呕吐、畏光和颈项强直等症状及体征。脑脊液中淋巴细胞增多，也可有红细胞增多，蛋白质含量轻度升高，糖含量多在正常范围。但有些病例脑脊液糖含量降低。病程约为2周，呈自限性，预后良好，后遗症罕见。15%～25%的患者可有1次以上的复发。

D. 辅助检查：血清疱疹病毒抗体可呈阳性。脑脊液压力一般正常或轻度升高，典型表现为细胞数轻度升高[$(10\sim200)\times10^6$/L($10\sim200/mm^3$)]，常以淋巴细胞为主，急性期可以中性粒细胞为主，之后转变为以淋巴细胞为主。脑脊液中红细胞常见，糖含量通常正常，蛋白质通常轻度升高(500～1 000 mg/L)。不易从脑脊液中分离出病毒。5%～10%的患者脑脊液检查结果可正常。HSV-1和HSV-2的PCR检测是首选检测方法，具有很高的敏感性(96%)和特异性。

起病后数周脑电图和MRI检查出现异常。脑电图表现为弥漫性慢波或颞区局灶性改变，呈周期性。90%的患者CT检查显示有低密度病灶，但在发病1周内可为正常，故CT用于早期诊断不可靠，而且CT难以区分需要鉴别的疾病。MRI检查较CT敏感，发病第1周内可发现CT不能发现的局灶性病变。有报道称，DWI异常可早于FLAIR成像出现。典型的MRI表现为T_2加权序列上颞叶、额叶和岛叶皮质的不对称高信号病变。

E. 诊断与鉴别诊断：HSV脑炎病死率高，临床应争取早诊断、早治疗。根据临床表现、脑脊液、脑电图、CT和MRI检查可进行临床诊断。确诊有赖于从脑组织或脑脊液中分离出病毒，扩增出病毒DNA或发现病毒抗原。因隐性感染者或再发的HSV皮肤感染者可出现血清抗体效价升高，所以由其他病因导致的脑炎患者血清疱疹病毒抗体效价也可呈4倍升高，血清学检查有时可误诊。且抗体多在发病10 d后增高，血清学检查无助于早期诊断，可用于回顾性诊断。脑活组织检查及病原学检查特异性高，是目前HSV脑炎极可靠和最有效的诊断方法。脑脊液HSV-1和HSV-2的PCR检测，以及MRI检查也是可靠的诊断手段。

HSV脑炎的鉴别诊断包括其他病毒性脑炎，细菌、真菌和寄生虫感染，肿瘤等。

F. 预后和治疗：未经治疗的患者病死率高达70%～80%，存活者多遗留严重的神经系统后遗症。脑实质和脑膜广泛炎症的主要并发症是颅内压增加、癫痫发作和昏迷。防治原则为在不可逆脑损伤发生前采取有效的预防与治疗措施。

a. 及时识别危重患者，有条件的送到神经重症监护病房，提供包括呼吸支持在内的支持治疗和监测。对于疑似疱疹病毒脑炎的患者，需要尽早提供经验性抗疱疹病毒治疗。

b. 颅内高压的处理：颅内压增高是由脑和脑膜的炎症、脑水肿、出血和脑脊液循环障碍引起。广泛炎症性脑病可引起抗利尿激素分泌过多，也可造成颅内压过高、意识障碍或癫痫发作。甘露醇或利尿剂常可使颅内压暂时性降低，限制液体及降温也能降低颅内压。重度脑水肿可危及生命，可用糖皮质激素治疗。

c. 癫痫发作的治疗：意识障碍的患者癫痫发作可引起吸入性肺炎、缺氧和颅内压增高等。可予苯妥英钠每天 300～400 mg 口服或静滴。如在苯妥英钠治疗中仍发生癫痫，可加用苯巴比妥（每 6 h 30～60 mg）。

d. 抗病毒治疗：治疗 HSV 脑炎时，阿昔洛韦的疗效（病死率降至 28%）优于阿糖腺苷（病死率降至 51%）。阿昔洛韦的推荐剂量为每次 10 mg/kg、每 8 h 一次，疗程为 14～21 d。在治疗新生儿播散性感染时，由于阿昔洛韦使用方便，故为首选。阿昔洛韦的不良反应较小，偶有药物相关的神经系统毒性，如可引起意识障碍、嗜睡、幻觉、震颤、共济失调和抽搐等。大剂量静脉滴注或快速注射阿昔洛韦可引起可逆性肾功能异常。对耐阿昔洛韦 HSV 感染的治疗，可选用膦甲酸钠。使用膦甲酸钠要特别注意肾小管损伤和电解质紊乱的风险。阿昔洛韦不可及时，也可以使用更昔洛韦，推荐剂量为每次 5 mg/kg、每 12 h 1 次。西多福韦难以透过血脑屏障，不推荐使用。

G. 预防：如孕妇产道发生 HSV－2 感染，分娩后可给新生儿注射丙种球蛋白作为应急预防；碘苷、阿糖胞苷等滴眼，对疱疹性角膜炎有较好疗效。近年应用阿昔洛韦（acyclovir，ACV），对 HSV 有抑制作用。ACV 的抗病毒机制是其很易被 HSV 编码的胸苷激酶磷酸化，形成 ACV－MP，再经细胞酶作用形成 ACV－TP。ACV－TP 与 dGTP 竞争而抑制病毒 DNA 合成。ACV 毒性低，对生殖器疱疹、疱疹性脑炎、免疫减弱患者的复发性疱疹及播散性疱疹有良好的疗效，但仍不能彻底防止潜伏感染的再发。由于 HSV 在组织培养中能转化细胞，有潜在致癌的危险，所以一般不宜用活疫苗或含有病毒 DNA 的疫苗。用 HSV 包膜糖蛋白制备亚单位疫苗正在研究中。

2）带状疱疹病毒脑炎：带状疱疹可以引起神经节后根炎症病变，临床表现为疼痛和受累神经节支配区域的皮疹。只有少部分患者感染累及运动根和中枢神经系统。

A. 病因：致病病毒为水痘－带状疱疹病毒（VZV），是一种含有包膜的 DNA 病毒。首次感染 VZV，表现为水痘。既往患过水痘的成人，VZV 再次激活则表现为带状疱疹。VZV 的 CNS 并发症包括急性小脑共济失调、脑炎、脊髓炎、脑膜炎，通常由感染后的自身免疫反应引起，偶可由病毒直接侵犯所致。带状疱疹常发生于有其他系统感染、接受免疫抑制治疗、脊髓或神经根局灶性病变（如急性脑脊膜炎、结核、霍奇金病、肿瘤转移、脊髓创伤）患者。

B. 发病机制：病变常局限于一两个神经根分布区域。病理改变为受累脊髓神经根或脑神经根肿胀伴炎症。炎症反应以淋巴细胞浸润为主，中性粒细胞和浆细胞少见。炎症常波及脑膜和神经根入口处（脊髓后角灰质炎），累及腹侧和脊髓白质较少见。脑神经根和脑干病理改变与脊髓根和脊髓相似。病毒常潜伏于背根神经节，具有活化的潜力并导致 CNS 感染。VZV 脑炎主要见于免疫缺陷宿主，也有一些文献报道了免疫功能正常患者中的 VZV 脑炎。

C. 临床表现：VZV 脑炎可表现为意识障碍、共济失调、局灶神经症状如急性对侧偏瘫、失语；多数患者近期有皮肤带状疱疹表现，但少数患者起病隐匿。数月后可发生同侧颈动脉及其他血管动脉炎等血管病变。疱疹后神经痛老年患者多发，多为肋间神经痛，表现为持续、剧烈、烧灼样痛，对触觉敏感。疼痛持续数月或数年，难治，对各种治疗无效。

D. 实验室检查：单纯神经节感染的患者脑脊液检查可为正常。感染累及脑神经、出现麻痹和其他神经体征时脑脊液多为异常，每毫升中细胞数十至数百，增高的细胞以淋巴细胞为主；蛋白质正常或轻度增加，糖含量正常。

E. 诊断：根据典型临床表现，以及脑脊液抗 VZV 核酸扩增结果，可以明确诊断。

F. 治疗：60 岁以上的老人建议疫苗接种。接种疫苗可使带状疱疹发病率减少 51%，带状疱疹后神经痛（postherpetic neuralgia，PHN）发生率降低 61%。无并发症带状疱疹患者可给予镇痛药和减轻皮疹的非特异性的外用药治疗。皮疹局部使用抗病毒药物的作用目前尚不肯定，但外涂抗生素可以防治继发感染。急性期带状疱疹患者，尤其是免疫缺陷人群、并发带状疱疹病毒脑炎和动脉炎者，推荐予阿昔洛韦全身用药（口服或静脉）。对于带状疱疹病毒脑炎患者，推荐采用阿昔洛韦，每次 10 mg/kg，每 8 h 1 次，疗程为 14～21 d。伐昔洛韦和泛昔洛韦可

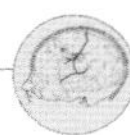

作为替代选择，其中泛昔洛韦可显著减少疱疹后神经痛的持续时间。

带状疱疹后神经痛的很难治愈，常规镇痛药一般无效。后根神经节阻断治疗通常不能减轻疼痛。激素的作用甚微，可缩短急性神经炎的持续时间和愈合时间，但并不能降低疱疹后神经痛的发生率和持续时间。对于免疫抑制患者慎用激素，以免病毒播散。阿米替林及其他三环类抗抑郁药，以及抗惊厥药（卡马西平、苯妥英钠、加巴喷丁）是带状疱疹后神经痛的主要治疗方法。

3）巨细胞病毒感染：巨细胞包涵体病是一种经胎盘传播的宫内感染。致病的病原为疱疹病毒成员之一巨细胞病毒（CMV）。CMV 感染引起细胞肿胀变大，出现核内和胞质嗜酸性包涵体。可引起脑或脊髓病变。

A. 临床表现：胎儿宫内神经系统感染可致死产或早产。大脑表现为肉芽肿脑炎，室管膜下广泛钙化。可出现脑积水、无脑畸形、小头畸形、小脑发育不全及其他脑发育缺陷。存活的婴儿常见惊厥发作、局灶性神经症状和智力低下。也可有肝、脾肿大伴黄疸、紫癜、溶血性贫血。头颅影像学检查可见室周钙化。多数感染婴儿在新生儿期死亡，极少数可存活较长时间。CMV 亚临床或先天性感染可引起耳聋和发育异常，也可有进展性 CNS 损害，后者是婴儿出生后持续病毒感染的结果。

成人 CMV 急性感染可表现为单核细胞增多样综合征。健康人中神经系统累及少见，然而在免疫缺陷者中 CNS CMV 感染较常见。免疫缺陷者 CNS CMV 感染通常为无症状性，也可发生致死性脑炎。脑炎常呈亚急性或慢性感染，临床与 HIV 脑炎（HIV 相关痴呆）很难鉴别。25％的患者 MRI 表现为弥漫性或局灶性白质异常。CMV 感染也可引起亚急性多发性神经根脊髓病，导致下肢无力或迟缓性瘫痪。CMV 感染中枢和神经根的表现如表 43－4 所示。

表 43－4　中枢神经系统和神经根 CMV 感染

疾病	表现	易感人群和发病率
巨细胞包涵体病		新生儿，先天性疾病；罕见
	脑炎	
	小头畸形	
	惊厥发作	
	智力低下	
	室周钙化	
	播散性感染	
脑炎/脑室炎		免疫缺陷人群（主要发生于 AIDS 患者）；不常见
	亚急性	
	进行性精神状态改变	
	免疫缺陷患者的播散性感染	免疫缺陷者；罕见
	MRI：室周高密度信号，脑膜强化	
多神经根炎/多神经根脊髓炎		免疫缺陷人群（主要为 AIDS 患者）；常见
	下肢和会阴部疼痛和感觉异常	
	骶区感觉迟钝	
	尿潴留	
	亚急性上行性下肢低张力轻瘫	
	最终引起脊髓炎	

B. 诊断：对于成人 CMV 感染，病毒也可从神经系统以外的标本中分离出。免疫缺陷患者抗体检查对于诊断价值有限。脑脊液中很难培养出 CMV，PCR 进行核酸扩增为最好的病原学检查方法。在多发性神经根脊髓炎患者，脑脊液中常见到中性粒细胞升高。MRI 检查可见脑膜强化或腰骶部软脊膜强化。二代测序也可检出病毒核酸。

C. 治疗：推荐用更昔洛韦静脉滴注，建议剂量为 5 mg/kg，疗程 14～21 d，肾功能减退患者剂量酌减。更昔洛韦主要的不良反应为骨髓抑制，需要密切监测血常规。膦甲酸钠或西多福韦可用作替代治疗。对于免疫缺陷的患者，需要治疗引起免疫缺陷的背景疾病（如 HIV 感染）；更昔洛韦 1 g，每 8 h 1 次，口服维持治疗可降低复发风险。

4）EB 病毒感染：EB 病毒（EBV）感染引起传染性单核细胞增多症是一种全身系统性感染，可累及淋巴结、脾、肝、皮肤，偶可累及 CNS。此外，EB 病毒感染可通过促进原发于 CNS 淋巴瘤和多发性硬化的发生，而间接累及 CNS。

A. 临床表现：常见表现有头痛、乏力、咽喉痛、发热、颈部淋巴结肿大，偶有脾肿大。不常见的表现有皮疹、黄疸和神经系统症状。神经系统并发症为第一位致死原因。引起急性大脑皮质炎，炎性渗出物中可见淋巴细胞和小神经胶质细胞，表现为原发脑炎的特征；少数患者出现白质血管周围淋巴细胞浸润和脱髓鞘病变，表现为急性播散性脑病（ADEM）的特征。

EBV 引起神经系统感染的具体发病率不详，目前研究显示为 1%～7%。患者无神经系统症状时也可出现脑脊液淋巴细胞增多。严重头痛和颈抵抗可为中枢感染的始发症状，且常常是唯一症状（无菌性脑膜炎）。EBV 脑炎者也可出现谵妄、惊厥、昏迷、局灶性神经功能异常等表现。某些患者可出现视神经炎、面神经和其他脑神经麻痹、急性自主神经病、传染性多神经炎（吉兰-巴雷综合征）、横贯性脑炎等。也有发生急性小脑共济失调的报道。CNS 表现多在起病后 1～3 周出现，但也可见于疾病早期。EBV 脑炎预后良好，病死率低，很少遗留后遗症。

B. 实验室检查：血白细胞增多，淋巴细胞比例升高，出现异常单核细胞（非典型淋巴细胞）。常伴肝功能指标异常。90%的患者嗜异性抗体呈阳性。感染累及脑膜时，脑脊液中淋巴细胞增多[$(10\sim600)\times10^6$/L（$10\sim600/mm^3$）]，蛋白正常或稍微增加，糖正常。血清梅毒试验可呈假阳性反应。脑脊液 EBV 核酸扩增阳性可用于诊断 EBV 脑炎。25%的患者 MRI 检查异常，表现为灰质和白质病变。

C. 诊断和治疗：依据神经系统症状和感染的其他系统表现可进行临床诊断，脑脊液 EBV 核酸扩增阳性可助确诊。血常规、嗜异性抗体检查、针对 EBV 抗原的特异性抗体检查、MRI 检查也有助于诊断。需与其他病毒引起的脑膜炎鉴别。研究表明，阿昔洛韦和更昔洛韦在体外具有抗 EBV 活性。但目前尚无抗病毒药物有效治疗 EBV 神经系统并发症的报道。伴重度咽扁桃体炎和 ADEM 的患者可用类固醇激素治疗。

5）人疱疹病毒-6 感染：HHV－6 于 1986 年首次从 AIDS 患者中分离出。2 年后，它被确定是导致幼儿急疹（婴儿玫瑰疹，6 号病）的病原体。HHV－6 可引起免疫缺陷人群 CNS 机会性感染。

A. 临床表现：幼儿急疹最常见的 CNS 并发症为热性惊厥，发生于 1/3 的患者。其中少部分患者可发生复发性惊厥。也可发生脑膜脑炎，表现为持续性发热、意识障碍和惊厥。预后多变。脑脊液中单核细胞轻度增多。也有发生脑病和脱髓鞘病变的报道。最常见的 MRI 表现为中颞叶病变，与 HSV－1 感染相似，以及弥漫白质病变，与 ADEM 表现类似。

HHV－6 再发感染可引起成人疾病，包括肺炎、骨髓抑制、淋巴瘤和脑炎，一般发生于免疫缺陷人群。并发脑炎者病情常较危重，可导致死亡。

B. 诊断：根据典型的临床表现，可进行临床诊断。从咽喉、唾液、血液中分离出病毒，血清学检查阳性，脑脊液和血浆 PCR 核酸扩增阳性，可助明确诊断。

C. 治疗：高热者给予解热药，可减少热性惊厥的发生；复发性惊厥者给予抗惊厥药；有 CNS 并发症者，尤其是免疫缺陷患者可使用全身抗惊厥药。体外研究表明，HHV－6 对抗病毒药物的敏感性与 CMV 类似，通常对阿昔洛韦耐药，对更昔洛韦、膦甲酸和西多福韦敏感，可参照 CMV 脑炎治疗。如临床症状和 MRI 表现提示 ADEM，需要使用激素治疗。

43.1.2 急性播散性脑脊髓炎

ADEM 可发生于多种感染，尤其是儿童急性发疹性疾病和疫苗接种后。因此，ADEM 又称为感染后脑脊髓炎（PIEM）和接种后脑脊髓炎。无论哪种感染或疫苗接种导致的该病，其临床和病理表现都是相似的。病程为单相性。发病机制为免疫介导的髓磷脂破坏。

（1）病因和发病机制

1790 年英国外科医生 J. Lucas 描述了第 1 例麻疹后脑脊髓炎：患者为 23 岁女性，麻疹皮疹消退后出现下肢轻瘫和尿潴留。许多病原感染和免疫接种后都有可能出现 PIEM，包括麻疹、风疹、水痘、天花、流行性腮腺炎、流感、副流感、传染性单核细胞增

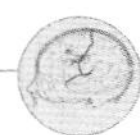

多症、伤寒、支原体感染、上呼吸道感染和其他潜在的发热性疾病，以及针对以下疾病的疫苗：麻疹、流行性腮腺炎、风疹、流感和狂犬病，及伤寒菌苗或破伤风菌苗。破伤风菌苗诱发者临床表现类似于单神经炎或全身多神经炎的表现。

ADEM的发病机制目前不清。1960年Koprowski提出PIEM为自身免疫性疾病，其假设是基于实验性自身免疫性脑脊髓炎和脱髓鞘疾病的病例临床特征与Semple疗法（起源于注射Semple疫苗预防狂犬病）引起的免疫并发症相似。目前，过敏反应或自身免疫反应介导的假说仍是对本病发病机制的最可能的一种解释。通常不能自脑脊液中分离出病毒。病毒不直接侵犯CNS，通过免疫机制介导损伤，产生病变。

（2）病理

脑和脊髓外观通常正常。组织切片可见大脑、小脑、脑干和脊髓有很多小的黄红病变。这些病变的特征表现为髓磷脂丢失、轴突相对缺乏。脑病变呈椭圆形或圆形，周围围绕扩张的静脉。CNS的任何部位均可发现大量的这种病变。在某些患者，这些病变集中在大脑的白质，其他患者可能在小脑、脑干和脊髓病变严重。镜检可见小静脉周围淋巴细胞和单核细胞浸润，伴脱髓鞘。髓磷脂染色标本见病变区髓鞘破坏，与正常组织分界清晰。轴突病变较髓鞘为轻。病灶内和邻近血管的血管周间隙可发现小神经胶质细胞。病灶多分布在白质，灰质偶可见神经细胞被破坏，并发生各种退行性改变。ADEM和PIEM表现为单相病程。急性出血性白质脑炎为ADEM或PIEM的暴发形式，病理改变与ADEM相似。另外，镜下可见出血和血管周围中性粒细胞浸润。

（3）流行病学

天花疫苗（痘苗病毒）曾是引起PIEM或疫苗后脑脊髓炎的常见病因。目前天花已被灭绝，已不推荐进行天花疫苗的接种。因此，痘苗病毒不再是PIEM的常见病因。过去，用神经组织制备的狂犬病疫苗接种后脑脊髓炎发病率高达1/600，死亡率为10%～25%。改用鸭胚疫苗后，该并发症发生率降至1/33 000。目前采用人二倍体细胞疫苗接种，鲜有该并发症的报道。

急性发疹性疾病相关神经系统损害最常见于麻疹，发病率约1/1 000。在普遍接种麻疹疫苗的国家，麻疹不再是PIEM的常见病因。麻疹接种后PIEM的发病率仅为1/100万。风疹或腮腺炎后PIEM的发病率显著低于麻疹，疫苗接种后发病率进一步下降。VZV感染也可致PIEM发生，确切的发病率不详。总之，非特异性上呼吸道感染为最常见的PIEM致病因素。

（4）临床表现

ADEM或PIEM的症状和体征与神经系统受累部位有关。因神经系统任何部位均有可能受累，故临床表现多样。某些患者有全身性表现，轴突的一个或多个部位病变严重，引起多种临床表现，如脑膜、大脑、脑干、小脑、脊髓或神经炎。

在所有临床表型中，脑膜炎症状常早期出现，表现为头痛和颈抵抗。某些患者可不再出现其他症状。有些患者可进一步出现大脑受累的症状，呈现为脑炎型，出现惊厥、木僵、昏迷、偏瘫、失语，以及其他局灶性大脑体征。脑神经麻痹，尤其是视神经炎，或小脑功能不全的症状和体征在某些患者可能为主要表现。水痘相关PIEM患者中，约50%表现为急性小脑共济失调，而麻疹和牛痘相关PIEM患者则更多累及大脑和脊髓。

总的来说，脊髓比脑干和小脑受累更常见，可表现为播散性或急性横贯性脊髓炎（ATM）。呈急性发病，数小时或数天内进展；或亚急性发病，潜伏期1～2周。最常见的表现为横贯性脊髓炎，在同一水平同时阻断运动束和感觉束，脊髓胸段常见。病程早期，有局限性背痛或神经根痛，随后突发两下肢感觉异常，感觉平面上移、下肢轻瘫，进一步发展为截瘫。早期可累及膀胱和肠道，症状明显。

通常，疾病快速进展者和发生病变水平以下瘫痪者的预后较差。ATM也可表现为上行性脊髓炎、弥漫性或节段性脊髓炎，脊髓半切综合征（brown séquard syndrome；脊髓前动脉支配区域病变，后柱脊髓病）。ATM患者仅25%～33%由病毒感染或疫苗接种引起，由脱髓鞘介导。少数情况下，ATM由病毒直接感染脊髓引起（如脊髓灰质炎病毒或疱疹病毒）。其他少见ATM病因包括系统性红斑狼疮（SLE）、其他血管炎病、引起脊髓梗阻的疾病、多发性硬化、创伤等。特发性ATM最常见。至于鉴别诊断，需排除硬脊膜外脓肿或肿瘤引起的脊髓压迫，以及脊髓本身细菌或真菌感染、肿瘤和血管疾病。

水痘、流感和风疹感染后常见急性中毒性脑病和Reye综合征发生。累及外周神经伴上行性麻痹的吉兰-巴雷型常见于狂犬病疫苗接种后（尤其是来源于脑组织制备的疫苗)、流感和上呼吸道感染。臂丛神经炎是抗破伤风疫苗常见的神经并发症。

(5) *实验室检查*

脑脊液压力轻度升高,白细胞轻至中度增加[$(15\sim250)\times10^6$/L($15\sim250/mm^3$)],以淋巴细胞为主。蛋白质含量正常或轻度升高(350～1 500 mg/L),糖含量含量正常。脑脊液髓磷脂碱基蛋白通常增加。多数患者脑电图异常,常表现为4～6 Hz低频和高电压。脑电图异常常为全身对称性的,也可出现局灶或单侧病变表现。临床症状消失后脑电图异常还可持续数周,与持续异常和永久的神经损伤及惊厥发作有关。发病后数天,CT检查可见弥漫或散发的白质低密度病灶,某些可呈强化。MRI T_2加权成像见白质信号增强。

(6) *诊断与鉴别诊断*

ADEM无特异性诊断方法。患急性发疹性疾病、上呼吸道感染或接种疫苗4～21 d后出现神经系统症状者需考虑ADEM、PIEM,或疫苗接种后脑脊髓炎的可能。鉴别诊断包括几乎所有神经系统急性感染性疾病,尤其是急性或亚急性脑炎、CNS血管炎、急性弥漫性多发性硬化。

(7) *预后和病程*

麻疹、风疹患者及接种脑组织来源狂犬病疫苗,且伴重度大脑病变者病死率较高(10%～30%)。表现为急性小脑共济失调或仅累及外周神经者病死率低。死亡原因多为急性期大脑病变、晚期压疮、继发感染或泌尿系统败血症。存活者,神经体征大多恢复,90%的患者完全恢复。但发生于麻疹者的后遗症发生率高达20%～50%,包括惊厥、精神症状、偏瘫,一般不发生迟发性脑炎后遗症,如帕金森病。多数ADEM病例呈单相性病程,因此急性感染恢复后将不再出现新的症状。但也有ADEM再发的报道,与多发性硬化难于鉴别。

(8) *治疗*

根据观察性病例和系列研究报道,静脉应用大剂量皮质类固醇激素为该病一线治疗方案。皮质类固醇可减少或缓解神经缺陷的严重程度。某些报道表明,激素治疗无效者对静注免疫球蛋白或血浆置换疗法有效。

43.2 慢性病毒感染

神经系统慢性病毒感染,包括传统意义上的病毒及引起传染性海绵状脑病的朊病毒。传统病毒感染可引起慢性炎症或脱髓鞘疾病。发生于人类的疾病有亚急性硬化性全脑炎(SSPE)、进行性风疹全脑炎(PRP)、进行性多灶性脑白质病(PML)、人类嗜T细胞病毒(HTLV)相关性脊髓病(HAM)或热带痉挛性瘫痪(TSP),以及AIDS。

SSPE是一种慢性炎症疾病,由于MV复制缺陷,引起细胞介导的炎症反应。PRP病例炎症和脱髓鞘病变均可见,发病机制可能为免疫复合物在血管内皮细胞沉积所致,并非病毒直接感染的结果。PML是一种非炎症脱髓鞘疾病,发生于免疫缺陷人群,由乳头多瘤空泡病毒引起的机会性感染。HAM/TSP是由反转录病毒HTLV引起的炎症性脱髓鞘疾病。其他病毒(肠道病毒、HSV、VZV、CMV、MV和腺病毒)可引起免疫缺陷者的慢性机会性感染。

43.2.1 亚急性硬化性全脑炎

SSPE是一种继发于MV感染的持续性慢性脑炎,可导致中枢神经系统的广泛脱髓鞘病变。典型临床特征为进行性痴呆、动作失调、共济失调、肌跃型抽搐和其他局灶性神经体征。1933年,SSPE首次被Dawson描述为"亚急性包涵体脑炎(subacute inclusion body encephalitis)",认为其由病毒感染引起,因在细胞核内发现了A型包涵体。1939年Pette和Doring报道的"结节性全脑炎"及1945年Van Bogaert报道的"亚急性硬化性脑白质炎"与SSPE似为同一种疾病,不同疾病名字分别代表了SSPE的3种不同临床类型。随后,大量SSPE病例被报道,但直至1965年,Bouteille等人才通过电子显微镜在病患脑组织中发现了类似MV的病毒结构,最终于1969年通过脑细胞和神经外细胞共培养技术分离得到MV。

(1) *发病机制和病理*

尽管SSPE患者出现神经系统症状多发生于首次MV感染2～10年后,但有证据表明,麻疹急性期感染即可累计大脑,并逐渐播散至全脑。SSPE的发病一般认为与感染的MV变异株不能在细胞内进行完整复制有关。对MV RNA进行序列研究发现,引起SSPE的MV与引起急性麻疹时的病毒不同,主要区别在编码M、F和H蛋白的病毒基因上。SSPE脑组织中所分离得到的病毒与野生株或疫苗株的区别在于mRNA和蛋白质的相对数量、病毒蛋

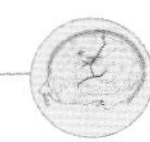

白的抗原性、编码病毒蛋白 RNA 序列等。病毒在受染患者脑细胞内不能合成 M(matrix)蛋白，而 M 蛋白是病毒出芽增殖性必需的。研究发现，编码 M 蛋白的 mRNA 发生变异。F(fusion)蛋白及 H(haemagglutinin)蛋白等衣壳蛋白的任何变异也与病毒的持续性感染有关。

正常情况下，MV 感染会引起机体一系列细胞免疫反应，比如辅助 T 淋巴细胞(Th1)激活、INFα 以及 IL－2 等细胞因子释放，从而清除受感染细胞以及病毒。受基因多态性的影响，SSPE 患者只能产生低水平的 INF、IL－2、IL－10 以及 IL－12，但代表体液免疫的 IL－4 和 IL－1b 的水平则较高，患者无法产生有效的细胞免疫反应被认为是 SSPE 发生的重要原因。

对患者脑活体组织检查发现，SSPE 早期患者脑膜以及大脑实质存在较轻的炎症水肿，同时存在神经元变性、胶质细胞增生、围管现象、淋巴细胞和浆细胞浸润以及脱髓鞘病变。病毒感染少突细胞可能是导致广泛脱髓鞘病变的主要原因。疾病晚期，患者出现轻中度的脑皮质萎缩，神经元变性以及皮质结构紊乱进一步加重，并逐渐累及全脑及脊髓。受染患者脑组织的细胞核及细胞质中都有包涵体，免疫细胞化学染色可见 MV 抗原，但未发现病毒从细胞表面溢出的现象。核内包涵体内有大量的"光滑的"核衣壳，因其不含有 L 和 P 蛋白(此两种蛋白是病毒 RNA 转录和复制所必需的)。细胞质中含有具复制能力的"微毛状"核衣壳，并沿细胞轴突分布，表明病毒可通过核糖/核蛋白复合体在细胞突触间传递而在 CNS 内扩散。已经证实，从 SSPE 患者脑组织中分离到的 MV 较标准病毒株更容易引起小动物和灵长类动物脑部病变，表明病毒已经适应了在神经组织中生长。

在重度长期患者，脑组织呈过度硬化。皮质和白质血管周围浸润浆细胞和单核细胞。白质区域和大脑皮质深层可见脱髓鞘和神经胶质增生。皮质、基底节、脑桥和下橄榄体神经元有退行性改变。神经元和神经胶质细胞中可发现核内和胞质内嗜酸性包涵体。电镜下这些包涵体由中空小管组成，与副黏病毒的核衣壳类似。包涵体荧光抗体染色显示 MV 阳性。

(2) 临床表现

SSPE 患者年龄多在 20 岁以下，麻疹感染 7～10 年后发病。12 岁以下儿童为主要发病人群，少数为成人患者；男性较女性多见，农村较城市多见。半数 SSPE 患者第 1 次感染麻疹的年龄常不足 2 岁，典型的神经系统症状出现在 2～20 岁，减毒麻疹疫苗应用后此病发病率下降。麻疹自然感染后，SSPE 的发病率为(5～10)/100 万麻疹感染者，疫苗接种后的发病率不到 1/100 万疫苗接种者。

SSPE 起病隐袭，病程常呈亚急性或慢性过程，长达数月至数年，但也可在数周内死亡。根据病情分 4 期。

第 1 期(行为及精神障碍)：此期主要表现为隐匿的神经系统症状，比如性格改变。病初患儿学习成绩下降，行为轻度异常，以后情感不稳及智能低下，有健忘、淡漠、注意力不集中、流涎及言语不清，逐渐发展为痴呆。早期可出现眼部症状，有时产生视神经盘水肿，易误诊为脑瘤；还可存在视力障碍，引起皮质盲或视神经萎缩的失明，30%的患者一眼或双眼黄斑部炎性水肿，继而产生脉络膜视网膜瘢痕，有的病例在视网膜黄斑区有色素改变。一期可持续数周至数年。

第 2 期(运动障碍期，多动症)：可在发病后 2 个月内出现，呈多种形式的运动过多、肌阵挛等椎体外系症状为主。肌阵挛先发生于头部，后为躯干及四肢。典型的形式是突然坠落以致跌倒，较轻者是伸出的上肢突然下落，也有些患儿的肌阵挛具有明显跳跃性特征，每隔 5～10 s 重复出现。其他包括舞蹈症样及手足徐动症样、动作性震颤等运动失调，发生发音及吞咽困难、步行困难。二期可持续 3～12 个月。

第 3 期(昏迷、角弓反张期)：去大脑皮质状态或去大脑强直、昏迷，伴自主神经功能紊乱，如体温失调、呼吸不规则、面色苍白、潮红、出汗等。持续 1～3 个月。

第 4 期(大脑皮质功能丧失期)：大脑皮质功能几乎完全丧失，呈现植物人状态。眼球浮动、病理性哭笑、肌张力减低、四肢屈曲、头转向一侧、尖叫等，可有肌阵挛，但频度减少。

早期多不发热或有低热，晚期可有高热。本病预后不良，大多数患儿于发病后 3～24 个月死亡(多为 6～12 个月)。常因继发感染、循环衰竭、恶病质而死于第 3、4 期，少数患者可出现缓解。偶有经积极支持治疗患者生存时间延长的报道，缓解期数周或数年，总的临床病程可达 10～16 年。10%的患者有自发的长期病情改善或稳定。近年来认为慢性型复发病例并不罕见。

(3) 实验室检查和诊断

血清和脑脊液 MV 抗体效价升高，脑脊液压力正常，细胞数正常或仅轻度升高，蛋白质含量正常，但免疫球蛋白显著增加。脑脊液琼脂电泳可见代表 MV 特异性抗体的寡克隆 IgG 带。少数患者脑脊液病毒基因扩增可呈阳性。脑电图皮质活动区广泛异常，呈高振幅慢波"暴发抑制"，每 4～20 s 重复 1 个周期，与肌跃型抽搐同步或单独存在。脑 CT 检查显示脑实质、脑干和小脑萎缩，脑皮质增厚和脑室扩大，白质局灶或多灶性低密度病变。MRI 在 T_2 加权成像上提示室周白质改变。依据特征性神经系统表现，结合以上检查可明确该病诊断。

(4) 治疗

曾经作为 SSPE 的治疗药物包括溴脱氧尿核苷、氮鸟嘌呤、金刚烷胺、利巴韦林、转移因子、西咪替丁等。因为本病罕见，缺乏相关随机对照试验，且药效短暂，故对这些药物的疗效评价较为困难。异丙肌苷(isoprinosine)是一种抗病毒药物，可激活机体免疫系统，增加辅助 T 淋巴细胞水平，增强自然杀伤细胞和干扰素功能。有研究表明，异丙肌苷联合苯海索在控制患者反复发作的肌阵挛有较好效果。异丙肌苷应用期间应关注患者尿酸水平。另有研究报道，脑室内注射 α 干扰素、静脉或脑室内应用利巴韦林可改善临床表现、阻止疾病进展，但不能治愈疾病。目前治疗本病无特效药物。

43.2.2 进行性风疹全脑炎

风疹病毒感染可引起 PRP，它是一种发生于儿童和年轻成人的罕见的 CNS 慢病毒感染疾病，也称为进行性亚急性全脑炎。多数病例发生于患有先天性风疹综合征(CRS)者，少数见于出生后获得的风疹感染。未有风疹疫苗导致该病的报道。

(1) 病理和发病机制

CRS 患者血管内皮免疫复合物沉积引起血管炎。PRP 的病理改变主要为炎症和脱髓鞘病变。炎症包括脑膜和灰质、白质血管周间隙淋巴细胞和浆细胞浸润。脱髓鞘病变广泛，可见细胞萎缩和神经胶质增生，小血管炎症改变，纤维蛋白样变性，血管壁有矿物质沉积，可见小动脉血栓形成和微小梗死灶，血管见 IgG 的沉积。目前对风疹病毒在 PRP 发病中的作用机制尚不清楚，可能和风疹病毒感染后在体内持续存在和再激活有关。特异性风疹免疫球蛋白或循环免疫复合物在 PRP 的发病中可能起着重要作用。

(2) 临床表现

PRP 常发生于 20 岁以上人群，多见于男性，起初表现为痴呆，与 SSPE 类似，但小脑性共济失调症状更为明显。早期表现为步态不稳，之后可出现锥体束征。视神经萎缩和视网膜病变同先天性风疹表现。惊厥和肌阵挛表现不明显。临床无提示感染的表现，如头痛、发热、颈项抵抗等。

(3) 辅助检查

常规血检正常。脑电图表现为弥漫性慢波，广泛中度低到中幅的 β 波为主，偶见呈周期性。CT 检查可见小脑明显萎缩，各脑室和小脑延髓池扩大，尤其是第 4 脑室扩大明显。脑脊液一般压力正常或略低，淋巴细胞增多，蛋白质含量升高(600～1 500 mg/L)，IgG 比例达 50%，其中大部分 IgG 由风疹病毒单克隆抗体带组成。血清学检查可发现血清和脑脊液风疹病毒抗体效价升高。病毒的分离培养困难，需要细胞共培养技术。

(4) 诊断和治疗

结合临床特征、脑脊液检查和血清学检查一般可明确诊断。具有 CRS 者诊断较为容易。值得指出，无论其母亲孕期有无风疹病史，当临床上出现进行性精神、运动和小脑功能障碍，以痴呆和共济失调为显著特征时应高度怀疑本病。对于出生后获得感染的病例，需要考虑 SSPE 的可能。其他表现为儿童期痴呆的疾病亦应考虑。本病病程可长达 8～10 年，无特效治疗。

43.2.3 反转录病毒感染

(1) 人类免疫缺陷病毒感染

1) HIV 相关神经认知功能障碍：HIV 相关神经认知功能障碍(HAND)，也称为艾滋病痴呆综合征(ADC)，是 HIV 感染引起的一种神经系统并发症，临床主要表现为认知和运动功能障碍。疾病晚期的患者可出现痴呆。根据疾病严重程度分为无症状性神经认知损伤(ANI)、轻度的神经认知障碍(MND)和 HIV 相关痴呆(HAD)。

A. 流行病学：随着抗逆转录病毒治疗(ART)的深入开展，HIV 相关严重认知障碍 HAD 的发病率已经从 ART 前的 6.49/千人年下降到 0.66/千人年。但随着 HIV 感染者的增多及感染者寿命的延长，其他轻度的 HAND 的患病率逐年上升，即使在

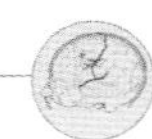

血浆病毒被长期抑制的患者中，HAND的患病率仍为20%～69%，且将成为全球40岁以下人群痴呆的主要原因。一项对接受ART的HIV感染者的调查发现，HAND的发病率为40%，其中ANI约占33%，MND占12%，HAD约占2%。有研究显示，HAND的高危因素包括HIV相关危险因素如低CD4计数和脑脊液中高HIV RNA载量，合并症如贫血、血管疾病、代谢异常、合并丙型肝炎病毒(HCV)感染以及合并弓形虫脑病等；另外一些的基因的多态性也可能与HAND相关，如载脂蛋白E4、趋化因子受体CCR2和单核细胞趋化蛋白1。

B. 发病机制：目前研究认为，HAND是HIV感染引起的一种代谢性脑病。HIV进入CNS后并不直接感染神经元及少突胶质细胞，其在脑内的靶细胞主要为巨噬细胞以及星形细胞。HIV感染上述细胞后，促使它们释放神经毒素，从而影响脑内物质代谢及神经元的坏死，导致神经系统功能异常。

C. 临床表现：HAND的临床表现多种多样，主要为认知和运动功能障碍，以及语言障碍和精神行为的异常。临床症状的程度与ART的状态相关，最严重的HAD主要发生在严重免疫抑制、未接受ART、低$CD4^{+}$ T细胞计数及高病毒载量的患者。认知损害的特征表现有记忆力下降、注意力不集中、精神敏锐度下降等；运动障碍包括步态不稳、运动失调、震颤、手写能力下降、运动能力下降等；行为异常包括精神运动障碍（语速减慢）、性格改变、回避社交；情感异常有淡漠、嗜睡、情感反应能力下降等。

由于HAND在不同发病阶段有不同的临床表现，因此Price和Brew于1988年提出了HAND的临床分期：

0期（正常）：精神和动作功能正常。

0.5期（亚临床期）：可以不出现症状或者症状轻微，不伴有日常生活和工作能力的损害。可出现轻微的嗅觉、眼球运动或末梢运动异常。步态和肌力可正常。

1期（轻微）：患者能完成所有较复杂的工作，日常生活也正常，但有明确的智力或运动损害。

2期（中等）：患者生活能自理，但无法工作和完成日常生活中较复杂的动作。患者需在外界的帮助下完成行走。

3期（严重）：患者主要表现为智力残缺，不能理解新闻内容和进行复杂的交流，表达能力严重迟缓，行走通常缓慢并伴有上肢运动笨拙。

4期（终末期）：患者接近植物人状态。智力理解能力和表达能力处于初级阶段。患者缄默无语，可有下身瘫痪或者偏瘫，大小便常失禁。

D. 实验室及影像学检查：辅助检查可帮助明确诊断，主要有脑脊液及影像学检查。脑脊液蛋白可升高，但并不具有特异性。脑脊液检查有助于排除引起精神改变的其他病因，如结核、弓形虫病以及梅毒和隐球菌性脑膜炎、巨细胞病毒脑炎等。脑脊液中的神经纤维蛋白（neurofilament protein）是HAND发病的预测性标志，78%的HAND患者在发病前的脑脊液中神经纤维蛋白升高。

脑CT和MRI检查显示，HAND患者尤其是2～4期的患者脑萎缩、脑沟增宽、脑室扩大，以及基底核减小等。MRI T_2加权成像可发现脑白质弥漫或片状密度增高影。通过MRI检查，HAND可与多发性硬化、小血管病、弓形虫病和脑淋巴瘤等进行鉴别。目前不推荐做脑组织活检。

E. 诊断与鉴别诊断：目前，HAND的诊断主要依赖病史、临床症状和体征，以及神经系统检查。神经系统检查包括颅脑CT或MRI等影像学检查，以及一系列神经生理学测验。认知筛查问题（如思维是否比以前慢？是否比以前健忘？是否对以往做的事情失去了兴趣?）、日常生活活动能力量表（ADL）和蒙特利尔认知评估量表（Montreal cognitive assessment，MoCA）可用于HAND的筛查，其敏感性和特异性有待进一步研究。

建立HAND诊断前需排除其他可能导致相同或类似临床表现的相关疾病，包括中枢神经系统感染如隐球菌性脑膜炎、弓形虫脑病、神经梅毒、结核性脑膜炎、进行性多发性脑白质病变等，中枢神经系统的恶性肿瘤如原发性中枢神经系统淋巴瘤，其他痴呆性疾病如阿尔茨海默病，营养缺乏导致的脑病如维生素B_{12}缺乏，内分泌疾病如甲状腺和肾上腺疾病，以及其他的精神疾病等。

F. 治疗：目前本病尚无特异性疗法。ART是关键，它可以减缓HAND病情进展，且可以在一定程度上逆转HAND所致的认知缺失。在诊断为HAND后，应尽早开始抗病毒治疗。ART用药选择上应优先考虑CNS渗透性评分（CNS penetration effectiveness rank，CPE）高的。不同抗HIV药物的CPE评分：齐多夫定、奈韦拉平、多替拉韦（4分）>恩曲他滨、阿巴卡韦、依非韦伦、利匹韦林、洛匹那韦/利托那韦、达芦那韦/考比司他、马拉维罗、拉替拉韦钾(3 分)＞司他夫定、拉米夫定、阿扎那韦/利托那韦、埃替格韦/考比司他(2 分)＞替诺福韦(1 分)。

在 ART 的基础上可根据患者的症状选择辅助治疗药物。若患者躁狂明显，可用氟哌啶醇，口服：4～60 mg/d，开始时每次 1～2 mg，无效时可逐渐增加剂量。肌内注射：每次 5～10 mg，每天 2～3 次。静脉注射：每次 5 mg，以 25%葡萄糖液稀释后在 1～2 min 内缓慢注入，每 8 h 一次，如无效可将剂量加倍，如好转可改口服。抑郁明显者，可加氢溴酸西酞普兰，成人开始剂量 20 mg，每天 1 次；后增至 40 mg，每天 1 次；必要时可增至 60 mg，每天 1 次；通常需要经过 2～3 周的治疗方可判定疗效，故增量需间隔 2～3 周；65 岁以上患者酌情减量。淡漠患者可考虑加用哌甲酯(利他林)。若语言、运动功能减退明显者，应在神经内科医生会诊下，使用神经生长因子如注射用鼠神经生长因子，用 2 ml 注射用水溶解，肌内注射，每天 1 次，每次 3 支(12 μg)，4 周为 1 个疗程，可依据患者情况多疗程连续给药。

2) HIV-1 相关性脊髓病：AIDS 死亡者尸检中，30%可发现特殊的脊髓退变性病变。患者症状隐匿性出现，包括下肢无力不适、步态不稳、感觉异常、大小便失禁。本病发生于 AIDS 晚期严重免疫抑制者，因症状不典型，常被误诊为 HIV 其他相关性疾病。神经系统检查见下肢轻瘫、下肢反应亢进(合并周围神经病变时反射消失)、步态不协调、感觉功能受损、震动觉和位置觉也有不同程度的损伤。下肢可呈不对称性损伤。患者可表现为 HIV 相关性空泡性脊髓病，MRI 检查除部分病例显示脊髓萎缩和 T_2 加权成像呈高信号外，其余均正常。虽然脊髓大体检查正常，组织学检查轴索保存完好，但有脊髓磷脂丧失和海绵状变性，以背索和侧索明显。可见到小神经细胞结节和含有 HIV 多核巨细胞。HIV 相关性空泡性脊髓病没有特殊治疗方法，只有对痉挛和括约肌失调的对症处理。HIV 相关性脊髓病变还包括原发感染时的急性脊髓病变、脊髓型肌阵挛，以及伴视神经炎的复发-缓解性脊髓病。

3) HIV 相关的周围神经病变：HIV 感染可并发各种周围神经病变(表 43-5)。HIV 在周围神经疾病的发生中所起作用仍不清楚。其他如机会感染、营养缺乏、代谢异常、药物不良反应可能也有一定作用。对晚期 HIV 感染患者进行前瞻性神经系统评价，50%有周围神经病变。各种神经损伤的发病机制和治疗不尽相同，应严格鉴别。

表 43-5 HIV 感染相关的周围神经和根神经病

类 别	疾病名称
原发性	远端对称性多发性神经病 运动失调性背神经根病 自主性神经病
免疫性	急性脱髓鞘性多发性神经根病(吉兰-巴雷综合征) 慢性炎症性脱髓鞘性多发性神经根病 复合性单神经炎(早期)
感染性	CMV 多发性神经根病 带状疱疹神经根炎 梅毒多发性神经根病 鸟胞内分枝杆菌
肿瘤	淋巴瘤性多发性神经根病
营养性	维生素 B_{12} 缺乏 叶酸缺乏 其他营养障碍
中毒性神经病	去羟肌苷(didanosine)中毒 扎西他滨(zalcitabine)中毒 司他夫定(stavudine)中毒 其他(异烟肼、氨苯砜、长春新碱等)中毒

(2) 人类嗜 T 细胞病毒相关性脊髓病/热带痉挛性瘫痪

1) 病因：HTLV 是一种反转录病毒，引起成人 T 淋巴细胞白血病(ATL)和慢性进展性脊髓病。在热带地区，慢性 HAM 被称为热带痉挛性瘫痪(TSP)，因此简写为 HAM/TSP。HTLV 有 2 种血清型，大多数 HAM/TSP 病例是由 HTLV-1 引起。

2) 病理和发病机制：患者一般表现为轻度、慢性脑脊膜脑脊髓炎，脑膜单核细胞浸润和脊髓血管周围白细胞聚集。另外，可见小血管增生、脑膜增厚和星形细胞反应性增生。其次，较突出的病理特征为锥体束和后柱的脱髓鞘病变。HTLV 主要经过感染的外周血单核细胞进入 CNS，进而引起胶质细胞的继发感染。脱髓鞘病变并非由病毒直接感染引起，而是由免疫介导的细胞毒 T 细胞或抗体反应导致。HAM/TSP 的危险因素包括高前病毒载荷，后者与 IL-10 启动子和 *IL28B* 基因的多态性相关。

3) 流行病学：TSP 发生在热带岛屿(包括加勒比海)、美国热带地区、南美和中美、印度及非洲。发病率(12～128)/10 万。HTLV-1 携带者中约 2%可能发病，女性多见，多数患者发病年龄在 30 岁以上，但也有儿童发病的报道。HTLV-1 的传播方式与 HIV 相同，包括静脉吸毒、性传播和输血。

4）临床表现：起病缓慢，首先出现一侧下肢无力，数月后累及另外一侧下肢。患者可有麻木、感觉异常、振动感丧失、背痛、膀胱功能障碍（夜尿多、尿频、尿失禁）和阳痿等不适主诉。大部分认知能力正常。少数发病急骤。查体有痉挛性轻截瘫、腱反射亢进（下肢多于上肢）、踝阵挛和巴宾斯基征阳性。后柱功能障碍常见，胸中部以下水平弥漫性感觉减退。25%的患者伴有外周神经病。某些患者可有大脑累及，初为白质病变，如伴脑病惊厥，可使其病情加重。罕见神经源性肌萎缩和多肌炎发生。

5）辅助检查：脑脊液检查可完全正常，也可有淋巴细胞轻度升高。约 50%的患者脑脊液蛋白质升高（500～900 mg/L）。多数患者脑脊液 IgG 水平升高，见病毒特异性抗体寡克隆带。血清和脑脊液 HTLV－1 抗体升高。脑脊液淋巴细胞可培养出病毒或监测到病毒 DNA。辅助 T 细胞/抑制性 T 细胞比值增加。MRI 检查显示脑白质病变，即使在无症状患者也可有 MRI 异常。脊髓见高 T_2 信号。

6）诊断：诊断依赖于临床和脑脊液检查、血清和脑脊液抗体反应阳性。PCR 进行核酸扩增亦有助于诊断。鉴别诊断包括其他引起痉挛性瘫痪的病因，包括多发性硬化。

7）预后和治疗：多数患者进展缓慢，病程数月至数年，可长期趋于稳定。该病无特效治疗方法，主要进行对症处理。抗 CCR4 单克隆抗体（mogamulizumab）可能有效，但需要进一步的临床研究。有报道称皮质类固醇激素、达那唑和 β 干扰素 1a 治疗有效。

43.2.4　进行性多灶性脑白质病

PML 是一种罕见的亚急性脱髓鞘疾病，是由人乳头多瘤病毒（JCV）引起的机会性感染。主要见于 HIV 感染者、化疗后患者、淋巴瘤和白血病患者、单克隆抗体使用者、接受器官移植长期免疫抑制剂治疗者等。目前，随着 HIV 的流行和 AIDS 患者逐渐增多，50%PML 见于 AIDS 患者，CD4 细胞计数大多低于 0.1×10^9/L（100/μl）。

（1）发病机制和病理

JCV 在儿童和青年时通过呼吸道和肠道感染，在淋巴细胞、脾、肾脏、骨髓或淋巴组织潜伏，至少 50%成人血清学阳性。免疫功能缺陷时，该病毒通过血液播散到脑组织，在少突胶质细胞内复制，最终杀死细胞而导致脱髓鞘病变，从而引起中枢神经损伤，表现为大脑半球、小脑或脑干机能障碍。

病理检查可见神经系统多部位多发脱髓鞘病变，部分可融合，有时伴血管周围炎细胞浸润。这些多灶性脱髓鞘病变在皮质下白质最为明显。随着疾病进展，脱髓鞘病变融合形成大的病灶。星形细胞增生，形成大的异形细胞，类似肿瘤细胞。少突胶质细胞缺失，病变区域轴突相对缺少。JCV 不感染神经元。病变周围少突胶质细胞内可见核内嗜酸性包涵体，电镜下这些包涵体中含有 JCV 粒子。PML 的发病机制目前尚不清楚，有种假说认为脱髓鞘是由病毒诱发少突胶质细胞破坏引起。大部分 PML 病例由 JCV 感染引起，少数由 SV40 毒株引起。病毒的分离需要感染者脑组织和允许细胞系共培养的技术。

（2）临床表现

PML 亚临床起病，病程为数周至数月。和许多脑病相似，其临床表现取决于病灶的大小、部位和数量。因此，不同患者之间的症状和体征也不尽相同。如果病灶累及功能区，可能影响运动、感觉、言语和视觉等。另一方面，当弥散分布到皮质下层，阻碍脑部连接，将出现认知、行为和心理症状。有文献报道 37%患者有抽搐，可能病灶毗邻白质和皮质层。

（3）辅助检查

患者脑脊液细胞和生化非特异性表现，即使有些患者脑脊液淋巴细胞异常增多，一般也小于 20×10^6/L（20/μl），55%患者蛋白质可升高。

脑脊液 PCR 检测 JCV－DNA 是确诊 PML 依据。在未抗病毒治疗 AIDS 患者，这项检测技术敏感度为 72%～92%，特异性为 92%～100%。敏感度较低可能因脑脊液中 DNA 量少或留取脑脊液少，所以有一定局限性。也有研究报道非 HIV 感染者，血中检测 JCV－DNA 敏感性为 83%，特异性为 100%。而 HIV 感染者，血中检测 JCV－DNA 敏感性为 37%，特异性为 92%。而且血浆 JCV－DNA 水平与脑脊液中水平相关。

PML 的确诊也可通过脑活检病理学检查。对活检组织还可使用免疫组化检测 JCV 蛋白、使用原位核酸杂交技术检测 JCV－DNA，以及在电子显微镜下查找 JCV 颗粒，从而确诊。

脑电图通常表现为非特异性弥漫或局灶性慢波。CT 表现为白质多发非强化透亮区域。头部 MRI 可发现同功能障碍相对应的脑部特征性的白质损伤。由于损伤中包含脱髓鞘改变，在 FLAIR 和

T_2 加权序列中通常显示为高信号，在 T_1 加权中为低信号，提示白质破坏。

(4) 诊断

1) 确诊依据：①持续存在的进行性多灶性白质脑病的典型临床症状；②具有进行性白质脑病的典型影像学表现；③脑脊液 JCV－DNA 检测阳性或典型病理组织表现和原位 JCV－DNA 抗原或 JCV－DNA 阳性。

2) 疑似诊断依据：典型临床症状；典型影像学表现；脑脊液 JCV－DNA 检测阴性，血 JCV－DNA 阳性。

(5) 治疗和预后

目前尚未有针对 JCV 的特异性抗病毒药物或治疗方法。目前治疗方法如下：

1) 免疫重建：停免疫抑制剂。如艾滋病患者，马上启动抗病毒治疗，为了尽快免疫重建，建议使用整合酶抑制剂，但要注意免疫重建综合征发生。已进行抗病毒治疗，出现病毒学失败患者，根据耐药情况，选择合适药物。已进行抗病毒治疗几周或几月，或抗病毒治疗有效，继续原方案。

2) 核苷类似物：可能治疗有效。阿糖胞苷，每日 2 mg/kg，治疗 5 d，单疗程；西多福韦 5 mg/kg，每周 1 次，治疗 2 周，以后每 2 周 1 次，治疗 2 个月。

3) 可使用 α－干扰素、托泊替康、5－羟色胺拮抗剂、氯丙嗪、米尔塔扎平、利派酮、甲氟喹等，但不一定有效。

艾滋病相关性 PML 患者，高水平的 CD4 计数和脑脊液低 JCV 水平，预后较好。HAART 应用之前仅有 10%的 PML 患者生存期超过 1 年，但是最近的研究显示，在 HIV 感染的 PML 患者中至少有 50%的患者生存期为 1 年，这可能与在使用 HAART 方案治疗 HIV 过程中出现的免疫重建对 PML 的预后有良好的促进作用。其他原因引起的 PML 预后差。80%的患者病程持续数月，9 个月内死亡。但也有自发缓解的病例报道。

43.2.5 朊粒病

朊病毒（即朊粒）从严格意义上来讲并非“病毒”，因其导致的神经系统疾病有时与神经外科其他疾病混淆，在此予以阐述。

人朊粒病（prion disease），又称人传染性海绵状脑病（tranmissible spongiform encaphalopathies, TSE），是一类少见的、致死性、亚急性 CNS 退行性疾病（表 43－6）。其具有以下特点：①包括一组疾病，如克－雅病（CJD）、格斯特曼综合征（GSS）、库鲁病（Kuru 病）、家族性致死性失眠症（FFI）、朊粒相关脑淀粉样血管病（PrP－CAA）、变异型蛋白酶敏感朊粒病（VPSPr）等。其中 CJD 又包括散发型（sCJD）、遗传型（gCJD）、医源型（iCJD）及新变异型（vCJD）。②动物也可发生这类疾病，与人朊粒病统称为 TSE。③这类疾病的流行病学复杂而特殊，可以遗传，可以散发，也可以获得感染。④引起该类疾病的病原体朊粒不具有遗传物质核酸而却具有传染性。⑤潜伏期长，可达数年、十余年或数十年。⑥病情进展迅速，可很快导致死亡。⑦病理改变主要为神经细胞的凋亡，以灰质为主的海绵状变性和星形胶质细胞的增生，严重者可累及白质，但无任何炎症反应。

表 43－6　人类朊粒病和病因

人类朊粒病	病　因
散发型克－雅病（sCJD）及其亚型	散发
散发型致死性失眠症（sFI）	散发
变异型蛋白酶敏感朊粒病（VPSPr）	散发
库鲁病（Kuru 病）	获得（来自 sCJD）
医源型克－雅病（iCJD）	获得（来自 sCJD）
新变异型克－雅病（vCJD）	获得（来自 BSE）
家族型或遗传型克－雅病（fCJD 或 gCJD）	遗传（*PRNP* 基因变异）
格斯特曼综合征（GSS）	遗传（*PRNP* 基因变异）
家族性致死性失眠症（FFI）	遗传（*PRNP* 基因变异）
朊粒相关脑淀粉样血管病（PrP－CAA）	遗传（*PRNP* 基因变异）

注：*PRNP* 基因为朊粒编码基因。

(1) 病因与发病机制

朊粒病属于神经系统变性病，其发病的分子基础在于正常细胞朊粒蛋白（PrPc）结构改变形成羊瘙痒病朊粒蛋白（PrPsc），并在神经系统沉积。PrPc 为主要在神经元和神经胶质细胞中高度表达的可溶、富含 α－螺旋的单体细胞膜糖蛋白，能被蛋白酶或去污剂降解。其生理功能尚未明确，可能与突触信号转导及铜离子转运有关。PrPsc 为 PrPc 构象改变形成的致病分子形式，富含 β－片层结构，不可溶解且不能被蛋白酶或去污剂降解，易在细胞内形成淀粉样沉积。PrPc 与 PrPsc 的氨基酸序列完全

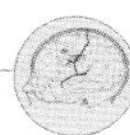

相同，区别在于空间结构不同。因此朊粒病还属于蛋白质错误折叠所致的“分子构象病”。

在遗传型朊粒病中，朊粒蛋白基因 *PRNP* 突变可使关键位点的氨基酸发生改变，造成 PrPc 折叠错误，引起空间结构改变，形成 PrPsc 而致病。年老、应激、紫外线及某些药物等也可引起 PrPc 空间构象改变，这些因素可能与散发型朊粒病的发生有关。iCJD 为医疗诊治过程中使用朊粒污染的药物、器材或医疗器械等获得。常见的感染途径有器官移植（角膜、脊髓、硬脑膜、肝脏）、垂体来源激素（生长激素、促性腺激素）的应用，以及输血及血制品等。生长因子相关的 iCJD 主要发生在法国，至今已发现 200 余例；经由角膜移植感染 iCJD 者主要发生在日本，共发现 200 余例。vCJD 于 1996 年首次在英国报道，由于食入 TSE 病牛肉而感染。之后发现，vCJD 还可通过输血传播。在 iCJD 及 vCJD 中，PrPsc 则扮演着“病原体”的角色，赋予 CJD 具有“传染性”这一特点。但 PrPsc 不同于细菌、病毒等一般意义上的病原体，其为不具有核酸结构的蛋白质。其增殖基于自我催化进行蛋白构象转化的过程。以下 3 点支持 PrPc 具有传染性的特点：①“在朊粒病动物模型中，PrPc 的表达对于典型病理改变是必需的”得以证实。②“以 PrPc 作为底物生成 PrPsc 的无细胞模型体系”成功建立。③重组 PrPc 重新折叠可以制备具有传染性的 PrPc。

朊粒病的神经病理表现为神经元空泡变性、缺失，星形细胞和神经胶质细胞增生及脑海绵样改变，有时有淀粉样斑块形成。不同类型朊粒病累及的神经解剖部位及严重程度不同，从而导致临床表现不同。

(2) 临床表现

1) CJD：CJD 是最常见的人类朊粒病，其根据病因分为 sCJD、gCJD、iCJD 及 vJCD。CJD 最早于 20 世纪 20 年代初报道，以 sCJD 最为多见，占总发病率的 85%～90%，全世界范围内发病率为每年 1～1.5/100 万人。gCJD 占 5%～15%，而 iCJD 和 vCJD 一般占不到 1%。sCJD 平均发病年龄约为 62 岁，偶可看到年轻患者和 80 岁以上的老年病例。vCJD 和 iCJD 患者年龄往往较轻，与 sCJD 相比，gCJD 患者的平均发病年龄略低。CJD 发病无性别差异。可能的危险因素包括外科手术史、居住在农场、CJD 家族史、精神病病史等。vCJD 是牛海绵状脑病的人际传播，最早于 1995 年报道，截至 2014 年 3 月，全世界共报告了 228 例疑似 vCJD 病例，主要发生在英国。也有输血引起 vCJD 的报道。

A. sCJD：一般累及老年人，病程较短。典型的 sCJD 临床表现早期主要表现为注意力不集中、记忆力减退、性格改变等；中期主要表现为进行性痴呆、肌阵挛发作和其他癫痫发作；晚期主要表现为无动性缄默、去皮质强直或昏迷，肌阵挛发作逐渐减少，多因感染等并发症死亡。临床表现以快速发展的进行性痴呆和肌阵挛最具特征性。根据临床表现 sCJD 亚型可分为：Heidenhain 型（典型痴呆型，伴有视力、肌阵挛、频发癫痫发作）、Brownell Oppenheimer 共济失调型（小脑性共济失调，晚期进展至痴呆）、丘脑型及广泛脑病型。

B. gCJD：多见于 30～55 岁，数月至数年死亡。临床表现首先出现意识障碍、记忆力下降，接着出现共济失调和肌阵挛。有时精神症状也可出现，包括妄想和幻觉，以及其他神经症状，包括局灶或全身虚弱、僵硬、运动迟缓、震颤、舞蹈症、癫痫样发作、视力障碍、异手综合征等。

C. vCJD：发病早（平均 29 岁）、病程长（平均 14 个月），起初表现为行为或精神异常，如焦虑和抑郁等，随后出现感觉异常，最后进展至共济失调及痴呆。vCJD 临床病理表型比较单一，病理表现为多发簇状淀粉样斑块在大脑和小脑皮质沉积，较少的分布在基底神经节和丘脑，几乎均发生于 *PRNP129* 位为 MM 纯合子的个体。脑电图无周期性复合波表现。

D. iCJD：根据感染来源不同其表型不同。硬脑膜移植相关的 iCJD 临床表现与 sCJD 相似，然而生长激素相关的 iCJD 通常表现为进行性发展的小脑综合征。

2) 库鲁病：库鲁病是人类认识的第 1 种朊粒病，是一种亚急性、进行性致死性疾病，几乎全发生在巴布亚新几内亚地区。嗜食同类是主要的传播方式。潜伏期 4～30 年或更长，通常累及小脑，大脑和脑干少见受累。神经病理特征是 PrPsc 反应性斑块最常出现在小脑。库鲁斑块呈单中心圆形，放射状，周期性过碘酸希夫（Schiff）反应（PAS）阳性。也可看到星形胶质细胞增生肥大和神经元丢失。临床表现为步态不稳，躯干和四肢共济失调，异常不随意运动，类似肌阵挛或舞蹈症，会聚性斜视，晚期可出现表情淡漠和痴呆、构音障碍和不能下床。患者多在 4～24 个月内死亡，多死于肺炎。可累及成人妇女、儿童及青少年。因为 20 世纪 50 年代嗜食同类的行为被废止，目前该病极为罕见，仅见于老年人。

3) GSS:该病是1936年在澳大利亚家庭中发现的朊粒病,是一种罕见的常染色体显性遗传病。可由朊粒编码基因 *PRNP* 多种不同的突变引起,包括102、105、117密码子变异,Y145终止突变,或八肽重复序列的插入变异。70%的患者有相关家族史。在全世界范围,至少发现了24种不同的家系遗传类型。发病率为每年每1亿人1～10例。

GSS仅累及成年人,发病年龄20～70岁,常见于40～50岁的人群。患者生存期2～10年。临床表现以进行性小脑退化表现为主,并伴有不同程度的痴呆。小脑退化表现有笨拙、不协调和步态共济失调。疾病早期也可伴有感觉异常、反射减退和腿部近端肌肉无力,通常无肌阵挛。是否会出现痴呆以及痴呆的严重程度,在不同的家系以及同一家族的不同个体间不同,这种差异可能与朊粒编码基因突变或129密码子的多态性有关。脑干受累时出现橄榄体脑桥小脑变性症状。也可见脊髓小脑及皮质脊髓束的退行性改变。可伴有帕金森病、锥体束征、锥体外系征、耳聋、失明及凝视麻痹。

4) FFI:是1986年发现的一种常染色体显性遗传性朊粒病,与家族性丘脑性痴呆或退化似为同一种疾病。基因突变特点为朊粒编码基因 *D178N* 突变联合129位蛋氨酸表型。在FFI,很少看到典型的人类朊粒病海绵样变性的神经病理表现,病灶主要累及丘脑,出现神经元丢失和胶质细胞增生。该病极为罕见,通常见于成人,发病年龄18～61岁,呈亚急性经过,病程7～36个月。临床表现为进行性失眠,失去正常的昼夜睡眠节律,清醒时表现出一种类似梦境的混乱状态。也可有精神状态和行为改变,包括注意力不集中和记忆力下降、思维混乱和幻觉,痴呆罕见。随着病情进展,出现肌阵挛、共济失调、帕金森病和痉挛等运动障碍,同时可伴构音障碍和吞咽困难。在朊病毒病中,FFI所特有的表现是自主神经功能障碍和内分泌紊乱。自主神经功能异常可引起多汗症、高热、心动过速和高血压;内分泌紊乱表现包括促肾上腺皮质激素分泌减少,皮质醇分泌增加,生长激素、褪黑激素和催乳激素的昼夜节律消失。129位密码子为纯合子者较杂合子者的临床进展快。病程较长或呈非典型表现者多累及大脑皮质、基底节、脑干和小脑。

(3) 实验室检查

1) 脑脊液检查:CJD脑脊液常规和生化检查正常或有轻度蛋白质增高。脑脊液14-3-3蛋白、神经特异烯醇化酶(NSE)、S100b和微管相关蛋白(Tau)的测定对早期诊断CJD有一定意义。其中14-3-3蛋白最常用,但其敏感性及特异性不佳,许多急性脑损伤时也可升高。运用基质辅助激光解析电离飞行时间质谱技术进行脑脊液胸腺素β4水平测定,有助于鉴别CJD与其他表现为痴呆的疾病,其具有100%的敏感度和98.5%的特异度。其他朊粒病脑脊液无14-3-3蛋白。

2) PrPsc检测:检测组织或标本中的PrPsc可以确诊TSE。具体方法有免疫组化、免疫印迹法、酶联免疫吸附试验、构象免疫分析技术、PrPsc错误折叠循环扩增法(PMCA)等。

3) 脑电图检查:脑电图检查是CJD诊断和随访CJD病情的重要检查手段。病程早期常在额叶出现慢波,逐步出现周期性波幅的同步放电(periodic sharp wave complex, PSW),在弥漫性慢波的背景上出现周期性的尖波、三相波或多相波,周期多为1～2次/秒。这种周期波为阵发性,反复查脑电图或行动态脑电图检查可大大提高阳性率。弥散加权成像(DWI)显示基底节异常者PSW出现率高,有些患者可始终不出现PSW。在病程晚期,PSW消失,无随访脑电图的必要。GSS和FFI的脑电图通常表现为弥漫性慢波。

4) 神经影像学检查:普通头部MRI检查除可发现晚期患者脑萎缩外,一般无其他异常发现。DWI和FLAIR序列检查对克-雅病早期诊断具有重要价值,较常规MRI检查敏感。在sCJD患者DWI检查早期特异性的表现为沿皮质沟回走行的带状高信号(“飘带征”)和/或双侧基底核区的异常高信号,该表现较脑电图周期性三相波、脑脊液异常,甚至比临床痴呆和肌阵挛出现更早、更敏感。早期高信号改变可不对称,随病程进展逐渐趋于对称。DWI异常信号最早出现在发病后1个月。有研究认为,DWI异常信号诊断sCJD的特异度高达93.8%,敏感度为92.3%～100%。sCJD常以顶枕灰质异常为主,gCJD以尾核为主,vCJD以丘脑枕异常为主。GSS的MRI表现为大脑和小脑的萎缩。FFI患者MRI常无异常。

5) 组织活检:脑组织活检和咽扁桃体淋巴结活检,特别是脑组织活检免疫组化染色见到PrPsc阳性斑的沉积,有诊断价值。

6) 其他:电镜检查可发现异常脑纤维(即瘙痒症相关纤维)存在。提取患者DNA对其朊粒进行分

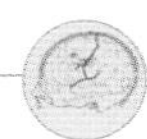

子遗传学分析，可以诊断遗传型朊粒病。

(4) 诊断与鉴别诊断

1) CJD的诊断与鉴别诊断：依诊断依据不同，临床CJD分为确诊CJD、拟诊CJD及可疑CJD。所有诊断均应排除其他引起痴呆的疾病。

A. sCJD：

确诊：尸检或脑组织活检具有典型/标准的神经病理学改变，和/或免疫细胞化学和/或蛋白免疫印迹法确定为PrPsc，和/或存在瘙痒症相关纤维。

拟诊：具有进行性痴呆，在病程中出现典型的脑电图改变，和/或脑脊液14-3-3蛋白阳性，临床病程短于2年，以及至少具有以下4种临床表现中的2种(其中一项包括)，包括①肌阵挛；②视觉或小脑症状；③锥体/锥体外系症状；④无动性缄默。

疑诊：具有进行性痴呆，临床病程<2年，以及至少具有以下4种临床表现中的2种，包括①肌阵挛；②视觉或小脑症状；③锥体/锥体外系症状；④无动性缄默。

B. gCJD：确诊或临床诊断gCJD患者，具有本病特异的朊粒蛋白基因突变和/或一级亲属中具有确诊或临床诊断的gCJD病例。

C. vCJD：诊断依据包括病史、临床表现和实验室检查。①病史。进行性神经精神障碍；病程≥6个月；常规检查不提示其他疾病；无医源性接触史。②临床表现。早期精神症状(抑郁、焦虑、情感淡漠、退缩、妄想)；持续性疼痛或感觉异常；共济失调；肌阵挛、舞蹈症、肌张力紊乱；痴呆。③临床检测。脑电图无典型的sCJD波型，或未进行脑电图检测；MRI质子密度相出现双侧丘脑后结节部高信号。④扁桃体活检阳性。具有病史中进行性神经精神障碍和vCJD神经病理学诊断(大脑和小脑广泛的空泡样变及"花瓣样"的朊粒蛋白斑块沉积)者为确诊病例；具有①和②中的任意4项，和③或①和④者为拟诊病例；具有①和②中的任意4项，和③中脑电图无典型的sCJD波型，或未进行脑电图检测者为疑似病例。

D. iCJD：在sCJD诊断的基础上具有①接受由人脑提取的垂体激素治疗的患者出现进行性小脑综合征；②确定的暴露危险，如曾行硬脑膜移植、角膜移植等手术。

CJD应与其他表现为痴呆的疾病相鉴别，如阿尔茨海默病、帕金森病等。此外，还应与各种急性、亚急性起病的脑病相鉴别，如维生素B_{12}、B_1缺乏，甲状腺功能低下等代谢性脑病，CO中毒等各种中毒性脑病，中枢神经系统副肿瘤综合征，边缘叶脑炎(感染性、副肿瘤性及非副肿瘤性自身免疫性)，艾滋病相关痴呆综合征等，尤其是表现为快速进行性痴呆(rapidly progress dementia，RPD)的疾病。

2) 库鲁病的诊断：此病仅发生于新几内亚少数民族地区。根据既往有同族互食或尸体血液涂面史，数月或数年后出现以小脑症状为主的CNS损伤症状，可诊断此病。

3) GSS的诊断与鉴别诊断：仅凭临床征象诊断GSS有一定困难，不过以下表现可作为临床诊断参考，如①具有家族性的小脑性共济失调症状，出现不同程度的智力障碍，或两小腿对称性肌肉萎缩；②具有家族性两下肢痉挛性截瘫，逐渐进展，并呈现不同程度的智力障碍；③具有家族性缓慢进展的痴呆，呈现小脑症状；④头颅影像学检查呈小脑萎缩；⑤小脑活检呈海绵状改变，神经细胞脱失和散在的淀粉样斑块，免疫组化检查有朊粒蛋白的沉积。⑥上述症状显著，虽无家族史也可肯定该病。GSS鉴别诊断应包括橄榄脑桥小脑萎缩、橄榄小脑萎缩、脊髓小脑变性、多发性硬化、家族性阿尔茨海默病、异染性脑白质营养不良、亨廷顿病等。

4) FFI的诊断：具有家族性的成人进行性睡眠减少，非快相眼动睡眠期纺锤波消失，快相眼动睡眠和慢波睡眠时间也明显减少，催眠药无效。伴有交感神经兴奋性增高和内分泌改变，有时可呈现运动障碍，逐渐进展者亦考虑为FFI。确诊有赖病理活检和基因型检查。有上述临床表现而无家族史者，应注意散发型FFI。

(5) 治疗

本病无特效疗法，主要是对症支持治疗和加强护理。根据临床症状给予抗惊厥药、抗肌阵挛药、抗精神病药物等，加强营养支持。从理论上讲，有许多潜在的靶点可用于研发疫苗或治疗药物。包括：阻止PrPc向PrPSc转变，减少外周组织和脑淀粉样朊粒蛋白的沉积，减少脑的炎症反应，以及促进神经元愈合等。免疫疗法也在研究中，包括抗体疫苗，树突状细胞疫苗和过继转移朊粒特异的CD4淋巴细胞。

(6) 预防

因本病具有一定的传染性，需做好患者的隔离和医护人员的防护。患者的分泌物、大小便及病房不用特殊消毒处理，污染有患者血液或其他组织样品的物品可用 2% 游离氯的 NaClO 或 2 mol/L NaOH 表面覆盖浸泡 1～2 h 处理。医务人员尽量避免直接接触患者的血液和脑脊液，一旦暴露应立即用大量清水冲洗。日常接触患者最好戴手套，但无需呼吸道防护。对于 CJD 密切接触者，无需进行隔离或临床观察。

由于 vCJD 可通过血液传播，故对引起 vCJD 血源传播的途径应进行严格管理。首先，对于所有临床诊断的 CJD 患者进行献血记录追查，如果既往献血，则追踪所有受血者，并限制受血者进一步献血、组织或器官捐献。其次，严格筛选献血者。有国家禁止曾在英国、法国甚至欧洲等地区居住者献血。英国 2004 年制定了“限制 1980 年以来曾输过血制品者作为献血者”的政策，以避免 vCJD 的二次传播。最后，对于血制品应进行恰当处理。目前，有些厂家正在研制过滤装置，以去除血制品受朊粒的污染。输注去除白细胞的红细胞、单一来源血小板成分输注可减少感染风险。

（卢洪洲　翁心华）

参考文献

[1] CLIFFORD D B, ANCES B M. HIV-associated neurocognitive disorder [J]. Lancet Infect Dis, 2013,13(11):976 - 986.

[2] HILLS S L, WALTER E B, ATMAR R L, et al. Japanese encephalitis vaccine: recommendations of the advisory committee on immunization practices [J]. MMWR Recomm Rep, 2019,68(2):1 - 33.

[3] JAFRI S K, KUMAR R, IBRAHIM S H. Subacute sclerosing panencephalitis-current perspectives [J]. Pediatric Health Med Ther, 2018,9:67 - 71.

[4] KAPLAN J E, BENSON C, HOLMES K K, et al. Guidelines for prevention and treatment of opportunistic infections in HIV-infected adults and adolescents: recommendations from CDC, the national institutes of health, and the HIV medicine association of the infectious diseases society of america [J]. MMWR Recomm Rep, 2009,58(RR - 4):1 - 207.

[5] PATEL H, SANDER B, NELDER M P. Long-term sequelae of West Nile virus-related illness: a systematic review [J]. Lancet Infect Dis, 2015,15(8):951 - 959.

[6] TYLER K L. Acute viral encephalitis [J]. N Engl J Med, 2018,379(6):557 - 566.

颅内和椎管内寄生虫病

中枢神经系统寄生虫病是寄生虫侵犯中枢神经系统形成占位性病变或颅内压增高而导致的一类疾病。它是全身性寄生虫病的一部分。在发展中国家此类疾病并不少见，但大多数经内科治疗即可痊愈。本节仅就我国常见的几种与神经外科有关的中枢神经系统寄生虫病作一介绍。

44.1 脑囊虫病

脑囊虫病(cerebral cysticercosis)是由猪带绦虫的幼虫囊尾蚴(cysticerus cellulosae)寄生于中枢神经系统引起的疾病，是我国中枢神经系统寄生虫病中最常见的一种。本病临床症状多样，常引起严重病变，甚至危及生命。

44.1.1 病原学

猪带绦虫的幼虫囊尾蚴是人囊虫病的唯一病原体。猪带绦虫虫卵进入人的胃和小肠后，在消化液的作用下，六钩蚴脱囊而出，穿过肠壁随血液循环散布于全身，经 2 个月左右发育为囊虫。囊虫呈圆形或椭圆形乳白色透明囊泡，内含黄色的液体和头节。头节多偏于一侧，由头、颈、体3部分组成，囊液富含蛋白质，有很强的抗原性。囊尾蚴在体内可存活3～5年，甚至长达10～20年，死亡后形成钙化灶。在中枢神经系统囊尾蚴可固定于脑实质、椎管及脑室中，其大小在不同部位有所不同。在脑室中由于不受周围组织限制，囊虫体积常生长较大，直径可达数厘米，易引起阻塞性脑积水。

44.1.2 流行病学

（1）地理分布

本病流行较广，在我国以东北、西北、华北及河南等地的发病率较高。东欧、西欧、南美、非洲及东南亚的一些国家也有流行。

（2）传染源

患者是唯一的传染源。患者排出的虫卵对自身及周围人群具有传染性。

（3）传染途径

食入猪带绦虫的虫卵或猪带绦虫患者小肠中的绦虫妊娠节片反流入胃或十二指肠均可感染。

（4）人群易感性

人对囊虫病普遍易感，与年龄、性别无明显相关性，与卫生状况密切相关。

44.1.3 发病机制和病理

脑囊虫的发病率颇高，占囊虫病的60%～80%。六钩蚴随血流进入脑部后，可分布于不同的部位，引起各种病理变化。寄生在脑实质的囊虫一般为黄豆大小，多位于灰质与白质交界处，寄生在灰质较白质多。当虫体存活时，周围脑组织仅见少量成纤维细胞与神经胶质细胞，炎症反应较轻；虫体死亡后，则周围的炎症反应较剧烈，有明显的神经细胞、粒细胞、淋巴细胞与浆细胞浸润，继之有不同程度的纤维增生。当病变接近运动中枢时，可引起癫痫大发作或失神、幻视、局限性癫痫；弥漫性脑实质受累，则可导致颅内压增高或器质性精神病，严重的可导致脑实质广泛破坏和皮质萎缩形成痴呆。寄生于脑室系统的囊虫大小不一，在第4脑室最多见，病灶可单发或多发，可游离于脑室，亦可黏附于脑室壁上。此类囊虫易形成活瓣或引起脑膜粘连、增厚而阻塞脑室孔，产生梗阻性脑积水，脑室扩大，晚期可导致脑萎缩、颅内高压、脑疝等严重后果。

寄生于蛛网膜下腔、脑底池的囊虫常多发成串，囊内多无头节；由于周围有空隙、阻力小，故体积较大，最大的类似葡萄，称葡萄状囊虫，极易破裂。此类囊虫可引起蛛网膜炎，使脑膜增厚、粘连，严重者可导致脑脊液吸收障碍，产生交通性脑积水。脊髓中的囊虫可引起压迫症状，导致感觉、运动障碍。

44.1.4 临床表现

本病进展缓慢，病程多在5年以内，个别可长达20余年。其临床症状极为多样，一般可分为以下几型。

（1）癫痫型

以反复发作的各种癫痫为特征，发生率为80%，其中半数左右表现为单纯大发作。此外尚有失神、发作性幻视、视物变形、幻嗅、神经运动性兴奋及各种局限性抽搐和感觉异常等发作形式。癫痫发作的发生频率较低，大多数在3个月以上，部分患者甚至若干年才发作一次。约有10%的患者癫痫有自行缓解的倾向。

（2）脑膜炎型

以急性或亚急性脑膜刺激征为特点，长期持续或反复发作。起病时有发热，体温一般在38℃左右，持续3～5 d，脑脊液可呈炎症改变，压力增高，细胞数为(10～100)×10^6/L，以淋巴细胞为主；蛋白质含量增高；易误诊为结核性脑膜炎或病毒性脑膜炎。

（3）颅内压增高型

以急性起病或进行性加重的颅内压增高为特征。头痛症状突出，常伴呕吐、复视、视神经盘水肿或继发性视神经盘萎缩，视力及听力减退。颅内压增高多由于包囊在颅底引起炎症粘连所致。包囊在第4脑室阻塞正中孔造成脑脊液循环障碍，可表现为间歇性剧烈头痛、呕吐、眩晕发作，常因体位改变而诱发，称为活瓣综合征，即布伦斯综合征（Bruns syndrome）。

（4）痴呆型

此型患者有进行性加剧的精神异常和痴呆，脑实质内有密集的囊虫包囊。此组症状可能与广泛的脑组织破坏和皮质萎缩有关，而不一定有颅内压增高。个别患者因幻觉、迫害妄想而自杀。

（5）脊髓型

由于囊虫侵入脊髓产生的脊髓受压症状，临床表现为截瘫、感觉障碍、大小便失禁等。

以上各型可同时存在，相互转化。此外，绝大多数脑囊虫患者伴有脑外表现，其中最常见的为皮下

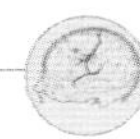

组织和肌肉囊虫病。脑外结节可在脑部症状发生前或后出现，结节数目可自数枚至数千枚不等，多发于头部和躯干，与皮肤组织不相粘连，不痛、不痒，亦无炎症反应和色素沉着。另有少数患者还可伴发眼囊虫病，囊虫可发生于眼的任何部位，以玻璃体最为常见；虫体可在眼内存活1～1.5年；虫活时患者尚能耐受，死亡后则可成为强烈刺激，引起脉络膜炎、视网膜炎，甚至化脓性全眼炎。

44.1.5　诊断

脑囊虫病的诊断比较复杂，需综合考虑流行病学、临床表现及实验室检查等多种因素。在我国东北、西北、华北等地区的农村，凡具癫痫发作、颅内压增高、精神障碍三大症状者，应首先考虑本病。具有本病临床表现，如伴有皮下结节或有肠绦虫病史，是诊断的有力证据。在辅助检查中，以影像学检查和免疫学检查最具价值。头颅X线平片可发现已钙化的囊虫结节，阳性率为10%左右。CT检查的阳性率可高达90%以上。不同病期的脑囊虫在CT上的表现差异很大。当囊虫寄生于脑实质时，典型的有以下4种表现：①小的钙化灶或肉芽肿，反映死亡的囊虫；②圆形的低密度灶，造影后不被增强，反映活的虫体；③低密度或等密度的病灶，造影后有环状强化，反映囊虫导致的脑部炎症；④大脑弥漫性水肿，伴有脑室缩小及多发的造影后可增强的小结节（造影前不能发现）。当虫体寄生于蛛网膜下腔时，CT主要表现为脑脊液通路受阻引起的脑水肿，蛛网膜炎引起的大脑幕和脑底池异常增强，以及多发性的脑梗死和脑桥池、交叉池、大脑侧裂等处的低密度灶。

MRI检查，早期囊尾蚴存活时在T_1加权上呈低信号区，在T_2加权上呈高信号区。脑室内囊虫在MRI图像上囊虫包囊呈低信号区，囊尾蚴的头节则表现为高信号的斑点状结节（图44－1）。一般来说，MRI较CT对蛛网膜下腔、脑干、小脑及脑室内的囊虫病诊断敏感性更高，且能分辨头节的死活，具有考核疗效的作用。

采用补体结合（CF）试验、间接血凝试验（IHA）及酶联免疫吸附试验（ELISA）等免疫学方法检测患者血清及脑脊液中的特异性抗体，对诊断本病亦有一定的价值。

2017年，Del Brutto等在1996年和2001年的诊断标准基础之上，重新修订了脑囊虫病的诊断标准，使诊断更为简单。

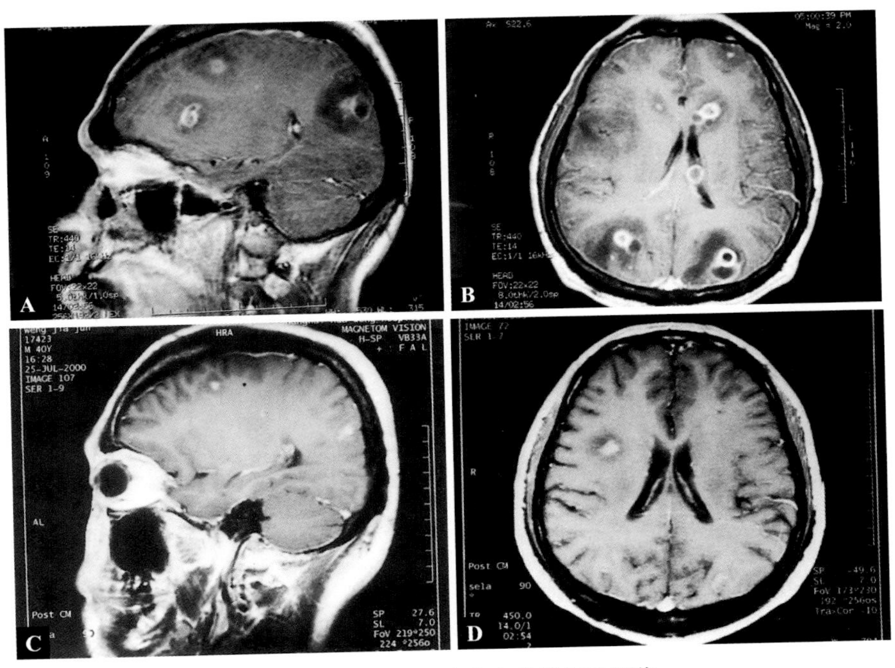

图44－1　脑囊虫病治疗前后MRI图像

注：A、B. 治疗前T_1W增强显示病灶周围有明显水肿带，囊壁呈高信号，其内可见低信号囊液和结节状高信号头节；C、D. 经吡喹酮治疗后T_1W增强显示水肿带消失，病灶呈小的钙化灶。

（1）脑囊虫病诊断标准

1）绝对标准：①来自脑或脊髓病变活组织检查的寄生虫组织学证明；②发现视网膜下囊尾蚴；③在神经影像学发现囊性病变内头节的确凿证据（神经影像学标准）。

2）主要标准：①囊性病变（没有可确认的头节）；②增强病变；③蛛网膜下腔多发囊性病变；④典型的脑实质内钙化。

3）确认标准：①囊虫药物治疗后囊性病变消退；②单个小增强病灶的自发消退；③连续神经影像学检查发现囊肿迁移。

4）次要标准：阻塞性脑积水或基底软脑膜异常增强。

5）临床（流行病学）暴露标准。

A. 主要标准：①通过良好标准化的免疫诊断试验检测特异性囊尾蚴抗原或抗体；②中枢神经系统外的囊尾蚴病；③家庭接触猪带绦虫感染。

B. 次要标准：①临床表现提示神经囊尾蚴病；②先前或目前居住在囊虫病流行地区的个人。

（2）脑囊虫病确诊标准

1）一个绝对标准。

2）两个主要的神经影像学标准加上任一临床（流行病学）标准。

3）一个主要的神经影像学标准和一个确认性神经影像学标准，加上任何临床（流行病学）暴露标准。

4）一个主要的神经影像学标准加上两个临床（流行病学）暴露标准（包括至少一个主要标准），并排除产生类似神经影像学发现的其他病理学。

（3）疑似诊断

1）一个主要的神经影像标准加上任何两个临床（流行病学）暴露标准。

2）一个较小的神经影像学标准加上一个主要的临床（流行病学）暴露标准。

44.1.6 治疗

（1）病原治疗

由于囊尾蚴死亡会引起较剧烈的炎症反应，导致患者症状加剧，出现频繁的癫痫发作、颅内压增高，甚至出现脑疝危及生命。因此，驱虫治疗必须在严密的监护下住院治疗，治疗前需除外眼囊虫病（虫体引起的眼部炎症可导致剧烈疼痛直至失明），治疗过程中建议常规使用皮质激素、甘露醇脱水治疗。目前国内应用最广的驱虫药物为吡喹酮和阿苯达唑。

1）吡喹酮：是治疗囊虫病的重要药物，作用强而迅速。数年来的临床实践证明，吡喹酮不但对皮肤囊虫病疗效确切，对脑囊虫病也有很好的作用。其总剂量为 180 mg/kg，分 3～4 d 给药，一般需治疗 2～3 个疗程，疗程间隔 3～4 个月。有精神障碍与痴呆表现的患者，吡喹酮治疗易诱发精神异常，不宜采用。

2）阿苯达唑：为一广谱抗寄生虫药，近年来已被证明为治疗囊虫病的有效药物，对脑囊虫病的显效率达 85%左右，治愈率为 50%左右。治疗剂量为每天 18 mg/kg，10 d 为 1 个疗程，视病情可重复 2～3 个疗程。亦有人建议每天 15 mg/kg，连续给药 1 个月，常可提高疗效。本药治疗的不良反应较吡喹酮轻，但也可出现头痛、发热、皮疹、肌痛、癫痫、视力障碍等不良反应。

（2）手术治疗

脑实质囊虫患者如存在严重组织反应、出现广泛的脑水肿、CT 显示脑室变小时，可根据颅内压增高的程度行一侧或双侧颞肌下减压术。若患者经正规的吡喹酮、阿苯达唑、激素及甘露醇治疗仍出现迅速进展的神经损害或病灶增大造成脑疝等紧急情况时，也可开颅行囊虫摘除术。近年国外开展了立体定位下包囊穿刺抽吸亦取得了满意的疗效，但由于对囊液渗出是否导致严重的炎症反应尚有争论，国内目前很少采用。

脑室内囊虫由于常形成活瓣堵塞脑室孔，故应积极进行手术治疗摘除囊虫。侧脑室和第 3 脑室的手术最好在脑室镜下进行；第 4 脑室的囊虫则可采用枕骨下入路在直视下手术。蛛网膜下腔及脑底池内的囊虫由于包囊内多无头节，药物治疗效果欠佳，应考虑手术摘除。但手术前应先行药物治疗，囊虫摘除后若脑积水无缓解，则可做脑室-腹腔引流术。

脊髓型囊虫患者，如压迫症状明显；药物治疗无效，也可行手术摘除。

44.1.7 预防与预后

加强饮食卫生，不吃未煮熟的蔬菜，对绦虫病患者进行早期和彻底的治疗。

大多数经及时治疗的患者可痊愈，但弥漫性脑囊虫病伴痴呆的患者预后不良。

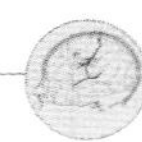

44.2 中枢神经系统包虫病

包虫病或称棘球蚴病，是由棘球绦虫的幼虫引起的一种慢性人畜共患寄生虫病。本病以累及肝和肺为主，仅有1%～2%的患者累及中枢神经系统。该病的流行有较强的地域性，多在畜牧地区流行。

44.2.1 病原学

包虫病是由棘球属(genus echinococcus)虫种的幼虫所致的疾病，在我国以细粒棘球绦虫(echinococcus granulosus)最为多见。细粒棘球绦虫长仅1.5～6 mm，由1个头节和3个体节组成，其终宿主为狗、狼、狐等犬科动物，中间宿主主要为羊。当细粒棘球绦虫的虫卵被羊吞食后，即可在十二指肠内孵出六钩蚴钻入肠壁，经肠系膜静脉随血流进入肝、肺发育为包虫囊(棘球蚴)。包囊内充满透明的或乳白色的囊液，囊液不凝固，有很强的抗原性。此外包囊内还含有数量不等的原头蚴，并可产生子囊、孙囊。当受感染羊的新鲜内脏被狗等犬科动物吞食后，包囊内的原头蚴即可在其小肠内发育为成虫，成熟产卵。人亦为包虫的中间宿主。

44.2.2 流行病学

本病呈全球性分布，主要流行于畜牧地区，在我国主要分布在新疆、西藏、内蒙古、青海四大牧区，甘肃、宁夏、四川、河北、黑龙江等地区也有散发病例。犬是本病最重要的传染源，主要通过消化道、呼吸道摄入虫卵而感染。人群对本病普遍易感，以儿童多见，约为成人的7倍，男性发病率较女性为高。

44.2.3 发病机制和病理

通常由细粒棘球蚴所致称为囊型棘球蚴病，又称单房型包虫病；而由多房棘球蚴所致的称为泡型棘球蚴病，又称多房型包虫病，简称泡球蚴病(alveococcosis)。包虫增殖方式呈浸润性，酷似恶性肿瘤。肝泡球蚴尚可通过淋巴或血路转移，继发肺、脑泡型包虫病，故有恶性包虫病之称。

中枢神经系统包虫病有原发性和继发性两种，原发性系指蚴虫经肝、肺、颈内动脉进入颅内发育为棘球蚴，病灶多为单发，在大脑中动脉区尤其是顶叶、额叶多见，小脑、脑室少见。继发性系指心脏中的棘球蚴溃破至心房或左心室，原头蚴随血流进入中枢神经系统再次形成包囊，此型病灶一般为多发。蚴虫进入中枢神经系统后约第3周末即发育为棘球蚴，到第5个月可长至1 cm大小。多数幼虫在5年左右死亡，但部分可继续生长形成巨大囊肿。囊壁分为内外两层，内囊即包虫囊，外囊为脑组织形成的一层纤维包膜，两者间含有血管，供给营养。由于两层包膜间很少粘连，故手术时极易剥离。内囊壁由角质层和生发层组成，前者具有弹性，状如粉皮，起保护和营养作用，生发层系寄生虫本体，可形成育囊、子囊、原头蚴(统称棘球蚴砂)，当包囊破裂，原头蚴可再次形成新囊肿。棘球蚴在颅内形成占位效应，可压迫脑室系统，导致颅内压增高，并可引起脑实质损害造成癫痫发作及偏瘫、偏盲、偏侧感觉障碍、失语等局灶性症状。巨大的包囊尚可压迫破坏颅骨。椎管内包虫病以占位压迫为主要病理改变，若侵犯神经根则可引起剧烈疼痛。

44.2.4 临床表现

中枢神经系统包虫病临床上无特征性表现，常见的表现为癫痫和颅内高压症状。此外，根据包囊所在的部位尚可产生偏瘫、偏盲、偏侧感觉障碍、失语、持续进展的痴呆等症状。但也有一些病例颅内可有很大的包囊而无神经系统症状。若包囊压迫、侵犯颅骨，则可出现颅骨隆突。椎管内包虫病根据包囊部位不同可引起相应平面以下的运动、感觉、括约肌功能障碍，并可伴有神经根疼痛。

44.2.5 诊断

畜牧区的儿童与年轻人若出现进行性加剧的颅内压增高症状或不明原因的癫痫，持续时间超过1～6个月，均应怀疑本病，需行进一步实验室和影像学检查以确定诊断。实验室检查中有30%～70%的患者血嗜酸性粒细胞计数增高；皮内试验可检测特异性抗体，阳性率可达80%～95%，但特异性较差；血清学检查中的免疫电泳、酶联免疫吸附试验亦可通过检测患者血清中的特异性抗体帮助诊断。但本病与血吸虫病、囊虫病之间存在交叉反应，且免疫学检查易受各种因素的干扰，故而限制了其临床诊断价值。影像学检查在诊断中有重要意义。头颅X线摄片可发现颅骨破坏及其形成的颅骨内外的软组织肿块，有时平片上显示弧线状、环形或蛋壳状及团块状钙化，如发现这种征象，则可以定性。头部CT检查可见脑内圆形或类圆形囊肿，无囊周水肿、占位征象，囊内容物密度与水相同。MRI检查形态同CT，囊内液信号同脑脊液，T_1为低信号，T_2为高信号，头节在T_1高信号，具有特征性。

44.2.6 治疗

WHO按包虫囊肿形态将其分为5期，推荐各期不同治疗(表44-1)。

表44-1 WHO对包虫病的分类及治疗推荐

WHO分期	影像学表现	阶段	大小	首选治疗	替代治疗
CE1	单个无回声囊性病变伴双线征	有活性	<5 cm >5 cm	单独的阿苯达唑 阿苯达唑+PAIR	PAIR PAIR
CE2	分隔的"玫瑰花样""蜂窝"囊肿	有活性	任何	阿苯达唑+改良导管插入术或手术	改良导管插入术或手术
CE3a	囊膜脱落(水百合征)	过渡性	<5 cm >5 cm	单独的阿苯达唑 阿苯达唑+PAIR	PAIR PAIR
CE3b	带有子包囊的囊肿	过渡性	任何	阿苯达唑+改良导管插入术或手术	改良导管插入术或手术
CE4	囊肿密度不均，无子包囊	无活力	任何	观察	—
CE5	实变加壁钙化	无活力	任何	观察	—

(1) 手术

手术目的在于完整摘除包囊，严防囊液外溢引起复发。术前应根据CT、MRI或血管造影精确定位；手术创口和骨窗要足够大，分离时应十分小心。必要时可用漂浮法切除，即将患者头放低，用洗疮器轻轻插入分离囊壁四周，灌注大量0.9%氯化钠溶液，将包囊漂浮起来完整切除。国外有报道对包囊冷冻后再切除以防渗漏，空腔再以0.5%硝酸银处理。近年来，尚有人采用10%甲醛或过氧化氢注入包囊杀死原头蚴，可防止术后复发，但此类方案不良反应较大。国外采用西曲溴铵(cetrimide)替代甲醛等杀原头蚴后取得了满意的疗效，且不良反应轻微。万一手术囊液污染伤口，则应用过氧化氢冲洗术野。手术残腔过大时，腔内可留置一硅胶管，在关闭硬脑膜前，注满0.9%氯化钠溶液，防止术后脑移位及颅内积气引起感染。

阿苯达唑通常在手术前1周开始给药，并在术后持续至少4周。

(2) PAIR

即经皮穿刺、抽吸、注射灭虫剂然后再抽吸(puncture, aspiration, injection, reaspiration)的方法，旨在破坏包囊生发层，对于没有子包囊的囊肿疗效显著(例如，WHO分期CE1和CE3a阶段)。

(3) 改良导管引流术

大口径导管抽空整个囊肿，这通常用于管理PAIR后难以排出或倾向于复发的囊肿，例如WHO分期CE2和CE3b阶段囊肿(其可能包含子囊肿)。

(4) 药物治疗

药物治疗可单独使用，也可用作手术或穿刺的辅助治疗。阿苯达唑是治疗细粒棘球绦虫的主要抗寄生虫药。阿苯达唑的吸收很差，应该摄入食物，最好是加入脂肪餐以提高生物利用度，15 mg/(kg·d)，分为2剂，最多400 mg口服，每日2次。在没有阿苯达唑的情况下，甲苯咪唑可用于替代治疗。

44.2.7 预防

主要应加强流行区的处理和管制，严格肉食卫生检疫，大力开展卫生宣教。

44.3 脑肺吸虫病

肺吸虫病又称肺并殖吸虫病(paragonimiasis)，是由卫氏并殖吸虫(Paragonimus Westermani)、斯氏并殖吸虫(Paragonimus Skrjabini)等寄生于人体而引起的一类人畜共患病。脑型肺吸虫病系肺吸虫侵入人脑所致，一般多见于严重的肺吸虫感染者。

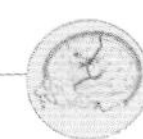

44.3.1 病原学

并殖吸虫因其成虫雌雄生殖器官并列而命名，已知有 50 多种，多数对人无致病性。我国以卫氏并殖吸虫和斯氏并殖吸虫分布最广，感染人数亦多，是主要致病虫种。其成虫、童虫、虫卵都能寄生于脑、脊髓等组织而造成病变，以卫氏并殖吸虫更为多见。成虫雌雄同体，有口、腹吸盘各一，可寄生于多种动物体内。人是卫氏并殖吸虫合适的终宿主，虫体可在人体内发育为成虫，其主要寄生部位为肺，宿主的痰及粪便中可找到虫卵。斯氏并殖吸虫不适合寄生于人体，虫体多寄生在结缔组织或肌肉内，生长速度缓慢，不能成熟产卵。虫卵随终宿主的痰或粪便排出体外。卵入水后，在适宜条件下经 3～6 周后发育成熟，并孵出毛蚴。毛蚴侵入第一中间宿主淡水螺，在螺体内经胞蚴、母雷蚴、子雷蚴的发育和增殖阶段(2～3 个月)，最终形成微尾蚴，从螺体逸出后侵入第二中间宿主溪蟹和蝲蛄体内，形成囊蚴。人生食或半生食含囊蚴的溪蟹或蝲蛄而感染。

44.3.2 流行病学

肺吸虫病主要流行于日本、中国、朝鲜半岛及菲律宾，非洲和美洲的一些地方也有病例报道。我国已查明有 23 个省、自治区、直辖市有肺吸虫病，其中东北三省和山东、江浙地区以卫氏并殖吸虫为主，山西、陕西、四川、贵州、湖南、湖北、河南、江西则以斯氏并殖吸虫为主。流行区脑型肺吸虫患者多达 2%～5%，以儿童和青少年多见。

肺吸虫病的传染源为患者、病畜。但人若感染斯氏并殖吸虫，由于虫体不能成熟产卵，故虽可发病却不成为传染源。本病一般经生食或半生食溪蟹、蝲蛄而传播，生食含囊蚴的溪水也可感染。人群对本病普遍易感。

脑肺吸虫病是肺外疾病的最常见形式，仅在少于 1%的有症状肺吸虫病感染的个体中发生。在年轻患者中更常见。90%的患者小于 30 岁。

44.3.3 发病机制和病理

本病的中枢神经系统损害主要由成虫或童虫移行所致，虫卵所致病变意义不大。严重感染者虫体可循纵隔而上，沿颈动脉上升，经破裂孔进入颅内，虫体多自颞叶或枕叶底部侵入大脑，以后也可侵犯白质，累及内囊、基底节、侧脑室，偶尔侵犯小脑。病变多见于右侧半球，也可经脑室或胼胝体向对侧移行。本病的病理过程分为 3 期：①浸润期或组织破坏期。虫体脑内移行造成机械破坏及出血，尚可因毒素刺激产生脑膜炎、脑炎，有时还可形成边界不清的肉芽肿。②囊肿或脓肿期。被虫体破坏的脑组织逐渐产生反应，在肉芽肿周围形成包膜，其中心坏死液化形成青灰色或特殊棕灰色的黏稠液体，内可有虫体和虫卵。③纤维瘢痕期。此期虫体已死亡或移行至他处，囊液被吸收，肉芽组织纤维化或钙化，受累的皮质或皮质下结构萎缩，脑沟和脑室扩大。由于虫体可在脑组织内穿行造成多次损伤，故上述各期病理变化可同时存在。在少数情况下，虫体也可经腹腔侵入腰大肌和深层脊肌，通过附近椎间孔进入脊髓腔形成囊肿压迫脊髓，造成运动、感觉障碍，严重者引起横贯性脊髓炎，甚至发生截瘫。

44.3.4 临床表现

本病可先出现咳嗽、咯铁锈色痰等肺部症状，神经系统表现出现较晚，可分为脑型和脊髓型两种。

(1) 脑型

流行区的脑型患者可多达 2%～5%，尤以儿童及青少年多见，常为一次或连续多次吞入大量囊蚴者。在脑中寄居的虫体破坏脑组织形成囊肿，虫体还可游走窜行，造成多处损害，形成多发性囊肿。如侵及基底神经节、内囊或丘脑等部位，则后果更为严重。由于病变范围多变，症状常视其侵犯脑组织的部位和病理改变的程度而定，以头痛、癫痫及运动神经障碍较为常见。

以卫氏肺吸虫引起者多见，占该虫种引起者的 10%～20%。脑型肺吸虫病有以下常见症状。

1) 颅内压增高症状：如头痛、呕吐、反应迟钝，单纯头痛可为唯一表现。另有视力减退、视神经盘水肿等，多见于早期。

2) 脑组织破坏症状：如瘫痪、感觉缺失、失语、偏盲等，常见于后期。

3) 刺激性症状：如癫痫、肢体感觉异常等，此因病变接近皮质所致。

4) 炎症性症状：如畏寒、发热、头痛、脑膜刺激征等，大多见于早期。

5) 蛛网膜下腔出血：斯氏并殖吸虫型多见，卫氏并殖吸虫型偶见。表现为剧烈头痛、呕吐，严重者可出现昏迷。脑膜刺激征阳性，脑脊液呈血性、嗜酸性粒细胞明显升高。

6）脑钙化型：脑型患者在痊愈过程中脑内病变可形成钙化灶。脑钙化灶的发现，结合临床及CT等的检查结果，有助于定位诊断。脑内钙化病灶的X线表现有3种，包括①边缘不规则、密度不均匀的类圆形钙化阴影；②边缘锐利的椭圆形囊样钙化阴影；③局限性多发性砂砾样钙化点状阴影。这些患者难以从痰、粪及胃液中找到虫卵，但免疫学检查仍呈阳性反应。

（2）*脊髓型*

较少见，主要为虫体进入椎管侵犯硬脊膜形成硬脊膜外或硬脊膜内囊肿样病变所致。病变多在第10胸椎上下。临床上主要表现为脊髓受压部位以下的感觉运动障碍，如下肢无力、行动困难、感觉缺损（如下肢麻木感或马鞍区麻木感），也有腰痛、坐骨神经痛和大小便失禁或困难等横截性脊髓炎症状，且多逐渐加重，最后发生截瘫。斯氏型引起脑脊髓型病变者较卫氏型少。

44.3.5 诊断

在流行区有生食或半生食溪蟹、蝲蛄，以及饮用过生溪水者，病史中有咳嗽、咯铁锈色痰，继之出现不明原因的头痛、呕吐、癫痫发作及瘫痪，均应考虑本病可能。实验室检查白细胞及嗜酸性粒细胞常增加，急性期白细胞可达40×10^9/L（40 000/mm^3），嗜酸性粒细胞可高达80%。痰、粪及任何体液和组织活检标本中发现肺吸虫的成虫、童虫或虫卵均是诊断的有力证据。脑脊液中可发现嗜酸性粒细胞增多、蛋白质含量增高，偶可检出虫卵。在组织破坏期尚可出现血性脑脊液，在囊肿形成期脑脊液压力升高、蛋白质增多，其他可正常。这种脑脊液的多变性是本病特点之一。免疫学检查目前常用的有皮内试验、酶联免疫吸附试验、斑点酶联免疫吸附试验、补体结合试验等，其阳性率均可达98%左右，亦有相当的特异性，对血吸虫病、华支睾吸虫病、姜片虫病等其他寄生虫病有不同程度的交叉反应。脑脊液的补体结合试验对本病有较特异的诊断价值。头颅摄片、CT、脑及脊髓血管造影可发现病变和阻塞部位。CT平扫图像在急性期表现为脑水肿，脑实质可见大小不一、程度不等的低密度水肿区，脑室狭小，造影后不增强；在囊肿期出现高密度的占位病变表现，但边界不清，增强扫描病灶有强化；纤维瘢痕期则表现为钙化灶。在MRI T_1加权成像表现为中央高信号或等信号、外周低信号的病灶，T_2加权成像则表现为中央高信号、周边低信号的病灶。国外有报道，MRI较CT更易发现大脑半球沟回处的病灶。

44.3.6 治疗

（1）*病原治疗*

吡喹酮对国内两个虫种均有良好的抑制作用，剂量为25 mg/kg，每天3次，连用2～3 d，1周后重复1个疗程。不良反应轻微，以头昏、恶心、呕吐、胸闷多见，一般不影响治疗。患者治疗后癫痫消失或减少，偏瘫和脑膜炎可完全治愈。近年来使用阿苯达唑治疗肺吸虫病疗效确切，剂量为400 mg/d，分2次服，连服7 d，对斯氏肺吸虫效果更为明显。硫双二氯酚（别丁）也有一定疗效，但疗效较吡喹酮低，且不良反应较多，有被取代的趋势。

在脑肺吸虫病中，也可能需要类固醇，抗惊厥治疗和/或治疗脑积水。未经治疗的脑性肺吸虫病的病死率约为5%。即使症状消失，也可能至少需要几周的时间消失，而且放射线照相的改善可能落后于临床表现的改善。

其他异位病灶的治疗必须根据患者的临床反应进行个体化治疗。

（2）*手术治疗*

有明显压迫症状，且病变不属于萎缩型者可采用手术治疗。手术可采用减压术、脑室内分流术等。当病灶局限、形成脓肿或囊肿时也可切除病灶，术中应尽量去除成虫，阻止更多的神经组织受损。若病灶与脊髓有粘连时以不损伤脊髓为原则。

（3）*对症治疗*

伴高颅压、癫痫抽搐的患者可与20%甘露醇、抗癫痫药物对症处理，必要时可使用糖皮质激素。

44.3.7 预防

积极治疗患者，在流行区加强卫生宣教，不饮生溪水，不食生的或半生的溪蟹和蝲蛄。

44.4 中枢神经系统血吸虫病

血吸虫病是血吸虫寄生于人体门静脉系统所引起的疾病，全世界约有2亿人遭受感染，是WHO重点防治的疾病之一。当血吸虫虫卵逸出门静脉系统沉积于脑、脊髓等处，则引起中枢神经系统血吸虫病。本病的主要病变为虫卵肉芽肿，临床表现多样，随虫种、病期及虫卵沉积部位不同而异。国外有关

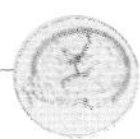

资料显示，第二次世界大战时美军在菲律宾感染日本血吸虫病的1 200例患者中，脑血吸虫病的发病率为2%，寄生人体的血吸虫有日本血吸虫(*Schistosoma japnicum* Katsurada)、曼氏血吸虫(*S. mansoni* Sambon)、埃及血吸虫(*S. haematobium* Bilharz)、湄公血吸虫(*S. mekongi* Voge, Bruckner & Bruce)和间插血吸虫(*S. intercalatum* Fisher)5种，以前两者重要。我国流行的是日本血吸虫病，累及中枢神经系统时以脑型病变多见，在我国援外人员中偶有感染曼氏血吸虫者，并以脊髓病变为主。

44.4.1 病原学

血吸虫生活史经成虫、虫卵、毛蚴、胞蚴、尾蚴、童虫6个阶段。虫卵随粪便入水后，在适宜的温度下孵出毛蚴侵入中间宿主淡水螺(日本血吸虫为钉螺)，在螺内经胞蚴发育为尾蚴释放入水，当血吸虫的终宿主人或其他哺乳动物接触疫水后，尾蚴可从皮肤或黏膜侵入宿主体内成为童虫，童虫随血流经肺、心等脏器进入门静脉系统发育为成虫，开始合抱而交配产卵。其中日本血吸虫每天可产卵1 000～3 000枚，是曼氏血吸虫和埃及血吸虫的10倍。

44.4.2 流行病学

血吸虫病主要分布于亚洲、非洲、南美和中东的76个国家，我国流行的是日本血吸虫病，主要发病于长江中下游、长江三角洲平原及以四川、云南两省为主的高原山区。传染源为患者和保虫宿主，人因接触含尾蚴的疫水而感染，皮肤和黏膜是主要入侵途径。饮用生水，其中的尾蚴可从口腔黏膜侵入；清晨河岸草上的露水中也可有尾蚴，故赤足行走也可被感染。人对血吸虫普遍易感，患者以农民、渔民为多，男多于女。感染后仅部分人群有免疫力，重复感染经常发生。

44.4.3 发病机制和病理

虫卵肉芽肿是本病的基本病理变化。曼氏血吸虫虫卵肉芽肿的形成是一种细胞介导的免疫反应(迟发型变态反应)，由成熟虫卵中的毛蚴所释放的可溶性虫卵抗原(SEA)致敏T细胞，T细胞及其释放的多种细胞因子在虫卵肉芽肿形成过程中起重要作用。参与作用的细胞因子有CD_4^+ T细胞亚型Th1细胞释放的IL-2和γ干扰素(IFN-γ)，Th2细胞释放的IL-4、IL-5和IL-10，巨噬细胞释放的TNF-2和IL-1以及其他细胞因子。日本血吸虫虫卵肉芽肿在某些方面与曼氏血吸虫相似，但有许多独特之处。日本血吸虫虫卵量为曼氏血吸虫的10倍，虫卵多成簇聚集在宿主组织内；而曼氏血吸虫虫卵则多单个沉着。急性期肉芽肿易液化呈脓肿样损害，浸润细胞多以多形核白细胞为主，在肉芽肿中可见较多的浆细胞。由于大量虫卵在组织内成堆沉积，故所形成的肉芽肿较大，其周围细胞浸润亦多。急性血吸虫病患者血液中循环免疫复合物与嗜异抗体的检出率甚高，故急性血吸虫病是体液与细胞免疫反应的混合表现，而慢性与晚期血吸虫病的免疫反应则属于迟发性变态反应。

脑部血吸虫虫卵肉芽肿病变多见于顶叶与颞叶，主要分布在大脑灰白质交界处，周围组织可伴有胶质增生和轻度脑水肿。迄今为止，尸检与手术在脑静脉中未发现成虫，曼氏血吸虫中枢神经系统损害很少见，以压迫脊髓多见，而日本血吸虫则以脑型多见。

44.4.4 临床表现

(1) 脑血吸虫病

本病临床上可分为急性和慢性两型，均多见于年轻人。急性型多在感染后6个月左右发病，表现为脑膜脑炎症状：发热、意识障碍、瘫痪、抽搐及腱反射亢进、脑膜刺激征、锥体束征等。脑脊液检查正常或蛋白与白细胞轻度增高。随着患者体温下降，症状有所缓解。慢性型多见于慢性早期血吸虫病患者，主要症状为癫痫发作，以局限性癫痫多见，也有以颅内压增高伴定位体征为主要表现。此外，当虫卵引起脑部动脉栓塞等病变时，尚可出现突然的偏瘫和失语。此型患者多无发热。头部CT检查显示病灶常位于顶叶，亦可见于枕叶，为单侧多发性高密度结节影，其周围有脑水肿，甚至压迫侧脑室，使之变形。脑血吸虫病患者的内脏病变一般不明显，粪便检查可找到虫卵，血清免疫学检查有阳性发现，如能及早诊断和治疗预后较好，大多康复，无需手术。

(2) 脊髓血吸虫病

主要见于曼氏血吸虫病，引起横截性脊髓炎。脑脊液检查可见淋巴细胞与蛋白质增多，对成虫或虫卵抗体的免疫学试验可呈阳性反应。脊髓型患者如能及早诊断与治疗，可逐渐恢复；但长期受压迫引起缺血性脊髓损害，则不易恢复。

44.4.5 诊断

(1) 流行病史

患者的籍贯、职业与生活经历等，特别是疫水接触史有重要的诊断价值。

(2) 临床表现

对流行区居留史的癫痫患者，均应考虑本病可能。

(3) 辅助诊断

1) 病原学检查：粪便涂片检查虽然简单易行，但除重度感染有腹泻患者外，虫卵检出率不高。粪便中虫卵计数可采用厚涂片透明法(Kato 虫卵计数法)，该法可计数每克粪便中的虫卵数。随着我国血吸虫病防治工作的深入，许多地区已消灭或基本消灭血吸虫病，人群血吸虫病感染率与感染度均明显下降，单纯采用病原学诊断方法已不能适应查治的需要。

2) 免疫学检查：方法很多，包括皮内试验，以及检测成虫、童虫、尾蚴与虫卵抗体的血清免疫学试验，如环卵沉淀试验(COPT)、间接荧光抗体试验、尾蚴膜试验、酶联免疫吸附试验等。上述方法均有高的敏感性，亦有一定的特异性，但与其他吸虫病存在一定的交叉反应，且易受多种因素影响，故仅具辅助诊断价值，一般不能单独作为确诊依据。

检测抗原的明显优点为循环抗原(CAg)的存在表明活动性感染。血清(和尿)中 CAg 水平一般与粪虫卵计数有较好的相关性。治疗后 CAg 较快消失，故有可能用于评价药物疗效。然而，免疫复合物的形成、血吸虫 CAg 表位血清学的复杂性和宿主体内自动抗独特型抗体的存在等因素，必须在发展实用 CAg 检测技术和解释检测结果时予以考虑。

3) 影像学检查：CT 平扫在急性期主要表现为脑水肿，于脑实质内可见大小不一、程度不等的低密度水肿区，边界模糊，增强后病灶有强化。总之，中枢神经系统血吸虫病在影像学上无特征性表现，需综合多因素诊断。

44.4.6 治疗

(1) 病原治疗

我国曾先后采用锑剂、呋喃丙胺、六氯对二甲苯与硝硫氰胺等药物治疗血吸虫病，但自 1977 年国内合成吡喹酮后，上述药物均已被吡喹酮替代。该药不但可以杀死成虫，尚可杀灭虫卵并抑制虫卵肉芽肿生长。吡喹酮剂量和疗程如下：

1) 慢性血吸虫病：住院患者总剂量 60 mg/kg，体重以 60 kg 为限，分 2 d 4～6 次餐间服。儿童体重 <30 kg 者，总剂量 70 mg/kg。现场大规模治疗：轻、中度流行区用总剂量 40 mg/kg，一剂疗法；重流行区可用 50 mg/kg，1 d 等分 2 次，口服。

2) 急性血吸虫病：成人总剂量为 120 mg/kg(儿童为 140 mg/kg)，4～6 d 疗法，每天剂量分 2～3 次服。一般病例可给 10 mg/kg，每天 3 次，连服 4 d。

3) 晚期血吸虫病：晚期病例多数伴有各种夹杂症。药代动力学研究表明，慢性与晚期患者口服吡喹酮后，药物吸收慢，在肝脏内首次通过效应差，排泄慢，生物半衰期延长，且药物可由门静脉经侧支循环直接进入体循环，故血药浓度明显增高，因此药物剂量宜适当减少。一般可按总剂量 40 mg/kg，1 次或分 2 次服，1 d 服完。

本药的不良反应一般均轻微和短暂，无需特殊处理，但有个别患者发生昏厥、精神失常、癫痫发作，因此对精神病及反复癫痫发作者，治疗应慎重并做好相应措施。

(2) 手术治疗

手术指征：大的占位性肉芽肿，有明显临床症状者可施行开颅手术切除；对脑部炎症水肿或急性颅内压增高，有脑脊液循环阻塞或脑疝形成而脱水剂疗效不能持续或无效时，根据患者情况行一侧或双侧颞肌减压术或脑室-腹腔引流术。但术后一般仍需内科驱虫治疗。

(3) 对症治疗

应注意休息，加强支持治疗。有脑水肿、颅内高压表现者，应以甘露醇脱水治疗；有癫痫发作者，应抗癫痫治疗，以控制发作。

44.4.7 预防

(1) 控制传染源

对流行区的患者进行普查，彻底治疗患者及病畜。

(2) 切断传播途径

应加强粪便管理、保护水源。在我国，消灭日本血吸虫的中间宿主钉螺是控制血吸虫病的重要措施。

(3) 保护易感人群

加强卫生宣教，避免接触疫水。

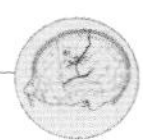

44.5 脑弓形虫病

弓形虫病(toxoplasmosis)是由专性细胞内寄生的刚地弓形虫(Toxoplasma gondii)所引起的人畜共患病，是人类先天感染最严重的疾病之一，亦是免疫缺陷人群，尤其是艾滋病(AIDS)患者发病率最高的疾病之一。脑是本病主要累及的器官之一。

44.5.1 病原学

弓形虫以滋养体、组织包囊、卵囊 3 种形式存在。卵囊被终宿主吞食后，经消化作用，在肠腔内释放出子孢子，子孢子可侵入小肠黏膜进行无性繁殖形成卵囊排入肠腔。若卵囊为中间宿主所吞食，则子孢子不形成卵囊而随血液或淋巴侵入全身各种有核细胞成为滋养体。急性感染期的滋养体可在中间宿主细胞内迅速繁殖形成假囊，假囊破裂后其中的虫体又可侵犯其他细胞，如此反复不已。慢性感染期的弓形虫则在细胞中缓慢增殖形成包囊，包囊可在宿主体内存在很长时间，甚至终身。弓形虫的终宿主为猫及猫科动物，中间宿主为人和多种哺乳动物及鸟类。

44.5.2 流行病学

本病分布遍及全球，世界各地人群的弓形虫感染率有很大差别。据我国国内大多数地区的调查，估计感染率为 5%～10%。但随着近年宠物饲养的普及，感染率呈逐年增加的趋势。艾滋病患者合并弓形虫病概率增加，据国外报道合并感染率为 20%～80%。

本病的传染源是以猫为主的多种动物，传播途径主要有 3 种：食入被猫粪中感染性卵囊污染的食物和水；食入未煮熟的含有包囊或假囊的肉、蛋、奶等食品；母婴垂直感染。免疫低下人群和动物饲养员、屠宰场工作人员、医务人员为易感人群。

44.5.3 发病机制和病理

弓形虫不同于大多数细胞内寄生的病原体，可侵犯人体任何组织或器官，如脑、心、肺、肝、脾、淋巴结、肾、肾上腺、胰、睾丸、眼、骨骼肌及骨髓等，其中以脑、眼、淋巴结、心、肺和肝最为好发部位。虫体由入侵部位散布全身，在单核-巨噬细胞及宿主各脏器组织细胞内繁殖直至细胞破裂，溢出的虫体又可侵入邻近的细胞，如此反复不已，造成局部组织的灶性坏死和周围组织的炎性反应，形成该病的基本病理变化。如患者的免疫功能正常，则可迅速产生特异性细胞和体液免疫反应而清除弓形虫，或转而形成包囊长期潜伏，一旦机体免疫功能降低可引起复发。

在中枢神经系统本病可表现为局灶性或弥漫性脑膜脑炎，伴有坏死和小神经胶质结节，坏死灶边缘有单核细胞、淋巴细胞和浆细胞浸润，坏死灶周常可查见弓形虫。先天性弓形虫病的中枢神经系统病变除有局部或弥漫性的脑炎、脑膜炎外，在中脑导水管周围有血管炎和坏死，脑室周围可能有钙化灶等典型表现，这些病变常可导致脑水肿。少数情况下弓形虫也可累及脊髓。

44.5.4 临床表现

可分为先天性弓形虫病和后天获得性弓形虫病两类，均以隐性感染多见。先天性弓形虫病多由母亲在妊娠期感染急性弓形虫病(常无症状)所致。感染婴儿出生时可正常，以后出现异常，以眼、脑受损最为多见。脑部症状多出现于出生后数月至数年，表现为脑膜脑炎、昏迷、瘫痪或角弓反张。由于大脑受损，患儿多有不同程度的智力障碍。若中脑导水管阻塞，可导致小头畸形。

后天获得性弓形虫病多呈流感样表现，大多可自愈，仅少数患者有中枢神经系统症状。但弓形虫病死亡病例中，90%以上有中枢神经系统受累。弓形虫脑炎是艾滋病患者最常见的原虫感染和主要死亡原因之一。

弓形虫脑炎与脑膜脑炎多呈急性或亚急性经过。可有高热、头痛、嗜睡、昏迷、偏瘫、失语、视野缺损、癫痫发作、脑膜刺激征、颅内高压、精神障碍、脑神经损害及各种中枢神经局限性体征等，也可出现脑干、小脑或基底节受损的症状和体征。急性者以弥漫性脑损害为主，亚急性者多以局灶性脑损害起病，逐渐发展至脑部弥漫性损害，其表现也随病灶所在部位与程度而异。弓形虫脑炎患者脑脊液检查多显示球蛋白试验阳性，细胞数稍增高，一般为(100～300)$\times 10^6$/L，淋巴细胞为主，蛋白质含量增加，葡萄糖含量正常或下降。

44.5.5 诊断

凡有与猫等动物密切接触史并出现头痛、偏瘫、癫痫等临床表现的免疫缺陷人群，均应考虑本病。

检测血清弓形虫 IgG、IgM 抗体对诊断有一定帮助。经典的方法有 Sabin Feldman 染色法(SFDT)、间接荧光抗体试验、酶联免疫吸附试验等。若急性期和恢复期血清抗体效价 4 倍升高则有助于诊断。但上述血清学试验对免疫缺陷患者可为阴性。近年来有人用改良直接凝集试验检测患艾滋病的弓形虫脑炎患者,IgG 抗体效价明显升高,有相当的诊断价值。在中枢神经系统组织中检出弓形虫可以确诊,故若临床允许,应行脑组织活检。目前多提倡在立体 CT 引导下针吸,操作安全,确诊率高。由于常规组织染色很难看到滋养体,对怀疑本病的组织切片应予间接荧光、过氧化物酶-抗过氧化物酶技术或电镜检测。

CT 或 MRI 检查在诊断弓形虫病,尤其是脑部感染中具有重要的价值。CT 结果常显示为一个或多个低密度病灶,增强扫描呈环状或结节样增强。最常受累的部位是基底节,其余依次为额叶、顶叶、枕叶、颞叶、小脑、半卵圆区和丘脑。头部 MRI 检查较 CT 更敏感。典型的 MRI 表现为颅内多发长 T_1 和长 T_2 信号。由于影像学上的类似表现,本病需与原发性中枢神经系统淋巴瘤鉴别。正电子发射计算机体层成像(PET)及单光子发射计算机体层成像(SPECT)检查有助于两者鉴别。

脑脊液聚合酶链反应(PCR)检测弓形虫具有很高的特异性(96%～100%),但灵敏度不同(50%～98%)。因此,阳性 PCR 结果可确定弓形虫的诊断,但阴性结果不能排除诊断。

44.5.6 治疗

弓形虫脑炎、脑膜脑炎及多发脑损伤首选内科治疗。目前用于治疗弓形虫病的药物包括磺胺嘧啶、乙胺嘧啶、磺胺二甲嘧啶、SMZ/TMP、克林霉素和阿托伐醌等,这些药物阻断虫体叶酸代谢,抑制速殖子增殖,但不能杀灭速殖子,对包囊无效。因此,本病的复发率高。

药物首选方案推荐磺胺嘧啶(体重<60 kg 的患者每天 4 次 1 000 mg,≥60 kg 的患者每天 4 次 1 500 mg)联合乙胺嘧啶(负荷剂量 200 mg,<60 kg 的患者随后每天 50 mg 维持,≥60 kg 的患者以 75 mg/d 维持)。

仅当患者存在单个或 2 个伴有严重占位效应的病灶时,才考虑手术治疗。此外,弓形虫脓肿也可在立体 CT 定位下行穿刺排脓。

皮质激素只应用于伴有局灶性脑部病变或水肿的患者。

44.5.7 预防

重点预防人群是弓形虫抗体阳性的孕妇和免疫缺陷患者。具体方案:①控制病猫;②对孕妇、供移植供体行弓形虫检查;③勿与猫、狗密切接触;④不食用不熟的肉类、生乳、生蛋等;⑤加强环境卫生和个人卫生。

(陈　澍　翁心华)

参考文献

[1] 李海涛,温浩,赵晋明. 人体包虫病治疗临床研究现状[J]. 中国实用外科杂志,2010,30(8):711-713.

[2] 沈一平. 实用肺吸虫病学[M]. 北京:人民卫生出版社,2000.

[3] 陈灏珠. 实用内科学[M]. 15 版. 北京:人民卫生出版社,2017.

[4] BRUNETTI E, KERN P, VUITTON D A, et al. Expert consensus for the diagnosis and treatment of cystic and alveolar echinococcosis in humans[J]. Acta Trop, 2010,114(1):1-16.

[5] MANDELL G L, BENNETT J E, DOLIN R. Mandell, Douglas, and Bennett's principles and practice of infectious diseases[M]. 7th ed. New York: Churchill Livingstone Inc, 2010.

[6] SUBAUSTE C S, AJZENBERG D, KIJLSTRA A. Review of the series "Disease of the year 2011: toxoplasmosis" pathophysiology of toxoplasmosis[J]. Ocul Immunol Inflamm, 2011,19(5):297-306.

[7] WHITE A C JR, COYLE C M, RAJSHEKHAR V, et al. Diagnosis and treatment of neurocysticercosis: 2017 clinical practice guidelines by the Infectious Diseases Society of America (IDSA) and the American Society of Tropical Medicine and Hygiene (ASTMH)[J]. Clin Infect Dis, 2018,66(8):E49.

45 颅内和椎管内肉芽肿

中枢神经系统肉芽肿(granulomatous disease of the central nervous system)较少见。颅内与椎管内肉芽肿虽不是新生物,但可产生占位效应,临床表现与真正的新生物不易鉴别。颅内与椎管内肉芽肿的病原体有多种,主要是细菌、真菌和寄生虫。由寄生虫如囊尾蚴、肺吸虫等所引起的寄生虫性肉芽肿已在相应章节中介绍,本章主要介绍结核分枝杆菌和梅毒螺旋体所致的肉芽肿。

45.1 结核瘤

中枢神经系统结核瘤(tuberculoma)的发病率与结核病有关,多数病例报道来自经济不发达地区,如印度、拉美等地,发病年龄段是 20～30 岁。在结核病流行地区,颅内结核瘤的发病率可占所有颅内占位病变的 10%,而 5 岁以下儿童则可达 21.5%。我国目前结核病的发病率低,颅内和椎管内结核瘤罕见。华山医院近 30 年来手术证实的脑结核瘤仅 35 例,约为同期脑肿瘤总数的 0.3%;发病年龄 2～40 岁,平均 15 岁。

45.1.1 颅内结核瘤

(1) 病理与发病机制

颅内结核瘤是由身体其他部位的结核灶播散而形成的肉芽肿性病灶。原发灶常位于肺部或淋巴结,结核分枝杆菌经血液播散至颅内后有 3 个相关的病理过程,即局灶性结核性脑炎、结核瘤和结核性脑脓肿。华山医院的病例中,30%为全身型,即伴有身体其他脏器的活动性结核病灶;70%为局限型,在其他脏器内找不到活动性结核灶。结核分枝杆菌随血流播散至脑部或脊髓。结核瘤在脑内任何部位均可发生,常位于脑血流量最丰富的部位,多数见于大脑或小脑半球,偶见于脑干和基底节。在华山医院的 35 例患者中,位于颅后窝、小脑半球和蚓部者 21 例,位于大脑半球 14 例;最常见于正中矢状面两旁的部位,也可见于垂体或鞍上。脑结核瘤常为单发,也可多发,曾有报道多达 12 个。临床上单个结核瘤多见,但在尸检中多个结核瘤的检出率可达 70%。

脑结核瘤一旦形成,继发性免疫反应可在瘤周产生一厚壁包裹,使其与蛛网膜下腔和脑脊液隔离。结核瘤是呈球形、较坚硬、无血管的肉芽肿性结节,直径 2～8 cm,边界清楚。周围脑组织水肿,并有胶质增生,有时与低级别的星形胶质瘤相混淆。结核瘤内可有干酪样坏死物和钙化,偶含脓性的稠厚液体,内有结核分枝杆菌。

(2) 临床表现

颅内结核瘤的临床表现与一般颅内占位病变相

似，主要取决于其大小和部位。幕上结核瘤有头痛、癫痫、轻偏瘫、失语、感觉异常和同向偏盲等，尤以颅内压升高症状和癫痫多见。幕下结核瘤有颅内压增高及小脑功能障碍症状。位于脑干者有头痛、复视、言语困难和某个肢体的运动障碍。局限型者一般情况尚好，发热和其他感染症状较少见；全身型者伴有其他脏器结核的症状，如咯血、咳嗽、发热、腰痛、血尿、骨与关节结核、肛瘘、胸壁与颈淋巴结慢性脓瘘等。

（3）辅助检查

1）实验室检查：部分患者红细胞沉降率（血沉）加快。脑脊液中蛋白质含量增高，达 0.4～3.0 g/L；约 1/3 患者脑脊液中细胞数增多，而糖含量一般正常。结核菌素试验阴性并不能排除结核瘤，只能表明其可能性较小。

2）CT 检查："靶征"是结核瘤的特征性表现。病灶直径常超过 2 cm。"靶征"的中心是钙化灶，周围为可被造影剂增强的高密度带环绕。另一种表现是中心为等密度区，周围为低密度的水肿带，增强后可有均匀强化。

3）MRI 检查：结核瘤 T_1 加权弛豫时间较长，T_2 加权弛豫时间较短，瘤周伴有水肿。因此，在 T_1 加权图像上结核瘤与瘤周水肿均为低信号，与胶质瘤较难鉴别；在 T_2 加权图像上，早期的结核瘤为稀疏分散的低信号，周围是高信号的水肿带（图 45-1）。成熟的结核瘤，中心坏死区与囊壁的信号有显著区别。瘤周水肿的程度与结核瘤大小不成比例。

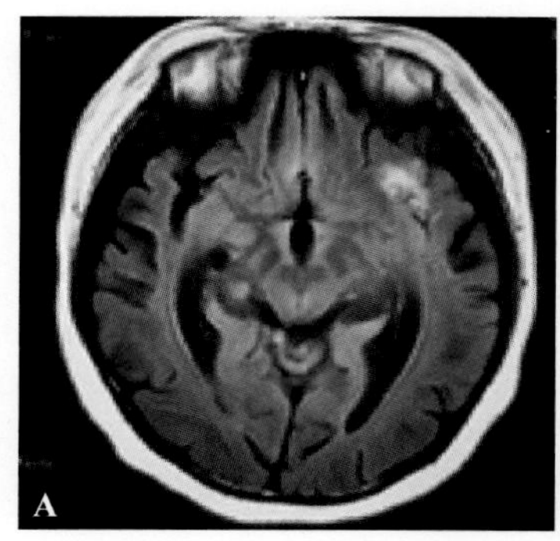

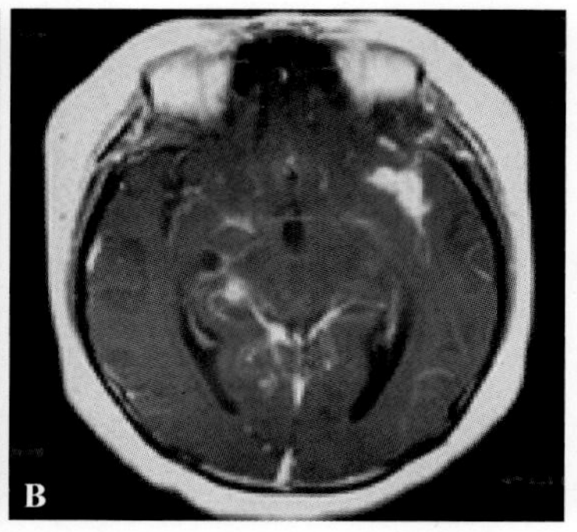

图 45-1 颅内结核瘤 MRI 图像

注：A. 横断面 FLAIR 显示左侧外侧裂池和环池高信号；B. 增强后横断面 T_1WI 显示外侧裂及环池脑膜病灶明显强化，并见结核结节。

（4）诊断

有结核病接触史或有身体其他部位结核病灶，出现颅内压增高征、癫痫或伴有神经功能障碍，应考虑颅内结核瘤可能。头部 CT 呈现"靶征"样病灶，结合 MRI 检查可以作出诊断。立体定向穿刺活检是确诊的手段之一。

（5）治疗

目前抗结核治疗中最有效的药物有异烟肼、利福平、吡嗪酰胺、乙胺丁醇和链霉素。采用抗结核药物治疗，短期内可取得头痛减轻或消失、颅内压降低、视神经盘水肿消退、神经系统体征明显改善等疗效。这些好转主要是结核瘤周水肿消退，而非结核瘤本身消退所致。结核瘤药物治疗无效且占位效应明显、引起中线移位、高颅内压的病例，应行手术治疗。手术切除前先进行正规的抗结核治疗，术后抗结核药物继续使用至少 3～6 个月。

术中见结核瘤常呈边界清楚的硬块，周围有胶质增生。偶见病灶似呈浸润性生长。结核瘤可完整切除。有时结核瘤需分块切除，一般不会增加感染播散可能。应尽量避免进入脑室系统和使干酪样或脓性物质污染术野。

术后除用足够的抗结核药物治疗外，加强脱水和激素治疗。80%的患者术后恢复过程较长。

45.1.2 椎管内结核瘤

脊柱与椎管内结核瘤（intraspinal tuberculoma）可发生在椎体、硬脊膜外、硬脊膜下和髓内。本节重点介绍髓内结核瘤。

髓内结核瘤极为少见，与脑内结核瘤的病理和发病机制相同。常为单个，直径 7～10 mm。青年人

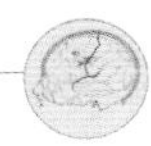

群中多见，患者平均年龄 28.6 岁。髓内结核瘤的临床表现与髓内真性肿瘤难以区别。结核瘤常侵犯脊髓背侧部分，最常见的症状是痉挛性轻截瘫和相应节段以下的传导束性感觉障碍。硬脊膜外的结核瘤也与真性肿瘤相似，不破坏椎体和椎间盘，常可伸展数个椎体节段。脑脊液检查，可有蛋白质增高和单核细胞增多。CT 检查见脊髓局部膨隆。椎管造影，提示椎管阻塞和髓内占位。MRI 检查，在干酪样坏死形成期，T_1 加权可见膨隆脊髓节段内有一边界清楚的低信号结节，T_2 加权呈高信号，可被造影剂增强。

治疗上，若怀疑髓内结核瘤，立即予抗结核治疗。手术应适当扩大椎板切除范围，以充分减压。髓内结核瘤较硬且边界清楚，较易完整切除。术后常规应用抗结核治疗。

45.2 梅毒瘤

45.2.1 病理与发病机制

梅毒是由梅毒螺旋体引起的慢性疾病。梅毒螺旋体可被肥皂、抗生素和干热环境杀死，但不怕低温。性传播是最常见的传染途径，也可通过皮肤伤口和黏膜传播。螺旋体通过上皮侵入体内后进入淋巴系统。与青霉素发明之前相比，如今神经梅毒已经罕见。早期神经梅毒通常表现为无症状的脑膜炎，但也可有头痛、脑神经麻痹以及失明等症状。脑膜炎是晚期梅毒终末期最常见的表现。在宿主对梅毒螺旋体的致敏期，可形成颅内梅毒瘤。但是侵入神经系统发展成梅毒瘤的病理过程仍不清楚。

45.2.2 临床表现

梅毒瘤的大体解剖可见外观坚硬、有纤维性包膜、与脑组织分界清楚，或有中心坏死，大小 1 mm～4 cm。梅毒瘤一般位于大脑或小脑的皮质下，可单发或多发；周围明显水肿。显微镜下观察到有炎性细胞浸润，以浆细胞和淋巴细胞为主，并有较多血管形成。如果梅毒瘤位于皮质表面，可有软脑膜增厚、胶原组织增生。通常梅毒瘤内没有梅毒螺旋体。

梅毒瘤的临床表现与其他颅内肿瘤或颅内肉芽肿相似，其本身的占位效应和脑水肿均引起相应的神经功能障碍，因此术前诊断较为困难。梅毒感染史和梅毒性脑膜炎及血清学检查有助于诊断，但也有血清学检查阴性者。CT 检查见低密度灶，可被增强。MRI 检查，T_1 加权病灶中心呈低信号，周围为高信号环，可被增强；T_2 加权病灶呈低信号，外周为水肿带，呈高信号。

45.2.3 治疗

颅内和椎管内梅毒瘤罕见，其治疗尚无统一规范。青霉素非消化道用药可治疗所有类型的神经梅毒。若颅内占位怀疑为梅毒瘤，先行大剂量青霉素治疗，可辅以砷剂或铋剂。另有部分有限证据提示头孢曲松、四环素或多西环素可能有效。青霉素很可能无法改善晚期神经梅毒综合征，但通常可阻止其进展。如果药物治疗无效，则手术切除肿块。出现严重的颅内高压并有脑疝征象或有进行性加重的神经功能障碍，更是手术指征。

45.3 颅内真菌性肉芽肿

45.3.1 病理与发病机制

颅内真菌性肉芽肿是由真菌感染所引起。念珠菌、隐球菌及曲霉菌是较为常见的病菌，其中又以曲霉菌最为常见。中枢神经系统感染真菌较为少见，可由呼吸道吸入形成肺部病灶后经血行传播入颅；或为经头面部口腔、鼻腔、鼻旁窦、眼眶等处的病灶直接侵入中枢神经系统。真菌性肉芽肿可累及脑膜、颅骨、脑组织及颅内血管，其危害不尽相同，脑组织中颞叶较常受累。主要症状表现为头痛、脑膜刺激征等，常并发脑积水。

45.3.2 临床表现

真菌性肉芽肿临床表现主要为其自身的占位效应和脑水肿引发的神经功能障碍。常见表现为头痛、呕吐、视物模糊、感觉异常、眼球突出、眼肌麻痹和眶上裂综合征，少有癫痫及卒中的表现。而蛛网膜下腔出血和真菌性动脉瘤形成则较为罕见。CT 检查无特征性表现，主要为不规则等、高密度影，伴轻度强化及病灶周围水肿。MRI 检查可见鼻旁窦增厚甚至完全充盈，T_1 加权病灶呈等信号，可见增强；T_2 加权病灶呈低信号。

45.3.3 治疗

根治性手术切除和抗真菌药物目前是颅内真菌性肉芽肿的主要治疗手段。在诊断明确的情况下，可于术前1～2周开始予以抗真菌药物，确保手术时病灶内达到较高的药物浓度水平；术后继续抗真菌治疗6周可改善预后。在抗真菌治疗药物中，两性霉素B、5-氟胞嘧啶、氟康唑和伊曲康唑等药物较为常用。另有报道静脉注射两性霉素B脂质体或直接鞘内、脑池内、腔内给药效果更为良好且安全。严重的颅内压增高、神经功能恶化、视力下降、进行性眼球突出、影像学大面积病变情况均是手术指征。手术死亡率为36.3%(V. Naik，2015)。

影响预后因素：术前全身情况、紧急开颅、严重脑水肿和占位效应、术中脑室开放等。

（曹晓运　陈衔城）

参考文献

[1] 曹晓运，陈衔城. 颅内与椎管内肉芽肿[M]//周良辅. 现代神经外科学. 2版. 上海：复旦大学出版社，2015：524-526.

[2] NAIK V, AHMED F U, GUPTA A, et al. Intracranial fungal granulomas: a single institutional clinicopathologic study of 66 patients and review of the literature [J]. World Neurosurg, 2015, 83(6): 1166-1172.

[3] ROPPER A H. Neurosyphilis [J]. N Engl J Med, 2019, 381(14): 1358-1363.

与神经外科手术有关的传染病

传染病(infectious diseases)是由各种病原体引起的能在人与人、动物与动物或人与动物之间相互传播的一类疾病。病原体中大部分是微生物,小部分为寄生虫,寄生虫引起者又称寄生虫病。

在神经外科的日常工作中,需要用手术干预来应对传染病暴发或流行的情况相对较少,但是神经外科医生还是有必要对我国和世界范围常见传染病的表现和特征有充分的认识。特别是对于常见的医源性感染(iatrogenic infection, nosocomial infection, or hospital-acquired infection)引起的传染病,其主要环节涉及神经外科手术室和神经重症监护病房(neuro-intensive care unit, NICU)相关的感染,以细菌性和病毒性为主。

46.1 需严密监控的传染病

2003年严重急性呼吸综合征(SARS,俗称“非典”)流行期间,至今让我们记忆犹新的是全国各地的主要医院均参与支援和对抗疾病。因此,在传染病暴发或流行期间,应如何开展神经外科工作?如果遇到重大灾难、战争等情况,之后往往出现传染病流行,那么在对抗传染病疫情传播的同时,神经外科医生将如何应对和救治伤员?

根据《中华人民共和国传染病防治法》规定,传染病分甲、乙、丙3类,共39种,其中甲、乙类(共28种)为有暴发高风险或一旦暴发有可能迅速传播的疾病,丙类传染性较低,暴发时流行病学严重性也较低。社会上通常对乙类传染病的宣传与教育做得比较充分,而甲类传染病神经外科医师及普通大众的认识不足,需要引起重视。

各类传染病分别为:①甲类传染病(2种),是指鼠疫、霍乱。②乙类传染病(26种),是指SARS、艾滋病(AIDS)、病毒性肝炎、脊髓灰质炎、人感染高致病性禽流感、麻疹、流行性出血热、狂犬病、流行性乙型脑炎、登革热、炭疽、细菌性和阿米巴性痢疾、肺结核、伤寒和副伤寒、流行性脑脊髓膜炎、百日咳、白喉、新生儿破伤风、猩红热、布鲁氏菌病、淋病、梅毒、钩端螺旋体病、血吸虫病、疟疾。③丙类传染病(11种),是指流感、流行性腮腺炎、风疹、急性出血性结膜炎(AHC)、麻风病、流行性和地方性斑疹伤寒、黑热病、包虫病、丝虫病、感染性腹泻(除霍乱、细菌性和阿米巴性痢疾、伤寒和副伤寒之外的)。

世界卫生组织(WHO)全球预警和应对的疾病主要有:鼠疫、霍乱、SARS及冠状病毒感染、艾滋

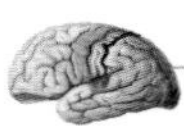

病、病毒性肝炎(甲、乙、丙、戊型)、人感染高致病性禽流感、H1N1 流感、病毒性出血热(Ebola、Marburg、Lassa、Crimean Congo 等)、天花和猴痘、亨德拉病毒感染、黄热病、流感、流行性脑膜炎、登革热、炭疽、尼帕病毒感染、裂谷热、土拉菌病、新发疾病(如昏睡病)等。

神经外科医生应警惕和及早发现上述传染病，请传染病专科医生会诊，及早切断相关的传播途径，控制疾病的播散和蔓延。同时，对疑似或确诊患者需要神经外科手术干预的，应在传染病专科医生的协助下，安全、及时、有效地开展手术和救治。

46.2 医源性传染病

医源性传染病是指在医疗、预防工作中，由于未能严格执行规章制度和操作规程，或意外事件，而人为地造成某些传染病的传播。切断传染病的传播和流行 3 个环节之一(传染源、传播途径、易感人群)，即可及时阻断该种传染病的发生和流行。在神经外科围手术期，传染源包括医院内被传染的人群和物品；传播途径包括医疗器械和设备、血液及血制品、药物及各种制剂、医疗用品、接触；易感人群包括患者及其家属、医生、护士、辅助人员等。

神经外科患者需要重点关注的传染病有：SARS、艾滋病、病毒性肝炎、流感、各种流行性脑膜炎、肺结核、梅毒、传染性腹泻、克-雅病等。主要涉及的病原体包括细菌(脑膜炎双球菌、肺炎克雷伯菌、铜绿假单胞菌、鲍曼不动杆菌、黏质沙雷菌、醋酸钙不动杆菌等)、病毒[SARS - CoV、人类免疫缺陷病毒(HIV)、肝炎病毒、流感病毒]、结核分枝杆菌、梅毒螺旋体、朊粒(prion)、传染性腹泻病原体(多种病原体可能)。

传播途径中涉及的血液及血制品可能传播艾滋病、病毒性肝炎等。药物及各种制剂中，如文献报道注射直接来源于人类垂体的人类生长激素，可传播克-雅病。医疗器械和设备、医疗用品中，主要是患者使用被污染的器械、仪器等，特别是对于常规消毒比较难杀灭的病原体，如朊粒等。接触传播是医护人员在进行各种医疗操作时通过污染的手传播。

对神经外科来说，主要涉及手术室和 NICU 相关的感染，以细菌性和病毒性为主，下面分别叙述。

46.2.1 神经外科手术室相关的传染病管理

神经外科应尽量使用相对专用手术室，以减少与其他科室手术患者的交叉感染，同时也便于统一管理。传染病相关手术较感染性手术要求更高，一般以朊粒和 HIV 感染作为标准来进行手术室的相关准备，在日常手术中对医护人员和对患者的防护再强调和关注也是必需的。

(1) *神经外科手术室相关传染病的病原体*

主要包括：①细菌(大肠埃希菌、金黄色葡萄球菌等)；②病毒(SARS - CoV、HIV、肝炎病毒)；③结核分枝杆菌；④梅毒螺旋体；⑤朊粒。

(2) *应急预案*

神经外科手术室应对传染病或特殊感染手术时，应启动相关的应急预案(图 46 - 1)。

1) 术前准备：包括提前通知、术前评估、人员准备(配备手术间内外巡回护士、手术相关人员无皮肤缺损和损伤)、物品准备(一次性手术器械、防护用具，移除房间内不需要的物品)、环境准备(负压手术室或专用手术室)。在大的神经外科中心，目前手术物品大多能做到一次性使用，对降低传染病的传播产生了积极的影响。

2) 术中处理：包括人员要求(个人防护、双层手套，以及佩戴具有防护眼镜和防渗透性能的口罩、隔离衣、围裙等，手术过程中手术室内人员不能任意外出)、物品要求(专用通道传送物品、双层黄胶袋、术中污物放入指定容器内、进入手术间内的器械物品必须经过相应处理后方可拿出)、环境要求(严格限制手术室人数，手术间门口醒目标识“感染手术，谢绝参观”)。注意点包括禁止直接用手装卸和接触针头、刀片等锐器，用弯盘传递锐器，术中尽量使用一次性敷料，敷料、引流液、冲洗液、切除组织和脏器等应集中放置于无渗漏的袋或容器中。

3) 术后处理：

A. 人员处理：手术人员脱去手术衣、手套或隔离衣后，必须用碘伏或含氯手消毒剂消毒双手，在手术间门口更换清洁鞋后方能外出，并经沐浴、更换口罩和帽子后才能参加其他工作。

B. 污染物品处理：①手术器械，在手术间内用 1 g/L 含氯消毒剂浸泡 30 min，戴防护手套擦干器械，后打包高压灭菌 2 次，再按一般感染术后进行处理，然后灭菌备用。肝炎患者接触的器械在浸泡后即可清洗灭菌，如为艾滋病和 SARS 患者则需用

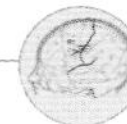

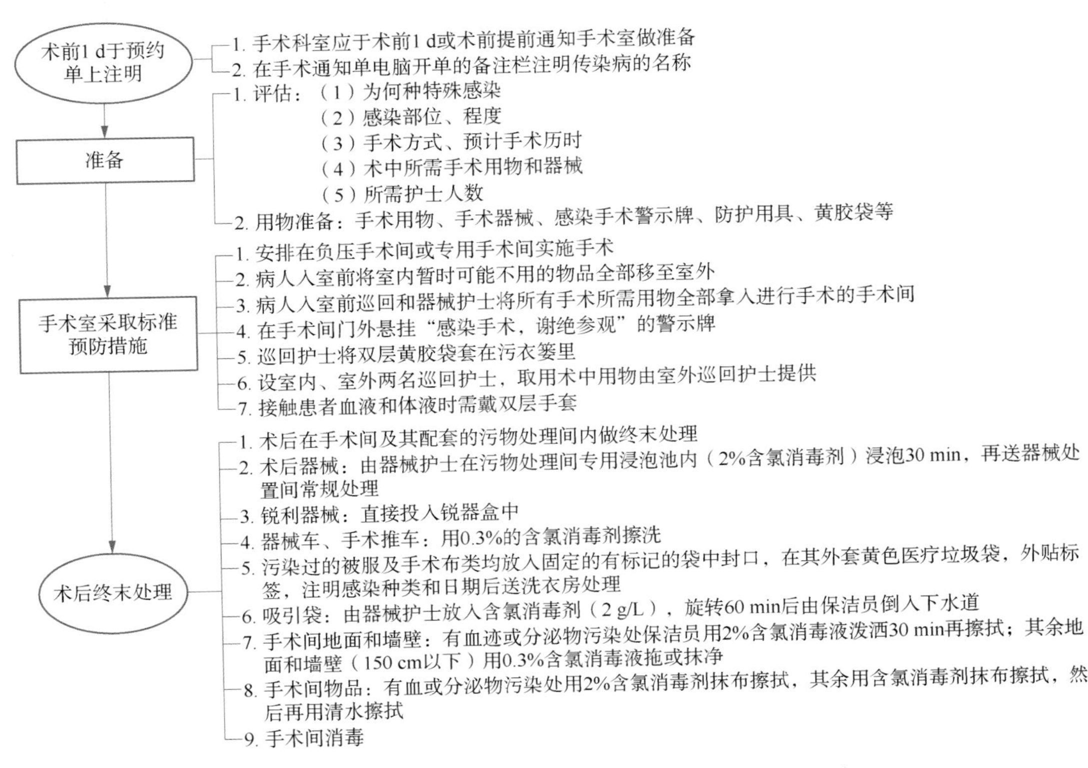

图 46－1 手术室应对传染病或特殊感染手术的应急预案

2 g/L 含氯消毒剂浸泡。②污染布类，用清洁大单严密包裹送高压蒸汽灭菌处理后送洗，做好醒目的特殊标识。③污染物品，用 1 g/L 含氯消毒剂浸泡或擦拭，一次性物品或废弃物用双层黄色医疗废物塑料袋密封，贴上明显标识，与手术间一同消毒后送焚毁处理。消毒地面、物体表面时使用的拖布、抹布，应经 1 g/L 含氯消毒剂浸泡消毒 30 min 后方能再次使用。艾滋病和 SARS 患者接触用品须用 2 g/L 含氯消毒剂浸泡。

C. 污染环境的处理：物表、地面、墙壁（2～2.5 m 高度）用 1 g/L 有效氯消毒剂，作用 60 min 以上。手术间密闭 3 d，用三氧消毒灭菌机消毒，每天 3 次，每次 2 h，进行空气培养合格后，方可实施手术。艾滋病和 SARS 患者手术后用 2 g/L 含氯消毒剂，肝炎患者手术后用三氧消毒灭菌机消毒 1 h，密封 30 min 即可。

D. 其他注意点：污染液体的抽取和放出动作应轻柔，尽量减少对周围环境和工作人员的污染，接送患者用的推床应靠墙放置，不得推离手术间。

（3）神经外科手术室对传染病播散的预防和管理方法

1）减少人与人传播：手消毒、隔离技术、安全注射。

2）采用正确的清洁、消毒和灭菌方法。

3）加强培训和知识更新，提高医务人员、患者及家属的预防意识。

4）健全感染管理组织和制度，严格日常督查。

46.2.2 神经外科重症监护室相关的传染病管理

神经外科应尽量使用相对专用重症监护室，以减少与其他科室患者的交叉感染，同时也便于统一管理。

根据中华预防医学会医院感染控制分会对中国重症监护病房（ICU）医院感染管理指南（2008 版），主要有以下规定。

（1）工作人员管理

1）工作服：接触特殊患者如耐甲氧西林金黄色

葡萄球菌(MRSA)感染或携带者,或处置患者可能有血液、体液、分泌物、排泄物喷溅时,应穿隔离衣或防护围裙。

2) 口罩:接触有或可能有传染性的呼吸道感染患者时,或有体液喷溅可能时,应戴一次性医用外科口罩;接触疑似为高传染性的感染,如禽流感、SARS等患者,应戴N95口罩。当口罩潮湿或有污染时应立即更换。

3) 工作帽:无菌操作或可能会有体液喷溅时,须戴帽子。

4) 手套:接触黏膜和非完整皮肤,或进行无菌操作时,须戴无菌手套;接触血液、体液、分泌物、排泄物,或处理被它们污染的物品时,建议戴清洁手套。护理患者后要摘手套,护理不同患者或医护操作在同一患者的污染部位移位到清洁部位时要更换手套。特殊情况下如手部有伤口、给HIV/AIDS患者进行高危操作,应戴双层手套。

5) 手卫生:应严格执行手卫生标准。下列情况应进行手卫生:接触患者前、接触患者后、进行清洁或侵入性操作前、接触患者体液或分泌物后、接触患者使用过的物品后。建议乙醇擦手液(ABHR)消毒法作为ICU内主要的手卫生方法。当手上有血迹或分泌物等明显污染时,必须洗手。摘掉手套之后、医护操作在同一患者的污染部位移位到清洁部位时,也必须进行手卫生。有耐药菌流行或暴发的ICU,建议使用抗菌皂液洗手。

6) 人员数量:必须保证有足够的医护人员。医生和护士人数与ICU床位数之比必须为(0.8～1):1和(2.5～3):1以上。

7) 患有感冒、腹泻等可能会传播的感染性疾病时,应避免接触患者。

8) 预防接种:岗前应注射乙型肝炎疫苗(乙型肝炎指标阴性者),每年注射流感疫苗。

9) 每年应接受医院感染控制相关知识的培训,尤其要关注卫生保洁人员的消毒隔离知识和技能的培训、监督。

(2) 患者管理

1) 对于疑似有传染性的特殊感染或重症感染者,应隔离于单独房间。对于空气传播的感染者,如开放性肺结核,应隔离于负压病房。

2) 对于MRSA、泛耐药鲍曼不动杆菌等感染或携带者,尽量隔离于单独房间,并有醒目的标识。如房间不足,可以将同类耐药菌感染或携带者集中安置。

3) 对于重症感染、多重耐药菌感染或携带者和其他特殊感染患者,建议分组护理,固定人员。

4) 医务人员不可同时照顾正、负压隔离室内的患者。

(3) 访客管理

1) 对于疑似有高传染性的感染如禽流感、SARS等,应避免探视。

2) 进入病室探视患者前和结束探视离开病室时,应洗手或用乙醇擦手液消毒双手。

3) 探视期间,尽量避免触摸患者周围物体表面。

4) 在ICU入口处,建议以宣传画廊、小册子读物等多种形式,向访客介绍医院感染及其预防的基本知识。

(4) 物品管理

1) 呼吸机及附属物品:500 mg/L含氯消毒剂擦拭外壳,按钮、面板则用75%乙醇擦拭,每天1次。耐高热的物品如金属接头、湿化罐等,首选压力蒸汽灭菌。不耐高热的物品如一些种类的呼吸机螺纹管、雾化器,首选洗净消毒装置进行洗净,并且80～93℃消毒、烘干自动完成,清洁干燥封闭保存备用。亦可选择2%戊二醛、氧化电位水、0.1%过氧乙酸或500 mg/L含氯消毒剂浸泡消毒,无菌水冲洗晾干密闭保存备用。不必对呼吸机的内部进行常规消毒。

2) 其他医疗仪器:诊疗、护理患者过程中所使用的非一次性物品,如监护仪、输液泵、微量注射泵、听诊器、血压计、氧气流量表、心电图机等,尤其是频繁接触的物体表面,如仪器按钮、操作面板,应每天仔细消毒擦拭,建议用75%乙醇消毒。对于感染或携带MRSA或泛耐药鲍曼不动杆菌的患者,医疗器械、设备应该专用,或一用一消毒。

3) 护理站桌面,患者的床、床栏、床旁桌、床头柜,以及治疗车、药品柜、门把手等,每天用500 mg/L含氯消毒剂擦拭。电话按键、电脑键盘、鼠标等,应定期用75%乙醇擦拭消毒。当这些物品有血迹或体液污染时,应立即使用1 000 mg/L含氯消毒剂擦拭消毒。为避免含氯消毒剂对物品的腐蚀,消毒一定的时间(通常15 min)后,应使用清水擦抹。

(5) 抗菌药物管理

详见国家卫生和计划生育委员会发布的"抗菌药物临床应用指导原则(2015年版)"。

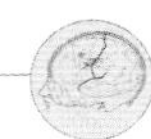

（6）废物与排泄物管理

1）处理废物与排泄物时，医务人员应做好自我防护，防止体液接触暴露和锐器伤。

2）拥有 ICU 的医院，应有完善的污水处理系统，患者的感染性液体可直接倾倒入下水道，否则在倾倒之前和之后应向下水道加倒含氯消毒剂。

3）生活废物弃置于黑色垃圾袋内密闭运送到生活废物集中处置地点。医疗废物按照《医疗废物分类目录》要求分类收集、密闭运送至医疗机构医疗废物暂存地，由指定机构集中无害化处理。

（7）监测与监督

1）应常规监测 ICU 医院感染发病率、感染类型、常见病原体和耐药状况等，尤其是 3 种导管（中心静脉导管、气管插管和导尿管）的相关感染。

2）加强医院感染耐药菌监测，对于疑似感染患者，应采集相应微生物标本做细菌、真菌等微生物检验和药敏试验。

3）应进行 ICU 抗菌药物应用监测，发现异常情况后及时采取干预措施。

4）怀疑医院感染暴发、ICU 新建或改建、病室环境的消毒方法改变，应进行相应的微生物采样和检验。

5）医院感染管理人员应经常巡视 ICU，监督各项感染控制措施的落实，发现问题及时纠正解决。

6）早期识别医院感染暴发和实施有效的干预措施：短期内同种病原体如 MRSA、鲍曼不动杆菌、艰难梭菌等感染连续出现 3 例以上时，应怀疑感染暴发。通过收集病例资料、流行病学调查、微生物检验，甚至脉冲场凝胶电泳等方法，分析判断确定可能的传播途径，并据此制订相应的感染控制措施。例如，鲍曼不动杆菌常为 ICU 环境污染，经医务人员手导致传播和暴发，对其有效的感染控制方法包括严格执行手卫生标准、增加相关医疗物品和 ICU 环境的消毒次数、隔离和积极治疗患者，必要时暂停接收新患者。

46.3 生物源性植入物相关的传染病

神经外科手术相关的植入物，按时间长短可分为短期和长期，按材料来源可分为人工合成和生物源性，按植入途径可分为手术局部、经脑脊液、经血液循环。短期的包括：脑室外引流管等各种引流管、皮质或皮质下电极、有创性外固定装置、腰大池引流等；长期的包括：硅胶、钛网、连接片、钛钉、硬脑膜、各种分流装置、内固定装置、植入脑电图（EEG）电极、神经移植等。

神经外科相关的生物源性植入物，从表 46－2 有关克-雅病传播途径的历史经验来看，硬脑膜补片是一个重要的传染源。以下是目前常用的一些人工硬脑膜的成分：DuraGen（牛跟腱Ⅰ型胶原）、DuraMax（牛肌腱Ⅰ型胶原）、NormalGEN（猪源心包膜）、Dura Scaffold（牛心包膜）、Dura Guard（经戊二醛处理的牛心包膜）、Ethisorb（人工化学合成，聚酯类）、SeamDura（高分子合成材料）、Neuro Patch（聚酯乙烷）、Preclude（E PTFE）。虽然发生传染病的概率很低，但是只要理论上存在可能发生一些潜在疾病的传播，如 NormalGEN（猪源心包膜）、Dura Scaffold（牛心包膜）、Dura Guard（经戊二醛处理的牛心包膜），都需要进行长期监测。

表 46－2　医源性传播的克-雅病全球分布（2012）

国别	感染途径和病例数						
	手术				其他		
	硬脑膜补片	手术器械	EEG电极	角膜移植	生长激素	促性腺激素	浓缩红细胞
阿根廷	1						
澳大利亚	5					4	
奥地利	3				1		
巴西					2		
加拿大	4						
克罗地亚	1						
法国	13	1			119		
德国	10			1			
爱尔兰					1		
意大利	9						
日本	142						
荷兰	5				2		
新西兰	2				6		
韩国	2						
卡塔尔					1		
南非	1						
西班牙	14						
瑞士	3		2				
泰国	1						
英国	8	3			65		3
美国	4				29		
合计	228	4	2	2	226	4	3

脑移植和神经移植的研究已取得不少突破性进展（详见第142章“神经重建和再生”），是神经外科研究的热点之一。近年来，国内外学者在临床实践中应用的移植组织主要有自体、同种异体、异种。临床治疗的疾病主要有：①帕金森病；②舞蹈病；③扭转痉挛；④小脑萎缩、遗传性小脑共济失调；⑤大脑萎缩、脑发育不全、脑瘫、脑血管病及脑外伤后遗症、癫痫、精神病等大脑疾病；⑥尿崩症、侏儒症、垂体功能低下等；⑦阿尔茨海默病；⑧脑神经损伤；⑨脊髓损伤。随着移植研究的发展，特别是异体或异种移植，可能会带来一些潜在的传染病播散。历史上曾发生过部分接受其他患者垂体来源的人类生长激素，或来自尸体硬脑膜移植，而感染克-雅病，特别是人类生长激素移植，这些都需要在研究中注意和长期监测。目前临床中已不再使用人源性的生长激素制剂，极大降低了克-雅病的发生率。

46.4 神经重症监护病房发生的呼吸机相关性肺炎

在ICU的机械通气（MV）患者中，呼吸机相关性肺炎（VAP）是最常见的医院感染。VAP被定义为在气管插管或气管切开术后48 h或更长时间内发生的肺炎，其由在机械通气时不存在的传染原引起，并以进行性浸润、全身感染的迹象为特征（体温升高或血细胞计数改变），具有痰液特征变化和病原体检测异常。据估计，每年约有20万患者因神经损伤而需要机械通气。该人群中VAP的发生率为40%～50%。VAP者应及早诊断并开始适当的抗生素治疗，因为适当抗生素治疗的任何延迟都会导致医院死亡率的增加。通过以1 000个呼吸机天为分母来计算发生率，可以更准确地反映出发生VAP的风险率。VAP的发生率在美国为（4～14）/1 000呼吸机天，在发展中国家为（10～52.7）/1 000呼吸机天。在神经系统疾病患者中，肺部感染的早期发作和特殊的微生物模式与口咽或胃部定植有关，随后在脑损伤后、复苏期间以及由于插管而大量吸入口咽分泌物，VAP与此有关。神经外科危险因素也有助于早期VAP的发展，包括使用巴比妥类药物、持续镇静、颅内高压和肠内进食延迟。一些研究报道了蛛网膜下腔出血（SAH）患者与VAP高度关联。与其他ICU患者相比，格拉斯哥昏迷量表（GCS）评分＜9分的患者和颅脑外伤患者的VAP发生率也有所增加。

46.5 一些特殊类型的传染病

目前在传染病专科医院中，神经外科的力量相对薄弱；而在神经外科实力较强的医院，如果对传染病处理不当，将发生严重的后果。因此，在神经外科日常工作中，对疑似或确诊特殊类型传染病的患者（如艾滋病等）需要神经外科手术干预的，该如何治疗应该有所判断。另外，对一些潜伏期长、致死率高的传染病（如克-雅病），在神经外科围手术期如何做好疾病的预防、识别和控制是值得探讨的问题。以下就这两种常见特殊类型传染病防治予以建议。

46.5.1 艾滋病

艾滋病是感染HIV引起。HIV是一种能攻击人体免疫系统的病毒。它把人体免疫系统中最重要的CD4T淋巴细胞作为主要攻击目标，大量破坏该细胞，使人体丧失免疫功能。因而使人体易于感染各种疾病，并可发生恶性肿瘤，病死率较高。HIV在人体内的潜伏期平均为8～9年，患艾滋病以前可以没有任何症状地生活和工作多年。

随着我国艾滋病疫情发展，艾滋病患者数量急剧增加，神经外科医生不可避免地会遇到为艾滋病患者做手术的时候。那么一旦遇到这种情况，神经外科医生需要做什么？目前还没有专门针对神经外科医生的防护建议，但可参照“艾滋病职业暴露预防手册”。

美国骨科医生协会（AAOS）专门小组曾就有关艾滋病（获得性免疫缺陷综合征）发表防护的建议。这些建议的严格程度甚至超过了美国疾病控制预防中心和美国医院联合会的要求。我国鲜少做到。但任何避免艾滋病职业暴露的措施和方法都有必要推广和学习。以下是具体建议，其中从1）～5）讲的是手术前的预防措施，6）～14）讲的是手术中的预防措施：

1）不要过度追求手术速度，那样做往往会导致对术者造成损伤。手术人员受伤危险性大的操作应由最有经验的外科医生负责完成。

2）在手术过程中应穿戴可防止与患者血液接触的手术装束，包括过膝且防水的外科鞋套、防水手术服或洗手衣，并且要佩戴完整的头罩。

3）术中应一直戴着双层手套。

4）口罩潮湿或溅湿后应及时更换。

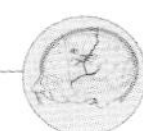

5）应用护眼装置（护目镜或护脸罩）保护术者头部暴露的皮肤和黏膜。

6）如有可能，应尽量使用器械打结；缝合和使用锐利器械时，应尽量采用"非接触"式操作。

7）不要用手带着缝针打结。

8）术中不要将锐利的器械或针用手直接传递，要将它们放置于过渡盘内传递。

9）当传递锐利器械时要出声提醒。

10）不要两人同时缝合一个伤口。

11）当用手指探查骨折碎片或有钢丝及其他锐利器械的伤口时，要格外小心。

12）不要把手贴附在骨刀刃、钻头或锯面上。

13）如在冲洗大的伤口或使用动力器械等操作时，血液溅出不可避免，此时应穿戴宇航服式手术衣。

14）术中要常规检查手术人员的手术服、口罩及鞋套是否被污染，如有必要，应及时更换。

目前我国多地已经设置了艾滋病定点医院，非专科医院神经外科医生接触到艾滋病感染者的机会也会逐渐减少。但外科医生随时有可能接触到含有HIV的血液。因此，要在平时就注意，多学习些艾滋病患者手术防护知识，努力把暴露的可能性降到最低点。只有警惕和防护，消除恐惧，才会更加专心地为艾滋病患者做手术，以防范艾滋病感染。

46.5.2 医源性传播的克-雅病

克-雅病是一类侵犯人类和动物中枢神经系统的人畜共患性疾病，是5种朊粒病中的一种（目前人类认识的5种朊粒病为库鲁病、新型克-雅病、格斯特曼综合征和致死性家族性失眠症），也是最常见的人朊粒病，包括散发性、家族性、医源性和新型朊粒病4种。其最早是在1920—1921年由两位德国医生首先报道，是一种发生在人类身上具有传染性、进行性恶化的神经系统变性病。全世界范围年发病率为(1～1.5)/100万，起病缓慢，潜伏期可达30年以上，多在50～75岁起病，主要表现为严重进行性智能减退、痴呆或精神错乱、四肢运动失调等。

此病可通过接触患者体液、血液、医疗和手术器具传染他人。

朊粒是此病的致病因子。美国学者Prusiner首先提出朊粒是克-雅病的病原体，并对其生物学特性进行了大量研究，并由此于1997年获诺贝尔生理学或医学奖。

感染朊粒的人和动物可成为传染源。脑外科患者由于使用受克-雅病患者污染的手术器械而感染克-雅病；器官移植患者因接受克-雅病患者的器官感染克-雅病；其他还可以通过使用被朊粒污染的垂体激素、生长激素或促性腺激素而感染克-雅病。从1974年第1例因角膜移植感染克-雅病，到该疾病在世界范围内报道的病例中，有226例来自接受了垂体来源的人类生长激素，228例来自尸体硬脑膜移植，其他包括使用克-雅病患者术后用甲醛和70%乙醇消毒的皮质EEG电极（Bernoulli C，1977），来自做过克-雅病患者手术的神经外科手术室（Will，1982），输注血制品、性腺激素等（表46－2）。

此种病目前为止没有任何有效的治疗方式。人群普遍易感，感染朊粒后不能产生保护性抗体。此病预后极差，患者在出现临床症状后一般在6个月至2年内死亡。鉴于克-雅病目前尚无有效治疗方法，预防就显得尤为重要。随着对医源性传播克-雅病认识的不断深入，对其传播途径的控制，相关病例数显著减少。尽管一些超长潜伏期的病例仍偶然出现，但是医源性传播的克-雅病已接近绝迹。尽管该病的发病率在下降，但是在预防和管理方面，特别在今后的日常医疗工作中，仍有许多值得借鉴和注意的地方。停用垂体来源的人类生长激素（改用基因重组）、尸体硬脑膜移植，同时对手术器械的消毒方式改进，大大减少了该病发生的可能。

如怀疑克-雅病组织或污染物，常规用于处理患者血液和体液的预防措施均应遵循。推荐使用的消毒措施如表46－3所示。

表46－3 克-雅病手术室消毒措施

类别	方法
完全有效措施	延长的高压蒸汽灭菌（121℃，1 kg/cm²压力，4.5 h）或浸入1 mol/L NaOH溶液室温1 h
部分有效措施	蒸汽高压灭菌（121～132℃，15～30 min）或浸入1 mol/L NaOH溶液室温15 min，或浸入低浓度（0.5 mol/L）NaOH溶液室温1 h，或浸入次氯化钠（家用漂白粉）不稀释或1∶10稀释（0.5%）1 h
无效措施	煮沸、紫外线、电离辐射、氧化乙烯、乙醇、福尔马林、β-丙内酯、清洁剂、四氨基化合物、来苏、碘酒、丙酮、高锰酸钾、常规高压蒸汽灭菌

需要注意的是，不充分的高压蒸汽灭菌法似乎

可以诱导热低抵抗性的朊粒亚种。朊粒感染者或任何退行性神经系统疾病患者的器官和组织不得用于器官移植;医务人员,尤其是那些治疗、护理朊粒病或怀疑为朊粒病患者的医护人员应保持皮肤不破损,并严格遵循安全程序,减少该病的传播。

46.5.3 2019 冠状病毒病

2019 冠状病毒病(2019-nCoV)于 2020 年 1 月由世界卫生组织命名,这是一种由新型冠状病毒引起的肺部炎症。冠状病毒是一个大型病毒家族,已知可引起感冒以及中东呼吸综合征(MERS)和严重急性呼吸综合征(SARS)等较严重疾病。新型冠状病毒是以前从未在人体中发现的冠状病毒新毒株,已引起全世界的高度重视。截至 2020 年 12 月 31 日,国内累计报告确诊病例 87 071 例,全球感染病例达 8 342.4 万例,累计死亡病例 181.8 万例。

人感染了冠状病毒后常见表现为呼吸道症状,有发热、咳嗽、气促和呼吸困难等,潜伏期多在 7~14 d。在较严重病例中,感染可导致肺炎、严重急性呼吸综合征、肾衰竭,甚至死亡。目前对于新型冠状病毒所致疾病没有特异治疗方法,疫苗和特殊抗病毒剂正在研发试用中。但许多症状是可以处理的,因此需根据患者临床情况进行治疗。此外,对感染者的辅助护理可能非常有效。

做好自我保护措施,包括:保持基本的手部和呼吸道卫生,坚持安全饮食习惯,并尽可能避免与任何表现出呼吸道疾病症状(如咳嗽和打喷嚏等)的人密切接触。

(1) 传染源

新型冠状病毒感染的患者:潜伏期、显性感染、隐性感染者(无症状感染者),部分恢复期(阳转阴,再次阴转阳)患者。

(2) 主要传播途径

1) 呼吸道飞沫:主要传播。

2) 接触传播:次要。

3) 气溶胶传播:特殊操作、特殊场合。

4) 粪-口、母婴垂直传播:待定。

(3) 预防方法

首先要加强个人的防护,避免接触野生禽畜,如在流行季节出现发热、咳嗽等呼吸道感染症状,应根据病情及时排查,同时询问患者是否有类似患者或动物接触史、旅行史等;一旦确诊,应早期隔离。具体建议如下:

1) 每次接触患者前后应严格遵循“医务人员手卫生规范”要求,及时正确进行手卫生;在穿戴个人防护用品前和脱卸个人防护用品后应立即进行规范的手卫生。

2) 医用防护口罩或呼吸面具应在离开病房(离开患者区域)并关好门后才能脱掉;其他个人防护用品应在指定缓冲间脱卸。

3) 所有脱卸的一次性使用个人防护用品应作为感染性医疗废物进行处置;非一次性使用的防护用品应在指定的地点进行消毒处置。

(谢 清 宫 晔)

参考文献

[1] 谢清,宫晔. 与神经外科手术有关的传染病及其预防[M]//周良辅. 现代神经外科学. 2 版. 上海:复旦大学出版社,2015:279-284.

[2] BONDA D J, MANJILA S, MEHNDIRATTA P, et al. Human prion diseases: surgical lessons learned from iatrogenic prion transmission [J]. Neurosurg Focus, 2016,41(1):E10.

[3] CHEN N S, ZHOU M, DONG X, et al. Epidemiological and clinical characteristics of 99 cases of 2019 novel coronavirus pneumonia in Wuhan, China: a descriptive study [J]. Lancet, 2020,395(10223):507-513.

[4] CONEN A, FUX C A, VAJKOCZY P, et al. Management of infections associated with neurosurgical implanted devices [J]. Expert Rev Anti Infect Ther, 2017,15(3):241-255.

[5] LI Q, GUAN X H, WU P, et al. Early Transmission Dynamics in Wuhan, China, of Novel Coronavirus-Infected Pneumonia [J]. N Engl J Med, 2020, 382(13):1199-1207.

[6] SACHDEVA D, SINGH D, LOOMBA P, et al. Assessment of surgical risk factors in the development of ventilator-associated pneumonia in neurosurgical intensive care unit patients: alarming observations [J]. Neurol India, 2017,65(4):779-784.

[7] SEIDELMAN J, LEWIS S S. Neurosurgical Device-Related Infections[J]. Infect Dis Clin North Am, 2018, 32(4):861-876.

[8] SMITH A, WINTER S, LAPPIN D, et al. Reducing the risk of iatrogenic Creutzfeldt-Jakob disease by improving the cleaning of neurosurgical instruments [J]. J Hosp Infect, 2018,100(3):E70-E76.

第四篇
中枢神经系统肿瘤

中枢神经系统肿瘤概述

中枢神经系统肿瘤包括脑瘤和椎管内肿瘤。从来源看，可分为颅内和椎管内的原发性肿瘤和由颅外或椎管外转移来的继发性肿瘤两大类。从生物学特性看，它又可分为生长缓慢、具有较完整包膜、不浸润周围组织、分化良好的良性肿瘤，以及生长快、没有完整包膜和明确边界、呈浸润性生长、分化不良的恶性肿瘤两类。在过去几十年里，神经系统肿瘤诊断和治疗取得了很大进步，但恶性脑瘤患者生存期和生活质量得到的改善非常有限。因此，积极开展神经系统肿瘤临床基础研究以及循证医学研究和应用，具有重要的意义。

47.1 患病率和发病率

原发性颅内肿瘤在人体十大常见肿瘤中排行第9或第10位，其年发病率为(4～10)/10万。近来美国脑肿瘤登记中心统计2019年报告(CBTRUS 2012—2016)年发病率约为23.41/10万，其中最常见的恶性脑肿瘤是胶质母细胞瘤，占所有脑肿瘤的14.6%；最常见的良性肿瘤是脑膜瘤，占所有脑肿瘤的37.6%；女性颅内肿瘤发生率(25.84/10万)比男性发生率(20.82/10万)高。我国尚无确切的统计数据,根据上海市近 30 年以医院为基数统计的发病率为(7～8)/10 万,居十大常见人体肿瘤的第 8 位。上海华山医院神经外科联合上海市疾病预防控制中心(CDC)曾对 1973—2007 年上海市户籍人口进行了中枢神经系统原发肿瘤的年发病率和性别、年龄的调查和研究,结果显示,男、女肿瘤标化发病率分别增加 1.68 和 2.31 倍(图 47－1、47－2)。原发脑肿瘤在儿童肿瘤中居白血病之后,为第二大最常见肿瘤,年发病率为 4/10 万,分别是 20～39 岁男性和女性肿瘤死亡的第二和第五主要死因。

中枢神经系统肿瘤中,神经上皮肿瘤约占 49%。其中,主要的胶质母细胞瘤(GBM)约占 23%,脑膜瘤占 26%,鞍区肿瘤占 7%,淋巴瘤占 3%,其他脑肿瘤类型占 8%。颅内肿瘤的发病率和病理组织类型因种族、性别、年龄和社会阶层不同而不同。性别差异明显的男女比在少突胶质细胞瘤为 1.7,星形细胞瘤为 1.6,恶性脑膜瘤为 1.0。良性脑膜瘤的女男比在颅内脑膜瘤为 1.5,椎管内脑膜瘤 3.5。淋巴瘤和生殖细胞肿瘤在女性中更常见。

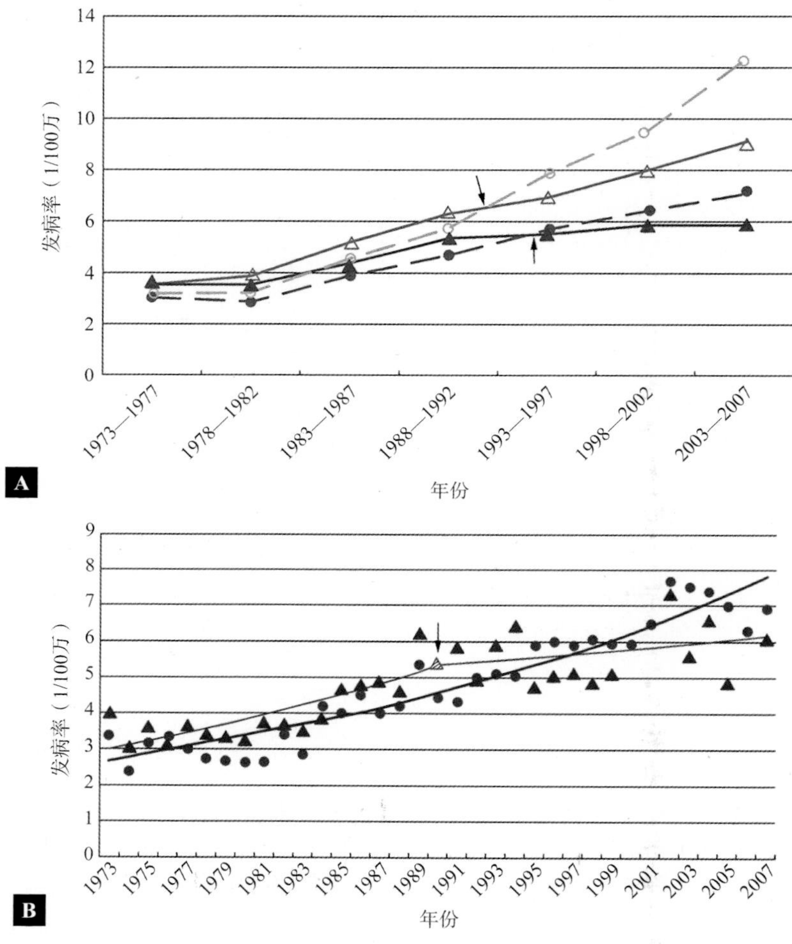

图 47－1　1973—2007 年上海市区户籍人口原发中枢神经系统肿瘤的 5 年平均粗发病率及标化发病率

注:A. 男性:实线,△粗发病率▲标化发病率;女性:虚线,○粗发病率●标化发病率;→代表女性的粗发病率和标化发病率超过男性的粗发病率和标化发病率的时间;B. Joinpoint 回归分析显示男性发病率(实线:拟合值;▲:观察值)在 1990 年存在转折点(◬);女性发病率(虚线:拟合值;●:观察值)不存在转折点。

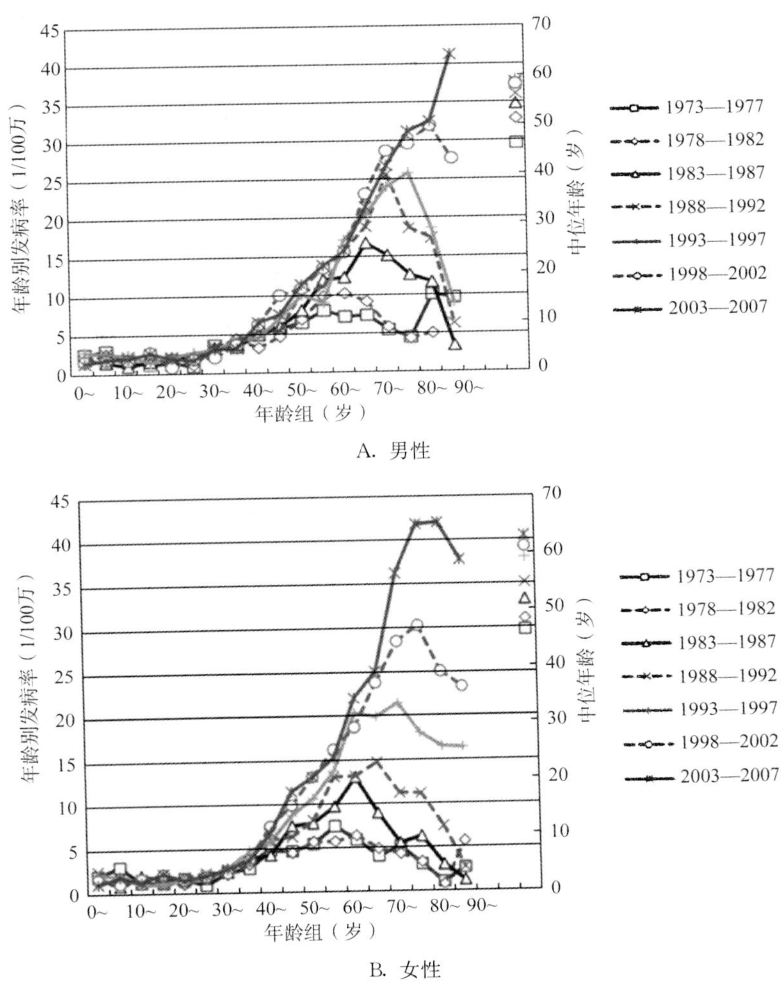

图 47-2　1973—2007 年上海市区户籍人口原发中枢神经系统肿瘤的年龄别发病率

在华山医院 60 年(1951—2010)55 889 例神经病理统计中，神经上皮肿瘤为第 1 位，占总数的 27%，其后依次为脑膜瘤(22%)、垂体瘤(19%)、神经鞘瘤(10%)等。

中枢神经系统肿瘤可发生于任何年龄。各年龄段肿瘤发病率和病理类型各异。发病率在 10 岁前有一小高峰，15 岁以后呈稳定的上升趋势。总的原发脑肿瘤发病平均年龄是 54 岁，GBM 和脑膜瘤为 62 岁，少突胶质细胞瘤为 16 岁。低级别胶质瘤，如星形细胞瘤在年轻人中更常见；高级别胶质瘤，如 GBM 在老年人中更常见。CBTRUS 资料显示，75～84 岁年龄组脑肿瘤发病率最高，GBM 在＞65 岁患者中发病率最高。就上海市而言，对男、女肿瘤年龄别发病率进行研究后发现，1973—2007 年，中枢神经系统肿瘤发病率上升的主要原因是中老年人群的发病率上升，其中男性的平均发病年龄从 46 岁上升到 58.5 岁，女性的平均发病年龄从 47 岁上升到 64 岁(见图 47-2)。

脑肿瘤发生率因地理位置不同也有明显差异。最发达国家报道的原发脑肿瘤发生率高于中等发达国家。美国、加拿大、西欧和澳大利亚的原发性脑肿瘤发生率相似。斯堪的纳维亚的原发肿瘤发生率要比美国略高，日本、印度和新加坡发生率最低。另外，移民人群发生率通常与其所在移民国家的居民发生率更接近，提示环境因素很重要。脑肿瘤发生率也因社会阶层不同而异。在数项研究中，脑肿瘤发生率随社会阶层升高而升高，这方面男性较女性更明显。如果这种现象属实，原因则不清楚。

在过去的几十年里，成人原发性脑肿瘤的发生率和死亡率在增加。部分原因是现代先进的影像学诊断技术提高了发现率、医疗普及和人口老龄化。对临床医生而言，重要的是特殊肿瘤相对发生率的变化。例如，在免疫抑制和免疫功能正常的人群中，与其他原发性脑肿瘤相比，原发中枢神经系统淋巴瘤(PCNSL)的发生率和频率都增加。对少突胶质细胞瘤特征的深入认识，使其与星形细胞瘤区别出来，从而导致少突胶质细胞瘤的总体发生率上升，这一变化不难理解。

原发恶性脑肿瘤患者 2 年和 5 年生存期分别为 36.2%和 27.6%。年龄和肿瘤病理类型是非常重要的预后因素。例如，毛细胞型星形细胞瘤(一种常见的儿童肿瘤)患者 5 年生存期是 87.2%，而 GBM 患者为 9.8%。其他预后因素包括病情、手术切除程度和肿瘤位置等。

47.2 命名和分类

自从 1926 年 Cushion 和 Bailey 首次提出比较系统的胶质瘤命名和分类，到 1997 年世界卫生组织(WHO)中枢神经系统肿瘤命名和分类标准的建立，中枢神经系统肿瘤的命名和分类经历了一个不断深入认识和发展的过程。各个国家和地区的历代神经病理学家基于从组织发生、形态学特征及生物学行为等方面对中枢神经系统肿瘤的认识和理解，提出了多种中枢神经系统肿瘤的命名和分类标准，致使某一肿瘤有多个名称及同一名称在不同分类系统中代表不同的肿瘤，导致了病例统计的混乱和科研结果的不一致，给文献阅读和学术交流带来极大的不便，也影响了流行病学调查的准确性。为便于科研和学术交流，WHO 国际神经病理学委员会于 1977 年在扎伊尔首都金沙萨召开了中枢神经系统肿瘤分类会议，集体制定了第 1 个世界公认和通用的 WHO 中枢神经系统肿瘤命名和分类系统(1979 年公布)；1990 年，WHO 国际神经病理学委员会在瑞士苏黎世举行第 2 次会议，对肿瘤命名和分类系统进行了适当的修改和补充(1993 年公布)；1999 年，WHO 国际神经病理学委员会在法国里昂举行第 3 次会议，再次对 1993 年的肿瘤命名和分类系统进行了进一步的修改和补充。后又进行了第 3 版(2000)、第 4 版(2006)中枢神经系统肿瘤分类。

2016 年 WHO 中枢神经系统肿瘤分类为最近一次新的分类，该分类在以往基于肿瘤组织形态判断的基础上首次引入分子标志物并定义了许多肿瘤实体；分类中对弥漫性胶质瘤、胚胎性肿瘤包括髓母细胞瘤进行了重新分类，同时结合组织和分子标志物重新定义中枢神经系统肿瘤，其中包括胶质母细胞瘤[异柠檬酸脱氢酶(IDH 野生型)和胶质母细胞瘤(IDH 突变型)]、弥漫性中线胶质瘤(H3 K4M 突变型)、室管膜瘤(*RELA* 融合阳性型)、髓母细胞瘤(WNT 活化型)、髓母细胞瘤(SHH 活化型)和胚胎性肿瘤伴多层菊形团(C19MC 变异型)等。2016 新的中枢神经肿瘤分类更加紧密结合肿瘤临床特征及其预后，有利于肿瘤的精准治疗，同时有利于临床试验和流行病学研究(详见第 48 章“中枢神经系统肿瘤的分类”)。

47.3 病因

中枢神经系统肿瘤同其他肿瘤一样，是由于基因组发生改变而引起，大多数发生在体细胞基因组，而非生殖细胞基因组，故一般不会遗传。脑瘤的发生、发展涉及多基因的相互作用、多阶段与多步骤的过程。例如，原癌基因经多次突变，丧失其调控细胞分化、增殖等正常功能，变为癌基因(carcinogene)，促使细胞向癌细胞方向发展。原癌基因突变涉及碱基变化、基因调节区改变、编码区突变和被染色体畸变激活等。抑癌基因是一类具有抑癌作用的基因，对细胞周期进行调控，如 *P53*、*Rb1*；或监控基因组的稳定性，如管理者(caretaker)基因。抑癌基因突变(表达下调或失活)是隐性的，一般需“二次打击”，它的 2 个等位基因都突变，才能阻断其蛋白质产物的功能。因此可以说，恶性肿瘤的发生都是由于其特殊的原癌基因被激活和/或抑癌基因的失活所导致。这一学说把过去肿瘤的“自然”发生机制和生物、化学、物理等慢性刺激学说结合起来。病毒、X 线、致癌化学物质等都能使染色体上的基因发生变化。而肿瘤的发生则取决于多次暴露于不良刺激之中，多次小突变的累积作用。因此，本节主要从外因(危险因素)和内因(脑肿瘤的分子遗传学改变及家族性脑肿瘤综合征)两个方面进行阐述。

47.3.1 危险因素

对中枢神经系统肿瘤发生起重要作用的危险因

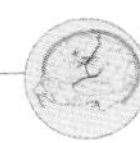

素还不很明确。这是由于原发脑肿瘤的异质性、病理组织分类的差异，以及各种不同回顾性调查暴露方法，导致难以明确引发恶性脑肿瘤的危险因素。即使是基于大样本的研究，由于脑肿瘤在系统肿瘤中数量相对小，统计学上的显著性差异不能可靠地被重复。而且，大多数研究把脑肿瘤作为一组，未根据病理类型进行分层分析，未重视脑肿瘤病理类型的重要性，例如脑膜瘤与胶质瘤显然有不同的危险因素。

（1）物理因素

放射线目前被确认为是明确的脑瘤危险因素，它可诱发皮肤、唇、舌、食管癌是众所周知的事实。Cohan（1948）报道了 X 线治疗后引起的放射区肉瘤；Modan（1974）调查了 11 000 例 X 线治疗头癣的儿童，发现 12 年后有 0.4%发生颅内恶性脑膜瘤，对照组的发生率只 0.1%。以后文献报道放射诱发脑瘤有纤维肉瘤、脑膜肉瘤、未分化上皮癌、血管内皮肉瘤等。接受的放射量大多超过 30 Gy，发病的潜伏期 7～21 年不等。而且这些肿瘤与放疗诱导或相关，故再次接受放疗时肿瘤表现为放疗抵抗或生长加速。颅内肿瘤放疗，如髓母细胞瘤或颅外头颈肿瘤，包括白血病的预防性放疗，对生存期超过 3 年的患者，其胶质瘤、肉瘤发生率增加 7 倍。行颅内照射的白血病患者继发脑肿瘤的相对累积风险为 1.39/20 年，其中 2/3 是胶质瘤，1/3 是脑膜瘤。颅内放疗后高级别胶质瘤的平均潜伏期为 9.1 年，脑膜瘤为 19 年。一些研究提示，在放疗期间同时使用抗代谢治疗，可能增加脑瘤发生的风险。Cohan 指出诊断放射诱发的肿瘤必须具备以下条件：①肿瘤发生于放射野内，在患者的放射部位应留下脱发、皮肤萎缩等放射晚期改变；②放疗前肯定不存在此肿瘤；③放疗至肿瘤发病相隔时间应在 5 年以上；④肿瘤必须有组织学检查证实。射线诱发颅内肿瘤的机制可用 Knudson 的“双重打击”学说来解释。射线作为第 2 个打击因素，引起颅内成纤维细胞或脑膜内皮细胞等细胞的原癌基因发生再次突变而导致细胞间变。

另一个被怀疑具有致瘤的物理因素是外伤。Cushing 及 Eisenhardt（1938）在做脑膜瘤切除时发现肿瘤与局部颅脑外伤的瘢痕密切联系在一起，故认为外伤可能是脑膜瘤的病因。以后多篇文献报道脑膜瘤发生于颅骨凹陷骨折处、脑局部外伤瘢痕区内，甚至在瘤内有铁丝（Reinhardt）。Mareovici 根据大量临床经验，认为外伤与肿瘤的发生有下列关系：①促进原已存在的肿瘤加快生长；②促使原来存在的内脏肿瘤发生颅内转移；③使脑部胚胎残留组织发生肿瘤间变；④外伤引起的脑膜瘢痕可转变为脑膜瘤。

Zuleh 则认为诊断外伤诱发的脑瘤，应具备下列条件：①外伤前患者是完全健康的；②外伤必须相当严重，足以引起部分脑及脑膜的损害；③外伤部位必须与肿瘤所在部位完全符合；④离伤后有相当时间，如时间过短，只有数周，多数不是外伤引起的；⑤应有活检及组织学切片证据。但也有相反的意见。第二次世界大战中颅脑外伤病例很多，有人调查战后脑瘤的发病率并没有增加，不支持外伤为脑肿瘤的病因。目前普遍认为，除了少数脑膜瘤以外，外伤的致瘤性不能完全否定，但亦不能确认。

（2）化学因素

化学物可以在不同的实验动物中诱发脑肿瘤，如苯并吡诱发垂体腺瘤，C3H 鼠注射甲基胆蒽可发生胶质瘤和脑膜纤维肉瘤。甲基胆蒽诱导鼠胶质瘤细胞株 GL261。化合物诱发的脑瘤可为各种胶质瘤、脑膜瘤、肉瘤、上皮癌、垂体腺瘤等，主要决定于使用的化合物品种与数量及实验动物的类别、年龄、个体差异、接种部位及给药方式等。甲基亚硝脲（methylnitrosourea，MNU）及乙基亚硝脲（ethyluitrosourea，ENU）特别对围生期（胚胎 12～15 d）的鼠具有致癌作用，动物出生后及发育期其致癌性就较差。诱发肿瘤的部位以脑皮质下白质、海马、侧脑室周围及周围神经（三叉神经、臂丛、腰骶丛）的成功率最高。由于生活环境的千差万变，很难确定哪类物质可引发。一些研究者认为，饮食含有 N-亚硝基脲化合物可能是一个危险因素。一些证据提示，含 N-亚硝基脲化合物的熏肉，不仅使成人食用者，还可使在怀孕期间食用熏肉的母亲所生儿童易患脑肿瘤。一些证据显示，维生素和其他抗氧化剂对 N-亚硝基脲化合物有拮抗保护作用。食用水果和蔬菜也可能降低这种风险。其他研究已鉴定出高蛋白饮食和酗酒是危险因素。营养品是否对脑肿瘤具有诱发或保护作用仍不清楚。此外，甲醛被认为是脑肿瘤发生的可能致病因素。香料制造业和病理学工作者患脑肿瘤风险增加。

（3）免疫抑制

免疫抑制是脑瘤发生的明确危险因素。获得性免疫抑制，如人类免疫缺陷病毒（HIV）感染，或器官移植后使用免疫抑制性药物，增加 PCNSL 的发生率。HIV 感染可能也增加胶质瘤和颅内平滑肌肉瘤的发生率。先天性免疫抑制性疾病，如 Wiskott Aldrich 综合征也与脑淋巴瘤发生率增加有关。免疫抑制患者的 PCNSL 是由预先潜伏于 B 细胞的 EB 病毒感染引起的。当免疫抑制患者发生淋巴瘤，脑内发生的概率几乎是其他部位的 2 倍。

（4）*病毒*

病毒能使禽类及脊椎动物发生颅内肿瘤，常见的致瘤病毒有 DNA 病毒，如腺病毒、猴空泡病毒（SV40）、papavo 病毒、牛乳头状瘤病毒、人 JC 病毒、致癌 RNA 病毒、劳斯肉瘤病毒（RSV）；RNA 病毒有鸟肉瘤病毒（ASV）、鼠肉瘤病毒与猴肉瘤病毒（SSV）等。在小牛及仓鼠的颅内接种牛乳头状病毒 1 年后，可发现颅内有脑膜瘤、纤维瘤与纤维肉瘤的生长。而在动物颅内接种 JC 病毒与 SV40 病毒后可发现颅内出现髓母细胞瘤、脑膜瘤、脑膜肉瘤、室管膜瘤、GBM 及脉络丛乳头状瘤等。RSV 可在更广泛的动物中诱发脑瘤，时间可缩短到 35 d 左右。除髓母细胞瘤及少突胶质瘤外，神经母细胞瘤、神经节细胞瘤等均可产生。一些报道发现 SV40 大 T 抗原在胶质瘤和髓母细胞瘤中很常见。流行病学研究资料提示，SV40 与儿童颅内肿瘤密切相关。接种了 SV40 污染疫苗的儿童，其髓母细胞瘤的发生率高。在患者髓母细胞瘤的细胞中，用 DNA 杂交技术可检测到 SV40 的基因序列。RNA 病毒，特别是 ASV 颅内接种可诱发胶质瘤，而且可从肿瘤细胞内复制出病毒基因序列。但也有一些关于病毒具有保护作用的报道，如一项研究提示既往发生过水痘-带状疱疹病毒感染是不患胶质瘤的保护因素。尽管上述实验证实多种病毒可引发动物中枢神经系统肿瘤，但是迄今尚未获得病毒引发人中枢神经系统肿瘤的直接证据。

（5）*其他可能的危险因素*

一些研究评估了脑瘤与吸烟、癫痫史、母亲酗酒、感染的关系，但没有得到明确的相关性。

47.3.2 脑瘤的分子遗传学改变及家族性脑肿瘤综合征

神经胶质瘤的恶性转化是一个多步骤过程，涉及抑癌基因的失活与原癌基因的激活和过度表达，也有细胞周期调节变化、信号转导通路异常、胶质瘤细胞侵袭和新生血管形成等。这些分子异常的位点和特征在特殊类型肿瘤中正在进行鉴定，GBM 是神经系统最常见的恶性肿瘤，也是研究比较深入的肿瘤。

胶质瘤的细胞起源：关于 GBM 的细胞起源有单克隆起源和多克隆起源两种假说，目前的研究倾向于胶质母细胞是单克隆来源，即肿瘤主要起源于单一神经干细胞或胶质前体细胞的突变，理由如下：①GBM 细胞和神经干细胞具有共同的分子标志物；②很多研究已经成功通过神经干细胞、胶质前体细胞、少突前体细胞诱导突变构造出胶质瘤动物模型，这些胶质瘤模型同 GBM 具有类似的表达通路。

根据 2016 年中枢神经系统肿瘤分类，GBM 可以为 3 类：原发（IDH 突变型）GBM、继发（IDH 野生型）GBM、GBM（NOS），其中 GBM（NOS）不是特指一种类型，但是基于分子遗传学和临床特征的异质性，目前还无法对它进行进一步分类。

原发（IDH 突变型）和继发（IDH 野生型）GBM 的分子遗传学比较，两者可能起源不同。超过 90% 的 IDH 突变型神经胶质瘤具有前神经元表达，约有 30%的具有前神经元特征的 GBM 是 *IDH* 突变。这些发现表明 *IDH* 突变的 GBM 是神经胶质瘤的相对同质的一种类别。IDH 突变型弥漫性星形细胞瘤和 *IDH* 突变以及 1p/19q 缺失的少突胶质细胞瘤也具有典型的前神经元特征，进一步支持了这些肿瘤具有共同的神经祖细胞的假设。相反，IDH 野生型胶质细胞瘤是异质的，具有几种不同的表达特征。

不同的分子遗传学标记特征：IDH 野生型 GBM 的典型遗传改变包括 EGFR 扩增、*PTEN* 突变、*TERT* 启动子突变和 10 号染色体的完全丧失。*IDH* 突变的 GBM 中更常见的改变包括 *TP53* 突变和 19q 缺失。其中 *TP53* 突变的频率在继发性 GBM（67%）中明显高于原发性 GBM（11%）。EGFR 过表达在 IDH 野生型 GBM 中普遍存在，但在继发性 GBM 中很少见。在一项研究中，49 个 GBM 中只有 1 个同时显示 *TP53* 突变和 EGFR 过表达，这表明这些改变是相互排斥的事件，可能提示在肿瘤演化、进化过程中，两者具有不同的遗传途径。

其他分子及遗传学特征包括：①*ATRX* 突变。*ATRX* 基因的突变导致表达缺失。它通常和 *IDH* 突变以及 *TP53* 突变一起出现在 WHO Ⅱ级弥漫性

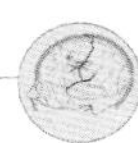

胶质瘤，WHO Ⅲ级间变性星形细胞瘤以及 GBM 中。②甲基化表型。*IDH* 突变的 GBM 在许多位点显示一致的 CpG 岛甲基化。在 *IDH* 突变的弥漫性星形细胞瘤，少突胶质细胞瘤和 *IDH* 突变的急性髓细胞白血病中也观察到了类似的高甲基化表型。此外，*IDH* 突变破坏了染色体的拓扑结构，因此导致异常的染色体调控相互作用，从而诱导癌基因 *PDGFRA* 等的表达。

除了癌基因扩增和抑癌基因失活，恶性肿瘤具有侵袭邻近神经结构和通过血管生成形成新血供的能力。神经胶质瘤是极具侵袭性的肿瘤，往往在肉眼所见肿瘤边界外有肿瘤细胞侵袭，使局部控制肿瘤生长几乎不可能。胶质瘤细胞分泌的基质金属蛋白酶(MMP)能分解邻近的神经组织和利于肿瘤细胞侵袭。试图用 MMP 抑制剂来减少肿瘤对正常脑组织侵袭的临床试验正在进行中。除了直接侵袭外，血管生成在中枢神经系统肿瘤生长中也是一个重要因素。血管生成引起血管增生，是 GBM 的病理特征。血管上皮生长因子(VEGF)在胶质瘤的血管生成中是最重要的细胞因子。VEGF 在正常脑血管内皮中不表达，但在肿瘤血管内皮中表达上调；低氧诱导 VEGF 表达，低氧状态的肿瘤细胞能通过增加 VEGF 的表达来获得生存；VEGF 也增加血管渗透性，因而在恶性胶质瘤的瘤周水肿中也可能发挥作用。数项血管生成抑制剂治疗恶性脑肿瘤的研究正在进行中。

此外，临床上常见的家族性脑肿瘤综合征患者，其生下来就带有一个或多个结构上有缺陷的基因，其发生某些肿瘤的概率要比一般人高。常见的家族性脑肿瘤综合征包括神经纤维瘤病Ⅰ型和Ⅱ型、结节性硬化(tuberous sclerosis, TS)、视网膜母细胞瘤、Sturge Weber 综合征、Von Hippel Lindau (VHL)病及 Li Fraumenil 综合征等。

(1) 神经纤维瘤病

神经纤维瘤病(NF)是一种常染色体显性遗传性肿瘤，常见 NF-1 型和 NF-2 型。NF-1 型又称为 von Reckling Hausen 病，是最常见的遗传易感性中枢神经系统肿瘤，发病率为 1/4 000。男女无差别。它是常染色体显性遗传性疾病伴 100%外显率，但表达率差异很大，可轻微或严重地影响同一家族的个体成员。*NF-1* 基因定位于染色体 4q11.2，编码一个抑癌基因，产物为神经纤维瘤蛋白。NF-1 型的典型临床特征包括神经纤维瘤病、皮下和沿着周围神经生长的良性肿瘤、利氏结节(虹膜表面的棕色隆起)、奶油咖啡斑(皮肤上色素沉着的扁平斑)、腋下雀斑和骨质异常。NF-1 型患者易患其他良性和恶性肿瘤，包括恶性神经鞘瘤、横纹肌肉瘤和 GBM。NF-1 型最常见的中枢神经系统肿瘤是视神经通路和脑干胶质瘤。视神经通路胶质瘤常见于毛细胞型星形细胞瘤，脑干胶质瘤为星形细胞瘤。典型的周围神经肿瘤是丛状的神经纤维瘤，常位于脊髓旁和脑神经上。

NF-2 型又称中央型神经纤维瘤病，是常染色体显性遗传，发生率比 NF-1 型低很多，只占总神经纤维瘤病例数的约 10%。*NF-2* 基因是抑癌基因，位于染色体 22q12。NF-2 型常见的中枢神经系统肿瘤是前庭神经鞘瘤(经常为双侧)及脑膜瘤。NF-2 型的皮肤病损发病率明显低于 NF-1 型。

(2) 结节性硬化

TS 以前又称 Bourneville 病，是常染色体显性遗传病，是继 NF-1 之后第 2 个最常见的神经皮肤综合征。TS 定位于两个不同的位置：TS 复合体 1 位于染色体 9q34，编码蛋白 hamartin；TS 复合体 2 位于染色体 16p13.3，编码蛋白 tuberin。传统的临床三联症(智力发展迟缓、癫痫和面部血管纤维瘤)只发生于最严重的病例。皮肤损害见于 96%的患者，包括血管纤维瘤、指甲纤维瘤、灰叶形白斑，以及牙齿有凹陷。其标志性的中枢神经系统肿瘤是室管膜下巨细胞型星形细胞瘤，在病理上是良性肿瘤，见于 5%～10%的 TS 患者。由于肿瘤接近室间孔，可阻塞脑脊液通路引起梗阻性脑积水，可导致患者死亡。其他中枢神经系统病变包括皮质结节和室管膜下神经胶质结节(称为“烛泪”)。虽然皮质结节也是良性病变，但它们能引起癫痫发作。

(3) 视网膜母细胞瘤

单发病灶者，较少(15%)传给子代，表示尚有部分生殖细胞的染色体变种存在并具有外显性。多灶性病变者半数以上能传给子代，均伴有细胞的染色体变种，具有常染色体显性遗传的特征。研究发现视网膜母细胞瘤的染色体 13 的一对长臂可缺失其一(13q -)，或染色体 13 的长臂上 14 带的缺失(13q14 -)。除染色体的变化外，尚有其他因素控制着基因并使之发病。Knudson 等提出了视网膜母细胞瘤的发生需要有两个突变过程，在非遗传的情况下，两个突变同时发生于一种细胞是十分少见的，因此很少有自发的多灶性病变出现；患者的发病亦较晚。反之，在遗传的情况下，胚胎在发生时两种突变中的一种已经存在，此后不论在胚胎发育期还是在初生儿期，如再发生另一种突变，即可引起多灶性视网膜母细胞瘤病变。Knudson 的这一学说称为“双重打击”或“多重打击”学说。这不仅能对视网膜母细胞瘤的发生作出较好的解释，还适用于其他肿瘤的发生。酯酶 D 是一种与染色体 13q14 区基因相结合的酶，Benedict 等研究了 1 例视网膜母细胞瘤患者染色体组及其酯酶 D 的浓度变化，发现在患者的周围组织中(成纤维细胞及白细胞)酯酶 D 减少，但没有见到染色体的缺失。这一研究表明了单纯一种变种 13q14 区缺失是发生于每一细胞内，使整个体内酯酶 D 的活力减少。但这不足以引起肿瘤，只有当另一种染色体变种 13q 缺失也同时存在时，才使视网膜母细胞瘤发生。这一研究为 Knudson 的双重打击学说提出了更有力的依据。在神经外科领域中类似于多灶性视网膜母细胞瘤的情况尚有双侧前庭神经鞘瘤、多发性脑膜瘤等，都能从双重或多重打击学说中得到启发，从而为脑肿瘤的发病原因提供线索。

(4) von Hippel Lindau 病

VHL 病是一种肿瘤综合征，涉及多个器官系统的多种肿瘤，包括小脑、脊髓、视网膜的血管母细胞瘤，以及嗜铬细胞瘤和肾细胞肾癌。其他少见的病变包括胰腺和肾脏囊肿及内淋巴囊肿瘤。血管母细胞瘤与 VEGF 的过表达有关。VHL 病是一个常染色体显性遗传病，位于染色体 3p25 - p26。它有高外显率，但表现多样。

(5) Li Fraumeni 综合征

Li Fraumeni 综合征是一种少见的常染色体显性遗传病，见于儿童和青年人，引起多种不同的肿瘤。它是由于 *p53* 突变引起的。然而，一些家族并没有 *p53* 突变，其基因缺陷不清楚。总的基因外显率 30 岁前约 50%，60 岁前约 90%。常见肿瘤有乳腺癌、骨肉瘤和脑肿瘤，以及原发性 AA 和 GBM。一些发展成髓母细胞瘤和幕上原始性神经外胚叶肿瘤。其他少见肿瘤包括软组织肉瘤、白血病，以及肺、肾上腺、胃和结肠肿瘤。除了此综合征的脑肿瘤患者总体年龄更小，男女比有轻度增高外，在临床上其与散发脑肿瘤无明显区别。

以上实例为神经肿瘤的遗传因素提供了很多有力的证据。除此以外，尚有神经母细胞瘤、嗜铬细胞瘤、多发性内分泌系统肿瘤、某些有家族倾向的胶质瘤和髓母细胞瘤，以及结肠息肉并发的 Turcot 综合征、髓母细胞瘤与多发的基底细胞癌结合的综合征等都被认为有遗传因素存在。

47.4 病理

脑瘤的生长速度取决于其生物学特性。一般恶性者快于良性者，但是也受各种因素的影响，如肿瘤微环境的变化可促使肿瘤突然快速增长或停止生长。脑瘤的生长形式，良性者多呈膨胀性，因多有包膜，瘤边界清楚，引起周围神经、血管组织推移或压迫；恶性者常呈浸润性生长，瘤与周边组织的边界不清楚。脑瘤的生长过程受一些因素的影响，可发生一些变化：①坏死，常因瘤细胞生长过快，血供不足所致；②出血，见于血供丰富的肿瘤，如黑色素瘤、绒毛膜癌、恶性胶质瘤、垂体瘤和神经瘤等，可有瘤内或蛛网膜下腔出血；③囊变，常继发于坏死、出血以后；④间变，瘤细胞生物学特性趋向恶性化，如低级别胶质瘤或脑膜瘤向高级别演变。脑瘤复发大多数在原位，也可发生颅内转移，少有颅外转移。颅内转移又称种植性转移，主要是沿脑脊液通路或蛛网膜下腔，多见于髓母细胞瘤、脉络膜乳头状瘤。由于颅内缺乏肿瘤赖以转移的淋巴管道，且脑瘤生长环境与条件要求较苛刻，转移至颅外后常因不能适应环境而需要较长的潜伏期才能发病，因此脑瘤颅外转移较少发生。但是近来脑瘤患者术后的生命延长，加之手术中肿瘤接触硬脑膜、头皮及颅外软组织的机会增加，有时甚至发生瘤细胞直接进入开放的淋巴管与血管腔内，使术后肿瘤在硬脑膜与颅外软组织上复发的机会增多，而这些组织中的淋巴管道为肿瘤的远处转移提供了途径。因此，颅外转移病例大多数发生在手术后，甚至有人认为手术是脑瘤颅外转移的必要条件。但也有自发的转移，尤其当肿瘤具有较大的侵袭性，能穿越硬脑膜而侵入颅外组织时。向颅外转移的脑瘤有胶质瘤、脑膜瘤、原发性肉瘤等。在胶质瘤中以多形性 GBM 为最多，约占 1/3，其次为髓母细胞瘤、室管膜瘤、少突胶质瘤、星形细胞瘤及未分化胶质瘤。笔者就遇到多例髓母细胞瘤骨转移的患者。脑膜瘤转移以血供较丰富的血管母细胞型及上皮细胞型为多。身体各处几乎都可发生转移灶。一般认为肿瘤的恶性程度与转移没有明显相关性，这可能与恶性程度较高的肿瘤病例夭折较早有关。

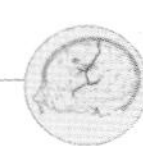

47.5　病理生理

中枢神经系统肿瘤生长于脑实质内、颅底处、脑室内或在蛛网膜下腔。肿瘤本身及瘤周水肿、肿瘤卒中等常破坏脑组织的结构与功能。因此，肿瘤所产生的临床症状取决于肿瘤的部位、肿瘤的生长方式及肿瘤的生长速度。由于脑组织、脑血管与脑脊液在一定时间内可通过代偿机制维持稳定的颅内压，因此相同体积的肿瘤生长迅速者较生长缓慢者更易出现颅内高压症状。

神经系统肿瘤可对脑组织产生压迫、浸润或破坏，从而使脑组织缺血、缺氧。同时，肿瘤细胞可与正常脑组织争夺营养物质，改变代谢递质与电解质的细胞内浓度。另外，细胞因子与自由基的扩散改变了神经细胞的微环境，均可破坏神经元与神经胶质的功能，以致出现神经功能缺损现象或异常兴奋现象而引起癫痫发作。

随着瘤体的不断增大，肿瘤对脑组织压迫不断加重。肿瘤周围脑组织水肿和/或脑脊液循环受阻，使脑组织顺应性下降，Monroe-Kelie 代偿机制破坏，颅内压增高。其次，肿瘤对脑组织的浸润、包绕及压迫又可使肿瘤堵塞脑血管，引起静脉淤血扩张，产生脑组织代谢性障碍，脑血管自动调节功能破坏，颅内压进一步升高。

此外，当肿瘤长入脑室内，或自外部压迫脑室，或肿瘤异常分泌大量脑脊液，如脉络丛乳头状瘤，亦可影响脑脊液的产生与吸收平衡。肿瘤可阻断脑脊液通路，肿瘤出血或坏死碎片可妨碍蛛网膜颗粒对脑脊液的吸收，导致脑室系统扩大及脑积水，加重颅内高压。

47.6　生化与免疫生物学特性

与其他实质性肿瘤或淋巴系统肿瘤相同，脑肿瘤细胞群之间存在差异性，包括核型差异、生长速度差异及代谢、免疫等方面的差异。这种差异性不仅存在于不同恶性程度的肿瘤中，在同级别的肿瘤中，甚至在同一肿瘤内部也有差异。尽管如此，不同肿瘤之间仍具有反映其生长与分化情况的生化特性。研究发现脑肿瘤细胞内糖酵解增加，糖原与黏多糖含量增多，磷脂与甘油酯减少，蛋白酶、肽酶与溶酶体活性增强，核酸代谢增加。

在脑瘤中常见的生化改变有：①由于瘤细胞快速增殖，瘤组织内 DNA 含量增加，有的可增高数倍；②由于脑瘤生长速度快于血氧供应，使其处于低氧代谢状态，故脑内的细胞色素氧化酶和一些与能量代谢有关的化合物如磷肌酸、ATP、AMP 等均减少，但少突胶质细胞瘤例外；③β-葡萄糖醛酸酶的活力增高，多呈游离状态，表示肿瘤为恶性，有细胞分裂、死亡、胞饮作用及组织坏死等情况；正常脑中此酶大多以结合形式存在；④磷酸二酯酶活力增高，见于中胚层脑瘤；⑤脂类包括糖脂(glycolipid)、磷脂(phospholipid)、胆固醇等在胶质瘤中均有减少；⑥脑脊液中 24-脱氢胆固醇(dehydrocholesterol)在髓母细胞瘤、GBM 及少突胶质细胞瘤中的含量增高。⑦脑脊液中丙氨酸氨基转移酶(ALT)、乳酸脱氢酶(LDH)等在恶性胶质瘤中和转移癌中常增高；⑧神经母细胞瘤、神经节细胞瘤等能促使丙氨酸(多巴)合成肾上腺素、去甲肾上腺素，测定尿中儿茶酚胺的代谢产物如高香草酸(HVA)及香草杏仁酸(VMA)的含量可反映血中儿茶酚胺量，对诊断上述肿瘤和嗜铬细胞瘤有帮助。

至于免疫生物学，过去认为中枢神经系统是免疫豁免器官；但近年来人们发现中枢神经系统存在免疫系统，脑肿瘤仍然能够激活免疫应答，目前已经在胶质瘤等脑瘤中证实存在多种免疫细胞浸润，包括 $CD4^+$、$CD8^+$ 细胞以及 $FOXP3^+$ 调节性 T 细胞。有报道称，这些细胞与胶质瘤的预后可能相关。脑瘤细胞与系统肿瘤细胞类似，或多或少都会表达区别于正常细胞的肿瘤抗原，但迄今为止发现的脑胶质瘤抗原均为肿瘤相关抗原(tumor associated antigen，TAA)。目前尚未找到明确的胶质瘤特异性抗原(tumor specific antigen，TSA)。

脑瘤尤其是胶质瘤处于免疫抑制状态，包括免疫耐受和免疫逃逸。恶性脑胶质瘤形成了能够逃脱免疫系统监控的免疫微环境。脑肿瘤微环境包括肿瘤细胞、基质细胞、细胞外基质等。基质细胞在胶质瘤中主要有小胶质细胞、成纤维细胞、血管内皮细胞、免疫/炎性细胞等。肿瘤微环境在促进肿瘤生长、浸润，协助胶质瘤细胞免疫逃逸等方面起关键作用。小胶质细胞功能不成熟或被抑制、髓来源抑制细胞的存在、脑瘤细胞下调肿瘤抗原表达、低表达 MHC Ⅰ型分子，以及转化因子、IL-4、IL-6、IL-10 等分泌都是免疫抑制的原因。目前调控微环境起着重要作用的检查点分子 PD-1/PD-L1、B7H1

等也在胶质瘤方面有研究，相关临床试验正在开展。脑瘤干细胞存在不仅对放、化疗具有抵抗作用，同时对免疫系统能够产生耐受和逃逸，是免疫治疗研究的一个方向。

47.7 好发部位

颅内肿瘤的好发部位和肿瘤类型相关。①胶质细胞瘤：星形细胞瘤、少突胶质细胞瘤、多形性 GBM 好发于大脑半球的皮质下白质内。目前也有关于具体到不同分子分型的胶质瘤好发颅内部位的研究，例如 IDH－1 突变型胶质瘤好发于额叶以及侧脑室前角周围；室管膜瘤好发于脑室壁；髓母细胞瘤好发于小脑蚓部。②脑膜瘤：好发于蛛网膜颗粒的主要分布部位，如静脉窦的壁及静脉分支处，颅底的嗅沟、鞍区、斜坡上部，以及第Ⅲ～Ⅳ对脑神经穿出颅腔的骨孔附近。③垂体腺瘤：好发于鞍内。④神经鞘瘤：好发于脑桥小脑三角。⑤血管母细胞瘤：好发于小脑半球。⑥颅咽管瘤：好发于鞍上区。⑦脊索瘤：好发于颅底、鞍背及斜坡。⑧颅内转移瘤：好发于大脑半球及小脑半球皮质下。某些肿瘤在颅内可生成 2 个以上的多发性肿瘤，如转移瘤、脑膜瘤及胶质细胞瘤等。

47.8 临床表现

颅内肿瘤是生长在基本密闭的颅腔内的新生物，随其体积逐渐增大而产生相应的临床症状。因此，其症状取决于脑瘤的部位、性质和肿瘤生长快慢，并与颅脑解剖生理的特殊性相关。

颅内肿瘤的临床表现多种多样，早期症状有时不典型，而当颅内肿瘤的基本特征均已具备时，病情往往已属晚期。通常，将颅内肿瘤的症状归纳为颅内压增高和神经定位症状两方面，有时尚可出现内分泌与周身症状。

脑瘤发病多缓慢。首发症状可为颅内压增高，如头痛、呕吐，或为神经定位症状如肌力减退、癫痫等。数周、数月或数年之后，症状增多，病情加重。发病也有较急的，患者于数小时或数日内突然恶化，陷入瘫痪、昏迷。后者见于肿瘤囊性变、瘤出血（瘤卒中）、高度恶性肿瘤或转移并发弥漫性急性脑水肿，或因瘤体（囊肿）突然阻塞脑脊液循环通路，以致颅内压急剧增高，导致脑疝危象。

47.8.1 颅内压增高

约有 80％的颅内肿瘤患者出现颅内压增高。这一类症状具有共性，是脑瘤扩张生长的结果。引起颅内压增高的原因是多方面、复杂的：①肿瘤在颅腔内占据一定空间，体积达到或超过了机体可代偿的限度（达到颅腔容积的 8％～10％），即出现颅内压增高；②肿瘤阻塞脑脊液循环通路任何部位，形成梗阻性脑积水，或因肿瘤妨碍了脑脊液的吸收；③脑瘤压迫脑组织、脑血管，影响血运，引起脑的代谢障碍，或因肿瘤特别是恶性胶质瘤与转移瘤的毒性作用与异物反应，使脑瘤周围脑组织发生局限或较广泛的脑水肿；④肿瘤压迫颅内大静脉与静脉窦，引起颅内淤血。这些因素相互影响，构成恶性循环，颅内压增高愈来愈剧烈。

头痛、恶心与呕吐、视神经盘水肿与视力减退是脑瘤引起颅内压增高的 3 种主要表现，还可引起精神障碍、癫痫、头昏与晕眩、复视或斜视和生命体征的变化，概要说明如下。

（1）头痛

头痛程度、时间等因人而异。开始时多为间歇性，晨起或晚间头痛较多。部位多数在额部、枕后及两颞。颅后窝肿瘤常引起枕颈部头痛并放射至眼眶部。头痛程度逐渐加重。咳嗽、打喷嚏、俯身、低头等活动时均可使头痛加重，呕吐和深呼吸可使头痛缓解。小儿患者因颅缝未闭，可发生颅缝分开。

（2）呕吐

常伴头痛，可有或无恶心，常呈喷射性。食后即吐，严重者不能进食，使患者严重失水、体重锐减。幕下肿瘤呕吐多见，是因延髓中枢或前庭、迷走等神经受到刺激所致。呕吐可为小儿患者唯一症状。

（3）视神经盘水肿

多见幕下及中线肿瘤。早期没有视觉障碍，视野检查可见生理盲点扩大。晚期数周以上，视神经继发性萎缩，当视神经盘水肿持续存在数周或数月以上，视力开始减退，视野向心性缩小。此时即使解除了颅内高压，视力的衰退也常继续进行甚至发展至失明。

（4）精神症状

因大脑皮质细胞的正常新陈代谢受到扰乱引起，表现为一系列类似神经衰弱的症状，如情绪不稳定、易于激怒或哭泣、自觉症状比较多，主诉头昏、睡眠不佳、记忆减退，继而以一系列精神活动的缓慢、

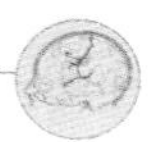

减少为特征，表现为淡漠、迟钝、思维与记忆力减退，性格与行为改变，进而发展为嗜睡、昏迷。恶性肿瘤时，精神障碍较明显，可表现欣快、多动、爱说、易怒，甚至有打人、毁物等兴奋型精神症状；或少动寡言、无欲、智力下降，甚至痴呆。

（5）癫痫

在病程中颅内肿瘤曾有癫痫发作者约达 20%。颅内压增高有时可引起癫痫，常为大发作型。成人出现无原因的癫痫，应多考虑到脑瘤。

（6）生命体征变化

颅内压呈缓慢增高者，生命体征多无变化，颅内压显著增高或急剧增高可表现脉搏缓慢，严重者每分钟 50 次左右，呼吸深沉或间歇停顿，血压升高，这些属于脑疝前期或已有脑疝的表现。丘脑下部与脑室内肿瘤中，恶性者有时出现体温波动或体温升高。

47.8.2 局部症状

脑肿瘤所引起的神经系统局部症状因肿瘤所在部位而异。

（1）额叶肿瘤

额叶损害的症状主要为随意运动、语言表达及精神活动三方面障碍。中央前回为运动区，此区破坏性病变产生对侧肢体瘫痪。下肢代表区在顶部，膝关节以下位于半球内侧面，躯体的排列呈身体的倒影；上肢代表区在中间部，头颈部代表区在底部。面肌瘫痪呈中枢性，仅累及下面部肌肉的随意动作，下面部肌肉的情感性动作可能正常。刺激性病变产生局部运动型癫痫，有时发展成为局灶性开始的全身性发作，临床上有定位意义。运动前区病变引起精神性运动障碍、运动性失用、少动症、运动性持续症，以及阵挛性强直与强握、摸索、吮吸反射。主侧额下回后部岛盖区病变产生运动性失语。额叶区病变产生双眼凝视障碍，破坏性病灶产生双眼凝视病灶侧，刺激性病灶则出现双眼同向偏至对侧或其他方向。额中回病变破坏额叶-桥-小脑束，出现对侧肢体的共济失调，但无眼球震颤；双侧病变可出现假性延髓麻痹。位于前额的肿瘤主要影响智能、注意力与判断力等。患者丧失分析问题、解决问题的能力，并对周围环境淡漠，无意志力，且有时喜怒无常，在两侧病变时尤为明显。额叶内侧面后部为盘中央小叶，此处病变产生大小便失禁、感觉障碍和对侧下肢瘫痪，以足部为重。额叶底部肿瘤可引起病侧嗅觉丧失、视神经萎缩和对侧视神经盘水肿（Foster-Kennedy 综合征）。额前区有“静区”之称，此处肿瘤症状常不明显。

（2）顶叶肿瘤

顶叶损害主要引起中枢性感觉障碍。中央后回受刺激引起对侧感觉性癫痫。破坏性病灶出现皮质性感觉障碍，表现为皮肤定位觉、皮肤书写觉、尖圆辨别觉、重量觉、实体觉和两点辨别觉障碍。深感觉障碍可引起感觉性共济失调。主侧半球受累出现 Gerstmann 综合征，即手指失认、失算、失写及左右分辨不能。主侧角回病变可产生失读症。非主侧顶叶病变可出现躯体和空间辨别障碍，如不承认瘫痪肢体属于自己或认为失去某肢体，不能左右定向等。

（3）颞叶肿瘤

颞叶病变所产生的症状较多样。可产生颞叶癫痫、视幻觉、视野缺损，主侧半球者出现感觉性失语；颞叶癫痫为病变累及额叶前端海马沟回引起，主要表现为精神运动性发作，又称海马沟回发作。多以嗅觉、味觉为先兆，继而出现梦境状态，对陌生环境有熟悉感（似曾相识症），或对熟悉环境有陌生感（似不相识症）等。可出现幻视、幻听、强制思维或恐惧感。部分患者出现精神自动症，如反复不自主地咀嚼、吞咽、舔舌、外出游逛，醒后对发作情况毫无所知。主侧颞上回受累引起感觉性失语、听觉失认。颞叶深部视放射受影响可出现对侧同向偏盲、象限盲等。位于颞叶腹外侧肿瘤，因此处亦属“静区”，一般可无定位症状。

（4）枕叶肿瘤

枕叶病变主要表现为视觉障碍。刺激性病灶引起发作性视野中出现闪光、白点、颜色等视幻觉，或突然发亮后转而失明。枕叶视幻觉主要为精神性视觉障碍，出现视物变形、空间失认、视物增多或重复出现，以及视觉性体现障碍，此可与颞叶病变产生的视幻觉相鉴别。单侧破坏性病变产生对侧同向偏盲，象限性偏盲；双侧病变可产生全盲，或水平性上方或下方视野缺损，但光反射存在。皮质性偏盲不累及中央黄斑区，称黄斑回避。

（5）岛叶肿瘤

岛叶位于外侧裂的深部，被额、顶、颞叶岛盖所覆盖，临床资料提示为自主神经功能的代表区。此处病变主要表现为内脏方面的神经系统症状。

（6）胼胝体肿瘤

单纯胼胝体受累常无明显症状出现，临床表现实际上是邻近结构受损的结果。如胼胝体前部与前额叶有关的进行性痴呆、失用症、人格改变。胼胝体中部与额顶叶有关的双侧运动及感觉障碍，下肢重于上肢。胼胝体后部的肿瘤压迫四叠体引起与松果体瘤相似的症状：瞳孔不等大，光反射及调节反射消失，双眼上视不能等，称为Parinaud综合征。大脑导水管被堵，出现脑积水及颅内压增高症状，但均在疾病晚期。因此，临床上有进行性痴呆，伴双侧大脑半球损害的症状，有或无颅内压增高者，均应考虑此部位的肿瘤。

（7）第3脑室肿瘤

症状隐蔽，主要为间歇性颅内压增高症状，常与头的位置有关。表现为剧烈头痛、呕吐、意识转为迟钝甚至昏迷，也可两下肢突然失去肌张力而跌倒，但意识不丧失。可伴有面红、出汗等自主神经症状，有时可发生呼吸停止而猝死。改变体位可使症状自动缓解。第3脑室底前部受累者可有嗜睡、尿崩、肥胖、生殖功能减退等，个别患者可有性早熟现象。涉及第3脑室后部病变则出现上丘及中脑盖部症状，类似松果体瘤。

（8）侧脑室肿瘤

以颅内压增高表现为主，可伴有视力减退、复视、视神经盘水肿、同向性偏盲和精神症状。

（9）第4脑室肿瘤

肿瘤体积小时，可无症状，或仅有呕吐，特别是在小儿患者。当肿瘤阻塞第4脑室出口时，则引发脑积水及颅内压增高表现。患者可有强迫体位。

（10）丘脑肿瘤

症状隐蔽，或仅有头痛。随着病情进展，出现颅内压增高表现，患者意识显得很淡漠，有嗜睡、记忆衰退，或情绪不稳、容易激动、各种幻觉（如被迫害观念，谵妄，各种视、听、嗅、味幻觉）。内分泌障碍与第3脑室肿瘤相仿，如肥胖、多尿及女性月经失调。累及丘脑腹外侧部和内囊者，可有感觉障碍和轻偏瘫，以及偏盲（三偏征）。少见典型的丘脑自发疼痛现象。

（11）基底节肿瘤

包括尾状核、壳，苍白球及其周边的肿瘤。其主要症状为主观上有感觉障碍，轻偏瘫、震颤和舞动、手足徐动等。伴有肌张力增高的共济失调及眼球震颤，可与小脑肿瘤鉴别。癫痫约见于1/5的病例，以失神性小发作为主。精神症状有痴呆、记忆减退等，约见于1/4病例。肿瘤侵及内囊可有对侧偏瘫与偏身感觉障碍。

（12）脑干肿瘤

交叉性麻痹是脑干肿瘤的特有表现，即病侧核性脑神经麻痹和对侧的肢体瘫痪。肿瘤侵犯两侧时，产生受损处双侧脑神经的周围性瘫痪及受损以下的中枢性瘫痪（感觉障碍和双侧长传导束损害症状和体征）。不同部位肿瘤可产生以下常见的综合征。

1）中脑底部肿瘤产生Weber征：对侧的痉挛性偏瘫及感觉障碍，病侧瞳孔扩大，对光反射消失，上睑下垂及眼外肌的上、下、内直肌及下斜肌瘫痪。肿瘤位于中脑四叠体时，引起Parinaud综合征。

2）脑桥肿瘤产生Millard-Gubler综合征：病侧的周围性面瘫及展神经麻痹、复视、对侧偏瘫等。如三叉神经中枢束受累，则可有病侧面部感觉减退、角膜反射迟钝或消失、咀嚼无力等。如肿瘤偏于外侧，可见自发眼球震颤。晚期可有双侧共济失调。

3）延髓外侧肿瘤可引起Wallenberg综合征：累及延髓内侧可引起对侧肢体中枢性瘫痪、偏身感觉障碍和同侧舌肌萎缩。

（13）小脑半球肿瘤

主要表现肢体共济失调（肢体辨距不良、肌肉出现反跳现象、动作不稳、快复及轮替动作困难等）、构词不清、眼球震颤。肢体肌张力减低，腱反射迟钝或消失。行走步态蹒跚，易向患侧倾倒等。

（14）小脑蚓部肿瘤

主要表现躯干共济失调（步态不稳，或行走不能，站立时向后倾倒）。如第4脑室阻塞，则出现颅内压增高症状及脑积水表现。

（15）脑桥小脑三角肿瘤

以第Ⅴ、Ⅸ～Ⅺ和Ⅶ对脑神经依次受累为特征，伴同侧小脑征、同侧或双侧锥体束征。晚期有颅内压增高症状。

（16）鞍内及鞍上区肿瘤

早期症状是内分泌失调，女性以停经、泌乳、不育、肥胖等为主；男性以性功能减退、毛发脱落、皮下脂肪增多为主。鞍上受累时可有视力减退、视野缺损（甚至颞侧偏盲）、失明。眼底见视神经盘原发性萎缩。生长激素分泌性腺瘤有垂体功能亢进（巨人症或肢端肥大症），ACTH腺瘤有Cushing征。

（17）鞍旁及斜坡肿瘤

早期以单侧第Ⅵ、Ⅴ对脑神经受累多见，表现为复视，患侧眼球内转及面部感觉减退，继可出现颅内压增高症状及锥体束征。

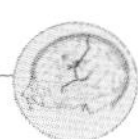

(18) 颈静脉孔区肿瘤

表现为该区综合征(Vernet 综合征),即患侧腭和咽喉感觉丧失、声带和软腭肌瘫痪、斜方肌和胸锁乳突肌瘫痪、舌后 1/3 味觉丧失。可有颈部肿块或舌下偏斜。

47.9 诊断

脑瘤的诊断包括定位和定性诊断两大步骤。前者包括详尽的病史询问、体格检查和神经系统检查,结合有关的辅助性检查(实验室、影像学),判断出病损可能的部位(定位),再判断出病损的可能性质,即有无脑瘤,如有,其性质是什么(定性)。

47.9.1 病史与临床检查

需要详细了解发病时间,以及首发症状和症状出现的次序。这些对定位诊断具有重要意义。发病年龄、病程缓急、病程长短,以及有无一般感染、周身肿瘤、结核、寄生虫。这些与脑瘤的定位与定性相关,可资鉴别诊断参考。病史中凡有下列情况之一者,应考虑颅内肿瘤的可能性:①慢性头痛史,尤其是伴有恶心、呕吐、眩晕或有精神症状、偏瘫、失语、耳聋、共济失调等;②视力进行性减退、视神经盘水肿、复视、斜视,难以用眼疾解释;③成年人无原因地突然发生癫痫,尤其是局限性癫痫;④有其他部位如肺、乳腺、子宫、胃肠道的癌症或肿瘤手术史,数月、数年后出现颅内压增高和神经定位症状;⑤突然偏瘫昏迷,并有视神经盘水肿。

临床检查包括全身与神经系统等方面。神经系统检查注意意识、精神状态、脑神经、运动、感觉和反射的改变。需常规检查眼底,怀疑颅后窝肿瘤,需做前庭功能与听力检查。

全身检查按常规进行,除血、尿常规检查外,根据需要进行内分泌功能检查、血生化检查。

47.9.2 辅助检查

常用的神经系统辅助检查包括以下几项。

(1) CT 检查

CT 检查为目前应用最广的微损伤脑成像技术。一般在普通 CT 片中可能看到:①脑室系统的变形与移位,这相当于过去脑室造影或脑造影所提供的信息;②密度减低区通常代表脑水肿或某些低密度病变,如囊肿、软化灶等;③高密度变化表示肿瘤出血或钙化;④静脉滴注造影剂后的增强 CT 可使颅内结构的密度反差更为突出,提高分辨能力,使图像更清晰,从而提高诊断率。近年发展起来的螺旋 CT 不但成像速度增快、X 线剂量降低,而且分辨力大大提高,可做 CT 血管造影、CT 灌注成像、CT 三维重建成像等。

(2) MRI 检查

MRI 检查优于 CT 检查,因为 MRI 检查能在三维空间(3D)上看清楚整个颅腔内容物。在 CT 影像中,骨和牙齿产生伪影会模糊病灶,尤其是在颅后窝。MRI 可获得多平面影像,有利于诊断。此外,患者免于暴露于射线及含碘造影剂引起过敏反应。

1) 常规 MRI:MRI 在鉴别脑肿瘤方面有一些影像学特征(表 47 - 1)。脑肿瘤含水量增加及瘤周脑水肿在 T_1WI 产生低信号(比正常脑组织暗),在 T_2WI 产生高信号(比正常脑组织亮)。T_1 和 T_2 代表质子弛豫时间。某些脑肿瘤存在血脑屏障破坏。造影剂钆通过破坏的血脑屏障时发生渗漏,可进入脑肿瘤的细胞外间隙,在 T_1WI 上呈高信号(增强)。高级别肿瘤如 GBM 倾向于破坏血脑屏障和呈肿瘤中心低信号伴瘤壁高信号不规则增强的特征性表现。相反,低级别肿瘤拥有完整的血脑屏障,通常无增强表现。液体抑制反转恢复(FLAIR)序列能快速鉴别正常脑组织与脑肿瘤或脑水肿,提供肿瘤与其背景最佳的对比率来勾画出整个病灶的全貌。然而,在 FLAIR 序列成像中,肿瘤与水肿不能区分。弥散加权成像(DWI)可评估水分子的运动和鉴别缺血、肿瘤内的细胞毒性脑水肿、放射性坏死及血管源性水肿。灌注成像可测量血容量和血管供应。

MRI 检查有不足。许多病变都表现为 T_1WI 上低信号和 T_2WI 上高信号,如原发性脑肿瘤、放射性坏死、缺血性卒中、感染、炎症及脱髓鞘。增强扫描结果并不总与肿瘤病理级别相关。例如,毛细胞星形细胞瘤,一种低级别脑肿瘤有浓的增强成像。增强不能准确界定肿瘤边界或病灶的全貌。这可以在 T_2WI 和 FLAIR 成像中证实,可经常见到弥散的高信号超出肿瘤增强的边界,表示是浸润性疾病和病灶周边的水肿。此外,脑肿瘤患者治疗中,用 MRI 判断治疗后的效果是复发还是坏死常常比较困难。尽管有上述不足,MRI 仍然是脑肿瘤标准的影像检查技术。

表 47-1 脑肿瘤的 MRI 影像学特征

肿瘤类别	T_1WI	T_2WI	T_1WI 增强	T_1WI 不增强
多形性黄色星形细胞瘤	低(等)	高	是	水肿,坏死,脑脊液含蛋白质成分的囊肿
脑膜瘤	低,等,高	高	是	水肿,坏死,脑脊液含蛋白质成分的囊肿
神经瘤	低(等)	高	是	水肿,坏死,脑脊液含蛋白质成分的囊肿
淋巴瘤	低(等)	高	是	水肿,坏死,脑脊液含蛋白质成分的囊肿
慢性血肿	低(等)	高	血肿周边	慢性血肿
脓肿	低(等)	高	是	水肿,坏死
肉芽肿组织	低(等)	高	是	水肿,坏死
胆固醇肉芽肿	低(等)	高	否	是
黑色上皮样囊肿	低(等)	高	否	是
错构瘤	低(等)	高	否	是
错构瘤性脂肪瘤	高(等)	低,高	是	否
黑色素瘤	高(等)	高	是	否
黑色素型脑膜瘤	高(等)	高	是	否
黏液囊肿	高(等)	低	否	是
胶样囊肿	低,等,高	高	是	否
血管母细胞瘤	高	高	是	否

2) 磁共振波谱(MRS):有^{1}H - MRS 和 ^{31}P - MRS 两种,主要用^{1}H - MRS。它检测脑肿瘤代谢细胞的化学物质成分,如 N -乙酰门冬氨酸(NAA)、胆碱(Cho)、乳酸、肌酐(Cr)。Cho 存在于细胞(正常或肿瘤)胞膜上。当肿瘤细胞增生或脑梗死,Cho 可增高,表现为持续性(肿瘤)或一过性(脑梗死)的增高。乳酸代表乏氧代谢,不出现于正常脑组织,代表脑肿瘤缺氧区域或坏死。NAA 主要存在于神经之中,如大量神经元破坏,NAA 峰值会下降并与其他化合物比值发生变化。由于 Cr 在疾病中相对较稳定,可作为内参分母来评定。如 Cho/Cr<1.3 常为正常脑组织,≥2 常见于胶质瘤,介于 1.3～2.0 可为水肿或胶质增生。Cr 增高或降低可见于代谢性疾病。这些化学物质的变化模式图能区分胶质瘤的病理级别和组织学类型,也能把肿瘤与感染、脱髓鞘或放射性坏死区分开来。一般来讲,肿瘤坏死和放射性坏死区 Cho 和 NAA 水平会下降。出现增高的双"L"波即乳酸和类脂。活跃的肿瘤,其 Cho 水平升高的同时 NAA 水平下降;如低级别胶质瘤常 Cho/NAA≥2,高级别胶质瘤 Cho/NAA≥3,且可伴双"L"波。转移性肿瘤常 Cho/NAA>2,但在水肿带 Cho/NAA 一般正常,异于胶质瘤有浸润带。脱髓鞘疾病以 NAA 正常或降低和 Cho 降低比较显著。脑脓肿显示 Cr、Cho 和 NAA 缺乏,但有一大的乳酸峰。应注意,许多因素影响 MRS 检查的敏感性和准确性。如 1.5T MRI 不如 3.0T MRI,单体素(取样 8 cm^3)比多体素(取样最小可达 0.8 cm^3)差。在水脑或脑骨交界面,因容积效应使基线不稳,影响可靠性。

3) 相关脑血容积(rCBV):MRI 灌注成像能显示毛细血管密度,后者与肿瘤组织学分级有关,特别是 rCBV 可区分胶质瘤级别。测量 rCBV 有两法:T_2 加权梯度回波(T_2W GRE)序列和 T_2 加权自旋回波(T_2W SE)。前者不仅测毛细血管,还把小静脉也包括在内;后者仅测毛细血管。两者均需注射造影剂。一般在低级别胶质瘤(不包括少突胶质细胞瘤)<1.5,高级别胶质瘤>1.5。少突胶质细胞瘤半数>1.5。一次 rCVB 不能区别少突胶质细胞瘤良、恶性。

4) 功能 MRI(fMRI):又称血氧水平依赖(BOLD)成像。在定位脑功能组织结构,尤其是运动、感觉及语言皮质方面,已成为一种越来越重要的技术。fMRI 基于这样的概念,即神经元活动增加会引起局部脑血流量(CBF)增加。表现在局部毛细血管、小供血动脉和小引流静脉中氧化血红蛋白(逆磁物质)和去氧血红蛋白(顺磁物质)动态比例的变化。后者于局部脑组织呈高信号,在 MRI 表现为增强信号。fMRI 在术前计划中很有用处,能让外科医生定

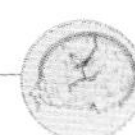

位功能区皮质，规划切除病变，同时保护神经功能，有利于达到以最小的神经损伤最大程度切除病变的目的。目前有任务态 fMRI 和静息态 fMRI 两种。前者要求患者按照特定的指令完成一定的程序，并进行 MRI 扫描；后者仅要求患者安静平卧不动，睁眼凝视固定的目标或闭眼，并进行 MRI 扫描。两种方法的扫描数据经后处理、成像。任务态 fMRI 较成熟，已用于临床，但须患者配合，较费时。静息态 fMRI 对患者的依从性要求不高，昏迷者也能做，快速(5～10/s)MRI 扫描，但后处理较费时，尚未在临床应用。

(3) PET

PET 的成像时间敏感性高，但空间定位较差，与 CT 和 MRI 结合可弥补此不足。目前 PET/CT 或 PET/MRI 可诊断和区分低级别与高级别病灶，区别肿瘤复发与放射性坏死，能发现 MRI 上貌似低级别病变而实际上是活跃的或高级别的病灶。PET 是通过注射正电子发射同位素如 ^{15}O、^{11}C、^{13}N 和 ^{18}F 标记的物质如葡萄糖(^{18}F－FDG)、氨基酸(如蛋氨酸 ^{11}C－MET、^{18}F－FET)或核苷酸来进行。虽然 FDG 能提供脑肿瘤与正常脑组织代谢差异的信息，但敏感性和特异性不如 MET 或 FET，因此在应用时应引起注意。高代谢状态在高级别肿瘤中常见，低代谢状态在低级别肿瘤中常见。放射性坏死在 PET 上为典型的低代谢状态，而复发的高级别肿瘤在 PET 上呈等代谢状态或呈高代谢状态。虽然这些特征常见，但也有放射性坏死患者在 PET 上呈高代谢组织(推测是巨噬细胞浸润)及高级别肿瘤呈等或低代谢状态。

47.10 鉴别诊断

脑肿瘤的定位和定性诊断包含了鉴别诊断。虽然现代影像学检查的应用使脑肿瘤定性诊断率显著提高，但有时还会碰到困难，这里重点介绍如下。

47.10.1 脑脓肿

常有各种原发感染灶病史，病程相对较短。起病时常有发热、脑膜刺激征阳性、周围血象白细胞增多等感染表现。CT/MRI 图像显示皮质下单个或多个低密度信号病灶，伴周围明显水肿；增强扫描可见完整、内壁厚度均一的环状强化，周围有明显不规则的脑水肿和占位表现。

47.10.2 脑血管意外

脑血管意外在临床上常有偏瘫、失语等神经系统症状。但其发病常很急，无明显前驱症状。部分患者有高血压、糖尿病等病史。老年脑肿瘤患者因颅内空间大，症状呈波动性，有的类似短暂性脑缺血发作(TIA)，常需行神经影像学检查加以鉴别。

47.10.3 慢性硬脑膜下血肿

慢性硬脑膜下血肿可见于青年到老年的任何年龄，由于外伤较轻微可被患者忽略或遗忘。临床表现以亚急性或慢性颅内压增高为主要特征，如头痛、呕吐、双侧视神经盘水肿等，并有逐渐加重的趋势，少数可有局灶体征如轻偏瘫，晚期亦可导致小脑幕切迹疝而出现意识障碍、瞳孔不等大等。本病往往需要 CT 检查确诊。

47.10.4 脑寄生虫病

脑寄生虫病包括脑血吸虫病、脑囊虫病、脑包虫病及脑肺吸虫病等。患者常有抽搐、头痛或颅内压增高症状。有疫区或感染源接触史者应考虑。需进行大便检查、虫卵孵化、痰液检查和血清及脑脊液的特殊补体结合试验。如发现寄生虫卵，则有助于区别。如有皮下结节，应做活检，亦可明确诊断。皮肤反应试验在囊虫及肺吸虫病中常可呈阳性反应。但上述检查阴性者，也不能贸然排除脑寄生虫病，相关影像学检查和动态随访有助于鉴别。

47.10.5 原发性癫痫

癫痫为脑肿瘤的常见症状之一，但原发性癫痫起病早，无明显局灶性体征，也没有颅内压增高症状，病程长而保持稳定等都足以与脑肿瘤相区别。脑电图中特发性癫痫可见癫痫波发放，而与脑肿瘤中多见局灶性慢波灶不同。对于可疑或非典型的癫痫患者，应行 CT、MRI 等特殊检查来明确诊断。

47.10.6 假脑瘤

假脑瘤又称良性颅内压增高，是指患者仅有颅内压增高症状和体征，但无占位性病变存在。病因可能是耳源性脑积水、蛛网膜炎、静脉窦血栓等。临床表现除慢性颅内压增高外，一般无局灶性体征。注意：必须通过辅助检查排除颅内占位病变之后才能诊断为假脑瘤。

47.11 治疗

中枢神经系统肿瘤主要治疗方式有手术、放疗或放射外科治疗及化疗，辅助治疗有免疫治疗、基因治疗、光动力学治疗、热疗等，以及对症治疗、康复等。

47.11.1 手术治疗

手术是脑肿瘤治疗中最重要的手段。手术主要方式如下。

（1）完全切除

肿瘤能否完全切除，取决于其性质与部位。在保证生命安全、尽量避免严重残废前提下，凡属良性肿瘤、分化良好的胶质瘤等，争取全切除。颅内肿瘤中能达全切除者约1/3，其中包括脑膜瘤、前庭神经鞘瘤、垂体微腺瘤、血管母细胞瘤、先天性肿瘤或囊肿及少数胶质瘤等。

（2）次全切除与部分切除

肿瘤因部位所限或因浸润性生长周界不清，或已累及脑的重要功能区、生命中枢、主要血管，只能达到有限度地切除。有时采用囊肿穿刺术，可用以治疗颅咽管瘤，以缓解颅内压，同时可向囊内注入放射性同位素作为治疗手段。

（3）减压性手术与分流手术

如颞肌下减压术、枕下减压术、去骨瓣减压术与眼眶减压术（肿瘤累及颅眶部位）。采用这些手术是因为肿瘤不能全切除，合并脑肿胀或因手术后脑水肿反应严重。手术切除一部分颅骨，并敞开硬脑膜减张，达到缓解颅内压增高的效果。

（4）活检

CT或MRI指导下立体定向穿刺活检，适用于以下情况：①不能手术切除的肿瘤，如脑干、基底节或丘脑部位的肿瘤；②多发肿瘤或大脑胶质瘤；③生殖细胞瘤（germinoma）、中枢神经系统淋巴瘤，这些肿瘤对化疗很敏感，而且疗效优于手术治疗；④患有其他疾病，手术/麻醉风险高的患者。穿刺活检有一些缺陷。由于取材有限，在肿瘤类型和病理级别方面常常不能得出明确的诊断；也存在取材失误可能，如从可能是低级别组织类型的病灶边缘取材而不能代表更高病理级别的深部区域。此外，与开颅手术比较，穿刺活检的出血或血肿风险更大，因为开颅手术过程中，外科医生能够在直视下控制出血。

不能治愈的肿瘤，如GBM，手术切除程度是一重要的预后因素。仅行活检的GBM患者比肿瘤大部切除者预后差。通过对3项前瞻性RTOG随机试验所招募的645例GBM患者的回顾性分析，发现近全切除的GBM患者（中位生存期11.3个月）比仅行活检的GBM患者（中位生存期6.6个月）的生存期显著改善。手术目的是多重的：明确肿瘤的病理诊断，肿瘤切除后的减压作用，缓解症状，减少类固醇剂量。手术主要目标是大体切除肿瘤。当手术治愈不可能时，即使大部切除浸润的肿瘤也有一些好的效果。切除肿瘤减少了后续放疗和化疗时肿瘤细胞数目。放疗和化疗是通过杀死一定比率的肿瘤细胞（此比率与肿瘤体积无关）而发挥作用的。这些治疗措施在更小肿瘤负荷情况下似乎更能提高患者生存期。肿瘤体积的减小也使缺氧区域减少，可提高化疗敏感性。与活检比较，手术切除减少了术后并发症。大部切除肿瘤为术后脑水肿提供了更多的颅内空间，大多数患者在切除肿瘤后病情有改善，而很多仅行活检的患者术后病情恶化。术前fMRI和唤醒麻醉术中皮质定位技术有助于无神经损伤下切除肿瘤。

47.11.2 放射治疗

放射治疗（radiotherapy，RT）是对恶性胶质瘤的有效辅助治疗措施。RT可治愈某些肿瘤，如生殖细胞瘤。在前瞻性临床试验中，生殖细胞瘤患者行RT比仅行手术或手术+化疗者的生存期长。手术切除恶性胶质瘤后，RT是其最有效的治疗措施。高级别胶质瘤的脑肿瘤研究组中，仅行手术治疗的患者中位生存期为14周，而手术后接受50～60 Gy全脑RT的患者中位生存期为36周。RT技术的提高能在正常脑组织免受射线照射的同时对肿瘤进行高剂量的治疗。现代放射肿瘤医生的目标是以精确的方式对肿瘤发送射线，通常以MRI扫描病灶增强区域边缘旁开2～3 cm为界，而保护周围正常脑组织。标准的分次外照射治疗是将60 Gy的最高剂量在6周内分次进行，即1.8～2.0 Gy/d照射。每次分次照射杀死相似比率的肿瘤细胞，随着分次照射次数的增加，存活的肿瘤细胞数目呈对数级减少。分次照射的生物学基础是分次照射的剂量不损害正常组织，因为正常细胞的亚致死损害在分次照射期间得到修复，而肿瘤细胞没有修复。RT的神经系

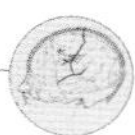

统晚期并发症主要受射线的总剂量和分次剂量的影响。急性副作用多数与分次照射的剂量大小有关。分次照射能引起脑水肿加重，可用皮质类固醇类药物预防和改善。

三维适形放疗(3D-CRT)技术的发展允许对一3D靶标行高剂量照射，而周围组织少受此剂量射线的损伤。3D-CRT的一种先进形式是调强RT(IMRT)。IMRT增加了一个额外调节射线剂量的精确装置，沿邻近的边界结构，根据靶标的形状调整剂量。

间质近距离RT是在手术切除肿瘤时，在瘤腔中植入放射性核素。这些核素种子保留于原来的位置直至发射完所需的射线剂量。然后，将种子和导管从患者瘤腔中取出，或少数情况下将低剂量种子永久保留于瘤腔。最常用的放射源是碘-125。随机对照试验研究显示，与常规RT患者比较，此法对恶性胶质瘤患者没有任何优势。间质疗法的神经系统并发症也很明显。

放疗增敏剂是放射反应的化学改进剂。氧促进放射引起的DNA损伤，缺氧对细胞的放射损伤有保护作用。要想在缺氧细胞中达到与氧充足细胞相同的效果，放射剂量需提高3倍。GBM的放疗抵抗性可能部分是由于坏死区域中存在活的乏氧肿瘤细胞。放疗增敏剂包括硝基咪唑、卤化嘧啶类似物及疱疹胸苷激酶基因，已有相关研究，但疗效还不明确。

47.11.3 放射外科治疗

放射外科治疗包括γ刀、X刀、射波刀、质子刀和带电重粒子束刀等。它们是利用立体定向技术，把高能量的放射线聚集于一点，宛如一把“刀”，摧毁靶灶。异于依赖组织放射敏感性的放疗。放射外科治疗主要是直接毁损肿瘤细胞和其血供，适用于良恶性脑瘤、复发性脑瘤，可单独或与外科手术、放疗、化疗结合应用。它们的各自优缺点、适应证详见第80章“中枢神经系统肿瘤的放射外科治疗”。

47.11.4 化学治疗

传统化疗药物治疗多数脑肿瘤是不成功的。近来，由于新的化疗药物出现和新的化疗方法应用，使胶质瘤等治疗效率有一定提高。

标准化疗药物包括细胞毒性药物和细胞增殖抑制药物。前者通过直接杀死肿瘤细胞来抑制肿瘤生长，它们依靠肿瘤细胞比正常细胞增殖快，以获得治疗效果。细胞增殖抑制药物是减弱细胞生长，但不杀死肿瘤细胞。许多细胞毒性药物是通过抑制DNA合成发挥作用的。常见的化疗药物包括：①烷化剂，如替莫唑胺(TMZ)是恶性胶质瘤化疗的一线药物。其他烷化剂如卡莫司汀(BCNU)、洛莫司汀(CCNU)、丙卡巴肼、卡铂、顺铂使烷化基团与DNA结合，产生DNA交联。②抗代谢药物，如甲氨蝶呤和阿糖胞苷，是细胞周期特异性的，能损害正常细胞周期活动。长春花生物碱类如长春新碱和长春碱，通过干扰微管的形成减弱细胞分裂。具体化疗药物及其应用详见第78章“中枢神经系统肿瘤的化学治疗”。

47.11.5 免疫治疗

过去认为脑是免疫豁免器官，现已证实脑仅是免疫原低下的器官。脑的小胶质细胞具有巨噬细胞的功能，能呈递抗原，表达HLAI Ⅰ类分子和免疫共刺激分子等；脑外T细胞可经血脑屏障入脑。动物实验研究发现，标记的树突细胞可从脑内迁移到颈淋巴结。由于脑肿瘤具有免疫逃逸特性和特有机制，加之脑组织低下的免疫应答功能，促使肿瘤在脑内肆无忌惮地发展。因此，寻找脑肿瘤(如胶质瘤)的特异性抗原，阐明其经抗原呈递细胞(APC)呈递，特异性激活肿瘤特异性$CD4^+$和$CD8^+$ T细胞及B细胞的机制，从根本上激活患者的免疫功能，去除肿瘤发生导致免疫抑制状态，同时结合手术及放、化疗手段，可能是脑肿瘤免疫治疗的方向。目前已经应用于胶质瘤的免疫治疗方法包括病毒疗法、多肽疫苗、检查点抑制剂、免疫细胞疗法，如DC疫苗、TIL疗法、CAR-T细胞等，但大部分还处于Ⅰ～Ⅱ期临床试验或临床前研究阶段。近来，国内外开展树突细胞疫苗，用不同抗原致敏，在动物实验中取得较好疗效。目前，华山医院开展了人胶质瘤干细胞样抗原致敏树突细胞疫苗临床2期试验研究，初步结果表明干细胞样抗原致敏树突细胞疫苗对胶质瘤患者安全可行，联合化疗能延长患者生存期。具体参阅82章“中枢神经系统肿瘤的免疫治疗”。

47.11.6 肿瘤电场治疗

肿瘤电场治疗是一种新的物理治疗手段，通过低强度、中频交流电场，作用于增殖癌细胞的微管蛋白，干扰肿瘤细胞有丝分裂，使受影响的肿瘤细胞凋亡并抑制肿瘤生长。通过局部佩戴，相比于手术、放疗及药物治疗等传统治疗手段，不良反应较小。一项针对新诊断胶质母细胞瘤患者的国际Ⅲ期多中心临床研究 EF-14 显示，与单用替莫唑胺化疗相比，肿瘤电场治疗与替莫唑胺联合治疗明显改善了患者的无进展生存期（PFS）和总生存期（OS）。研究证实，肿瘤电场治疗与替莫唑胺联合使用治疗新发胶质母细胞瘤，患者的 5 年总生存率由 5%提升至 13%，患者的中位总生存期由 16 个月延长至 20.9 个月。2018 年 NCCN 指南将“常规放疗+同步和辅助替莫唑胺化疗+电场治疗”作为胶质母细胞瘤 1 类推荐。具体详见第 83 章“中枢神经系统肿瘤的无电离辐射治疗”。

47.11.7 光动力学治疗

光动力学治疗（PDT）又称光照治疗、光化学治疗，是以光敏感剂能在脑肿瘤细胞内积聚历时较长、较多为基础，通过合适波长与温度的光照，以光化学反应达到杀伤肿瘤细胞的目的。光敏感剂吸收易感波长光的质子后，催化电子成为二体激活态。这种被激活的分子通过产生单激态氧（$^1O_2$）或直接与细胞作用引起光化学反应，抑制细胞膜转运机制，破坏溶酶体、线粒体、核糖体，并使核内染色体断裂，从而导致细胞死亡。理想的光敏感剂应对正常脑组织无毒、能选择性地被肿瘤组织吸收、光照后杀伤肿瘤组织能力强，并具备某种特性而易被检测。光动力学治疗已被 FDA 批准用于治疗部分皮肤癌、食管癌、非小细胞性肺癌，但由于多数光敏物质不能通过血脑屏障，妨碍了光动力学治疗在脑肿瘤中的应用。目前应用较多的光敏物质包括血卟啉衍生物（hpD）、Photofrin、laserphyrin、5-ALA 等，这些物质有相对较好的血脑屏障通透性，一些临床研究已经显示出疗效，但目前缺乏随机对照大规模临床数据支持。

47.11.8 热能治疗

肿瘤细胞常处于缺氧状态，细胞生长周期的 S 期具有较强的抗射线能力，这一特性在热能的影响下可被消除，而变得对 X 线特别敏感。因此，热疗或热毁损具有治疗脑肿瘤的作用。热能可增强化疗药物对胶质瘤的杀伤作用。在热能的作用下，化疗药物杀伤肿瘤细胞的剂量最大可降低到 50%。目前采用 MRI 定位和实时监测靶灶温度的高能量聚焦超声波治疗脑恶性胶质瘤，正在进行临床Ⅰ、Ⅱ期研究，它不需要开颅的微创手段，具有诱人的发展前景。Popovic 发现当肿瘤与周围正常组织间存在热梯度，肿瘤可出现明显退缩现象。热能治疗的方法有局部加温与系统加温。采用微波、超声波、热传导或射频电流等新加温技术，肿瘤局部温度升至 45～50℃，而周围脑组织温度较低，从而达到杀伤肿瘤的目的。具体详见第 83 章“中枢神经系统肿瘤的无电离辐射治疗”。

47.11.9 基因治疗

基因治疗是通过导入外源性功能基因来转染靶细胞，使之能抑制有恶性倾向的细胞，或修改其变异的基因来达到治疗目的。根据基因转染策略的不同，靶细胞可为肿瘤细胞、正常淋巴细胞、巨噬细胞、成纤维细胞及血管内皮细胞等。基因转染的方法有病毒载体法和物理、化学法。转染的载体包括病毒载体和非病毒载体。基因疗法治疗脑胶质瘤研究比较多，包括自杀基因治疗、免疫基因治疗、溶瘤病毒治疗、抑癌基因治疗、抗血管生成因子治疗、micro-RNA 基因疗法等，但这些治疗方法目前大多数仍然属于探索性研究，临床研究大多数未能证实其在动物实验中的效果。鉴于脑肿瘤发生、发展涉及多基因、多步骤、多信号通路，因此寻找关键靶向基因或信号通路，以及结合免疫等有关治疗，可能是基因治疗发展的方向。

47.11.10 对症和康复治疗

对症治疗适用于有颅内压增高，或因其他原因一时不能做手术治疗的患者。目的在于暂时降低颅内压，缓解症状。可选用：①20%甘露醇；②呋塞米注射液 40～100 mg；③30%尿素等静脉快速滴注。以上药物内加入激素（地塞米松 5～10 mg 或氢化可的松 100～200 mg）则降压效果更为显著。亦有人主张用 ACTH 50 IU 加于葡萄糖液内静脉滴注，有利于平衡脑内 ADH 的释放，从而消除组织的贮钠及水肿，更有利于缓解颅内高压。20%人血清白蛋白及浓缩 1 倍或 2 倍的人血浆亦有消除脑水肿的作用。此外，各种利尿药如氢氯噻嗪、氨苯蝶啶、乙酰唑胺、呋塞米、地高辛等均有降颅内压作用，可单独使用或与上述脱水剂合并使用。对于有癫痫的患者应采用抗癫痫药物，常用者有：苯妥英钠 0.1 g，每天 3 次；苯巴比妥 0.03～0.05 g，每天 3 次，地西泮 2.5～5.0 mg，每天 3 次；丙戊酸钠 0.2 g，每天 3 次；

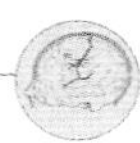

卡马西平 0.1～0.2 g，每天 3 次。可酌情选用。

早期康复治疗，不仅可利于神经障碍的恢复，还可调动患者的主观能动性，增强信心，从而改善患者全身状况和免疫功能。

47.12 病程转归

病程转归取决于脑肿瘤性质、发生部位、治疗是否及时和彻底，以及患者年龄和身体状态。良性肿瘤如能彻底摘除可获得根治。如不能彻底切除，则其预后将与该部位的恶性肿瘤相似。颅内肿瘤如不治疗，最后均将导致颅内压增高、昏迷、突发脑疝而死亡。多数患者在肿瘤还未威胁生命之前，都因继发性视神经萎缩而双目失明。已有继发性视神经萎缩的病例，虽经手术摘除肿瘤，但术后视力仍继续恶化。肿瘤引起的神经功能障碍如偏瘫、失语等在肿瘤彻底摘除以后多数可有不同程度的恢复。近年来开展的显微神经外科技术、手术中导航技术，使手术的安全性与疗效均有提高。肿瘤的综合性治疗，特别是有关细胞动力学的认识、化疗的合理方案、免疫学方面的进展、放疗技术的改进、立体定向放射外科的应用，以及光动力学治疗和热能治疗等技术的应用，均为脑肿瘤的综合治疗增添了内容，使人们在颅内肿瘤治疗中有所迈进。

（唐　超　姚　瑜　周良辅）

参考文献

[1] 姚瑜，周良辅. 中枢神经系统肿瘤概述[M]//周良辅. 现代神经外科学. 2 版. 上海：复旦大学出版社，2015：535 - 553.

[2] CHERNOV M F, MURAGAKI Y, KESARI S, et al. Intracranial gliomas. part Ⅲ-innovative treatment modalities [J]. Prog Neurol Surg, 2018,32:14 - 26.

[3] LOUIS D N, PERRY A, REIFENBERGER G, et al. The 2016 World Health Organization clas-sification of tumors of the central nervous system: a summary [J]. Acta Neuropathol, 2016,131(6):803 - 820.

[4] OSTROM Q T, CIOFFI G, GITTLEMAN H, et al. CBTRUS statistical report: primary brain and other central nervous system tumors diagnosed in the United States in 2012 - 2016 [J]. Neuro Oncol, 2019,21(Suppl 5):V1 - V100.

[5] PÍTIA F L, GIOVANA R O, YI W J, et al. Cell of origin affects malignancy and drug sensitivity of brain tumors [J]. Cell Reports, 2017,19(5):1080 - 1081.

[6] SILANTYEV A S, FALZONE L, LIBRA M, et al. Current and future trends on diagnosis and prognosis of glioblastoma: from molecular biology to proteomics [J]. Cells, 2019,8(8):863.

[7] STUPP R, TAILLIBERT S, KANNER A, et al. Effect of tumor-treating fields plus maintenance temozolomide vs maintenance temozolomide alone on survival in patients with glioblastoma: a randomized clinical trial [J]. JAMA, 2017,318(23):2306 - 2316.

[8] YAO Y, YE H X, QI Z X, et al. B7 - H4(B7x)-mediated cross-talk between glioma-initiating cells and macrophages via the IL6/JAK/STAT3 pathway lead to poor prognosis in glioma patients [J]. Clin Cancer Res, 2016,22(11):2778 - 2790.

中枢神经系统肿瘤的分类

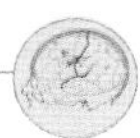

“世界卫生组织(WHO)中枢神经系统(CNS)肿瘤分类方案”是由 WHO 牵头,在各国专家共同努力下制定的,并经联合国抗癌联盟审定发表。分别在1979、1993 和 2000 年陆续发表了 3 版。第四版发表于 2007 年,更新了遗传学内容。肿瘤的组织学诊断为评估预后和治疗管理提供了有用的依据。近来,依据分子信息对(神经胶质)肿瘤可以进行更准确的分类。因此,在 2016 年的修订版中,组织学和分子学研究结果整合到几个胶质瘤的分类中。本章综述了 WHO 2016 年第四版修订版分类中列出的所有神经胶质肿瘤,包括较少见的“非弥漫性”神经胶质瘤和神经元-胶质混合性肿瘤。胶质瘤是中枢神经系统最常见的原发性肿瘤,是一组具有多种基因型和表型的高度异质性肿瘤。传统上根据组织学类型和恶性程度来分类。大多数胶质瘤,例如弥漫性胶质瘤在中枢神经系统实质内广泛浸润,根据 WHO 的分类分为Ⅱ级(低级别)、Ⅲ级(间变性)或Ⅳ级(胶质母细胞瘤)。部分神经胶质瘤可呈局限性的生长模式,其中毛细胞型星形细胞瘤(WHO Ⅰ级)和室管膜肿瘤(WHO Ⅰ级、Ⅱ级或Ⅲ级)是最常见的代表。组织学诊断仍是胶质瘤分类的金标准,免疫组化越来越多地应用于进一步提高诊断的准确性,分子标志物的加入极大地推动了神经胶质瘤诊断、预后和治疗预测方面的个体化精准性。

48.1 世界卫生组织中枢神经系统肿瘤分类方案(第四版修订版)

2016 年,WHO 发布了“中枢神经系统肿瘤分类方案”(第四版修订版),具体如表 48-1 所示。

表 48-1 WHO 中枢神经系统肿瘤分类方案(第四版修订版)

类别	中文名称	英文名称	分类
弥漫星形细胞和少突胶质细胞肿瘤	弥漫性星形细胞瘤,IDH 突变型	Diffuse astrocytoma, IDH-mutant	WHO Ⅱ级 9400/3
	肥胖细胞型星形细胞瘤,IDH 突变型	Gemistocytic astrocytoma, IDH-mutant	9411/3
	弥漫性星形细胞瘤,IDH 野生型	Diffuse astrocytoma, IDH-wildtype	9400/3
	弥漫性星形细胞瘤,NOS	Diffuse astrocytoma, NOS	9400/3
	间变性星形细胞瘤,IDH 突变型	Anaplastic astrocytoma, IDH-mutant	WHO Ⅲ级 9401/3
	间变性星形细胞瘤,IDH 野生型	Anaplastic astrocytoma, IDH-wildtype	WHO Ⅲ级 9401/3
	间变性星形细胞瘤,NOS	Anaplastic astrocytoma, NOS	WHO Ⅲ级 9401/3
	胶质母细胞瘤,IDH 野生型	Gliobastoma, IDH-wildtype	WHO Ⅳ级 9440/3
	巨细胞胶质母细胞瘤	Giant cell glioblastoma	9441/3
	胶质肉瘤	Gliosarcoma	9442/3
	上皮样胶质母细胞瘤	Epithelioid glioblastoma	9440/3
	胶质母细胞瘤,IDH 突变型	Glioblatoma, IDH-mutant	WHO Ⅳ级 9445/3
	胶质母细胞瘤,NOS	Glioblastoma, NOS	9440/3
	弥漫性中线胶质瘤,H3 K27M 突变型	Diffuse midline glioma, H3 K27M-mutant	WHO Ⅳ级 9385/3
	少突胶质细胞瘤,IDH 突变和 1p/19q 共缺失型	Oligodendroglioma, IDH-mutant and 1p/19q-codeletion	WHO Ⅱ级 9450/3
	少突胶质细胞瘤,NOS	Oligodendroglioma, NOS	9450/3
	间变性少突胶质细胞瘤,IDH 突变和 1p/19q 共缺失型	Anaplastic oligodendroglioma, IDH-mutant and 1p/19q-codeletion	WHO Ⅲ级 9451/3
	间变少突胶质细胞瘤,NOS	Anaplastic oligodendroglioma, NOS	9451/3
	少突星形细胞瘤,NOS	Oligoastrocytoma, NOS	WHO Ⅱ级 9382/3
	间变性少突星形细胞瘤,NOS	Anaplastic oligodendroglioma, NOS	WHO Ⅲ级 9382/3

续 表

类　别	中文名称	英文名称	分　类
其他星形细胞肿瘤	毛细胞星形细胞瘤	Pilocytic astrocytoma	WHO Ⅰ级 9421/1
	毛细胞黏液样星形细胞瘤	Pilomyxoid astrocytoma	9425/3
	室管膜下巨细胞星形细胞瘤	Subependymal giant cell astrocytoma	WHO Ⅰ级 9384/1
	多形性黄色星形细胞瘤	Pleomorphic xanthoastrocytoma	WHO Ⅱ级 9424/3
	间变多形性黄色星形细胞瘤	Anaplastic pleomorphic xanthoastrocytoma	WHO Ⅲ级 9424/3
室管膜肿瘤	室管膜下瘤	Subependymoma	WHO Ⅰ级 9383/1
	黏液乳头状型室管膜瘤	Myxopapillary ependymoma	WHO Ⅰ级 9394/1
	室管膜瘤	Ependymoma	WHO Ⅱ级 9391/3
	乳头型室管膜瘤	papillary ependymoma	9393/3
	透明细胞型室管膜瘤	Clear cell ependymoma	9391/3
	伸展型室管膜瘤	Tanycytic ependymoma	9391/3
	室管膜瘤 *RELA* 融合阳性型	Ependymoma，*RELA* fusion-positive	WHO Ⅱ/Ⅲ级 9396/3×
	间变性室管膜瘤	Anaplastic ependymoma	WHO Ⅲ级 9392/3
其他胶质瘤	第 3 脑室脊索样胶质瘤	Chordoid glioma of the third ventricle	WHO Ⅱ级 9444/1
	血管中心性胶质瘤	Angiocentric glioma	WHO Ⅰ级 9431/1
	星形母细胞瘤	Astroblastoma	9403/3
脉络丛肿瘤	脉络丛乳头状瘤	Choroid plexus papilloma	WHO Ⅰ级 9390/0
	不典型脉络丛乳头状瘤	Atypical choroid plexus papilloma	WHO Ⅱ级 9390/1
	脉络丛乳头状癌	Choroid plexus carcinoma	WHO Ⅲ级 9390/3
神经元和神经元-胶质肿瘤	发育不良神经上皮肿瘤	Dysplastic neuroepithelial tumor	WHO Ⅰ级 9413/0
	节细胞瘤	Gangliocytoma	WHO Ⅰ级 9492/0
	节细胞胶质瘤	Ganglioglioma	WHO Ⅰ级 9505/1
	间变性节细胞胶质瘤	Anaplastic ganglioglioma	WHO Ⅲ级 9505/3
	发育不良小脑节细胞瘤（Lhermitte-Duclos 病）	Dysplastic cerebellar gangliocytoma (Lhermitte-Duclos disease)	WHO Ⅰ级 9493/0
	婴儿促纤维增生星形细胞瘤和节细胞胶质瘤	Desmoplastic infantile astrocytoma and ganglioglioma	WHO Ⅰ级 9412/1
	乳头状型胶质神经元肿瘤	Papillary glioneuronal tumor	WHO Ⅰ级 9509/1
	伴菊形团形成的胶质神经元肿瘤	Rosette-forming glioneuronal tumor	WHO Ⅰ级 9509/1
	弥漫性软脑膜胶质神经元肿瘤	Diffuse leptomeningeal glioneuronal tumor	
	中枢神经细胞瘤	Central neurocytoma	WHO Ⅱ级 9506/1

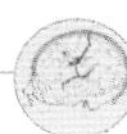

续 表

类　别	中文名称	英文名称	分　类
	脑室外神经细胞瘤	Extraventricular neurocytoma	WHO Ⅱ级 9506/1
	小脑脂肪神经细胞瘤	Cerebellar liponeurocytoma	WHO Ⅱ级 9506/1
	副神经节瘤	Paraganglioma	8693/1
松果体区肿瘤	松果体细胞瘤	Pineocytoma	WHO Ⅰ级 9361/1
	中间分化松果体实质肿瘤	Pineal parenchymal tumor of intermediate differentiation	WHO Ⅱ或Ⅲ级 9362/3
	松果体母细胞瘤	Pineoblastoma	WHO Ⅳ级 9362/3
	松果体区乳头状肿瘤	Papillary tumor of the pineal region	WHO Ⅱ或Ⅲ级 9395/3
胚胎性肿瘤	髓母细胞瘤	Medulloblastoma	
	髓母细胞瘤，NOS	Medullobalstoma, NOS	
	髓母细胞瘤，基因定义	Medulloblastomas genetically defined	
	髓母细胞瘤，WNT 活化型	Medulloblastoma, WNT-activated	WHO Ⅳ级 9475/3
	髓母细胞瘤，SHH 活化和 *TP53* 突变型	Medulloblastoma, SHH-activated and *TP53*-mutant	WHO Ⅳ级 9476/3
	髓母细胞瘤，SHH 活化和 *TP53* 野生型	Medulloblastoma, SHH-activated and *TP53*-wildtype	WHO Ⅳ级 9471/3
	髓母细胞瘤，非 WNT/非 SHH	Medulloblastoma, non-WNT/non-SHH	9477/3
	髓母细胞瘤 group 3	Medulloblastoma, group 3	WHO Ⅳ级
	髓母细胞瘤 group 4	Medulloblastoma, group 4	WHO Ⅳ级
	髓母细胞瘤，组织学定义	Medulloblastomas, histologically defined	
	髓母细胞瘤，经典型	Medulloblastoma, classic	WHO Ⅳ级 9470/3
	髓母细胞瘤，促纤维增生/结节型	Medulloblastoma desmoplastic/nodular	WHO Ⅳ级 9471/3
	髓母细胞瘤伴广泛结节形成	Medulloblastoma with extensive nodularity	WHO Ⅳ级 9471/3
	髓母细胞瘤，大细胞/间变型	Medulloblastoma, large cell/anaplastic	WHO Ⅳ级 9474/3
	髓母细胞瘤，NOS	Medulloblastoma, NOS	9470/3
	胚胎性肿瘤伴多层菊形团，C19MC 变异型	Embryonal tumor with multilayered rosettes, C19MC-atered	WHO Ⅳ级 9478/3
	胚胎性肿瘤伴多层菊形团，NOS	Embryonal tumor with multilayered rosettes, NOS	9478/3
	髓上皮瘤	Medulloepithelioma	WHO Ⅳ级 9501/3
	中枢神经系统神经母细胞瘤	CNS neuroblastoma	9500/3
	中枢神经系统节细胞神经母细胞瘤	CNS ganglioneuroblastoma	9490/3
	中枢神经系统胚胎性肿瘤，NOS	CNS embryonal tumor, NOS	WHO Ⅳ级 9473/3
	非典型畸胎样/横纹肌样肿瘤	Atypical teratoid/rhabdoid tumor	WHO Ⅳ级 9508/3
	中枢神经系统具有横纹肌样特征的胚胎性肿瘤	CNS embryonal tumor with rhabdoid features	WHO Ⅳ级 9508/3

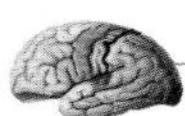

续 表

类　别	中文名称	英文名称	分　类
中枢和外周神经肿瘤	神经鞘瘤	Schwannoma	WHO Ⅰ级 9560/0
	细胞型神经鞘瘤	Cellular schwannoma	9560/0
	从状神经鞘瘤	Plexiform schwannoma	9560/0
	黑色素神经鞘瘤	Melanotic schwannoma	9560/1
	神经纤维瘤	Neurofibroma	9540/0
	不典型神经纤维瘤	Atypical neurofibroma	9540/0
	从状神经纤维瘤	Plexiform neurofibroma	9550/0
	神经束膜瘤	Perineurioma	WHO Ⅰ级 9571/0
	杂交神经鞘肿瘤	Hybrid nerve sheath tumors	
	恶性周围神经鞘膜肿瘤	Malignant peripheral nerve sheath tumor	WHO Ⅱ、Ⅲ或Ⅳ级 9540/3
	上皮样恶性周围神经鞘膜肿瘤	Epithelioid MPNST	9540/3
	恶性周围神经鞘膜肿瘤伴神经束膜特征	MPNST with perineurial differentiation	9540/3
脑膜瘤	脑膜瘤	Meningioma	WHO Ⅰ级 9530/0
	脑膜上皮型脑膜瘤	Meningothelial meningioma	9531/0
	纤维型脑膜瘤	Fibrous meningioma	9532/0
	过渡型脑膜瘤	Transitional meningioma	9537/0
	砂粒体型脑膜瘤	Psammomatous meningioma	9533/0
	血管瘤型脑膜瘤	Angiomatous meningioma	9534/0
	微囊型脑膜瘤	Microcystic meningioma	9530/0
	分泌型脑膜瘤	Secretory meningioma	9530/0
	淋巴浆细胞-丰富型脑膜瘤	Lymphoplasmacyte-rich meningioma	9530/0
	化生型脑膜瘤	Metaplasic meningioma	9530/0
	脊索样脑膜瘤	Chordoid meningioma	WHO Ⅱ级 9538/1
	透明细胞型脑膜瘤	Clear cell meningioma	WHO Ⅱ级 9538/1
	不典型脑膜瘤	Atypical meningioma	WHO Ⅱ级 9539/1
	乳头状型脑膜瘤	Papillary meningioma	WHO Ⅲ级 9538/3
	横纹肌样脑膜瘤	Rhabdoid meningioma	WHO Ⅲ级 9538/3
	间变(恶性)脑膜瘤	Anaplastic (malignant) meningioma	WHO Ⅲ级 9530/0
间质,非脑膜上皮肿瘤	孤立性纤维瘤/血管外皮瘤	Solitary fibrous tumor/haemangiopericytoma	
	1 级	Grade 1	8815/0
	2 级	Grade 2	8815/1
	3 级	Grade 3	8815/3
	血管母细胞瘤	Haemangioblastoma	9161/1
	血管瘤	Haemangioma	9120/0
	上皮样血管内皮细胞瘤	Epithelioid haemangioendothelioma	9133/3

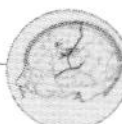

续 表

类　别	中文名称	英文名称	分　类
	血管肉瘤	Angiosarcoma	9120/3
	Kaposi 肉瘤	Kaposi sarcoma	9140/3
	尤文氏肉瘤/PNET	Ewing sarcoma/PNET	9364/3
	脂肪瘤	Lipoma	8850/0
	血管脂肪瘤	8861/0	
	冬眠瘤	Hibernoma	8880/0
	脂肪肉瘤	Liposarcoma	8850/3
	皮肤型纤维瘤病	Desmoid-type fibromatosis	8821/1
	成纤维细胞瘤	Myofibroblasoma	8825/0
	感染性成纤维细胞肿瘤	Inflammatory myofibroblastic tumor	8825/1
	良性纤维组织细胞瘤	Benign fibrous histiocytoma	8830/0
	纤维肉瘤	Fibrosarcoma	8810/3
	未分化多形性肉瘤/恶性纤维组织细胞瘤	Undifferentiated pleomorphic sarcoma/malignant fibrous histiocytoma	8802/3
	平滑肌瘤	Leiomyoma	8890/0
	平滑肌肉瘤	Leiomyosarcoma	8890/3
	横纹肌瘤	Rhabdomyosarcoma	8900/0
	横纹肌肉瘤	Rhabdomyosarcoma	8900/3
	软骨瘤	Chondroma	9220/0
	软骨肉瘤 Chondrosarcoma	9220/3	
	骨瘤	Osteoma	9180/0
	骨软骨瘤	Osteochondroma	9210/0
	骨肉瘤	Osteosarcoma	9180/3
黑色素肿瘤	脑膜黑色素细胞病	Meningeal melanocytosis	8728/0
	脑膜黑色素细胞瘤	Meningeal melanocytoma	8728/1
	脑膜黑色素瘤	Meningeal melanoma	8720/3
	脑膜黑色素瘤病	Meningeal melanomatosis	8728/3
淋巴瘤	中枢神经系统弥漫大 B 细胞淋巴瘤	Diffuse large B-cell lymphoma of the CNS	9680/3
	免疫缺陷相关中枢神经系统淋巴瘤	Immunodeficiency-associated CNS lymphomas	
	AIDS-相关弥漫大 B 细胞淋巴瘤	AIDS-related diffuse large B-cell lymphoma	
	EBV-阳性弥漫大 B 细胞淋巴瘤，NOS	EBV-positive diffuse large B-cell lymphoma, NOS	
	淋巴瘤样肉芽肿病	Lymphomatoid granulomatosis	9766/1
	血管内大 B 细胞淋巴瘤	Intravascular large B-cell lymphoma	9712/3
	中枢神经系统低级别 B 细胞淋巴瘤	Low-grade B-cell lymphomas of the CNS	
	中枢神经系统 T 细胞和 NK/T 细胞淋巴瘤	T-cell and NK/T-cell lymphomas of the CNS	

续 表

类别	中文名称	英文名称	分类
	间变性大细胞淋巴瘤，ALK 阳性	Anaplastic large cell lymphoma, ALK-positive	9714/3
	间变性大细胞淋巴瘤，ALK 阴性	Anaplastic large cell lymphoma, ALK-negative	9702/3
	硬脑膜 MALT 淋巴瘤	MALT lymphoma of the dura	9699/3
组织细胞肿瘤	朗格汉斯细胞组织细胞症	Langerhans cell histiocytosis	9751/3
	Erdheim-Chester 病	Erdheim-Chester disease	9750/1
	Rosai-Dorfman 病	Rosai-Dorfman disease	
	青少年黄色肉芽肿	Juvenile xanthogranuloma	
	组织细胞肉瘤	Histiocytic sarcoma	9755/3
生殖细胞肿瘤	生殖细胞瘤	Germinoma	9064/3
	胚胎癌	Embryonal carcinoma	9070/3
	卵黄囊肿瘤	Yolk sac tumor	9071/3
	绒毛膜癌	Choriocarcinoma	9100/3
	畸胎瘤	Teratoma	9080/1
	成熟畸胎瘤	Mature teratoma	9080/0
	未成熟畸胎瘤	Immature teratoma	9080/3
	畸胎瘤伴恶性转化	Teratoma with malignant transformation	9084/3
	混合性生殖细胞肿瘤	Mixed germ cell tumor	9085/3
鞍区肿瘤	颅咽管瘤	Craniopharyngioma	WHO Ⅰ级 9350/1
	牙釉质瘤型颅咽管瘤	Adamantinomatous craniopharyngioma	9351/1
	乳头型颅咽管瘤	Papillary craniopharyngioma	9352/1
	鞍区颗粒细胞肿瘤	Granular cell tumor of the sellar region	WHO Ⅰ级 9582/0
	垂体细胞瘤	Pituicytoma	WHO Ⅰ级 9432/1
	梭形细胞嗜酸细胞瘤	Spindle cell oncocytoma	WHO Ⅰ级 8290/0

注：ICD-O 为肿瘤形态学国际分类。/0 为良性肿瘤，/1 为交界性或行为不确定肿瘤，/2 为原位癌，/3 为恶性肿瘤。本分类由于对肿瘤的进一步认识，与前版 WHO 分类有所不同。NOS 为缺少进一步分子分型（例如无法进行分子检测或检测了但无法分子分型）。

48.2 弥漫性星形细胞和少突胶质细胞肿瘤

48.2.1 弥漫性星形细胞瘤

成人胶质瘤绝大多数为弥漫性胶质瘤。这类胶质瘤的特征是脑（脊髓）实质内弥漫性浸润生长，肿瘤细胞单个或成群侵入，在神经毡内形成网状结构。弥漫性胶质瘤倾向于沿有髓纤维束长距离侵入，可穿过胼胝体进入对侧半脑（“蝴蝶状胶质瘤”结构）。先前描述的亚型——原浆型星形细胞瘤（肿瘤细胞通常表现为小细胞和稀疏细胞突起）、纤维型星形细胞瘤这两个术语仍在使用，但被认为只是形态学结构，而不是临床病理上不同的亚型，不再纳入 WHO 2016 年分类中。弥漫性星形细胞瘤的一种亚型是肥胖细胞型星形细胞瘤，由大量肥胖星形细胞组成（>20%细胞具有丰富的离心排列的胞质）。这种亚型常伴有血管周围淋巴细胞浸润，并且表现出比纤维型星形细胞瘤更迅猛的恶性进展。大脑胶质瘤

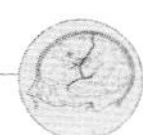

病，以前被定义为至少 3 个脑叶受累的弥漫性（星形细胞）胶质瘤，在 WHO 2016 年分类中被认为是所有弥漫性胶质瘤亚型中均可见的浸润性生长模式，而不是一个单独的肿瘤分类。

缩略语 NOS（非特指）加在一些现存的肿瘤分类名称后面，表示缺少进一步的分子分类（例如无法进行充分的分子病理分析）。

（1）发病率

低级别弥漫性星形细胞瘤年发病率为 0.5/10 万左右，占胶质瘤的 7.3%，多见于 25～45 岁的成人，平均年龄约 37.5 岁。无明显性别差异。肿瘤主要位于大脑半球，以额叶多见（46%），其次为颞叶（31%）、顶叶（15%），位于岛叶、枕叶与间脑者较少见。

（2）临床表现

低级别弥漫性星形细胞瘤生长缓慢，病程长达数年，平均 3.5 年，多数患者呈缓慢进行性发展。癫痫常为首发症状，50%患者以癫痫起病。75%患者有头痛，50%有精神运动性肌无力，出现呕吐与明显意识障碍分别为 33%与 20%。神经系统检查多数患者有视神经盘水肿与脑神经障碍，均占 60%。近半数患者出现肢体肌无力，而出现言语困难、感觉障碍、视野改变者也分别为 20%。部分病例为无症状偶然发现。

（3）影像学表现

低级别弥漫性星形细胞瘤在 CT 上最常见的表现为一低密度的脑内病灶，较均匀一致，占位效应不明显；瘤内无出血灶或坏死灶，瘤周无明显水肿影。部分肿瘤 CT 影像上呈等密度，从而使肿瘤在 CT 影像上难以发现，此时 MRI 可明确显示肿瘤影。MRI 至少应包括 T_1W、T_2W 和 FLAIR 序列，增强后行 T_1W 扫描。弥漫星形细胞瘤在 MRI T_1W 呈低信号，T_2W 或 FLAIR 呈高信号。MRI 可清楚显示肿瘤浸润脑组织的程度。增强后星形细胞瘤一般不强化，少数肿瘤有周边斑点状轻度强化影。

（4）病理

1）星形细胞瘤（IDH 突变型）：弥漫浸润星形细胞瘤 *IDH1* 或 *IDH2* 突变。典型图像是中等多形性的细胞，特征性细胞分化好，生长缓慢。*ATRX* 和 *TP53* 突变支持诊断。出现部分成分形态学似少突胶质细胞瘤，若无 1p19q 共缺失是可以相伴随的。多见于年轻人，部位在整个中枢神经系统，好发于额叶。潜在恶性倾向发展为 IDH 突变型间变性星形细胞瘤和 IDH 突变型胶质母细胞瘤。

2）肥胖细胞星形细胞瘤（IDH 突变型）：*IDH* 突变的弥漫星形细胞瘤亚型，显著的肥胖星形细胞在整个肿瘤细胞中超过 20%（图 48－1）。此亚型比普通型更容易向间变性星形细胞瘤和继发性胶质母细胞瘤发展。

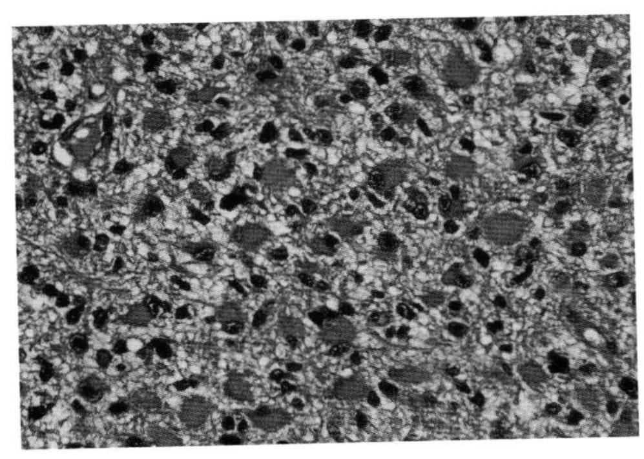

A. WHOⅡ级

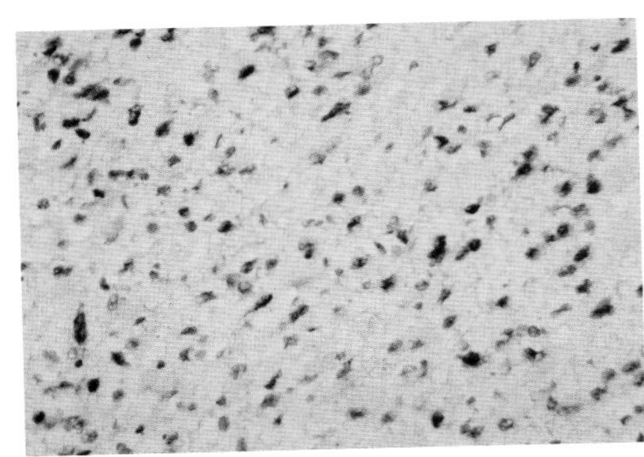

B. *IDH1* 阳性

图 48－1 肥胖型星形细胞瘤

3）弥漫星形细胞瘤（IDH 野生型）：弥漫浸润星形细胞瘤无 *IDH* 基因突变。此型少见，需做其他基因检测进一步分型。

4）弥漫星形细胞瘤（NOS）：形态是弥漫星形细胞瘤，而 *IDH* 状态没有明确评估。完整评估程序为：免疫组化检测 *IDH1R132H*，如果阴性则测序 *IDH* 包括 *IDH1* 密码子 132 和 *IDH2* 密码子 172 是否突变。

（5）治疗

关于低级别胶质瘤的治疗策略和治疗时机存在不同意见，但是仍推荐最大限度地切除肿瘤而且尽可能地保护神经功能。

放疗是治疗低级别胶质瘤的重要手段，但对术

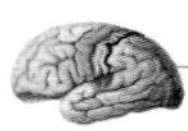

后放疗的最佳时机、远期放射性神经毒性的风险一直存在争议；通常根据患者预后风险高低来制订治疗策略。

低级别胶质瘤放疗的总剂量为45～54 Gy，分次剂量一般推荐为1.8～2.0 Gy。低级别胶质瘤患者放疗后有生存获益，随之而来的是远期神经毒性反应，主要表现为认知能力减退和脑组织局灶性坏死。在制订治疗计划时，还应充分考虑这种由放疗引起的远期风险。

化疗在低级别胶质瘤治疗中的作用逐渐得到重视和肯定。RTOG9802临床试验证实了高风险低级别胶质瘤患者术后辅助治疗方案：放疗联合PCV方案化疗，或放疗联合替莫唑胺化疗，或放疗联合替莫唑胺同步和辅助化疗。但对1p/19q联合缺失、*IDH1*突变的患者也可以选择单纯化疗。

（6）预后

总体而言，低级别弥漫星形细胞瘤中位生存时间为6～8年，其中IDH突变型中位生存时间可达10.9年，IDH野生型中位生存时间约3年。

目前认为肿瘤的病理类型、手术切除程度、发病年龄、病程、临床表现均可影响患者的预后。肥胖细胞型星形细胞瘤患者预后较差。

约半数弥漫星形细胞瘤第1次手术后4～5年复发，进展为间变性星形细胞瘤及胶质母细胞瘤。

48.2.2 间变性星形细胞瘤

（1）发病率

间变性星形细胞瘤占胶质瘤的6.8%，多见于25～45岁间的成人，平均年龄约37.5岁。以男性稍多见，男女比为1.22∶1。病灶多发生于大脑半球，额叶居多，占40%，其次为颞叶（35%）、顶叶（17%）。少数肿瘤可见于间脑、视神经、脑干、小脑及脊髓。

（2）病理

光镜下间变性星形细胞瘤同弥漫星形细胞瘤与胶质母细胞瘤不同，但有时较难区分。与弥漫星形细胞瘤不同，肿瘤细胞丰富，形态多样，细胞核呈多形性，核分裂象较多见，核质比增大（图48-2）。

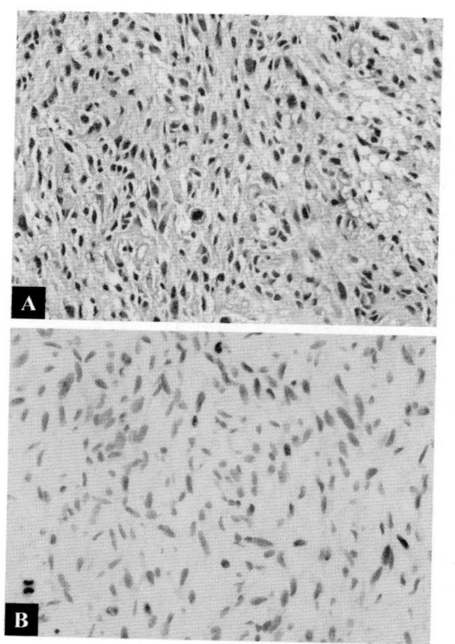

图48-2 间变性星形细胞瘤

注：A. WHO Ⅲ级；B. Ki-67指数表达较低。

1）间变性星形细胞瘤（IDH突变型）：弥漫浸润星形细胞瘤，局灶或弥漫间变，明显增生活跃，伴*IDH1*或*IDH2*基因突变。间变性星形细胞瘤可以从低级别星形细胞瘤演变而来，但大部分诊断时没有前期病变。间变性星形细胞瘤有内在恶性进展到*IDH*突变的胶质母细胞瘤。

2）间变性星形细胞瘤（IDH野生型）：弥漫浸润星形细胞瘤，局灶或弥漫间变，明显增生活跃，无*IDH*基因突变。少见，占间变性星形细胞瘤的20%。然而组织学诊断间变性星形细胞瘤在野生型WHOⅡ级和WHO Ⅲ级弥漫星形细胞瘤中占比例最多。

绝大多数的组织学诊断间变性星形细胞瘤（IDH野生型），分子特征与IDH野生型胶质母细胞瘤相似，临床进展也较*IDH*突变的间变性星形细胞瘤快。

3）间变性星形细胞瘤（NOS）：形态是弥漫间变性星形细胞瘤，而*IDH*状态没有明确评估。完整评估程序为：免疫组化检测*IDH1 R132H*，如果阴性则测序*IDH*包括*IDH1*密码子132和*IDH2*密码子172是否突变。

（3）临床表现

间变性星形细胞瘤的病程较弥漫星形细胞瘤短，平均12～24个月。大脑半球病灶主要临床症状为头痛（71%）、精神症状（51%）、肢体无力（40%）、呕吐（29%）、言语困难（26%）、视力改变（23%）及嗜睡（22%），癫痫发作少见。神经系统检查可发现偏瘫（59%）、视神经盘水肿（47%）、脑神经损害表现（46%）、偏盲（32%）、偏身感觉缺失（32%）。发病呈进行性加重，部分可出现突然恶化。

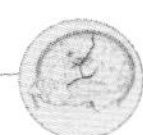

(4) 影像学表现

间变性星形细胞瘤CT影像呈低密度或不均一低密度与高密度混杂病灶。90%肿瘤占位效应明显,伴有瘤周水肿。在MRI上,肿瘤 T_1W 低信号、T_2W 高信号,较胶质母细胞瘤影像稍均匀,无坏死或出血灶。增强后,80%~90%肿瘤有强化。

(5) 治疗

间变性星形细胞瘤属于高级别胶质瘤(WHO Ⅲ级),治疗策略上与胶质母细胞瘤(WHO Ⅳ级)相似,以手术治疗为首选,辅以放疗、化疗及其他综合治疗。手术遵循高级别胶质瘤手术原则,最大限度地安全切除。

间变性星形细胞瘤应根据患者具体情况,包括一般状态、分子生物学标记和治疗需求等采用个体化治疗策略。放疗靶区范围的设定与胶质母细胞瘤相同,剂量与分割方式具体如下:55.8~59.4 Gy,每次1.8 Gy,共31~33次;或者57 Gy,每次1.9 Gy,共30次。

间变性星形细胞瘤辅助化疗的药物目前仍推荐以替莫唑胺为主。

(6) 预后

间变性星形细胞瘤预后较差,中位生存时间为3~5年,5年生存率<50%。IDH突变型预后明显优于比IDH野生型,前者接近低级别弥漫星形细胞瘤,后者接近原发性胶质母细胞瘤。

肿瘤复发常为患者的死亡原因。复发后肿瘤生长迅速,常恶变,间变程度加重。其中50%演化为胶质母细胞瘤。

48.2.3 胶质母细胞瘤(IDH野生型)

高级别胶质瘤,星形细胞分化为主导,核异形,细胞多形性,核分裂和典型的生长方式,如微血管增生和/或坏死;无 *IDH* 基因突变。此型在星形细胞瘤中最常见、最恶性,占胶质母细胞瘤90%。常见于成人,平均年龄62岁,男女比例:1.35∶1。一个同义词"IDH野生型原发性胶质母细胞瘤"指原发胶质母细胞瘤,无低级别前期病变,主要位于幕上。肿瘤弥漫浸润相邻和远处脑结构。

(1) 发病率

胶质母细胞瘤是神经系统最常见的高度恶性胶质瘤,年发病率为(3~4)/10万,占成人颅内肿瘤的14.6%,占颅内恶性肿瘤的48.3%,占胶质瘤的57.3%。胶质母细胞瘤多见于55~85岁的成人,平均年龄约64岁,40岁以下年轻患者少见。男女性发病比例为1.6∶1,即中老年男性患者多见。胶质母细胞瘤可发生于中枢神经系统任何部位,但以额、颞、顶叶多见,病灶涉及深部白质与灰质核团。颅后窝胶质母细胞瘤少见,位于小脑者仅占0.24%。

(2) 病理

胶质母细胞瘤外观成半球形分叶状,肿瘤实质部分细胞丰富呈现肉红色。瘤内常有囊变、坏死及出血,钙化少见。半数肿瘤内有乳黄色坏死区和/或暗红色的凝血块。肿瘤生长既成浸润性,又成膨胀性。皮质表面的胶质母细胞瘤可浸润软脑膜,而深部胶质母细胞瘤可突破室管膜侵入脑室内。由于肿瘤生长速度快,有时肿瘤可表现为具有清楚的边界,但实际上瘤周脑组织水肿带里仍有肿瘤细胞浸润。由于肿瘤浸润性扩张,部分胶质母细胞瘤可表现为多中心生长(5%)。肿瘤多沿白质纤维束生长,可沿胼胝体侵犯对侧脑组织,形成蝶形生长。

光镜下典型的胶质母细胞瘤细胞表现为高度增殖、多形性,核多形性、并有较多分裂象,瘤内有凝固性坏死及毛细血管内皮增生,此为与间变性星形细胞瘤的主要鉴别点。镜下胶质母细胞瘤坏死区有特征性,表现为"假栅栏"样(图48-3);可出现血管内皮细胞的异常增殖,形成围绕的血管球,与肾小球相似,构成另一个特征。

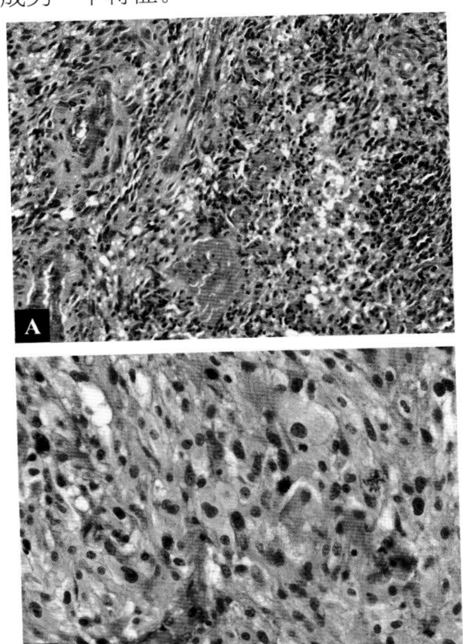

图48-3 胶质母细胞瘤

注:A. WHO Ⅳ级,假栅栏状坏死;B. 上皮样胶质母细胞瘤,瘤细胞呈上皮样。

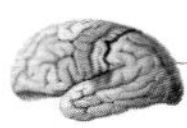

少数肿瘤可沿蛛网膜下腔、软脑膜、血管周围间隙和室管膜下播散，10%～20%胶质母细胞瘤患者脑脊液中可发现肿瘤细胞。2%～3%的胶质母细胞瘤呈现多灶性生长(multifocal glioblastoma)，不能排除肿瘤多克隆(polyclonal)起源。

包括以下3个亚型：

1）巨细胞胶质母细胞瘤：少见的IDH野生型胶质母细胞瘤亚型。组织学特征巨怪，多核巨细胞，通常有丰富网状纤维。较局限，预后比普通的胶质母细胞瘤好些。分子特征也不同IDH野生型胶质母细胞瘤，高度 *TP53* 突变和AURKB表达，然而EGFR扩增少见。

2）胶质肉瘤：少见的IDH野生型胶质母细胞瘤亚型。具有胶质分化和间叶分化双相性排列。在胶质成分和间叶成分中的细胞基因和分子特征都证实是单克隆起源。主要相关胶质母细胞瘤，但也可以是少突胶质细胞瘤或室管膜瘤。通常原发或可以出现在胶质母细胞瘤治疗后。预后差，偶尔可能系统性播散和/或浸润颅骨。

3）上皮样胶质母细胞瘤：少见的IDH野生型胶质母细胞瘤亚型。特征性占主导的紧密排列的上皮样细胞，畸胎样细胞，核分裂，微血管增生和/或坏死(图48-4)。

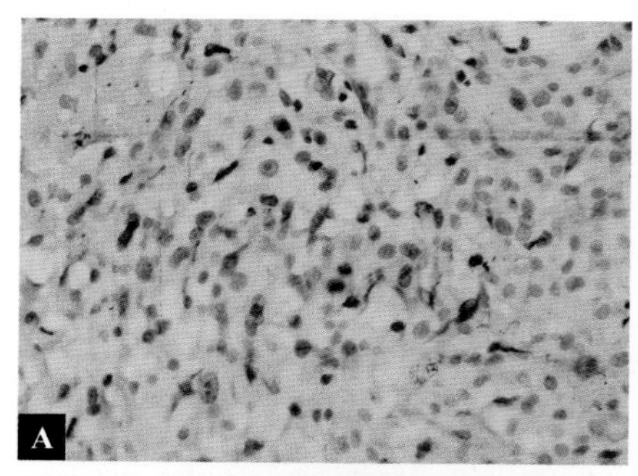

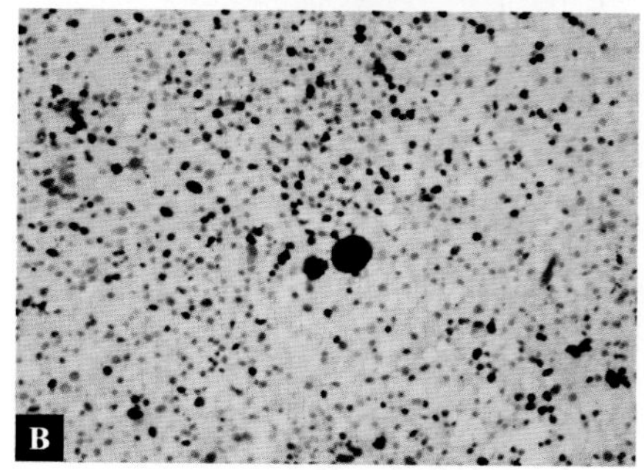

图48-4　上皮样胶质母细胞瘤

注：A. GFAP阳性；B. 显示ki67表达高。

常见于青年和儿童，常位于大脑或间脑，进展迅速，生存期短，尤其是儿童。约50%具有 *BRAF V600E* 突变。此型可以和多形性黄色星形细胞瘤共存，但两者之间关系还需进一步阐明。

(3) 临床表现

胶质母细胞瘤生长速度快，病程短。大多数患者首发症状至确诊约3个月，病程超过1年者仅10%，病程较长者可能由低级别弥漫性星形细胞瘤演变而来的继发性肿瘤。患者主要表现为颅内高压症状与局灶性神经症状，有头痛(73%)、精神改变(57%)、肢体无力(51%)、呕吐(39%)、意识障碍(33%)与言语障碍(32%)。神经系统检查可发现偏瘫(70%)、脑神经损害(68%)、视神经盘水肿(60%)、偏身感觉障碍(44%)与偏盲(39%)。

(4) 影像学表现

头部CT与MRI均可显示明确肿瘤影与受压的脑组织。在CT上，胶质母细胞瘤表现为低、等混合密度影，可有高密度的出血区，周围脑组织呈大片低密度水肿，肿瘤与脑组织无明显边界。增强后95%的肿瘤呈不均匀强化。MRI上，胶质母细胞瘤在 T_1W 呈低信号，T_2W 为高信号的边界不清的肿瘤影。增强后强化表现同CT。

48.2.4　胶质母细胞瘤(IDH突变型)

高级别胶质瘤，星形细胞分化为主导，核异形，细胞多形性，核分裂和典型的生长方式，如微血管增生和/或坏死；*IDH1* 或 *IDH2* 基因突变。占所有胶质母细胞瘤的10%。此型胶质母细胞瘤由弥漫星形细胞瘤WHO Ⅱ级或间变性星形细胞瘤WHO Ⅲ级进展而来，伴随 *IDH* 突变，同义词"继发性胶质母细胞瘤，IDH突变型"。预后较野生型胶质母细胞瘤好。此亚型平均诊断年龄45岁，平均病程16.8个月。病灶好发于额叶。未经治疗的患者生存期>6个月，综合治疗后中位生存时间27.1个月。

48.2.5　胶质母细胞瘤(NOS)

高级别胶质瘤，星形细胞分化为主导，核异形，细胞多形性，核分裂和典型的生长方式，如微血管增生和/或坏死；而 *IDH* 状态没有明确评估。

(1) 治疗

胶质母细胞瘤以手术、放疗、化疗及其他综合治疗为主。尽可能地首选手术治疗，以最大限度地安全切除为基本原则。

恶性胶质瘤术后放疗可以取得生存获益。推荐术后尽早开始放、化疗。如果没有特别禁忌证,同步放、化疗一般在手术后2～6周开始。

(2) 预后

胶质母细胞瘤患者预后差,95%未经治疗的患者生存期3～6个月,综合治疗后中位生存时间15～18个月,5年生存率5%左右。

出于治疗目的,应考虑将小儿高级别弥漫性星形细胞瘤(WHO Ⅲ/Ⅳ级)视为涵盖小儿胶质母细胞瘤和小儿间变性星形细胞瘤的单一类别。尽管小儿高级星形细胞瘤的组织病理学与成年高等星形细胞瘤的组织病理学重叠,但两组具有明显不同的基因谱。

临床病理方面小儿成胶质细胞瘤的年发病率(定义为诊断时年龄<20岁的患者)为0.14/10万,低于成年胶质母细胞瘤。

小儿高级别弥漫性星形细胞瘤的复发突变涉及编码与染色质和转录调控有关的蛋白质,或RTK/RAS/MAPK,和/或蛋白质/p53途径的基因。这些基因中的许多基因在同等的成人肿瘤中也发生了突变,但是某些改变尤其与小儿或成人疾病相关。遗传性肿瘤综合征使小儿患者易患弥漫星形细胞肿瘤,包括Li-Fraumeni综合征(与*TP53*相关)、神经纤维瘤病Ⅰ型和体质失配修复缺陷。

48.2.6 弥漫中线胶质瘤(H3 K27M突变型)

浸润中线高级别胶质瘤,主要星形细胞分化,K27M突变在H3F3A或HIST1H3B/C(图48-5)。儿童多见,也见于成人。通常位于脑干、丘脑和脊髓。脑干和脑桥病例以前分别被命名为脑干胶质瘤和弥漫内生性脑桥胶质瘤(DIPG)。大部分病例中核分裂多见,但并非诊断必须;微血管增生和坏死也可见。这种突变与预后不良有关,与组织学分级无关。肿瘤细胞弥漫浸润相邻和远处脑结构。预后差,<10%病例生存期超过2年。

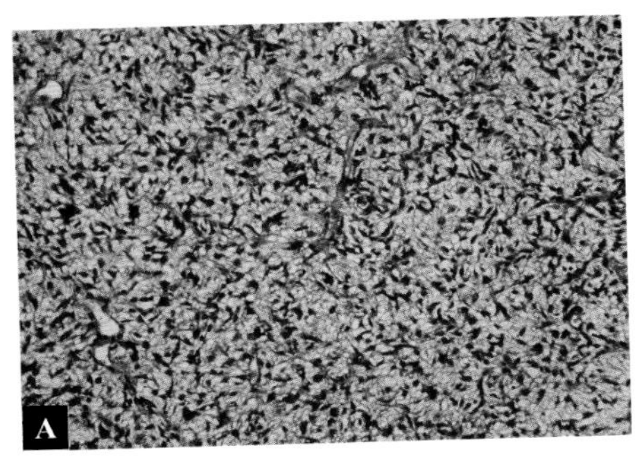

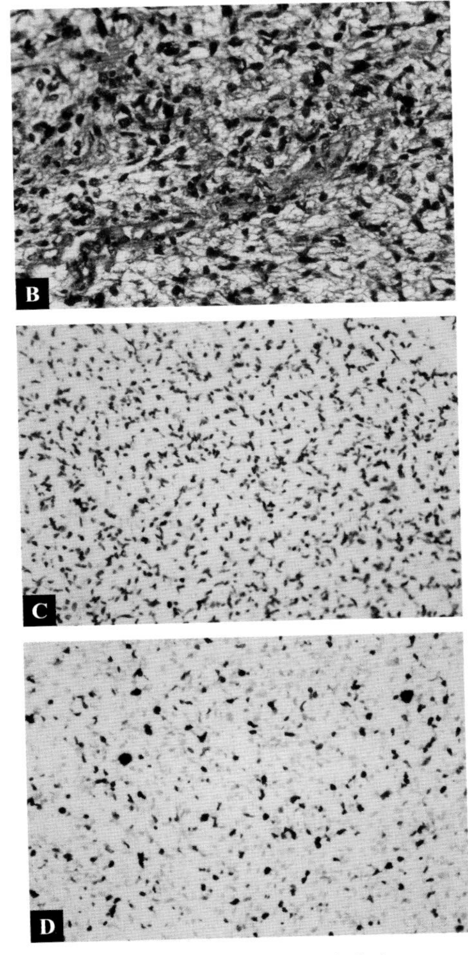

图48-5 弥漫中线胶质瘤

注:A. H3 K27M突变,WHOⅣ级,瘤细胞弥漫分布;B. 见核有异形;C. H3 K27M阳性表达;D. Ki-67表达高。

48.2.7 少突胶质细胞瘤(IDH突变和1p19q共缺失型)

弥漫浸润,生长缓慢,*IDH1*或*IDH2*突变和1p19q共缺失。组织学为少突胶质细胞,单一圆核,胞质透亮(人为因素),微钙化和纤细分支状微血管网络常见。WHO Ⅱ级。成人多见,多位于大脑半球,尤其额叶(>50%),从白质突向皮质表面。

具有*IDH1*或*IDH2*突变和染色体臂1p和19q的共缺失的弥漫性浸润,缓慢生长的胶质瘤。从组织学上讲,*IDH*突变和1p/19q共缺失的少突胶质细胞胶质瘤是由形态上类似于少突胶质细胞肿瘤,具有单一圆核和在常规加工的石蜡切片上的人工膨胀的透明细胞质。微钙化和纤细分支状微血管网是典型特征。当分子检测提示 *IDH* 突变和 1p/19q 共缺失组合时，星形细胞肿瘤成分不影响诊断。中位生存时间可达 10～15 年。

(1) 发病率

少突胶质细胞瘤年发病率为 0.26/10 万左右，占胶质瘤的 5.9%。成人多见，好发于中年，发病年龄为 38～45 岁，男性稍多。

(2) 病理

少突胶质细胞瘤弥漫浸润，生长缓慢。少突胶质细胞瘤呈淡红至灰色，质地中等；40%肿瘤内有钙化团，20%有囊性变。组织学相似少突胶质细胞，单一圆核，胞质透亮。典型的核周空晕是一个有用的附加特征，正是这种光晕使少突神经胶质细胞呈现出煎蛋样外观，并使这些细胞群看起来像蜂窝状。值得注意的是，这种晕圈形成实际上是由福尔马林固定引起的可再现的伪影，因此在冷冻切片诊断的标本中不存在。一半以上的肿瘤内钙化球或血管壁内有钙化改变，纤细分支状微血管网络常见。

染色体 1p/19q 共缺失(1p/19q-codeleted)：对少突胶质细胞瘤进行 1p/19q 杂合性缺失(loss of heterozygosity, LOH)检测。1p/19q 共缺失的患者对烷化剂类抗肿瘤药物敏感，生存期延长。目前，检测 1p/19q LOH 的方法有 PCR、FISH 和 CGH 等。

基因谱特征是 *IDH1* (>90%)或 *IDH2* (<10%)突变和染色体臂 1p/19q 共缺失。单独的 *IDH* 突变提示星形细胞瘤；单独染色体臂 1p 或 19q 的共缺失不能除外 IDH 野生型胶质母细胞瘤；组织学观察高度提示少突胶质细胞瘤，但检测结果“IDH 野生型和 1p/19q 无杂合性缺失”，也可以见于儿童少突胶质细胞瘤。

儿童少突胶质细胞瘤与成人的基因谱不同，可以不伴有 *IDH* 突变，也没有 1p/19q 共缺失。

(3) 临床表现

少突胶质细胞瘤患者病程较长，平均 4～5 年。也有学者认为少数隐匿病程可长达 10 余年。癫痫为首发症状，见于 60%患者，85%的患者有癫痫发作，以癫痫起病的患者一般病程均较长。除癫痫外，患者尚有头痛(80%)、精神障碍(50%)、肢体无力(45%)等表现。主要的神经系统体征为偏瘫(50%)与视神经盘水肿(50%)。病程多为渐进性发展，可突然加重。

(4) 影像学表现

少突胶质细胞瘤最显著的特点是钙化。在 CT 上，90%的肿瘤内有高密度钙化区，时常在肿瘤周边部。非钙化部分表现为等、低密度影，增强后有时有强化。头部 MRI 可示肿瘤区 T_1W 为低信号，T_2W 为高信号，钙化区有信号缺失现象，瘤周水肿不明显，瘤内可以有囊变。

(5) 治疗

手术最大程度安全切除肿瘤是治疗少突胶质细胞瘤的首选方案。特别是年龄小于 40 岁的年轻患者，全切以后可以“等待和观察”。然而由于肿瘤侵犯脑功能区、深部中线结构或侧脑室壁，常影响手术切除范围。对于 *IDH* 突变和 1p/19q 共缺失的少突胶质细胞瘤，术后放疗可以延缓肿瘤复发时间，但对于总体生存时间的影响不确定，并存在远期认知功能损害；化疗可以延长患者生存时间，但化疗的介入时间尚无统一认识。近年研究认为少突胶质细胞瘤是化疗敏感性肿瘤，对丙卡巴肼、洛莫司汀与长春新碱系列治疗(PCV 方案)反应良好。*IDH* 突变和 1p/19q 共缺失的患者替莫唑胺疗效也明显好于无 1p/19q 杂合性缺失的患者，包括无进展生存期和总生存期。

(6) 预后

少突胶质细胞瘤预后较星形细胞瘤佳。手术全切即使未行放、化疗亦可能获得长期生存。对于肿瘤次全切除并行术后放、化疗的患者，5 年生存率可达 80%，10 年生存率>60%，中位生存时间 11.6 年。复发肿瘤可发生恶性变，50%～70%复发少突胶质细胞瘤将恶化为间变性少突胶质细胞瘤。复发肿瘤的预后常较差，存在随脑脊液播散至颅外的可能性。

48.2.8 少突胶质细胞瘤(NOS)

组织学典型少突胶质细胞瘤，分子检测 *IDH* 突变和 1p19q 共缺失未完成或不明确。这是排除性诊断，需谨慎。定义“少突胶质细胞瘤，NOS”的诊断仅适用于具有经典少突胶质细胞与组织学表现的弥漫性浸润的 WHO Ⅱ级胶质瘤(图 48-6)。但由于组织可用性有限(例如穿刺活检标本)，无法明确分子检测结果。通常，对 *IDH* 突变和 1p/19q 杂合性缺失进行分子检测，对于少突胶质细胞瘤的分类很重要。这意味着“少突胶质细胞瘤，NOS”的诊断应限于少数病例。

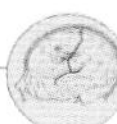

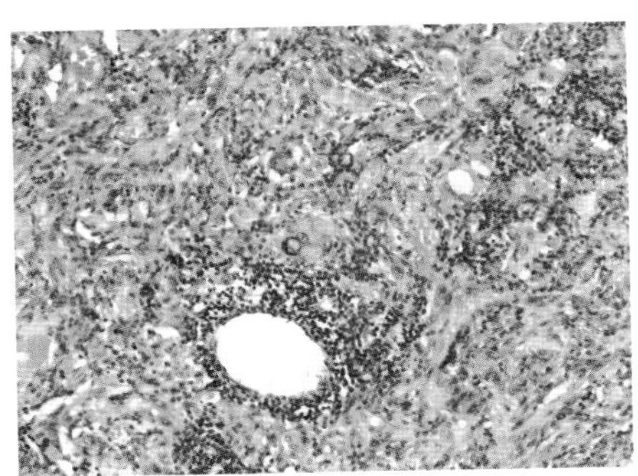

A. WHO Ⅱ级

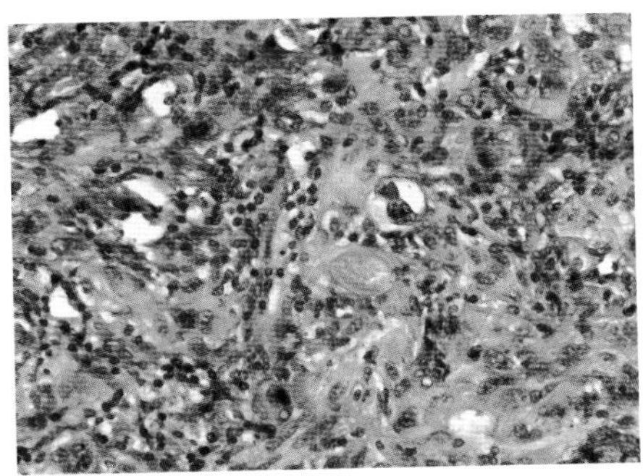

B. *IDH1* 阳性

图 48－6　少突胶质细胞瘤

48.2.9　间变性少突胶质细胞瘤(IDH 突变和 1p19q 共缺失型)

IDH 突变和 1p19q 共缺失的少突胶质细胞瘤，局灶或弥漫组织学间变特征(尤其微血管增生和/或活跃的核分裂。可以出现坏死。多见于成人，多位于大脑半球，尤其额叶。

(1) 发病率

间变性少突胶质细胞瘤年发病率为 0.11/10 万左右，占少突胶质细胞肿瘤的 1/3 左右。成人多见，好发于中年，中位发病年龄为 49 岁，儿童少见，男性稍多。

(2) 病理

间变性少突胶质细胞瘤同样有明显的钙化和细胞形态特征，与恶性程度高有关的组织学特征是：①高细胞密度；②明显的细胞学非典型性，有丝分裂活跃；③病理性微血管增生；④伴或不伴有凝固性坏死。间变性少突胶质细胞瘤通常显示其中几个特征。微血管增生和有丝分裂活跃(定义为＞6 个有丝分裂/10 个高倍视野)是间变性少突胶质细胞瘤诊断的必须指标。免疫组化 Ki－67(MIB－1)阳性率＞5%，MIB－1 与预后呈负相关。

分子检测显示，*TERT* 启动子突变与 *IDH* 突变和 1p/19q 共缺失的重合性极高(＞95%)；

IDH 突变和 1p/19q 共缺失的间变性少突胶质细胞瘤，WHO Ⅲ级(图 48－7)，预后明显优于 IDH 突变型或 IDH 野生型间变性星形细胞胶质瘤。

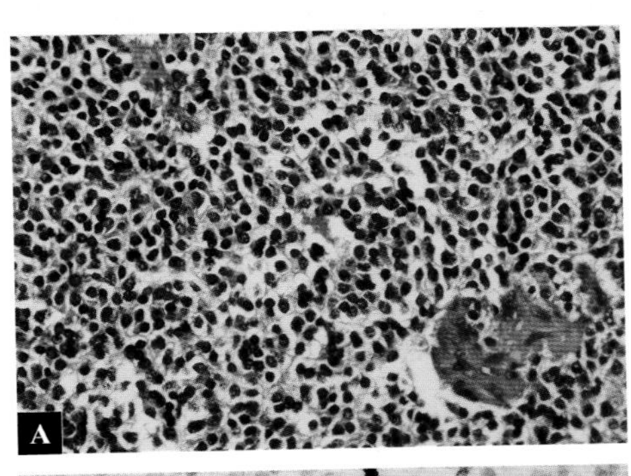

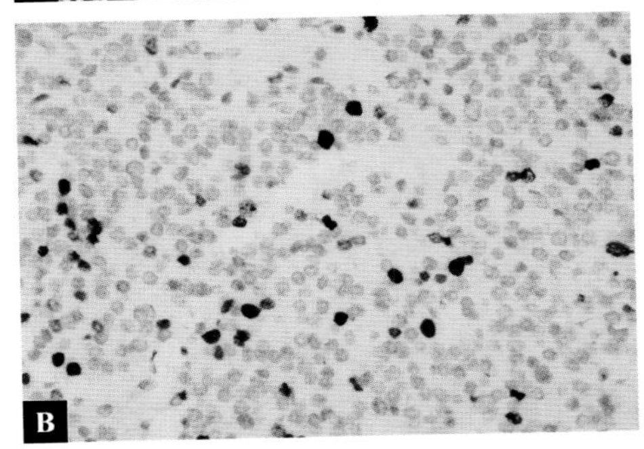

图 48－7　间变性少突胶质细胞瘤

注：A. WHO Ⅲ级；B. Ki－67 指数表达较高。

组织病理形态接近间变性少突胶质细胞瘤特征，但分子检测明确 IDH 野生型或无 1p/19q 杂合性缺失者；整合病理诊断不考虑间变性少突胶质细胞瘤，而要排除胶质母细胞瘤。

(3) 临床特征

多数患者病程较短，颅内高压症状及神经系统局灶症状明显。间变性少突胶质细胞瘤的相关性癫痫发生率低于少突胶质细胞瘤。一部分间变性肿瘤是由 WHO Ⅱ级少突胶质细胞瘤恶性转化过来的，平均 6～7 年。

(4) 影像学表现

在影像学上，间变性少突胶质细胞瘤除钙化外，囊性变、瘤内出血和瘤周水肿明显。肿瘤造影剂后强化不规则，部分恶性程度高者 CT 与 MRI 表现可与胶质母细胞瘤相似。

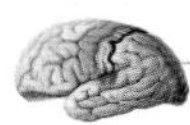

(5) *治疗*

治疗仍以手术第1步，手术遵循最大程度地安全切除肿瘤。*IDH* 突变和 1p/19q 共缺失的少突胶质细胞瘤对放、化疗敏感，术后放、化疗可以显著延长患者复发时间和生存时间。化疗对间变性少突胶质瘤有效，首选 PCV 方案，但替莫唑胺因为不良反应少也倍受重视。

(6) *预后*

IDH 突变和 1p/19q 共缺失的间变性少突胶质细胞瘤中位生存时间 3.9 年，5 年生存率可达 50%，10 年生存率超过 30%。1p/19q 共缺失是影响间变性少突胶质细胞瘤的最主要预后因素，同时也是最重要的治疗预测指标。

48.2.10　间变性少突胶质细胞瘤(NOS)

组织学弥漫浸润间变少突胶质细胞瘤，分子检测 *IDH* 突变和 1p19q 共缺失未完成或不明确。

48.2.11　少突星形细胞瘤(NOS)

弥漫浸润，缓慢生长的胶质瘤，混合两种明显的肿瘤细胞成分少突胶质细胞或星形细胞特征。这两种成分可混合或截然分开。分子检测不完整或不明确。组织学可诊断为星形细胞瘤(NOS)；或者少突胶质细胞瘤(NOS)。少突星形细胞瘤(NOS)，是排除性诊断。依据分子检测结果，大多数这样的病例可归入弥漫性星形细胞瘤[弥漫性星形细胞瘤(IDH 突变型)；弥漫性星形细胞瘤(IDH 野生型)]或少突胶质细胞瘤[少突胶质细胞瘤(IDH 突变和 1p/19q 共缺失型)]的特征。

48.2.12　间变性少突星形细胞瘤(NOS)

“间变性少突星形细胞瘤(NOS)”也是排除性诊断。依据分子检测结果，最终的整合诊断大多可归类为“间变性星形细胞瘤(IDH 突变型)”“间变性星形细胞瘤(IDH 野生型)”或“间变性少突胶质细胞瘤(IDH 突变和 1p/19q 共缺失型)”。

48.3　其他星形细胞肿瘤

大多数其他(即“非弥漫性”)星形细胞瘤生长缓慢。虽然在它们与邻近大脑的交界面可以看到一些浸润，但这并不像弥漫性胶质瘤那样广泛。相反，“其他星形细胞瘤”的间变性病例可能显示为坏死、微血管增生和活跃的核分裂活动。

48.3.1　毛细胞星形细胞瘤

毛细胞星形细胞瘤(PA)双相性排列方式，紧密排列双极性细胞伴 Rosenthal 纤维和疏松结构的多极性细胞伴微囊变和颗粒小体。常见的基因改变是 *BRAF* 基因融合。

儿童和青少年中最常见的胶质瘤，男性略多于女性。常见于小脑和大脑中线结构(视路、下丘脑和脑干)，也可在沿神经轴的其他地方。肿瘤通常局限性和缓慢生长，可有囊变。为典型的 WHO Ⅰ级肿瘤，如果手术全切可治愈。然而在某些部位完全切除是不可能的，如视路和下丘脑处。视路的毛细胞星形细胞瘤是神经纤维瘤病Ⅰ型(NF-1)的特征。

毛细胞黏液型星形细胞瘤是其一个亚型，形态单一的瘤细胞以血管为中心排列，双极性细胞，黏液背景。主要位于下丘脑(视路)部位，也可随毛细胞星形细胞瘤位于其他位置(丘脑、颞叶、脑干和小脑)。主要见于婴儿和青年。可生长活跃，预后较毛细胞星形细胞瘤差些，可出现局部复发和脑脊髓播散。

(1) *发病率*

毛细胞星形细胞瘤占脑神经外胚叶来源肿瘤的2%，分前视路型、下丘脑型、小脑型、脑干型与大脑型，以位于第3脑室附近的前视路型与下丘脑型为最多见。前视路型肿瘤累及视神经和/或视交叉，90%发生于20岁以下的青少年，占颅内胶质瘤的1.7%。30%～40%的神经纤维瘤病Ⅰ型患者伴发前视路型肿瘤。小脑型肿瘤约占小脑胶质瘤的80%，儿童多见。大脑型肿瘤好发于中青年，平均年龄在22～26岁，以颞、顶叶多见。毛细胞黏液样星形细胞瘤主要位于下丘脑/视路部位，主要见于婴儿和青年。

(2) *病理*

毛细胞星形细胞瘤生长缓慢。前视路型、下丘脑型与脑干型肿瘤边界欠清，多呈实质性，血供丰富。而小脑型与大脑型肿瘤边界清，90%有囊性变，囊壁常有一硬实的灰红色结节。与囊性星形细胞瘤不同，其远离结节的囊壁上无肿瘤细胞。少数毛细胞星形细胞瘤可沿神经轴播散。

镜下毛细胞星形细胞瘤由平行紧密排列的分化良好的纤毛样细胞与含有微囊及颗粒体的黏液构

成。瘤细胞有毛发样极性突起，无核分裂象，内含成束的神经纤维与粗而长的 Rosenthal 纤维（图 48-8）。肿瘤可能表现出退行性改变，如血管纤维化或扩张（有时类似于血管畸形）和陈旧性出血。微血管增生经常被发现，甚至出现肾小球样改变，并不意味着更具侵袭性的行为。同样，核多形性、梗死样坏死和少量核分裂并不表示恶性肿瘤。更广泛存在的"核分裂活跃"（定义为每 10 个连续的高倍视野中至少有 4 个）被认为是间变性毛细胞星形细胞瘤的证据。

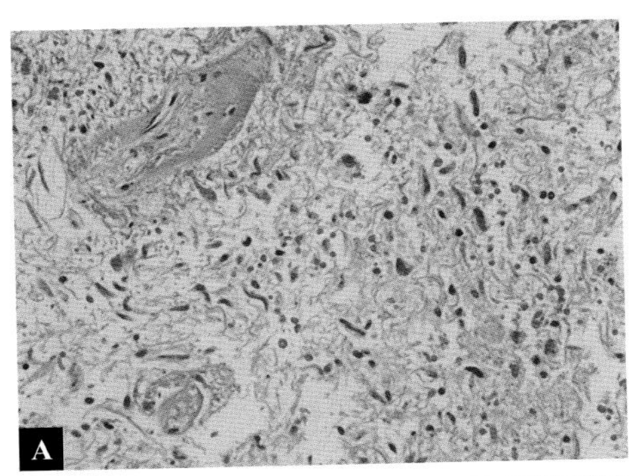
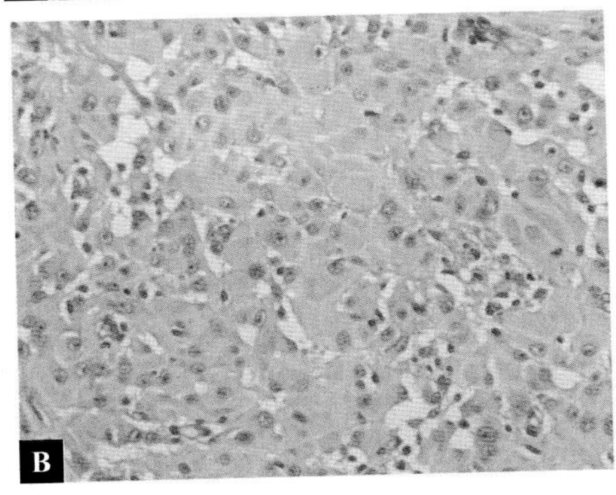

图 48-8　毛细胞星形细胞瘤（PA）

注：A. WHO Ⅰ级，毛发样突起的瘤细胞，丰富 Rothensal 纤维；B. 室管膜下巨细胞星形细胞瘤（SEGA）WHO Ⅰ级，大的瓜子仁样瘤细胞，核偏位。

毛细胞星形细胞瘤的 *KIAA1549-BRAF* 融合基因是分子生物学的特征性改变。迄今发现约有 60%～80%的毛细胞星形细胞瘤患者伴有该基因突变。此外，*BRAF V600E* 错义突变常发生于小脑外的毛细胞星形细胞瘤、多形性黄色星形细胞瘤和节细胞胶质瘤。

毛细胞黏液样星形细胞瘤是毛细胞星形细胞瘤的一个亚型，其特征是突出的黏液样背景中的均一双极肿瘤细胞，常伴有肿瘤细胞血管周围的聚集。通常缺乏 Rosenthal 纤维和嗜酸性颗粒体。毛细胞黏液样星形细胞瘤主要发生于婴幼儿的下丘脑/视交叉区，有报道称其具有较强的侵袭性行为。

（3）临床表现

毛细胞星形细胞瘤一般病程较长。前视路型肿瘤位于眶内者主要表现为视力受损伴有无痛性突眼。下丘脑型肿瘤多有内分泌紊乱、间脑综合征与性早熟。直径 2 cm 以上的肿瘤可引起脑积水。脑干型肿瘤以肿瘤平面交叉性瘫痪为主要表现。大脑型肿瘤可出现癫痫、颅内压增高症状及局灶症状，而小脑型肿瘤为走路不稳等共济失调表现。

（4）影像学表现

头部 CT 与 MRI 均可清晰显示肿瘤影。肿瘤在 CT 上呈等密度，部分肿瘤增强不明显，但部分可显著强化。MRI 可增强明显，常不易与实质性颅咽管瘤或鞍上生殖细胞瘤等鉴别。大脑型与小脑型肿瘤常边界清楚，多呈囊性，肿瘤壁结节有时强化。

（5）治疗

毛细胞星形细胞瘤和室管膜下巨细胞星形细胞瘤等均属于局限性胶质瘤（即"非弥漫性"）。这类局限性胶质瘤边界清楚，生长速度极慢，很少恶性转化，患者生存期长，治疗以手术为主，部分肿瘤单独手术可以治愈。有学者强调对于静止期肿瘤可长期随访稳定，而不需做任何辅助治疗，因此放疗须慎重。肿瘤全切后可不行放疗。毛细胞黏液样星形细胞瘤生长活跃，建议术后放疗。目前认为，*BRAF V600E* 被认为是毛细胞星形细胞瘤的一个潜在分子治疗靶点。

（6）预后

部分毛细胞星形细胞可长期静止。大脑型与小脑型毛细胞星形细胞瘤手术全切后预后均佳，可获得长期生存，并可改善症状。毛细胞黏液样星形细胞瘤预后较毛细胞星形细胞瘤差些，易局部复发和脑脊髓播散。

48.3.2　室管膜下巨细胞星形细胞瘤

室管膜下巨细胞星形细胞瘤（SEGA）良性，生长缓慢的肿瘤，包含体积大、节细胞样星形细胞，起源于侧脑室壁。SEGA 与结节性硬化症密切相关。

（1）发病率

结节性硬化症患者约 15%合并 SEGA，常在成年前发病，约 20%出现于成年患者。

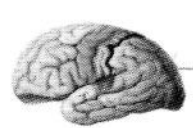

（2）病理

SEGA 边界清。肿瘤血管丰富，局部有钙化。镜下可见大量巨大的星形细胞，此为大型锥形细胞，细胞形态如变大的肥大型星形细胞，细胞突起短小，胞质丰富均匀，嗜伊红，空泡性核内有较大的核仁，核分裂象及间变少见。

免疫组化显示，SEGA 细胞一般 GFAP 染色多变，S100 染色一致。此外，神经元标志物（突触素、NeuN、神经丝）染色呈多样性，这表明 SEGA 是一种胶质神经元性肿瘤，而不是单纯的星形细胞瘤。

（3）临床表现

SEGA 可急性起病，表现为由梗阻性脑积水引起的颅内高压症状。在结节性硬化症患者中，患者有智力发育落后及较为频繁的癫痫发作。

（4）影像学表现

病灶大多位于透明隔或孟氏孔附近的侧脑室内。肿瘤在 CT 上呈等高密度影，内有不规则钙化影。在 MRI 上，肿瘤表现为一斑状的占位影，T_1W 呈等、低或高信号，T_2W 均为高信号，肿瘤内有低信号的钙化影。增强后肿瘤影强化明显。

（5）治疗

手术是治疗的关键措施，手术目的为尽可能全切肿瘤，解除脑积水。放疗不敏感。雷帕霉素靶蛋白（mTOR）抑制剂西罗莫司和依维莫司对这些肿瘤可能有效。

（6）预后

SEGA 是结节性硬化症在中枢神经系统的特征病变，为良性局限性脑肿瘤，预后良好，全切肿瘤可治愈，次全切除肿瘤亦可获得较长时间的无症状生存。

48.3.3 多形性黄色星形细胞瘤

多形性黄色星形细胞瘤（PXA）好发于青年人，多位于大脑半球表面，为具有多种形态细胞的胶质瘤。1979 年，Kepes 首先对其作过描述。既往曾将 PXA 归于巨细胞胶母细胞瘤，或是纤维黄色瘤、黄色肉瘤及怪细胞肉瘤等。新分类中将 PXA 列为星形细胞肿瘤的一种。尽管 PXA 组织学表现怪异，但较其他弥漫性星形细胞瘤来说预后相对好，70.9% 无复发，90.4%超过 5 年生存期。

（1）发病率

PXA 少见，不到星形细胞肿瘤的 1%。15～25 岁的青年患者多见，平均约 22 岁，男女比为 1.1∶1。98% PXA 位于幕上，颞叶最多见，占 50%左右，其次为额、顶、枕叶。

（2）病理

PXA 属 WHO Ⅱ级，多位于大脑半球浅表部位，部分侵入软脑膜。半数以上的 PXA 有囊变。镜下可见肿瘤细胞核与细胞质形状多样，为其特征。肿瘤内具有多核巨细胞、梭形细胞、小细胞与空泡（黄色）细胞等多形性细胞，还可观察到嗜伊红的颗粒体、Rosenthal 纤维、网状纤维、钙化，及少量的淋巴细胞与浆细胞（图 48－9）。*BRAF V600E* 突变多见。

间变性 PXA 属 WHO Ⅲ级，显示出活跃的核分裂活性（每 10 个连续高倍野有 5 个或更多的核分裂），局灶或弥漫。典型的间变转化的病灶中多形性

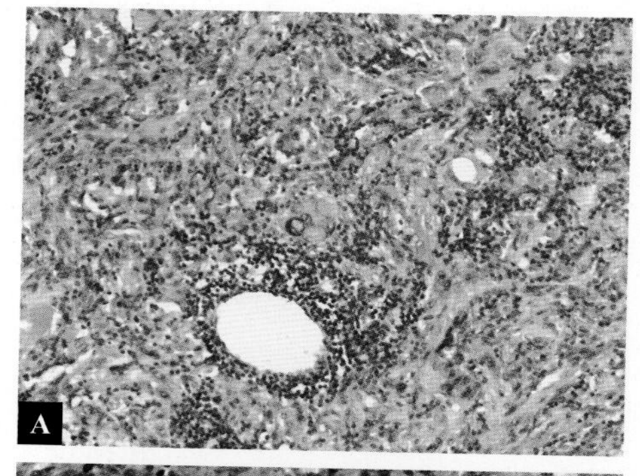

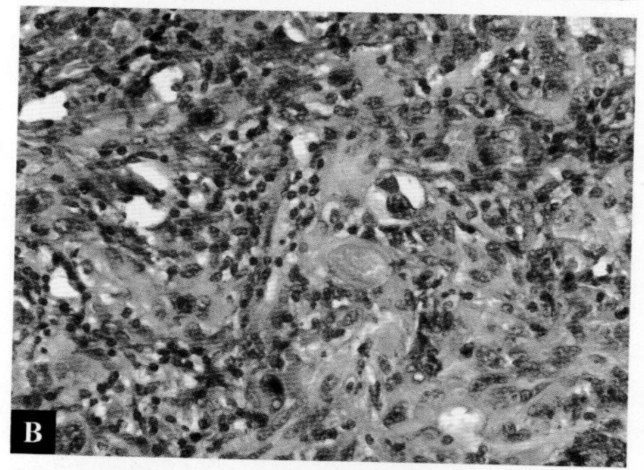

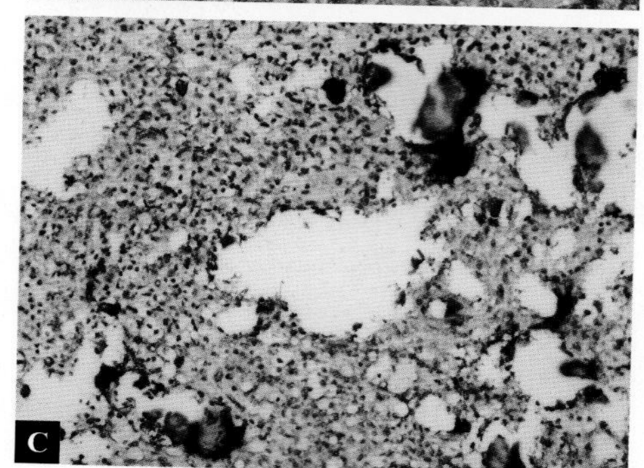

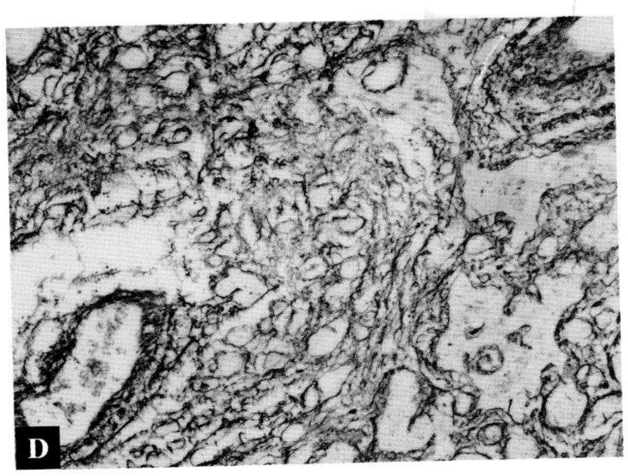

图 48-9 多形性黄色星形细胞瘤(PXA)

注:A. 明显的多形性,伴血管周围淋巴细胞套;B. 见嗜酸颗粒小体;C. CD34 往往有斑块状阳性,伴钙化;D. 网状纤维丰富。

特征不那么明显,更类似弥漫性星形细胞瘤。微血管增生和坏死经常出现,后者可能呈假栅栏样坏死。间变性病灶常常缺乏丰富的网状纤维(这是低级别PXA特有的),并且显示 Ki-67 表达增加。间变性PXA的 *BRAF V600E* 突变概率较 WHO Ⅱ级的PXA要低些,发病年龄大些。

(3) 临床表现

PXA病程较长,平均 6.2~7.6 年。主要临床症状为癫痫,占 50%~70%,其次可有大脑半球局灶症状与颅内高压症状。

(4) 影像学表现

头部CT与MRI均可见位于大脑半球浅表部位,不规则的占位影,瘤周水肿明显。肿瘤在CT与MRI上密度或信号都不均一,50%可呈囊性变。增强后可见肿瘤实质部分强化。

(5) 治疗

手术切除为主要治疗手段,应争取做到全切除。肿瘤全切除的病例术后可定期随访,发现复发可及时再次手术,仍可有良好效果。间变性PXA手术后需辅助放、化疗,方案参照间变性星形细胞瘤。

(6) 预后

PXA患者预后尚佳,PXA患者的临床病程发展好于同样为WHO Ⅱ级的弥漫性星形细胞瘤患者。全切肿瘤可明显提高生存率并减少肿瘤的复发,肿瘤全切除患者的10年生存率可达近85%。间变性PXA预后差。

48.4 室管膜肿瘤

室管膜肿瘤被认为起源于放射状胶质细胞、室管膜下胶质细胞、室管膜细胞或其前体。在组织学上,这些肿瘤中大多数是低级别(WHO Ⅱ级)或间变性(WHO Ⅲ级)“典型”室管膜瘤,其中少见的亚型为室管膜下瘤或黏液乳头状型室管膜瘤(均为WHO Ⅰ级)。这一组中的大多数肿瘤在超微结构上表现出室管膜特征,如肿瘤细胞管腔表面形成纤毛和微绒毛,胞质内存在微管腔,以及细胞侧面的连接复合体。这些结构解释了室管膜菊形团腔表面的EMA染色和非菊形团细胞的EMA点状或环状胞质内染色。室管膜肿瘤呈GFAP阳性,通常仅显示有限的OLIG-2和细胞角蛋白表达,除极少数病例外,对神经元标志物呈阴性。最近的研究表明,将组织学与肿瘤的部位(天幕上区域、颅后窝、椎管)和分子特征相结合,可以对室管膜肿瘤进行更为可靠的临床分类(表 48-2)。

表 48-2 室管膜肿瘤临床分类

解剖位置	分 组	基因特征	病理分型	年 龄	预后
幕上	ST-EPN-RELA	*RELA* 融合基因	经典/间变	婴儿到成人	差
	ST-EPN-YAP1	*YAP1* 融合基因	经典/间变	婴儿到成人	好
	ST-SE		室管膜下瘤	成人	好
颅后窝	PF-EPN-A		经典/间变	婴儿	差
	PF-EPN-B		经典/间变	婴儿到成人	好
	PF-SE		室管膜下瘤	成人	好
脊髓	SP-EPN	*NF-2* 突变	经典/间变	儿童到成人	好
	SP-MPE		黏液乳头状型	成人	好
	SP-SE	6*q* 缺失	室管膜下瘤	成人	好

48.4.1 室管膜下瘤

室管膜下瘤缓慢生长的外生性脑室内肿瘤，簇状分布，温和和轻度多形性，无核分裂象的惰性细胞，埋在丰富的纤维背景中（图 48－10），常伴微囊变。通常是偶尔发现，脑部摄片或尸检发现。预后相当好。有些会混合室管膜瘤。

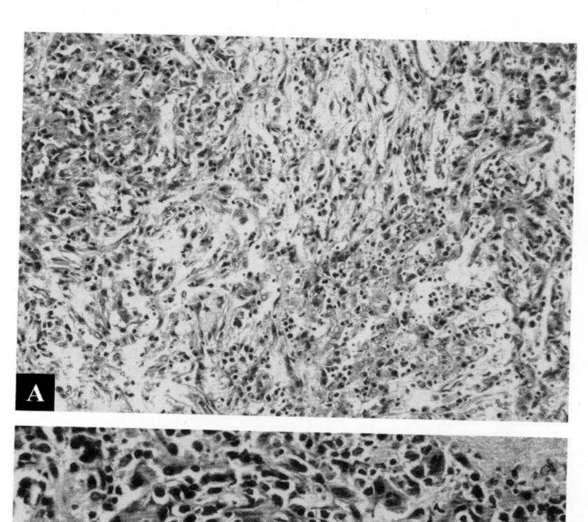
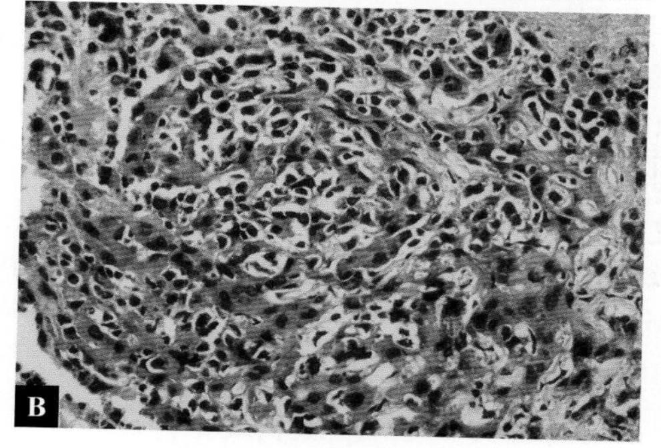

图 48－10 室管膜下瘤

注：A. WHO Ⅰ级，低倍见嗜酸性纤维间质中瘤细胞成簇排列；B. 高倍镜下见瘤细胞核聚集。

（1）临床表现

室管膜下瘤少见，占室管膜肿瘤的 10%以下，多见于第 4 脑室内（50%）和侧脑室内（30%），可引起梗阻性脑积水。

（2）影像学表现

头部 CT 与 MRI 有诊断价值。肿瘤在 CT 平扫影像上有高密度钙化和局灶性出血表现。在 MRI 影像上，T_1W 为低、等信号影，注射增强剂后肿瘤区域影像呈轻中度强化。

（3）治疗

手术切除为主要治疗手段，应争取做到全切除，不会复发。残留肿瘤可能复发。放、化疗一般不常规应用。

（4）预后

为 WHO Ⅰ级的良性肿瘤，预后好。

48.4.2 黏液乳头状型室管膜瘤

位于圆锥、马尾和终丝的胶质瘤，突起细长的瘤细胞放射状排列，围绕血管，黏液或纤维血管芯（图 48－11）。生长缓慢的室管膜瘤多见于年轻人。预后良好，但全切比较困难，残留肿瘤可能复发，而与脊髓神经缠绕在一起。

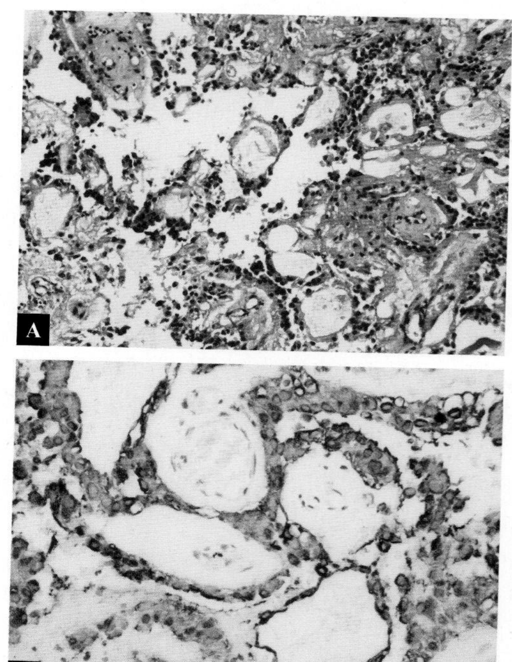

图 48－11 黏液乳头状型室管膜瘤

注：A. WHO Ⅰ级，中心血管玻璃样变，基质黏液样变；B. GFAP 阳性表达。

（1）临床表现

终丝处室管膜瘤 80%是黏液乳头状型室管膜瘤。此外，还可见于颈胸段椎管内、第 4 脑室、侧脑室和脑实质内，引起相应临床表现。

（2）影像学表现

MRI 影像上，表现为腰骶椎管内边界清楚的明显强化灶。

（3）治疗

手术切除为主要治疗手段，应争取做到全切除。部分肿瘤难以手术全切除，残留肿瘤可能复发，并造

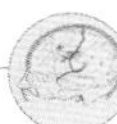

成脊神经根包裹缠绕。术后可以局部放疗。

(4) 预后

为 WHO Ⅰ级的良性肿瘤,预后良好。儿童患者、非全切除肿瘤,有循脑脊液远处转移性播散的可能(<10%)。

48.4.3 室管膜瘤

室管膜瘤常位于颅内,也可发生在脊髓,但脊髓病变以黏液乳头状型室管膜瘤多见。可发生于成人和儿童,儿童以颅后窝多见。组织学分型主要有 3 类:乳头型、透明细胞型和伸展型。

(1) 发病率

室管膜瘤的年发病率(0.2～0.8)/10 万,约占室管膜细胞肿瘤的 3/4,占神经上皮肿瘤的 6.8%。男性稍多见,男女性别比约为 1.77∶1。儿童室管膜瘤以幕下好发(70%),幕上室管膜瘤以成人多见。脊髓髓内胶质瘤 50%～60%是室管膜瘤,也多见于成人。

(2) 病理

室管膜瘤多位于颅后窝(第 4 脑室或脑桥小脑三角)、幕上或脊髓。肿瘤呈红色,分叶状,质地脆,血供一般较为丰富,边界清。幕上邻近脑室或与脑室相通的肿瘤基底较宽,肿瘤灰红色,有时有囊变。光镜下室管膜瘤细胞形态单一,核圆,围绕血管形成无核区(假菊形团),有时可伴室管膜菊形团(图 48-12)。典型的室管膜瘤通常密度较低,核分裂象少见。几乎不浸润周围脑实质。超微结构中可以看到纤毛和微管结构。

GFAP、S100、Vimentin、EMA 免疫组化阳性反应(图 48-12);OLIG2 特征性稀疏;很少表达神经元抗原;L1CAM 表达在 C11orf95 重排的幕上室管膜瘤中很明显。

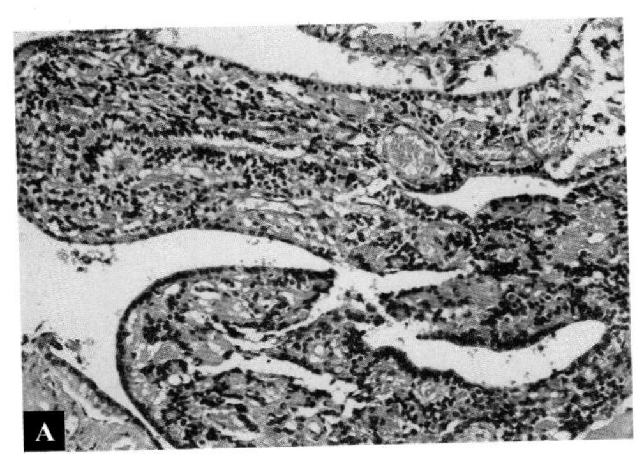

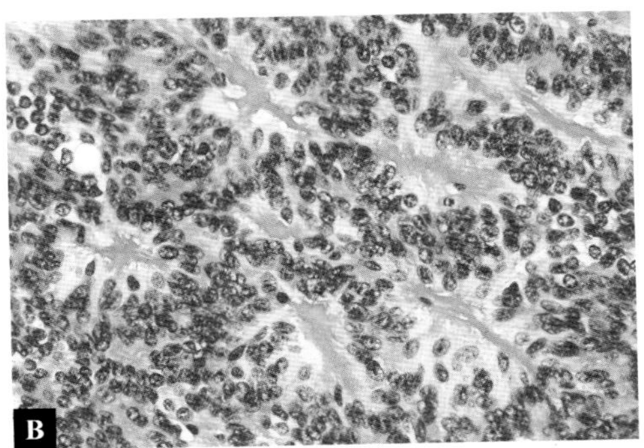

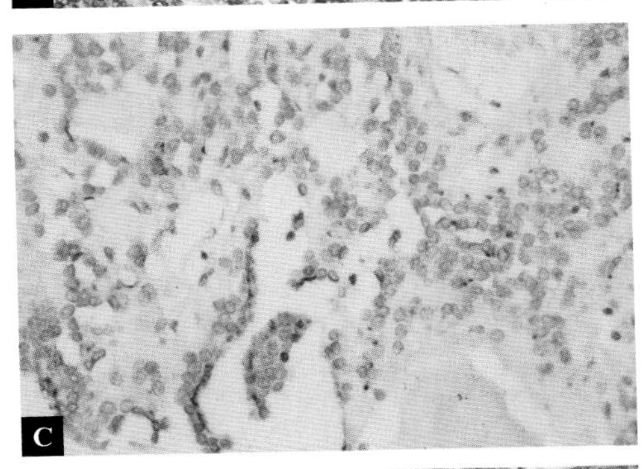

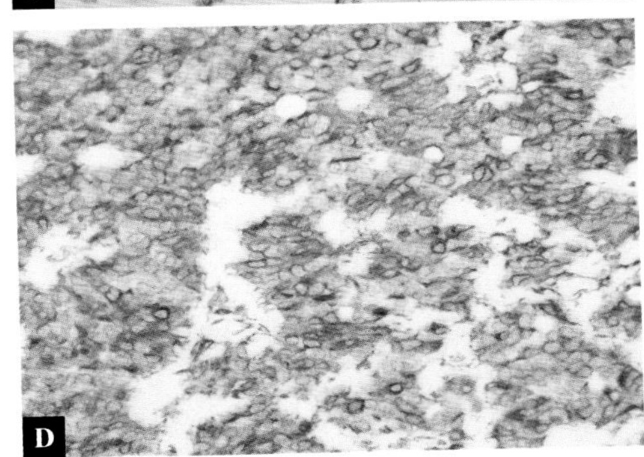

图 48-12 室管膜瘤

注:A. WHO Ⅱ级,瘤细胞呈管腔样排列;B. 瘤细胞呈菊形团排列,形成血管周围无核区;C. 瘤细胞呈 EMA 点状阳性;D. GFAP 胞质阳性。

室管膜瘤分为室管膜瘤(WHO Ⅱ级)和间变性室管膜瘤(WHO Ⅲ级)。组织学分级的关键指标主要是微血管增殖、核分裂等。

室管膜瘤组织分型包括:①乳头状型室管膜瘤,一种罕见的组织学变异,以形成良好的乳头为特征;②透明细胞型室管膜瘤,一种组织学变异,特征为少突胶质细胞样外观,由于胞质清除而形成核周空晕,多见于年轻患者幕上病灶;③伸展型室管膜瘤,一种组织学变异,特征为肿瘤细胞排列成宽度和细胞密度可变的束状,细胞核呈纺锤形。

（3）临床表现

幕下室管膜瘤患者病程较长，平均 10～14 个月。临床表现与病灶部位有关。幕下室管膜瘤主要表现为发作性恶心、呕吐（60%～80%）与头痛（60%～70%）。体征主要为小脑性共济失调（70%）、视神经盘水肿（72%）、脑神经障碍（20%～36%）与腱反射异常（23%）。第 4 脑室室管膜瘤最常见的症状为步态异常，幕上室管膜瘤以头痛、呕吐、嗜睡、畏食及复视等颅内高压症状为主（67%～100%），并可有癫痫发作（25%～40%）。脊髓髓内室管膜瘤可表现为背痛、节段性感觉运动障碍、偏身麻痹等。室管膜脑脊液转移性播散的风险较其胶质瘤高，甚至可以出现外周器官的转移。与否出现脑脊液转移性播散是肿瘤诊断、治疗和预后评估的关键因素之一。

（4）影像学表现

肿瘤在 CT 平扫上呈边界清楚的稍高密度影，其中夹杂有低密度。瘤内常有高密度钙化表现，幕上肿瘤钙化与囊变较幕下肿瘤多见。部分幕上肿瘤位于脑实质内，周围脑组织呈轻度至中度水肿带。在 MRI 影像上，T_1W 为低、等信号影，质子加权与 T_2W 呈高信号。注射增强剂后肿瘤呈边界清晰的的强化灶，部分为不规则强化。

（5）治疗

手术是室管膜瘤的首选治疗方法，脑室内室管膜瘤术前可先置脑室外引流以降颅内压。

对于未能行肿瘤全切除的患者，术后应行放射治疗。无中枢神经系统播散的室管膜瘤，术后只针对瘤床行局部放疗；而对于经脊髓 MRI 或腰椎穿刺脑脊液检查证实有脑脊液转移性播散的患者，应行全脑与全脊髓放疗。对于间变性室管膜瘤，术后辅助放疗成为标准治疗。

由于绝大多数为瘤床原位复发，成人患者术后化疗无显著效果。但对复发或幼儿不宜行放疗的患者，化疗仍不失为一重要的辅助治疗手段。

（6）预后

室管膜瘤患者预后与患者发病年龄、肿瘤切除的程度、肿瘤生长部位及术后放疗剂量有关。婴儿颅后窝室管膜瘤预后差。随着儿童年龄增大（1～14岁），室管膜瘤的 5 年生存率逐步提升（42% 到 76%）。50%～60%的肿瘤全切除患者 5 年内未见肿瘤复发，而次全切除者仅 21%。幕上肿瘤与幕下肿瘤的 5 年生存率分别为 59%与 35%。幕下室管膜瘤患者年龄大者预后稍佳，10 岁以下患者平均生存期为 2 年，而 15 岁以上患者平均生存期达 4.3～6.0 年。出现脑脊液转移性播散者预后差。

48.4.4 室管膜瘤 *RELA* 融合阳性型

儿童幕上的室管膜瘤以 *RELA* 融合基因为特征。此型肿瘤占幕上室管膜瘤 70%，成人少见。儿童位于颅后窝和脊髓的室管膜瘤常不具有这个融合基因。此型室管膜瘤在组织学可以为室管膜瘤（WHO Ⅱ级）或间变性室管膜瘤（WHO Ⅲ级）。

C11orf95-*RELA* 融合是室管膜瘤中最常见的结构变异。它在染色体碎裂的背景下形成，即基因组的分裂和重组会重新排列基因并产生致癌基因产物。幕上的室管膜瘤 *RELA* 融合阳性型预后差。

48.4.5 间变性室管膜瘤

间变性室管膜瘤主要位于颅内，很少在脊髓。可发生于成人和儿童，颅后窝病变以儿童多见。也可见 3 个亚型：乳头型、透明细胞型和伸展型。

（1）临床表现

由于肿瘤生长较为迅速，患者病程较短，颅高压症状明显，间变性室管膜瘤易出现肿瘤细胞脑脊液播散并种植，其发生率为 8.4%，幕下肿瘤更高达 13%～15.7%。

（2）病理

局限性胶质瘤，形态单一，核圆，围绕血管形成无核区（假菊形团），有时可伴室管膜菊形团。核质比例高。室管膜瘤出现细胞高密度，核分裂象多见，如见广泛微血管增生和坏死（图 48-13），可以诊断间变室管膜瘤。间变室管膜很少浸润周围脑实质。超微结构中可以看到纤毛和微管结构。

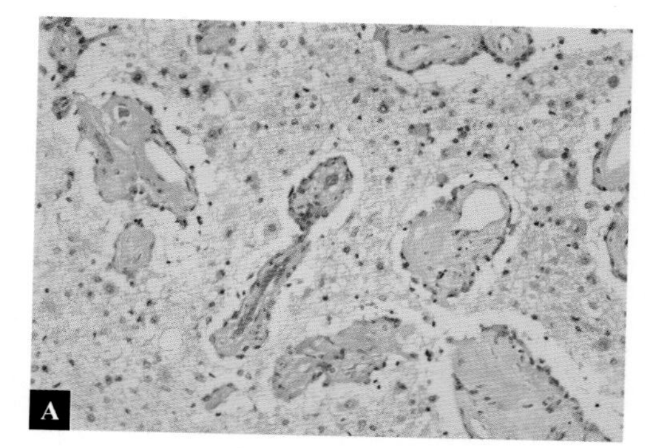

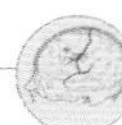

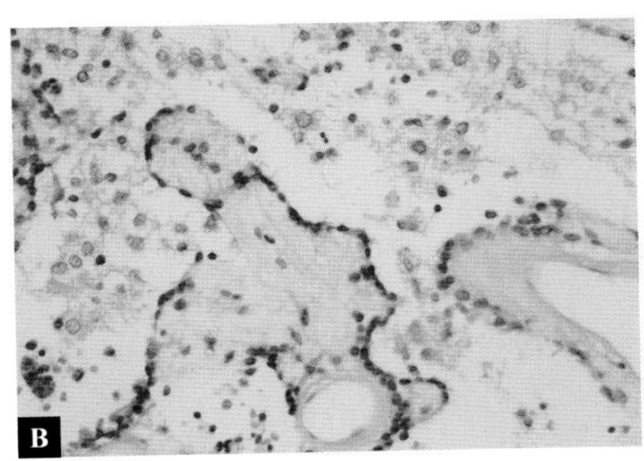

图 48-13 间变室管膜瘤

注：A. WHO Ⅲ级，灶性坏死；B. 微血管增生，核异形。

(3) 影像学表现

CT 与 MRI 的影像强化明显，肿瘤 MRI 表现为 T_1W 低信号，T_2W 与质子加权图像上为高信号，肿瘤内信号不均一，可有坏死囊变。

(4) 治疗

手术是间变性室管膜肿瘤的首选治疗方法，手术的切除程度与预后呈正相关，完全切除的预后明显优于次全切除和其他治疗方式。

放疗是间变性室管膜瘤术后辅助治疗的重要手段。放疗宜早，通常采用局部放射治疗或全脑全脊髓照射。

间变性室管膜瘤放射治疗后还需要巩固性化疗。而对治疗后短期内复发或年幼不宜行放疗的患者，可选择化疗作为辅助治疗，但是否能延长生存期和无进展生存期还有待进一步研究。

(5) 预后

单纯的组织学分级似乎与室管膜瘤的生物学行为关联不大。间变性室管膜瘤易沿脑脊液转移性播散，预后差。

48.5 其他胶质瘤

在 WHO 2016 年分类中，“其他胶质瘤”包括第 3 脑室脊索样胶质瘤、血管中心胶质瘤和星形母细胞瘤。这些肿瘤细胞显示出胶质甚至室管膜分化，但其显示的独特特征将它们与传统的室管膜瘤区分开来。“其他胶质瘤”很少见，通常生长缓慢，(相对)局限性生长。然而，偶尔的例子显示间变性改变和/或更具侵袭性的行为。

48.5.1 第 3 脑室脊索样胶质瘤

为一类位于第 3 脑室，缓慢生长，非侵袭性的胶质肿瘤。组织学表现为成簇或条索状上皮样细胞，表达 GFAP，间质黏液变性伴淋巴浆细胞浸润。多见于成人，预后相对较好，尤其在全切除后。

(1) 发病率

第 3 脑室脊索样胶质瘤见于成人，平均年龄 46 岁，男女比例为 1∶2。

(2) 病理

第 3 脑室脊索样胶质瘤成实质性，在组织学上有典型的表现，镜下可见成簇的与成索的上皮性肿瘤细胞，肿瘤基质为黏蛋白，内有浆细胞浸润。肿瘤细胞成椭圆形或多角形，细胞核呈中等大小，基本形态一致，核分裂象少见。免疫组织化学染色结果显示肿瘤细胞 GFAP 阳性，vimentin 蛋白和 CD34 阳性，部分表达细胞角蛋白和 EMA 阳性，但神经元标记阴性。而这些肿瘤中一致的核显示 TTF1 染色阳性可能表明肿瘤起源于下丘脑终板血管区(OVLT)(图 48-14)。

(3) 临床表现

因其位于第 3 脑室，患者常出现脑积水的体征和症状，此外尚可有视力障碍、下丘脑症状及精神与记忆障碍。

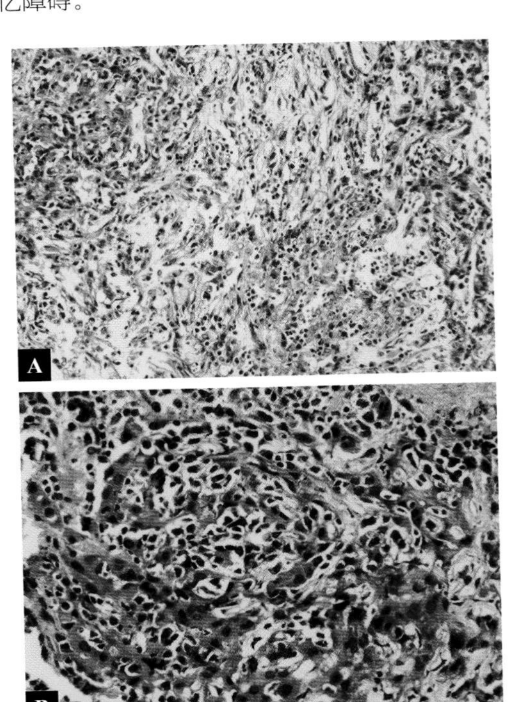

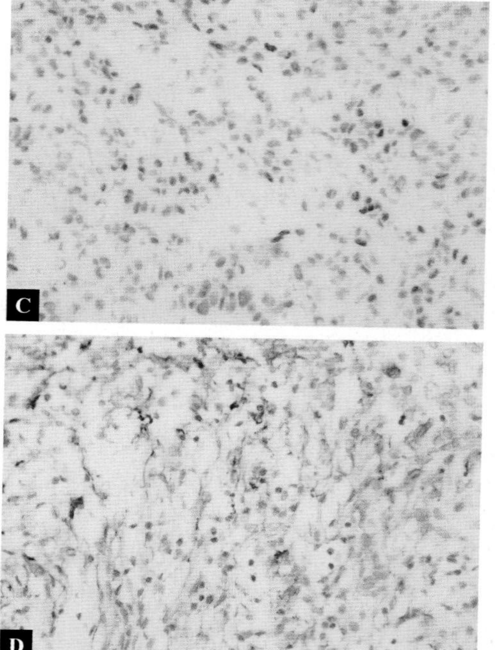

图 48－14　脊索样胶质瘤

注：A. WHO Ⅱ级，上皮样胶质瘤细胞排列呈条索状，富含嗜碱性基质；B. 瘤细胞核异形，基质黏液变；C. GFAP 阳性；D. TTF1 阳性。

(4) 影像学表现

在 MRI 上，肿瘤增强明显且均匀一致、边界清楚，与脑实质界限分明，但可能侵犯下丘脑。病灶在 T_1W 上等信号，且通常为致密均匀的增强表现。

(5) 治疗

肉眼下全切除为有效治疗。由于肿瘤与下丘脑等重要结构粘连，全切除肿瘤有困难。分割放疗或立体定向放射外科对于不完全切除的病灶可能具有一定作用。

(6) 预后

预后相对较好，尤其在全切除后。

48.5.2　血管中心性胶质瘤

癫痫相关，稳定或生长缓慢的大脑肿瘤，主要见于儿童和青年；诊断时平均年龄为 17 岁。大多数病例因难治性癫痫发作而就诊。

组织学特征：以血管为中心的生长方式，形态单一的双极性细胞，具有室管膜瘤分化图像。其与室管膜瘤的关系不确定，也有报道称其为皮质室管膜瘤。免疫组织化学染色显示肿瘤细胞 GFAP 阳性和神经元标记阴性，而经常发现表面 EMA 阳性和点状阳性（大管腔型），与室管膜分化一致。

在 MRI 上，其为分散的非强化病灶，在 T_2W 上高信号。在一些病例中观察到独特的 MRI 特征，包括 T_1W 上皮质脑回边缘的固有高信号和从肿瘤延伸到脑室壁的 T_2W 高信号带。手术通常有效。

48.5.3　星形母细胞瘤

为少见胶质肿瘤，GFAP 阳性，宽广而突起稀疏围绕血管放射状排列（星形母细胞假菊形团）。主要见于儿童、青少年和青年，几乎都位于大脑半球。

(1) 发病率

星形母细胞瘤主要见于儿童、青少年和青年。星形母细胞瘤以大脑半球深部多见，也可见于胼胝体、视神经、脑干及小脑等部位。

(2) 病理

病理学上，星形母细胞瘤介于星形细胞瘤和室管膜瘤，特征性的表现是弥散性的血管周围星形母细胞性假菊形团（图 48－15）。GFAP 阳性。因其生物学行为是多变的，由于缺乏足够的临床和病理资料，本次 WHO 分类未对其作出明确分级，但以往认为该肿瘤可为 WHO Ⅱ～Ⅳ级。

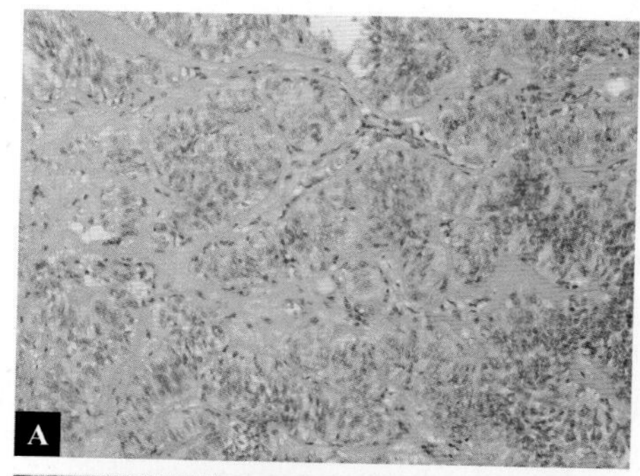

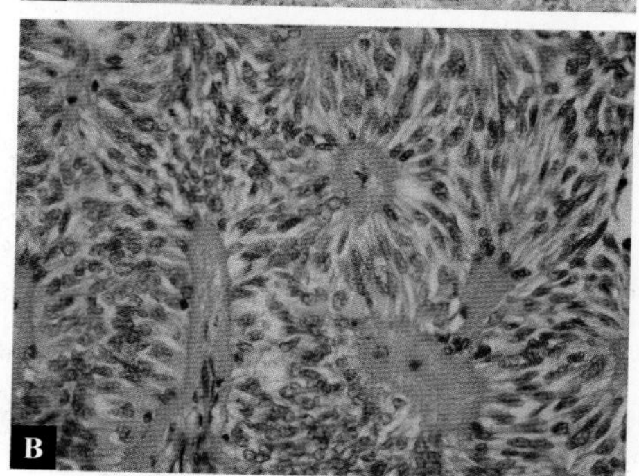

图 48－15　星形母细胞瘤

注：A. WHO Ⅱ级，血管周围多层菊形团结构；B. 血管周围胶原化。

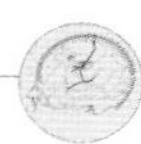

(3) 临床表现

星形母细胞瘤生长速度较快，平均病程在1～20个月之间。主要症状为颅内压增高与局灶性神经功能障碍。病灶位于小脑者主要表现为脑积水，发病更快。

(4) 影像学表现

在MRI上，为分散的小叶状、幕上病灶，包含实性和囊性成分。实性成分已被描述为在T_2W上具有特征性“多泡”外观。

(5) 治疗

低级别病灶肉眼下全切除通常带来长时间的无进展期。高级别病灶的治疗方法包括手术、放疗和化疗，不过辅助治疗的效果存在争议。

(6) 预后

星形母细胞瘤的自然病程未明确。

48.6 神经元和神经元-胶质肿瘤

这类肿瘤很少见，其特征是肿瘤细胞的增殖，表现为神经元和胶质细胞(最常见的是星形细胞)的混合分化。有时很难区分神经元-胶质混合性肿瘤与神经元包埋其中的弥漫胶质瘤。此外，即使节细胞瘤，胚胎发育不良性神经上皮肿瘤(DNT)和神经细胞瘤可能表现出一些胶质分化，这些肿瘤通常不被认为是胶质瘤。对于神经元-胶质混合性肿瘤的诊断，使用针对神经元(如突触素、NeuN、MAP2、神经丝)和胶质(如GFAP、OLIG2)标志物的抗体进行免疫组化是有帮助的，通常是必不可少的。大多数神经元-胶质混合性肿瘤是界限清晰且生长缓慢(WHO Ⅰ级)，但很少有例子显示间变特征(特别是核分裂活跃和/或假栅栏样坏死)与更具侵袭性的行为相关。

48.6.1 胚胎发育不良神经上皮肿瘤

胚胎发育不良神经上皮肿瘤(DNT)为良性的胶质神经元肿瘤，幕上肿瘤，典型病例病变位于颞叶，常见于儿童和青年，早年癫痫起病，伴有长期的难治性局灶性癫痫史。

由于肿瘤由多种神经细胞组成并伴有皮质发育不良，因此认为DNT为一种胚胎期发育不良而形成的肿瘤。癫痫外科手术后长期随访显示预后非常好，几乎没有复发或进展。

(1) 发病率

DNT多见于儿童，但也有青年患者，男女性发病无明显差异。DNT好发于幕上，62%～78%位于颞叶，余几乎均位于额叶。

(2) 病理

良性的胶质神经元肿瘤，WHO Ⅰ级。典型者病变位于颞叶。组织学存在神经元、发育不良的皮质结构病灶，成分类似于星形细胞瘤、少突胶质瘤或少突星形细胞瘤的多结节结构，由特异性束状轴索组成，垂直于皮质柱状排列。少突样细胞沿着柱状结构排列，间质黏液丰富，神经元漂浮其中。如果仅有此特异胶质神经元因素，符合简单型DNT诊断。DNT复杂型包含胶质肿瘤成分，结节状呈现。必须将DNT与低级别弥漫性胶质瘤相鉴别。大多数DNT肿瘤表达CD34。若*IDH*突变或1p/19q共缺失，则排除DNT诊断。

(3) 临床表现

DNT病程较长，常在幼年或年轻时发病。患者主要表现为复杂性的局灶性癫痫发作，癫痫常为顽固性而不易控制，脑电图常有病灶部位的癫痫波存在。

(4) 影像学表现

DNT影像学上占位效应罕见。CT通常显示低密度病灶，极少或无强化。MRI上DNT表现为T_1W低信号和T_2W高信号。病灶局限在皮质，并局部扩张皮质，有时会延伸入白质。增强表现各异，发生于不到1/2的病例为分布不均的多灶性增强，而非弥漫性增强。

(5) 治疗

手术是有效的治疗措施。手术目的是切除病灶、控制癫痫发作，可做病灶全切除，非优势半球也可做病灶以及对发育不良的皮质或颞叶内侧结构一并切除。

(6) 预后

DNT预后良好，手术后长期随访显示几乎没有复发或进展，癫痫也大多可以获得控制。

48.6.2 节细胞瘤和节细胞胶质瘤

节细胞瘤和节细胞胶质瘤包括一系列以肿瘤性神经元群为特征的低级别肿瘤，WHO Ⅰ级，分化好(图48-16)，生长缓慢。在节细胞胶质瘤中，肿瘤性神经元细胞伴随着肿瘤性胶质细胞，而在节细胞瘤中，分化良好的大神经元是唯一肿瘤性成分。

(1) 发病率

节细胞胶质瘤和节细胞瘤通常出现在儿童和年

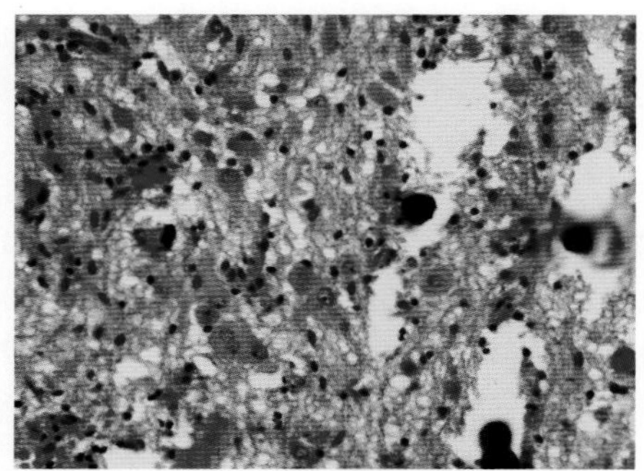

A. WHO Ⅰ级

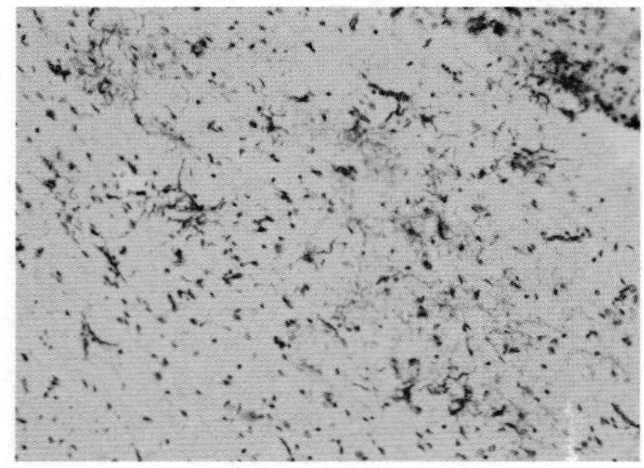

B. CD34 斑块状阳性

图 48－16　节细胞瘤

轻成人中，大部分患者的平均年龄约为 20 岁。节细胞胶质瘤和节细胞瘤可能出现在神经轴的任何地方，节细胞胶质瘤多位于幕上颞叶，节细胞多位于第 3 脑室或白质半卵圆区。

(2) *临床表现*

节细胞胶质瘤一般病程较长，平均 1.5～4.8 年。癫痫多见，发作类型与肿瘤所在部位有关。随着病程发展，癫痫发作加重且变频繁，正规抗癫痫药物治疗常不能控制。即使肿瘤位于大脑半球功能区，其局灶症状仍不多见。节细胞瘤临床上与节细胞胶质瘤难区分。

(3) *影像学表现*

节细胞胶质瘤在 CT 上的表现呈多样性，大多数为低密度或等密度，少数为高密度。肿瘤边界清，钙化或囊变各约 1/3，50%增强后可见强化影。肿瘤对脑组织占位效应不明显，水肿少见。肿瘤在 MRI 上的表现为 T_1W 低信号、T_2W 高信号，边界清晰的占位影，囊变约见于一半的病例。节细胞瘤影像学上与节细胞胶质瘤难区分。

(4) *病理*

节细胞瘤内只含有神经元成分，可伴有少量正常的或是反应性的星形细胞。大部分成熟的肿瘤性节细胞不规则簇状分布。也可部分呈发育不良形态。间质含非肿瘤胶质成分。转化状态可在节细胞瘤和节细胞胶质瘤之间，完全区分有困难。节细胞瘤生长非常缓慢，有时与错构瘤难以鉴别，事实上某些节细胞瘤源自异位的神经元巢。

节细胞胶质瘤包含发育不良的节细胞混杂在肿瘤性胶质细胞中。*BRAF V600E* 突变率 25%。若 *IDH* 突变或 1p/19q 共缺失，则排除节细胞胶质瘤诊断。预后良好。

(5) *治疗*

手术切除为治疗的主要措施。大部分可做到肿瘤全切除。即使是次全切除，预后也比较好，但可出现晚期复发。*BRAF V600E* 突变对治疗的意义是研究的一个热点。肿瘤对放疗及化疗均不敏感，即使肿瘤次全切除，亦不常规行放疗等辅助治疗。对于无法切除的复发性节细胞胶质瘤和具有间变成分的次全切除节细胞胶质瘤，可以尝试放疗和化疗。

(6) *预后*

全切除肿瘤预后佳，且能较好地控制癫痫发作。

48.6.3　间变性节细胞胶质瘤

间变性转化在节细胞胶质瘤中很少见，但通常发生在胶质成分中；判断标准包括有丝分裂活跃，常伴有细胞增多、核多形性。某些情况下，甚至有微血管增生和/或伪栅栏样坏死。WHO Ⅲ级。

48.6.4　发育不良的小脑节细胞瘤

小脑发育不良性节细胞瘤又称 Lhermitte-Duclos 病，少见，良性小脑占位，发育不良的节细胞组成皮质结构。此病变中，增大的节细胞占据原先的颗粒层，使小脑叶增厚。为 Cowden 综合征中的主要中枢神经系统病变。

(1) *发病率*

小脑发育不良性节细胞瘤可呈家族性或散发性方式发病。

(2) *病理*

小脑发育不良性节细胞瘤多以正常小脑皮质结构丧失和脑叶局部增厚为特征，被认为是小脑皮质的一种错构瘤，WHO Ⅰ级。镜下见小脑半球白质减少，颗粒层为异常增生的神经节细胞构成，颗粒细胞与浦肯野细胞明显减少，分子层内含较多的有髓神经纤维(图 48－17)。异常肥大的神经节细胞的轴

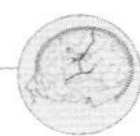

突朝着皮质方向平行排列。

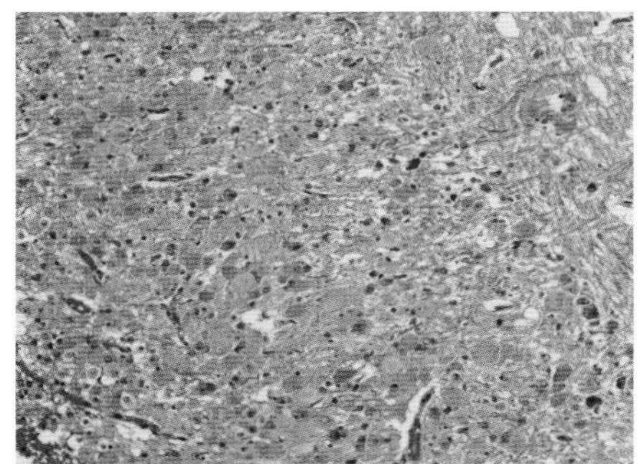

A. WHO Ⅰ级

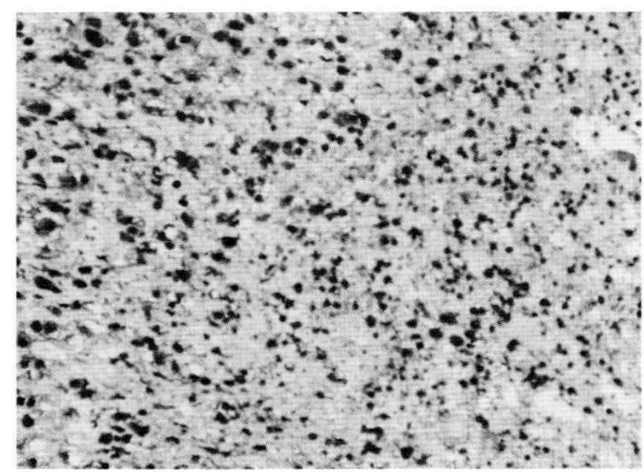

B. NeuN 阳性

图 48－17 发育不良的小脑节细胞瘤

(3) 临床表现

小脑发育不良性节细胞瘤常见于成人，诊断时平均年龄为 34 岁，小脑症状可能在确诊前已存在多年，并且常有脑积水。伴有 Cowden 综合征者另可伴发全身皮肤、黏膜上的错构瘤及其他部位的肿瘤或肿瘤样病变。

(4) 影像学表现

在 CT 上，小脑发育不良性节细胞瘤表现为等密度或低密度灶，且可能出现钙化。在 MRI 上，它通常为非增强，T_1W 为低信号，T_2W 以高信号与低信号的层状交替为特征。肿块局限，与周围组织界限分明。

(5) 治疗与预后

没有明显占位效应的病灶，可以暂时观察，定期随访 MRI 评估肿瘤进展情况，再决定是否手术。

48.6.5 促纤维增生性婴儿星形细胞瘤和节细胞胶质瘤

良性的胶质神经肿瘤，包含明显促纤维增生间质和神经上皮成分，如果局限于肿瘤性星形细胞——促纤维增生性婴儿星形细胞瘤(DIA)，或者星形细胞与不同成熟度的节细胞共存——促纤维增生性婴儿节细胞胶质瘤(DIG)。DIA 和 DIG 主要见于婴儿。

(1) 发病率

DIA/DIG 最初被认为只发生于 2 周岁以内。病灶以额叶和/或顶叶多见，有时病灶可位于颞叶或枕叶。

(2) 病理

DIA/DIG WHO Ⅰ级，典型特征包括：星形细胞与神经节双重分化，显著的促纤维增生基质。通常呈大而囊性病变，在大脑皮质和软脑膜表浅部位，可累及硬脑膜。镜下肿瘤表现可多样，但均可见致密的过度生长的结缔组织，其间有星形细胞及神经元瘤细胞。免疫组化染色突触素(synaptophysin)阳性，多数肿瘤内含有 GFAP 阳性的星形细胞。

(3) 临床表现

患儿病程较短，最短者 3 d，最长不超过 3 个月。最常见的症状为快速的头围增大、前囟饱满、双眼呈“落日”现象，部分患儿有癫痫发作与局灶性运动障碍。

(4) 影像学表现

在头部 CT 上，肿瘤最显著的特点为一巨大的囊。周边实质部分呈稍高密度，增强后瘤结节异常强化。在 MRI 上，肿瘤囊性部分 T_1W 为低信号，T_2W 为明显高信号。

(5) 治疗

治疗以手术切除为主，手术能全切除者一般可获得根治效果。

(6) 预后

预后良好。

48.6.6 乳头状型胶质神经元肿瘤

乳头状型胶质神经元肿瘤(PGNT)是罕见的良性肿瘤，主要发生于年轻成人，中位年龄为 28 岁，位于幕上。局限囊变或实质性肿瘤，MRI 可显示增强。MRI 特征与其他胶质神经元肿瘤类似，大多数病变有囊性成分和可强化的实性成分，T_2W 表现为等信号至高信号，也可能有钙化。低级别双相性肿瘤包含星形细胞和神经元分化，GFAP 阳性的胶质细胞围绕玻璃样变的血管组成假乳头结构，乳头间分布着突触素阳性的神经元(图 48－18)，偶尔见节细胞。大部分肿瘤呈 *SLC44A1*－*PRKCA* 融合基因。预后好。在大多数病例中，乳头状型胶质神经元肿瘤可通过外科切除治愈。

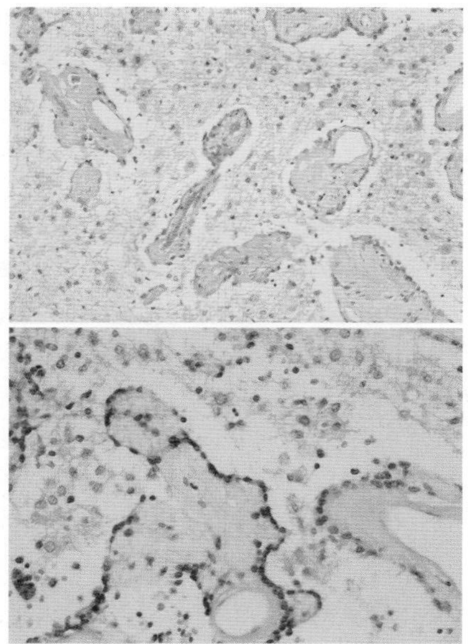

A. HE染色

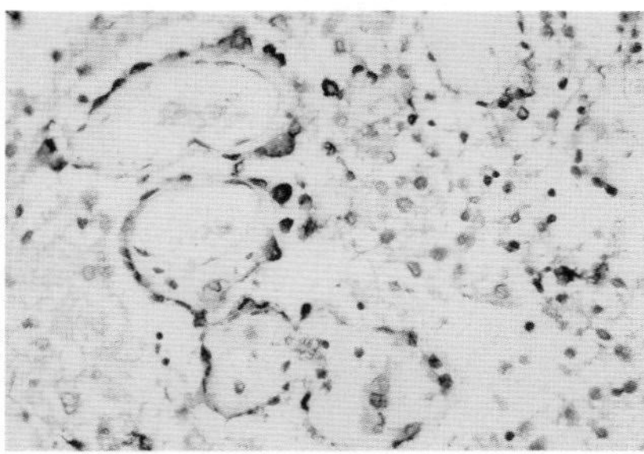

B. GFAP阳性

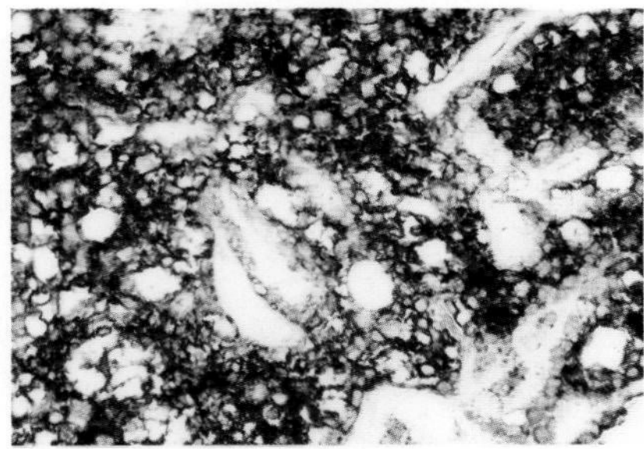

C. Syn阳性

图 48－18　乳头状型胶质神经元肿瘤

48.6.7　伴菊形团形成的胶质神经元肿瘤

伴菊形团形成的胶质神经元肿瘤(RNGT)(图48－19)罕见的良性肿瘤，缓慢生长，主要见于年轻成人，平均年龄32岁。这些肿瘤大多发生在中线，最常见部位是第4脑室，也可在其他位置如松果体、视交叉、脊髓和透明隔。同时具有两种不同的成分：单一的神经元形成菊形团和/或血管周围假菊形团，另一形态是星形细胞，也可形态似毛细胞星形细胞瘤。

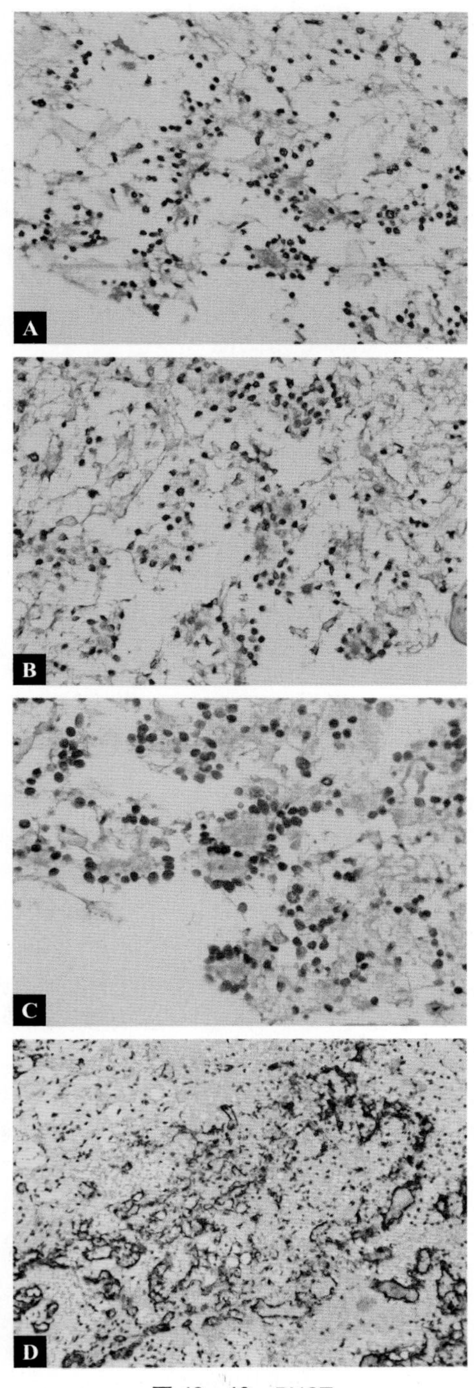

图 48－19　RNGT

注：A. Rosette 形成 RGNT；B. Syn 阳性；C. OLIG2 阳性；D. CD34 阳性。

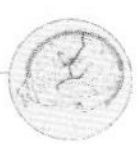

48.6.8 弥漫性软脑膜胶质神经元肿瘤

罕见的胶质神经元肿瘤，多见于儿童。MRI 的特征性表现为软脑膜广泛增强。相邻的脊髓实质肿块也可出现。主要特征：占绝对优势的广泛软脑膜生长，少突样细胞具神经元分化。部分有 *KIAA1549 - BRAF* 融合基因，可孤立 1p 缺失，或 *IDH* 野生而 1p19q 共缺失。少突样细胞的肿瘤细胞呈 OLIG2 和 S100 阳性，而 GFAP 和突触素常有变化。大部分呈组织学低级别病变，临床生长缓慢，偶尔进展。

48.6.9 中枢神经细胞瘤

生长于侧脑室和第 3 脑室的小细胞神经元肿瘤，WHO Ⅱ级。

（1）发病率

中枢神经细胞瘤是分化良好的肿瘤，常位于孟氏孔区域，约占成人所有脑室内肿瘤的一半。在大脑实质或脊髓中偶尔可发现类似的肿瘤，在这种情况下被称为脑室外中枢神经细胞瘤。好发于青壮年，平均发病年龄在 20～30 岁，男女比例为 1.13∶1。

（2）临床表现

中枢神经细胞瘤患者的平均诊断年龄是 29 岁，平均病程为 3～7 个月。由于肿瘤位于孟氏孔附近，临床上主要表现为梗阻性脑积水引起的颅内高压症状。最常见的体征为视神经盘水肿。

（3）影像学表现

大多数中枢神经细胞瘤是多囊性且有钙化，以宽基底附着在脑室上外侧壁上。它们通常位于侧脑室或第 3 脑室，附着于室间孔附近的透明隔或脑室壁上。CT 检查肿瘤呈脑室内边界清楚的圆形等密度或略高而不均匀密度影，半数以上肿瘤有钙化影。幕上中枢神经细胞瘤增强后，肿瘤有中度至明显强化。MRI 上肿瘤实质部分 T_1W 为等或稍高信号，T_2W 为高信号，瘤内可见血管流空影，提示肿瘤血供丰富。

（4）病理

大体成球形，边界清楚。肿瘤质地软，灰红色，有钙化。光镜下肿瘤细胞形态与少突胶质细胞瘤非常相似，不易区分。由单一的小细胞组成，胞质少，核圆，染色质呈斑点状，常有核周空晕现象。瘤内局部有钙化灶。免疫组化神经元阳性，增殖能力弱。很少病例出现组织学间变图像（如核分裂增加，微血管增生，和坏死），称为不典型中枢神经细胞瘤。中枢神经细胞瘤伴 Ki - 67 增殖指数≥2％或 3％，无其他间变图像也可诊断为不典型中枢神经细胞瘤。

脑室外神经细胞瘤通常局限性缓慢生长，组织学图像与中枢神经细胞瘤一致，同样由单一的神经元分化的小细胞组成，但无 *IDH* 突变，可出现在整个中枢神经系统而与脑室没有明显关联。突触素常表达（图 48 - 20），而广泛而强烈的 OLIG2 表达可排除该诊断。

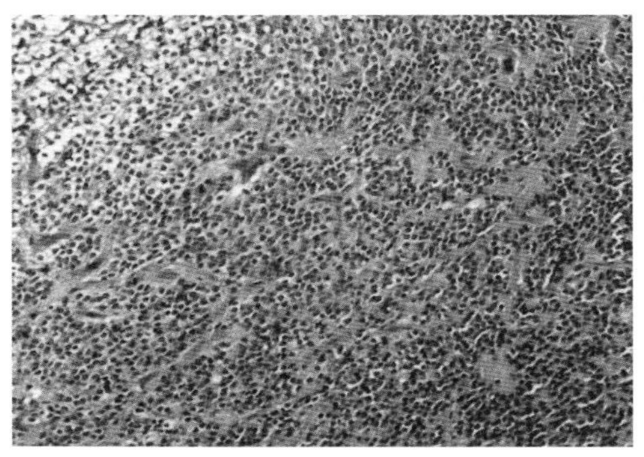

A. WHO Ⅱ级

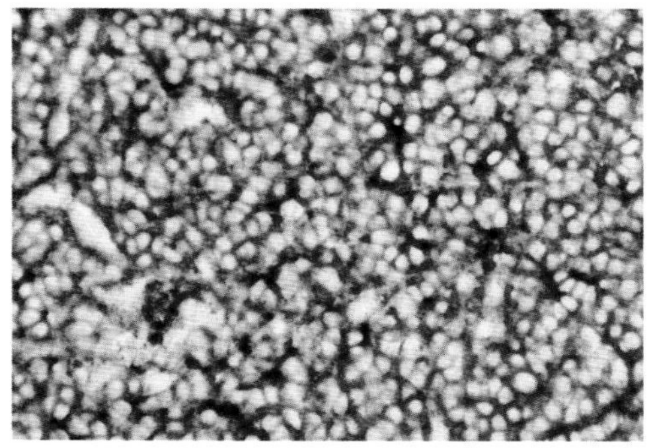

B. Syn 阳性

图 48 - 20 中枢神经细胞瘤

（5）治疗

手术切除为最佳治疗方法。由于这些肿瘤通常再生长缓慢，即使是次全切除也能延长生存期。对肿瘤部分切除患者或复发患者宜行放射治疗。

（6）预后

中枢神经细胞瘤大多具有良性生物学行为，多数预后良好。5 年生存率为 81％，全切除者 5 年生存率可达 90％。

48.6.10　脑室外神经细胞瘤

由单一的神经元分化的小细胞组成，但无 *IDH* 突变，可出现在整个中枢神经系统而与脑室没有明显关联。脑室外神经细胞瘤通常局限性缓慢生长，组织学图像与中枢神经细胞瘤一致。突触素常表达，而广泛而强烈的 OLIG2 表达可排除该诊断。

48.6.11　小脑脂质神经细胞瘤

小脑脂肪神经细胞瘤是罕见的颅后窝肿瘤，WHO Ⅱ级。

（1）*发病率*

患者在诊断时的平均年龄约为 50 岁。

（2）*临床表现*

临床上患者表现为颅后窝占位症状。

（3）*影像学表现*

CT 表现为界限清楚的病灶（低或等密度影），并且有中度不均匀强化。在 MRI 上表现较为特殊，在 T_1W 高信号、T_2W 不均匀高信号，强化不均匀。

（4）*病理*

肿瘤具有神经元/神经细胞分化的背景，其中灶性脂肪瘤样改变。包含成熟脂肪组织和多种其他细胞类型，包括一定程度的神经元。

（5）*治疗*

手术切除为主要治疗手段。

（6）*预后*

预后良好。然而可有复发和恶性进展。

48.6.12　副神经节瘤

一个独特的神经内分泌肿瘤，良性，WHO Ⅰ级。通常有包膜，起源于特异性神经嵴细胞，其与自主神经节细胞相关（神经节旁）；包含神经元分化的主细胞巢状分布（Zellballen 器官样），周围有支持细胞围绕，伴纤细毛细血管网。在中枢神经系统，主要见于马尾/终丝和颈静脉鼓室区。

（陈　宏　程海霞）

参考文献

[1] 汪寅，张声，黄行富，等. 中枢神经系统肿瘤[M]//周良辅. 现代神经外科学. 2 版. 上海：复旦大学出版社，2015：554－587.

[2] BIKOWSKA B, GRAJKOWSKA W, JÓŹWIAK J. Atypical teratoid/rhabdoid tumor: short clinical description and insight into possible mechanism of the disease [J]. Eur J Neurol, 2011,18(6):813－818.

[3] CARUSO C, CARCATERRA M, DONATO V. Role of radiotherapy for high grade gliomas management [J]. J Neurosurg Sci, 2013,57(2):163－169.

[4] HABBERSTAD A H, LIND LANDSTRÖM T, SUNDSTRÖM S, et al. Primary human glioblastomas prognostic value of clinical and histopathological parameters [J]. Clin Neuropathol, 2012,31(5):361－368.

[5] HIROSE Y, SASAKI H, ABE M, et al. Subgrouping of gliomas on the basis of genetic profiles [J]. Brain Tumor Pathol, 2013,30(4):203－208.

[6] JAISWAL S, VIJ M, JAISWAL A K, et al. Cytomorphology of giant cell glioblastoma: Report of a case and brief review of literature [J]. Diagn Cytopathol, 2012,40(5):440－443.

[7] KALIDINDI N, OR R, BABAK S, et al. Molecular classification of difuse gliomas [J]. Can J Neurol Sci, 2020,47(4):464－473.

[8] LOUIS D N, OHGAKI H, WIESTLER O D, et al. WHO classification of tumor of the central nervous system [M]. 4th ed. Lyon: IARC Press, 2016.

[9] MARKO N F, WEIL R J. The molecular biology of WHO grade I astrocytomas [J]. Neuro Oncol, 2012,14(12):1424－1431.

[10] MCKEAN COWDIN R, RAZAVI P, BARRINGTON TRIMIS J, et al. Trends in childhood brain tumor incidence, 1973－2009 [J]. J Neurooncol, 2013,115(2):153－160.

[11] NISHIMOTO T, KAYA B. Cerebellar liponeurocytoma [J]. Arch Pathol Lab Med, 2012, 136(8): 965－969.

[12] OSBORN A G, SALZMAN K L, THURNHER M M, et al. The new World Health Organization classification of central nervous system tumors: what can the neuroradiologist really say? [J]. AJNR Am J Neuroradiol, 2012,33(5):795－802.

[13] PEDERSEN C L, ROMNER B. Current treatment of low grade astrocytoma: a review [J]. Clin Neurol Neurosurg, 2013,115(1):1－8.

[14] PERRY A, WESSELING P. Histologic classification of gliomas [J]. Handb Clin Neurol, 2016,134:71－95.

[15] SADIGHI Z, VATS T, KHATUA S. Childhood medulloblastoma: the paradigm shift in molecular stratification and treatment profile [J]. J Child Neurol,

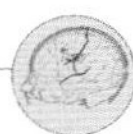

2012,27(10):1302 - 1307.

[16] SAFAEE M, OH M C, BLOCH O, et al. Choroid plexus papi llomas: advances in molecular biology and understanding of tumorigenesis [J]. Neuro Oncol, 2013,15(3):255 - 267.

[17] SCHMIDT R F, LIU J K. Update on the diagnosis, pathogenesis, and treatment strategies for central neurocytoma [J]. J Clin Neurosci, 2013, 20(9): 1193 - 1199.

[18] SHEN F, WU C X, YAO Y, et al. Transitionover 35 years in the incidence rates of primary central nervous system tumors in Shanghai, China and histological subtyping based on a single center experience spanning 60 years [J]. Asian Pac J Cancer Prev, 2013,14(12): 7385 - 7393.

[19] SUGHRUE M E, CHOI J, RUTKOWSKI M J, et al. Clinical features and post surgical outcome of patients with astroblastoma [J]. J Clin Neurosci, 2011, 18(6):750 - 754.

[20] TARBELL N J, FRIEDMAN H, POLKINGHORN W R, et al. High risk medulloblastoma: a pediatric oncology group randomized trial of chemotherapy before or after radiation therapy (POG 9031) [J]. J Clin Oncol, 2013,31(23):2936 - 2941.

[21] TAYLOR J W, CHI A S, CAHILL D P. Tailored therapy in diffuse gliomas: using molecular classifiers to optimize clinical management [J]. Oncology, 2013,27(6):504 - 514.

[22] VILLANO J L, PARKER C K, DOLECEK T A. Descriptive epidemiology of ependymal tumours in the United States [J]. Br J Cancer, 2013,108(11):2367 - 2371.

[23] WEILER M, WICK W. Molecular predictors of outcome in low grade glioma [J]. Curr Opin Neurol, 2012,25(6):767 - 773.

[24] WINN H R. Youmans and Winn neurological surgery [M]. 7th ed. Philadelphia: Elsevier, 2017.

[25] WOEHRER A. Brain tumor epidemiology in Austria and the Austrian brain tumor registry [J]. Clin Neuropathol, 2013,32(4):269 - 285.

脑肿瘤的生物学标记及其临床意义

49.1 脑肿瘤的生物学标记概述

本章以最新的 2016 WHO 中枢神经系统(CNS)肿瘤分类第四版修订版的新知识为基础，结合传统病理组织形态学和分子遗传学，对脑肿瘤的分子生物学标记做一阐述。随着成熟的分子生物学技术对脑肿瘤研究的不断深入，包括遗传学、表观遗传学和分子信号通路等多方面，2016 WHO CNS 肿瘤分类已经删减了部分脑肿瘤实体、亚型和术语，同时也派生出许多新的脑肿瘤实体或亚型。因此，在病理组织学上整合有效的分子参数将会是指导 WHO CNS 肿瘤精准诊断、精准预判临床预后，甚至是精准治疗的未来方向。

至今，导致脑肿瘤的直接原因在很大程度上是不清楚的，对遗传性肿瘤综合征(inherited tumor syndrome)患者的研究，可能有助于揭示各种遗传异常或缺陷诱发肿瘤形成。另一方面，有充分证据表明，头颈部肿瘤，经放疗后诱发脑膜瘤的概率明显升高；原发性 CNS 淋巴瘤，在免疫功能低下或缺陷人群中是最常见的颅内肿瘤，并逐渐向正常免疫功能人群渗透；进入 20 世纪 90 年代，胶质瘤的发病率呈明显上升趋势，这些与先进或敏感的检测手段没有直接关系，其发病机制尚不明了，目前仅确定 2 个有关的发病风险因素：暴露于高剂量电离辐射和与罕见综合征相关的高外显率基因遗传突变。

虽然在大多数情况下肿瘤的发生和病因有待于进一步澄清，但是利用遗传和分子生物学技术对脑肿瘤的基础研究已基本突破了传统的观念，并迅速向临床医学转化，探究遗传的不稳定性、肿瘤的侵袭

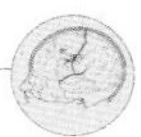

性和血管生成已成为不可回避的课题，并已具体体现在日常诊疗活动中。基因表达谱、组织芯片技术和mRNA剪接模式被认为是全面评估脑肿瘤的重要组成部分。在过去的几十年中，依赖功能基因组学和生物信息学，已彻底改变了人们对脑肿瘤的诊断、预后及预测性生物学标记的认识。然而，要获取庞大的生物学信息，需神经外科医生提供足够的脑肿瘤标本，这可能会影响病理诊断的正确性以及治疗方案的制订。但是，也不能过分强调，毕竟受到各种因素和技术条件的制约，以及肿瘤空间异质性等的影响。对于脑肿瘤，要做出比较精确的病理诊断，必须要全面了解患者的年龄、肿瘤发生的解剖部位以及神经影像学特征来进行综合分析，这是脑肿瘤病理诊断实践中应遵循的基本原则。

在第48章中介绍了CNS肿瘤的新分类，2016 WHO CNS肿瘤分类已增加了若干种新的肿瘤实体和亚型。在此版本中，WHO分类在组织学特征解读上仍旧继承了传统的观念，即细胞分化的模式可决定表型特征，也就是说肿瘤细胞的表型特征可追溯肿瘤细胞的起源。但经过漫长的探索和争论，尚未确定“细胞去分化学说”是否能形成肿瘤。最近，具有成瘤作用的“肿瘤干细胞学说”已被广泛接受。所谓肿瘤干细胞（tumor stem cell，TSC）是指具备自我更新和多向分化能力的祖细胞，它与微环境的变化密切相关，其结果可导致TSC的生物学行为以及对放、化疗的抵抗性发生变化。例如，内皮细胞、小胶质细胞和各种信号通路上的分子变异等。这似乎能解释为什么TSC通常保留了低增殖活性的能力，虽经过积极治疗，但肿瘤仍然保留继续生长或复发的特性。除此以外，新版分类引入了分子参数，打破了完全基于显微镜诊断的模式，例如异柠檬酸脱氢酶（*IDH*）突变、染色体1p/19q联合缺失状态、O6-甲基鸟嘌呤-DNA甲基转移酶（O6-methylguanine DNA methyltransferase，*MGMT*）基因启动子甲基化状态、端粒酶反转录酶（*TERT*）启动子突变等。

2016 WHO CNS肿瘤分类对CNS肿瘤的命名参照了淋巴造血系统的命名形式，诊断由组织病理学诊断加基因特征构成，基因特征用逗号隔开或作为形容词，如弥漫性星形细胞瘤，IDH突变型；具有超过一个基因型改变者，在名称中要包括多重基因型特征，如少突胶质细胞瘤，IDH突变和1p/19q共缺失型；基因未突变者，则描述为野生型，如弥漫型星形细胞瘤，IDH野生型。其中组织病理学诊断部分，基本沿用了1926年Bailey和Cushing所提出的“胚胎学说”，把各种脑肿瘤与CNS在胚胎发育过程中各个不同阶段的细胞形态进行比较学研究，并对脑肿瘤进行病理学分类。这种基于细胞起源的分类，明确了类似于胚胎期、未分化细胞形态的肿瘤，意味着恶性程度高、临床进展快、预后不良。虽然这些名称和术语目前仍被广泛使用，但其内涵已发生了根本性变化。众多研究表明，无论是遗传性肿瘤综合征还是散发性患者，均与调控基因的改变或体细胞基因突变有关。当基因发生改变时，调控基因所编码的蛋白质功能会发生变化，或不正确的DNA修复机制等，均可促发肿瘤形成。如图49-1所示，对于脑肿瘤，细胞起源的假设已与传统的观念发生了根本性改变，过去曾一度认为终末期分化型细胞是不会形成肿瘤的，而最近研究显示，非同寻常的转化模式，如上皮-间充质转化（epithelial mesenchymal transformation，EMT）或反之，均可诱发肿瘤形成、播散或转移。如图49-1虚线所表示的逆行性分化，就变得更容易理解，这种祖细胞通常被称为TSC，在脑肿瘤的形成过程中扮演着非常重要的角色。图49-1也清楚地显示，室管膜瘤还没有融入这一假设中，这种现象可能在肿瘤形成过程中，基因损伤的叠加效应与克隆的选择性有关。

在生物学和病理学评估脑肿瘤良、恶性的过程中，要精确判断细胞的去分化程度，而不是肿瘤体积大小的变化。导致脑肿瘤进一步恶化的根本原因是细胞的异质性和基因损伤的叠加效应，诱导细胞去分化。Broders首先提出肿瘤分级的概念，他发现唇癌的细胞分化程度，可预测肿瘤的生物学行为和判断临床预后。随后，Kernohan和D. Duport对脑肿瘤进行了大量分析，并提出了4级分类模式。2016 WHO CNS肿瘤分类的分级系统基本采纳了Kernohan和D. Duport的意见，根据肿瘤的恶性潜能和侵袭性，将其划分为4个等级，Ⅰ级通常被认为是良性肿瘤。这个分级系统已被病理、神经放射、神经外科及肿瘤等多个学科普遍接受。但沿用至今实践证明，因观察者自身的喜好和观察侧重点的不一致性，带有很大的主观性和片面性。值得强调的是，通过细胞的去分化程度来评估肿瘤良、恶性的生物学行为，与临床预后没有绝对的相关性。例如，发生在枕骨大孔处的良性脑膜瘤，因机械性压迫可导致死亡。另一方面，远处转移是恶性肿瘤的重要特征之一，但是恶性程度最高的胶质母细胞瘤，却很少发

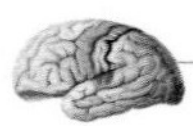

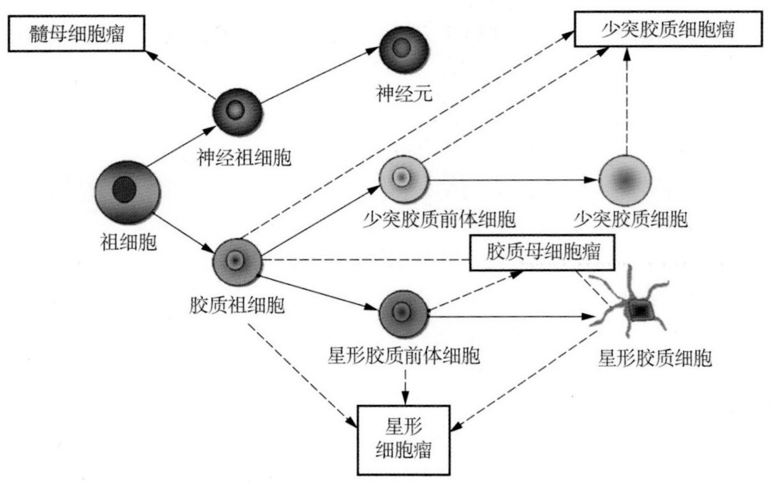

图 49-1 神经上皮肿瘤的起源

改编自：HUSE J T, HOLLAND E C. Targeting brain cancer: advances in the molecular pathology of malignant glioma and medulloblastoma [J]. Nat Rev Cancer, 2010,10(5):319-331.

生颅外转移。当今，随着各种分子生物学检测技术的日趋成熟和普及，建立在形态学基础之上的分子生物学评价体系，将对脑肿瘤的分类和分级产生深远影响，2016 WHO CNS 肿瘤分类的修订就是最好的证明。

所谓生物学标记是指客观衡量或确定与疾病有关的相关因素，帮助临床诊断、判断临床预后、指导个体化治疗方案的制订以及随访。在脑肿瘤病理诊断实践过程中，包括利用诊断、预后及预测性生物学标记，来综合评估患者的脑组织标本或相关的体液标本。至今，虽然已发现了大量与预后及预测相关的候选生物学标记，其中部分生物学标记已被充分证实并应用于临床诊断等方面，但仍然有很多标记对临床的有用性一直存有争议，还没有转化为临床常规使用。本章主要阐述已进入临床常规使用，并已经过多学科神经肿瘤专家达成共识的生物学标记，特别是当前热议中的预后及预测性生物学标记，对临床的有用性作一介绍。

49.1.1 诊断性生物学标记

诊断性生物学标记(diagnostic biomarker)是指在脑肿瘤病理诊断实践过程中，基于肿瘤的发生部位、细胞形态、排列方式和分化特征，来选择某些生物学标记对肿瘤进行标记，以期做出比较精确的病理诊断、鉴别诊断和分类。目前，组织形态学仍然是病理诊断的基础，但对脑肿瘤进行分子生物学标记是现代诊断病理学的重要步骤之一，也是目前 2016 WHO CNS 肿瘤分类中的主要部分之一，对确定脑肿瘤亚型与临床预后的关系具有重要意义。在临床病理诊断实践中，常用的分子生物学检测方法包括免疫组织化学(IHC)技术、荧光原位杂交(FISH)技术、聚合酶链反应(PCR)技术、DNA 测序技术以及比较基因组杂交技术等。其中，免疫组织化学技术是临床病理诊断最常用和普及的方法之一。所谓免疫组织化学技术是指在已知的抗体上，结合荧光或可呈颜色的化学物质，利用免疫学原理中的抗原和抗体间专一性的结合反应，检测细胞或组织中是否有目标抗原的存在。此方法不仅可用来检测抗原的表达量，还可观察抗原所表达的部位。从理论上讲，只要是能够让抗体结合的物质，也就是具有抗原性的物质，包括蛋白质、核酸、多糖、病原体等都可检测。免疫组织化学方法的优势在于特异性较高、简便快捷和成本低廉，通常是采用特定的肿瘤标记来筛查肿瘤，对脑肿瘤的病理诊断、鉴别诊断和分类具有重要意义。但是，必须清楚地认识到，现有的商用抗体，因抗体的克隆号或生产厂家的不同，作用存有很大的差异，每种抗体并不专门针对某类肿瘤。随着生物学技术的不断发展，今后将涌现出更多的特异性抗体。因此，在临床病理诊断实践中，应使用多种特异性抗体标记对脑肿瘤的分化特征进行综合评估(见表 49-1)。

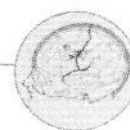

表 49-1 各种类型脑肿瘤典型的免疫表型组合

肿瘤类型	阳性标记	部分阳性标记	阴性标记
星形细胞瘤	GFAP，Olig2，IDH-1，S-100		CK，LCA，Syn，HMB-45
少突胶质细胞瘤	GFAP，Olig2，IDH-1，S-100	Syn	CK，LCA
室管膜瘤	GFAP，S100，EMA(点状或环状)	CK	LCA，Syn
脉络丛乳头状肿瘤	S100，CK	GFAP	EMA，CEA
节细胞胶质瘤	Syn，NFP，NeuN，CD34	GFAP	CK，EMA，PLAP
中枢神经细胞瘤	Syn，NeuN	GFAP，S-100	NFP，CK，LCA
副神经节瘤	Syn，CgA	CK	GFAP，HMB-45
垂体腺瘤	Syn，CgA，GH，PRL，TSH，FSH，LH，ACTH	CK	S-100，GFAP，CD99，TTF1
髓母细胞瘤	Syn	GFAP，NeuN，S-100	CK，LCA，EMA
非典型畸胎样/横纹肌样肿瘤	Vimentin，EMA，CK	Syn，GFAP，Desmin	INI1，PLAP，LCA，β-HCG
脑膜瘤	EMA，Vimentin，PR	S-100，CK，CD34	GFAP，HMB-45
血管外皮瘤	Vimentin，CD99，BCL-2	CD34	EMA，CK，GFAP，S-100
孤立性纤维瘤	CD34，Vimentin，CD99，BCL-2		EMA，CK，GFAP，S-100
黑色素瘤	S-100，HMB-45，Melan-A		GFAP，CK，LCA
血管母细胞瘤	S-100，Inhibin-α	D2-40，GFAP	CK，EMA，CD10
淋巴瘤	LCA，CD20，CD79α	CD30，ALK	CK，GFAP，CD3，Syn
神经鞘瘤	S-100，CD56	CD34	EMA，NFP，MBP，CK
神经纤维瘤	S-100，CD56，CD34	MBP，NFP	EMA，CK，Calretinin
神经束膜瘤	EMA，Collagen Ⅳ	MBP，NFP	CD34，CK
恶性神经鞘瘤	Vimentin，CD99，Collagen Ⅳ	S-100，CD56，CgA	SMA，Desmin，Myogenin
生殖细胞瘤	PLAP，OCT-4，D2-40，CD117	β-HCG，CK	AFP，EMA，HMB-45，LCA
卵黄囊肿瘤	AFP，CK	PLAP，EMA	β-HCG，GFAP
绒毛膜上皮癌	β-HCG，CK，EMA	PLAP	AFP，GFAP，HMB-45，LCA
胚胎癌	CK，PLAP，CD30，OCT-4		β-HCG，AFP，HMB-45，EMA，LCA
畸胎瘤	CK，PLAP，EMA	AFP	β-HCG
转移性癌	CK，CK7，CK20，EMA，CD10(肾)，TTF1(肺或甲状腺)	CEA，S-100，Syn	GFAP，LCA，HMB-45

49.1.2 预后性生物学标记

预后性生物学标记(prognostic biomarker)被定义为与患者的临床结果有关的生物学指标，通常是指有助于评估患者无进展生存期(PFS)和总生存期(OS)的生物学标记，当然也涉及组织或细胞的形态学特征，如坏死、细胞增殖潜能和细胞遗传学变异等。根据定义，预后性生物学标记一般不涉及具体的治疗方案制订，但它仍然能在手术后的处理过程中发挥作用，如决定手术后患者随访的时间间隔以及患者是否要接受放(化)疗等辅助治疗。

49.1.3 预测性生物学标记

预测性生物学标记(predictive biomarker)被定义为对某些特定的患者群体，通过特殊的治疗方法能从中获益的生物学指标，有助于避免无效或过度治疗而造成的各种并发症。这就是当今在肿瘤治疗学领域中，提倡“个体化治疗或分子靶向治疗”的缘由。

总之，诊断性生物学标记是对脑肿瘤做出比较精确的病理诊断和分类；预后性生物学标记是用来预测患者的临床结果；预测性生物学标记是用来预测患者对某些药物的治疗效果。但需要强调的是，这 3 组生物学标记的各成员之间常存在重叠现象，最好的例子就是染色体 1p/19q 的杂合性缺失状态，按照 2016 WHO CNS 肿瘤分类法所指，染色体 1p/19q 杂合性缺失状态既是少突胶质细胞瘤最重要的诊断性生物学标记，也是一项预后性生物学标记。

同时，在低级别胶质瘤中 *IDH* 基因的突变状态，既是重要的预后性生物学标记，也是一项诊断性生物学标记。在浩如烟海的候选生物学标记物中，应按照循证医学寻找证据的原则，建立评分系统，客观评估那些对临床有用的预后和预测性生物学标记物（表 49－2）。

寻找证据，至关重要的基本要素是实验室对数据的分析性能（analytical performance）和临床效应（clinical performance）。所谓分析性能是指多中心采用大样本分析检测，所得到的有效和可重复性的结果，在国际上能达成共识的那些生物学标记。所谓临床效应是指从众多候选生物学标记物中筛选出对临床有价值的生物学指标，也就是能评估患者临床预后以及指导临床治疗的生物学标记。

至今，关于脑肿瘤的预后及预测性生物学标记一直倍受讨论和争议。按照循证医学证据评分系统对每一个候选生物学标记进行分析性能和临床效应的综合评估，凡分析性能和临床效应达到Ⅰ级或Ⅱ级证据的候选生物学标记，将被推荐可进入临床常规使用。近几年已有众多分子生物学标记物受到研究者和临床医生的认可。这些生物学标记可有效地进行脑肿瘤分型、临床预后评价甚至指导临床治疗方案的选择，并且 2016 WHO CNS 肿瘤分类也明确了部分生物学标记物的临床应用价值，将其融入脑肿瘤病理诊断中，其中主要的生物学标记包括染色体 1p/19q 杂合性缺失状态、*IDH* 基因突变、*MGMT* 基因启动子区甲基化状态、Ki－67（MIB－1）的肿瘤细胞增殖指数等，均已被神经肿瘤领域的多学科专家所熟悉，并已进入临床常规使用（表 49－3）。

表 49－2　脑肿瘤生物学标记循证医学 4 级证据评分系统的标准

类　别	分 级 证 据
分析性能	Ⅰ：公开发表的多中心大样本的高质量分析研究报告
	Ⅱ：公开发表的设计完善、结果明确的高质量分析研究报告
	Ⅲ：公开发表的有进一步研究价值的调查报告
	Ⅳ：独立实验室公开发表的分析研究报告，但在不同的实验室得出不一致的结果或专家的个人意见
临床效应（预后和/或预测）	Ⅰ：公开发表的多中心大样本的高质量前瞻性临床研究报告
	Ⅱ：公开发表的设计完善、结果明确的高质量临床研究报告
	Ⅲ：公开发表的有进一步研究价值的临床调查报告
	Ⅳ：单中心公开发表的临床研究报告，但在不同的中心得出不一致的结果或专家的个人意见
临床应用	以上两者均≥Ⅱ级：证据充分，可进入临床常规使用
	以上两者中任何一方＜Ⅱ级：进入临床常规使用的证据不充分

表 49－3　常见生物学标记物分析性能和临床效应的循证医学证据级别

分子标记物	生物学性能	检测方法	诊断价值	预后价值	预测价值	推荐检测的级别
染色体 1p/19q 杂合性缺失	不明确	FISH，微卫星分析	与少突胶质瘤形态学密切相关	有联合缺失的患者预后较好	对于有联合缺失的少突或间变少突胶质细胞瘤患者推荐进行化疗或联合放化疗	Ⅱ
IDH1/2 突变	增加与 G－CIMP 亚型相关的 2－羟戊二酸的浓度	IHC，焦磷酸测序	无	具有 *IDH1/2* 突变的患者预后较好	如无突变，建议通过检测 *MGMT* 启动子甲基化来预测预后	Ⅱ、Ⅳ
MGMT 启动子甲基化	干扰 DNA 修复，与 *IDH1/2* 突变肿瘤中的 G－CIMP 亚型相关	MSP 或焦磷酸测序	无	对于间变性胶质瘤患者（可能伴有 *IDH1/2* 突变）放、化疗有好的疗效	有 *MGMT* 启动子甲基化的 GBM（可能没有 *IDH1/2* 突变）烷化剂敏感。对老年患者有预测价值	Ⅲ、Ⅳ

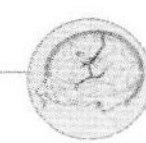

续　表

分子标记物	生物学性能	检测方法	诊断价值	预后价值	预测价值	推荐检测的级别
EGFR 扩增	对细胞的生长、增殖和分化等生理过程有重要作用	FISH	与GBM密切相关	有EGFR扩增、大于60岁的患者预后较差	无	Ⅳ
EGFRvⅢ重排	不依赖配体激活	RT-PCR，IHC，MLPA	与GBM密切相关	有EGFRvⅢ重排的患者预后差	无	Ⅳ
PTEN 突变	使细胞停止分裂并进入凋亡	Sanger测序	不详	对间变性星形细胞瘤是一个判断预后的因子	无	Ⅲ、Ⅳ
TP53 突变	诱导癌细胞自杀、防止癌变；基因修复缺陷	Sanger测序	低级别星形细胞瘤和继发GBM	不明确	无	Ⅱ
BRAF 融合	激活MAPK信号转导通路	FISH，RT-PCR	毛细胞型星形细胞瘤密切相关	不明确	可能的靶向治疗靶点	Ⅰ
BRAF 点突变	激活MAPK信号转导通路	针对*BRAF V600E*的IHC、焦磷酸测序	毛细胞型星形细胞瘤	不明确	可能的靶向治疗靶点	Ⅰ、Ⅱ(多形性黄色星形细胞瘤)
Ki-67	细胞增殖相关的核抗原	IHC	判断恶性程度和分级	对于低级别弥漫性胶质瘤是一个预测预后的可靠指标	无	Ⅱ、Ⅲ、Ⅳ

注：FISH，荧光原位杂交；MSP，甲基化特异性PCR；RT-PCR，实时定量PCR；MLPA，多重探针依赖式扩增技术；IHC，免疫组织化学。

引自：中国脑胶质瘤基因组图谱计划(CGGA). 中国脑胶质瘤分子诊疗指南[J]. 中华神经外科杂志，2014，30(5)：435-444，523-527.

49.2　神经上皮肿瘤-胶质瘤的生物学标记

49.2.1　染色体1p/19q杂合性缺失

染色体1p/19q杂合性缺失是少突胶质细胞瘤的分子遗传学特征，由于失平衡的着丝粒t(1;19)(q10;p10)移位，使1p/19q完全缺失。当细胞复制时，仍保留了1p/19q杂合性缺失状态，这种状态被认为是遗传学上的早期事件，并与少突胶质细胞疾病谱有密切关联，肿瘤细胞具有“核周空晕”和“鸡爪”样血管的病理形态学特征。据最初文献的报道，按照2017 WHO CNS肿瘤分类法统计，有80%以上的WHO Ⅱ级少突胶质细胞瘤、60%的间变性少突胶质细胞瘤、30%～50%的WHO Ⅱ级少突-星形细胞瘤、20%～30%的间变性少突-星形细胞瘤，以及10%的星形细胞瘤，包括胶质母细胞瘤有染色体1p/19q杂合性缺失。有趣的是，这种组合的杂合性缺失至今还没有在其他实体肿瘤中发现，并且病理形态学确诊的少突胶质细胞瘤和含有少突胶质细胞瘤成分的混合性胶质瘤通常都伴有*IDH-1*基因突变。

1998年Cairncross等首先发现染色体1p/19q杂合性缺失的间变性少突胶质细胞瘤患者对化疗敏感，并有较好的临床预后。随后，一项前瞻性的Ⅲ期双盲随机临床试验证实，在间变性少突胶质细胞瘤中，染色体1p/19q杂合性缺失状态是一项非常可靠的预后和预测性生物学标记，而且它可作为一项独立的预后性生物学标记，与任何辅助治疗，包括放疗、化疗以及联合放化疗均无关系。在临床实践中，目前认为染色体1p/19q杂合性缺失是一项诊断、预后及预测集一身的生物学标记。虽然伴有染色体

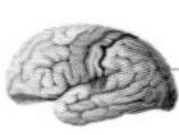

1p/19q 杂合性缺失的胶质瘤患者在接受辅助治疗后有较理想的临床预后，但需要强调的是，它不能直接指导临床来选择辅助治疗的方式，即首先化疗或放疗。如果同时伴有染色体 9q 或 10p 缺失，那将意味着有不乐观的临床预后。另外，临床预后与染色体 1p 缺失的类型也有关系，如果染色体 1p 是末端或中间部分缺失，与染色体 1p/19q 完全缺失相比，其临床预后相对较差，染色体 1p 部分缺失更常见于星形细胞瘤。欧洲癌症研究和治疗机构（EORTC 26951）随机Ⅲ期临床试验长期随访结果显示，伴有染色体 1p/19q 杂合性缺失的间变性少突胶质细胞瘤患者，给予 PCV（甲基苄肼、洛莫司汀和长春新碱）化疗同步放疗方案，能提高患者的 PFS 和 OS。此外，也有研究发现，*MGMT* 基因启动子甲基化和 *IDH-1* 基因突变的少突胶质细胞瘤患者 OS 明显提高。

综合以上，早期研究仅将染色体 1p/19q 杂合性缺失与低级别胶质瘤预后和化疗敏感性进行了关联。但随着不断的研究证实 1p/19q 杂合性缺失与少突胶质细胞瘤（WHO Ⅱ、Ⅲ级）的高度一致性，而少见于星形细胞瘤和胶质母细胞瘤，故 2016 WHO CNS 肿瘤分类中将染色体 1p/19q 杂合性缺失作为诊断少突胶质瘤的必要条件，定义为“少突胶质细胞瘤是一种弥漫浸润、缓慢生长伴 *IDH1/2* 突变和染色体 1p/19q 杂合性缺失的胶质瘤，其中以 2007 WHO 组织学诊断为星形细胞瘤和少突-星形细胞瘤如同时伴随 *IDH-1* 和/或 *IDH-2* 突变和染色体 1p/19q 杂合性缺失也应诊断为“少突胶质细胞瘤，IDH 突变和 1p/19q 共缺失型”；而就算组织形态学符合少突胶质细胞瘤，但仅表现为 *IDH-1* 和/或 *IDH-2* 突变，无 1p/19q 杂合性缺失，则应诊断为“弥漫性星形细胞瘤，IDH 突变型”。

检测染色体 1p/19q 杂合性缺失的最常用方法包括 FISH、基于 PCR 的 LOH 分析（PCR based LOH analysis）、多重连接探针扩增（multiplex ligation-dependent probe amplification）和阵列比较基因组杂交（array comparative genomic hybridization）。其中，FISH 在临床上是最常用的检测方法，采用双色荧光标记的 DNA 探针，可检测单个细胞核或组织切片细胞核的染色体异常（图 49-2），目标探针杂交端粒 1p36 和 19q13.3，并分别连接 1q 和 19P 的指示探针。FISH 的优点在于能保持组织的形态结构，而且不需要正常组织或血液标本作为正常对照。评判的标准是在荧光显微镜下计数 100～200 个互不重叠、带有信号标记的细胞核，细胞核表现为平衡、失平衡或缺失，其结果用百分比来表示。

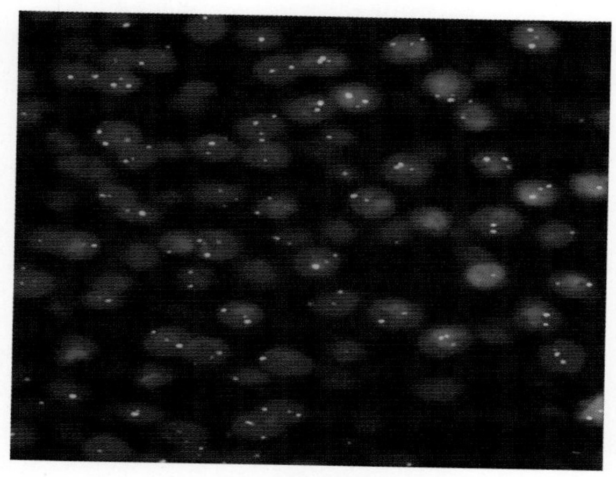

图 49-2　WHO Ⅱ级少突胶质细胞瘤染色体 1p/19q 杂合性缺失 FISH 检测

注：红点示检测信号；绿点示指示信号。

最近，微阵列基因表达研究显示，染色体 1p/19q 杂合性缺失的胶质瘤表现为神经元前体型基因表达谱，通常伴有良好的临床预后，在神经元前体型基因表达谱中，发现有一个 α-连接蛋白（α-internexin，INA）的差异性表达，INA 编码的蛋白属于神经丝蛋白相关蛋白。Ducray 等报道，INA 蛋白阳性表达，能用来评估染色体 1p/19q 杂合性缺失状态，其特异度为 86%、敏感度达 96%；在间变性胶质瘤中，如果 INA 蛋白有阳性表达，通常提示有染色体 1p/19q 杂合性缺失，并伴有良好的临床预后。

49.2.2　*IDH* 基因突变

确切地说，自发现并确认染色体 1p/19q 杂合性缺失与少突胶质细胞瘤的临床预后有密切关系时起，就兴起了空前的对胶质母细胞瘤基因组学研究的热潮。随着 3 个关键分子信号通路（RTK/RAS/PI3K：86%；P53：86%；RB：77%）的发现，揭开了对胶质瘤认识的崭新时代（图 49-3）。

采用 DNA 拷贝数分析、基因表达谱和 DNA 甲基化模式技术对 *ERBB2*、*NF-1* 和 *TP53* 基因的功能进行综合评估，为探索胶质母细胞瘤提供了一个全新的视角。例如：定位于染色体 2 的磷酸肌

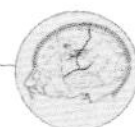

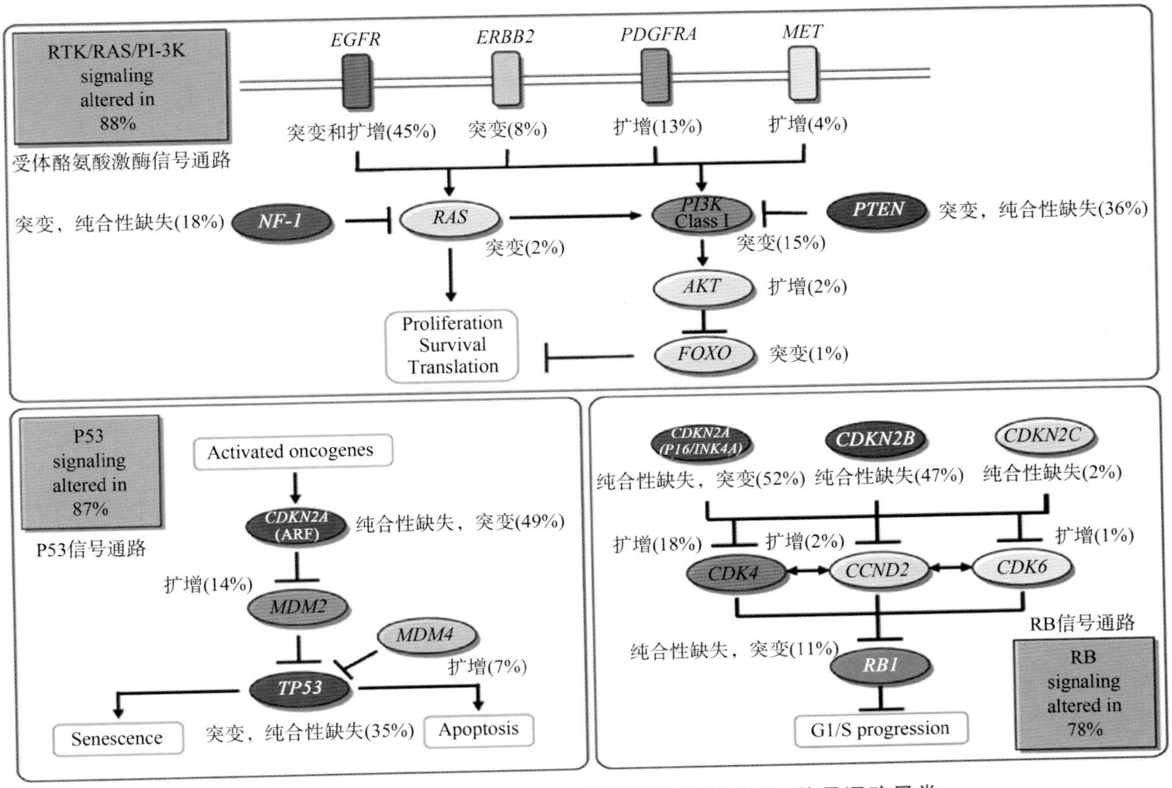

RTK/RAS/PI-3K signaling altered in 88%
受体酪氨酸激酶信号通路
EGFR
ERBB2
PDGFRA
MET
突变和扩增(45%)
突变(8%)
扩增(13%)
扩增(4%)
突变，纯合性缺失(18%)
NF-1
RAS
突变(2%)
PI3K Class I
突变(15%)
PTEN
突变，纯合性缺失(36%)
AKT
扩增(2%)
FOXO
突变(1%)
Proliferation Survival Translation

P53 signaling altered in 87%
P53信号通路
Activated oncogenes
CDKN2A (ARF)
纯合性缺失，突变(49%)
扩增(14%)
MDM2
MDM4
扩增(7%)
TP53
突变，纯合性缺失(35%)
Senescence
Apoptosis

CDKN2A (P16/INK4A)
纯合性缺失，突变(52%)
CDKN2B
纯合性缺失(47%)
CDKN2C
纯合性缺失(2%)
扩增(18%)
扩增(2%)
扩增(1%)
CDK4
CCND2
CDK6
RB信号通路
纯合性缺失，突变(11%)
RB1
G1/S progression
RB signaling altered in 78%

图 49 - 3　胶质母细胞瘤基因组学特征以及关键分子信号通路异常

改编自：CANCER GENOME ATLAS RESEARCH NETWORK. Comprehensive genomic churacterization defines human glioblastoma genes and core pathways[J]. Nature, 2008, 455(7216): 1061 - 1068.

醇 3 激酶调控亚基 1(phosphoinositide 3 kinase regulatory subunit 1, PIK3R1)频繁突变、*MGMT* 基因启动子甲基化在临床上的重要性，使人们认识到 DNA 的错义修复缺陷，导致胶质母细胞瘤患者的治疗存在差异性。基因突变可诱发引物序列发生变化，导致 DNA 拷贝数的改变，从而激活肿瘤致癌基因，表现为基因扩增或过度表达或肿瘤抑癌基因沉默，表现为染色体缺失或基因删除。最近，《自然》杂志上公布了对 9 700 万个碱基对进行分析的结果，发现有 601 个基因的体细胞突变，很显然对伴有 *NF - 1* 基因突变的胶质母细胞瘤，使用 RAF 或 MEK 抑制剂可能是有效的，而周期蛋白依赖性蛋白激酶(cyclin dependent protein kinase, CDK)抑制剂可能对染色体 9p21 细胞周期依赖性激酶抑制基因- 2A (cyclin dependent kinase inhibitor 2A, *CDKN2A*)或染色体 1p32 细胞周期依赖性激酶抑制基因- 2C(Cyclin dependent kinase inhibitor 2C, *CDKN2C*)突变的胶质母细胞瘤有效。美国约翰·霍普金斯大学癌症中心 Parsons 等分析了 22 例胶质母细胞瘤 20 611 种蛋白质编码基因的扩增和删除模式，采用阵列比较基因组杂交(array comparative genomic hybridization, aCGH)、高密度寡核苷酸阵列(high density oligonucleotide array)、新一代测序技术(next generation sequencing technology)、单核苷酸基因组学(single nucleotide genomics)和大规模同步 DNA 重复测序(massively parallel DNA resequencing)技术首次发现了意想不到的惊人结果。在大部分胶质瘤中，最早的基因变化会影响该基因编码的糖代谢酶——*IDH* 在细胞质内活性部位的形式。尽管 *IDH* 有多种亚型，但是 *IDH - 1* 基因突变与低级别胶质瘤和继发性胶质母细胞瘤密切相关，并且有较好的临床预后。随后，Blass 和 Yan 等也进一步证实，*IDH - 1* 基因突变在胶质瘤中具有高度的特异性，除了发现极少数急性髓细胞

性白血病有 *IDH -1* 基因突变外，发生在全身其他部位的恶性肿瘤中，几乎没有 *IDH -1* 基因突变。早期阶段，华山医院神经病理室曾对 381 例不同级别的胶质瘤患者进行了 *IDH -1* 基因直接测序（图 49－4），发现在低级别星形细胞瘤、少突胶质细胞瘤和少突-星形细胞瘤中，*IDH -1* 基因突变率高达 85％。

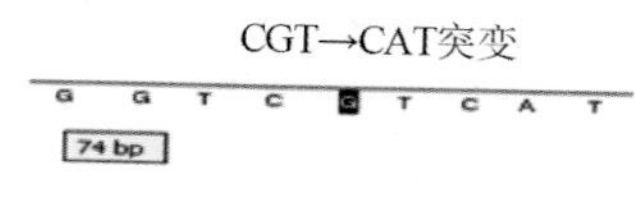

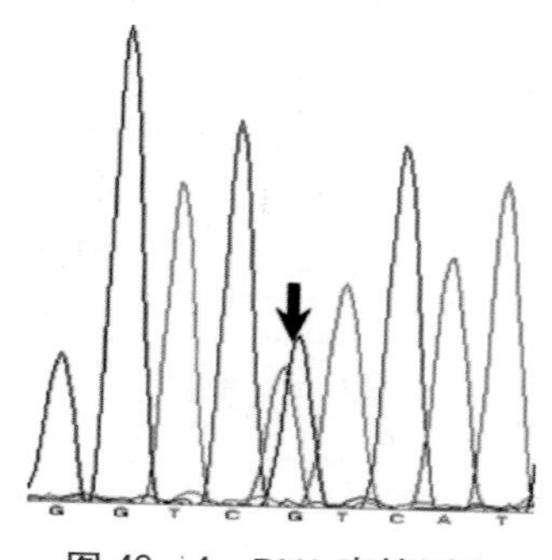

图 49－4 DNA 直接测序

注：染色体 2q33 *IDH -1* 基因密码子 132 位点从 CGT（编码精氨酸）突变成 CAT（编码组氨酸）（矢印）。

至今，人类基因组研究发现人体内存在 5 种 *IDH* 基因，编码 3 种不同的酶，它们分别是 $NADP^+$（nicotinamide adenine dinucleotide phosphate）依赖型 *IDH -1* 和 *IDH -2* 基因，以及 NAD^+（nicotinamide adenine dinucleotide）依赖型 *IDH -3*（包括 α、β 和 γ 3 种亚型）。*IDH -1* 和 *IDH -2* 基因是二聚体，而 *IDH -3* 由 2 个 α 亚基、1 个 β 亚基和 1 个 γ 亚基构成的四聚体作为功能单位。*IDH* 基因的正常生理功能是催化异柠檬酸转化为 α－酮戊二酸（α-ketoglutarate，α－KG），同时伴有 NADH 或 NADPH 生成。*IDH -2* 和 *IDH -3* 基因定位于线粒体内，参与三羧酸循环，而 *IDH -1* 基因定位于细胞质和过氧化物酶内。*IDH -1* 和 *IDH -2* 基因突变是目前胶质瘤分子生物标记物应用的主要类型，且以 *IDH -1* 基因突变为主。当 *IDH -1* 基因在组氨酸 132 位点发生突变被精氨酸取代，或 *IDH -2* 基因在组氨酸 172 位点发生突变被精氨酸取代时，会破坏酶的亲和力而导致酶与底物结合能力降低。突变型 *IDH -1* 还能与野生型 *IDH -1* 竞争底物；突变型 *IDH -1* 与底物结合形成异二聚体，从而阻断野生型 *IDH -1* 的活性，催化异柠檬酸氧化脱羧，使 α－KG 生成显著减少。α－KG 的下降使脯氨酸羟基化酶（prolylhdroxylase）活性降低，导致细胞低氧诱导因子（HIF）稳定性增加，从而激活 HIF 分子信号通路，促使肿瘤形成或生长。最近，复旦大学生物医学研究院赵世明研究团队发现，当 *IDH -1* 基因发生突变时，IDH 蛋白还参与催化 NADPH 依赖性的还原反应，将 α－KG 还原成 2-羟基戊二酸（2-hydroxyglutarate，2－HG）。此外，氨基酸结构分析显示，当 *IDH -1* 基因 132 位点精氨酸突变成组氨酸时，活性基团的残基结构将发生改变，这与异柠檬酸氧化脱羧反应的减少一致，从而使 α－KG 转化成 2－HG。2－HG 作为 *IDH -1* 基因突变后生成的异常代谢产物，一般在人体细胞中含量极少，如果 2－HG 过度蓄积将会直接抑制人体组蛋白去甲基化酶和 DNA 去甲基化酶的活性，改变细胞的增殖潜能和生长方式，促进细胞向肿瘤方向转化，这将大大增加患胶质瘤的风险。这一重大发现更新了人们对胶质瘤发生的认识，也为胶质瘤治疗提供了崭新的思路，因为 *IDH -1* 基因突变几乎只发生在胶质瘤细胞中，这为今后靶向治疗的药物开发提供了一个潜在的新靶点。最近的一系列基础研究显示，在胶质瘤细胞中导入 α－KG，可以逆转 *IDH -1* 基因突变引起的代谢异常，有效抑制 HIF－1α 的增加，降低其活性，从而阻断 HIF 分子信号通路激活，抑制肿瘤生长。因此，寻找 α－KG 类似物或替代物已成为新药开发的一扇窗户。

另一方面，德国海德堡大学 von Deimling 等通过直接基因测序技术发现，在毛细胞型星形细胞瘤中不存在 *IDH -1* 基因突变，但有染色体 7q34 致癌基因 *BRAF -KIAA1549* 基因融合或 *BRAF V600E* 错义突变的分子生物学特征。因此，应用 *IDH -1* 基因、*BRAF - KIAA1549* 基因融合或 *BRAF V600E* 错义突变的生物学标记有助于鉴别或区分反应性星形胶质细胞增生、低级别胶质瘤和毛细胞型星形细胞瘤。基于这些演变或医学转化，对胶质瘤病理诊断的常规模式将发生根本性变化。2010 年由 Elsevier 出版的《神经肿瘤学》已把 *IDH -1* 基因突变的重要性编入教科书中。2011 年国际上所有脑肿瘤病理学家已达成共识，在例行胶质瘤病理诊断和制订治疗方案时，必须要用免疫组织化学方法

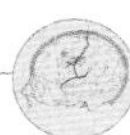

检测 mIDH-1 R132H(图 49-5)、用 FISH 方法检测染色体 1p/19q 杂合性缺失状态和 p53 蛋白表达情况，这 3 项生物学标记是诊断和评估胶质瘤的必需条件。而在 2016 年，*IDH* 基因突变被正式列入 WHO CNS 肿瘤分类中最重要的分子参数之一，同时也是判断胶质瘤临床预后的明确指标之一。

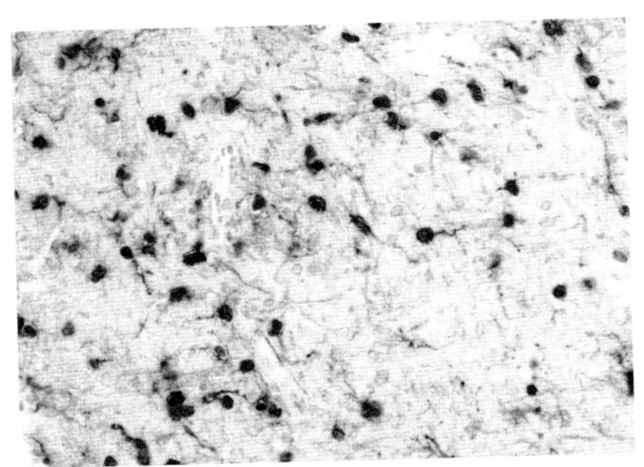

图 49-5　WHO Ⅱ级星形细胞瘤 mIDH-1 R132H 免疫组织化学检测

因为，除了原发性胶质母细胞瘤外，*IDH* 基因突变几乎是胶质瘤发生的最早期分子异常，早于 *TP53* 突变和染色体 1p/19q 杂合性缺失。当 *IDH* 突变时，随后如果有染色体 1p/19q 杂合性缺失，那么肿瘤就向少突胶质细胞瘤方向发展。反之，如果没有染色体 1p/19q 杂合性缺失，而存在 *TP53* 和 *ATRX* 基因突变，那么肿瘤就向弥漫性星形细胞瘤或继发性胶质母细胞瘤方向发展。

至于原发性胶质母细胞瘤，目前认为可能来自不同的祖细胞。变幻莫测的基因组学变化，决定了各种亚型和各自的生物学行为，这些分子生物学差异对临床制订个体化治疗方案将产生深远影响。基于形态学和免疫组织化学对少突胶质细胞瘤进行病理诊断和分类是长期困扰脑肿瘤病理学家的一大难题。最近有文献报道，含有少突胶质细胞瘤成分的胶质母细胞瘤，尽管它与间变性少突胶质细胞瘤有相似的病理形态学改变，但在肿瘤生物学行为及临床上存在着明显的异质性。Idbaih 等采用 33 个细菌人工染色体阵列[bacterial artificial chromosome (BAC) array]对间变性少突胶质细胞瘤的预后进行了回顾性研究，从而分出 4 种分子亚型与临床预后的关系，分别为：Ⅰ型，占 25%，好发于老年人，有 *EGFR* 基因扩增伴有广泛坏死，临床预后差；Ⅱ型，占 21.7%，肿瘤大都发生在额叶，具有典型的少突胶质细胞瘤病理形态学特征，并且伴有染色体 1p/19q 杂合性缺失，能长期生存，临床预后佳；Ⅲ型，占 11.7%，BAC 显示有染色体 21q 缺失，临床预后差；Ⅳ型，占 41.7%，有不同的基因组学模式和临床预后，这意味着要对胶质瘤进行个体化治疗的先决条件是要对肿瘤进行分子分型。2006 年 Philips 等通过分子生物学方法，将原发性胶质母细胞瘤分为神经元前体型(proneural)和间叶型(mesenchymal)两个分子亚型。在神经元前体型中，发现有大量 CD133 标记阳性的细胞，肿瘤好发于大脑皮质或者有相对清晰的边界；而在间叶型中，缺乏 CD133 标记阳性的细胞，但肿瘤细胞具有高增殖活性和血管生成。2010 年 Verhaak 等根据基因表达谱的差异，又将原发性胶质母细胞瘤再细分为神经元前体型、神经元型(neural)、经典型(classical)和间叶型 4 种分子亚型(图 49-6)，并发现经典型和间叶型似乎对化疗有效。但近期 Verhaak 等结合单细胞测序技术，再次提出新的原发性胶质母细胞瘤分子分型，主要结论是否定了神经元前体型的存在，只保留神经元型、经典型和间叶型 3 种分子亚型(图 49-7)。这进一步证明脑肿瘤的分子分型似乎更优于传统的病理形态学和免疫组织化学方法，以便临床对胶质瘤患者进行层化，制订个体化治疗方案和判断临床预后。

49.2.3　*BRAF* 基因融合与突变

BRAF 基因是 RAF 家族的成员之一，定位于染色体 7q34，编码 783 个氨基酸组成的蛋白质，称为丝/苏氨酸特异性激酶(serine/theronine specific kinase)，是 RAS/RAF/MEK(mitogen extracellular signal regulated kinase, MEK)/ERK(extracellular signal regulated kinase, ERK)/MAPK(mitogen activated protein kinase, MAPK)信号通路中的重要转录因子，参与调控细胞增殖、分化和凋亡。迄今发现，在恶性黑色素瘤、先天性黑色素细胞痣、甲状腺乳头状癌、胆管癌、卵巢癌和结肠癌中，*BRAF* 基因均存在体细胞错义突变。2011 年 Schindler 等发现，毛细胞型星形细胞瘤，具有很高的 *BRAF* 基因突变频率，主要表现为 *BRAF* 基因串联突变与 *KIAA1549* 基因融合和 *BRAF V600E* 错义突变两种形式。大约 70%的毛细胞型星形细胞瘤可发生

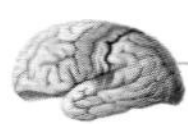

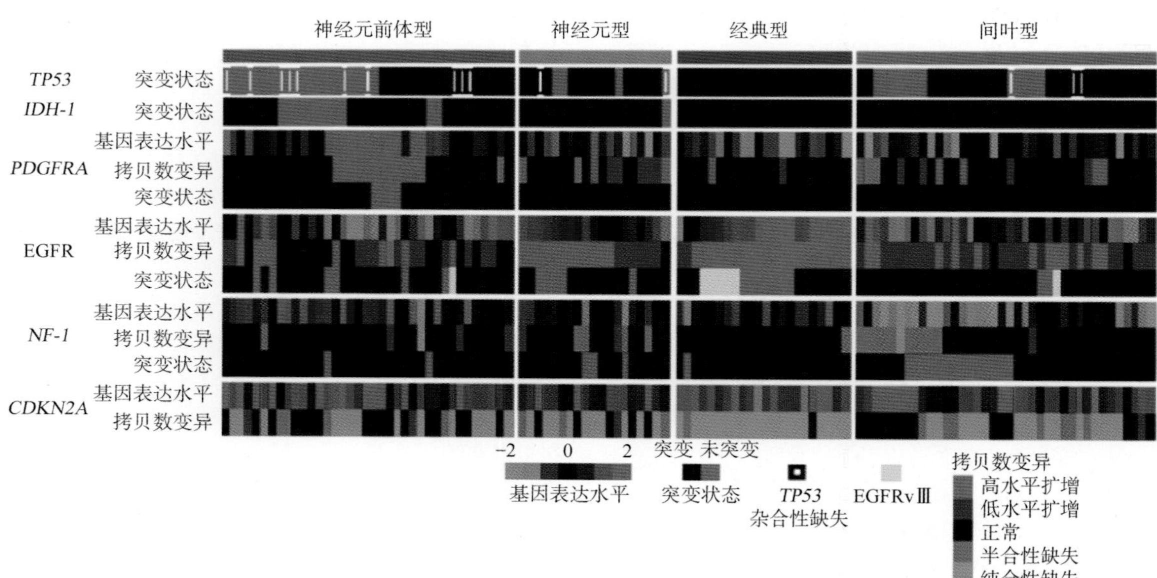

图 49-6 胶质母细胞瘤基因表达谱的差异性和分子亚型

引自:VERHAAK R G, HOADLEY K A, PURDOM E, et al. Integrated genomic analysis identifies clinically relevant subtypes of glioblastoma characterized by abnormalities in *PDGFRA*, *IDH1*, EGFR, and *NF1* [J]. Cancer Cell, 2010,17(1):98-110.

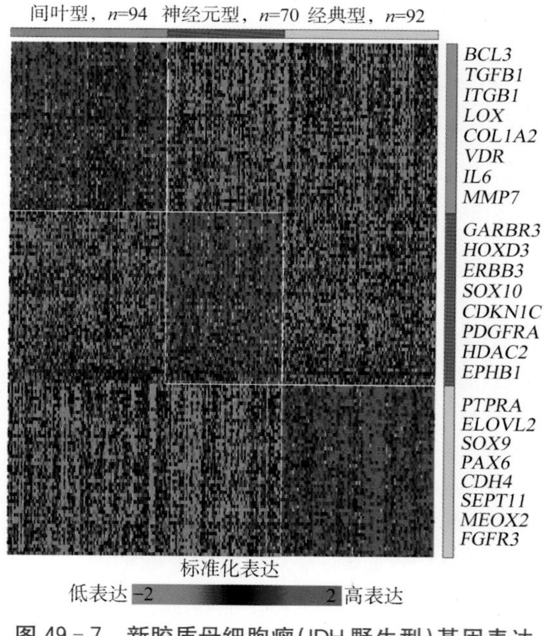

图 49-7 新胶质母细胞瘤(IDH 野生型)基因表达谱分子亚型

引自:WANG Q H, HU B L, HU X, et al. Tumor evolution of glioma-intrinsic gene expression subtypes associates with immunological changes in the microenvironment [J]. Cancer Cell, 2017,32(1):42-56.

BRAF 基因串联突变与 *KIAA1549* 基因融合,已知的有 5 种外显子融合突变型,分别是外显子 16-外显子 9、外显子 15-外显子 9、外显子 16-外显子 11、外显子 18-外显子 10 和外显子 19-外显子 9。基因融合导致 *BRAF* 基因 N-端自动调节结构域丢失,并且激活 B-Raf 激酶结构域,从而引发致癌基因诱导的衰老(oncogene induced senescence, OIS),这个过程似乎可解释毛细胞型星形细胞瘤具有生长缓慢和良性生物学行为的特征。另外,约 2%的毛细胞型星形细胞瘤发现有一个 MAPK 信号通路激活的替代途径,发生在染色体 3p25 *RAF1* 致癌基因串联突变与 *SRGAP3* 基因融合。*KIAA1549* 基因融合可发生于任何年龄段,并且与肿瘤的发生部位无明显相关性。但是最近研究发现,位于小脑的毛细胞型星形细胞瘤发生 *KIAA1549* 基因融合的频率更高,而发生在小脑以外的毛细胞型星形细胞瘤通常伴有 *BRAF V600E* 错义突变。一项多因素回归分析研究显示,小儿的毛细胞型星形细胞瘤发生 *KIAA1549* 基因融合的频率明显高于成年人。因此,*KIAA1549* 基因融合可作为一项诊断毛细胞型星形细胞瘤的生物学标记,有助于区别其他类型的胶质瘤。

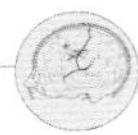

BRAF V600E 错义突变构成了 MAP/ERK 信号通路激活的另一个替代途径，在外显子 15 上的激活区第 1 799 位核苷酸 T 突变为 A，导致其编码的谷氨酸由缬氨酸取代(V600E)。约 10%发生在小脑以外的小儿毛细胞型星形细胞瘤伴有 *BRAF V600E* 错义突变。此外，约 80%的多形性黄色瘤型星形细胞瘤和 25%的节细胞胶质瘤也可发生 *BRAF V600E* 错义突变。上皮样胶质母细胞瘤是 2016 WHO CNS 肿瘤分类中新增的高级别弥漫性星形细胞瘤亚型，显微镜下特征为密集排列的上皮样细胞伴有横纹肌样细胞，核分裂活跃，微血管增生，有坏死。该类型肿瘤常见于儿童和青年，预后差，生存期常短于经典型胶质母细胞瘤，约有 50%的病例伴随 *BRAF V600E* 错义突变。

应用 FISH 和 RT - PCR 来检测 *BRAF* 基因改变，FISH 需要对两种荧光标记的探针信号进行检测。在荧光显微镜下，观察细胞核内红-绿信号的融合情况，计数 100 个非重叠的、具有完整细胞核的细胞，当红-绿信号融合率达到 20%～50%时，被视为有 *BRAF - KIAA1549* 融合。RT - PCR 是一种基于凝胶的方法，对融合基因进行检测，容易达到标准化和定量化的目的。焦磷酸测序法用于检测 *BRAF* 基因的点突变，这是一种基于 DNA 测序技术原理上的综合测序，被称为监测生物发光的实时 DNA 检测。

检测 *BRAF* 基因融合和突变的临床意义：①*BRAF* 基因融合与临床预后是否有关，至今仍不清楚。但 *BRAF* 基因融合可作为一项非常有价值的诊断性生物学标记，有助于诊断毛细胞型星形细胞瘤，并结合 *IDH -1* 基因突变状态，有助于区别反应性星形胶质细胞增生，以及鉴别各种类型的胶质瘤。②*BRAF* 可作为一个潜在的治疗靶点，目前主要以 *BRAF V600E* 错义突变为研究靶点，为今后在 MAPK 信号通路上寻找抑制剂类药物提供理论依据。部分Ⅰ/Ⅱ期临床试验，在伴有或没有神经纤维瘤病Ⅰ型的患者中，针对 MAPK 信号通路，使用小分子激酶抑制剂如 MEK 抑制剂、RAF 抑制剂和哺乳动物雷帕霉素靶蛋白(mTOR)抑制剂，已经取得了比较理想的初步结果。同时近年来连续出现多篇案例报道证实维莫非尼在伴有 *BRAF V600E* 错义突变的儿童胶质母细胞瘤、毛细胞黏液样星形细胞瘤和复发多形性星形细胞瘤等患者中具有良好的临床疗效，为今后大规模的临床试验以及进一步探索针对 *BRAF* 基因突变的治疗新策略，奠定了坚实的基础。

49.2.4 EGFR 编码基因扩增和 *PTEN* 基因缺失

表皮生长因子受体(EGFR)是致癌基因 *c - erbB1* 的表达产物，是表皮生长因子受体家族的成员之一。EGFR 编码基因定位于染色体 7p12，是一种跨膜糖蛋白，分子量 170 000。EGFR 通过激活 MARK - PI3K - Akt 信号通路上的下游效应分子，来影响细胞的增殖和生长。迄今发现，约 40%的原发性胶质母细胞瘤有 EGFR 编码基因扩增和过度表达，同时也伴有 EGFR 编码基因重排。EGFR 编码基因突变一般发生在胞外区，极少发生在跨膜区和酪氨酸激酶区，其中最常见的突变体是 EGFRvⅢ编码基因，其特征是在外显子 2～7 的胞外区丢失了 267 个氨基酸，从而失去了与配体结合的能力，这种突变体仅在肿瘤细胞上表达。大约 50%伴有 EGFR 编码基因扩增的胶质母细胞瘤或 20%～30%的原发性胶质母细胞瘤，发现有 EGFRvⅢ突变编码基因。组织学上，小细胞胶质母细胞瘤中 EGFR 编码基因扩增可高达 70%，同时可合并磷酸酯酶和张力蛋白同源物(phosphatase and tensin homolog，*PTEN*)基因或染色体 10q 缺失，由于小细胞胶质母细胞瘤中 EGFR 编码基因扩增很普遍，据此能鉴别诊断小细胞胶质母细胞瘤与高级别的少突胶质细胞瘤。因此，EGFR 编码基因扩增可作为一项诊断性生物学标记，有助于鉴别小细胞胶质母细胞瘤与间变性少突胶质细胞瘤。少数研究发现，EGFR 编码基因扩增或 EGFRvⅢ编码基因过度表达的胶质母细胞瘤患者，临床预后差，尤其是大于 60 岁的胶质母细胞瘤患者在伴有 EGFR 编码基因扩增时预后更差。另外，检测 EGFR 编码基因异常，可以预测酪氨酸激酶抑制剂的治疗反应，尤其是在 *PTEN* 基因完整的患者，可作为一个潜在的治疗靶点。例如，有人设想把 EGFRvⅢ作为免疫治疗的潜在靶点，开发 EGFRvⅢ疫苗，对胶质母细胞瘤患者施行放(化)疗的同时，加注抗 EGFRvⅢ疫苗，希望能提高患者的 PFS 和 OS。但是，近期完成的针对 EGFR 编码基因突变的多项大型临床试验，包括免疫治疗(疫苗)、靶向治疗均得到了阴性结果，这也再一次把针对 EGFR 编码基因突变的治疗意义和策略研究提上了重新探索的道路。EGFR 编码基因扩增的检测方法，主要包括 FISH、染色体外 DNA 小片段、实时 PCR、MLPA 和免疫组织化学方法。其中，实时 PCR 可定量分析 EGFR 编码基因扩增；MLPA 可半定量分析 DNA 拷贝数；免疫组织化学方法可检测 EGFRvⅢ突变体。

PTEN 是一个肿瘤抑癌基因，定位于染色体 10q23，由 9 个外显子组成，编码 403 个氨基酸组成的蛋白质——磷脂酰肌醇-3，4，5-三磷酸 3-磷酸酯酶，该蛋白同时含有一个张力蛋白样结构域和一个催化结构域，调控细胞内磷脂酰肌醇-3，4，5-三磷腺苷的水平，从而抑制 Akt 分子信号通路，发挥抑癌基因的作用。研究发现，26%～34%原发性胶质母细胞瘤伴有 *PTEN* 基因突变，间变性星形细胞瘤比例明显少些(18%)；80%以上的胶质母细胞瘤伴有染色体 10q23 杂合性缺失，尤其在小细胞胶质母细胞瘤，通常伴有 *PTEN* 基因缺失和 EGFR 编码基因扩增。通常认为 *PTEN* 是一项具有诊断价值的生物学标记。伴有 *PTEN* 突变的间变性星形细胞瘤预后较差，而且在小儿胶质母细胞瘤研究中也发现 *PTEN* 基因缺失与临床预后有关，认为可能是一项具有潜在价值的预后性生物学标记。

49.2.5 *MGMT* 启动子区甲基化

另一个关注的焦点是胶质瘤的表观遗传学特征。所谓表观遗传学(epigenetics)，是指研究在没有细胞核 DNA 序列改变的情况下，基因功能的可逆性或可遗传的改变。与经典遗传学以研究基因序列影响生物学功能为核心相比，表观遗传学专门研究表观遗传现象的建立和维持机制，主要包含两个方面的内容：一是基因选择性转录表达的调控，如 DNA 甲基化、基因印迹、组蛋白修饰和染色质重塑；二是基因转录后的调控，如基因组中非编码的 RNA、微小 RNA、反义 RNA、内含子和核糖等。

在胶质瘤中，研究最多的是 *MGMT* 启动子甲基化状态。Esteller 等最先发现编码基因 *MGMT* 启动子甲基化状态与烷基化类药物的治疗反应密切相关，当时认为 *MGMT* 是一项非常有潜在价值的生物学标记。至今，*MGMT* 启动子甲基化已被确定在多种人类癌症，包括肺癌、头颈部肿瘤、胰腺癌、肾癌、膀胱癌、淋巴瘤、白血病以及恶性黑色素瘤等。在胶质瘤中，*MGMT* 启动子甲基化频率存在着很大差异。以早期按 2007 WHO 组织学特征分类进行统计时发现，胶质母细胞瘤中甲基化频率为 20%～45%，少突胶质瘤细胞瘤中发生率为 60%～80%，间变性星形细胞瘤中发生率为 40%～50%，在毛细胞星形细胞瘤中发生率为 20%～30%。

MGMT 基因位于染色体 10q26，含有 5 个外显子和富有 763 个碱基对的胞嘧啶-磷酸-鸟嘌呤岛(CpG 岛)，其中 CpG 岛 98 位点包含第 1 个外显子和启动子的大部分，极少部分启动子和增强子区域位于 CpG 岛内。在正常组织中，CpG 岛内大多数位点均处于非甲基化状态，如果启动子区域 CpG 岛发生甲基化，会引起染色质结构发生改变和降低转录因子结合的亲和力，导致 *MGMT* 基因表达沉默。*MGMT* 是一种 DNA 修复蛋白，可将烷基化物使 DNA 鸟嘌呤 O6 位发生烷基化，从而形成 O6-鸟嘌呤加合物并从 DNA 上移除，使细胞免受烷基化物的损伤。其活性位点位于第 145 位半胱氨酸残基。烷基化 *MGMT* 最终被降解并重新合成，这也是肿瘤耐受烷基化物类药物的主要原因之一。对于胶质瘤，使用烷基化药物——替莫唑胺(TMZ)，增加 O6-鸟嘌呤和 O4-胸腺嘧啶的烷基团，从而引起 DNA 断裂，导致细胞凋亡。因此，如果肿瘤细胞表达 *MGMT*，那就意味着对烷基化药物有抵抗作用；而高甲基化表型，使 *MGMT* 基因表达沉默，那就意味着对化疗比较敏感。

2000 年 Esteller 等首先发现，在胶质瘤中 *MGMT* 启动子甲基化对烷基化类药物治疗有较好的敏感性，有利于预测临床预后。随后，欧洲癌症研究和治疗机构(European Organization for Research and Treatment for Cancer，EORTC)和加拿大国立癌症研究所(National Cancer Institute of Canada，NCIC)合作，对新诊断的胶质母细胞瘤进行了一项多中心前瞻性的临床试验(EORTC/NCIC trial 26981/22981)。结果显示，放疗联合 TMZ 化疗有助于提高患者的生存期，具有显著的统计学意义；同时也发现 *MGMT* 启动子甲基化状态与 TMZ 的治疗效果以及临床预后有密切关系。当时普遍认为 *MGMT* 启动子甲基化状态是一项具有预后及预测价值的生物学标记。最近的研究证实，*MGMT* 启动子甲基化状态对于老年人胶质瘤也具有一定的预测价值。德国神经肿瘤工作小组(German Neuro Oncology Working Group)在一项随机临床试验Ⅲ期(NOA-08)中发现，对新诊断的老年人胶质瘤中

具有 *MGMT* 启动子甲基化表型的患者单独给予 TMZ 化疗，要比单独放疗的患者有更好的 PFS。德国胶质瘤网站上也公布了类似的结果。因此，当老年人胶质瘤患者单独接受放疗时，*MGMT* 启动子甲基化状态可能是一项有价值的预测性生物学标记，同时可显著降低因放疗所导致的老年人认知功能障碍等不良反应。复发胶质瘤 *MGMT* 启动子甲基化水平较初次手术样本呈现明显增加的趋势，但患者的生存期却只受初次样本中 *MGMT* 启动子甲基化水平的影响。另外，在大样本小儿胶质母细胞瘤研究中发现，*MGMT* 启动子甲基化状态也是一项非常有价值的预后及预测性生物学标记，它与 TMZ 的敏感性以及 OS 密切相关。放疗常常会引起高级别胶质瘤患者影像学上出现肿瘤假性进展现象，而研究发现 *MGMT* 启动子甲基化者假性进展的发生率明显高于非甲基化患者，但是假性进展的患者往往预后较好。

MGMT 启动子甲基化的检测方法，包括从 DNA、RNA 和蛋白质水平来评估 *MGMT* 启动子甲基化状态：①基于 DNA 水平的检测方法，包括甲基化特异性聚合酶链反应（methylation specific - PCR，MS - PCR）、实时 MS - PCR（real time MS - PCR）、甲基化特异性焦磷酸测序法（methylation specific pyrosequencing）和甲基化特异性多重连接依赖性探针扩增（methylation specific multiplex ligation dependent probe amplification，MS - MLPA）。其中，MS - PCR 是一种高度敏感的检测方法，最常用的是亚硫酸氢钠法，用以评估 *MGMT* 基因启动子甲基化状态。这种方法已普遍用于大规模的临床试验。但是，*MGMT* 启动子甲基化频率的差异在 20%～45%，这主要取决于启动子区域 CpG 岛位点固有的、非均匀的甲基化模式。此外，MS - PCR 仅检测少数几个 CpG 岛位点就代表 CpG 岛全部位点甲基化的假设，也是造成 *MGMT* 启动子甲基化频率差异显著的主要原因之一。②利用免疫组织化学方法来评估细胞内 MGMT 蛋白含量。这种评估 *MGMT* 启动子甲基化状态的方法有一定的局限性，存有很大的争议。2008 年 Preusser 等发现，利用免疫组织化学方法来评估 *MGMT* 启动子甲基化状态与患者的临床预后无明显相关性，理由是：观察者的经验和片面性存在着很大程度的差异；送检样本的质量和处理过程存在着很大差异；错把 MGMT 标记阳性的淋巴细胞、小胶质细胞、血管内皮细胞和反应性星形胶质细胞误判为肿瘤细胞，导致荒谬的结果；肿瘤细胞对 *MGMT* 的免疫反应性存在着很大程度的差异。由于这些因素的影响，限制了免疫组织化学方法在临床上的推广和使用。③检测 *MGMT* mRNA 表达水平来评估 *MGMT* 启动子甲基化状态。这需要新鲜的肿瘤标本以及非肿瘤细胞作为对照。虽然已有大量文献报道胶质瘤 *MGMT* 的含量与烷基化类药物治疗的敏感性以及临床预后有关，但是目前还没有统一的标准化 *MGMT* 检测方法和相对的标准值；即便是同一个肿瘤样本，在不同的实验室，采用不同的检测方法，可能会得出截然不同的结果，因此很难做到精确评估。要使 *MGMT* 甲基化表型的检测结果能指导临床治疗，真正作为预测性生物学标记，必须要开发统一的标准化检测方法。

49.2.6 *TP53* 基因突变

TP53 是一种抑癌基因，定位于染色体 17p13.1，其编码的 p53 蛋白可通过调节细胞周期相关功能来避免细胞癌变发生。从早期统计结果分析，*TP53* 基因突变在低级别星形细胞瘤中发生率为 50%～60%，继发性胶质母细胞瘤发生率为 70%，原发性胶质母细胞瘤发生率为 25%～37%，在少突胶质细胞瘤中发生率极低。在低级别胶质瘤和继发性胶质母细胞瘤中，*TP53* 基因突变常发生在肿瘤进展早期，相反在原发性胶质母细胞瘤中却发生在肿瘤进展晚期。有研究指出 *TP53* 基因突变可以作为低级别胶质瘤预后良好的标记物，但对胶质母细胞瘤预后无预测价值。目前常规使用对外显子区域进行 PCR 或 Sanger 测序检测 *TP53* 基因突变，但也有人通过免疫组织化学染色检测 p53 蛋白的过表达状态进行联合诊断。然而，目前暂无相关信息学和临床数据支持 p53 蛋白过表达与 *TP53* 基因突变的直接联系，故在应用 p53 蛋白表达指标时仍需充分结合临床信息进行综合分析。鉴于超过一半的人类肿瘤都有 *TP53* 基因突变，针对该靶点的治疗策略研究一直是肿瘤治疗的方向，等待进一步的研究。

49.2.7 其他常见的分子生物学标记物

α 地中海贫血伴智力低下综合征 X 连锁（α thalassemia/mental retardation syndrome X linked，*ATRX*）基因位于 X 染色体长臂 q21.1 上，其编码的

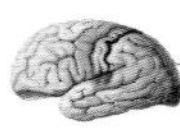

ATRX蛋白是DNA解旋酶SWI2/SNF2家族成员，在DNA复制、损伤修复和维持端粒中起重要作用。有研究表明，*ATRX* 基因突变几乎遍布整个基因，且与ATRX蛋白缺失具有明显的相关性，能激活端粒延长替代机制，进而导致肿瘤细胞基因组的不稳定性。*ATRX* 失活突变与染色体1p/19q杂合性缺失相互独立，故被认为与组织学分型中星形胶质细胞瘤相关。在2016 WHO CNS肿瘤分类中，*ATRX* 缺失和 *TP53* 突变被认定为是弥漫性星形细胞瘤的特征性辅助诊断指标，在与少突胶质细胞瘤的鉴别中具有较高价值。

人组蛋白H3.3(H3F3A)和H3.1(HIST1H3B/C)K27M突变组蛋白是真核生物高度保守的蛋白，由4种变体(H2A、H2B、H3和H4)构成，与染色质的结构稳定和基因调控相关。H3存在2个重要变体H3.3(*H3F3A* 基因编码)和H3.1(*HIST1H3B/C* 基因编码)。2012年研究者发现儿童胶质母细胞瘤，尤其是儿童弥漫性脑桥胶质瘤存在两个相互排斥的基因突变：*H3F3A* 或 *HIST1H3B/C* 基因的K27M突变。2016 WHO CNS肿瘤分类以此分子特征为标准提出了一种全新的胶质瘤亚型：弥漫性中线胶质瘤[H3 K27M突变型(diffuse midline glioma)(H3 K27M-mutant)]，定义为：在CNS中线部位发生的高级别星形细胞肿瘤并伴有 *H3F3A* 或 *HIST1H3B/C* 上K27M突变的肿瘤类型，WHO分级4级，以儿童为主，其中最常见的位置是脑干、丘脑和脊髓，预后极差，2年生存率不到10%。

端粒酶反转录酶(telomerase reverse transcriptase, *TERT*)基因位于5号染色体短臂末端(5p15.33)，其编码的 *TERT* 是端粒酶的重要组成部分。*TERT* 启动子突变主要发生在2个位置上：C228T和C250T，两者都是T替换了C。*TERT* 启动子突变造成了 *TERT* mRNA转录上调，从而引起端粒酶活性增强，使肿瘤细胞产生了无限增殖的特性。*TERT* 启动子突变在IDH野生型胶质母细胞瘤中是常见的，并与肿瘤侵袭性密切相关。*TERT* 和 *IDH* 基因突变联合分析可辅助判断预后不同的分子分型：在 *IDH* 为野生型时，未发生 *TERT* 启动子突变的胶质瘤患者预后较好；在 *IDH* 为突变型时，*TERT* 启动子同时发生突变的患者预后较好。cIMPACT-NOW(为CNS肿瘤分类学提供分子和实用方法的联合会)对2016 WHO CNS肿瘤分类改版后的不断修订中将 *TERT* 启动子突变作为IDH野生型星形细胞瘤的新诊断分子标记物，并提出：WHO组织学Ⅱ级和Ⅲ级IDH野生型弥漫性星形细胞胶质瘤如有 *TERT* 启动子突变、EGFR编码基因高度扩增或整个染色体7增加和整个染色体10缺失(+7/−10)组合改变，应定义为“弥漫性星形胶质瘤(IDH野生型)，具有胶质母细胞瘤的分子特征，WHO Ⅳ级”。

PTPRZ1-MET 基因融合：中国研究团队通过对转录组测序数据分析发现了一个 *MET* 基因突变——7号染色体上的 *PTPRZ1* 基因和 *MET* 基因发生融合(*ZM* 融合基因)。随后又发现 *MET* 扩增、*PTPRZ1-MET* 融合基因及 *MET* 第14外显子跳跃(*MET*ex14)这3种 *MET* 基因突变事件主要发生在继发性胶质母细胞瘤中。*ZM* 融合基因和 *METex14* 在继发性胶质母细胞瘤中的发生率约为14%。生物学功能研究也证实上述突变能引发MET通路的异常激活，从而促进胶质瘤的恶性进展。目前正在开展伯瑞替尼治疗 *ZM* 阳性继发胶质母细胞瘤患者的Ⅱ/Ⅲ期临床研究。

总之，目前胶质瘤的分子生物学标记虽然还不能完全取代传统的病理形态学。但是，基于部分具有诊断、预后和预测价值的分子特征可以将胶质瘤做更为细致的亚型分类，而2016 WHO CNS肿瘤新分类中已将分子特征和病理组织学特征相互融合。正如表49-4所示，以2007 WHO分类下的脑肿瘤的实体都具有各自特有的分子生物学特征，如果没有这些分子生物学信息的支撑，在临床上恐难制订出个体化治疗方案，这也是2016 WHO CNS肿瘤分类出版的重要依据。但也不能过分强调和迷信这些生物学标记及其临床意义，要充分考虑到临床的具体情况、实验室的检测条件以及患者的经济成本。

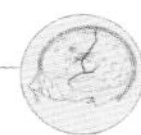

表 49－4　各种类型胶质瘤的分子生物学改变

分子标记物	2007 WHO 胶质瘤病理类型(%)						
	PCA	PXA	A	O/OA	AA	AO/AOA	GBM
染色体 1p/19q 杂合性缺失	0	0	15	30～60	15	50～80	<5
IDH－1 和/或 *IDH－2* 突变	0	0	70～80	70～80	50～70	50～80	5～10
MGMT 启动子甲基化	<10	10～20	40～50	60～80	50	70	35
EGFR 编码基因扩增	0	0	0	0	17	17	50～60
EGFRvⅢ重排	0	0	0	0	0	0	25～30
PTEN 突变	0	0	0	0	0	18	26～34(原发)
TP53 突变	0	0	50～60	40	36	17	26～34(原发)70(继发)
BRAF 融合	50～70	极少	极少	极少	极少	极少	极少
BRAF 点突变	10	60～70	极少	极少	极少	极少	3～5
Ki－67	低	低	低	低	高	高	高

注：PCA，毛细胞型星形细胞瘤(WHO Ⅰ级)；PXA，多形性黄色瘤型星形细胞瘤(WHO Ⅱ级)；A，弥漫性星形细胞瘤(WHO Ⅱ级)；O，少突胶质细胞瘤(WHO Ⅱ级)；OA，少突星形细胞瘤(WHO Ⅱ级)；AA，间变性星形细胞瘤(WHO Ⅲ级)；AO，间变性少突胶质细胞瘤(WHO Ⅲ级)；AOA，间变性少突星形细胞瘤(WHO Ⅲ级)；GBM，胶质母细胞瘤(WHO Ⅳ级)。
引自：中国脑胶质瘤基因组图谱计划(CGGA). 中国脑胶质瘤分子诊疗指南[J]. 中华神经外科杂志，2014，30(5)：435－444、523－527.

49.2.8　Ki－67 细胞增殖指数

Ki－67(MIB－1)抗原为一种细胞增殖的核抗原，主要用于判断肿瘤细胞的增殖活性。Ki－67 抗原除 G_0 期以外，在所有的细胞活动周期(G_1、S、G_2 和有丝分裂期)中均有表达。研究显示，Ki－67 细胞增殖指数与肿瘤的分化程度、浸润或转移，以及临床预后有密切关系，是判断肿瘤临床预后的重要参考指标之一。

常规使用免疫组织化学方法来检测 Ki－67 的核抗原。计算 Ki－67 细胞增殖指数的方法，包括直接计数、半定量计数、计算机成像分析和在带有刻度的显微镜下计数。因各实验室在免疫组织化学操作上还没有达成统一的标准，以及送检组织的固定方式和观察者的经验等因素，都能影响 Ki－67 的检测结果。至今，在各实验室之间还没有找到一个公认的 Ki－67 细胞增殖指数的临界值。有研究显示，Ki－67 细胞增殖指数与室管膜瘤的 OS 相关；在无功能垂体腺瘤中，Ki－67 细胞增殖指数与临床病程呈负相关；在胶质瘤中，高级别胶质瘤的 Ki－67 细胞增殖指数明显高于低级别胶质瘤，且有研究揭示 Ki－67 和磷酸化组蛋白 H3 在弥漫性脑胶质瘤中有预后价值，尤其是低级别弥漫性胶质瘤；至于 Ki－67 细胞增殖指数在脑膜瘤和髓母细胞瘤中的检测价值，因结果的不一致性，有待于进一步探讨。

最令人失望的是室管膜瘤，至今没有发现更多有价值的预测和预后性生物学标记。早期，Korshunov 等把室管膜瘤分成 3 组：第 1 组患者的分子特征是染色体 9、15q 或 18 扩增伴染色体 6 缺失，5 年 OS 达 100%；第 2 组患者的分子特征是二倍体基因组，5 年 OS 达 70%左右；第 3 组患者的分子特征是染色体 1q 扩增伴 9p21 纯合性缺失，临床预后最差，5 年 OS 低于 30%。但需要注意的是，涉及染色体异常的功能改变，有待于进一步澄清。2016 WHO CNS 肿瘤分类引入了一个由特殊基因表型而确定的独立室管膜瘤实体：室管膜瘤(*RELA* 融合阳性型)。在 70%以上的儿童幕上室管膜瘤中可以检测到 *C11orf 95－RELA* 融合基因，也可用 L1CAM 抗体通过免疫组织化学染色检测，不论其组织学分级，瘤细胞表达阳性者即提示有较差的预后，需要采取更为积极的治疗方案。

49.3　神经上皮肿瘤-胚胎性肿瘤的生物学标记

髓母细胞瘤是婴幼儿和儿童颅内最常见的肿瘤之一，根据 2016 WHO CNS 肿瘤分类，将其分为经典型、促纤维增生/结节型、伴有广泛结节形成型、大细胞型和间变型。近年来，随着对髓母细胞瘤组织发生学以及分子遗传学的深入研究，与胶质瘤一样的髓母细胞瘤也具有高度的异质性和分子信号通路异常，这可能与患者的治疗和临床预后密切相关，为制订个体化治疗方案提供了证据。2016 WHO CNS 肿瘤新分类在保留了髓母细胞瘤原有组织学分型的同时增加了与临床更为密切的遗传学分型。表 49-5 归纳了髓母细胞瘤遗传学分型和组织学分型的对应关系、分子生物学特征及预后特点。

表 49-5　髓母细胞瘤诊断临床相关内容

遗传学分型	基因表型	组织学特征	预后价值
髓母细胞瘤（WNT 活化型）	6 号染色体单体、*CTNNB1* 突变、*DDX3X* 突变、*TP53* 突变	经典型	低危型，几乎所有 WNT 活化型肿瘤中都可见经典形态
		大细胞型/间变型（非常罕见）	临床病理意义不明确
髓母细胞瘤（SHH 活化伴 *TP53* 突变型）	*MYCN* 扩增、*GLI2* 扩增、17p 缺失、*TP53* 突变	经典型	少见的高危型
		大细胞型/间变型	高危型，多见于 7～17 岁儿童
		促纤维增生型/结节型（非常罕见）	临床病理意义不明确
髓母细胞瘤（SHH 活化伴 *TP*53 野生型）	*PTCH1* 缺失、10q 缺失	经典型	标准危险度
	PTCH1 突变、*SMO* 突变（成人）	大细胞型/间变型	临床病理意义
	SUFU 突变（婴儿）	促纤维增生型/结节型	低危型婴儿肿瘤，多见于婴儿和成人
		广泛结节型	低危型婴儿肿瘤
髓母细胞瘤（非 WNT/非 SHH，3 组）	*MYC* 扩增、17q 等臂双着丝粒	经典型	标准危险度
		大细胞型/间变型	高危型
髓母细胞瘤（非 WNT/非 SHH，4 组）	*MYC* 扩增、17q 等臂双着丝粒	经典型	标准危险度，几乎所有的 4 组型肿瘤中可见经典的形态学表现
		大细胞型/间变型（非常罕见）	临床病理意义不明确的肿瘤

49.3.1　WNT 型

WNT 这一名称来源于 2 个同源蛋白，果蝇中的 Wingless 和小鼠中的 Int，发音为“Wint”。Wnt 信号通路作为一种在进化中高度保守的信号通路，在生长、发育、代谢和干细胞维持等多种生物学过程中发挥着重要作用。经典型 Wnt 通路的调控过程，主要围绕 β-catenin 和 TCF 这 2 个关键调节因子进行，从而在转录水平上影响着大量与生长和代谢相关的靶基因表达。Wnt 信号通路激活是以 β-catenin 在细胞核内异常聚集为其特征。Wnt 信号通路激活占髓母细胞瘤的 15%左右。发病年龄为 6～13 岁（平均年龄 10 岁），传统的病理形态学类型，几乎均属于经典型髓母细胞瘤，临床预后良好。WNT 型髓母细胞瘤的分子生物学特征是染色体 6 缺失、*CTNNB1* 基因突变（编码 β-catenin）、*DDX3X* 基因突变和 *TP53* 基因突变，且 WNT 亚型中 *TP53* 突变往往预示着较低的生存率。当 Wnt 信号通路激活时，细胞质内的 β-catenin 不能被磷酸化，转移至细胞核内聚集，并激活 *C-Myc*、*Cyclin D1* 和 *Axin2* 等致癌基因。目前，在临床上可通过免疫组织化学方法来检测 β-catenin 在细胞核内的聚集状况，用于 WNT 型髓母细胞瘤的筛查。但是，就 β-catenin 免疫组织化学检测的可靠性等问题，至今还没有达成共识。最近一项大样本髓母细胞瘤的回顾性研究显示，β-catenin 蛋白表达和 β-catenin 编码基因——*CTNNB1* 突变的髓母细胞瘤患者，都具有较好的临床预后。至今，还没有前瞻性的研究证据。

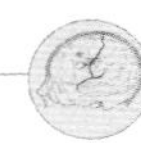

因此,β-catenin可作为一项有潜在价值的预后性生物学标记,但先决条件是急需建立一个标准化的β-catenin免疫组织化学操作步骤和方法。该亚型在2016 WHO CNS肿瘤分类命名为:髓母细胞瘤,WNT活化型。

49.3.2 SHH型

Sonic Hedgehog(Shh)分子是一种分节极性基因,因突变的果蝇胚胎呈多毛团状,酷似受惊刺猬而得名。已知该基因编码一种高度保存的分泌型糖蛋白,对于调节果蝇胚胎发育、细胞定向分化具有重要作用。其与哺乳动物胚胎发育和组织发生都有密切关系,其激活对髓母细胞瘤的发生和发展起着促进作用。Shh分子信号通路激活占髓母细胞瘤的25%左右。患者大多为3岁以下的婴幼儿或成年人,大约59%的成人髓母细胞瘤是SHH亚型。该亚型中囊括的传统病理形态学类型构成较为多样,2016 WHO CNS肿瘤分类结合*TP53*基因突变状态将此亚型分为两大类,分别命名为:髓母细胞瘤,SHH活化伴*TP53*突变型;髓母细胞瘤,SHH活化伴*TP53*野生型。上述2类亚型所包含的基因表型和病理形态学完全不同。SHH活化伴*TP53*突变型主要以*MYCN*扩增、*GLI2*扩增、17p缺失和*TP*53突变为主,其中包含经典型、大细胞型/间变型和促纤维增生型/结节型(极罕见)3类病理学形态。SHH活化伴*TP53*野生型则表现为*PTCH1*缺失、10q缺失、*PTCH1*突变、*SMO*突变(成人)和*SUFU*突变(婴儿)几类基因特征且同时包含4类病理学形态。该亚型因发病年龄和病理形态学类型的不同,其临床预后大相径庭。

49.3.3 非WNT/SHH型

非WNT/SHH型占髓母细胞瘤的60%左右,好发于儿童,平均发病年龄为8岁左右。传统的病理形态学类型,大多属于经典型髓母细胞瘤或部分属于大细胞型/间变型髓母细胞瘤,容易发生播散或转移,临床预后差。2016 WHO CNS肿瘤分类将此亚型分为两大类,分别命名为:髓母细胞瘤[非WNT/非SHH,3组(Group 3)];髓母细胞瘤[非WNT/非SHH,4组(Group 4)]。这2类具有高度重合的基因型特征:*MYC*扩增和17q等臂双着丝粒。但有研究指出,在3组亚型中*MYC*扩增和17q等臂染色体缺失代表预后不良;而在4组亚型中,第11号染色体和第17号染色体缺失患者往往预后较好,并且复发周期相对来说也更长,但*MYCN*的扩增与4组亚型髓母细胞瘤患者预后无明显关系。在所有的亚型中,3组(30%)和4组(31%)最容易发生转移。

一般认为,髓母细胞瘤起源于小脑皮质表面外颗粒细胞层的祖细胞,因此首先激活的是Wnt信号通路,其次是Shh分子信号通路,使经典型髓母细胞瘤向促纤维增生/结节型髓母细胞瘤或髓母肌母细胞瘤方向发展。如果有*C-Myc*、*N-Myc*异常扩增或过度表达,染色体17p缺失,*hTERT*异常扩增或过度表达等分子参与,那么经典型髓母细胞瘤有可能向大细胞型或间变型髓母细胞瘤转化。虽然根据分子遗传学特征提出了髓母细胞瘤的分子亚型,但在临床诊断和处理过程中应综合考虑临床、病理形态学及分子表型等多方面因素。

非典型性畸胎样/横纹肌样肿瘤(atypical teratoid/rhabdoid tumor, AT/RT)是一种罕见的,高度恶性的小儿胚胎性肿瘤,绝大多数发生在5岁以下的儿童。其病理形态和构成成分复杂,免疫表型多样化,容易发生播散或颅内转移。AT/RT具有独特的分子遗传学特征,是具有*SMARCB1*(*INI1*)或*SMARCA4*(*BRG1*)基因失活的特殊表型。目前,在临床上可通过免疫组织化学方法确定*INI1*/*BRG1*核表达缺失来确诊AT/RT。因此,INI1蛋白是一项可靠的诊断性生物学标记。由于INI1蛋白表达缺失是AT/RT的特征性诊断标记,故若具有AT/RT典型组织学表型,但又未能用免疫组织化学染色检测*INI1*、*BRG1*或分子检测*SMARCB1*和*SMARCA4*的病例,只能诊断为"具有横纹肌样特征的CNS胚胎性肿瘤(非特指)"。

49.4 脑膜瘤的生物学标记

超过50%的脑膜瘤同时表现为染色体22单体型和*NF-2*基因突变,而无家族病或神经纤维瘤病的脑膜瘤中超过60%有*NF-2*等位基因其他区域的突变或失活,充分反映了抑癌基因二次打击致瘤学说。*NF-2*基因突变率在各级脑膜瘤中相近,故认为*NF-2*基因突变与脑膜瘤发生有关,但与恶化无关。20%~30%的脑膜瘤表现为非*NF-2*基因突变引起。也有文献报道,染色体1p和14q缺失对病理形态鉴别有困难的脑膜瘤、血管外皮瘤或转移性癌有重要的诊断价值,可作为脑膜瘤的诊断性生物学标记。染色体 1p 等位基因缺失也是间变性脑膜瘤的特征之一，染色体 14q 缺失的脑膜瘤容易复发。近期的研究指出组蛋白 H3 K27 甲基化水平与脑膜瘤的复发风险相关，伴有 H3 K27 me3 表达完全缺失的 WHO Ⅱ 级脑膜瘤具有侵袭性表现，该分子生物学特征或可成为脑膜瘤的潜在预测指标。

49.5 原发性中枢神经系统淋巴瘤的生物学标记

原发性 CNS 淋巴瘤中，最常见的类型是弥漫性大 B 细胞淋巴瘤。在临床上要选择适当的治疗方案，有赖于各种免疫组织化学的检测结果，其中 CD10、CD20、Bcl－6 和 IRF4/MUM1 是最常用的抗体。这些生物学标记既是诊断性生物学标记，也是非常重要的预测及预后性生物学标记。有关淋巴瘤亚型分类与临床预后的关系，可参阅 WHO 造血与淋巴组织肿瘤病理学分类。

49.6 结语

脑肿瘤的生物学标记完全是一个崭新的领域，随着新一代 DNA 测序、大规模同步 DNA 重复测序和单分子基因组学（single molecule genomics）等技术的兴起和应用，将会不断加深人们对癌基因组学的了解和认识。例如，染色体 19q13.2 *CIC* 基因和染色体 1p31.1 *FUBP1* 基因异常与少突胶质细胞瘤的关系、*ATRX* 基因与星形细胞瘤和继发性胶质母细胞瘤的关系、伴有 *IDH－1* 基因突变和 CpG 岛高甲基化谱（CpG island hypermethylation profile，CIMP）的胶质瘤与临床预后的关系，以及视黄醇结合蛋白 1（retinol binding protein 1，*RBP1*）基因高甲基化与胶质瘤临床预后的关系等一系列最新研究，都取得了突破性进展，2016 WHO CNS 肿瘤分类已将部分分子生物学特征融入病理诊断中。脑肿瘤生物学标记正处在十字路口，除了具有重要的诊断学价值外，还可以监测疾病的进展、判断临床预后，以及预测对治疗的反应；正在开启一个具有真正意义上的个体化诊断-治疗的时代，并将逐步打破传统的病理操作模式，这也是神经肿瘤病理学家所期盼的，它将迎来形态-功能病理学（morpho-functional pathology）的崭新时代。

（陈　弟　汪　寅　周良辅）

参考文献

[1] 王玉元，姚瑜，钟平. 髓母细胞瘤分子分型的研究进展[J]. 中华神经外科杂志，2016，32(7)：738－740.

[2] 中国脑胶质瘤基因组图谱计划. 中国脑胶质瘤分子诊疗指南[J]. 中华神经外科杂志，2014，30(5)：435－444.

[3] 汪寅. 脑肿瘤的生物学标记及其临床意义[M]//周良辅. 现代神经外科学. 2 版. 上海：复旦大学出版社，2015：589－603.

[4] 国家卫生健康委员会医政医管局. 脑胶质瘤诊疗规范(2018 年版)[J]. 中华神经外科杂志，2019，35(3)：217－239.

[5] 姚瑜，陈凌，陈灵朝，等. 中国中枢神经系统胶质瘤免疫和靶向治疗专家共识[J]. 中华医学杂志，2018，98(5)：324－331.

[6] BAO Z S, CHEN H M, YANG M Y, et al. RNA-seq of 272 gliomas revealed a novel, recurrent PTPRZ1－MET fusion transcript in secondary glioblastomas [J]. Genome Res, 2014，24(11)：1765－1773.

[7] BRAT D J, ALDAPE K, COLMAN H, et al. cIMPACT-NOW update 3: recommended diagnostic criteria for “Diffuse astrocytic glioma, IDH-wildtype, with molecular features of glioblastoma, WHO grade Ⅳ” [J]. Acta Neuropathol, 2018，136(5)：805－810.

[8] HU H M, MU Q H, BAO Z S, et al. Mutational landscape of secondary glioblastoma guides MET-targeted trial in brain tumor [J]. Cell, 2018，175(6)：1665－1678.

[9] LOUIS D N, PERRY A, REIFENBERGER G. The 2016 World Health Organization Classification of Tumors of the Central Nervous System: a summary [J]. Acta Neuropathol, 2016，131(6)：803－820.

[10] WANG Q H, HU B L, HU X, KIM H, et al. Tumor evolution of glioma-Intrinsic gene expression subtypes associates with immunological changes in the microenvironment [J]. Cancer Cell, 2017，32(1)：42－56.

[11] WELLER M, BUTOWSKI N, TRAN DD, et al. Rindopepimut with temozolomide for patients with newly diagnosed, EGFRvIII-expressing glioblastoma (ACT Ⅳ): a randomised, double-blind, international phase 3 trial [J]. Lancet Oncology, 2017, 18(10)：1373－1385.

[12] WESTPHAL M, HEESE O, STEINBACH J P, et al. A randomised, open label phase Ⅲ trial with nimotuzumab, an anti-epidermal growth factor receptor monoclonal antibody in the treatment of newly diagnosed adult glioblastoma [J]. Eur J Cancer, 2015, 51(4)：522－532.

50 脑肿瘤干细胞

脑肿瘤是神经外科最常见的疾病之一，特别是胶质瘤，不但发生率高，而且恶性度高，发展迅速，复发率极高。虽然围绕脑肿瘤的治疗手段有手术、放疗、化疗以及免疫治疗，但长期以来脑肿瘤患者生存率没有明显改善，其根本原因是无法完全清除肿瘤细胞。近年来发现，肿瘤组织中存在可以自我更新、增殖的细胞，这类细胞在肿瘤发生、发展、侵袭及耐药等生物学特性中起主要作用，被称为脑肿瘤干细胞(brain tumor stem cell，BTSC)。正是 BTSC 的存在使得肿瘤即使镜下全切除也极易局部复发或者脑内播散转移及放、化疗抵抗。本章主要回顾 BTSC 假说的由来和演变、BTSC 的基本特征、BTSC 有关的研究现状，以及这种假说的临床应用。

50.1 脑肿瘤干细胞概念由来和演变

数十年来，肿瘤学界中普遍认为肿瘤是细胞的集合，大部分细胞都具有启动肿瘤发生的内源性能力。小部分细胞与肿瘤发生密切相关的概念最早于 1963 年被提出。当时 Bruce 和 Van Der Gaag 在活体内证实了淋巴瘤细胞中的小部分细胞具有快速增生和分化的能力。随着科技的进步，科学家们逐渐认识到癌细胞具有与胚胎组织相似的、分级严格的组成结构。其中只有小部分增生的始祖细胞可以补充非再生的白血病细胞。这个概念迅速被应用于其他恶性肿瘤，包括人乳腺癌、胰腺癌、前列腺癌、头颈部癌和结肠癌等。

在肿瘤发生的早期，拥有自我更新能力的胶质瘤干细胞过度增殖，随后通过非常规分化，产生与亲本肿瘤相类似的不同分化等级的成分。同时，干细胞本身具有的不断增生的能力及处于静止期的特性，使其能够逃脱放、化疗产生的杀伤作用，从而导致胶质瘤患者在综合治疗之后产生复发。

Ignatova 团队描述了从多形性胶质母细胞瘤中分离得到的具有神经球形成功能和双向潜能(神经元和星形胶质细胞)的前体细胞。Singh 团队进一步证实并发展了这项研究，并证实中枢神经系统(CNS)肿瘤中具有双向潜能的谱系限制性始祖细胞，该细胞表现出了短期的自我更新能力，同时在一定的诱导条件下可以分化形成不同的肿瘤细胞亚群。因此他们得出结论：胶质瘤中存在少数具有干细胞特性的肿瘤细胞，这些细胞具有自我更新、无限增殖和多向分化能力,胶质瘤的各类细胞成分正是由这些有干细胞特性的瘤细胞分化而来,可称为BTSC。他们进一步将从髓母细胞瘤中分离得到$CD133^+$和$CD133^-$细胞植入NOD/严重联合免疫缺陷(SCID)小鼠体内,结果仅100个$CD133^+$细胞就能在小鼠体内形成肿瘤,而5万~10万个$CD133^-$细胞仍不能导致肿瘤发生,这为BTSC的存在提供更为有力的证据。此外,Hemmati和他的同事也报道了类似的研究,并提出了这些细胞中不包含少突细胞,同时也通过颅内种植肿瘤获得细胞后证实$CD133^+$细胞成瘤能力强于$CD133^-$细胞,并且解释了致瘤性的问题。

总而言之,这些研究均证实了在脑肿瘤中可以找到具有部分干细胞特性的细胞,并为此研究领域开启了一个新的篇章。

50.2 脑肿瘤干细胞基本特征

随着BTSC研究的发展,研究者发现了一些新的有趣的现象。很多学者认为BTSC与神经干细胞(NSC)在生物学性状方面有极相似之处,具体表现在以下几个方面。

50.2.1 体外培养特性

BTSC与NSC一样,在无血清的培养基中维持未分化状态,添加bFGF、EGF后形成悬浮的球样结构,而在加有小牛血清的培养液中都会发生分化。

50.2.2 自我更新能力

将亲本肿瘤球制成单细胞悬液,然后通过有限稀释置于96孔板培养,结果所有悬液都再次形成了肿瘤球,且与原肿瘤球完全一致,这表明BTSC与NSC一样,具有强的自我更新能力。

50.2.3 定向分化能力

NSC能分化成为神经元和胶质细胞,这已经被证实,而实验也证明接种到SCID鼠的BTSC形成的肿瘤包括亲本肿瘤中的各种细胞成分。Singh等将BTSC接种于鼠脑获得的瘤块与亲本肿瘤进行比较,发现髓母细胞瘤干细胞接种后,瘤细胞小而圆,细胞核深染;多形性胶质母细胞瘤干细胞接种后,瘤细胞表现出多形性,肿瘤血管很丰富,这些现象与亲本肿瘤一致。

50.2.4 具有很高的端粒酶活性

早期研究表明,在端粒酶催化作用下,DNA端粒不断延长是细胞得以长期存活并增殖的原因。NSC本身存在高活性的端粒酶活性,很可能在较小的基因改变后就会失去增殖控制而转变为BTSC。这些生物学方面的相似性表明,NSC与已分化细胞相比,只需要突变获得过度增殖能力就可成为BTSC。

尽管就单个细胞而言,BTSC与NSC存在许多相似之处,形态学及现有标记难以进行区分,但BTSC是胶质瘤的始祖细胞,在肿瘤的发生、发展过程中起重要作用,而NSC是正常神经组织的原始细胞,影响神经组织发育、损伤修复等生物学进程。因此,两者在许多生物学行为的表现上均有明显差异。形态上,有研究表明BTSC形成的球形结构较NSC松散,机械吹打时较易散开;增殖能力方面,BTSC对环境的适应能力更强,可以无限扩增,而NSC对微环境依赖,较难扩增,且扩增能力有限;当使用血清诱导分化时,BTSC产生形态、种类及比例均与亲本肿瘤类似分化状态的肿瘤细胞,NSC则产生成熟的神经元和胶质细胞;遗传特征方面,Singh及其团队证实NSC为正常的染色体组型46XX或46XY,BTSC存在45XY、−10、−16等异常的染色体组型。此外,有研究表明,在蛋白质表达水平,BTSC与NSC也存在着较大的差异。

50.3 脑肿瘤干细胞研究现状

50.3.1 脑肿瘤干细胞分子标志物

人脑肿瘤细胞分级制度建立的最大障碍一直以来都是因为BTSC可靠标志的缺乏。最近强有力的证据显示,BTSC表达有一系列与肿瘤间质细胞不同的标志,而且曾经认为仅能选择性标记正常成人NSC的标记现在也能用来标记BTSC。巢蛋白(nestin)、CD133和A2B5目前被认为是可用来标记NSC和BTSC的相对敏感的标志物。

巢蛋白是一种能在NSC和肿瘤发展过程中的始祖细胞产生的中间丝蛋白。该蛋白与NSC的形态和黏附能力均密切相关,且当NSC进一步分化后,巢蛋白的表达会急剧下降。有趣的是,在脑损伤、缺血和炎症时,巢蛋白在脑组织中被上调,表明

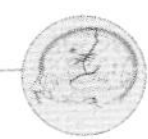

具备这种标志物的细胞可能在损伤后对成人脑组织的重塑具有重要的作用。巢蛋白也存在于人脑的各种肿瘤中，包括室管膜瘤、恶性星形细胞瘤、少突胶质瘤以及恶性胶质瘤。各种脑肿瘤中巢蛋白阳性的细胞均显示出了增强的迁移和侵袭能力，且能非常容易地形成神经球。更重要的是，由于临床上恶性组织中巢蛋白的表达增加，该标志物可能具有评估肿瘤恶性程度的潜力。Wan 和他的同事分析了 382 个肿瘤，其中 221 个是胶质母细胞瘤（GBM），在单因素和多因素分析（包括世界卫生组织的肿瘤分级、年龄和手术切除范围）中，巢蛋白的表达随着肿瘤分级的增加而增加，而巢蛋白的高表达与患者的生存率低有关。这些结果均提示，具有巢蛋白标记的细胞增生数量或者 BTSC 数量可能对患者的临床转归有提示作用。

CD133（prominin-1）最早是在原始造血干细胞中发现的细胞膜糖蛋白，包含有 2 个细胞外袢的五跨膜蛋白。它在多种干细胞中被发现，并在分化细胞中下调。$CD133^{+}$ 的新生小鼠脑组织具有体外形成神经球的能力，以及分化成神经元和胶质细胞的能力。尽管 CD133 的功能还不清楚，一些人猜测 CD133 在细胞表面突起的动态组织中具有一定作用。越来越多的证据提示，NSC 和 BTSC 均含有这个细胞表面标志物。Singh 和他的同事首先展示了在人 GBM 和髓母细胞瘤中分离得到的 CD133 阳性细胞可以像 NSC 一样在体外形成神经球。只需要 100 个 $CD133^{+}$ 的从脑肿瘤中获得的细胞就可以成功地在免疫缺陷小鼠中形成肿瘤，然而即使超过 1×10^{5} 个 $CD133^{-}$ 的细胞亦不能形成肿瘤。Zeppernick 和他的同事发现，$CD\ 133^{+}$ 细胞是肿瘤再生、恶性进程和患者生存的独立预后因素。此外，缺氧（GBM 的一个共同特征）可以增强 BTSC 的 CD133 表达和自我更新能力；这种由缺氧引起的对 BTSC 命运的调节可以被单纯疱疹病毒在体外感染所激活。尽管这些结果指出 CD133 是 BTSC 的一个假定的标志物，但最近越来越多的研究质疑了这个结果。Wang 团队报道在大鼠模型中，$CD133^{-}$ 细胞同样可以形成肿瘤，且能演变成 $CD133^{+}$ 细胞，这与其较低的生存率有关。脑肿瘤中有大量的遗传异质性，也有可能存在多种途径导致肿瘤生成。正如白血病和骨髓干细胞的研究一样，可能需要多种标志物才足够明确 BTSC 的特性。

A2B5 是室管膜下层永久产生的幼稚胶质定向祖细胞的标志物。胶质祖细胞是一种产生胶质细胞类型如星形胶质细胞和少突胶质细胞的细胞。在胶质母细胞瘤组织中，$A2B5^{+}$ 细胞包括 $A2B5^{+}/CD133^{+}$ 和 $A2B5^{+}/CD133^{-}$ 细胞。研究发现，来源于人类 GBM 中的 $A2B5^{+}/CD133^{+}$ 和 $A2B5^{+}/CD133^{-}$ 细胞均具有恶性肿瘤干细胞样细胞的属性，对 GBM 的发生和延续至关重要。$A2B5^{+}/CD133^{-}$ 细胞也能在小鼠体内成瘤这一现象部分解释了 $CD133^{-}$ 细胞同样可以形成肿瘤的原因。因此，$A2B5^{+}$GBM 细胞是 GBM 未来靶向治疗的潜在靶点。

关于胶质瘤干细胞不同表面标志物的临床意义，不同团队做了很多相关研究。作为最常用的表面标志物，大多数研究者认为 CD133 可以作为胶质瘤的预后分子标志物。Pallini 团队发现，$CD133^{+}$ 患者预后不理想，而合并 CD133/Ki67 共表达的患者与 $CD133^{-}$ 患者相比预后差异更为显著。Zeppernick 等研究者证实，$CD133^{+}$（>1%）患者的无进展生存期（PFS）和总生存期（OS）明显减少。同时，Ma 团队通过免疫组织化学染色和 PCR 证明 CD133 在肿瘤组织中的含量明显高于正常脑组织中的含量，并且 CD133 的表达水平与胶质瘤的级别明显相关。反之，也有实验证明星形细胞脑肿瘤中 CD133 的表达并不具有对预后的指导意义。就巢蛋白的预后意义而言，有研究证实其可以作为胶质瘤的预后指标之一。但与 CD133 相似，也有研究者表明巢蛋白对预后的指导意义并不十分显著。Zhang 的实验团队通过多因素分析证实，CD133 和巢蛋白的共表达比单个指标更能指导患者的预后。因此，综合多个表面标志物共表达分析，可能对胶质瘤患者的预后更有意义。

50.3.2 脑肿瘤干细胞起源

关于 BTSC 的起源有 3 种可能的解释。传统的克隆演变假说认为脑肿瘤是由于特定脑细胞去分化得到的。此后该去分化的细胞经过一定时间的克隆扩增和突变累积后，其后代具备了以一种不受调节的方式进行增生和再生的能力。这个过程最终导致 BTSC 的形成，从而进一步导致肿瘤的生成和局部迁移引起远处转移。随着 NSC 的发现以及 BTSC 在组织增生和再生等方面的行为与 NSC 十分相似，故有一种假说认为 NSC 的异常分化可能是脑肿瘤的直接来源。最后，始祖细胞募集假说认为，一个不明来源的肿瘤始祖细胞具有募集正常的处于静止期的神经祖细胞，并通过释放局部生长因子诱导它们不受调节地增殖。但是至今仍没有决定性的证据来证明哪种假说在人脑肿瘤的自然发生过程中占据重要地位，而且这 3 种假说均具有重大的实验证据支持。

大量证据支持去分化和基因突变累积的理论，这也说明了成人脑细胞可能就是人 BTSC 的来源。Bachoo 和他的同事第一个展示了成熟的星形细胞在关键基因发生突变后（如细胞周期调节基因 *Ink4a-Arf* 的丢失）很可能与 NSC 一样促成胶质瘤的发生。而 NSC 和成熟星形细胞可以在 *Ink4a-Arf* 缺失的情况下通过过度表达信号转导蛋白 Ras 诱导 GBM 的发生。Dai 和他的同事发现，$GFAP^{+}$ 的细胞转染血小板衍生生长因子（PDGF）病毒后，胶质瘤的形成数量有明显增加。类似的，巢蛋白阳性的细胞转染相同的病毒后，胶质瘤的形成数量明显增加。将巢蛋白阳性的细胞和相同的病毒转染后也能使胶质瘤的形成有一定升高（40%和 70%）。这些观察结果提示，当分化的细胞经历了重要的基因突变后，可以恢复成相对分化较低的状态，从而具备促进肿瘤生成的潜力。

NSC 与 BTSC 在表型上显著的相似性使人们认为 BTSC 由 NSC 异常分化而来。因为临床上胶质瘤往往发生在脑室旁或者邻近脑室下区（SVZ），故含有成人 NSC 的生发中心被认为是胶质瘤的来源。在动物模型中发现，脑部细胞高度增生的区域经过化学或病毒暴露后更易发生恶性转变。这也支持了以上观点。有实验将致癌性碳氢化合物植入大鼠后发现，植入部位越靠近富有 NSC 的 SVZ 的大鼠，相对于植入部位位于大脑皮质的大鼠，具有更明显的肿瘤生成能力。当鸟肉瘤病毒被注入大鼠 SVZ 时，年幼大鼠表现出了更强的肿瘤生成能力，这可能与年长大鼠 NSC 较少有关。而将鸟肉瘤病毒注入犬类 SVZ 后，可以观察到最初生长在脑室旁区域的胶质瘤向外生长并侵犯深层白质，并最终失去与 SVZ 的联系。这个可用来解释在人类中发现的胶质瘤似乎没有与 SVZ 存在明显联系。此外，与癌基因在巢蛋白启动子方向的表达相比，GFAP（分化的星形细胞）启动子的表达能更有效地导致胶质性肿瘤的转变。这些观察到的现象以及长寿的 NSC 允许基因突变累积的事实使 NSC 成为了人脑肿瘤起源的一种可能。

相对于人脑肿瘤是由单个 BTSC 引起的这个简单的理论，更多复杂的病理生理机制可能更为关键。形态学和基因数据都提示脑肿瘤中包含了各种起源的细胞。先前已有人提出脑肿瘤局部释放多种生长因子或化学引诱物，而这些物质被证明与肿瘤间质中生成血管的场所（niche）有关。此外，正常成人 NSC 具有向脑部肿瘤选择性迁移的神秘能力。这提示肿瘤的“细胞起源”可能不是直接分裂形成肿瘤团块的。相反，脑肿瘤起始细胞可能通过局部吸引正常成人 NSC 迁移至特殊的 BTSC 场所中从而形成肿瘤。随后肿瘤起始细胞释放一系列生长因子至周围组织促使原来的正常 NSC 在不受调节的状态下增殖，这种不受调节的生长继而引起肿瘤团块的形成。

50.3.3 脑肿瘤干细胞信号通路

NSC 与 BTSC 具有许多相同的表型特征用于细胞的维持和增殖，因此这两类细胞可能具有相似的细胞内分子通路。许多基因和信号通路都已经被阐明与干细胞的自我更新功能有关。本节着重介绍 2 种与脑肿瘤形成最密切相关的信号通路：Shh 和 Notch 通路。这些生化通路在髓母细胞瘤的发病机制中显得尤其重要，因为它们能维持一小部分 BTSC 处于未分化状态从而控制细胞的增殖。而其他一些分子通路被认为在胶质瘤中受到破坏，如 EGFR/PTEN/Akt/mTOR、TP53/MDM2/p14ARF 或 p16INK4a/RB1 通路。

Shh 是 SHH 家族中 3 种分泌蛋白之一，在哺乳动物中枢神经系统组织的胚胎发育过程中起重要作用（如胚胎发育时腹侧细胞类型分化形式的调节），而且主要分布在成人的小脑和海马。Shh 能够激活一个细胞表面的受体，从而激活 GLI 家族中的一个转录因子。这个转录级联反应调节成人脑部生发中心（SVZ、海马）具有干细胞特征的细胞数量，然而当其被注入鸡小脑后则能将 NSC 维持在未分化的状态。在小鼠实验中，Shh 通路的激活和失去调控已被显示能够导致髓母细胞瘤的生成，而部分人脑肿瘤能持续表达 *GLI* 基因。环杷明是一种从植物中获得的生物碱，可以选择性地抑制 Shh-GLI 通路，能够显著减少人髓母细胞瘤和胶质瘤的生长。

Binda 和他的同事证明，EphA 2 受体提供了一种肿瘤干细胞（TSC）自更新和致瘤性的潜能：EphA 2 在 BTSC 的细胞表面过度表达，其下调（通过

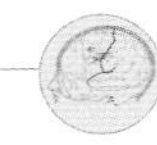

EPHA1－FC 配体）导致细胞丧失自我更新，诱导细胞分化和肿瘤发生能力丧失；EPH 受体酪氨酸激酶及其肾上腺素受体在中枢神经系统发育和维持干细胞和癌细胞中发挥作用。EPH 受体-表达系统也与血管生成增加有关，EphA 2 的高表达与肿瘤的分期、进展和患者的生存有关。根据这些观察，EphA 2 下调可能是胶质瘤患者未来治疗的细胞表面靶点。

Notch 信号通路也被证明与脑肿瘤的形成有关。Notch 受体被 Delta 家族蛋白激活后释放出一个细胞内结构域，继而激活螺旋-袢-螺旋（HLH）转录因子。Notch 信号通路已被证实为维持人脑 NSC 所必需，在 Notch 缺失小鼠中可以见到增强的神经元分化和胶质细胞分化。因此，Notch 信号对于髓母细胞瘤的生长和维持十分重要。髓母细胞瘤中 Notch 通路的阻断可以导致细胞增殖减少和神经元分化增加。更重要的是，给小鼠注入 Notch 抑制的细胞后，相对于 Notch 活跃的细胞，其导致肿瘤生成的频率有所下降，这也提示了 Notch 信号在肿瘤发生过程中的重要性。研究者提到，阻断 Notch 级联反应后，$CD133^+$ 细胞数量减少了 4/5。这提示肿瘤发生的失败可能是失去 Notch 信号辅助后 BTSC 不能很好维持在未分化状态所导致。

在 Notch 通路内，已经证实在 GBM 和 BTSC 培养的未分化星形胶质细胞中共同转录因子 FOXG1 和 TLE（通常在发育过程中的神经前体中表达，它们促进自身更新和增殖）也在未分化的星形胶质细胞中表达。*FOXG1* 基因敲除可引起小鼠 NSC 和祖细胞标志物及增殖标志物的下调，促进细胞衰老和分化，并抑制 BTSC 诱导的小鼠异种移植瘤的生长。通过 *TLE* 基因敲除可以获得同样的效果。这表明这种强效的基因转录调节剂有可能成为未来降低 GBM 患者致瘤潜能的靶点。

c－Jun 氨基末端激酶（JNK）信号通路在细胞分化、凋亡、应激反应以及多种人类疾病的发生与发展中起着至关重要的作用。研究证明，胶质瘤干细胞的自我更新能力和成瘤能力依赖 JNK 通路的激活。靶向 JNK 可以抑制胶质瘤干性相关成瘤能力，进而控制肿瘤的进展。相似的，其他研究证实 Wnt/βnt/肿瘤的进展、骨形态发生蛋白（BMP）、转化生长因子-β（TGF－β）、RTK－Akt、STAT3 信号通路也在胶质瘤干细胞的增殖、分化、成瘤等发面发挥着重要作用。由于 BTSC 与 NSC 在信号通路上存在着诸多相似之处，且对 BTSC 中通路的研究还处在相对初级的阶段，因此找到 BTSC 特异的信号通路，进一步阐述各种信号通路在 BTSC 增殖、分化、成瘤方面的作用，是当下胶质瘤研究者的主要研究方向。

50.3.4 华山医院的相关研究进展

在 BTSC 研究领域，华山医院神经外科做了很多基础研究，建立了常规的肿瘤标本干细胞培养体系，开展 BTSC 相关生物学研究。经过多年的探索，该团队发现 B7－H1、B7－H4 等免疫因子在胶质瘤干细胞中表达，并且具有免疫逃逸的作用。同时在肿瘤干细胞免疫研究方面发现，肿瘤干细胞比肿瘤细胞具有更好的免疫原性，从而积极开展具有自主知识产权的肿瘤干细胞样抗原致敏树突状细胞（DC）疫苗临床应用。目前该团队已完成肿瘤干细胞样抗原致敏 DC 疫苗的ⅡA 期临床实验（NCT 01567202）。数据表明，DC 疫苗治疗复发胶质瘤安全可行，对分子病理为 IDH－1 野生型、*TERT* 突变和 B7－H4 的低表达的 GBM 患者能从 GBM 干细胞抗原负载的 DCV 所激活的特异性主动免疫中获益。在临床试验过程中，该团队继续深入研究 $A2B5^+$ GBM 干细胞样细胞的相关生物学功能，通过转录本二代测序结合 HLA 肽绑定预测分析发现 HSP50 是潜在的胶质瘤相关抗原，HMGB2 是潜在的 GBM 预后因子。通过胶质瘤患者血清筛选 $A2B5^+$ 胶质瘤细胞 cDNA 文库，发现 URGCP 是新型胶质瘤相关抗原。HSP50 和 URGCP 的发现为未来开展胶质瘤特异的肿瘤干细胞抗原免疫治疗奠定了理论基础。该团队最新研究发现，良性和恶性脑瘤的 BTSC 增殖性有区别，脑胶质瘤的 BTSC 增殖性显著高于脑垂体瘤。同时发现侵袭性垂体瘤包含的 $CD133^+$ 细胞高于非侵袭性垂体瘤。此外，还证实髓母细胞瘤的原位复发和远处复发与 BTSC 的比例密切相关，复发的髓母细胞瘤中的肿瘤干细胞具有更强的增殖性。最近笔者还发现 FUBP1 在神经干细胞发生过程中动态表达，神经前体细胞中的 FUBP1 下调使其失去终末分化能力，联合 IDH1R132H 可促进低级别胶质瘤的肿瘤形成。

50.4 脑肿瘤干细胞临床应用和展望

BTSC 问世后便成为脑肿瘤治疗中一个新的重要目标。根据 BTSC 假说可以预计，即使肿瘤体积在经过手术和化疗后有所减小，如果能使肿瘤再生的干细胞没有被杀死，肿瘤仍然会重新生长，即会复发。某些患者化疗和放疗的失败可以反映这些特殊BTSC对标准治疗存在耐受特性。例如，胶质瘤临床上给予外照射同步烷化剂（替莫唑胺）治疗，患者的平均生存期仅有14.6个月。实验证据显示，当小鼠异种移植物经过外放射后，$CD133^+$细胞增加，而$CD133^-$细胞减少，提示BTSC存在抵抗放疗。另外，Bao和他的同事研究表明，$CD133^+$细胞在经过放射后能够激活DNA损伤检查点，并展现出比$CD133^-$细胞更强的对放射诱导DNA损伤的修复能力。此外，Hegi团队展示了$CD133^+$细胞中DNA修复基因*MGMT*沉默的数量较少，而该基因甲基化后的失活是影响患者生存率的独立预后因素。

将重点置于减少具有致瘤性的BTSC数量而不是肿瘤间质中非增殖或一过性增殖的成分，理论上可以增加患者的生存率。找到有关BTSC生长和增殖的特异性细胞内信号通路可能会找到能够选择性阻断这些通路的化学药物，从而破坏BTSC。或者将BTSC诱导分化为更良性的、非致肿瘤生成的星形细胞也可能是一种治疗策略。Piccirillo和他的同事在小鼠研究结果中显示，BMP可以减少$CD133^+$细胞的数量，并因此阻止了肿瘤的生长，使得小鼠的生存率上升至80%。

最近的研究显示，脑肿瘤的血管系统组成了一些特殊的场所用来填充BTSC并使其永存。在脑肿瘤的异种移植物中增加内皮细胞的数量可以导致BTSC的增加，而应用小干扰RNA（siRNA）血管内皮细胞生长因子抑制剂抑制内皮细胞产生可以导致这些致瘤干细胞大幅减少。这些研究结果提示，BTSC场所可能在保持肿瘤恶性程度上起到重要作用，对场所的破坏可能是一种潜在的治疗方式。

对BTSC的研究可能在不久的将来便能应用于临床。神经球试验可能会帮助个体患者调整化疗方案。在体外试验见到的BTSC动力性可能有助于诊断，且对外科医生制订合理的积极治疗可能存在帮助。Phillips和他的同事研究阐述了BTSC中一些提示预后差的基因标记，而Hau等最近则表示多种DNA修复基因的甲基化能够指示临床预后。

现在大量研究都支持人脑肿瘤的发生是其中一群细胞作用引起的观点。这些BTSC的起源尚不明确，多种可能的假说均有证据支持。关于BTSC的形成和维持的机制正在被广泛研究。关于信号通路的研究以及针对肿瘤干细胞的免疫治疗进展，有助于一些新的特异性靶向肿瘤起始干细胞治疗方式的出现，从而提高恶性胶质瘤患者的生存率。

（陈灵朝　姚　瑜　周良辅）

参考文献

[1] 陈灵朝，姚瑜，周良辅. 脑肿瘤干细胞[M]//周良辅. 现代神经外科学. 2版. 上海：复旦大学出版社，2015：604-609.

[2] BINDA E, VISIOLI A, GIANI F, et al. The EphA2 receptor drives selfrenewal and tumorigenicity in stem-like tumor-propagating cells from human glioblastomas [J]. Cancer Cell, 2012,22(6):765-780.

[3] DIMECO F, PERIN A, QUIÑONES-HINOJOSA A. Brain tumor stem cells [M]//WINN H R. Youmans and Winn neurological surgery. 7th ed. philadelphia: Elsevier, 2015:786-793.

[4] HWANG I, CAO D, NA Y, et al. Far upstream element-binding protein 1 regulates LSD1 alternative splicing to promote terminal differentiation of neural progenitors [J]. Stem Cell Reports, 2018, 10(4): 1208-1221.

[5] LAUG D, GLASGOW S M, DENEEN B. A glial blueprint for gliomagenesis [J]. Nat Rev Neurosci, 2018,19(7):393-403.

[6] SHIBAO S, MINAMI N, KOIKE N, et al. Metabolic heterogeneity and plasticity of glioma stem cells in a mouse glioblastoma model [J]. Neuro Oncol, 2018,20(3):343-354.

[7] WAN F, HEROLD-MENDE C, CAMPOS B, et al. Association of stem cellrelated markers and survival in astrocytic gliomas [J]. Biomarkers, 2011, 16(2): 136-143.

[8] WANG J, XU S L, DUAN J J, et al. Invasion of white matter tracts by glioma stem cells is regulated by a NOTCH1 - SOX2 positive-feedback loop [J]. Nat Neurosci, 2019,22(1):91-105.

[9] YAO Y, LUO F F, TANG C, et al. Molecular subgroups and B7 - H4 expression levels predict responses to dendritic cell vaccines in glioblastoma: an exploratory randomized phase Ⅱ clinical trial [J]. Cancer Immunol Immunother, 2018, 67(11): 1777-1778.

[10] ZEPPERNICK F, AHMADI R, CAMPOS B, et al. Stem cell marker CD133 affects clinical outcome in glioma patients [J]. Clin Cancer Res, 2008, 14(1): 123-129.

神经上皮组织来源的肿瘤

神经上皮组织来源的肿瘤主要系指神经胶质细胞和神经元细胞在不同分化期中所发生的肿瘤，统称为胶质瘤和神经元细胞瘤。绝大多数为恶性肿瘤，因此预后较差。本章重点讨论此类肿瘤的发病与分类、病理与临床特点、治疗原则与预后情况。

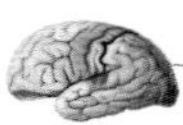

51.1 概述

51.1.1 发病率

神经上皮组织来源的肿瘤占成人原发性颅内肿瘤的50%～60%，成人中发病率为每年8/10万。神经胶质肿瘤的发生率约是神经元细胞瘤的100倍。在各类神经胶质肿瘤中以星形细胞肿瘤为最多见(75%)，其次分别为少突胶质细胞肿瘤(8.8%)，室管膜细胞肿瘤(7.3%)，髓母细胞瘤(3%)，其余各型肿瘤均不到0.1%。

不同类型的神经上皮源性肿瘤好发部位不同。发生在小脑幕下肿瘤又根据其部位分为小脑实质内肿瘤、第4脑室内肿瘤、脑桥小脑三角肿瘤和脑干肿瘤。小脑实质内肿瘤主要有小脑星形细胞瘤、髓母细胞瘤和血管母细胞瘤；第4脑室内肿瘤多为室管膜瘤和脉络丛乳头状瘤；脑桥小脑三角部位主要发生神经鞘瘤和脑膜瘤；髓母细胞瘤多发生在小脑。

脑肿瘤生长形式的特点：①扩张性生长。多见于发生在脑实质外的肿瘤，扩张性生长的颅内肿瘤多是有完整包膜、分化好的良性肿瘤，如脑膜瘤和神经鞘瘤等。②浸润性生长。脑内肿瘤特别是神经胶质瘤无论分化好与坏都呈浸润性生长。③弥漫性浸润生长。肿瘤细胞同时侵犯多个脑叶，瘤细胞多围绕固有脑组织结构生长而不破坏整体结构，包括沿皮质分子层表面生长，围绕神经元周围呈卫星样生长，围绕血管周围脑组织内生长和沿脑白质神经传导束之间生长等方式。④多中心性生长。主要见于不同程度分化的胶质瘤、原发性中枢神经系统(CNS)恶性淋巴瘤及颅内生殖细胞瘤等。

脑肿瘤发病的年龄及性别特点：发病的2个高峰分别为儿童和成年人(45～70岁)，儿童70%的颅内肿瘤发生在幕下，成人70%发生在幕上胶质瘤及胚胎性肿瘤，更常见于男性，而脑膜瘤女性患者多见(女性脑内肿瘤50%为脑膜瘤)。肿瘤的类别和部位与患者的年龄有一定关系。髓母细胞瘤与脉络丛乳头状瘤好发于儿童。大脑半球的星形细胞瘤多见于成人，而小脑、脑干与下丘脑的星形细胞瘤则好发于儿童。

根据华山医院神经病理室的统计，在华山医院神经外科1951—2011年这60年间收治的患者中，神经上皮肿瘤(41.13%)、脑膜细胞肿瘤(35.33%)以及颅(脊)神经肿瘤(14.43%)为3种最为常见的原发脑肿瘤病理类型(图51-1A)。2007—2011，神经上皮肿瘤、脑膜细胞肿瘤以及颅/脊神经肿瘤分别占原发脑肿瘤的36.86%、34.20%与13.92%(图51-1B)。其中神经上皮肿瘤中，星形细胞瘤占62.86%，少突胶质细胞瘤占13.53%，而室管膜细胞瘤占7.86%(图51-1C)。

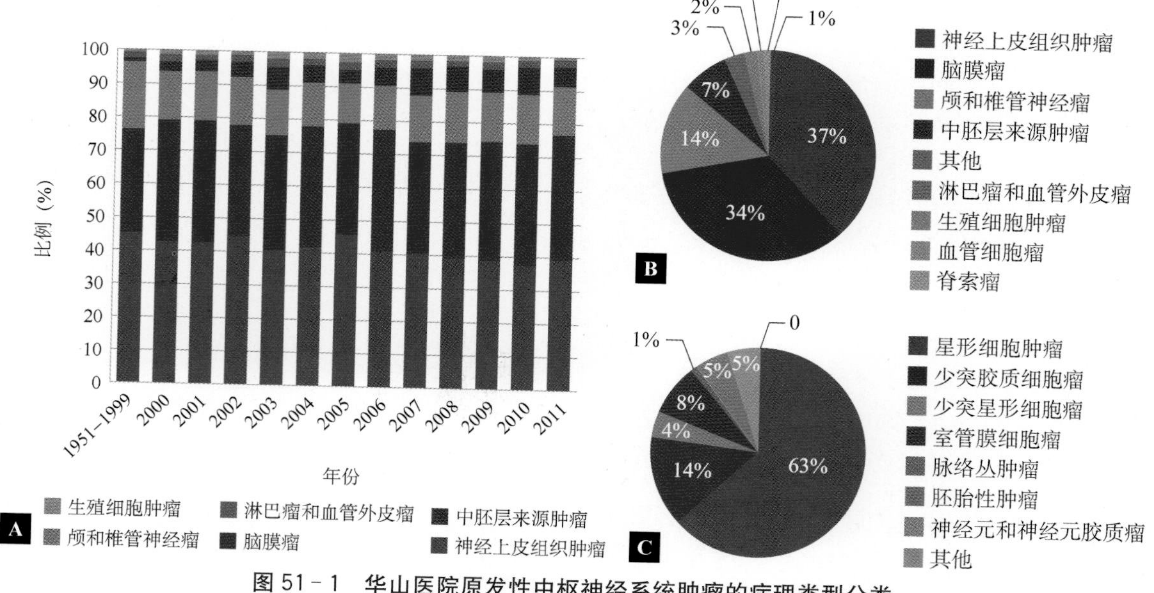

图51-1 华山医院原发性中枢神经系统肿瘤的病理类型分类

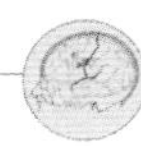

51.1.2 分子生物学特性

人类肿瘤的形成是一个复杂的过程，涉及一些基因遗传改变的积累，在正常情况下这些基因负责调节细胞增殖、分化和死亡等有关机体发育的生理过程。神经系统肿瘤与其他部位肿瘤相似，有2种靶基因在这个过程中失调。比较主要的是负责细胞生长的致癌基因激活。致癌基因一般通过基因数量增加（即基因扩增）或激活性的突变来活化。近年来发现胶质瘤的生长、分化有特定的分子机制，胶质瘤的恶性程度与其特定基因的突变、丢失或扩增表达有密切的关系。研究表明，在胶质瘤中不仅有多种癌基因的过度表达，如EGFR编码基因、*PDGFR*、*MDM2*、*SAS*、*GL1*、*myc*、*MET*和*Bcl-2*等，而且某些抑癌基因如Rb、p53、pl6等也呈表达抑制或异常表达。尽管与胶质瘤恶性程度及胶质瘤患者预后直接相关的特异性基因改变并未完全明确，然而仍然有作者提出，随着对胶质瘤分子水平的研究日益深入，将胶质瘤分子生物学特性引入，作为胶质瘤分级的新标准。详见第47章“中枢神经系统肿瘤概述”。

51.2 胶质瘤

51.2.1 低级别胶质瘤

弥漫性星形细胞肿瘤（astrocytic tumor）系指以星形胶质细胞所组成的肿瘤，约占神经上皮源性肿瘤的75%。按肿瘤的生物学特性星形细胞肿瘤可分两大类：一类边界清楚，较少向周围脑组织浸润，包括毛细胞型星形细胞瘤、室管膜下巨细胞性星形细胞瘤与多形性黄色星形细胞瘤，其临床表现与病情发展均有各自典型特征，预后较好；另一类星形细胞肿瘤则无明显边界，向周围脑组织广泛浸润，肿瘤细胞呈间变特性，包括弥漫性星形细胞瘤、间变性星形细胞瘤及多形性胶母细胞瘤等。此类肿瘤病程为进展性，手术为主的综合治疗效果均较差。

少突胶质细胞瘤为肿瘤细胞形态以少突胶质细胞为主的浸润性胶质瘤。分为少突胶质细胞瘤与间变性少突胶质细胞瘤两类。分子生物学研究表明：少突胶质细胞瘤的发生与1号染色体短臂（1p）和19号染色体长臂（19q）的联合缺失有关。与弥漫性星形细胞肿瘤相比，少突胶质细胞瘤患者的预后稍佳。

WHO分级为Ⅰ～Ⅱ级的星形细胞肿瘤与少突胶质细胞瘤统称为低级别胶质瘤，WHO分级为Ⅲ～Ⅳ级的星形细胞肿瘤与间变性少突胶质细胞瘤统称为高级别胶质瘤。

（1）弥漫性星形细胞瘤（IDH突变型）

弥漫性星形细胞瘤为浸润性生长肿瘤，多数肿瘤切除后有复发可能，且复发后肿瘤可演变成间变性星形细胞瘤或多形性胶母细胞瘤。故现在有观点认为其是恶性肿瘤。

1）发病率：弥漫性星形细胞瘤占脑肿瘤的10%～15%，多见于25～45岁的成人，平均发病年龄约37.5岁，无明显性别差异。肿瘤主要位于大脑半球，以额叶多见（46%），其次为颞叶（31%）、顶叶（15%），位于间脑与枕叶者较少见。根据2007—2011年华山医院神经病理室的统计，弥漫性星形细胞瘤占全部神经上皮肿瘤的62.86%。

2）病理：组织学上，弥漫性星形细胞瘤可见4种病理形态，即纤维型、原浆型、肥胖细胞型及混合型。纤维型镜下常表现为瘤细胞呈裸核样分布于致密的胶质纤维背景内，细胞的胞质似乎与中枢神经系统的固有神经纤维网难以察觉地融合在一起。原浆型表现为小的胞体和少量的、疏松的细胞突起。由于缺乏可靠和可重复的定义，纤维型星形细胞瘤和原浆型星形细胞瘤这2种变体不再列入2016 WHO CNS肿瘤分类。保留肥胖细胞型星形细胞瘤的病理诊断。肥胖细胞型星形细胞瘤光镜下见典型的肥胖细胞，体积肥大，呈球状或多角形，胞质均匀透明，突起短而粗。瘤细胞核小，偏位，瘤细胞分布致密，有时排列于血管周围形成假菊形团样结构。血管周围常见淋巴细胞套（图51-2～51-4）。

分子病理：2016 WHO CNS肿瘤分类中，弥漫性星形细胞瘤按基因分型，分为IDH突变型和IDH野生型。IDH突变型弥漫性星形细胞瘤在成人和青少年弥漫性星形细胞瘤中占到85%，超过80% *IDH*突变为R132H位点的突变，可通过免疫组织化学法检测，当免疫组织化学法*IDH-1*为阴性时，需要进一步做*IDH-1*和/或*IDH-2*突变分子检测，常用焦磷酸测序法。IDH突变型弥漫性星形细胞瘤预后明显好于IDH野生型弥漫性星形细胞瘤，尽管如此，当分子特征出现CDKN2A/B纯合性缺失时，生物学行为恶性同高级别胶质瘤。因此，cIMPACT-NOW（The Consortium to Inform Molecular and Practical Approaches to CNS Tumor

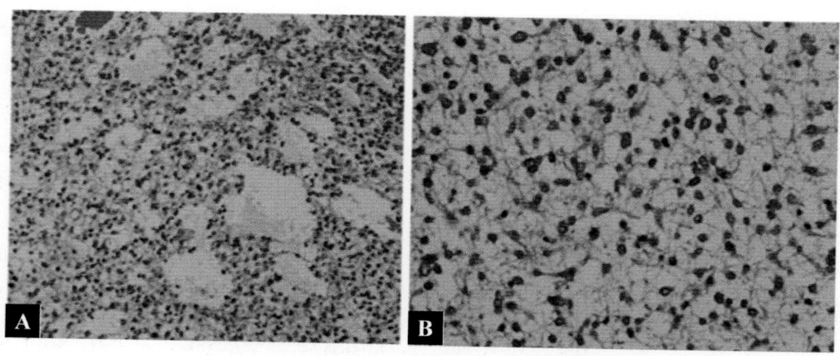

图 51-2 弥漫性星形细胞瘤的细胞特性
注:瘤细胞密度低,核轻度异型,瘤细胞突起形成疏松的纤维基质,伴微囊形成。

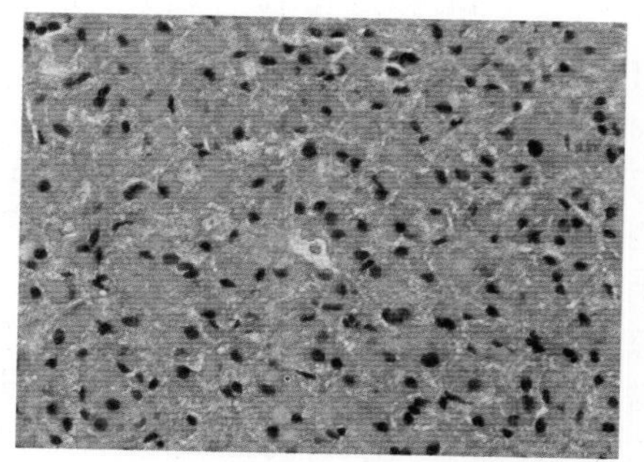

图 51-3 肥胖型星形细胞瘤的细胞特性
注:肿瘤细胞胞质丰富,嗜酸性,核偏位。

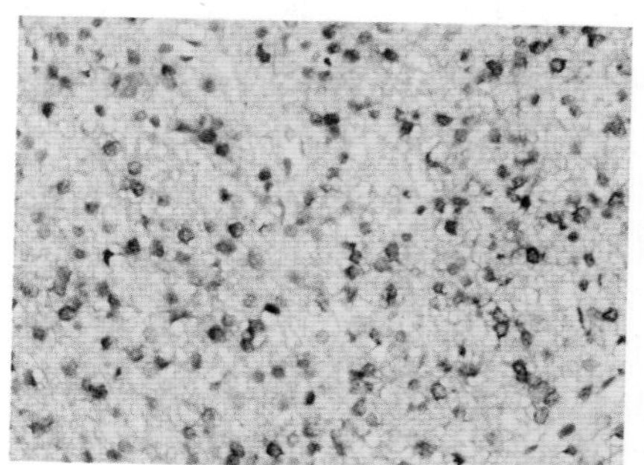

图 51-4 IDH-1突变型星形细胞瘤的细胞特性
注:免疫组化示 *IDH-1* 阳性。

Taxonomy-Not Official WHO)推荐下一版(第5版)WHO 分类,将组织学为 WHO Ⅱ级和 WHO Ⅲ级的 IDH 突变型弥漫性星形细胞瘤,同时分子特征有 CDKN2A/B 纯合性缺失者,可根据分子特征整合诊断为"弥漫性星形细胞瘤,IDH 突变型,WHO Ⅳ级"。

3) 临床表现:弥漫性星形细胞瘤生长缓慢,病程常长达数年,平均 3.5 年,多数患者呈缓慢进行性发展。癫痫常为首发症状,50%患者以癫痫起病。75%患者有头痛,50%有精神运动性肌无力,出现呕吐与明显意识障碍分别为 33%与 20%。神经系统检查多数患者有视乳盘水肿与脑神经障碍,均占 60%。近半数患者出现肢体肌无力,而出现言语困难、感觉障碍、视野改变者也分别为 20%。

4) 影像学表现:弥漫性星形细胞瘤在 CT 扫描上最常见的表现为一低密度的脑内病灶,较均匀,占位效应不明显,瘤内无出血灶或坏死灶,瘤周无明显水肿影。部分肿瘤 CT 扫描上呈等密度,从而使肿瘤在 CT 扫描上难以发现,此时 MRI 可明确显示肿瘤影。弥漫性星形细胞瘤在 MRI 上 T_1W 图像呈低信号(图 51-5A),T_2W 和 FLAIR 图像呈高信号(图 51-5B、C)。

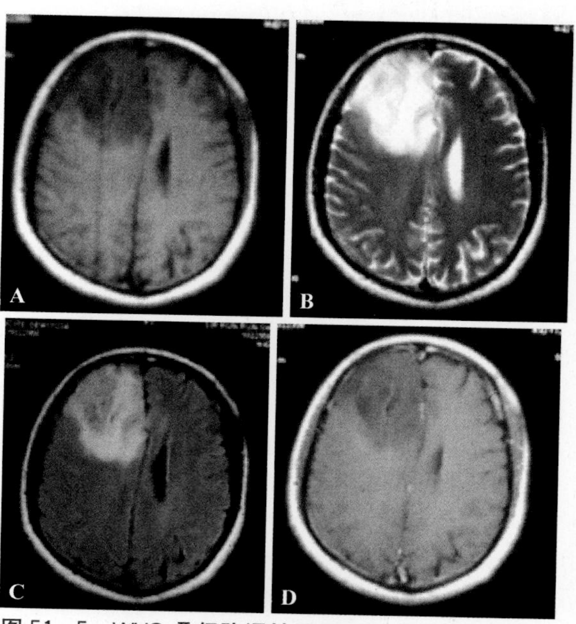

图 51-5 WHO Ⅱ级弥漫性星形细胞瘤的影像学表现
注:A. 肿瘤在 MRI 扫描 T_1W 图像显示边缘相对清楚的低信号影;B. 肿瘤在 MRI T_2W 图像显示边缘相对清楚的高信号影;C. 肿瘤在 MRI FLARE 显示为高信号影;D. 增强 MRI 扫描上可表现为斑点状轻度强化影。

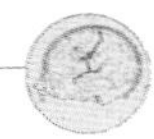

MRI 扫描可清楚显示肿瘤浸润脑组织的程度。增强后弥漫性星形细胞瘤一般不强化，少数肿瘤有周边斑点状轻度强化影(见图 51 - 5D)。另有少数弥漫性星形细胞瘤可表现为囊性或瘤内出血。星形细胞瘤与脑梗死急性期和脱髓鞘性疾病的急性期难以鉴别，随着 MRS 技术的出现以及发展，目前可起到重要的鉴别作用。当然，加强随访也能进行区别。急性脑梗死和脱髓鞘疾病分别在 5～10d 及 3～6 周后，头部 CT 与 MRI 上会出现病变的典型变化，而弥漫性星形细胞瘤短期内在影像学上将不会发生变化。

5）治疗：弥漫性星形细胞瘤的治疗目前建议及早积极治疗。建议参照《中国胶质瘤指南》，采取手术、放疗和化疗为主的综合治疗。手术主张安全、最大范围地切除肿瘤(Ⅱ级证据)。强烈推荐以最大范围安全切除肿瘤为手术基本原则(Ⅱ级证据)。安全是指术后 KPS＞70 分。推荐不能安全全切肿瘤者，可酌情采用肿瘤部分切除术、开颅活检术或立体定向(或导航下)穿刺活检术，以明确肿瘤的组织病理学诊断。肿瘤切除程度与患者生存时间、对放疗和化疗等敏感有关(Ⅰ级证据)。

强烈推荐对局限于脑叶的胶质瘤应争取最大范围安全切除肿瘤(Ⅱ级证据)。基于胶质瘤膨胀、浸润性的生长方式及血供特点，推荐采用显微神经外科技术，以脑沟、脑回为边界，沿肿瘤边缘白质纤维束走向做解剖性切除，以最小限度组织和神经功能损伤获得最大限度肿瘤切除，并明确组织病理学诊断。对于优势半球弥漫浸润性生长、病灶侵及双侧半球、老年患者(年龄＞65 岁)、术前神经功能状况较差(KPS＜70 分)、脑内深部或脑干部位的恶性脑胶质瘤、脑胶质瘤病，推荐酌情采用肿瘤部分切除术、开颅活检术或立体定向(或导航下)穿刺活检。肿瘤部分切除术具有比单纯活检术更高的生存优势。活检主要适用于邻近功能区或位置深在而临床无法手术切除的病灶。活检主要包括立体定向(或导航下)活检和开颅手术活检。立体定向(或导航下)活检适用于位置更加深在的病灶，而开颅活检适用于位置浅表或接近/位于功能区皮质、脑干的病灶。

强烈推荐于手术后＜72h 复查 MRI(高级别)或 1 个月(低级别)，以手术前和手术后影像学检查的容积定量分析为标准，评估胶质瘤切除范围。高级别使用 T_1W 增强，低级别宜使用 T_2W 或 FLAIR。在不具备复查 MRI 条件的单位，推荐于术后＜72h 复查 CT 平扫和增强。

推荐常规神经导航、功能神经导航、术中神经电生理监测技术(例如皮质功能定位和皮质下刺激神经传导束定位)、术中 MRI 实时影像神经导航(Ⅱ级证据)。可推荐荧光引导显微手术，术中 B 超影像实时定位，术前及术中 DTI 以明确肿瘤与周围神经束的空间解剖关系，术前及术中 BOLD-功能性磁共振以进行皮质功能定位。治疗以手术为主，争取做到肿瘤肉眼全切除。肿瘤范围切除越广，对放疗效果越佳，且可减少易引起恶变的肿瘤细胞。肿瘤经常自皮质表面一直长向深部白质。在皮质处肿瘤常有清楚界限，而深部白质 U 纤维处肿瘤与正常组织界限不清。因此，当深部肿瘤生长于丘脑、基底节、脑干等重要结构处，全切肿瘤可导致严重的神经功能损害，仅可予大部切除肿瘤。有关弥漫性星形细胞瘤的术后放化疗请参照相关章节。

6）预后：弥漫性星形细胞瘤经手术和/或放化疗后，预后尚佳。目前认为肿瘤的病理类型、手术切除程度、发病年龄、病程、临床表现均可反映患者的预后。肥胖细胞型星形细胞瘤患者预后较差，而病程长、年龄轻，肿瘤位于小脑，以癫痫为主要表现、无头痛及性格改变，肿瘤全切除者，一般预后较佳。肿瘤全切者 5 年生存率可达 80%，而部分切除肿瘤或行肿瘤活检者 5 年生存率仅为 45%～50%。对 40 岁以上肿瘤行次全切除的患者，放疗可获得满意效果。目前研究发现，和预后相关的分子标志物包括 IDH1、TERT、EGFR、MGMT 和 p53 等，这些也与后续治疗方法是否敏感有关。

肿瘤复发预后不佳，约半数肿瘤复发后恶变，近 1/3 肿瘤复发演变为胶母细胞瘤。复发后肿瘤的快速生长常为死亡原因。

(2) 弥漫性星形细胞瘤(IDH 野生型)

IDH 野生型弥漫性星形细胞瘤是指没有 *IDH* 突变的弥漫性星形细胞瘤，少见，临床病程表现不同。组织学为 WHO Ⅱ级和 WHO Ⅲ级的 IDH 野生型弥漫性星形细胞瘤，当具有以下 3 条分子特征的任意一条时：整个 7 号染色体获得和整个 10 号染色体丢失(＋7/－10)或 *TERT* 启动子突变或 EGFR 扩增，预后较差同胶母。因此，cIMPACT - NOW 推荐下一版(第 5 版)WHO 分类，根据分子特征可整合诊断为“胶质母细胞瘤，IDH 野生型，WHO Ⅳ级”。

(3) 少突胶质细胞瘤(IDH 突变及 1p/19q 共缺失型)

1) 发病率:少突胶质细胞瘤(oligodendroglioma)约占颅内胶质瘤的 4%,成人多见,好发于中年前后,平均发病年龄为 38～45 岁,男性稍多。80%以上的少突胶质细胞瘤位于大脑半球白质内,以额叶最多见,约占半数,其次为顶叶、颞叶,侧脑室及颅后窝内少见。根据 2007—2011 年华山医院神经病理室的统计,少突胶质细胞瘤占全部神经上皮肿瘤的 13.53%。

2) 病理:少突胶质细胞瘤呈淡红节灰色,质地中等,40%肿瘤内有钙化团,20%有囊性变。少突胶质细胞瘤有向深部中线结构生长的倾向,如侵犯侧脑室壁、透明隔和丘脑连合。肿瘤亦可向皮质生长,形成"蘑菇样"瘤体。光镜下,肿瘤膨胀性生长,边界清晰。瘤细胞形态单一,外形小而圆,很少有突起,瘤细胞核深染、圆,染色质细、分布散在,核分裂象少见。胞质边界清、均匀,内含原纤维。由于胞质肿胀,核周出现空晕,使肿瘤细胞呈"煎蛋样"。成片的肿瘤细胞呈"蜂窝状"(图 51-6)。在肿瘤内常见纤维束及散在的神经元细胞。1/2～2/3 的肿瘤内钙化球或血管壁内有矿化改变。部分肿瘤内可见成堆的微囊变、黏液性变性与坏死。肿瘤边缘可见星形胶质增生。免疫组织化学染色发现,由于少突胶质细胞瘤细胞内含有微管,而非胶质纤维,因此少突胶质细胞瘤细胞 GFAP 染色常为阴性或弱阳性,其间可有少量 GFAP 阳性的反应性星形细胞。

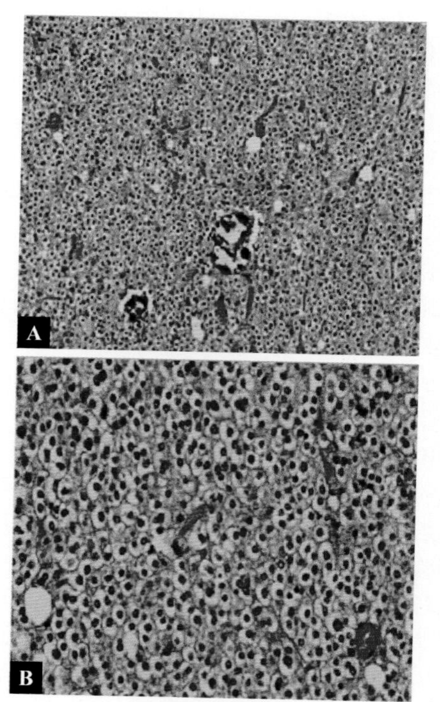

图 51-6　少突胶质细胞瘤的细胞特性

注:A. 分枝状血管丰富,可见钙化;B. 瘤细胞胞质透亮,细胞膜明显。

分子病理:2016 WHO CNS 肿瘤分类中,少突胶质细胞瘤的定义为:一种弥漫浸润、缓慢生长伴 *IDH-1* 或 *IDH-2* 突变和 1p/19q 染色体臂联合缺失的胶质瘤。少突来源的肿瘤需进行 *IDH* 突变和染色体 1p/19q 共缺失检测,如果未做或虽然检测了但是结论不充分,则诊断为少突胶质细胞瘤[NOS(not otherwise specified)]。

3) 临床表现:少突胶质细胞瘤患者病程较长,平均 4 年。部分患者是由于车祸或者体检等被偶然发现,称为偶然发现的无症状低级别胶质瘤(incidentally discovered low grade glioma, IDLGG),在 IDLGG 中目前发现大多为少突胶质细胞瘤。对于大多数少突胶质细胞瘤患者而言,癫痫为首发症状,见于 50%患者,85%的患者有癫痫发作,以癫痫起病的患者一般病程均较长。据统计,在可引起癫痫的颅内肿瘤中,10%为少突胶质细胞瘤。除癫痫外,患者尚有头痛(80%)、精神障碍(50%)和肢体无力(45%)等表现。主要的神经系统体征为偏瘫(50%)和视神经乳盘水肿(50%)。病程多为渐进性发展,可有突然加重。

4) 影像学表现:少突胶质细胞瘤最显著的特点是钙化。50%患者的头颅 X 线平片可见不规则斑块状钙化影。在 CT 扫描上,90%的肿瘤内有高密度钙化区,时常在肿瘤周边部。非钙化部分表现为等、低密度影,增强时有时有强化(图 51-7)。头部 MRI 扫描示肿瘤区 T_1W 图像为低信号,T_2W 图像为高信号,钙化区有信号缺失现象,瘤周脑组织水肿不明显。

5) 治疗:手术行肿瘤切除是治疗的首选方案。然而由于少突胶质细胞瘤常侵犯中线结构或侧脑室壁,常影响手术切除范围,但手术是否全切,特别是功能区肿瘤对预后影响,目前经过多中心回顾性研究,发现全切和近全切除效果一样,故没有必要冒着风险去强行切除功能区或者血管包绕的肿瘤组织。进行染色体 1p/19q 杂合性缺失检测对手术治疗策略制定以及术后放化疗效果意义很大。由于这些患者能够长期存活,而放疗的毒性是慢性、进展性的,

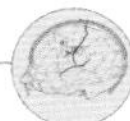

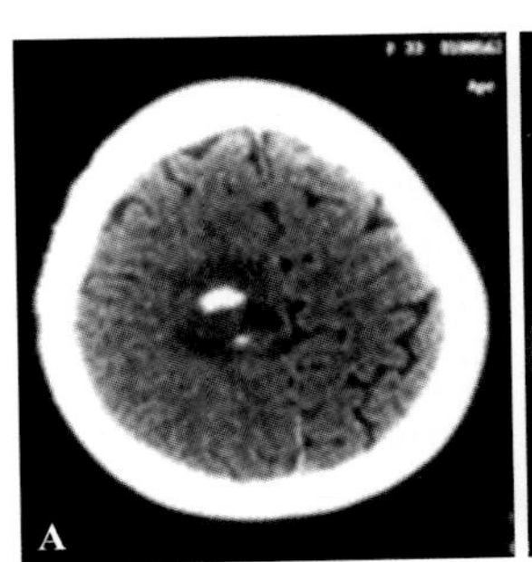
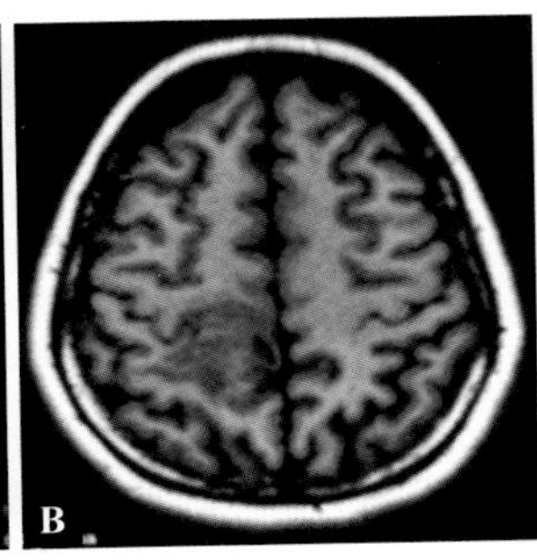
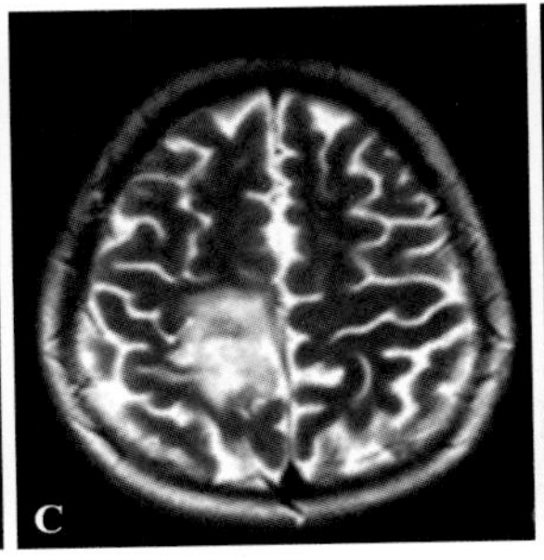
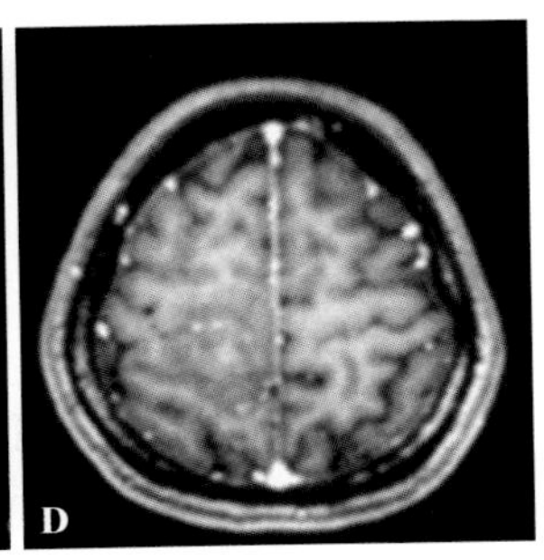

图 51－7 WHO Ⅱ级少突胶质细胞瘤的影像学表现

注：A. CT 扫描示少突胶质细胞瘤中存在钙化；B. 肿瘤在 MRI 扫描 T_1W 图像显示边缘清楚的低信号影；C. 肿瘤在 MRI 扫描 T_2W 图像显示边缘清楚的高信号影；D. 增强 MRI 上表现为高低混杂信号病灶。

故常根据 1p/19q 杂合性缺失情况来决定治疗模式：若联合缺失，则先予化疗，放疗延期做或复发时做。若无缺失，则先予放疗。根据最新的放疗协作组 RTOG9402 研究，对于联合缺失的患者，放疗加化疗较单纯放疗有明显的生存益处（14.7 年：7.3 年）。

6）预后：少突胶质细胞瘤患者预后较星形细胞瘤患者佳。染色体 1p/19q 杂合性缺失与否和预后密切相关。然而，尽管采取手术、放疗、化疗等综合性治疗措施，几乎每一例均有复发可能。复发肿瘤可发生恶性变，50%～70%复发少突胶质细胞瘤将变为间变性，复发肿瘤的预后常较差。

（4）*毛细胞型星形细胞瘤*

毛细胞型星形细胞瘤（pilocytic astrocytoma）由平行排列的伸长的双极细胞构成，瘤细胞内含成束的胶质纤维。肿瘤好发于儿童，主要可见于脑室周围、下丘脑、视交叉与视神经、小脑和脑干。过去认为此型肿瘤组织学属良性，近来发现少数肿瘤可恶性变（称为间变性毛细胞型星形细胞瘤）。2016 WHO CNS 肿瘤分类把其归在Ⅰ级内。分子生物学研究发现，毛细胞型星形细胞瘤 17 号染色体长臂（17q）上有等位基因杂合子的丢失，其中包括神经纤维瘤病Ⅰ型（NF－1）基因的丢失。流行病学调查表明，神经纤维瘤病Ⅰ型患者有伴发毛细胞型星形细胞瘤的倾向。

1）发病率：毛细胞型星形细胞瘤占脑神经外胚叶来源肿瘤的 2%，分前视路型、下丘脑型、小脑型、脑干型与大脑型，以位于第 3 脑室附近的前视路型与下丘脑型为最多见。前视路肿瘤累及视神经和/或视交叉，90%发生于 20 岁以下的青少年，占颅内胶质瘤的 1.7%，其中位于眶内的前视路型肿瘤占所有眼眶肿瘤的 4%。30%～40%的神经纤维瘤病Ⅰ型患者伴发前视路型肿瘤。小脑型肿瘤约占小脑胶质瘤的 80%，儿童多见。而大脑型肿瘤仅占大脑半球星形细胞瘤的 3%，占毛细胞型星形细胞瘤的 10%左右。大脑型肿瘤好发于中青年，发病年龄多在 22～26 岁，以颞顶叶多见。根据 2013—2019 年华山医院神经病理室的统计，总共诊治毛细胞型星形细胞瘤 485 例。

2）病理：毛细胞型星形细胞瘤生长缓慢。前视路型、下丘脑型与脑干型肿瘤边界欠清，多呈实质性，血供丰富。而小脑型较大脑型肿瘤边界清，90%有囊性变，囊壁常有一硬实的灰红色结节。与囊性星形细胞瘤不同，其远离结节的囊壁上无肿瘤细胞。少数毛细胞型星形细胞瘤可沿神经轴播散。

镜下毛细胞型星形细胞瘤由致密区和疏松区两种结构构成，致密区由平行紧密排列的分化良好的毛发样突起的瘤细胞构成，疏松区含有黏液、微囊及嗜酸性颗粒体小体。瘤细胞有毛发样双极性突起，无核分裂象，内含成束的神经纤维与粗而长的 Rosenthal 纤维。黏液中散在少量的星形细胞与少突胶质细胞（图 51－8）。前视路型肿瘤与星形细胞增生相似，为膨胀性生长，破坏视神经内部结构，使视神经发生脱髓鞘变、轴突丢失。肿瘤内含有较多的黏多糖酸。下丘脑型肿瘤细胞无严格的平行排列与典型的向两极伸长的特点，微囊亦较少，并易发生恶变。

分子病理：位于小脑的毛细胞型星形细胞瘤约 70%有 *KIAA1549*－*BRAF* 融合基因异常，而位于幕上的毛细胞型星形细胞瘤更常见 *BRAF V600E* 突变。

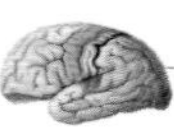

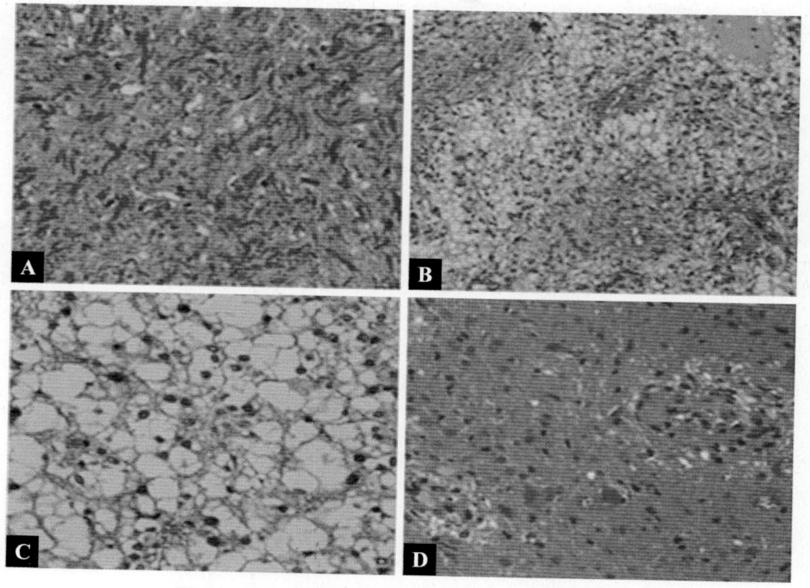

图 51－8　毛细胞型星形细胞瘤的细胞特性

注：A. Rosenthal纤维灶性聚集；B. 典型的双相成分，束状紧密排列区或疏松星网状分布区；C. 疏松区微囊丰富；D. 偶见肾小球样血管内皮增生。

3）临床表现：毛细胞型星形细胞瘤一般病程较长。前视路型肿瘤位于眶内者主要表现为视力受损伴有无痛性突眼，可有不同类型的偏盲、斜视及视神经萎缩。肿瘤位于视交叉者则多以双侧视力受影响，有视乳盘水肿、斜视、视神经萎缩及头痛。下丘脑型肿瘤多有内分泌紊乱、间脑综合征、Frolich综合征与早熟。直径＞2 cm的肿瘤可引起脑积水。脑干型肿瘤以肿瘤平面交叉性瘫痪为主要表现。大脑型肿瘤可出现癫痫、颅内压增高症状及局灶症状，而小脑型肿瘤为走路不稳等共济失调表现。

4）影像学表现：头部CT与MRI检查均可清晰显示肿瘤影。肿瘤在CT扫描上呈等密度，部分肿瘤增强不明显，但部分可显著强化。前视路型、下丘脑型与脑干型肿瘤边界欠清楚。在CT扫描骨窗位上可见视交叉肿瘤对蝶鞍前壁的破坏，形成"J"形蝶鞍。MRI检查可清楚显示增粗的视神经与增大的视交叉，下丘脑型由于肿瘤信号均匀，可增强明显，常不易与实质性颅咽管瘤及鞍上生殖细胞瘤等鉴别。大脑型与小脑型肿瘤常边界清楚，多呈囊性，肿瘤壁结节有时强化（图51－9）。

5）治疗：毛细胞型星形细胞瘤生长速度极慢，部分学者认为肿瘤可长期静止，有的甚至可自然退缩。治疗以手术为主。对前视路型肿瘤，由于手术或放疗可直接或间接地影响视力，导致失明，因此曾提出多种治疗方案。如单纯放疗；病灶活检后行放疗；病灶活检后仅对视交叉后方生长的肿瘤行放疗；病灶活检后对单侧视神经肿瘤行切除；对单侧视神经肿瘤行切除，其余病灶放疗。另有学者强调对于静止期肿瘤可长期随访而不需做任何治疗。若患者短期内出现进行性视力下降或影像学发现肿瘤增大，则应考虑行手术活检或切除。对双侧视神经受累而肿瘤未能切除者，应同时行视神经管减压。对复发肿瘤再次手术者，术后应予放疗。下丘脑型肿瘤由于手术易产生脑血管痉挛及下丘脑损害等严重的并发症，全切肿瘤死亡率较高，因此仅可行部分切除或活检，术后加做放疗。对于婴幼儿，术后化疗越来越受到重视。小脑型或大脑型肿瘤应行肿瘤全切除，包括切除肿瘤囊壁结节并放除囊液。对未含瘤细胞的囊壁不应一并切除（对于强化的囊壁能切除的还是应该切除），以免影响神经功能，肿瘤全切后可不做放疗。

6）预后：大脑型与小脑型毛细胞型星形细胞瘤手术全切后预后均佳，可获得长期生存，并可改善症状。约60%患者癫痫可控制，但次全切除肿瘤者复发率高达67%。前视路型仅累及单侧视神经的肿瘤

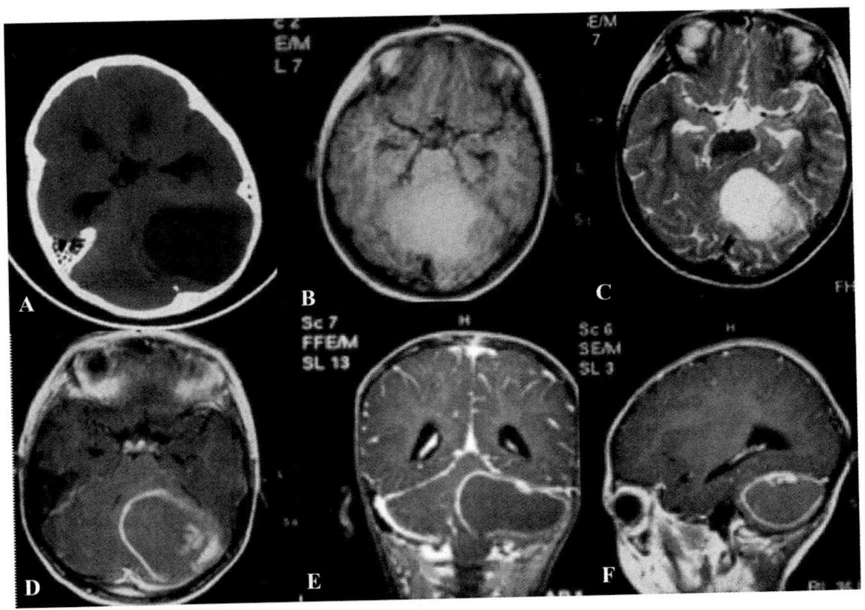

图 51-9 毛细胞型星形细胞瘤的影像学表现

注：A. 在 CT 扫描上表现为边界清楚的低密度病灶；B. MRI T_1W 图像上示为结节状病灶，有囊腔形成，囊壁等低信号；C. 在 MRI T_2W 图像上表现为边界清楚的高信号实质性病灶；D～F. 小脑毛细胞型星形细胞瘤明显囊性变，增强后，附壁结节增强后明显强化。

切除后预后良好，80%～90%患者可治愈，5%可见肿瘤于视交叉处复发。下丘脑型与视交叉肿瘤部分切除肿瘤达减压目的后加放疗仍可有较好的治疗效果。

（5）毛细胞黏液型星形细胞瘤

毛细胞黏液型星形细胞瘤组织学特征是在突出的黏液样背景下星形细胞瘤细胞以血管为中心排列，好发生于下丘脑/终板区域，毛细胞黏液型星形细胞瘤主要影响婴幼儿（患者中位年龄为 10 个月）。由于局部和脑脊液扩散，它的生长可能比毛细胞型星形细胞瘤更快，预后也较差。尽管一些病例报告提示复发可能性较大，但是目前尚不确定毛细胞黏液型星形细胞瘤在组织学上是否真正符合 WHO 的Ⅱ级标准。

1）病理：术中报道通常描述为固体凝胶状肿块。肿瘤可能浸润周旁脑组织，可能无法确定清晰的界面。肿瘤具有明显的黏液样背景，肿瘤细胞为小的双极细胞，以血管为中心排列形成假菊形团结构（图 51-10）。肿瘤主体通常具有紧凑的非浸润性结构，少量情况下是浸润性的，正常的神经元也受到影响，例如偶见神经节细胞。根据定义，该病变一般不包含 Rosenthal 纤维或嗜酸性颗粒小体，但可能存在有丝分裂。在某些情况下存在血管增生，局灶性坏死少见。免疫组化染色显示对 GFAP、S100 蛋白和波形蛋白具有强反应性。某些情况下突触素为阳性，但 NFP 或嗜铬蛋白-A 染色通常为阴性。

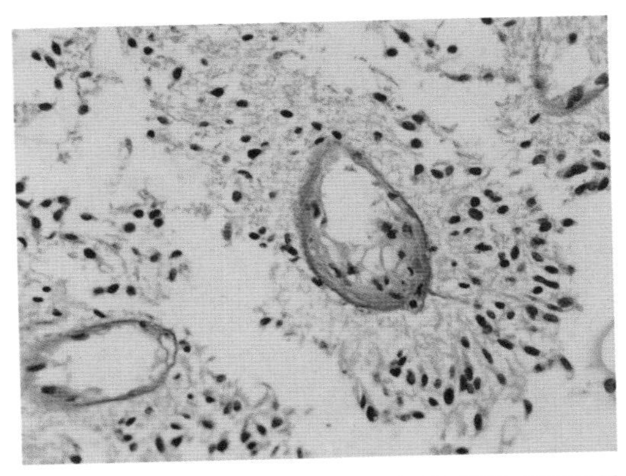

图 51-10 毛细胞黏液型星形细胞瘤的细胞特性

注：黏液样背景内见小的双极性瘤细胞围绕血管放射状排列。

2）临床表现：毛细胞黏液型星形细胞瘤表现出非特异性的体征和症状，症状和病变发生解剖部位

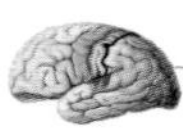

有关。与毛细胞型星形细胞瘤相比，毛细胞黏液型星形细胞瘤表现出非特异性的体征和症状，更有可能发生坏死。

3）影像学：下丘脑/终板是最常见的部位，肿瘤也可能发生在丘脑，小脑，脑干，颞叶和脊髓。放射学检查显示边界清楚的肿块。通常 T_1 低信号和 T_2 高信号。囊肿和钙化较少见，也有可能发生脑脊液播散。

4）治疗和预后：总的来说，毛细胞黏液型星形细胞瘤大多数比毛细胞星形细胞瘤更具侵袭性，更容易发生局部复发和脑脊液播散。目前尚不清楚毛细胞黏液型星形细胞瘤的更具侵略性的行为是否与它们的病理特征或与不利的下丘脑终板位置有关。完整的手术切除是毛细胞星形细胞瘤最好的预后因素，但是通常无法在此解剖区域内完成。

（6）室管膜下巨细胞型星形细胞瘤

室管膜下巨细胞型星形细胞瘤（subependymalgiant cell astrocytoma）为位于脑室内起源于室管膜下层的良性肿瘤。肿瘤生长缓慢，可单独存在，或伴发结节性硬化症。在结节性硬化症患者中，室管膜下巨细胞型星形胶质瘤表现为侧脑室壁上室管膜下“烛滴样”结节。

1）发病率：结节性硬化症患者约 15％患室管膜下巨细胞型星形细胞瘤，常在成年前发病，约 20％出现于成年患者。文献报道在结节性症硬化患者的兄弟姐妹中，虽无结节性硬化，但仍可患室管膜下巨细胞型肿瘤，提示本病可能有家族遗传性。根据 2013—2019 年华山医院神经病理室的统计，总共诊治室管膜下巨细胞型星形细胞瘤 22 例。

2）病理：室管膜下巨细胞型星形细胞瘤边界清，肿瘤表面盖一层完整的室管膜。肿瘤血管丰富，瘤内常有小片出血，局部有钙化。镜下可见大量巨大的星形细胞。此为大型锥形细胞，有时可见其排列于血管周围，细胞形态如变大的肥大型星形细胞。细胞突起短小，胞质丰富均匀，嗜酸性，内含较多胶质纤维丝，空泡性核内有较大的核仁。核分裂象及间变少见（图 51－11）。

3）临床表现：室管膜下巨细胞型星形细胞瘤可急性起病，表现为由梗阻性脑积水引起的颅高压症状。在结节性硬化患者中，患者有智能发育落后及较为频繁的癫痫发作。

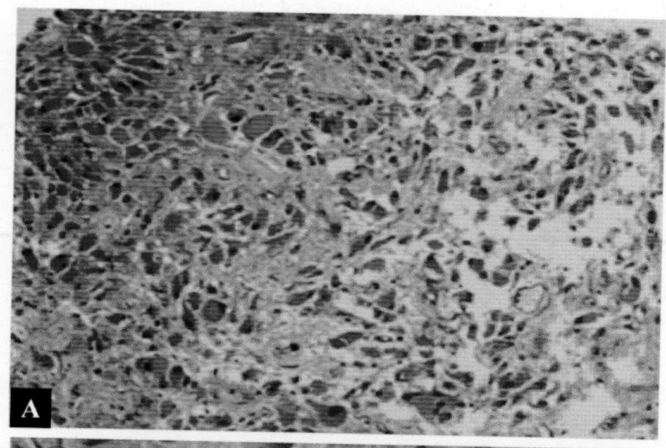

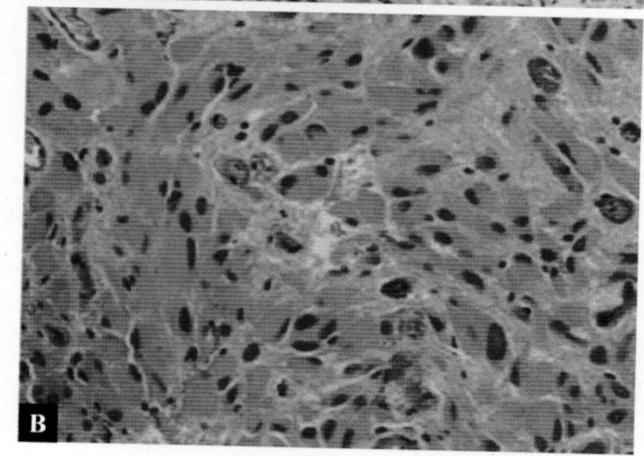

图 51－11　室管膜下巨细胞型星形细胞瘤的细胞特性

注：A. 大神经节细胞样星形细胞；B. 长梭形肿瘤细胞呈流水样排列。

4）影像学表现：肿瘤在 CT 影像上虽等高密度影，内有不规则钙化影，从终沟处突向脑室。室管膜下巨细胞型星形细胞瘤自脑室底长出，首先将脑室内脑脊液移位，而室管膜瘤常占据整个脑室，借此可对两者进行鉴别。在 MRI 影像上，肿瘤表现为一斑状的占位影，T_1W 图像呈等、低或高信号，T_2W 图像为高或混杂信号，肿瘤内有低信号的钙化影。增强后肿瘤影强化明显（图 51－12）。血管造影可发现在动脉晚期有肿瘤染色。

5）治疗：手术是治疗的第一步，手术目的是尽可能全切肿瘤，解除脑积水。对未能行全切肿瘤、脑积水持续存在者应行脑脊液分流术。目前依维莫斯可用于治疗该病，效果较为理想。

6）预后：室管膜下巨细胞型星形细胞瘤预后良好。全切肿瘤可治愈，次全切除肿瘤亦可获得较长时间的无症状生存。

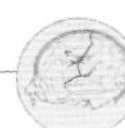

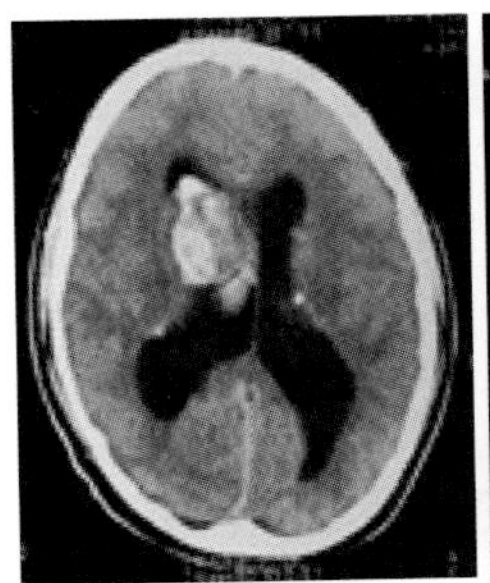
A. CT平扫

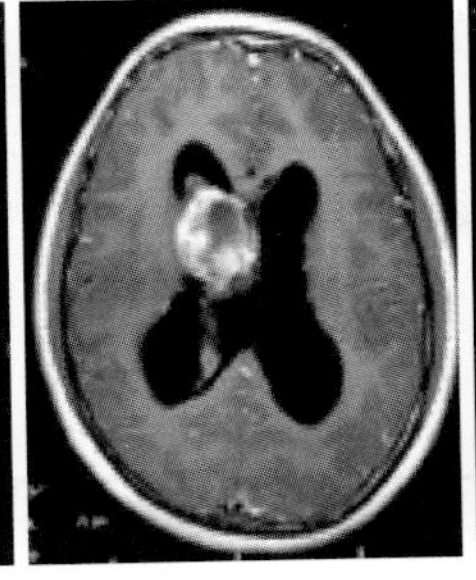
B. MRI T_1W图像

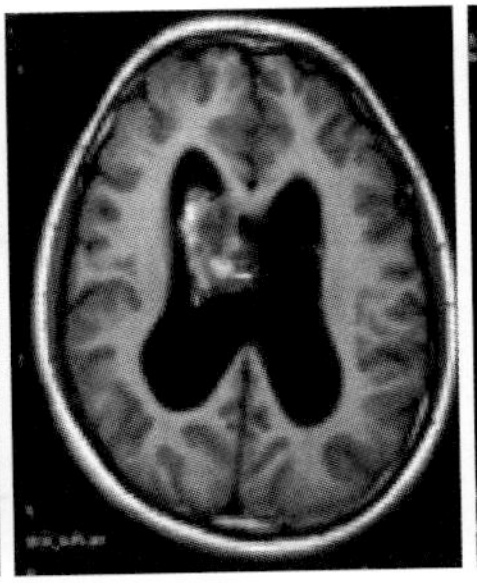
C. MRI T_2W图像

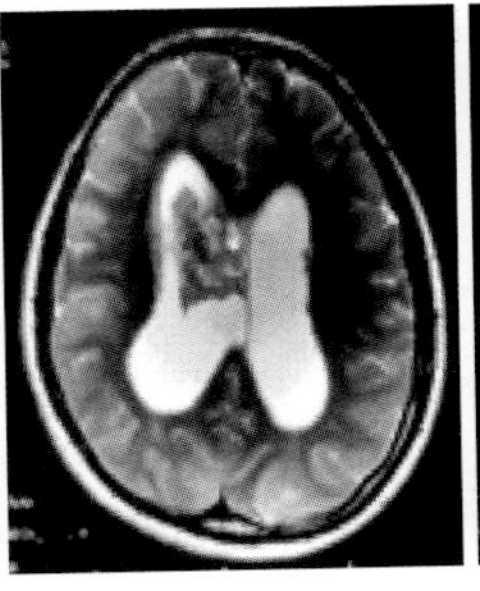
D. MRI FLARE

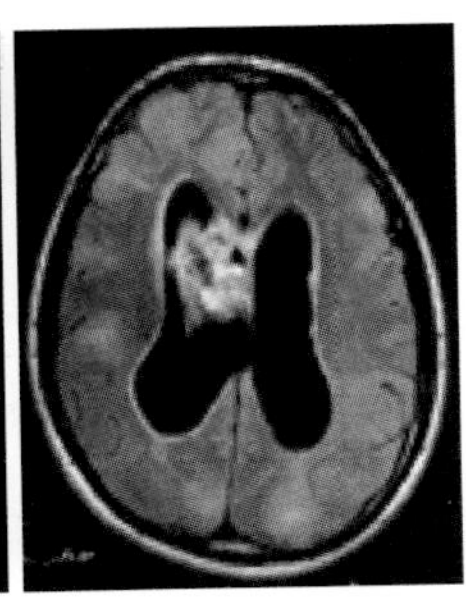
E. MRI增强

图51-12 室管膜下巨细胞型星形细胞瘤的影像学表现

(7) 多形性黄色星形细胞瘤

多形性黄色星形细胞瘤(pleomorphic xanthoastrocytoma, PXA)是1993年WHO对CNS分类中分出的一类神经上皮源性肿瘤。1979年,Kepes首先对其作过描述。PXA好发于青年,多位于大脑半球表面,是具有多种形态细胞的胶质瘤。既往曾将PXA归类于巨细胞型胶母细胞瘤,或是纤维黄色瘤、黄色肉瘤及怪细胞肉瘤等。新分类中将PXA列为星形细胞肿瘤中的一种。

1) 发病率:PXA少见,不到星形细胞肿瘤的1%。15~25岁的青年患者多见,平均发病年龄约22岁,男女比为1.1∶1。98% PXA位于幕上,颞叶最多见,占50%左右,其次为顶叶、额叶、枕叶。根据2013—2019年华山医院神经病理室的统计,总共诊治PXA 80例。

2) 病理:PXA多位于大脑半球浅表部,部分侵入软脑膜。肿瘤不同程度地浸润周围脑实质,并有向血管周围间隙生长的倾向。55%PXA有囊变,少见坏死。镜下可见肿瘤细胞核与细胞质形状多样,为其特征性征象。肿瘤内具有多核巨细胞、梭形细胞、小细胞与空泡(黄色)细胞等多形性细胞,以及嗜酸性的颗粒小体、Rosenthal纤维、网状结缔组织、钙化及少量的淋巴细胞与浆细胞(图51-13)。核分裂象少或无。免疫组化染色可发现肿瘤细胞胞质内GFAP阳性。

分子病理:50%~80%的病例有*BRAF V600E*突变。

3) 临床表现:PXA病程较长,平均为6.2~7.6年。主要临床症状为癫痫,约占70%,PXA可有大脑半球局灶症状与颅高压症状。

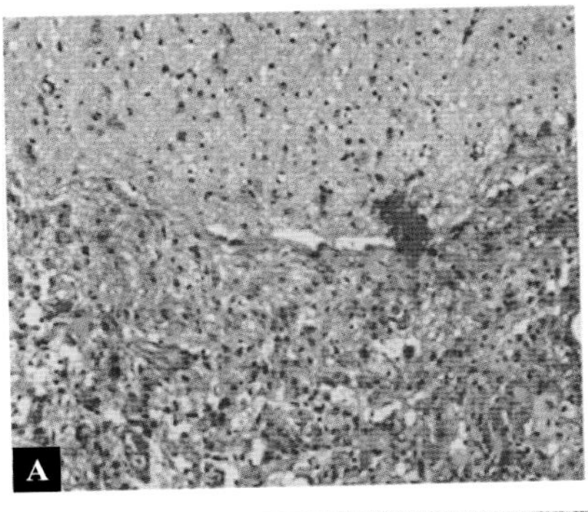

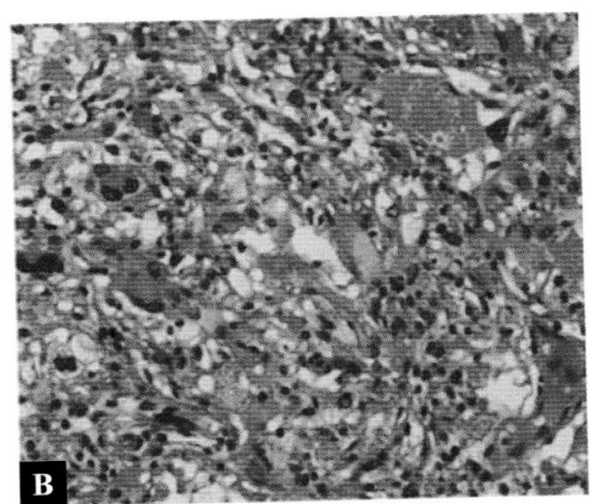

图51-13 多形性黄色星形细胞瘤的细胞特性

注:A. 软脑膜PXA,与大脑皮质分界清楚;B. 瘤细胞显示核和胞质的多形性和黄色瘤变。

4) 影像学表现:头部CT与MRI检查均可见位于大脑半球浅表、不规则的占位影,瘤周水肿明显。肿瘤在CT与MRI影像上密度或信号都不均,有时可呈囊变。增强后可见肿瘤实质部分强化(图51-14)。

5) 治疗:手术切除为主要治疗手段,应争取做到全切除。部分未能全切肿瘤的患者可行放疗、化疗等辅助治疗,但效果有待观察。术后应加强随访,

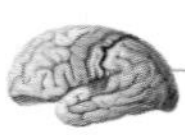

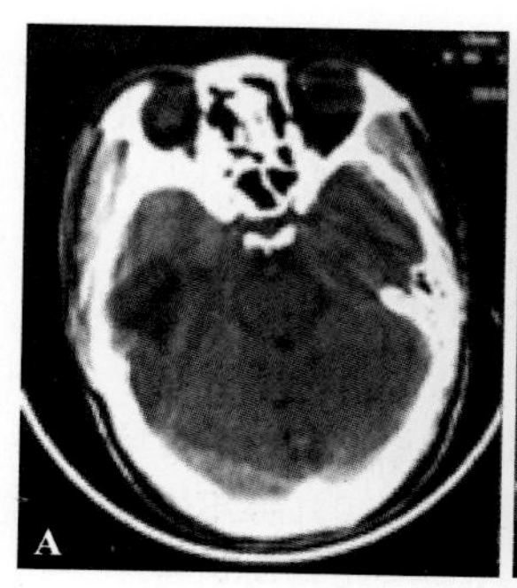
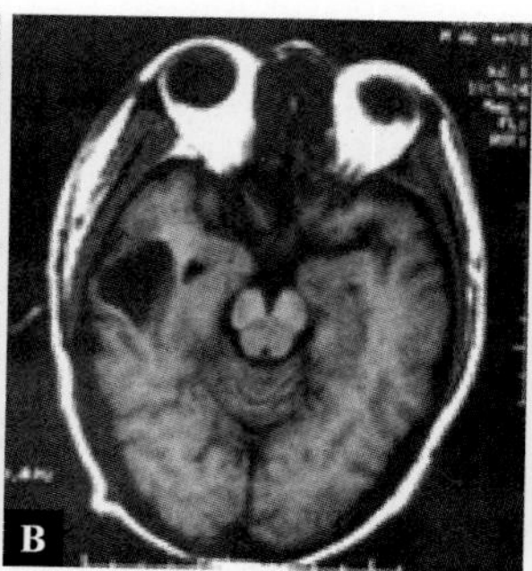
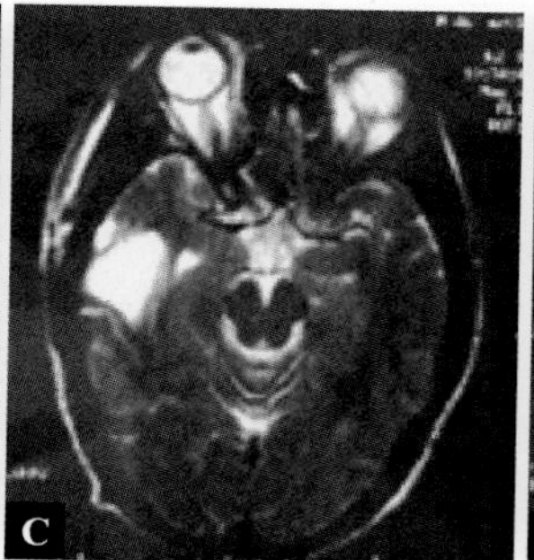
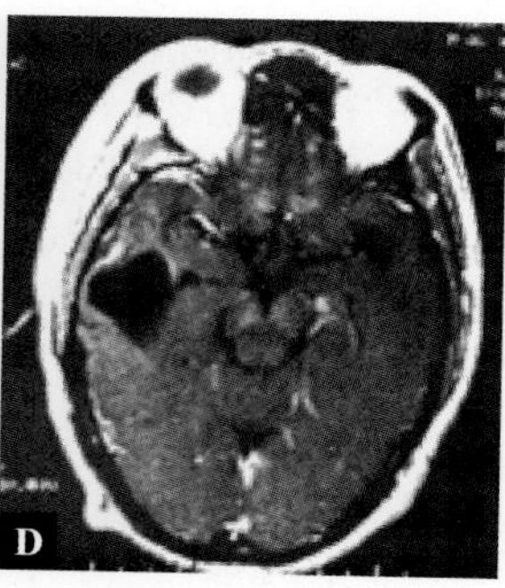

图 51-14　多形性黄色星形细胞瘤的影像学表现

注：A. CT 扫描；B. MRI T_1W 图像；C. MRI T_2W 图像；D. MRI 增强扫描后，囊壁部分肿瘤显示强化。

发现复发可及时再次手术，仍可取得良好效果。

（6）PXA 患者预后尚佳，与其他类型的恶性星形细胞肿瘤不同，PXA 组织学上呈现的恶性程度与其患者的预后并无明显相关性。病理学上表现为恶性特征的 PXA 患者，其临床病程发展好于具有相同表现的纤维型星形细胞瘤患者。全切肿瘤可明显提高生存率并减少肿瘤的复发。肿瘤全切除患者的 10 年生存率可达近 85%。肿瘤的恶性程度与肿瘤细胞核分裂指数（MI）相关。MI 高者预后差，5 年生存率在 50%以下，10 年生存率几乎为 0。此外，肿瘤内存在坏死者预后亦较差。

51.2.2　高级别胶质瘤

（1）*间变性星形细胞瘤（IDH 突变型）*

间变性星形细胞瘤（anaplastic astrocytoma）（IDH 突变型）是一种弥漫性浸润性星形细胞瘤，具有局灶性或分散性非典型增生，具有明显的增殖活性，并且具有 *IDH-1* 或 *IDH-2* 基因突变，肿瘤细胞间变程度在星形细胞瘤与多形性胶母细胞瘤之间。间变性星形细胞瘤可由较低级别的弥漫性星形细胞瘤引起，但更常见的诊断是无恶性前期病变征兆。间变性星形细胞瘤具有向 IDH 突变型胶质母细胞瘤恶性进展的趋势。

1）发病率：直到发现 *IDH* 突变作为分子标记之前，间变性星形细胞瘤的诊断仅基于组织学证据。IDH 突变型间质星形细胞瘤的平均患者年龄 38 岁。间变性星形细胞瘤好发于中年，35～60 岁多见，以男性稍多见，男女比为 1.22∶1。*IDH* 突变的间变性星形细胞瘤可发生在中枢神经系统的任何区域，但多发生于大脑半球，额叶居多，占 40%，其次为颞叶（35%）、顶叶（17%），少数肿瘤可见于间脑、视神经、脑干、小脑及脊髓。位于小脑、间脑及视神经者均少见，发生于小脑者约占小脑星形细胞肿瘤的 14.4%，占颅内神经上皮源性肿瘤的 0.7%～1.2%。间脑者不到颅内胶质瘤的 0.5%。视神经间变性星形细胞瘤罕见。根据 2007—2011 年华山医院神经病理室的统计，间变性星形细胞瘤占全部颅内星形细胞肿瘤的 14.10%。

2）病理：间变性星形细胞瘤质地较软，与周围脑组织有一定的边界。光镜下间变性星形细胞瘤同星形细胞瘤与胶母细胞瘤不同，但有时较难区分。与星形细胞瘤不同，其肿瘤细胞丰富、形态多样、细胞核呈多形性、核分裂象较多见、核质比增大（图 51-15）。肿瘤细胞可向皮质浸润生长，形成围绕神经元周的“卫星现象”。神经胶质纤维较星形细胞瘤少见，9%肿瘤内可见少量钙化。有时瘤内可见增生明显的纤维结缔组织，形成所谓的“间变性胶质纤维瘤（anasplastic gliofibroma）”。此可与胶母细胞瘤相鉴别。间变性星形细胞瘤组织学诊断需对整个肿瘤组织进行观察，当仅对部分肿瘤，尤其是活检组织进

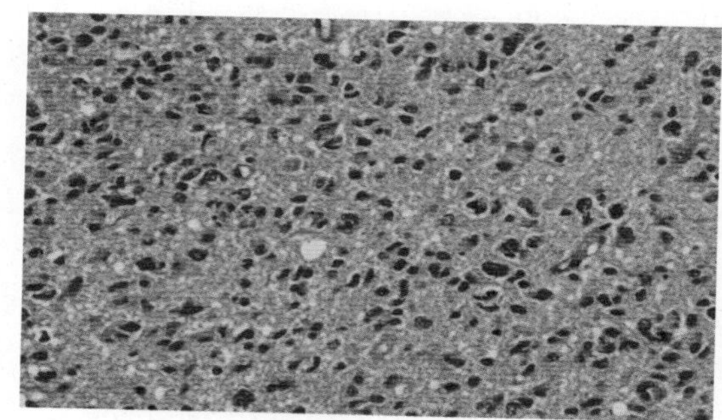

图 51-15　间变性星形细胞瘤的细胞特性

注：瘤细胞密度高，异型性明显。

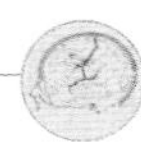

行观察时，诊断可能有误差。

分子病理：根据 *IDH* 是否有突变，分为 IDH 突变型和野生型。当 *IDH* 基因突变无法全面评估，如免疫组化显示 *IDH-1* 阴性，但缺乏基因测序结果时，则诊断为间变性星形细胞瘤[分子学检测不明(NOS)]。

3) 临床表现：病程较星形细胞瘤短，一般在6～24个月。大脑半球病灶主要临床症状为头痛(71%)、精神症状(51%)、肢体无力(40%)、呕吐(29%)、言语困难(26%)、视力改变(23%)及嗜睡(22%)。癫痫发作少见。神经系统检查可发现偏瘫(59%)、视乳盘水肿(47%)、脑神经损害表现(46%)、偏盲(32%)、偏身感觉缺失(32%)。发病呈进行性加重，部分可出现突然恶化。间脑肿瘤早期即可有颅内压增高表现，有偏瘫、神经性无力、记忆力减退、意识混乱和癫痫及内分泌紊乱症状。前视路肿瘤病情发展迅速，自单侧视力下降到双侧失明大多不超过2个月。常伴有头痛、发热与尿崩。晚期可见眼底视乳盘肿胀及动静脉阻塞表现。

4) 影像学表现：CT 扫描上呈现低密度或不均匀低密度混杂病灶(图 51-16)，90%肿瘤位效应明显，伴有瘤周水肿，20%有囊变，10%可见钙化。在 MRI 上，肿瘤 T_1W 图像为低信号，T_2W 图像为高信号，较胶质母细胞瘤影像稍均匀，无坏死或出血灶。增强后，80%～90%肿瘤有强化(图 51-16)。肿瘤强化表现不一，可为环形、结节形、不规则形等，另有部分肿瘤强化均匀一致。

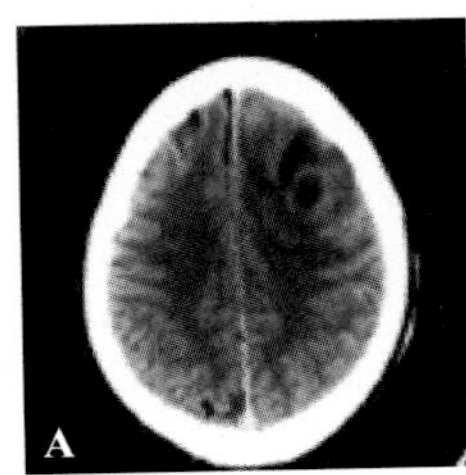
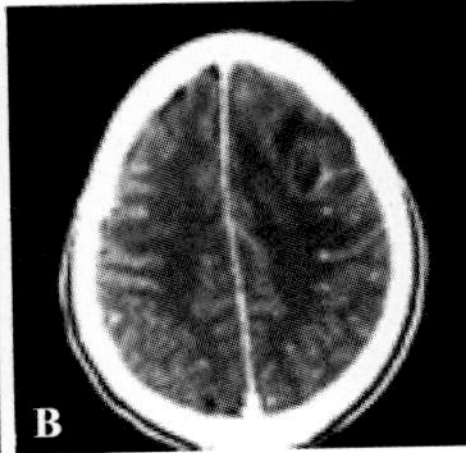
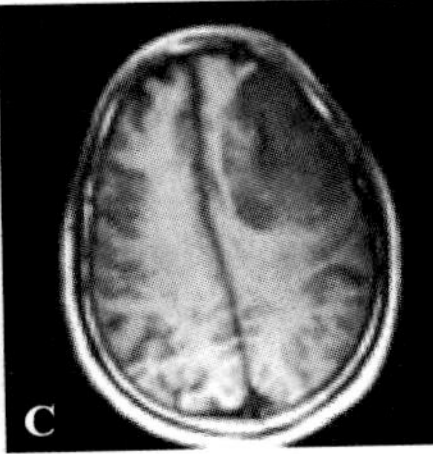
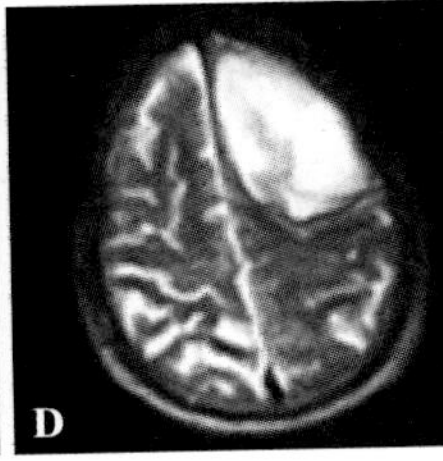
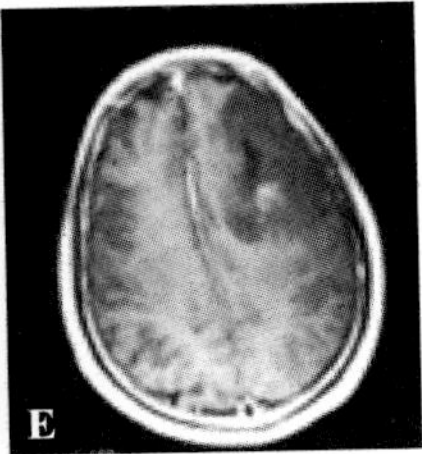

图 51-16 间变性星形细胞瘤的影像学表现

注：A. 间变性星形细胞瘤 CT 扫描上为混杂密度影；B. CT 扫描增强后可见强化影；C. MRI T_1W 图像为低信号；D. MRI T_2W 图像为高信号；E. 增强后，肿瘤有强化。

5) 治疗：手术切除肿瘤是不可缺少的治疗手段之一，应尽可能地在保护功能的基础上多切除肿瘤，甚至全切除。有时肿瘤累及重要结构而被迫使肿瘤残留。间脑肿瘤除"蕈样"生长、边界清楚者，一般全切困难。对脑积水未能解除者应行脑脊液分流术。前视路型肿瘤一般只能做活检或部分切除。由于即使肉眼下全切肿瘤，镜下仍见肿瘤对正常瘤周脑组织的浸润，因此对所有患者均应术后行放疗与化疗。大脑半球肿瘤放疗剂量应达到 60Gy。化疗中效果最显著的药物为替莫唑胺或亚硝脲类。常用的化疗方案请参见相关章节。

6) 预后：中位生存期为3～5年，但患者年龄和临床状态的情况存在明显差异，两者均与预后差有关。纳入 *IDH* 突变状态定义后，现在的生存估计差异更大。手术切除的程度影响生存。手术加放疗后患者5年生存率基本不超过50%。肿瘤位于间脑或前视路者预后更差，生存期不超过2年。年轻患者，肿瘤组织学检查间变程度较轻者预后相对稍好。手术切除肿瘤的程度直接影响患者生存情况。部分切除者即使放疗后5年生存率仅16%～25%，放疗对术后患者仍重要。单行手术治疗者生存期仅2.2年，5年生存率仅21%。73%患者手术加放疗后神经系统症状有好转。经完整的放疗后，40%患者3年内可控制肿瘤复发。生物标志物除了 IDH 外，MGMT、EGFR、TERT 等检测有助于判断预后。

肿瘤复发常为患者的死亡原因。复发后肿瘤生长迅速，常恶变，间变程度加重。其中50%演化为胶质母细胞瘤。复发后多需尝试包括手术、放疗、化疗、免疫治疗、基因治疗等综合治疗。

(2) 间变性星形细胞瘤(IDH 野生型)

IDH 野生型间变性星形细胞瘤是指没有 *IDH* 突变的变性星形细胞瘤，约占所有间变性星形细胞瘤的20%。多数 IDH 野生型间变性星形细胞瘤具有 IDH 野生型胶质母细胞的分子特征，如果发生在中线部位，有可能为伴有 H3 K27M 突变的弥漫性中线胶质瘤。IDH 野生型间变性星形细胞瘤与 IDH 突变型间变性星形细胞瘤相比，更具临床侵袭性，甚至与胶质母细胞瘤的临床病程相似。

（3）间变性少突胶质细胞瘤（IDH 突变及 1p/19q 共缺失型）

间变性少突胶质细胞瘤（anaplastic oligodendroglioma）又称多形性少突胶质细胞瘤，恶性程度高者肿瘤组织学形态与胶质母细胞瘤相似。其在少突胶质细胞瘤中所占的比例在不同病理中心的统计中差异较大。据 2007—2011 年华山医院神经病理室的统计，间变性少突细胞瘤占全部少突胶质细胞瘤中的 42.77%。间变性少突胶质细胞瘤同样有明显的钙化，与少突胶质细胞瘤的根本区别为肿瘤细胞极丰富，形态多样，核质比例增大，核分裂象多见（图 51－17）。肿瘤血管内皮增生明显，并有肿瘤坏死现象存在。极个别可发生颅外转移，以骨、淋巴结、肺为主。多数患者病程较短，颅高压症状及神经系统局灶症状明显。在影像学上，间变性少突胶质细胞瘤除钙化外，瘤周水肿明显，部分恶性程度高者 CT 与 MRI 表现可与胶母细胞瘤相似（图 51－18）。治疗仍以手术全切肿瘤为主，术后放疗是必需的但并不足够。化疗对间变性少突胶质细胞瘤有效，常用 PCV 联合治疗或者 TMZ 单用。间变性少突胶质细胞瘤预后较间变性星形细胞瘤要好，染色体 1p/19q 联合缺失者预后更好，根据 RTOG9402 的研究结果，染色体缺失情况进行个体化治疗能明显延长患者的生存期。

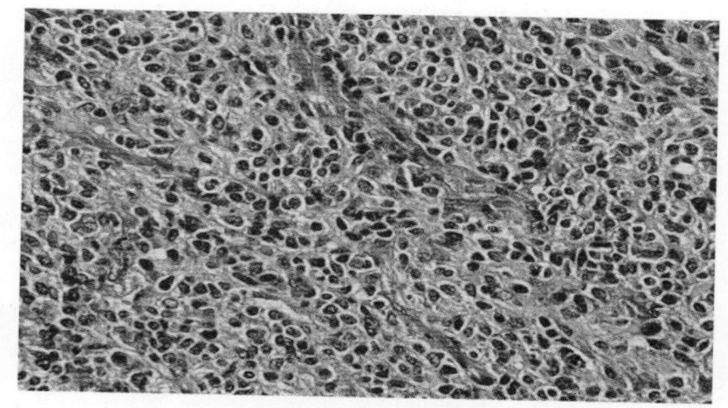

图 51－17　间变性少突胶质细胞瘤的细胞特性

注：见高密度瘤细胞和分支状毛细血管网，可见核周空晕，核异型性明显，核分裂象可见。

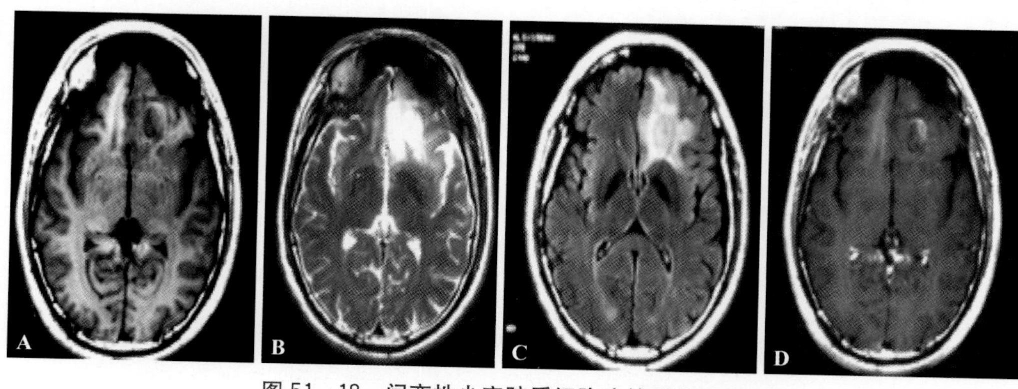

图 51－18　间变性少突胶质细胞瘤的影像学表现

注：A. T_1W 图像；B. T_2W 图像；C. FLARE；D. 增强后，肿瘤有强化。

分子病理：有 *IDH－1* 和/或 *IDH－2* 基因突变和 1p/19q 染色体臂联合缺失。如果无法检测或完成不好，则诊断为间变性少突胶质细胞瘤，分子学检测不明 NOS。

（4）间变性多形性黄色星形细胞瘤

间变性多形性黄色星形细胞瘤的体征和症状与 WHO Ⅱ级多形性黄色星形细胞瘤的症状和体征相似。癫痫发作是最常见的症状。目前尚无关于间变性多形性黄色星形细胞瘤的具体流行病学数据。病理上常见增多的细胞有丝分裂活动，可为局灶性或弥漫性的。经常出现的坏死，几乎总是伴随着细胞活跃的有丝分裂。微血管增生并不常见，通常与活跃的有丝分裂活动和坏死有关。间变性多形性黄体星形细胞瘤在初始诊断和复发时均可发现，与典型的经典 WHO Ⅱ级多形性黄色星形细胞瘤相比，其多形性和浸润模式可能更少（图 51－19），影像学像 WHO Ⅱ级多形性黄体色星形细胞瘤一样，间变性的多形性黄体星形细胞瘤通常是幕上性肿块，边界

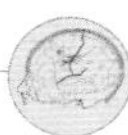

相对清楚，常为囊性，累及皮质及脑膜。治疗上仍然以手术为主，在多形性黄色星形细胞瘤中，有丝分裂活性与预后之间存在着一致的关系，而坏死与预后之间的关系仍不清楚。目前报道在儿童和成人之间，5 年无复发生存率或 5 年总生存率分别为 87.4%和 76.3%。*BRAF V600E* 突变的预后意义仍然未知。

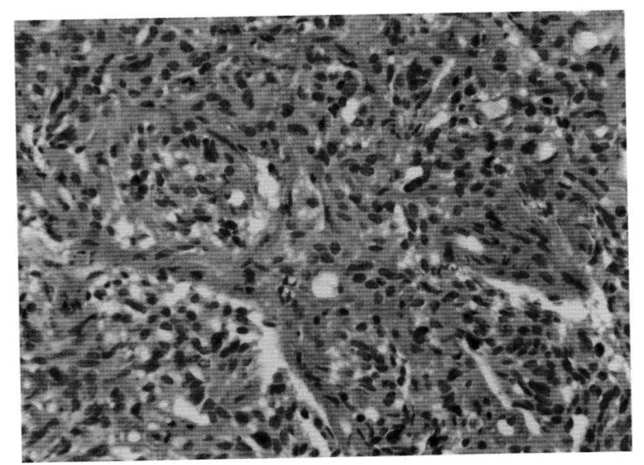

图 51－19 间变性多形性黄色星形细胞瘤的细胞特性

注：瘤细胞呈束状密集排列，核异型性明显，核分裂像易见。

(5) 胶质母细胞瘤(IDH 野生型)

胶质母细胞瘤(glioblastoma, GBM)，是星形细胞肿瘤中恶性程度最高的胶质瘤，属 WHO Ⅳ级。IDH 野生型胶母占胶母的 90%，基本相当于临床上原发或新发的胶母。GBM 可原发于脑实质内(de novo)，亦可呈继发性。继发性 GBM 多数由间变性星形细胞瘤进一步恶变而来，少部分可由混合性胶质瘤、少突胶质细胞瘤或室管膜瘤演变而成。目前有研究发现原发性 GBM 与继发性 GMB 的分子发生机制不同。原发性 GBM 的分子改变以表皮生长因子受体(EGFR)的扩增与过量表达为主，而继发性 GBM 则以 p53 的突变为主要表现同时表现为 IDH 突变阳性。

1) 发病率：GBM 是神经系统最常见的高度恶性胶质瘤，占神经外胚叶来源肿瘤的 50%～55%，占成人颅内肿瘤的 25%。成人中以 45～65 岁最为多发，30 岁以下年轻患者少见。男女发病比例为 3∶2，在老年患者中男性患者多见。根据 2007—2011 年华山医院神经病理室的统计，GBM 占全部星形细胞肿瘤的 47.44%。GBM 可发生于中枢神经系统任何部位，但以额颞部多见，这可能与额颞叶间有大量神经纤维联系有关，颅后窝 GBM 少见，位于小脑者仅占 GBM 的 0.24%。

2) 病理：GBM 外观呈半球形分叶状，肿瘤实质部分细胞丰富呈肉红色。瘤内常有囊变、坏死及出血，钙化少见，囊变区可为一内含黄色液体的大囊，或呈散在于肿瘤实质内的多个小囊。半数肿瘤内有乳黄色坏死区和/或暗红色的凝血块。肿瘤生长既呈浸润性，又呈膨胀性。皮质表面的 GBM 可浸润软脑膜，而深部 GBM 可突破室管膜侵入脑室内。由于肿瘤生长速度快，有时肿瘤表现为具有清楚的边界，但实际上瘤周脑组织仍受肿瘤浸润。由于肿瘤呈浸润性扩张，GBM 常表现为多中心生长。但研究表明，真正多中心生长的 GBM 只占 2%～5%。肿瘤多沿神经纤维传导束生长，可沿胼胝体侵犯对侧脑组织，形成蝶形生长。同样通过沿丘脑间黏合生长，可出现双侧丘脑 GBM。

光镜下典型的 GBM 肿瘤细胞表现为高度增殖，瘤细胞多形性，核多形性，并有较多分裂象。瘤内有凝固性坏死及毛细血管内皮增生，此为与间变性星形细胞瘤的主要鉴别点(图 51－20)。GBM 中增殖的肿瘤细胞常以小而深染的圆细胞为主，伴以间变的未分化的纤维性、原浆性与肥胖形细胞，另有大而怪异的来源不明的瘤细胞。镜下 GBM 坏死区特征性表现为“假栅栏”样。肿瘤坏死区被成堆狭长的肿瘤细胞层层环绕。在肿瘤细胞增殖旺盛的区域内，可出现血管内皮细胞的异常增殖，形成围绕的血管球，与肾小球相似，构成 GBM 镜下的另一个特征。增生血管内皮细胞肥大且有较多核分裂。

少数肿瘤可有蛛网膜下腔播散，10%～20% GBM 患者脑脊液中可发现肿瘤细胞。有软脑膜种植者约 10%，尸检中达 30%。开颅行肿瘤切除术后的患者极少数可发生肿瘤颅外转移。

3) 临床表现：GBM 生长速度快、病程短，有半数患者病程在 3～6 个月，病程超过 1 年者仅 10%。病程较长者可能由恶性程度低的星形细胞瘤演变而来。患者主要表现为颅高压症状与局灶性神经症状，有头痛(73%)、精神改变(57%)、肢体无力(51%)、呕吐(39%)、意识障碍(33%)与言语障碍(32%)。神经系统检查可发现偏瘫(70%)、脑神经损害(68%)、视乳盘水肿(60%)、偏身感觉障碍(44%)与偏盲(39%)。

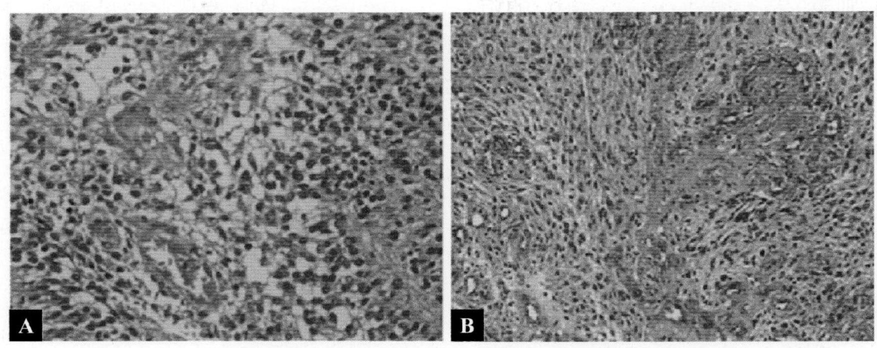
图 51－20　胶质母细胞瘤的细胞特性

注：A. 瘤细胞密度高，核异型性明显；B. 明显的血管内皮增生内皮细胞间隙扩大，从而容易破裂引起肿瘤出血。

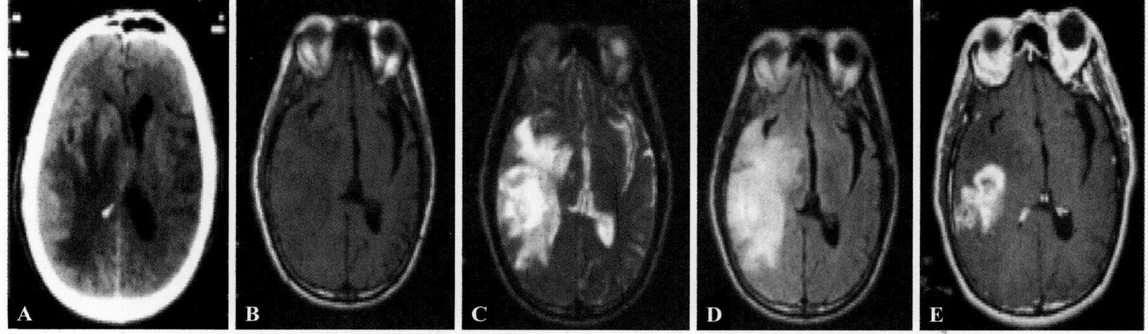
图 51－21　胶质母细胞瘤的影像学表现

注：A. CT 显示肿瘤伴明显水肿；B. MRI T_1W 图像；C. MRI T_2W 图像；D. MRI FLARE；E. MRI 增强扫描显示肿瘤不规则强化，伴中心大片缺血坏死低信号区域。

4）影像学表现：头部 CT 与 MRI 扫描均可显示明确肿瘤影与受压的脑组织。在 CT 影像上，GBM 表现为低、等混合密度影，可有高密度的出血区，周围脑组织呈大片低密度水肿，肿瘤与脑组织无明显边界。增强后 95％的肿瘤呈不均匀强化，常表现为中央低密度的坏死或缺血区，周边增生血管区不规则的环形、岛形或螺旋形强化影（见图 51－21）。MRI 影像上，GBM 在 T_1W 图像上呈低信号，T_2W 图像上为高信号的边界不清的肿瘤影。增强后强化表现同 CT 扫描。放射性核素显像可示肿瘤细胞增殖处有放射性核素浓集。脑血管造影可显示肿瘤染色与肿瘤供血动脉，并有正常脑血管的移位。

5）治疗：GBM 以手术、放疗、化疗及其他综合治疗为主。手术应做到在安全的前提下尽可能多地切除肿瘤，扩大肿瘤切除范围既可有效地内减压，又能减轻术后脑水肿，减低神经系统并发症的发生率。据目前统计，GBM 的手术死亡率不到 1％，术后神经系统并发症的发生率在 10％以内。每个患者均应行术后放化疗。对新诊断的 GBM 患者强烈推荐术后 TMZ 同步放疗，口服 TMZ 75mg/m^2，疗程 42d。放疗结束后 4 周，TMZ 治疗，150mg/m^2，连续用药 5d，28d 为一个疗程，若患者耐受良好，则在以后化疗中剂量增至 200mg/m^2，化疗 6 个疗程（Ⅰ级证据）。综合治疗后瘤床常出现内含大量蛋白液体的大囊，5％～10％的大囊可产生症状。有人建议在术时瘤床内放置 Ommaya 储液囊，以备以后可对囊液抽吸用。评价可使用 RANO 标准，随访过程中若 MRI 出现强化扩大或者新出现强化需要鉴别复发以及假性进展，影像学评价多体素 MRS，氨基酸 PET 等有助于鉴别，另外，神经功能的评价可参照 NANO 量表，有助于鉴别肿瘤进展和判断预后。肿瘤复发后可再次手术，但再手术的适应证需要把握。

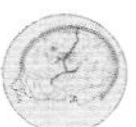

若为假性进展，则建议继续原来的化疗和严密随访。2018年NCCN指南把交变电场治疗纳入初发和复发胶母的标准治疗，另外，胶质母细胞瘤的免疫治疗可能是今后的发展方向，免疫治疗方式如DC疫苗，PD-1/L1抗体新辅助治疗，CAR-T细胞正处在临床试验阶段，并显示出良好治疗前景。

6）预后：GBM患者预后差，95%未经治疗的患者生存期不超过3个月。患者的预后与多因素有关。患者年龄在45岁以下，术前症状超过6个月，症状以癫痫为主而非精神障碍，肿瘤位于额叶和术前状况较好者生存期稍长。肿瘤切除程度影响患者生存期，部分切除或行肿瘤活检者术后6个月及2年的生存率为肉眼肿瘤全切的患者的一半。肿瘤全切除对改善患者神经系统症状有帮助。放化疗可延长患者的生存期。分子标志物（如IDH-1、IDH-2、TERT、MGMT、EGFRVⅢ）的结果对预后的预测有借鉴作用。然而，虽然对GBM的综合治疗可暂时缓解病情进展，但不能治愈肿瘤，GBM患者经肿瘤手术、放疗、化疗等综合治疗后，国外Stupp等报道平均生存时间为14.6个月，5年生存率为9.8%。华山神经外科团队统计GBM平均生存时间为18个月，主要原因为前者手术全切率为39.4%，而后者为83.3%。

（6）胶质母细胞瘤（IDH突变型）

*IDH*突变的胶质母细胞瘤约占所有胶质母细胞瘤的10%，主要是从弥漫性星形细胞瘤（WHO Ⅱ级）或间变性星形细胞瘤（WHO Ⅲ级）恶性进展而来，几乎总是与*IDH*突变相关，因此又被称为“继发性胶质母细胞瘤，IDH突变型”。*IDH*突变的胶质母细胞瘤在形态学上与IDH野生型胶质细胞瘤没有区别，只是坏死程度较小。*IDH*突变的胶质母细胞瘤表现在较年轻的患者中（诊断时平均患者年龄为45岁），优先位于额叶，且预后明显优于IDH野生型胶质母细胞瘤。

1）发生率：研究表明使用临床标准和组织病理学证据，在所有诊断出的胶质母细胞瘤中，只有约5%是继发的。一项392例的病例研究表明，19例（5%）具有组织学证实的前期较低恶性程度的胶质瘤病变继发性胶质母细胞瘤比原发性胶质母细胞瘤年轻（平均45和62岁）。相应地，其中*IDH*突变的胶质母细胞瘤患者的平均年龄为48岁，比缺乏*IDH-1*突变的胶质母细胞瘤患者的平均年龄（61岁）要年轻。

2）病理：像所有胶质母细胞瘤一样，IDH突变型胶质母细胞瘤可弥漫性浸润脑实质中，而没有清晰边界。然而，通常没有IDH野生型胶质母细胞瘤的标志性的中央坏死或出血的区域。镜下观察*IDH*突变的胶质母细胞瘤的组织学特征与IDH野生型胶质母细胞瘤的组织学特征相似。形态学研究发现，在50%的IDH突变型胶质母细胞瘤中观察到局部缺血和/或坏死区域，其发生频率明显低于IDH野生型胶质母细胞瘤（90%），与IDH野生型胶质母细胞瘤相比，IDH突变型胶质母细胞瘤中少突胶质细胞瘤样成分更为常见（54%和20%）。IDH野生型胶质母细胞瘤的典型遗传改变包括EGFR编码基因扩增，*PTEN*突变，*TERT*启动子突变，整个7号染色体的获得和整个10号染色体的丢失。在继发IDH突变型胶质母细胞瘤中更常见的变化包括*TP53*突变和19q缺失，*ATRX*基因突变。

IDH突变型胶质母细胞瘤预后明显优于IDH野生型胶质母细胞瘤。因此，cIMPACT-NOW推荐下一版（第5版）WHO分类：摒弃术语“胶质母细胞瘤，IDH突变型，WHO Ⅳ级”，而采用术语“弥漫性星形细胞瘤，IDH突变型，WHO Ⅳ级”。

3）临床表现：临床确诊的继发性胶质母细胞瘤患者的临床病史平均长度为16.8个月，比原发性胶质母细胞瘤患者的平均病程长（6.3个月）。尽管局灶性神经功能缺损（例如偏瘫和失语症）也经常发生，由于*IDH*突变的胶质母细胞瘤优先位于额叶，因此行为和神经认知方面的变化很可能占主导地位。由于弥漫性星形细胞瘤或间变性星形细胞瘤的发展缓慢，因此与肿瘤相关的水肿较原发性IDH野生型胶质母细胞瘤患者发展缓慢，颅高压症状的发展可能较慢。

4）影像学：与IDH野生型胶质母细胞瘤不同，通常不存在大范围的中央性坏死。与IDH野生型胶质母细胞瘤相比，IDH突变型胶质母细胞瘤肿瘤成分不均匀增强，诊断时往往体积较大，水肿程度较小，囊性和弥散性成分更多见。

5）治疗和预后：总体来讲，IDH突变型胶质母细胞瘤的预后要比IDH野生型胶质母细胞瘤患者的预后好，治疗方法包括手术和放化疗，对接受手术和放射治疗的患者的分析表明，患者的平均总生存期*IDH*突变的胶质母细胞瘤为27.1个月，是IDH突变型胶质母细胞瘤的2.4倍IDH野生型胶质母细胞瘤患者(11.3 个月)。在另一项研究中,经放射疗法(化)疗的 IDH 突变型胶质母细胞瘤患者的总生存时间为 31 个月,是 IDH 野生型胶质母细胞瘤患者的总生存时间的 2 倍。

(7) 弥漫性中线胶质瘤(H3 K27M 突变型)

发生于中线部位,形态学表现为胶质细胞分化,并伴有 *H3 K27* 突变的一组浸润性高级别胶质瘤,组织学分级为 WHO Ⅳ 级。H3 K27M 突变阻断 PRC2(polycomb repressive complex 2)活性,从而改变 DNA 甲基化状态和基因表达谱,引起染色体局部或整体的拓扑构象重塑等表观遗传学异常,从而导致肿瘤的发生,此外研究发现 H3 K27M 突变可伴有 *TP53*、*ATRX* 和/或 *ACVR1* 基因突变。

1) 发病率:该组肿瘤由 2016 WHO CNS 肿瘤分类作为独立的疾病实体提出,但鉴于该组肿瘤目前无大规模的数据研究和报道,具体发病率尚不清楚。该组肿瘤常见于儿童(中位发病年龄 5～11 岁),也可见于成人,无性别差异,肿瘤发生于中线部位,如脑干,丘脑和脊髓等,在小脑,胼胝体等部位也有报道。

2) 病理:光镜下表现为 WHO Ⅱ 级的弥漫性胶质瘤(以星形细胞瘤为主),WHO Ⅳ 级的胶质母细胞瘤等不同形态特征的胶质瘤,肿瘤大小不一,部分病例可表现为高级别征,如出现核分裂象,微血管增生及坏死,并出现软脊膜播散,但部分病例可表现为弥漫性星性细胞瘤,缺乏核分裂象,微血管增生及坏死,有时也可以表现为少突胶质细胞瘤特征。

分子病理:弥漫性中线胶质瘤最常见的突变类型为 H3 K27M 突变,表现为组蛋白 H3 上 27 位赖氨酸(K27)被甲硫氨酸(methionine, M)替换(K27M)。H3 K27M 突变破坏了组蛋白 H3 甲基化修饰位点,从而改变组蛋白甲基化状态,H3 K27M 抗体在检测 H3 K27M 突变中具有高度特异性和敏感性,但有时淋巴细胞及其部分肿瘤细胞呈假阳性,对免疫组织化学染色结果存在疑惑时可以测序检测(图 51-22、51-23)。

3) 临床表现:肿瘤位于脑桥时,大多表现为头疼,呕吐,复视和共济失调:病变位于丘脑时,临床多表现为颅内压升高和运动功能障碍等。

4) 影像学表现:头部 MR 显示 T_1WI 低信号,T_2WI 高信号,与周围脑组织界限不清,病变区域肿胀,可出现强化,出血及其坏死。

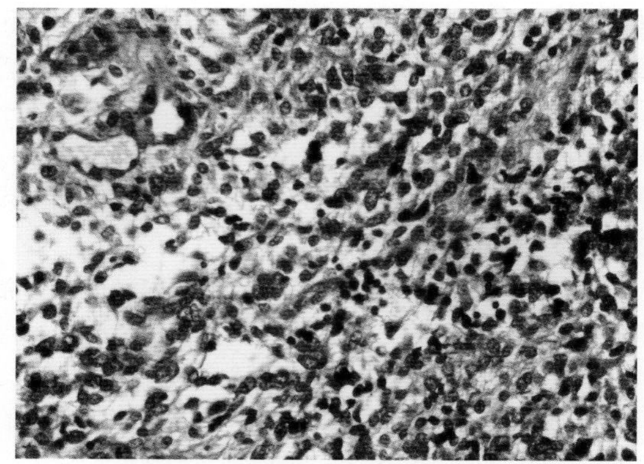

图 51-22 弥漫性中线胶质瘤(H3 K27M 突变型)(HE 染色)

注:HE 染色提示高级别胶质瘤的形态特征。

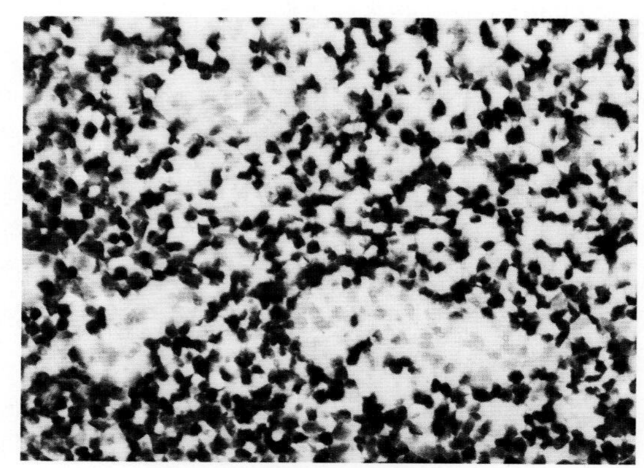

图 51-23 弥漫性中线胶质瘤(H3 K27M 突变型)(免疫组化)

注:免疫组化示瘤细胞核 H3 K27M 强阳性,血管则阴性。

5) 治疗及其预后:治疗以手术、放疗、化疗等综合治疗为主,但效果均较差。2 年生存率低于 10%。

51.3 室管膜细胞肿瘤

室管膜细胞肿瘤(ependymal cell tumours)是指来源于脑室与脊髓中央管的室管膜细胞或脑内白质室管膜细胞巢的中枢神经系统肿瘤,由 Virshow 于 1863 年首先发现。2007 WHO CNS 肿瘤分类中,把室管膜肿瘤分为 4 类:室管膜瘤、间变性室管膜瘤、黏液乳头状型室管膜瘤和室管膜下瘤。2016 WHO CNS 肿瘤分类中,除上述外,新加入了 *RELA* 融合阳性室型管膜瘤,共 5 类。按 WHO 分类,黏液乳头状型室管膜瘤和室管膜下瘤为偏良性，WHO Ⅰ级，室管膜瘤，为Ⅱ级，低度恶性，*RELA* 融合阳性型室管膜瘤根据病理形态分为Ⅱ级和Ⅲ级；间变性室管膜瘤为Ⅲ级，高度恶性。虽然 WHO 分类室管膜瘤和间变性室管膜瘤为Ⅱ、Ⅲ级，但是此分级与肿瘤生物学特性，患者生存关系仍未被确定，缺少这方面的病例研究报告，鉴于此，组织分类对本型肿瘤诊治缺少指导意义，分子生物学和遗传学在室管膜肿瘤研究中得到重视，例如：2016 WHO 室管膜分类纳入了新的分子标志物如 *RELA* 融合基因，L1CAM 的表达，和不良预后相关。黏液乳头状型室管膜瘤绝大多数见于脊髓马尾。颅内室管膜细胞肿瘤占全部颅内肿瘤的 2%～9%，好发于儿童，占儿童原发性脑肿瘤的 6%～10%。儿童患者中 70%颅内室管膜细胞肿瘤位于幕下，男性稍多见。颅后窝室管膜细胞肿瘤好发于 1～5 岁的儿童及 30～40 岁的成人。少部分肿瘤可位于脑桥小脑三角，约占 3.8%。

51.3.1　室管膜下瘤

室管膜下瘤(subependymoma)为少见的生长缓慢的良性肿瘤，WHO 分类 Ⅰ 级。1945 年由 Scheinker 首先发现并作描述。以后陆续有作者对其报道，并发现部分室管膜下瘤病例有家族史，认为其发病可能有遗传因素。另有作者认为室管膜下瘤为室管膜局部发育异常所致的一类错构瘤，可能有长期慢性室管膜炎引起的室管膜或室管膜下胶质细胞增生所致。对室管膜下室管膜超微结构观察，表明瘤细胞可能来源于具有向管膜细胞或星形细胞双重分化能力的室管膜下细胞。

(1) 发病率

室管膜下瘤因为可长时间无症状，可为体检或尸检偶然发现，发生率较难统计，占颅内肿瘤的 0.51%～8%，尸检中为 0.4%。40 岁左右发病，男性较多见。约 1/3 肿瘤位于幕上，2%位于颈胸段脊髓，其余近 2/3 位于幕下。根据 2013—2019 年华山医院神经病理室的统计，共诊治室管膜下瘤 76 例，其中 51 例位于侧脑室，11 例位于颈胸段脊髓。

(2) 病理

室管膜下瘤多位于脑室系统内，边界清楚，除位于脑室内者，尚可生长于透明隔、导水管及脊髓中央管内。肿瘤常有一血管蒂与脑干或脑室壁相连。光镜下表现为肿瘤细胞簇状分布，内含致密的纤维基质与胶质纤维。瘤细胞核为椭圆形，染色质点状分布，核分裂象罕见。部分瘤内可有钙化或囊变(图 51－24)。室管膜下瘤内未见有体积较大星形细胞存在，可与室管膜下巨细胞型星形细胞瘤鉴别。

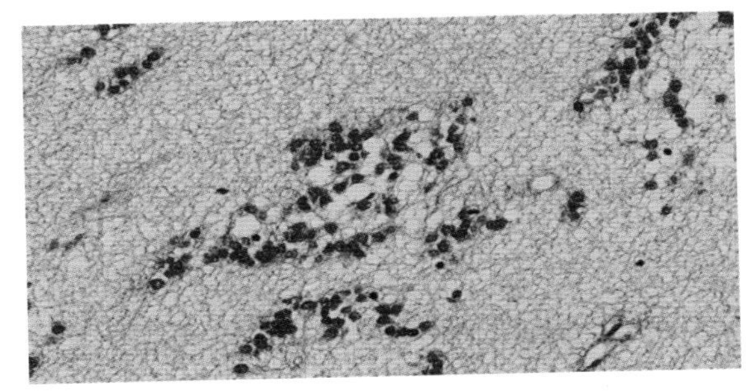

图 51－24　室管膜下瘤的细胞特性

注：胶质纤维基质中小圆核瘤细胞簇状分布，伴微囊变。

(3) 临床表现

约 40%室管膜下瘤患者出现症状。肿瘤位于透明隔、Monro 孔、导水管、第 4 脑室及脊髓者常引起症状。患者主要表现为头痛、视物模糊、走路不稳、记忆力减退、脑神经症状、眼球震颤、眩晕及恶心、呕吐。88%的患者有脑积水。

(4) 影像学表现

室管膜下瘤在 CT 影像上表现为位于脑室内的等或低密度边界清楚的肿瘤影(图 51－25)。在 MRI 影像上肿瘤表现 T_1W 图像为低信号，T_2W 图像与质子加权呈高信号影。约半数肿瘤信号不均一，由钙化或囊变引起。注射增强剂后部分肿瘤可有不均匀强化。

(5) 遗传学

缺少相关研究，近来 Raitler (2015)报告 DNA 甲基化可见于幕上下以及脊髓 3 个解剖部位的室管膜下瘤，幕下和脊髓的室管膜下瘤有 6 号染色体复制的改变，幕上则没有。

(6) 治疗

手术是根治肿瘤的主要措施。随着显微神经外科技术的应用，手术死亡率几乎为 0。由于室管膜下瘤呈膨胀性生长，边界清晰，多数可做到肿瘤全切除。对于肿瘤生长部位深在，难以做到肿瘤全切者，次全切除亦可获得良好的治疗效果。放疗一般不常规应用。但对于肿瘤细胞核呈多形性改变的，或为混合性室管膜瘤-室管膜下瘤的患者，方建议放疗。

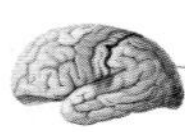

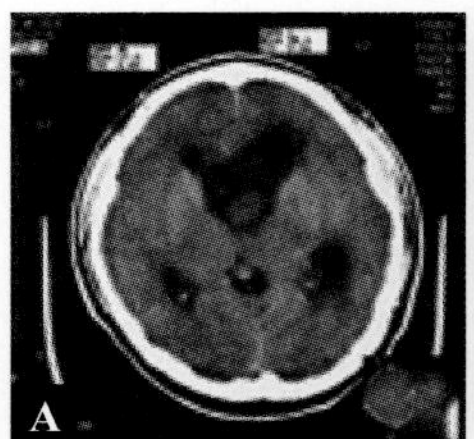

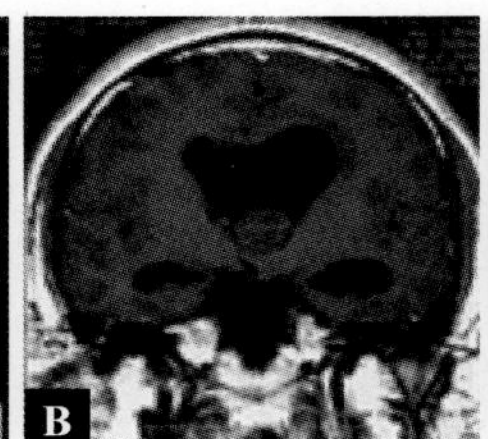

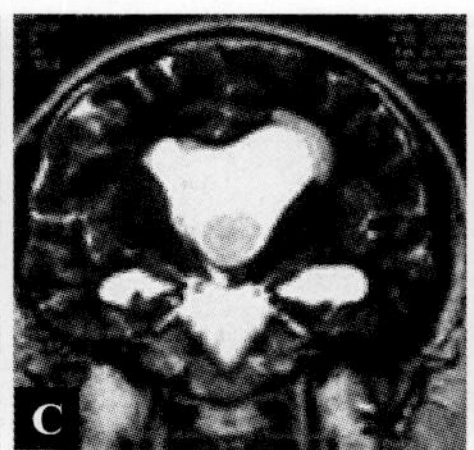

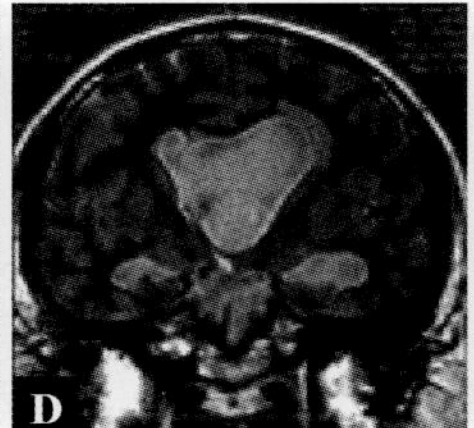

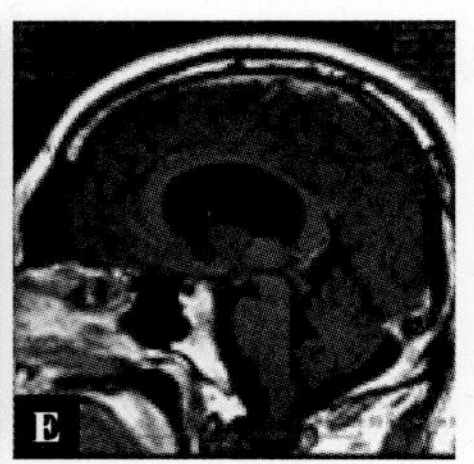

图 51－25　室管膜下瘤的影像学表现

注：A. 在CT上表现为位于侧脑室内的等密度边界清楚的肿瘤影，伴有钙化；B. T_1W 图像呈等高信号影；C. T_2W 图像呈等高信号影；D. 质子加权图像呈等高信号影；E. 注射增强剂后肿瘤有不均匀强化。

（7）预后

术后患者一般预后良好，极少见复发或脑脊液播散。肿瘤有丝分裂低或缺少，散在有丝分裂和细胞多态多无临床意义，Ki－67 和 MIB1 等免疫组住检查指数若小于 1%，提示肿瘤生长缓慢。

51.3.2　黏液乳头状型室管膜瘤

黏液乳头状型室管膜瘤膜室膜瘤大部分发生在延髓/马尾区域，是该区域最常见的髓内肿瘤，组织学上表现为瘤细胞呈放射状排列，分布在玻璃样变性血管周围，伴黏液变性。黏液乳头状型室管膜瘤是一种缓慢增长的室管膜瘤。从组织学上讲，黏液乳头状型室管膜瘤对应于 WHO 的Ⅰ级。黏液乳头状型室管膜瘤占所有室管膜瘤的 9%～13%。它通常发生在年轻人中，平均发病年龄为 36 岁。年发病率约为每 10 万名男性 0.08 例，每 10 万女性 0.05 例，全切除患者具有很好的预后，辅助放疗可改善无进展生存期。不完全切除后会复发。在儿童患者中，可能更有侵袭性，预后相对较差（图 51－26）。

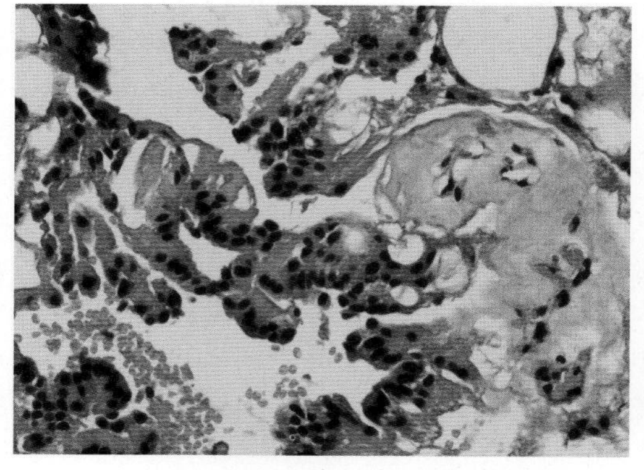

图 51－26　黏液乳头状型室管膜瘤

注：瘤细胞围绕黏液或玻璃样变性血管周围排列。

51.3.3　室管膜瘤

（1）发病率

对应于 WHO 分级Ⅱ级，室管膜瘤的年发病率为(0.2～0.8)/10 万，约占室管膜细胞肿瘤的 3/4，占颅内肿瘤的 1.2%～7.8%。室管膜瘤多见于儿童，发病高峰年龄为 5～15 岁。男性稍多见，男女性别比为(1.2～1.5)：1。室管膜瘤以幕下好发，幕上室管膜瘤以成人多见。根据 2013—2019 年华山医院神经病理室的统计，共诊治室管膜瘤 564 例。

（2）病理

室管膜瘤多位于脑室内，少部分可位于脑实质内及脑桥小脑三角。肿瘤呈红色、分叶状、质地脆，血供一般较为丰富，边界清。幕上脑室内肿瘤基底较宽，呈灰红色，有时有囊变。光镜下室管膜瘤形态不全一致，细胞中度增殖，核大，呈圆形或椭圆形，核分裂象少见，可有钙化或坏死。低倍镜下肿瘤切面如“豹皮”样，为室管膜瘤诊断性标志之一（图 51－27）。高倍镜下室管膜瘤有两种结构特征：其一为由肿瘤细胞按突起的方向向肿瘤血管壁排列所形

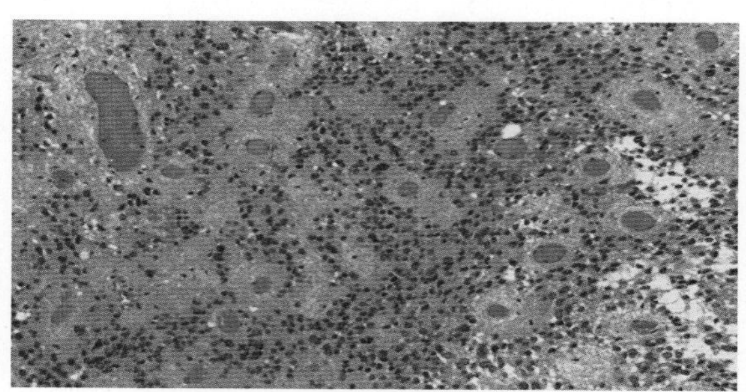

图 51－27　室管膜瘤的细胞特性

注：形态较一致的卵圆核瘤细胞伸出细长突起，围绕血管排列，形成血管周围无核区结构。

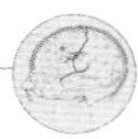

成的“栅栏样”结构，称为“假菊形团”结节，其中央血管周围为由长而内含胶质纤维的细胞突起所构成的无核区，外周由肿瘤细胞核所紧密围绕；另一为室管膜瘤所特有的所谓“真室管膜菊形团”结节。此结构整体看比“假菊形团”小并少见，但对室管膜瘤有诊断价值。“真室管膜菊形团”结构由少量形态一致的多角肿瘤细胞放射状排列所成，中央形成一管腔。免疫组织化学染色可见 GFAP、vimentin 阳性，EMA 呈核旁点状阳性或细胞膜阳性。

室管膜瘤形态学可分为 3 型：乳头状型室管膜瘤、透明细胞型室管膜瘤和伸展细胞型室管膜瘤。乳头状型室管膜瘤较少见，它不同于脉络从乳头状瘤，缺少基底膜；透明细胞型室管膜瘤有些像少突细胞瘤，好发青年人，多位于幕上；伸展细胞型室管膜瘤则多发脊髓。

(3) 遗传学

室管膜瘤分子生物学变化常见，包括细胞遗传，表观遗传和转录组等，常见细胞遗传学变化有染色体：1q、5、7、9、11、18 和 20 的获得，染色体 1p、3、6q、6、9p、13q、17 和 22 的丢失，幕上室管膜瘤倾向 9 号染色体丢失，特别是 CDKN2 纯合性缺失。颅后窝室管膜瘤包括 1q 的获得，且与预后不良有关，脊髓室管膜瘤多见染色体 22 单倍体和 22q 的删除或易位，且伴 *NF-2* 突变。DNA 甲基化分析，将室管膜瘤分为 3 组，幕上室管膜瘤有融合基因 *RELA* 或 *YAP1*，前者预后差，后者预后好，颅后窝室管膜瘤多有平衡基因组或全基因组多倍体，预后前者差后者好，脊髓室管膜瘤伴 *NF-2* 突变或全基因组多倍体或染色体 6q 删除，预后均好。

(4) 临床表现

幕下室管膜瘤患者病程较长，平均 10～14 个月。幕下室管膜瘤主要表现为发作性恶心、呕吐(60%～80%)与头痛(60%～70%)，以后可出现走路不稳(30%～60%)、眩晕(13%)与言语障碍(10%)。体征主要为小脑性共济失调(70%)、视乳盘水肿(72%)、脑神经障碍(20%～36%)与腱反射异常(23%)。第 4 脑室室管膜瘤最常见的症状为步态异常。幕上室管膜瘤以头痛、呕吐、嗜睡、食欲缺乏及复视等颅高压症状为主(67%～100%)，并可有癫痫发作(25%～40%)。位于脑桥小脑三角的室管膜瘤可有耳鸣、耳聋及后组脑神经症状。2 岁以下的儿童症状特殊，主要为激惹、嗜睡、胃纳差、头围增大、前囟饱满、颈项硬、发育迟缓及体重不增。

(5) 影像学表现

头部 CT 与 MRI 检查对室管膜瘤有诊断价值。肿瘤在 CT 平扫上呈边界清楚的稍高密度影，其中夹杂有低密度。瘤内常有高密度钙化表现(图 51-28 A)，幕上肿瘤钙化与囊变较幕下肿瘤多见。部分幕上肿瘤位于脑实质内，周围脑组织呈轻至中度水肿带。在 MRI 上，T_1 加权图像为低、等信号影，质子加权与 T_2 加权图像呈高信号。注射增强剂后肿瘤呈中度至明显的强化影，部分为不规则强化(图 51-28 B～F)。

(6) 治疗

手术切除肿瘤是室管膜瘤的首选治疗方案，脑室内室管膜瘤术前可先置脑室外引流，以降颅内压。目前，幕上室管膜瘤手术死亡率已降至 0～2%，而幕下肿瘤手术死亡率为 0～13%。推荐对手术全切者予以观察；部分切除或间变性室管膜瘤者术后行全脑放疗；若脊髓 MRI 和脑脊液脱落细胞检查均阴性者，可暂缓脊髓照射；若上述检查有一项阳性，应加全脊髓照射。对成人初发室管膜瘤患者的化疗有争论，缺乏循证医学研究。对复发者建议化疗；对间变性室管膜瘤患者，在手术及放射治疗后，可进行化疗。化疗主要方案包括：以铂类为主的联合化疗，以及依托泊苷、亚硝脲类化疗。室管膜瘤协作组 CERN-0802 最新临床研究表明 TMZ＋拉帕替尼(lapatinib)能够改善复发的间变或室管膜瘤患者症状。

(7) 预后

室管膜瘤患者预后与肿瘤切除的程度、术后放疗剂量、肿瘤生长部位及患者发病年龄有关。5 年生存率据 Catta G 2014 年报道：小于 1 岁 42.4%，1～4 岁 55.3%，5～9 岁 74.7%，10～14 岁 76.2%；笔者回顾了 2002—2010 年华山医院住院患者中 93 例室管膜瘤患者发现：幕上病变平均无进展生存时间 41.7 个月，幕下病变 32.1 个月，脊髓病变 42.6 个月。单变量分析发现肿瘤位置和患者的总生存时间相关，即脊髓预后好于幕上，幕下最差。单变量分析发现无进展生存期和肿瘤部位、病理级别、手术切除程度、术后辅助治疗相关。多变量分析发现，手术切除程度是无进展生存期的独立预后因素。复发后肿瘤可出现恶性变，预后较差。

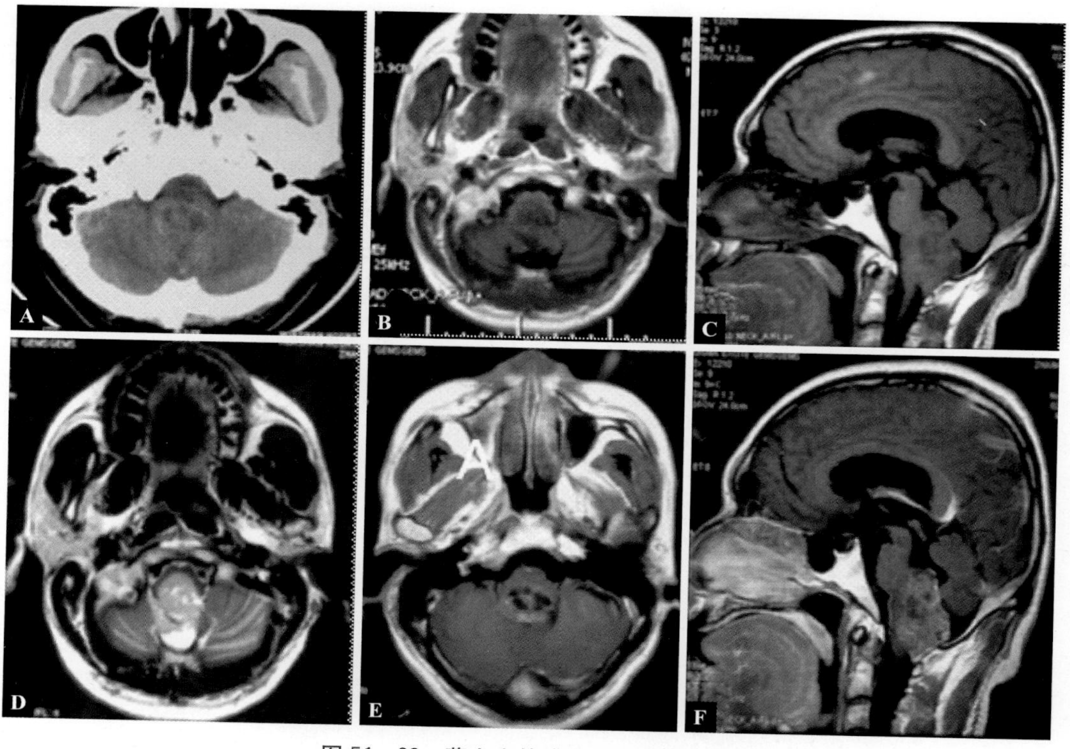

图 51-28　幕上室管膜瘤的影像学表现

注：A. CT 扫描显示钙化与囊变；B、C. MRI T_1W 图像为低、等信号影；D. T_2W 图像呈高信号；E～F. 注射增强剂后肿瘤呈不规则强化。

51.3.4　*RELA* 融合阳性型室管膜瘤

位于幕上的儿童室管膜瘤约 70%有 *RELA* 融合阳性基因改变，组织形态可伴或不伴间变特征，免疫组化可见 L1CAM 蛋白阳性表达（图 51-29），*RELA* 融合阳性型室管膜瘤预后差。

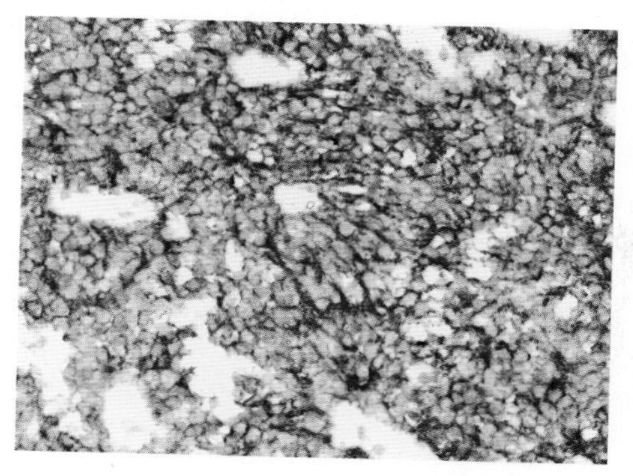

图 51-29　RELA 融合室管膜瘤

注：免疫组化示 L1CAM 蛋白表达。

病理：*RELA* 融合阳性型室管膜瘤没有特定的形态。它们表现出幕上室管膜瘤中发现的标准结构和细胞学特征，但是它们通常具有分支毛细血管或透明细胞改变的独特血管模式。

RELA 融合阳性型室管膜瘤和其他室管膜瘤中一样，GFAP 和 EMA 的免疫反应为阳性。L1CAM 的表达与幕上室管膜瘤中 *RELA* 融合的存在密切相关，但是 L1CAM 也可以在其他类型的脑瘤表达。*C11orf95*-*RELA* 融合是最常见的分子变异。它是一种基因组重组导致了致癌基因产物。*RELA* 融合阳性型室管膜瘤显示 NF-κB 途径的组成性激活，可以通过多种方法检测 *C11orf95*-*RELA* 融合基因的存在，最简单的检测方法是 FISH。

治疗和预后：目前仍以手术后放化疗为主，迄今为止可获得的数据表明，*RELA* 融合阳性型室管膜瘤在幕上室管膜 3 种分子亚型预后最差的一种。

51.3.5　间变性室管膜瘤

间变性室管膜瘤（anaplastic ependymoma）分别

占幕上与幕下室管膜细胞肿瘤的 45%～47% 与 15%～17%，又称恶性室管膜瘤。根据 2013—2019 年华山医院神经病理室的统计，共诊治间变性室管膜瘤 149 例。镜下可见肿瘤细胞增殖明显，形态多样，细胞核不典型，核内染色质丰富，分裂象多见。肿瘤丧失室管膜上皮细胞的排列结构，肿瘤内间质排列紊乱，血管增殖明显，可出现坏死（图 51-30）。间变性室管膜瘤易出现肿瘤细胞脑脊液播散并种植，其发生率为 8.4%，幕下肿瘤更高达 13%～15.7%。

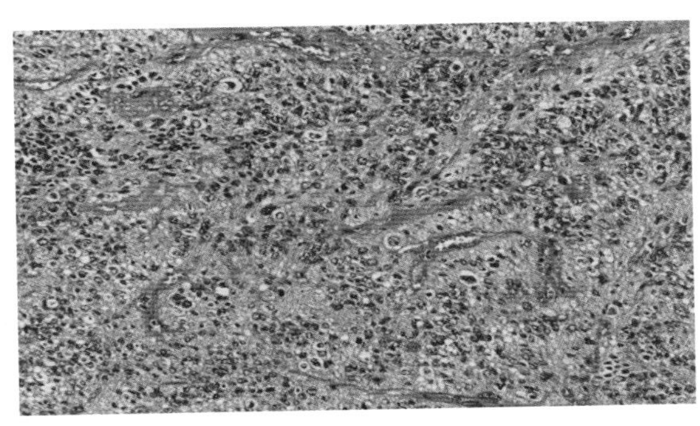

图 51-30 间变性室管膜瘤的细胞特性

注：分化差的肿瘤细胞，伴血管内皮增生。

由于肿瘤生长较为迅速，患者病程较短，颅高压症状明显。在 CT 与 MRI 影像上强化明显，肿瘤 MRI 影像表现 T_1W 图像为低信号，T_2W 图像与质子加权像上为高信号，肿瘤内信号不均一，可有坏死囊变（图 51-31）。手术仍是治疗的主要措施，术后放化疗见上述。间变性室管膜瘤预后较差，复发率高，约 68%，并易沿脑脊液播散。5 年生存率较室管膜瘤低，为 25%～40%。

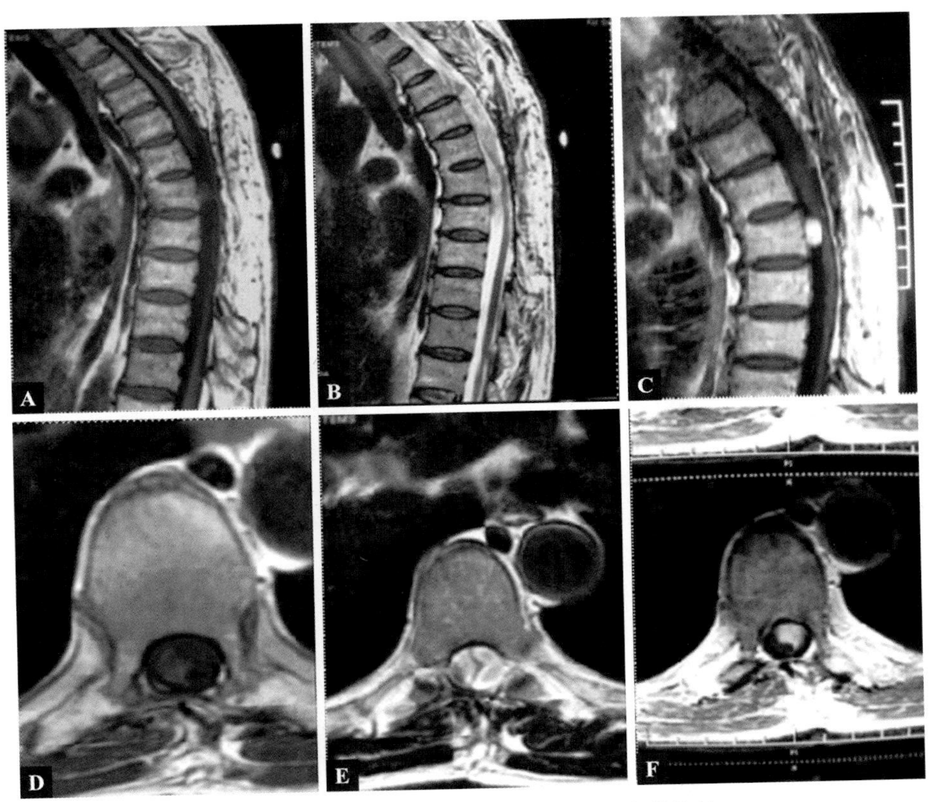

图 51-31 间变性室管膜瘤的 MRI 影像学特性

注：A、D. T_1W 图像为低信号；B、E. T_2W 图像上为高信号，肿瘤内信号不均一；C、F. 肿瘤明显强化。

51.4 脉络丛肿瘤

脉络丛肿瘤(choroid plexus tumours)是一种较少见的生长于脑室内脉络丛上的中枢神经系统肿瘤,分为良性的脉络丛乳头状瘤与恶性的脉络丛癌。早在1833年,Guerard首先对其做了描述。

1906年,Bielschowsky和Unger报道了第1例脉络丛肿瘤的切除。以后Cushing与Dandy分别做了进一步的阐述。根据恶性程度不同,WHO将脉络丛肿瘤分为脉络丛乳头状瘤(WHO Ⅰ级),不典型脉络丛乳头状瘤(WHOⅡ级)和脉络丛癌(WHO Ⅲ级)3种类型。

51.4.1 脉络丛乳头状瘤

脉络丛组织从特异性的脑室神经上皮分化而来,有作者认为是某段脑室壁的室管膜细胞衍化形成,其主要的功能为分泌脑脊液。脉络丛乳尖状瘤可发生于脉络丛上皮或脑室壁胶质细胞,多具有分泌脑脊液的特性,一般生长缓慢,极少发生恶变。虽然有动物实验研究发现SV40病毒可诱发脉络丛乳头状瘤(choroid plexus papillomas),人乳头状瘤病毒E6、E7癌基因亦与肿瘤的发生有关,但目前尚无与肿瘤发病直接相关的证据。

(1) 发病率

脉络丛乳头状瘤较少见,仅占脑肿瘤的0.5%~1%,无明显性别差异。虽然肿瘤可见于各年龄组,但好发于儿童,占儿童颅内肿瘤的1.8%~3%。约45%的脉络丛乳头状瘤患者在1岁内发病,74%在10岁以内发病。1岁以内脑瘤患儿中脉络丛乳头状瘤占12.8%~14%。成人脉络丛乳头状瘤在第4脑室多见,但在儿童好发于侧脑室,第3脑室内少见。根据2013—2019年华山医院神经病理室的统计,共诊治脉络丛乳头状瘤96例。

(2) 病理

脉络丛乳头状瘤多沿脑室内生长,形如菜花,暗红色,表面呈不规则的乳头样突起。有时瘤内有陈旧性出血。光镜下肿瘤形态如正常脉络丛组织,表现为在基底层间质上整齐排列的单层矩状或柱状上皮细胞。间质由小血管和结缔组织构成,此为与乳头状室管膜瘤予以鉴别的要点。部分肿瘤有纤毛(cilia)与生毛体(blepharoplasts)。免疫组化染色发现脉络丛乳头状瘤中GFAP、S100、细胞角质素(cytokeratin)及运甲状腺素蛋白(transthyretin)呈阳性反应。其中运甲状腺素蛋白被认为与脉络丛乳头状瘤具有相对特异性。在少数尸检病例中,可发现有脉络丛乳头状瘤在软脑脊膜上种植,但此类病例往往无播散症状(图51-32)。

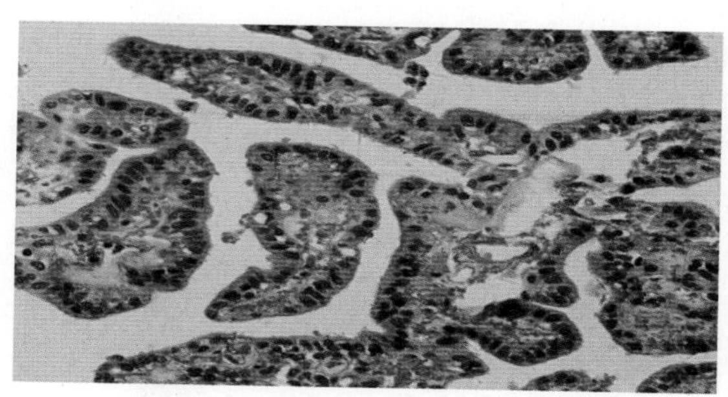

图51-32 脉络丛乳头状瘤的细胞特性

注:柱状瘤细胞围绕纤细的血管纤维轴单层排列成乳头状结构。

脉络丛肥大(villous hypertrophy):1924年由Davis提出,主要表现为双侧侧脑室内脉络丛增大,伴有先天性脑积水。与双侧侧脑室脉络丛乳头状瘤不同,虽然脉络丛组织过度分泌脑脊液,但组织学未见肿瘤改变。

(3) 临床表现

脉络丛乳头状瘤主要表现为脑积水而产生的颅高压症状。这主要是由于肿瘤过多地分泌脑脊液,阻塞脑脊液循环,或是由于肿瘤出血引起蛛网膜下腔粘连所致。有作者报道脉络丛乳头状瘤患者术前脑脊液分泌量达1.05ml/min,术后下降为0.2ml/min。2岁以内患儿病程约2个,2岁以上可达6个月。除头痛、恶心、呕吐等症状外,患者早期可有癫痫发作(18%),以后可表现为易激惹(33%)、精神不适(33%)及视物模糊(18%)等,但局灶症状常不明显。25%的患者可有淡漠,甚至意识改变,出现急性颅内压增高表现。

儿童患者中常有头围增大,半数以上患者有视乳盘水肿。2/3患者脑脊液中蛋白含量增高,呈黄色,偶有血性。

(4) 影像学表现

头颅X线平片示颅缝增宽、颅面比例失常、颅盖呈“银线”征等颅压增高征象。儿童患者中约21%有钙化征象。气脑造影可见病灶为蕈状。头部CT扫描示脑室明显增大,内有稍高密度影,增强后病灶

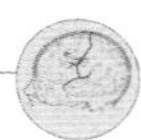

均匀强化，肿瘤将正常脉络丛吞噬，呈叶状外观，内有点状钙化，有时可见蛛网膜下腔出血。MRI 扫描上 T_1W 图像肿瘤呈等或低信号，T_2W 图像为等、低或高信号，内可见局灶出血、钙化与血管流空影（图 51－33）。脑血管造影示较深的肿瘤染色，并可显示来自正常脉络丛的增粗的肿瘤供血动脉，位于三角区内的侧脑室肿瘤常为外侧脉络膜后动脉，第 4 脑室内肿瘤常为小脑后下动脉的分支，而第 3 脑室脉络丛乳头状瘤为内侧脉络膜后动脉。

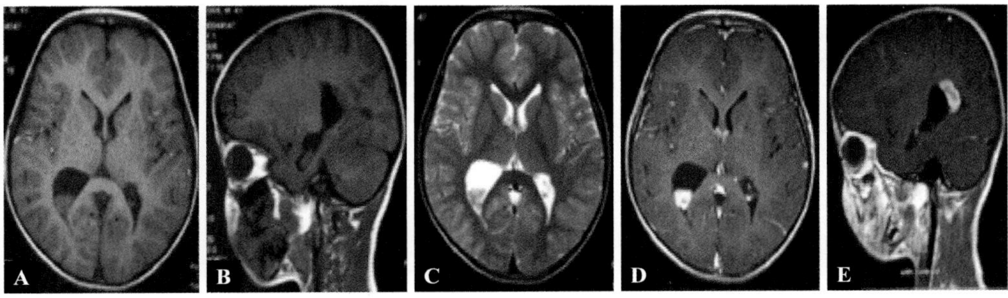

图 51－33 脉络丛乳头状瘤的 MRI 影像学表现

注：A、B. T_1W 图像为低信号；C. T_2W 图像呈高信号影；D、E. 注射增强剂后肿瘤明显强化。

（5）*治疗*

全切肿瘤是治愈脉络丛乳头状瘤的唯一疗法。开颅前可行脑脊液外引流，以降低颅内压和减少对脑组织的牵拉损伤。由于肿瘤血供较丰富，有时肿瘤血管出血电凝较困难，因此应尽量避免分块肿瘤切除。宜找出肿瘤血管蒂，电凝后离断，争取完整切除肿瘤。术后应留置脑室外引流，进行颅内压监护。对未能全切肿瘤、脑积水现象不能解除者，应行脑脊液分流术。放疗对术后残余肿瘤无效。化疗对部分患者有效。

（6）*预后*

肿瘤全切者可治愈，手术死亡率不到 1%，手术并发症发生率为 8%～9.5%。术后最常见的并发症为脑室穿透引起的硬脑膜下积液，术后脑脊液分流术可增加硬脑膜下积液的发生率。

51.4.2 不典型脉络丛乳头状瘤

不典型脉络丛乳头状瘤具有增加的有丝分裂活性，但未达到脉络丛癌的标准。不典型脉络膜丛乳头状瘤在组织学上与 WHO Ⅱ级相对应。不典型脉络丛乳头状瘤在侧脑室更为常见。像脉络丛乳头状瘤一样，不典型脉络丛乳头状瘤会阻塞脑脊液通路，患者出现脑积水，乳头状瘤和颅内压升高。影像学脉络丛乳头状瘤和不典型脉络丛乳头状瘤的 MRI 特征之间的差别还未见报道。

（1）*发病率*

在 SEER 数据库中，脉络丛肿瘤占所有脑瘤的 0.77%，1 岁儿童脑肿瘤中占 14%，不典型脉络丛乳头状瘤（Ⅱ级）占脉络丛肿瘤的 7.4%。在 CPT-SIOP－2000 研究中，不典型脉络丛乳头状瘤的患者（中位年龄为 0.7 岁）比脉络丛乳头状瘤或脉络丛癌的患者（平均年龄为 2.3 岁）年轻。

（2）*病理*

不典型脉络丛乳头状瘤定义为有丝分裂活性增加的脉络丛乳头状瘤。另外，该肿瘤可能还存在以下四个特征中的一个或两个：细胞增多，核细胞多形性，乳头状结构模糊和坏死区域；但是，这些特征对于诊断不典型脉络丛乳头状瘤不是必需的。与典型的脉络丛乳头状瘤相比，不典型脉络丛乳头状瘤具有更高的复发风险，并且一些免疫组织化学染色结果也与复发相关。例如，＞50%的肿瘤细胞中 S100 蛋白阴性染色与更迅速的临床进程相关联。也有研究表明，有丝分裂活性的增加是唯一与复发相关的组织学特征。不典型脉络丛乳头状瘤的总体生存率和无进展生存率介于脉络丛乳头状瘤和脉络丛癌之间。研究表明，不典型脉络丛乳头状瘤的 5 年总生存率和无进展生存率分别为 89%和 83%（图 51－34）。

51.4.3 脉络丛癌

脉络丛癌（choroid plexus carcinoma）占脉络丛肿瘤的 29%～39%，多见于儿童，诊断依赖于病理学检查。主要不同于脉络丛乳头状瘤的组织学所表

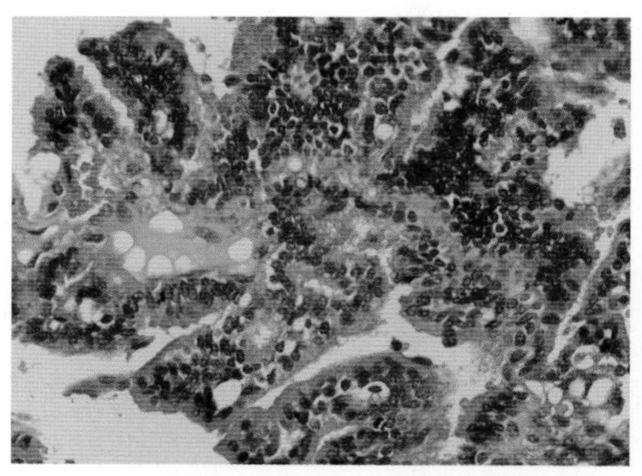

图 51－34　不典型脉络丛乳头状瘤的细胞特性

注：细胞层次增多，乳头结构复杂，可见核分裂像。

现的肿瘤突破室管膜侵犯脑实质、肿瘤细胞核不典塑、核分裂多、核质比例增大。此外，脉络丛癌缺少正常脉络丛乳头样结构，且瘤内出现坏死（图 51－35）。免疫组织化学染色见肿瘤细胞 transthyretin 与 S100 免疫阳性反应均较脉络丛乳头状瘤弱，而癌胚抗原（CEA）染色为阳性。肿瘤细胞沿脑脊液播散多见。

临床表现基本与脉络丛乳头状瘤相似，但一般情况较差。头部 CT 扫描可发现肿瘤充满脑室，病灶有坏死、囊变或钙化，为不均一稍高密度，周围脑组织水肿，注射造影剂后可见肿瘤强化异常明显但不一致。在 MRI 影像上肿瘤表现 T_1W 为低信号，质子加权为等信号，T_2W 高信号。由于脉络丛癌缺乏正常脉络丛形态，脑脊液分泌量少，脑室扩大不如脉络丛乳头状瘤（图 51－36）。头颅与脊髓 MRI 检查发现肿瘤在蛛网膜下腔播散对诊断有价值。脑血管造影可发现病灶处有动静脉分流与肿瘤新生血管。

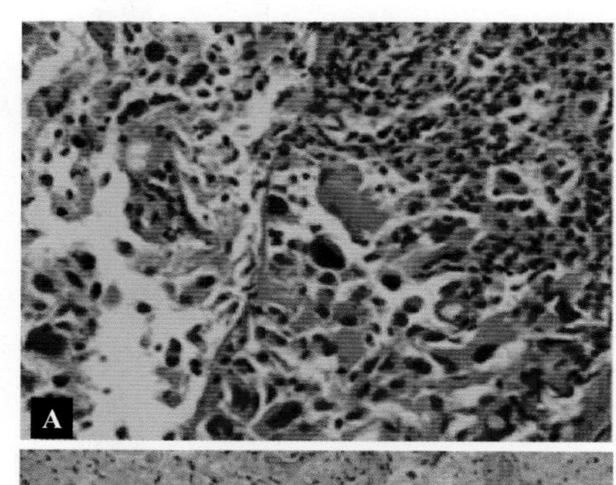

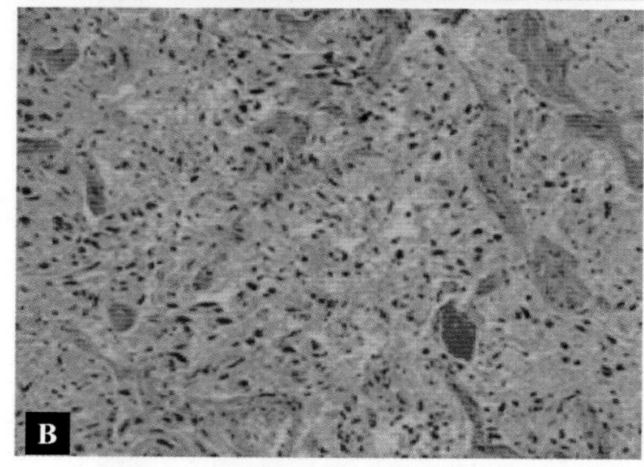

图 51－35　脉络丛癌的细胞特性

注：A. 明显的核多形性；B. 乳头状结构不明显。

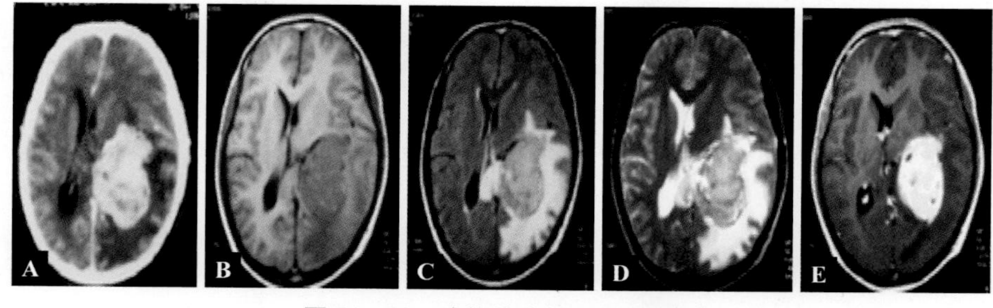

图 51－36　脉络丛癌的影像学表现

注：A. CT 强化明显；B. MRI T_1W 图像为低信号影；C. MRI FLARE 呈高信号；D. MRI T_2W 图像呈高信号；E. 注射增强剂后肿瘤呈明显强化。

脉络丛癌的治疗基本与脉络丛乳头状瘤相同，以手术为主。但由于肿瘤血管特别丰富，且肿瘤与脑组织边界不清，质地异常脆弱，肿瘤全切除较困难。因此，有作者提出首次手术后应行化疗（卡铂和依托泊苷），化疗可缩小肿瘤体积并减少肿瘤血供，有利于再次手术。2 岁以上的患者需行放射治疗。

脉络丛癌预后较差，5 年生存率为 30%～50%。肿瘤全切除效果较好，但肿瘤次全切除者 80%以上复发。

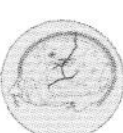

51.5　嗅神经母细胞瘤

1999 年，WHO 分类把嗅神经母细胞瘤(olfactory neuroblastoma)从中枢神经系统胚胎来源肿瘤中分出来，归类在周围神经外胚层肿瘤中。与其他胚胎来源肿瘤相同，该型肿瘤细胞分化可从不成熟圆形细胞到成熟神经节细胞。

嗅神经母细胞瘤(olfactory neuroblastoma, esthesioneuroblastoma)是起源于上鼻腔嗅觉感受器细胞的少见肿瘤，常向颅内生长。1924 年，Berger 与 Luc 首先对此瘤进行了描述，并认为肿瘤起源于神经脊，在病理特征上与来源于交感神经的神经母细胞瘤相似。肿瘤侵袭性强，并常发生转移。

51.5.1　发病率

嗅神经母细胞瘤较少见，约占鼻腔肿瘤的 3%。自其被发现以来，至今有报道的仅 300 例左右。男性稍占多数。肿瘤见于几乎各个年龄段，但以 10～20 岁与 40～50 岁患者较多见。

51.5.2　病理

嗅神经母细胞瘤呈侵袭性生长，生长速度较快，常破坏筛板。肿瘤质地较软，血供较丰富。光镜下肿瘤组织呈叶状结构，肿瘤细胞成片样堆积，瘤细胞间充满神经纤维丝。瘤细胞边界不清，细胞核圆形或卵圆形(图 51-37)。有时瘤细胞形成假玫瑰花结构。在电镜下，肿瘤细胞胞质内具有神经分泌颗粒，且瘤细胞具有神经突起，突起内含有微管与神经微丝。免疫组化染色可见神经元特异性烯醇化酶、嗜铬粒蛋白(chromogranin)、突触素与 Leu-7 呈阳性反应。Hyam 将嗅神经母细胞瘤在组织学上按肿瘤的恶性程度包括核多形性、核分裂活跃性、Homer Wnght 玫瑰花结及分叶状结构的存在与否等分为 4 级。

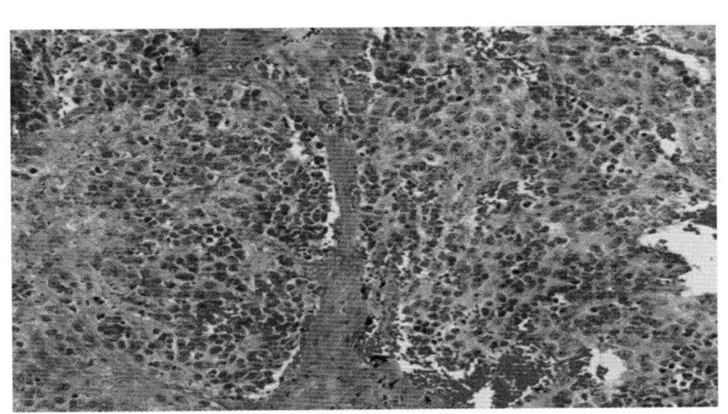

图 51-37　嗅神经母细胞瘤的细胞特性

注：未分化肿瘤细胞巢状分布。

神经内分泌癌是鼻腔内另一恶性肿瘤，有研究者认为其为嗅神经母细胞瘤的一种变异型。光镜下肿瘤由显著一致的腺上皮来源的瘤细胞构成，形成小叶样结构，无玫瑰花结节表现。电镜下可见细胞内含有与细胞膜相连的颗粒。

51.5.3　临床表现

嗅神经母细胞瘤病程最短者为 1 个月，而最长者可达 7 年之久，平均病程约为 5 个月。首发症状常为鼻塞、反复鼻出血、疼痛及嗅觉丧失。当肿瘤侵犯颅内时可出现神经系统表现，如精神症状、突眼、复视等。肿瘤晚期约 18%出现颈部转移，部分患者可有远处转移，见于肺、肝、眼、腮腺、中枢神经系统及骨。目前用改良 Kadish 分期法将嗅神经母细胞瘤在临床上分为 4 期：第 1 期为肿瘤局限于鼻腔内；第 2 期鼻腔向鼻旁窦生长；第 3 期为肿瘤在第 2 期的基础上，侵犯筛板、颅底及颅腔；第 4 期为肿瘤出现颈部淋巴结或远处转移。

51.5.4　影像学表现

头部 CT 扫描显示自鼻腔侵犯四周的肿瘤，骨窗影像可见前颅底骨质破坏程度。在 MRI 图像上，肿瘤无特异性的信号，但可见肿瘤浸润周围软组织的程度(图 51-38)。放射性核素骨扫描可发现远处肿瘤转移灶。

51.5.5　治疗

嗅神经母细胞瘤治疗包括以手术、放疗及化疗在内的综合治疗。手术应尽可能整块全切除肿瘤。小肿瘤在整块切除肿瘤后应尽早行放疗与化疗。而较大的肿瘤宜先行放疗与化疗，待肿瘤体积缩小后，得以整块切除。放疗剂量应足够大，达 50Gy 以上。化疗常用环磷酰胺、依托泊苷(VP16)与顺铂。对复发肿瘤，原则上仍应积极治疗，某些复发患者经再次治疗后仍可获得较长的生存期。

51.5.6　预后

嗅神经母细胞瘤预后较差，总的 5 年生存率为 69%。约 47%患者 5 年内出现肿瘤复发或转移。患

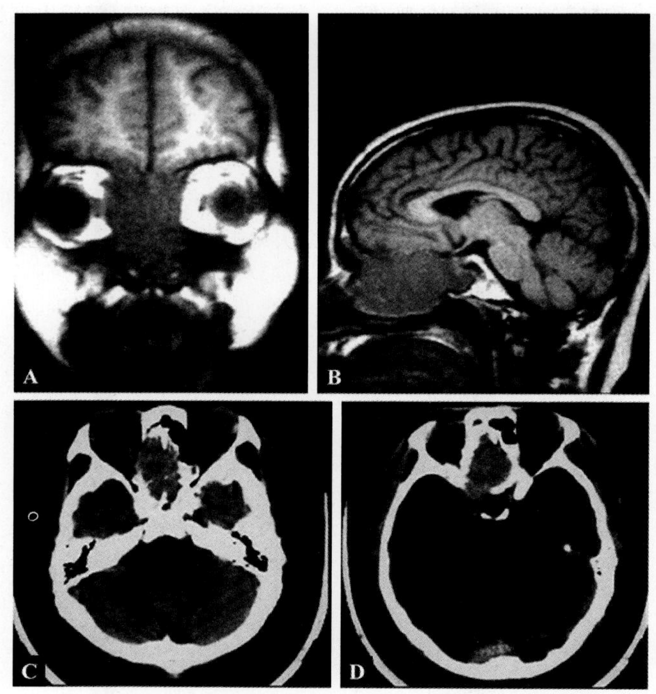

图 51-38　嗅神经母细胞瘤的影像学特性

注：A. 冠状位 T_1W 图像为低信号；B. 矢状位 T_1W 图像；C. CT 平扫可见骨质破坏；D. 注射增强剂后肿瘤强化。

者在首次治疗后平均 2 年内出现肿瘤复发或转移者，近 1/3 患者有淋巴结或远处转移，最常见者为颈淋巴结转移。患者的生存情况与肿瘤组织学分级、临床分期、肿瘤手术切除程度、放疗及化疗均有密切关系。低级别的肿瘤（1～2 级）预后较高级别者佳，5 年生存率分别为 80％与 40％，其中 Hyam 4 级的肿瘤预后尤差。能够达到手术全切，且术后放疗、化疗者，可获得较长时间的缓解期。然而尽管如此，嗅神经母细胞瘤仍可能在 10 年或更长时间后复发。

51.6　中枢神经系统胚胎性肿瘤

中枢神经系统胚胎性肿瘤（CNS embryonal tumours）是指一类瘤细胞与原始、未分化的神经上皮细胞相似的肿瘤，此类肿瘤在病理学上都具有原始的组织学形态，其相对恶性程度高。根据 2007 年中枢神经系统肿瘤分类，中枢神经系统胚胎性肿瘤包括髓母细胞瘤、大脑原始神经外胚叶肿瘤（PNET）、神经母细胞瘤、髓上皮瘤、视网膜母细胞瘤及室管膜母细胞瘤。其中髓上皮瘤、髓母细胞瘤及大脑原始神经外胚叶肿瘤与其他胚胎源性神经上皮肿瘤不同，其同时具有向神经母细胞与胶质母细胞分化的能力。近年来，随着分子遗传学的发展，新的分子标志物不断发现，2016 WHO CNS 肿瘤分类中，胚胎性肿瘤重新分类，废弃了原始神经外胚叶肿瘤和室管膜母细胞瘤的命名，引入分子分型，以便更精确的评估患者预后和指导治疗。

51.6.1　髓母细胞瘤

髓母细胞瘤（medulloblastoma）由 Bailey 与 Cushing 于 1925 年首先报道，是儿童最常见的恶性脑肿瘤，属 WHO Ⅳ级。以往认为起源于原始胚胎细胞的残余，多发生于小脑蚓部或后髓帆。近来研究认为髓母细胞瘤由原始神经干细胞演化而成。颅后窝中线处的髓母细胞瘤来源于后髓帆中向外颗粒层分化的胚胎细胞，而偏于一侧生长的髓母细胞瘤则发生于小脑皮质的胚胎颗粒层。此层细胞在正常情况下于出生后 1 年内消失，这可能是髓母细胞瘤多见于儿童的原因之一。2016 WHO CNS 肿瘤分类将髓母细胞瘤分为 4 个分子亚型：SHH、WNT、

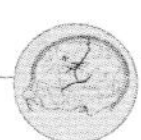

Group3、Group4。不同亚型有着不同的基因谱，好发部位、临床表现、预后也不尽相同(表 51－1)。

表 51－1 不同亚型髓母细胞瘤生物学及临床特点

项 目	SHH	WNT	Group3	Group4
占比(%)	10	30	25	35
好发年龄	儿童和成人	婴儿(主要)和成人	婴儿(主要)和儿童	儿童(主要)和成人
突变基因	*CTNNB1*，*DDX3*，*SMARCA4*，*CREBBP*，*TP53*	*PTCH1*，*SUFU*，*SMO*，*TERT*，*IDH1*，*TP53*，*KMT2D*	*SMARCA4*，*CTDNEP1*，*KMT2D*，*KBTBD4*	*LDM6A*，*KMT2C*
体细胞拷贝数改变	—	MYCN，GLI2	MYC，PVT1，OTX2，GFL1/1b	SNCAIP，MYCN，CDK6，GFL1/1b
细胞遗传学	6 号染色体异常	3q，9p 增殖，9q，10q，14q，17p 缺失	17q，10q，11，16p，17p 缺失，1q，7，17q，18q 增殖	17q，11p，X 缺失，7q，18q 增殖
预后	好	一般	差	一般
转移率(%)	5～10	10～15	40～45	35～40
复发模式	复发＋远处转移	复发	远处转移	复发

编译自：WANG J，GARANCAER A，RAMASWAMY V，et al. Medulloblastoma：from molecular subgroups to molecular targeted therapies [J]. Annu Rev Neurosci，2018，41：207－232.

(1) 发病率

髓母细胞瘤约占颅内肿瘤的 1.5%，儿童多见，为儿童颅内肿瘤的 20%～35%，是儿童最常见的恶性脑肿瘤。在髓母细胞瘤患者中儿童约占 80%，其中 6～15 岁儿童占所有患者的 56%。15 岁以下儿童患者中平均发病年龄为 7.3～9.1 岁。成人患者(＞15 岁)中以 26～30 岁多见，占成人患者的 4.3%。男性多见，男女之比在(1.5～2)：1。根据 2013—2019 年华山医院神经病理室的统计，共诊治髓母细胞瘤 259 例。

(2) 病理

髓母细胞瘤多为实质性，呈灰紫色，质地较脆软，多数有假包膜。肿瘤大多与后髓帆或前髓帆粘迹，多沿中线伸展，向上可长入导水管，向下可伸入枕骨大孔。在成人患者中，髓母细胞瘤可生长于一侧小脑半球内。光镜下肿瘤细胞丰富，细胞间有神经纤维。瘤细胞呈圆形或卵圆形，边界不明显，胞质稀少。核呈圆形或卵圆形，染色质丰富，部分可见核分裂。肿瘤内不同程度地形成 Homer-Wright 菊形团。形成菊形团的瘤细胞呈长形，结节中无血管或真正的管腔，周围为环行嗜酸性的纤维突触，为神经母细胞分化的标志。肿瘤间质血管由管壁很薄的血管组成，有时可有内皮细胞的增生(图 51－39)。目前组织学分为经典型、结节型、大细胞型和间变型。

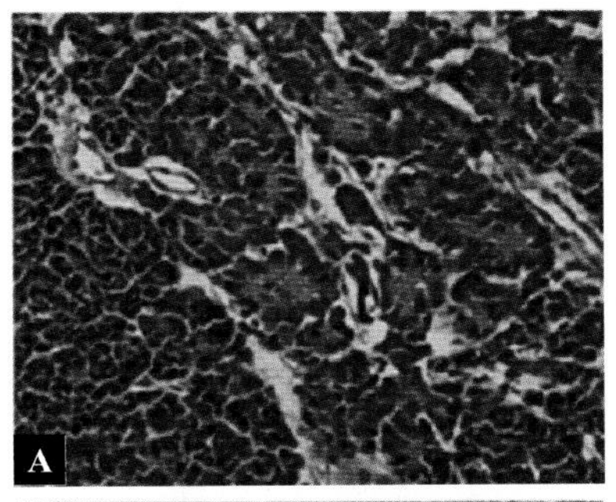

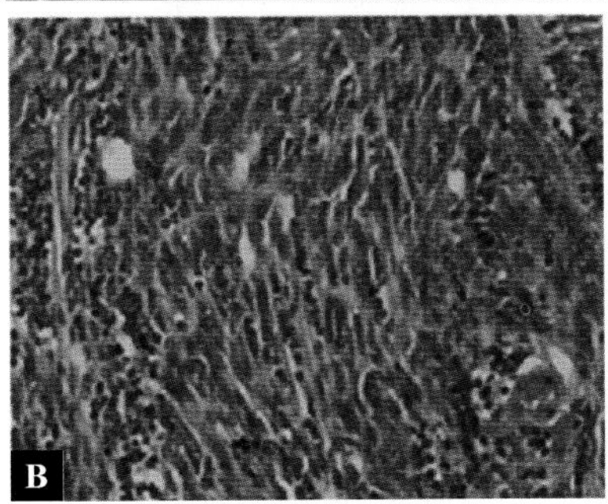

图 51－39 髓母细胞瘤的细胞特性

注：A. 分化差形态不规则细胞，伴 Homer-Wright 菊形团；B. 流水样排列的瘤细胞。

髓母细胞瘤可向神经元、星形胶质细胞、少枝胶质细胞分化，少数可多向分化，部分成为多纤维型。髓母细胞瘤中约 20%为成结缔组织性变异型，常见于大龄儿童或成人。Feign 等曾报道 3 例髓母细胞瘤治疗后分化为成熟的星形细胞瘤，另一例分化为室管膜瘤。由于髓母细胞瘤呈多能分化的特性，文献中甚至有向髓肌母细胞瘤分化的报道。

(3) 临床表现

髓母细胞瘤的诊断主要依靠影像学检查及体格检查。病程多较短，近一半患者病程在 1 个月内，少数可达数年，平均约 8 个月。由于髓母细胞瘤生长隐蔽，早期症状缺乏特征，常被患者、亲属和医生所忽略。首发症状为头痛(68.75%)、呕吐(53.75%)、走路不稳(36.25%)，以后可出现复视、共济失调、视力减退。查体多有视乳盘水肿、眼球震颤、闭目难立、外展麻痹等。儿童与成人患者症状、体征基本一致，严重呕吐、病理征及腱反射改变多见于儿童患者，而视物模糊与四肢无力多见于成人。

(4) 影像学表现

头颅 X 线可见有颅缝增宽等颅内高压征。在头部 CT 上 87%呈现为均匀一致的高密度影，10%为等密度病灶，另为混杂密度，少数有钙化，偶可呈低密度级囊性变。病灶边界均较清晰，多位于小脑蚓部，成人患者可多见于小脑半球。在 MRI T_1W 图像上，肿瘤均为低信号，T_2W 图像中 67%肿瘤呈高信号，另 33%例呈等信号。97%瘤周有明显水肿。增强后肿瘤均有均匀强化(图 51－40)。在 MRI 矢状位图像上 74%可见肿瘤与第 4 脑室底间有一极细长的低信号分隔带。与室管膜瘤不同，髓母细胞瘤很少向第 4 脑室侧隐窝及脑桥小脑三角伸展。少数患者 MRI 可见肿瘤沿蛛网膜下腔转移，显示小脑叶的边界模糊，注射增强剂 Gd-DTPA 后呈结节状的脑外增强。97.5%伴有中至重度脑积水。髓母细胞瘤 MR 中 DWI 相表现出强高信号，可作为影像学诊断的依据之一。

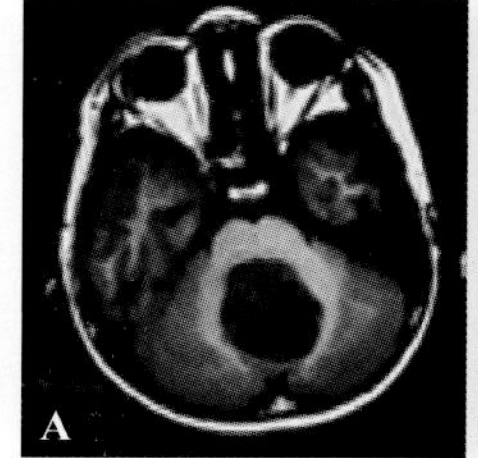

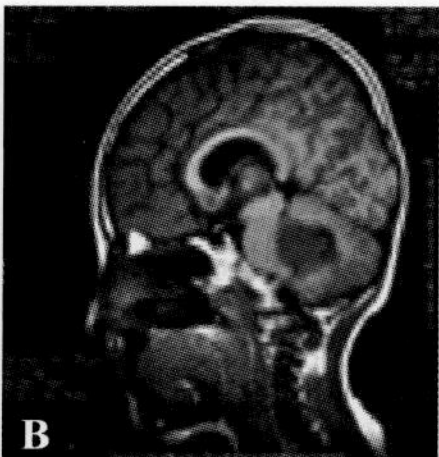

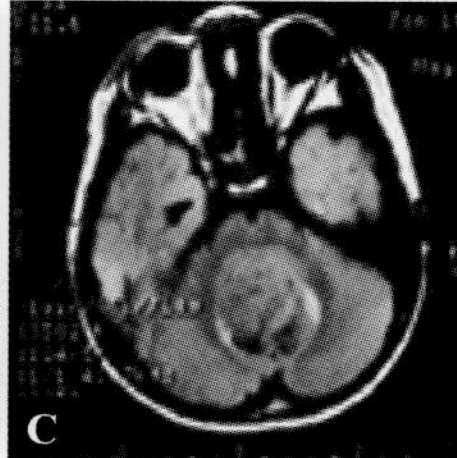

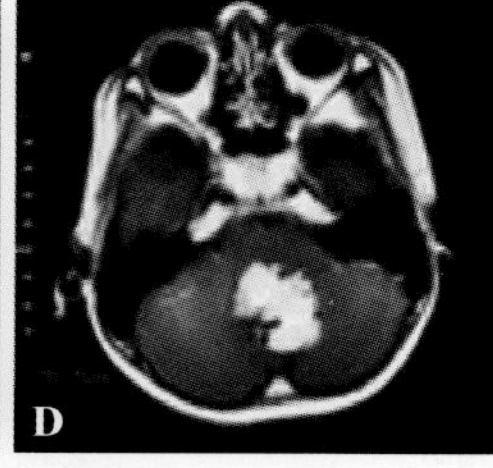

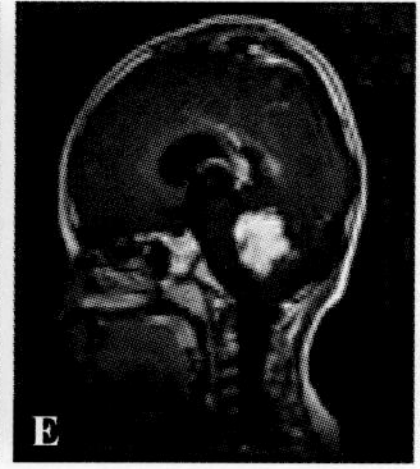

图 51－40 髓母细胞瘤的 MRI 影像学表现

注：A、B. 肿瘤在 T_1W 图像上，为低信号；C. 在 FLARE 图像中肿瘤呈高信号；D、E. 肿瘤可强化。

(5) 治疗

目前髓母细胞瘤的标准治疗方式包括手术切除＋术后放疗＋术后化疗。这一标准质量方式大大增加了髓母细胞瘤患者的 5 年生存期。在切除肿瘤时应尽可能沿肿瘤表面蛛网膜界面分离肿瘤，操作应轻柔。可采用髓帆入路，尽量不要损伤小脑蚓部，在分离肿瘤下极时往往可发现双侧小脑后下动脉位于肿瘤后外侧。因其常有供应脑干的分支。术中应严格将其保护，避免损伤。在处理肿瘤的供血动脉前应先排除所处理的血管并非小脑后下动脉或小脑上动脉进入脑干的返动脉，以免误伤后引起脑干缺血和功能衰竭。在处理肿瘤上极时，关键要打通中脑导水管出口，但一般此步操作宜放在其他部位肿瘤已切除干净之后进行，以免术野血液逆流堵塞导水管和第 3 脑室。若肿瘤与脑干粘连严重，应避免勉强分离，以免损伤脑干，造成不良后果。Chang 等根据肿瘤术中所见，将肿瘤进行 T-M 临床分期。若肿瘤为大部切除，导水管未能打通，应术中留置脑室外引流，待日后做脑室腹腔分流术或术中做托氏分流术(Torkildson operation)，以解除幕上脑积水。Karoly 曾报道脑脊液分流术易使髓母细胞瘤患者出现脊髓或全身转移，从而降低生存率，但此尚有争论。

按照《中国中枢神经系统胶质瘤诊断与治疗指南》，除术后＜72h 行脑增强 MRI 检查，推荐术后 2～3 周或放射治疗前行脊髓增强 MRI，必要时应在术后＞2 周做脑脊液细胞学检查。患者应根据复发的危险度(一般风险组和高风险组)分别治疗。全脑全脊髓照射(CSI)＋颅后窝推量一般风险组：CSI 剂量 30～36Gy，颅后窝推量至 55.8Gy；或 CSI 剂量 23.4Gy，后颅凹推量至 55.8Gy，VCR 同步化疗并放疗后联合化疗；高风险组：CSI 剂量 36Gy，后颅凹推量至 55.8Gy，放疗后联合化疗。对小于 3 岁的低龄患儿，化疗通常是主要的辅助治疗，不建议常规

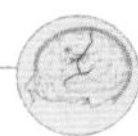

放疗。

对于一般风险儿童，推荐术后及放疗后进行化疗(但不能替代放疗)，长春新碱＋顺铂＋CCNU 或长春新碱＋顺铂＋环磷酰胺或长春新碱＋依托泊苷＋卡铂(环磷酰胺)联合化疗方案。对于评估为高风险儿童推荐手术及放疗后化疗，可选择的化疗方案：长春新碱＋顺铂＋CCNU 联合化疗。<3 岁患者推荐术后单独化疗，大剂量冲击化疗可延缓或避免婴幼儿术后的放疗所带来的近期和远期并发症。对于成人患者，在手术和放疗后，常用化疗方案为 CCNU、长春新碱及泼尼松。儿童肿瘤协作组(POG9031)最新研究成果显示，对于高危髓母细胞瘤先化疗再放疗和先放疗再化疗并无区别，这为将来延迟放疗，减轻放疗不良反应打下基础。

(6) 预后

髓母细胞瘤预后欠佳。但近年来随着手术技巧的提高，肿瘤全切除或次全切除的比例增高，由于术后常规脑脊髓放疗的实施，患者的生存率有明显提高。目前，髓母细胞瘤的 5 年生存率为 50%～60%，10 年生存率为 28%～33%。在某些报道中，5 年生存率甚至达到 80%～100%。患者的发病年龄、肿瘤的临床分期和治疗措施与患者的预后有关。年龄越小、预后越差。儿童患者 5 年生存率明显低于成人患者，分别为 34%与 79%，而 10 年生存率则较为接近，为 25%～28%，无显著差别。在肿瘤 Chang 分期中，T 期对患者术后生存情况的关系尚有争议，但肿瘤 M_1～M_4 期的患者预后极差。肿瘤的手术切除程度直接影响患者预后。肿瘤的全切除与次全切除对患者的 5 年生存率无显著性差异，为 82%～100%，而大部切除则明显降低生存率，仅 42%。髓母细胞瘤对放疗较为敏感，尤其是对于次全切除肿瘤的患者，一个疗程后复查 MRI 或 CT 可发现残余肿瘤消失。脊髓放疗对提高近期生存率有意义，但脊髓放疗可引起脊髓放射性损伤，出现新的神经系统症状。髓母细胞瘤的复发多见于术后第 2～4 年。对于复发髓母细胞瘤手术及放疗效果均不如首发肿瘤。复发后除个别患者可生存 5 年以上外，一般不超过 2 年。

51.6.2 伴有多层菊形团的胚胎性肿瘤(C19MC 变异型)

伴有多层菊形团的胚胎性肿瘤(embryonal tumors with multiayered rosettes，ETMR)为少见的中枢神经系统胚胎性肿瘤，具体发病率目前还无数据报道，好发于新生儿和幼儿，是遗传学上具有染色体 19q13.42 的 C19MC 改变的一类胚胎性肿瘤。

(1) 病理

ETMR 常见特征性组织病理学特征是由原始未分化的神经上皮细胞密集成片分布，伴多层菊形团结构形成。肿瘤细胞多层排列形成中央有空腔的真菊形团，菊形团的腔小而圆，或者大而成裂隙样，腔面边界清楚嗜酸性，腔内有时可见嗜酸性的碎片。肿瘤细胞核远离腔面，核浆比高，核分裂象易见。肿瘤部分区可见神经毡结构，神经毡内有时可见神经元方向分化的细胞和节细胞。在 ETMR 中发现了三种组织学亚型，分别是富含神经毡和真菊形团的胚胎性肿瘤、室管膜母细胞瘤及髓上皮瘤形态，基于它们的分子共性，均具有 *C19MC* 基因扩增或融合，现在认为它们是单个肿瘤实体内的不同的形态谱或不同程度的分化状态，而非各自独立的肿瘤实体，因此，在 2016 年 CNS 肿瘤分类修订版中，将三者统一命名为 ETMR(C19MC 变异型)。

(2) 临床表现

ETMR 具有原始神经上皮肿瘤特点，好发于小于 4 岁的幼儿包括新生儿。男女发病无差别，幕上幕下均可发生。大部分发病于 2 岁前，儿童最常见的临床表现是颅内压增高和脑积水，年龄较大的儿童可出现局灶性神经系统病理特征。

(3) 神经影像学

CT 和 MRI 显示为增强的较大体积占位，可有囊变或钙化，肿瘤周围水肿明显。

(4) 治疗及预后

ETMR 生长较快，临床症状变化较快，可有局部神经功能症状和转移病灶引起症状，治疗后生存时间平均 1 年，治疗目前以手术切除和放疗为主。

具有多层菊形团结构的侵略性 CNS 胚胎肿瘤，其中 19q13 *C19MC* 基因座处的拷贝数未见改变或未经检测。具有多层菊形团结构，NOS 的胚胎肿瘤可表现为大脑，脑干和小脑中广泛侵润，该病种可包括广泛的组织学类型。然而，许多具有先前被归类为室管膜母细胞瘤的或具有大量神经纤维和多层菊形团胚胎肿瘤的形态学特征，这些肿瘤现在被视为 ETMR 肿瘤。由于既往包括多种组织学类型，预后目前还无统一数据。由于髓上皮瘤 19q13 *C19MC* 基因座上的拷贝数未显示改变，目前认为它们在遗传上是不同的，因此应单独考虑。

51.6.3 其他胚胎性肿瘤

(1) 髓上皮瘤

中枢神经系统髓上皮瘤(medulloepithelioma)由Bailey和Cushing于1926年首先描述，瘤内结构形如原始神经管，并认为是最原始的多能神经上皮肿瘤。

1) 发病率：髓上皮瘤较罕见，有完整报道的病例仅30例左右，但也有作者报道髓上皮瘤占同期儿童原发性脑瘤的1%。髓上皮瘤见于婴儿与儿童，尤以6个月至5岁患儿多见，仅有1例报道为青少年。本肿瘤好发于大脑半球内脑室周围，以颞叶稍多，其次为顶叶、枕叶、额叶、小脑与脑干。此外，肿瘤可见于眶内。

2) 病理：髓上皮瘤在光镜下肿瘤细胞呈乳头状、管状或结节状排列，如胚胎神经管构形。基质由小毛细血管与结缔组织纤维形成，呈小梁状，并卷绕成结节。肿瘤在组织学上另一个显著的特点为瘤细胞形态原始、核分裂象多、胞质稀少，无纤毛或生毛体，并且瘤内有多种分化的细胞，包括神经元、神经胶质，甚至间质成分。免疫组化染色可发现在原始瘤细胞区内某些瘤细胞呈GFAP阳性，而另一些瘤细胞呈突触素阳性。

3) 临床表现：髓上皮瘤病程短，仅1～6个月，根据发病部位的不同可有不同的神经系统局灶症状，如癫痫、偏瘫等，部分患者可出现意识障碍。肿瘤脑脊液播散与颅外转移灶常见。

4) 影像学表现：髓上皮瘤在CT与MRI上具有特殊性。与原始神经外胚叶肿瘤不同，肿瘤在CT扫描上为等密度或略低密度，边界清楚，增强后几乎不强化。在MRI扫描上，肿瘤T_1W图像呈低信号，T_2W图像呈高信号，瘤内有灶性信号不均一。

5) 治疗：髓上皮瘤最合适的治疗方案尚未明确。有作者建议以手术为主，术后辅以放疗。

6) 预后：髓上皮瘤预后差，对放射敏感性较其他胚胎性神经上皮肿瘤低。生存期一般不超过1年，但也有报道肿瘤全切除后生存10年以上的。眶内髓上皮瘤预后较好，行眶内清扫包括眼球摘除后可获得长期生存。

(2) 神经母细胞瘤

神经母细胞瘤(neuroblastoma)是由尚未分化的神经元母细胞组成。神经节母细胞瘤是神经母细胞瘤的变异型，在神经节母细胞瘤中含有相对成熟的大神经元。

1) 发病率：颅内原发性神经母细胞瘤非常少见，以儿童患者为主，成人患者占15%。在成人患者中，平均发病年龄为28岁，男性居多，为女性患者的5倍。肿瘤几乎均位于幕上，并按各脑叶的大小分布。

2) 病理：肿瘤通常体积较大、边界清，可为实质性，部分肿瘤呈囊性，囊性肿瘤有一壁结节。大部分肿瘤有钙化团，有时瘤内可见出血或坏死。光镜下可见所有肿瘤细胞均丰富，瘤内血管中度增生，瘤周为反应性胶质增生。肿瘤在组织学上可分为3型：一型瘤内细胞小而圆，胞质稀少，核深染，分裂象多见，可见有Homer-Wright玫瑰花结构与稍成熟的神经节细胞，此型占50%左右；二型瘤细胞大，形态不规则，胞核成泡状，瘤内结缔组织增生，Horner-Wright玫瑰花结构与分化成熟的神经元少见，此型约占25%；3型肿瘤组织学形态介于上述两型之间，肿瘤中成熟的与未成熟的神经元比例近乎相等，此型肿瘤又称为神经节神经母细胞瘤。

3) 临床表现：肿瘤生长迅速，患者病程短，以癫痫、神经系统局灶症状及颅高压症状为主要表现，中枢神经系统内转移灶多见，可见于38%患者。即使未手术的患者亦可发生中枢神经系统以外的转移灶。部分患者的脑脊液中可发现肿瘤细胞及肿瘤分泌的儿茶酚胺。

4) 影像学表现：肿瘤在CT扫描上呈低密度、等密度或高密度，瘤周水肿与瘤内钙化常见。在MRI扫描上，肿瘤在T_1W图像为低信号，T_2W图像为高信号。增强后肿瘤强化明显，部分肿瘤可有囊变(图51-41)。MRI可发现肿瘤在颅内及脊髓的转移情况。

5) 治疗：手术加术后放疗是主要的治疗措施，手术应尽可能全切除肿瘤，术后放疗范围及放疗剂量均应较大，剂量应>54Gy。

6) 预后：神经母细胞瘤预后差，肿瘤囊性者预后稍好。成人患者肿瘤恶性程度较低，少数患者存活可超过5年，肿瘤复发后病死率高，几乎为100%。

(3) 非典型畸胎样/横纹肌样瘤

非典型畸胎样/横纹肌样瘤(atypical teratoid/rhabdoid tumour, AT/RT)是中枢神经系统一少见的神经上皮来源的恶性肿瘤。1985年报道了第1例此类病例，由于肿瘤组织学特征类似于婴儿肾脏的恶性横纹肌样肿瘤，当时即命名其为“横纹肌样肿

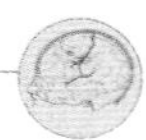

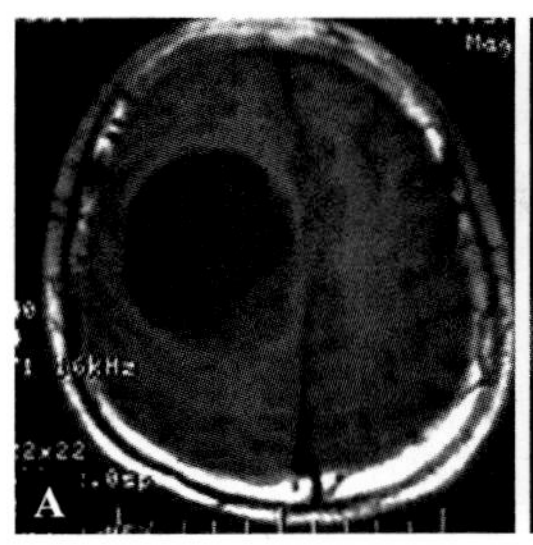
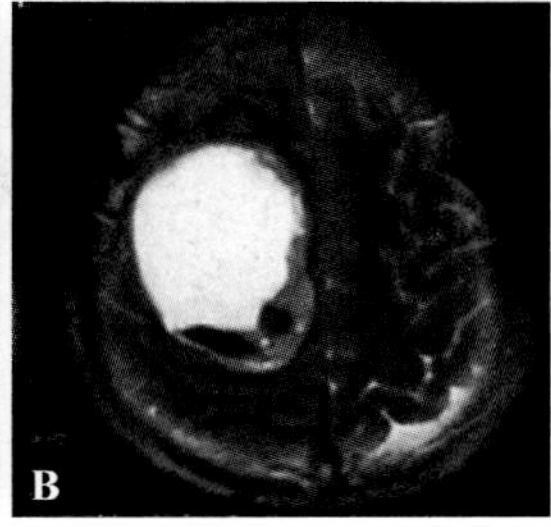
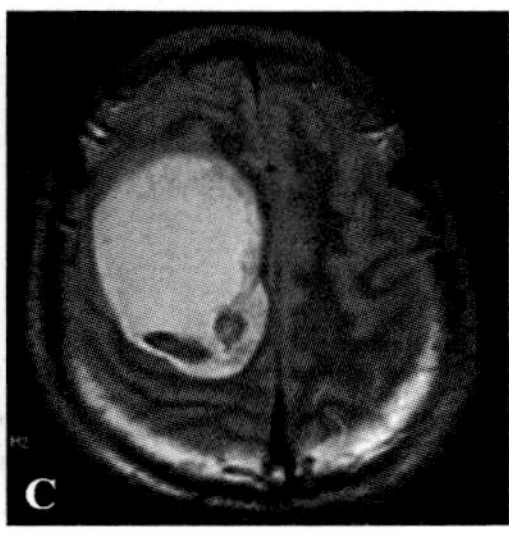

图 51-41　囊性神经母细胞瘤的 MRI 影像学表现

注：A. 水平位 T_1W 图像为低信号；B. 水平位 T_2W 图像呈高信号影；C. 水平位 FLARE 呈高信号影。

瘤”。Rorke 等认为该肿瘤内含有不同的组织成分，如横纹肌样细胞、原始神经上皮、上皮及间叶成分等，故命名其为非典型畸胎样/横纹肌样瘤。最近研究发现 90%的中枢神经系统 AT/RT 出现 22 号染色体丢失，进一步研究发现肿瘤的发生与 22q11.2 位点的 *INI1* 基因突变有关。

1）发病率：大样本数据中，AT/RT 占儿童脑肿瘤的 1%～2%，主要见于 3 岁以下的儿童与婴儿，很少发生在大于 6 岁儿童，男性多见，男女之比为 1.6—2∶1。成人患者很少见。肿瘤幕下和幕上发生比例约为 4∶3。

2）病理：肿瘤大体上与髓母细胞瘤相似，质地软、肉红色，与周围脑组织似有边界。肿瘤内有坏死灶，并常有出血。位于脑桥小脑三角的肿瘤常将附近神经血管包绕，并侵犯脑干。光镜下肿瘤具有独特表现，含有横纹肌样（杆状）细胞、原始神经上皮、间叶组织及上皮细胞。肿瘤具有横纹肌样细胞为其特征。典型的横纹肌样细胞呈中等大小、圆形或椭圆形，细胞核异形，核仁明显，核分裂象多见。细胞轮廓明显，胞质内含均匀细小的颗粒，或粉红色小体，如包涵体。电镜下见大量漩涡状微丝及核周体。肿瘤内原始神经上皮成分表现为小细胞胚胎性组织，有时可见 Homer-Wright 菊形团。肿瘤内间叶组织可为排列疏松的小梭形细胞，或紧密排列呈肉瘤样。此外，可见腺瘤样排列的上皮细胞。免疫组化染色横纹肌样细胞呈 EMA 与波形蛋白（vimentin）阳性，原始神经上皮成分为 GFAP、NFP 等阳性。

3）临床表现：由于来诊时 1/3 患者的肿瘤已发生脑脊液播散，因此患者病程短。临床表现多样，取决于患者的年龄与肿瘤的部位。婴幼儿主要表现为嗜睡、呕吐或生长停滞。3 岁以上的儿童则多为头痛与偏瘫，有时有以外展及面神经为主的神经麻痹。

4）影像学表现：AT/RT 的 CT 表现与髓母细胞瘤相似，平扫为高密度，增强后有不均匀强化，但囊变与出血多见。MRI 的表现较为特殊，肿瘤实质部分 T_1W 为低信号，T_2W 为低或等信号，质子加权呈等信号。

5）治疗：AT/RT 以手术治疗为主，术后辅以放化疗。

6）预后：AT/RT 预后差，绝大多数在 1 年内死亡。仅 3 例生存期较长，分别为 4、5、6 年，其中 2 例为儿童。

51.7　其他胶质瘤

51.7.1　星形母细胞瘤

1926 年，Bailey 与 Cushing 首先描述了星形母细胞瘤（astroblastoma）的特点。既往曾一度认为其属于星形细胞系胶质瘤。但以后研究表明，在神经胶质细胞分化过程中并不存在星形母细胞，星形母细胞瘤应归属另一类神经上皮肿瘤。对星形母细胞瘤细胞的超微结构及免疫组化染色研究表明，肿瘤细胞与一类可向星形细胞及室管膜细胞分化的胶质细胞前身相似。该类细胞在正常胚胎发育过程中曾短暂出现，因此星形母细胞瘤可能由胚胎残留细胞演变而成。临床亦发现部分星形母细胞瘤为先天性。星形母细胞瘤具有独特的病理特征，其恶性程度介于间变性星形细胞瘤与多形性胶母细胞瘤之间，归类于高级别胶质瘤。

（1）*发病率*

星形母细胞瘤少见，占神经上皮源性肿瘤的 0.45%～2.8%，好发于青少年，少数为婴幼儿。也有研究指出：5～10 岁以及 21～30 岁是两个发病高峰。星形母细胞瘤以大脑半球深部多见，另可见于胼胝体、视神经、脑干及小脑等部位。

（2）病理

星形母细胞瘤肉眼观察边界清晰、质地脆软、色灰红，肿瘤呈浸润性生长，多为实质性，部分肿瘤可囊变，或有陈旧性出血。

光镜下肿瘤细胞形态及排列结构一致（图51－42）。瘤细胞核大而圆，染色质粗，胞质突起粗大而呈离心性。在众多的类似毛细血管的薄壁血管周围，肿瘤细胞组成假菊形团结构。在假菊形团结构之间散在有稀少的具有细小胞质突起的星形或梭形细胞，核分裂少见。部分可见有坏死，但无明显血管增生。免疫组化染色可见 GFAP、S100、波形蛋白及 CD44 呈阳性反应。星形母细胞瘤在组织学上有时与室管膜瘤相似，但镜下可见星形母细胞瘤假菊形团结构之间空隙较少，且星形母细胞瘤的细胞突起长而粗，可借以鉴别。电镜下见瘤细胞围绕血管呈放射状排列。瘤细胞核呈卵圆形，远离血管，核仁清晰，胞质内含胶质纤维。

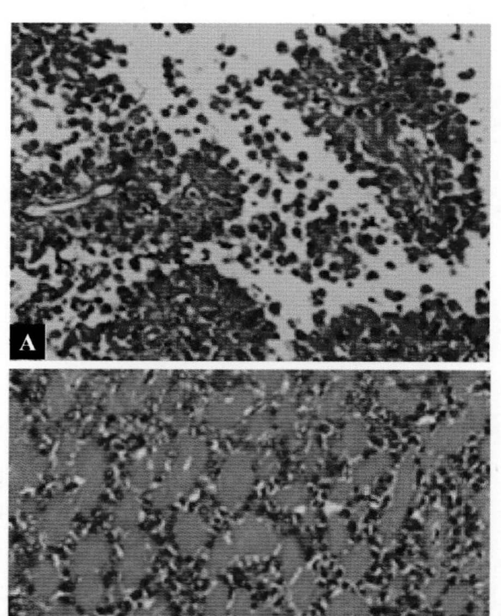

图 51－42　星形母细胞瘤的影像学表现

注：A. 星形细胞宽突起放射性围绕在血管周围排列；B. 广泛的血管玻璃样变性。

（3）临床表现

星形母细胞瘤生长速度较快，平均病程在1～20个月，较间变性星形细胞瘤短。主要症状为颅内压增高与局灶性神经功能障碍。婴幼儿患者可表现为易激惹、胃纳差、头围增大。病灶位于小脑者主要表现为脑积水，发病更快。

（4）影像学表现

星形母细胞瘤在 CT 与 MRI 影像上可表现为占位效应明显的肿瘤影，有时可有囊变，瘤周水肿明显。增强后可见肿瘤实体略强化，形态不规则。

（5）治疗

星形母细胞瘤最佳治疗方案尚未定，A. J. Ghia 通过美国国立癌症研究院（NCI）的监督、流行病学调查及最终结果（surveillance、epidemiology and end results，SEER），体系研究 239 个病例后发现单纯手术的效果好于单纯放疗。但手术切除＋术后放疗对患者的治疗效果较为肯定。对部分无条件手术或手术未能切除肿瘤者，放疗或化疗也能在一定程度上控制肿瘤生长。

（6）预后

星形母细胞瘤的自然病程未明确。通过 SEER 体系分析，幕上发病和年龄＞60 岁是预后不良指标。Bonnin 与 Rubinstein 提出星形母细胞瘤在病理上可分为两类，即分化良好者与间变程度高者。分化良好的星形母细胞瘤治疗后平均生存期可达3～20 年，而间变程度高者生存期多在 2.5 年内。

51.7.2　第 3 脑室脊索样胶质瘤

第 3 脑室脊索样胶质瘤（chordoid glioma of the third ventricle）是一类位于第 3 脑室罕见的生长缓慢的胶质瘤。根据 2013 年华山医院神经病理室的统计，共诊治第 3 脑室脊索样胶质瘤 7 例。由于肿瘤在组织学上表现特殊，1998 年起 WHO 将其划分为一新分类，归类为Ⅱ级。第 3 脑室脊索样胶质瘤呈实质性，在组织学上有典型的表现，镜下可见成簇的与成索的上皮性肿瘤细胞，肿瘤基质为黏蛋白，内有淋巴浆细胞浸润，并常见有 Russell 体。肿瘤细胞呈椭圆形或多角形，可见粗大的纤维突起，胶质分化明显，但并不多见。肿瘤细胞核呈中等大小，基本形态一致，核分裂象少见。免疫组化染色主要表现为 GFAP 强阳性。临床上患者主要表现为头痛、呕吐与共济失调等阻塞性脑积水症状。此外，尚可有视力障碍、下丘脑症状及精神与记忆障碍。在 MRI 上肿瘤表现为增强明显且均匀一致、边界清楚的第 3 脑室内占位。由于肿瘤与下丘脑等重要结构粘连，

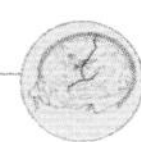

全切除肿瘤困难，肿瘤对放疗等辅助治疗不敏感，部分切除肿瘤后易复发而导致死亡。

51.7.3 血管中心性胶质瘤

血管中心性胶质瘤是一种癫痫相关的，稳定的或生长缓慢的脑肿瘤，主要发生在儿童和年轻人；组织学上的特征是血管中心生长模式，病理上和室管膜瘤有类似，有报道把这种肿瘤称为皮质室管膜瘤。因此，血管中心性神经胶质瘤与经典室管膜瘤之间的关系还需要进一步研究。血管中心神经胶质瘤在组织学上对应于 WHO Ⅰ级。

（1）发病率

尚无此罕见病变的发病率调查研究。大多数情况下发生在儿童。男性和女性比例相近，大多发生在浅表皮质。

（2）病理

总体形态学特征还不明确。有报道颞叶部位该类肿瘤伴随着杏仁核及其海马的变黑和硬结，灰质-白质边界可能会模糊。镜下在单层或多层围绕皮质血管的套筒结构，这些套筒沿血管轴纵向延伸，或者呈室管膜状的放射状假菊形团状结构。在某些情况下，会出现上皮样外观。在这种情况下，血管周围可形成可能类似于星形母细胞瘤中的假菊形团结构。肿瘤细胞通常以水平或垂直排列成阵列的形式聚集在蛛网膜软脑膜下方。细胞核细长，染色质有点状颗粒。实心生长区域中紧凑的小型神经鞘瘤样结节中可包含明显的原纤维成分，以及圆形上皮样细胞巢片状结构中包含不规则的裂隙或空腔。上皮样细胞可含有核旁圆形或椭圆形的嗜酸性致密颗粒。这些细胞质结构对应于 EMA 免疫反应阳性微管腔（如在常规室管膜瘤中所见）。

（3）临床表现

血管中心性神经胶质瘤是癫痫源性病变，慢性，部分发作性癫痫较为常见。

（4）影像学

在 MRI 上，表现为皮质浅表病变，边界清楚，在 FLAIR 为高信号，无增强对比。在某些病例可观察到 T_1 高信号皮质带，可延伸到同侧脑室。

（5）治疗和预后

血管中心性胶质瘤是惰性，放射学稳定的肿瘤，手术切除通常可治愈，但具体的预后和预测因素还需要进一步研究。也有少数患者切除后恶变复发。

51.8 神经元肿瘤与神经元-神经胶质混合性肿瘤

在这一类肿瘤中，包括：①小神经元细胞肿瘤，有中枢神经细胞瘤与嗅神经母细胞瘤；②大神经元细胞肿瘤，有神经节细胞瘤、Lhermitte Duclos 病等；③神经元与神经胶质混合性肿瘤，如神经节细胞胶质瘤与间变性神经节细胞胶质瘤；④松果体腺细胞肿瘤，虽已将其归为单独一类，但也属于神经元细胞肿瘤。

51.8.1 胚胎发育不良性神经上皮肿瘤

胚胎发育不良性神经上皮肿瘤（dysembryoplastic neuroepithelial tumour，DNT）是在对癫痫患者行癫灶切除后对其进行组织学检查所发现的一种良性肿瘤，由 D. Duport 于 1988 年对其进行了详细描述。由于肿瘤由多种神经细胞组成，并伴有皮质发育不良，因此认为 DNT 为一种胚胎期发育不良而形成的肿瘤。另有作者提出 DNT 事实上是由排列异位紊乱的正常神经元与神经胶质细胞构成的错构瘤。

（1）发病率

DNT 少见，自 D. Duport 首批报道 39 例以来，以后均只有零星个例报道。肿瘤多见于儿童，但也有青年患者，男女性无明显差异。DNT 好发于幕上，62%～78%位于颞叶，余几乎均位于额叶。根据 2013—2019 年华山医院神经病理室的统计，共诊治 DNT 7 例。

（2）病理

肿瘤位于皮质，呈多结节状，瘤组织较疏松，瘤内部分为囊性。光镜下可见肿瘤由特殊的胶质神经元成分构成，呈多结节状生长模式。胶质成分为小的少突样细胞，围绕神经轴索排列呈柱状，并垂直于皮质排列，在柱状结构之间，见形态正常的神经元漂浮在黏液样基质内，与节细胞瘤不同，DNT 内无发育不良节细胞神经元，均为正常形态神经元，考虑为陷入的皮质神经元。瘤内散在少量星形细胞，肿瘤内无坏死、血管内皮增生及瘤细胞核分裂（图 51-43）。在肿瘤周边的白质内可见胶质增生，且有异位的神经元。免疫组织化学染色可见少突样胶质细胞 Olig2 阳性，神经元 NeuN 阳性，星形胶质细胞 GFAP 阳性。

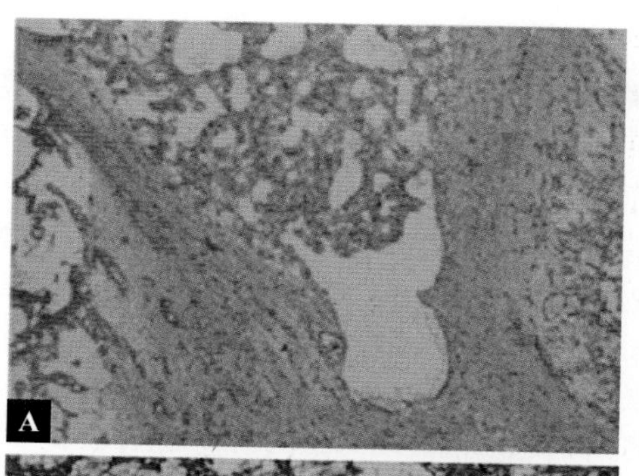
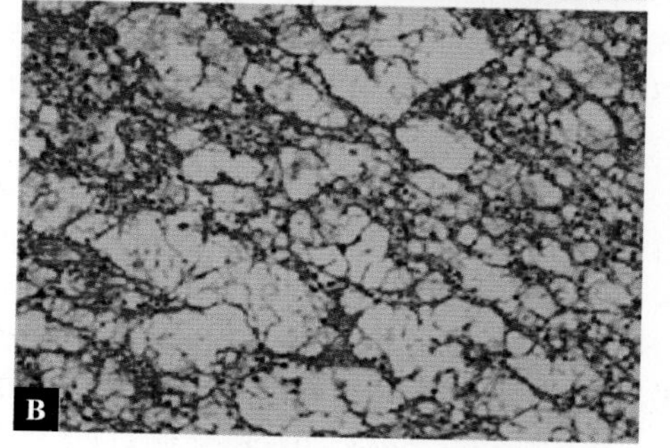

图 51-43　胚胎发育不良性神经上皮肿瘤的细胞特性

注：A. 低倍镜下的多结节状结构；B. 少突胶质样细胞束状排列，黏液湖内见漂浮状神经元。

（3）临床表现

DNT 病程较长，但常在幼年或年轻时发病。患者主要表现为复杂性的局灶性癫痫发作。癫痫常为顽固性而不易控制。在病灶侧有时可有颅骨变形。脑电图常有病灶部位的癫痫波存在。

（4）影像学表现

DNT 在 CT 扫描上为低密度影，占位效应不明显，有明显可见的钙化。在 MRI 影像上，T_1W 呈低信号，T_2W 呈等或高信号。瘤周无明显水肿带。增强后，部分肿瘤有强化，但少数可不强化。据文献报道，有 3 例患者肿瘤呈双侧结节性病变。

（5）治疗

手术是有效的治疗措施。手术目的是切除病灶、控制癫痫发作，可作病灶全切除，或是对发育不良的皮质及部分病灶切除。

（6）预后

DNT 预后良好，即使手术仅对病灶部分切除亦可满意控制癫痫发作。肿瘤本身一般并不影响患者生存。

51.8.2　神经节细胞瘤

神经节细胞瘤（gangliocytoma）是 CNS 中分化最成熟的细胞所形成的肿瘤。根据 2013—2019 年华山医院神经病理室的统计，共诊治神经节细胞瘤 39 例。瘤内只含有神经元成分，可伴有少量正常的或是反应性的星形细胞，但并非瘤细胞。神经节细胞瘤生长非常缓慢，有时与错构瘤难以鉴别。事实上某些神经节细胞瘤源自异位的神经元巢。大脑中极少见，多位于第 3 脑室或大脑中央白质半卵圆区。肿瘤质地坚实、纤维样、边界清，可有囊肿形成。偶尔呈胶冻样并伴有出血区。肿瘤由无数大小与形状均不一致的神经元细胞组成。瘤细胞质呈玻璃样，稍有突起，核大而空，核仁大，可有多个。瘤细胞间为大量纤维间质（图 51-44）。临床上和影像学上与神经节细胞胶质瘤均难区分。手术切除后无须做放疗与化疗，预后佳。

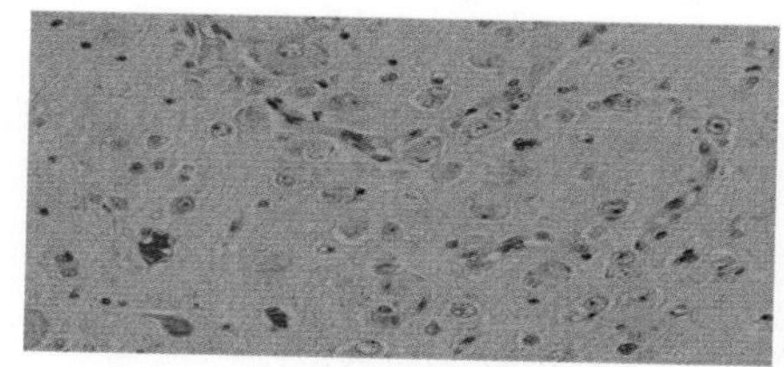

图 51-44　神经节细胞瘤的细胞特性

注：瘤内簇状分布的发育不良神经元，可见双核。

51.8.3　神经节细胞胶质瘤

神经节细胞胶质瘤（ganglioglioma）是 CNS 少见的肿瘤，由 Courville 在 1930 年首先发现并命名。这种瘤起源于未分化细胞，最终分化为成熟的神经元细胞与胶质细胞。因肿瘤生长缓慢，以前曾一度将其归类为错构瘤。目前，绝大多数作者认为这是一种有神经胶质瘤细胞与神经元瘤细胞的良性混合性肿瘤。

（1）发病率

神经节细胞胶质瘤约占脑肿瘤的 0.4%，好发于儿童与青年患者，30 岁以上患者少见，平均发病年龄在 12 岁，占儿童脑肿瘤的 7.6%。男性稍多见。肿瘤可见于脑内各部位，但以大脑半球、第 3 脑室底与脑干处多见。根据 2013—2019 年华山医院神经病理室的统计，共诊治神经节细胞胶质瘤 99 例。

（2）病理

神经节细胞胶质瘤质地较硬、分叶状，与周围脑组织境界清楚。切面呈灰色，钙化与囊变多见，有时

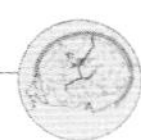

肿瘤的实质性部分仅为其壁结节。镜下可见肿瘤由胶质细胞与神经节细胞构成。神经节细胞分化良好，但细胞的大小、形状及极性各不相同。节细胞内异型而巨大的双核常见，呈空泡状，核仁明显（图 51-45）。在核周的胞质中用 Nissl 染色可见有 Nissl 颗粒聚集。银染色后可见无序的神经微丝。电镜下近突触处有致密核心的小泡。簇状的神经节细胞被结缔组织网状结构分隔，内有许多小血管。在诊断困难的病例中，用免疫组化染色可见神经节细胞突触素（synaptophysin）阳性。在血管周围可见有类似淋巴细胞与钙化球的核深染小细胞。神经节细胞簇周是各种类型的胶质细胞，以星形细胞为主，另可见有少突胶质细胞等。与毛细胞型星形胶质瘤相似，瘤内可见嗜酸颗粒小体与钙化灶，但是神经节细胞胶质瘤的胶质纤维成分显著且呈赘生物状。

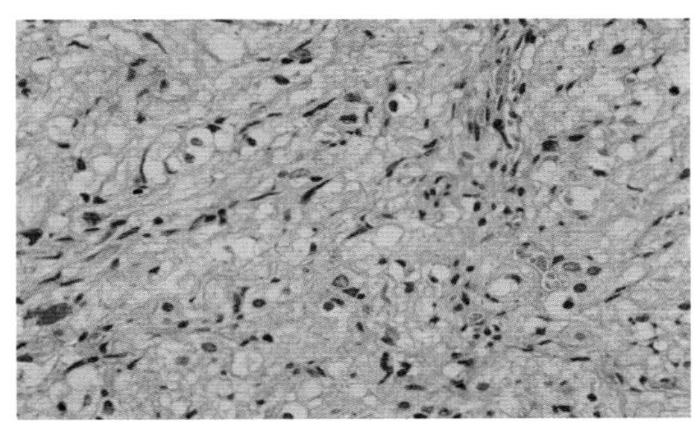

图 51-45　神经节细胞胶质瘤的细胞特性

注：形态欠佳的神经元和肿瘤性胶质成分。

（3）*临床表现*

神经节细胞胶质瘤一般病程较长，平均为 1.5～4.8 年。癫痫多见，发作类型与肿瘤所在部位有关。随着病程发展，癫痫发作加重且变频繁，正规抗癫痫药物治疗常不能控制。即使肿瘤位于大脑半球功能区，其局灶症状仍不多见。位于下丘脑的肿瘤可出现脑积水与下丘脑损害表现，如垂体功能低下、早熟、饮食亢进、嗜睡、指端肥大及糖尿病等。而位于脑干的肿瘤则可出现长束征。

（4）*影像学表现*

神经节细胞胶质瘤在 CT 扫描上表现呈多样性，大多数为低密度或等密度，少数为高密度。肿瘤边界清，钙化或囊变各约 1/3。50%增强后可见强化影。肿瘤对脑组织占位效应不明显，水肿少见，但位于大脑皮质表面的肿瘤可使颅骨内板受压而局部变薄。肿瘤在 MRI 影像上的表现为 T_1W 呈低信号、T_2W 呈高信号、边界清晰的占位影，病灶周围脑回可有肿胀（图 51-46）。约 10%在头颅平片中可发现钙化影。血管造影检查中可见脑内有无血管区。

（5）*治疗*

手术切除为治疗的主要措施。虽然有囊变，肿瘤仍以实质性为主，瘤内血供一般，常有钙化团。大部分可做到肿瘤全切除。但部分肿瘤虽然表面边界清，其深部界限常不确切，盲目追求全切除易损伤深部结构，因此只可行次全切除。肿瘤对放疗、化疗均不敏感，即使肿瘤次全切除，亦不做常规放疗等辅助治疗。

（6）*预后*

全切肿瘤预后佳，且能较好地控制癫痫发作。大脑半球神经节细胞胶质瘤全切术后 5 年 95%无复发。但位于脑干的神经节细胞胶质瘤术后 3 年 47%可见复发。复发后一般肿瘤生长缓慢，生长迅速者有恶性变可能。

51.8.4　间变性神经节细胞胶质瘤

间变性神经节细胞胶质瘤（anaplastic ganglioglioma）为神经节细胞胶质瘤中胶质细胞成分出现间变现象，神经元仍保持较为成熟的良好分化状态。肿瘤的恶性程度取决于瘤内胶质细胞间变的程度。瘤内胶质成分间变程度越严重，肿瘤生长就越迅速，临床症状也较明显，预后亦较差。肿瘤在影像学上呈边界模糊影、瘤周有水肿带。肿瘤手术切除后应行放疗、化疗等辅助治疗。

51.8.5　小脑发育不良性神经节细胞瘤

小脑发育不良性神经节细胞瘤（dysplastic gangliocytoma of cerebellum）又称 Lhermitte Duclos 病（LDD），1920 年由 Lhermitte 与 Duclos 首先发现，被认为是小脑神经节细胞过度增生，而取代颗粒细胞与浦肯野细胞形成的错构瘤样病变。由于肿瘤性质不明，曾有作者称其为弥漫性小脑肥大、有髓神经节细胞瘤及浦肯野瘤（Purkinjenoma）。LDD 病因尚未完全明确，Yachnis 认为是小脑发育不良所引起。近来发现部分 LDD 患者有家族史，不少患者合并有 Cowden 综合征（全身黏膜、皮肤多发性错构瘤与肿瘤，包括肠息肉病、甲状腺肿、乳腺纤维囊性病、

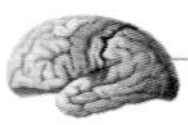

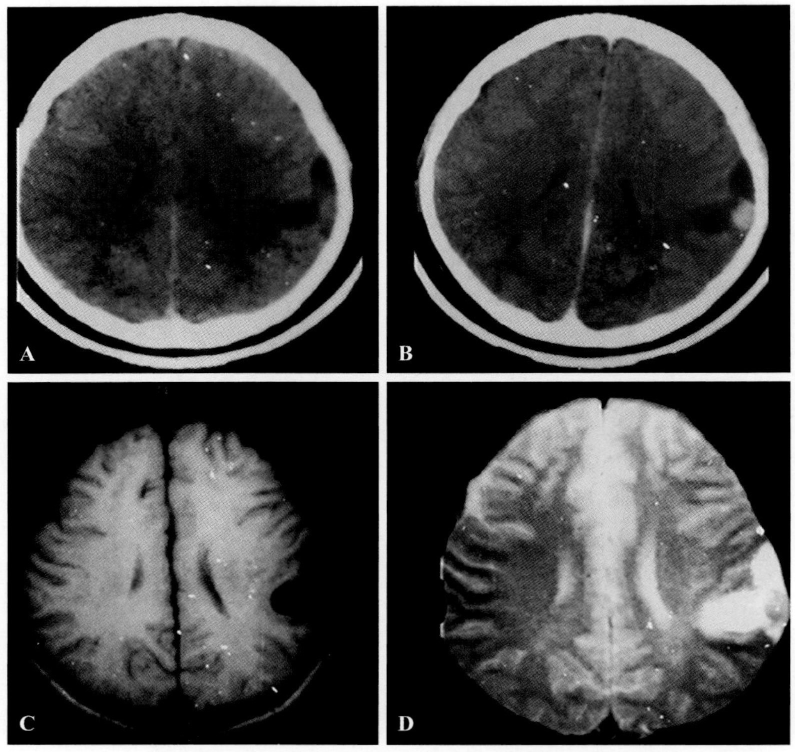

图 51-46　神经节细胞胶质瘤的细胞特性

注：A. CT 平扫呈边界清晰低信号；B. CT 扫描呈不均匀强化；C. MRI T_1W 图像呈低信号；D. MRI T_2W 图像呈高倍号、边界清晰。

乳腺癌及甲状腺癌等）。近年分子生物学研究发现多数 LDD 肿瘤细胞中的 10 号染色体上的 *PTEN/MMAC1* 抑癌基因的 5 号外显子有缺失，这恰好与 Cowdm 综合征患者中的发现相类同。为此已有人提出本病实际上为斑痣性错构瘤病（phakomatosis）的一种类型。

（1）发病率

LDD 极少见，目前文献报道的仅 71 例。其中有 11 例伴发 Cowden 综合征。但最近 Robinson 等（2000）回顾过去 40 年中 5 例 LDD，都有 Cowden 病的表现，其中 3 例当时未曾诊断，说明过去的诊断有极大的不足。根据 2013—2019 年华山医院神经病理室的统计，共诊治 LDD 10 例。

（2）病理

LDD 外观呈增大、肥厚变形的小脑叶。肿瘤边界欠清，表面呈黄白色，质地硬，血供不丰富。镜下见小脑半球白质减少，由颗粒层异常增生的神经节细胞构成，颗粒细胞与浦肯野细胞明显减少，分子层内含较多的有髓神经纤维。增生的神经节细胞的轴突朝着皮质方向平行排列，少数细胞有核分裂（图 51-47）。免疫组织化学染色发现在神经节细胞内突触素（synaptophysin）为强阳性，而波形蛋白（vimentin）为阴性。

（3）临床表现

临床上，LDD 主要以颅高压症状与脑积水为主要表现，后期可有小脑症状与脑神经受损表现。约 1/3 患者可有巨颅症。伴有 Cowden 综合征者另可伴发全身皮肤黏膜上的错构瘤及其他部位的肿瘤或肿瘤样病变。

（4）影像学表现

头部 MRI 检查有诊断价值，可见小脑半球异常增大。肿瘤无明显占位效应，肿瘤在 T_1W 图像上为低信号，T_2W 图像为高信号，注射造影剂后无明显强化。

（5）治疗和预后

手术全切肿瘤可达到治疗目的，预后良好。

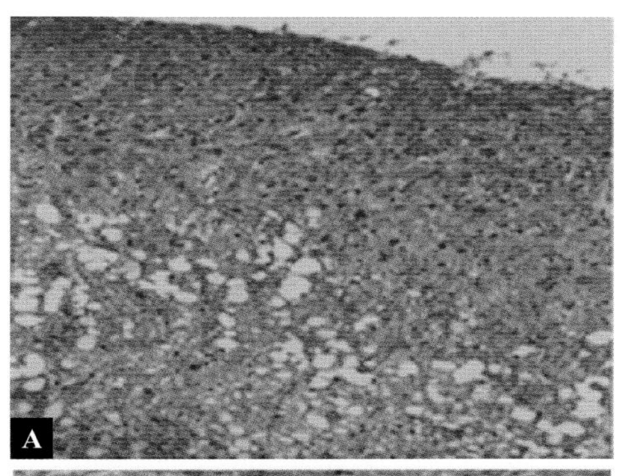

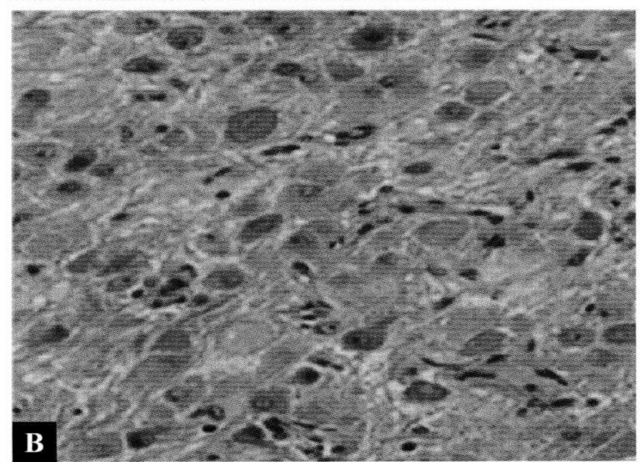

图 51-47 小脑发育不良性神经节细胞瘤的细胞特性

注：A. 小脑皮质正常结构消失，由排列紊乱的节细胞取代；B. 高倍镜下发育不良的节细胞。

51.8.6 婴儿促纤维增生型星形细胞瘤和神经节细胞胶质瘤

婴儿促纤维增生型神经节细胞胶质瘤（desmoplastic infantile astrocytomy and ganglioglioma，DIA/DIG）是极少数良性的婴儿颅内肿瘤。由VandenBerg于1987年首先描述，以后曾有作者将其命名为“婴儿大脑成结缔组织性星形细胞瘤”与“婴儿幕上成结缔组织性神经上皮肿瘤”，并常将其误诊为间变性星形细胞瘤、恶性脑膜瘤、软脑膜纤维肉瘤及胶质肉瘤等。

（1）发病率

婴儿促纤维增生型星形细胞瘤和神经节细胞胶质瘤极少见，迄今有完整报道的仅25例，其中男性16例。绝大多数肿瘤于1岁以内发病，仅见成人患者2例。病灶以额叶和/或顶叶多见，有时病灶可位于颞叶或枕叶。根据2007—2011年华山医院神经病理室的统计，共诊治DIA/DIG 4例。

（2）病理

肿瘤生长较快，典型的婴儿DIG呈一大囊，位于大脑半球浅表，有时可与硬脑膜相连。实质部分肿瘤质地时常不均一，部分较软，而部分较坚硬。肿瘤表面常有丰富的血管网。镜下肿瘤表现可多样，但均可见致密的过度生长的纤维结缔组织，其间有星形细胞及神经元瘤细胞。有时在致密的纤维结缔组织中可无神经元。肿瘤内有不典型的未成熟细胞组织。在部分肿瘤中，可发现有核分裂象的小细胞成分。免疫组织化学染色是诊断此病的主要辅助手段，突触素呈阳性，大多数肿瘤内含有GFAP阳性的星形细胞。

（3）临床表现

患儿病程较短，最短者仅3d，最长不超过3个月。最常见的症状为快速的头围增大、前囟饱满，双眼呈“落口”现象。部分患儿有癫痫发作与局灶性运动障碍。

（4）影像学表现

在头部CT扫描上，肿瘤最显著的特点为呈现一巨大的囊，大囊直径平均在7 cm，最大者可达12 cm，有的甚至可从前囟突出。周边实质部分呈稍高密度，增强后瘤结节异常强化。当肿瘤和硬脑膜相连时尤可与典型的神经节细胞胶质瘤相鉴别。有1例肿瘤沿脑脊液播散，瘤周水肿，并有大脑镰下疝。在MRI上，肿瘤囊性部分T_1W图像为低信号，T_2W图像为明显高信号，周边实质部分T_1W图像为等信号，T_2W图像信号呈多样。

（5）治疗

DIA/DIG治疗以手术切除为主，手术能全切者一般可获得根治效果。但由于肿瘤巨大、患儿年龄小，手术死亡率与术后并发症均较大。婴儿患者一般不用放疗，有复发及恶变倾向的可化疗。

（6）预后

DIA/DIG预后良好。全切除后最长可在14年内不复发。

51.8.7 乳头状型胶质神经元肿瘤

具有星形胶质细胞和神经元分化以及相应组织病理学特征的低度恶性肿瘤，大多数PGNTs在组织学上符合WHO的Ⅰ级，但是少数病例表现出非典型的组织学特征，晚期可有病情进展，PGNT由Komori等人于1998年提出命名并描述。

（1）发病率

PGNT是罕见的肿瘤，占颅内肿瘤的＜0.02%患者确诊时的中位年龄为23岁（4～75岁）。最近对文献的回顾显示，35%的患者年龄<18岁，60%的患者年龄<26岁。尚未发现性别差别。

（2）病理

PGNT通常由实性和囊性成分组成。几乎所有肿瘤都是幕上的。多数发生大脑半球（尤其是额叶或颞叶）。它们通常是灰色，易碎，可有钙化。PGNT的特征是明显的假乳头状结构，在玻璃样变性血管周围围绕着单层或假复层的扁平或长方体状胶质细胞结构，具有圆形核和胞质少的细胞质，同时具有神经元细胞和神经节细胞。神经元细胞在大小和形状上表现出相当大的差异。有时肿瘤部分区域表现为大量玻璃样变性血管结构，而没有过多的肿瘤组织。除神经元细胞外，偶尔在观察到具有核偏位和嗜酸性细胞质的小胶质细胞。在病变的周围，散布的肿瘤细胞与神经胶质脑组织混合在一起，周边脑组织中含有Rosenthal纤维和嗜酸性颗粒小体，含铁血黄素和微钙化。这些神经胶质成分缺乏非典型性核分裂象和有丝分裂活动。即使在细胞增殖活性相对增加的情况下，微血管的增生或坏死也很少出现。免疫组化可见GFAP、S100蛋白和nestin染色阳性，在某些情况下，少突胶质细胞样细胞对OLIG2呈阳性，而GFAP呈阴性。神经细胞和神经纤维突触素，神经元特异性烯醇化酶和Ⅲ类β微管蛋白的抗体染色阳性。大多数神经元细胞对NeuN呈阳性，NFP的表达主要在大型神经节细胞，嗜铬蛋白-A阴性。增殖Ki-67增殖指数通常不超过1%～2%，但也有病例报道细胞增殖活性升高（10%～>50%）（图51-48）。

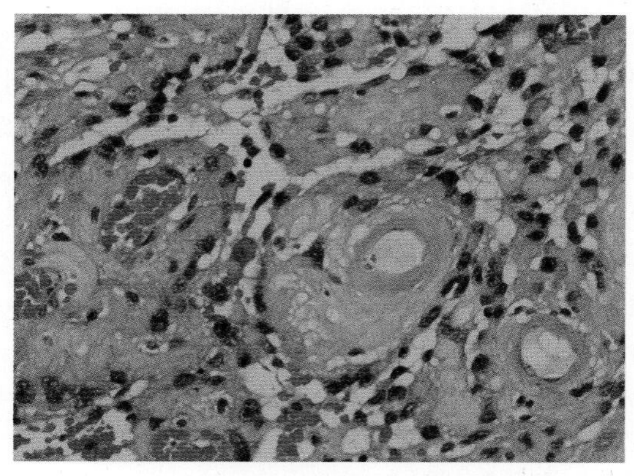

图51-48　乳头状型胶质神经元肿瘤

注：圆核瘤细胞围绕玻璃样变性血管单层排列，形成假乳头状结构，乳头间散在少量神经元。

（3）临床表现

PGNTs通常位于大脑半球，通常靠近脑室，颞叶较常发生。有时它们在脑室内生长。主要表现为头痛和癫痫发作。很少见到神经系统例如视力，步态，感觉，认知和情绪方面异常。有报道颅内出血可为最初的表现。一些病例无症状，为偶然发现。

（4）影像学

在CT和MRI影像上，肿瘤以分界清楚的实性至囊性肿瘤，具有强化特征，但几乎没有占位效应。囊性病变常为典型病变，肿瘤可大致分为四类：具有壁结节的囊性，仅囊性的肿块，混合的囊性和实性肿块以及仅实性的肿块。肿瘤通常位于白质中，通常靠近脑室。在MRI影像上，实质部分在T_1加权图像和弥散加权图像上为等强度或低信号，在T_2加权图像和FLAIR图像上为高信号。大多数肿瘤没有（或仅有极少的）肿瘤周围水肿，即使在它们的体积很大的情况下。

（5）治疗和预后

在大多数情况下，不进行辅助治疗的大体全切除可实现长期无复发生存。因此，手术切除是主要的预后因素。在极少数情况下，也有报道了进展的特征（例如有丝分裂，微血管增生，坏死和高增生率），并且与侵袭性有不同的相关性。有研究表明，当Ki-67增殖指数升高（>5.0%）时，50%的肿瘤将最终进展或复发。

51.8.8　伴菊形团形成的胶质神经元肿瘤

伴菊形团形成的胶质神经元肿瘤（RGNT）包括由两种不同的组织学成分：一种成分为形成菊形团和/或血管周围假菊形团的均一的神经细胞，另一种成分本质上类似于毛细胞型星形细胞瘤。伴菊形团形成的胶质神经元肿瘤生长缓慢，主要影响青壮年，主要发生在第4脑室，但也可能影响其他部位，例如松果体区，视神经，视交叉，脊髓和透明隔。伴菊形团形成的胶质神经元肿瘤在组织学上符合WHO的Ⅰ级标准，该肿瘤比较罕见，尚无基于特定人群的发病率研究。

（1）病理

菊形团形成性胶质神经元肿瘤通常界限较清楚，浸润有限。它们具有神经细胞和神经胶质两种成分。神经细胞成分围绕嗜酸性神经毡排列形成菊形团和/或围绕血管血管周围形成假菊形团。神经

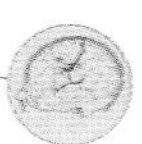

细胞具有球形核，染色质细，胞质少。这些神经细胞结构可能位于部分微囊状黏液基质中。神经胶质成分主要表现为毛细胞型星形细胞瘤形态，星形细胞肿瘤样细胞呈梭形或星芒状，具有细长的或椭圆形的核和中等密度的染色质。通常具有致密或疏松的胶质纤维背景。在某些区域，神经胶质成分可能是微囊性的，含有圆形到椭圆形的少突胶质细胞样细胞，偶尔有核周空晕。可出现 Rosenthal 纤维和嗜酸颗粒小体，微钙化和含铁血黄素颗粒沉积。血管壁薄或透明变性，有时血管内可见血栓形成。无血管内皮增生和坏死(图 51－49)。

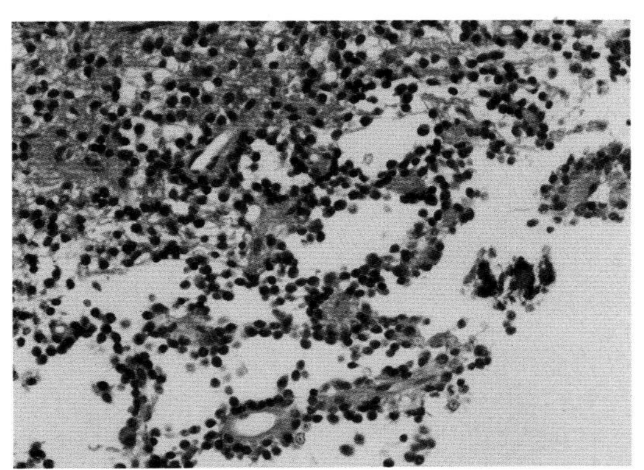

图 51－49　伴菊形团形成的胶质神经元肿瘤的细胞特性

注：神经细胞成分围绕神经毡形成菊形团结构，或围绕毛细血管形成假菊形团结构。

(2) 临床表现

常见头痛(阻塞性脑积水的表现)和/或共济失调。偶尔会出现颈椎疼痛。也有病例无症状，偶然影像学发现。

(3) 影像学

伴菊形团形成的胶质神经元肿瘤通常发生在中线部位，占据第 4 脑室和/或导水管，并且可以扩展到邻近的脑干，小脑，松果体或丘脑。可以发生继发性脑积水。在第 4 脑室外可以发生在松果体区域，视交叉，脊髓和透明隔中，极少数情况下，可以在整个脑室系统中传播。在 MRI 上，伴菊形团形成的胶质神经元肿瘤表现为相对边界清楚的实体瘤，T_2 高信号，T_1 低信号和局部/多灶性增强。

(4) 治疗和预后

一般为良性病变，预后较好，术后出现功能障碍比例较高。在极少数情况下，可能会发生肿瘤扩散和进展。

51.8.9　弥漫性软脑膜胶质神经元肿瘤

一种少见的神经胶质瘤，其特征是广泛沿着软脑膜生长，呈少突胶质细胞样，在部分病例中具有神经元分化的证据，常发生 *KIAA1549－BRAF* 基因融合和 1p 缺失或 1p/19q 共缺失，*IDH* 无突变。弥漫性软脑膜胶质神经元胶质瘤多发于儿童，但也可发生于年轻人。少突胶质细胞样肿瘤细胞表现出对 Olig2、S100 的免疫组织化学染色阳性，而 GFAP 和突触素表达不稳定。大多数肿瘤表现出缓慢的临床病程，偶尔进展。从组织学上来说，绝大多数弥散性软脑膜胶质神经元肿瘤表现为低级别肿瘤。但是，一部分肿瘤表现出细胞有丝分裂和增殖活性增加，由于迄今报道的患者人数有限且临床随访不足，尚不能确定该类肿瘤的 WHO 分类级别。在 MRI 影像上，特征性的广泛的软脑膜肿瘤生长容易被诊断为弥漫性软脑膜增强。有时也表现为实质性肿瘤通常是椎管内肿块。这类肿瘤主要涉及脊髓和颅内软脑膜。颅内最常见于颅后窝，脑干周围和沿颅底生长，可发现 1 个或多个肿瘤，囊性或伴有结节，脊柱髓内病变比脑内肿瘤更常见。由于阻塞性脑积水(包括头痛，恶心和呕吐)，通常会出现急性颅内压升高的症状和体征。可能出现脑膜或脑神经损伤的征象。一些患者显示共济失调和脊髓压迫症状。癫痫发作罕见。

51.8.10　中枢神经细胞瘤

中枢神经细胞瘤(central neurocytoma)是生长于侧脑室和第 3 脑室的小细胞神经元肿瘤。1982 年，由 Hassoun 等首先发现其超微结构的特殊性，认为是神经细胞起源，但光镜下有别于神经节细胞瘤和神经母细胞瘤而另外命名。脑室内神经细胞可能来自透明隔或穹隆小灰质核团的颗粒神经元。由于中枢神经细胞瘤过表达胚胎神经细胞黏附分子，但缺乏神经丝蛋白以及成熟突触，因此其发生可能是由于胚胎期神经细胞基因表达异常，缺乏进一步分化所致。

(1) 发病率

中枢神经细胞瘤临床少见，仅约占中枢神经系统原发性肿瘤的 0.1%。各个年龄层均可发病，但好发于青壮年，平均发病年龄 20～30 岁，男女比例

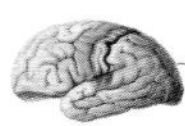

为1.13∶1。根据2007—2011年华山医院神经病理室的统计，共诊治中枢神经细胞瘤67例。

（2）病理

中枢神经细胞瘤好发于脑室内，以Monro孔附近多见，成球形，边界清楚。肿瘤质地软，灰红色，有钙化。光镜下肿瘤细胞形态与少突胶质细胞瘤非常相似，不易区分。由单一的小细胞组成，质少，核圆，染色质呈斑点状，常有核周空晕现象。瘤内局部可有钙化灶（图51-50）。部分肿瘤内含有类似室管膜瘤的血管周假玫瑰花形结构。通过免疫组化可对中枢神经细胞瘤与少突胶质细胞瘤和室管膜瘤进行鉴别。在绝大多数中枢神经细胞瘤中，突触素（synaptophysin）呈强阳性，而胶质纤维酸性蛋白（GFAP）为阴性。此外，部分肿瘤神经元特异性烯醇化酶（NSE）染色阳性。对少数突触素阴性的肿瘤，诊断需依靠电镜对细胞超微结构的观察。在电镜下可见肿瘤细胞内胞质含有大量的高尔基器、线粒体、平行排列的微管、致密核心颗粒与透明小泡，并可见有突触存在。

（3）临床表现

中枢神经细胞瘤平均病程为3～7个月。由于肿瘤位于Monro孔附近，临床上主要表现为梗阻性脑积水引起的颅高压症状。部分有反应迟钝、摸索动作和癫痫发作。大多数患者无定位体征，最常见的体征为视乳盘水肿，此外可有轻偏瘫、偏身感觉障碍。

（4）影像学表现

CT扫描肿瘤呈脑室内边界清楚的圆形等密度或略高而不均匀密度影，半数以上肿瘤有钙化。幕上中枢神经细胞瘤增强后，肿瘤有中度至明显强化。MRI检查优于CT扫描，对肿瘤范围及所处部位有诊断价值，可见多数肿瘤与透明隔或侧脑室壁有关。肿瘤实质部分T_1W图像为等或稍高信号，T_2W图像为高信号，瘤内可见血管流空影。部分肿瘤常伴有出血（图51-51）。

（5）治疗

手术切除为最佳治疗方法，目的是为争取全切除肿瘤和解除梗阻性脑积水。但往往因肿瘤血供丰

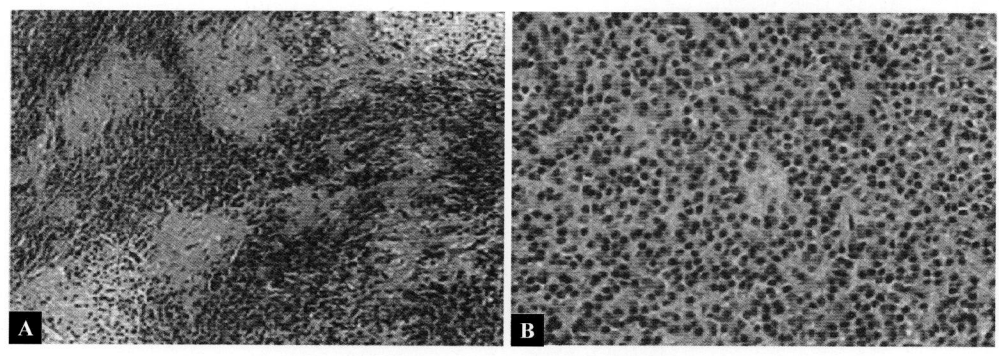

图51-50 中枢神经细胞瘤的细胞特性

注：A. 明显的神经纤维岛；B. 形态一致的瘤细胞和小的神经纤维岛。

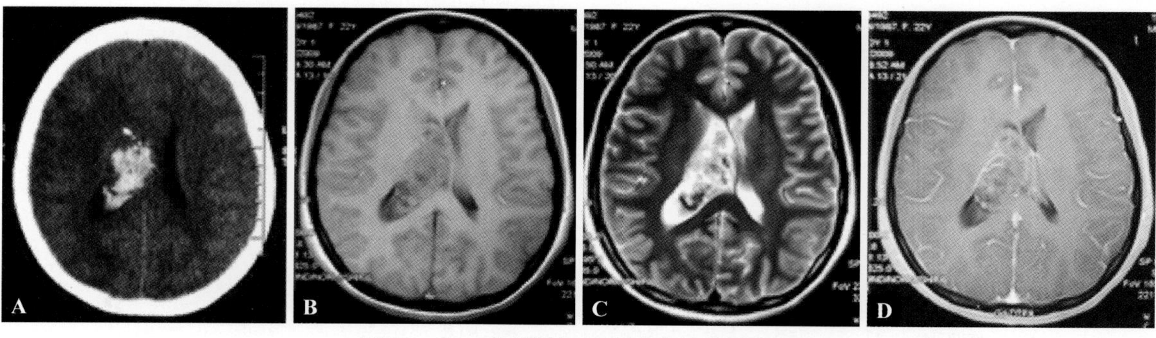

图51-51 中枢神经细胞瘤的影像学表现

注：A. CT扫描肿瘤呈脑室内边界清楚的圆形略高而不均匀密度影，有钙化；B. 肿瘤实质部分MRI T_1W图像为等信号；C. 肿瘤实质部分MRI T_2W图像为高信号；D. 肿瘤实质部分可均匀强化。

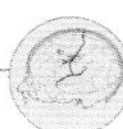

富而只能做部分切除。脑积水未解除者应行脑脊液分流术。对肿瘤部分切除患者或复发患者宜行放射治疗。

(6) 预后

中枢神经细胞瘤大多具有良性生物学行为，多数预后良好。5 年生存率为 81%，全切除者 5 年生存率可达 90%。放疗对次全切除者有效，可延长生存期。

51.8.11 脑室外神经细胞瘤

肿瘤细胞小而均匀，表现出神经元分化，但无 *IDH* 突变，可发生于整个中枢神经系统中出现，但与脑室系统无明显关系。脑室外神经细胞瘤通常局限性良好且生长缓慢，并且与中枢神经细胞瘤具有很多相同的组织学特征。由于某些肿瘤表达突触素，因此突触素表达阳性还不能充分诊断为脑室外神经细胞瘤。应该通过适当的基因检测排除某些遗传学明确的肿瘤(如 *IDH* 突变体和 1p/19q 缺失的少突胶质瘤和 PGNT)。目前，脑室外神经细胞瘤的遗传特征尚未明确。脑室外神经细胞瘤在组织学上相当于 WHO Ⅱ级。

(1) 发病率

任何年龄的患者都可能发生脑室外神经细胞瘤。报告的确诊病例的患者年龄发生在 1 至 79 岁，中位年龄为 40 多岁。男女比例约为 1∶1。但是，由于 2012 年之前报告的大多数病例没有对 IDH 突变进行检测，因此很难确定脑室外神经细胞瘤的诊断。

(2) 病理

大多界限清楚。组织学有一定的异质性，具有多种组织病理学表现，通常肿瘤细胞较少，并具有少突胶质细胞瘤样的外观。与中枢神经细胞瘤不同，神经节细胞分化是常见的。可能存在玻璃样变性的血管和钙化。突触素的表达对于脑室外神经细胞瘤的诊断至关重要，在少突胶质细胞瘤样细胞和较大的神经元中均阳性表达。

(3) 临床表现

位置大脑半球是脑室外神经细胞瘤的最常见部位(71%)。肿瘤最常影响额叶(30%)，其次是脊髓(14%)。这些肿瘤可发生在丘脑、下丘脑区、小脑和脑桥，在脑神经、马尾、马鞍、鞍区甚至在颅脑脊髓外均有散在报道。临床表现根据肿瘤的位置以及是否具有占位效应而有所不同。症状可包括：癫痫发作、头痛、视力障碍、偏瘫和认知障碍。脊髓病变可表现为运动，感觉和括约肌功能障碍。

(4) 影像学

在 MRI 影像上，脑室外神经细胞瘤表现为孤立的，界限分明的信号和不同程度的造影剂增强，其中 58%的病例有囊性成分，51.5%的病例有轻度病灶周围水肿，34%有钙化水。固体成分在 T_1 加权图像上主要表现为等信号，但可能是低信号。在 T_2 加权和 FLAIR 图像上，信号表现为高强度。

(5) 预后和预测因素

尽管脑室外神经细胞瘤通常是良性的，复发率很低。手术切除程度与低复发率有关。

51.8.12 小脑脂肪神经细胞瘤

小脑脂肪神经细胞瘤(cerebellar liponeurocytoma)罕见，至今有报道明确诊断的仅 20 例。在 1999 年 WHO 对脑肿瘤新分类以前，对其命名不统一，有神经脂肪细胞瘤(neurolipocytoma)、髓细胞瘤(medullocytoma)、脂肪瘤样胶质神经细胞瘤(lipomatous glioneurocytoma)及脂化成熟神经外胚叶肿瘤(lipidized mature neuroectodermal tumour)等名称。在目前发现的 15 例小脑脂肪神经细胞瘤患者中均为成人患者，年龄 36～67 岁，男女性基本无差别。光镜下肿瘤表现为肿瘤细胞丰富、形态一致，但细胞分裂象少见。肿瘤细胞核呈圆形或卵圆形，细胞质少。肿瘤内含神经元，局部呈脂肪瘤样分化。免疫组化染色 NSE、MAP-2、突触素及 GFAP 常为阳性。临床上患者表现为颅后窝小脑占位症状。MRI 影像上表现较为特殊，在 T_1WI 图像上呈高信号。手术切除为主要治疗手段，全切除肿瘤预后较佳，生存期多在 5 年以上。

51.9 松果体肿瘤

详见第 62 章“松果体区肿瘤”。

(程海霞　唐　超　王玉元　姚　瑜　周良辅)

参考文献

[1] 程海霞，沈云，姚瑜，等. 神经上皮组织来源的肿瘤[M]//周良辅. 现代神经外科学. 2 版. 上海：复旦大学出版社，2015：610-639.

[2] ALIFIERIS C, TRAFALIS D T. Glioblastoma multiforme: pathogenesis and treatment [J].

Pharmacol Ther, 2015,152:63 - 82.

[3] DING X J, WANG Z, CHEN D, et al. The prognostic value of maximal surgical resection is attenuated in oligodendroglioma subgroups of adult diffuse glioma: a multicenter retrospective study [J]. J Neurooncol, 2018 140(3):591 - 603.

[4] LOUIS D N, PERRY A, REIFENBERGER G, et al. The 2016 World Health Organization clas-sification of tumors of the central nervous system: a summary [J]. Acta Neuropathol, 2016,131(6):803 - 820.

[5] NABORS L B, PORTNOW J, AALUWALIA M, et al. Central nervous system cancers, Version 3, 2020, NCCN clinical practice guidelines in oncology [J]. J Natl Compr Canc Netw, 2020,18(11):1537 - 1570.

[6] NAYAK L, DEANGELIS L M, BRANDES A A, et al. The Neurologic Assessment in Neuro-Oncology (NANO) scale: a tool to assess neurologic function for integration into the Response Assessment in Neuro-Oncology (RANO) criteria [J]. Neuro Oncol, 2017,19 (5):625 - 635.

[7] WANG J, GARANCHER A, RAMASWAMY V, et al. Medulloblastoma: from molecular subgroups to molecular targeted therapies [J]. Annu Rev Neurosci, 2018,41:207 - 232.

前庭神经鞘瘤

前庭神经鞘瘤起源于前庭神经的鞘膜，过去统称听神经瘤，由于组成听神经的前庭神经比耳蜗支更易发生肿瘤，因此现在称之为前庭神经鞘瘤，少数发生于耳蜗支的称耳蜗神经瘤，而来源于前庭神经纤维本身的神经纤维瘤则相当罕见。第 1 例听神经瘤是 Sandiforte(1777)在尸体解剖中发现的。以后有先描述了其临床表现，后在死亡病例解剖证实的案例(Lasource，1810；Bell，1830)。多数认为是 Annandalet(1895)成功完成世界上第 1 例前庭神经鞘瘤手术，患者为一名年轻的孕妇，右侧听力丧失，术后存活并成功分娩，而且奇迹般地没有神经功能影响。由于早期科学技术发展的限制，手术时肿瘤多巨大，加之手术技术粗糙，多用手指将肿瘤剜出，患者多遗有严重的神经功能障碍如面瘫、吞咽困难和角膜溃疡等。由于小脑前下动脉损伤，可导致大出血和脑干梗死，因此前庭神经鞘瘤的早期手术死亡率高达 80%以上。20 世纪初期 Cushing 通过改良手术技术，将听神经瘤的术后病死率由 50%降低到 10%。Dandy 进一步努力，首创枕下入路结合磨开内听道的听神经瘤经典术式，不仅降低了手术死亡率，而且提高了肿瘤全切除率，以减少肿瘤复发。到 20 世纪 60 年代，随着手术显微镜的使用和显微外科技术的发展，病死率显著降低，完全摆脱了早期高病死率的阴影，转而可以专注于神经功能保护；Yasargil(1977)报道 171 例巨大听神经瘤手术，面神经保留率为 79%，病死率降至 2.3%；Samii(1997)报道 1 000 例手术，面神经解剖保留率达到 93%，耳蜗神经总体保留率 68%，术前有残留听力的 732 患者中耳蜗神经解剖保留率 79%，功能保留率 39.4%，病死率 1.1%，标志着听神经瘤手术治疗已经进入面、听功能有效保护的全新时代。

目前前庭神经鞘瘤平均全切除率近 100%，手术死亡率为 0～1%，总体面神经功能保留率在 60%～90%；瘤体直径在 2 cm 以下的小型前庭神经鞘瘤的面神经功能保留率在80%～95%，听力保留率达50%左右。部分小型前庭神经鞘瘤（直径＜2 cm）和大型前庭神经鞘瘤术后残留者可使用伽玛刀和射波刀治疗，在肿瘤控制和神经功能保留等方面获得满意疗效。

52.1　流行病学

流行病学估计前庭神经鞘瘤年发生率为1/10万或1.3/10万（M. Tos，2004）。随着影像学（特别是MRI）检查的普及，无症状的前庭神经鞘瘤有所增加。S. A. Mayer（2011）收集文献有随访资料的50余例前庭神经鞘瘤，发现肿瘤增大见于30%～50%患者，年增大0.4～2.4 mm。U. P. Stanger（2006）发现内听道内、外肿瘤增大率在4年内分别为17%和29%；伴有神经纤维瘤病Ⅱ型（NF－2）的前庭神经鞘瘤多见年轻患者，增长率难预测，一般比散发性者增大快，可达每年1.3 mm（N. H. Slattery 3rd，2004）

前庭神经鞘瘤是颅内神经鞘瘤中最多见者，占颅内神经鞘瘤的90%以上，占颅内肿瘤的8%～11%，占脑桥小脑三角肿瘤的75%～95%。成年人多见，一般报道平均发病年龄为37.2岁，发病年龄高峰为30～49岁，占总数60%；15岁以下和65岁以上患者少见。无明显性别差异。华山医院近10年资料为：平均年龄47.6±12.2岁，发病高峰年龄为40～60岁，占总数57.2%；20岁以下及80岁以上占1.1%；男女比例为0.8∶1，女性略多发。前庭神经鞘瘤大多数位于一侧，基本平均分布于左、右两侧，少数为双侧（见于NF－2）。

前庭神经鞘瘤绝大部分为颅内良性肿瘤，恶性前庭神经鞘瘤极为罕见，平均年发生率是0.017/100万。

52.2　病因

前庭神经鞘瘤起源于外胚层，由前庭神经的鞘膜细胞增生瘤变，逐渐形成肿瘤。研究显示，60%前庭神经鞘瘤的*NF－2*基因（一种抑癌基因）突变和编码蛋白质膜突样蛋白（merlin）失活。这些事件主要见于小的移码突变，导致截短的蛋白质产物。突变发生在整个基因编码序列和基因内部，伴染色体22q野生型等位基因丢失；也有报告仅染色体22q丢失，无*NF－2*基因突变。但是不管有否前述的突变或等位基因丢失，免疫组织化学染色和Wertern蛋白电泳均显示膜突样蛋白功能丧失，提示膜突样蛋白功能丧失是前庭神经鞘瘤成瘤的主要原因。近来发现膜突样蛋白参与CD44受体EGFR和信号通路Ras/raf、经典Wnt以及与胞核内E3泛素配体CRL4相互作用，提示膜突样蛋白在肿瘤发生中起重要作用。较少报告有染色体22、1p丢失，9q 34和17q扩增。

前庭神经的神经纤维瘤仅发生在双侧前庭神经鞘瘤，见于NF－2患者，它是常染色体显性遗传的系统性疾病，其常染色体22q12.2缺失，致使患者体内不能产生施万细胞瘤蛋白；以神经纤维瘤为主，可伴其他脑神经瘤、脊髓和皮肤神经瘤、脑和脊髓脑膜瘤、胶质瘤、错构瘤、皮肤牛奶咖啡斑或青少年晶状体浑浊等。

52.3　病理

从解剖角度看，听神经包括前庭神经和耳蜗神经，与面神经共同走行于内听道中（图52－1）。

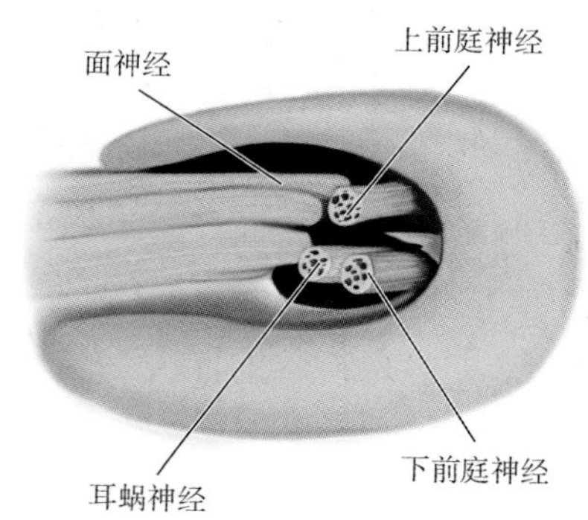

图52－1　内听道内神经分布

听神经颅内部分长17～19 mm，从脑干到内听道口无神经鞘膜，仅被覆神经胶质细胞和软脑膜，至内听道口穿过软脑膜后，被覆施万细胞，故其多发生在内听道内的前庭神经鞘膜，并逐渐向颅内扩展（图52－2）。绝大多数前庭神经鞘瘤发生于听神经的前庭神经支。最新研究表明，肿瘤最常见起源于下前庭神经，然后是上前庭神经。而不到10%的发生于耳蜗神经支的神经瘤则命名为耳蜗神经瘤。

从大体标本来看，前庭神经鞘瘤是一具有完整包膜的良性肿瘤，表面光滑，有时可呈结节状。肿瘤大多从内听道内开始生长，逐渐突入颅腔，将脑桥池的蛛网膜推向内侧，故肿瘤表面可覆盖一层增厚的

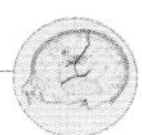

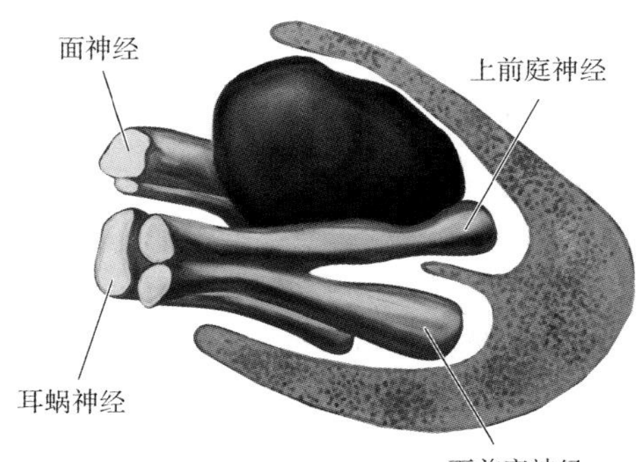

图 52-2　内听道口发生的前庭神经鞘瘤

蛛网膜，并包含有脑脊液，但在大型肿瘤该层次可能消失；肿瘤小者局限在内听道内，直径仅数毫米，可仅有内听道扩大，随着肿瘤的不断增大，大者可占据整个一侧颅后窝，可向上经小脑幕长入幕上，下方可达枕骨大孔，内侧可越过脑桥的腹侧达对侧。相邻的脑神经、小脑和脑干等结构可遭受不同程度的压迫或推移：面神经、三叉神经可被压向前方或前上方，舌咽神经、迷走神经及副神经向后方、下方移位，脑干、小脑和第 4 脑室受压局部凹陷，严重者可向内或对侧移位。肿瘤的实质部分外观色灰黄至灰红色，质地大多较脆，有时也可因瘤组织的退行性变或脂肪样变呈淡黄色；瘤内常有大小不等、多房性的囊变，内含淡黄色囊液，部分肿瘤可几乎全部囊变。一般肿瘤与脑干、小脑有明显的蛛网膜边界，但肿瘤大时此膜可消失；大型肿瘤与小脑半球多黏着较紧，一般不侵犯小脑实质，与脑干隔以蛛网膜，不粘连，但瘤大时可嵌在脑干实质内。面神经位置多在肿瘤的前下方，紧贴在肿瘤的包膜外伴同进入内听道内，粘连较紧，肉眼分离困难，特别是在内听道口转折处，面神经与肿瘤粘连更紧，是保留面神经的难点。肿瘤的血供主要来自小脑前下动脉的内听动脉，该动脉从基底动脉的下 1/3 处的侧面发出，分支进入肿瘤包膜。从基底动脉发出的脑桥动脉、小脑上动脉、小脑后下动脉及小脑表面的动脉等也可有分支供应肿瘤，内听道口的硬脑膜也可有供血。静脉回流主要通过岩静脉汇入岩上窦。

组织学上前庭神经鞘瘤可以为神经鞘瘤，也可以是神经纤维瘤，以前者为主。其组织学形态在镜下可分 4 种：①Antoni A 型细胞为主，由大量的梭形细胞组成，细胞核呈杆状，致密网状纤维呈簇交织。细胞核形成栅栏样，称为 Verocay 小体。②Antoni B 型细胞为主，由星形或梭形细胞组成；细胞细小，浓染，网状纤维少，胞质为主，含有疏松黏液基质。③上述 2 种细胞混合的肿瘤。④神经纤维瘤型。大多数前庭神经鞘瘤以 Antoni A 型为主，囊性肿瘤以 Antoni B 型为主，MRI 上不均匀一致的大肿瘤多为 Antoni A 和 Antoni B 混合型或 Antoni B 型。可见大量的泡沫细胞，与肿瘤呈浅黄色有关。肿瘤内偶见砂粒体，极少数可有钙化。前庭神经鞘瘤的钙化是极其罕见的病例，有报道认为前庭神经鞘瘤的钙化与肿瘤迅速增长导致的缺血性坏死与微出血有关，目前国内外仅有少数病例的报道(不足 10 例)。

免疫组织化学染色指标有助于鉴别脑膜瘤和前庭神经鞘瘤。在脑膜瘤中波形蛋白(vimentin)和 EMA 呈阳性，而在前庭神经鞘瘤中表现为细胞核 S-100 和波形蛋白阳性。虽然脑膜瘤也可表现为 S-100 阳性，但是一般位于细胞质。

前庭神经鞘瘤基本上为良性，在 2007 WHO 肿瘤分类中归为Ⅰ类，迄今未见恶性变的正式报道。虽然周围神经的神经纤维瘤可以恶变，但在中枢神经系统的神经纤维瘤基本保持良性。

52.4　临床表现

前庭神经鞘瘤的病程进展缓慢，从发病到住院治疗平均时间为 3.6～4.9 年。

首发症状主要是前庭、耳蜗神经的症状，包括头昏、眩晕、单侧耳鸣和耳聋等，占 70%以上，其他的首发症状有颅内压增高症状、三叉神经症状、小脑功能障碍、肢体乏力和精神异常。头昏、眩晕呈发作性，一般不剧烈，不伴恶心、呕吐，多在早期出现，不久后即可因载瘤的前庭神经被完全破坏而消失。耳鸣多为连续性高调音，类似蝉鸣或汽笛声，可伴听力减退，但大多并不严重，一般不影响患者的生活及工作，故易被患者及主管医师忽视。耳聋则比较突出，几乎发生于所有病例中，而耳鸣仅发生于 60%的病例，但单侧耳聋如不伴明显耳鸣多不为患者所察觉，不少患者是在听电话时才发现一侧耳聋，或伴有其他症状时才发现。

前庭神经鞘瘤主要引起脑桥小脑三角综合征，包括听神经及邻近各脑神经的刺激或麻痹症状、小脑症状、脑干症状和颅内压增高等症状。其症状的演变取决于肿瘤的生长部位和速度以及是否囊变、出血等(表 52-1)。肿瘤长出内听道，其前极影响三叉神经可引起患侧面部麻木，可有疼痛伴角膜反射迟钝或消失；侵及展神经，可出现复视，该侧眼球外展受限。肿瘤向内侧扩张可推移脑干，使其在对侧岩骨受压，出现特征性同侧肢体的轻瘫和锥体束征；小脑脚受压可引起同侧的小脑性共济失调。肿瘤向下可压迫舌咽神经、迷走神经及副神经而产生吞咽困难、进食呛咳、呃逆、声音嘶哑等。肿瘤压迫第4脑室或中脑导水管可导致慢性脑积水，长期慢性的颅内压增高可使视神经盘继发性萎缩而引起视力减退甚至失明。周围性面瘫很少见，仅见于肿瘤巨大或晚期患者，早期出现面瘫者应注意与面神经瘤鉴别。肿瘤长入天幕裂孔，压迫同侧动眼神经引起相应症状。三叉神经运动支受累仅见少数患者。脑干受压严重时出现对侧锥体束征。

表 52-1 华山医院 1 009 病例的临床表现分布(1999—2009)

临床表现	合 计	Samii 分级		检 验	
		T_3	T_4	χ^2	P
头痛	259(25.7%)	107(25.2%)	152(26.0%)	0.072	0.789
听力下降	866(85.8%)	357(84.2%)	509(87.0%)	1.596	0.206
听力丧失	265(26.3%)	108(25.5%)	157(26.8%)	0.237	0.627
耳鸣	405(40.1%)	177(41.7%)	228(39.0%)	0.786	0.375
眩晕	160(15.9%)	55(13.0%)	105(17.9%)	4.564	0.033
共济失调	450(44.6%)	203(47.9%)	247(42.2%)	3.182	0.074
面瘫	213(21.1%)	103(24.3%)	110(18.8%)	4.447	0.035
面部感觉异常	493(48.9%)	200(47.2%)	293(50.1%)	0.836	0.360
耳内疼痛	4(0.4%)	1(0.2%)	3(0.5%)	0.034	0.854
呛咳	99(9.8%)	39(9.2%)	60(10.3%)	0.311	0.577
声音嘶哑	18(1.8%)	9(2.1%)	9(1.5%)	0.479	0.489
视力障碍	82(8.1%)	35(8.3%)	47(8.0%)	0.016	0.899
肢体肌力下降	41(4.1%)	19(4.5%)	22(3.8%)	0.327	0.567
角膜反射消失	153(15.2%)	78(18.4%)	75(12.8%)	5.941	0.015
咀嚼功能障碍	26(2.6%)	14(3.3%)	12(2.1%)	1.532	0.216
眼球外展障碍	17(1.7%)	6(1.4%)	11(1.9%)	0.321	0.571
恶心、呕吐	57(5.6%)	23(5.4%)	34(5.8%)	0.069	0.792
闭目难立	20(2.0%)	9(2.1%)	11(1.9%)	0.074	0.785
眼震	52(5.2%)	22(5.2%)	30(5.1%)	0.002	0.966

注：括号内数为占总数百分比；眩晕、面瘫、角膜反射消失等在 T_3 和 T_4 中有显著差异。

由于前庭神经鞘瘤的临床表现的演变与肿瘤的大小发展有关，故常将肿瘤的表现分为4期：

第1期：肿瘤直径<1 cm，仅有听神经受损的表现，除眩晕、耳鸣、听力减退和眼球震颤外，无其他症状，故常被患者忽视或求医于耳科，临床上与听神经炎不易鉴别。

第2期：肿瘤直径<2 cm，除听神经症状外出现邻近脑神经症状，如三叉神经、小脑半球症状，一般无颅内压增高，内听道可扩大。

第3期：肿瘤直径2～4 cm，除上述症状外可有后组脑神经(第Ⅸ、Ⅹ、Ⅺ对脑神经等)及脑干推移受压症状，并有不同程度的颅内压增高，脑脊液蛋白质含量增高，内听道扩大并有骨质吸收。临床诊断已无困难。

第4期：肿瘤直径>4 cm，病情已到晚期，上述症状更趋严重，语言及吞咽明显障碍，可有对侧脑神经症状，有严重的梗阻性脑积水，小脑症状更为明显，有的可出现意识障碍，甚至昏迷，并可有角弓反张等发作，直至呼吸骤停。

其他常用的分级还有Koos分级和Samii分级，均可作为前庭神经鞘瘤的诊断、鉴别诊断和预后估计、手术方案的制订及临床治疗效果的比较等方面的参考。考虑到个体差异的因素，肿瘤部位、生长速度的不同，临床症状与肿瘤的大小并不如上述分期典型，应灵活应用。

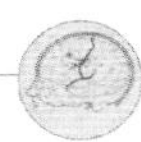

52.5 影像学检查

随着影像技术的不断提高，尤其是 CT 和 MRI 的普及应用，对出现类似临床症状的患者，如能考虑到前庭神经鞘瘤的可能而早期检查，则早期诊断亦不困难且简便易行。

52.5.1 CT 检查

在 CT 检查前庭神经鞘瘤常表现为均匀的等或低密度占位病灶，少数为略高密度；肿瘤内钙化极罕见，不仔细分辨常易遗漏，但在中等以上的前庭神经鞘瘤可依据第 4 脑室移位、环池翼增宽等间接征象来判断脑桥小脑三角的占位征像。增强 CT 肿瘤表现为脑桥小脑三角的高密度区，呈均匀或不均匀强化(图 52-3)，中间可有不规则的低密度区，代表肿瘤的囊变和脂肪变(图 52-4)。约有 80%的病例可出现瘤周的水肿带。

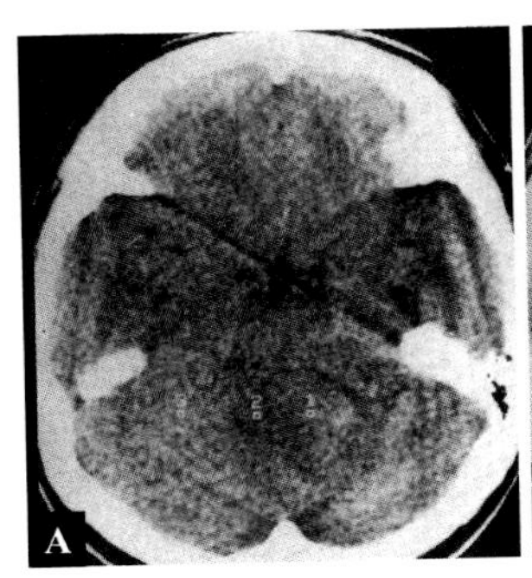

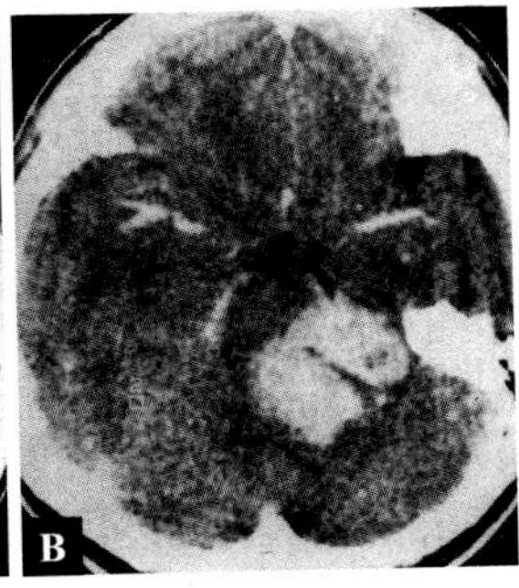

图 52-3 前庭神经鞘瘤 CT 图像

注：A. CT 平扫示第 4 脑室受压向右移位；B. CT 增强示病灶均匀强化，边界清楚，周围伴轻度脑水肿。

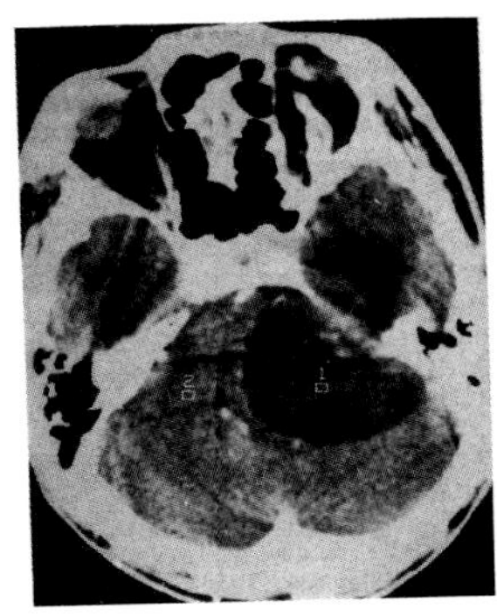

图 52-4 囊性前庭神经鞘瘤 CT 图像

注：CT 增强示左侧脑桥小脑三角区低密度病灶，边界清楚，第 4 脑室受压右移，病灶周围弧形增强。

CT 的骨窗位可显示双侧内听道宽度，并了解有无骨质破坏，51%～85%的病例可见内听道扩大，呈漏斗状(图 52-5)，还可以发现高位的颈静脉球。判断颈静脉球与内听道的距离，可以指导术中磨除内听道的范围。同时还可以了解乳突气房的发育情况，对于防止术后脑脊液漏非常重要。高分辨率 CT 作岩骨的连续体层扫描，可显示内听道内的微小肿瘤。大型前庭神经鞘瘤多伴有脑室系统的扩大。

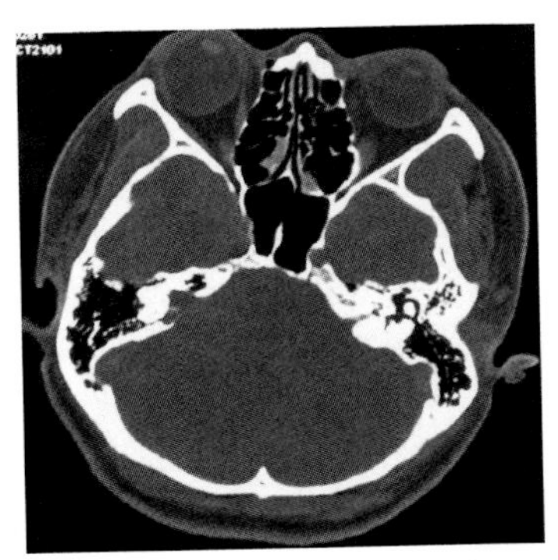

图 52-5 前庭神经鞘瘤 CT 骨窗图像

注：示右侧内听道开口较左侧明显扩大。

52.5.2 MRI 检查

由于 MRI 检查的高对比度、可三维成像和无颅骨伪影影响的特性，已成为诊断前庭神经鞘瘤最为敏感和可靠的方法之一。前庭神经鞘瘤在 T_1 加权图像上为略低信号或等信号、呈边界清楚的占位病灶；T_2 加权则为明显高信号，肿瘤边界可与水肿带混淆(图 52-6)。肿瘤信号可呈均匀一致，也可以有囊变，其囊变区在 T_1 加权显示为明显低信号。少数肿瘤可伴发出血，在血肿与囊变交界处可形成液平。在静脉注射造影剂后，其实质部分明显出现增强，信号上升，但囊变部分无强化。

MRI 可清楚显示前庭神经鞘瘤的大小、形态及与相邻结构的关系。当肿瘤较小(直径 10～15 mm 或更小)时，表现为内听道内软组织块影，尤其在 T_1 加权图像上由于脑脊液为较低信号，与肿瘤信号对比明显，对了解肿瘤的大小、形态极为有利。当肿瘤较大时，表现为扩展至岩尖和脑桥小脑池的圆形或分叶状、边缘清晰的肿块影。在 T_2 加权图像上由于肿瘤和脑脊液均为高信号，与低信号的内听道骨壁

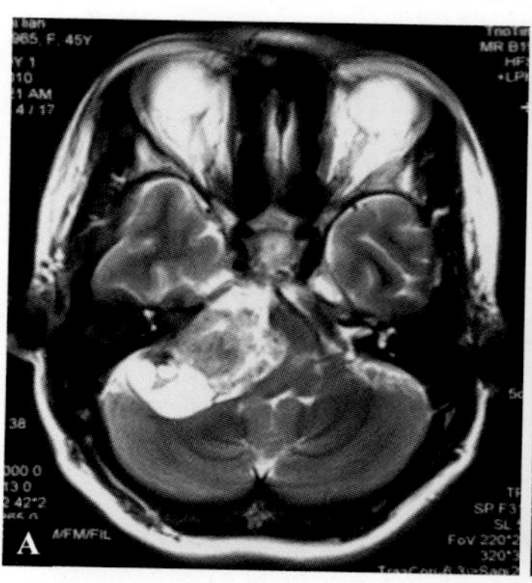
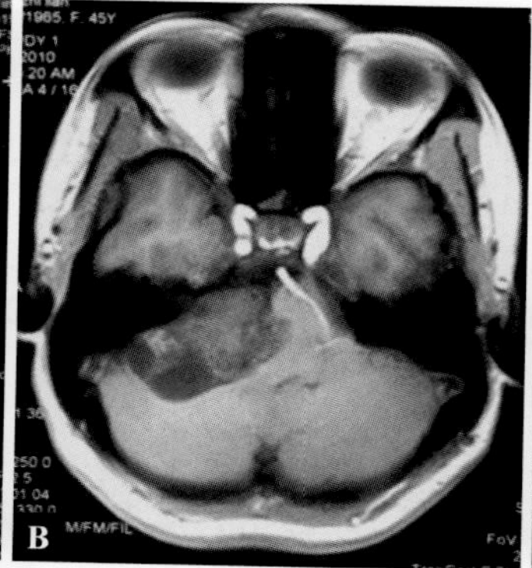
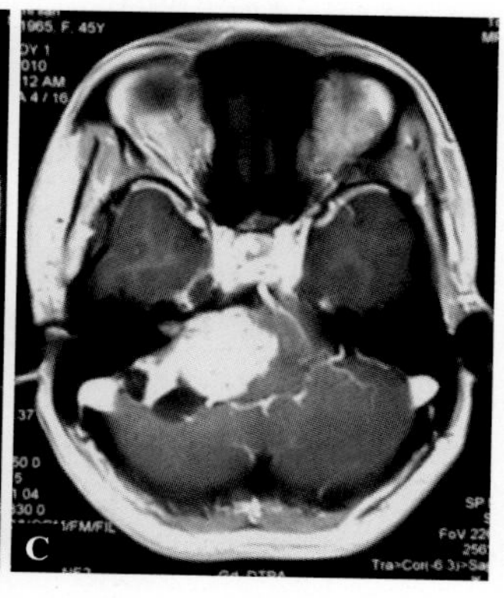

图 52-6　右前庭神经鞘瘤 MRI 图像

注：A. 在 T_1 加权图像上为略低信号或等信号，呈边界清楚的占位病灶，脑干受压；B. T_2 加权为明显高信号，肿瘤边界可与水肿带混淆；C. MRI 增强，实质部分明显强化，呈边界清楚的高信号病灶。

对比明显，可清楚显示内听道(图 52-7)。当肿瘤增大，常伴周围薄层脑组织水肿带，在 T_1 为低信号，T_2 为高信号。在较大的前庭神经鞘瘤可出现明显的脑外占位征象，与 CT 表现相似，但因 MRI 无颅骨伪影，显示尤为清楚。三维、快速自旋回波、长 T_2 序列如 FIESTA 和 CISS，可以提供脑桥小脑三角区详细的脑神经的解剖信息，包括面神经。

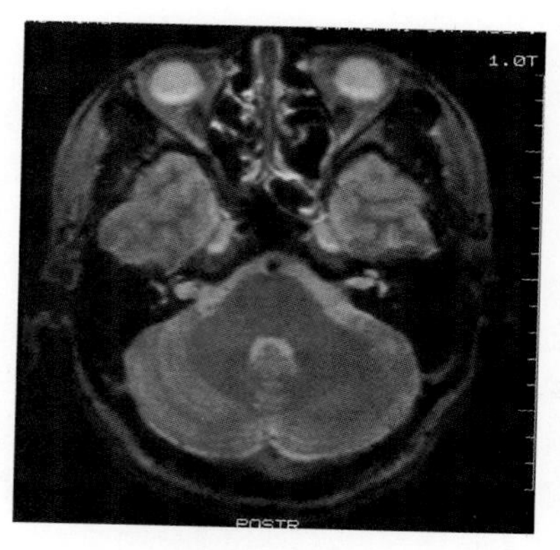

图 52-7　右前庭神经鞘瘤 MRI T_2 加权图像

注：由于肿瘤和脑脊液均为高信号，与低信号的内听道骨壁对比明显，可清楚显示内听道的扩大。

近年来在研究前庭神经鞘瘤的报道中，基于 MRI DTI 技术的纤维追踪技术(DTT)可以帮助实现面神经显像。该技术目前被认为是一种非侵袭性的、可以准确观测大型前庭神经鞘瘤中面神经位置及走行的方法；目前报道面神经 DTI 追踪成功率在 62.5%～100%。该技术已被广泛用于多组脑神经的术前追踪。Churi(2019)等报道了 40 例脑桥小脑三角肿瘤，使用 DTI 技术追踪了面神经、三叉神经及听神经，并与术中发现相比较，发现面神经、三叉神经和听神经的符合率分别为 85%(34 例)、85%(34 例)和 75%(12 例)。华山医院在近年临床工作中也对 28 例患者采用了 DTI 面神经追踪的方法，追踪成功率 100%(图 52-8)，这 28 例患者术后 2 周面神经良好(H-B Ⅰ～Ⅱ级)26 例，2 例患者面神经中等(H-B Ⅲ级)，术后半年 28 例患者面神经预后均为良好(H-B Ⅰ～Ⅱ级)。

52.5.3　X 线平片

摄 X 线平片检查仅用于无 CT 或 MRI 时，可显示内听道的扩大和岩骨嵴的破坏。两侧内听道宽度可有 1～2 mm 的差异，超出则有诊断意义。

岩锥薄分层摄片：可获得内听道全长的图像，并可对双侧内听道宽度进行对比，相差超过 2 mm 以上时具有诊断价值，同时可了解内听道前后壁的骨质破坏情况。

52.5.4　数字减影血管造影检查

DSA 检查已少用，仅用于了解不典型的、可疑富血供的前庭神经鞘瘤的血供及相邻的血管情况或用于鉴别诊断；体积巨大、高血供的前庭神经鞘瘤在 DSA 可出现早期静脉期染色，提示肿瘤存在动静脉分流及动脉化的静脉血管。

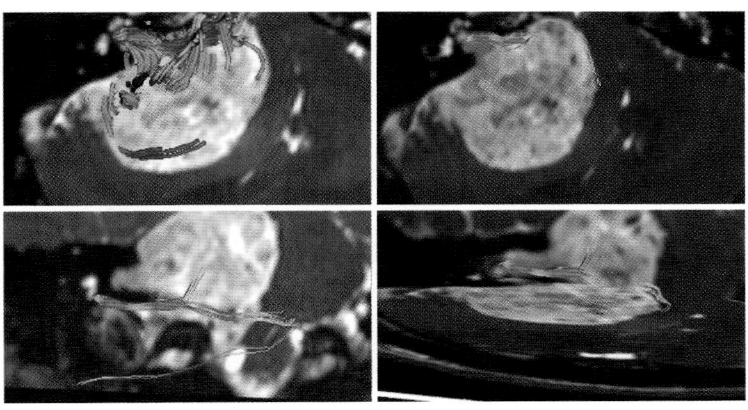

图 52-8 DTI 显示巨大前庭神经鞘瘤术前面神经位置情况

注：可见面神经（红色标记）位于肿瘤的前上方，由脑干端发出伸入内听道。

52.6 实验室检查

52.6.1 听力试验

听力试验主要用于区分传导性或感音（神经）性耳聋。传导性耳聋为中耳病变，感音性耳聋为耳蜗或第Ⅷ对脑神经病变，而前庭神经鞘瘤则被认为是耳蜗后的病变，在肿瘤局限于内听道内时，该类检查具有早期诊断价值。

最简单的听力试验是音叉试验，传导性耳聋为气导＜骨导，即气导骨导比较试验（Rinne）为阴性，而感音性耳聋为气导＞骨导，即 Rinne 试验为阳性；两侧骨导比较试验（Weber），传导性耳聋音偏向患侧，感音性耳聋偏向健侧。音叉试验只是大致了解耳聋的情况，在两耳听力相差太大时，骨导可传至健侧而产生假象，可用电测听机或电生理监测设备进行严格的检查，包括以下内容：

（1）纯音听力检查

前庭神经鞘瘤主要表现为高频纯音听力丧失的感音性耳聋。但不能鉴别耳蜗病变及耳蜗后病变。

（2）语言辨别率测定

测定语音辨别率对判断听力障碍的性质具有较大参考价值，传导性耳聋的辨别率不变，曲线在横坐标上右移；感音性耳聋有语音辨别率的下降，曲线形态有明显不同。前庭神经鞘瘤均有语音辨别率的下降，甚至可低达 0～30%。

（3）听觉脑干反应测定

听觉脑干反应（auditory brainstem response，ABR）测定是较灵敏的听觉检查，对于前庭神经鞘瘤的诊断尤为重要。ABR 可以详细记录听觉刺激引起的耳蜗神经和听路的神经活动，灵敏度 71%～98%，特异度 74%～90%。在微小前庭神经鞘瘤患者，ABR 的灵敏度明显降低。ABR 可用于前庭神经鞘瘤的早期诊断。也可用于术前评估听力保留可能性。

（4）脑干听觉诱发电位

脑干听觉诱发电位（BAEP）是指用短声反复刺激双耳，从头皮电极可纪录到一组由连续的 7 个波形组成的电位活动。在前庭神经鞘瘤中最具特征性的 BAEP 表现是患侧Ⅰ～Ⅴ波的波间潜伏期延长和两耳Ⅴ波的潜伏期差异的扩大，据此可明确区别耳蜗病变和耳蜗后病变，并可发现直径小于 1 cm、普通 CT 难以显示的小型前庭神经鞘瘤。同时，BAEP 也可用于术中听力保护的监护手段。

（5）其他的听力测试

复聪试验（双耳交替音响平衡试验，ABLB）、强度辨别阈试验（DL）、短增量敏感指数试验（SISI），这 3 种试验都是用来判断有无复聪现象。在感音性耳聋中，如耳蜗病变，增加纯音的强度时，患耳响度的增加速度大于正常，因此测定双耳对某一音频判断为等响度时所需增加的分贝（dB）数，患耳必定少于健耳，为复聪阳性。复聪试验可用于鉴别耳蜗器官疾病和耳蜗后病变，耳蜗病变如梅尼埃病、耳蜗型耳硬化、迷路炎等均为复聪阳性，而前庭神经鞘瘤或听神经损伤均为复聪阴性。

另外还有阈音衰减试验（MTDT）、Békésy 听力计试验、镫骨肌声反射试验等，可以从不同角度来测试听力，判断有无前庭神经鞘瘤。

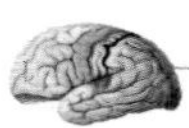

52.6.2 前庭功能试验

(1) 冷热水(变温)试验

冷热水试验可发现患侧的前庭功能消失或减退,是诊断前庭神经鞘瘤的常用方法。但由于前庭核发出的纤维经脑桥交叉至对侧时位于浅部,易受较大脑桥小脑肿瘤压迫,故可有10%的健侧的前庭功能受损。

(2) 前庭神经直流电刺激试验

该试验可鉴别迷路病变与前庭神经病变,用于早期诊断鉴别前庭神经鞘瘤和耳蜗病变。直流电刺激前庭系统时可引起平衡失调及眼球震颤,眼球震颤的快相总是指向阴极一侧;迷路病变该反应存在,而前庭神经病变则完全消失。

52.6.3 面神经功能试验

由于面、听神经同位于内听道内,较小的神经瘤即可影响面神经的功能。如味觉定量试验和流泪试验,患侧的味觉减弱和流泪减少均有助于前庭神经鞘瘤的早期鉴别诊断。

52.7 诊断与鉴别诊断

52.7.1 诊断

按照上述典型的临床表现及病程发展,结合各种听力测试、前庭和面神经功能试验及影像学检查,前庭神经鞘瘤的诊断并不困难。但此时肿瘤多已偏大,神经功能的保留较困难,手术危险性也较大。近年来国内外多致力于前庭神经鞘瘤的早期诊断,即肿瘤仅在第1、2期时就能明确诊断并进行治疗。随着CT、MRI等的普及,只要临床医师有高度的警惕性,对成年人不明原因的耳鸣、进行性的听力下降及时进行各种检查,尤其是CT和MRI等检查,详细的听力检查证明为神经性耳聋且无复聪现象,伴前庭功能减退或消失,则BAEP、ABR、CT内听道摄片及MRI均具有早期诊断价值,且MRI可明确病灶大小、部位及与邻近结构的关系,有利于治疗方法的选择。

52.7.2 鉴别诊断

(1) 与其他原因所致的前庭神经和耳蜗神经损害的鉴别

早期前庭神经鞘瘤应与内耳性眩晕病、前庭神经炎、迷路炎及各种药物性前庭神经损害鉴别,并与耳硬化症、药物性耳聋鉴别,要点为前庭神经鞘瘤有进行性耳聋、无复聪现象,多同时有邻近的脑神经如三叉神经、面神经的症状及体征,伴内听道扩大,脑脊液蛋白质增高,CT及MRI均有相应表现。

(2) 与脑桥小脑三角其他疾病鉴别

1) 脑膜瘤:多以颅内压增高为主要表现,可伴有患侧面部感觉减退和听力下降,常不以前庭神经损害为首发症状,CT和MRI可见肿瘤边界清,肿瘤多呈均匀强化,沿岩骨嵴的肿瘤基底较宽,可有邻近硬脑膜强化的"尾症",可见岩骨嵴及岩尖骨质吸收(图52-9)。

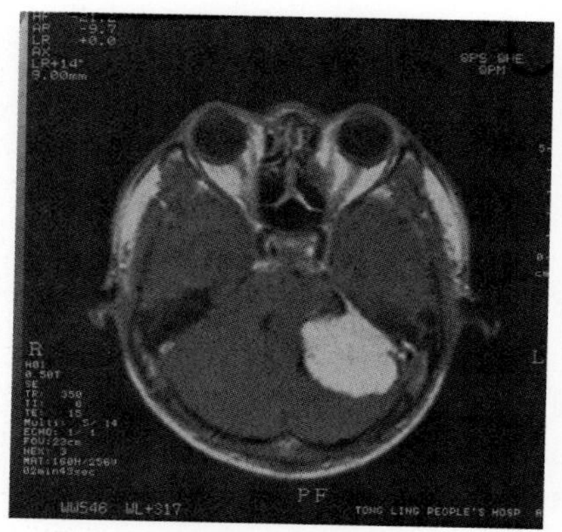

图52-9 脑桥小脑三角脑膜瘤CT图像

注:可见肿瘤边界清,肿瘤多呈均匀强化,沿岩骨嵴的肿瘤基底较宽,可有邻近硬脑膜强化的"尾症"。

2) 上皮样囊肿:病程较长,多以三叉神经刺激症状为首发症状,且多为累及第3支,面、听神经的损害多不明显,多无骨质变化,CT呈无明显强化的低密度影,MRI可见T_1为低或高信号,T_2为高信号,DWI(弥散加权成像)为高信号,与前庭神经鞘瘤有显著不同(图52-10)。

3) 胶质瘤:与前庭神经鞘瘤不易鉴别的胶质瘤多来源于脑干或小脑,长向脑桥小脑三角,一般以颅内压增高及脑干和小脑症状为首发,病变发展快,骨质无变化,内听道不扩大,CT和MRI可见肿瘤内侧面与脑干和小脑多无明显边界(图52-11)。

4) 血管畸形、动脉瘤、蛛网膜囊肿、粘连性蛛网膜炎、脑脓肿等,均较罕见,病史、临床表现各有其特殊性,且与前庭神经鞘瘤有明显不同,CT、MRI及DSA均有其特征性的影像表现,应能鉴别。

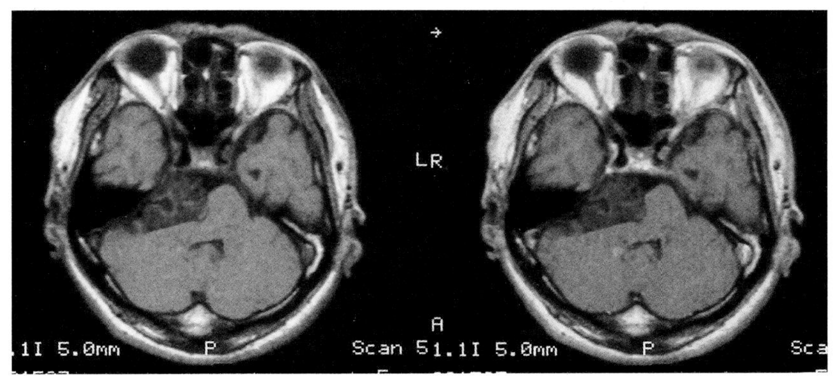

图 52-10 脑桥小脑三角上皮样囊肿 MRI 图像

注:可见 T_1 为低或高信号,T_2 为高信号,无明显强化。

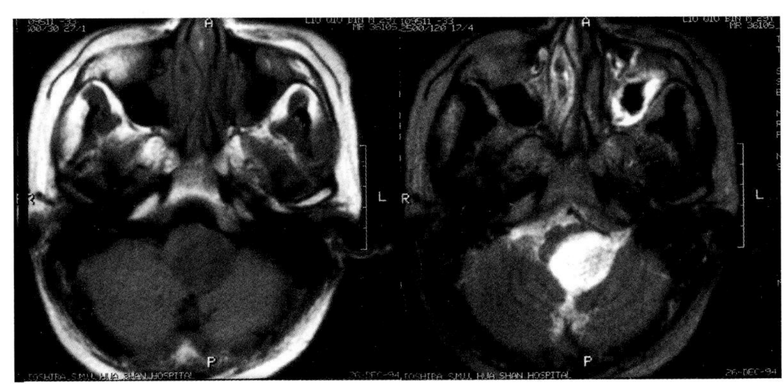

图 52-11 脑桥小脑三角胶质瘤 MRI 图像

注:来源于脑干的胶质瘤长向脑桥小脑三角,内听道不扩大,可见肿瘤内侧面与脑干和小脑多无明显边界。

52.8 治疗

前庭神经鞘瘤基本上属于良性肿瘤,因药物治疗还处于探索阶段,目前治疗还是首选手术治疗,应尽可能安全、彻底地切除肿瘤,避免周围组织的损伤。多数学者认为在达到肿瘤全切除后,可获得根治。随着伽玛刀、射波刀等立体定向放射外科技术的临床应用和普及,部分小型前庭神经鞘瘤(直径<2 cm)和大型前庭神经鞘瘤术后残留者均可使用伽玛刀和射波刀治疗,在肿瘤控制和神经功能保留等方面可获得满意疗效。因此如患者高龄、有系统性严重疾患或肿瘤巨大、与脑干粘连紧密等情况下,不应强求肿瘤的全切除而可作次全切除或囊内切除,残余肿瘤用伽玛刀或射波刀照射。随着显微解剖和显微外科手术技术和方法的不断发展,包括面神经术中监护及术中脑干诱发电位监测等技术的使用,前庭神经鞘瘤的手术全切除率和面、听神经的保留率均显著提高,因此在手术切除和立体定向放射外科治疗、肿瘤全切和神经保留等问题上可以综合考虑,谨慎选择,制订个体化治疗方案。

52.8.1 显微解剖

颅后窝骨性结构的大小因人而异,在不同的个体中横窦距颅后窝底的长度可相差 1 cm 以上,但内听道口基本上在颈静脉孔的前上约 1 cm 左右,可作为定位标志。内听道口直径为 5~7 mm,长约 1 cm,故内听道口的上外侧骨质可磨除约 1 cm,但应注意避免损伤迷路神经。

涉及脑桥小脑三角的脑神经有第Ⅳ~Ⅺ对脑神经等。滑车神经(Ⅳ)位于三叉神经上方,近天幕游离缘,在大型前庭神经鞘瘤的上极手术时应注意。

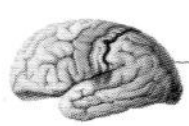

三叉神经(Ⅴ)约在内听道口的前方 1 cm,其位置可因肿瘤大小而变化,但均应在肿瘤的上极。内听道内的神经有面、听神经(Ⅶ、Ⅷ),其解剖大致分布见图 52－12。Koos(1985)报道面神经与较大前庭神经鞘瘤的关系为:在肿瘤前部是 73%,上部为 10%,下部为 8%,后部为 9%。各家报道有出入,但大致接近此数。舌咽神经(Ⅸ)、迷走神经(Ⅹ)及副神经(Ⅺ)均位于肿瘤的后下方,如肿瘤向外侧生长,在处理肿瘤下极时应注意保护。

脑桥小脑三角的血管分布主要有椎基底动脉及其分支,包括小脑上动脉、小脑前下动脉和小脑后下动脉等,这些动脉均参与脑干供血,故手术时应严加保护。内听动脉通常从小脑前下动脉分出,偶可来自基底动脉,更少见的是可同时来自上述两动脉。由于内听动脉是迷路的唯一血供,故如要保留听力则必须保留内听动脉。

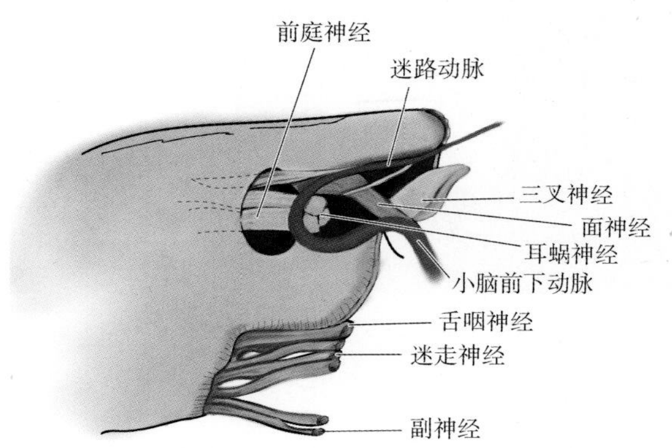

图 52－12　脑桥小脑三角区的脑神经和主要血管分布

值得强调的是,前庭神经鞘瘤属脑外病变,其与周围的脑神经、脑干和血管之间均有蛛网膜间隙,因此在大多数情况下,术中镜下较易分离,可有效避免神经、血管的损伤。故在前庭神经鞘瘤手术中,应重视蛛网膜间隙的辨认和保护。

52.8.2　手术入路和方法

(1) 枕下-内听道入路

枕下-内听道入路是目前最常用的可以保留听力的手术入路。Dandy(1941)创用颅后窝枕下入路治疗前庭神经鞘瘤,并为神经外科医师所普遍应用,成为前庭神经鞘瘤手术的经典入路,但面、听神经常在肿瘤的前下方,故保留面神经较困难。Rand 和 Kurze(1965)改良该入路,在显露内听道口后磨开内听道后唇,形成枕下-内听道入路,从而获得较高的面、听神经保留率。

手术体位有侧卧、仰卧和半坐位,切口可有各种变化,可以根据实际情况,调整切口大小和骨窗的范围,但是需暴露横窦、乙状窦边缘及其交角。有高颅压者可先于侧脑室枕角穿刺,留置引流管,缓慢放出脑脊液。骨窗一般位于一侧枕下,外缘应暴露乙状窦,上缘暴露横窦,枕骨大孔后缘和寰椎后弓不必显露。剪开硬脑膜后,放出小脑延髓池脑脊液,小脑大多能满意蹋陷。小肿瘤(直径≤2 cm)者应先磨除内听道上壁,自内听道内向颅内分离,切除肿瘤(图 52－13)。大肿瘤(直径＞2 cm)者则应先分离肿瘤周围的蛛网膜间隙,囊内分块切除肿瘤(图 52－14),达大部切除后游离囊壁,妥善处理肿瘤周围的神经、血管及脑干面,然后处理内听道(同小型前庭神经鞘瘤),在保留面神经的同时,应争取保留听力,因为约 10%的大型前庭神经鞘瘤(直径＞3 cm)患者可有残余听力,术后听力保留率可达 3%～22%。

(2) 经颅中窝入路

经颅中窝入路也可以保留听力。体位为仰卧位,耳前颧弓上"S"形切口,骨窗 2/3 位于外耳道前方,1/3 在外耳道后方,靠近颅中窝底。确认弓状隆起和岩浅大神经,磨除内听道上区的骨质,达内听道硬脑膜,向内显露颅后窝硬脑膜,向内可暴露面神经管口;手术在肿瘤的前面进行,面神经在肿瘤表面,有利于分离保护面神经。但应注意保护小脑前下动脉袢。

(3) 经迷路入路

经迷路入路仅限于小型前庭神经鞘瘤手术。耳后切口,将岩骨磨除达内听道口,切除内听道内的肿瘤。整个手术可清楚看到面神经、耳蜗神经等与肿瘤的关系,面神经的保留率提高,患者反应轻,恢复快。但因迷路破坏,故听力在术后将完全丧失,且脑脊液耳漏机会多,在较大肿瘤易致颅内出血。

前庭神经鞘瘤手术中多组脑神经监测对脑桥小脑三角的脑神经(特别是面、听神经)功能的保护尤为重要。面神经功能监测主要依赖术中面神经肌电图(EMG)和经颅电刺激面神经运动诱发电位(facial nerve motor evoked potentials, FNMEP)。术前应准备神经电生理监测或面神经监护仪;监测面神经的记录电极插入到同侧的眼轮匝肌、口轮匝肌和颏肌,监测三叉神经运动支的电极置于咀嚼肌,监测迷

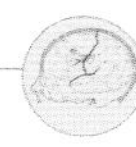

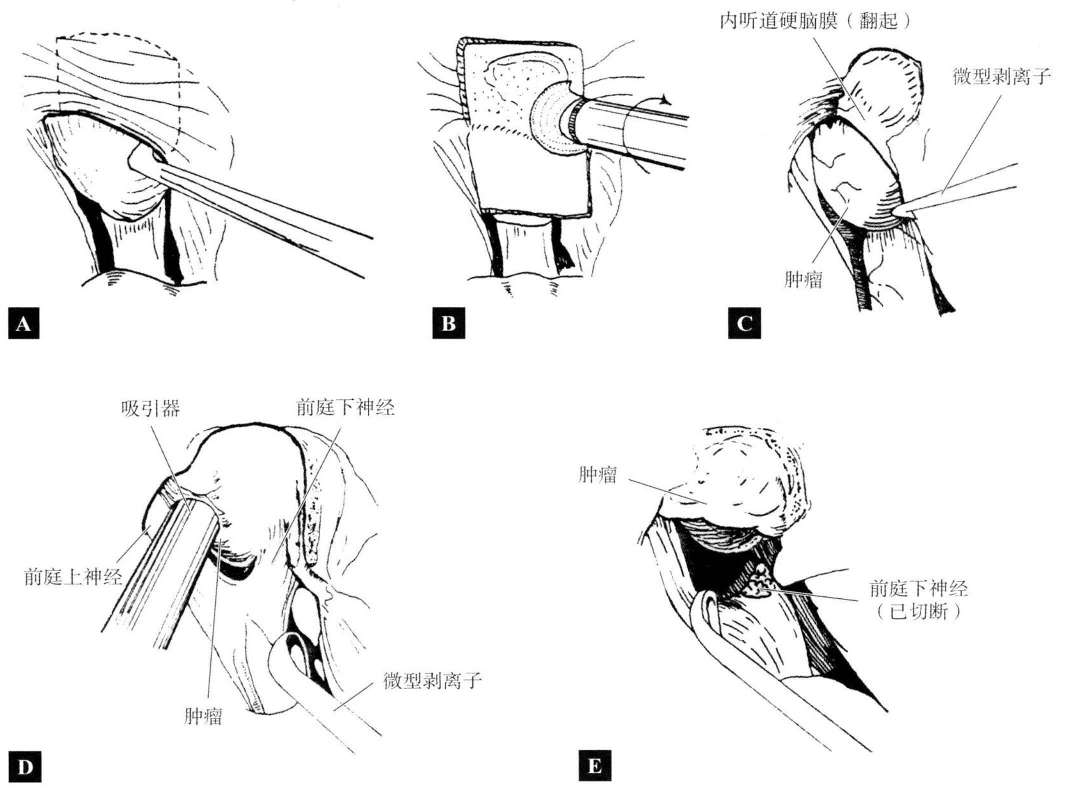

图 52－13　前庭神经鞘瘤(小型)的处理

注：A. 明确内听道后，电凝切开其上壁硬脑膜(虚线所示)，将其翻下；B. 用磨钻磨除内听道上壁；C. 翻起内听道内硬脑膜，暴露其内肿瘤；D. 将肿瘤与听神经分离，显示肿瘤源于下前庭神经；E. 切断载瘤神经，将肿瘤全部游离切除。

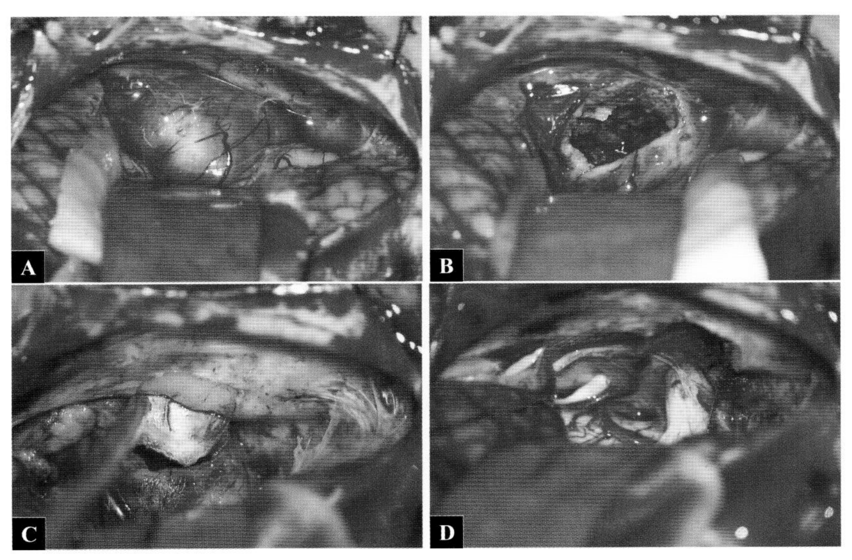

图 52－14　前庭神经鞘瘤(大型)的处理

注：A. 先切开硬脑膜约 2 cm，放枕大池脑脊液，颅内压下降后向内侧牵开小脑半球，暴露肿瘤；B. 分离肿瘤表面的蛛网膜，囊内切除肿瘤；C. 磨开内听道；D. 肿瘤全部切除后。

走神经运动支的电极置于环甲肌，监测副神经电极位于斜方肌。FNMEP的刺激电极阳极位于中央前回面肌运动代表区的头皮投影区域，参考电极位于Cz旁开1～2 cm，刺激强度为60～160 V。铺巾前确认监护仪器工作正常。EMG的神经刺激探头可在术中发现和确认面神经走行(面神经探查)；并且在术末刺激面神经脑干端可判断面神经功能预后(面神经功能判断)。一般来说，面神经探查刺激电流设置在0.35～0.1 mA。术末面神经功能判断的刺激电流设置在0.01～0.1 mA，并且前提必须确保面神经解剖走行完整。术末微小电流(<0.05 mA)刺激面神经脑干端仍能诱发大于100 μV的振幅往往预示面神经功能预后较好。FNMEP的结果可从另一个角度反应面神经功能的完整性。切除肿瘤中每2～3 min即可刺激记录一次。研究发现FNMEP的波幅下降比值对术后面神经功能的预后有良好的预测价值，波幅比值下降>50%预示着面神经功能严重损伤，面神经功能预后不良。

当试图保留听力时，术中的脑干听觉诱发电位(BAEP)、耳蜗电图(ECochG)、听觉动作电位(NAP)监测是必要的。同时术前检查ABR作为BAEP的基线指标非常重要。BAEP的报警标准是V波波幅下降超过50%，潜伏期延长0.8 ms以上。术中当BAEP难以鉴别时，ECochG可以作为BAEP的替代方法。NAP则是直接将耳蜗电极(棉芯电极)放置在听神经上或者脑干附近，可直接记录颅内段耳蜗神经的动作电位，其信号处理基本无延迟，可提供耳蜗神经功能的实时监测。

一般术后的保留听力通常只能达到术前的原有水平，极少会比术前提高，术前患者是否存在有效的残余听力主要根据术前听力检查来评定。其中最有参考意义的为语音感受阈及语音辨别率，语音感受阈≤50 dB，语音辨别率≥50%为有效残余听力。也可以采用AAO-HNS听力评估分级(美国耳鼻咽喉头颈外科学会的听力分级法)，为A～B级者。但在相当部分的患者，听力保留同时会有比较严重的眩晕，并有程度不同甚至严重的耳鸣，造成对健侧听力的干扰，所以在较大的前庭神经鞘瘤是否需要保留听力应慎重，经验是只有在术前有较好听力、术中听神经形态比较好的情况下保留才有较好效果。另外如果认为术中保留了听力，则应在术后3个月左右再复查语音感受阈及语音辨别率，根据结果才可以确定听力是否保留和保留程度。

在前庭神经鞘瘤的手术中，术中的面神经功能保护是最重要的，其次是肿瘤的全切除和听力的保留。患者如果术前就出现严重的面瘫，则术中面神经的解剖保留意义有限。许多研究表明，肿瘤的大小与术后面神经的功能密切相关，肿瘤越大，面神经越容易受损伤。有报道在肿瘤直径>4 cm时，有62.5%的患者术后即刻H-B分级为Ⅲ级或以上；而肿瘤直径<2.5 cm，仅有35.3%的患者术后即刻H-B分级为Ⅲ级或以上；然而，约75%的患者在术后6～12个月后，面神经功能可恢复正常或接近正常。证实即便肿瘤较大，仍然有机会保留面神经功能。

常用的面神经功能评价分级系统是House&Brackmann分级，简称H-B分级(表52-2)。

表52-2 面神经功能评价分级——House & Brackmann分级

级别	程度	描述特征	测量法	功能(%)
Ⅰ	正常	面部所有区域功能正常	8/8	100
Ⅱ	轻度	总体：仔细观察时可察觉到轻微的面肌无力，可有很轻微的联带运动 静态：对称性和张力正常 运动：额，中度以上的良好运动；眼，微用力能完全闭合；口，轻微不对称	7/8	76～99
Ⅲ	中度	总体：两侧差别明显，但无损面容，可察觉到并不严重的联带运动挛缩和/或半面痉挛 静态：对称性和张力正常 运动：额，轻至中度的运动；眼，用力能完全闭合；口，使劲时轻微力弱	5/8～6/8	51～75

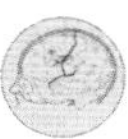

续 表

级别	程度	描 述 特 征	测量法	功能(%)
Ⅳ	中重度	总体:明显无力和/或毁容性不对称 静态:对称性和张力正常 运动:额,无;眼,不能完全闭合;口,使劲时不对称	3/8～4/8	26～50
Ⅴ	重度	总体:刚能察觉到的运动 静态:不对称 运动:额,无;眼,不能完全闭合;口,轻微的运动	1/8～2/8	1～25
Ⅵ	完全麻痹	无任何运动	0/8	0

另外,许多学者认为囊性前庭神经鞘瘤比实质性前庭神经鞘瘤术后更容易发生面瘫。Samii 和 Matthies 发现囊性前庭神经鞘瘤的面神经解剖保留率从 93%降至 88%。但也有学者发现因为肿瘤越大越容易囊变,故当校正了肿瘤的大小后,术后的面瘫发生率并无明显差异。但在囊性前庭神经鞘瘤,有时菲薄的面神经与瘤壁粘连紧密,无法分离,故面神经功能保留十分困难。

目前许多文献比较了不同手术入路的面神经保留率,大多数观点认为中颅底入路对于面神经的损伤影响最大,因为面神经往往位于肿瘤表面,阻挡肿瘤的切除,长时间的牵拉面神经会增加面神经的损伤,影响面神经的功能。经迷路入路由于先暴露面神经,后切除肿瘤,故大多观点认为对于面神经的保护最有优势。但是有些研究认为,不同的手术入路与面神经的功能保留并无太大差别,而术者对于一种手术入路的熟练程度和手术技术是面神经保留的重要影响因素。

近年来,前庭神经鞘瘤手术时中间神经的保护问题逐渐引起更多的重视。中间神经为面神经一非运动支,常黏在面神经运动支上,术中比较难以区分。R. Shane(2015)报道中间神经常发出小分支与面神经运动支及前庭-耳蜗神经相关联,术中极易受损伤。中间神经含交感神经和面神经的躯体神经纤维。在膝状神经节处中间神经分为岩浅大神经和鼓室支,前者管泪腺、鼻和腭腺,后者管外耳道感觉和味觉。据报道,中间神经损伤常引起患者的味觉障碍(18.9%)及泪腺分泌障碍(76.6%),其中,泪腺分泌障碍与面神经运动功能相关联,而味觉障碍与面神经运动功能的恢复无关,因此应该注重中间神经的识别和保护。

确实存在血供异常丰富的前庭神经鞘瘤,多见于青年患者,其肿瘤大多巨大,MRI 检查可见肿瘤周围或肿瘤内部有粗大的血管流空征象,强化异常明显,提示肿瘤血供丰富;DSA 检查可见早期明显的静脉期染色,提示肿瘤存在动静脉分流及动脉化的静脉血管。对于这些高血供前庭神经鞘瘤术前应行 DSA 检查,了解血供情况。有学者报道术前应用聚乙烯醇泡沫对 1 例高血供前庭神经鞘瘤的肿瘤供血血管进行栓塞,但是栓塞后切除肿瘤时术中出血仍很多。因此对这部分肿瘤虽然可以进行术前栓塞,但术中还是要做好仍可能大量失血的准备。高血供的大型前庭神经鞘瘤手术确实具有挑战性;既往报道对此类肿瘤多采用分期手术的方法,即第 1 次手术瘤内减压止血,两三个月后再行残存肿瘤切除,再次手术时肿瘤血供明显减少,二次手术难度大大降低,但也存在第 1 次手术仍然困难和二次手术粘连问题。近期报道多主张可以一期手术切除肿瘤,术中应该注重控制出血,早期控制供血动脉;手术不能像切除血供不丰富的前庭神经鞘瘤那样,先进行最大程度瘤内减压,这样创面大,出血异常汹涌,相当危险。而应该耐心分块切除肿瘤,一旦出血汹猛,且止血困难时,则应快速切除肿瘤,肿瘤切除完全后,出血即可控制。术中可见许多异常血管分布于肿瘤和小脑、脑干表面,管壁通常很薄,如果明确血管位于肿瘤表面可用电凝,如果血管位于脑组织与肿瘤表面交界处,术中应尽量保留,如不能保留也可予电凝。手术仍需注意保护面、听及其他周围脑神经的功能。

52.8.3 手术并发症

进入 20 世纪 90 年代后,虽然手术技术和疗效不断提高,但前庭神经鞘瘤的手术并发症仍无法完全避免,报道常见的有脑脊液漏(8.1%～30%)、颅内感染(3%～10%)、颅内血肿(2%左右)、脑积水(3.7%～43%)、泪腺分泌障碍 76.6%。华山医院

(1999—2013)1 167 例前庭神经鞘瘤手术并发症有脑脊液漏(1.97%)、颅内感染(9.85%)、颅内血肿(1.5%左右)、急性脑积水(1.19%)、面部感觉障碍(10.9%)、共济失调(4.4%)、味觉障碍 1.43%，近年来这些并发症有进一步下降。

常见的神经功能影响仍是面神经功能受损，如术中颅内面神经断端可以确认，接合无张力，应一期进行缝合(图 52-15)；如面神经缺失较多，两端连接不起来或有张力，应行神经移植，一期修复；如面神经断端无法辨认，可于术后 2～4 周内行颅外的面-副神经、面-舌下神经或面-膈神经吻合，于术后 3～6 个月可见到面肌的自主活动。术后由于面瘫、眼睑闭合不能，如伴三叉神经功能影响，则极易形成角膜溃疡导致眼内感染而失明，应及时做眼睑缝合，等神经功能恢复后再拆开。术后应该常规定期评估面神经状况，H-B 分级是最常用的评估标准；同时应该及时进行术后面部的康复训练，确定可以有效促进面神经功能恢复。

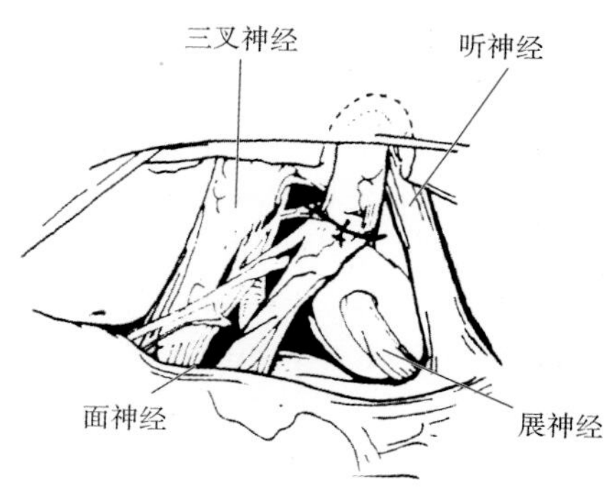

图 52-15 颅内面神经端-端吻合

其他的神经功能影响主要有第Ⅸ～Ⅺ对神经等的脑神经损害，近年来已较为少见，报道约为 2.7%。一旦发生，术后应鼻饲，以防误食和呛咳。待后组神经功能恢复后再拔除鼻饲管。

52.8.4 药物治疗

近年来，由于分子生物学的深入研究，发现膜突样蛋白在神经鞘瘤发生、发展中的重要作用以及可干扰的靶点，为神经鞘瘤患者，特别是双侧前庭鞘瘤者，提供药物治疗手段。

(1) 贝伐单抗

贝伐单抗是一种人单克隆 IgG_1 的抗体，抑制 VEGF，已用于治疗包括胶质母细胞瘤等。V. F. Mautner(2010)报道静滴贝伐单抗 5 mg/kg，1 例治疗 6 个月后肿瘤缩小 40%，听力改善；另一例 MRI 示脑干受压明显减轻，空洞变小，但听力不改善，此例因有高血压，同时服用血管紧张素Ⅰ拮抗剂。S. R. Plotkin(2009)等报道治疗 10 例进展型双侧前庭神经鞘瘤患者，瘤缩小和听力中度改善 9 例。

(2) PTC299

PTC299 是 VEGF 合成上游的抑制剂，通过阻断转录后处理。目前在进行临床Ⅱ期研究。该药物仅对部分患者有效。这是由于血管生成仅是肿瘤增生的一个方面，还须寻找其他作用靶点和进行大样本验证。

(3) 曲妥珠单抗

曲妥珠单抗是 ERBB2(*HER2* 基因的单克隆抗体)受体抑制剂，体外研究证实可抑制前庭脑细胞增生。它与厄洛替尼(也是 ERBB 抑制剂)可抑制裸鼠种植前庭施万细胞生长。

(4) 厄洛替尼

厄洛替尼是一种口服 EGFR 酪氨酸激酶抑制剂。目前用于治疗非小细胞肺癌和胰腺癌。它能促使前庭施万细胞死亡，但临床治疗 11 例双侧前庭神经鞘瘤患者，MRI 未见肿瘤缩小，听力未改善。由于它作用于 EGFR 受体以外肿瘤增生的分子通路，值得进行临床Ⅱ期验证。另一优点是没有细胞毒性化疗剂的不良反应，可长期服用。

(5) 拉帕替尼

拉帕替尼是一种同时抑制 EGFR 和 HER2 制剂，也能抑制 ERBB2 磷酸化。2007 年美国 FDA 批准用于治疗乳腺癌脑转移，效果令人鼓舞。目前正在临床前期研究。

52.9 双侧前庭神经鞘瘤

双侧前庭神经鞘瘤占前庭神经鞘瘤总数的 1%～2%。多为神经纤维瘤病的一种或部分表现，也将其归入 NF-2，为常染色体显性遗传，发病年龄较轻。患者除有双侧前庭神经鞘瘤外，有时可伴有 NF-1 表现，如皮肤、皮下组织、周围神经和脊髓的多发性神经纤维瘤，有时还伴有颅内其他肿瘤如脑膜瘤、胶质瘤等，或伴各种先天性畸形，皮肤上可有棕褐色斑，称为“牛奶咖啡斑”。

双侧前庭神经鞘瘤的手术效果很差，术后听力损害和面瘫的发生率较高，手术的关键在于如何保

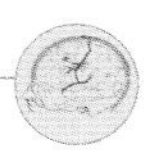

留面神经功能和听力，因双侧永久性面瘫将无法生活，而双侧完全失聪也是正常生活的重大障碍。因此如双侧前庭神经鞘瘤导致明显的颅内高压，威胁患者的生命时，可手术切除一侧较大的肿瘤，保留较小的肿瘤，用伽玛刀或射波刀控制其生长。如双侧肿瘤均较大，可分期手术分别切除，但至少要功能保留一侧的面神经，如一侧保留面神经不佳，则对侧只能作包膜下切除或大部切除，残余肿瘤进行伽玛刀或射波刀治疗，绝不可强求双侧肿瘤的全切除。如双侧肿瘤直径均在 2 cm 以内，均有有效听力，同样建议分期手术分别切除，先手术一侧应全力保留面神经功能和听力，如成功，再切除另外一侧，同样力争保留面神经功能和听力；如不成功，另外一侧可行伽玛刀或射波刀治疗，不应勉强手术。

52.10　前庭神经鞘瘤共生肿瘤

前庭神经鞘瘤共生肿瘤（synchronous tumor）：是指在同一侧脑桥小脑三角区域出现的，与前庭神经鞘瘤伴生的其他肿瘤。前庭神经鞘瘤共生肿瘤非常罕见，目前国际上仅报道 43 例，大多数情况是前庭神经鞘瘤与脑膜瘤共生（65%），亦有报道与肺转移瘤（11.6%）、乳腺癌转移瘤（6.9%）、上皮样囊肿（6.9%）及其他神经鞘瘤（2.3%）等共生。多发性脑桥小脑三角肿瘤是罕见的异质性病变，具有明显的易感性，易致面神经功能不良。可能归因于旁分泌机制同时驱动多个肿瘤生长并增加肿瘤对面神经-肿瘤界面的浸润性或黏附性，故前庭神经鞘瘤共生肿瘤术后面神经功能预后较差。

52.11　恶性前庭神经鞘瘤

恶性前庭神经鞘瘤极为罕见，据报道平均年发生率是 0.017/100 万。具体病因不明，大多数文献集中于假定良性的前庭神经鞘瘤放疗后发生前庭神经鞘瘤恶性变，也有少部分报道没有经过放射治疗的原发恶性前庭神经鞘瘤。多数恶性前庭神经鞘瘤的患者最初表现出与良性前庭神经鞘瘤相符的临床症状，因此早期诊断具有挑战性。但由于肿瘤恶性，生长速度快，症状可能迅速加重，可以出现全中枢转移（22%）。恶性前庭神经鞘瘤推荐手术治疗，对于选择非手术治疗的患者应考虑早期放射治疗和密切临床随访，但预后极差。据报道，54%的患者在明确诊断后 3 个月内死亡。术中全切除肿瘤是改善生存率的唯一因素。

52.12　疗效与预后

由于手术入路的不断改进和显微外科技术的普遍应用，进入 21 世纪以来，前庭神经鞘瘤的手术效果显著提高，手术全切除率已达 90%以上，病死率已降至 0～1%，直径 2 cm 以下的前庭神经鞘瘤面神经功能保留率达 86%～100%，直径 2 cm 以上的肿瘤面神经保留率也在 90%以上，功能保留率在 60%～70%。直径 1 cm 以下肿瘤保留率为 36%～59%，直径 2～4 cm 的肿瘤听力保留率为 1%～29%。

华山医院近 8 年来进行前庭神经鞘瘤规范化治疗的研究，所有病例均为 T_3 以上大型前庭神经鞘瘤（直径>3 cm）；围手术期面神经评估、电测听及术中面神经监护比例达到 100%。采用枕下乳突后入路，常规磨开内听道，术中行多组脑神经监测；三叉神经及后组脑神经的功能保留率达 100%，肿瘤全切除率 100%，病死率 0～1%，术后患者 KPS 大于 90 分者达 100%，面神经解剖保留率达 99.4%；术后常规进行面部康复训练和密切随访；术后 3 年随访面神经良好组（H-B Ⅰ+Ⅱ级）84.9%，中等组（H-B Ⅲ级）7.9%，不良组（H-B Ⅳ+Ⅴ级）7.2%，无 H-B Ⅵ级患者。

伽玛刀或射波刀作为一种基本无损伤、反应轻的治疗方法，适用于直径 2.5 cm 以下的前庭神经鞘瘤。据统计，伽玛刀治疗后，肿瘤的长期（10 年以上）控制率为 92%～96%；约 50%瘤体可见缩小（图 49-16），60%～70%患者的听力保持在术前状态，面神经受损率降低到 1%左右，三叉神经受损率为 1%～2%，术后脑积水的发生率为 2%～5%。射波刀通过实施低分割放射外科治疗，在保存有效听力方面具有更大的优势。

大型前庭神经鞘瘤不主张伽玛刀治疗。术后残留者伽玛刀或射波刀也能有效控制肿瘤生长。

前庭神经鞘瘤为良性肿瘤，预后取决于肿瘤的切除程度。Masafumi 等分析了 74 例前庭神经鞘瘤，全切除、次全切除及部分切除的复发率分别为 2.4%、52%及 62.5%。Michael 等分析了 772 例患者，全切除的复发率为 8.8%。因此在全切除的病例中极少复发，可获得根治，故首先应在努力保留面、听神经功能的前提下争取肿瘤全切除，在未能全

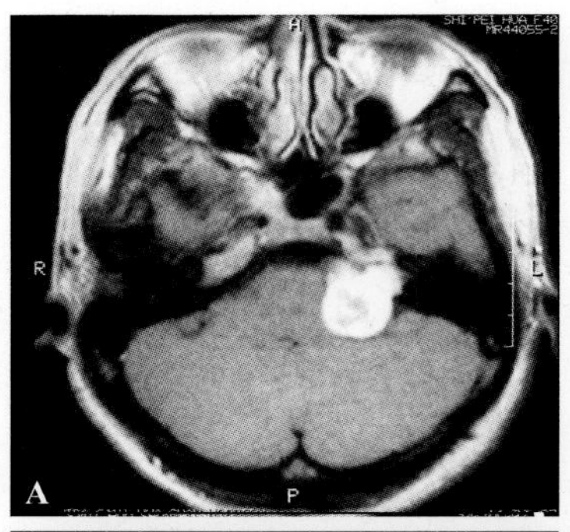
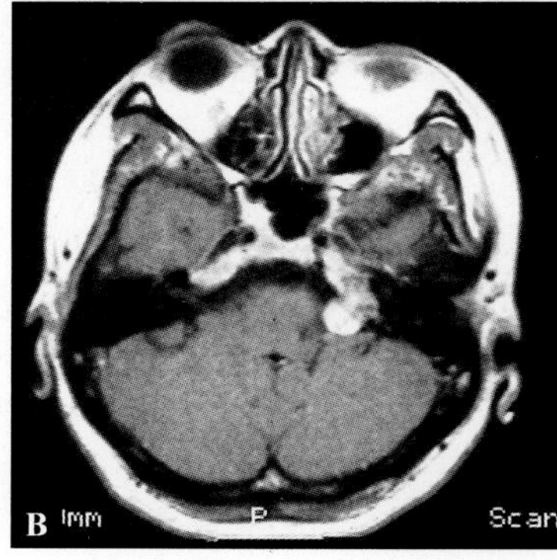

图 52-16　左侧前庭神经鞘瘤伽玛刀治疗前后

注：A. 1997 年治疗前；B. 2000 年复查，肿瘤明显缩小。

切除的病例中，应争取伽玛刀或射波刀治疗，以尽量控制肿瘤生长。

有报道前庭神经鞘瘤年平均生长速率在 0.4～2.9 mm，甚至有些肿瘤会出现自动缩小。Kirchmann 等(2017)报道了 156 例完全位于内听道内的小前庭神经鞘瘤的 10 年随访观察结果，有 3%的患者肿瘤缩小，60%的患者肿瘤没有变化，但有 37%的患者出现肿瘤生长；随访 4.6 年时有 18%患者肿瘤从内听道内生长突破至脑桥小脑三角区域，随访 9.5 年，这一数字增加至 23%；15%的患者保守治疗失败选择手术治疗。纯音听阈均值从 51 dB 增加至 72 dB，AAO-HNS(美国耳鼻喉-头颈外科听力分级)A 级的患者比例从 19%降至 3%；肿瘤增大的患者中听力下降的比率较高。虽然该研究入组病例全部是内听道内的小型肿瘤，肿瘤本身生长就比较缓慢，其结果意义有限，但也说明对于无症状或症状轻微的小型前庭神经鞘瘤，保守密切观察也是可行的。

（钟　平　周良辅）

参考文献

[1] 钟平，周良辅．前庭神经瘤[M]//周良辅. 现代神经外科学. 2 版. 上海：复旦大学出版社，2015：641-652.

[2] ARNAOUT O, PARSA A T, POST K D. Vestibular schwannomas[M]//Winn H R. Youmans and Winn neurological surgery. 7th ed. Philadelphia: Elsevier, 2017:1142-1154.

[3] CARLSON M L, JACOB J T, HABERMANN E B, et al. Malignant peripheral nerve sheath tumors of the eighth cranial nerve arising without prior irradiation [J]. J Neurosurg, 2016,125(5):1120-1129.

[4] CHURI O N, GUPTA S, MISRA B K. Correlation of preoperative cranial nerve diffusion tensor tractography with intraoperative findings in surgery of cerebellopontine angle tumors [J]. World Neurosurg, 2019,127: E509-E516.

[5] GRAFFEO C S, PERRY A, COPELAND W R 3RD, et al. Synchronous tumors of the cerebellopontine angle [J]. World Neurosurg, 2017,98:632-643.

[6] HUANG X, XU J, XU M, et al. Functional outcome and complications after the microsurgical removal of giant vestibular schwannomas via the retrosigmoid approach: a retrospective review of 16-year experience in a single hospital [J]. BMC Neurol, 2017,17(1):18.

[7] HUANG X, XU M, XU J, et al. Complications and management of large intracranial vestibular schwannomas via the retrosigmoid approach [J]. World Neurosurgery, 2017,99:326-335.

[8] KIRCHMANN M, KARNOV K, HANSEN S, et al. Ten-year follow-up on tumor growth and hearing in patients observed with an intracanalicular vestibular schwannoma [J]. Neurosurgery, 2017,80(1):49-56.

三叉神经瘤和颅内其他神经瘤

53.1 三叉神经瘤

三叉神经瘤(trigeminal schwannoma)起源于三叉神经鞘膜，是颅内仅次于前庭神经鞘瘤的另一种常见的神经鞘瘤(neurinoma 或 neurilemmoma)。1846 和 1849 年，Dixon 和 Smith 分别首次报道了起源于三叉神经半月节的原发肿瘤。1918 年，Frazier 首次报道了三叉神经瘤成功切除的案例。1927 年，Cuneo 和 Rand 首次进行了三叉神经瘤系列临床病例报道。从那以后，三叉神经瘤已有数百例的报道。但是早期的报道，手术全切除率低，为 33%～58%，病死率和病残率高；随着神经影像诊断、显微神经外科及颅底外科技术的发展，三叉神经瘤的发现率和临床手术效果有了很大提高，目前手术全切除率达 90%以上，病死率为 0～1%，病残率明显降低。

53.1.1 发生率

三叉神经瘤虽然属颅内第二常见的神经鞘瘤，但实际上比较少见，占颅内肿瘤的 0.2%～1%，占颅内神经鞘瘤的 0.8%～8%。按肿瘤的发生部位和生长方向，三叉神经瘤可分为颅中窝型(来源于三叉神经半月节)、颅后窝型(来源于三叉神经根鞘膜)、哑铃型(即骑跨颅中、后窝，来源于三叉神经半月节或三叉神经根鞘膜)、周围型(源于三叉神经节前周围支)以及混合型(上述各型的联合)。综合文献和华山医院近 20 年资料共 624 例，其中 37.6%为颅中窝型，18.7%为颅后窝型，33.6%为哑铃型，10%为周围型(图 53-1)。年龄分布为 14～65 岁，男、女发病率无明显差别；大致平均分布于左、右侧；病程大多较长，可有几个月至十几年。

三叉神经瘤大多为良性肿瘤，恶性者少见，约占大组病例的 2.5%(McCormick，1988)至 7.9%(Day，1998)。

53.1.2 病因

三叉神经瘤起源于外胚层，其神经的鞘膜细胞增生瘤变，逐渐形成肿瘤。由于三叉神经的解剖上的特殊性，三叉神经根从脑桥发出，穿过脑桥小脑三角上部，在其跨越岩骨尖进入 Meckel 囊(位于颅中窝内侧的硬脑膜反折形成的腔)以前，三叉神经位于硬脑膜下的蛛网膜下腔。在 Meckel 囊三叉神经感觉

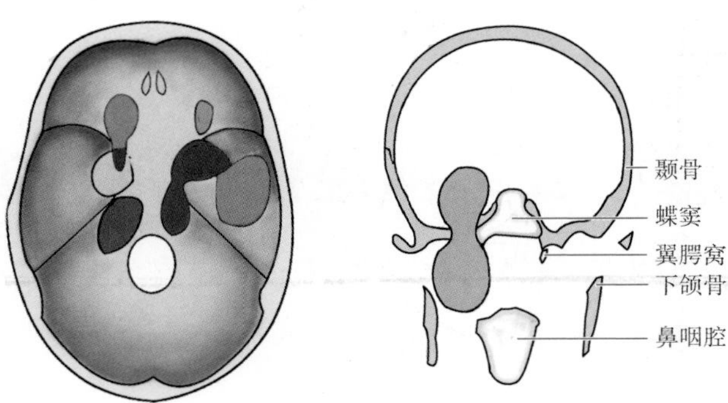

A. 三叉神经瘤分型区域

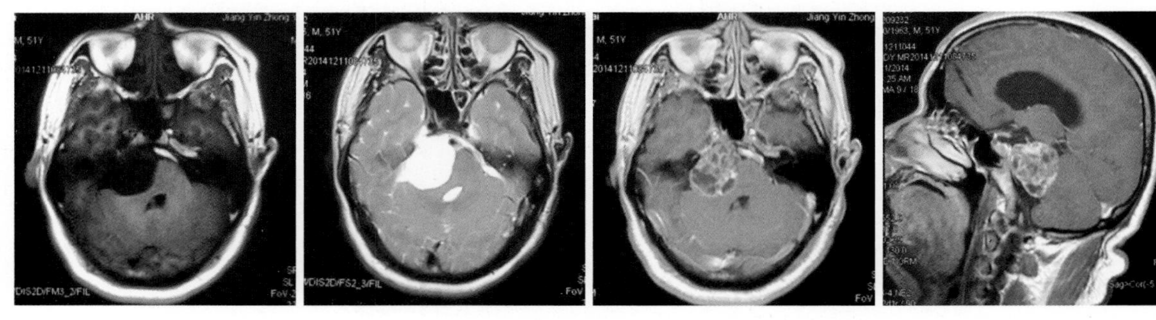

B. 颅后窝型

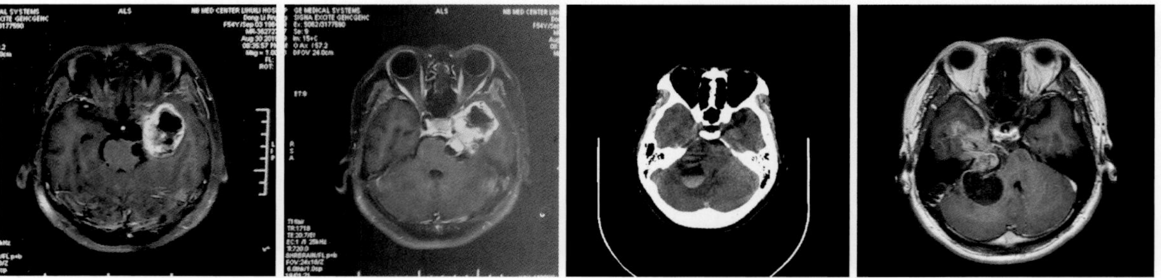

C. 颅中窝型　　D. 哑铃型

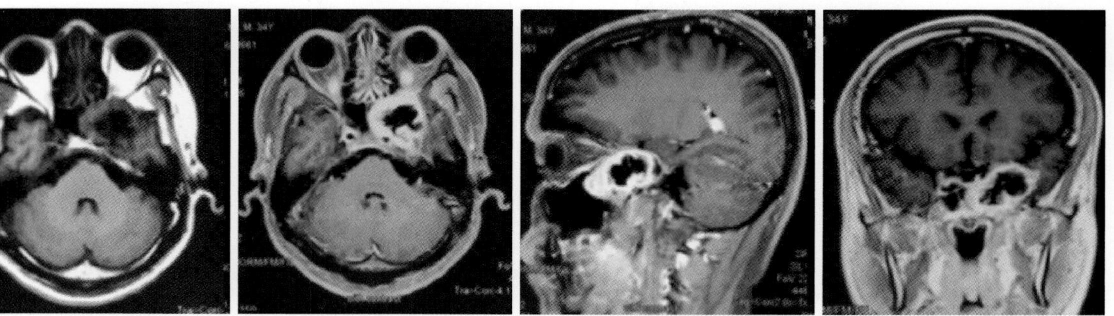

E. 周围型

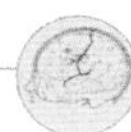

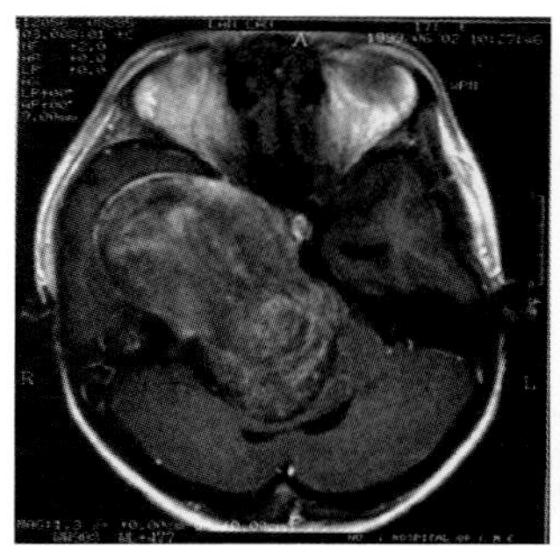
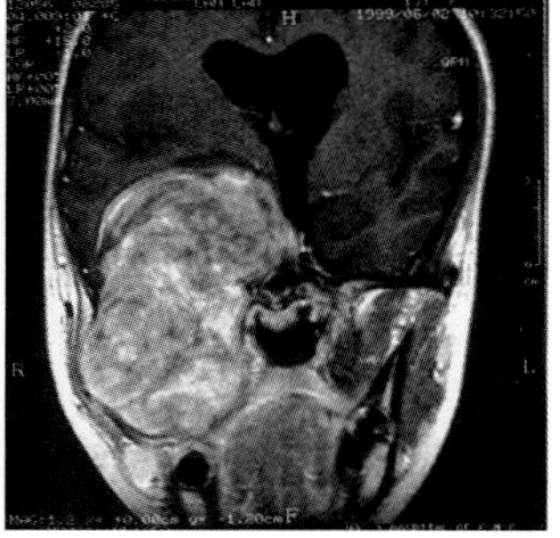

F. 混合型

图 53-1　三叉神经瘤分型

根和运动根相互交汇合成半月神经节，后者发出三叉神经 3 个周围支。因此半月神经节和其 3 个分支均位于颅中窝底的硬脑膜夹层内，其中第 1、2 支还经过海绵窦内。所以，肿瘤发源于三叉神经根者，位于脑桥小脑三角；长于半月神经节及其节后神经丛者位于 Meckel 囊内，肿瘤大时可向后长入脑桥小脑三角，向前长到颅中窝、海绵窦等。源于第 1、2 支的肿瘤，初在硬脑膜夹层内，增大以后长入海绵窦。第 3 支来源的肿瘤位于海绵窦外的硬脑膜夹层内，长大可占据颅中窝，甚至达翼腭窝。巨大的三叉神经瘤可由上述各部位肿瘤发展而来，也可能是不止一个起源点。由于肿瘤在岩骨尖处受硬脑膜和骨质的限制，因此形成肿瘤在中、后颅瘤体较大，而中间较小的“哑铃形”，这是三叉神经瘤重要的形态学特点。

三叉神经瘤大多为散发，无遗传因素的影响；少数情况可与其他脑神经神经鞘瘤或神经纤维瘤伴发，则见于神经纤维瘤病Ⅱ型（NF-2）。

53.1.3　病理

三叉神经瘤从大体标本来看，有完整包膜，肿瘤的实质部分外观色灰黄至灰红色，质地大多较脆，有时也可因瘤组织的退行性变或脂肪性变而偏软、偏韧，呈淡黄色；瘤内常有大小不等、多房性的囊变，内含淡黄色囊液，部分肿瘤可几乎全部囊变。哑铃型肿瘤颅后窝部分一般与脑干、小脑及相邻脑神经有明显的蛛网膜边界，但颅后窝型和 Meckel 囊内的肿瘤与三叉神经黏着较紧；海绵窦硬脑膜夹层内的肿瘤一般边界清楚，其表面的三叉神经粘连较少。肿瘤的血供主要来自三叉神经本身，包括从基底动脉发出的脑桥动脉、小脑上动脉及小脑前下动脉等都可有分支供应肿瘤，肿瘤血供可从中等至异常丰富。

三叉神经瘤多为单发，一般均为严格意义上的神经鞘瘤，肿瘤的包膜不侵犯载瘤神经的纤维束，而与载瘤神经的外膜黏着。在组织学上由梭形细胞（Antoni A 型）和小的星状细胞（Antoni B 型）组成，瘤内的间质主要为网状纤维，胶原纤维很少，多伴有各种退行性变（如脂肪变性）、色素沉着及小区域的出血坏死。它异于神经纤维瘤，后者累及神经和神经鞘膜。

三叉神经瘤基本上为良性，少数恶变者为恶性神经鞘瘤和黑色素性神经鞘瘤。黑色素性神经鞘瘤占所有神经鞘瘤的 1%，好发于脊神经，其他可见于皮肤、软组织、骨、内脏等；颅内相当罕见，以位于三叉神经居多。其特征是能够产生黑色素，但细胞超微结构类似于神经鞘瘤，病理特征是：S-100 阳性，有“砂粒体”结构，Ki-67 低于恶性肿瘤，Masson-Fontana 染色可见黑色素结节，网状结构和神经鞘瘤相同。组织学特征为良性，但生物学特征易复发或转移。

53.1.4　临床表现

三叉神经瘤的临床表现取决于肿瘤起源点和生长方向。三叉神经瘤常以一侧三叉神经有关的症状起病，其中最常见的是一侧面部麻木、感觉减退，约占 70%，可伴有角膜反射减退或消失，继之为面痛和咀嚼肌的无力和萎缩。面痛多为钝痛和刀割样痛，无扳机点，且持续时间长，多超过 30 min，一般药物治疗无效，同时伴有三叉神经感觉支的运动支受损的其他症状，有别于原发性三叉神经痛。

随着肿瘤增大可出现相邻结构受损的症状和体征。由于肿瘤起源的部位、发展方向和肿瘤大小不同，临床表现有较大差异；肿瘤主要位于颅中窝者，可出现一侧视力障碍、动眼神经麻痹、同侧眼球的突出等，有时可伴有颞叶癫痫症状。肿瘤主要位于颅后窝者，可出现耳鸣、听力下降、复视、面瘫、步态不稳或共济失调等面、听神经及舌咽神经的症状；有报道早期出现听力下降，可达28%。可能与肿瘤侵犯岩骨，破坏了内耳结构，导致传导功能障碍。约26%的病例可见单纯的展神经麻痹而无三叉神经症状，可能与肿瘤侵犯 Dorello 管，压迫展神经有关。并可伴小脑症状。无论肿瘤位于颅中、后窝，后期均可出现颅内高压症状和脑积水等。必须指出，上述临床表现均非三叉神经瘤特有，而且约10%肿瘤可以长得相当大，却不引起明显临床表现。

53.1.5 影像学检查

对有上述临床表现的患者，进行详细的影像学检查是必要的，有助于明确诊断。

（1）MRI 检查

MRI 检查是本病的主要检查方法。肿瘤呈边界清楚的类圆形占位病灶，位于颅中窝底和/或颅后窝，T_1 加权为等信号或略低信号，T_2 加权为高信号，注射造影剂后肿瘤呈均匀或不均匀强化，也可见肿瘤呈哑铃状骑跨于颅中、后窝；囊变的肿瘤不少见，其在 T_1 加权为低信号，T_2 加权为高信号，造影后呈环状增强（图 53-2）。MRI 还可以显示肿瘤生长方向，与周围神经、血管的关系，利于手术入路的选择。

（2）CT 检查

CT 检查肿瘤影像信号呈均匀的等密度或略低密度，少数为低密度或略高密度，也可为混合密度，增强后大多数肿瘤表现为均匀或不均匀强化；肿瘤完全囊变时，可见肿瘤周边环状强化。较大肿瘤可见中线结构的移位和梗阻性脑积水。骨窗位可见颅中窝或岩骨骨质的破坏吸收，圆孔、卵圆孔扩大或破坏（图 50-3）。

（3）X 线平片

已较少应用。可见典型的岩尖骨质的破坏和吸收，边缘可较清晰，圆孔和卵圆孔扩大；肿瘤较大时，可伴有患侧中颅底骨质的破坏和吸收、鞍底下陷、眶上裂扩大等。

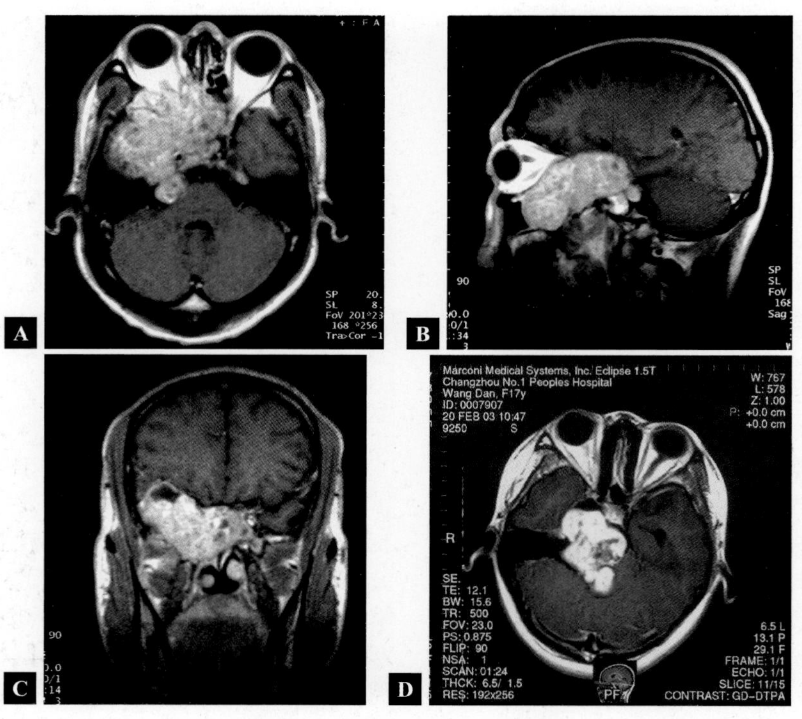

图 53-2 三叉神经瘤 MRI 图像

注：A、B. 右侧颅中窝三叉神经瘤的 MRI 水平位和矢状位成像，肿瘤呈不均匀强化，边界清楚；C、D. 右侧哑铃型三叉神经瘤骑跨颅中、后窝，呈均匀强化，边界清楚。

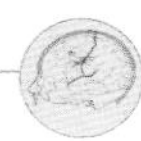

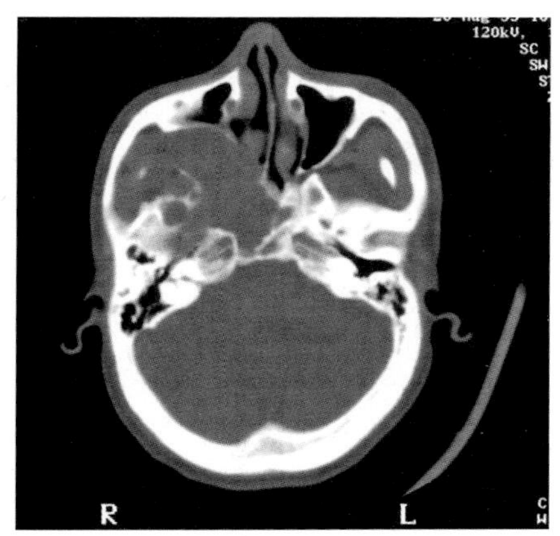

图 50-3 右侧三叉神经瘤 CT 骨窗位图像

注:见颅中窝骨质破坏。

(4) 脑血管造影

已较少用。当 MRI 提示血管受影响时,可选用 CTA、MRA(图 53-4),少用 DSA。

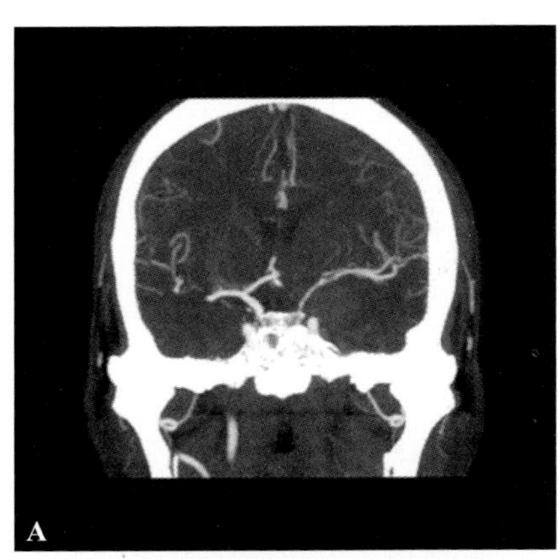

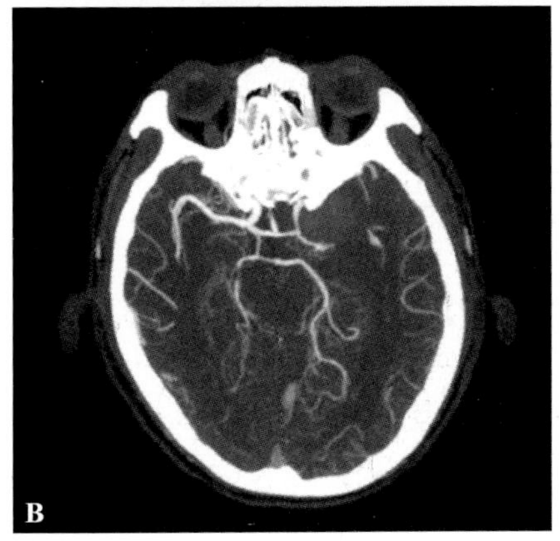

图 53-4 CTA 显示基底动脉及其分支被肿瘤向右推移

53.1.6 诊断与鉴别诊断

三叉神经瘤的诊断主要依据三叉神经损害的症状和影像学的改变。典型病例首发症状多为三叉神经痛及三叉神经分布区内的感觉和运动障碍。由于肿瘤起源的部位、发展方向和大小的不同,临床表现可有较大的差异,诊断应注意首发症状。根据临床症状及影像学表现,尤其是 MRI 的应用,三叉神经瘤的诊断应不困难。

三叉神经瘤主要应与颅中窝和脑桥小脑三角的其他肿瘤鉴别。在颅中窝应与颅中窝底的脑膜瘤、海绵状血管瘤、胆脂瘤、黑色素瘤等鉴别,根据这些肿瘤的临床表现和 CT 及 MRI 等影像学特点较易区别。在颅后窝与伴有三叉神经功能障碍的前庭神经鞘瘤鉴别有一定困难,因颅后窝的三叉神经瘤早期可伴有听力减退(28%),常有颅后窝型三叉神经瘤术前误诊为前庭神经鞘瘤。应根据典型的三叉神经感觉和运动障碍,X 线片和 CT 岩尖骨质的破坏吸收,而内听道正常,及 MRI 表现加以鉴别。与脑桥小脑三角的其他肿瘤较易区别。

53.1.7 治疗

三叉神经瘤为良性肿瘤,其治疗主要为手术切除。手术入路应根据肿瘤部位而定,应力争全切除肿瘤,防止肿瘤复发。而术后残留肿瘤及较小复发肿瘤也可使用伽玛刀或射波刀治疗。

(1) 显微解剖

中颅底硬脑膜由 2 层组成,中间结构疏松,其内有三叉神经分支走行。海绵窦则属于硬脑膜间腔,其外侧壁由外硬脑膜层和内固有层组成。中颅底硬脑膜内层向前延续为海绵窦外侧壁硬脑膜,至眶尖与神经血管共同鞘相连。前、中颅底硬脑膜外层在侧裂区融合成硬脑膜索带附着于眶上裂及眶尖神经血管共同鞘,相互间无明确解剖分界。

(2) 手术入路和方法

三叉神经及其肿瘤的解剖特点决定手术入路的选择,颅中窝型、周围型、混合型及哑铃型三叉神经瘤多可采用扩大中颅底硬脑膜外入路,哑铃型者可同时去除颧弓、眶外侧壁,瘤长入眼眶可去除眶壁,瘤长入翼腭窝者则去除颧弓。肿瘤局限于颅后窝者可采用枕下乙状窦后入路。

1) 扩大中颅底硬脑膜外入路:颅中窝型、哑铃型、周围型和混合型者均可应用。

颅中窝型三叉神经瘤起源于三叉神经半月节，肿瘤位于 Meckel 囊内，向颅中窝的方向生长，常被海绵窦的内膜包裹。传统上，颅中窝型三叉神经瘤可经翼点外侧裂入路、颞下入路、额颞间入路或额颞硬脑膜外入路切除。这些入路是基于硬脑膜外暴露三叉神经半月节的方法改良，为肿瘤切除提供了足够的暴露，但需要非常充分的脑组织牵拉，以暴露肿瘤，并需牺牲岩骨尖的脑桥静脉。随后，Dolenc 首先描述了改良硬脑膜外入路，提供更直接的暴露肿瘤的途径，并最大限度地减少了所需的脑组织牵拉。Dolenc 的方法包括额颞部开颅术、眼眶去顶术、暴露眶上裂、磨除前床突和颅中窝前壁，并且卸除颧弓以获得更低角度的视野，减少对大脑的牵拉。但对大多数三叉神经瘤而言，硬脑膜外手术并不需要切除眶外侧壁和磨除前床突，Dolenc 的入路牵涉的周围结构太多，入路创伤较大。华山医院使用改良的扩大中颅底硬脑膜外入路，采用颧弓翼点入路，充分磨除中颅底外侧骨质达棘孔、卵圆孔、圆孔沿线，从外侧分开海绵窦夹层可以很方便暴露肿瘤，适用于所有颅中窝型、哑铃型、周围型和混合型肿瘤。

如果哑铃型肿瘤同时侵犯海绵窦和颅中、后窝，且颅后窝肿瘤相当大；或肿瘤经放射治疗粘连严重者，经岩骨或幕上下联合锁孔入路可以获得更好的暴露范围，也提倡颞下经小脑幕入路。周围型肿瘤可延伸至上颌窦、翼腭窝和颞下窝。诊断时会发现颅外部分三叉神经瘤通常比颅内大。这些肿瘤的经典治疗方法同样可以采用中颅底硬脑膜外入路，也可以采用耳前-颞下入路。有明显的颅内侵犯或者眼眶侵犯，可以结合眶-颧弓开颅术。

具体手术步骤如下：患者仰卧，患侧肩下垫小枕，头转向对侧 90°，或顶下倾 10°；额颞经眶-颧弓入路皮肤切口。骨窗大小和硬脑膜游离范围取决于颅中窝肿瘤的大小。如肿瘤累及整个海绵窦，需经硬脑膜外暴露全部海绵窦；如肿瘤仅累及三叉神经第 3 支(V_3)和半月节，则仅暴露海绵窦后半部的 V_3 和半月节。因此，应根据术前 MRI 显示肿瘤大小和范围决定硬脑膜游离和颅底骨切除范围。由于哑铃状三叉神经瘤多扩大三叉神经孔，从中颅底切除颅后窝肿瘤，可经此扩大的三叉神经孔进行，多不必磨除岩骨尖。

中颅底肿瘤的暴露和切除：由于三叉神经节后分支位于构成海绵窦外侧壁的颅中窝硬脑膜夹层内，半月节在海绵窦外的硬脑膜夹层，三叉神经瘤多由半月节或节后某一分支长出，因此，这些不仅利于硬脑膜夹层分离，而且可争取既切除肿瘤，又保留未受累三叉神经。由于肿瘤起源的生长方向不同，节后三叉神经分支可位于肿瘤包膜表面或深面，要注意分辨。展神经和颈内动脉多位于肿瘤的腹侧，动眼和滑车神经则在肿瘤的内侧的背面或腹侧，选择神经间隙处游离和切开肿瘤包膜。肿瘤质地多脆软，可吸除或分块切除，少数较坚韧（多见于放疗后）者需锐性切除；待瘤体缩小后，游离和切除瘤包膜。由于三叉神经瘤与周围神经、血管结构多无粘连（曾放疗者除外），可小心分离后切除。

颅后窝肿瘤的暴露和切除（图 53－5）：由于肿瘤经扩大的三叉神经孔从颅中窝长入颅后窝，在切除颅中窝和海绵窦内的肿瘤后，可循肿瘤的后极找到扩大的三叉神经孔。三叉神经孔由岩骨嵴和构成小脑幕的硬脑膜韧带构成。肿瘤长期作用下该孔可扩大，使直径达 1.5～2 cm，因此一般不需磨除岩骨即可经此孔切除颅后窝的肿瘤。先瘤内切除肿瘤，再游离包膜。由于三叉神经瘤的包膜与三叉神经孔的硬脑膜有粘连，要小心分离后，才能见到颅后窝的神经、血管结构。肿瘤的切除方法同颅后窝型，但由于手术入路方向不同，本入路是从额颞硬脑膜夹层-硬脑膜内入路，肿瘤的外侧是岩骨和小脑幕，肿瘤的内侧是脑桥、小脑上动脉和展神经，肿瘤背侧或背下侧是面神经与听神经、后组脑神经、小脑前下动脉等，肿瘤腹侧是基底动脉，手术时应注意分辨，小心操作。基底动脉及其分支多被肿瘤推移，少被包绕，术时易与肿瘤分离。但曾放疗过的肿瘤，其包膜与脑干和血管粘连紧，有时会增加肿瘤切除的困难。对不易分离的包膜可遗留，以策安全。由于术者的视角是从额颞底部经三叉神经孔进入颅后窝，眶颧骨切除不仅减少脑组织牵拉，而且提供良好无阻挡视野。通过调整手术显微镜的投射角度，经三叉神经孔，达到充分显露（图 53－6）和切除颅后窝肿瘤。

肿瘤全切除后，翻起的硬脑膜应复位并严密缝合。

2）枕下乙状窦后入路：同前庭神经鞘瘤，肿瘤完全位于幕下者可采用。

患者侧卧或仰卧位，常规枕下骨窗。由于肿瘤从三叉神经根长出，位于脑桥小脑三角的上部，面神经、听神经位肿瘤的下外侧，展神经在肿瘤的深面，

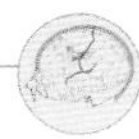

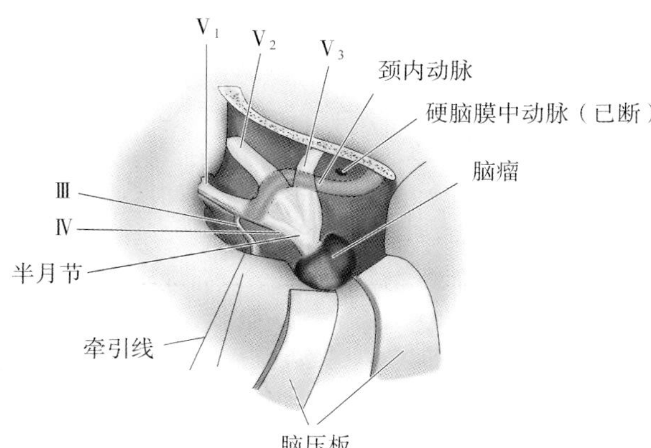

图 53-5 哑铃型三叉神经瘤

注：颅中窝的肿瘤已切除，显露海绵窦神经、血管结构和扩大的三叉神经孔内的肿瘤。

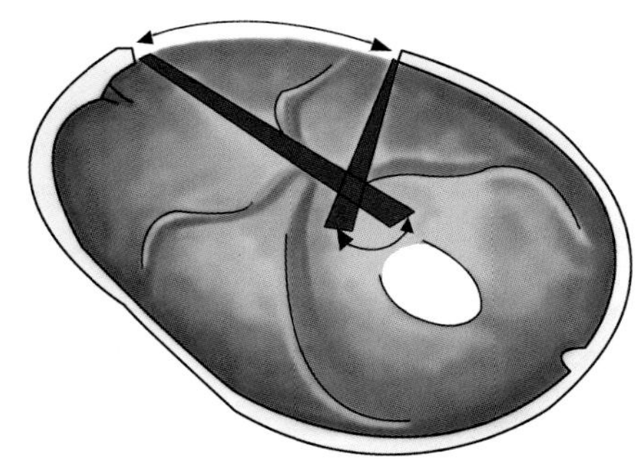

图 53-6 利用额颞眶颧入路扩大经三叉神经孔的暴露

基底动脉和小脑上动脉位肿瘤内侧深面，手术操作时要注意保护；另外受肿瘤侵袭的小脑上动脉必须保留，应该选择性地电凝切断供血肿瘤的分支血管。小的肿瘤，可游离后完整摘除；大的肿瘤，应先于肿瘤囊内切除，再游离瘤包膜。由于三叉神经瘤有完整包膜，与周围神经、血管结构可分离。但是，放射外科照射过的肿瘤，包膜与周围神经、血管粘连严重，分离时要特别小心，如遇患者心率突然减慢，不应强行分离；由于三叉神经瘤生长缓慢，可遗留小片残留，患者可长期无症状生存。

3）颅底内镜手术：近期有报道鼻颅底内镜经鼻蝶侧方上颌窦入路切除三叉神经瘤，经鼻内镜入路的总切除率为63%～100%。内镜手术的并发症包括三叉神经病变（45%）、干眼（54%）和展神经麻痹（9%）。

（3）*手术疗效与并发症*

华山医院神经外科早期（1978—1984）应用硬脑膜下入路手术35例患者，后期（1985—2003）除颅后窝型应用枕下硬脑膜下入路外，均用中颅底硬脑膜外入路。肿瘤全切除率在早期35例和后期187例分别为45%和87%（$P<0.001$），出院时神经功能改善或稳定早期和后期组分别为53%和60%。手术死亡早期组1例，后期组0。随访2～20年，平均10年，KPS≥90分，早期和后期分别为60%和77%，70～80分为40%和23%。复发早期3例、后期1例，为不全切除者。

常见的手术并发症主要为神经功能障碍，包括动眼神经麻痹、面瘫、听力下降和三叉神经及展神经损害等。大多数神经功能障碍均可恢复，但仍可遗留不同程度的三叉神经感觉障碍（37%左右）和咀嚼肌萎缩（20%）。

其他的并发症有脑脊液漏、颅内感染、颅内血肿和脑积水等。故手术时应严密缝合硬脑膜，填补修复颅底，防止脑脊液漏。

（4）*放射治疗*

伽玛刀或射波刀适用于肿瘤不全切除、复发或小肿瘤（直径≤3 cm）或患者不能耐受手术者。应注意，少数肿瘤伽玛刀治疗后会有暂时的肿瘤体积增大，但随访中会缩小，提示为肿瘤伽玛刀后一过性水肿。多项研究表明，伽玛刀对治疗三叉神经瘤有效，伽玛刀被认为是治疗直径<3 cm的残留或复发肿瘤的一个重要的辅助方法。放射外科的目的是实现对肿瘤生长的控制，而不引起额外的脑和神经组织损伤。截至2015年，已报道了有超过500名患者放射外科治疗的结果，报道患者中的平均边缘辐射剂量范围为13.1～18.5 Gy，5年后肿瘤控制率从84%至100%不等，较小的病变显示对放射治疗反应较好，但是较大病灶因手术高风险的患者用放射治疗也逐渐地形成一种趋势。在不同报道中并发症率都非常低，其中面部感觉减退占2.7%～8.7%，面部疼痛占2.9%～8.7%，三叉神经所支配的运动肌肉无力占2.9%。

53.1.8 预后

由于显微外科技术的应用和手术入路的不断改进，三叉神经瘤的手术全切除率有了显著提高，大组病例报道已达90%以上，神经功能损害为9%，病死率为0～1%，长期随访肿瘤复发率为0～3%。故目前手术全切除仍是提高三叉神经瘤治疗效果的关键。

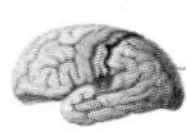

53.2 颅内其他神经鞘瘤

神经鞘瘤多发生于感觉神经，颅内仅视神经和嗅神经无鞘膜细胞覆盖，故不发生神经鞘瘤，其他脑神经均可累及，其中前庭神经鞘瘤和三叉神经瘤是最常见的颅内神经鞘瘤，而单个发生于其他脑神经的神经鞘瘤则非常少见，大多仅限于个例报道或小组病例报道。随着影像学技术的发展，CT 和 MRI 的临床应用，对这些肿瘤的诊断日益明确，也推动了治疗效果的提高。

53.2.1 眼球运动神经瘤

眼球运动神经瘤主要指单个发生于动眼神经、滑车神经和展神经等的神经鞘瘤，迄今共报道了 170 余例，其中动眼神经鞘瘤为 45 例(占 26%)、滑车神经鞘瘤为 85 例(占 50%)、展神经鞘瘤为 40 余例(占 24%)。年龄分布为 10～54 岁，平均发病年龄为 44 岁，女性似乎多见(约占 60%)。病程较长，为 2～5 年。

临床表现根据肿瘤的位置和大小而不同，在已报道的这些肿瘤中，绝大多数位于鞍旁至上斜坡、天幕下，部分可长入海绵窦及鞍内，1 例位于眶内；囊性较少见，多为实质性；绝大多数为单发，1 例为恶性，且与其他肿瘤合并发生。首发症状多为眼球运动障碍，但也有约 1/3 的患者并不出现眼球运动障碍，主要症状可能与累及的神经有关，即动眼神经鞘瘤多以动眼神经麻痹为首发症状，而滑车神经鞘瘤表现为滑车神经功能影响，展神经鞘瘤的首发症状为单侧外展不能。同时可伴有周围其他神经功能障碍，如累及第Ⅱ、Ⅴ对脑神经等，并可有脑干功能的影响。

在 MRI 应用以前，确诊相当困难，多误为蝶骨嵴脑膜瘤、动脉瘤、三叉神经瘤等，甚至误诊为脑干肿瘤。直至 MRI 普遍应用后，至 20 世纪 90 年代，其诊断渐趋明确，但因其罕见，故仍有误诊。因此对位于该部位的肿瘤，首发症状为眼球运动不能的，应做系统的辅助检查，包括 CT、MRI、DSA 等，其影像学表现同神经鞘瘤(图 53-7)，结合病史，作详细的鉴别诊断。在除外脑膜瘤、动脉瘤等其他肿瘤时，要高度考虑眼球运动神经瘤的可能。

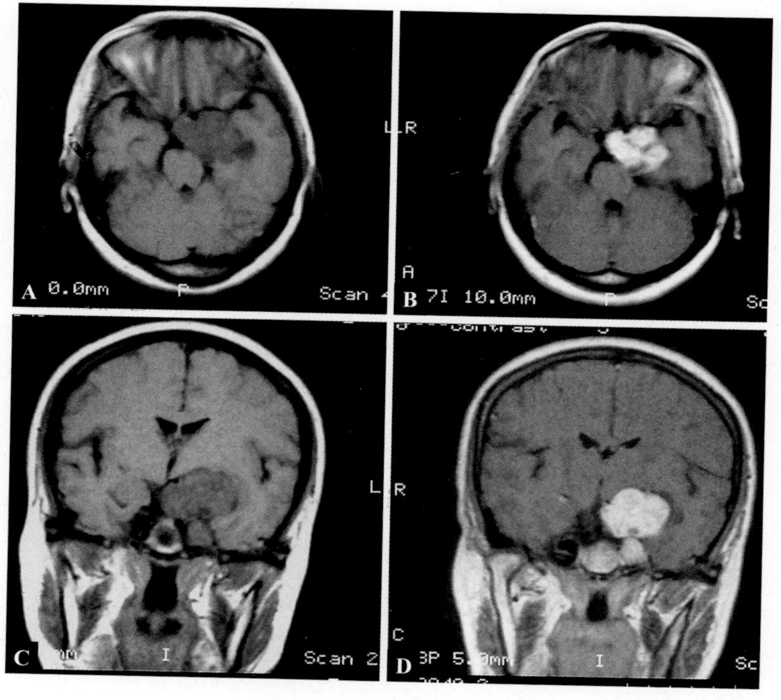

图 53-7 动眼神经鞘瘤

注：左侧动眼神经鞘瘤的 MRI，示肿瘤位于颅中窝鞍旁(A)，冠状位显示肿瘤长入海绵窦，边界清楚(B)，增强前后比较可见肿瘤明显强化(C、D)。

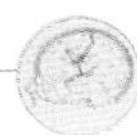

有文献报道，根据展神经的走行和肿瘤的发生部位可以将展神经鞘瘤分为颅后窝型、颅后窝-海绵窦型、海绵窦型、海绵窦-眼眶型、眶内型几种类型。

手术切除仍是主要的治疗方法，但因其位置深在，周围有重要的神经、血管，故手术入路的选择至关重要，应根据肿瘤部位选择手术入路。多选用改良翼点入路，结合眶颧入路、翼点-颧弓入路、岩骨前入路、枕下乙状窦后入路或联合入路等，争取全切除，可获得根治。随着影像诊断技术和显微手术技术的提高，R. Schultheiss(1993)报道第 1 例动眼神经鞘瘤全切且没有遗留神经功能障碍，其他病例多伴有载瘤神经功能缺失、三叉神经等脑神经的功能障碍。对于展神经鞘瘤，目前报道的 33 例手术病例中，术后展神经功能恢复 14 例(45%)，肿瘤累及海绵窦区是手术治疗后展神经功能恢复的负相关因素。因此，对该类肿瘤在争取肿瘤全切除的同时应注意保护邻近的脑神经，并保留或修复载瘤神经，最大可能减少眼球运动障碍。

亦有文献报道该类肿瘤对伽玛刀敏感，总结 35 例眼球运动神经的神经鞘瘤，平均边缘剂量 12～12.5 Gy，伽玛刀肿瘤控制率达 100%，所有肿瘤在随访中均有缩小，12.5%原有症状消失，31.25%症状改善，6.5%症状稳定。但是缺乏解剖学及病理证实。

53.2.2 面神经瘤和中间神经瘤

面神经瘤仅次于前庭神经鞘瘤和三叉神经瘤，目前共报道面神经瘤 500 余例，列颅内神经鞘瘤的第 3 位。肿瘤主要起源于面神经的感觉支，可发生于面神经的任何部位。颅外的面神经瘤已由耳鼻喉科医师大量报道，而颅内的面神经瘤仅见小组病例报道。McMonagle(2008)回顾性分析了 53 例面神经瘤，男女患者 30 例/23 例(1∶0.77)，平均年龄 49 岁(5～84 岁)，左右侧比例 1∶1.12(25 例/28 例)。听力下降或丧失是往往是最早出现的症状，约占 58%(31 例/53 例)，随后出现面肌无力，约占 51%(27 例/53 例)。约有 74%(39 例/53 例)的患者肿瘤累及面神经的多个节段。20 例患者(38%)采取保守治疗，临床观察。33 例患者(62%)采取手术治疗，大多数病例采用经迷路入路(47.22%)。手术全切除 21 例，约占 63.6%，其余为次全切除或姑息性引流或减压术。有 58.3%的患者进行了面神经重建，50%的患者进行了面神经修复术。Adrien(2019)报道了 50 例面神经瘤，17 例(34%)初始接受手术治疗，27 例(54%)初始接受保守观察，6 例(12%)用伽玛刀治疗。其中，半数以上的初始接受手术治疗的患者面神经出现严重损伤，89%的保守观察或者用伽玛刀治疗的患者面神经功能稳定或者改善。

颅内的面神经瘤主要位于颅中、后窝，其主要的临床表现是听力丧失，较早出现的面瘫、面部疼痛、面肌抽搐等。CT 及 MRI 等影像学表现(图 53-8)与前庭神经鞘瘤难以区别，可依据临床症状进行鉴别。

中间神经为面神经的一非运动支，出脑干后它介于面神经和前庭耳蜗支之间。中间神经在近脑干端常黏在听神经上，术中难以区分。在脑桥小脑三角蛛网膜下腔，中间神经从听神经分出，走向和与面神经纠缠。它含交感神经和面神经的躯体神经纤维。在膝状神经节处它分为岩浅大神经和鼓室支，

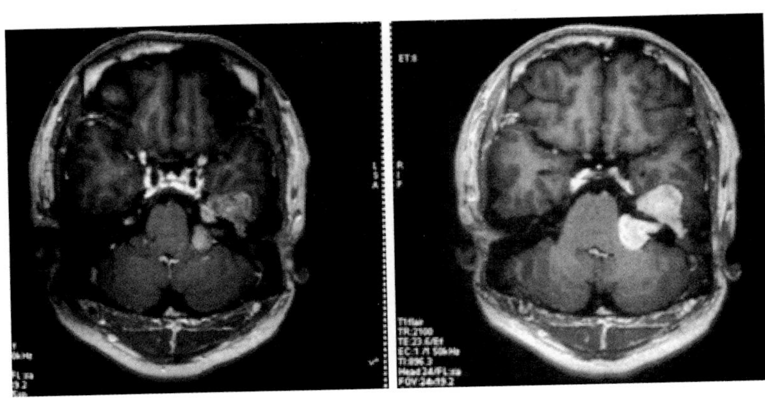

图 53-8 左面神经瘤

注：肿瘤位于颅中、后窝，患者早期出现面瘫伴左听力下降，需要采用颅中、后窝联合锁孔入路手术切除。

前者管泪腺、鼻和腭腺，后者管外耳道感觉和味觉。A. Kudo(1996)首先报道1例中间神经瘤，迄今文献仅见个案报道。临床表现有听力下降、头晕，多无面瘫。MRI影像可见脑桥小脑三角区肿瘤长入膝状神经节，CT影像见面神经管扩大，术中电生理可与面神经瘤鉴别。

治疗方法主要是手术切除，手术入路同前庭神经鞘瘤。如果是同时累及颅中、后窝的面神经瘤，需要采用颅中、后窝联合锁孔入路手术切除；另外手术的关键问题是如何保留和修复面神经和中间神经，并且保留听力。因手术时面神经大多难以保留，有学者认为，对于无症状的小肿瘤或者面神经功能为H-B Ⅲ级以下时，可以保守观察治疗，对于有症状并且面神经功能较好的患者，可采用伽玛刀治疗。如果面神经功能下降到H-B Ⅳ级，即有明确的手术指征；同时肿瘤的瘤内切除减压是面神经瘤的有效治疗方法，可以更好地保护面神经功能；如面神经解剖形态不佳，术中应即行神经修补或重建吻合。全切除后复发罕见。

53.2.3 颈静脉孔区神经鞘瘤和舌下神经鞘瘤

主要为起源于第Ⅸ～Ⅺ对脑神经的神经鞘瘤一般归入颈静脉孔区神经鞘瘤，舌下神经虽然并不通过颈静脉孔出颅，但其行径与颈静脉孔区相距较近，故常将其一起描述。单发于第Ⅸ～Ⅻ对脑神经的神经鞘瘤比较罕见，到目前为止共报道了约356例。其中有报道一组37例颈静脉孔区神经鞘瘤，其中8例为舌咽神经鞘瘤(占22%)，5例为迷走神经鞘瘤(占13%)，7例为副神经鞘瘤(占19%)，17例为舌下神经鞘瘤(占46%)。舌下神经鞘瘤患者中约15%伴发于神经纤维瘤病。

该类神经鞘瘤的主要临床表现，在早期以受累及的神经功能损害为主，如舌咽神经鞘瘤表现为同侧咽反射减弱或消失等，可伴有听力减退；迷走神经鞘瘤则表现为颈静脉孔综合征；副神经鞘瘤表现为斜方肌痛、胸锁乳突肌萎缩、感觉迟钝；而舌下神经鞘瘤主要为舌肌萎缩，也可伴有其他相邻的神经功能损害的症状。在肿瘤较大时，多伴有脑干受压症状。颈静脉孔区神经鞘瘤常表现为同侧颈静脉孔的扩大，正常情况下约95%双侧颈静脉孔直径相差在12 mm以下，两侧直径相差大于20 mm则有诊断意义。而舌下神经鞘瘤则可表现为岩锥、舌下神经管及颈静脉孔区的骨质破坏。CT和MRI检查具有诊断价值。CT骨扫描可了解颅底骨质破坏情况，而MRI可三维成像，其平扫和增强图像可清楚显示肿瘤的部位及与相邻结构的关系，较大肿瘤可向颅内、外生长，颅底骨质破坏明显(图53-9)，该部位神经鞘瘤影像学表现同一般的神经鞘瘤。依据临床表现及影像学改变，临床诊断并不困难，但须与颈静脉球瘤等鉴别，必要时可行DSA检查以明确诊断。

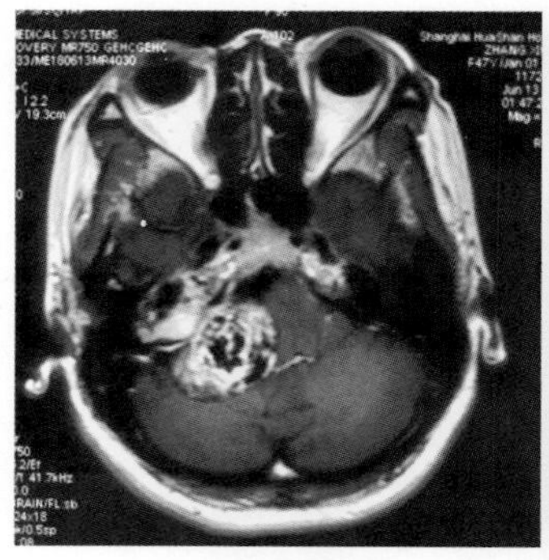
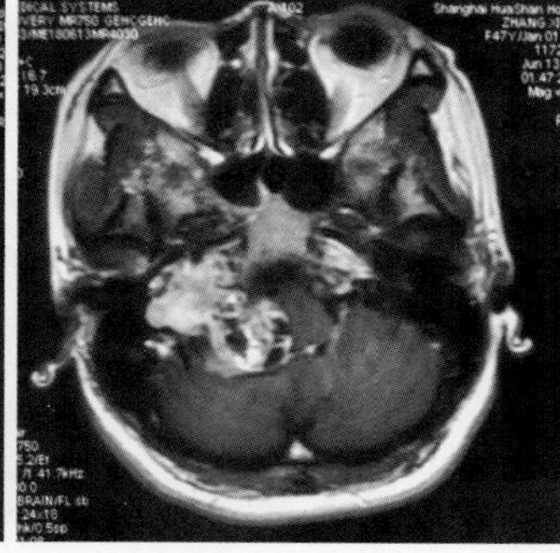
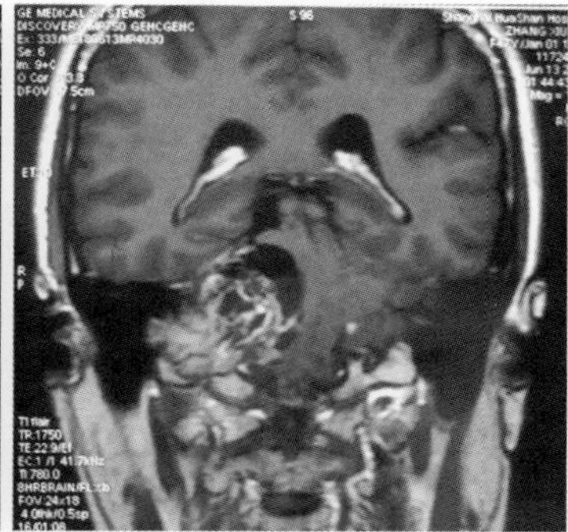

图53-9 MRI示右颈静脉孔区神经鞘瘤呈颅内、外哑铃型生长

治疗仍以手术治疗为主，入路可选择后外侧枕下入路(经髁入路)或外侧入路(Fisch颞下窝入路)(详见65.2节"颈静脉球瘤")，应争取手术全切除。在全切除的病例，大多伴有相应神经功能障碍，包括吞咽困难、呛咳、声音嘶哑、舌肌萎缩等；但有研究表明，通过仔细的术前评估和正确手术入路的选择，颈静脉孔区颅内外沟通哑铃型神经鞘瘤是可以安全全切除的，无新增神经功能障碍，而且受损的神经功能障碍也是可以恢复的。所以综合考虑到该部位手术的危险性和神经功能损害的问题，对较小的肿瘤可

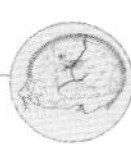

采用伽玛刀或射波刀治疗，肿瘤较大时，仍应手术治疗，对颅内外沟通瘤，则可分期手术或残余肿瘤用伽玛刀或射波刀治疗控制。

53.2.4 其他罕见部位的神经鞘瘤

（1）脑干神经瘤

脑干神经瘤国内外均有报道。在已报道的病例中，多发生于脑桥，以神经纤维瘤多见，确诊有赖于MRI检查。显微手术切除后可获得较好疗效，较小肿瘤或残余肿瘤可用伽玛刀或射波刀治疗。

（2）鞍区神经瘤

鞍区神经瘤主要指起源于视神经或视交叉的神经瘤，非常少见。

（3）大脑实质内的神经瘤

大脑实质内的神经瘤罕见，如脑室内（侧脑室、第4脑室）、脑实质内等。Marchand等（1957）发表了第1例脑室内神经鞘瘤，到目前为止共报道了12例第4脑室神经鞘瘤；其自然史和生长模式尚不完全清楚，有学者认为其可能起源于伴随固有动脉和脑室脉络丛的自主神经组织。年龄在7～78岁（平均年龄47.3岁）。大多数神经瘤组织学上良性，手术切除可以治愈；有1例恶性，是在尸检中偶然发现的。症状主要是头痛、小脑和脑神经症状。脑室内神经鞘瘤在影像学上表现为不均匀或均匀增强伴有囊性变。因为缺乏特异性的影像学特征，因而难以鉴别，易被误诊为室管膜瘤、髓母细胞瘤或星形细胞瘤。第4脑室神经鞘瘤首选治疗方法是显微外科切除，无需进一步的辅助治疗。

（钟　平　周良辅）

参考文献

[1] 钟平，周良辅. 三叉神经瘤和颅内其他神经瘤[M]//周良辅. 现代神经外科学. 2版. 上海：复旦大学出版社，2015：653－659.

[2] IIDA Y, SAKATA K, KOBAYASHI N, et al. Orbital abducens nerve schwannoma: a case report and review of the literature [J]. NMC Case Rep J, 2016, 3(4): 107－109.

[3] MATSUSHIMA K, KOHNO M, IZAWA H, et al. Anterior transpetrosal approach for trigeminal schwannoma with persistent primitive trigeminal artery: 2－dimensional operative video [J]. Oper Neurosurg, 2019, 17(5): E210－E211.

[4] NAKAMIZO A, MATSUO S, AMANO T. Abducens nerve schwannoma: a case report and literature review [J]. World Neurosurg, 2019, 125: 49－54.

[5] NEVES M W F, DE AGUIAR P H P, BELSUZARRI TAB, et al. Microsurgical management of trigeminal schwannoma: cohort analysis and systematic review [J]. J Neurol Surg B Skull Base, 2019, 80(3): 264－269.

[6] PAMIR M N, YENER U, ÖZDUMAN K. Trigeminal schwannomas [M]//Winn H R. Youmans and Winn neurological surgery. 7th ed. Philadelphia: Elsevier, 2017: 1293－1301.

[7] PECIU-FLORIANU I, TULEASCA C, COMPS J N, et al. Radiosurgery in trochlear and abducens nerve schwannomas: case series and systematic review [J]. Acta Neurochir, 2017, 159(12): 2409－2418.

[8] SHI J, CHEN J, CHEN T F, et al. Neuroendoscopic resection of trigeminal schwannoma in the pterygopalatine/infratemporal fossa via the transnasal perpendicular plate palatine bone or transnasal maxillary sinus approach [J]. World Neurosurg, 2018, 120: E1011－E1016.

[9] ZHU T, CHEN M, ZHONG P. Schwannoma of the fourth ventricle: report of two cases and review of literature [J]. World Neurosurg, 2018, 117: 357－362.

54 脑膜瘤

脑膜瘤(meningioma)是成人中枢神经系统(CNS)最常见的原发肿瘤,有颅内脑膜瘤和异位脑膜瘤之分。前者由颅内蛛网膜细胞形成,后者是指发生于无脑膜覆盖的组织器官,这部分脑膜瘤被认为主要由胚胎期残留的蛛网膜组织演变而成,好发部位有头皮、颅骨、眼眶、鼻窦、腮腺、颈部、三叉神经半月节和硬脑膜外层等,一般为单发,少数为多发。本章主要讨论颅内脑膜瘤。

54.1 脑膜解剖与肿瘤发病状况

脑膜包括 3 层组织:硬脑膜(dura)、蛛网膜(arachnoid)和软脑膜(pia),由于后 2 层脑膜常相互粘连,与硬脑膜相比,它们显得柔软,故它们又称软脑

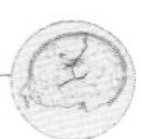

膜。在妊娠 22～24 d,发育的神经管被一层单细胞组织围绕,这层组织以后形成软脑膜。在妊娠 33～41 d,整个神经系统被来自间充质的多层组织包绕,它们以后形成蛛网膜和硬脑膜。蛛网膜有两种细胞构成:一种形成蛛网膜的梁柱细胞,附着在软脑膜上,构成蛛网膜下腔;另一种为蛛网膜屏障细胞,与硬脑膜毗邻,它们之间没有腔隙。蛛网膜有一种特殊结构——蛛网膜绒毛,在脑脊液循环通路的吸收环节中起重要作用。这些绒毛可突入静脉窦内,静脉的内皮细胞与蛛网膜颗粒(扩张或增大的绒毛)或蛛网膜帽细胞接触。蛛网膜本身无血管,硬脑膜血供有重要临床意义,因为它是脑膜瘤赖以生存的条件。

脑膜瘤的发生情况如表 54－1 所示。

表 54－1 脑膜瘤的发生情况

项 目	数 据
发生率(1/10 万)	颅内 0.3%～8.4%,椎管内 0.08～0.3%
颅内肿瘤占比(%)	15～24(男性 20,女性 36)
椎管内肿瘤占比(%)	22～43(男性 21,女性 58)
男∶女	1∶2(颅内),1∶5(椎管内)

由影像学和尸体解剖研究得到的女性亚临床型脑膜瘤的发生率为 2.8%(Krampla,2004;Vernooij,2007)。儿童患病率为(0.13～0.3)/10 万,成人为(7.92～8.4)/10 万。其中女性脑膜瘤年发病率为(8.36～10.66)/10 万,男性为(3.61～4.75)/10 万,女性发病率约为男性的 2 倍。在生育高峰年龄,这一比例可达到最高的 3.15∶1(Claus,2010;Lin,2019)。然而,青春期以前,男性的脑膜瘤发病率却高于女性。随着年龄增加,脑膜瘤的发病率也逐渐增加。

根据美国脑肿瘤注册中心(CBTRUS)2012—2016 年统计数据,脑膜瘤占所有原发 CNS 肿瘤的 37.6%(Ostrom,2019)。汇总华山医院神经外科 2001—2015 年所有经手术和病理证实的脑膜瘤病例共 13 675 例,其中男性 4 028 例,女性 9 647 例,男女病例数之比为 1∶2.39。50～60 岁年龄段为肿瘤最好发年龄。按 WHO CNS 肿瘤(2007 版)分类,WHO Ⅰ级 12 673 例(约 92.7%),WHO Ⅱ级 747 例(约 5.5%),WHO Ⅲ级 273 例(约 2.0%),而以 WHO Ⅰ级的纤维型(6 504 例,约占总体的 47.6%)和脑膜上皮型(4 464 例,约占总体的 32.6%)最多。

脑膜瘤可见于颅内任何部位(表 54－2),但幕上较幕下多见,约为 8∶1,好发部位依次为大脑凸面、矢状窦旁、大脑镰旁和颅底(包括蝶骨嵴、嗅沟、脑桥小脑三角等)。

表 54－2 颅内脑膜瘤的分布[百分比(%)]

部 位	华山医院			Cushing	Chan	Jaaskelainen	Kallie
	2001—2015 年(13 675 例)	2001—2010 年(7 084 例)	1950—1999 年(2 999 例)	1938 年(295 例)	1984 年(257 例)	1986 年(657 例)	1992 年(9 367 例)
大脑凸面	35.7	38.3	24.9	18	21	25	22
矢状窦旁	6.6	5.0	14.7	22	31	21	27
大脑镰旁	6.3	5.8	8.7	2	*	10	*
蝶骨嵴	7.4	7.3	12.6	18	14	12	23
颅中窝	2.5	2.4	2.4	3	2	3	*
嗅沟	5.0	5.0	6.4	10	8	8	18
鞍结节	8.3	8.4	7.8	10	5	10	*
鞍隔眶颅	1.1	1.2	1.6		1		
小脑幕	5.7	5.8	6.9	5.1			
脑桥小脑三角	5.7	5.6	7.1	2.3			
枕骨大孔	1.2	1.1	0.7	<1	16	3	10
斜坡	4.6	4.5	1.7	<2			
小脑凸面	1.3	1.4	1.5				
侧脑室	2.9	2.9	2.9				
第 4 脑室	0.2	0.2	0.1				

注:* 发生率已包括在其上 1 行的数字内。

54.2 病因

脑膜瘤的起源尚不完全清楚。目前认为脑膜瘤的发生可能与基因变异和机体内环境改变相关，而非单一因素造成。哺乳动物胚胎发生阶段形成3层脑膜：软脑膜、蛛网膜和硬脑膜。蛛网膜细胞能合成几种赖蛋白和粘连分子，因此能对脑膜的损伤做出直接的纤维修复反应（Russell，1989；Smith，1994）。目前较为一致的意见认为，脑膜瘤来源于蛛网膜细胞。其证据为：①蛛网膜细胞是一种网状内皮系统的细胞，能演变为其他细胞，如受刺激，它能演变成具阿米巴运动的吞噬细胞；在组织修复过程中它又可演变为成纤维细胞。此特征与脑膜瘤的多种细胞形态类型相似。②蛛网膜向硬脑膜里伸进许多突起，称为蛛网膜绒毛，后者扩大而形成蛛网膜颗粒，它主要分布于大静脉窦的壁（如上矢状窦、窦汇、横窦）和静脉窦的静脉分支附近，以及颅底的嗅沟、鞍区（鞍结节、鞍隔、鞍旁）、斜坡上部、第Ⅲ～Ⅺ对脑神经出颅腔的骨孔附近（特别是卵圆孔、内听道、颈静脉）。而脑膜瘤也是好发于上述部位。蛛网膜绒毛细胞巢在显微镜下呈旋涡状排列，有钙化的砂砾小体，这些改变与脑膜瘤的结构相似。③通过条件性敲除小鼠蛛网膜细胞的 *NF-2* 基因或伴 NF-2 失活的脑膜前体细胞后可成功诱导几种常见亚型的脑膜瘤产生，这也进一步证实了蛛网膜细胞可能是脑膜瘤的前体细胞（M. Kalamarides，2011）。少数脑膜瘤发生于不附着脑膜的部位，如脑实质内、脑室内、松果体内等，这些脑膜瘤可能起源于异位蛛网膜细胞或脉络丛细胞。

由于蛛网膜细胞很少分裂，因此脑膜瘤的发生必须有外因，如病毒感染、放射照射、外伤、遗传因素或者内源性如激素、生长因子等。

54.2.1 外伤

头部外伤在脑膜瘤发病过程中的作用尽管被怀疑，但对于这一问题迄今没有明确的答案。早在1884年Keen就报道脑膜瘤的发生与外伤有关。Cushing（1938）在313例脑膜瘤患者中发现33%有外伤史，其中24例在肿瘤部位的脑组织有瘢痕、凹陷骨折等外伤性痕迹。但也有反对意见，Annegrs（1979）报道长期随访2 953例头外伤者，未见有比一般人群更高的脑膜瘤发生率。因为颅脑外伤后患者需要接受更多的影像学检查，所以脑外伤增加脑膜瘤发病率的现象可能仅仅是一种检出偏倚（Joseph，2010）。Ewing提出外伤后发生脑膜瘤的诊断标准：①可靠的头颅外伤史；②外伤部位必须完全确定；③肿瘤起源必须在外伤的部位；④伤后相当长一段时间后才发生肿瘤；⑤肿瘤性质必须明确。

54.2.2 病毒感染

病毒感染在脑膜瘤发生中的作用已研究20余年，大多集中在DNA病毒、乳多泡病毒家族（如猴病毒40、BK和其他猴病毒40样病毒等。虽然在人类脑膜瘤中常发现大量乳多泡病毒的T抗原，但是这些病毒不能在实验动物身上产生脑膜瘤（Rachlin，1991）。虽然研究发现用原位杂交技术和不同的病毒DNA探针，在3/7脑膜瘤中找到猴病毒40有关的核酸系列，将人类脑膜瘤中分离出猴病毒40克隆，但它们与自然发生的猴病毒40在调节和增强活动方面颇为不同（Martin，1991；Ibelgaufts，1982）。J. Grill（2005）发现，利用有复制能力的病毒Ad. E1Luc检测到脑膜瘤球体中有腺病毒浸润，而感染了复制能力不足的病毒Ad. Luc仅限于脑膜瘤球体的外层结构。因此，他们认为利用有复制能力的腺病毒感染脑膜瘤细胞将导致肿瘤裂解。尽管上述研究提示这些DNA病毒可能在脑膜瘤发生上起一些作用，但确切因果关系仍有待阐明。因为肿瘤发生是多步骤的过程，病毒感染正常的蛛网膜细胞可能只起一定作用。

54.2.3 放射线

放射治疗（放疗）可治疗某些不能手术切除的肿瘤，但放疗应用不当却又会促发脑膜瘤等发生。文献报道接触放射线的人群其脑膜瘤发病率增加6～10倍。甚至低剂量放射线暴露的人群其脑膜瘤发病率也可显著增加。放射线可通过直接或间接机制损伤DNA，导致肿瘤发生。Modan（1974）报道1 100例儿童曾用深度X线治疗头癣，长期随访发现19例发生颅内脑膜瘤，发生率为正常儿童的10倍。这些脑膜瘤附近的头皮、颅骨和脑组织均有放疗的痕迹。Ghin（1993）报道15例儿童在高剂量放疗后发生脑膜瘤，大多为良性，仅1例为多发。此外，因其他颅内肿瘤接受放疗的患者其脑膜瘤发病率也显著增加。综合文献可见放疗剂量越大、患者越年轻，发生肿瘤的潜伏期越短（表54-3）。

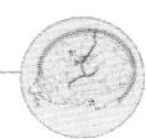

表 54-3 放疗诱发脑膜瘤的年龄和潜伏期

放疗剂量	诊断时平均年龄(岁)	放疗至发现时平均时间(年)
低剂量(<10 Gy)	44.5	35.2
中剂量(10～20 Gy)	32.3	26.1
高剂量(>20 Gy)	34.2	19.5

一项病例-对照研究(2004)发现,经受过全口腔X线透视的患者,其脑膜瘤发病风险明显增加(*OR* 2.06,95%*CI* 1.03～4.17),但剂量-反应关系未得到明确。

54.2.4 家族史

对于家族史和脑膜瘤发病关系的研究并不多。Malmer 等检测瑞典脑肿瘤患者配偶和一级亲属肿瘤的发病率,发现脑膜瘤的增加其一级亲属的脑膜瘤发病风险增加(*SIR* 2.2, 95% *CI* 1.4～3.1)。Hemminki 等发现 1～2 名一级家属患脑膜瘤的罹患者,其他一级家属的患病风险增加(*SIR* 1.6,95% *CI* 1.3～42.0, SIR 5.0, 95% *CI* 0.9, 14.8)。E. B. Claus 等报道,脑膜瘤患者一级家属的脑膜瘤发病率高于正常人(*OR* 4.4, 95% *CI* 1.6～11.5)。但是家族中多人罹患脑膜瘤的例子还是很少见的,并且这样的家族现多归类于遗传的 *NF-2* 基因变异。Santagata 在 2017 年报道,在横纹肌型脑膜瘤中,部分患者存在 *BAP1* 的生殖细胞来源的突变,并存在家族倾向。迄今为止,尚没有联合或隔离的脑膜瘤家族研究报道。

54.2.5 激素和生长因子受体

由于脑膜瘤体积可在妊娠期增大,且常伴发乳腺癌,在此背景下,以往针对脑膜瘤发生、发展过程中神经激素的作用已进行了不少研究。发现脑膜瘤细胞有下列受体:孕酮受体(PR)、雌激素受体(ER)、雄激素受体(AR)、糖皮质激素受体、生长激素受体、神经张力素受体、多巴胺受体、泌乳素受体、上皮生长因子受体、血小板衍生生长因子受体、胰岛素样生长因子受体、转化生长因子受体、干扰素 α 受体、白介素 σ 受体、成纤维细胞生长因子受体、内皮素受体等。研究肿瘤细胞受体的目的是为了了解它们在肿瘤发生、发展中的作用,以便指导临床诊断和治疗。但是这些受体的研究相当复杂,有正反两方面的意见。有学者认为类固醇激素和多肽生长因子附着细胞膜,并与细胞膜上受体相互作用,引发胞内一系列反应,从而影响细胞的增殖。但是,它们在脑膜瘤病因的潜在作用更有争议。本文简要介绍几个相关受体。

(1) 雌激素受体

意义:①脑膜瘤血管丰富,容易出血。动物实验注射雌激素可使肿瘤血管细胞通透性增高,毛细血管脆性变大,故肿瘤易出血(Alman, 1975)。②丙酸睾丸酮抑制雌激素对肿瘤受体的影响,可减少肿瘤血管,延缓肿瘤生长。脑膜瘤中雌激素受体阳性率为 26%,远较孕酮受体低。雌激素受体在脑膜瘤发生中的作用仍有争议。从 Donnell 等在 1979 年首次报道雌激素受体以来,目前已有大量研究发现其阳性率达 0～94%。雌激素受体与性别、年龄、病例亚型和受体亚型的关系尚未确定,但是初步的数据表明在这些因素中雌激素受体的确有差异。哈佛大学的一项纳入 34 例病例研究表明,雌激素受体亚型 α、β 存在差异,44%的脑膜瘤表达 ER-α mRNA,68%的脑膜瘤表达 ER-β mRNA。华山医院对 2003—2008 年诊疗的 87 例 WHO Ⅲ级脑膜瘤的患者进行 ER-α 受体的分析发现,ER-α 阳性患者预后不佳(Hua, 2018)。综上所述,虽然 ER-α 和 ER-β 都能结合雌激素并激活与雌激素反应效应相关的基因,但是在不同的器官中,它们可能引发不同的生物学反应。因此,对于这类受体的靶向治疗因器官不同而作用不一,或同一器官中因受体亚型不同而作用不同。

(2) 孕酮受体

意义:①脑膜瘤患者在月经或妊娠期神经症状可加重,此时孕酮增高;②恶性脑膜瘤患者孕酮增高;③CT 检查显示瘤周水肿者孕酮常增高;④抗孕酮剂(如避孕药)可抑制肿瘤生长,用于肿瘤不全切除或复发性脑膜瘤。但也有反对意见认为,脑膜瘤无孕酮受体,体外脑膜瘤增殖与孕酮无关(Adams, 1990)。多数脑膜瘤都有孕酮受体,达 40%～100%,但其与年龄、性别和病例亚型的关系仍不明确。Hsu 等在一项 70 例患者研究中发现,女性患者中孕酮受体阳性率比男性患者高,但与年龄、病例亚型和孕酮值无关。良性脑膜瘤孕酮受体阳性率(96%)比恶性脑膜瘤高(40%),孕酮受体状态与分裂指数和级别呈反比,因此良性脑膜瘤预后较好。在最近的一项研究颅底脑膜瘤孕激素受体表达的报道中,F.

Maiuri发现中线颅底脑膜瘤较侧颅底及凸面脑膜瘤其孕酮受体表达更低。尽管大多数脑膜瘤含有孕酮受体，但其作用、功能仍不清楚。在一项裸鼠移植脑膜瘤的研究中，实验组裸鼠每天注射10 mg/kg抗孕酮药物米非司酮，3个月后发现实验组肿瘤体积达到基线的25%，这证明了抗孕酮药物对脑膜瘤生长有抑制作用。有报道发现在停用长效孕激素受体的激动剂后，颅内多发脑膜瘤出现明显的缩小甚至消失(Vadivelu，2010)。

(3) 雄激素受体

与雌激素受体和孕酮受体相比，目前对雄激素受体的作用、临床价值了解甚少。有研究发现，雄激素受体的阳性表达率与级别呈正相关。核定位研究表明雄激素受体具有一定的作用，但是体外的研究结果不一(Takei，2008；Leaes，2010)。另有研究表明雄激素受体与雌激素受体共同作用，参与脑膜瘤病理发生、发展过程(Stigbrand，2017)。总之，虽然研究显示脑膜瘤有上述3种性激素受体，但对它们在脑膜瘤病因中的作用仍有争议。

(4) 生长因子受体

脑膜瘤有血小板衍生生长因子(PDGF)-α和PDGF-β，但仅19%为PDGF-β受体阳性，无PDGF-α受体。而且此因子的同形二聚体-BB可使*c-fos*癌基因活性水平增高，也观察到肿瘤细胞分型增高、生长增快；相反PDGF拮抗剂如曲匹地尔(trapidil)有抑制肿瘤生长，且其抑制作用与剂量呈正相关(Todo，1993)。曲匹地尔与溴隐亭联合应用有协同作用，较单独使用药物好。而与Akt和MAPK等信号通路相关的PDGF，可能在肿瘤的生长中也起着重要作用。此外，L. L. Tao等人发现，生长抑素受体SSTR2a在脑膜瘤中阳性率较高，其较EMA和Vim而言，更加适合作为脑膜瘤的诊断标志物。华山医院对2016年共1 400多例脑膜瘤SSTR2a的免疫组织化学染色结果显示，其阳性率高达98.8%。然而，通过皮下注射生长抑素来控制脑膜瘤生长的临床试验结果仍不理想(Johnson，2011)，表明生长抑素受体的作用仍待进一步研究。

54.3 病理

54.3.1 大体病理

脑膜瘤可小如针头，为尸检偶尔发现，大如苹果，重达1 890 g。肿瘤形状依其所在部位而异，一般有3种形态：①球状，最常见，多见于脑表现或脑室内，前者与硬脑膜紧密粘连，并嵌入邻近脑组织中；后者与脉络膜丛紧密相连；②扁平状(毡状)，位于脑底，其厚薄不一，一般不超过1 cm，与颅底硬脑膜广泛粘连；③马鞍状(哑铃状)，位于颅底的骨嵴上或硬脑膜游离缘，如蝶骨嵴、大脑镰、小脑幕、视神经包膜的脑膜瘤。脑膜瘤多有一层由结缔组织形成的包膜，其厚薄不一。瘤表面光滑或呈结节状，常有血管盘曲。瘤质地坚韧，有时有钙化、骨化，少数有囊变。肿瘤多呈灰白色，剖面有螺旋纹，少数由于出血或坏死，瘤质变软、色暗红，可呈鱼肉状。脑膜瘤与脑组织之间的界面可光滑、分叶状、指状突起和呈浸润生长，后两种情况肿瘤常无包膜。

脑膜瘤可侵入静脉窦、颅骨、颞肌和头皮。颅骨可因破坏或反应性骨增生而形成外生或内生骨疣。肿瘤血供大多来自肿瘤粘连的硬脑膜(颈外动脉系统供血)，少数来自皮质动脉(颈内或基底动脉)。静脉回流多经硬脑膜附着处。肿瘤与脑之间有时有黄色液体囊腔，邻近脑组织可有程度不同的水肿，水肿范围与肿瘤大小不成比例；有时脑水肿剧烈，似恶性胶质瘤或转移瘤；有时水肿发生在远离肿瘤处，而使诊断和手术定位发生错误。产生脑水肿的原因复杂，与肿瘤所在部位、组织学特性、瘤细胞分泌功能、脑皮质的完整性、脑组织静脉回流和水肿液回流到脑室的通道有关。

54.3.2 组织学分型

WHO于1979年统一了脑瘤的分类，把脑膜瘤分成9型，但是其中良、恶性脑膜瘤分别不清楚，恶性者的标准也不明确。因此，1993年WHO对脑瘤分类重新做了修改，在新的分类中脑膜瘤增加了几个亚型：微囊型、分泌型、透明细胞型、脊索瘤样型、淋巴浆细胞丰富型和化生型。同时把脑膜分成3型，即典型(GⅠ)脑膜瘤、非典型(GⅡ)脑膜瘤和间变(GⅢ)脑膜瘤。在2016 WHO CNS肿瘤分类中，脑膜瘤共分为15种亚型：①Ⅰ级，9个亚型，为脑膜上皮型、纤维型、过渡型、沙粒型、血管瘤型、微囊型、分泌型、淋巴浆细胞丰富型、化生型；②Ⅱ级，3个亚型，为脊索样型、透明细胞型、非典型；③Ⅲ级，3个亚型，为间变型、横纹肌型、乳头型。不同WHO分级的脑膜瘤预后不同，WHO Ⅰ级脑膜瘤的5年复

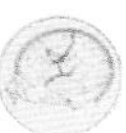

发率约 5%，而 WHO Ⅲ级脑膜瘤高达 80%，其 5 年生存率仅 35%～61%。因出现脑侵犯的 WHO Ⅰ级脑膜瘤与 WHO Ⅱ级脑膜瘤存在相似的复发率和病死率，因此 2016 版分类进一步明确了将脑侵犯作为诊断非典型脑膜瘤的标准。肿瘤侵犯脑组织以及镜下大于 4 个核分裂象/10 HPF，满足这 2 个标准即可诊断 WHO Ⅱ级非典型性脑膜瘤(Louis，2016)。表 54－4 比较了 1979—2016 年脑膜瘤分型的演进。表 54－5 汇总了华山医院 2001—2015 年按照不同病理类型分类，患者的性别和年龄分布。

表 54－4　WHO 脑膜瘤分型的比较

1979 版	1993 版	2000 版	2007/2016 版
WHO Ⅰ级	典型	典型(GⅠ)	WHO Ⅰ级
脑膜上皮型	脑膜内皮细胞型	脑膜内皮细胞型	脑膜上皮型
纤维型	纤维型	纤维型	纤维型
过渡型	过渡型	过渡型	过渡型
砂粒型	砂粒型	砂粒型	砂粒型
血管瘤型	血管瘤型	血管瘤型	血管瘤型
微囊型	—	微囊型	微囊型
分泌型	—	分泌型	分泌型
淋巴浆细胞丰富型	—	淋巴浆细胞丰富型	淋巴浆细胞丰富型
化生型	—	化生型	化生型
—	—	透明细胞型	—
—	—	脊索样型	—
—	血管母细胞型	—	—
—	血管周围细胞型	—	—
WHO Ⅱ级		非典型(GⅡ)	WHO Ⅱ级
不典型	乳头状型	乳头状型	不典型
透明细胞型	—	—	透明细胞型
脊索瘤样型	—	—	脊索瘤样型
WHO Ⅲ级	间变型	间变型(GⅢ)	WHO Ⅲ级
间变型	恶性脑膜瘤	恶性脑膜瘤	间变型
横纹肌型	脑膜肉瘤	脑膜肉瘤	横纹肌型
乳头状型	—	—	乳头状型

表 54－5　华山医院近 10 年脑膜瘤病理分型、性别和年龄分布

分级	脑膜瘤亚型	病例数	性别			年龄(岁)	
			女性	男性	比例	平均	95%*CI*
WHO Ⅰ级	脑膜上皮型	4 464	2 823	1 461	1.93	51.34	51.00～51.68
	纤维型	6 504	5 040	1 464	3.44	52.34	52.06～52.62
	过渡型	519	349	170	2.05	50.50	49.54～51.46
	砂砾型	294	245	49	5.00	54.53	53.23～55.83
	血管瘤型	498	257	241	1.07	53.30	52.31～54.24
	微囊型	145	97	48	2.02	50.07	48.12～52.01
	分泌型	195	152	43	3.53	53.70	52.40～54.99
	淋巴浆细胞丰富型	37	20	17	1.18	43.86	38.38～49.35
	化生型	17	6	11	0.55	51.71	44.93～58.49

续 表

分级	脑膜瘤亚型	病例数	性别			年龄(岁)	
			女性	男性	比例	平均	95%CI
WHO Ⅱ级	脊索瘤样型	54	32	22	1.45	47.33	43.65～51.01
	透明细胞型	40	20	20	1.00	38.28	33.34～43.22
	不典型	653	319	334	0.96	52.60	51.54～53.67
WHO Ⅲ级	乳头状型	30	11	19	0.58	38.33	33.07～43.59
	横纹肌型	26	9	17	0.53	38.23	31.89～44.57
	间变型	217	100	117	0.85	51.93	50.05～53.80
总　计		13 675	9 647	4 028	2.39	51.89	51.79～51.99

免疫组织化学染色分析：利用现代分子生物学技术，采用肿瘤标记物定量地判断肿瘤的增殖活性，从而评价肿瘤的侵袭性，是近年来发展起来的新方法。肿瘤增殖活性的测定是传统组织病理学的很好补充，越来越受到重视。在脑膜瘤和神经纤维瘤病(NF)中，标记的溴基脱氧尿苷(bromodeoxyuridine)指数与肿瘤的复发率以及复发时间相关，从而有可能根据基于溴基脱氧尿苷指数的计算公式来制定再次手术的时间表。在组织学上良性的肿瘤，溴基脱氧尿苷指数平均为 0.02%～0.9%，间变型肿瘤标记指数为 1.5%～2%，而恶性脑膜瘤为 9%～13%。由于溴基脱氧尿苷指数是检查 S 期细胞的有丝分裂比率，溴基脱氧尿苷必须在取瘤前经静脉注入，取下标本需固定在 70%乙醇，再用石蜡包埋，但现已少用。此外细胞增殖指数 Ki－67、MIB－1 是近年来测量细胞增殖最广泛使用的免疫组织化学标记物，高指数提示恶性变，但是放疗过的肿瘤也会引起 MIB－1 增高，因此临床应用还须注意。目前绝大部分研究表明，其高表达与高恶性和短生存周期显著相关。最近的一篇荟萃分析结果也证实了 Ki－67/MIB－1 指数与脑膜瘤恶性程度之间的相关性(J. Li, 2019)。

其他用于鉴别良恶性脑膜瘤的方法有：①E－钙黏着蛋白，良性脑膜瘤表达阳性，恶性脑膜瘤不表达；②分泌酸性蛋白富含半胱氨酸(SPARC)，为一种脑外基质相关蛋白，在良性脑膜瘤不表达，在侵袭性脑膜瘤不论级别高低均高表达，故可用于评估具有侵袭性良性脑膜瘤；③Ets 转录因子和尿激酶型纤溶酶原激活物(u－PA)在恶性脑膜瘤表达比良性高；④染色体核型，脑膜瘤良性为 34%，不典型为 45%，间变型为 70%。

所以，脑膜瘤的病理诊断应包括病理分类、肿瘤分级、肿瘤增殖活性测定和手术切除的 Simpson 分级。

(1) WHO Ⅰ级脑膜瘤

WHO Ⅰ级脑膜瘤如图 54－1 所示。

1) 脑膜上皮型脑膜瘤：细胞呈多角形，边界不清，排列成巢状；胞质丰富；胞核较大，圆形，位于细胞中央；核染色质纤细成网，1～2 个小核仁。间质中嗜银纤维少。其特征性结构是：细胞排列成不同大小的同心圆性；旋涡中有小血管；小血管壁可发生透明性变、钙化和砂砾小体。本型细胞可发生退行性变呈所谓黄色瘤样，也可呈鳞形上皮样改变。后者细胞排列呈团块，很像转移瘤，特别在冷冻切片诊断中应注意鉴别。

2) 纤维型脑膜瘤：细胞及其核均呈长梭形，胶原纤维较多。肿瘤瘤细胞形成宽的束状结构，胞内胶原数量不等，有时胶原沉积显著。胞核有时排列网状，类似于神经纤维瘤。细胞排列成疏松的同心圆旋涡。发生退行性变时可出现星形细胞瘤改变，似星形细胞瘤，但磷钨酸苏木精染色为阴性，可借以区别。

3) 过渡型脑膜瘤：其特点为脑膜上皮细胞型、纤维型或两型之间的过渡成分存在。细胞排列成旋涡形，常有一个血管在旋涡中央。细胞呈梭形，胞质内有细胞原纤维。在旋涡中央有时是砂砾小体，后者由同心层的钙盐沉积组成，估计是变性细胞钙化的结果。

4) 砂砾型脑膜瘤：此型脑膜瘤富含砂砾体，在排列成旋涡状的细胞中央有很多砂砾小体，在偏振光照射下砂砾小体呈双折射，似不完全的十字，数量多大于背景的肿瘤细胞。砂砾体常可汇集，形成不规则钙化体，偶尔也可形成骨。此型脑膜瘤的新生瘤细胞常表现为过渡型脑膜瘤旋涡状结构特点。有些肿瘤几乎完全被砂砾体所替代，以致很难找到其

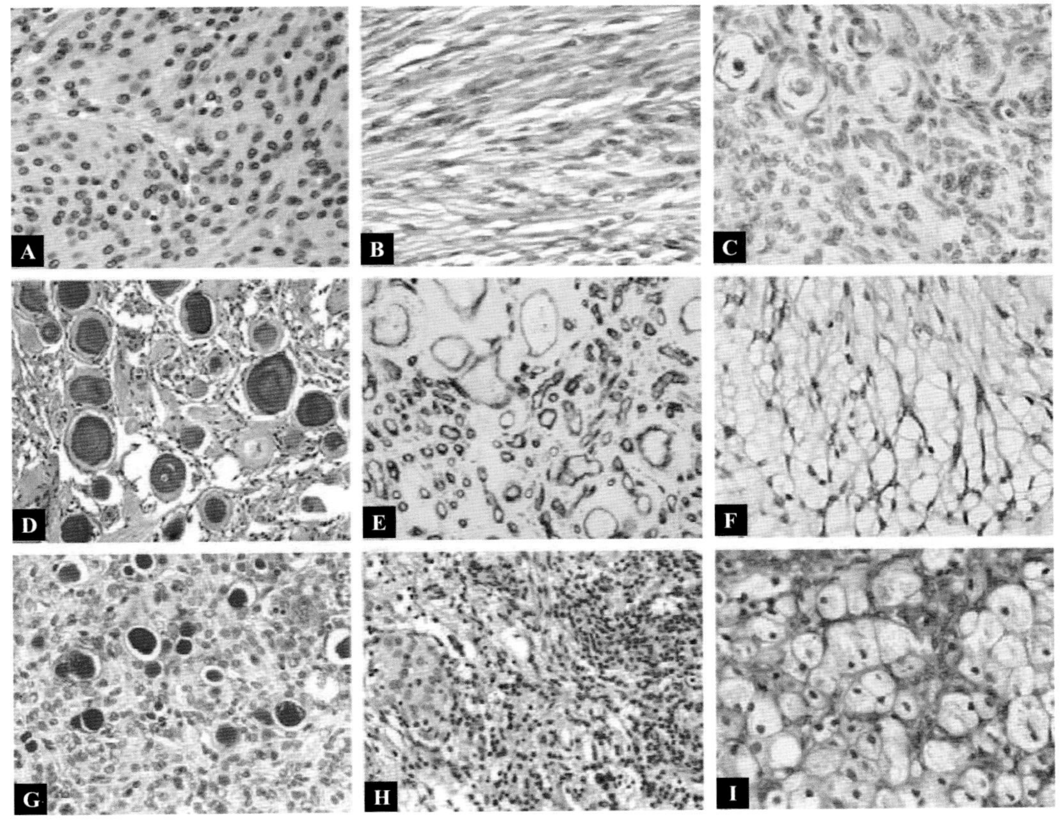

图 54-1 WHO Ⅰ级脑膜瘤各亚型的组织学表现

注：A. 脑膜上皮型脑膜瘤；B. 纤维型脑膜瘤；C. 过渡型脑膜瘤；D. 砂砾型脑膜瘤；E. 血管瘤型脑膜瘤；F. 微囊型脑膜瘤；G. 分泌型脑膜瘤；H. 淋巴浆细胞丰富型脑膜瘤；I. 化生型脑膜瘤。

间的脑膜上皮细胞。此型脑膜瘤好发于胸段脊髓，常见于中年妇女。

5）血管瘤型脑膜瘤：此型脑膜瘤富含血管，管腔小至中等，管壁厚薄不均。大部分管腔小，伴明显的管壁透明样变性。中等至显著的退行性核异形常见，可伴邻近脑组织大面积水肿，但此型脑膜瘤绝大多数在组织学及临床特征方面表现为良性（Hasselblatt，2004；Hua，2017）。鉴别诊断包括血管外皮瘤、血管畸形和血管母细胞瘤，这取决于血管数目的多少及偶尔瘤细胞未表现出脑膜上皮特征。该亚型不同于血管外皮瘤，因为血管瘤型脑膜瘤在临床上不表现侵袭性生物学行为。

6）微囊型脑膜瘤：此型脑膜瘤以包突细长包绕含有灰白色嗜伊红黏液的微囊为特点。多形细胞多见，但该型良性。与血管瘤型脑膜瘤相似，可见邻近脑组织水肿（Paek，2005）。囊可大可小，多由细胞外液积储而成，瘤细胞为脑膜内皮细胞，但旋涡排列不明显。此型多见于男性患者，有别于脑膜瘤好发于女性。

7）分泌型脑膜瘤：该型特点是存在灶性上皮细胞分化，上皮内微腺腔里含有 PAS 染色阳性、嗜伊红物质。该结构称为假砂砾体（Kepes，1975），免疫组织化学染色 CEA 和其他上皮和分泌标志物呈不同程度的阳性反应，而周围瘤细胞 CEA 和角蛋白均呈阳性反应。此型脑膜瘤与血中 CEA 水平有关，肿瘤切除后 CEA 水平下降而复发时又升高（Louis，1991）。肥大细胞可见，并可出现明显的瘤周脑组织水肿（Tirakotai，2006）。几乎所有的分泌型脑膜瘤都同时具有 *TRAF7* 和 $KLF4^{K409Q}$ 突变（D. E. Reuss，2013），提示这两者与分泌型脑膜瘤的肿瘤发生过程及临床特征可能有关。分泌型脑膜瘤多位于颅底部位，影像上多表现为 MRI T_2 高信号，增强后明显，有均匀、高亮的强化特点，瘤周脑水肿往往较严重。

8）淋巴浆细胞丰富型脑膜瘤：此型脑膜瘤富含大量慢性炎细胞浸润，常掩盖不明显的脑膜上皮成分。此型极为罕见。瘤内有生发中心和含有Russell体的浆细胞，常伴高γ-球蛋白血症。瘤切除后此症消失，复发时又重新出现。因其生物学行为与炎症过程相似，将其独立列为一个临床病理分型仍存在争议（Bruno，2004）。该型脑膜瘤合并全身血液系统异常，包括高球蛋白血症和缺铁性贫血已有报道（Gi，1990）。

9）化生型脑膜瘤：此型脑膜瘤具有显著的灶性或散杂间叶组织成分，包括骨、软骨、脂肪、黏液或黄色瘤组织，可单个或共同存在。这些组织成分存在的临床意义尚不清楚。有时术中表现有助于骨化性脑膜瘤与此型脑膜瘤侵犯颅骨相鉴别。

（2）WHO Ⅱ级脑膜瘤

WHO Ⅱ级脑膜瘤如图54-2所示。

1）脊索瘤样型脑膜瘤：此型脑膜瘤组织学上类似脊索瘤，在富含黏液基质背景下，嗜伊红瘤细胞条索状或小梁状排列，常见空泡状细胞。此类脊索样区常见散在的典型脑膜瘤组织。间质大量慢性炎性细胞浸润，常分布不均。在瘤间质内产生黏性物质，不限于生长在颅底中线结构上。没有上皮细胞膜抗原，细胞角化素的强烈反应，仅半数S-100蛋白染色（+）。脊索瘤样型脑膜瘤体积通常较大，好发于幕上，次全切除复发率很高（Couce，2000）。少部分患者可伴血液系统疾病，如Castleman病（Kepes，1988）。

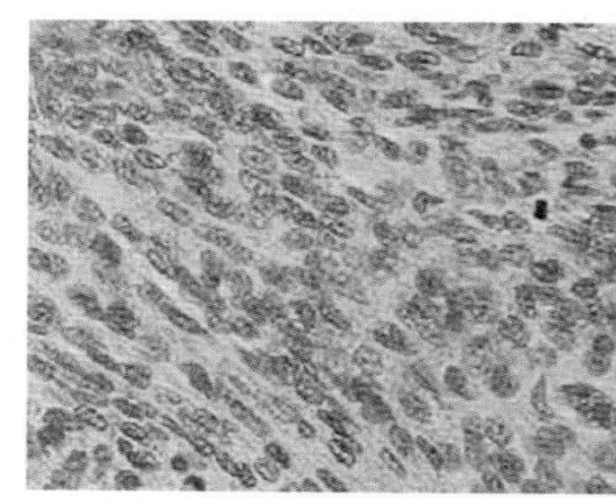
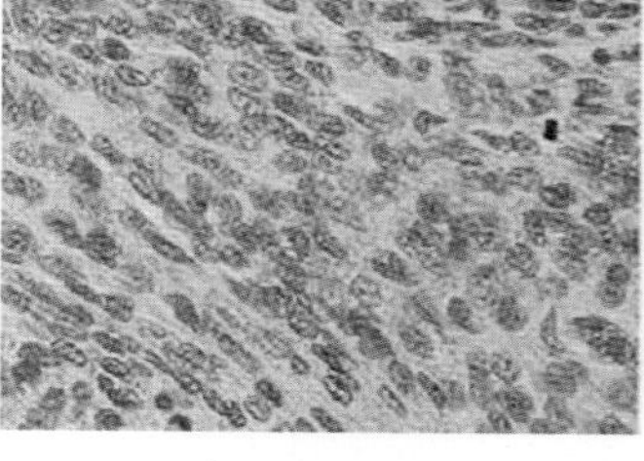
A. 脊索瘤样型脑膜瘤

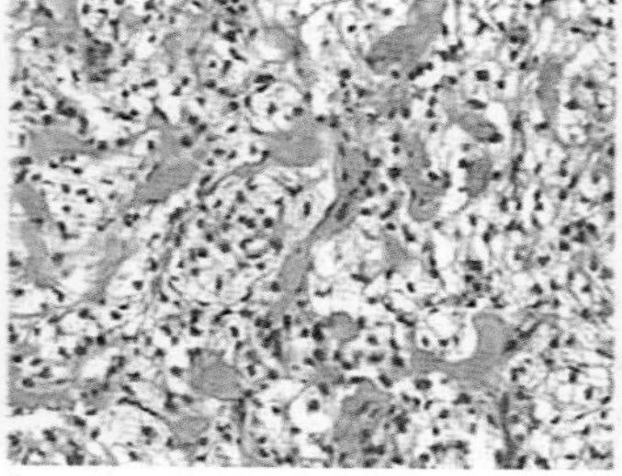
B. 透明细胞型脑膜瘤

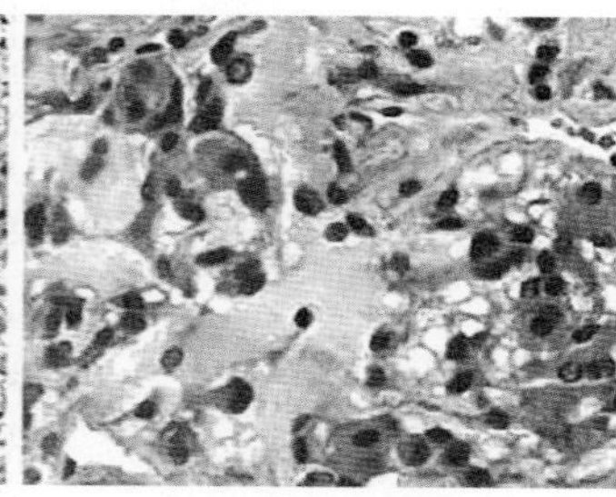
C. 不典型脑膜瘤

图54-2 WHO Ⅱ级脑膜瘤各亚型的组织学表现

2）透明细胞型脑膜瘤：此亚型少见，瘤体失结构，含有多角形瘤细胞，胞质透明、富含糖原，血管周围及间隙富含胶原沉积。由于糖原沉积、淀粉酶敏感的胞质透亮，细胞PAS染色呈阳性。典型的脑膜瘤特点少见，漩涡状结构模糊，无砂砾体。肿瘤好发于脑桥小脑三角和马尾部，儿童及青年患者多见。透明细胞型脑膜瘤生物学行为更具侵袭性，复发常见，偶见脑脊液播散（Oviedo，2005；Zorludemir，1995），*SMARCE1* 基因的缺失是其诊断特征之一（A. Tauziede-Espariat，2018）。

3）不典型脑膜瘤：该型肿瘤核分裂活性增高，伴有3个或更多的如下特点：①细胞密度高；②小细胞大核，核质比例高，核仁明显；③无定型或片状生长方式和局部“海绵状”或“地图样”坏死；④核分裂象增加到≥4/10 HPF（0.16 mm^2）。上述标准与高复发率呈正相关关系（Perry，1997）。同样，不同参数记分总和/或细胞分裂≥5/10 HPF也与高复发率相关（Jaaskelainen，1986；Maier，1992）。不典型脑膜瘤MIB-1指数中等。2016年最新版的WHO诊断标准中进一步明确了将“脑侵犯”作为其诊断特征之一，但目前尚未发现这一特征与肿瘤复发存在明显关联（A. Biczok，2019）

（3）WHO Ⅲ级脑膜瘤

WHO Ⅲ级脑膜瘤如图54-3所示。

1）间变型（恶性）脑膜瘤：此型脑膜瘤组织学上恶性特点比不典型脑膜瘤多。这些特点包括：明显的恶性细胞学特点：癌样、黑色素瘤样、高级别肉瘤样或核分裂象≥20/10 HPF（0.16 mm^2）。符合以上特点的肿瘤相当于WHO Ⅲ级，平均生存期不足2年（A. Perry，1999）。仅肿瘤浸润脑组织一个指标不足以诊断间变型脑膜瘤（A. Perry，1999）。如同胶质瘤一样，脑膜瘤的恶性进程是一个随异形性及间变性而增加的连续过程，所以有时也会遇到介于不典型和间变型之间的脑膜瘤。

2）横纹肌型脑膜瘤：此型脑膜瘤少见，含片状分布的横纹肌样细胞，细胞圆形，核偏位，染色质常开放，核仁明显，富含漩涡状细丝或紧密光泽的包涵体样嗜伊红胞质。横纹肌样细胞形态同发生在其他

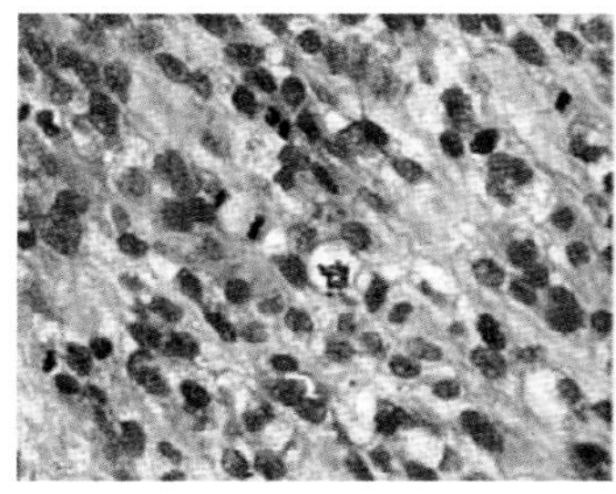

A. 间变型脑膜瘤

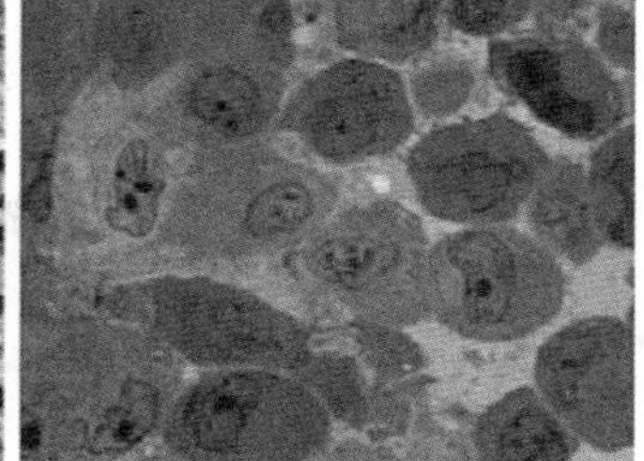

B. 横纹肌型脑膜瘤

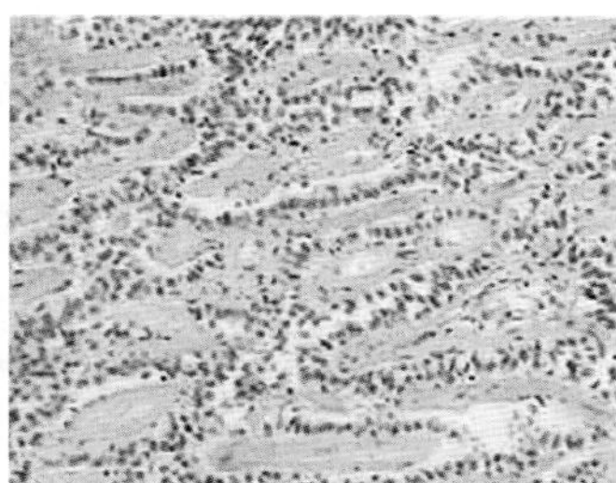

C. 乳头状型脑膜瘤

图 54-3　WHO Ⅲ型脑膜瘤各亚型的组织学表现

部位的此类肿瘤细胞相似，尤其是在肾脏及脑非典型畸胎样/横纹肌样瘤。横纹肌样细胞可能随复发而变得越来越显著。横纹肌型脑膜瘤大多具有高度增殖活性和其他恶性肿瘤的组织学特征，有些甚至伴有乳头状结构。此型脑膜瘤临床过程常呈侵袭性，相当于 WHO Ⅲ级（Kepes，1998；Perry，1998）。少部分肿瘤仅有灶性横纹肌样特点，缺乏其他组织学特征，其生物学行为待定。最近研究显示，部分横纹肌型脑膜瘤中可见到 *BAP1* 的体细胞或生殖细胞来源的突变，可作为这一亚型重要的分子标志（G. M. Shankar，2017）。

3）乳头状型脑膜瘤：此型脑膜瘤罕见，肿瘤组织大部分由血管周围假乳头结构构成，复发时此结构显著增多。乳头状型脑膜瘤好发于儿童及青年患者，75％病例侵及局部和脑组织，55％复发，20％转移（大多转移至肺），病死率大约在 50％（Kros，2000；Pasquier，1986）。由于肿瘤的侵袭性生物学行为（Ludwin，1975），此亚型定为 WHO Ⅲ级。

恶性脑膜瘤占脑膜瘤总数的 2％～12％。与非典型脑膜瘤一样，多见于男性（不同于良性脑膜瘤），好发于 50 岁以后和小脑幕上。常见症状：头痛、癫痫、轻偏瘫、个性改变、头皮和颅骨上无痛肿块。病程多短于 1 年。好发矢旁或大脑凸面，可发生其他部位的转移（表 54-6）。放射影像表现：①CT 上呈高密度伴中央坏死呈低密度，表面不规则可呈“蘑菇状”生长。周围脑水肿。无钙化。半数呈不均匀增强。②MRI：T_2 加权为高信号，与脑组织之间无边界，伴广泛脑水肿、骨质破坏和经骨孔向外生长。本型脑膜瘤软而富含血管，术时易用吸引器吸除，但是瘤与脑组织间边界不清楚，因此手术疗效欠佳，5 年内复发率为 33％～78％（Mahmood，1993；Jaaskelaine，1986）。平均术后生存 2～5 年（Wilson，1994；Goldsmith，1994）。

表 54-6　恶性脑膜瘤转移的部位

部　位	发生率(％)
肺	32
肝	16
淋巴结	11
骨骼	8
肾	6
其他	27

54.3.3　多发性脑膜瘤

1938 年 Cushing 和 Eisenhardt 提出，在没有神经纤维瘤和听神经瘤的情况下，颅内出现 2 个或 2 个以上互不相连的脑膜瘤，即为多发脑膜瘤（multiple meningioma）。如伴神经纤维瘤，则称脑膜瘤病。发生率：尸检为 8.2％～16％，临床大组病例为 0.9％～8.9％（Parent，1991；Russell，1989）。随着 CT 和 MRI 检查的广泛应用，多发性脑膜瘤在已诊断的脑膜瘤中占 5.9％～10.5％。根据一项从 1990 年到 2018 年报道的研究中荟萃分析，2 396 名脑膜瘤患者中，多发性脑膜瘤共计 173 例，占比约 7.22％。分子生物学研究发现，*NF-2* 基因突变是多发性脑膜瘤最常见的危险因素，较单发脑膜瘤高，可达 83％。多发性脑膜瘤常发生在神经纤维瘤Ⅱ型患者中，非神经纤维瘤Ⅱ型多发性脑膜瘤常以散发和家族性脑膜瘤的方式发生，其中非神经纤维瘤Ⅱ型相关的家族多发性脑膜瘤极为罕见，为常染色体显性遗传，患者家族中的其他成员需要测定基因图谱以评估患病风险。

多发性脑膜瘤可局限于一处，也可分散颅内不同区域或伴椎管内脊膜瘤，其中约 74.5％分布在大脑凸面，25％分布在颅底，0.5％分布在脑室内，还有极少数可同时发生在幕上、幕下。多发性脑膜瘤的临床症状大多是肿块效应和压迫重要血管、神经引起的，因为大多数脑膜瘤发现时体积较小，仅 11%为直径>3 cm 的大脑膜瘤，所以约 50%的多发性脑膜瘤在发现时并没有临床症状，但在这些大脑膜瘤中，90%表现出临床症状。目前治疗多发性脑膜瘤仍然以外科手术切除为首选治疗方案。伽玛刀适用于治疗中、小和高外科手术风险的脑膜瘤，尤其是手术难以触及的被血管或神经结构（如视神经鞘或海绵窦）包围的颅底肿瘤。也有部分机构采用药物治疗复发性脑膜瘤或有手术禁忌证和放射难治性的脑膜瘤。对于无症状的多发性脑膜瘤，建议采取系统性的影像学随访。

54.3.4 囊性脑膜瘤

囊性脑膜瘤少见。多发生在小脑幕上、大脑凸面。根据囊肿与周围脑组织的关系，可分下列 4 种类型：①瘤内型，囊肿完全位于肿瘤内；②瘤边型，囊肿位于肿瘤的边缘，但仍完全在瘤内；③瘤周型，囊肿位于肿瘤周围，但实际位于邻近的脑组织内；④瘤旁型，囊肿位于肿瘤与脑组织的分界面中间，既不在肿瘤内，也不在脑组织内。囊肿可大可小，囊液黄色，含高浓度蛋白质（可达 35 mg/L）。囊壁和壁上瘤结节可找到脑膜瘤细胞。囊肿形成原因有多种假设，如瘤细胞分泌或肿瘤内坏死、出血和变性（见于瘤内型），瘤周脑组织水肿、缺血、脱髓鞘或积液（见于瘤周或瘤旁型）。

临床上应注意与胶质瘤鉴别：①位于矢旁囊变肿瘤应想到脑膜瘤；②术中活体组织检查；③脑血管造影见肿瘤有颈外动脉供血者多为脑膜瘤。

54.3.5 复发性脑膜瘤

复发性脑膜瘤有 2 种含义：一是肉眼全切除肿瘤后，在原手术部位又出现肿瘤；二是指切除肿瘤不全，经一时期临床改善后，症状复出。后者实为肿瘤继续生长。在组织学上脑膜瘤大多属良性，但是常有恶性肿瘤的生物学特性，如局部浸润、复发、近或远处转移等。因此，脑膜瘤有时不易被彻底切除。Simpson（1957）分级Ⅰ和Ⅱ级切除者，复发率为 9%～32%（May，1989；Nockels，1991）；不全切除者复发率更高，为 18.4%～50%。另外，良性脑膜瘤术后复发率为 3%～38%，恶性者（指非典型和间变型脑膜瘤）为 6%～78%（Saloman，1991）。因此如果能预测脑膜瘤复发或其恶性生物学特性，在术前、术中和术后采取相应措施，减少或防止或延长其复发，从而可提高治疗效果。虽然目前还没有行之有效的统一方法和标准，但近来一些研究取得了可喜的结果：

1）Montle（1986）报道下列组织病理特性与复发有关：①肿瘤血管丰富；②有含铁血黄素沉着；③瘤细胞生长呈片状而非旋涡状；④胞核明显；⑤有丝分裂；⑥坏死；⑦核多形态。上述③和④及肿瘤中内皮型细胞不足 10%者更易复发。

2）Hoshino（1986）认为用 BUDR 测量脑膜瘤细胞增生动力学示踪指数（LI）有助预测。LI>1%，易发生恶变；LI>5%，100%复发（Lee，1990）。

3）流式细胞术（FCM）（May，1989；Ahyhi，1983）：由于组织病理学预测不准确，FCM 简便、快速，可测量进入细胞周期中的 DNA，区分细胞增殖与否。由于基因的信息储存于 DNA 中，不增殖的细胞其核 DNA 是恒定的，相反核分裂的细胞，DNA 数量取决于其处于相应的细胞周期，G_1 期为双倍体染色体，S 期为多倍体，G_2 期为 4 倍体，M 期为 2 个双倍体子细胞。当增殖指数≥20%时，脑膜瘤即使全切除或组织学为良性者，复发率亦很高。

4）Nockels（1991）报道有丝分裂率、手术切除的 Simpson 分级和有无微囊肿是预测复发的重要指标，而年龄、肿瘤部位和细胞构成是次要指标。如 1/10 高倍视野中有 2 个以上有丝分裂，其恶变性为 19.8∶1，不全肿瘤切除者为 11∶1，有微囊肿者为 0.003∶1。

5）Rohringer（1989）和 Alvarez（1987）总结恶性脑膜瘤的 CT 表现：①蘑菇状生长；②中至重度瘤周水肿；③瘤内无钙化；④瘤边缘呈指状突起；⑤瘤内不增强低密度坏死灶。上述影像学表现既非恶性脑膜瘤固有，但多见。如瘤内无钙化，100%见于恶性脑膜瘤，73%见于良性脑膜瘤。

6）Mantle 等（1999）经长期随访（平均 9±4 年）发现 CT 检查显示脑膜瘤瘤周水肿中有肿瘤浸润，且随水肿范围增大，瘤浸润机会也增加。虽肉眼全切除肿瘤，这些残留浸润瘤细胞将引起肿瘤复发。用 CT 检查脑水肿的方法，预测脑膜瘤复发的准确性为 83%，敏感性为 89%，特异性为 82%。

54.3.6 颅外肿瘤转移到脑膜瘤内

虽然脑膜瘤仅占颅内原发肿瘤的 30%，但脑膜却是颅外肿瘤转移的好发部位。可能原因有：①脑

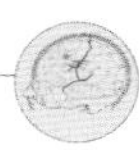

膜瘤多为良性，缓慢生长，患者生存期长；②血供丰富，为转移瘤提供良好微环境。

54.4 分子生物学

虽然传统组织病理学分级目前仍是预测脑膜瘤自然病史的主要依据，但它无法客观、系统、准确反映肿瘤组织的基因学背景和生物学特征，对肿瘤远期转归评估能力有限。例如，全切除良性脑膜瘤仍会复发，相反恶性脑膜瘤术后却有不复发者。即组织学的良、恶性分类不准确。2006 年，美国癌症基因组图谱计划（the Cancer Genome Atlas，TCGA）以胶质瘤为研究突破口，通过多平台高通量基因组学分析，取得了一系列重要进展，为临床综合治疗模式提供了基准。与此同时，脑膜瘤基因组学和表观遗传学研究也为其分子分型提供了初步框架。

54.4.1 染色体 22、*NF*－*2* 基因

NF－*2* 基因失活（突变或丢失）是最早被发现的分子病因。自 1993 年 Rouleau 等首次将神经纤维瘤Ⅱ型定位到位于 22q12.2 的 *NF*－*2* 基因后，已有大量的研究证实，*NF*－*2* 突变或丢失是脑膜瘤最常见的分子病因。其实，脑膜瘤的基因位于染色体 22q12.3，与 *NF*－*2* 基因很靠近。由于 *NF*－*2* 习用已久，故仍采用至今（M. A. Karajannis，2015）。除 22 号染色体外，还有 1p、6q、9p、10p、10q、14q 和 18q 染色体的丢失，以及 1q、9q、12q、15q、17q 和 20q 的染色体的获得与脑膜瘤的发病有关。脑膜瘤 *NF*－*2* 基因突变或失活存在于 40%～60%的散发性脑膜瘤患者中。＞60%的脑膜瘤存在 *NF*－*2* 等位基因以外其他部位突变或失活，反映抑癌基因失活的 2 次打击学说。有研究发现，位于 22 号染色体的其他基因（*BAM22*、*BCR*、*TIMP3*）与脑膜恶变有关。由于 *NF*－*2* 突变率在各级脑膜瘤相似，故被认为与瘤的发生而非恶变有关。近年来通过二代测序发现，除 *NF*－*2* 外更多的基因突变有 *TRAF7*、*KLF4*、*AKT1*、*SMO*、*PIK3CA*、*SUFU*、*SMARCB1* 和 *POLR2A* 等。这些研究对认识脑膜瘤发生、发展的分子机制提供了重要基础（P. Domingues，2015；Clark，2016）。

此外，临床常见脑膜瘤与神经纤维瘤Ⅱ型合并发生，后者又称中枢性神经纤维瘤Ⅱ型，患者可表现为双侧前庭神经鞘瘤，22 号染色体丢失。相反，神经纤维病 1 型的基因住在 17 号染色体，这些患者很少发生脑膜瘤。

54.4.2 信号通路和表观遗传

脑膜瘤的有关基因可通过下列信号通路起作用：①RB/P53（细胞同期）；②GF/自泌；③MAPK 和 PBK/AKTL（与细胞分化、生长、凋亡有关）；④PLCr/PKC 钙信号通路（与细胞增生、凋亡有关）；⑤PLA2、COX（与细胞生长、血管形成、炎症有关）；⑥mTOR（促细胞生长）；⑦Wnt/BC（胚胎发育、细胞分化增生）；⑧Notch 通路、Hh 通路（细胞发生、发展、分化）。良性脑膜瘤可向恶性转化（即不典型和间变型），可通过 Notch、Wnt、IGF 等信号通路的活化，端粒酶表达失活或 hTERT 表达激活，都会使良性脑膜瘤向不典型转化（图 54－4）。表观遗传改变如 DNA 甲基化参与脑膜瘤的发生、发展。25%～77%脑膜瘤有≥1 基因甲基化（M. J. Bello，2004）。高度甲基化 TIMP3 见于 67% Ⅲ级恶性脑膜瘤、22% Ⅱ级脑膜瘤、17% Ⅰ级脑膜瘤（S. He，2013）。近来，基于 DNA 甲基化脑膜瘤的分类比 WHO 的组织学分类可更好地预测生存时间和复发（F. Sahm，2017）。

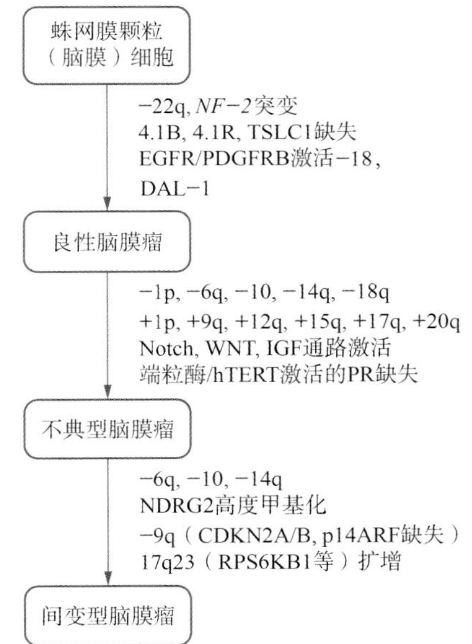

图 54－4 脑膜瘤发生和发展相关基因的改变

改编自：RIEMENSCHNEIDER M J，PERRY A，REIFENBERGER G. Histological classification and molecular genetics of meningiomas［J］. Lancet Neurol，2006，5(12)：1045－1054.

54.4.3 分子分型和患者预后

研究发现70%～80%成纤维型脑膜瘤和过渡型脑膜瘤中存在 *NF-2* 突变，但分泌型、上皮型和微囊型脑膜瘤中发生 *NF-2* 突变的概率<1%。这种突变频率的显著差异表明，脑膜瘤的某些形态学亚型中不仅仅只存在 *NF-2* 特异性突变，还存在其他分子基因起作用。随后，脑膜瘤中 *TRAF7*、*KLF4*、*AKT1* 和 *SMO* 突变的发现证实了上述观点。几乎所有的分泌型脑膜瘤病例都存在 *TRAF7* 和 *KLF4K409Q* 突变，而非 *NF-2* 突变。值得注意的是，非分泌型脑膜瘤、CNS 肿瘤或其他系统性恶性肿瘤中未观察到 *KLF4* 突变。在97%的分泌性脑膜瘤和8%的非分泌性脑膜瘤中存在 *TRAF7* 与 *KLF4* 同时发生突变。相反，*AKT1* 突变在上皮型脑膜瘤中很常见，但随其着恶性程度的增加，*AKT1* 的突变越来越少见。此外，有研究表明，透明细胞型脑膜瘤发生、发展的病理学机制与 *SMARCE1* 基因失活相关。

特定的基因突变不仅与脑膜瘤组织病理学亚型相关，而且与肿瘤的解剖位置相关。颅内凸面脑膜瘤和大脑镰后部脑膜瘤常发生 *NF-2* 突变及22号染色体杂合性丢失。相反，颅底中线部位、前颅底、大脑镰前部和中颅底脑膜瘤更常见 *SMO* 或 *AKT1*/*TRAF7* 突变，而不具有22号染色体异常。这一现象进一步证实了颅底脑膜瘤主要以上皮型多见，而 *AKT1* 突变更易在上皮型脑膜瘤中发生。

最近一项针对非典型脑膜瘤全切除术后患者的分析表明，染色体拷贝数异常增加与肿瘤复发相关。即高度染色体畸变的 WHO Ⅱ级脑膜瘤患者可能有较高的复发风险，应密切随访并积极接受辅助治疗。

染色体臂的缺失或增加表明基因组的不稳定性。此外，基因组不稳定与端粒酶的渐进性延长相关。WHO Ⅰ～Ⅲ级脑膜瘤中端粒酶活化概率分别为10%、50%和95%。有趣的是，端粒酶反转录酶(*TERT*)基因启动子的突变以及由此导致的 *TERT* mRNA 表达增加与脑膜瘤的复发相关。在发生组织学进展的复发性脑膜瘤中，*TERT* 启动子突变的频率最高(28%)。

正如前述，全基因 DNA 甲基化分类加上 DNA 拷贝数和 RNA 测序比2016 WHO CNS 肿瘤分类更好地预测脑膜瘤生物学特性和患者预后(Sahm，2017)。同样，近期研究报道了一系列与脑膜瘤复发相关的 microRNA，miR-190a 和 miR-96-5p 的上调，以及 miR-29c-3p 和 miR-219-5p 的下调与脑膜瘤高复发率相关。这些生物分子对脑膜瘤临床预后的价值有待进一步证实，将来有望为脑膜瘤患者的治疗方式选择提供依据。总之，目前脑膜瘤的分子分型还不完善，特别是其发生的基因、复发的驱动基因还不清楚，还有待深入研究。

54.5 临床表现

除具有脑瘤共同表现外，脑膜瘤还具有下列特点：

1) 通常生长缓慢，病程长，一般为2～4年。但少数生长迅速，病程短，术后易复发和间变，特别见于儿童。脑膜瘤的复发与肿瘤的组织学特点有密切关系。组织学上良性脑膜瘤术后5年时复发率为3%，25年时为21%；不典型脑膜瘤术后5年复发率为38%；而间变型脑膜瘤术后5年复发率为78%。其他研究发现良性脑膜瘤复发的中位时间为术后7.5年，不典型肿瘤为2.4年，间变型为3.5年。脑膜瘤也可发生于儿童，大样本回顾分析发现在1 397例脑膜瘤中有约1.3%的患者年龄在16岁以下。儿童中，脑室内生长、瘤周囊变、缺少硬脑膜附着等现象比成人常见，并且男性患儿占多数。

2) 肿瘤可以长得相当大，症状却很轻微。如眼底视神经盘水肿，但头痛却剧烈。当神经系统失代偿，才出现病情迅速恶化。这与胶质瘤相反，后者生长迅速，很快出现昏迷或脑疝，而眼底却正常。

3) 多先有刺激症状，如癫痫等，继以麻痹症状，如偏瘫、视野缺失、失语或其他局灶症状，提示肿瘤向外生长。

4) 可见于颅内任何部位，但有好发部位及相应症状，这将在以下分论中分开叙述。

54.6 诊断与辅助诊断

随着影像诊断水平的提高，脑膜瘤的发病率和检出率有增高的趋势。而影像学技术的进一步发展对于早期诊断、个体化制订治疗方案有着至关重要的作用。由于脑膜瘤影像学有典型表现，常规 CT 和 MRI 多可明确诊断，少数不典型者可借助其他 MR 序列和 PET 加以诊断。以下介绍目前脑膜瘤影像学诊断方面的相关进展。

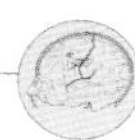

54.6.1 X线平片

X线平片不再用于常规的脑膜瘤的诊断，但以下影像学改变可用于脑膜瘤的辅助诊断：①颅内钙化，见于砂砾型。钙化较密集，可显示整个肿瘤块影。②局部颅骨增生或破坏。③板障静脉增粗增多，脑膜动脉沟增粗。棘孔可扩大。对于再次手术患者，平片可用来判断前次手术颅骨瓣形状，便于术前做开颅设计。随着CT及MRI检查设备与技术的普及，头颅X线平片在目前的神经外科临床工作中已很少应用。

54.6.2 CT检查

MRI检查在诊断脑膜瘤方面有取代CT检查之势，但CT检查仍是诊断本病的主要方法，特别可显示脑膜瘤与邻近骨性结构的关系、钙化等。脑膜瘤在CT的典型表现有：①瘤呈圆形或分叶状或扁平状，边界清晰。②密度均匀呈等或偏高密度（图54－5），少数可不均匀和呈低密度，为瘤内囊变或坏死，约见于15％的病例中。也可见钙化（图54－6A）。CT扫描在观察钙化情况时比MRI检查优越。③增强后密度均匀增高。④瘤内钙化多均匀，但可不规则。⑤局部颅骨可增生或破坏。⑥半数患者在肿瘤附近有不增强的低密度带，提示水肿、囊变。

脑膜瘤周水肿有两种形式：①局灶水肿，多因肿瘤机械性压迫导致脑缺血损伤所致，因此本质上不是真正水肿。②广泛水肿。瘤周低密度边缘不清楚，常有指状突起。瘤周脑组织含水量增多，且伴相应症状。产生瘤周水肿的原因有肿瘤体积、部位、组织类型、血供类型、静脉回流和脑膜瘤和邻近脑组织分界面破坏。除分泌型脑膜瘤外，上述原因多非单一起作用，而为多种因素的综合作用。一般单纯颈外动脉供血，不产生脑水肿；颈内动脉供血者常伴脑水肿。但目前也有研究认为：年龄、性别，肿瘤大小、部位、血供、浸润性，血管受压，与水肿程度在统计学上无明确相关性，同时肿瘤增殖活性、激素存在与否也与水肿无明确关系，而是认为水肿可能是脑内血脑屏障破坏的结果，或者来自肿瘤的自身分泌。

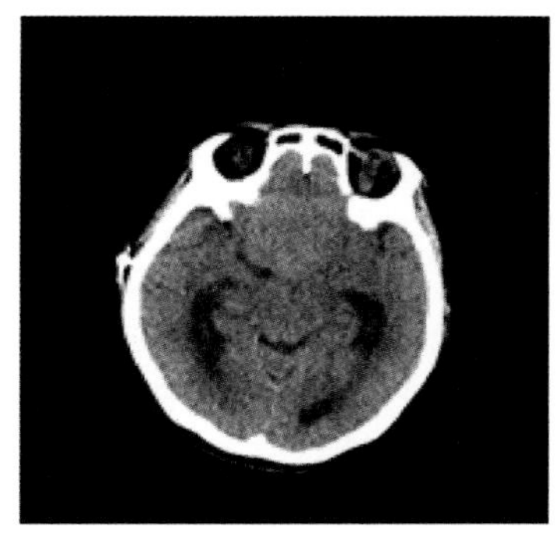

图54－5 鞍结节脑膜瘤的CT表现

注：平扫示鞍区等、略高密度圆形病灶。

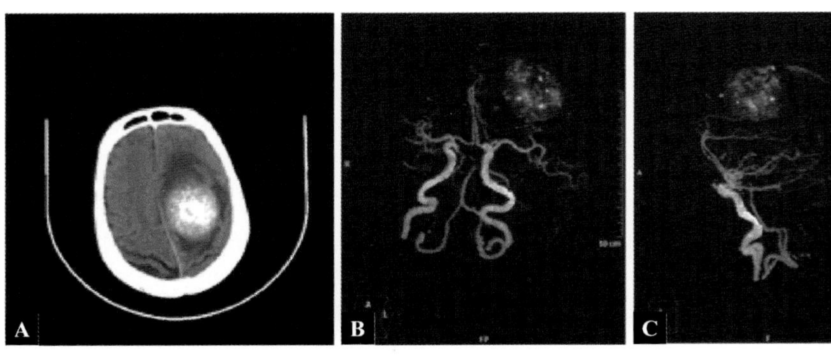

图54－6 脑膜瘤的CTA表现

注：A. 头部CT平扫，显示左侧额顶叶脑膜瘤，瘤体呈高密度影，提示钙化，周围低密度水肿较明显；B、C. 头部CTA可使肿瘤显影，并可见分别来自大脑前动脉及中动脉分支供血。

近年来，逐步发展起来的CT血管成像（CTA）、CT灌注成像（CTP）等新型CT成像技术，越来越多地被应用于临床，为术前肿瘤良恶性的判断、肿瘤分型和手术计划的设计提供依据。

（1）CT血管成像

CTA检查可从不同立体角度观察脑膜瘤形态，

并良好显示肿瘤与周围血管、骨质、神经组织等解剖结构的毗邻关系(图 54-6),可为手术方案的制订提供依据。该方法通过静脉注射造影剂后进行头颅连续扫描,并在图形工作站重建立体图像。CTA 可清晰显示直径>0.5 mm 的血管、Willis 动脉环及各分支。K. Tsuchiya 等 1996 年报道 CTA 可清晰地显示颅底脑膜瘤周围血管组织和结构。Y. Li 等 2011 年报道用 3D-CTA 辅助切除 10 例松果体区脑膜瘤,其中,CTA 被证明可清晰显示供血动脉和静脉丛的推移,并避免了手术中对静脉丛的损伤和破坏。

(2) CT *灌注成像*

CTP 可作为围手术期无创评估各种类型脑膜瘤及其周边血流动力学状况的一种影像学手段。具有检查及评估迅速等特点。

1) 治疗随访:1999 年,S. Bondestam 等报道应用 CTP 动态随访近距离放射治疗后的脑膜瘤血流灌注,间接反映肿瘤生长状况。

2) 脑膜瘤良、恶性判断和与其他肿瘤鉴别:I. Sergides 等 2009 年通过对 15 例脑膜瘤的 CTP 研究,证实瘤周水肿组织存在缺血改变,脑血容量(CBV)和脑血流量(CBF)值较正常脑组织低。G. Ren 等 2010 年研究了伴有瘤周水肿的 17 例良性脑膜瘤及 12 例血管外皮瘤,发现后者的 CBV 和渗透面(permeability surface, PS)、微血管密度(microvessel density, MVD)要高于良性脑膜瘤($P \leqslant 0.05$),而瘤周水肿区域的检测值则无差异。CBV 和 MVD 呈正相关($r=0.648$, $P<0.05$),PS 和 MVD 亦呈正相关($r=0.541$, $P<0.05$)。

54.6.3 MRI 检查

(1) MRI *平扫及增强*

尽管 CT 检查在判断颅骨侵犯或骨质增生程度时有着自身的优越性,特别是岩斜部肿瘤手术中用于判断肿瘤与骨性标志间的关系,但 CT 图像在决定肿瘤的位置、瘤实体的质地等方面,不如 MRI 清楚,特别是海绵窦、眶部和后颅伪影,影像质量影响临床判断。因此,MRI 成为目前脑膜瘤的主要诊断方法,有三维成像、多种成像系列,不受骨伪迹影响等是其优点,特别有利于显示颅底、颅后窝和眶内的肿瘤。T_1 加权图像增强配合抑制脂肪技术,能准确显示肿瘤生长的范围、与大动脉和静脉窦的关系。脑膜瘤 MRI 的特点(图 54-7):①以硬脑膜为其基底,此处也是肿瘤最大直径处。②在 T_1 加权图像上约 60%脑膜瘤为高信号,30%为低信号。在 T_2 加权图像上,肿瘤呈低至高信号,且与瘤病理类型有关,如纤维型多为低信号,上皮型为高信号。③在 T_1 和 T_2 加权图像上常可见肿瘤与脑组织之间一低信号界面,代表受压的蛛网膜或静脉丛。低信号也可能是瘤内钙化(砂砾型)。如此低信号界面消失,特别在 T_2 加权图像上可见邻近脑内高信号,常提示蛛网膜界面被破坏。④T_2 加权图像可清晰显示瘤周水肿。瘤周水肿常见于额叶、蝶骨嵴脑膜瘤,上皮型、过渡型脑膜瘤,接受软脑膜动脉供血脑膜瘤(Inamura, 1992)。⑤对比增强后,脑膜瘤大都呈明显的边缘较清晰的均匀强化,部分内部坏死囊变的则呈现不均匀明显强化。⑥脑膜尾征:肿瘤附着的硬脑膜和邻近硬脑膜可增强(在 CT 图像上也可有),反映该处硬脑脑膜的通透性增大,并不是肿瘤浸润。

(2) MRI *血管成像*

MRI 血管造影术包括动脉和静脉造影术(MRA 和 MRV)2 种。可通过无创或相对无创的方法观察脑膜瘤的供血动脉、引流静脉、邻近静脉窦等情况(图 54-8),为术中更好地进行血管操作提供有力依据。

1) 脑膜瘤供血动脉、引流静脉可初步显示,但不如 CTA 和 DSA,后两者可显示细小的供血动脉和回流静脉。

2) 肿瘤回流静脉窦通畅情况的评估:增强对比磁共振静脉成像(contrast enhanced MR venography, CE-MRV),与相对比磁共振静脉成像(phase contrast MR venography, PC-MRV)进行比较,结果发现,PC-MRV 对于矢状窦阻塞检测的敏感度为 100%,特异度为 50%,而 CE-MRV 特异度为 100%(手术证实)。且对比于 PC-MRV, CE-MRV 反映的窦阻塞范围估计过大(假阳性)。PC-MRV 检测出 87%的侧支静脉循环(手术证实),而 CE-MRV 检出率为 58%。因此,PC-MRV 更具有优势。

(3) *其他 MRI 检查方法*

除外常规的 MRI 检查序列,临床中,下述特殊的磁共振检查手段越来越受到重视,常成为多角度了解脑膜瘤生长特点的方法。

磁共振波谱(MRS):可以无创分析脑膜瘤实质及周围组织的代谢状况,提供鉴别依据,评估良、恶性及术前预测分型。

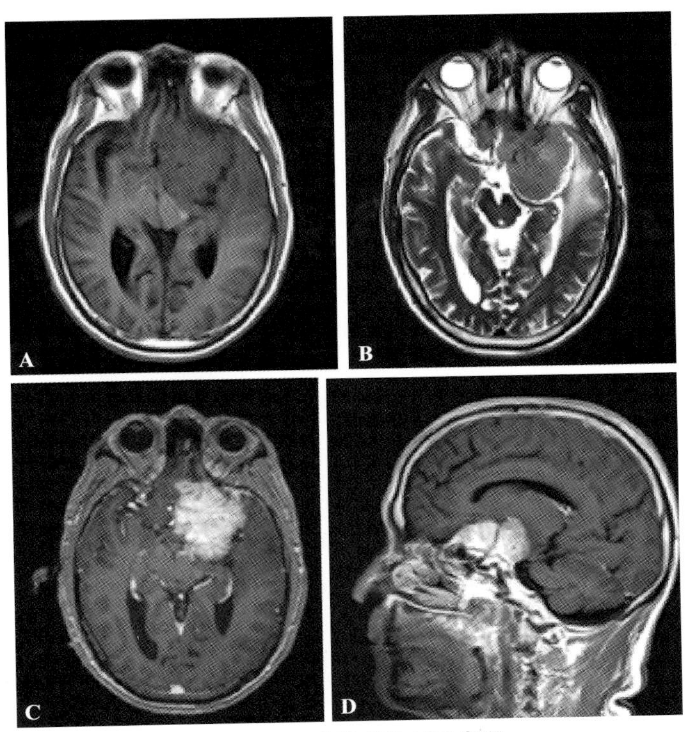

图 54-7 脑膜瘤的 MRI 表现

注：A. T_1WI 显示左侧蝶骨嵴低信号病灶；B. T_2WI 示较高信号病灶；C. 增强 MRI 扫描水平位显示病灶均匀强化，外形不规则，呈分叶状；D. 增强 MRI 矢状位，可见“脑膜尾征”。

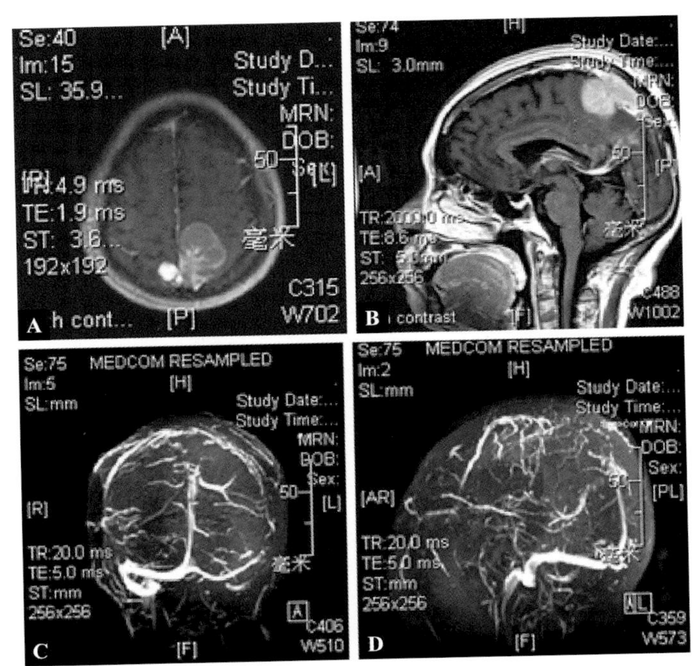

图 54-8 脑膜瘤的 MRV 表现

注：A、B. MRI 增强扫描显示顶叶镰旁矢旁脑膜瘤；C、D. 头颅 MRV 扫描正、侧位显示上矢状窦后部部分中断，被小的分支沟通静脉替代。

典型表现：脑膜瘤的氢质子波谱（hydrogen MRS，^{1}H－MRS）多表现为胆碱（Cho）/肌酸（Cr）增高，N－乙酰天冬氨酸（NAA）/Cho 减低，NAA/Cr 下降，在 1.47×10^{-6}（ppm）和 3.8×10^{-6} 处出现脑膜瘤的特征峰丙氨酸（Ala），NAA 峰明显减低（为内源性，不代表神经元）或无 NAA 峰（图 54－9）。磁共振扫描体素小时，Ala 波易与乳酸（Lac）波重叠，加之 Ala 波信号弱，磁共振扫描时宜用单体素 MRS。

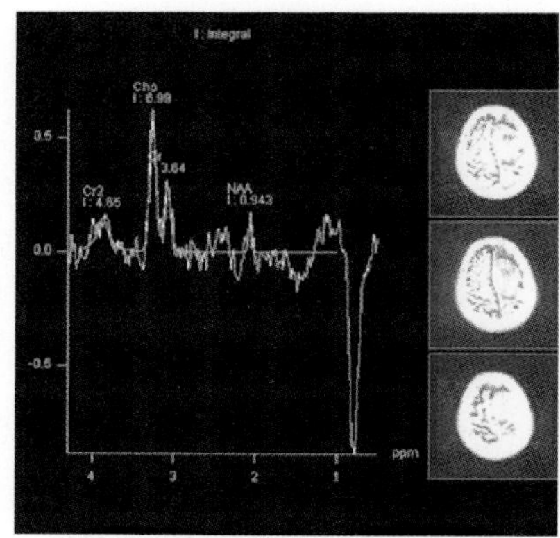

图 54－9　脑膜瘤的 MRS 表现

注：与图 54－6 同一病例的 MRS 图像，1.47×10^{-6} 处为倒置丙氨酸峰。

54.6.4　良、恶性脑膜瘤的预测

（1）磁共振波谱

综合文献分析，良性脑膜瘤都表现出增高的胆碱峰和降低的肌酸峰。Ala 峰和 Lac 峰可并存，提示脑膜瘤中另一种代谢方式。谷氨酰胺（Gln）/谷氨酸（Glx）可在 Ala 缺失时帮助鉴别脑膜瘤。Lac 峰提示具有侵袭性，尽管并不是经常的。脂质（Lip）峰提示非良性肿瘤的部分区域的微小坏死，但也可反映良性脑膜瘤的微囊性改变和脂肪降解。可是有相佐意见。鉴于脑膜瘤的其他影像学诊断，MRS 不作为脑膜瘤独立诊断依据；在鉴别诊断中，也仅是次要依据。

（2）磁共振灌注成像

磁共振灌注成像（magnetic resonance perfusion imaging，MRP）的主要参数为相对局部脑血流容量（rCBV）、平均通过时间（MTT）及达峰时间（TTP）等。一般认为，脑膜瘤瘤体部分 rCBV 明显大于对侧正常白质，MTT 延长（图 54－10），可能与脑膜瘤血供丰富、肿瘤实质内血管中血流流速慢，以及造影剂外渗有关。

Zhang 等 2008 年对 25 例良性脑膜瘤和 8 例恶性脑膜瘤进行 MRP 研究，发现在肿瘤实质部分，rCBV 和 rMTT 没有区别，但是在瘤周水肿带，两个指标在恶性者增高，差别有统计学意义。良性的血管瘤样脑膜瘤肿瘤实质部分的 rCBV 虽增高，但周围水肿区的 rCBV 值不增高。D. T. Ginat 等（2010）收集不典型和间变脑膜瘤 23 例，发现 rCBV 和 Ki－67 之间呈正相关，其相关系数为 0.69（$P=0.000\ 38$），为 MRP 指数和增殖指数之间的联系找到了一定的依存关系。

（3）磁共振弥散张量成像

磁共振 DTI 的主要参数为平均弥散系数（ADC）和各项异性分数（FA）（图 54－11）。

典型脑膜瘤具有较低的 FA 值（$P=0.012$），较高的 ADC 值（$P=0.011$）；并且其张量较趋向于平坦型弥散（$P=0.020$）。不典型该脑膜瘤具有较高的线性各向异性，但无统计学意义；不典型和纤维型脑膜瘤和过渡性脑膜瘤相比，平坦型各向异性（planar anisotropy，CP）较高（$P<0.01$）。

（4）PET

PET 通过应用代谢物类显像剂或受体类显像剂，能从多角度反映脑膜瘤病变的代谢功能（图 54－12）。PET 被证明亦可用于脑膜瘤良、恶性的鉴别，与其他颅内肿瘤的鉴别，预后判断及疗效评估等。

由于正常皮质组织对氟代脱氧葡萄糖（FDG）的高摄取率，用 FDG－PET 来区分低高级脑膜瘤价值不大。近来报告用蛋白质示踪剂甲硫氨酸（MET），能较好区分良恶性脑膜瘤（N. Tomura，2018）。另外，由于脑膜瘤富含生长激素受体，可用奥曲肽显像了解脑膜瘤的生长范围，特别在复发或残瘤难与周边肌肉、颅骨鉴别时（N. Galldicks，2017）。

54.6.5　术前肿瘤质地的预测

（1）意义

脑膜瘤质地有软硬之分，前者可全切除，后者则难做到。因此，结合肿瘤所在部位，术前可判断手术的难易，便于向家属谈话和做手术计划和治疗方案。

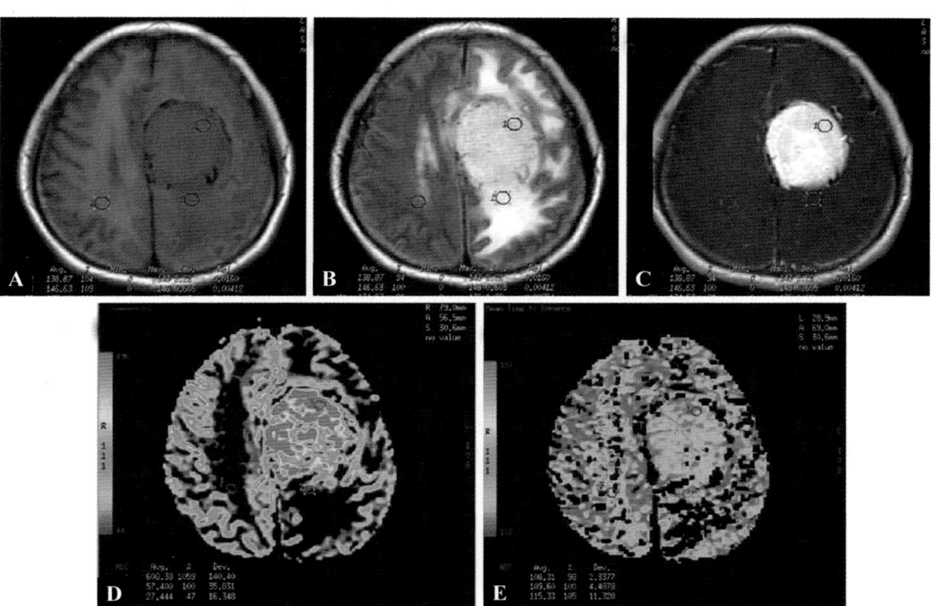

图 54－10 脑膜瘤的 MRP 影像表现

注：A～C. MRI 扫描显示左侧额叶镰旁脑膜瘤(病理证实为 WHO Ⅲ级)，圆圈处分别为肿瘤实质、瘤周白质、对侧白质；D. rCBV 图显示肿瘤实质高信号，瘤周信号强度略低，但仍高于周边白质，对侧白质为低信号；E. rMTT 图显示肿瘤实质略高信号。

引自：ZHANG H, RÖDIGER L A, SHEN T, et al. Preoperative subtyping of meningiomas by perfusion MR imaging [J]. Neuroradiology, 2008,50(10):835－840.

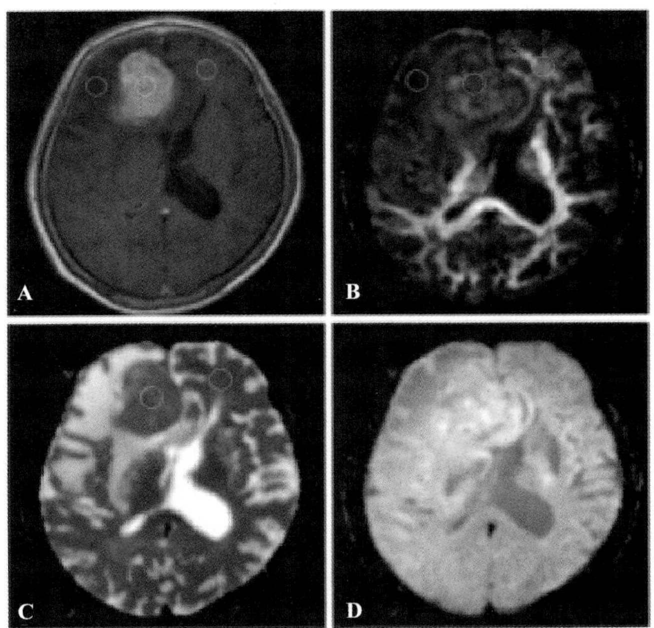

图 54－11 脑膜瘤的 DTI、DWI 影像表现

注：A. MRI T_1W 增强扫描显示右侧额叶矢旁脑膜瘤(病理证实为不典型)；B(FA 图)、C(ADC 图)、D(DWI 图)。显示肿瘤周围白质纤维束的走行。

引自：TOH C H, CASTILLO M, WONG A M, et al. Differentiation between classic and atypical meningiomas with use of diffusion tensor imaging [J]. AJNR Am J Neuroradiol, 2008,29(9):1630－1635.

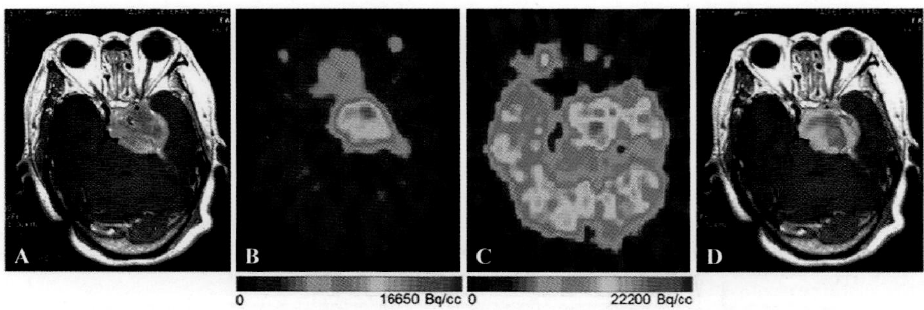

图 54-12 脑膜瘤 PET 影像表现

注：A. MRI 增强扫描显示左侧中后颅底脑膜瘤（病理证实为间变脑膜瘤）；B. ^{11}C-乙酸盐 PET 摄取图显示肿瘤高信号；C. ^{18}F-FDG 摄取图显示肿瘤高信号；D. 两种代谢物摄取高信号区相吻合。

引自：LIU R S, CHANG C P, GUO W Y, et al. 1-11C-acetate versus 18F-FDG PET in detection of meningioma and monitoring the effect of gamma-knife radiosurgery [J]. J Nucl Med, 2010,51(6):883-891.

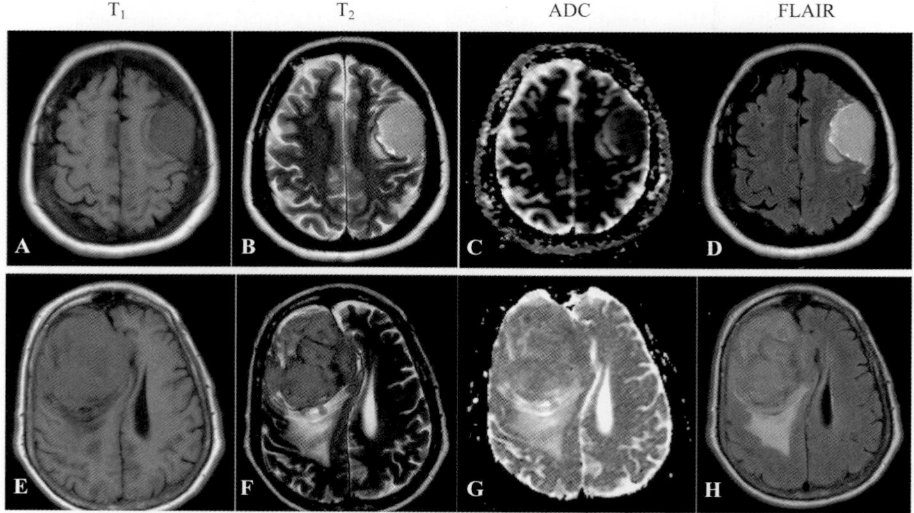

图 54-13 以 T_2W 显示瘤软和瘤硬

注：A～D. 瘤软；E～H. 瘤硬。

引自：YAO A, PAIN M, BALCHANDANI P, et al. Can MRI predict meningioma consistency?: a correlation with tumor pathology and systematic review [J]. Neurosurg Rev, 2018,41(3):745-753.

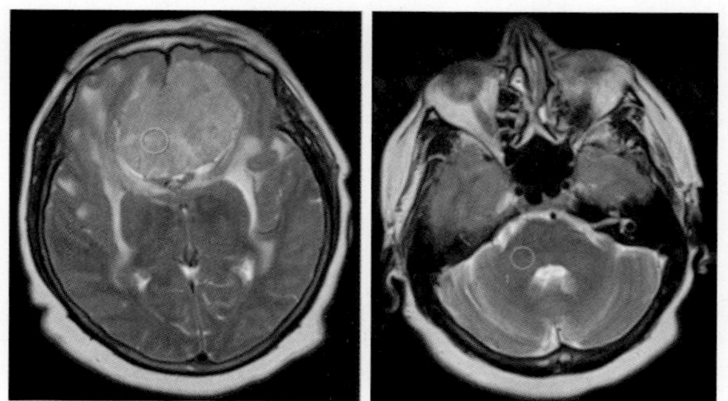

图 54-14 瘤内 T_2W 图像上与小脑中脚比

注：以比值 1.41 定，1.0～1.5 为不软不硬，>1.5 为软，<1.0 为硬。

引自：SAKAI N, TAKEHARA Y, YAMASHITA S, et al. Shear stiffness of 4 common intracranial tumors measured using MR elastography: comparison with intraoperative consistency grading [J]. AJNR Am J Neuroradiol, 2016,37(10):1851-1859.

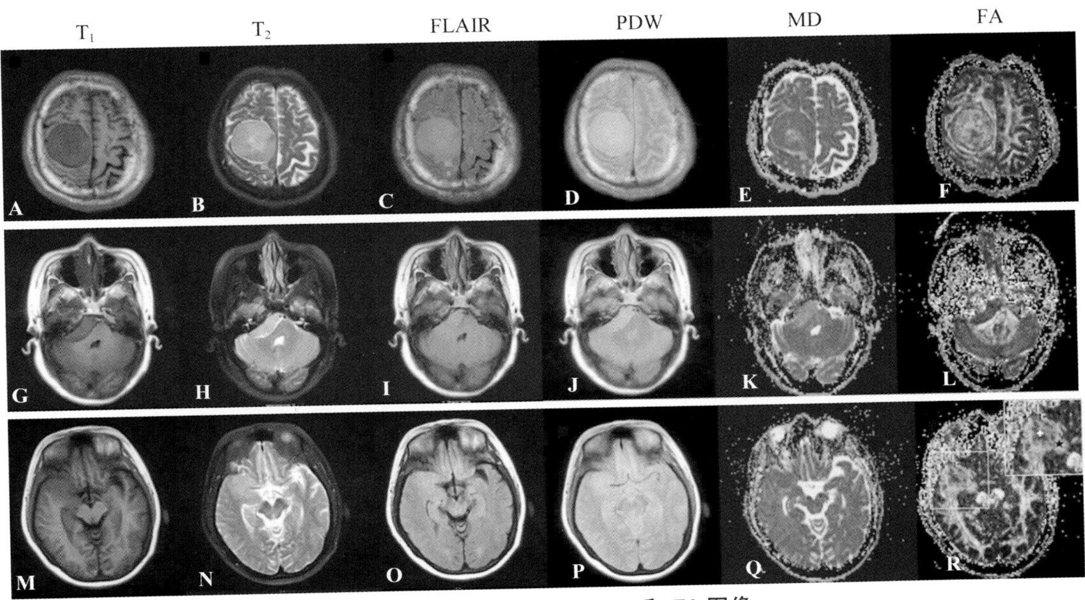

图 54－15　脑膜瘤 DTI、MD 和 FA 图像

注：A～F. 肿瘤硬；G～L. 瘤软；M～R. 瘤边硬瘤中软。
引自：ROMANI R，TANG W J，MAO Y，et al. Diffusion tensor magnetic resonance imaging for predicting the consistency of intracranial meningiomas [J]. Acta Neurochir，2014，156(10)：1837－1845.

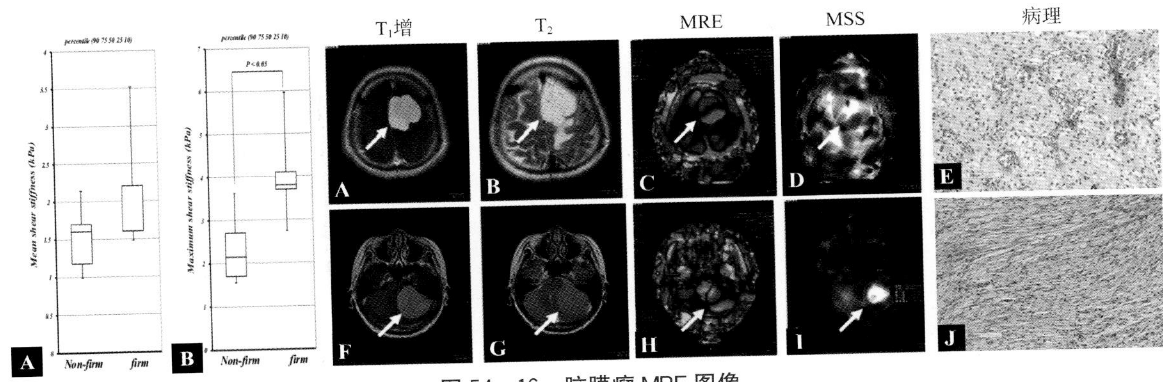

图 54－16　脑膜瘤 MRE 图像

注：左额顶矢旁脑膜瘤 T_1 增强(A)、T_2(B)、MRE(C)、最大剪切刚性图(D)、病理切片(E)，为质中等上皮型(A～E)。左脑桥小脑三角区脑膜瘤为质硬纤维型(F～J)。
引自：SAKAI N，TAKEHARA Y，YAMASHITA S，et al. Shear stiffness of 4 common intracranial tumors measured using MR elastography：comparison with intraoperative consistency grading [J]. AJNR Am J Neuroradiol，2016，37(10)：1851－1859.

（2）常用方法

1）T_2W 图像上，与周边灰质对比，或与小脑中脚对比（见图 54－13、54－14）。预测的敏感率为 81.9%，特异性为 84.8%。

2）DTI、MD 和 FA：MD 等或低信号、FA 图高信号，FA 值＞0.3，瘤质地硬，预测准确性为 95%（见图 54－15）。

3）磁共振弹性图(MRE)：比较平均和最大剪切刚度，最大剪切刚度＞4.2±1.9 kPa，瘤硬；＜3，瘤软（$P<0.05$）（见图 54－16）。

54.6.6　数字减影血管造影

并非每例患者均需做数字减影血管造影(DSA)，但它可显示肿瘤血供，利于设计手术方案、术前瘤供血动脉栓塞以及了解静脉窦受累情况等。DSA 脑膜瘤的特点：①瘤血管成熟，动脉期有增粗的小动脉，毛细血管肿瘤染色，静脉期有粗大静脉包绕肿瘤。②颈外动脉（如颞浅动脉、枕动脉、咽升动脉、脑膜中动脉、脑膜垂体干、小脑幕动脉等）增粗、血流速度加快（正常时颈内动脉循环时快过颈外动脉）。DSA 不再作为诊断脑膜瘤的常规方法，特别是判断静脉窦的受累情况，采用 MRV 检查结合肿瘤增强扫描能清楚显示肿瘤对静脉窦的侵犯情况。仅在需要术前栓塞肿瘤供应动脉时才选择常规 DSA。

54.6.7 虚拟现实技术

虚拟现实（virtual reality，VR）手术计划系统是近年出现的一种先进的医学成像系统，它可以利用CT 或 MRI 等数据创造出一种具有立体效果的虚拟现实环境。医生可通过对虚拟医学图像进行交互式的模拟操作而实现制定手术计划的目的。VR 技术运用多影像融合技术综合 CT、MRI 等影像信息，提供直观现实的图像，实现医学影像数据信息量的最大化和最优化。VR 技术实现了人与计算机之间的互动与对复杂数据的可视化操作。新加坡Ⅵ公司研发的 Dextroscope 术前计划系统（图 54－17）实现了将 VR 技术与实时空间测量和立体三维透视相结合。目前该系统在华山医院神经外科已开始运用于颅内肿瘤、脑血管病、颅底病变等手术的虚拟现实术前计划中，取得了满意的效果。

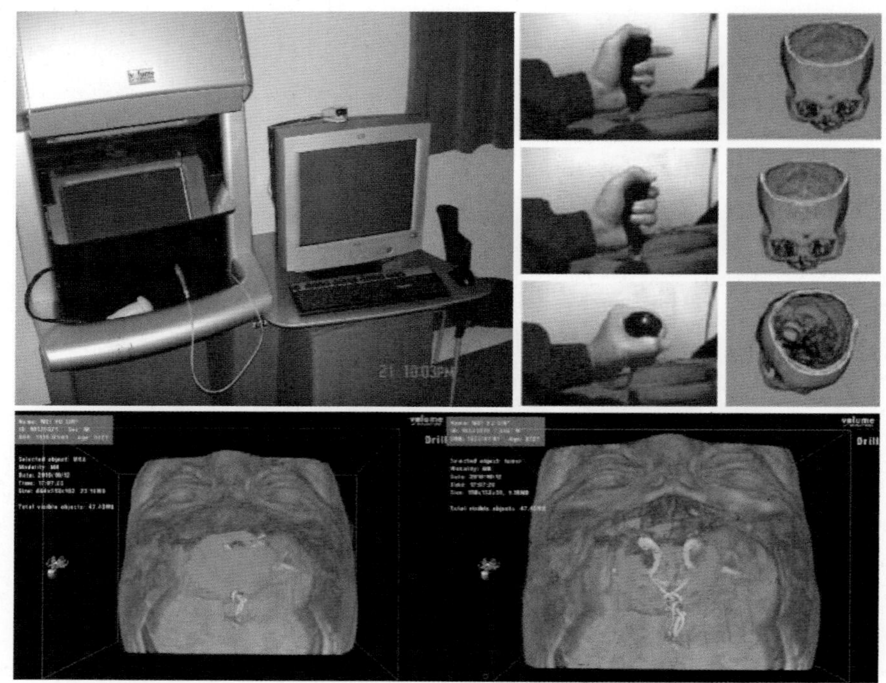

图 54－17 Dextroscope 硬件配置和术前计划模拟肿瘤切除

54.7 治疗

虽然大多数脑膜瘤属良性肿瘤，手术切除可治愈。但由于手术存在一定的手术死亡率和病残率，所以应谨慎选择手术指征。不同的文献报道指出脑膜瘤的手术死亡率在 7%～14%。根据肿瘤的部位和患者的状态，手术的目的可有不同。对于凸面、嗅沟、矢状窦前 1/3 和一些天幕、颅后窝脑膜瘤，力争全切除肿瘤是手术的目的，而对于蝶骨嵴内侧、矢状窦后 1/3 脑膜瘤以及斜坡脑膜瘤，有时为减小创伤不行肿瘤全切除，甚至目前仍有一些脑膜瘤，如视神经鞘脑膜瘤，只进行活体组织检查或开颅探查。加之影像学进步无症状脑膜瘤发现增多。因此，在决定脑膜瘤处理时应考虑下列因素：①对无症状脑膜瘤应观察 3～12 个月，再决定治疗方案；②伴瘤周水肿者应手术；③有占位效应、伴智力下降者应手术；④幕上大脑凸面、矢旁、镰旁脑膜应早期手术；

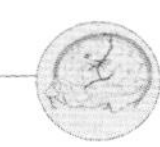

⑤颅底脑膜瘤如蝶骨嵴、鞍结节、嗅沟、脑桥小脑三角的脑膜瘤应手术；⑥扁平脑膜瘤、海绵窦内脑膜瘤、斜坡脑膜瘤如无症状，暂可不必手术。

54.7.1 外科手术

手术治疗为本脑膜瘤的首选方法。能做到全切除者应争取做根治性手术，以减少复发。Simpson(1957)的脑膜瘤切除术的分类法已获公认：①彻底切除(G1)，脑膜瘤及其附着的硬脑膜、受侵的颅骨均切除。②全切除(G2)，瘤体完全切除，但与其附着的硬脑膜没有切除，仅做电灼。③肉眼全切除(G3)，瘤体切除，但与之粘连的硬脑膜及颅骨未作处理。④次全或部分切除(G4)，有相当一部分瘤体未切除。⑤开颅减压(G5)，肿瘤仅活体组织检查。上述G1～G4术后复发率分别为9%、19%、29%、40%。近年来，Al-Mefty提出0级切除的概念，即切除肿瘤周围正常脑膜范围2 cm以上，有临床研究显示，0级切除的脑膜瘤患者几乎没有复发。

54.7.2 立体定向放射外科

立体定向放射外科包括伽玛刀、X刀和粒子刀，适用于术后肿瘤残留或复发、颅底和海绵窦内肿瘤的治疗。以肿瘤最大直径≤3 cm为宜。伽玛刀治疗后4年肿瘤控制率为89%。本法安全、无手术风险是其优点，但是长期疗效还有待观察。

54.7.3 栓塞疗法

栓塞疗法包括物理性栓塞和化学性栓塞2种，前者阻塞肿瘤供血动脉和促使血栓形成，后者则作用于血管壁内皮细胞，诱发血栓形成，从而达到减少脑膜瘤血供的目的。两法均作为术前的辅助疗法，且只限于颈外动脉供血为主的脑膜瘤。物理栓子包括各种不同材料制作成的栓子，以硅橡胶钡剂小球(直径1 mm)最理想。化学性栓塞有应用雌激素(如马雌激素)，按每天1.5～2.0 mg/kg给药，连续6～12 d。根治性手术一般在栓塞1周后进行。

54.7.4 放射治疗

放射治疗可作为血供丰富脑膜瘤术前的辅助治疗，适用于：①肿瘤的供血动脉分支不呈放射状，而是在瘤内有许多小螺旋状或粗糙的不规则分支形成。②肿瘤以脑实质动脉供血为主。③肿瘤局部骨质破坏而无骨质增生。术前放射剂量一般为40 Gy一个疗程。手术在照射对头皮的影响消退后即可施行。④恶性脑膜瘤和非典型脑膜瘤术后的辅助治疗，可延缓复发。

54.7.5 药物治疗

药物治疗用于复发、残留和不能手术的脑膜瘤。文献报道的药物有溴隐亭、枸橼酸他莫昔芬、米非司酮、曲匹地尔、羟基脲和干扰素α-2β等。

溴隐亭可抑制培养脑膜瘤细胞生长。

他莫昔芬为雌激素拮抗剂，20 mg/d，分1～2次服用。注意事项：①定期检查肝功能、周围血象(白细胞、血小板、红细胞)，如发现异常，即应减量或停药。②消化道反应，如恶心，对症治疗无效者可停药。③生殖系毒性反应，如子宫内膜异常增生、白带增多，应在用药前和用药期间定期妇科检查。④心血管毒性反应，如血栓或栓塞危险，长期服用者应定期检查血凝指标。

米非司酮为孕酮拮抗剂，每次25～50 mg，每天2～4次。注意事项：可有消化道反应和催经止孕作用。

曲匹地尔有抑制血栓素A_2形成，抑制血小板衍生生长因子的致有丝分裂，促进前列环素生长，又有升高血中高密度脂蛋白、降低低密度脂蛋白和扩张血管等作用。口服，每次1～2片，每天3次。注意事项：①定期检查肝功能、血白细胞计数，如发现异常，应停药；②过敏者禁用；③孕妇不宜用；④偶有消化道反应。

羟基脲有抑制核苷二磷酸还原酶，选择性阻止DNA合成的作用。口服20 mg/(kg·d)，连服3个月，复查CT或MRI，如瘤增大，停服，否则继续服用。注意事项：①骨髓抑制，应定期复查血白细胞、红细胞和血小板；②胃肠道反应。

干扰素α-2β有抗血管生成、抑制细胞胸腺嘧啶核苷合成。皮下注射，4 mμ/(m^2·d)，共5 d，休息2 d，如此持续6～14个月。注意事项：①定期查血白细胞计数；②注射局部痛和感冒样症状，减药即可。

脑膜瘤中潜在的分子治疗靶点的发现推进了各项临床试验，例如，美国肿瘤组织和国家癌症研究所正在进行的临床试验NCT02523014，由特异性分子生物标志指导肿瘤靶向治疗，该研究目前正在积极增加受试患者数量。在这项试验中，纳入检测的肿瘤样本来自术后肿瘤组织残留、复发或已有进展的各级别脑膜瘤患者，分别检测其中*AKT1*、*SMO*和*NF-2*的改变，并分别用AKT、SMO和FAK抑制剂对患者进行治疗。这个试验以患者对药物的反应和 PFS-6 为共同的主要终点事件。Hedgehog 信号通路抑制剂在其他癌症中已有临床应用，例如，SMO 抑制剂维莫德吉(vismodegib)已被 FDA 批准用于晚期基底细胞癌。*TRAF7* 和 *KLF4* 在脑膜瘤发展中的作用机制也不断受到研究人员的重视，但目前尚未发现针对这些基因改变的治疗靶点。有证据表明，在 *AKT1* 突变肿瘤的单发脑膜瘤患者中，AKT 抑制剂在 *AKT1* 突变脑膜瘤中具有一定的治疗效果。此外，研究人员还观察到干扰 AKT1-mTOR-CDK1/2 信号通路的激活可能有助于脑膜瘤治疗。临床前研究已证明 vistusertib(AZD2014)的双重 mTORC1 和 mTORC2 抑制作用；rapalogue(雷帕霉素的合成类似物)具有更强的抗脑膜瘤增殖活性，并且目前已开展Ⅱ期临床实验(NCT03071874，NCT02831257)。根据四氢异喹啉骨架蛋白在高级脑膜瘤中的临床活性检测结果，多中心和随机 EORTC-1320 试验(NCT02234050)已经启动，并已完成患者入组。曲贝替定(trabectedin)的确切作用模式尚不清楚，目前认为它可能参与干扰 DNA 合成及转录。此外，曲贝替定可能影响多种 DNA 结合蛋白，其中包括几种转录因子和 DNA 修复机制，并具有抗血管生成和免疫调节性质。在 EORTC-1320 试验中，总共 86 名复发 WHO Ⅱ或Ⅲ级脑膜瘤患者以 2∶1 的比例被随机分配到局部标准治疗组或曲贝替定治疗组；主要评估终点事件是 PFS-6，次要终点包括客观缓解率、总体生存率、安全性和健康相关的生活质量。这些临床试验的开展将为脑膜瘤的全身性药物治疗提供新的依据。

54.8 预后

根据 WHO 2000 及 2007 年的标准，WHO Ⅰ级的脑膜瘤，其 5 年复发率为 5%，但有报道(Jaaskelainen，1985；Marosi，2008)发现看似手术全切除的患者在 20 年的复发率竟高达 20%；WHO Ⅱ级的 5 年复发率为 40%；WHO Ⅲ级的 5 年复发率达 50%～80%，平均生存期<2 年。脑膜瘤的复发及再次手术极大地降低了患者的生存质量及生存时间。

54.9 几种常见部位脑膜瘤

54.9.1 嗅沟脑膜瘤和前颅底脑膜瘤

嗅沟脑膜瘤和前颅底脑膜瘤(图 54-18)占脑膜

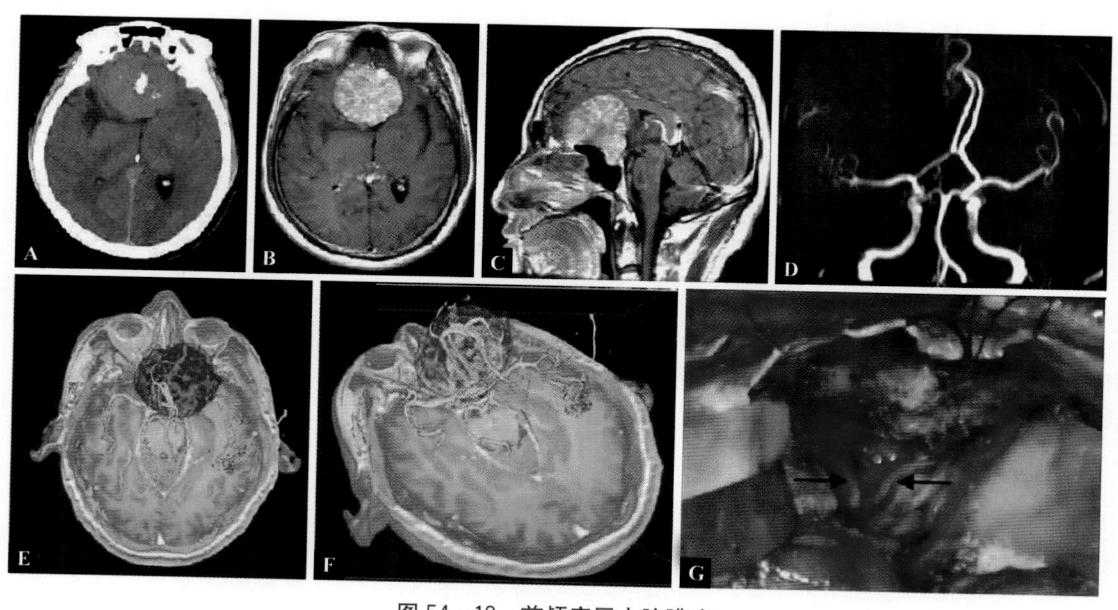

图 54-18 前颅底巨大脑膜瘤

注：A～C. 术前头部 CT 和 MRI 检查示“前颅底巨大脑膜瘤”；D. 头颅 MRA 显示双侧大脑前动脉被肿瘤推移；E、F. 利用虚拟现实技术可三维显示肿瘤与其周围动脉的空间关系，可从不同角度清晰观察到双侧大脑前动脉穿透、包绕肿瘤的情况；G. 手术时双侧大脑前动脉保护完好(箭头所示)。

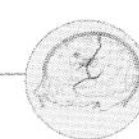

瘤的 8%～18%，可见任何类型，但以砂砾型最常见。嗅沟脑膜瘤位于颅前窝底中线，自筛板至鞍结节之间的脑膜长出，常呈双侧生长，少数偏侧生长。因此，嗅神经被向外侧推移，视交叉向后移位，大脑前动脉的 A_2 段向上推移，额极动脉、眶额动脉则向两侧移位，如肿瘤大时，它们还参与供血。但肿瘤供血主要来自筛前或筛后动脉(眼动脉的分支)。前颅底脑膜瘤从筛板外侧的眶顶部脑膜长出。

（1）临床表现

肿瘤早期常无症状，一旦出现下列表现，肿瘤多长得相当大。

1）精神症状：缓慢进展的额叶精神症状。

2）慢性高颅压征：头痛、恶心和呕吐等。

3）失嗅：可单侧或双侧，具有诊断意义。但此症仅见于 10%～20%的患者。

4）视力障碍：一侧视神经盘原发性萎缩，对侧视神经盘水肿，即 Foster - Kennedy 综合征。

（2）治疗

外科手术切除。典型病例：患者男性，46 岁，主诉"双眼视物模糊 8 个月余，视力下降 2 个月"，术前头部 CT 和 MRI 检查示前颅底巨大脑膜瘤。

54.9.2 鞍结节和鞍膈脑膜瘤

鞍结节和鞍膈脑膜瘤(图 54 - 19)占手术脑膜瘤的 4%～10%。鞍结节脑膜瘤附着于鞍结节，鞍膈脑膜瘤则附着于鞍膈。

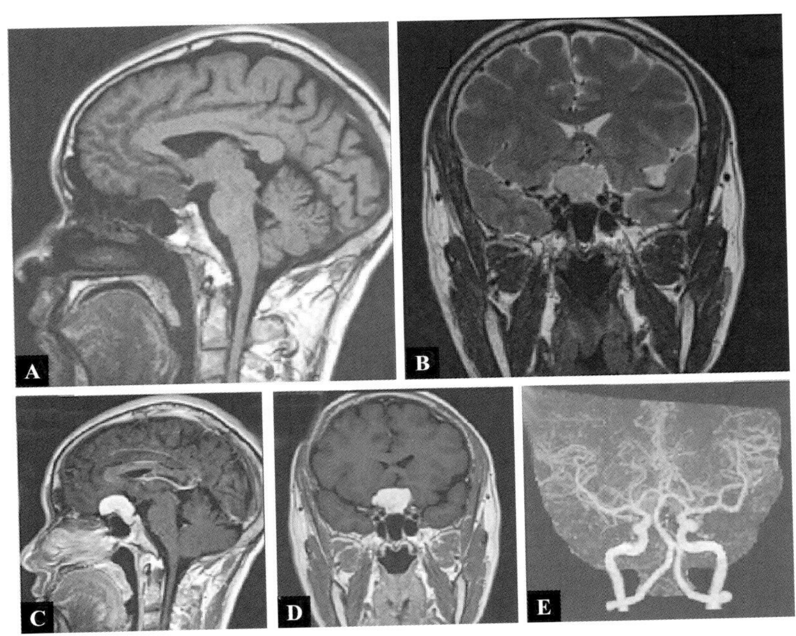

图 54 - 19 鞍结节脑膜瘤

注：A. 鞍结节脑膜瘤在 MRI T_1 加权图像上呈等、低信号(矢状位)；B. MRI T_2 加权图像上呈高信号(冠状位)；C. 增强 MRI 示肿瘤均匀强化，并有脑膜尾征(矢状位)；D. 增强 MRI 示肿瘤均匀强化(冠状位)；E. 头部 CTA 检查有助于判断血管受肿瘤影响情况。

（1）临床表现

鞍结节脑膜瘤依其发展可分为 4 个时期：①初期和症状前期，由于瘤体小，无症状表现。②当肿瘤体积增大压迫视神经和视交叉时可有视力减退，视野缺损等。由于肿瘤偏侧生长，视觉症状常不像垂体瘤的双颞侧偏盲那样典型。由于视觉通路先受压，故垂体功能不足症状较视觉症状出现晚。③肿瘤继续增大压迫其他结构时，可出现尿崩、嗜睡(压迫下视丘)、眼肌麻痹(压迫海绵窦或眶上裂)、钩回发作(压迫颞叶前内部)、不全瘫痪(压迫颞叶深部的内囊或大脑脚)、脑积水和颅内压增高(第 3 脑室受压)等。④最后视觉通路受压严重，视力完全丧失，颅内压增高明显，甚至引起脑干症状。鞍膈脑膜瘤较容易压迫下视丘和垂体，因此症状似垂体瘤，尿崩也出现较早。

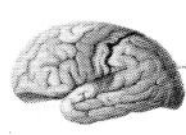

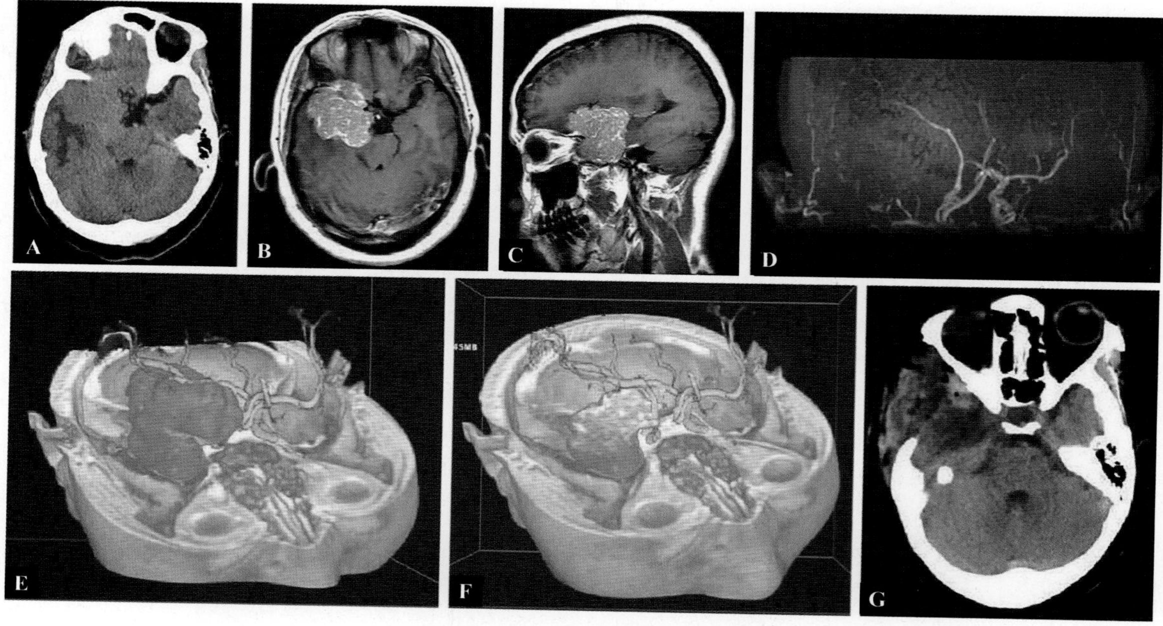

图 54-20　右侧蝶骨嵴脑膜瘤

注：A～C. 术前头部 CT 和 MRI 检查显示"右侧蝶骨嵴脑膜瘤"；D. 头颅 MRA 显示右侧大脑中动脉被肿瘤推移，部分穿入肿瘤；E、F. 利用虚拟现实技术可三维显示肿瘤与其周围动脉的空间关系，可从不同角度清晰观察到右侧颈内动脉、大脑中动脉及其分支包绕肿瘤的情况；G. 手术后头部 CT 检查示肿瘤已被切除。

（2）治疗

手术切除。手术效果取决于能否在病程早期进行。

54.9.3　蝶骨嵴脑膜瘤

蝶骨嵴脑膜瘤（见图 54-20）发病率仅次于矢状窦脑膜瘤和大脑凸面脑膜瘤，占颅内脑膜瘤的 12%。

（1）临床表现

根据肿瘤与脑膜的黏着部分可分为 3 种：①蝶骨嵴内部（内 1/3），称为床突型；②蝶骨嵴中部（中 1/3），称为小翼型；③蝶骨嵴外部（外 1/3），称为大翼型。其发生频率以内、中、外依次增高。蝶骨嵴脑膜瘤有球状和毡状两种，球状占绝大多数。肿瘤压迫眶上裂可引起眶上裂综合征：压迫视神经可引起单侧性视力丧失和原发性视神经萎缩。早期表现为单侧鼻侧偏盲，若此时已有颅内压增高，将同时出现对侧视神经盘水肿，即构成所谓 Foster - Kennedy 综合征。压迫海绵窦引起同侧突眼及眼睑肿胀等。瘤体常骑跨在蝶骨嵴上，向后嵌在外侧裂中，向前上方长于颅前窝，向后下方长于颅中窝。

床突型肿瘤深埋在大脑外侧裂的内侧部分，与颈内动脉和大脑中动脉黏着（有时包裹着动脉），两动脉常有较大分支进入肿瘤中。小翼型肿瘤部分暴露于大脑外表面，与大脑中动脉主干和主要分支黏着。大翼型肿瘤大部暴露于脑表面，仅与大脑中动脉分支黏着。

床突型蝶骨嵴脑膜瘤的症状：由于蝶骨嵴内端有许多重要结构，包括同侧视神经、眶上裂和海绵窦内脑神经，颞叶内侧的嗅脑、大脑脚、垂体等，当它们受损或受刺激时就产生相应的症状。比较突出的可有单侧突眼。此种突眼不感疼痛也无搏动，发生率较高。这是因肿瘤导致蝶骨翼或蝶骨嵴的骨质增生，造成眶壁增厚、眶内容积变小，使眼部静脉回流受阻所引起。可有同侧嗅觉丧失，出现幻嗅、幻味等钩回发作。病侧视力减退、垂体功能低下、对侧肢体偏瘫等。颅内压增高征相对较少见。小翼型肿瘤所致局灶症状较少，颅内压增高症状较常见，累及额叶可出现精神症状和智能减退、不全偏瘫、单侧核上性面瘫和运动性失语等。大翼型肿瘤所致症状和小翼型类同，常发现颞前部颅骨向下隆起，单侧突眼，可出现颞叶性癫痫发作；肿瘤向后生长时，可造成对侧同侧偏盲。

蝶骨嵴毡状脑膜瘤较少见，多为女性，颅内压增

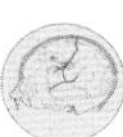

高症状少见且出现较迟。有患侧颞部骨质显著增生、硬化和隆起。缓慢进行性单侧突眼和眼睑肿胀肥厚、复视、眼球运动障碍,视力晚期受累,同时还伴发癫痫、嗅觉消失、智能减退等。

(2) *影像学表现*

头颅X线平片上可见蝶骨嵴的破坏或增生,眶上裂和视神经孔狭小,少数有肿瘤钙化,蝶鞍后床突和鞍背吸收。钙化松果体向对侧移位。脑血管造影见颈内动脉虹吸部拉直后移位,大脑前动脉各分支略向对侧移位,大脑中动脉分支向后上方抬高,有时有瘤血管影。除颈内动脉供血外,颅底脑膜动脉也参与供血。CT检查可见蝶骨嵴处有均匀强化块影,有骨质破坏或增生硬化征象;在毡状脑膜瘤中,骨质的改变更为明显。MRI检查 T_1 加权图像及其增强可显示肿瘤与邻近神经、血管结构的关系。

(3) *治疗*

球状脑膜瘤都需要手术切除,特别是中、外1/3者应争取全切除。床突型脑膜瘤如颈内动脉或大脑中动脉与其粘连紧密或长入瘤体内,全切除会损伤这些动脉造成手术危险和术后严重病残,因此术中可保留与血管关系密切的那一部分肿瘤,并行术后辅助放射疗法或放射外科。有报道经这样治疗的患者随访多年,少见复发。

毡状脑膜瘤因生长缓慢,病程长达几十年的病例仍可无颅内压增高表现;而手术切除时会累及脑神经和重大血管而致病残。因此必须待颅内压增高明显时才有手术指征。

54.9.4 颅中窝和鞍旁脑膜瘤

颅中窝和鞍旁脑膜瘤(图54-21)位于颅中窝的脑膜瘤约占颅内脑膜瘤的6%。按肿瘤与脑膜的黏着部位分为4种:①鞍旁脑膜瘤位于颅中窝的内侧部,影响海绵窝内结构,与床突型蝶骨嵴脑膜瘤的症状相似。②眶上裂脑膜瘤,在颅中窝内侧,影响眶上裂结构,与小翼型蝶骨嵴脑膜瘤的症状相似。③岩尖脑膜瘤,位于颅中窝后内部,在三叉神经半月节窝附近。肿瘤来自半月节包膜,也称半月节脑膜瘤。④颅中窝外侧脑膜瘤。前3种合称鞍旁脑膜瘤,而

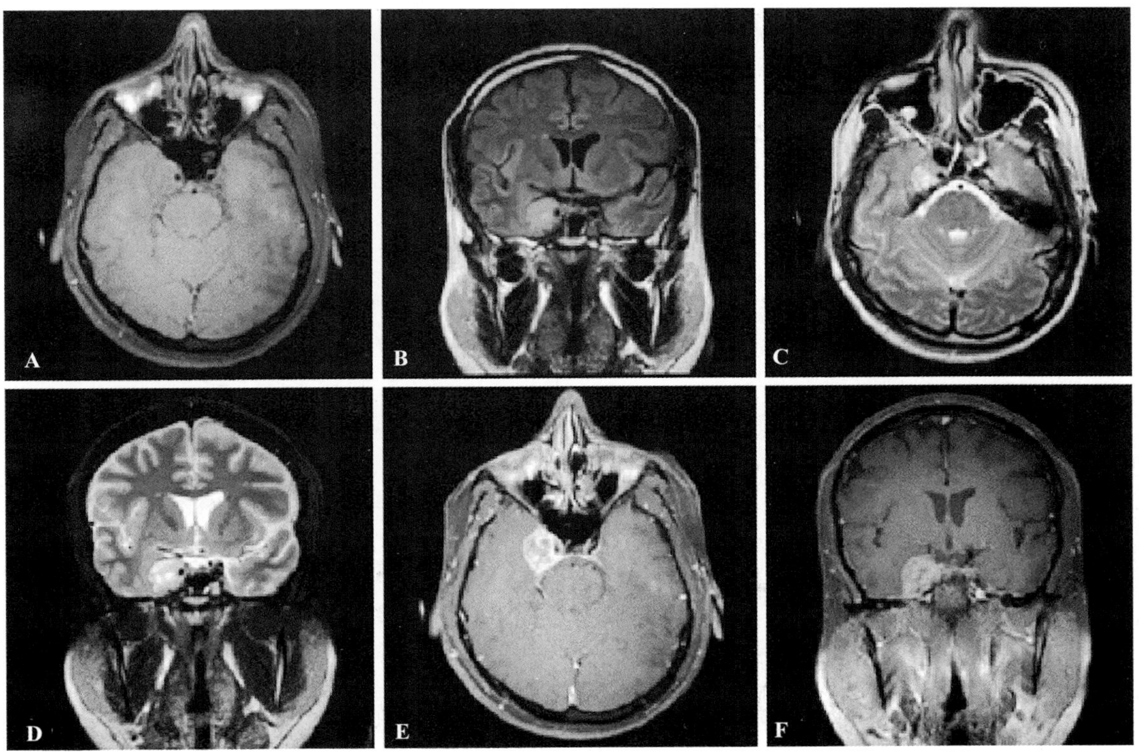

图54-21 颅中窝和鞍旁脑膜瘤

注:A. 右侧海绵窦脑膜瘤在MRI T_1 加权图像上呈等信号(水平位);B. FLAIR上略高信号;C、D. MRI T_2 加权图像上呈高信号(水平位、冠状位),颈内动脉被肿瘤包绕;E、F. 增强MRI示肿瘤均匀强化,并有脑膜尾征(水平位、冠状位)。

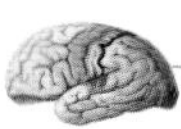

把后一种单独称为颅中窝脑膜瘤。这几种脑膜瘤多为球状，但与硬脑膜粘连的面积较大，且常与颅中窝内侧的结构黏着，手术切除常较困难。岩尖脑膜瘤患者多属中年，起病时常有患侧三叉神经分布区的感觉异常、疼痛和感觉减退；随着病情的发展，出现三叉神经运动功能减退，随后可有嚼肌群萎缩。当肿瘤压迫海绵窦时，可有眼肌麻痹、睑下垂和单侧突眼。当侵入岩骨压迫耳咽管时，有耳鸣、听力障碍、内耳胀满感等。当侵入颅后窝时，引起脑桥小脑三角、小脑和脑干受损表现。早期多无颅内压增高，乃由于导水管或环池受压较晚之故。颅中窝脑膜瘤较少有局灶症状，可手术全切除。鞍旁脑膜瘤一般可分纯海绵窦内、海绵窦外和混合型 3 型。根据术前临床表现和 MRI 可加以鉴别，但有时仍然难以区分。对海绵窦外型，可全切除肿瘤，包括所累及的海绵窦外侧壁。对海绵窦内型和混合型，曾一度争取全切除肿瘤，但不仅并发症和脑神经功能障碍高，而且肿瘤仍易复发。因此现在多主张在不增加神经障碍的前提下切除肿瘤，残留肿瘤用放射外科治疗。

54.9.5　矢状窦旁和大脑镰脑膜瘤

矢状窦旁和大脑镰脑膜瘤(图 54 - 22)为最常见的颅内脑膜瘤，约占总数的 1/4 以上。

矢状窦旁脑膜瘤多为球状肿瘤，大小不等，其表面有光滑完整的包膜覆盖或大脑镰黏着。肿瘤嵌入脑内，但仍有一部分露于表面；肿瘤可仅向一侧生长，也可向两侧生长。部分大脑镰脑膜瘤有时埋藏较深，在脑表面不易发现；有时一部分肿瘤可嵌入上矢状窦，引起矢状窦的部分或完全阻塞。矢状窦旁脑膜瘤的发病频数是大脑镰旁脑膜瘤的 4 倍。大脑镰脑膜瘤有时呈哑铃状，手术中应尽量将附着的大脑镰切除以预防肿瘤复发。巨大的矢旁脑膜瘤可阻

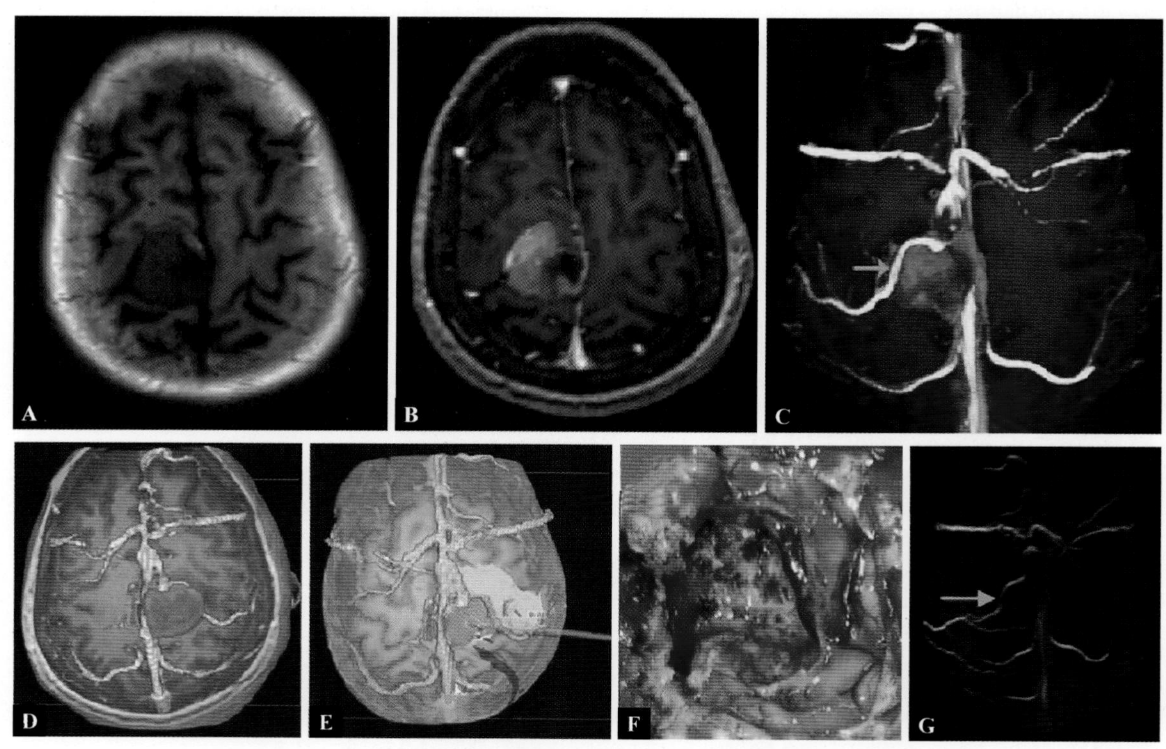

图 54 - 22　右额顶矢状窦旁、大脑镰旁脑膜瘤

注：A. MRI 平扫 T_1 加权图像(横断面)；B. 增强 MRI(横断面)；C. 头颅 MRV 示肿瘤和静脉的关系，矢状窦被肿瘤侵犯，引流静脉(图中绿色箭头所示)被推移至肿瘤前方(横断面)；D. 术前 VR 技术显示肿瘤和矢状窦、引流静脉的位置关系，引流静脉包绕肿瘤，部分穿入肿瘤(俯视位)；E. 模拟肿瘤部分切除后引流静脉的显露情况(俯视位)；F. 手术中肿瘤切除后引流静脉(绿色箭头所示)保护完整，其位置形态和术前 VR 技术所示一致(俯视位)；G. 术后 1 个月复查头颅 MRV 示引流静脉(图中绿色箭头所示)完好(横断面)。

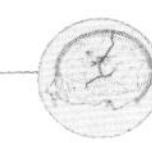

塞蛛网膜粒以使脑脊液循环发生障碍。矢状窦旁和大脑镰脑膜瘤的血供与硬脑膜和脑内血管有关，主要是两侧大脑前动脉，而且也与上矢状窦有关，因此血供较丰富。特别是上矢状窦部分或完全阻塞时侧支循环更发达。按肿瘤与矢状窦或大脑镰相黏的部位分为前 1/3、中 1/3 和后 1/3，它们的临床症状不同。当肿瘤位于矢状窦前 1/3 时，可有长时间的头痛、视力减退、颅内压增高等症状，可有强握反射及摸索动作，并有精神症状（如记忆力减退、懒散、易疲劳、诙谐等）和癫痫发作。部分患者可出现对侧中枢性面瘫或肢体运动障碍。位于中 1/3 者，可出现对侧下肢、上肢的瘫痪，对侧上肢或下肢的局限性瘫痪，也可出现对侧肢体的感觉障碍；早期有时往往先引起对侧的下肢无力，特别是踝关节活动障碍，此时由于患者并无脑症状，临床上常易误诊为腓神经损伤。颅内压增高症状出现较晚，影响旁中央小叶时可出现排尿障碍。位于后 1/3 者除颅内压增高症状外，局限体征可不明显，有时可有对侧下肢的感觉异常，如针刺感、发热感，这种感觉可呈发作性。扩展至邻近区域，随之出现意识丧失，构成癫痫发作前兆，也可引起对侧视野缺损。

脑血管造影可见胼胝体周围动脉和胼胝体边缘动脉的局部变形移位，特别典型的是矢状窦中 1/3 肿瘤使这两动脉互相分开成蟹钳状。CT 和 MRI 片显示肿瘤的前后位置，是否向两侧生长以及形态、大小、血供状态。

矢状窦旁和大脑镰脑膜瘤都能手术切除，因大脑皮质的静脉大多汇入矢状窦，损伤中 1/3 的矢状窦及其汇入静脉，皆能引起严重的神经功能障碍，所以术前必须明确肿瘤的位置在矢状窦的一侧还是两侧，上矢状窦有无阻塞，阻塞是否完全，侧支循环与肿瘤的血供来源。可借脑血管造影和 MRV 检查判明上述情况。除肿瘤位于矢状窦前 1/3 外，若肿瘤已长入窦内，目前首选切除窦内肿瘤，并修补窦壁；如窦壁难以修补，可考虑保留部分窦内肿瘤组织，不作全切除，待以后复发，矢状窦完全阻塞，侧支循环建立时再彻底切除。

典型病例：患者女性，60 岁，因“左下肢乏力 1 个月”入院，查体示左下肢肌力Ⅳ级，头部 MRI 检查示“右额顶，矢状窦旁、大脑镰旁脑膜瘤”。

54.9.6 大脑凸面脑膜瘤

起源于大脑凸面的脑膜瘤，其发生率仅次于矢状窦旁脑膜瘤，约占颅内脑膜瘤的 25%。在大脑前半部的发病率比后半部高。大脑凸面脑膜瘤可有以下 3 种类型：

第 1 种类型是脑膜瘤主要侵蚀颅骨向外生长，骨膜也受累，而对大脑半球表面的压迫和粘连较轻微。

第 2 种类型是脑膜瘤主要长入颅腔内，肿瘤与脑膜紧密粘连，血供主要来源于硬脑膜。脑皮质被压凹陷，形成深入的肿瘤窝。肿瘤与肿瘤窝粘连很紧。由于脑实质也可有动脉供应之，相应的颅骨部分可有增生变化（内生性骨疣）。

第 3 种类型是脑膜瘤长入脑实质内，在硬脑膜上的根部很小，而在脑内的肿瘤结节较大，血供主要来自脑内。这种类型的脑膜瘤手术时切记不能过多地损伤脑组织。

脑凸面脑膜瘤的症状没有矢状窦旁脑膜瘤那样典型，其症状主要取决于肿瘤的部位。从精神症状到运动障碍、感觉障碍、视野缺损均可出现。癫痫的发生率较高且常为首发症状。头痛、呕吐等颅内压增高症状见于绝大多数患者，相当多的病例中视神经盘水肿后继发萎缩导致视力减退。

脑血管造影，额、颞及中央区可见局部血供的特征性移位，枕区肿瘤血管表现不很明显，椎动脉造影可见大脑后动脉增粗，此外可见异常血管和肿瘤影。CT 片可见肿瘤所在部位有密度均匀、增强明显的团影块，边缘完整，肿瘤周缘常可见脑组织水肿带。MRI 水平和冠状位摄片能清晰显示肿瘤与邻近结构的关系。

治疗：手术切除，应一并切除被肿瘤累及的硬脑膜、颅骨等，以减少术后复发。

54.9.7 侧脑室脑膜瘤

侧脑室脑膜瘤（图 54－23）的发生占颅内脑膜瘤的 4%～5%，绝大多数为纤维型。文献记载位于左侧者居多数，女性发病率较高。症状以颅内压增高为主，局灶症状很少。晚期可见对侧肢体的感觉和运动障碍，对侧视野同向偏盲。主侧半球肿瘤可引起言语和阅读困难，脑血管造影示患侧脉络丛前动脉增粗，可见肿瘤的异常血管染色。CT 检查可见侧脑室内均匀增强的肿块，并可见后角扩大。治疗方法是手术切除肿瘤。对于年龄较大，有较多基础疾病，肿瘤直径＜2 cm 者，可考虑用伽玛刀治疗。

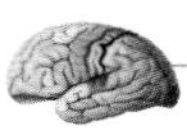

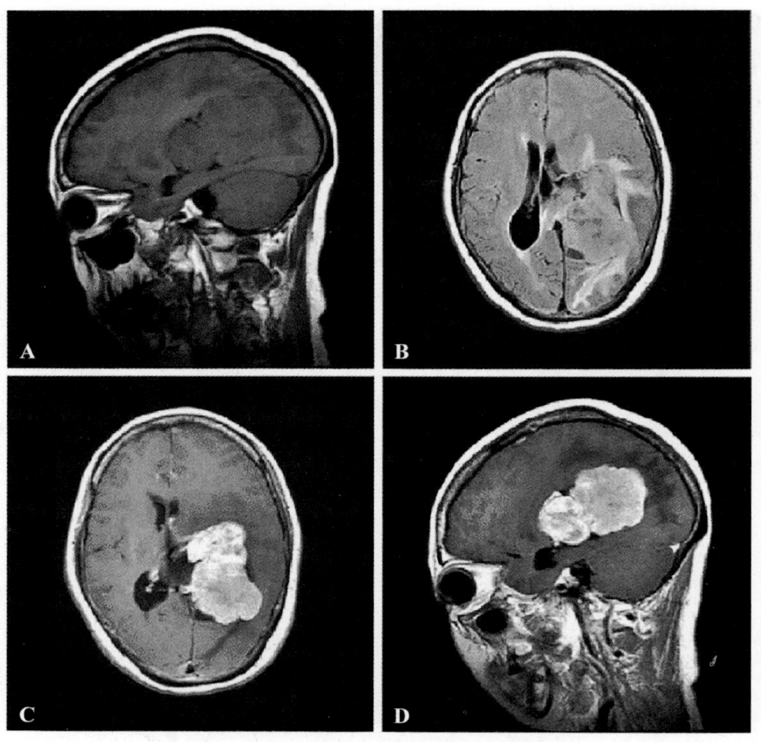

图 54－23　左侧脑室脑膜瘤

注：A. T_1WI 上肿瘤呈等信号（矢状位）；B. FLAIR 示肿瘤引起周围脑组织水肿；C. 增强 MRI 示肿瘤明显强化（水平位）；D. 增强 MRI 示肿瘤明显强化（矢状位）。

54.9.8　颅后窝脑膜瘤

颅后窝脑膜瘤占颅内脑膜瘤的 14%，占各种颅后窝肿瘤的 7%，女性较多见，肿瘤绝大多数为球状，临床症状取决于病变部位。按肿瘤在脑膜黏着的部位可分为 6 组。

（1）小脑凸面脑膜瘤

肿瘤附着于小脑表面的硬脑膜，占颅后窝脑膜瘤的 10%。肿瘤常起源于横窦和乙状窦附近，或两静脉窦的交接处，可侵入静脉窦内，有时侵犯颅骨。临床上主要表现为颅内压增高症状和小脑征，多以头痛起病伴呕吐和视神经盘水肿。小脑征有眼球震颤、闭目难立、小脑步态和肢体共济失调等。脑神经症状仅见于晚期，且程度较轻。CT、MRI 检查小脑处有均匀能增强块影。治疗是手术切除，效果较好。

（2）小脑幕脑膜瘤

小脑幕脑膜瘤包括幕上型、幕下型和穿透型。幕上型比较少见。当肿瘤较大压迫视觉皮质可有视觉症状。本章所述的小脑幕下表面脑膜瘤包括幕下型和穿透型两种，各占颅后窝脑膜瘤的 15%，肿瘤黏着点常在小脑幕的后半部接近横窦和窦汇，肿瘤可侵入静脉窦中；症状以颅内压增高为主，大部分患者可见小脑征。脑神经症状出现较晚，如肿瘤有幕上结节可引起偏盲。大脑镰小脑幕汇合点的脑膜瘤直接压迫脑干，引起局灶症状。CT、MRI 扫描可见小脑幕区有均匀可增强的肿块（图 54－24）。

（3）脑桥小脑三角脑膜瘤

此瘤是颅后窝脑膜瘤中最常见者，约占 40%。肿瘤的附着点多在外侧的岩骨，接近上岩窦，可有骨质破坏或增生。肿瘤多为球状。肿瘤和小脑、脑干以及脑神经的关系与前庭神经鞘瘤相似，可出现病侧听力障碍，但前庭功能早期多正常。有周围性面神经瘫痪、面部感觉障碍、吞咽与发音困难、共济失调、对侧锥体束征等脑桥小脑综合征。脑膜瘤不一定先侵犯第Ⅷ对脑神经，其症状发展过程不如前庭神经鞘瘤规律。CT、MRI 检查示脑桥小脑三角有均匀一致的可增强的影块（图 54－25），边界光滑、锐利。肿瘤可手术切除。

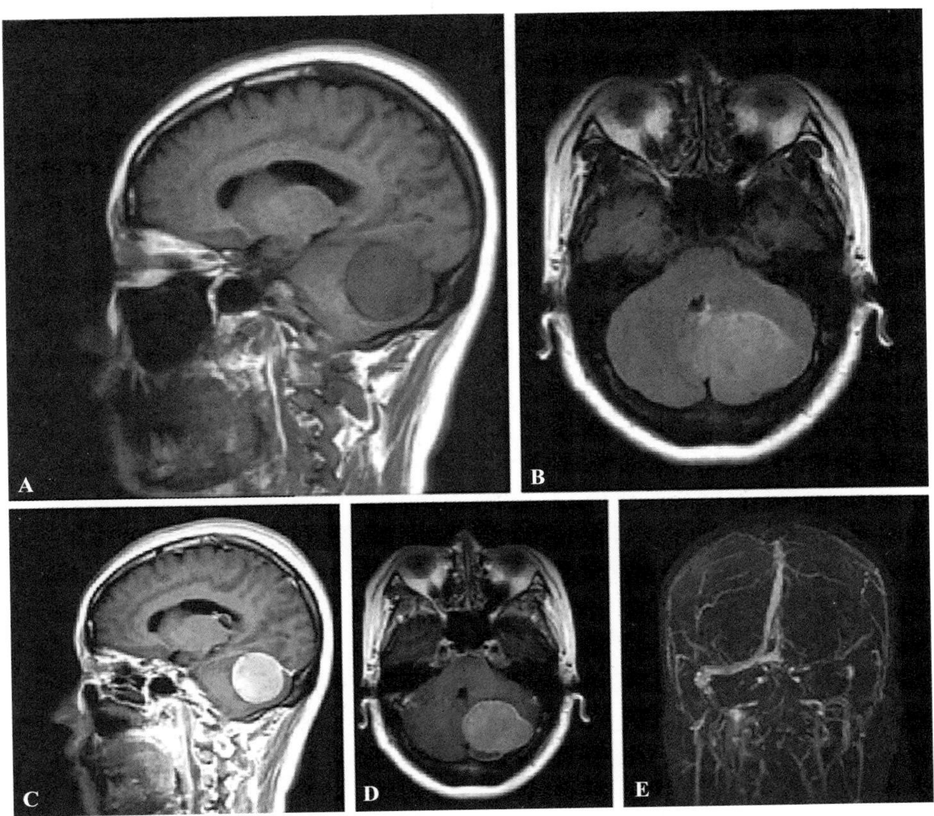

图 54-24 右侧小脑幕脑膜瘤

注：A. T_1WI 示左侧小脑幕脑膜瘤呈低信号（矢状位）；B. FLAIR 上肿瘤呈高信号（水平位）；C. 增强后肿瘤均匀强化，并有脑膜尾征（矢状位）；D. 增强 MRI 扫描后肿瘤均匀强化（水平位）；E. 头颅 MRV 显示横窦、乙状窦和肿瘤的关系。

（4）斜坡脑膜瘤

岩斜部脑膜瘤起源于蝶枕联合处岩斜沟内侧的蛛网膜细胞，范围包括斜坡上 2/3、三叉神经内侧方，占颅后窝脑膜瘤的 3%～7%。肿瘤生长可累及小脑幕内侧缘、Meckel 腔、海绵窦、颅中窝、鞍旁和岩骨，同时可侵犯多组脑神经，构成手术的难点，文献报道手术致残率可在 30%～70%。华山医院从 2003 年开始应用微创手术方法切除岩斜部脑膜瘤，采用多治疗技术的综合治疗，强调提高患者的生活质量为治疗目的，而不强调"影像学治愈"，取得较好的疗效。

肿瘤附着于斜坡，可偏于一侧，大多呈球状。肿瘤压迫脑桥、小脑，将之推向背侧和对侧，瘤组织可嵌入脑桥中，脑神经被推移牵张或包裹在瘤内。基底动脉常被推向对侧，同侧椎动脉和基底动脉常有分支进入瘤中。毡状肿瘤占极少数，对脑干推移压迫较少，常将脑神经和颅底动脉包埋入瘤中。症状以脑神经障碍为主，三叉神经和听神经最常受累。颅内压增高症状、眼球震颤和共济失调都很常见。长束征并不多。头颅平片多无颅骨改变，椎动脉造影见基底动脉向背侧移位，或被推向对侧。CT、MRI 检查见斜坡处有均匀的能增强的块影（图 54-26）。手术比较困难且危险较大，应尽量全切肿瘤，以延缓复发。

采用手术方法切除肿瘤，仍是目前岩斜部脑膜瘤治疗的主要方法，优点在于：①减少肿瘤占位效应，减轻对周围结构压迫，对巨大型肿瘤尤为重要；②明确肿瘤性质，利于术后的进一步治疗。但伴随手术切除的是较高的手术并发症，主要为脑神经的损伤。因此放射外科治疗也逐渐成为选择的方法之一。

提高脑膜瘤的全切除率，减少复发，同时尽可能

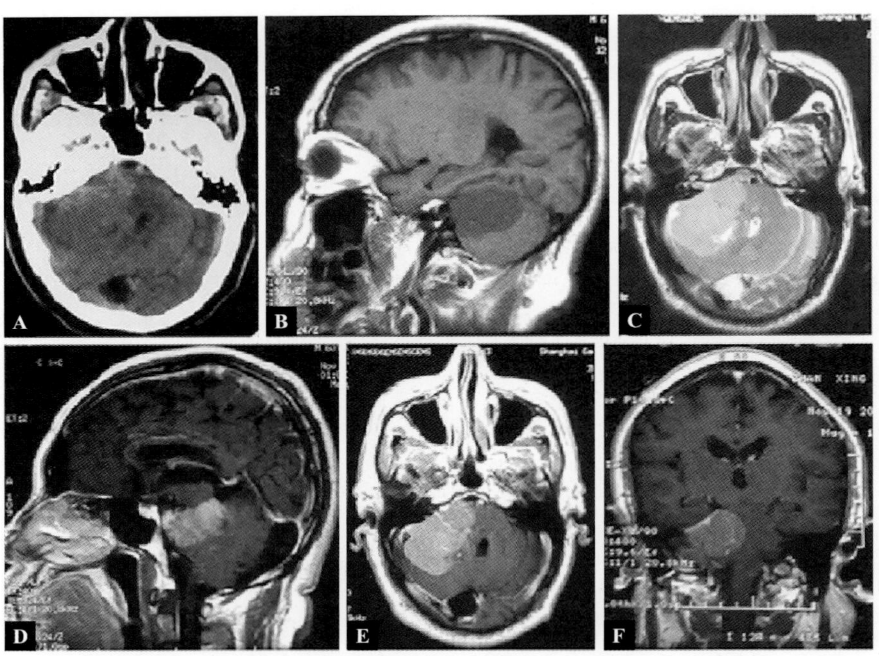

图 54-25　右侧脑桥小脑三角脑膜瘤

注：A. CT 呈等密度；B. T_1WI 呈低信号；C. T_2WI 呈高信号；D～F. 增强后肿瘤均匀强化。

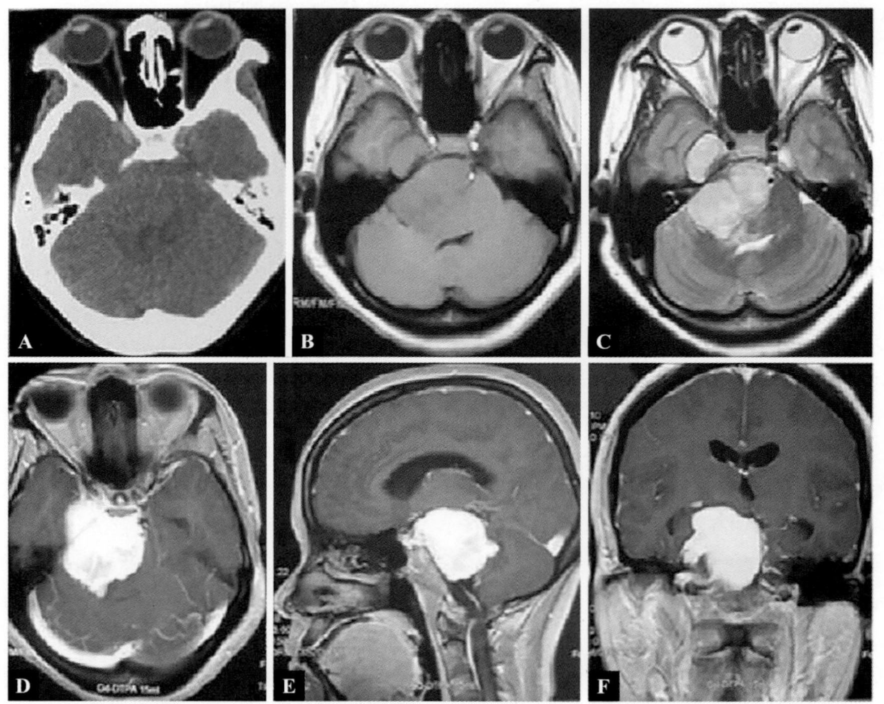

图 54-26　右侧岩斜坡脑膜瘤

注：A. CT 呈等密度；B. T_1WI 呈等信号（水平位）；C. T_2WI 呈高信号，瘤周伴有脑组织水肿（水平位）；D. 增强后肿瘤均匀强化（水平位）；E. 增强后肿瘤均匀强化（矢状位）；F. 增强后肿瘤均匀强化（冠状位）。

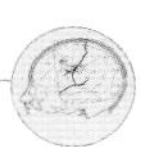

保护神经功能，降低手术并发症是岩斜坡脑膜瘤治疗的目标。应根据术中肿瘤全切除的相关因素分析，采用显微外科技术尽可能切除肿瘤，但可残留包绕脑神经或颅内重要血管的肿瘤，术后辅以放射外科治疗，此符合微侵袭神经外科的治疗原则。

华山医院神经外科曾尝试采用枕下乙状窦后入路切除巨大岩斜坡脑膜瘤。分析 32 例直径>4.5 cm 的岩斜坡脑膜瘤患者手术和预后情况，肿瘤全切除率和次全切除率达到 43%和 36%，同时根据岩斜坡脑膜瘤累及范围，单独/联合采用颞下锁孔入路和枕下乙状窦后锁孔人路可有效切除肿瘤，达到满意的临床效果。联合运用微侵袭技术(锁孔入路联合、术中显微技术和术后放射外科治疗等)是今后岩斜坡脑膜瘤的治疗方向。

(5) 枕骨大孔脑膜瘤

占颅后窝脑膜瘤的 1.4%，肿瘤的脑膜附着点常在延髓前方(54%)。肿瘤向左侧或右侧生长，常呈球状，体积多较小。延髓和上颈髓常被肿瘤推移，脑桥不受影响。后组脑神经常受累，而较少影响上颈脊神经。患者表现颅颈交界部位病变的症状：枕下疼痛、上颈髓压迫、后组脑神经障碍、小脑症状、颅内压增高等。CT、MRI 检查可见枕骨大孔区域有均匀一致可增强块影。肿瘤可手术切除，但因其位于延髓前方，手术风险较大。

(6) 第 4 脑室内脑膜瘤

第 4 脑室内脑膜瘤甚为少见。肿瘤从脉络丛长出，并与之黏着。主要表现为颅内压增高和脑积水，并见第 4 脑室受损症状，如眼球震颤、呕吐、眩晕等，脑室造影有助于做出定位诊断。CT、MRI 检查可见第 4 脑室内有均匀一致可增强块影。治疗用手术切除肿瘤，肿瘤与脑组织黏着不多，全切除可能性较大。

54.9.9 其他较少见脑膜瘤

(1) 视神经鞘脑膜瘤

完全局限于眶内的脑膜瘤很少见，占全部脑膜瘤<2%，占眶内肿瘤 10%。常见于女性，占 67%～80%。肿瘤从视神经鞘长出，沿神经生长，常呈扁平状。病理常见内皮型和过渡型。临床表现：无痛性突眼，逐渐视力下降，眼球活动在病早期不受影响。双侧视神经鞘瘤者常伴神经纤维瘤Ⅰ型。增强 CT 可见“电车轨”征，在冠状位则呈“油炸圈”征。MRI 检查除常规 T_1 和 T_2 成像外，应加脂肪抑制技术 T_1W 增强，方能清晰显示肿瘤。

治疗：有视力者，可行肿瘤活体组织检查或肿瘤切除，术后辅以放射治疗，或考虑内镜手术。

(2) 儿童脑膜瘤

儿童脑膜瘤少见，占儿童脑瘤的 1%～4%，发生率为 0.3/10 万。具下列特点：①无性别差异，在婴儿则男性多见女性；②颅后窝和脑室系统脑膜瘤多发；③临床表现隐匿，常因头大、脑积水或原因不明呕吐做 CT 或 MRI 检查而被发现，因此肿瘤体积多巨大；④常合并神经纤维瘤病；⑤好发恶性脑膜瘤或脑膜肉瘤；⑥术后易复发。

(3) 静止脑膜瘤

静止脑膜瘤又称完全钙化或不生长脑膜瘤。具有下列特点：①多见于中老年人；②肿瘤常钙化或骨化；③多无临床表现，常于无意中发现；④CT 和/或 MRI 检查肿瘤表面光滑，常不增强和不伴瘤周水肿。

治疗：定期(如每年)复查 CT 和/或 MRI，测量肿瘤体积，测算其生长率。如有肿瘤增大或患者 65 岁以下，身体状况良好，也可考虑切除肿瘤。如果肿瘤生长极其缓慢或不生长，可不必手术。

(宫 晔 周良辅)

参考文献

[1] 宫晔，周良辅. 脑膜瘤[M]//周良辅. 现代神经外科学. 2 版. 上海：复旦大学出版社，2015：660 - 683.

[2] AL-MEFTY R, HADDAD G F, AL-MEFTY O. Meningiomas[M]//Winn H R. Youmans and Winn neurological surgery. 7th ed. Philadelphia: Elsevier, 2017: 1107 - 1132.

[3] LIN D D, LIN J L, DENG X Y, et al. Trends in intracranial meningioma incidence in the United States, 2004 - 2015 [J]. Cancer Med, 2019,8(14):6458 - 6467.

[4] OSTROM Q T, CIOFFI G, GITTLEMAN H, et al. CBTRUS statistical report: primary brain and other central nervous system tumors diagnosed in the United States in 2012 - 2016 [J]. Neuro Oncol, 2019,21(Suppl 5):V1 - V100.

[5] ZHU H, BI W L, AIZER A, et al. Efficacy of adjuvant radiotherapy for atypical and anaplastic meningioma [J]. Cancer Med, 2019,8(1):13 - 20.

间叶性非脑膜瘤上皮肿瘤

55.1 孤立性纤维瘤/血管外皮细胞瘤

血管外皮细胞瘤(hemangiopericytoma, HPC)是一种少见的间叶来源肿瘤,可见于身体各部位软组织,在中枢神经系统通常发生于大脑凸面、小脑幕、硬脑膜静脉窦及颅底。1928年,Bailey首次报道HPC,当时称之为血管母细胞型脑膜瘤。1938年,Cushing和Eisenhardt将血管母细胞型脑膜瘤分为3个亚型,其中第1型被称为血管母细胞型脑膜瘤的血管外皮细胞型,即为现在的HPC。1942年,Stout和Murray报道了发生于外周软组织的HPC,并首次将其命名为"血管外皮细胞瘤",并提出其可能源自Zimmermann于1923年所描述的一种血管周细胞。1954年,Beg和Garret首次报道原发于颅内的HPC。由于HPC与脑膜瘤在大体形态、好发部位、影像学表现等方面有诸多相似之处,故曾将其归为脑膜瘤的一种亚型。随着电镜技术、免疫组织化学染色、基因测序等检测手段的逐步应用,现已证实中枢神经系统HPC为具有特定组织学、超微结构、免疫组织化学染色特征和生物学特性的一类肿瘤。然而,HPC的真正组织起源尚无定论。1993年后WHO神经系统肿瘤分类中,将HPC从脑膜瘤中分出,归类于间叶来源非脑膜上皮肿瘤。2002年WHO骨及软组织肿瘤分类中提出,HPC并非来源于血管周细胞,而更可能来源于成纤维细胞,其与孤立性纤维瘤(solitary fibrous tumors, SFT)在组织表型及生物学行为方面十分相似,因此将两者统一命名为血管外皮细胞瘤/孤立性纤维瘤(HPC-SFT)。2013年,WHO在骨及软组织肿瘤分类中已不再将两者进行区分,而统一归类为SFT,并将其归类于成纤维细胞/肌成纤维细胞肿瘤大类。2016最新版的WHO中枢神经系统肿瘤分类也将两者正式合并,统一命名为"孤立性纤维瘤/血管外皮细胞瘤"。

55.1.1 病理

最新版的分类中还将孤立性纤维性肿瘤/血管外皮细胞瘤分为3级:Ⅰ级,对应有更多的胶原,较低的细胞密度,有类似SFT的梭形细胞;Ⅱ级,细胞增多,胶原减少,可见肥胖细胞和"鹿角"样血管,类似血管外皮细胞瘤;Ⅲ级,出现间变型特征,镜下大于5个核分裂象/10 HPF。

(1) 巨检

SFT/HPC多附于或邻近于硬脑膜,大体形态

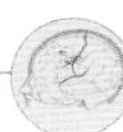

上类似脑膜瘤，呈暗红或红色，质地较硬，常有薄包膜或假包膜，可呈分叶状。但缺乏脑膜瘤的组织学特征（螺旋状和砂砾体），极少有钙化。

（2）镜检

富含细胞，为圆形或卵圆形瘤细胞围绕血管密集排布；胞核多为圆形或卵圆形，核质比高，可见核分裂象，缺乏脑膜瘤细胞特有的假包涵体。肿瘤细胞与血管形成弥漫的网状结构，围绕鹿角状的薄壁血管呈放射状排列，少见坏死，无钙化及砂砾体。电镜下，HPC的细胞异于脑膜瘤细胞，少合体细胞或细胞间的连接，缺乏细胞器，细胞有许多延长的胞质突起。

（3）免疫组织化学染色

肿瘤细胞大多对波形蛋白（vimentin）、ⅩⅢa因子、HLA-DR、CD99、Bcl-2、Leu-7、FⅩⅢ9、Ⅷ-RA呈阳性反应，瘤细胞间富有CD34和SMA阳性的血管及裂隙，而对细胞角蛋白（CK）、S-100蛋白、胶质纤维酸性蛋白（GFAP）、孕激素受体（PR）多呈阴性反应。与脑膜瘤不同，HPC细胞对上皮膜抗原（EMA）呈阴性反应，偶见局部弱阳性反应。其中与脑膜瘤，特别是间变脑膜瘤鉴别的3种指标EMA、CD99和Bcl-2的敏感性和特异性分别为85%～89%和67%～84%（V. Rajaram，2004）。最新研究发现，几乎所有的SFT/HPC胞核中均存在信号转导和转录激活因子6（STAT6）的阳性表达，而在脑膜瘤和其他常见中枢神经系统肿瘤中则为阴性。因此，可将其作为临床鉴别的重要指标。

（4）分子生物学

SFT/HPC显著异于脑膜瘤，表现为染色体12q13重排，癌基因*MDM2*、*CDR4*和*CHOP*/*GADD153*位于此区。少有*NF-2*突变和1p32、14q32和4.1B丢失（Jaaskelainen，1985）。*NAB2*-*STAT6*融合基因是新检出的一个SFT/HPC特征性分子标志物，其存在于绝大多数SFT/HPC，通过RT-PCR、邻位链接技术、免疫组织化学染色、染体显带、荧光原位杂交等均能有效检出。

55.1.2 临床特点

（1）发生率

颅内SFT/HPC约占原发中枢神经系统肿瘤的0.5%，其发病率约为脑膜瘤的1/50。可发生于任何年龄，好发于40～50岁，男性发病率高于女性。2002—2012年华山医院共收治183例，男女比例为1.08∶1。

（2）好发部位

基本与脑膜瘤类似，SFT/HPC大多位于脑外。肿瘤与脑膜关系密切，略好发于枕叶，绝大多数位于幕上，脊髓和幕下少见。

（3）临床表现

SFT/HPC的病程多短，与良性脑膜瘤比，病情发展较快；患者常无特殊的症状和体征，临床症状根据病灶部位而表现不同，一般以颅内压增加和局部肿瘤压迫、浸润引起的相应神经功能受损为主。常见表现为头痛、肢体无力、癫痫等。肿瘤卒中有时也是HPC的首发症状。

55.1.3 影像学表现

HPC的CT、MRI和DSA表现类似于脑膜瘤，如宽基底、明显强化、瘤周水肿和骨质破坏等。但与脑膜瘤不同，SFT/HPC极少有钙化，瘤内有钙化者可排除SFT/HPC。MRI T_1图像上多呈等、低混杂信号，T_2图像上呈等信号或等、高混杂信号，其中可见血管流空影。肿瘤均有明显强化，瘤周可有“蘑菇化”的小结节（图55-1）。DSA示肿瘤染色较浓密，有

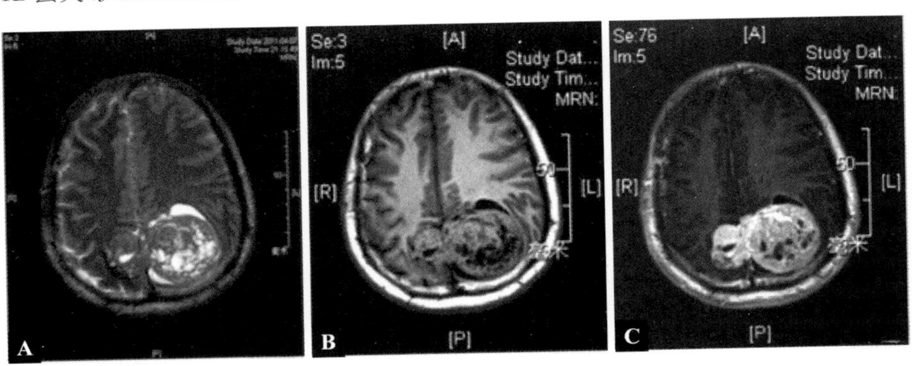

图55-1 血管外皮瘤的MRI影像学表现

注：A. T_1图像上多呈等、低混杂信号；B. T_2图像上呈等信号或等、高混杂信号，其中可见血管流空影；C. 肿瘤均有明显强化，瘤周可有“蘑菇化”的小结节。

Corkscrew 样血管结构。肿瘤血供来源于颈内或颈外动脉系统，或颈内、颈外动脉同时供血，部分为椎动脉系统供血，甚至有双侧甲状颈干的供血。另有研究提出，HPC 的 MRS 结果中，丙氨酸（Ala）峰缺如，仅出现胆碱（Cho）峰的升高和出现极小的脂质（Lip）峰。与脑膜瘤相比，HPC 的肌醇（MI）、谷胱甘肽（GSH）较谷氨酸的比值偏高，而肌酸（Cr）、丙氨酸、甘氨酸（Gly）较谷氨酸的比值则偏低。Liu 等报道可通过 DWI 像上的 ADC 值鉴别 HPC 和脑膜瘤。

55.1.4 诊断

由于 SFT/HPC 的临床和影像学表现与脑膜瘤相似，术前常易误诊。如 Ebersold（1996）报道 417 例术前诊断脑膜瘤的患者，其中 12 例为 HPC。2002—2012 年华山医院 183 例 HPC 中，106 例术前诊断为脑膜瘤，6 例诊断为神经鞘瘤。因此，对中年男性，拟诊脑膜瘤者，如病程较短，CT、MRI 检查显示病灶血供丰富，DSA 示异常供血，应考虑 HPC 可能。但是确诊需要病理学资料。术后病理虽然能较好地鉴别 HPC 和脑膜瘤，但一直以来其与 SFT 的鉴别较为困难。近年来由于 *NAB2-STAT6* 融合基因的发现，2016 版最新版 WHO 分类中已将其作为 SFT/HPC 诊断的“金标准”。脑膜瘤、脑膜肉瘤和 SFT/HPC 的比较如表 55-1 所示。

表 55-1 脑膜瘤、脑膜肉瘤和血管外皮细胞瘤的比较

特 征	脑膜瘤	脑膜肉瘤	血管外皮细胞瘤
部位	幕上＞幕下＞脊髓	幕上＝幕下	幕上＞幕下＞脊髓
占所有颅脑肿瘤百分比	15～20	＜1	＜1
年龄（岁）	50～59	不确定	40～49
性别	女＞男	男＝女	男＞女
复发	不常见	常见	常见
潜在转移到中枢神经系统以外	很少	高	高
影像学	CT/MRI	CT/MRI	CT/MRI
增强后	均匀	典型的较均匀，常有坏死和混杂信号	典型的较均匀，常有坏死和混杂信号
钙化	常见	罕见	罕见
对骨质的影响	增生	侵蚀	侵蚀
首选治疗	手术，力争全切除	手术，力争全切除	手术，力争全切除
术前栓塞	少数位于颅底的	根据部位决定	无论部位大多有效
放疗	一般不需要，除非高级别或无法切除	全切除者尚不确定，但对非全切除或复发者推荐	全切除者尚不确定，但对非全切除或复发者推荐

55.1.5 治疗

外科手术、常规放疗和立体定向放疗是 HPC 的主要治疗方法。由于 HPC 的恶性特性，即使手术彻底切除后接受辅助放疗，肿瘤仍容易复发或转移。因此，尽可能地全切除或扩大切除病灶应是本病治疗的目的。必要时术前可行 DSA 检查以判断肿瘤血供和供血动脉，可行部分供血动脉栓塞，对于减少术中出血、更安全地切除肿瘤有所帮助。

此类肿瘤血供丰富，可来自颈内、外动脉系统，尚有来自软脑膜的血管分布，术中应准备充足的血源或采用自体血回输，手术时应先采取如铲除肿瘤基底等手段切断肿瘤颈外动脉系统来源的血供，然后沿肿瘤边界分离，边电凝肿瘤包膜边显露颈内动脉来源的供血动脉并离断。对于窦旁的 HPC，术前可以行头颅 MRV 检查，以了解静脉窦有无栓塞，栓塞完全还是不完全。前 1/3 段的上矢状窦及其汇入静脉或静脉窦完全栓塞时可以结扎切除，栓塞不完全时，也尽可能切除累及的静脉窦侧壁并缝合修补之，以做到Ⅰ类切除肿瘤。虽然术中常可发现肿瘤附着于硬脑膜，不侵犯皮质和白质，但在显微镜下常见肿瘤有外生性小结节浸润脑组织内，因此应在显

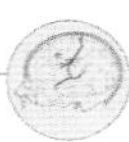

微镜下对瘤-脑界面做活体组织检查冷冻切片。少见颅骨浸润，但是颅骨过度骨化则提示肿瘤侵犯。华山医院 2001—2009 年 51 例半球 HPC 中 14 例(27.4%)颅骨有增厚或破坏。因此应争取首次手术全切除肿瘤和切除受累的硬脑膜、颅骨。复发 HPC 再手术常很难做到全切除。大组病例报道，颅内 HPC 手术全切除率仅 50%～86%。与不全切除者相比，全切除 HPC 无瘤生存期长，复发率低。

单纯手术常难以治愈 SFT/HPC，N. Macagno (2019)等报道颅内 SFT/HPC 的 5、10、15 年复发率分别为 65%、76%和 87%，生存率分别为 67%、40%和 23%，平均首次术后复发时间为 47 个月。术后放疗的必要性已达成共识，来自 Guthrie、Schiariti、Someya 和 Dufour 等的报道均指出术后接受放疗的患者无病生存期和生存时间均明显延长。手术全切除仅可延长患者复发时间，因此无论病灶是否被全切除，术后均应放疗。患者复发间隔时间和生存时间随复发次数的增加而递减。因颅内 SFT/HPC 边界较为清楚，所以立体定向放射外科亦适用于本病的治疗。Galanis 等报道应用 SR 治疗 20 个复发病灶，有效率为 17/20，未行手术而单纯采用伽玛刀治疗患者亦取得不错疗效，尤其是对于那些较小的病灶，效果更佳；Sheehan 也报道了相似的效果，其有效率为 11/14。SR 对于多发病灶较手术有更大优势。对于那些复发且无法手术切除的患者，放疗仍是可供选择的治疗方案。

HPC 是少数可远处转移至中枢神经系统外的原发性颅内肿瘤之一，转移率为 20%～30%。在 Soyuer 报道的 29 例病例中转移率甚至高达 55%。按转移发生频率，依次为骨、肺、肝、腹膜后等，但亦可见于其他脏器。Guthrie 报道首次远处转移时间为 99 个月。随时间延长远处转移率也增加，有报道称 5、10、15 年远处转移分别为 13%、33%和 64%，生存率分别为 65%、45%和 15%。HPC 伴颅外转移时，患者可出现严重的低血糖症状，其原理为肿瘤细胞分泌异常大分子胰岛素样生长因子Ⅱ(IGF-Ⅱ)，致使 IGF-Ⅱ复合体半衰期延长，进而导致低血糖。此现象亦可见于其他非小细胞肿瘤患者，且与肿瘤体积相关。故术后患者如出现相应临床症状，应考虑 HPC 转移可能，可行 CT 或全身 PET-CT 检查。HCP 恶性进展的机制尚不清楚。在许多肿瘤中发现 *p53* 基因突变是恶性进展的重要因素。化疗方面，曾使用多柔比星治疗复发且难以手术的患者，但效果不佳。后由 Park 等报道使用替莫唑胺联合贝伐珠单抗化疗有效率可达 79%。另有 Kerl 等报道使用新辅助化疗方案(长春新碱＋多柔比星＋环磷酰胺)，也可使肿瘤体积缩小。

55.1.6 预后

影响预后的因素：①单一治疗还是综合治疗；②肿瘤切除程度；③常规放疗剂量，推荐剂量 54～57 Gy(Ebersold，1996)；④组织病理学特性：有争议，但大组报道预后与病灶性质有关，高级别和间变性肿瘤(伴有坏死、每一高倍视野超过 5 个分裂象，以及伴有下列 2 个以上特点：出血、中至重度不典型细胞、中至重度细胞构成)；⑤复发或残留；⑥最新有研究指出，*NAB2-STAT6* 融合基因型与肿瘤的分化程度及患者预后有关。

55.2 其他罕见类型间叶性非脑膜瘤上皮肿瘤

人们曾用脑膜肉瘤来指代中枢神经系统间叶组织来源的恶性肿瘤。现在认为，脑膜肉瘤并不是一个单独的病理类型，而是起源于间叶组织，具有脑组织浸润性的一类非脑膜上皮细胞恶性肿瘤的总称。诊断上，需要进行必要的免疫组织化学染色分析以排除癌、淋巴瘤、胶质瘤及原始神经外胚层肿瘤等。以往国内外文献中提到，脑膜肉瘤的范畴包括恶性纤维组织细胞瘤、平滑肌肉瘤、间质性软骨肉瘤、横纹肌肉瘤、脂肪肉瘤和血管肉瘤等。一些以前曾使用过的少见诊断术语，如梭形细胞肉瘤、多形细胞肉瘤和黏液肉瘤早已弃去不用。由于脑膜肉瘤的诊断缺乏特异性，自 2007 版 WHO 中枢神经系统肿瘤分类系统起，推荐不再使用“脑膜肉瘤”一项分类，而将各个类别的间叶性恶性肿瘤与相应的间叶来源良性肿瘤放在一起，组成“间叶性非脑膜瘤上皮肿瘤(mesenchymal，non meningothelial tumours)”。

本章节主要介绍除 SFT/HPC 外的其他罕见类型恶性间叶性非脑膜瘤上皮肿瘤。

55.2.1 发病机制

有报道称，中枢神经系统纤维肉瘤、恶性组织细胞瘤、软骨肉瘤和骨肉瘤可在接受颅脑放疗后数年后发生。最常见的是垂体腺瘤患者接受鞍区放疗而发生脑膜肉瘤，多疗程放疗会增加此风险。另外，也有关于颅脑外伤或手术后发生颅内或椎管内纤维肉瘤、多形性肉瘤和血管肉瘤的单个病例报道。EB病毒的感染,也被认为与免疫功能受损患者颅内平滑肌细胞肿瘤的发生有关。

55.2.2 病理学分类

肉瘤是起源于间叶组织的恶性肿瘤。在中枢神经系统中,以下间叶组织成分都有可能成为肉瘤的来源:硬脑膜、软脑膜、蛛网膜、脉络膜丛的基质、血管相关的成纤维细胞和脉络膜组织。因此,中枢神经系统肉瘤性肿瘤既可长在脑膜上,也可长在脑组织内,与脑膜无粘连。

2007和2016 WHO CNS肿瘤分类,列出了以下肉瘤类型:脂肪肉瘤、纤维肉瘤、恶性纤维组织细胞瘤、平滑肌肉瘤、横纹肌肉瘤、软骨肉瘤、骨肉瘤、骨软骨肉瘤、血管肉瘤、卡波西肉瘤及尤因肉瘤(原始神经外胚层肿瘤)。

根据肿瘤的起源,也有人将中枢神经系统肉瘤性肿瘤分为7组:①起源于脑和脑膜的原发肉瘤;②继发于脑膜瘤的肉瘤;③脑放疗后形成的肉瘤;④胶质肉瘤;⑤由中枢神经系统以外的原发肉瘤转移而来的肉瘤;⑥头皮和颅骨的肉瘤累及颅内;⑦某些非恶性肿瘤,可以因为其多形性(如多形性黄色星形细胞瘤、良性纤维组织细胞瘤)或者梭形细胞呈束状排列,并伴有显著的结缔组织增生(如浅表的脑星形细胞瘤,伴有结缔组织增生的小儿节细胞胶质瘤)而类似于肉瘤。在本章节中,仅讨论起源于脑和脑膜的原发性脑膜肉瘤。

依据肿瘤大体特征及光镜下的表现,结合免疫组织化学染色检验的结果,可做出中枢神经系统肉瘤性肿瘤的病理学诊断。此类肿瘤往往体积较大,大体外观多种多样。一般认为起源于脑膜的肉瘤较为坚硬,而没有明显脑膜附着特性的肉瘤则质地较柔软。与胶质瘤等脑内肿瘤相比,肉瘤一般有明确的边界,与脑组织之间的界限较清晰。在肿瘤内部,常可见到出血、囊变和坏死。肿瘤的病理表现与其分化相关,一般与中枢神经系统以外的相应肿瘤相似。

(1) 纤维肉瘤

纤维肉瘤是最为常见的一种类型,成年人多见。常继发于放疗后的胶质肉瘤成分,或者为原发性脑膜肉瘤。这些肿瘤多位于脑膜反折处,沿皮质表面的血管周围间隙延伸。病理学表现类似于其他部位的纤维肉瘤。梭形肿瘤细胞成束状交织排列,局部可见典型的"V"字形结构。一旦病理学证实为纤维肉瘤,一定需要仔细检查,全面评估有无身体其他部位的纤维肉瘤原发病灶。同时还需要仔细核实肿瘤内有无胶质成分,与胶质肉瘤进行鉴别。

(2) 恶性纤维组织细胞瘤

中枢神经系统恶性纤维组织细胞瘤在组织学上类似于其他部位的相应肿瘤。病理上可见细胞生长活跃,核异形性和不同程度的炎症、坏死表现。细胞成分包括多核巨细胞、组织细胞样细胞、巨噬细胞、成纤维细胞、肌成纤维细胞等,呈席纹状或束状排列。肿瘤一般与硬脑膜相关联,较少位于脑实质内。

(3) 血管肉瘤

血管肉瘤通常起源于皮肤或浅表的软组织,偶有起源于颅内血管组织,其占所有肉瘤的1%。病理上的典型特征是由于含有丰富血管而具有海绵样外观。经过染色处理后,显微镜下可以清晰地显示血管的脊基膜。

(4) 软骨肉瘤

软骨肉瘤通常位于颅底,极少生长在脑实质内。从组织学角度来看,肿瘤内软骨成分分化程度低、细胞生长活跃、异形性显著。其中只有软骨是新生物。肿瘤细胞呈星形,被细胞间丰富的黏液物质包绕。间质性软骨肉瘤中,软骨和间质物质都是新生物,是其与软骨肉瘤的区别。

(5) 横纹肌肉瘤

横纹肌肉瘤肿瘤组织一般起源于脑实质或脑膜,由成横纹肌细胞组成。一般认为,此类脑膜肉瘤好发于儿童,多位于颅后窝中线部位,因此有时比较难以和髓母细胞瘤相鉴别。组织学上,这些肿瘤细胞体积小、异形性显著,含有肌母细胞成分。免疫组织化学染色检测肌红蛋白、肌球蛋白等,可有助于诊断。几乎所有的中枢神经系统横纹肌肉瘤都属于胚胎型。

(6) 平滑肌肉瘤

平滑肌肉瘤纤维镜下可见由密集的嗜酸性梭形细胞构成,细胞大小不一,核周有空泡。常见有瘤内坏死、出血。免疫组织化学染色检查显示肌球蛋白阳性,结蛋白、S-100蛋白、胶质纤维酸性蛋白(GFAP)均为阴性。

(7) 尤因肉瘤

尤因肉瘤多见于幼儿,极少发生于骨外。中枢神经系统内发生的尤因肉瘤最常见部位是脊柱的硬

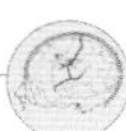

脊膜外腔隙，也可见于实质内。

脂肪肉瘤、骨软骨瘤等极为少见，在此不作介绍。

55.2.3 临床表现

(1) 发病率

既往报道中，肉瘤(不是特指起源于脑膜间质的肉瘤)占所有颅内肿瘤的比例为 0.1%～3%。其中最为常见的病理类型包括纤维肉瘤、恶性纤维组织细胞瘤，以及未分化肉瘤。华山医院神经外科 2002—2011 年 10 年间，经手术切除或活体组织检查后病理诊断的中枢神经系统肉瘤性肿瘤病例共计 118 例，约占同期所有颅内肿瘤的 0.3%。

此类肿瘤可发生于任何年龄，男女发病比例无明显差异。分化不良性肉瘤、横纹肌肉瘤多见于婴幼儿。肉瘤细胞弥漫性浸润脑膜，而无明显占位病灶的脑膜肉瘤病也好发于小儿。恶性纤维组织细胞瘤和软骨肉瘤则多发生于成人。

(2) 好发部位

有脑膜附着特点者显著多于位于脑、脊髓实质内或脉络膜丛组织的肉瘤。肿瘤位于幕上者明显多于幕下或椎管内。软骨肉瘤最多见于颅底。

(3) 症状和体征

患者的临床症状与肿瘤本身的占位效应和瘤周脑水肿有关。作为恶性肿瘤，生长也极为迅速，临床症状可在较短时间内加重，表现头痛、癫痫、乏力、精神意识改变，以及脑积水的有关表现。此外还可有贫血、全身消耗及不明原因发热等恶性肿瘤的全身表现。

55.2.4 影像学表现

影像学上，此类肉瘤缺乏特征表现，常与脑膜瘤相似。MRI T_1、T_2 加权图像无特异性改变，增强后多呈明显均匀强化，可有与脑膜瘤类似的典型脑膜尾征(图 55-2)。脂肪肉瘤由于其内的脂肪内容物，可呈典型的短 T_1、中长 T_2 信号(均匀高信号)，可在脂肪抑制序列被抑制。如有瘤内卒中，也可见到局部强化缺失灶。骨窗位 CT 检查多可见到颅骨侵蚀，一般无骨质增生。软骨肉瘤或骨肉瘤，常可在 CT 上看到斑点状的钙化。虽然此类肿瘤与脑组织之间多有一定的界限，但其形态多不规则，局部占位效应也较显著，比脑膜瘤更常侵犯颅骨及头皮。当颅骨受到侵蚀时，常提示肿瘤恶性程度较高。

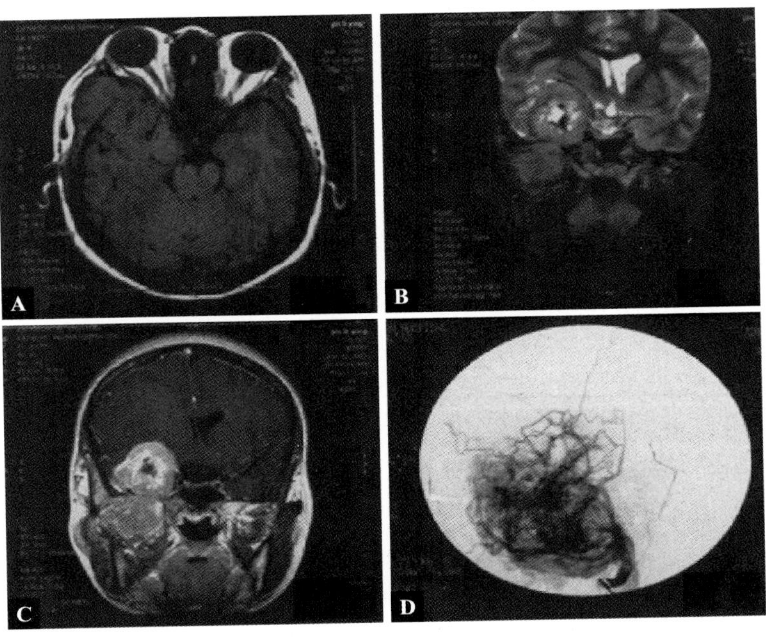

图 55-2 纤维肉瘤的影像学表现

注：A. MRI T_1 等信号；B. MRI T_2 不均匀，可有血管流空等表现；C. 增强后多呈明显均匀强化，可有脑膜瘤类似的典型脑膜尾征；D. DSA 检查显示可由颈内动脉或颈外动脉供血，也可两者共同供血。

此类肿瘤可由颈内动脉或颈外动脉供血，也可两者共同供血。血管造影可评估肿瘤的供血情况，对血管丰富的肿瘤进行术前栓塞可减少血供，从而减少术中出血量。

55.2.5 诊断和鉴别诊断

此类肿瘤多发生在大脑半球，除临床表现外，应进行特殊检查以助诊断，结合 CT、MRI 和脑血管造影的表现，可做出诊断，但有时与良性脑膜瘤难以区别。

由于原发的中枢神经系统肉瘤发病率较低，所以应注意与远处病灶的转移性肉瘤相鉴别。需要详细询问病史、仔细查体，并完善各项术前检查，以发现或除外远处病灶的存在。另外，也要与来自脑膜上皮、脑膜间质的肿瘤，以及恶性胶质瘤等鉴别，这些多依赖术后病理诊断。

55.2.6 治疗

中枢神经系统肉瘤性肿瘤的治疗方法包括手术、放疗和化疗。

最大限度手术切除肿瘤，是治疗此类肿瘤最重要的手段。由于其生长迅速，呈侵袭性生长，虽然影像学上和手术大体外观肿瘤与周边脑组织似分界清楚，但是术中往往难以准确判断肿瘤浸润边界。因此，切除肿瘤时应尽可能多地将受侵犯的颅骨和硬脑膜，以及邻近的脑组织等切除。术中快速冷冻病理检查，有助确定肿瘤的切除边界。当然应遵循保留重要神经功能前提下尽可能全切除肿瘤的原则。

虽然放疗和化疗对此类肉瘤的作用仍未明确，但是基于对颅外肉瘤治疗的效果仍推荐术后予放疗，以求延长复发时间和防止肿瘤转移。由于可出现肿瘤沿蛛网膜下腔的播散，往往需要对这些患者进行全脑大剂量放疗。有报道应用立体定向技术向肿瘤内置放射性核素碘（^{125}I），取得了一定的治疗效果。

55.2.7 预后

经手术和放疗等综合治疗后，此类肿瘤复发概率高，且无复发生存期短。有人报道此类肉瘤 5 年复发率是良性脑膜瘤的 30 倍，高达 80%。只有那些肿瘤较为局限，且接受了根治性切除的患者，能够取得较为理想的预后。少数病例可发生颅内播散或颅外转移。纤维肉瘤患者往往疾病进展迅速，中位生存期 6～9 个月，局部复发常见，且可出现远处转移。横纹肌肉瘤患者预后也极为不良，即使进行积极手术及放、化疗综合治疗，其中位生存期可不足 24 个月。

（谢 清 宫 晔 周良辅）

参考文献

[1] 朱宏达，汪戴军，谢清，等. NAB2 - STAT6 融合基因在孤立性纤维瘤/血管外皮瘤中的研究进展[J]. 中国临床神经科学，2014，22(3)：335 - 339.

[2] 齐志刚，沈天真，陈星荣. ^{1}H MRS 在常见脑肿瘤诊断中的初步应用[J]. 中国医学计算机成像杂志，2004，10(1)：8 - 13.

[3] ANAFOROGLU I, SIMSEK A, TURAN T, et al. Hemangiopericytoma associated hypoglycemia improved by glucocorticoid therapy: A case report [J]. Endocrine, 2009,36(1):151 - 154.

[4] CHMIELECKI J, CRAGO A M, ROSENBERG M, et al. Whole exome sequencing identifies a recurrent nab2-stat6 fusion in solitary fibrous tumors [J]. Nat Genet, 2013,45(2):131 - 132.

[5] KERL K, STRATER R, HASSELBLATT M, et al. Role of neoadjuvant chemotherapy in congenital intracranial haemangiopericytoma [J]. Pediatr Blood Cancer, 2011,56(1):161 - 163.

[6] LIU C, CHEN Z Y, MA L, et al. Intracranial hemangiopericytoma: Mr imaging findings and diagnostic usefulness of minimum adc values [J]. J Magn Reson Imag, 2013,38(5):1146 - 1151.

[7] LOUIS D N, PERRY A, REIFENBERGER G, et al. The 2016 World Health Organization classification of tumors of the central nervous system: a summary [J]. Acta Neuropathol, 2016,131(6):803 - 820.

[8] MACAGNO N, VOGELS R, APPAY R, et al. Grading of meningeal solitary fibrous tumors/hemangiopericytomas: analysis of the prognostic value of the marseille grading system in a cohort of 132 patients [J]. Brain Pathol, 2019,29(1):18 - 27.

[9] MARTINEZ J C, PALOMINO J C, CABELLO A, et al. Hdm2 overexpression and focal loss of p14/arf expression may deregulate the p53 tumour suppressor pathway in meningeal haemangiopericytomas. Study by double immunofluorescence and laser scanning confocal microscopy [J]. Histopathology, 2005, 46(2): 184 - 194.

[10] PARK M S, PATEL S R, LUDWIG J A, et al.

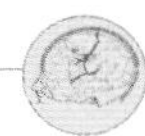

Activity of temozolomide and bevacizumab in the treatment of locally advanced, recurrent, and metastatic hemangiopericytoma and malignant solitary fibrous tumor [J]. Cancer, 2011,117(2):4939 - 4947.

[11] PARK M S, RAVI V, ARAUJO D M. Inhibiting the vegf vegfr pathway in angiosarcoma, epithelioid hemangioendothelioma, and hemangiopericytoma/solitary fibrous tumor [J]. Curr Opin Oncol, 2010,22(2):351 - 355.

[12] RATNESWAREN T, HOGG F R A, GALLAGHER M J. Surveillance for metastatic hemangiopericytoma-solitary fibrous tumors-systematic literature review on incidence, predictors and diagnosis of extra-cranial disease [J]. J Neurooncol,2018,138:447 - 467.

[13] ROBINSON D R, WU Y M, KALYANA S S, et al. Identification of recurrent nab2-stat6 gene fusions in solitary fibrous tumor by integrative sequencing [J]. Nat Genet, 2013,45(2):180 - 185.

[14] SCHIARITI M, GOETZ P, EL-MAGHRABY H, et al. Hemangiopericytoma: long term outcome revisited. Clinical article [J]. J Neurosurgery, 2011, 114(3): 747 - 755.

[15] SHEEHAN J K D, FLICKINGER J, LUNSFORD L D. Radiosurgery for treatment of recurrent intracranial hemangiopericytomas [J]. Neurosurgery, 2002,51(4): 905 - 910.

[16] TRIFILETTI D M, MEHTA G U, GROVER S, et al. Clinical management and survival of patients with central nervous system hemangiopericytoma in the National Cancer Database [J]. J Clin Neurosci, 2017, 44:169 - 174.

56 黑色素细胞肿瘤

56.1　概述

中枢神经系统(CNS)黑色素细胞病变可分两大类:非肿瘤或错构瘤样病变与肿瘤。前者包括神经皮肤黑色素沉着病(melanosis),皮肤和软脑膜同时受累,以及弥漫性黑色素细胞增生症(melanocytosis);后者包括黑色素细胞瘤(melanocytoma)和恶性黑色素细胞瘤。虽然软脑膜黑色素沉着病和黑色素细胞增生症为非肿瘤,但是它们仍可伴有或最终发展成黑色素细胞肿瘤,预后仍不良。2016 WHO CNS肿瘤分类中将黑色素细胞肿瘤分为4类:黑色素细胞增生症定为0级,黑色素细胞瘤为Ⅰ级,黑色素瘤(melanoma)以及黑色素瘤病(melanomatosis)均为Ⅲ级。本章主要介绍黑色素细胞肿瘤。颅内黑色素瘤是一种少见的CNS肿瘤,Virchow于1859年首先报道。

56.2　流行病学

黑色素细胞肿瘤好发于白色人种,其发病与紫外线照射,先前存在的黑色素病变(如结构不良痣)、遗传因素、外伤、内分泌及化学致癌物质接触等多种因素有关。颅内黑色素细胞肿瘤可分为原发性和转移性两大类,前者非常少见,占颅内肿瘤的0.07%~0.17%,人群年发病率约为0.52/1 000万;后者多为皮肤的黑色素瘤经血行转移至颅内。本病可发生于任何年龄,但多见于40~50岁,中青年患者女性较多,而老年患者中男性发病率显著高于女性。原发性CNS黑色素细胞肿瘤中男性患者多见,约占65.5%,儿童约占15%,老人占35%。CNS是黑色素细胞肿瘤最为常见的转移部位,是继肺癌和乳腺癌以外最容易脑转移的恶性肿瘤。

56.3　病理

黑色素细胞肿瘤起源于神经嵴。在胚层发育过程中,原始胚细胞首先发育成黑色素母细胞,当到达皮肤表层或人体色素组织后,才演变成黑色素细胞,这种细胞正常分布在皮肤表皮的基底层内。弥漫性黑色素细胞增生症可发生于幕上下脑膜和脑实质表面。颅内原发性黑色素细胞肿瘤多来源于脑底部、脑干底部、视交叉和大脑各脑叶沟裂等处的软脑膜成黑色素细胞。肿瘤沿脑膜向四周扩散,向脑内和/或脑外蔓延,呈浸润性生长;也可脱落并播散于蛛网膜下腔,在软脊膜上形成多发瘤结节。恶性程度高的肿瘤还可侵蚀颅骨和脊椎骨。肿瘤可呈片状或结节状,亦有广泛弥散地分布于软脑膜上,边界常清楚;大体呈黑色和红棕,有包膜,软或橡皮状肿块,血供丰富;虽然黏着软脑膜、蛛网膜,但一般不侵犯皮

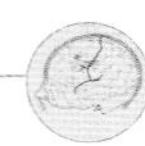

质。如果脑实质受累，肿瘤内有坏死，常提示可能为恶性黑色素瘤。镜下见肿瘤细胞呈圆形、多边形和梭形，成巢状、索状或腺样排列；胞质丰富，内含黑色素颗粒；细胞核呈椭圆或梭形，核分裂象多见。黑色素细胞瘤的细胞发育分化良好，核质比较小，无核分裂；相反核质比增大，出现核分裂、出血及坏死灶，则提示为恶性黑色素瘤。免疫组织化学染色检查，大多数肿瘤对黑色素抗体 HMB-45 或 MART-1(melan-A)和眼球转录因子有反应，表达 S-100 蛋白，不表达 GFAP、神经丝蛋白、上皮膜抗原(EMA)和细胞角蛋白。Ki-67 指数＜2%(黑色素细胞瘤)或≥8%(黑色素瘤)。

56.4 临床表现

颅内黑色素细胞肿瘤引起症状的病程可长可短，从数月到 10 年，除了产生局灶性神经功能障碍外，可出现头痛、恶心、呕吐和视神经盘水肿等慢性颅高压症状和体征；肿瘤出血或恶性病变可引起颅高压症状和继发性癫痫等急性发作。文献报道颅内黑色素瘤临床主要表现为颅内高压和脑积水(43.20%)、局灶性神经功能缺损(34.58%)、脑出血或蛛网膜下腔出血(17.31%)和继发性癫痫发作(11.11%)。

肿瘤代谢产物的刺激可引起剧烈的蛛网膜反应，故脑脊液中细胞数和蛋白质的含量可增高。当肿瘤细胞发生坏死时，其胞质中的黑色素先进入脑脊液循环，后进入血循环，经肾脏排出体外，可出现黑色素尿。

56.5 影像学表现

CT 平扫可见 70%的肿瘤表现为类圆形均匀的高密度灶，也可表现为混杂密度，出血的患者可见到出血灶。影像特点与“脑出血”或“胶质瘤”相似，单独依靠 CT 平扫容易将颅内黑色素瘤误诊。增强扫描呈不同程度的强化或环形强化。

MRI 的表现虽然比较复杂，但诊断优于 CT。黑色素细胞增生症或黑色素瘤病呈脑膜广泛增强、增厚，伴局灶结节状，T_1W 增强。黑色素细胞瘤则取决于肿瘤中黑色素的含量以及是否有出血。多数颅内黑色素细胞瘤的黑色素含量丰富，常伴出血，故在 MRI 上表现为 T_1 等或高信号，T_2 低信号；也可因黑色素含量不均，而表现为高低混合信号，但增强均呈高信号(图 56-1)。

56.6 诊断

颅内转移性黑色素瘤多能在术前做出诊断，这主要是因为皮肤上的黑色素沉着易被发现。而原发性黑色素瘤由于临床表现无特征性，且症状、体征弥散，诊断十分困难。

Willis 提出诊断原发性黑色素瘤的 3 个基本条件：①皮肤及眼球未发现有黑色素瘤或黑色素沉着；②上述部位以前未做过黑色素瘤切除术；③内脏无黑色素瘤转移。

对蛛网膜下腔出血的患者，腰椎穿刺脑脊液检查如能发现黑色素瘤细胞，即可明确诊断。对于有黑色素尿的患者，其黑色素原阳性是诊断黑色素瘤的标志之一，只是这种情况发生率很低。

56.7 治疗

颅内黑色素细胞瘤的传统治疗包括手术切除以及术后的放化疗。临床上以手术切除肿瘤为首选方法，特别是黑色素细胞瘤可做全切除，但复发率有 15%～50%。黑色素瘤的预后与手术切除程度有关，因此也应尽量争取肿瘤全切除，包括肿瘤以及受累的脑组织，在不影响重要功能的前提下可以考虑扩大切除范围。术后放疗可以降低局部复发风险，可是全脑放疗的治疗作用仍存在争议。近年来研究表明，立体定向放射外科治疗颅内黑色素瘤的效果明显优于传统的全脑普通放疗，但对于已经有广泛转移和播散的患者只能选择全脑放疗。黑色素瘤对化疗药物相对不敏感，目前尚无大样本循证医学证据。烷化剂达卡巴嗪(dacarbazine，DTIC)是美国 FDA 批准的首个用于临床治疗黑色素瘤的药物，但是单药治疗的反应率仅 10%～20%。近年来有报道替莫唑胺有一定的治疗效果，而且不良反应较少，但缺乏大样本随机对照试验的证实。

随着对肿瘤发生机制的深入了解，免疫靶向治疗和基因靶向治疗渐渐成为黑色素瘤治疗的研究热点，并诞生了一系列治疗晚期黑色素瘤的药物，部分已经在临床开始应用，与传统治疗结合，疗效令人鼓舞。免疫靶向治疗主要是针对黑色素瘤发生、发展和转移等多个环节而开发出来的，其目的是激发或

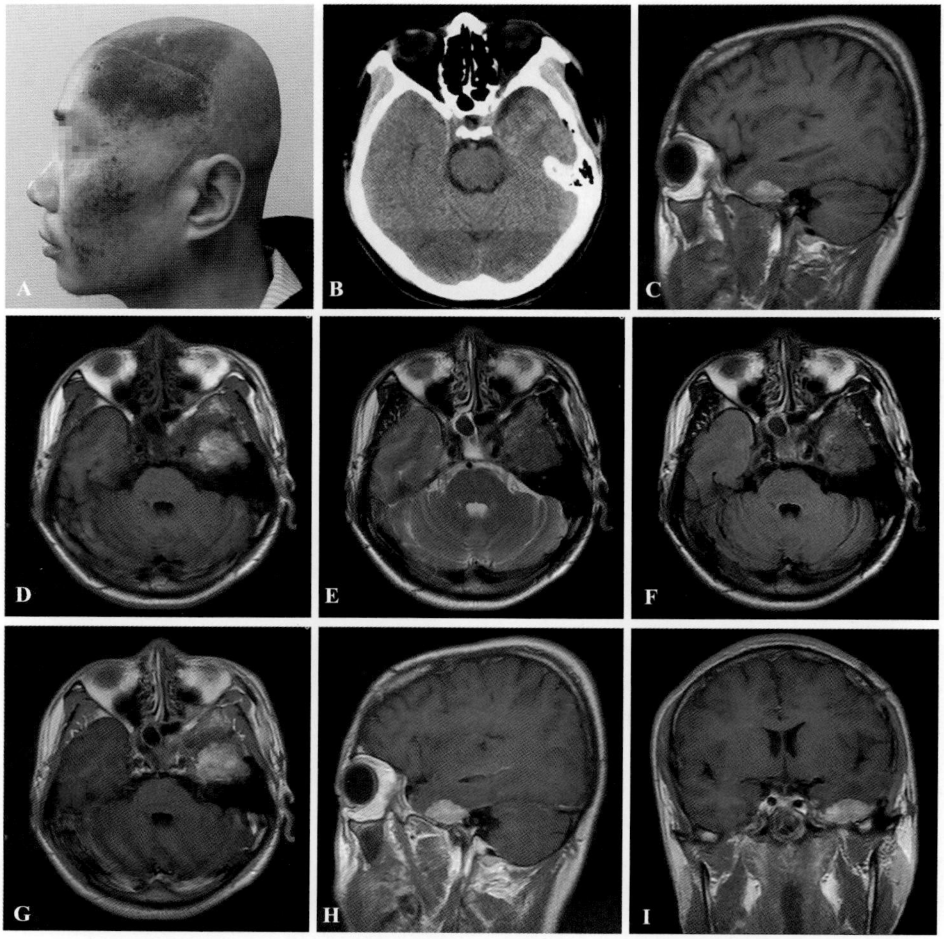

图 56－1　皮肤黑色素沉着伴黑色素瘤患者的外观及影像学表现

注：A. 患者外观；B. 头 CT 平扫见左颞略高密度灶；C、D. 头 MRI 平扫见左颅中窝肿瘤，T_1 高信号；E、F. T_2 和 FLAIR 低信号；G～I. 增强后肿瘤有不均匀弥漫性强化。

调动机体免疫系统，增强肿瘤微环境的抗肿瘤免疫力。目前用于免疫治疗的靶向药有：有伊匹单抗(ipilimumab，针对 CTLA－4 的单克隆抗体)、纳武单抗(nivolumab，针对 PD－1 受体的单克隆抗体)和派姆单抗(pembrolizumab，抑制 PD－1 的单克隆抗体)。它们与传统的化疗药物相比，疗效更为明显，不良反应更低。最新的多中心研究显示，纳武单抗和伊匹单抗联合应用治疗颅内转移性黑色素瘤效果喜人。Tawbi 等报道了 94 例无神经系统症状的颅内转移性黑色素瘤病例，随访至少 6 个月，中位随访期为 14 个月，治疗临床有效率达 57％(26％为完全缓解、30％为部分缓解、2％为至少 6 个月无进展)，且治疗安全性无降低。

随着对黑色素瘤分子信号传导通路的研究和认识不断加深，针对肿瘤发生、发展和转移各环节中关键基因的靶向药物不断研发并趋于成熟，主要种类有 B-Raf proto-oncogene serine/threoninekinase (BRAF)抑制剂、mitogen-actived protein kinase (MEK)抑制剂和 KIT proto-oncogene receptor tyrosine kinase(KIT)抑制剂。单一靶点的药物治疗有限，多个靶点药物联合应用能有效提高疗效，特别是 BRAF 抑制剂与 MEK 抑制剂的联合应用已成为当今治疗黑色素瘤的新方案。常用的药物方案是：达拉非尼(dabrafenib)(150 mg，每天 2 次)和曲美替尼(trametinib)(2 mg，每天 1 次)联用、维莫非尼(vemurafenib)(960 mg，每天 2 次)和考比替尼

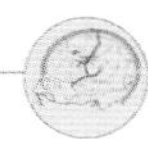

(cobimetinib)(60 mg,每天 1 次,21/28 d)联用、康奈非尼(encorafenib)(450 mg,每天 1 次)和比美替尼(binimetinib)(45 mg,每天 2 次)联用。基因靶向药物联合放射外科也是治疗颅内转移性黑色素瘤的新方案。Xu 等报道了单中心回顾性研究,利用 BRAF 抑制剂联合立体定向放射外科治疗转移性颅内黑色素瘤。BRAF 抑制剂为达拉非尼(150 mg,每天 2 次)或维莫非尼(960 mg,每天 2 次),伽玛刀瘤边缘剂量 20 Gy(11～23 Gy),85%等剂量曲线(50%～98%)。发现对于存在 *BRAF* 基因突变患者治疗后中位生存期[23 个月(发现转移后)和 13 个月(放射外科后)]显著高于 *BRAF* 基因野生型的患者[8 个月(发现转移后)和 5 个月(放射外科后),$P<0.01$],且颅内转移性病灶总体有效控制率达 89%。

56.8 预后

预后总体较差,弥漫性黑色素沉着症和增生症,既往无组织恶性变,预后仍不良。黑色素细胞瘤术后可存活 1～28 年,全切除比部分切除伴或不伴放疗预后要好,部分切除伴术后放疗比单纯部分切除好。传统治疗下黑色素瘤虽然经手术加放化疗,平均生存期仍只有 5～10 个月,少数可达 3 年。原发性颅内黑色素瘤的预后比转移性颅内黑色素瘤好,中位生存期为 17 个月,而转移性者生存期多不超过 1 年。结合免疫靶向治疗和基因靶向治疗等新辅助治疗下,预后有明显改善;最新研究显示转移性颅内黑色素瘤 1 年无进展生存患者达 56.6%,1 年生存率已达 80%以上。

(张　超　周良辅)

参考文献

[1] 张超,周良辅. 黑色素瘤[M]//周良辅. 现代神经外科学. 2 版. 上海:复旦大学出版社,2015:691 - 693.

[2] MAN W, WANG G H. Incidence, outcomes and predictors of primary central nervous system melanoma: a SEER-Based study [J]. World Neurosurg, 2019,129:E782 - E790.

[3] PARAKH S, RANDHAWA M, NGUYEN B, et al. Real-world efficacy and toxicity of combined nivolumab and ipilimumab in patients with metastatic melanoma [J]. Asia Pac J Clin Oncol, 2019, 15(1): 26 - 30.

[4] RULLI E, LEGRAMANDI L, SALVATI L, et al. The impact of targeted therapies and immunotherapy in melanoma brain metastases: a systematic review and meta-analysis [J]. Cancer, 2019,125(21):3776 - 3789.

[5] SCHACHTER J, RIBAS A, LONG G V, et al. Pembrolizumab versus ipilimumab for advanced melanoma: final overall survival results of a multicentre, randomised, open-label phase 3 study (KEYNOTE - 006) [J]. Lancet, 2017, 390(10105): 1853 - 1862.

[6] SCHADENDORF D, VAN AKKOOI A C J, BERKING C, et al. Melanoma [J]. Lancet, 2018, 392 (10151):971 - 984.

[7] TAWBI H A, FORSYTH P A, ALGAZI A, et al. Combined nivolumab and ipilimumab in melanoma metastatic to the brain [J]. New Engl J Med, 2018, 379 (8):722 - 730.

[8] TURAJLIC S, LARKIN J. Immunotherapy for Melanoma Metastatic to the Brain [J]. New Engl J Med, 2018, 379(8):789 - 790.

[9] XU Z Y, LEE C C, RAMESH A, et al. BRAF V600E mutation and BRAF kinase inhibitors in conjunction with stereotactic radiosurgery for intracranial melanoma metastases [J]. J Neurosurg, 2017, 126(3):726 - 734.

57 血管母细胞瘤

血管母细胞瘤(hemangioblastoma, HB)是指发生在脑、脊髓、神经根和视网膜中形成高度血管化的肿瘤,包括散发性和遗传性以及血管母细胞瘤病(hemangioblastomatosis)。1928 年,Cushing 和 Bailey 首先用 hemangioblastoma 术语来描述这些肿瘤;该术语强调该病变的肿瘤性质,明显优于其他同义词:毛细血管瘤(capillary hemangioma)、血管内皮瘤(hemangioendotheliama)、Lindau 瘤(Lindau's tumor)和血管网状细胞瘤(angioreticuloma),从而区分于其他神经系统较常见的血管瘤(不是真正的肿瘤或错构瘤);这一术语还反映了细胞成分的原始性质,现已渐渐被广泛接受,并在文献中得以公认。

HB 是一种良性高度血管化肿瘤,WHO 分类归于起源未明的Ⅰ级肿瘤。可以是偶然发生(与已知的遗传因素无关)且通常以单一病灶发病;也可以是家族遗传性发病,两者之比约为 3∶1。后者又称 von Hippel-Lindau(VHL)病。VHL 病是一种罕见的遗传性疾病,可导致人体许多部位陆续出现良性或恶性的肿瘤,并且可能对患者造成许多严重的问题。VHL 疾病患者有患脑、脊髓、神经根和视网膜的血管母细胞瘤以及肾癌、嗜铬细胞瘤(肾上腺肿瘤)、胰腺神经内分泌肿瘤和其他病变的风险。

57.1 流行病学和自然史

迄今缺乏大型流行病学调查统计,目前的数据主要来自一些大型的神经外科中心,其中散发性 HB 约占 75%,VHL - HB 约占 25%。据 Hussein 文献统计:HB 占颅内肿瘤 1.5%~2.5%和颅后窝肿瘤 7%~12%,以及脊髓肿瘤 2%~3%。它们通常发生于第 4 脑室周围的小脑(76%)、小脑半球(9%)、脊髓(7%)以及脑干(5%);另外有报道发生于幕上及神经根处,总数<1%。2005—2014 年华山医院神经外科可统计的收治病理证实 HB 患者 464 例共 480 个病灶(部分分院未统计),占同期收治脑脊髓肿瘤手术病例的 1.44%。其中男性 297 例,女性 167 例;年龄 7~77 岁,平均 28.6 岁,以 30~50 岁最多见。按临床诊断标准诊断为散发性 HB 约占

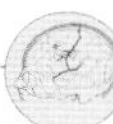

75%(347 例)、VHL - HB 约占 25%(117 例);按病灶部位分,发生于小脑半球占 55%(266 例/480 例),小脑蚓部及第 4 脑室占 12%(56/480),脑干占 13%(63 例/480 例),脊髓占 16%(77 例/480 例),其他部位(含脑桥小脑三角、天幕、鞍上、松果体和斜坡等)占 4%(18 例/480 例);按肿瘤囊实性分,囊性占 55%,实性占 45%。

VHL 病是一种常染色体显性遗传性良恶性肿瘤综合征,可累及多个器官,临床表现为患者全身多脏器陆续发生的肿瘤或囊肿,具有家族性、多发性、多器官特征。可发生于全世界每个种族人群;发病率为 1/50 000~1/30 000(平均 1/36 000),患者子女有 50%发病率,无明显性别上差异。其中 80%患者 *VHL* 基因缺陷是遗传于父母,而有 20% *VHL* 基因缺陷可能是无家族史的新的基因突变。*VHL* 基因缺陷被认为是 VHL - HB(含 VHL 病的其他病变)发生的根本原因。在 *VHL* 缺陷者中,其终身发生中枢性 HB 最为常见,大组病例报道 *VHL* 基因缺陷者中 60%~80%会发生中枢性 HB。*VHL* 基因缺陷者在 65 岁前发病的比例约 90%,而 *VHL* 基因缺陷者终身不发病的比例仅占 4%。

一般 HB 生长极其缓慢,特别是实质性 HB 可数年处于静止状态而无症状。近年来临床观察发现 HB 通常呈现生长和静止 2 个状态交替性进行,这一发现对 HB 的临床干预决策和时机将有重要影响,特别是对 VHL - HB。Ammerman 等用 MRI 随访 VHL - HB 患者至少 10 年,发现 19 例患者(10 名男性和 9 名女性,平均年龄 32.6±11.6 岁)143 个 HB,其中 134 病灶(94%)呈现一个有暂停式的增长模式,9 个病灶(6%)则呈现一个渐进的增长模式。在 138 个病灶(97%)进行体积测定,只有 58 病灶(41%)最终形成症状需要临床干预,肿瘤的生长时间平均为 13±15 个月,静止时间平均 25±19 个月。这表明对 VHL 病患者应尽可能行影像追踪观察。但由于病例数太少,现在还不能根据肿瘤大小或生长速度来决定是否早期治疗。目前世界 VHL 联盟正在开展多中心的大规模的 VHL 病(含 VHL - HB)自然史的流行学临床研究和观察,相信这一临床研究结果将会对 HB 的临床干预决策的制定有着的决定意义。当前普遍存在的共识是对无症状 VHL - HB 应以观察为主,到出现症状再考虑临床干预措施。

57.2 病理和病因

实质性 HB 大体上呈明亮的红色或肉红色,边界清楚,有完整包膜,质软,血供极为丰富,可见怒张的引流静脉;囊性 HB,其内含草黄色或淡黄色透明液体,可见一个或多个瘤结节,偶尔囊壁是由压缩的脑组织和增生胶质细胞组成。组织学上,HB 由 2 种基本成分组成,一是丰富的成熟的毛细血管网;二是在毛细血管网之间呈巢状或片状排列的大量含脂质空泡的“基质细胞”(又称间质细胞)(图 57 - 1)。在细胞水平,HB 由至少 4 种细胞构成:血管内皮细胞、基膜包围的周细胞、肥大细胞和含脂质空泡的“基质细胞”。前 3 种细胞构成丰富错乱的毛细胞网;“基质细胞”有模糊的细胞质边界和细胞质含有脂质空泡;它们的细胞核通常是大而呈多形性,有大的囊泡和不显眼的核仁。

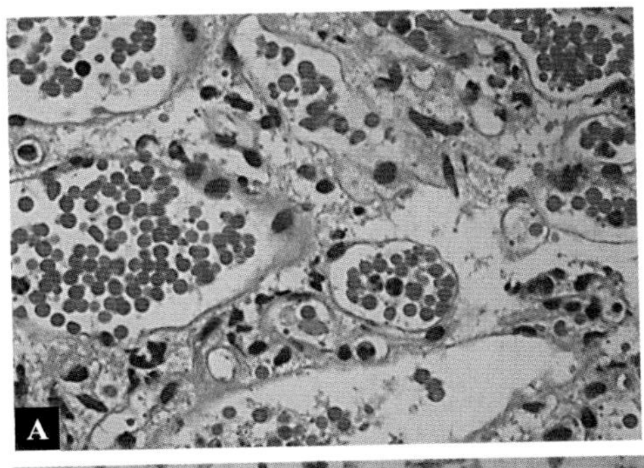

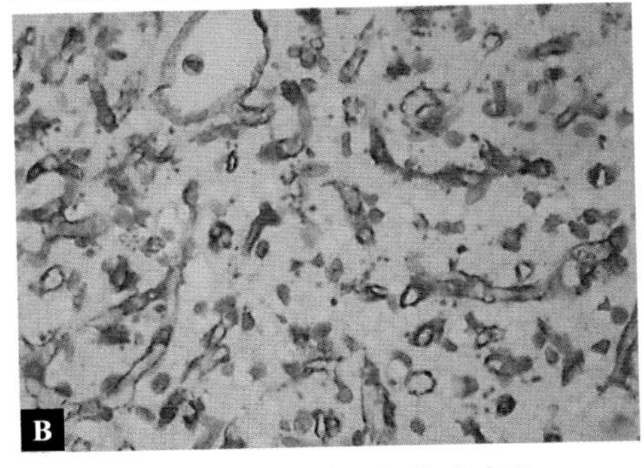

图 57 - 1 血管母细胞瘤病理

注:A. HE 染色(×400);B. CD34 染色标记血管(×400)。

病理学上根据镜下瘤组织中毛细血管和间质细胞的不同比例可将 HB 分为 3 型:①网状型,瘤组织中以毛细血管网为主;②细胞型,瘤组织中以间质细胞为主；③经典型，瘤组织中2种成分比例相当。一般认为间质细胞代表血管母细胞瘤的真正肿瘤成分，而毛细血管网为反应性增生的非肿瘤成分。HB中的"基质细胞"纯粹是一个描述性词语，近年来应用基因杂合子缺失分析发现在中枢神经系统的发育过程和成年任何组织中没有发现与之相同的细胞类型，代表肿瘤的异质性，据此被确认为HB的肿瘤细胞。另外HB组织中也有少许淋巴细胞参与，这些细胞在HB的确切作用尚不清楚。

在免疫组织化学染色方面，内皮细胞通常表达Ⅷ因子（100%的胞质强阳性）、von Willebrand因子（vWF）、血小板内皮细胞黏附分子（PECAM/CD31）和Weibel-Palade小体的存在（电子显微镜）。基质细胞通常染S-100β（80%细胞质和细胞核强阳性）、抑制素-α（二聚体蛋白，抑制或激活垂体卵泡刺激素的分泌）、神经元特异性烯醇化酶、巢蛋白和一些神经肽。迄今HB诊断仍依赖于组织病理诊断，由于HB与转移性透明细胞肾细胞癌在形态学上有惊人的相似之处，组织学上极难区别，但预后和治疗的意义则完全不同。有文献报道8%VHL-HB手术标本中发现了转移性肾细胞癌或胰腺内分泌肿瘤（tumor to tumor metastasis）。在两者鉴别上，免疫组织化学染色明显优于病史、放射学发现和传统组织学检查：HB中抑制素-α和水孔蛋白1呈阳性，而AE1/AE3、CD10、PAX2、PAX8阴性；而肾透明细胞癌则相反。近来的研究表明MiRNA-9和MiRNA-200a相结合可以鉴别上述两类肿瘤；另外，笔者研究表明SSEA1表达于中枢神经系统HB，因为SSEA1并不表达于中胚层起源的所有良性和恶性肿瘤，建议用SSEA1来区别HB和其他血管性肿瘤。

HB的确切发病原因迄今仍不明确。主要表现在以下3个方面：

1）肿瘤的组织和细胞起源不明确，学术界争议较大。由于HB中所谓的"肿瘤细胞"即"基质细胞"，迄今未发现在人的神经系统发育过程中任何细胞或其他部位的成熟细胞存在相类似的细胞类型，当前主流观点有胚胎细胞起源、中胚层细胞起源和神经外胚层细胞起源等。另外，近年来一些学者研究提示HB很可能是一种神经内分泌肿瘤，其依据是：①在组织学上HB与神经内分泌肿瘤有相似性，都具有丰富的血管网；②部分病例电镜下发现"基质细胞"胞质内含有致密核心颗粒；③免疫组织化学染色发现"基质细胞"不仅对NSE、S-100β阳性，而且还检测出一些神经肽（突触、羟色胺、P物质、血管活性肠肽、神经肽Y、神经降压素和亮氨酸脑啡肽）。

2）HB中丰富血管网的形成：2003年，Vortmeyer等发现HB中存在血岛（blood island）区域，且可髓外造血，而在这些区域的细胞存在*VHL*基因缺陷。2007年Glasker和Park等在HB中检测到成血管细胞（hemangioblast）及其分子标志物，包括Brachyury、Flk-1和SCL；根据鼠胚胎学的研究，起源于胚胎干细胞的成血管细胞是血管细胞和造血细胞共同的祖细胞，通常是产生于胚胎卵黄囊时期的原条，从而推测它来源于胚胎停止发育的成血管细胞（embryologically arrested hemangioblast）。笔者研究也证实HB存在的血管来源类似于胚胎的血管发生（vasculogenesis），形成自身的血管[而不是以前认为的血管形成（angiogenesis）]。HB的血管发生假说现已得到该领域世界顶级专家的认同。笔者最新的研究也发现*VHL*缺陷可能仅仅影响到HB血管发生的后期阶段，包括血管网络形成、整合和塑性，而不是启动阶段。

3）*VHL*基因缺陷在HB形成过程中的确切作用：毫无疑问HB是一种基因性疾病（至少家族性HB是如此），目前研究比较多的VHL肿瘤抑制基因。其定位于染色体3p25-26，包含3个外显子，它的mRNA长约4.5 kb，存在两种剪接形式，可产生2种pVHL蛋白：①p30，为213个氨基酸组成的蛋白质（分子量30 000）；②p19，为160个氨基酸组成的蛋白质（分子量19 000）。Llankenship等认为第2种蛋白质是选择性翻译的产物，起始位点在54号密码子（位于*VHL*开放阅读框内AUG密码子）。pVHL可以在细胞质和细胞核之间穿梭往来，但主要分布于细胞质中，该蛋白可与转录延伸因子（elongin）B、转录延伸因子C和cullin2（Cul2）形成VCB-Cul2复合物，但pVHL并不与Cul 2直接结合，需先与转录延伸因子C和转录延伸因子B所形成的复合物相结合，通过它们再与Cul2形成VCB-Cul2复合物。它最重要的底物蛋白是低氧诱导因子-1（HIF-1）。*VHL*基因突变后，造成降解HIF-α功能的损失，HIF-α表达上升，HIF-1转录激活靶基因大量表达，如血管内皮生长因子（VEGF）上调，而这些基因的表达可能是血管形成的关键因素，即可能是诱发VHL病血管形成的主要机制。笔者

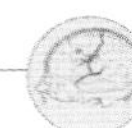

的最新研究表明，VEGF 很可能在 HB 的血管发生中仅起促进作用且影响血管形成的后一阶段，并不影响到早期启动和转化细胞的数量。由于迄今仍无法获得 HB 的动物模型，*VHL* 基因突变"二次打击"假说仍有待进一步验证。

这些研究结果对理解 HB 起源、形成和治疗有重要意义：①探索 HB 细胞学起源，有利于该肿瘤的分类。②HB 的血管形成不同于正常的血管生成，主要是类似胚胎的血管发生，这为 HB 抗血管生成治疗提供了新的思路。③对肿瘤干细胞或成血管细胞识别为肿瘤的起源细胞可能对 HB 将来开发新靶向治疗提供新的途径。④对 HB 这种基因性疾病，在基因水平开展病因学研究，对理解其发生、发展，以及进一步开发新的靶向药物提供了新的方法和手段。

57.3　临床表现

中枢神经系统 HB 的临床症状取决于肿瘤所在的确切部位、大小及伴有囊肿、水肿和生长方式。通常来说，伴随有不同小脑或脑干神经功能缺损的颅内压增高症状和体征是其主要临床特点。头痛是最见的症状，约占 95%。疼痛部位主要位于颈枕部，往往清晨更为明显，晚期演变成持续性疼痛。肿瘤位于小脑蚓部和扁桃体的患者，随着肿瘤缓慢延伸到枕骨大孔，可能导致连续枕部疼痛、颈部僵硬、间歇性休克样感觉且向枕部放射、突发性意识障碍等。另一个常见症状是呕吐，可能是由于小脑蚓部病变导致的阻塞性脑积水或病灶位于迷走神经核直接的刺激，后者的情况下，呕吐可能先于其他的神经症状之前出现，常常会被误诊为上消化道紊乱。肿瘤位于脑干及小脑下脚的中部影响前庭核，眩晕则是突出的症状。步态异常和平衡障碍，通常是小脑和脑干 HB 的表现。20%～30%患者会出现视神经盘水肿。复视是由于颅内压增高导致的视神经麻痹。在小脑半球病变可观察共济失调、辨距不良和意向性震颤，而小脑蚓部病变可有宽基步态和躯干共济失调。眼球震颤，尤其是垂直型或旋转型，意味着脑干受累。在老年患者，痴呆可能是唯一或主要的临床表现。

尽管没有确切证据表明雌激素与 HB 之间的关系，但有报道妇女在妊娠时可促使 HB 生长，使无症状 HB 变成有症状。

（1）小脑血管母细胞瘤

小脑 HB 占 HB 总数的 2/3，好发于小脑和近中线部位，有头痛、行走不稳、恶心、呕吐和脑积水表现等。

（2）脑干血管母细胞瘤

脑干 HB 多见延髓，其次为脑桥，表现为感觉迟钝、共济失调、吞咽困难、反射亢进、头痛、厌食等。

（3）脊髓血管母细胞瘤

脊柱疼痛是脊髓 HB 最常见的症状，多位于后根区，也是肿瘤的可靠指标。其次是痉挛性四肢瘫痪、乏力、肢体感觉减退、共济失调、反射亢进和排尿异常。急性截瘫或四肢瘫痪则罕见。

（4）红细胞增多症

9%～20%颅内 HB 病例伴有红细胞增多症（脊髓 HB 并无此现象），主要表现为红细胞计数及血红蛋白增高。肿瘤切除或放疗后红细胞计数可恢复正常；但肿瘤复发时，又出现红细胞增多症。

（5）出血和蛛网膜下腔出血

颅内和椎管内 HB 患者自发性蛛网膜下腔出血罕见，直径小于 1.5 cm 的 HB 几乎没有自发性出血的风险。

57.4　影像学检查

全面影像学的评价至关重要，MRI 是最好的检查手段。囊性 HB 典型表现为大囊小结节，在 CT 平扫呈略高于脑脊液密度，附壁结节呈等或略高密度，并位于病灶的边缘，增强后明显强化。MRI 平扫囊性部分 T_1WI 呈低信号、T_2WI 和水抑制反转回波（FLAIR）成像呈高信号，壁结节 T_1WI 呈略低信号，增强后明显强化，瘤周无或轻度水肿。实质性 HB 典型表现 CT 平扫呈等密度，瘤内可有小的囊变区而呈低、等混杂密度，增强后实质部分明显强化。实质性 HB MRI 检查 T_1WI 呈略低信号，T_2WI 高信号。MRI 的 T_2WI 序列及 FLAIR 序列显示肿瘤较为特征的瘤旁或瘤内异常流空血管，这不仅有助于肿瘤的定性，而且肿瘤内和/或瘤周异常流空血管在 T_2WI 或 FLAIR 序列图像上显像最佳，瘤内或瘤旁囊性灶在 FLAIR 序列上信号减低；MRI 增强必不可少，增强后病灶实质部分明显强化，而且可以显示平扫不易发现的实性小结节（图 57－2）。虽然 HB 的磁共振波谱（MRS）检查可见到较为特征的位于（0.9～1.4）$\times 10^6$（ppm）之间的尖脂质（Lip）峰（可能

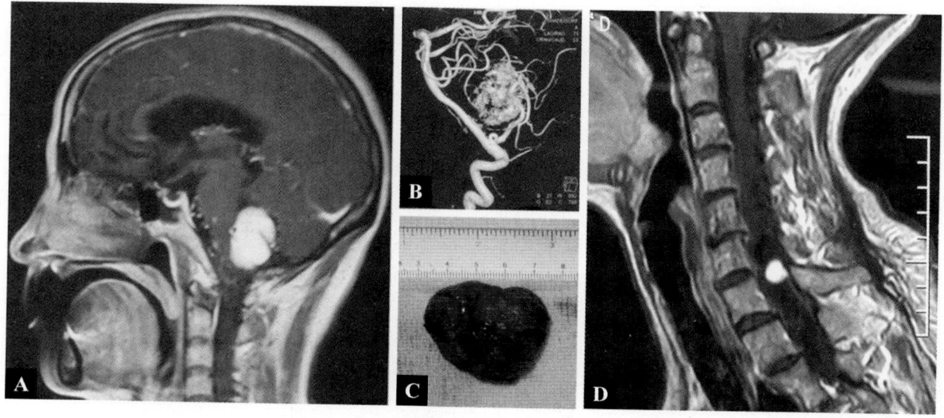

图 57-2 血管母细胞瘤典型的影像学表现

注：A. 头 T_1WI 增强矢状位显示实质性 HB；B. 3D-DSA 成像显示肿瘤血供丰富和供血动脉；C. 肿瘤完整手术切除标本；D. T_1WI 增强矢状位水平位显示 C_5～T_9 囊性 HB，即“大囊小结节”和瘤壁无强化。

与肿瘤间质细胞的胞质内富含脂质有关）。N-乙酰天冬氨酸（NAA）波峰低或缺如（提示非神经元来源），胆碱（Cho）波高（提示细胞增殖），可作为鉴别诊断考虑，但不作为独立诊断用。增强 3D-MRA 可较好地显示及评价肿瘤供血血管，有利于手术方案的制定；DSA 表现为瘤结节或实质部分的致密染色，可见实质病灶的供血动脉和回流静脉，据此对血供丰富的巨大实质 HB 术前行栓塞或部分栓塞，有助于减少术中出血，有利于手术切除。

用 HB 的典型影像学表现，诊断多无困难。然而“大囊小结节”“瘤壁无强化”实质的 HB 无瘤周水肿等特征并不是一成不变的。少许囊性的 HB 影像学上无明显瘤结节，而呈现瘤壁有部分强化或环状强化现象。这些罕见影像学表现术前很容易被误诊为“毛细胞型星形细胞瘤或胶质瘤”（图 57-3）。最新文献报道磁共振动态增强灌注成像（DSC-PWI）结合 MRS（HB 者 NAA/Cr<1.5）在两者鉴别上可能有一定的参考价值；对孤立颅内环状强化病灶可能需要与脑脓肿相鉴别，详细发病史和 PET-CT 在鉴别诊断上有一定的参考价值。同样，实质性 HB 病灶伴严重的瘤周水肿则更为罕见，文献报道的多见于视神经上 HB 伴有瘤周水肿现象。笔者报道了多例实质性 HB 伴有瘤周严重水肿，特别有一例颅内小脑部位极微小的 HB 病灶伴严重瘤周水肿（图 57-4），这么严重的瘤周水肿无法用该肿瘤生长缓慢的占位效应来解释，但在 HB 病灶切除后脑水肿很快消失；笔者的经验表明，病灶 PET-CT 显示氟代脱氧葡萄糖（FDG）代谢均未见明显增高，对排除“转移瘤”有一定的参考价值。最近文献报道 3.0-T 磁共振弥散加权成像高 b 值（ADC）对颅后窝 HB 和转移瘤有一定的鉴别价值。

57.5 诊断和鉴别诊断

根据患者的年龄和肿瘤的好发部位，结合典型的影像学特征，一般可做出临床初步诊断。对有家族史的患者诊断基本成立。另外，小脑和视网膜血管母细胞瘤通常是 VHL 综合症患者最早且最常见的临床表现，HBs 也是导致该 VHL 病患者死亡的第一因素。临床中如发现患者同时伴有视网膜血管瘤和腹部某些脏器病变如有肾囊肿或肾细胞癌、嗜铬细胞瘤，胰腺囊肿和肿瘤，内淋巴囊肿等等，这些临床特点也有助于对 HBs 术前诊断。对那些不典型影像学表现的颅内血管母细胞瘤，极易导致临床的误诊、术前诊断较为困难，应予以重视。

57.5.1 VHL-HB 的诊断

VHL 病的诊断多数采用 Glasker 提出的临床诊断标准（修正版）：①中枢神经系统多发 HB；②中枢神经系统单发 HB，同时有 VHL 病相关的一种内脏病变表现；③中枢神经系统单发 HB，同时有 VHL 病家族史。可是，当散发性 HB 无上述合并表现时，该如何处理？笔者建议应长期影像学（MRI）随访，特别是年轻患者。近年来随着 VHL 病基因

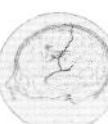

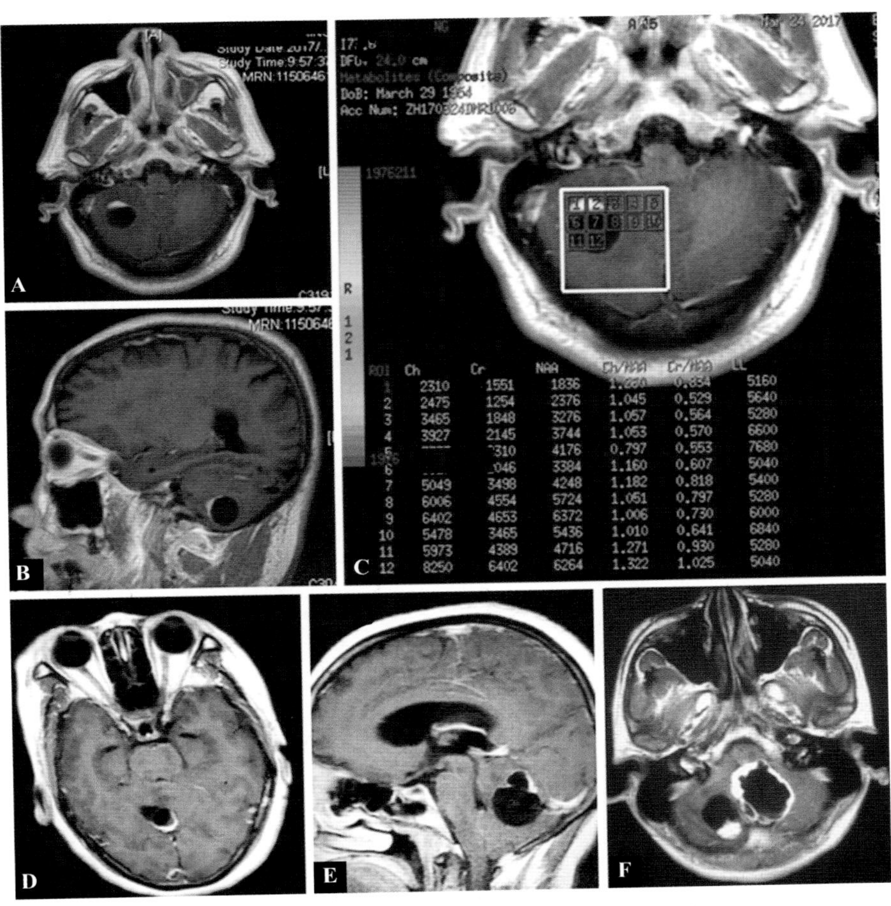

图 57-3 囊性颅内血管母细胞瘤不典型影像学表现

注：A、D. T_1WI 增强水平位显示囊性颅内 HB 不典型瘤结节，似瘤壁部分强化；B、E. T_2WI 水平位显示；C. MRS 显示 NAA 降低，Cho 峰升高，Cho/NAA 和 Cho/Cr 均低（<1.2）；F. T_1WI 增强水平位显示两个囊性颅内 HB，小者有瘤结节，大者瘤壁环状不均匀强化（右侧病灶）。

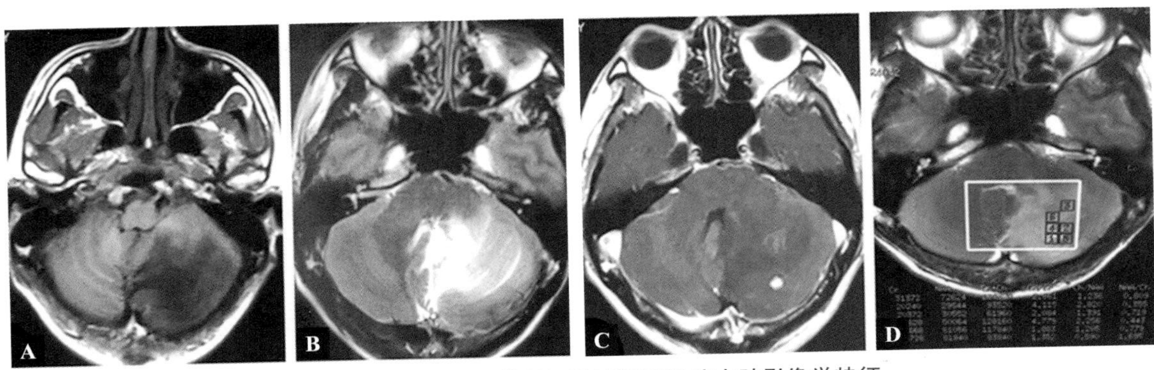

图 57-4 实质性血管母细胞瘤伴严重脑水肿影像学特征

注：MRI 显示 T_1WI(A)和 T_2WI(B)左小脑严重脑水肿，T_1WI 增强(C)显示微小增强病灶，MRS(D)显示 NAA 降低，Cho 峰升高，Cho/NAA 不高（<2.8）和 Cho/Cr 低（<1.5）。

检测的临床应用，VHL 病检出率不断增加。虽然基因诊断方法比常规临床诊断标准方法可靠、方便，早期也能确诊，甚至美国临床肿瘤学协会推荐对所有 HB 患者及其家族高危人群都进行基因检测；可是鉴于当前技术方法、样品控制等原因，目前 VHL 病的基因诊断仍不能达到 100%，理论上仍存在假阴性可能。为避免这种"虚假"的安慰，告之患者和必要随访仍是需要的。

57.5.2 囊性血管母细胞瘤的鉴别诊断

(1) 毛细胞型星形细胞瘤

多见于青少年，好发于小脑、视觉通路和下丘脑。可呈多发小囊变或单一大囊，可伴钙化，其壁结节可小可大，结节内及周围无血管流空信号影，增强后壁结节和瘤壁均可强化。囊内液体的 CT 密度和 T_1WI 时的信号强度常较 HB 囊性部分高；血管造影检查，囊性星形细胞瘤附壁结节通常无异常血管显示，而 HB 附壁结节为大量异常血管团构成。

(2) 囊性转移瘤

中老年人多见，多有原发肿瘤史，可多发病灶；位置一般较表浅，结节病灶边缘常规则，瘤周水肿明显，增强呈结节或环状强化。

(3) 脑脓肿

有感染史，常有明显可环状强化的脓肿壁；脓肿壁虽然可厚薄不一，但内侧壁光滑是其特征；无瘤结节，脑水肿较明显。

(4) 蛛网膜囊肿

为脑外占位，密度低，增强后扫描不强化，弥散加权成像(DWI)有助于鉴别。

(5) 表皮样囊肿

多位于脑桥小脑三角区，密度可不均匀，T_1WI 为低信号，T_2WI 和 DWI 为高信号，但无壁结节。

57.5.3 实性血管母细胞瘤的鉴别诊断

(1) 转移瘤

多有原发肿瘤史，病灶多表浅，多呈类圆形，瘤周水肿明显。

(2) 脑膜瘤

为脑外肿瘤，与硬脑膜宽基底连接，可见皮质扣压征和脑膜尾征，在 T_1WI 和 T_2WI 上多为等信号，极少发生囊变；而 HB 为脑内病变，在 T_1WI 多为低信号，T_2WI 为高信号。

(3) 室管膜瘤

一般瘤周无蚓状流空的供血动脉，增强时强化程度不及 HB 明显，瘤周血管流空影多不如 HB 明显；虽然血管流空影较少的 HB 与之较难鉴别，但 HB 很少位于脑室内。

(4) 髓母细胞瘤

多见儿童，为实体性，边界常清楚，血供丰富、占位效应明显，增强时强化程度不及 HB 明显，瘤周水肿明显。

57.6 治疗

近来基础和临床进展特别是对该疾病自然史的重视，给 HB 治疗带来一些理念的改变。由于 VHL-HB 呈现一个暂停式生长模式，对无症状 VHL-HB 过早治疗无疑增加患者手术风险，因为这些肿瘤可能在相当长时间内并不产生临床症状，可以观察。对于散发性 HB，通常因症状而就诊；以及影像学有时不能确诊的病灶，倾向于外科手术。

57.6.1 手术治疗

显微外科手术已成为本病的首选现代标准治疗方式，肿瘤全切除者可达根治。囊性病变一般易于切除，但瘤结节小、多个或嵌在囊壁内时，术中应仔细寻找，必要时用术中超声定位，以免遗漏结节而致肿瘤复发。囊壁常是被压缩的胶质组织，不必要切除；但对增强的瘤壁(特别是无瘤结节而仅部分增强的瘤壁和环状强化的瘤壁)，需要全部切除，因为这些增强瘤壁表明它含有肿瘤细胞，残留会导致肿瘤的复发。实质性 HB 常位于脑干、脊髓等重要功能区，且血供丰富，手术较囊性 HB 困难，术中应严格遵循脑动静脉畸形(AVM)的手术原则，先电凝切断肿瘤供血动脉，再沿肿瘤包膜游离肿瘤，最后处理回流静脉，并将肿瘤整块切除。分块切除或活体组织检查可引发出血或致死。

实质性 HB 尤其是肿瘤较大或与脑干关系密切时手术难度较大，许多学者提倡对脑干和脊髓巨大型实质 HB 行术前栓塞、术中电生理监测和亚低温等综合措施，这对巨大实质性 HB 手术是有益的。随着神经影像学、显微外科技术及麻醉技术提高，先前处于手术禁区如脑干特殊部位的大型实质 HB 也可通过手术来治疗，并取得优良结果。笔者统计过近十年来许多较大的神经外科中心该类手术死亡率

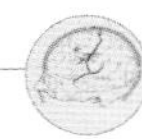

和致残率都达到可接受的范围，认为手术是该疾病一种安全的首选临床干预措施。笔者的经验以下几项措施有助于巨大实质性 HB 的手术切除：①术前栓塞。巨大实质性 HB 血供极为丰富，供血动脉常来自肿瘤深面和两侧，粗大的回流静脉又常位于肿瘤表面，因此手术操作较为困难，术前应用超选的微导管做肿瘤栓塞治疗，可减少术时出血，有利于肿瘤切除和术后患者恢复。但术前栓塞不应追求全部彻底堵塞所有供血动脉，只栓塞手术不易控制的肿瘤腹侧供血支。手术应在栓塞后 1 周内进行。②整个手术应保持清晰“无血”手术视野。对巨大实质性 HB，术中进行控制性降压(全身平均血压降至 8～9 kPa)，则有利于术中瘤体破裂止血或避免难以控制的出血。③血管阻断。确定供血动脉后，应尽量靠近肿瘤用滴水双极电凝反复电凝血管，再剪断。可先尝试部分切断血管，如仍出血可在原位追加电凝止血，笔者称之为“血管一半一半切断术”，这样可避免未完全止血好的血管残断回缩瘤体，使止血变得更为困难或棘手。对影响手术操作的较小的引流静脉可电凝后切断；对大的引流静脉必须最后处理。由于实质性 HB 血供极为丰富，瘤内可有异常血管短路，其引流静脉常呈鲜红色，可搏动，对一时难以鉴别的血管，可用暂时阻断夹阻断血管，观察瘤体张力。一旦发生瘤膨胀，表示引流静脉受阻应立即松夹。供血动脉完全切断后，瘤体张力变小、体积缩小，引流静脉由鲜红色变为暗红色，此时再切断引流静脉。④手术操作沿肿瘤表面限定于肿瘤与周围胶质增生带之间分离，由表及里进行。特别对脑干或脊髓部位 HB，周围有许多重要神经结构，应注意周围神经功能的保护，用“水下电凝”即带滴水双极止血过程中辅以盐水冲洗，避免邻近的神经功能的热损伤。延髓部位存在呼吸中枢和心血管中枢，在此区域手术，可请麻醉科医生恢复患者的自主呼吸，在监测心率和呼吸情况下分离肿瘤。另外，直接穿刺肿瘤，注入生物止血剂(如冻干人纤维蛋白黏合剂于瘤内)，促使瘤内血栓形成，可利于术时分离和摘除肿瘤。⑤术后管理。第 4 脑室底部和脑干 HB 常有呼吸中枢暂时性失去对 CO_2 的反应，易发生呼吸抑制。应特别注意术后保持呼吸道通畅和正常氧交换，必要时可用呼吸机辅助呼吸。另外，误吸和肺炎也是较常见的并发症，应加强防治。

57.6.2 放射治疗

立体定向放射外科(SRS)治疗 HB 目前存在着争议。先前基于回顾性研究认为 SRS 是一种治疗中小型实质性 HB 有效的方法；然而先前忽视了 HB 疾病自然史，用总体生存率、短期肿瘤控制率等可能并不足以得出这样的结论。近年来前瞻性研究开始对放射治疗 HB 的疗效提出了质疑，因为尽管表现出较好的短期控制率，但长期控制率并不理想。考虑 HB 暂停式生长模式，这种短期结果可能由于肿瘤处于静歇期而不是实际的治疗效果。重要的是，许多肿瘤的初步影像并不能预示症状产生，这就预示该治疗方式使用的局限性。此外，放射治疗也可能导致暂时性增加瘤周水肿和加剧肿瘤相关症状的产生，因此建议放射治疗不应当用于预防性治疗无症状 HB，仅仅作为一种难以外科切除患者的辅助治疗手段。对于那些不愿或不能耐受手术的症状性 HB 患者，目前 VHL 联盟规定下列情况仍为立体定向放射治疗 HB 的禁忌证：①实质性 HB 直径＞1.7 cm；②HB 中有囊性成分存在。

57.6.3 药物治疗

迄今尚无明确治疗该病的特效药物。基于实体肿瘤生长及存活依赖肿瘤血管形成概念提出，肿瘤领域抗血管生成(anti-angiogenic)治疗一度成为研究和开发的热点。近来世界 VHL 联盟宣布较大规模临床试验结果：血管生成抑制剂如阿维斯汀(avastin)、索坦(sutent)、舒尼替尼(sunitinib)、瓦它尼丁(vatalanib)、帕唑帕尼(pazopanib)等对 HB 无效，间接地说明了 HB 的血管生成的复杂性。近年来有学者主张 VHL－HB 在基因分型基础上开展的一些新靶点的靶向治疗，如伏立诺他(vorinostat)、普萘洛尔(propranolol)和改变基因表观学的靶向药物如泽布拉林(zebularin)、阿扎胞苷(azacitidine)、地西他滨(decitabine)，有效性和安全性还有待临床试验评估和证实。

57.7 VHL－HB 和家族高危人群的综合管理

当前 VHL－HB 临床诊断标准并不理想，表现为效价低，往往会推迟诊断，并存在一定的漏诊率和误诊率。由于 VHL 病呈现多样性临床表现且伴有恶性肿瘤形成倾向，对生命造成潜在威胁，随着*VHL*基因检测逐步应用于临床，使之成为有效的诊断方法。基因精确诊断不仅方法可靠、方便，早期也能确诊。另外VHL病患者子女有50%遗传该病的风险；兄弟姐妹、父母及远方亲戚都是VHL病的高危人群。对于那些VHL病最初确诊患者，对其家庭成员及亲戚进行基因筛选是有益的。基因筛选那些高危险人群即可明确是否遗传了*VHL*基因缺陷。明确*VHL*缺陷携带者的高危人群必须严密随访和监控；没有遗传*VHL*缺陷携带者可免除繁琐和昂贵的年度检查。

VHL病患者及*VHL*基因缺陷携带者随访建议如表57-1所示。

表57-1 VHL病患者及*VHL*基因缺陷携带者随访监控建议(NIH和欧洲标准)

检测	NIH	欧洲(荷兰)
眼底检查	婴儿开始；每年	从5岁开始；每年
荧光血管造影	非常规	一旦发现
体检和神经功能评估	2岁开始，每年	10岁开始，每年
尿/血儿茶酚胺	2岁开始，每1～2年	10岁开始，每年
腹部B超	11岁开始，每年	10岁开始，每年
腹部CT	20岁开始，每年或每隔年	
腹部MRI	一旦发现	一旦发现
小脑和脊髓MRI增强	11岁开始，每2年；至60岁后，每3～5年	15岁开始，每2年
岩骨MRI和听力	如出现听力下降，耳鸣和/或眩晕	如出现听力下降，耳鸣和/或眩晕

从历史上看，VHL病患者的平均预期寿命是49岁。未经正规治疗的VHL病可能会导致失明和/或永久性的脑损伤，最常见原因是中枢性HB或肾细胞癌引起的并发症。近来数据表明，这些随访和监控等综合措施有助于延长VHL病患者的预期寿命超过17年。

57.8 血管母细胞瘤病

血管母细胞瘤病(hemangioblastomatosis)又称播散性血管母细胞瘤(disseminated HB)，是一种非常少见的情况，指HB细胞广泛生长在脑和脊髓的软脑膜。文献报道仅有30余例类似病案。1976年，Mohan等首次报道了2例HB完全切除后数年出现的弥漫性播散HB案例；Bakshi等于1997年报道了1例多发性HB伴有弥漫性脊髓软脊膜增强的病例。他们将这种情况命名为血管母细胞瘤病(图57-5)。

血管母细胞瘤病的这种弥漫播散的恶性生物学和临床行为通常发生在HB初次完全切除后1～12年。蛛网膜下腔扩散的多个部位，影像学上有轮廓分明、增强软脑(脊)膜强化现象。文献中约62%案例发生于散发的HB，而38%的发生于VHL-HB。迄今没有不经历手术干预的血管母细胞瘤病发生的案例报道，这些发现表明多个单独的肿瘤沉积软脑(脊)膜仍很可能源于单个克隆，支持了脑脊液漏出可能是播散的HB的病因学说。这些观察提醒手术干预也应考虑采取足够的措施，以尽量减少脑脊液漏出，因为这种复发的结果是极差的预后；同时也突出了对HB患者，甚至是那些散发性HB患者术后进行长期随访的重要性。

病理学上血管母细胞瘤病保留了良性HB组织学特征，然而这种血管母细胞瘤病的新型的恶性生物学行为和临床表现似乎代表了一种新的情况。除*VHL*基因的改变，可能还有其他基因突变导致血管母细胞瘤病的形成，这种情况在其他中枢神经系统肿瘤中从未被发现。

可用的治疗方案有限甚至无效，再次手术和放射治疗均无成功报道。患者往往随着肿瘤逐渐生长而死亡。强调的是将来方向需要更深入地了解血管母细胞瘤病的这种恶性生物学行为，以期鉴定和开发新的靶向治疗。

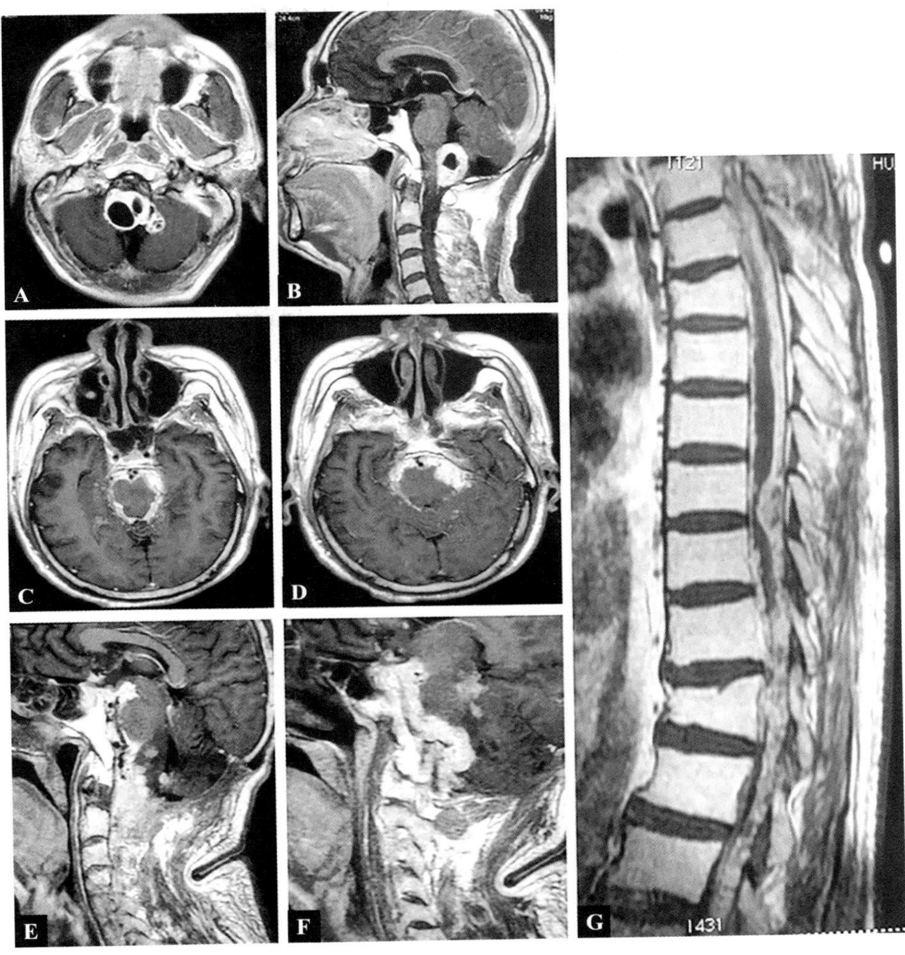

图 57-5 血管母细胞瘤病

注：患者，男，52 岁。头痛、头晕 1 个月余，无家族史。MRI 增强示延髓背侧 HB(A、B)。于 2017 年 8 月行开颅肿瘤切除术，术后病理为 HB，正常出院。2017 年 10 月因术后脑积水再次行脑室-腹腔分流术(V-P 分流术)。2017 年 12 月因反应迟钝、意识下降数日第 3 次入院。入院检查发现脑干及颈髓周围以及至 T_9 节段脊髓周围异常强化影：MRI 增强水平位(C、D)、矢状位(E、F)伴多节段脊髓受压及中央管扩张(G)，另外 $T_4 \sim L_2$ 节段脊髓及马尾神经周围异常强化影，伴多节段脊髓及马尾神经受压，肿瘤广泛蛛网下腔播散可能。2018 年 1 月手术探查病理再次证实为 HB。

（马德选　周良辅）

参考文献

[1] 马德选，杜尊国，吕铁，等. 不典型影像学表现的颅内血管母细胞瘤(附八例报道)[J]. 中华神经外科杂志. 2019,35(10):1044-1048.

[2] 马德选，周良辅. 血管母细胞瘤[M]//周良辅. 现代神经外科学. 2 版. 上海：复旦大学出版社，2015:694-699.

[3] ARONOW M E, WILEY H E, GAUDRIC A, et al. VON HIPPEL-LINDAU DISEASE: update on pathogenesis and systemic aspects [J]. Retina, 2019,39 (12):2243-2253.

[4] BAINS S J, NIEHUSMANN P F, MELING T R, et al. Disseminated central nervous system hemangioblastoma in a patient with no clinical or genetic evidence of von Hippel-Lindau disease-a case report and literature review [J]. Acta Neurochir, 2019,161(2):343-349.

[5] BISCEGLIA M, MUSCARELLA L, GALLIANI G A. Extraneuraxial hemangioblastoma: clinicopathologic

features and review of the literature [J]. Adv Anat Pathol, 2018, 25(3): 197 - 215.

[6] FELDMAN M J, SIZDAHKHANI S, EDWARDS N A, et al. Loss of quiescence in von Hippel-Lindau hemangioblastomas is associated with erythropoietin signaling [J]. Sci Rep, 2016, 6: 35486.

[7] FRANCO A, PYTEL P, LUKAS R V, et al. CNS hemangioblastomatosis in a patient without von Hippel-Lindau disease [J]. CNS Oncol, 2017, 6(2): 101 - 105.

[8] GLUSHKOVA M, DIMOVA P, YORDANOVA I, et al. Molecular-genetic diagnostics of von Hippel-Lindau syndrome (VHL) in Bulgaria: first complex mutation event in the VHL gene [J]. Int J Neurosci, 2018, 128(2): 117 - 124.

[9] HATTORI Y, TAHARA S, YAMADA O, et al. Suprasellar hemangioblastoma with reversible edema-like change along the optic tract: a case report and literature review [J]. World Neurosurg, 2018, 114: 187 - 193.

[10] IDEGUCHI M, NISHIZAKI T, IKEDA N, et al. Metastatic cerebellar tumor of papillary thyroid carcinoma mimicking cerebellar hemangioblastoma [J]. Springerplus, 2016, 5(1): 916.

[11] KANG B M, YOUN S M. A case of sporadic suprasellar hemangioblastoma mimicking meningioma [J]. Brain Tumor Res Treat, 2019, 7(2): 147 - 150.

[12] LAVIV Y, WANG J L, ANDERSON M P, et al. Accelerated growth of hemangioblastoma in pregnancy: the role of proangiogenic factors and upregulation of hypoxia-inducible factor (HIF) in a non-oxygen-dependent pathway [J]. Neurosurg Rev, 2019, 42(2): 209 - 226.

[13] LIU X S, ZHANG Y K, HUI X H, et al. Surgical management of medulla oblongata hemangioblastomas in one institution: an analysis of 62 cases [J]. Int J Clin Exp Med, 2015, 8(4): 5576 - 5590.

[14] MA D X, WANG Y, DU G H, et al. Neurosurgical Management of Brainstem Hemangioblastomas: A Single-Institution Experience with 116 Patients [J]. World Neurosurg, 2015, 84(4): 1030 - 1038.

[15] MA D X, WANG Y, ZHOU L H. Genetic imprinting suggested by maternal DNA methylation in cns hemangioblastoma with clinical phenotypes of vhl disease [J]. J Neurooncol, 2015, 124(3): 525 - 527.

[16] MA D X, YANG J Y, WANG Y, et al. Whole exome sequencing identified genetic variations in Chinese hemangioblastoma patients [J]. Am J Med Genet A, 2017, 173(10): 2605 - 2613.

[17] MAGGIO D, ROSENBLUM J S, CHITTIBOINA P. Resection of von Hippel Lindau related brainstem hemangioblastoma [J]. J Neurol Surg B Skull Base, 2019, 80(Suppl 4): S348.

[18] NGUYEN T H, PHAM T, STRICKLAND T, et al. Von Hippel-Lindau with early onset of hemangioblastoma and multiple drop-metastases like spinal lesions: a case report [J]. Medicine, 2018, 97(39): E12477.

[19] NIE Q, GUO P, SHEN L, et al. Early-stage hemangioblastoma presenting as a small lesion with significant edema in the cerebellum [J]. J Craniof Surg, 2015, 26(2): E119 - E121.

[20] ONISHI S, HIROSE T, TAKAYASU T, et al. Advantage of high b value diffusion-weighted imaging for differentiation of hemangioblastoma from brain metastases in posterior fossa [J]. World Neurosurg, 2017, 101: 643 - 650.

[21] PAN J, JABARKHEEL R, HUANG Y H, et al. Stereotactic radiosurgery for central nervous system hemangioblastoma: systematic review and meta-analysis [J]. J Neurooncol, 2018, 137(1): 11 - 22.

[22] PAPADAKIS G Z, MILLO C, JASSEL I S, et al. 18f-fdg and 68ga-dotatate pet/ct in von hippel-lindau disease-associated retinal hemangioblastoma [J]. Clin Nucl Med, 2017, 42(3): 189 - 190.

[23] ROCHA L, NORONHA C, TAIPA R, et al. Supratentorial hemangioblastomas in von Hippel-Lindau wild-type patients-case series and literature review [J]. Int J Neurosci, 2018, 128(3): 295 - 303.

[24] SCHATTNER A, CAGNANO E, DUBIN I. Cerebellar Hemangioblastoma [J]. Am J Med, 2018, 131(1): E15 - E16.

[25] SHE D J, XING Z, ZENG Z, et al. Differentiation of hemangioblastomas from pilocytic astrocytomas using 3 - t magnetic resonance perfusion-weighted imaging and mr spectroscopy [J]. Neuroradiology, 2015, 57(3): 275 - 281.

[26] SHEPARD M J, BUGARINI A, EDWARDS N A, et al. Repurposing propranolol as an antitumor agent in von Hippel-Lindau disease [J]. J Neurosurg, 2018, 1: 1 - 9.

[27] SUN Z X, YUAN D, SUN Y X, et al. Surgical resection of cerebellar hemangioblastoma with enhanced wall thickness: A report of two cases [J]. Oncol Lett, 2015, 9(4): 1597 - 1599.

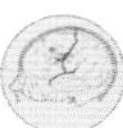

[28] TAKAYANAGI S, MUKASA A, TANAKA S, et al. Differences in genetic and epigenetic alterations between von Hippel-Lindau disease-related and sporadic hemangioblastomas of the central nervous system [J]. Neuro Oncol, 2017, 19(9): 1228 - 1236.

[29] VICENTE LACERDA R A, TEIXEIRA JÚNIOR A G, SAUAIA FILHO E N, et al. Dural-based frontal lobe hemangioblastoma [J]. World Neurosurg, 2019, 129: 18 - 23.

[30] WANG H R, SHEPARD M J, ZHANG C, et al. Deletion of the von Hippel-Lindau gene in hemangioblasts causes hemangioblastoma-like lesions in murine retina [J]. Cancer Res, 2018, 78 (5): 1266 - 1274.

[31] WANG H R, ZHUANG Z P, CHAN C C. Hemangioblast: origin of hemangioblastoma in von Hippel-Lindau (VHL) syndrome [J]. Oncoscience, 2018, 5(7 - 8): 212 - 213.

[32] WANG Q G, LIU W K, CHENG J, et al. A cystic ring-enhancing cerebellar lesion [J]. J Clin Neurosc, 2017, 40: 200 - 201.

[33] WANG Q G, ZHANG S, CHENG J, et al. Radiologic features and surgical strategy of hemangioblastomas with enhanced cyst wall [J]. World Neurosurg, 2017, 108: 143 - 150.

[34] WANG Y, CHEN D Q, CHEN M Y, et al. A comprehensive procedure to evaluate the in vitro performance of the putative hemangioblastoma neovascularization using the spheroid sprouting assay [J]. J Vis Exp, 2018, (134): E57183.

[35] WANG Y, CHEN D Q, CHEN M Y, et al. Endothelial cells by inactivation of VHL gene direct angiogenesis, not vasculogenesis via Twist1 accumulation associated with hemangioblastoma neovascularization [J]. Sci Rep, 2017, 7(1): 5463.

[36] WANG Y, YANG J Y, DU G H, et al. Neuroprotective effects respond to cerebral ischemia without susceptibility to HB-tumorigenesis in VHL heterozygous knockout mice [J]. Mol Carcinog, 2017, 56(10): 2342 - 2351.

[37] YAMAUCHI M, OKADA T, OKADA T, et al. Differential diagnosis of posterior fossa brain tumors: multiple discriminant analysis of Tl-SPECT and FDG-PET [J]. Medicine, 2017, 96(33): E7767.

[38] YOON J Y, GAO A, DAS S, et al. Epidemiology and clinical characteristics of hemangioblastomas in the elderly: an update [J]. J Clin Neurosci, 2017, 43: 264 - 266.

中枢神经系统淋巴瘤

中枢神经系统(CNS)淋巴瘤是淋巴结外非霍奇金淋巴瘤的罕见亚型,其中原发性 CNS 淋巴瘤(primary central nervous system lymphoma, PCNSL)是指仅局限于脑实质、硬脑膜、软脑膜、脑神经、脊髓等 CNS 或眼内的淋巴瘤,继发性 CNS 淋巴瘤是指系统性淋巴瘤播散至 CNS,也可以归于脑转移瘤。本章仅讨论 PCNSL。

58.1 流行病学

PCNSL 比较少见,仅占颅内肿瘤的 1%～4%。美国的报道发现 PCNSL 年发患者数为 1 400 例左右,约占所有原发性脑肿瘤的 5%,占非霍奇金淋巴瘤的 1%。笔者比较华山医院 2010—2012 年与 2015 年至 2019 年 9 月的临床资料,发现手术病理证实的 PCNSL 分别占同期 CNS 肿瘤的 1.17%和 2.67%,提示有逐年增加的趋势。2000 年以前,PCNSL 患者大多为患免疫缺陷疾病(如 HIV 感染)或接受免疫抑制治疗人群(如器官移植者),发病年龄多为 30～40 岁。近年来免疫正常人群中 PCNSL 的发病率在显著增高,发病年龄主要在 50～70 岁,男性略多。有研究认为随着人口老龄化,PCNSL 的发病率还将上升。

58.2 病理

PCNSL 主要发生于脑实质内,脊髓、眼球、脑神经和脑膜也有累及。肿瘤切面呈灰红色或灰白色,质地软,无包膜,血供不丰富。显微镜下见肿瘤细胞围绕血管呈袖套样成簇弥漫密集分布,瘤细胞大小较一致,胞质少,核大。90%～95%的 PCNSL 属于弥漫性大 B 细胞淋巴瘤,表达 CD20、CD19、CD22、CD79a 等 B 细胞标志,其他为 T 细胞淋巴瘤或 Burkitt 淋巴瘤。PCNSL 可分成 3 个分子亚型:大 B 细胞淋巴瘤、生发中心 B 细胞样淋巴瘤(CD10 和 BCL6 阳性)和活化 B 细胞样(activated B-cell like, ABC)淋巴瘤(常表达 MUM1)。ABC 型淋巴瘤占所有 CNS 弥漫大 B 淋巴瘤的 90%以上,预后较其他二型更差。原发 CNS 大 B 细胞淋巴瘤在分子特征上以表达 MUM1、CXCL13、CH13L1 等和黏附与细

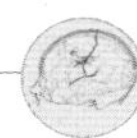

胞外基质通路有关的基因为特征，这有助于与全身弥漫大 B 淋巴瘤相鉴别。PCNSL 细胞增殖指数（Ki－67）常>50%，恶性程度很高。肿瘤内反应性淋巴细胞、巨噬细胞和活化小胶质细胞与肿瘤细胞混杂。PCNSL 的瘤周抗肿瘤 T 细胞反应少见，可能是其预后较差的原因之一。PCNSL 含有 *BCL6* 基因染色体易位、6q 缺失，原癌基因如 *MYC* 和 *PAX5* 等超突变异常，*CDKN2A* 失活也很常见。

58.3 临床表现

PCNSL 病程较短，大多数患者发病到就诊时间在 1～2 个月。病情缺乏特征性，近半数患者表现为精神、性格方面的改变，部分则出现头痛、呕吐、嗜睡等颅内高压症状，有的则表现局灶性损害症状，如肢体无力、癫痫、视力障碍等，与病灶的具体部位有关。PCNSL 一般不出现系统淋巴瘤所常见的发热、体重减轻、夜汗等症状。值得一提的是，病程中如使用类固醇激素可能短暂缓解病情，影响疾病的诊断。

眼部淋巴瘤最常见症状为眼前黑影漂浮、视物模糊，而充血、畏光、疼痛等炎症症状较为少见，其视力下降程度与眼部炎症程度不相符。检查可发现玻璃体内团状、片状灰白色混浊，有的患者可见视网膜深层奶油状、黄色浸润病灶。合并 CNS 受累者，可有性格改变和认知障碍。

58.4 影像学表现

58.4.1 CT 检查

PCNSL 的 CT 影像常显示等密度或稍高密度，病灶边界不清，形态不规则（图 58－1）。注射增强剂后病灶中等至明显均匀强化。有的淋巴瘤对 X 线相对敏感，反复 CT 检查可能造成病灶暂时性消退，影响诊断，须引起重视。

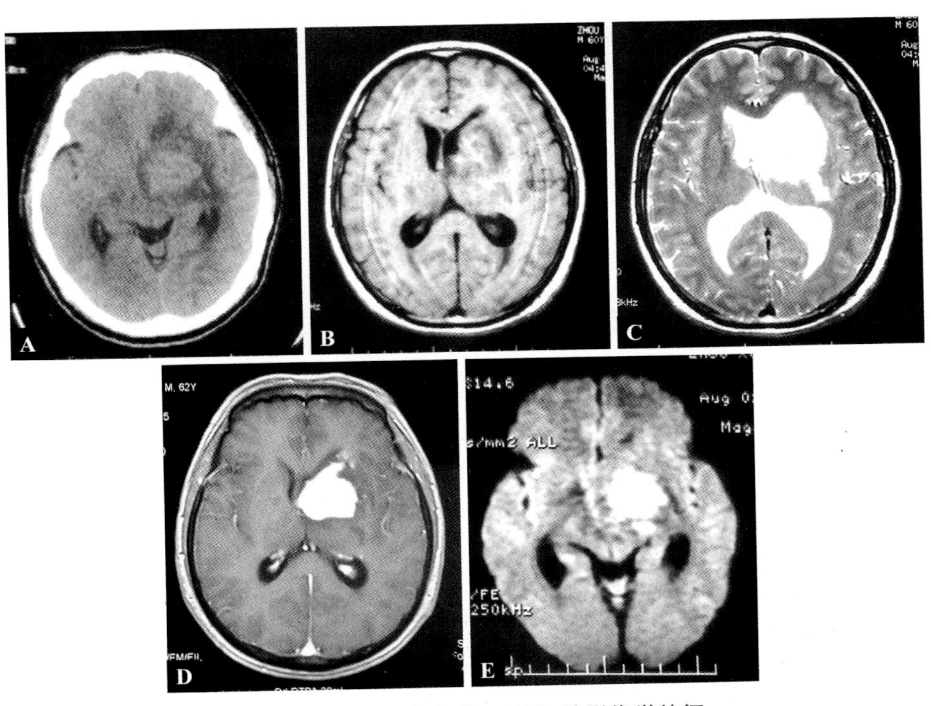

图 58－1 左侧基底节 PCNSL 的影像学特征

注：A. CT 平扫见左侧基底节区等、高密度病灶，周边围绕低密度水肿区；B. MRI T_1WI 见左侧基底节区等、低信号；C. T_2WI 见病灶区高信号伴水肿，边界模糊不清；D. 病灶明显均匀增强，“棉花团”样，呈现“尖角征”；E. DWI 见病灶信号高。

58.4.2　MRI 检查

PCNSL 在 MRI 影像上有一些比较特征性的表现，病灶常位于大脑深部白质、脑室周围、胼胝体、小脑等部位，也可出现在鞍区。T_1WI 通常为低或等信号，T_2WI 显示高或等信号；20%～40%的 PCNSL 病例颅内见多发病灶。增强扫描时，免疫正常患者病灶常表现为明显强化，质地较均匀，边缘不规则，也不十分光滑，呈“云朵”样或“棉花团”样，显示出“握拳征”“尖角征”等特征(见图 58－1)，位于双侧胼胝体的病灶可表现为“蝴蝶征”(图 58－2)。对于免疫缺陷患者，病灶则不甚典型，可见不均匀强化，或呈环形强化，可能与病灶内发生坏死有关。由于 PCNSL 细胞密度大，含水量少，MRI 影像弥散序列有特殊的诊断意义，表现为病灶区 ADC 值降低，在 DWI 上显示高信号(图 58－2)。MRS 检查常显示病灶区的 Cho/NAA 的高比值，同时出现较高的脂质和乳酸波峰，对诊断有参考意义。

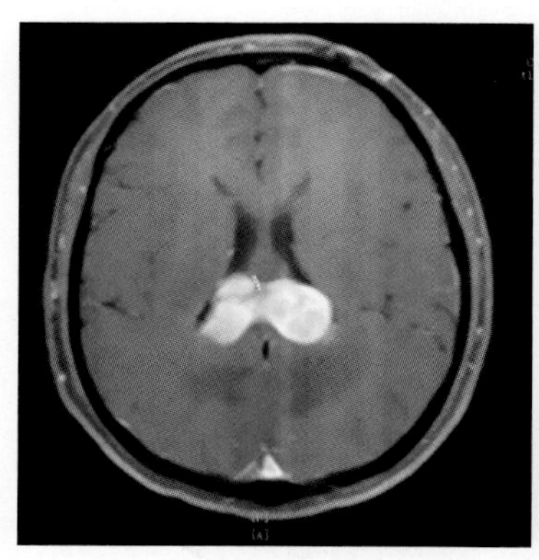

A. MRI 增强

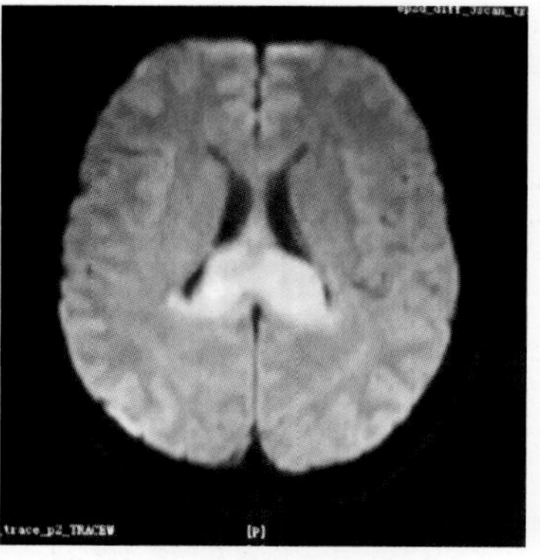

B. DWI

图 58－2　两侧胼胝体压部 PCNSL 影像表现

注：表现为“蝴蝶征”。

PCNSL 在增强 MRI 显示比较明显的强化，必须与高级别胶质瘤相鉴别，免疫正常的 PCNSL 一般强化比较均匀，病灶内较少出现出血和钙化，而高级别胶质瘤强化不甚均匀，大多有坏死、囊变，微出血和钙化多见，水肿也更明显；胶质母细胞瘤在 DWI 上信号为低或等信号较多，而 PCNSL 大多为较均匀的高信号，可用以鉴别；另外，虽然 PCNSL 有明显强化，但 PWI 常显示病灶为低灌注结节，也有利于和高级别胶质瘤的高灌注结节相鉴别。

PCNSL 的 MRI 影像与脑转移瘤也比较相似，都表现为单个或多发的强化病灶。脑转移瘤更常位于脑灰白质交界部位，轮廓相对清晰，周围水肿区范围更广，常出现不规则环形强化，这在免疫正常的 PCNSL 患者中比较少见。

58.4.3　PET/CT 检查

CNS 淋巴瘤往往代谢强于其他颅内肿瘤和炎症性病变，因此在氨基酸或脱氧葡萄糖示踪 PET/CT 上常显示病灶高代谢值，其高代谢范围可超过 MRI 强化区。另外全身 PET/CT 也是发现或除外躯体淋巴瘤病灶的方法之一。有报道认为确定可靠区分 CNS 淋巴瘤与非淋巴瘤的 SUVmax 和 T/N 比值的最佳临界值分别为 18.8 和 1.66。全身 FDG－PET/CT 还能够在小部分表现为局限于 CNS 的疾病患者中识别出全身性淋巴瘤的临床隐匿性病灶，从而可以对诊断、预后和治疗产生影响。

58.5　诊断

PCNSL 患者常因精神行为异常就诊，严重者有头痛、呕吐、意识混乱、嗜睡等症状，有的可因偏瘫、抽搐、行走不稳等局部症状就医，病程往往在数周左右，进展比较快。CT 或 MRI 检查发现颅脑深部近中线区域单个或多个强化而形态不规则的病灶，具有“棉花团”样的强化形态，有“尖角征”“握拳征”等

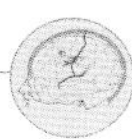

表现,DWI 上呈高信号等影像学特征时,须考虑 CNS 淋巴瘤。然而这些证据尚不足以确诊,颅内的许多原发性或继发性病变都可有类似的表现,如恶性胶质瘤、转移瘤、脑脓肿、结核和寄生虫、脱髓鞘病变等。因此,PCNSL 确诊依赖活体组织检查、手术获得标本,作病理学检查。活体组织检查手术前避免注射皮质激素,以免影响诊断。如果没有腰椎穿刺的反指征,应行脑脊液检查,做流式细胞仪检测、细胞学检查、免疫球蛋白重链基因重排等。如有眼部症状,可行玻璃体抽吸检查。

如 CNS 淋巴瘤诊断明确,还需排除颅外病变。通过眼部影像及特殊检查判断肿瘤是否累及眼部;做胸部 CT、FDG - PET/CT 等全身影像学检查、睾丸超声及骨髓活体组织检查,以除外全身其他系统受累。此外还需进行常规血液及生化指标检查、病毒学检查(如 HIV、HBV、HCV)及免疫功能的评价等。首发为眼部症状的淋巴瘤患者则须高度警惕伴随的脑内淋巴瘤的发生,须进行头部 MRI 和腰椎穿刺脑脊液检查。如影像学和脑脊液检查未发现颅内淋巴瘤证据,则须行诊断性玻璃体切割手术。玻璃体活体组织检查结果为阳性则可确诊,如玻璃体活体组织检查为阴性,可行视网膜下或视网膜病变活体组织检查。由于 PCNSL 可影响脑、脊髓、眼部以及脑脊液,在确诊 PCNSL 时,应尽早明确其影响范围,以利及时诊治和随访。

58.6 治疗

新诊断的 PCNSL 患者先进行以化疗为核心的诱导治疗,当取得了客观的有效或缓解的证据后,应使用其他药物或全脑放疗作进一步巩固。治疗有效的判断须充分评估所有受累部位。笔者参照国际 PCNSL 协作组的标准列出治疗反应的评估方法如表 58 - 1 所示。

表 58 - 1 PCNSL 治疗反应的评估

治疗反应	颅脑影像学	类固醇激素	眼科检查	CSF 细胞学检查
完全有效(CR)	未见强化病灶	不用	正常	阴性
未确诊的完全有效	未见强化病灶	用或不用	正常	阴性
	仅见轻微强化病灶	用或不用	轻微视网膜色素上皮异常	阴性
部分有效(PR)	增强病灶缩小 50%	任意	正常或轻微视网膜色素上皮异常	阴性
	未见强化病灶	任意	玻璃体细胞或视网膜浸润减少	稳定或可疑
疾病进展(PD)	强化病灶增大 25%,见新发病灶	任意	复发或见新病灶	复发或阳性
疾病稳定	除上述病情以外的状态			

58.6.1 手术

总的来说,对于初次诊断的 PCNSL 进行病灶扩大切除并不使患者受益。活体组织检查(开放式或立体定向)可获得病理学诊断,手术病残率和死亡率低。肿瘤切除减压术仅适用于极少数脑疝前期病例。

58.6.2 化学治疗

目前,化疗是 CNS 淋巴瘤的主流治疗方法,先行诱导化疗,达到影像学完全缓解,再进行巩固治疗,清除剩余病灶,获得长期生存。

(1) 甲氨蝶呤

与系统性淋巴瘤的 R - CHOP 方案不同,PCNSL 诱导治疗使用大剂量甲氨蝶呤(MTX)(一般 $>3\ g/m^2$),可以穿透血脑屏障,是治疗 PCNSL 的基础组成部分。对肾小球滤过率$>50\ ml/(min \cdot 1.73\ m^2)$的患者,包括老年患者,大剂量 MTX(HD - MTX)耐受性比较好。单独应用 MTX 3 次后,18%~65%患者可完全缓解,中位生存时间达 25~84 个月。

目前正在探索 MTX 联合其他化疗药物,如阿糖胞苷、利妥昔单抗、替莫唑胺、赛替派、依托泊苷等,以期延长生存。另外大剂量 MTX 结合自体血干细胞移植作为巩固治疗方案也有尝试。

(2) 激素

静脉注射皮质激素可使 PCNSL 明显缩小,但不能把激素作为淋巴瘤唯一的治疗手段,一旦停用激素,淋巴瘤会迅速复发;同时大剂量长期应用激素也会造成严重不良反应。

58.6.3 放射治疗

放疗对 PCNSL 的治疗作用颇有争议。一方面，36～45 Gy 的放疗剂量对 PCNSL 可见显效；另一方面全脑放疗后有较高的复发率，生存者常发生迟发性神经毒性反应，在放疗后 4～30 个月不少患者出现进行性痴呆、共济失调和排尿控制困难等神经功能障碍。神经不良反应在全脑放疗结合 MTX 治疗的患者尤其是老年患者中尤其严重。越来越多的临床试验证据表明，以大剂量 MTX 为基础的化疗下，全脑放疗不增加总体生存时间，因此有学者建议将全脑放疗从 PCNSL 的基本治疗模式中舍弃，认为脑、脊髓放疗对生存不但没有益处，反而增加病残机会。对化疗无效或有化疗禁忌的患者，40～50 Gy 全脑放疗仍然是一种治疗的选择，但很少能达到治愈，中位生存时间为 10～18 个月。

58.6.4 原发性中枢神经系统淋巴瘤的个体化方案

（1）非高龄患者的联合化学治疗

年龄＜65 岁 PCNSL 患者的治疗需积极和强化，超大剂量 MTX［＞5 mg/m^2（24 h）］结合阿糖胞苷、异环磷酰胺、阿糖胞苷、长春新碱、替莫唑胺、赛替派、利妥昔单抗等联合化疗可获得较好的疗效。但出现急性血液毒性反应的机会高于单独应用 MTX 者，因此，对年龄＞75 岁的高龄老人不适合此类方案。巩固治疗可以包含全脑放疗，疗效敏感患者可以舍弃放疗。

（2）高龄原发性中枢神经系统淋巴瘤患者的治疗

迄今没有标准治疗方案，一般认为对年龄＞65 岁的高龄患者需采用更为温和的疗法，该组患者的预后较差。大剂量 MTX 结合烷化剂如洛莫司汀、甲苄肼或替莫唑胺可有较好的治疗效果。如患者因肾功能问题等不能完成大剂量 MTX 化疗，可用包含烷化剂的替代方法。高龄患者也不适合全脑放疗作为巩固治疗，因出现晚期的放射性神经毒性反应机会很高。如患者无法接受各种化疗方案，方用 40 Gy 作为姑息治疗，高累积剂量和局部追加不能延长生存或防止复发。

58.6.5 复发患者的治疗

曾经对大剂量 MTX 有效的复发患者，再次应用的有效者达 91%。对较年轻患者而言，塞替派为基础的大剂量化疗结合自体干细胞移植显示较好疗效。如健康状况不允许大剂量 MTX 化疗，可以试用替莫唑胺或同时结合利妥昔单抗，拓扑替康也可能有效。全脑放疗依旧是挽救性治疗措施。新型靶向药物如伊布替尼、免疫调节剂来那度胺、PD－1/PD－L1 抑制剂都在进行不同阶段临床试验，疗效还待观察。

58.6.6 眼内淋巴瘤的治疗

目前眼内淋巴瘤仍沿用大剂量 MTX 的诱导方案，巩固治疗可结合阿糖胞苷和依托泊苷。眼内淋巴瘤对外放疗十分敏感。对于初发的单侧眼内病变，玻璃体内注射 MTX 和利妥昔单抗也是有效的选择。对累及双眼、复发的眼部淋巴瘤，或同时有眼外神经系统淋巴瘤证据时，则必须行系统化疗。

58.6.7 原发性中枢神经系统淋巴瘤的随访监测

PCNSL 的治疗进步使患者的生存期得到显著延长，也使随访监测工作更加重要。除了对表 58－1 中所列的淋巴瘤病情作及时评估外，还须关注患者的执行能力、关注力、记忆力、精神运动速度等神经认知功能，关注患者的生活质量，优化调整 PCNSL 的治疗方案。

58.7 预后

过去，原发 CNS 淋巴瘤疗效很差，未经治疗者平均总体生存时间仅 1.5 个月。罹患 PCNSL 的艾滋病患者如无特殊治疗，生存期＜2 个月。仅应用类固醇激素或支持治疗，中位生存时间只有 3 个月。手术切除病灶并不能延长生存。单纯全脑放疗 36～45 Gy 后肿瘤短时间得到控制，但很快复发，生存期为 12～18 个月，现已不提倡单一放疗。20 世纪 70 年代后开展以大剂量甲氨蝶呤为主的化疗，再结合其他化疗或全脑放疗，PCNSL 患者中位生存时间达到 25～55 个月，60～65 岁以下年龄较轻的患者 5 年生存率接近 70%。但是，迄今对化疗和放疗如何合理有效结合应用，既提高远期疗效，又减少不良反应，仍未达成共识。

大样本回顾性多变量分析发现，年龄＞60 岁和 KPS 评分是重要的预后相关因素，而多发病灶、软脑膜累及与预后相关性不大。

（王知秋　周良辅）

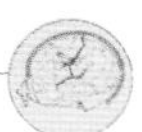

参考文献

[1] 王知秋,陈衔城. 原发性中枢神经系统淋巴瘤[M]//周良辅. 现代神经外科学. 2版. 上海:复旦大学出版社,2015:700-703.

[2] 迪娜·索力提肯,许小平,陈波斌,等. 大剂量甲氨蝶呤(HD-MTX)联合利妥昔单抗治疗初发原发性中枢神经系统淋巴瘤(PCNSL)的疗效[J]. 复旦学报(医学版),2019,46(1):14-23.

[3] 周楠,魏文斌. 原发性眼内淋巴瘤的诊断与治疗. 中国实用眼科杂志[J]. 2017,35(5):447-452.

[4] BATCHELOR T T. Primary central nervous system lymphoma: a curable disease [J]. Hematol Oncol, 2019,37(S1):15-18.

[5] BATCHELOR T T. Primary Central Nervous System Lymphomas[M]//Winn H R. Youmans and Winn neurological surgery. 7th ed. Philadelphia: Elsevier, 2017:1085-1090.

[6] CHUKWUEKE U, NAYAK L. Central nervous system lymphoma [J]. Hematol Oncol Clin N Am, 2019,33(4):597-611.

[7] FERRERI A, HOLDHOFF M, NAYAK L, et al. Evolving treatments for primary central nervous system lymphoma [J]. Am Soc Clin Oncol Educ Book, 2019, 39:454-466.

[8] FOX C D, PHILLIPS E H, SMITH J, et al. Guidelines for the diagnosis and management of primary central nervous system diffuse large B-cell lymphoma [J]. Brit J Haematol, 2019,184(3):348-363.

[9] GUPTA M, GUPTA T, PURANDARE N, et al. Utility of flouro-deoxy-glucose positron emission tomography/computed tomography in the diagnostic and staging evaluation of patients with primary CNS lymphoma [J]. CNS Oncol, 2019,8(4):CNS46.

[10] NIPARUCK P, BOONSAKAN P, SUTTHIPPINGKIAT T, et al. Treatment outcome and prognostic factors in PCNSL [J]. Diag Pathol, 2019,14(1):56.

颅内生殖细胞肿瘤

原发于中枢神经系统(CNS)的生殖细胞肿瘤(germ cell tumors, GCT)是一组异质性肿瘤。在成人中少见,好发于儿童和青少年,在该人群的发病仅次于胶质瘤和髓母细胞瘤。

59.1 分类

CNS生殖细胞肿瘤异质性强,须将其区分看待。临床实践中主要有以下2种分类方法。由于中枢生殖细胞肿瘤中最多见的亚型是生殖细胞瘤(germinoma),而且生殖细胞瘤对放、化疗比较敏感,治疗效果明显好于其他恶性的生殖细胞肿瘤,因此WHO CNS分类(2015版)仍与2007版一致,将中枢生殖细胞肿瘤二分为生殖细胞瘤和非生殖细胞瘤性生殖细胞肿瘤(non-germinomatous germ cell tumour, NGGCT)。其中非生殖细胞瘤性生殖细胞肿瘤包括畸胎瘤、胚胎癌、卵黄囊瘤(内胚窦瘤)、绒毛膜癌、混合性生殖细胞肿瘤。日本学者Matsutani等在1997年提出的将CNS生殖细胞肿瘤按预后划分为3个组:①良好预后组,包括纯生殖细胞瘤[β-hCG(-)]和成熟畸胎瘤[AFP(-),β-hCG(-)];②中等预后组,包括β-hCG升高的生殖细胞瘤[β-hCG(+)]、多发的生殖细胞瘤、未成熟畸胎瘤、畸胎瘤恶变、以生殖细胞瘤或畸胎瘤为主的混合型肿瘤;③较差预后组,包括绒毛膜癌、卵黄囊瘤、胚胎癌和它们的混合型肿瘤(血清β-hCG >2 000 IU/L或AFP >2 000 μg/L)。虽然上述分类对临床诊治有指导意义,但由于GCT的异质性也

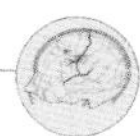

存在在同一肿瘤内，特别是非生殖细胞瘤性生殖细胞肿瘤成分不同，因此不仅可影响诊断，更可影响预后。

59.2 流行病学

CNS 生殖细胞肿瘤在世界各国发病率的报道有所不相同。在亚洲尤其是日本、我国台湾等地发病率最高，可占颅内肿瘤的 2%～5%，占儿童颅内肿瘤的 5%～15%，患病率达 2.7/100 万。欧美国家发病率较低，占颅内肿瘤的 0.5%～2%，在儿童颅内肿瘤中占 0.3%～3.4%，患病率仅(0.6～1)/100 万。在美国，中枢生殖细胞肿瘤占 20 岁以下脑肿瘤的 3.9%，而在日本则占 16.9%。总体上，男性发病是女性的 2～5 倍，特别是松果体区。华山医院 2015—2019 年 9 月共有 134 例病理学证实的 CNS 生殖细胞肿瘤，占同期所有 CNS 肿瘤的 0.68%，与 2010—2012 年的所占比 0.58%相比略有增加(未包括拟诊生殖细胞肿瘤，但未进行病理学诊断的病例)。

59.3 病因和分子发病机制

CNS 生殖细胞肿瘤的发病机制并不明确。Telium 于 1976 年提出的“生殖细胞假说”认为，在早期胚胎生成时，生殖细胞因某些不知的原因错误地沿胚胎前后轴迁移到中线部位。生殖细胞瘤和畸胎瘤对应于不同分化程度的胚胎，而 NGGCT 则对应于胚胎外成分。近来，Damjanov 等的“神经干细胞理论”认为颅内生殖细胞肿瘤可能继发于神经干细胞，多潜能祖细胞通过分子修饰或表观遗传调控最终转化为各型生殖细胞肿瘤。

经过对颅内外恶性生殖细胞肿瘤的比较发现，CNS GCT 的遗传变异与非中枢 GCT 十分相似；而新生儿或幼儿 GCT 与青少年及成人 GCT 的突变表现不同。恶性 GCT 显示出多样的染色体异常，如 12p、1q、8q 的获得，X 染色体低甲基化以及 11q、13、18q 的缺失等；儿童恶性 GCT 还特有地出现与部位无关的 6q 缺失。还有研究发现 CNS 生殖细胞瘤具有 KIT/RAS 信号通路的改变，表现为 *KIT* mRNA 表达增高和严重的染色体不稳定；而 NGGCT 却没有发现普遍的 KIT/RAS 通路改变。

59.4 病理

CNS 生殖细胞肿瘤多位于中线，以松果体区最多见，约占 50%，其次是鞍上区。约 10%的患者可两处同时累及。其他部位包括丘脑、基底节区、第 3 脑室、侧脑室壁、第 4 脑室、小脑蚓部、脑桥小脑三角、脚间窝、四叠体区和脊髓等。CNS 生殖细胞肿瘤各亚型与部位分布有一定关系，约 57%的生殖细胞瘤发生于鞍上区，而近 67%的非生殖细胞性生殖细胞肿瘤生长于松果体区；同时出现松果体区和鞍上区病灶的多为生殖细胞瘤；丘脑、基底节区以生殖细胞瘤为多；脑室、大脑半球和小脑以非生殖细胞性肿瘤居多。除成熟的畸胎瘤外，其余肿瘤都是高度恶性并容易沿脑脊液播种。

59.4.1 生殖细胞瘤

生殖细胞瘤约占 CNS 生殖细胞肿瘤的 2/3。肿瘤多为实质性肿块，色灰红，呈浸润性生长，与周围脑组织边界不清，结节状，质软而脆；肿瘤组织易脱落，瘤内可出血、坏死和囊性变；肿瘤可直接向周围脑组织浸润破坏，或沿脑室壁“匍匐”生长。在松果体区，肿瘤可完全取代松果体腺。在鞍上区，肿瘤直接压迫甚至浸润性侵犯视神经、视交叉和下丘脑。显微镜下，肿瘤细胞巢团状排列，多边形，胞质空泡状；细胞核圆形、较大，核染色质稀疏，核仁明显，核分裂相常见；肿瘤内伴有淋巴细胞浸润。免疫组织化学染色胎盘碱性磷酸酶(placental alkaline phosphatase，PLAP)在 70%～100%的生殖细胞瘤细胞膜和胞质中存在，而 NGGCT 中很少出现该酶的阳性染色，具有诊断意义。

59.4.2 畸胎瘤

畸胎瘤约占颅内生殖细胞肿瘤的 15%，最常见于新生儿。总体上以男性患者较多。病灶一般位于中线，主要在松果体区，其次是鞍区。肿瘤含有来源于 3 个胚层的组织，这些组织排列无序，外观上也不像正常可辨的组织器官。肿瘤球形或卵圆形，表面光滑或结节状，包膜完整，边界清楚，包膜与脑组织可以分离，但有时也可有紧密粘连。肿瘤切面可见大小不等的囊腔、实体团块以及软骨、骨、毛发等组织。显微镜下，成熟的畸胎瘤常可见沿着软骨、骨、腺上皮和横纹肌分布的鳞状上皮，囊壁为纤维结缔组织构成;囊内为多胚层混合的组织结构,如皮肤及其附属器、软骨、脂肪、肌肉、神经、呼吸道上皮、肠上皮和柱状上皮等,也可见到类似于神经原和神经胶质细胞的神经上皮组织。未成熟型的组织类似于发育中的胎儿结构,肿瘤边界不清,常有局部浸润;肿瘤中心区的出血和坏死比成熟畸胎瘤更多见。未成熟型畸胎瘤除发生于松果体区和鞍上区外,还较多见于第4脑室,可随脑脊液播种。

59.4.3 卵黄囊瘤

卵黄囊瘤又名内胚窦瘤,含有内胚窦或称Schiller Duval小体,即薄壁血管外围有卵黄囊内胚层细胞所组成的套,突入间质中的囊腔内。肿瘤内存在扁平的间皮样细胞覆盖的空泡状网状结构,有类似卵黄囊结构的多囊状形态,相当于胚胎发生的胚泡期结构;肿瘤细胞内和细胞间的间质内均有嗜伊红和PAS反应阳性的结节,这些结节AFP染色阳性。该肿瘤可与其他生殖细胞肿瘤成分同时存在,常随脑脊液通路播种。

59.4.4 绒毛膜癌

绒毛膜癌简称绒癌,是最罕见的一种类型,高度恶性,占颅内原发性生殖细胞肿瘤的5%,绝大部分都位于松果体区。绒癌质软易碎,呈坏死物样,与周围组织界限不清,常会浸润邻近组织。显微镜下的主要特征是含合胞体滋养层和细胞滋养层。合胞体滋养层细胞胞体较大,边界欠清,胞质嗜伊红,核多形,hCG免疫组织化学染色阳性;细胞滋养层细胞胞体较小,边界清楚,胞质染色清亮,核椭圆。绒癌可以在蛛网膜下腔广泛转移,近23%的病例出现颅外转移,主要转移至肺;颅外转移的病例通常是单纯的绒癌。

59.4.5 胚胎癌

胚胎癌含有多种胚胎发育中的组织。生殖细胞瘤和畸胎瘤中的成分在胚胎癌中均可见到,同时瘤内还可出现胚胎外成分,如卵黄囊成分及滋养层结构等。

59.5 肿瘤标志物

生殖细胞肿瘤患者血清和脑脊液的生物学标志物检测(表59-1)对诊断、预后判断以及肿瘤复发的评估有一定意义。β-hCG是由合胞体滋养层细胞所产生;AFP产生于卵黄囊瘤;胚胎癌通常含有合胞体滋养层成分和卵黄囊成分,因此会同时显示上述两个标志物。PLAP是生殖细胞瘤的特异性肿瘤标志物,过去对它在患者血液、脑脊液中升高预防及对诊断的价值有争论。2018年,Y. Aihara等研究证实PLAP在CSF中升高等同于病理诊断。c-Kit是一种原癌基因的表达产物,在原始生殖细胞、肥大细胞、黑色素细胞和部分恶性肿瘤细胞中有表达,在生殖细胞瘤标本的免疫组织化学染色检测中表达明显升高,而血液和脑脊液中c-Kit的诊断价值尚待验证。

表59-1 CNS生殖细胞肿瘤血清和脑脊液中的标志物

肿瘤类型	β-hCG	AFP	PLAP	c-Kit
纯生殖细胞瘤	±	−	+	+
成熟畸胎瘤	−	±	−	−
绒毛膜癌	+++	−	−	−
卵黄囊瘤	−	+++	−	−
胚胎癌	±	±	−	−

59.6 临床表现

90%的CNS生殖细胞肿瘤患者在20岁前出现症状,65%的患者在11～20岁出现症状,发病高峰位于10～12岁,最常发生在松果体区和鞍上区。

59.6.1 松果体区生殖细胞肿瘤

(1)神经系统功能障碍

1)Parinaud综合征:约见于60%的病例。肿瘤压迫四叠体上丘,引起两眼球上下运动困难,瞳孔散大或瞳孔不等大,对光反射消失。

2)听觉障碍:肿瘤增大压迫四叠体下丘及内侧膝状体,可出现耳鸣和听力减退。

3)小脑症状:肿瘤压迫或侵犯小脑上脚和上蚓部时,可出现站立和行走不稳、动作不协调等共济失调表现。

4)轻偏瘫和锥体外系体征,系肿瘤累及中脑和底丘脑所致。

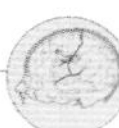

(2) 内分泌改变

主要是性发育紊乱，多数为性早熟，或称早熟性生殖器官巨大综合征，在绒毛膜癌和畸胎瘤患儿中更多见。

(3) 颅内高压症

肿瘤突入第 3 脑室后部或阻塞中脑导水管，迅速引起阻塞性脑积水，出现头痛、呕吐、视力障碍和外展麻痹等症状；婴幼儿则出现头围增大、前囟饱满和张力增高等。

59.6.2 鞍区生殖细胞肿瘤

(1) 下丘脑-垂体功能紊乱

内分泌功能异常最为常见，尿崩为首发症状者约占 89%，是该部位肿瘤的特征性表现，可在相当长时间内呈唯一症状。其他还有生长发育停滞、消瘦或向心性肥胖、生殖器幼稚或性早熟、畏寒和全身无力等。

(2) 视力障碍

为肿瘤直接压迫或继发于脑积水和颅内高压，出现视力下降、双颞侧偏盲、原发性视神经萎缩、视神经盘水肿及继发性萎缩等改变。

(3) 中脑损害

出现嗜睡、动眼神经核性麻痹和锥体束征阳性等表现。

59.7 影像学表现

总的来说，CNS 生殖细胞肿瘤在 CT 和 MRI 上缺乏特异性影像学特征。

CT 平扫可见肿瘤呈不均匀的混杂密度(图 59-1A)，有稍高密度、等密度或稍低密度。在松果体区较为典型的表现是高密度组织包埋着更高密度的松果体钙化灶。CT 可发现畸胎瘤内骨骼、牙齿等高密度组织。

MRI 检查病灶一般表现边界相对清楚的实质性肿块，体积较大时易出现囊变、坏死，实质性部分 T_1WI 等或稍低信号，T_2WI 等或稍高信号，增强后均匀明显强化，DWI 可见弥散受限；伴有囊变或出血时病灶呈不均质强化(图 59-2)。在鞍区，较特殊的表现是可见垂体柄增粗强化(图 59-3)，垂体后叶 T_1WI 高信号消失。基底节区某些隐匿性生殖细胞瘤可仅表现为斑片状无占位效应的异常信号，轻微强化，同时伴同侧脑及脑干的不同程度萎缩改变(图 59-4)，称为华勒变性，有一定特征性，可能与肿瘤位于基底节而造成远处轴索髓鞘破坏，长期缓慢发展形成萎缩性改变。由于大多数 CNS 生殖细胞肿瘤容易播散，全神经轴 MRI 及增强影像非常必要，以及时发现转移病灶，也有辅助诊断意义。

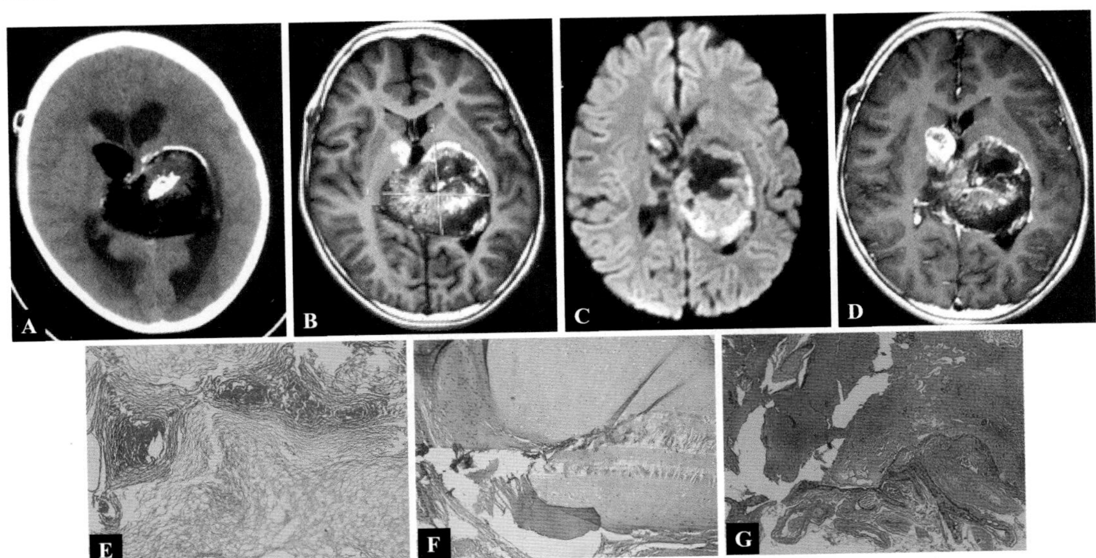

图 59-1 典型颅内畸胎瘤影像学表现和组织学所见

注：A. CT 平扫见双侧脑室、丘脑混杂密度病灶；B. MRI T_1W 见病灶边界清晰，内有高、等、低混杂信号；C. MRI DWI 见双侧脑室丘脑异常高信号；D. T_1W 增强后见肿瘤、包膜和内部条索样强化；E. HE 染色见病灶内角化物；F. 病变为成熟软骨和骨组织；G. 病变为成熟的表皮和皮脂腺。

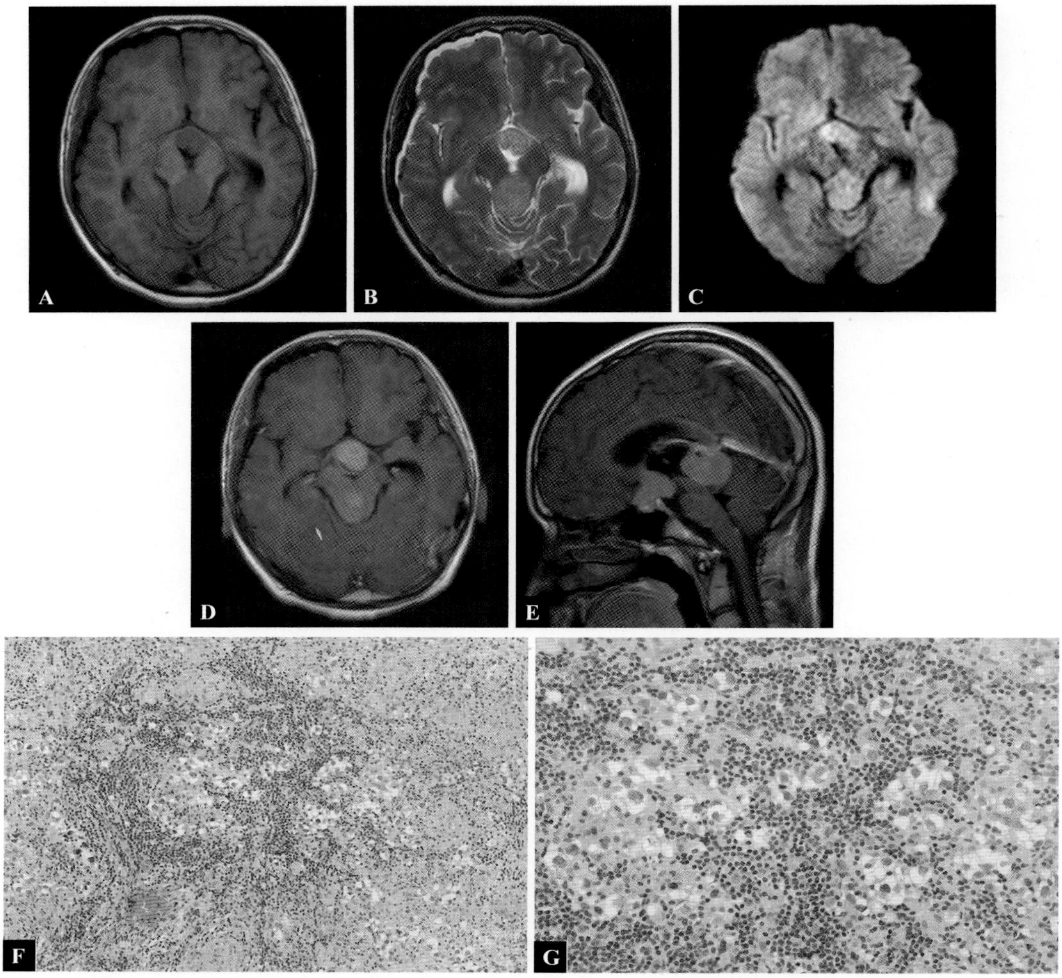

图 59-2　典型颅内生殖细胞瘤 MRI 表现和组织学所见

注：A. T_1WI 见鞍上区和松果体区病灶呈等、低信号，质地比较均匀；B. T_2WI 见两处病灶等、高信号；C. DWI 见 2 处病灶信号稍高；D. T_1WI 增强后见病灶较均匀强化；E. T_1WI 增强矢状位见鞍上区、松果体区及第 4 脑室多发病灶，较均匀强化，有少许囊变；F. 肿瘤细胞巢团状排列，胞质空泡状，伴大量淋巴细胞浸润（100×）；G. 肿瘤细胞胞质透亮，核圆形、较大，核染色质稀疏（200×）。

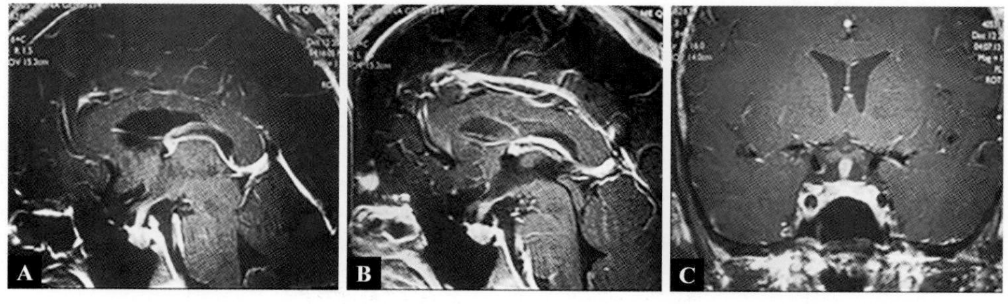

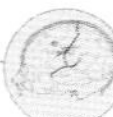

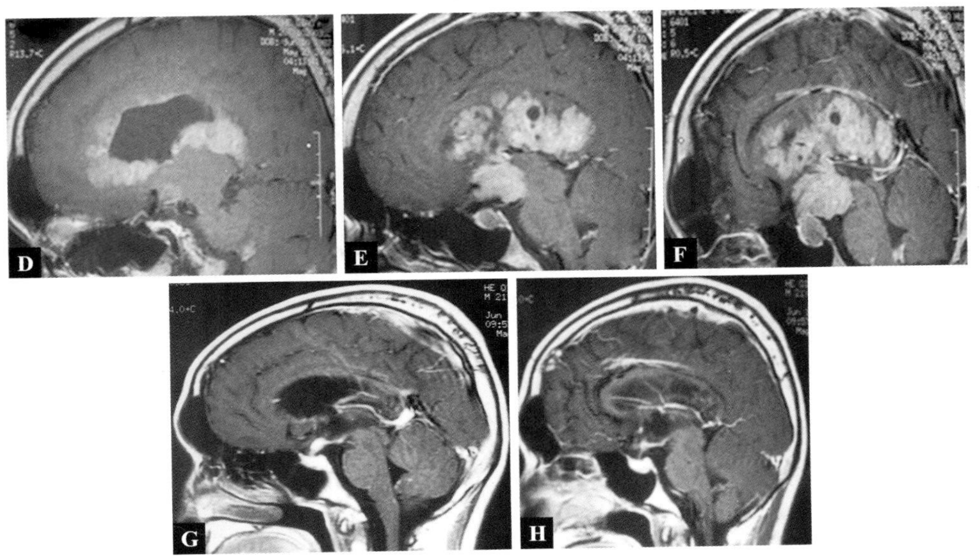

图 59-3 鞍区肿瘤隐匿发病后缓慢发展至颅内广泛播散，拟诊生殖细胞肿瘤，经诊断性放疗后病灶基本消失

注：A～C. 以原发性尿崩起病，MRI 仅见垂体柄增粗；D～F. 5 年后病情缓慢发展，出现消瘦、淡漠、高钠血症，MRI 见鞍上区、侧脑室内、颅后窝多发播散性病变，血清 AFP 12 μg/L，β-hCG 32 IU/L；G、H. 给予 2 Gy/次、共 10 次放疗后复查病灶基本消失。

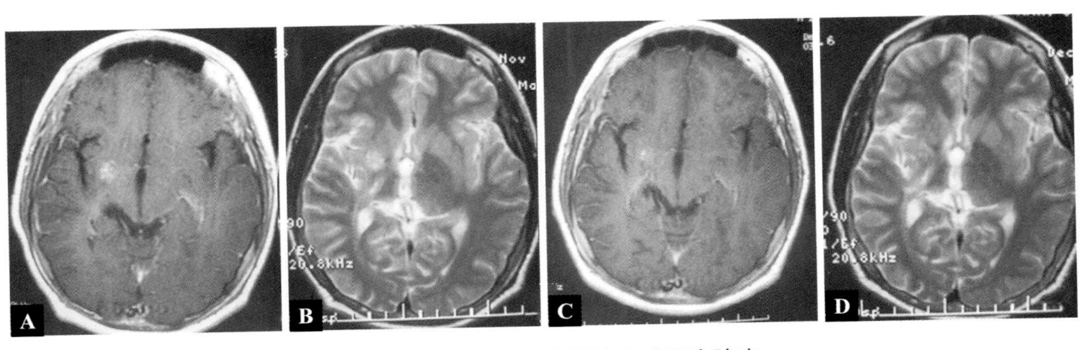

图 59-4 基底节区隐匿性生殖细胞肿瘤

注：患者，男性，12 岁。左侧肢体无力 1 年余，MRI 见右侧基底节区斑片状病灶，少量强化，血 β-hCG 48 IU/L。经诊断性放疗 2 Gy/次，共 10 次，病灶明显缩小，强化变弱，β-hCG 降至 6 IU/L。A. MRI T_1WI 增强见右侧基底节少许斑片状强化；B. T_2WI 见右侧基底节等、高信号病灶，占位效应不明显，右侧丘脑轻度萎缩；C. 放疗后强化影变弱；D. 放疗后 T_2WI 呈等、高信号病灶范围明显缩小。

59.8 诊断

CNS 生殖细胞肿瘤患者年龄大多<30 岁，其中 NGGCT 患者年龄更低。患者可因尿量增多、性发育异常、视觉障碍、肢体无力或进行性加重的头痛、呕吐等症状前来就诊。常规的 CT 及 MRI 检查可发现位于鞍区、松果体区或基底节区等部位的单个或多发占位性病变。对于青少年患者出现的鞍区、松果体区或基底节区病变，须警惕生殖细胞肿瘤的可能，应结合血液或脑脊液中肿瘤标志物如 AFP、β-hCG 等进行鉴别。值得注意的是，虽然除成熟畸胎瘤外生殖细胞肿瘤都是恶性肿瘤，但其病程发展各异，从出现症状至首次获诊平均 6 个月（2 d 至 72 个月）。延迟确诊的患者获诊时易于发生播散（见图 59-3）。

59.8.1 生殖细胞瘤

颅内生殖细胞瘤多发生于7～30岁，常发生于鞍区或松果体区，如这两处同时累及，生殖细胞瘤可能性很大。影像学表现病灶总体是上边界分明，质地比较均匀，增强后均匀强化(见图59-2)。生殖细胞瘤患者血清AFP和β-hCG大多正常或β-hCG轻度升高。有一部分基底节区病变的青少年患者，起病隐匿，有偏侧肢体无力等神经损害症状，影像学示病灶模糊不清，不强化或少量强化，AFP或β-hCG正常或轻度升高，诊断比较困难，此时脑脊液PLAP增高对诊断有意义。部分患者通过诊断性放疗得以缓解(见图59-4)。纯生殖细胞瘤预后较好，积极诊治十分重要。

59.8.2 畸胎瘤

畸胎瘤主要见于男性，较生殖细胞瘤发病早。畸胎瘤在影像学上有一定特征，边界清楚，CT显示为不均质的高低混杂密度，其中的低密度为脂肪成分(CT值<－40 Hu)或囊变，高密度则为骨性物质及钙化(CT值为80～110 Hu)。多房的含有脂肪、钙化、囊变的分叶状病灶是其特征性表现。MRI示肿瘤呈混杂信号，增强扫描示肿瘤囊性部分不强化，实质部分轻度或不强化(见图59-1)。不成熟畸胎瘤或恶性畸胎瘤在影像学上与成熟畸胎瘤相似，但实质性成分更多，囊性成分和钙化均少，并可强化，有时边界较模糊，部分可有瘤周水肿。成熟畸胎瘤血清肿瘤标志物基本正常，不成熟或恶性畸胎瘤血清标志物检查可正常或轻度升高。畸胎瘤首选手术治疗，有治愈可能，尽早诊断有利于治疗。

59.8.3 绒毛膜癌、卵黄囊瘤、胚胎癌及其混合型肿瘤

这组NGGCT患者更年幼，多见于出生至20多岁。可与生殖细胞瘤或畸胎瘤混合发生。病灶多位于松果体区及鞍上区，影像学表现不典型。绒毛膜癌常发生肿瘤内出血，可在T_1WI上呈高信号。内胚窦瘤形态多不规则，灶内和灶周可见较多流空血管影。胚胎癌在松果体区更常见钙化、出血及坏死。这组病理类型往往有肿瘤标志物的升高，需结合血清或脑脊液指标综合分析，确诊需病理学检查。由于这组肿瘤容易播散，确诊后须进行脑脊髓增强扫描，以观察是否有脑脊液播散和种植转移。

血清或脑脊液肿瘤标志物是颅内生殖细胞肿瘤诊断必不可少的指标，Thakkar JR(2013)提出脑脊液中β-hCG>100～200 IU/L或检测到AFP(血清>50 μg/L，CSF>20 μg/L)即可诊断NGGCT，不再需要组织学检查。这两项指标的异常升高也表明肿瘤高转移风险。如指标无显著升高，不能除外生殖细胞肿瘤。血清肿瘤标志物的阈值仍无定论，也造成对结果判读的分歧。

中枢生殖细胞肿瘤的确诊需要病理学诊断，可通过活体组织检查、手术切除取得肿瘤标本做组织病理学诊断。然而由于不少病灶位置深在，要取得病理组织有较大的风险。由于生殖细胞肿瘤异质性非常大，局部的病理样本，尤其是穿刺获得的少量组织，并不一定能体现肿瘤的全貌，因此在诊断时也应该参考血清/脑脊液肿瘤标志物的结果。比如穿刺组织提示“生殖细胞瘤”，但β-hCG>50IU/L，此时应该考虑到肿瘤有其他NGGCT混合的成分。由于生殖细胞瘤对放疗非常敏感，如果拟诊为生殖细胞瘤而又缺乏病理和肿瘤标志物证据时，过去曾进行小剂量放疗作为试验性诊断方法，但有研究发现NGGCT放疗后也会出现病灶缩小，后来又增大，从而延误治疗，因此对GCT的诊断性放疗还有争议。

59.9 鉴别诊断

颅内生殖细胞肿瘤好发于儿童和青少年，影像学缺乏特异性，须与某些疾病进行鉴别。

59.9.1 鞍区生殖细胞肿瘤鉴别

(1) *颅咽管瘤*

颅咽管瘤发病率占颅内肿瘤的3%～7%，发病年龄有青少年和老年两个高峰，但大多数发生在15岁以下的儿童。肿瘤大部分位于鞍区、鞍上区或鞍旁区，多为囊性多房状，少数为实质性，囊壁表面光滑，周围水肿少见。囊内脱落细胞吸收钙后形成很多散在钙化灶，为颅咽管瘤的显著特征。典型的颅咽管瘤CT呈低或低、等混杂密度，囊壁常见“蛋壳样钙化”；MRI因囊内成分不同而信号变化大，且不均质，T_1WI可呈低、等及高信号，T_2WI可呈高或低信号，囊壁及实质肿瘤可强化。

(2) *视交叉-下丘脑胶质瘤*

视交叉胶质瘤以视力障碍为主要表现，其中1/3病例合并神经纤维瘤病。CT表现为鞍上区肿

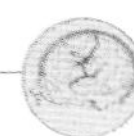

块，呈均质的等或稍高密度。MRI T_1WI 呈均质等或稍低信号，T_2WI 呈稍高信号，增强多均质显著强化；视神经及视交叉呈梭形肿大或增粗，正常视交叉结构显示不清，部分可沿视神经偏侧生长。部分肿瘤可有囊性变和钙化。下丘脑胶质瘤常为毛细胞星形细胞瘤，多发生在 20 岁以下儿童及青少年，男性多见；肿瘤常较大，可见钙化。CT 上呈低密度，增强扫描明显强化。MRI 示 T_1WI 呈低信号或低、等混杂信号，T_2WI 呈高信号或等、高混杂信号，肿瘤内可见小囊变，明显囊变或出血少见，增强扫描呈明显强化。

59.9.2 松果体区生殖细胞肿瘤鉴别

（1）松果体细胞瘤

为 WHO Ⅱ 级肿瘤，占所有松果体区肿瘤的 15%以下，占脑肿瘤的 0.3%以下，平均发病年龄 34 岁。CT 平扫为等或略高密度，较均匀，边界清楚，很少有钙化、出血或囊变；增强后轻中度均匀强化。MRI T_1WI 等信号，T_2WI 略高信号，边界清楚，瘤周无水肿，病灶一般不大，增强后轻中度强化。

（2）松果体母细胞瘤

极为罕见，WHO Ⅳ 级，好发于年轻人，可从松果体区蔓延至第 3 脑室甚至蛛网膜下腔，在脑膜和脊髓广泛转移种植。CT 上为等、低密度，肿瘤较大，形态不规则，浸润性生长，与周围脑组织边界不清，有明显占位效应；肿瘤内可见出血、囊变、坏死；增强后不均匀明显强化。MRI T_1WI 等、低混合信号，T_2WI 多为高信号，增强后不均匀明显强化。

59.9.3 基底节区生殖细胞肿瘤鉴别

（1）基底节区胶质瘤

发病中位年龄 25 岁，比生殖细胞肿瘤患者略年长。MRI 所见多为 T_1WI 低信号 T_2WI 高信号表现，增强后可不均匀强化，与生殖细胞肿瘤差别不大，但高级别胶质瘤的水肿范围更大。基底节区生殖细胞肿瘤可观察到脂肪信号，也常有不同程度囊性变，周围水肿相对较轻。基底节区某些隐匿性生殖细胞瘤可仅表现为斑片状无占位效应的异常信号，轻微强化，同时伴同侧脑及脑干的不同程度萎缩改变，有一定特征性（见图 59 - 4）。

（2）淋巴瘤

脑室旁基底节区也是淋巴瘤好发的部位，淋巴瘤的发病年龄比生殖细胞肿瘤更大，在儿童、青少年的发生率比胶质瘤、生殖细胞肿瘤更低。免疫正常的淋巴瘤患者影像学有一定特征，MRI T_1WI 低信号、T_2WI 高信号，囊变少见；增强后可明显强化，形态不规则，表现为“棉花团”样特征，呈“握拳”征或“尖角”征；DWI 见病灶高信号。

总的来说，颅内生殖细胞肿瘤的 CT、MRI 影像表现多种多样，缺乏特异表现，精确的鉴别诊断仍有难度。

59.10 治疗

59.10.1 手术治疗

（1）活体组织检查手术

立体定向或开颅活体组织检查术是生殖细胞瘤的重要确诊手段，一旦组织学证实是生殖细胞瘤即可终止手术。神经内镜也可用于生殖细胞肿瘤的活体组织检查，同时还可对伴随脑积水的患者进行第 3 脑室造瘘，以缓解颅内高压。

（2）肿瘤切除术

成熟畸胎瘤可通过手术治愈，因此应积极创造条件切除肿瘤。对于其他体积较大的生殖细胞肿瘤应尽可能地切除，术中应尽量获取标本，以利检出各种肿瘤成分，获得全面、准确的病理学诊断。颅内生殖细胞肿瘤大多位于颅脑深部，与重要神经、血管结构毗邻，因此手术操作困难，风险很大。手术者应运用娴熟的显微外科技术，仔细寻找脑组织与肿瘤的边界，在切除肿瘤的同时最大限度地保护神经功能；同时手术中应采取必要措施减少肿瘤细胞随脑脊液播种。“回看手术”（second look surgery）是近年来被广泛关注的手术策略，即对较大的肿瘤先进行放、化疗，经过一段时间影像学观察，对不再缩小的剩余肿瘤进行切除，既可以安全地消除肿瘤中对放、化疗敏感的恶性成分，缩小病灶体积，有利于手术操作，也可减少恶性细胞播散的机会。生殖细胞瘤治疗后的残留肿瘤对后续治疗无效时也可考虑手术切除；文献报道 NGGCT 的积极切除对生存有益。

（3）脑脊液分流术

内镜下第 3 脑室造瘘或脑室腹腔分流手术，可迅速解除阻塞性脑积水所引起的颅内高压，是改善病情、挽救生命的紧急措施，为肿瘤放射治疗争取时间。

59.10.2 放射治疗

放射治疗是颅内生殖细胞肿瘤的重要治疗手段。但治疗剂量、照射野大小以及是否全中枢神经轴照射等仍未统一。由于全脑脊髓放疗可导致智力下降、学习困难、生长发育障碍等并发症，对年幼患者后果更加严重，因此，目前提出以放疗为基础，结合化疗等治疗手段的多模式综合治疗。

生殖细胞瘤对放疗相当敏感，目前总体建议是对局限的肿瘤给予中等剂量的全脑脑室放疗，也可局部加量，之后结合化疗；对于播散的生殖细胞瘤建议脑脊髓放疗加原发及播散病灶的局部加量，可结合化疗。对 NGGCT 来说，须给予标准剂量全脑脊髓加局部放疗，结合化疗。

立体定向放射外科对生殖细胞肿瘤局部控制有一定疗效，可使肿瘤缩小，延长生存期，常与放疗相结合进行。有报道提出质子放疗对颅内生殖细胞肿瘤有初步疗效。

59.10.3 化学治疗

适用于颅内的生殖细胞肿瘤的化疗药物有卡铂、顺铂、长春花碱、博来霉素、依托泊苷、环磷酰胺、异环磷酰胺等，常联合应用，如 ICE(异环磷酰胺+顺铂+依托泊苷)、CARE(顺铂+依托泊苷)和 PE(卡铂+依托泊苷)方案。由于放射疗法有潜在的脑损伤和对垂体功能的长期损害，因此目前有学者提出应将化疗作为颅内生殖细胞瘤的首选治疗方法，尤其是对低龄儿童，但单纯化疗仍容易导致肿瘤复发。目前对结合干细胞移植技术的大剂量化疗备受注目，有报道可能延长 NGGCT 患者的无进展生存时间。

59.10.4 治疗方法的选择

(1) 成熟畸胎瘤

对成熟畸胎瘤应尽量切除肿瘤，全切除者可获得根治。

(2) 生殖细胞瘤

生殖细胞瘤对放疗和化疗比较敏感。单纯的生殖细胞瘤只需较小照射剂量即可使肿瘤明显缩小甚至消失，高剂量放疗已被弃用。放疗是保证肿瘤控制的必要手段，长期生存率和治愈率高于单纯化疗，不建议以单纯化疗替代之。日本和欧美国家对生殖细胞瘤的放疗方案有所不同。欧美国家对局灶性生殖细胞瘤倾向于化疗后辅以全脑室放疗，对残余部分在局部加量；对播散性生殖细胞瘤才进行全脑脊髓放疗和局部加量。日本学者主张化疗后全脑室或全脑照射。

(3) 其他类型的非生殖细胞瘤性生殖细胞肿瘤和混合性肿瘤

治疗比较困难，仅 20%～40%的 NGGCT 对放疗有效，需要更大剂量和范围的放、化疗结合积极手术切除以期延长生存。

(4) 恶性生殖细胞肿瘤复发病例

治疗非常棘手，目前的治疗方案仍与初发病例类似，有报道联用紫杉醇及大剂量化疗同时结合干细胞移植技术，但疗效仍不满意。

59.11 预后

原发性 CNS 生殖细胞肿瘤的治疗效果差异较大，NGGCT、AFP>2 400 μg/L、年龄小于 6 岁、女性、未接受放疗是 CNS 生殖细胞肿瘤的高风险因素。生殖细胞瘤预后较好，无论是否出现转移，5 年生存率均可超过 90%，而相比较而言 NGGCT 5 年生存率仅为 30%～70%。近年来，随着新辅助化疗、放疗结合手术的推行，NGGCT 的生存率已有明显进步，2015 年 S. Goldman 报道 NGGCT 患者 5 年总体生存率达 93%，但胚胎癌、卵黄囊瘤、绒毛膜癌的 3 年生存仅为 27%。

（王知秋　周良辅）

参考文献

[1] 王知秋，陈衔城. 颅内生殖细胞瘤[M]//周良辅. 现代神经外科学. 2 版. 上海：复旦大学出版社，2015：704 - 709.

[2] AIHARA Y, WATANABE S, AMANO K, et al. Placental alkaline phosphatase levels in cerebrospinal fluid can have a decisive role in the differential diagnosis of intracranial germ cell tumors [J]. J Neurosurg, 2018,131(3):687 - 694.

[3] BOWZYK AL-NAEEB A, MURRAY M, HORAN G, et al. Current Management of Intracranial Germ Cell Tumours [J]. Clin Oncol, 2018,30(4):204 - 214.

[4] DENYER S, BHIMANI A D, PATIL S N, et al. Treatment and survival of primary intracranial germ cell tumors: a population-based study using SEER database

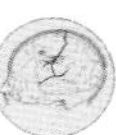

[J]. J Cancer Res Clin Oncol, 2020,146(3):671 - 685.

[5] FETCHO K, DEY M. Primary central nervous system germ cell tumors: a review and update [J]. Med Res Arch, 2018,6(3):1719.

[6] FOSTER K A, POLLACK I F, JAKACKI R I. Intracranial Germ Cell Tumors [M]//Winn H R. Youmans and Winn neurological surgery. 7th ed. Philadelphia: Elsevier, 2017:1738 - 1744.

[7] GOLDMAN S, BOUFFET E, FISHER P G, et al. Phase Ⅱ trial assessing the ability of neoadjuvant chemotherapy with or without second-look surgery to eliminate measurable disease for nongerminomatous germ cell tumors: a Children's Oncology Group study [J]. J Clin Oncol, 2015,33(22):2464 - 2471.

[8] KONG Z, WANG Y, DAI C, et al. Central nervous system germ cell tumors: a review of the literature [J]. J Child Neurol, 2018,33(9):610 - 620.

[9] LO A C, HODGSON D, DANG J, et al. Intracranial germ cell tumors in adolescents and young adults: a 40-year multi-institutional review of outcomes [J]. Int J Radiat Oncol Biol Phys, 2019,106(2):269 - 278.

[10] LO A C, LAPERRIERE N, HODGSON D, et al. Canadian patterns of practice germ cell tumors in adolescents and young adults [J]. J Neurooncol, 2019, 143(2):289 - 296.

[11] RIAZ Q, NAEEM E, FADOO Z, et al. Intracranial tumors in children: a 10-year review from a single health-care center [J]. Childs Nerv Syst, 2019, 35 (12):2347 - 2353.

[12] TAKAMI H, FUKUOKA K, FUDUSHIMA S, et al. Integrated clinical, histopathological, and molecular data analysis of 190 central nervous system germ cell tumors from the iGCT consortium [J]. Neuro Oncol, 2019,21(12):1565 - 1577.

60 垂体腺瘤

60.1 概述

60.1.1 垂体腺瘤诊治历史

早在 100 多年前，垂体腺瘤这一疾病已被认识，并进行了探讨。Marie 于 1886 年首先描述肢端肥大症。1887 年，Minkowski 论及肢端肥大症由垂体腺排列异常引起。1900 年，Benda 认识伴肢端肥大症的嗜酸性腺瘤并证明肿瘤是来自垂体前叶细胞的真性肿瘤。1901 年，经头颅 X 线平片证实垂体瘤患者存在蝶鞍扩大，从此 X 线头颅平片成为诊断垂体瘤的重要依据，且一直延续到 20 世纪 70 年代 CT 问世前。1901 年，Frankel 等研究肢端肥大症后提出该症有垂体嫌色细胞的增生以及垂体功能的亢进。1908 年，Marburg 认识无分泌垂体腺瘤有垂体功能低下的临床表现。1909 年，Cushing 进一步阐明和解释了分泌性嗜酸性腺瘤引起垂体功能亢进（肢端肥大症）及无功能腺瘤（嫌色细胞瘤）导致垂体功能低下之间的临床关系；并于 1912 年明确提出垂体高分泌与低分泌的相反症群，描述了它们的组织病理学基础。此后几十年间，Cushing 及其同事们致力研究垂体瘤的病理、临床特征以及内分泌异常，使垂体瘤的总体理论进一步扩大和丰富。

治疗方面，1889 年 Horsley 首次进行开颅垂体瘤切除术，不过在术后 17 年才发表论文。1910 年，Cushing 首次应用经蝶（经口腔）入路切除垂体大腺瘤，该手术成为垂体瘤的经典术式沿用至今。1968 年，Hardy 为一例肢端肥大症患者施行经蝶手术切除垂体微腺瘤。1972 年，CT 的问世在垂体腺瘤的

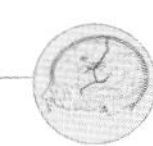

诊治历史中具有里程碑式的意义，使得垂体瘤的诊断水平进入了一个新的阶段，可以发现直径 4～5 mm 的垂体微腺瘤，90%的患者能得到及时确诊。而 1983 年 MRI 的应用使得垂体瘤的诊断水平在 CT 基础上更进一步。至此，直径 1～2 mm，甚至 1 mm 以下的垂体腺瘤都有可能及时得到诊断；同时 MRI 也能更好地显示肿瘤与邻近结构的关系，为手术治疗提供了详细的影像学资料。

60.1.2 垂体腺瘤的流行病学

垂体腺瘤是起源于腺垂体(垂体前叶)的良性颅内内分泌肿瘤，其发病率仅次于脑膜瘤和胶质瘤，占颅内肿瘤的 10%以上。目前尚缺乏更精确的流行病学调查数据，综合几个大的医学中心统计数据，垂体腺瘤约占所有颅内手术切除病例的 20%。人群发病率方面，美国 CBTRUS 在 2012—2016 年的统计数据是 3.9/10 万。近 20 年来，随着神经影像学、神经内分泌学的发展，垂体腺瘤的临床病例明显增多，无症状的病例亦有增多趋势。在连续尸检中，垂体腺瘤的发生率为 2.7%～27%，绝大多数无临床相关症状(表 60-1)。尽管在任何年龄段都可见到垂体腺瘤患者，但在 30～40 岁和 60～70 岁可见到 2 个明显的发病高峰。在各个病理类型中，以泌乳素(PRL)、生长激素(GH)、促肾上腺皮质激素(ACTH)及无功能垂体腺瘤最为常见。有功能的分泌性垂体腺瘤多见于年轻人，而无功能腺瘤多见于中老年人，在儿童则不常见，仅占儿童所有颅内肿瘤的 2%左右。根据性别来看，女性(尤其是绝经前女性)发病率明显高于男性，这可能与垂体瘤容易引起女性患者内分泌症状(如月经失调、溢乳)等有关。

表 60-1 尸检中垂体腺瘤检出率

报道年份	作者	尸检例数(n)	腺瘤例数(n)	百分率(%)
1909	Erdheim	118	10	8.5
1936	Costello	1 000	225	22.5
1969	Hardy	1 000	27	2.7
1971	McCormick	1 600	145	9.1
1981	Burrow	120	32	26.7

近年来，垂体腺瘤的临床诊断水平随医学科学的发展而不断提高，为早期治疗提供了保障。在治疗方面，多种临床药物的开发使得垂体瘤的内科治疗逐渐普及。而显微镜下经蝶入路手术切除垂体腺瘤则日臻完善，加上神经导航、术中 MRI、内镜等高新技术的应用更扩大了手术范围，简化了手术操作，增加了手术的安全性。

60.2 垂体胚胎学、解剖与生理

60.2.1 垂体的胚胎学

在胚胎发育过程中，垂体起源于 2 个独立的部分：颅颊囊(Rathke 囊泡)和漏斗小泡(infundibulum)。颅颊囊系原始口腔内颊咽膜前方的口腔上皮向上方形成的突出部，漏斗小泡则是间脑在视交叉后方向腹侧形成的延伸部，两者均属于外胚层上皮，但发展为截然不同的组织结构，前者发育成与其他内分泌器官类似的腺样上皮，后者则发育成无腺管的外分泌组织。漏斗小泡发出的突起与颅颊囊相遇融合形成垂体(图 60-1)。

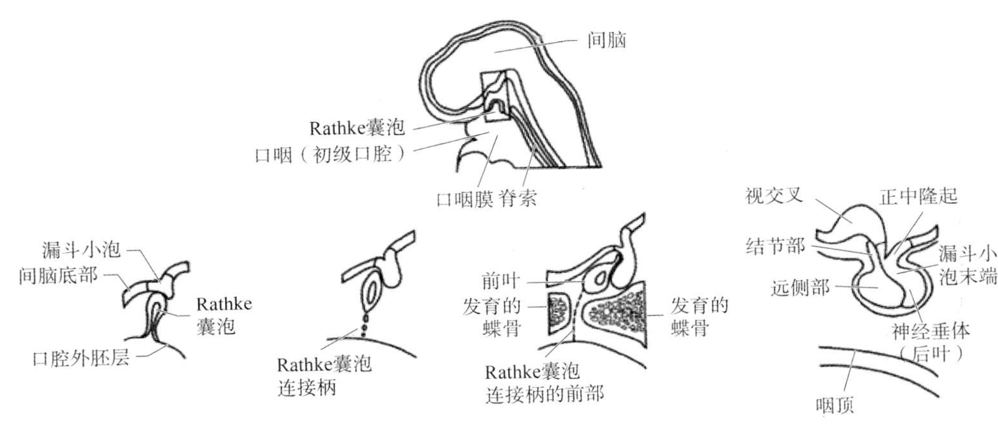

图 60-1 垂体的胚胎发育过程

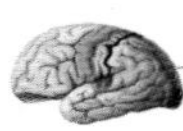

逐渐向背侧移行的颅颊囊与口腔之间相联系的通道行经蝶骨前部和基底部2个骨化中心之间，妊娠第6周随着蝶骨的发育，两者之间的通道逐渐退化消失。但在大约1%的新生儿中，在X线平片上可以看到该通道的残余，称为蝶咽管(basipharyngeal canal)。在很少的情况下，在口咽的黏膜内会有颅颊囊的部分残余，称为咽垂体(pharyngeal hypophysis)(图60-2)。

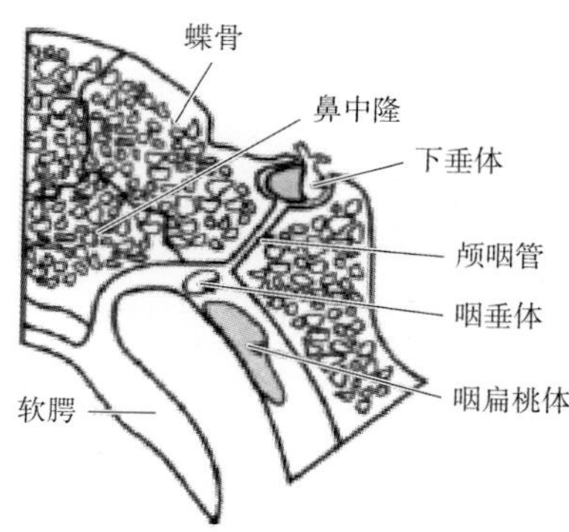

图60-2　垂体发育后的残留组织

此后颅颊囊的前壁迅速发育，并最终形成垂体的前叶，即腺垂体；其后壁并没有明显细胞发育，最终形成垂体中间叶。其空腔通常随着垂体的发育而消失，有时则残留为持续存在的裂隙，也称为垂体裂。漏斗突起最终发育为垂体后叶，即神经垂体。腺垂体向上方的小突起部(结节部)和漏斗柄融合，形成垂体柄。原始垂体周围的间充质细胞则发育为垂体门脉系统。

60.2.2　垂体的解剖

(1) 垂体的大体解剖

垂体呈卵圆形位于蝶鞍内的垂体窝，周围有颅底硬脑膜延续包围，上面以床突间的硬脑膜-鞍膈与颅腔隔开，鞍膈中央有一变异较大的小孔，垂体柄经此孔与下丘脑相连，包绕垂体柄的蛛网膜大多不进入鞍内(图60-3)。出生时垂体的平均质量约100 mg，至成年后，垂体的大小约10 mm(长)×10 mm(宽)×5 mm(高)，质量约600 mg。女性的垂体通常比男性垂体的质量大20%，而且女性妊娠期间垂体发生生理性增大，其质量增长12%～100%。随着年龄增长，垂体腺的体积缩小。

下丘脑和垂体可分为2个系统，即下丘脑-腺

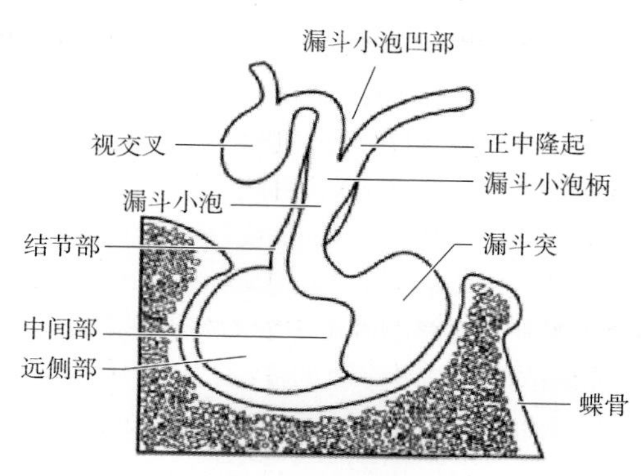

图60-3　垂体的解剖

垂体系统和下丘脑-神经垂体系统。下丘脑-腺垂体系统存在于下丘脑的结节漏斗神经元，它被认为是下丘脑促激素的发源地，其轴突终止于垂体门静脉血管的毛细血管丛。大多数结节漏斗神经元的细胞位于下丘脑中央基底部的弓状核、室周前区和中央视前区。灰结节是下丘脑腹面的凸出部分，中线起自它的是正中隆起或漏斗，一个构成垂体柄的第3脑室特区，位于第3脑室下壁的特殊室管膜细胞(tanycytes)发出突起终止于正中隆起区。这样，在脑脊液和正中隆起之间建立联系，来自第3脑室脑脊液的下丘脑激素能被转运至正中隆起的毛细血管。下丘脑-神经垂体系统包括位于下丘脑的成对的视上、室旁神经核，它们无髓鞘的轴突(组成视上垂体和室旁垂体神经束)终止于神经垂体的血管。它们产生的血管升压素和催产素以颗粒形式伴同它们各自的神经激素输送至神经垂体并被储存。

(2) 蝶鞍的解剖

除垂体窝的侧方和上方由反折的硬脑膜组成外，其余则是由蝶鞍组成，前壁称为鞍结节，后壁称为鞍背。鞍结节前上方为一横沟，称为视交叉沟；鞍背上外侧缘是圆形的结节样结构，称为后床突；蝶鞍的前外侧系蝶骨大翼向内侧延伸所形成的突起，称为前床突。前床突和后床突是硬脑膜反折的附着点。

垂体窝的底部则是完全或部分由蝶窦的顶部所构成，这取决于蝶窦的气化程度。若蝶窦气化不良，则垂体窝的底部大部或全部由蝶骨体部所构成。蝶窦的气化可分为3种类型：鞍型、鞍前型和甲介型。鞍型气化好，鞍底突入蝶鞍内，发生于约86%的成年人；鞍前型气化不超过蝶骨鞍结节的垂直平面，蝶

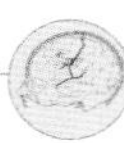

鞍前壁不突入蝶窦，约占 11%；甲介型蝶窦气化很少，未达到蝶骨体，约占 3%，更易见于儿童。蝶窦内含有骨小梁，但骨小梁分割蝶窦的形式变异很大，仅有 20%的人群其窦间隔附着于蝶鞍前壁的中线，有些人甚至没有骨小梁，还有 20%的人群窦间隔的后部附着于蝶窦侧方的颈动脉隆起。因此，蝶窦内的骨小梁并非可靠的确定中线的解剖标志。

蝶鞍的外形也有很大变异，在出生时，蝶鞍仅为很浅的压迹，至成年后，蝶鞍通常呈圆形或卵圆形。在矢状面上，蝶鞍的平均前后径为 1.07 cm，平均深度和横向直径分别为 0.8 cm 和 1.21 cm。男性和女性的蝶鞍平均大小相似。

蝶鞍上方硬脑膜反折形成鞍膈，是蝶鞍顶部的主要结构。鞍膈分隔了腺垂体及其上方的视交叉，鞍膈的周缘附着于鞍结节、前床突、后床突和鞍背的上部。鞍膈侧方与垂体窝侧壁的硬脑膜相连续。鞍膈的中央形成一个空洞，垂体柄及相应血管走行其中。空洞的大小和鞍膈的相对完整性是决定垂体肿瘤向鞍上延伸时对视觉纤维影响的重要因素。蛛网膜可经不完整的鞍膈疝入蝶鞍内，脑脊液随之充填垂体窝，导致垂体窝变大、垂体变得扁平，称之为空蝶鞍。

(3) *鞍旁及鞍上结构解剖*

垂体窝侧壁的硬脑膜反折部分含有海绵窦，海绵窦是由众多纤维小梁分隔形成的静脉通道。双侧海绵窦经前后海绵窦间窦相沟通，海绵窦间窦也称为环窦，走行于垂体柄前方和后方的鞍膈内。

海绵窦外侧壁内含有动眼神经、滑车神经和三叉神经的眼支及上颌支，展神经穿行于海绵窦内。颈动脉海绵窦段和伴行的交感神经也穿行于海绵窦内，颈内动脉海绵窦段向前内侧走行，在蝶骨体部的上外侧面形成一个浅沟，称为颈动脉沟。在前床突内侧，颈动脉转向上方，并穿经硬脑膜进入蛛网膜下腔(图 60-4)。

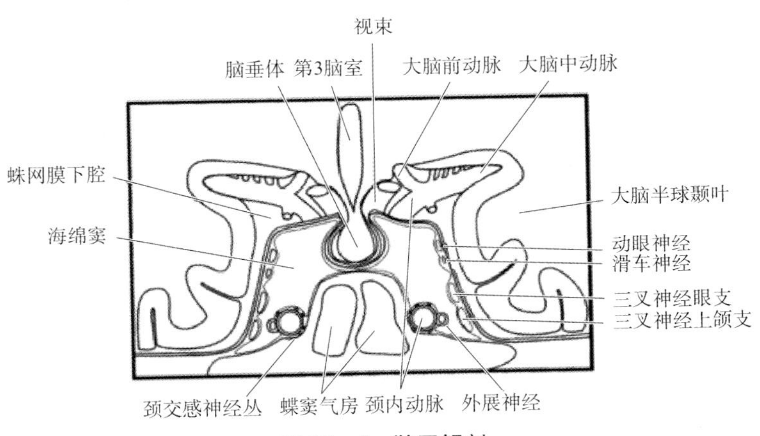

图 60-4 鞍区解剖

垂体上方是下丘脑和视觉通路的神经纤维。蝶骨上平面的发育变异很大，导致垂体、垂体柄、鞍膈、视交叉沟和视觉通路的相互结构关系并不恒定，通常分为 4 型：①视交叉位于鞍膈前上方(极度前置型)，占总人群的 5%～10%。在该型结构中，视交叉沟的位置比通常的低，视交叉也更靠近鞍膈，前缘邻近视交叉沟，甚至可能贴近蝶窦的上后壁。视神经颅内段相对较短，且漏斗从下丘脑到鞍膈的走行方向为向后。当垂体肿瘤经鞍膈向鞍上延伸时，对视束的内侧部产生的压力最大。②前置型，约占总人群的 12%，视神经颅内段略长于前一型，整个视交叉恰好位于前部鞍膈的上方，漏斗部几乎由下丘脑垂直走向鞍膈。垂体肿瘤鞍上延伸对视交叉的压迫最明显。③视交叉直接位于鞍膈及垂体腺中央上方，占人群的 75%。该型结构中，视交叉较前两型更靠后方，位于鞍膈后部和鞍背前部的上方，漏斗部向前方走行穿入鞍膈。④位于鞍膈后上方(后置型)，占总人群的 4%～11%。视交叉位于鞍背的上后方，漏斗向前呈锐角走行。此时垂体肿瘤鞍上延伸对视神经内侧部形成的压迫最严重。

(4) *垂体的血管*

垂体的功能有赖于两组血管结构(图 60-5)。下丘脑的神经纤维轴突直接进入神经垂体，其产物直接释放进入血流；下丘脑所分泌的促激素经垂体门脉系统进入腺垂体。腺垂体是人体组织中血供最丰富的组织之一。

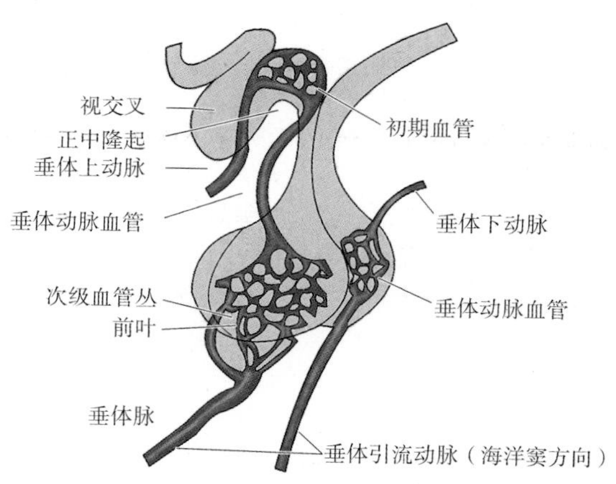

图 60-5　垂体的血液循环

垂体上动脉（superior hypophyseal artery, SHA）起源于颈内动脉床突上段或后交通动脉，主要供应腺垂体。垂体上动脉由颈内动脉下内侧发出的一组小血管组成，供应垂体柄、腺垂体和视神经及视交叉的下表面。双侧垂体上动脉及垂体下动脉形成血管丛环绕正中隆起和垂体柄上部。上述动脉进一步穿入组织内并分支成为初级毛细血管丛。下丘脑的细胞终止于正中隆起，其产生的促激素和抑制激素即分泌进入组织后进入初级血管丛。初级毛细血管丛汇集成数支垂体门静脉。垂体门静脉沿垂体柄进入腺垂体，并分支形成窦样毛细血管组成的次级毛细血管丛，下丘脑的调节激素经此进入腺垂体，腺垂体分泌的激素则经此进入血液循环。次级毛细血管丛汇集成垂体侧静脉，并向海绵窦引流。

垂体下动脉（inferior hypophyseal artery, IHA）起源于脑膜垂体干，后者是颈内动脉海绵窦段的一个分支，主要供应神经垂体。垂体下动脉在鞍膈下方进入腺垂体和神经垂体之间的沟内，并形成升动脉和降动脉，且与对侧的垂体下动脉形成动脉环，此后进入神经垂体，并进一步分支为小动脉和毛细血管，并接收轴突所分泌的调节激素。神经垂体的静脉也主要引流进入海绵窦和环窦。

60.2.3　垂体的生理功能

（1）腺垂体生理功能

腺垂体是由大的多边形细胞组成的条索样结构，其间有血窦样毛细血管网络。细胞的胞质内含有颗粒状结构，其内含有激素，并通过外分泌排出。毛细血管的内皮含有空隙，以利于吸收激素。细胞胞质内的颗粒结构有助于对腺垂体细胞进行组织学分类。以往传统上根据腺垂体细胞在光镜下对不同染料的吸附性分为嗜酸细胞、嗜碱细胞和嫌色细胞；现代技术条件下，基于电子显微镜和免疫组织化学染色技术，对腺垂体细胞进行了更细致的分类，目前至少可分辨 6 类细胞（表 60-2）。

表 60-2　腺垂体细胞现代分类

细胞现代分类	所分泌的激素	相应传统分类	占垂体细胞的比例	分布部位
生长激素细胞（GH 细胞）	GH	嗜酸性细胞	40%～50%	腺垂体外侧部分
泌乳素细胞（PRL 细胞）	PRL	嗜酸性细胞	10%～25%	分散于腺垂体
促肾上腺皮质激素细胞（ACTH 细胞）	ACTH（ACTH 1～13 为 α-MSH，即黑色素细胞刺激素）、β-LPH（促脂激素）、POMC（内啡肽、促肾上腺皮质激素前体激素）	嗜碱性细胞	15%～20%	腺垂体前内侧
促性腺激素细胞	LH、FSH	嗜碱性细胞	10%～15%	分散于腺垂体
促甲状腺激素细胞（TSH 细胞）	TSH	嗜碱性细胞	3%～5%	
无分泌功能细胞	无	嫌色细胞	—	—

1) GH：腺垂体所分泌的激素中产量最大的，其由 17 号染色体上的一簇基因编码，但在身体内有数种不同的存在形式。腺垂体通常产生一种分子量为 22 000 的 GH，另外通过 mRNA 剪切还产生另外一种分子量较小的产物，该产物也具有生物活性，且占血循环中 GH 的 10%。GH 的半衰期较短，为 6～20 min。

GH 可刺激产生一组由肝脏、软骨或其他组织分泌的多肽生长因子，称为生长素介质(somatomedin)。其中性质最为明确的称为胰岛素样生长因子Ⅰ(IGF－Ⅰ)和Ⅱ(IGF－Ⅱ)，两者介导了GH的主要生物作用。IGF－Ⅰ的血浆浓度在青春期最高，随着年龄增长而降低；IGF－Ⅱ在胎儿出生前的生长中起重要作用，在成年人，其基因仅在脉络膜丛和脑膜中表达。

GH在全身的作用非常广泛。在儿童骨骺融合之前，GH可促进长骨生长及软骨生成。GH还是促蛋白质合成激素，导致正氮平衡，使身体肌肉生长和脂肪减少。GH还可以增加肝脏的糖输出，并对肌肉组织产生抗胰岛素效应，并且增加机体的整体代谢率。

下丘脑弓形核(arcuate nuclei)分泌生长激素释放激素(GRH)，室周核则产生生长激素抑制激素生长素介质[既往称为生长素抑制素(growth hormone inhibiting hormone，GIH)]。上述激素经垂体门脉系统进入腺垂体。增加GH分泌的因素包括低血糖、运动锻炼、睡眠和各种应激，抑制GH分泌的因素则包括血糖和糖皮质激素。IGF－Ⅰ负反馈作用于腺垂体，抑制GH分泌，并促进下丘脑产生生长素介质。

2) PRL：含有198个氨基酸基团和3个二硫键，其分子结构、半衰期(20 min)以及受体均与GH及其受体相似。在雌激素和孕激素的联合作用下，PRL可促进女性乳腺分泌乳汁，并且抑制性腺刺激素对卵巢的生物学作用，后者导致哺乳期女性或者患有分泌PRL肿瘤的女性患者闭经；超量PRL尚可引起骨质疏松。PRL对男性的作用不明，但超量PRL可引发男性阳痿。

下丘脑产生的促甲状腺激素释放激素(TRH)及其他一些多肽可促进PRL分泌，下丘脑弓形核可产生多巴胺，既往也被称为PRL抑制因子(PIF)，可抑制PRL分泌。运动、应激、睡眠、怀孕和刺激乳头均可增加PRL分泌，而PRL可刺激多巴胺分泌，并抑制自身的分泌。

3) ACTH：促肾上腺皮质激素为由39个氨基酸组成的单链多肽，是肾上腺在基础和应激条件下分泌糖皮质激素和醛固酮的必需条件。该激素在血液中的半衰期大约为10 min，从而能够快速调节血循环中的糖皮质激素水平。ACTH可激活黑色素刺激素1受体(melanotropin-1 receptor)，以促进黑色素形成。垂体功能低下的一个显著特征就是皮肤变白，这是ACTH分泌减少所致；在原发性肾上腺功能不全的患者，则发生ACTH过度分泌，从而导致色素沉着。

每天ACTH的分泌高峰并不规律，通常凌晨睡眠清醒前2～4 h该激素的分泌最为频繁，其分泌的昼夜节律调控点位于下丘脑的视上核。室旁核的内侧部分产生ACTH释放激素(CRH)，进而刺激ACTH分泌，室旁核细胞的轴突投射到正中隆起，产生的CRH经初级血管丛和垂体门脉系统进入腺垂体。物理性损伤、情绪刺激或其他生理性刺激均可作用于室旁核，增加CRH及ACTH的分泌，相反糖皮质激素可对下丘脑和垂体产生负反馈抑制，进而减少ACTH的分泌。

4) 促性腺激素[卵泡刺激素(FSH)和黄体生成素(LH)]：可刺激两性的性腺发育，刺激雄激素和雌激素的产生，并且促进受精细胞的形成，而且两者也是女性月经周期的必须激素。LH的半衰期为60 min，而FSH的半衰期为170 min。下丘脑的视前区内侧部分产生促性腺激素释放激素(GnRH)。两性的性腺可产生一种多肽，即抑制素，可抑制FSH的产生。

5) 促甲状腺激素(TSH)：是由211个氨基酸组成的糖蛋白，包括2个亚单位分子，其生物半衰期大约为60 min；其分泌为波动性的，分泌高峰为午夜。TSH与甲状腺细胞的表面受体结合，促进甲状腺细胞合成甲状腺素(thyroxine，T_4)和三碘甲腺原氨酸(triiodothyronine，T_3)，并促进甲状腺分泌囊泡中储存的甲状腺球蛋白。下丘脑室旁核内侧部分产生TRH，可促进TSH分泌，而室周核则产生生长素介质，抑制TSH分泌。下丘脑所产生的促分泌激素和抑制激素均经门脉系统进入腺垂体。T_3和T_4可作用于下丘脑和腺垂体，产生负反馈抑制。

(2) 垂体中叶生理学功能

在人类及其他哺乳动物，垂体中叶一度被认为是退化的组织结构，在胎儿垂体中叶占垂体分泌腺体积的3.5%，而在成人这个比例仅为1%。但目前的最新证据认为，垂体中叶并非仅仅是退化的结构。垂体中叶的大多数腺样细胞都不含颗粒，同时还存在一些非腺样卫星细胞，这些卫星细胞胶质纤维酸性蛋白(GFAP)染色阳性也提示其星形细胞起源。分割腺垂体和中叶的残腔内含有一些囊泡，囊泡内含有功能不明的胶样物质。与腺垂体相比，垂体中叶的血管较少，但神经支配却更丰富。

与腺垂体相似，垂体中叶也产生阿黑皮素原(POMC)，但在中叶，POMC的水解产物主要包括垂体中间部促肾上腺皮质激素样肽(CLIP)、γ-促脂解素(lipotropin)和β-内啡肽(endorphin)。另外，垂体中叶还产生2种黑色素刺激素，即α-MSH和β-MSH。在人体MSH分子可与黑色素细胞上的MSH-1受体结合，促进黑色素合成及使皮肤变黑。但垂体中叶所产生的MSH并不分泌进入血流，所以其生物学作用不明。

(3) 神经垂体生理功能

神经垂体主要是由轴突末端组成，细胞体位于下丘脑的视上核和室旁核，轴突末端紧邻血管，其产物直接进入血流。另外，神经垂体遍布垂体细胞(pituicytes)，这些特化的神经胶质细胞支持神经垂体所产生的激素分泌与运输，另外还具有吞噬功能。

神经垂体产生缩宫素和血管升压素。两者均是由较大的前体蛋白进一步修饰所产生的，在其水解修饰的过程中可产生一些较小的产物，其中一组称为神经垂体激素运载蛋白(neurophysin)。这些产物随前者一同分泌到血液中，但其生物学作用不明。

1) 缩宫素：也称为催产素，主要作用于乳腺和子宫。在乳腺组织中，缩宫素引发乳腺管的肌上皮细胞收缩，进而促使乳汁经乳腺泡进入乳头，并泌乳。泌乳反射的起始刺激是对乳头的触觉刺激，触觉感受器的电冲动被传递到下丘脑的缩宫素分泌神经元，后者同步放电，并导致神经垂体释放缩宫素。

缩宫素还可导致子宫肌肉收缩。在生产过程中，胎儿下降到生产道，引发传入冲动到视上核和室旁核，并引发神经垂体释放缩宫素，随后增加子宫收缩力。在未怀孕的子宫，缩宫素也可以增加子宫收缩，以利于精子进入输卵管。在男性射精时血液中的缩宫素也增加，这可能与射精管的平滑肌收缩有关。

2) 血管升压素：也称为抗利尿激素(ADH)，其半衰期仅18 min。在肾脏集合管，血管升压素导致水通道由组织面进入管腔面，进而增加了集合管的通透性，使水进入高渗透压的肾脏锥体间质，结果尿容量减少、尿液浓度升高，总体血浆渗透压降低。诸如有效循环血容量降低(例如出血)、血浆渗透压升高、血管紧张素Ⅱ增加等情况，均可导致血管升压素分泌增多，疼痛、情绪反应、运动和恶心也可以促进血管升压素分泌，而乙醇可抑制血管升压素分泌。

血管升压素也是一个强力的血管平滑肌收缩因子，可导致收缩压升高，但同时可降低心脏输出量。

60.2.4 垂体功能调节

垂体在维持身体各部的均匀生长，调节体内各内分泌腺的平衡发展以及在人体内外环境稳态反应中起着重要作用，被视为主宰内分泌的腺体，但它通过神经系统由下丘脑进行调节。下丘脑的神经细胞核群兼有神经细胞和内分泌细胞的特性。它们可被电兴奋，对高级神经中枢的神经活动(如紧张、焦虑、手术、创伤等应激性刺激以及光、声、味等感觉)起反应，对中枢神经递质起反应(表60-3)；同时它们又具有分泌功能，能合成激素性物质。当人体在内外环境变化时，可将这些激素释放入血，调节垂体，进而产生相应的代谢性反应。下丘脑合成与分泌的促垂体激素释放或抑制激素(因子)，经垂体门脉输送并作用于腺垂体的内分泌细胞，直接起到腺垂体促激素释放或抑制的调节作用(表60-4)，后者如FSH、LH、TSH、ACTH又对其靶腺如性腺、甲状腺及肾上腺皮质进行调节；而GH及PRL则通过全身多种组织，参加人体内的代谢及生理调节。同时垂体激素通过逆向血流对下丘脑进行反馈调节(短反馈)，周围靶腺分泌的激素也通过"负"或"正"反馈作用于下丘脑及垂体进行调节(长反馈)。这样，在高级中枢神经-下丘脑-垂体-靶腺-体内物质代谢之

表60-3 中枢神经递质对下丘脑及垂体激素的调节

	DA	NE	5-HT	EOS	Ach	GABA	SP	HA	PG
GHRH	+	+	+	+		+			
GHIH						−			
CRH	−	−	+		+	−			
PIF	+	−	−						
PRF		+	+	+					
GnRH	+	+	−	−	+	−	+		
TRH	−	+	−						
LH	−	+	−	−	+	±	+		+
FSH	−	+		−		±	+		+
TSH	−	+		+		−			−
PRL	−	+	+	+	−	+	+	+	+
GH	+	+	+	+	+	±			+
ACTH	+	−	+	−		−			+
ADH	+								

注：+，释放；−，抑制；±，双重作用；DA，多巴胺；NE，去甲肾上腺素；5-HT，5-羟色胺；EOS，内源性阿片类物质；Ach，乙酰胆碱；GABA，γ-氨基丁酸；SP，P物质；HA，组胺；PG，前列腺素。

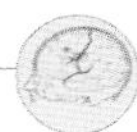

表 60-4 下丘脑促垂体激素对垂体促激素的调节

下丘脑促垂体激素	垂体促激素
TRH	TSH↑，PRL↑
GRH	GH↑
CRH	ACTH↑
GIH	GH↓，TSH↓，ACTH↓，PRL↓
GnRH	LH↑，FSH↑
PRF	PRL↑
PIF	PRL↓
MRF?	MSH↑
MIF?	MSH↓

注：↑，释放；↓，抑制；?，是否存在有争议（动物垂体中叶发现有β-MSH，但人体无垂体中叶）；TRH，促甲状腺激素释放激素；GRH，生长激素释放激素；CRH，促皮质激素释放激素；GIH，生长抑素；GnRH，促性腺激素释放激素；PRF，泌乳素释放因子；PIF，泌乳素释放抑制因子；MRF，黑色素细胞刺激释放因子；MIF，黑色素细胞刺激释放抑制因子。

间就形成了一个相互依存、相互制约的整体。而神经垂体储存的ADH除受应激性刺激（精神刺激、创伤等）及中枢神经递质影响外，尚受血浆渗透压、血容量、血压（如血浆渗透压增高或低血容量、低血压时，ADH分泌增加）及某些激素（如甲状腺素、糖皮质激素及胰岛素等）的影响及调节。

60.3 分类

由于垂体特殊的生理学功能及解剖学位置，曾有不同的分类。如临床内分泌医师根据肿瘤的内分泌活性区分垂体肿瘤；而影像科及神经外科医师更重视区分微腺瘤及大腺瘤、边界清楚呈膨胀生长或浸润破坏周围结构呈侵袭性生长的肿瘤；病理科医师则关注肿瘤的形态学及染色特征。但无论何种分类均有其局限性，究其原因是由于垂体肿瘤具有“跨学科领域”的特殊病理学特点，使得仅从一个方面对肿瘤进行分类并不能概括肿瘤全貌，甚至会带来误解。比如，单从内分泌活性来看，以往认为临床或生化检查未发现内分泌激素分泌亢进则属于“静止的”无功能腺瘤，然而免疫组织化学染色发现这些肿瘤中相当一部分对激素有阳性染色。因此，认为无功能腺瘤并非真正的无功能，而是在生物学上有免疫反应，但无内分泌活性的物质；或者是细胞释放的激素量未达到足以检测或产生症状的血浓度。又例如目前的垂体瘤形态学分类主要是基于组织学构成、免疫细胞化学和超微结构的资料，由于缺乏对激素分泌性肿瘤的“静止”类型的认识，未考虑诸如神经影像学和手术特点、血中激素水平、刺激和抑制试验的结果，以及与细胞增殖有关的资料等因素，故不能完全反映出瘤的形态学参数与临床和生化现象、生长进度和治疗反应等。目前的分类主要有下述几种。

60.3.1 WHO 垂体肿瘤分类

WHO提出了7个层次的分类，涵盖了神经外科、内分泌科以及病理科的分类特点。包括：①临床表现及激素分泌类型（如肢端肥大）；②神经影像学及术中情况（大小、侵袭性、Hardy分型）；③组织病理学特点；④免疫组织化学染色类型；⑤肿瘤细胞超微结构；⑥肿瘤细胞分子生物学特点；⑦基因分型。

2017年，第4版WHO内分泌肿瘤分类发布（表60-5）。它对腺垂体肿瘤分类进行多处修改，定义了新疾病类型，以及重新定义了旧疾病类型。

在新的WHO垂体肿瘤分类方法中，一个主要的改变是采用腺垂体细胞谱系作为指导腺瘤分类的主要原则。在过去的一个年代里，许多转录因子和其他分化驱动因子被发现在腺垂体的细胞分化中起到关键作用。这些转录因子对于来自Rathke囊的神经内分泌细胞的分化和成熟是至关重要的，这些细胞产生3种主要的细胞谱系：嗜酸性细胞谱系、促性腺细胞谱系和促肾上腺激素细胞谱系。在许多因子中，最主要且对病理实践有意义的转录因子是垂体特异性POU类同源域转录因子（pituitary-specific POU-class homeodomain transcription factor，PIT-1），其介导形成了生长激素细胞、泌乳素细胞和促甲状腺激素细胞；类固醇激素生成因子-1（steroidogenic factor 1，SF-1）调节促性腺激素细胞的分化；T-PIT（T-box家族成员TBX19，T-box family member TBX19）转录因子驱动POMC细胞系分化为促肾上腺皮质细胞（表60-6）。

这些转录因子已经被定位在人垂体腺瘤中，表现出和正常垂体细胞分化相似的模式，因此已经被作为表征垂体腺瘤的诊断工具。比如，生长激素细胞腺瘤、泌乳素细胞腺瘤、混合生长激素-泌乳素细胞腺瘤和促甲状腺激素细胞腺瘤表现出嗜酸性细胞谱系转录因子PIT-1明显的细胞核染色，而糖皮质

表 60-5 2017 版 WHO 垂体肿瘤分类

基于组织来源分类	基于腺瘤细胞分泌谱系分类
垂体腺瘤 (pituitary adenomas)	生长激素细胞腺瘤(somatotroph adenoma) 泌乳素细胞腺瘤(lactotroph adenoma) 促甲状腺激素细胞腺瘤(thyrotroph adenoma) 促肾上腺激素细胞腺瘤(corticotroph adenoma) 促性腺激素细胞腺瘤(gonadotroph adenoma) 零细胞腺瘤(null-cell adenoma) 多激素和双激素腺瘤(plurihormonal and double adenomas)
垂体癌 (pituitary carcinoma)	
垂体母细胞瘤 (pituitary blastoma)	
神经垂体肿瘤 (tumors of the neurohypophysis)	垂体细胞瘤(pituicytoma) 鞍区颗粒细胞瘤(granular cell tumor of the sella) 梭形细胞嗜酸性细胞瘤(spindle cell oncocytoma) 鞍区室管膜瘤(sellar ependymoma)
神经和副神经肿瘤 (neuronal and paraneuronal tumors)	神经节细胞瘤和混合的神经节细胞瘤-腺瘤(gangliocytoma and mixed gangliocytoma-adenoma) 神经细胞瘤(neurocytoma) 副神经节瘤(paraganglioma) 神经母细胞瘤(neuroblastoma)
颅咽管瘤 (craniopharyngioma)	造釉细胞型颅咽管瘤(adamantinomatous craniopharyngioma) 乳头状颅咽管瘤(papillary craniopharyngioma)
间充质和基质肿瘤 (mesenchymal and stromal tumors)	脑膜瘤(meningioma) 神经鞘瘤(schwannoma) 脊索瘤(chordoma, NOS) 　软骨样脊索瘤(chondroid chordoma) 　去分化脊索瘤("dedifferentiated" chordoma) 孤立性纤维瘤/血管外皮细胞瘤(solitary fibrous tumor/hemangiopericytoma) 　一级 SFT/HPC 　二级 SFT/HPC 　三级 SFT/HPC
造血淋巴系统肿瘤 (hematolymphoid tumors)	
生殖细胞肿瘤 (germ cell tumors)	生殖细胞瘤(germinoma) 卵黄囊瘤(yolk sac tumor) 胚胎癌(embryonal carcinoma) 绒毛膜癌(choriocarcinoma) 畸胎瘤(teratoma, NOS) 　成熟畸胎瘤(mature teratoma) 　未成熟畸胎瘤(immature teratoma) 　具有恶性转化的畸胎瘤(teratoma with malignant transformation) 混合性生殖细胞肿瘤(mixed germ cell tumor)
继发性肿瘤 (secondary tumors)	

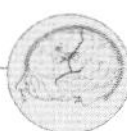

表 60-6 作为 2017 版 WHO 垂体腺瘤分类基础的腺垂体细胞谱系

细胞谱系	主要转录因子和其他辅助因子	腺垂体细胞
嗜酸性细胞谱系	PIT-1	生长激素(GH)细胞
	PIT-1, ERα	泌乳素(PRL)细胞
	PIT-1, GATA-2	促甲状腺激素(TSH)细胞
糖皮质激素细胞系	T-PIT	糖皮质激素细胞
促性腺激素细胞系	SF-1; GATA-2, ERα	促性腺激素细胞

注:PIT-1,垂体特异性 POU 同源转录因子; ERα,雌激素受体;GATA-2,锌指转录调节蛋白 GATA 家族成员;T-PIT, T-box 家族成员 TBX19; SF-1,类固醇因子-1。

激素细胞腺瘤和促肾上腺皮质激素细胞腺瘤 PIT-1 表达阴性。

有了这个新概念,2017 WHO 垂体肿瘤分类将腺瘤根据它们的垂体细胞谱系进行分类,而不是之前的根据垂体瘤产生的激素来分类(表 60-7)。比如,"泌乳素细胞腺瘤"这个分型被定义为一群衍生于 PIT-1 谱系且分泌 PRL 的细胞,取代了之前的定义的"产生泌乳素的腺瘤"。腺瘤的分型基于分化后的下列主要细胞谱系:生长激素细胞腺瘤、泌乳素细胞腺瘤、促甲状腺激素细胞腺瘤、促肾上腺皮质激素细胞腺瘤、促性腺激素细胞腺瘤、裸细胞腺瘤和细胞谱系尚未被确定的腺瘤。形态分型中特异的亚型是根据特异的组织和免疫组织化学染色特点决定的。

表 60-7 2017 版 WHO 垂体腺瘤分类

腺瘤种类和组织学类型	垂体激素和其他免疫标记	转录因子和其他辅助因子
生长激素细胞腺瘤		
致密颗粒型腺瘤*	GH±PRL±α-亚基 LMWCK(核周或弥散)	PIT-1
疏松颗粒型腺瘤	GH±PRL, [CK](点状;纤维小体)	PIT-1
泌乳素生长激素细胞腺瘤	GH+PRL(在同一个细胞中)±α-亚基	PIT-1, ERα
生长激素细胞-泌乳素细胞混合性腺瘤	GH+PRL(在不同细胞中)±α-亚基	PIT-1, ERα
泌乳素细胞腺瘤		
疏松颗粒型腺瘤*	PRL	PIT-1, ERα
致密颗粒型腺瘤	PRL	PIT-1, ERα
嗜酸性干细胞腺瘤	PRL, GH(局灶且不稳定) LMWCK(纤维小体)	PIT-1, ERα
促甲状腺激素细胞腺瘤	β-TSH, α-亚基	PIT-1, GATA2
促肾上腺皮质激素细胞腺瘤		
致密颗粒型腺瘤*	ACTH, [CK](LMWCK)(弥散)	T-PIT#
疏松颗粒型腺瘤	ACTH, [CK](LMWCK)(弥散)	T-PIT#
Crooke 细胞腺瘤	ACTH, [CK](LMWCK)(环状)	T-PIT#
促性腺激素细胞腺瘤	β-FSH, β-LH, α-亚基(不同组合)	SF-1, GATA2, ERα
裸细胞腺瘤	无	无
多激素腺瘤		
多激素 PIT-1 阳性腺瘤(曾被称为静止型腺瘤第 3 亚型)	GH, PRL, β-TSH±α-亚基	PIT-1
具有不寻常免疫组织化学染色组合的腺瘤	可变组合:ACTH/GH, ACTH/PRL	

注:*,最常见的组织学类型;#,商业化的抗体尚不可用。

新分类方法的第 2 个规范是，肿瘤分类的主要技术是免疫组织化学结合主要垂体激素的免疫印迹（GH、PRL、ACTH、β-TSH、β-LH、β-FSH 和糖蛋白 α 亚基），必要时使用垂体转录因子（PIT-1、SF-1、T-PIT）。垂体转录因子的使用在特定腺瘤类型中是十分重要的。比如，由于肿瘤本身的定义（如多激素 PIT-1 阳性腺瘤），或因为它们在没有细胞谱系分化对应的腺瘤当中不存在（如零细胞瘤），或因为垂体激素的免疫印迹有时呈现局灶/微弱或不确定的结果（如强 SF-1 免疫印迹定义的促性腺激素细胞分化在腺瘤中仅表达局灶/微弱的促性腺激素）。额外的免疫组织化学染色可以被用于腺瘤亚型的分类。比如，低分子量角蛋白（low-molecular weight cytokeratin）如 CAM5.2 在鉴定疏松颗粒型生长激素细胞和嗜酸性肝细胞腺瘤中的纤维小体时十分有用；角蛋白也可以强调促肾上腺皮质激素细胞分化和 Crooke 细胞透明样变。如新分类清晰地规定，疏松颗粒型生长激素细胞腺瘤在使用低分子量角蛋白进行免疫组织化学，发现 70%以上的肿瘤细胞包含纤维小体。在结合了形态学和免疫组织化学标记之后，使用超微分析来对腺瘤进行分析的必要性就很小了。

表 60-7 展示了垂体腺瘤的免疫组织化学情况，及其主要类别和亚型。这种新的分类方法十分实用，为临床治疗团队的明确诊断和附加的预后价值提供了确切的信息。比如，WHO 定义的生长激素细胞腺瘤是主要分泌 GH 和来源于 PIT-1 细胞谱系的腺瘤。这种肿瘤可能只由生长激素细胞组成，包括致密颗粒型生长激素细胞腺瘤和疏松颗粒型生长激素细胞腺瘤，或者由具有分泌 GH 和 PRL 能力的细胞组成，包括单一细胞的泌乳素-生长激素细胞腺瘤和 2 种细胞混合的生长激素细胞-泌乳素细胞腺瘤。

对雌激素受体 α（ERα），一种表达于泌乳素细胞和促性腺激素细胞的类固醇受体的免疫印迹，可能对于鉴别局灶性表达 PRL 的致密颗粒型生长激素细胞腺瘤和泌乳素生长激素细胞腺瘤有价值，后者是表现为生长激素细胞和泌乳素细胞分化，在超微水平显示分泌性颗粒挤压，且比致密颗粒型生长激素细胞腺瘤治愈率更低的肿瘤。

（1）强调垂体腺瘤的特定分类

1）促性腺激素细胞腺瘤和裸细胞腺瘤：促性腺激素细胞腺瘤好发于 60～70 岁的患者，女性稍多。不同于其他细胞谱系分化良好的腺瘤，多数促性腺激素细胞腺瘤是临床无功能腺瘤而没有激素的过度分泌，少见临床上活跃的促性腺激素细胞腺瘤。患者表现出肿瘤占位的症状和体征，伴有对垂体和鞍区结构的压迫，包括视觉症状、头痛和垂体功能减退。尽管没有激素过度分泌的临床证据，免疫组织化学显示这些腺瘤不同程度、可变地表达促性腺激素 β-LH、β-FSH 和 α-亚基。此外，这些腺瘤也表达转录因子 SF-1。

同样地，裸细胞腺瘤也是临床上的无功能腺瘤，且在流行病学与临床表现上与促性腺激素细胞腺瘤相似。在没有明确指南的情况下，鉴别这两种腺瘤到目前为止是十分困难的。促性腺激素细胞腺瘤可能有稀疏的促性腺激素细胞免疫活性，相反地，裸细胞腺瘤可能表现为局灶和较弱的 α-亚基免疫活性。

随着标记不同细胞谱系分化更特异的标志物出现，包括转录因子，用于更好地区分“弱免疫活性”或“激素免疫阴性”腺瘤和缺乏细胞分化的腺瘤（如零细胞腺瘤）的新证据出现，2017 版 WHO 垂体肿瘤分类对裸细胞腺瘤提出了新的定义。这些腺瘤现在被定义为同时不表现垂体激素和垂体转录因子免疫活性的腺瘤。裸细胞腺瘤倾向于发展为大腺瘤，其肿瘤细胞可以排列为巢形或索条形态等多种组织学模式；它们可能表现出嗜酸性细胞的变化。根据定义，这些肿瘤对神经内分泌标志物具有免疫活性，包括嗜铬粒蛋白（chromogranin）和突触素（synaptophysin），且需要和其他可能发生在鞍区的罕见神经内分泌肿瘤进行鉴别，包括副神经节瘤，后者需要附加其他更具特异性的免疫标记物，包括络氨酸羟化酶和多巴胺 β-羟化酶。

这个新定义也强调了激素免疫阴性腺瘤可能通过表达谱系特异性转录因子表现出细胞谱系分化的概念。Nishioka 等发现，大约 95%的激素免疫阴性腺瘤表达细胞谱系特异性转录因子，其中大约 67%的腺瘤表现出 SF-1 和/或 ER-α 阳性的促性腺激素细胞分化，27%的腺瘤表达 T-PIT 提示为促肾上腺皮质激素细胞谱系，2%的病例具有 PIT-1 的表达提示为嗜酸性细胞分化。因此，特异的细胞谱系可以在缺少激素分泌或表达的情况下被识别。需要注意的是，现在仍然没有针对 T-PIT 的可靠商业化抗体，使用如 Nishioka 描述的方法鉴别 ACTH 阴性、T-PIT 阳性（静止）促肾上腺皮质激素细胞腺瘤方面还有缺陷。

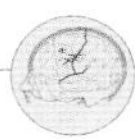

使用新的判断标准，只有小部分腺瘤仍被诊断为裸细胞腺瘤。这种新定义的裸细胞腺瘤群体的临床表现还有待探索。

2）静止腺瘤（silent adenomas）：静止腺瘤是患者不表现出内分泌过度综合征的肿瘤，如临床无功能腺瘤，但是这些腺瘤在组织学和免疫组织化学特点方面与分化良好的细胞谱系特异型腺瘤一致。在之前的描述中，大多数促性腺激素腺瘤是临床静止腺瘤。在其他细胞特异性谱系腺瘤中，促肾上腺皮质激素腺瘤是最常见的静止腺瘤，有高达20%的促肾上腺皮质激素腺瘤患者缺少库欣病和ACTH或皮质醇升高的临床或生化证据。这些肿瘤因此被称为静止促肾上腺皮质激素腺瘤。静止生长激素细胞腺瘤和静止泌乳素细胞腺瘤比较少见。

促肾上腺皮质激素细胞谱系腺瘤以其组织学特征和ACTH免疫印迹为主要特点，这些肿瘤同时表达转录因子T-PIT。其具有如下3种形态学亚型（见表60-7）：致密颗粒型促肾上腺皮质激素细胞腺瘤（最常见的亚型），疏松颗粒型促肾上腺皮质激素腺瘤和Crooke细胞腺瘤。

组织学上，静止促肾上腺皮质激素腺瘤可能表现为嗜碱性致密颗粒型腺瘤伴有强ACTH免疫活性（静止促肾上腺皮质激素细胞第1亚型），但也可能是更嫌色的疏松颗粒型腺瘤伴有局灶的ACTH免疫活性（静止促肾上腺激素细胞第2亚型）。和临床活跃的促肾上腺皮质激素细胞腺瘤一样，静止腺瘤表达转录因子T-PIT。静止促肾上腺皮质激素细胞腺瘤倾向于成为大腺瘤但不常表现出海绵窦、蝶窦或骨侵犯。它们也更易发生栓塞或出血，又叫做卒中。由于能获得病变固有侵袭行为倾向、卒中的倾向和复发的倾向，对这些腺瘤的诊断是有重大意义的。正如前文中所陈述的，随着转录因子T-PIT免疫印迹的引入，多种激素免疫阴性腺瘤表现出向表达T-PIT的促肾上腺皮质激素细胞谱系的分化倾向。只要更可靠的抗T-PIT抗体可用，这个抗体应当被常规应用于ACTH阴性、T-PIT阳性静止促肾上腺皮质激素细胞腺瘤的鉴别中。

3）多激素腺瘤（plurihormonal adenomas）：被定义为产生1种以上垂体激素的肿瘤。这些腺瘤可能是单一形态的，包括分泌超过一种激素的单一细胞类型，或者多种形态的，包括2种（或更多）独立的细胞群体分泌不同的激素。根据2017版WHO垂体肿瘤分类标准，除了同时产生GH、PRL、β-FSH、β-LH的腺瘤，分泌1种以上垂体激素的腺瘤被定义为多激素垂体腺瘤。这个分类包括新描述的多激素PIT-1阳性腺瘤（曾经被称为静止腺瘤第3亚型），临床功能型腺瘤如分泌GH、PRL、TSH的腺瘤伴随肢端肥大症和甲状腺功能紊乱，以及伴有罕见激素组合且不能用细胞分化解释的腺瘤。这些腺瘤都极为少见，尤其是具有罕见的不同细胞谱系组合的肿瘤如GH/ACTH分泌腺瘤。

新分类法在分类中引入了一个新的类型——多激素PIT-1阳性腺瘤，取代了之前的静止腺瘤第3亚型。静止腺瘤第3亚型是一种罕见多激素腺瘤，传统诊断依靠其单一形态低分化细胞的超微结构特征，表现为独特的细胞核包含物，称为核包涵体。由于许多患者不具有过度分泌的垂体腺瘤，一开始的描述把这种肿瘤放在了静止腺瘤的分类下。但是后续的研究显示这些患者可能表现出低水平的高泌乳素血症和/或肢端肥大症的体征。组织学上，这些腺瘤包含单一形态低分化细胞，表现出不同水平免疫活性的GH、PRL、β-TSH和α-亚基。在引入转录因子的免疫组织化学后可以明显发现，这些肿瘤具有PIT-1免疫活性，更倾向于归类到嗜酸性细胞谱系的腺瘤中。由于其内在的侵袭行为和高度的侵袭性、较短的无疾病生存期和较高的复发概率，这种腺瘤的诊断十分重要。

多激素PIT-1阳性腺瘤需要和嗜酸性干细胞腺瘤（一种泌乳素细胞分化的肿瘤）进行鉴别诊断，2种疾病的患者都可能表现出高泌乳素血症的体征。不同于多激素PIT-1阳性腺瘤，嗜酸性干细胞腺瘤表现出嗜酸性改变，细胞质纤维小体，而不表现出β-TSH的免疫活性。

具有不同细胞谱系不寻常组合的多激素腺瘤极为少见，只限于几个病例报道。依据不同细胞分化谱系的激素组合包括GH/ACTH、PRL/ACTH和β-LH/ACTH分泌腺瘤。夹杂于肿瘤中的非肿瘤（正常）腺垂体细胞可能会被误认为是神经内分泌肿瘤细胞，随后，这一肿瘤可能被错误地分类为多激素腺瘤。分散的细胞对其他激素免疫阳性的表现不能作为多激素腺瘤的充分证据。对HE染色、网状蛋白染色（reticulin stains）和一系列垂体激素的免疫进行仔细分析有助于鉴别夹杂的正常腺垂体细胞。此外，谱系特异性垂体转录因子的免疫组织化学表现，可能可以证明绝大多数单一形态的亚型和细胞谱系定义。

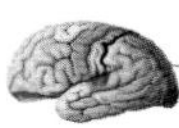

双激素腺瘤(double adenomas)不应被误认为是多激素腺瘤。这些结合而成的腺瘤包含了2种不同细胞谱系的垂体腺瘤。罕见多种(多于2种)不同的腺瘤也有过报道。尽管这些多重腺瘤(multiple adenomas)的罕见病例可能是临床证据,更多的病例通常在尸检中偶然发现。

(2)垂体神经内分泌肿瘤分级的改变

在新分类处理垂体内分泌肿瘤的组织学分级中有一个引人注意的变化。2004版WHO分级推荐将腺瘤分为3个等级,这并没有被证明是肿瘤行为的有效评估方式。神经内分泌肿瘤之前被划分为腺瘤(典型的)、非典型腺瘤和癌。典型腺瘤包括了大多数垂体神经内分泌肿瘤,非典型腺瘤和癌极为少见。

成立垂体癌的诊断至今没有被提出任何改变,目前的方法基于脑脊液和/或全身转移的发现。垂体癌极为罕见,占所有垂体肿物的比例少于0.5%。这些肿瘤大多从侵袭性腺瘤发展而来,在若干年后复发而出现,而不是表现为原位肿瘤。它们大多数是激素活跃肿瘤,最常见的是伴有高泌乳素血症的泌乳素细胞腺瘤,其次是伴有库欣病的促肾上腺皮质激素腺瘤。没有早于转移的组织学特征可以将癌从常规的典型腺瘤中鉴别出来,因此,诊断仅仅依靠转移的出现。

2004版WHO垂体肿瘤分类中具有争议的地方是所谓的不典型腺瘤。不典型腺瘤的定义十分模糊,包括"具有不典型形态特征提示侵袭性行为比如侵袭性生长"的腺瘤。这一定义也包括了"其他特征包括升高的分裂指数和Ki-67增殖指数>3%,同时有大量细胞核染色表现p53免疫活性"。使用这些判断标准,不典型腺瘤的发生率是相对可变的。文献显示多中心研究的非典型腺瘤发生率为2.7%~2.9%,而在三级转诊中心的发生率为8~18%。这一可变的患病率看起来是因为Ki-67截止值、p53免疫组织化学印迹的评估和肿瘤侵袭水平在诊断中使用的不同。比如,近期由Chiloiro等和Miermeister等进行的2个对比典型和不典型腺瘤的系列研究中,Ki-67截止值是完全不同的。第1项研究的截止值是1.5%,而第2项研究的截止值是4%。在2个研究都依据它们各自特异的Ki-67指数截止值体现出了不典型和典型腺瘤间的显著差异;然而,它们都没有使用2004版WHO垂体肿瘤分类规定的3%作为截止值。此外,Miermeister的研究使用肿瘤侵袭作为一种诊断不典型腺瘤的标准,然而在其他几项研究中,并没有使用侵袭性作为判断标准。因此,多个研究中不一致的判断指标使得数据可比性受到挑战,并且在文献中没有确凿的证据。除了病理判断标准,在这一分级系统使用10年之后显然可以发现,不是所有不典型腺瘤都表现出临床侵袭行为。比如,在Chiloiro的系列研究中,典型和非典型腺瘤在复发率和无病生存时间上没有显著差异。

(3)侵袭性腺瘤

侵袭性腺瘤是一种临床定义的垂体腺瘤,为发源于良性临床行为的不典型腺瘤。临床侵袭性腺瘤这一定义在不同文献中有所不同,从巨大、侵袭性、增长速度快的肿瘤,到全切后早期复发的肿瘤,到对常规治疗抵抗的肿瘤。此外,"侵袭性(aggressive)"和"侵入性(invasive)"在文献中通常是可以互换使用的术语。Raverot等已经提出一种定义:"一个未转移的侵袭性肿瘤亚群呈现出的侵袭行为导致多次复发和对包括放疗在内的常规疗法抵抗。"最近一项特别完善的研究结合了这2个定义,分析了病理上确定的不典型腺瘤和临床侵袭性行为的区别。在这个包含了大量患者的研究中,不典型腺瘤被分为2组:不伴有临床侵袭行为的肿瘤和伴有临床侵袭性为的肿瘤,这被认为与肿瘤的复发和/或对放疗更低的反应性有关。海绵窦或斜坡侵袭的表现是一个在统计学上显著差异的、能够鉴别临床侵袭性和非临床侵袭性腺瘤的参数。然而,当通过二元线性回归分析发现,临床侵袭性亚型可以被更高的Ki-67增殖指数预测,而不是不典型腺瘤的定义。

因此,在2017版WHO垂体肿瘤分类中,"不典型腺瘤"这一术语被弃用。WHO垂体肿瘤分类也没有再对肿瘤分级进入新的分类标准。分类的重点被放在对肿瘤增殖(有丝分裂计数和Ki-67指数)和肿瘤侵袭的评价上,这2个特征都被证明与肿瘤更具有侵袭性的临床行为相关。然而,没有推荐的特异性的Ki-67截止值。在少数情况下,垂体内分泌肿瘤可以有极高的细胞增殖活动,如超过20%的Ki-67增殖指数,但是在手术切除时没有同时发生远处转移。同样清楚的是,没有证据表明常规进行p53免疫染色的效用。2017版WHO垂体肿瘤分类也没有提供如何向临床医师提供这些发现的具体建议。在作者看来,临床病理医生也许可以在适合的时候,于显微描述之后,在最终诊断里附加一行关于升高的有丝分裂/Ki-67指数和肿瘤在软组织和骨

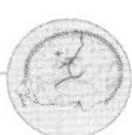

骼中的侵袭表现来提供这些信息。

2017 版 WHO 垂体肿瘤分类也推荐使用生长抑素受体 SSTR2 和 SSTR5 来协助治疗预后的推断。SSTR2、SSTR5、甲基鸟嘌呤-DNA 甲基转移酶（MGMT）、mutS 同源物 6（mutS homolog 6，MSH6）和 p53 虽然不是新分类所必须的，但也可以用于个体患者的诊断。

（4）非神经内分泌垂体肿瘤分类的改变

非神经内分泌垂体肿瘤比垂体腺瘤罕见很多，尽管如此它们仍然是在鉴别诊断垂体源性肿瘤时重要的疾病种类。在这个分类中的主要疾病是发源于神经垂体的肿瘤，包括垂体细胞瘤（一种神经垂体的颗粒细胞肿瘤）、梭形细胞嗜酸性细胞瘤和十分少见的室管膜瘤。这些肿瘤表现出相似的肿瘤占位效应和垂体功能低下的症状和体征。因此，它们需要与临床无功能腺瘤鉴别诊断。和已经修改的第 4 版 WHO CNS 肿瘤分类相似，尽管这些肿瘤是独立的疾病，但它们可能代表单个组织病理学实体的疾病谱，并且很可能来源于神经垂体的特化胶质细胞，即垂体细胞。

神经垂体肿瘤的临床和组织学特征在 2016 WHO CNS 肿瘤分类中已经被详细描述。简要地说，肿瘤大多发生在四五十岁人群，女性稍多。如前所述，肿瘤的临床表现和肿瘤占位效应一致。神经放射检查可以发现在鞍上扩展的巨大、实性肿物。大体观察，这些肿瘤比垂体腺瘤更加坚硬，在手术中有更高的出血可能，尤其是梭形细胞嗜酸性细胞瘤。垂体细胞瘤是发源于垂体细胞的肿瘤亚型，由束状排列的具有细长细胞核的纤细细胞组成。神经垂体的颗粒细胞肿瘤由多边形、具有颗粒、PAS 阳性细胞质和中心细胞核的细胞组成。梭形细胞嗜酸性细胞瘤由束状交错的嗜酸性梭形或上皮样细胞组成，嗜酸细胞瘤的细胞质中可通过超微结构分析或线粒体免疫标志物发现大量的线粒体群。这些肿瘤对 GFAP、维生素、S100 和 EMA 显示可变的免疫活性，后者在梭形细胞嗜酸性细胞瘤中有特别的免疫抑制。

Lee 等首先描述了 NK2 同源框因子 1 或甲状腺转录因子 1（thyroid transcription factor 1，TTF-1）可以作为这些肿瘤诊断的免疫标志物，在垂体细胞瘤、神经垂体的颗粒细胞瘤、梭形细胞嗜酸性细胞瘤中具有较强的细胞核免疫活性。此外，Mete 等已经证明这些肿瘤可能发源于相似的细胞，他们提出梭形细胞嗜酸性细胞瘤和神经垂体的颗粒细胞瘤可能代表垂体细胞瘤的亚型，它们在电镜纤维分析中与垂体细胞的 5 种亚型相似。因此，2016 版 WHO CNS 肿瘤分类和 2017 版 WHO 内分泌分类对这些疾病加入了以下评述："垂体细胞瘤、鞍区的颗粒细胞肿瘤和梭形细胞嗜酸性细胞瘤显示 TTF-1 的核表达，提示这 3 种肿瘤可能构成同一种神经疾病的细胞谱系。"

（5）新疾病和其他分类

在 2017 版 WHO 垂体肿瘤分类中的被确认的新疾病是垂体母细胞瘤（pituitary blastoma），一种罕见的垂体原始恶性肿瘤，大多发生在小于 24 个月的婴幼儿中（中位年龄 8 个月），女性稍多。患者大多表现为库欣病的症状和体征。这种肿瘤包含具有玫瑰花丛形状的上皮性腺体，形似未成熟的 Rathke 上皮，小的原发细胞群具有胚芽样的外观，更大的分泌上皮形似腺垂体细胞。这种肿瘤细胞表达神经内分泌标志，大多数肿瘤分泌 ACTH，少数病例报道中有分泌 GH 的细胞亚群。垂体母细胞瘤是 DICER1 综合征的一部分，或肺胸膜母细胞瘤（pleuropulmonary blastoma，PPB）家族性肿瘤和发育不良综合征，由 *DICER1* 基因生殖细胞杂合突变导致。

在新分类法中神经和副神经肿瘤这一分类被强调。这包括神经节细胞瘤和混杂神经节细胞瘤-腺瘤、神经细胞瘤、神经母细胞瘤和鞍区副神经节瘤。这些肿瘤都十分罕见，但是它们在垂体肿瘤的鉴别中十分重要。鞍区的副神经节瘤需要额外强调，因为它可能是家族性副神经节瘤综合征的一部分。

新分类法也认可了颅咽管瘤的 2 个亚型的分类——致密和乳头状型颅咽管瘤，两者均为具有独特分子表型的不同疾病。

新分类中强调，垂体和鞍区肿瘤的鉴别诊断中，其他重要疾病有脑膜肿瘤包括男性脑膜瘤和孤立性纤维瘤/血管外皮细胞瘤、脊柱瘤、骨和软组织肿瘤、生殖细胞肿瘤、造血肿瘤和继发性（静脉）肿瘤。除了 WHO 内分泌器官书籍，读者需要查阅特定器官系统的 WHO 书籍来回顾这些疾病各自的指南。

（6）关于垂体肿瘤分子诊断的一些评述

在如今将分子信息整合于组织学诊断，以更好地诊断肿瘤疾病和制定可能的靶向治疗方案的潮流中，垂体腺瘤落入了那些没有特异分子特征可以应用于临床常规诊断工作的肿瘤分类中。尽管在肿瘤抑制基因、原癌基因和可能在垂体腺瘤的肿瘤形成中发挥作用的表观遗传现象等方面进行了数个年代的研究，其在肿瘤形成和进展中的遗传机制仍然没有完全阐明。垂体腺瘤的发生看起来经历了多步骤、多病因的过程，其中的遗传倾向、特异性体细胞突变和内分泌因子可能参与成为致病因子。大多数垂体腺瘤是散发性的肿瘤，只有小部分是遗传的或家族性综合征的部分。鸟嘌呤核苷酸结合蛋白α亚基[guanine nucleotide-binding protein G(s) subunit alpha, *GNAS*]基因和泛素特异性水解酶(ubiquitin-specific protease 8, *USP8*)基因体细胞突变分别在大约40%的散发性生长激素细胞腺瘤和30%～60%的散发性促肾上腺皮质激素细胞腺瘤中被发现。这些突变在其他垂体腺瘤亚型中很少发现。

和垂体腺瘤发生相关的遗传综合征包括：①多内分泌肿瘤(multiple endocrine neoplasia, MEN)综合征MEN1和MEN4；②Carney综合征；③McCune-Albright综合征；④家族孤立性垂体腺瘤(familial isolated pituitary adenoma, FIPA)综合征；⑤伴有GPR101微重复的X连锁肢端肥大巨人症(X-linked acrogigantism, XLAG)；⑥与琥珀酸脱氢酶(succinate dehydrogenase, *SDH*)基因相关的遗传性嗜铬细胞瘤和副神经节综合征。关于家族性或综合征性垂体腺瘤相关基因改变的研究也加深了对非综合征型腺瘤的认识。比如，散发性肢端肥大症和芳烃受体相互作用蛋白(aryl hydrocarbon receptor-interacting protein, *AIP*)基因失活的种系突变有关，这也见于FIPA和GPR101种系或体细胞重复，类似于家族性XLAG。

尽管这些分子信息还没有为临床病理医生提供肿瘤诊断的工具，在临床和病理工作的基础上对可能的综合征性和家族相关性肿瘤的确认，可以有助于患者的家庭成员筛查可能患有垂体肿瘤的无症状个体，有助于早期诊断和治疗。

60.3.2 其他分类

加拿大多伦多大学St. Michael医院病理科的Kovacs及美国明尼苏达Mayo医学中心的医学与病理实验室的Scheithauer设计了一个五层次信息、更为复杂的腺垂体肿瘤的分类方案(1996)，也可供临床参考，简述如下。

(1) *层次1：按功能分类*

主要依据包括患者的临床表现和血内分泌激素浓度。虽然这些参数在本质上是临床和生化上的，而非形态学上的，但它能反映肿瘤的结构特征。

1) 内分泌功能亢进：①肢端肥大症/巨人症，GH浓度增高；②高泌乳素血症(轻到中度高泌乳素血症(≤200 μg/L)，可来自鞍区各种肿瘤、非肿瘤性病变，对垂体腺瘤呈非特异性)；③库欣病，ACTH和可的松血浓度增高；④甲状腺功能亢进，伴不适当促甲状腺素过度分泌；⑤卵泡刺激素，黄体生成素和/或α-亚基的明显增高；⑥多种激素过度产生。

2) 临床无功能。

3) 功能状态不确定。

4) 异位性内分泌功能亢进：①继发于异位的生长激素释放因子过度产生的临床肢端肥大症(增生/腺瘤)；②继发于异位的促皮质素释放因子过度产生的库欣病(增生/腺瘤)

(2) *层次2：按肿瘤部位、大小及生长方式分类*

根据来自神经影像学和手术中的信息如肿瘤大小、扩展性和侵袭性等作分类。此类信息对估计预后和决定治疗相当重要。

1) 根据部位：①鞍内；②鞍外；③异位(罕见)。

2) 根据大小：①微腺瘤(直径≤10 mm)；②大腺瘤(直径>10 mm)。

3) 根据生长方式：①非侵袭性；②侵袭性，可见硬脑膜、骨、神经、血管、周围脑组织的侵犯；③转移(脑、脊髓或全身)。

虽然这些信息与肿瘤的形态学无明确的联系，但它是肿瘤类型的反映，因为有关肿瘤侵袭与否的证据，除组织学所见外，还需与神经影像学和手术所见相结合。

(3) *层次3：根据肿瘤在光学显微镜下的组织病理学分类*

1) 腺瘤：①典型；②不典型(多形性、核分裂多、高MIB-1标记指数等)。

如果生长类型能被估计：①扩张型；②组织学上的侵犯性(骨、神经、血管等)。

2) 癌(转移和/或侵犯脑)。

3) 非腺瘤：①原发或继发于非腺垂体肿瘤；②类似腺瘤的垂体增生。

组织病理最重要的任务是决定病变是否为腺瘤。从历史上看，对典型的垂体腺瘤与细胞不规则、核分裂和侵袭性特征的腺瘤之间没有做出过疾病分类学的区别。然而细胞及核不规则的程度和范围以及核分裂活性在HE染色片中是容易确定的。显微

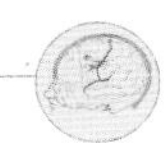

镜下发现的硬脑膜浸润其重要性要比在放射影像或肉眼上看到的为小，但组织学上证实有骨质或静脉窦的侵犯则是重要的。

特别困难的是较少见的垂体增生，这种病变通常伴有明显的内分泌功能紊乱体征和症状。垂体增生是一多时相过程，可从某些特种细胞的数目轻度增加，但不引起垂体正常腺泡结构的变化到广泛的结节性增生导致明显的腺泡膨胀和集聚及整个腺体的增大。由于正常情况下各类垂体细胞的不均匀分布和手术标本都为碎块，要诊断弥漫性增生是困难的。

细胞的多形性、核异常、细胞密集、出血和坏死已不是肿瘤侵袭性的可靠指标。相反，肿瘤巨大、肉眼可见侵蚀性、活跃的核分裂、高 MIB－1 标记指数和 P53 蛋白免疫反应阳性与侵袭性和预后差可能有关。有了这些指标，即使没有见到肿瘤的转移，也可以做出垂体癌的诊断。但是由于决定癌的恶性程度的方法尚未解决，目前仍以有转移灶者诊断为垂体癌，否则仍诊断为侵袭性垂体瘤。

(4) 层次 4：根据肿瘤免疫细胞化学染色分类

这也是目前临床广泛采用的一种单一分类，能可靠地查出肿瘤分泌的激素类型（表 60－8），并能与临床表现及血中激素浓度联系起来。应强调免疫阳性等同于激素储存，并不一定与激素的合成或释放率相关。

表 60－8 腺垂体肿瘤的免疫组织化学染色分类

主要免疫反应	继发免疫反应
GH	PRL(f)，α－亚基(f)，TSH(i)，FSH(i)，LH(i)
PRL	α－亚基(i)
ACTH	LH(i)，α－亚基(i)
FSH/LH/α－亚基	PRL(i)，GH(i)，ACTH(i)
TSH	α－亚基 GH(f)，PRL(i)
混合激素分泌	
特殊的激素分泌组合（嗜酸性干细胞腺瘤、泌乳生长素细胞腺瘤）	
无免疫反应（无功能）	

注：f，常见；i，非常见。

(5) 层次 5：按肿瘤细胞的超微结构特征分类

该分类可得出有关肿瘤细胞成分、分化程度、内分泌合成活性及细胞衍化的线索。许多与诊断相关的形态学特征在超微结构水平是显而易见的，它不仅显示细胞颗粒的形态学，也提供一些辅助性的特征，如颗粒的数量、分布，不同腺瘤的细胞内小器、线粒体以及各种腺瘤亚型的特有征象等（表 60－9）。免疫电镜能使多种激素在超微结构水平显示出来，对多激素的研究特别实用。

表 60－9 选择电镜检查的指征

肿瘤类型/变异	电 镜 的 应 用
生长激素瘤	
(1) 颗粒密集	选择性，如果 GH 免疫反应确定，通常缓慢生长
(2) 颗粒稀疏	选择性，如果 GH 免疫反应确定和细胞角化素抗血清测到核旁纤维体，很可能有侵犯性
泌乳素瘤	
(3) 颗粒稀疏	选择性，如果高尔基型 PRL 免疫反应全面并强阳性。血清 PRL 轻、中度增高，组织内 PRL 免疫反应缺乏或不肯定，应做电镜检查来证实诊断
(4) 颗粒密集	选择性，如果 PRL 免疫反应强阳性，为非常罕见类型，临床意义不大
生长激素-泌乳素混合瘤	
(5) GH、泌乳素细胞混合	由于免疫组织化学染色反应重叠，为将(5)～(7)分开，必须采用
(6) 促乳腺及躯体细胞	电镜。生长缓慢的(6)与(1)相同，而(5)和(7)可为侵袭性的
(7) 嗜酸干细胞	促肾上腺皮质激素瘤
(8) 颗粒密集	选择性，如果嗜碱性肿瘤对 ACTH 有肯定的免疫反应，多为微腺瘤
(9) 颗粒稀疏	可能需要，如果 ACTH 免疫反应缺乏或不确定，很可能是侵袭性大腺瘤
(10) Crooke 细胞型	选择性，如果 ACTH 免疫肯定，形态学变异无明显临床意义

续 表

肿瘤类型/变异	电镜的应用
促甲状腺素细胞腺瘤	如果临床表现和 TSH 免疫反应均不肯定,为确定诊断必需用电镜
FSH、LH 瘤	
(11) 男性类型	为鉴别肿瘤类型必须做电镜检查,但为临床处理则非必需,因为(11)～(14)的免疫组织化学染色形象交叉,生物行为相似
(12) 女性类型	
临床无功能腺瘤	
(13) 非肿瘤细胞(无细胞)	
(14) 瘤细胞	
细胞来源不明的腺瘤	
(15) 静止性"促皮质素"亚型 1	如果嗜碱性,ACTH 免疫反应,无库欣病征确立,可选择。形态学上与(8)不能区别
(16) 静止性"促皮质素"亚型 2	必须用电镜来识别此类肿瘤
(17) 静止性腺瘤亚型 3	必须用电镜来诊断,这对恰当的处理是必要的
(18) 其他(未分类的多激素瘤,如功能性 GH - TSH、PRL - TSH、PRL - ACTH 等)	为描绘各瘤特征性表现和避免错误,建议用电镜检查

临床应用中如能应用该五层次的分类,能使得临床医师全面掌握肿瘤的生长特点,为治疗和预后判断提供了全面的信息,表 60 - 10 列出了一种描述垂体瘤的样式。但出于简化考虑,目前临床实际应用中也普遍采用单一分类,尤其是按肿瘤影像学以及免疫组织化学染色病理分类最为常用。

表 60 - 10 报告的样式(举例)

姓名:×××	年龄:30	性别:女	肿瘤部位:鞍区
A. 肢端肥大症			
B. 大腺瘤,侵袭性			
C. 垂体腺瘤,典型			
D. GH、PRL、α -亚基			
E. 致密颗粒型促躯体性腺瘤			

60.4 病理

绝大多数垂体瘤为良性腺瘤。肿瘤起自鞍内,增大后蝶鞍受压、脱钙、变薄及扩大。达到一定体积后肿瘤多向鞍上生长,压迫视路及第 3 脑室底部;亦可向鞍旁海绵窦、中颅底、额底、蝶窦及脚间窝等处扩展。极少数垂体瘤可位于蝶骨内或咽部,可能起源于残留的咽垂体或颅咽管组织。肿瘤呈圆形、哑铃形或不规则的结节状,具有假包膜;质地大多较软,约 5%质地硬韧;色质因肿瘤类型而异;瘤内可伴有坏死、出血或囊性变。以电镜观察为主要依据,并参考免疫染色结果等,各型垂体腺瘤形态描述如下。

60.4.1 分泌功能腺瘤

占垂体瘤总数的 65%～80%。

(1) *泌乳素细胞腺瘤*

占分泌性瘤的 40%～60%。瘤细胞呈卵圆形或多角性;核大而不规则,常呈锯齿状,核仁明显。胞质丰富,高尔基器明显;线粒体亦较丰富,其内可见染色深的颗粒,称为嗜锇体(osmiotropicbody);粗面内质网(RER)极丰富且常扩张,位于细胞的周边;核糖体附着于 RER 膜上,RER 常形成同心圆结构,称为副核(nebenkern)。分泌颗粒按其大小及含量分为密集型(少数,颗粒直径为 600～1 200 nm)及稀疏型(多数,颗粒直径 200～300 nm)。颗粒形状不一,常为卵圆形、泪滴形或不规则形。常见胞溢(exocytosis)及错位胞溢(misplaced exocytosis)现象,前者为颗粒与细胞膜融合并破裂,颗粒内含物通过此孔溢出到细胞间隙,并迅速进入附近的毛细血管中;后者是在整个细胞周围,远离毛细血管处均有胞溢现象,此为 PRL 分泌腺瘤所特有的特征。

(2) *生长激素细胞腺瘤*

占 20%～30%。分为 2 型:①颗粒密集型。瘤细胞形态与正常生长激素细胞相似,呈圆形或卵圆形。细胞中心有一球形核,高尔基器发达,RER 及

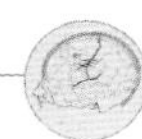

线粒体也较丰富。胞质内分泌颗粒大而多，分布密集，直径 350～450 nm，呈圆形。②颗粒稀疏型。细胞及核常为多形性，核仁明显，高尔基器、线粒体及 RER 均较丰富，胞质内有较多微丝，平均宽为 11.5 nm，有时聚集成球状，称球形纤维体(globular fibrous body)，为此型生长激素细胞腺瘤特征。分泌颗粒较小而少，直径 100～250 nm，多呈球形。

(3) 促肾上腺皮质激素细胞腺瘤

占 5%～15%。瘤细胞呈多形性长方形或多角形，呈腺管样排列。胞体较小，胞核常居中，圆形或犬齿形，核仁明显。RER 较小，高尔基器较丰富，其中有梭形深色的包涵体；线粒体少；分泌颗粒呈球形，直径 250～450 nm，颗粒常沿细胞膜排列；核糖体较多；约 55%可见胞质及核周有微丝聚集，为 Crooke 透明变性。

(4) 促甲状腺素细胞腺瘤

不足 1%。瘤细胞较小，核相对较大。分泌颗粒多密而细小(直径 50～150 nm)，呈弥散分布或沿细胞膜排列。甲状腺功能减低者常可见微丝，甲状腺功能亢进者可见毛细血管内皮细胞的核周有管型包涵体。

(5) 促性腺激素腺瘤

约占 3.5%。瘤细胞较小，呈不规则形；胞质内含有丰富发达的 RER 及大量的微管。分泌颗粒直径为 100～250 nm，沿细胞膜内侧排列。

(6) 混合性腺瘤

由 2 种或 2 种以上分泌细胞组成，但各种瘤细胞数量不一。例如，泌乳素-生长激素细胞混合腺瘤，GH 及 PRL 2 种细胞各自成巢，有的病例以生长激素细胞为主，有的病例以泌乳素细胞占多数。

(7) 特殊的激素分泌组合

1) 嗜酸干细胞腺瘤：瘤细胞具有生长激素及泌乳素腺瘤细胞特点，可见分泌颗粒错位胞溢、颗粒较大及球形纤维体等特点，与泌乳素生长激素细胞混合腺瘤不同。

2) 泌乳生长素细胞腺瘤：细胞形态单一，体积小，分化良好，核多不规则。有错位胞溢，似生长激素细胞腺瘤颗粒密集型。免疫组织化学染色测定胞质中含有 GH 或 PRL。

60.4.2 无分泌功能腺瘤

占垂体瘤总数的 20%～35%。

(1) 非瘤样细胞腺瘤

又称裸细胞瘤，瘤细胞胞体较小，呈多角形，排列紧密，胞核呈多形性(圆形或锯齿形)，RER 较短、量少，线粒体及高尔基器较小。分泌颗粒细小(直径 100～200 nm)，量少，常沿细胞周边排列，但无排出颗粒的证据。

(2) 瘤样细胞腺瘤

细胞边界不太清楚，核呈多形性且皱缩。胞质中充满畸形肿大(球形、葫芦形或黄瓜形等)、苍白、不着色、空泡性的变性线粒体，有时占胞质 1/3 以上，内嵴可消失，其他细胞器亦甚贫乏，故有人称之为线粒体瘤(mitochondroma)或空泡细胞瘤。

60.5 发病机制

垂体瘤的发病机制仍不清楚，长期以来一直存在分歧，多数学者认为垂体腺瘤是下丘脑调节功能异常造成的。一直以来，对垂体腺瘤的发病机制有两种假说：一是垂体细胞自身缺陷机制，即单克隆起源学说。例如临床发现肢端肥大症者对 TRH 兴奋或 GHRH 刺激有异常的 GH 升高反应，肿瘤切除后 GH 很快下降至正常水平且很少复发，提示腺瘤细胞上有非特异下丘脑激素受体的存在。又如在侵袭性恶性 PRL 瘤中有 *Rb* 基因的变异等。这些都说明垂体腺瘤的发生缘于垂体自身病变或基因缺陷。二是下丘脑调控失常机制，即肿瘤是下丘脑、垂体功能失调的表现形式之一，下丘脑的促激素和垂体内的旁分泌因子可能在垂体瘤形成的促进阶段起作用。例如 GHRH 有刺激 GH 分泌和细胞有丝分裂的作用，分泌 GHRH 异位肿瘤的肢端肥大症患者可同时引起生长激素细胞腺瘤；移植入 *GHRH* 基因的动物可促其生长激素细胞腺瘤细胞增生，进而诱发垂体瘤。此外，抑制因素的衰退对肿瘤发生也起促进作用。如库欣病患者肾上腺切除后部分患者可发生促肾上腺皮质激素细胞腺瘤；又如部分原发性甲状腺功能减退的患者可发生促甲状腺素细胞腺瘤，都说明缺乏正常的负反馈机制对垂体瘤的发生是在促发阶段起作用。

随着现代内分泌学、病理学、放射医学及分子生物学的迅速发展，对垂体腺瘤的认识已经达到分子和基因水平。目前认为垂体瘤的发生、发展是一个多步骤、多因子参与的复杂过程，众多基因、蛋白质参与了垂体瘤的发病过程，包括：①细胞生长因子的改变；②细胞周期调节机制的失控；③体内激素水平的失常；④垂体内部微环境改变；⑤生殖系突变（germline mutation）或体细胞突变（somatic mutation）。

近年来，得益于二代测序技术的飞速发展，垂体瘤致病突变基因的研究有了实质型的突破：发现了一系列导致垂体瘤发生的重要基因，使得笔者对于该类肿瘤发病机制的理解上了一个新台阶。本节主要围绕垂体瘤的生殖系和体细胞突变，结合近期的研究成果系统地阐述垂体瘤可能的发病机制及分子研究进展。

60.5.1 生殖系突变

生殖系突变是指生殖细胞（精子、卵子等细胞）中携带的基因突变，此类突变可以遗传给下一代，从而导致下一代体内各个细胞均携带此突变。该类突变往往可以导致家族性疾病的发生，是家族性垂体瘤发病的主要因素之一。此外，该类突变也是散发性垂体瘤的易感因素之一。

（1）家族性垂体瘤的致病基因

家族性垂体瘤（familial pituitary adneoma）占所有垂体瘤的5%～7%，根据其临床表现可以分为两类：①家族性单纯性垂体瘤，患者临床仅有垂体瘤表现，无其他器质性疾病；②家族性综合征性垂体瘤，患者有数个临床症状，涉及多脏器或系统，呈现综合征型表现，而垂体瘤仅为多个症状之一。

1）家族性单纯性垂体瘤（familial isolated pituitary adenoma，FIPA）：FIPA 定义为在有血缘关系的一个家族中，2 名或者 2 名以上的家族成员患有垂体瘤且不具有综合征临床表现的患者。目前已知的可导致 FIPA 的基因有 *AIP*、*GPR101* 和 *CDH23*。需要注意的是，并非所有 FIPA 都有明确的致病基因，其可能的原因包括垂体瘤有着较低的外显率（即突变基因携带者其发生肿瘤的概率）以及新生突变（*de novo* mutation，即父母的生殖细胞在减数分裂过程中发生并遗传给下一代的突变，父母除生殖细胞外不携带该突变）。

A. *AIP* 基因：FIPA 患者中，携带 *AIP* 基因突变的占 17%～20%，而在散发性垂体瘤中这一频率下降至 3.6%。约 50%携带 *AIP* 突变的垂体瘤先证者，发病时并没有明显的家族史，究其原因可能与该基因的低外显率有关。已有研究证实，约 5 个携带有 *AIP* 突变的垂体瘤潜在患者中，仅有 1 人最终发病。该类肿瘤亦有其他临床特征：以 GH 和 PRL 亚型居多，约 40%患者表现为巨人症；发病年龄常在 20～30 岁，部分患者甚至青少年时期已发病；肿瘤多巨大，具有明显的侵袭性；肿瘤对于药物敏感性差。基于以上这些临床特性，该类患者往往需要反复手术以及术后放疗。

该基因突变可导致 AIP 蛋白的减少。AIP 蛋白是一种抑癌蛋白，其在人垂体瘤 GH 和 PRL 分泌细胞中高表达，且与多种热休克蛋白共同作为分子伴侣，调控多个通路中的关键分子，其中包括磷酸二酯酶 4A、Gαi－2 蛋白。此两者可进一步调控 cAMP 通路，而 cAMP 通路被认为是生长激素细胞腺瘤发生的一个重要机制。此外，AIP 介导的 Gαi－2 表达改变，还被认为与该肿瘤对生长抑素类似物耐药有关。

B. *GPR101* 基因：X 染色体相关巨人症（X-linked acrogigantism，XLAG）是一类新发现的 GH 过度分泌性疾病。其临床特点以散发性婴幼儿 GH 分泌增多，最终导致巨人症为特征。此类患者的治疗十分棘手，其特点包括：①患者发病早，往往在 5 岁前即有 GH 的过度分泌，手术困难；②垂体病灶多以增生为主而非垂体肿瘤，难以在术中明确病变部位与正常垂体组织的分界；③对多巴胺受体拮抗剂和生长抑素类似物多呈部分或完全耐药；④手术或者放疗常常导致垂体功能低下，严重影响患者今后的发育。目前对于该类疾病的治疗以控制激素水平为主：可应用 GH 受体拮抗剂培维索孟结合生长抑素类似物（或多巴胺受体拮抗剂）控制患者 IGF－1 和 GH 的过度分泌。

近年的研究发现，该类患者在 X 染色体上的 Xq26.3 区域有新生的基因区域微重复（microduplication），虽然该区域中有 4 个基因，只有 *GPR101* mRNA 在垂体组织中呈高表达。此外，GPR101 蛋白为一种寡 G 蛋白偶联受体（orphan Gs protein-coupled receptor），过度表达该蛋白后，细胞内的 cAMP 水平明显上升，推测与生长激素细胞腺瘤的发生可能有关。然而内源性 GPR101 蛋白的功能，以及该蛋白导致生长激素细胞腺瘤发生的直接机制仍有待进一步研究。

C. *CDH23* 基因：近期有研究表明，在 12 例家族性垂体瘤家系中，通过全外显子测序，发现有 4 例家系中的患者均携带 *CDH23* 基因突变，突变频率为 33%，且垂体瘤表型与 *CDH23* 基因型呈共分离

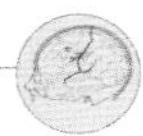

现象。随后的在 125 例散发性垂体瘤的基因筛查中，也发现了 15 例(12%)患者携带 *CDH23* 基因突变。提示该基因不仅是家族性垂体瘤的一个致病基因，也是散发性垂体瘤的易感基因。分析上述病例临床数据，可以发现 *CDH23* 突变可以导致 GH 型、泌乳素细胞腺瘤、无功能型等多个亚型的垂体瘤。且突变患者其肿瘤的直径和侵袭性相对较小，预后相对较好；而在发病年龄，病程等指标上与对照组并无显著差异。

CDH23 是钙粘连蛋白家族的成员之一，主要位于细胞膜中。该分子的胞外段由 27 个相似的结构域组成。需要注意的是，上述发现的各个突变位点，均位于不同的碱基位点，最终导致不同的氨基酸改变。但这些氨基酸均在各自外显结构域的保守区域附近，提示他们可能导致类似的生物学功能——改变 CDH23 蛋白的活性，从而促使垂体瘤的发生。此外，CDH23 与 PCDH15 密切相关，可通过形成异二聚体而发挥功能。后者在大样本 GWAS 研究中已发现与散发性垂体瘤的易感性相关。然而 CDH23 突变促使垂体瘤发生的直接机制与具体通路依然有待进一步的研究。

D. 致病基因未知的家族性垂体瘤：目前仍有近 50%的家族性垂体瘤，其致病突变基因仍旧未明确。且由于 *AIP* 和 *GPR101* 突变均好发于青少年人群中，致病基因未知的家族性垂体瘤多发病于 30 岁以后，故巨人症的表现相对罕见，而肢端肥大症则在这些患者中相对常见。该类肿瘤以生长激素细胞腺瘤最为常见，其次是泌乳素细胞腺瘤。有报道显示约 60%的家系中，患者获得的均为同一种垂体瘤亚型。此外，对于该类家系进行研究时，需注意由于垂体瘤在散发人群中的发病率较高(1/1 000)，部分家族中存在 2 名或以上成员均患有垂体瘤的单纯巧合情况。

2) 家族性综合征性垂体瘤(syndromic pituitary adenomas)：家族性综合征性垂体瘤的特征如下：①发病率较低；②临床表现除垂体瘤外，还包括全身多个脏器症状，多为内分泌或其他腺体的肿瘤，故预后相对较差；③不同基因导致的综合征临床表型相差甚远。表 60－11 中列出了常见的几种家族性综合征性垂体瘤的遗传特征及临床表现。

表 60－11 几种家族性综合征性垂体瘤的遗传特征及临床表现

综合征名称	突变基因	遗传类型	综合征外显率	垂体瘤外显率	主要临床表现
黏液瘤综合征(Carney complex)	*PRKAR1A*	常染色体显性	高，>95%	约 80%患者有 GH 过度分泌	皮肤色素沉着；黏液瘤；甲状腺、睾丸和肾上腺肿瘤
McCune-Albright 综合征	*GNAS*	嵌合突变	高	10%～20%	多发性骨纤维性发育不良，牛奶咖啡斑，垂体瘤多为 GH 或泌乳素细胞腺瘤，可致早熟
多发性内分泌腺瘤综合征Ⅰ型	*MEN1*	常染色体显性	高，>95%	30%～40%	胰腺、垂体以及甲状旁腺的肿瘤，其中垂体瘤以泌乳素细胞腺瘤多见；也可有其他腺体肿瘤
多发性内分泌腺瘤综合征Ⅳ型	*CDKN1B*	常染色体显性	未知	较高，具体未知	与多发性内分泌腺瘤综合征Ⅰ型相似，但垂体瘤以 GH 型多见
神经纤维瘤病Ⅰ型	*NF－1*	常染色体显性	高，>95%	很低	牛奶咖啡斑，虹膜色素缺陷瘤，神经纤维瘤，视神经胶质瘤。垂体瘤只是可能的表型之一，尚无直接证据证实 *NF－1* 基因突变可导致垂体瘤发生
3P 综合征	*SDH* 家族基因	常染色体显性	各家族成员外显率不尽相同，从很低至 80%均有	很低	副神经节瘤，嗜铬细胞瘤，垂体瘤

(2) 散发性垂体瘤的易感位点与分子

目前对于易感位点的探索，主要方法是基于大样本对比正常人群与病例组之间血 DNA 中的突变和单核苷酸多态性(SNP)。2015 年，华山医院垂体瘤团队对于 3 313 例垂体瘤患者和 6 408 例正常人群的外周血 DNA 进行了 SNP 的筛查，在国际上首次揭示了 10p12.31、10q21.1 和 13q12.13 这 3 个基因位点与中国人垂体瘤发病密切相关。这 3 个位点对应的可能相关基因分别为 *NEBL*、*PCDH15* 和 *CDK8*。

其中 PCDH15 蛋白与家族性垂体瘤中发现的 CDH23 蛋白质的功能密切相关，两者通过形成异二聚体，在听力传导的过程中起到重要作用。然而这两者与垂体瘤的关系尚无其他相关研究。值得注意的是，有研究显示在小鼠胚胎发育时期的 Rathke 囊中也发现了 PCDH15 蛋白的高表达，而 Rathke 囊最终发育为腺垂体，提示 PCDH15 蛋白可能在垂体瘤的形成中发挥了重要作用。

CDK8 作为细胞周期蛋白家族的成员之一，已发现与多种肿瘤相关，如黑色素瘤、结肠癌等。CDK8 蛋白可与 E2F1 结合，从而调控 β－catenin 通路的活性，导致垂体瘤的发生。其他的与散发性垂体瘤发生相关的基因和蛋白质包括：

1）视网膜母细胞瘤（retinoblastoma，Rb）蛋白与红细胞酯酶 D（ESD）：磷酸化的 Rb 蛋白是一个关键的下游效应器，其编码产物可与细胞核中转录因子 EF 结合，启动细胞分裂周期在 G_1/S 调控点，调节细胞分化，在敲除 *Rb* 基因的杂合子小鼠中几乎 100%有垂体瘤发生。另外即使明显的 *Rb* 启动子或者其蛋白质结合点甲基化后，有些肿瘤仍可表达 Rb 蛋白，提示 Rb 的功能改变亦在垂体瘤的发生机制中扮演重要角色。而 ESD 则是其重要的调控蛋白质，研究发现其可与端粒及 Rb 蛋白形成紧密结构。

2）神经肽 Y（NPY）：Tatemoto 首先分离提纯的由 36 个氨基酸组成的多肽。在下丘脑神经核团中合成，通过垂体门脉系统与垂体细胞结合，直接调控垂体激素的分泌水平。Dumont 等研究发现泌乳素细胞腺瘤及无功能腺瘤中 NPY 含量增高，说明不同种类的垂体腺瘤受 NPY 的调控作用程度不一致。而 Silva 等用免疫组织化学染色方法研究后，提出 NPY 能在垂体细胞与膜结合刺激因子 GTP 结合蛋白结合造成 *GSP* 基因突变，从而使腺苷酸环化酶活性和环磷酸腺苷（cAMP）合成增加，导致细胞生长分化而形成肿瘤。

3）垂体腺瘤转化基因（*PTTG*）：位于 5q33，编码蛋白质含 199 个氨基酸，其功能是调节碱性成纤维因子的分泌和抑制染色单体的分离。PTTG 蛋白至少通过 3 条途径影响肿瘤的发生：①*PTTG* 与成纤维细胞生长因子（bFGF）形成正反馈通路，刺激肿瘤血管生成，促使垂体腺瘤侵袭周围组织；②PTTG 蛋白可激活 *c－myc* 等原癌基因；③过度表达 *PTTG* 会导致非整倍染色体的出现，并可活化 *P53* 基因引起细胞凋亡。有实验证明在易发生垂体瘤的 *Rb* 转基因小鼠中若敲除 *PTTG* 可减慢垂体瘤生长速度。

4）嘌呤结合因子（*nm23*）：存在 2 种亚型——H1 和 H2。Takino 等发现侵袭性垂体瘤患者的 *nm23 H1* 亚型表达减少，并与海绵窦侵袭呈高度负相关，但 RT－PCR 及 DNA 测序均未发现异常的 *nm23* 基因结构，推测其表达异常发生在转录调节水平。

5）磷酸化的磷酸酶和张力蛋白同源物基因（*PTEN*）：*PTEN* 编码蛋白可通过拮抗酪氨酸激酶等磷酸化酶活性而抑制肿瘤的发生、发展。*PTEN* 基因突变已在垂体瘤及多种恶性肿瘤中发现。PTEN 蛋白抗肿瘤的机制主要包括：对肿瘤细胞周期、细胞凋亡、肿瘤侵袭力、肿瘤血管生成的影响。*PTEN* 基因的失活与垂体腺瘤的侵袭性相关，导致对细胞迁移抑制作用减少，肿瘤的侵袭性增加。

6）野生型 *p53* 基因：迄今发现与人类肿瘤相关性最高的基因之一，被认为与 50%的肿瘤有关。野生型 *p53* 基因的突变或失活是多种肿瘤发生、发展过程中的重要因素，并可能与肿瘤的进展、转移及患者的预后有关。研究显示在侵袭性垂体腺瘤中野生型 p53 蛋白异常聚集，其检出率显著性增高，提示野生型 *p53* 基因异常表达是侵袭性垂体腺瘤的生物学标志，与垂体腺瘤的侵袭性有关。

7）基质金属蛋白酶（MMP）：属钙锌依赖性蛋白酶家族，具有降解基底膜和细胞外基质（ECM）的能力，在维持 ECM 动态平衡过程中发挥重要作用，与 MMP 抑制因子（TIMP）共同调节基底膜和 ECM 的完整性。MMP 活性增加可促进 ECM 降解，破坏基底膜，并通过改建 ECM 促进肿瘤新生血管的形成，从而促进肿瘤浸润和转移；TIMP 能特异性地与激活状态的 MMP 结合并抑制其活性。最近 2 项研究显示侵袭性垂体腺瘤中 MMP－9 活性与侵袭性密切相关，MMP－2 的表达也显著性高于非侵袭性者。在正常垂体组织及非侵袭性垂体腺瘤中，TIMP－2，3 的表达显著高于侵袭性者，提示与垂体腺瘤的侵袭性具有负相关性。

8）其他如 *survivin* 基因、*Hst* 基因、*Pit21* 基

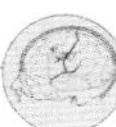

因、*Ki-67*、*erbB-2*、*ER* 基因等，均可能参与垂体瘤的发病，但具体机制尚待进一步的研究。

60.5.2 体细胞突变

垂体瘤为一种良性肿瘤，目前对于该类肿瘤的测序发现，其携带的体细胞突变数量为 2～20 个，远远少于一般的恶性肿瘤（往往为数十个甚至上百个突变）。故在垂体瘤测序研究中，鲜有高频重复出现的体细胞突变。目前已知的主要突变基因仅有 *GNAS*、*USP8*、*USP48* 和 *BRAF*。

（1）*GNAS* 基因

生长激素细胞腺瘤中约 40% 的肿瘤携带有 *GNAS* 基因的杂合突变，突变后的 *GNAS* 基因又被称为 *gsp* 癌基因。该突变导致的氨基酸改变集中在 201～227 位氨基酸中，该区域与 *GNAS* 基因编码的 Gsα 蛋白的 GTP 酶活性息息相关。突变可导致其 Gsα 蛋白功能增强（gain-of-function），使得腺苷酸环化酶活性时间延长，增加了 cAMP 的合成，最终导致细胞的增殖和 GH 的过度分泌，致使生长激素细胞腺瘤发生。此外，*GNAS* 还是一个印记基因，即发现的 *GNAS* 突变多位于母本等位基因（maternal allele），且有研究显示父本等位基因上的 *GNAS* 突变仅能部分导致生长激素细胞腺瘤的发生。

携带有 *GNAS* 基因突变的生长激素细胞腺瘤，研究显示其对于生长抑素类似物的药物敏感性有显著增高，然而另有一部分研究未发现显著差异。目前尚未发现其他与生长激素细胞腺瘤相关的高频体细胞突变。

（2）*USP8*、*USP48* 和 *BRAF* 基因

在促肾上腺皮质激素细胞腺瘤中，近年来发现了一个新的功能增强型突变基因——*USP8* 基因，其发生频率为 32%～60%。虽然在腺垂体的所有分泌细胞类型中检测到了 USP8 蛋白的表达，*USP8* 基因突变仅在促肾上腺皮质激素细胞腺瘤中存在，在 GH、PRL 和无功能腺瘤中均未发现。

USP8 突变已被证实通过 EGFR 通路，介导促肾上腺皮质激素细胞腺瘤的发生：生理状况下，USP8 蛋白可将 EGFR 去泛素化，减少降解并促进其返回细胞表面再次激活下游通路。而已有报道显示 EGFR 在促肾上腺皮质激素细胞腺瘤中呈高表达，其下游通路可介导 POMC（ACTH 的前体）的表达水平，从而促进 ACTH 的分泌。EGFR 的蛋白水平与垂体瘤的侵袭性密切相关。而在 *USP8* 突变的肿瘤中，所有发现的突变位点均集中在与 14-3-3 蛋白结合的功能结构域中，导致 14-3-3 无法与 USP8 结合，使得 USP8 蛋白降解为具有更高去泛素化酶活性的蛋白片段（cleaved USP8），抑制了 EGFR 的泛素化降解通路，上调 EGFR 通路的活性，最终导致了 POMC 的过度表达，促使促肾上腺皮质激素细胞腺瘤的发生（图 60-6）。*USP8* 突变的肿瘤临床表现为：①在女性患者中更多见（67% vs. 38%）；②肿瘤体积更小；③ACTH 的分泌能力更强；④预后更好。

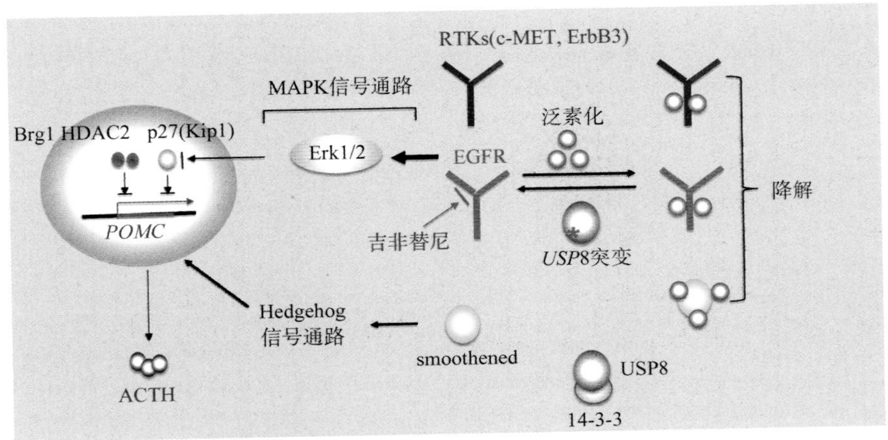

图 60-6 *USP8* 突变致垂体瘤的机制图

然而*USP8*突变仅占32%～60%，那*USP8*野生型的肿瘤中是否也有主效突变基因呢？为此华山医院团队对于*USP8*野生型的促肾上腺皮质激素细胞腺瘤进行了深入的测序研究，新发现了另外2个频发体细胞突变——*USP48*和*BRAF*突变基因。在大样本研究中，共纳入了169例促肾上腺皮质激素细胞腺瘤，其中*USP8*突变型78例，野生型91例。各基因突变频率如表60-12。

表60-12 促肾上腺皮质激素细胞腺瘤中*USP8*、*USP48*和*BRAF*基因的突变频率和频数

项　目	*USP8*野生型（91例）	*USP8*突变型（78例）
*USP48*突变病例数	21(23.1%)	1(1.2%)
*BRAF*突变病例数	15(16.5%)	4(5.1%)

未发现任何一例样本同时携带*USP48*和*BRAF*突变。从表60-12中可以看出，*USP8*、*USP48*和*BRAF*三者突变基本呈相互独立状态，提示3个基因中任何一者突变均可单独导致促肾上腺皮质激素细胞腺瘤的发生。进一步研究发现，USP48通过与RelA结合，调控NF-κB通路；BRAF通过调控ERK1/2磷酸化水平，调节POMC转录，最终导致促肾上腺皮质激素细胞腺瘤的形成（图60-7）。这一发现从基因突变层面，解释了大部分ACTH垂体瘤的发病机制，为诊断和靶向治疗该类肿瘤提供了新的方向。

（3）其他低频体细胞突变

GH和促肾上腺皮质激素细胞腺瘤中已经发现了各自的高频主效基因。而对于其他各亚型，尚无明确的致病突变基因。华山医院团队对125例涵盖所有7种临床亚型的垂体瘤进行全外显子测序，寻找各个亚型的特征性体细胞突变。结果显示除了上述发现的*GNAS*和*USP8*等基因外，还发现了*KIF5A*、*MEN1*、*GRB10*、*NR3C1*、*TRIP12*、*SP100*、*IARS*等多个在2个样本内出现过的频发突变(recurrent mutations)。此外，通过对拷贝数的分析，发现粘连蛋白复合物相关成员的拷贝数在多个样本中均增加，这些成员包括SYCP1、SYCP2和RAD21L1，提示粘连蛋白可能在垂体瘤的发生中起到一定的作用。

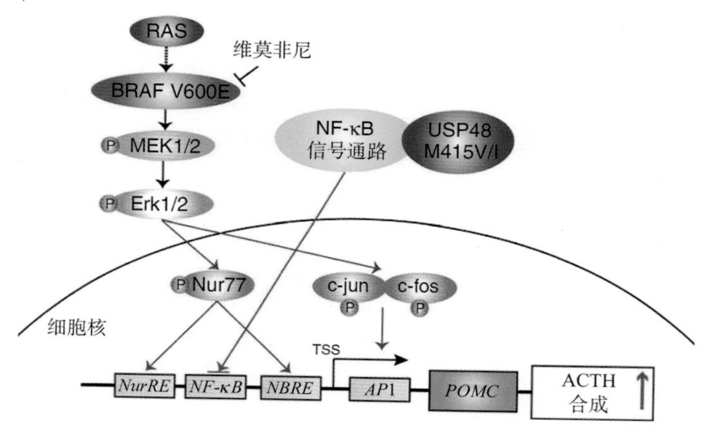

图60-7 *USP8*、*USP48*和*BRAF*基因突变致垂体瘤的分子机制

为了研究垂体瘤各亚型之间的关联性，该研究又进一步进行了通路富集分析：共发现了Raf/MEK/ERK、PI3K/AKT/mTOR、insulin及cAMP signalings等47条富集通路，ACTH型、GH型、泌乳素细胞腺瘤、多激素混合型和无功能型可通过若干通路相互串联成一个分子网络体系，而性激素型和TSH型垂体瘤则通过其他通路相连，形成另成一个分子网络体系（图60-8）。该现象提示各亚型垂体瘤的遗传学机制存在一定的共性；性激素和TSH型垂体瘤的发病机制则有别于其他各亚型垂体瘤。

60.6 临床表现

垂体腺瘤的临床症状主要有颅内神经功能障碍

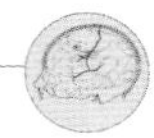

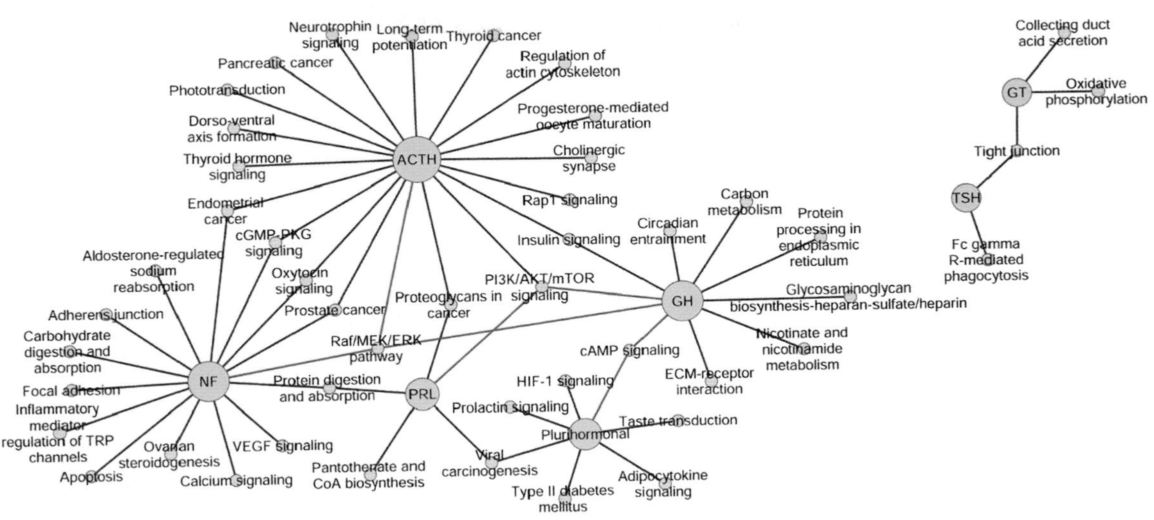

图 60-8　各亚型垂体瘤通路富集分析网络

及内分泌功能紊乱两方面。

60.6.1　神经功能障碍

垂体腺瘤引起的神经症状直接与肿瘤大小及其生长方向有关。一般无分泌功能腺瘤在确诊时往往肿瘤体积已较大，多向鞍上及鞍外生长，临床神经症状多较明显。分泌性腺瘤因早期产生内分泌亢进症状，确诊时大多体积较小，肿瘤多位于蝶鞍内或轻微向鞍上生长，临床不产生或仅有轻微的神经症状。

(1) 头痛

约 2/3 无分泌性垂体瘤患者可有头痛，但不太严重。早期头痛是由于肿瘤向上生长时牵拉由三叉神经第 1 支支配的鞍膈所引起。头痛位于双颞部、前额、鼻根部或眼球后部，呈间歇性发作。肿瘤穿破鞍膈后头痛可减轻或消失。晚期头痛可由肿瘤增大影响颅底硬脑膜、动脉环、大血管、大静脉窦等痛觉敏感组织所引起。如涉及由三叉神经或后组脑神经支配的硬脑膜，则头痛位于前头部或后枕部。肿瘤向第 3 脑室生长阻塞室间孔引起颅内压增高可引起弥漫性头痛。有时肿瘤内出血或肿瘤的囊肿破裂可引起急性剧烈头痛。生长激素细胞腺瘤引起的头痛明显而顽固，大多为全头痛，原因除肿瘤向上生长牵拉鞍膈外，主要是因为整个颅骨及硬脑膜增生，牵拉刺激感觉神经所致。

(2) 视神经受压症状

垂体瘤向上方生长可将鞍膈顶高或突破鞍膈向上压迫视神经交叉而产生视力、视野改变等。

1) 视野改变：往往是垂体瘤所致视神经受压症状中最早出现的。视交叉与垂体的位置变异较大，故视野变化颇不一致。由于视网膜纤维及黄斑纤维在视交叉中的排列又有一定位置，因此产生视野缺损亦有一定顺序。肿瘤由鞍内向上生长可压迫视交叉的下方及后方，将视交叉推向前上方，甚至将视交叉竖起，此时首先受压迫的是位于交叉下方的视网膜内下象限的纤维，引起颞侧上象限视野缺损。肿瘤继续生长可累及视交叉中层的视网膜内上象限纤维，因而产生颞侧下象限视野缺损，此时即为典型的双颞侧偏盲。有时因视网膜内上象限的纤维有一部分混杂在不交叉的纤维中，位于视交叉侧面，故在颞侧偏盲中可保留小片视野，称为"颞侧小岛"。压迫及外侧的视网膜外上象限的纤维(不交叉)，可产生鼻侧下象限的视野缺损。位于视交叉的最外侧的视网膜外下象限的纤维最不易受到压迫，所以鼻侧上象限的视野常得以保留直到最后受压后才丧失。如肿瘤位于视交叉的后方，它可先累及位于视交叉后部的黄斑纤维，而出现中心视野暗点，称为暗点型视野缺损。其发展顺序亦与周边视野相同，并逐渐与周边视野缺损相融合。早期病例如周边视野影响较轻时，应同时检查中心视野暗点，才不致误诊。如肿瘤向一侧生长，压迫视束，则临床可出现同向性偏盲，但这种情况少见。少数视交叉前置者，肿瘤向鞍后上方生长，临床可无视野障碍。

必须注意，视野改变首先是有色视野缺损，其中红色视野缺损出现最早，故对早期病例，应用小试标

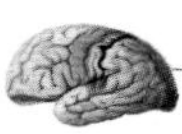

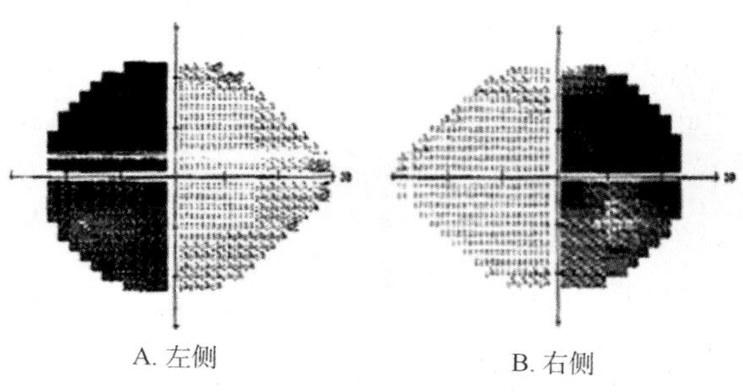

图 60－9 垂体瘤典型视野缺损

注：可见双颞侧偏盲，颞上象限更为严重。

(1/2 000)或有色视标检查最易发现问题，从而得出早期诊断，图 60－9 显示垂体瘤典型视野缺损——双颞侧偏盲，颞上象限更为严重。一般情况下，视野改变与肿瘤大小是相平行的。但如果肿瘤发展很慢，即使肿瘤很大，由于视神经可以避让，可不出现视野变化；如肿瘤生长很快，常首先出现暗点。

2）视力改变：视力的减退与视野缺损并不平行，两侧也不对称，常到晚期才出现，并可发展到失明。这主要是视神经原发性萎缩的结果。

3）视神经盘改变：由于视神经受压及血循环障碍，大多数患者有视神经盘原发性萎缩，且多为双侧同时开始，但程度不等。少数可一侧先开始。萎缩多先由鼻侧开始。少数病例因有阻塞性脑积水、颅内压增高、视网膜静脉回流发生障碍，可出现视神经盘水肿。但如已发生视神经盘原发性萎缩，即使再有颅内高压，也不致产生视神经盘水肿。因此时视神经周围的蛛网膜鞘已被闭合，阻止了视神经盘水肿的出现。少数病例肿瘤偏于一侧，可产生患侧视神经原发萎缩，对侧视神经盘水肿(Foster-Kennedy 综合征)。

(3) *邻近压迫症状*

肿瘤向鞍外生长压迫邻近结构而引起。

1）向外侧发展：压迫或侵入海绵窦，可产生第Ⅲ、Ⅳ、Ⅵ对脑神经及三叉神经第 1 支的障碍，其中以动眼神经最常受累，引起一侧眼睑下垂、眼球运动障碍。肿瘤沿颈内动脉周围生长，可渐使该动脉管腔变狭窄或闭塞，而产生偏瘫、失语等。肿瘤长入三叉神经半月节囊中，可产生继发性三叉神经痛。长到颅中窝可影响颞叶，而有钩回发作，出现幻嗅、幻味、轻偏瘫、失语等症状。

2）向前方发展：可压迫额叶而产生精神症状，如神志淡漠、欣快、智力锐减、健忘、大小便不能自理、癫痫，以及单侧或双侧嗅觉障碍等。

3）向后方发展：可长入脚间窝，压迫大脑脚及动眼神经，引起一侧动眼神经麻痹，对侧轻偏瘫即 Weber 综合征等表现，甚至可向后压迫导水管而引起阻塞性脑积水。

4）向上方生长：影响第 3 脑室，可产生下丘脑症状，如多饮、多尿、嗜睡，以及精神症状如近事遗忘、虚构、幻觉、定向力差、迟钝和视神经盘水肿、昏迷等。

5）向下方生长：可破坏鞍底长入蝶窦、鼻咽部，产生反复少量鼻出血、鼻塞及脑脊液鼻漏等。

6）向外上生长：可长入内囊、基底节等处，产生偏瘫、感觉障碍等。

60.6.2 内分泌功能紊乱

各型分泌性腺瘤可分泌过多的激素，早期即可产生不同的内分泌亢进症状。无分泌功能腺瘤可压迫及破坏腺垂体细胞，造成促激素减少及相应靶细胞功能减退，临床产生内分泌功能减退症状。少数内分泌性腺瘤病例在病程晚期亦可产生垂体功能减退。

(1) *泌乳素细胞腺瘤*

本瘤首先由 Herlant 等(1965)报道，多见于年轻女性者(20～30 岁)，男性病例约占 15%。因 PRL 增高抑制下丘脑促性激素释放激素的分泌，使雌激素降低，LH、FSH 分泌正常或降低。亦有认为高 PRL 血症影响正常雌激素的负反馈作用及孕酮的合成。临床典型表现为闭经-溢乳-不孕三联症(称 Forbis Albright 综合征)，亦有少数不完全具备以上三联征者。PRL 增高至 60 μg/L 时可出现月经紊乱，如月经过少、延期，或有月经但不排卵、黄体酮不足等。随着 PRL 进一步增高，可出现闭经。闭经病例多同时伴有溢乳，但大多数挤压乳房时方流出少量乳汁；也有部分患者不伴有溢乳。其他尚可有性欲减退、流产、肥胖、面部阵发潮红等。在青春期患病者，可有发育期延迟、原发闭经。因雌激素可促进 PRL 细胞增生，故临床可见妊娠后发生 PRL 细胞瘤。口服避孕药(特别是低雌激素活性者)与 PRL 细胞瘤的发生无关。

男性高 PRL 血症者可致血睾酮生成及代谢障碍，血睾酮降低，精子生成障碍、数量减少、活力降低、形态异常。临床有阳痿、性功能减退、不育、睾丸

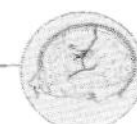

缩小，少数可有毛发稀少、肥胖、乳房发育及溢乳（约占 20%）等。无论男女性，长期高 PRL 血症可导致骨质疏松、早衰等症状。

女性患者多能早期确诊，有 2/3 病例为鞍内微腺瘤（肿瘤直径不超过 10 mm），神经症状少见。男性患者往往未注意早期性欲减退症状，因此在确诊时大多肿瘤较大并向鞍上生长，产生头痛、视路症状等。高 PRL 血症的原因甚多，必须在确诊本症前排除其他原因。

1）生理性：妊娠，哺乳，乳头部受刺激，性交，运动，睡眠，低血糖，新生儿，精神创伤，各种刺激（如静脉穿刺等）。

2）药理性：服用避孕药、雌激素、抗抑郁药、吩噻嗪类、丁酰苯类、甲基多巴、利舍平、甲氧氯普胺、西咪替丁、鸦片、脑啡肽、5-羟色胺素、TRH。

3）病理性：PRL 分泌腺瘤，下丘脑疾病，鞍区病变，垂体柄受损，空蝶鞍，正常颅内压脑积水，良性颅内高压，头部外伤，多囊卵巢综合征，原发性甲状腺功能减退，慢性肾衰竭，严重肝病，胸壁病变。

4）特发性：原因不明性高 PRL 血症。

（2）生长激素细胞腺瘤

GH 的促进生长作用主要是通过肝脏产生的生长介素（SM）作用于含有 GH 受体的各种细胞来实现的。生长激素细胞腺瘤发生在青春期骨骺闭合以前表现为“巨人症”，发生在成人则表现为“肢端肥大症”。此症最早由 Marie（1886）描述，病程发展缓慢，常达 6～9 年方才确诊。

1）巨人症：患者（多在 15 岁以前）早期身高异常，甚至可达 2 m 以上，且生长极为迅速，体重远超过同龄者。外生殖器发育似成人，但无性欲，毛发增多，力气极大。成年后约有 40%的患者可出现肢端肥大改变。晚期可有全身无力、智力减退、毛发脱落、皮肤干燥皱缩、嗜睡、头痛、尿崩等症状。患者多早年夭折，平均寿命 20 余岁。

2）肢端肥大症：患者的手足、头颅、胸廓及肢体进行性增大。手、足掌肥厚；手指增粗，远端呈球形；前额隆起，眶嵴、颧骨及下颌明显突出，形成所谓“颌突畸形”。牙缝增宽，下颌牙前突较远，口唇变厚，鼻梁宽而扁平，耳郭变大，帽子、鞋袜、手套经常更换大号。皮肤粗糙，色素沉着，毛发增多，头皮松垂，多油脂，多汗（图 60-10）。女性患者因此外貌似男性。有的患者因脊柱过度生长而后凸，锁骨、胸骨过度增长而前凸，亦可因胸腔增大而呈桶状胸。由于舌、

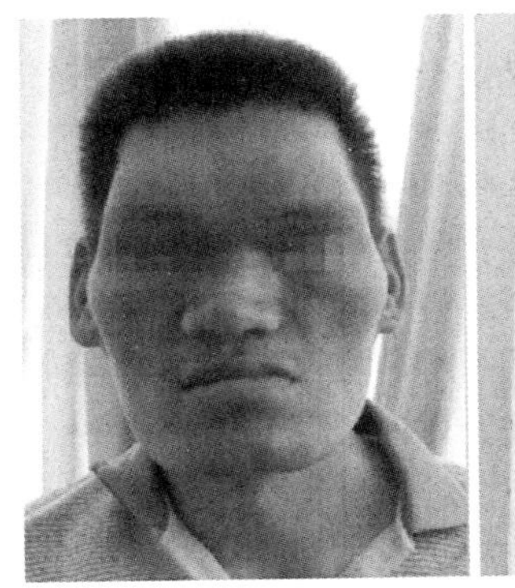
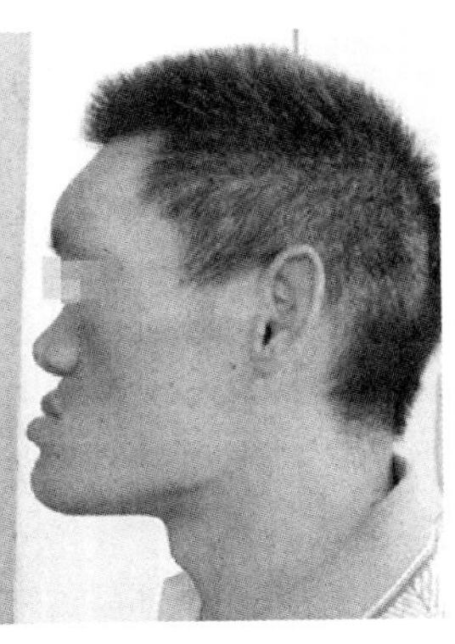

图 60-10 GH 患者外观典型表现

咽、软腭、腭垂及鼻旁窦均肥大，说话时声音嘶哑，睡眠时易打鼾。呼吸道管壁肥厚可致管腔狭窄、肺功能受影响。心脏肥大，少数可发展到心力衰竭。血管壁增厚、血压高，有时可发生卒中。其他如胃肠、肝、脾、甲状腺、胸腺等均可肥大。因组织增生可引起多处疼痛，除头痛外患者早期常可因全身疼痛而误诊为“风湿性关节炎”。因腕横韧带增厚可压迫正中神经产生腕管综合征。脊柱增生使椎间孔隙狭小而压迫脊神经根，引起背痛或感觉异常。因骨骼、关节、软骨增生可引起肢体痛、关节痛、活动受限等。因椎管增生性狭窄，可产生脊髓压迫症。少数女性有月经紊乱、闭经（伴溢乳者可能为 GH-PRL 混合性腺瘤）。男性早期性欲亢进，晚期则减退，以致无性欲、阳痿，有时生殖器萎缩。两性均可不育。约 20%患者可有黏液性水肿或甲状腺功能亢进症状，如多汗、汗臭及突眼性甲状腺肿。约 35%患者并发糖尿病，是由于糖尿激素（diabetogenic hormone）分泌增加所致。患者在早期因多食而体重增加，晚期体重减轻，尚有多尿、多饮、外阴瘙痒、足部坏疽、糖尿病性视网膜炎，甚至可发生糖尿病性昏迷，血糖升高，半数患者尿糖阳性，糖耐量减低。严重患者血糖常难以控制，甚至需胰岛素持续滴注；血脂升高，血磷增高，少数血钙、血碱性磷酸酶亦可增高。患者早期多精力充沛、易激动；晚期则疲惫无力、注意力不集中，对外界缺乏兴趣、记忆力差。生长激素细胞腺瘤如不治疗，常因代谢并发症、糖尿病，继发感染，以及心、脑血管和呼吸道疾患而死亡。

有少数生长激素细胞腺瘤患者，其肿瘤大小、GH 值高低与临床表现不尽相符，如肿瘤较大或 GH 显著升高，其临床表现却轻微，或血 GH 值升高不显著者反而症状明显等。其原因有以下几种推测：

①与病程长短有关，约20%病例GH值<10 μg/L，但临床症状明显，反之亦有。可能GH虽显著增高，但持续时间不长，其症状不如GH轻度升高而持续久者明显。②GH具有免疫活性(大GH)及生物活性(小GH)两种，生长激素细胞腺瘤大多分泌具有高度生物活性的GH，少数分泌具有免疫活性的GH，临床症状以有生物活性的GH较明显。③因GH在体内促进生长作用需通过SM来实现，雌激素可降低血浆中SM的活性及浓度，从而降低GH的全身效应，当生长激素细胞腺瘤患者雌激素减低(如更年期患者或肿瘤影响垂体促性腺激素的释放等所致雌激素减低)，则临床症状显著。④生长激素细胞腺瘤内发生卒中，引起退变坏死或囊性变者，可使症状自行缓解，即使肿瘤体积较大，其GH值可升高不著，症状亦可保持较长时间的稳定。

生长激素细胞腺瘤所引起的肢端肥大症应与异位生长激素释放因子综合征鉴别，后者可异位分泌GRH，使生长激素细胞增生，分泌过多GH。该情况罕见于：①下丘脑神经节细胞瘤，可合并肢端肥大症。多见于40～60岁，除肢端肥大改变外，尚有头痛、视力与视野障碍、糖尿病、闭经、溢乳、性腺及肾上腺皮质功能低下等症状。②肺、胸腺、胰、胃肠等异位肿瘤，亦可有肢端肥大改变及相应临床症状。测定血GH、生长介素C及免疫反应性生长激素释放因子(IR-GRH)均有增高，GH不被葡萄糖所抑制。全身CT或MRI扫描有时可查出异位肿瘤。

3）促肾上腺皮质激素细胞腺瘤(库欣综合征)：多见于青壮年，女性为主。大多瘤体较小，不产生神经症状，甚至不易被放射学检查发现。本症特点为瘤细胞分泌过量的ACTH及有关多肽，导致肾上腺皮质增生，产生高皮质醇血症。后者可造成体内多种物质代谢紊乱，呈现典型的库欣综合征表现。此由库欣于1932年首先描述12例皮质醇过多症群的患者而得名，并提出垂体嗜碱性细胞腺瘤可能是其病因。该病临床症状分述如下：①脂肪代谢紊乱。可产生典型的“向心性肥胖”，患者头、面、颈及躯干处脂肪增多，脸呈圆形(称“满月脸”)(图60-11)，脊椎向后突，颈背交界处有肥厚的脂肪层，形成“水牛背”样，但四肢相对瘦小。晚期有动脉粥样硬化改变。②蛋白质代谢紊乱。可导致全身皮肤、骨骼、肌肉等处蛋白质消耗过度，皮肤、真皮处成胶原纤维断裂，皮下血管得以暴露而出现“紫纹”(见于下肢、股、臀及上臂等处)及面部多血症。脊柱及颅骨骨质疏松，故约50%患者有腰背酸痛、佝偻病、软骨病及病理性压缩性骨折。儿童患者则可影响骨骼生长。因血管脆性增加而易产生皮肤瘀斑、伤口不易愈合、容易感染等。③糖代谢紊乱：可引起类固醇性糖尿病(20%～25%)。表现为多饮、多尿，空腹血糖增高，糖耐量降低，一般多属轻型且为可逆性。④电解质代谢紊乱。见于少数患者。晚期可出现血钾及血氯降低、血钠增高，引起低钾、低氯性碱中毒。⑤性腺功能障碍。高皮质醇血症可抑制垂体促性腺激素分泌。女性患者血睾酮明显升高，70%～80%的女性产生闭经、不孕及不同程度的男性化，如乳房萎缩、毛发增多、痤疮、喉结增大及声沉等。男性患者则血睾酮降低而引起性欲减退、阳痿、睾丸萎缩等。儿童患者则生长发育障碍。⑥高血压。约85%病例有高血压。长期血压增高可并发左心室肥大、心力衰竭、心律失常、脑卒中及肾衰竭。⑦精神症状。约2/3患者有精神症状。轻者失眠、情绪不稳定，易受刺激、记忆力减退；重者出现精神分裂。⑧抗病力减退。皮质醇增多可降低抗体免疫功能，使溶酶体膜保持稳定，不利于消灭抗原，致使抗感染功能明显减退，如皮肤易患真菌、细菌感染且不易控制，往往经久不愈。

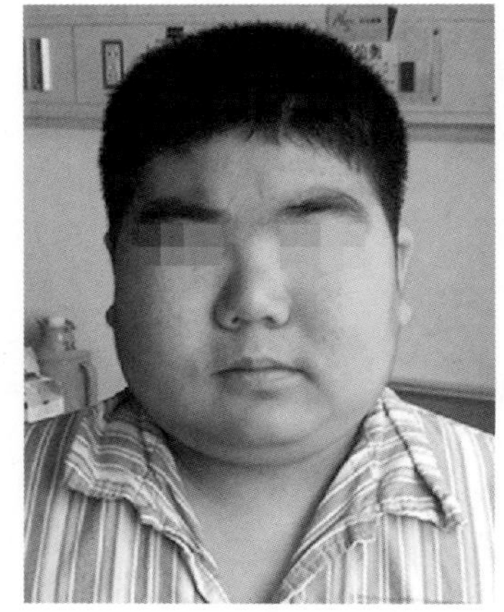

图60-11　ACTH患者“满月脸”外观

4）纳尔逊综合征(Nelson syndrome)：该综合征由纳尔逊等于1958年提出。患库欣综合征作双侧肾上腺切除后，有10%～30%患者术后1～16年可发现垂体肿瘤。肿瘤发生原因大多认为原先的皮质醇增多症即为ACTH微腺瘤引起，但因肿瘤甚小，检查未能发现，或未做进一步检查而被忽略。双侧肾上腺切除后，由于缺少皮质醇对下丘脑中CRH的负反馈作用，导致CRH得以长期刺激垂体而引起腺瘤，或使原有的ACTH微腺瘤迅速长大，分泌大量的ACTH及MSH而产生全身皮肤、黏膜处明显色素沉着，临床称为Nelson综合征。Kasperlike Zaluska等（1983）认为本综合征易发生于年轻（30岁以下）女性，在切除肾上腺后妊娠者更易发生。本综合征有10%～25%肿瘤呈侵蚀性，易长入鞍底硬脑膜、骨质及海绵窦等处，产生脑神经麻痹，且可向脑其他部位及颅外转移。少数患者可有PRL增高及溢乳，可能为下丘脑功能紊乱或垂体瘤压迫下丘脑，致使PIF抑制作用减弱而引起PRL分泌增加。

引起高皮质醇血症的原因中，有60%～80%为ACTH及其有关多肽腺瘤，15%～25%为肾上腺肿瘤（包括肾上腺皮质腺瘤及癌肿），5%～15%为异位促肾上腺皮质激素细胞腺瘤（多见于肺癌，其他有胸腺、胃、肾、胰、甲状腺、卵巢等处癌肿）。临床有少数单纯性肥胖病患者亦可有类似皮质醇增多的症状，如高血压、月经紊乱或闭经、紫纹、痤疮、多毛等。

5）促性腺激素细胞腺瘤（GnH腺瘤或FSH、LH腺瘤）：Woolf及Schenk（1974）用放射免疫测定首次证实1例FSH腺瘤。起病缓慢，因缺少特异性症状，故早期诊断困难。主要表现为性功能降低，多见于中年以上男性。男女患者早期多无性欲改变现象，病程晚期大多有头痛、视力及视野障碍，常误诊为无功能垂体腺瘤（嫌色细胞瘤）。本病可分为以下3种类型：

A. 卵泡刺激素细胞腺瘤：血浆FSH及α-亚基浓度明显升高。病程早期，LH及睾酮（T）浓度均正常，男性第二性征正常，性欲及性功能大多正常；少数患者性欲减退，勃起功能差。晚期病例LH及T水平相继下降，虽FSH增高可维持曲精管中足细胞（Sertoli细胞）的正常数量，但T浓度降低可导致精子发育及成熟发生障碍，可致阳痿、睾丸缩小及不育等。女性有月经紊乱或闭经。

B. 黄体生成素细胞腺瘤：血清LH及T浓度明显升高，FSH水平下降，睾丸及第二性征正常，性功能正常，睾丸活体组织检查有间质细胞明显增生，精母细胞成熟受阻，精子缺如，无生育能力。FSH下降原因可能为肿瘤损伤垂体影响分泌FSH功能，或因T及雌二醇（E_2）升高及反馈抑制垂体分泌FSH所致。

C. 卵泡刺激素-黄体生成素细胞腺瘤：血清FSH、LH及T浓度升高。病程早期常无性功能障碍，肿瘤增大破坏垂体产生继发性肾上腺皮质功能减退等症状，此时血浆T浓度仍正常或增高，但可出现阳痿等性功能减退症状。

6）促甲状腺激素细胞腺瘤：单纯TSH分泌腺瘤甚为罕见，多呈侵袭性。临床症状有甲状腺肿大，并可扪及震颤，闻及杂音，有时出现突眼及其他甲亢症状，如性情急躁、易激动、双手颤抖、多汗、心动过速、胃纳亢进及消瘦等。促甲状腺素细胞腺瘤尚可继发于原发性甲状腺功能减退，可能是长期甲状腺功能减退引起TSH细胞代偿性肥大，部分致腺瘤样变，最后形成肿瘤。促甲状腺素细胞腺瘤可向鞍上生长，产生视力及视野改变。

7）混合性垂体腺瘤：随各种肿瘤所分泌不同的多种过多激素而产生相应不同的内分泌亢进症状。

8）特殊的激素分泌组合：

A. 嗜酸干细胞腺瘤：PRL可中度增高，GH可正常或增高，临床有高PRL血症的症状，如经乱、闭经、溢乳、不孕等；肢端肥大常不明显，少数有轻微肢端肥大。男性有性欲减退。肿瘤常向鞍上生长，有头痛、视觉障碍症状。

B. 泌乳生长素细胞腺瘤：GH增高，有肢端肥大症状。PRL可轻度增高，部分患者有溢乳、闭经等症状。此型肿瘤生长缓慢。

9）无分泌功能腺瘤：又称嫌色细胞瘤，多见于30～50岁，男性略多于女性。据统计在以往所谓嫌色性腺瘤中，约40%为泌乳素细胞腺瘤，约35%为FSH及LH腺瘤，约10%为单纯α-亚基分泌腺瘤。尚有发现嫌色细胞瘤有TSH、FSH（LH）、PRL、GH分泌。在电镜下可观察到分泌颗粒，细胞培养测定亦可证实分泌激素。肿瘤不产生内分泌亢进症状的原因已见前述。因此可知实际上仅有少数为真正的无分泌颗粒及无分泌激素能力的无分泌功能腺瘤，如瘤样细胞瘤。此型肿瘤生长较缓慢，且不产生内分泌亢进症状。因此确诊时往往肿瘤已较大，压迫及侵犯垂体已较严重，造成垂体促激素的减少，产生垂体功能减退症状。一般认为促性腺激素最先受影响，次为促甲状腺激素，最后影响促肾上腺皮质激素。临床可同时出现相应周围靶腺体的萎缩，产生一个或多个靶腺的不同程度功能低下症状，分述如下。①促性腺激素不足：男性表现性欲减退、阳痿、外生殖器缩小、睾丸及前列腺萎缩、精子量少或缺如，第二性征不著，皮肤细腻、阴毛呈女性分布。女性表现月经紊乱或闭经，乳房、子宫及其附件萎缩，

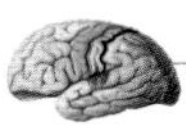

性欲减退，阴毛及腋毛稀少、肥胖等。儿童则发育障碍、身材矮小、智力减退。②促甲状腺激素不足：表现畏寒、少汗、疲劳乏力、精神委靡、食欲缺乏、嗜睡等。③促肾上腺皮质激素不足：可引起氢化可的松分泌减少而易产生低血糖、低血钠症，患者虚弱无力、食欲缺乏、恶心、抗病力差、易感染、体重减轻、血压偏低、心音弱而心率快等。④生长激素减少：儿童有骨骼发育障碍，体格矮小，形成侏儒症。少数肿瘤压迫神经垂体或下丘脑产生尿崩症。

因肾上腺皮质激素及甲状腺激素缺乏，可引起各种代谢紊乱，机体应激能力减弱，易产生垂体危象，临床有以下几种：①糖代谢障碍。在空腹、饥饿、胃肠道疾病、食物吸收不良或用胰岛素时均可产生低血糖症反应，如出冷汗、烦躁、精神失常，有时可有强直样发作，出现病理反射及低血糖症状。②盐代谢障碍。可产生血钠过低，患者倦怠思睡、食欲缺乏，重者休克、昏迷甚至死亡。用大量甲状腺素后使机体代谢率增加，可加重肾上腺皮质功能减退。③液体平衡失调。患者对水负荷的利尿反应减退，如饮水过多、做水试验或应用鞣酸加压素注射液（尿崩停）可诱发水中毒，患者嗜睡、恶心、呕吐、精神错乱、抽搐，甚至昏迷。④应激功能减退。机体抵抗力差、易感染，高热时易陷于意识不清、昏迷。⑤体温调节障碍。体温低，皮肤冷，面色苍白，脉搏细弱，逐渐昏迷。⑥低血压。直立性低血压可引起脑缺氧而昏倒。

60.7 诊断与鉴别诊断

60.7.1 诊断

垂体腺瘤的诊断除根据临床症状及体征外，尚应参照内分泌检查和放射学结果作综合分析方能确诊。

（1）内分泌检查

测定垂体及靶腺激素水平及垂体功能动态试验，有助于了解下丘脑-垂体-靶腺的功能，对术前诊断及术后评估均有重要参考价值。正常垂体激素基值为：PRL 20～30 μg/L（或＜750 mIU/L），GH≤5 μg/L，ACTH＜20 ng/L，TSH 1～5 μg/L，FSH 20～80 μg/L（女）、70～180 μg/L（男），LH 30 μg/L（女）、34～58 μg/L（男），并且各家测定单位所用的试剂方法不同，正常基值可能有变化。由于各种垂体激素分泌呈脉冲样释放，并受昼夜节律变化及内、外环境因素的影响，因此在同一天内所测数值也有较大的波动，在一天内多次测定并取平均值较为可靠。PRL、GH 及 ACTH 均具有 2 种活性，即免疫活性和生物学活性，前者增高时临床症状不明显，后者增高则可产生明显的临床症状。目前应用放射免疫测定所测数值并不一定代表具有生物活性激素的水平，因此常会出现临床与激素水平之间不相符合的现象。临床上，内分泌检查可分为垂体激素储备评估和高分泌功能性垂体瘤所致内分泌病的检测。

1）垂体激素储备评估（表 60 - 13）：

A. 早晨血清（浆）皮质醇在正常水平被认为是一完整下丘脑-垂体-肾上腺轴的满意指标。另一简单的试验可应用促皮质素（ACTH 类似物）来刺激。若临床怀疑肾上腺功能不足或促皮质激素反应不正常，可做 ITT 检测。由于 ACTH 血浆半衰期甚短，且其分泌呈阵发性，故基值 ACTH 非储备功能可靠指标。但采用 CRH 的刺激有诊断价值，可成为垂体 ACTH 储备的第一线试验。

表 60 - 13　垂体激素储备评估表

激素组	筛　选	进一步测试
肾上腺	晨皮质醇、促皮质素刺激	胰岛素耐受试验（ITT）、CRH 刺激
甲状腺	甲状腺素（总的或游离的）	TRH 刺激
性腺	LH、FSH、T、E_2	GnRH 刺激
PRL	PRL 基值	
GH	成人不推荐	ITT、精氨酸、葡萄糖、GHRH
ADH	尿量、血清电解质	水剥夺试验、高渗盐水注射

B. 血清总的或游离甲状腺素水平正常可认为下丘脑-垂体-甲状腺轴是完整的。如有异常，可行 TRH 刺激试验。TSH 对 TRH 刺激后反应情况（如反应低下或反应延迟）可提示垂体或下丘脑的功能异常。

C. 性腺轴的检测，包括 LH、FSH、E_2 及 T，病史和体检对评估有较大帮助。

D. PRL 储备检测临床价值较小，但垂体瘤患者（包括无分泌功能腺瘤者）应测定 PRL，以了解肿瘤分泌该激素及肿瘤对下丘脑或垂体柄的压迫

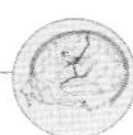

情况。

E. GH 的测定在成人显得没有必要，但在垂体或下丘脑病变的儿童均应评估。

F. 神经垂体功能评估，包括测定尿总量和血电解质。严重尿崩的患者可发生电解质紊乱，进一步检查有间接的水剥夺试验和直接的高渗盐水试验。

2）高分泌功能垂体瘤所致内分泌病的诊断：为获取这些特殊内分泌疾病的诊断，鉴别其发生部位（如库欣综合征中的垂体部位），并估计治疗的有效性，对怀疑有肢端肥大症、库欣综合征、高 PRL 血症等的患者，有必要做一些其他的内分泌检测。

A. 泌乳素细胞分泌瘤：对怀疑对象，至少测定 2 次早晨禁食时血 PRL，若 PRL 值＞200 μg/L，对 PRL 瘤的诊断极有价值。＞100 μg/L 者约 60%（华山医院资料为 79%）为 PRL 瘤。但也有数值＜150 μg/L 或在 30～100 μg/L，可来自某些其他情况。PRL 动态试验常用有 TRH 和甲氧氯普胺（胃复安）兴奋试验及 *L*-多巴抑制试验，可鉴别特发性高 PRL 血症与 PRL 瘤，后者动态试验反应减弱或无明显变化。但在 PRL 水平较高时，其价值较小。因此，PRL 瘤的诊断主要基于临床，排除高 PRL 血症的已知原因（尤其是药物性）和血 PRL 水平在肿瘤可能性大的范围内（常＞200 μg/L）。

B. 生长激素细胞分泌瘤：约 90%活动性肢端肥大症患者 GH 基值（禁食、静息状态下）有增高（＞10 μg/L），GH 基值在 5～10 μg/L 可发生于肢端肥大者，也可见于正常人。这类患者可做以下检查：①生长介素 C 检测。GH 对周围组织的作用通过生长介素介导，故生长介素与 GH 过多的症状有良好的关联，对 GH 基值无明显增高者测定生长介素 C 很有价值，而且这对随访治疗效果也有帮助。正常值为 75～200 μg/L。②GH-葡萄糖抑制试验。正常人 GH 被抑制在 5 μg/L 以下，但肢端肥大者不被抑制。其他有胰岛素样生长因子（IGF-1）浓度测定，可反映生长激素细胞腺瘤的活动性。③TRH 兴奋试验。主要应用于肢端肥大症患者治疗后的随访。在已治愈后的患者，若该试验后血 GH 的反应性有升高，提示有肿瘤复发的可能。

C. 促肾上腺皮质激素细胞分泌瘤：由于垂体促肾上腺皮质激素细胞腺瘤表现为库欣综合征，它可分为 ACTH 依赖性（包括垂体性又称库欣病和异位 ACTH 综合征）及非 ACTH 依赖性（肾上腺自身肿瘤或增生）两大类，故临床上需依靠多项检查才能明确病因。测定血浆皮质醇有增高，尤其是 24 h 尿游离皮质醇在正常值的 2 倍以上，且昼夜节律有紊乱是诊断库欣综合征的第 1 步。另一筛选诊断检查是过夜的地塞米松抑制试验。其次是测定血浆 ACTH，它是鉴别 ACTH 依赖性或非 ACTH 依赖性库欣综合征的有效方法。前者血浆 ACTH 升高或正常，几乎无降低者；后者血浆 ACTH 降低。但该方法不能区别垂体性与异位 ACTH 综合征。接着可做地塞米松抑制试验，异位 ACTH 综合征大、小剂量地塞米松均不能抑制，而垂体性者小剂量地塞米松不能抑制，大剂量地塞米松大多能抑制。进一步的鉴别可做 CRH 兴奋试验，若 ACTH 较基础值升高 50%以上，皮质醇升高 20%或以上，可支持垂体性的诊断；若 ACTH 和皮质醇不受影响则支持异位性及肾上腺性库欣综合征。其他检查尚有 ACTH 试验和美替拉酮（Su4885）试验。若以上方法结合影像学检查还不能鉴别垂体性与异位 ACTH 综合征时，如有条件可采用选择性静脉导管取血于双侧岩下窦，测定 ACTH。若中枢与外周 ACTH 之比≥2∶1，提示垂体 ACTH 分泌增多；若两者之比≤1.5∶1，则支持异位性。

D. 促性腺激素腺瘤（GnH 腺瘤或 FSH、LH 腺瘤）：①FSH 腺瘤，血浆 FSH 及 α-亚基浓度明显升高。病程早期，LH 及 T 浓度均正常，晚期 LH 及 T 水平相继下降。②LH 腺瘤，血清 LH 及 T 浓度明显升高，FSH 水平下降。③FSH/LH 腺瘤，血清 FSH、LH 及 T 升高。

E. TSH 分泌瘤：原发性垂体促甲状腺素细胞腺瘤，又称“中枢性甲亢”，非常罕见。患者血中 TSH、T_3、T_4 浓度均增高，且 TSH 分泌呈自主性，属“TSH 不适当分泌”综合征（IST），即 TSH 既不受增高的游离甲状腺素的控制，也不受 TRH 的刺激。T_3 抑制试验时抑制率＜50%。垂体促甲状腺素细胞腺瘤也可继发于原发性甲状腺功能减退症，该类患者血中 T_3、T_4 浓度下降，而 TSH 升高，同时常伴高 PRL 血症。若做 TRH 兴奋试验，TSH 可有显著的升高。

（2）影像学表现

目前诊断垂体腺瘤主要靠 MRI 及 CT 检查。有时做脑血管造影以排除脑部动脉瘤或了解肿瘤供血及血管受压移位的情况。对疑有空蝶鞍者或有脑脊液鼻漏者可采用 MRI T_2 脑脊液流动试验或碘水[阿米培克（amipaque）或欧米培克（omipaque）]CT

脑池造影检查。

1) MRI 检查：是目前诊断垂体瘤的首要方式，它能勾画出微小的组织差别，可提供三维观察。由于脑脊液在长 T_1 弛豫时间有特征性，并在部分饱和序列为低信号强度，这样可明显勾画出脑脊液-垂体分界面，区分出垂体的准确高度和轮廓。T_1 加权顺磁造影剂(Gd－DTPA)增强前后证实微腺瘤的准确率可达 90%，但肿瘤直径＜5 mm 者发现率为 50%～60%。肿瘤呈低信号灶，垂体上缘膨隆，垂体柄向健侧移位(图 60－12)。瘤内出血可呈高信号灶。大腺瘤者可显示肿瘤与视神经、视交叉及与周围其他结构如颈内动脉、海绵窦、脑实质等的关系(图 60－13)，对选择手术入路有指导价值。

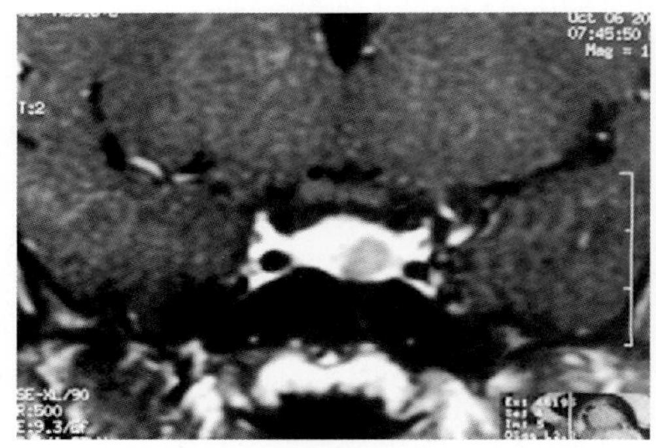

图 60－12 垂体微腺瘤典型 MRI 图像

注：可见肿瘤位于左侧，强化后呈低信号灶，垂体上缘膨隆，垂体柄向健侧移位。

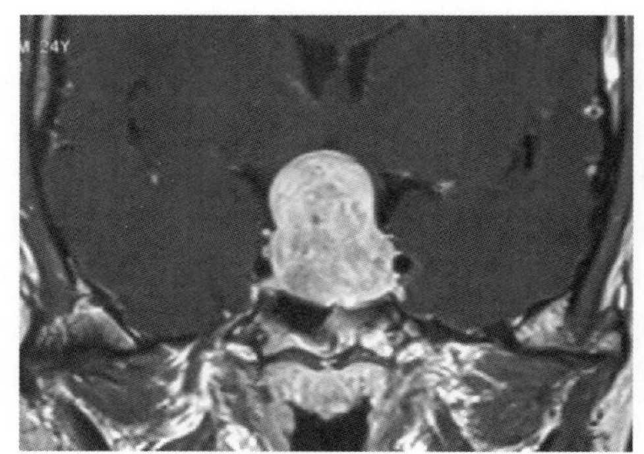

图 60－13 垂体大腺瘤典型 MRI 图像

注：可见肿瘤自鞍内向鞍上生长，不均匀强化；视神经受压，两侧海绵窦侵犯不明显。

2) CT 检查：CT 为诊断垂体瘤的重要影像学技术，常做冠状位增强前后扫描。CT 对微腺瘤的发现率约 50%，肿瘤直径＜5 mm 者发现率仅 30%，但做薄层(1～2 mm)扫描，发现率可有提高。微腺瘤的典型表现为腺垂体侧方的低密度灶或少许增强的圆形病灶；垂体高径女性＞8 mm、男性＞6 mm，鞍隔抬高；垂体柄向肿瘤对侧偏移；以及鞍底局部骨质受压下陷、变薄(图 60－14)。大腺瘤较易识别，肿瘤常均匀强化，有时瘤内可出血、坏死或囊性变，该区域不被强化。鞍区 CT 检查可以观察垂体瘤对蝶鞍骨质的破坏。另外，还可以显示蝶窦内的结构，特别是骨性结构，对指导经鼻垂体瘤切除手术的入路很有意义。

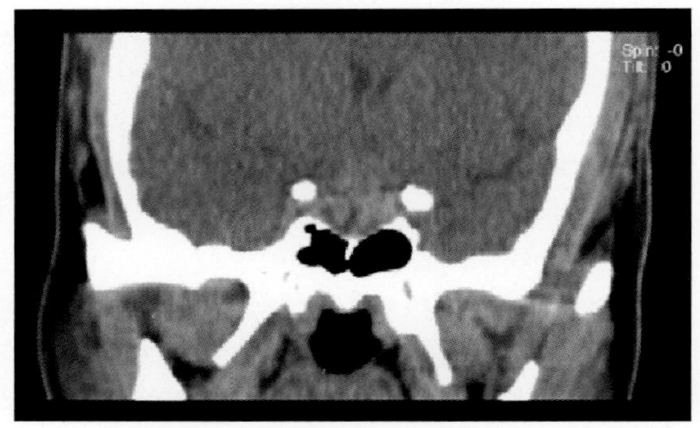

图 60－14 垂体腺瘤典型 CT 图像

注：可见鞍区占位以及鞍底局部骨质受压下陷、变薄，蝶窦气化尚好。

3) 其他：CT、MRI 检查可发现脏器的增生表现或除外异位的分泌性肿瘤。

Hardy 等许多学者根据垂体瘤的临床症状、蝶鞍改变、CT 及 MRI 检查所见提出垂体瘤的分型分级标准如下：

A. 局限型(enclosed type)：

a. Ⅰ级：微腺瘤。

Ⅰa 级：肿瘤直径 4～5 mm，蝶鞍大小正常(正常前后径 7～16 mm，深径 7～14 mm，横径 8～23 mm)，蝶鞍面积(正常＜208 mm^2)及蝶鞍体积(正常 147～1 176 mm^3)均在正常范围，鞍结节角 110°。CT 检查难以发现异常。MRI 检查亦较难显示。

Ⅰb 级：肿瘤直径＜10 mm，蝶鞍大小正常，鞍结节角减小(＜110°)，鞍底有局限性轻微骨质变薄、凸出，双鞍底，病侧鞍底倾斜。CT 和 MRI 检查可以发现肿瘤。此型肿瘤临床仅有内分泌障碍表现。

b. Ⅱ级：鞍内型。肿瘤直径＞10 mm，位于鞍内或轻度向鞍上生长，蝶鞍扩大、不对称，鞍结节角呈锐角(＜90°)，鞍底有局限性改变(与Ⅰb 型相似，但

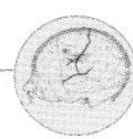

较明显)。CT 和 MRI 检查可见鞍内有肿瘤阴影或长到鞍上池前部。临床有内分泌功能障碍,多无视力及视野改变。

B. 侵袭型(invasive type):

a. Ⅲ级:局部侵蚀型。肿瘤直径>2 cm,可向鞍上生长,蝶鞍扩大较著,蝶底有局限性侵蚀、破坏,鞍结节角<90°。CT 和 MRI 检查示肿瘤长向视交叉池,第 3 脑室前下方可有轻度抬高。临床除内分泌功能障碍外,有或无明显的视力、视野障碍。

b. Ⅳ级:弥漫侵蚀性。肿瘤直径达 4 cm,向鞍上生长,或向蝶窦内生长,有时突入鼻腔,蝶鞍显著扩大,鞍壁广泛破坏,呈幻影蝶鞍形态,鞍结节角<90°。CT 和 MRI 检查示第 3 脑室前下部明显变形、抬高。临床有明显视力、视野改变及内分泌功能障碍,或伴有下丘脑症状。

c. Ⅴ级:巨型腺瘤。肿瘤直径>4 cm,肿瘤可向鞍上、鞍旁(颅前、中、后窝)、蝶窦内生长,或沿硬脑膜外长入海绵窦等处,第 3 脑室室间孔阻塞,有脑积水。临床除有视神经受压症状及内分泌症状外,可有相应鞍外症状及颅内压增高征。

60.7.2 鉴别诊断

垂体腺瘤需与以下疾病鉴别。

(1) 分泌型腺瘤之间的鉴别

1) 泌乳素分泌型腺瘤:泌乳可提示泌乳素血症,泌乳素巨腺瘤可表现与无功能垂体巨腺瘤相似的症状,未绝经妇女患有泌乳素微腺瘤时可出现闭经和泌乳,男性患者可出现阳痿和雄激素不足。无功能垂体微腺瘤罕有性腺功能低下。测量血中的泌乳素水平有助于诊断。

2) 生长激素分泌型腺瘤:常为微腺瘤,患者出现面容增厚、肢端肥大症等典型表现。其他特征还包括结节病、高血压、关节病变、心律失常、睡眠呼吸暂停、糖耐量异常或糖尿病。经年龄和性别调整后的血 IGF-1 水平通常会升高,GH-糖耐量试验时无法将 GH 抑制到 5 μg/L 以下。肿瘤免疫组织化学染色可见弥漫性 GH 染色,也可出现泌乳素阳性染色。

3) 促肾上腺皮质激素分泌型腺瘤:常为微腺瘤,可出现典型的库欣综合征表现,包括皮肤萎缩、易发生皮肤紫斑、满月脸、向心性肥胖、肌肉萎缩、紫纹(直径>1 cm)。有高皮质醇血症表现,包括 24 h 尿游离皮质醇升高、夜间唾液皮质醇含量升高,或 2 d 低剂量地塞米松抑制试验中皮质醇抑制效应丧失(<50 nmol/L 或<18 mg/L)。肿瘤免疫组织化学染色可见弥漫性 ACTH 染色,患者在被成功切除 ACTH 垂体腺瘤后可能出现肾上腺功能低下。

4) 促甲状腺激素分泌型腺瘤:患者可出现甲状腺功能亢进的典型特征,诸如心悸、震颤、体质量降低和突眼,常为巨腺瘤。游离 T_3 和 T_4 升高,TSH 正常或升高,肿瘤免疫组织化学染色可见弥漫性 TSH 染色。

(2) 与其他疾病鉴别

1) Rathke 囊肿:Rathke 囊的残留物可在鞍上或鞍内生长成为大小不等的囊性病变,该病常无临床症状而被偶然发现,但也可发展为占位性病变而出现垂体功能低下等占位效应。本病在 CT 影像上表现为低密度、边界清楚的无强化鞍内囊性病变,可向鞍上扩展。在 MRI 影像上通常在 T_2 像上呈高信号,但可呈混杂信号。

2) 颅咽管瘤:常见于儿童,但该病还有一个年龄发病高峰为 60 岁,患者可出现多食、多尿等与糖尿病相关的症状,可有垂体功能减退、发育不良等表现,通常为鞍上囊性病变,增强 MRI 影像上可见强化的正常垂体被肿瘤压向下方或侧方。CT 影像上病变钙化可提示本病,该现象可出现于多达 70%的患者。

3) 脑膜瘤:好发于女性,年龄发病高峰为 40～50 岁。MRI 上病变明显均匀强化,病变存在硬脑膜尾征,以及 CT 上病变钙化可提示本病。增强 MRI 上可见强化的正常垂体。

4) 垂体炎(hypophysitis):常见于女性,男女患者比例为 1∶9,好发于妊娠末期或围产期的年轻女性,与桥本甲状腺炎等自身免疫性疾病相关。发生于妊娠期或围产期及孤立性 ACTH 水平不足常提示本病。

5) 结节病:该病 5%～10%的患者有神经系统病变,通常发生于 25～50 岁的成年人,可出现不同程度的垂体功能低下和糖尿病。MRI 检查见垂体柄增粗和软脑膜强化常提示本病,应对患者进行胸部影像学检查,以排查系统性病变。但该病的确切诊断需要活体组织检查。

6) 垂体感染性病变:大多数垂体脓肿的患者表现为占位效应相关的症状。垂体结核瘤可表现为孤立的中枢神经系统病变,而不伴有系统表现,该病非常罕见。垂体脓肿在 MRI 上表现为鞍区无强化的厚壁占位组织，与无功能垂体腺瘤在临床上和影像学上均难以鉴别。

7）生殖细胞瘤：可起源于鞍上，常见于儿童，最常表现为下丘脑或垂体功能低下，包括糖尿病、青春期发育延迟或青春期早熟。MRI 检查时生殖细胞瘤通常在 T_1 像上呈等信号，均匀强化；若肿瘤囊变，则呈不典型强化。10%～15%的儿童患者可出现软脑膜播散生长，所以对儿童生殖细胞瘤患者进行全脊柱 MRI 检查有助于判断肿瘤的分期。

8）垂体增生：垂体增生时垂体体积增大，可见于妊娠期妇女、原发性甲状腺功能低下、原发性性腺功能低下和绝经期女性，应准确判断此类反应性垂体增生，以避免不必要的外科治疗。MRI 影像显示垂体增大，且均匀强化。

9）动脉瘤：起源于颈内动脉床突上段、前交通动脉或后交通动脉的动脉瘤可向鞍上或鞍内突出，引起与垂体瘤类似的临床表现。根据突出方向的差别，可出现视野缺损或垂体功能低下等占位效应。鞍区动脉瘤在部分血栓形成时会在 MRI 检查时表现为典型的流空现象和不同的信号强度。MRA 或 DSA 检查均有助于诊断。

10）垂体肉芽肿：垂体肉芽肿是由不易溶解或吸收的异物、病原微生物或机体的组织反应特别是免疫反应引起的，包括嗜酸性肉芽肿（郎格汉斯细胞组织细胞增生症）。其形成因素包括细菌感染（如结核）、结节病、郎格汉斯细胞组织细胞增生症、真菌感染、梅毒等。鉴别诊断要点为垂体腺瘤 MRI 表现为 T_1、T_2 和质子加权像上均呈等信号，大腺瘤可显著强化，垂体柄一般不增粗，周边硬脑膜很少强化。而垂体肉芽肿 MRI 检查提示鞍内稍长 T_1、长 T_2 均匀一致异常信号，未见正常垂体组织影，垂体柄异常增粗、无偏斜，注射造影剂后肿物、垂体柄、鞍底及鞍旁硬脑膜甚至鞍窦黏膜明显增强。对怀疑垂体肉芽肿患者，应先行非手术治疗，包括病因治疗及激素替代治疗；对于视力进行性下降非手术治疗难以控制者，可考虑手术减压。对于病因不能确定者，需手术活体组织检查或部分切除以明确诊断。

11）转移性病灶：患者通常有恶性肿瘤病史，典型病变来源于乳腺、肺脏和肾脏。CT 和 MRI 检查可发现广泛的骨质破坏、垂体柄增粗和密度不均的鞍区占位。鞍区转移癌患者中糖尿病很常见，多达 70%的患者合并糖尿病。定期 MRI 检查，若肿瘤快速生长常提示转移癌。

60.8 治疗

60.8.1 治疗方案的选择

垂体瘤的治疗方法包括药物治疗、手术治疗、放射治疗以及观察随访。由于垂体肿瘤的大小、类型不同，患者年龄、性别、症状、一般情况、治疗需求也不同，故目前提倡针对不同患者实行个体化的治疗方案。一般来说，目前对 PRL 和生长激素细胞腺瘤首选药物治疗已达成共识，药物治疗可抑制激素过度分泌、缩小或局限肿瘤、减少肿瘤血供。因此，即使患者必须接受手术治疗，术前也应当给予相应药物；对于上述肿瘤术后残留，药物治疗亦有控制肿瘤生长、延缓复发的作用。手术适应于各种类型较大或侵袭性生长、已有视神经及其他压迫症状、已出现下丘脑反应和脑积水的垂体瘤；微腺瘤中的促肾上腺皮质激素细胞腺瘤、无法承受药物治疗的生长激素细胞腺瘤以及不耐受或治疗不敏感的 PRL 和生长激素细胞腺瘤亦可采取手术治疗；无功能腺瘤如有压迫症状一般均需手术治疗。放射治疗适应于术后肿瘤残留的患者、不愿意手术且药物治疗无效的患者、高龄且一般情况较差的患者。对于无治疗需求的患者可采取保守观察及随访，如男性 PRL 微腺瘤无明显性功能障碍者、女性 PRL 微腺瘤无生育要求者，以及影像学上无明显压迫的无功能腺瘤患者。

就垂体促肾上腺皮质激素细胞腺瘤而言，80%以上为微腺瘤，因药物治疗效果差，故手术切除是其最佳的选择。过去由于早期诊断困难，患者表现为库欣综合征、双侧肾上腺增生，常误行肾上腺切除术。随之垂体失去靶腺的反馈调节，微腺瘤迅速增大，10%～30%的患者出现 Nelson 征。目前由于认识上的改变，对 80%～90%的库欣病已从肾上腺手术转向垂体肿瘤的切除，并取得远较过去满意的效果。国内外治疗该肿瘤的手术治愈率在 60%～85%，儿童患者的治愈率更高。而肿瘤复发率仅 2%～11%，且对肿瘤复发者可再次手术。

促甲状腺素细胞腺瘤罕见，选择治疗需慎重。当肿瘤较小或是继发于原发性甲状腺功能减退症的通常不需要手术处理，应用药物甲状腺素替代治疗多能奏效。但对肿瘤较大向鞍上生长压迫视路者，可考虑手术切除。必须对原发和继发的促甲状腺素细胞腺瘤提高认识，做出鉴别，否则可产生不良后

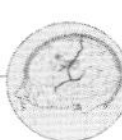

果，如在原发性甲状腺功能减退患者做不必要的垂体手术，在中枢性甲状腺功能亢进患者中做不恰当的甲状腺切除。

FSH/LH 腺瘤以及无分泌功能腺瘤，大多为大腺瘤，如影像学及临床有压迫症状需予手术治疗，术后视力改善者约 70%，但肿瘤复发率较高。如无明显症状者亦可采取保守观察，定期进行影像学检查。

60.8.2 药物治疗

药物治疗的目的在于：①减少分泌性肿瘤过高的激素水平，改善临床症状。②缩小肿瘤体积及限制肿瘤生长。对于部分微腺瘤，可起到"药物切除"的效果，对于部分大腺瘤或侵袭性垂体瘤，药物治疗亦可起到缩小体积、限制病灶或减少血供，为手术治疗创造条件。虽然当今尚无一种药物能治愈该类垂体瘤，但有些药物在临床实践中确实取得了较好的疗效。③对无分泌性腺瘤，主要是针对垂体功能低下的症状选用肾上腺皮质激素、甲状腺激素及性腺激素予以替代治疗。

（1）*泌乳素细胞腺瘤*

目前无论 PRL 细胞腺瘤大小，药物治疗均为其首选治疗方法。除减少激素水平外，可缩小肿瘤体积及限制肿瘤生长，为手术治疗创造条件。多巴胺(DA)受体激动剂是垂体 PRL 细胞腺瘤的一线治疗，其中主要有卡麦角林、溴隐亭、培高利特等。

1）多巴胺激动剂可以降低血 PRL 水平，缩小肿瘤体积，恢复患者性腺功能，平均有效率 60%～80%，其中卡麦角林(cabergoline)与多巴胺受体有很强的亲和力，具有明显降低 PRL 的作用，与其他多巴胺激动剂治疗相比，缩小肿瘤体积的比例较高，不良反应的发生率较低；在国外 PRL 细胞腺瘤治疗指南中，一般均推荐为首选用药。

2）国内目前治疗仍以溴隐亭为主。该药是一种半合成的麦角生物碱溴化物，为多巴胺促效剂，可兴奋下丘脑分泌 PIF，阻止 PRL 释放，或刺激多巴胺受体有效抑制 PRL 分泌，并能部分抑制 GH 浓度。对女性患者，服药后 2 周溢乳可改善，服药约 2 个月后月经可恢复，并且 90%停经前妇女可恢复排卵及受孕。在男性患者，服药后数周性功能恢复，3 个月后血睾酮浓度增加，1 年内恢复正常，精子数亦可恢复。而对大腺瘤者，常可降低 PRL 水平，并且可使 60%的肿瘤缩小，使患者头痛减轻、视野改善。

对于部分没有临床症状，意外发现的垂体微腺瘤患者，可随访，暂不治疗。多巴胺激动剂一般可以小剂量(2.5 mg/d)起始治疗，之后按月随访 PRL 水平，调节药物剂量，观察性腺功能恢复的情况。对于垂体微腺瘤患者，如治疗效果持续，可在 1 年之后复查垂体 MRI，随访肿瘤大小。而对于垂体大腺瘤患者，或在治疗过程中 PRL 水平持续增高，或出现溢乳加重、视野缺损等肿瘤进展的症状，需在 3 个月之内复做影像学检查。用药治疗维持 2 年以后，在 PRL 水平持续正常，影像学检查无可见肿瘤患者，可考虑逐渐停药。对于临床症状明显、在最大耐受药物剂量仍然无法恢复正常 PRL 水平及缩小肿瘤的患者，特别是大腺瘤的患者，以及怀疑为恶性垂体瘤的患者需考虑手术治疗。育龄期大腺瘤女性患者，如不能耐受多巴胺激动剂治疗，或药物抵抗，在尝试怀孕前可综合评估手术的必要性和益处。

3）培高利特：系国产麦角衍生物，亦是多巴胺激动剂，能作用于 PRL 细胞膜内多巴胺受体，抑制 PRL 合成与分泌。国内协作组临床治疗高 PRL 血症 90 例，疗效观察有效率为 98.9%，其中 PRL 降至正常 88 例(97.8%)，溢乳消失 94.6%，月经恢复 84.8%，妊娠 21.1%，肿瘤缩小及消失 47%，疗效略逊于溴隐亭治疗的对照组。但不良反应仅有 22.2%，低于溴隐亭治疗组的 35.6%，且症状轻微，不需停药，2～4 周内自然消失。治疗采用口服 25～50 μg/d，每 2 周调整一次，极量为 150 μg/d。

（2）*生长激素细胞腺瘤*

主要应用生长抑素受体配体(SRL)、生长激素受体拮抗剂(GHRA)和多巴胺受体激动剂进行治疗。

1）SRL：SRL 通过激活生长抑素受体 2 和 5 抑制垂体瘤 GH 的分泌，代表药物为兰瑞肽(商品名：索马杜林)。70%～80%患者在应用 SRL 治疗后可以达到激素水平的正常和肿瘤的缩小。SRL 是无法通过手术治愈患者(如侵犯鞍外大腺瘤，没有中枢压迫症状的患者)、术后没有完全控制激素水平患者或微腺瘤患者的一线治疗。术前应用 SRL 对于控制严重并发症、降低手术并发症发生率有一定益处，但尚未得到进一步的验证。在接受放疗的患者，由于放疗可能在数年后缓慢逐渐达到病情的完全控制，在放疗后的一段时间内可以应用 SRL 控制病情。

SRL 主要用于：①一线治疗，适用于恐惧手术、不愿意接受手术以及不适合接受手术的患者，包括全身情况较差、难以承受手术的风险，因气道问题麻醉风险较高的患者，有严重的并发症（包括心肌病、重度高血压和未能控制的糖尿病等）的患者。②手术前治疗：对有严重并发症、基本情况较差的患者，术前药物治疗可降低血清 GH、IGF－1 水平，结合相关内科治疗可以改善心肺功能以降低麻醉和手术风险，同时可缩小肿瘤体积。已有研究表明术前使用 SRL 可以提高大腺瘤患者术后缓解率。③肿瘤切除后残余肿瘤的辅助治疗。研究表明，如果以糖负荷后 GH 谷值＜1.0 μg/L 为治愈目标，大约 10％的微腺瘤和 55％大腺瘤患者手术后需要接受辅助治疗。④放疗后过渡治疗。由于放疗后血清 GH 和 IGF－1 水平下降缓慢，所以在放疗充分发挥作用之前的等待期，可以用 SRL 进行过渡期治疗。⑤并发症治疗。SRL 可改善高血压、心功能不全、呼吸功能障碍等相关并发症。

SRL 的不良反应主要为注射部位反应和胃肠道症状，一般为轻至中度，且通常是一过性的。SRL 可以抑制胰岛素分泌，同时抑制 GH 分泌，并能改善胰岛素抵抗，因此对糖代谢的影响差异较大，使用 SRL 治疗的患者需要监测血糖变化。长期使用 SRL 可以使胆汁淤积或胆石症的发病率增加，通常没有症状，一般不需要手术干预，但需要定期行超声检测。少见的不良反应还包括脱发、心动过缓和便秘。

2）GHRA：GHRA 通过阻止 GH 受体二聚化，进而抑制 GH 在靶组织发挥作用，有助于控制患者的症状。代表药物为培维索孟（pegvisomant），国内未上市。临床研究表明，采用 GHRA 治疗 12 个月，97％患者的 IGF－1 可控制在正常范围；而 GHRA 是否会促进肿瘤增长，还有待长期的临床研究来证实。GHRA 的不良反应包括头痛、感冒样症状、转氨酶升高和注射部位的脂肪萎缩。此外，阻碍这一药物应用的重要原因是其价格昂贵。因此，推荐应用于已接受最大剂量 SRL 治疗、IGF－1 水平持续偏高患者，可单药或与 SRL 联合治疗。

3）多巴胺受体激动剂（卡麦角林和溴隐亭）：通过与 D_2 受体结合，抑制垂体瘤分泌 GH。其最大优点是可以口服，并且价格相对便宜。这类药物在 GH 水平轻中度升高的患者中，有 10％～20％的患者 GH 和 IGF－1 降至满意水平，其剂量是治疗 PRL 瘤的 2～4 倍。不良反应包括胃肠道不适、直立性低血压、头痛、鼻塞和便秘等。目前国内仅有溴隐亭。该药适合用于 GH 水平轻度升高而由于其他原因未能使用 SRL 的患者。

（3）促肾上腺皮质激素细胞腺瘤

促肾上腺皮质激素细胞腺瘤确诊后首选手术治疗。术后 1 周内可测定上午 8:00 左右血皮质醇水平以评价手术的效果，皮质醇水平低于 55.2 nmol/L（2 μg/dl）提示肿瘤基本被全切除，而术后持续＞138 nmol/L（5 μg/dl）则提示肿瘤残留和有复发的可能。对于血皮质醇水平临界的患者，可进一步测定 24 h 尿游离皮质醇水平，低于 552 nmol/L（20 μg）/24 h 提示须行肿瘤全切除。术后未能控制病情或远期复发的患者，需考虑进一步的治疗，包括二次垂体手术、放疗或双侧肾上腺切除术。在以上治疗方式均无法控制病情或全身其他疾病无法耐受手术治疗的患者，考虑药物治疗。主要的药物包括类固醇合成抑制剂，如 5－羟色胺拮抗剂赛庚啶、肾上腺功能抑制剂美替拉酮和酮康唑，但其疗效各家报道不一，且均有一定的不良反应，临床应用时需谨慎。治疗需随访 24 h 尿皮质醇水平和血皮质醇节律。此外，有研究发现 75％垂体促肾上腺皮质激素细胞腺瘤有多巴胺受体的表达，多巴胺激动剂卡麦角林和溴隐亭亦可应用于治疗，但相关临床研究还不多，其疗效和安全性还需进一步验证。

垂体腺瘤经外科手术治疗后通常会导致继发性肾上腺皮质功能不全。因此，几乎所有患者都需要接受糖皮质激素替代治疗。而在术后半年至 1 年左右，大多数患者肾上腺轴会逐渐恢复，糖皮质激素可逐渐停用。常规替代剂量一般为醋酸可的松 25～37.5 mg/d，氢化可的松 20～30 mg/d，每晨 8:00 顿服，或晨 8:00 服用总量 2/3，下午 4:00 服用其余 1/3 剂量。术后 1 个月内，由于手术后患者血皮质醇水平的迅速下降，患者肾上腺皮质功能减退的症状可能较为明显，可在短期内将激素替代的总剂量提高 100％～150％，待症状缓解后逐渐减至生理替代量。

60.8.3 手术治疗

手术切除肿瘤是目前治疗垂体瘤的主要手段。一般而言，无论何种类型的垂体瘤，只要肿瘤对周围组织结构出现压迫症状，即有手术指征。而微腺瘤中的促肾上腺皮质激素细胞腺瘤、无法承受药物治疗的生长激素细胞腺瘤，以及不耐受或治疗不敏感的 PRL 和生长激素细胞腺瘤，亦可采取手术治疗。手术目的是解除肿瘤对视路和其他组织的压迫，恢复激素水平，保护正常垂体功能。许多肿瘤通过经蝶入路手术(显微镜、内镜)或经颅手术能被有效治疗。但手术也受到包括肿瘤特征如肿瘤大小、形状、生长方向、组织类型、鞍外扩展程度和患者的特征如年龄、健康状况、治疗需求、视路和内分泌损害程度,以及蝶鞍、蝶窦的解剖等情况的影响。在当今显微外科技术较为普及的情况下,决定手术入路时肿瘤的体积和鞍外扩展程度不如肿瘤的形状和生长方向来得那么重要,对待可以安全经蝶或经颅入路手术的患者,一般倾向于经蝶入路手术(显微镜或内镜)。因为经蝶入路可更快、更直接地达到垂体腺,清晰地区分肿瘤组织和垂体腺,肿瘤切除的彻底性较高;加上近年来神经导航、术中磁共振等高新技术的应用,使得经蝶手术的适应证及手术范围大大增加,手术风险及术中损伤视路等结构的可能性得以有效降低。以往认为向海绵窦或鞍上生长的肿瘤是显微镜下经蝶手术的盲区,而目前通过经蝶内镜下手术可以有效、安全地切除向周围结构侵袭性生长的肿瘤,使得一些原先需经颅手术的患者不必行开颅手术,术后反应轻、恢复快。

无论何种方式手术,术前除常规准备外,均需全面检查和评估患者的内分泌激素水平,如有功能低下需给予相应的替代治疗。为防止术后出现的垂体功能减退,术前及术后均需给予口服激素预防治疗,如泼尼松(强的松)或醋酸可的松口服。对于特殊类型的垂体腺瘤如生长激素细胞腺瘤,尚需检查患者的心肺功能、测定血糖等,避免严重并发症的产生。

(1) 经蝶入路手术

经蝶入路是目前最为广泛应用的垂体瘤手术方法,它包括经鼻-蝶窦、经口-鼻-蝶窦、经筛-蝶窦入路等术式,近年来内镜的应用更扩大了经蝶手术的范围和指征。经蝶手术的优点是手术安全度高,采用显微手术技术,对微腺瘤可作选择性全切除,保留正常垂体组织,恢复内分泌功能。而近年来,随着经蝶手术经验的不断积累和手术技巧的提高,注意到垂体腺瘤鞍上扩展部分常为非浸润性生长,假包膜完整,且绝大多数垂体瘤组织质地脆软,有些肿瘤伴有出血、坏死、囊液等改变,容易被吸除或刮除,加之神经导航及术中磁共振的应用,目前不少医疗单位对有视神经及视交叉受压的大或巨腺瘤亦采用经蝶入路手术,并能达到肿瘤尽可能多地切除、视路减压满意及保存垂体功能的目的,取得了较好的疗效(占83%)。国外也有学者(Satio, 1995)对垂体大腺瘤采用经蝶入路、鞍底开放,有意待肿瘤坠落至鞍内后作二期手术的,有效率亦可达83%。

1) 显微镜下经鼻-蝶窦入路:目前为止,显微镜下经鼻-蝶窦入路仍是垂体瘤手术中最常采用及最经典的术式(图60-15)。虽然近年来国际上内镜技术发展迅速,但由于我国神经外科发展水平存在明显区域差异,并且受器械及技术水平所限,目前情况下尚无法完全替代镜下经鼻-蝶窦入路。经口-鼻-蝶窦入路除由上唇下黏膜横行切口进入外,其余操作与经鼻-蝶窦入路完全相同,目前应用较少,仅在无条件行经鼻-蝶窦入路或者经鼻-蝶窦入路存在困难时方采用。

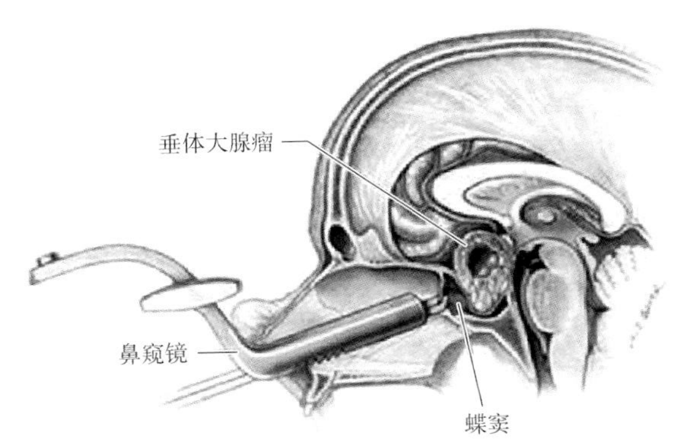

图 60-15 经鼻-蝶窦手术示意

A. 镜下经鼻-蝶窦入路适应证:①垂体微腺瘤。尤其适用于单纯鞍内生长的中小腺瘤,可完全切除并保留正常垂体功能,疗效达50%~80%,对促肾上腺皮质激素细胞腺瘤可达90%。②垂体腺瘤向鞍上扩展,但不呈或呈轻微哑铃形,未向鞍旁侵袭,影像学提示肿瘤质地松软者。③垂体瘤向蝶鞍内生长者。④垂体瘤伴有脑脊液鼻漏者。⑤垂体瘤卒中不伴有颅内血肿或蛛网膜下腔出血者。⑥视交叉前置型垂体瘤。⑦病员年老体弱,不能耐受开颅手术者。

B. 禁忌证:①巨型或大型侵袭性垂体瘤向鞍旁、鞍上、额底生长,或肿瘤呈显著哑铃形者;②垂体瘤向鞍上扩展,影像学提示肿瘤质地坚硬者;③鼻腔及鼻旁窦有炎症者。以往认为蝶窦气化不良者是手术禁忌,随着神经导航技术的应用,目前可在神经导航的精确指引下磨除蝶窦及鞍底骨质直达鞍底硬脑膜,从而切除肿瘤。

C. 术前准备:①完善常规神经外科手术的各项术前准备。②鞍区增强 MRI 确定肿瘤大小、位置

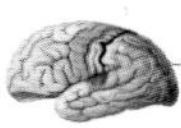

及生长方向，冠状位CT明确蝶窦至鞍底入路情况。③完善全套内分泌学检查，若存在垂体功能低下，必须给予相应的激素替代治疗后方可手术。若垂体功能大致正常，为预防术中及术后垂体功能低下，建议给予泼尼松5 mg，每天3次，或醋酸可的松25 mg，每天3次，口服。④术前剪鼻毛，用抗生素滴鼻液滴鼻。

D. 手术步骤及术中的注意点：①消毒铺巾，鼻腔用棉球再次消毒后，麻黄碱棉条浸润鼻腔，使鼻黏膜收缩，减轻术中出血。②手术显微镜下操作，通常由右侧单鼻孔进入，亦可根据鼻中隔偏曲情况、肿瘤位置选择左鼻孔入路，提倡高位切开鼻中隔黏膜，完整分离黏膜，在骨性鼻中隔根部折断后找到双侧蝶窦开口，打开蝶窦前壁，咬除蝶窦内分隔及黏膜，显露鞍底骨质。注意勿操作过猛，撕裂对侧鼻黏膜。③严格中线入路，以免损伤鞍旁血管与神经。④鞍底确认有困难时，可放一金属标记物于可能的鞍底部摄侧位片确定之，避免伤及前颅底及斜坡，目前建议采用神经导航系统进行定位。⑤勿过多切除鞍底前上骨质，鞍底硬脑膜切开勿超过额底硬脑膜与鞍膈的交界面，以防脑脊液漏。⑥硬脑膜切开前常规先行穿刺，以除外动脉瘤。硬脑膜十字切开，大腺瘤可自行涌出，注意正常垂体组织多被肿瘤向瘤旁挤压，呈灰红色扁平状，应注意辨认。⑦肿瘤切除顺序为：先斜坡及两侧海绵窦方向，后鞍上方向，以免鞍膈过早坠落，影响手术操作。随着鞍内肿瘤切除，鞍上部分可逐渐下坠。⑧刮吸切除肿瘤动作要轻柔，对质地较韧的大腺瘤，保留与轻轻牵拉鞍前上方一小片肿瘤可增加切除鞍上剩余肿瘤的机会，但切忌强行剥离肿瘤，以防鞍上粘连动脉或视交叉受损。⑨摘瘤后腔内用含抗生素的0.9%氯化钠溶液冲洗，止血要彻底，鞍内明胶或止血棉纱填塞，需适度；有脑脊液漏时宜取脂肪填塞修补，术后绝对平卧7～10 d，适量应用脱水剂。现有医用生物胶粘合补漏，多无脑脊液漏发生。有条件者可用人工硬脑膜或自体骨片重建鞍底。⑩术后需待患者完全清醒，吸除气管内、口咽部分泌物及渗血后方能拔除气管插管，以免发生窒息。对生长激素细胞腺瘤者，尚需注意舌根后坠、呼吸道梗阻等情况。

E. 术后处理：①术后前2 d，拔除鼻腔纱条前，需注意后鼻孔出血、窒息等情况。②术中如有明确脑脊液漏，术后需注意鼻孔内有无清亮液体流出。如有，应考虑到脑脊液鼻漏的可能，可行漏出液常规生化测定以鉴别是否为脑脊液。如有脑脊液鼻漏，可给予平卧、轻度脱水剂应用，必要时给予腰椎穿刺或腰大池持续引流等处理。③术后根据皮质激素情况常规给予糖皮质激素支持，如泼尼松5 mg，每天3次，或醋酸可的松25 mg，每天3次口服，并进行内分泌学检查以明确垂体功能，若存在垂体功能低下需给予相应替代治疗。出院后激素逐渐减量。泼尼松每周减量一次，甲状腺激素可每2周减量一次，在减量过程中，如果出现疲乏、畏寒、心悸、心率缓慢等情况，可以酌情增加激素用量。④如果尿量持续超过3 000 ml/d，或>200 ml/h，应考虑多尿及尿崩症可能，可行尿比重测定，并给予口服氢氯噻嗪（双氢克尿塞）、卡马西平或去氨加压素（弥凝）治疗，并适当限制饮水，检查血电解质，如果出现电解质紊乱，应及时纠正。有时即使尿量正常，也可能出现电解质紊乱，尤其是低钠血症和低钾血症（常为迟发性抗利尿激素异常分泌综合征，入量大于出量，出现稀释性低钠血症、低钾血症），此时多伴有轻至中重度恶心、呕吐、头晕，如出现上述情况，需要采取限制入液量、补钠、利尿、激素等治疗，一般术后10～14 d即可恢复正常。

F. 疗效：目前经蝶入路手术的病死率降至0～2%。全美调查平均病死率为0.9%，国内大组病例分析病死率为0～1.8%；华山医院在2005年*Neurosurgery*杂志上发表的大宗病例报道中，统计了近10年来4 050例经蝶手术患者，病死率在0.35%左右。死亡原因除与手术直接有关的并发症外，尚有术后误吸窒息、肺栓塞、心血管意外等。手术的并发症有：①鞍内并发症，包括颈内动脉损伤（占0.4%～1.4%），可引起假性动脉瘤、颈内动脉海绵窦瘘，术后大血管痉挛、闭塞；以及脑神经损伤（占0.4%～1.9%），尤以展神经损伤为多见。②鞍上操作所致的并发症，包括下丘脑、垂体柄、垂体损伤；视神经、视交叉及周围血管的损伤导致视力减退或失明（占0.4%～2.4%），后者也可由残余肿瘤出血、肿胀、鞍内填塞物过多等原因引起；鞍膈及蛛网膜损伤破裂发生脑脊液漏（占1.5%～4.2%，甚高达9%～15%），可引起气颅、脑膜炎（占0～2%）；其他尚有蛛网膜下腔出血、双额硬脑膜外血肿、癫痫等。③入路及蝶窦内并发症，可有鼻中隔穿孔（3.3%～7.6%），上唇及牙齿麻木，鼻畸形，上颌骨、眶骨、筛骨等骨折，蝶窦炎（1%～4%）或脓肿，以及在蝶鞍前下壁两侧的蝶窦腔内损伤颈内动脉袢（动脉表面覆盖骨缺

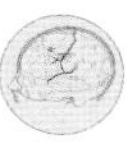

损，仅有黏膜者约占4%）和在蝶窦腔的上侧方（有视神经孔的下中壁骨缺损者）损伤视神经。④内分泌症状，有10%～60%可发生尿崩症，大多为短暂性，持续性者占0.5%～15%。术后垂体功能不足及低下的发生率为1%～10%，多为大腺瘤且术前已有垂体功能低下者。

经蝶手术疗效一般根据Hardy所制订的手术疗效标准为：①生物学指标，治愈——术后激素水平恢复正常；好转——激素水平下降至术前的50%以上，但仍高于正常；无效——激素水平下降不及50%或不下降；除测定激素基值外，尚需作垂体功能试验。②其他垂体功能指标，恢复或保持正常——术前功能低下者恢复正常或术前正常者术后不变；无变化——术后功能与术前者相同；恶化——术后腺垂体功能较术前恶化。③临床指标，按术后症状恢复情况分治愈、好转及无效。④手术切除肿瘤指标，有选择性肿瘤全切除、选择性次全切除、非选择性次全切除、非选择性全切除（即垂体切除），但应随访CT或MRI。其中高分泌性垂体瘤的治疗效果各家报道不一。据Hardy等资料，泌乳素细胞腺瘤Ⅰ级根治率达90%，Ⅱ级为58%，Ⅲ级为43%，Ⅳ级为0；术后月经恢复率分别为71.5%，53.8%，42.8%，0；术后妊娠率分别为56.5%，21.4%，0，0。若以术前PRL在100 μg/L、200 μg/L、500 μg/L以下或>500 μg/L，治愈率分别为88%、83%、77%及14%。国内天津医科大学泌乳素细胞腺瘤治愈率为79.8%。北京协和医院采用肿瘤＋瘤周垂体组织切除微腺瘤治愈缓解率为86%，大腺瘤为60%。华山医院泌乳素细胞腺瘤的治愈缓解率为89%，月经恢复率为78.3%，育龄期女性妊娠率为51.8%。

生长激素细胞腺瘤国外Ⅰ～Ⅱ级治愈率为81.5%，Ⅲ～Ⅳ级者为67.8%。Ross报道长期随访6.3年，治愈率（GH<5 μg/L）为75.3%，缓解率（GH<10 μg/L）为87.9%。国内天津医科大学肿瘤控制率（包括治愈及缓解病例）为81.8%；术前GH<40 μg/L，术后控制率为94%；术前GH>40 μg/L，术后控制率为68%。北京协和医院微腺瘤术后控制率为80.5%，大腺瘤为69.1%；术前GH<100 μg/L，术后≤10 μg/L为81.8%；术前GH>100 μg/L的，术后≤10 μg/L为28.8%。华山医院生长激素细胞腺瘤的术后控制率为93%。

促肾上腺皮质激素细胞腺瘤国外治愈率为74%～85%，其中库欣病病理证实有腺瘤者治愈率为87%～91%，未证实有腺瘤者为60%。国内协和医院中远期平均随访3年，病理证实有腺瘤或前叶细胞增生或无异常组的治愈率分别为63.1%、72.7%及48.1%，微腺瘤组肿瘤加瘤周腺垂体大部分切除的治愈率可达80%。上海瑞金医院Ⅰ级肿瘤根治率为85%，Ⅱ～Ⅲ级为60%。华山医院库欣综合征的治愈率为86.5%。儿童促肾上腺皮质激素细胞腺瘤的治愈率国外为80%～100%，国内为91%。

分泌性腺瘤术后长期随访的复发率：泌乳素细胞腺瘤平均复发率为17%，个别报道达40%；生长激素细胞腺瘤为5%～12%；促肾上腺皮质激素细胞腺瘤为2%～10.5%，个别为20.6%。国内资料泌乳素细胞腺瘤复发率为5.26%（北京协和医院），生长激素细胞腺瘤为3.6%（天津医科大学），促肾上腺皮质激素细胞腺瘤为11.4%（北京协和医院）。华山医院的资料，泌乳素细胞腺瘤复发率为2.36%，生长激素细胞腺瘤为2.03%，促肾上腺皮质激素细胞腺瘤为6.49%。肿瘤复发原因大多与肿瘤切除不彻底而有残留组织，或为高增殖垂体腺瘤，或肿瘤向周边组织侵犯（侵袭性垂体腺瘤）有关。少数可因多发性微腺瘤或垂体细胞增生。

近年来，一些新技术应用于经鼻-蝶窦入路手术中，如Yamasaki和Arita术中采用实时多普勒超声监测海绵窦及颈内动脉、垂体柄、视交叉等结构，防止其受机械性损伤。而神经导航及术中磁共振等术中影像技术的应用使得该手术更为安全有效。华山医院神经外科2001年起开展了神经导航辅助下经鼻-蝶窦入路切除垂体腺瘤，统计发现可显著提高经蝶窦入路的准确性，同时回避重要结构，提高肿瘤切除程度，对蝶窦气化不良，再次经蝶窦手术以及向鞍上、鞍旁、海绵窦等方向不规则生长者尤为有效。由于神经导航系统存在术中移位及术前定位偏差，无法对手术结果及肿瘤的切除程度在术中进行预判，因此华山医院神经外科2006年于国内率先应用术中磁共振成像（iMRI）导航技术显微镜下经鼻-蝶窦入路切除垂体瘤，必要时结合术中神经导航技术，达到良好效果，使得垂体瘤切除手术发生了革命性的变化，为神经外科医师提供了手术进程的实时引导和手术结果的实时、客观评价，进一步提高了肿瘤的切除率。

2）内镜辅助下经鼻-蝶窦入路：内镜技术在神经外科中的应用历史悠久。早在1910年，美国泌尿

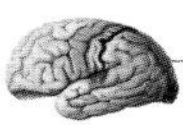

外科医师 Lespinasse 就将膀胱镜应用于儿童脑积水的治疗中。但直到 20 世纪 90 年代，内镜才逐渐被应用于垂体瘤的治疗中。当时，耳鼻喉科医生已能够使用内镜获得清晰的视野和良好的手术效果，并将功能性内镜鼻旁窦手术取代了常规开放手术，这才促使神经外科医师将内镜应用于垂体瘤手术中。1963 年，Guiot 等将内镜技术应用于垂体瘤切除。当时，应用内镜是为了改善手术显微镜的不足，用于显露显微镜视野以外的鞍区结构。但随着内镜器械的发展及微侵袭神经外科技术的提升，逐渐发展为仅使用内镜进行垂体瘤切除手术。1992 年，Jankowski 等首次报道了"单纯内镜经鼻-蝶窦切除垂体瘤"。1997 年，匹兹堡大学的神经外科医师 H. D. Jho 和耳鼻喉科医师 R. Carrau 详细介绍了内镜经鼻垂体瘤切除术的手术技巧及经验，纯内镜手术在垂体瘤治疗中的作用才逐渐推广开来，并且随着内镜技术的发展，经鼻内镜颅底手术范围也在不断扩大。

目前，内镜下经鼻切除垂体瘤可分为标准内镜经鼻入路（SEEA）和扩大内镜经鼻入路（EEEA）。早期开展的 SEEA 以单侧鼻孔操作、切除蝶窦前壁直达鞍区为特点，目前已发展为双侧鼻孔入路，分别切除蝶窦前壁、部分后组筛窦和鼻中隔后部，充分显露鞍底为特征。在此基础上，进一步出现扩大内镜经鼻入路，包括经筛窦入路、经鞍结节和蝶骨平台入路、经蝶鞍旁海绵窦入路等多种方式，对侵犯筛窦、鞍上或海绵窦区肿瘤的切除具有重大意义。除外经鼻入路，内镜还可用于开颅垂体瘤手术中。经颅内镜锁孔技术已成为神经外科较为成熟的微侵袭技术，通过充分的脑松解技术，可在不损伤脑组织的情况下获得足够空间；相对于显微镜而言，内镜由于其广角和近距离观察的优点，还可以增加手术暴露范围，提高全切除率。目前已逐渐由内镜辅助显微镜锁孔手术，发展为全程内镜手术，既节省了内镜与显微镜转换时间，术者也可以自由活动颈椎。

相比使用显微镜而言，将内镜应用于垂体瘤手术具有很多优势。内镜可以深入鼻腔，近距离观察正常垂体和肿瘤的边界，对病变处进行图像放大的"特写"，并且在直视下进行操作，分离假包膜，利于保护正常垂体。内镜手术视角广，配合角度镜，可以显露常规显微镜下的"盲区"部分，利于精细操作。在颅底重建和硬脑膜修补中，内镜可以近距离观察修补的边缘，及时发现脑脊液漏并进行处理。内镜由于横截面小且镜身长的特点，也利于在鼻腔狭小的空间操作。通过逐渐收缩鼻腔黏膜而扩张手术通路，避免显微镜下使用牵开器造成的中隔骨折和嗅区损伤，对鼻腔的创伤小，嗅觉功能损害较小，患者主观上不适感较低。内镜由于创伤较小，术后患者恢复快，住院时间较短。

目前内镜手术仍存在一些不足。首先，内镜镜头容易受血液、雾气等遮盖而干扰视野，需不断冲洗或擦拭镜头。内镜成像为二维图像，图像缺乏层次和立体感，需要经过一系列严格训练才能掌握其解剖结构，学习曲线较长。内镜借助自然解剖通道进行操作，操作空间较小，特别在海绵窦等区域操作时，需要切除中鼻甲等正常结构扩大暴露，才能满足手术需求。手术过程中，对术者和助手等协调性要求较高。

内镜下经鼻-蝶窦垂体肿瘤切除术目前已逐渐成为垂体肿瘤首选的微创术式。近年来，通过将超声、神经导航、术中 MRI 等技术融合，可以提高手术安全性及切除率。通过虚拟现实、图像融合技术，可以在术前虚拟三维结构，利于术者制定合理手术方案。通过光学技术的发展，3D 内镜的出现有效解决了内镜下二维平面，缺乏立体层次的不足，也部分解决了内镜镜头由于气雾而造成的成像质量下降的问题。

一般而言，适合经鼻-蝶窦入路手术的垂体腺瘤绝大多数也可以行内镜辅助下经单鼻孔入路手术。而对于巨大的向鞍上生长侵犯两侧海绵窦的肿瘤，只要没有明显地偏向一侧，亦可采用内镜手术。而影像学资料提示瘤组织较硬韧，或肿瘤明显偏向一侧、向鞍上背侧或向额叶底部生长者不宜选择此方法。

A. 手术方法与效果：患者取仰卧位，头部后仰 20°，向术者方向偏转 30°。用聚维酮碘消毒面部和鼻腔。依据术前头部 CT 和 MRI 检查结果选择鼻孔。在内镜引导下沿中鼻甲和鼻中隔间入路，用 0.01%去甲肾上腺素或麻黄碱盐水棉条扩张手术通道。在蝶筛隐窝内显露蝶窦开口。沿蝶窦开口内上缘 1 cm 起始，弧形向后切开一侧鼻中隔黏膜，将其掀向后方，显露蝶窦前下壁的骨性结构，用磨钻磨削骨质或旋转咬骨钳扩大蝶窦开口，直径 1.5～2 cm；磨除蝶窦间隔，通常应显露蝶窦内的两侧颈内动脉隆起，完整地显露鞍底。用磨钻在鞍底中间偏下方起始磨削鞍底，开放范围直径 1～1.5 cm。双极电凝鞍底硬脑膜，用长穿刺针穿刺鞍内，抽吸探查证实安全后，专用尖刀十字切开硬脑膜，烧灼硬脑膜，使其收缩后暴露肿瘤，用刮匙、环形刮圈和吸引器分块切除肿瘤，留取标本送病理检查。当肿瘤足够大时，可随着肿瘤的切除用内镜向瘤腔内探查，在内镜直视下切除残余肿瘤，冲洗瘤腔。切除肿瘤后，瘤腔内可适当充填明胶海绵或止血纱布，并用人工硬脑膜双层封闭鞍底。对鞍膈破损者可用生物胶加人工硬脑膜封闭。术侧鼻腔黏膜如保护良好，可不必填塞任何物质。

内镜辅助下经鼻-蝶窦入路手术与传统手术方法的重要区别就是最大限度地保护了鼻腔的正常结构。Cappabianca 等强调，不使用牵开器与将内镜作为照明和观察设备，是内镜经鼻-蝶窦手术的重要特征。内镜手术主要利用鼻腔的自然空间，逐渐收缩鼻黏膜，扩张手术通路，这样就避免了因牵开器强行扩张造成的鼻中隔骨折。在扩大蝶窦开口时，依靠磨钻来磨除蝶窦前下壁、蝶窦间隔和鞍底，减少了术中出血的机会。对一些曾经做过隆鼻美容术的患者再接受此手术也不会出现相应的不良反应。

充分显露病灶是安全有效地切除肿瘤的保证。由于内镜的光学照明特点和内镜角度及鱼眼效应，便于近距离显露病变，增加了显露范围。内镜经鼻-蝶窦的解剖学研究表明，内镜下显露鞍区可以清楚地辨别双侧视神经管隆起、双侧颈内动脉隆起、鞍底及斜坡凹陷，可分辨海绵窦的一些重要解剖学标志，并按血管走行方向将颈内动脉分为鞍旁段与斜坡旁段。如果肿瘤生长广泛或生长不规则，则需要依据肿瘤生长方向、肿瘤特点等，个性化地选择暴露范围，在内镜下观察蝶窦和鞍区的结构，一般能清楚地辨别重要的解剖学标志，如颈内动脉隆起。对垂体微腺瘤，应在内镜下辨别清楚肿瘤和正常组织，尽可能地减少对正常组织的创伤。对较大的垂体腺瘤，更可显示内镜的优势。通常可在切除部分肿瘤后，将内镜伸入瘤腔，直视下切除残余肿瘤，并观察瘤腔的结构。切除肿瘤应当首先切除最邻近鞍底的肿瘤，然后切除两侧近海绵窦壁的肿瘤，再切除鞍上的后上方肿瘤，最后是鞍上的前上方肿瘤，多数情况下可观察到鞍膈均匀下降。Moreland 等和 De Divitiis 等指出只切开一侧蝶窦前壁，即能完全切除肿瘤。

Jho 等认为，内镜辅助经鼻-蝶窦手术除改善经蝶窦显微手术的术中观察范围外，可使手术创伤明显降低，术后患者不适最少，住院时间明显缩短。Tho 等采用内镜经鼻-蝶窦入路切除 44 例垂体腺瘤，13 例为微腺瘤，其余均为巨腺瘤或大腺瘤（有 6 例肿瘤累及海绵窦），术后患者的临床治愈缓解率达到 70%，取得较好疗效。Kabil 等对 300 例内镜经鼻-蝶窦入路切除的垂体瘤患者进行了随访观察，并将治疗结果与文献中传统的显微镜下经蝶窦手术进行了比较，内镜下手术治疗垂体瘤的治愈率为：促肾上腺皮质激素细胞腺瘤 86%、泌乳素细胞腺瘤 89%、生长激素细胞腺瘤 87%、无功能腺瘤 93%，总痊愈率 90%，均高于传统显微镜下经蝶手术效果。

B. 内镜手术注意点：①鼻腔呈倒锥形空间，关键在于鼻腔尖端，为便于操作，尽量增加手术空间，需用去甲肾上腺素或麻黄碱盐水棉条充分扩张手术通道，必要时可用鼻镜机械扩张。②蝶筛隐窝寻找非常重要，此隐窝内有蝶窦开口，是开放蝶窦的标志。③开放蝶窦时应沿蝶窦开口先向下、内方操作，辨认清楚后再向外上方开放，避免损伤颈内动脉、视神经等重要结构。④切开鞍底硬脑膜前先穿刺确认无出血后再切开鞍底硬脑膜，切开勿超过额底与鞍膈交界面，防止脑脊液漏。⑤切除肿瘤按一定顺序，先切除下方，然后两侧，再后上方，最后前上方，以免鞍膈过早地下陷遮挡术野影响手术操作，如出现脑脊液漏需要人工硬脑膜修补鞍底重建。⑥专用器械的使用，如旋转咬骨钳、多种弯头吸引器、多角度刮匙等，会给手术带来方便。尽量在包膜内切除肿瘤，使用吸引器时要轻柔，避免鞍膈破裂。术后并发症与显微镜下经鼻-蝶窦入路基本相同。

C. 内镜手术的缺点主要包括：①内镜图像为二维图像，立体感较传统显微手术差，操作者有时较难适应。②内镜粘有血液后镜片较易模糊，术中需不断用水擦拭，影响手术操作及进程。③术中操作空间有限，助手一般较难配合。④手术通道狭窄，增加了手术操作难度，术中一旦出现较大出血，止血较为困难。⑤内镜镜头反复出入影响及耽误操作。⑥手术时间长。⑦术后脑脊液漏及颅内感染发生率较高。

（2）显微镜下经颅入路手术

经颅手术曾是垂体腺瘤切除的经典入路。主要适应证包括：①肿瘤向鞍上生长呈哑铃状；②肿瘤长入第 3 脑室，伴有脑积水及颅内压增高者；③肿瘤向鞍外生长至颅前、中或后窝者；④有鼻或鼻旁窦炎症及蝶窦气化不良，且无微型电钻设备，不适合经蝶窦手术者；⑤肿瘤出血或经鼻-蝶窦入路术后出血，伴颅内血肿或蛛网膜下腔出血者。

垂体瘤经颅手术有经额下、经额颞（翼点）和经颞下 3 种入路，每种入路在特殊情况下有各自的优缺点。额下入路垂体瘤手术由 Horsley（1889）首先采用，该入路可观察视神经、视交叉、颈内动脉、鞍上池、垂体柄和蝶鞍，术中可在直视下切除肿瘤，对视神经、视交叉减压较彻底，适用于较大垂体瘤向鞍上发展有视力、视野障碍者。但前置型视交叉可阻碍这一入路接近肿瘤，故对临床（视野检查有双颞偏盲性暗点）和 MRI 估计有视交叉前置者应优先采用额颞（翼点）入路。该入路提供了在视神经及视束与颈内动脉之间操作的空间，也可在视交叉前、下及后方探查，且路经短、视角大，充分利用了脑的自然解剖间隙，故适用于垂体瘤向视交叉后上方、向鞍旁或海绵窦发展者。缺点是手术者对远侧视神经和鞍内容物的视域受到影响。颞下入路适用于肿瘤明显向视交叉后扩展的罕见情况或向鞍旁发展者，虽然这一入路可对视交叉进行减压，但它对鞍内肿瘤的切除困难。

近年来，随着颅底外科的突破性进展，垂体瘤的新手术入路和改良的手术入路得到开发和应用，包括扩大额下硬脑膜外入路、经眶额-蝶窦联合入路和经硬脑膜外海绵窦入路。扩大的额下硬脑膜外入路是 Derome 入路的改良，它能清楚显露颅底的中线区域，如筛窦、蝶窦以至斜坡，故适用于切除长向前颅底、蝶窦、筛窦、鞍区及斜坡的巨大垂体瘤。但有些肿瘤长向鞍上区、后床突区及鞍旁海绵窦，成为该手术入路的“盲区”。为解决这一难点，华山医院采用术中联合额下或颞下硬脑膜内入路一起操作，以增加肿瘤切除的彻底性。该入路暴露范围较经蝶窦入路广、手术风险较常规经颅入路小，手术需特别注意的是严格修复颅底硬脑膜，以防术后脑脊液漏和颅内感染。经眶额-蝶窦联合入路是经额和经蝶窦联合入路的改良，手术野暴露好，容易达到肿瘤全切除目的，但手术创伤大，同样有脑脊液漏和颅内感染之虑。经硬脑膜外海绵窦入路由 Dolenc（1997）倡用，适用对象为侵入鞍旁和/或鞍上的垂体瘤，尤其是常规额下入路或经蝶窦入路手术复发者。主要手术方法为：①游离中颅底硬脑膜夹层，打开海绵窦外侧壁；②经海绵窦内侧三角、上三角、外侧三角等间隙切除肿瘤及视神经两旁切除侵入蝶窦和筛窦的肿瘤；③肿瘤长向鞍上者，可剪开硬脑膜，打开侧裂，抬起额叶，将隆起的鞍膈连同其下的肿瘤推入蝶鞍内，经硬脑膜外切除。Dolenc 应用该入路治疗垂体瘤 90 例，肿瘤全切除达 92.5%，术后并发症发生率＜2%，无手术死亡。术后视力及视野恢复率为 78%，其中视力改善为 83%，视野改善为 67%。其疗效与以下因素有关：①术前视觉影响程度，即术前视力影响越严重，术后恢复的可能越小。②视神经受压时间长短。一般视力障碍在 1 年以内者，术后恢复大多良好，视觉障碍在 2 年以上者恢复较差；③视神经萎缩程度。已有明显视神经萎缩者，往往不能完全恢复。

经颅手术的病死率为 2%～5%，术后并发症可有下丘脑损伤、垂体危象、癫痫、尿崩及电解质紊乱、高渗性非酮症糖尿病昏迷、精神症状、脑脊液漏等。生长激素细胞腺瘤术后可并发糖尿病昏迷、急性心力衰竭、甲状腺危象及卒中等。手术死亡率除因并发症外，尚与肿瘤体积大小及生长方向有关，肿瘤向鞍外生长范围广泛者（尤其长向第 3 脑室底部生长者）死亡率较高。

60.8.4 放射治疗

在垂体腺瘤的治疗中，放射治疗（放疗）或可作为手术治疗或药物治疗的辅助疗法，也可作为一种确定的治疗方法。它可分为外放疗和内放疗 2 种。外放疗常用的有超高压照射的 ^{60}Co 和直线加速器、重粒子放疗（α 粒子、质子、中子、负 π 介子等），以及伽玛刀、射波刀等。内放疗有放射性核素（^{198}Au、^{90}Y 等）。与药物治疗的情况相同，放疗的有效性因垂体瘤的不同类型而有所不同。

（1）*超高压照射*

超高压照射（^{60}Co、直线加速器）穿透性能较强，对皮肤、颅骨及正常组织影响较小。目前国内应用最多，已取代常规 X 线治疗。常用总剂量为 45～55 Gy。

1）无分泌功能腺瘤：多为大腺瘤，早期单纯手术治疗的复发率为 55%～67%，晚期肿瘤全切除后的复发率在 12%～21%，复发多发生在术后 4～8 年。Selman 等报道即使肿瘤肉眼全切除，仍可有镜下残留的病变，如 88%和 94%的鞍内或向鞍上扩展的大腺瘤有硬脑膜的侵犯。故为防止肿瘤复发，提高手术治疗的效果，一般主张术后放疗。但近来 Lillehei 等认为肿瘤全切除者，可临床密切观察，定期随访影像学，一旦肿瘤复发才予放疗，以免放疗引起的并发症。无分泌腺瘤对放疗中度敏感，疗效较

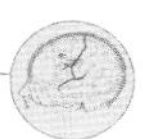

有分泌功能腺瘤为好。放疗后可使大部分肿瘤组织被破坏、体积缩小，所剩瘤组织增殖力明显减退，复发延缓。华山医院早期复发垂体腺瘤资料手术未放疗组平均复发时间为 2.2 年，而手术加放疗组平均复发时间为 5.1 年。

A. 放疗适应证：①手术未全切除者；②术后肿瘤复发且肿瘤不大者；③诊断肯定而临床症状不显著者；④年老体弱，或有重要器官疾病等不能耐受手术者。

B. 放疗效果：Sheline 报道单纯放疗肿瘤控制率为 71%，手术后放疗患者的控制率可达 75%。亦有许多报道手术加放疗 10 年的局部控制率可达 85%～94%。而 Tsang 等报道肿瘤复发后放疗，10 年的控制率为 78%；首次手术后放疗 10 年控制率可达 91%。放疗后约半数患者的视力、视野障碍可望有些恢复，但亦有在放疗过程中或治疗以后发生肿瘤出血或囊变而使症状反而加重。

C. 放疗并发症：①放射性坏死。一般发生的高峰期在放疗后 1～3 年，若放射剂量≤45 Gy，其发生率仅 0.4%。部位可涉及双侧额叶下内方、颞叶前内侧钩回、下丘脑及视交叉、第 3 脑室前壁等。临床表现为视力、视野症状加重，以及丘脑下部症状、头痛、恶心等。常可误为肿瘤复发。治疗以支持疗法为主，给予大量维生素、能量合剂及替代性激素治疗。②新生物形成。最常见为胶质瘤、脑膜瘤、纤维肉瘤，其发生的危险性是正常人群的 9～16 倍，常在数年甚至 10 年以后发生。③垂体功能低下。经 8～10 年随访，其发生率在 13%～30%，甚至更高。表现为性腺、甲状腺和肾上腺轴的功能减退，需激素替代治疗。④其他并发症，如肿瘤内出血或囊变、空蝶鞍综合征、视神经损害等，均以视力再度减退为特征，亦可误为肿瘤复发。

2）分泌性垂体腺瘤：放疗分泌性腺瘤的疗效，以内分泌亢进症状较轻及激素升高水平较低者为好。

A. 泌乳素细胞腺瘤经放疗后部分病例血清 PRL 浓度可以降低，肿瘤缩小，但 PRL 多不能降至正常水平，部分无效。相对于手术或溴隐亭治疗的效果，放疗效果不满意。

B. 生长激素细胞腺瘤对放疗比较敏感，有 30%～70%的患者放疗后 GH 水平可低于 5 μg/L，60%～80%的患者 GH 水平可低于 10 μg/L，治疗的最大效应在 3～5 年。

C. 促肾上腺皮质激素细胞腺瘤的放疗效果在 20%～50%。儿童患者疗效较好，可达 80%，有效时间短于生长激素细胞腺瘤患者。对 Nelson 综合征，无论用于预防或治疗，均能减少发生率或控制疾病。

由于开展经蝶窦显微手术后治疗效果有了明显提高，现多主张对手术未能全切除肿瘤病例，术后辅以放疗，可以减少肿瘤复发率。对肉眼全切除肿瘤病例，Wrightsoup 认为肿瘤与正常组织之间无明显界限，瘤细胞常侵入正常垂体组织中，主张术后应放疗。但目前多认为手术后达到治愈标准者不需做放疗，可定期随访。对术中有脑脊液漏者应延期放疗，以待修补处充分机化。

（2）*重粒子放射治疗*

国外应用回旋加速器开展的重粒子治疗有 α 粒子束、质子束、负 π 介子、快中子等。利用 Bragg 峰效应，在确切的靶区内（垂体腺）可获高能量释放，而在邻近组织内能量释放甚小，故可用较大剂量治疗，而不良反应或并发症并不增加。Kjellberg 等用质子束治疗 431 例肢端肥大症患者，在以后的 4 年中有 80%患者获得控制（GH＜10 μg/L）。Lawrence 报道重粒子放疗 258 例生长激素细胞腺瘤患者，5 年内 90%患者 GH＜10 μg/L。对促肾上腺皮质激素细胞腺瘤，Kjellberg 等治疗 124 例患者，65%完全控制，20%改善，仅 15%失败。

（3）*伽玛刀治疗*

国内已引进并开展伽玛刀技术。它是应用立体定向外科三维定位方法，将高能射线准确汇聚于颅内靶灶上，一次性或分次毁损靶灶组织，而周围正常组织因射线剂量锐减可免受损害。对垂体瘤的治疗始于 20 世纪 70 年代，其目的是控制肿瘤生长和激素的过度分泌。由于视器邻近垂体（瘤）组织，所耐受的射线剂量较肿瘤所需的剂量为小，故该治疗的先决条件是视器相对远离肿瘤边缘，仅适应于无分泌功能腺瘤术后有部分残留者和高分泌功能微小腺瘤不愿手术及药物治疗无效或不能耐受者。伽玛刀的疗效在无功能腺瘤局部控制率为 89%左右，促肾上腺皮质激素细胞腺瘤的治愈缓解率为 70%～85%，生长激素细胞腺瘤为 67%～75%，泌乳素细胞腺瘤为 50%～60%。其主要并发症为视路损害和垂体功能低下。华山医院用伽玛刀治疗垂体瘤，结果临床症状改善者占 70.6%，激素水平恢复正常或下降占 76%，肿瘤缩小占 53%。

（4）*射波刀治疗*

射波刀是一台安装在机械臂上的低能（6MV）

电子直线加速器，使用类似于X刀的圆形小孔径准直器输出（5～60 mm共12个准直器）。机械臂由计算机控制，可以将加速器停留在100个不同的位置（节点）上，加速器的射线出方向在每个位置上可以有12个不同的角度，因此可以从1 200个方向对靶区进行照射，但照射是逐个方向依次进行的。对于肿瘤位于颅底深部和重要功能区、常规外科手术难以切除或创伤较大、并发症较高的患者，以及高龄，或有系统性疾病不能耐受外科手术的患者，可实施低分割射波刀治疗（hypofractoinated cyberknife radiosurgery），以达到控制肿瘤生长提高患者生活质量的目的。由于射波刀可以实施低分割治疗（每天照射1次，一共照射2～3次，甚至4～5次），所治疗肿瘤的体积可适度放宽。

60.8.5 多学科诊疗模式在垂体瘤治疗中的作用

多学科诊疗模式（multi-disciplinary treatment，MDT），是现代国际医疗领域广为推崇的领先诊疗模式。MDT在打破学科之间壁垒的同时，可以有效推进学科建设，实现医生、科室和医院的临床共同提高。MDT是由多学科资深专家以共同讨论的方式，为患者制定个性化诊疗方案的过程，建立起以病种为单位的“一站式”多学科诊治中心，实现各科资源和优势的最大化整合，提高诊治质量，从根本上降低医疗费用，大大改善患者就医体验。

垂体瘤的诊治具有很多特殊性，表现为：①临床表现的多样性。垂体腺瘤患者既可以有垂体内分泌功能方面的改变，又可以有肿瘤压迫所引起的临床症状和体征。而垂体内分泌激素种类繁多，激素分泌过多或不足，不同激素表现不一。②临床诊断的复杂性和不确定性。如垂体占位伴PRL升高可能是泌乳素瘤，但也可能是原发性甲状腺功能减退伴垂体瘤样增生或无功能瘤伴垂体病阻断效应致PRL升高；临床表现为皮质醇增多症，MRI未提示垂体瘤，但病灶可能就在垂体；MRI见垂体瘤但可能病因在肾上腺或其他部位；垂体占位可能并非垂体瘤而是垂体炎、淋巴瘤或是脑膜瘤等其他病变。垂体瘤的功能诊断依赖内分泌检测及功能试验，而正确诊断是治疗的前提。疑难病例需要神经外科、内分泌科、影像医学科等多学科的讨论。③临床治疗的多样性及难治性。不同功能垂体腺瘤其治疗方式不同。药物治疗、手术治疗、放射治疗在不同功能的垂体瘤、不同患者其地位不同。疑难病例需要神经外科、内分泌科、神经放射、影像医学科等多学科的讨论制定最佳方案。④临床患者随访的重要性和紧迫性。垂体瘤的治疗目的在于解除肿瘤的占位效应并恢复垂体功能正常。手术、放射和药物治疗后均需要神经外科和内分泌科进行影像学和内分泌的随访评估，以达治疗目的。因此，多学科合作（MDT模式）可以大大促进垂体瘤的诊断和治疗及随访，从而真正提高诊断准确性，治疗合理、有效性和长期随访率。

垂体瘤MDT团队通常所涵盖的学科包括神经外科、内分泌科、神经影像、神经放射外科、神经病理等，有条件的综合性医院中会扩展至妇产科、眼科、耳鼻喉科及泌尿男性外科。在临床工作中，内分泌科接诊的患者由内分泌科初步判断，直接明确诊断或经查明确诊断后首选手术治疗者转神经外科手术；诊断疑难者联合神经外科、神经影像科等多学科讨论制定进一步的方案明确诊断再制定进一步的治疗方案。神经外科或神经放射外科接诊的患者，接诊医生先行判断，诊断和治疗方案明确首选手术或放射外科治疗者，外科直接收治；需要进一步完善检查明确诊断或进一步商讨治疗方案者，转诊内分泌科。所有诊治疑难的住院患者申请多学科疑难病例讨论，制定方案进一步诊治；诊治疑难的门诊患者转诊垂体病多学科门诊。垂体病多学科门诊每周开设，内分泌科、神经外科、影像医学和放射外科教授固定参加，其他学科按需参加。同时，为满足住院患者诊治需要，不同学科间随时按需会诊。

华山医院垂体瘤MDT团队创建于2014年，按照多学科模式诊治垂体病以来，各种垂体瘤诊治特别是术前鉴别诊断、术前并发症评估和治疗、术后随访更加规范完整。术后垂体功能减退患者的替代治疗更加合理优化，高功能腺瘤除外影像学随访外更重视内分泌激素的生化缓解，提高治疗真正达标率。对术后随访为缓解或复发的患者经过多学科讨论后及时制定进一步方案提高治疗达标率，特别是肢端肥大症和库欣病患者。而对疑难垂体病患者诊疗水平进一步提高，如垂体炎手术比例降低、垂体柄增粗患者病理诊断率增加、鞍区非垂体瘤性占位术前诊断率提高、下丘脑综合征更强调综合治疗等。

(1) 垂体瘤卒中

垂体瘤卒中，是由于垂体腺瘤突发出血或梗阻导致肿瘤坏死，肿瘤体积迅速增大而引起的一种临

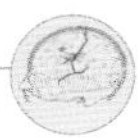

床急症。在所有垂体瘤患者中发病率为 2%～12%，以无功能型垂体瘤居多。各年龄阶段均有报道，发病高峰期在 50～60 岁，其中男性较为多见，男女比约为 2∶1。临床上主要表现为头痛、视力下降和垂体功能减退。患者可能因肿瘤出血导致病情迅速加重，但也可自行好转；可能因肿瘤完全性卒中而自愈，但在不完全性卒中时，也可能因为肿瘤残留而复发。

垂体瘤卒中的发病机制目前尚不清楚，现有学说多从肿瘤血供的变化上进行解释。常见的假说包括以下几种：①肿瘤因生长迅速，导致血供相对不足，进而引发缺血坏死甚至继发出血；②肿瘤不断增大压迫血管及周围组织，当肿瘤向鞍上生长时可嵌在鞍膈与垂体柄中间的狭窄部位，阻断门脉系统血供而发生缺血坏死；压迫海绵窦可导致海绵窦压力升高，肿瘤静脉回流不畅，继发缺血坏死；③垂体腺瘤血管脆性较大，血压波动时容易破裂出血。其诱发因素有很多，其中，凝血功能的改变诱发肿瘤出血是一个重要因素。常见诱因包括动脉造影中使用抗凝剂，血液系统疾病如特发性血小板减少性紫癜等导致凝血功能异常；心脏大手术；高血压；内分泌试验如促肾上腺皮质激素释放激素兴奋实验(CRH)和胰岛素耐受试验(ITT)；多巴胺激动剂治疗；放射治疗等均可诱发垂体瘤卒中。

垂体瘤卒中的临床表现主要包括神经系统症状、眼部症状及内分泌异常。头痛是最常见的临床表现，在所有垂体瘤卒中，头痛的发生率为 95%～100%，其次为恶心(约占 80%)、视力下降或视野缺损(71%～82%)和呕吐(占 69%)。患者神经系统症状可包括意识障碍(嗜睡、昏迷)；压迫海绵窦引起眼周麻木、突眼，颈动脉受压症状；出血渗入蛛网膜下腔可引起剧烈头痛、恶心、呕吐及脑膜刺激症状；累及下丘脑可引起血压降低、体温异常、呼吸异常等。文献亦有脑血管意外、额叶梗死等罕见报道。眼部症状主要表现为视力下降、视野缺损、眼肌麻痹(如眼球运动障碍、眼睑下垂)、复视等，部分患者可出现瞳孔散大。内分泌紊乱中最重要且可能危及生命的并发症是急性肾上腺皮质功能减退，因卒中引起促肾上腺皮质激素释放的减少，引起的全身皮质醇缺乏。其他还包括甲状腺功能减退，抗利尿激素不恰当分泌引起低钠血症，进一步加重病情发展。

根据肿瘤卒中的情况及病情严重程度，有学者将其分为 5 个亚型：①Ⅰ型，慢性垂体瘤卒中，出血量少，临床症状较轻，多数患者不易察觉，而是在影像检查中发现；②Ⅱ型，患者仅有腺垂体功能减退症状，如恶心、呕吐、乏力及低钠血症等电解质紊乱；③Ⅲ型，亚急性垂体瘤卒中，出血量不大，病情发展缓慢，表现为原有症状轻度加重，如轻微眼肌麻痹、复视或视野障碍；④Ⅳ型，急性垂体瘤卒中，出血量较多，病情进展较快，但通常 24 h 内达高峰后便不再进展，表现为视力下降、头痛、眼肌麻痹、腺垂体功能减退等；⑤Ⅴ型，爆发型垂体瘤卒中，出血凶猛，病情进展迅速，通常 3 h 内达高峰，视力、视野明显受损，头痛剧烈，可有意识障碍；肿瘤卒中可直接累及下丘脑，出现明显脑水肿及脑肿胀。

目前对垂体瘤卒中的诊断主要依靠 CT 和 MRI。卒中急性期时，CT 检查可见肿瘤内出血呈高密度影，不均匀改变为主。但随着时间推移，进入亚急性期后可能因为密度改变而不易鉴别。反复出血或坏死囊变时可表现为肿瘤内局限性低密度区或液平。CT 常用作急性期出血的诊断。MRI 的信号与出血时间密切相关，急性期时在 T_1 和 T_2 加权图像都显示底信号，亚急性出血时可表现为不均匀或均匀的等、高信号。MRI 在显示肿瘤大小、形态与邻近结构等关系方面优于 CT。

目前对垂体瘤卒中的治疗存在争议，有的学者选择保守治疗，也有的学者认为应行手术干预。急性期患者，无论选择保守或手术治疗，早期均建议使用糖皮质激素进行替代治疗。Sahyouni 等通过荟萃分析发现，早期或晚期手术的卒中患者，其视力的恢复比例均超过 80%。Barkhoudarian 等认为，急性期患者均应进行手术治疗，手术时机取决于患者视力及其他神经功能受损程度。发病 24～72 h 内并伴有视功能受损等患者均应进行急诊手术。有新发复视的患者也应考虑急诊手术。只有头痛或垂体功能低下的患者可以先对症治疗，选择择期手术。早期手术效果较好，74%～94%的患者视力或视野均有不同程度好转。对处于慢性期的患者，则应根据肿瘤及患者全身情况，选择手术或保守治疗。

(2) 垂体腺癌

来自腺垂体细胞的原发癌很少见，发病率不及垂体腺瘤的 1%，常发生于成年人。肿瘤可向临近组织侵犯，如局部脑膜、海绵窦、脑组织、血管、颅骨等处(58.5%)，或沿蛛网膜下腔播散至颅中、后窝及脊髓等处(20%)，少部分可经血行(18%)或淋巴转移至肝、脾、骨、脊髓、马尾等处。垂体腺癌目前很难用组织学方法加以诊断，因为恶性程度的标准不同。但一般认为肿瘤明显侵犯脑组织和/或远处转移，不论瘤细胞的形态异形如何，都是恶性表征，可以做出癌的诊断。病理上肿瘤细胞排列不规则，分化不良，细胞核的形态、大小和染色均不一致，有活跃的核分裂。垂体腺癌可以分泌激素（多为 ACTH），也可不分泌激素。临床表现可有：①垂体功能低下、视神经受压及邻近组织受压症状，与无功能腺瘤难以区别。②颅内压增高、癫痫发作、嗜睡、记忆力减退、智能障碍及精神错乱等。③脑膜刺激征。④脑神经及脊神经损害症状，脑神经以第Ⅲ、Ⅷ对脑神经最常受影响，转移至脊髓时有放射性根痛、肌力减退、反射减弱或消失、感觉障碍、括约肌功能障碍等。⑤部分病例合并有库欣综合征。CT 或 MRI 检查发现垂体肿瘤巨大，侵犯硬脑膜、海绵窦和相邻脑组织，以及侵入邻近骨骼明显者，应考虑垂体腺癌的诊断。若发现颅底脑池中、高密度影渐增多或体内还存在第 2 个肿瘤时，可考虑腺癌的转移，但上述情况应与病理所见一致。垂体腺癌治疗多不理想，如怀疑本病，应尽可能手术时切除肿瘤，术后尽早辅以全方位放疗与化疗，以延缓肿瘤复发。

（3）垂体转移性癌

垂体转移性癌少见，但尸检或垂体切除标本中发现恶性肿瘤转移至垂体的发生率在 1%～26.6%。大部分肿瘤原发于乳腺和肺部，其他有来自前列腺、胃肠、肾、甲状腺、胰腺和血液的恶性肿瘤。转移途径有以下几种：①直接通过血行转移至神经垂体并进一步播散；②经血液转移至垂体柄，并生长至腺垂体和神经垂体；③经血液转移至斜坡、鞍背或海绵窦，然后再扩展至垂体腺；④通过软脑膜扩散至垂体囊；⑤由鼻咽部等处直接侵犯。病变可向鞍上及鞍旁生长，临床表现有尿崩、垂体功能低下、头痛（多为眶后部疼痛）、视神经受压及眼肌麻痹等症状。对已有全身转移者不适用手术治疗，可试用化疗。对原发灶已切除、无全身及颅内其他部位转移者，可作肿瘤切除，术后辅以放疗及化疗。Morita 等报道有症状的垂体转移癌 36 例，手术治疗组和非手术治疗组之间的生存期没有明显差异。认为尽管手术及放疗不延长患者的生存期，但可以解除肿瘤对视神经的压迫，控制肿瘤的局部发展，缓解肿瘤引起的疼痛等症状。

（赵　曜　李士其）

参考文献

[1] 赵曜，李士其. 垂体腺瘤[M]//周良辅. 现代神经外科学. 上海：复旦大学出版社，2015：710－737.

[2] AFLOREI E D, KORBONITS M. Epidemiology and etiopathogenesis of pituitary adenomas [J]. J Neurooncol, 2014, 117(3): 379－394.

[3] BANCALARI R E, GREGORY L C, MCCABE M J, et al. Pituitary gland development: an update [J]. Endocr Dev, 2012, 23: 1－15.

[4] BARKHOUDARIAN G, KELLY D F. Pituitary Apoplexy [J]. Neurosurg Clin N Am, 2019, 30(4): 457－463.

[5] BARUFFI D J, THOMPSON K R. Radiologic presentation of pituitary adenoma [J]. Optom Vis Sci, 2012, 89(11): E56－E64.

[6] BATES B, ZHANG L, NAWOSCHIK S, et al. Characterization of Gpr101 expression and G-protein coupling selectivity [J]. Brain Res, 2006, 1087(1): 1－14.

[7] BECKERS A, AALTONEN L A, DALY A F, et al. Familial isolated pituitary adenomas (FIPA) and the pituitary adenoma predisposition due to mutations in the aryl hydrocarbon receptor interacting protein (AIP) gene [J]. Endocr Rev, 2013, 34(2): 239－277.

[8] BECKERS A, LODISH M B, TRIVELLIN G, et al. X-linked acrogigantism syndrome: clinical profile and therapeutic responses [J]. Endocr Relat cancer, 2015, 22(3): 353－367.

[9] BRIET C, SALENAVE S, CHANSON P. Pituitary apoplexy [J]. Endocrinol Metab Clin North Am, 2015, 44(1): 199－209.

[10] CAIMARI F, KORBONITS M. Novel genetic causes of pituitary adenomas [J]. Clin Cancer Res, 2016, 22(20): 5030－5042.

[11] CHAHAL H S, TRIVELLIN G, LEONTIOU C A, et al. Somatostatin analogs modulate AIP in somatotroph adenomas: the role of the ZAC1 pathway [J]. J Clin Endocrinol Metab, 2012, 97(8): E1411－E1420.

[12] CHAMBERS T J, GILES A, BRABANT G, et al. Wnt signalling in pituitary development and tumorigenesis [J]. Endocrine Relat Cancer, 2013, 20(3): R101－R111.

[13] CHEN J H, JIAN X M, DENG S Y, et al. Identification of recurrent USP48 and BRAF mutations in Cushing's disease [J]. Nat Commun, 2018, 9(1): 3171.

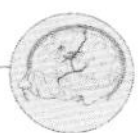

[14] DALY A F, TICHOMIROWA M A, PETROSSIANS P, et al. Clinical characteristics and therapeutic responses in patients with germ-line AIP mutations and pituitary adenomas: an international collaborative study [J]. J Clin Endocrinol Metab, 2010, 95(11): E373 - E383.

[15] FORLINO A, VETRO A, GARAVELLI L, et al. PRKACB and Carney complex [J]. N Engl J Med, 2014, 370(11): 1065 - 1067.

[16] FORMOSA R, XUEREB-ANASTASI A, VASSALLO J. Aip regulates cAMP signalling and GH secretion in GH3 cells [J]. Endocr Relat Cancer, 2013, 20(4): 495 - 505.

[17] GOYAL P, UTZ M, GUPTA N, et al. Clinical and imaging features of pituitary apoplexy and role of imaging in differentiation of clinical mimics [J]. Quant Imaging Med Surg, 2018, 8(2): 219 - 231.

[18] HERNANDEZ-RAMIREZ L C, GABROVSKA P, DENES J, et al. Landscape of Familial Isolated and Young-Onset Pituitary Adenomas: Prospective Diagnosis in AIP Mutation Carriers [J]. J Clin Endocrinol Metab, 2015, 100(9): E1242 - E1254.

[19] IACOVAZZO D, CASWELL R, BUNCE B, et al. Germline or somatic GPR101 duplication leads to X-linked acrogigantism: a clinico-pathological and genetic study [J]. Acta Neuropathol Commun, 2016, 4(1): 56.

[20] IGREJA S, CHAHAL H S, KING P, et al. Characterization of aryl hydrocarbon receptor interacting protein (AIP) mutations in familial isolated pituitary adenoma families [J]. Hum Mutat, 2010, 31(8): 950 - 960.

[21] KIRSCHNER L S, CARNEY J A, PACK S D, et al. Mutations of the gene encoding the protein kinase A type I-alpha regulatory subunit in patients with the Carney complex [J]. Nat Genet, 2000, 26(1): 89 - 92.

[22] KOBER P, BUJKO M, OLEDZKI J, et al. Methyl-CpG binding column-based identification of nine genes hypermethylated in colorectal cancer [J]. Mol Carcinogen, 2011, 50(11): 846 - 856.

[23] LEVY A, LIGHTMAN S. Molecular defects in the pathogenesis of pituitary tumours [J]. Front neuroendocri, 2003, 24(2): 94 - 127.

[24] MA Z Y, SONG Z J, CHEN J H, et al. Recurrent gain-of-function USP8 mutations in Cushing's disease [J]. Cell Res, 2015, 25(3): 306 - 317.

[25] METE O, LOPES M B. Overview of the 2017 WHO classification of pituitary tumors [J]. Endocr Pathol, 2017, 28(3): 228 - 243.

[26] MORRIS E J, JI J Y, YANG F, et al. E2F1 represses beta-catenin transcription and is antagonized by both pRB and CDK8 [J]. Nature, 2008, 455(7212): 552 - 556.

[27] MURCIA C L, WOYCHIK R P. Expression of Pcdh15 in the inner ear, nervous system and various epithelia of the developing embryo [J]. Mech Development, 2001, 105(1 - 2): 163 - 166.

[28] PYRGELIS E S, MAVRIDIS I, MELIOU M. Presenting Symptoms of Pituitary Apoplexy [J]. J Neurol Surg A Cent Eur Neurosurg, 2018, 79(1): 52 - 59.

[29] REINCKE M, SBIERA S, HAYAKAWA A, et al. Mutations in the deubiquitinase gene USP8 cause Cushing's disease [J]. Nat Genet, 2015, 47(1): 31 - 38.

[30] RODD C, MILLETTE M, IACOVAZZO D, et al. Somatic GPR101 Duplication Causing X-Linked Acrogigantism (XLAG)-Diagnosis and Management [J]. J Clin Endocrinol Metab, 2016, 101(5): 1927 - 1930.

[31] SAHYOUNI R, GOSHTASBI K, CHOI E, et al. Vision outcomes in early versus late surgical intervention of pituitary apoplexy: meta-analysis [J]. World Neurosurg, 2019, 127: 52 - 57.

[32] SHOU X F, LI S Q, WANG Y F, et al. Treatment of pituitary adenomas with a transsphenoidal approach [J]. Neurosurg, 2005, 56(2): 249 - 256.

[33] SONG Z J, REITMAN Z J, MA Z Y, et al. The genome-wide mutational landscape of pituitary adenomas [J]. Cell Res, 2016, 26(11): 1255 - 1259.

[34] TRIVELLIN G, DALY A F, FAUCZ F R, et al. Gigantism and acromegaly due to Xq26 microduplications and GPR101 mutation [J]. N Engl J Med, 2014, 371(25): 2363 - 2374.

[35] TRIVELLIN G, KORBONITS M. AIP and its interacting partners [J]. J Endocrinol, 2011, 210(2): 137 - 155.

[36] VIERIMAA O, GEORGITSI M, LEHTONEN R, et al. Pituitary adenoma predisposition caused by germline mutations in the AIP gene [J]. Science, 2006, 312(5777): 1228 - 1230.

[37] WEINSTEIN L S, SHENKER A, GEJMAN P V, et al. Activating mutations of the stimulatory G protein in the McCune-Albright syndrome [J]. N Engl J Med,

1991,325(24):1688-1695.

[38] WINN H R. Youmans and Winn neurological surgery [M]. 7th ed. Philadelphia: Elsevier, 2017.

[39] WU J S, SHOU X F, YAO C J, et al. Transsphenoidal pituitary macroadenomas resection guided by PoleStar N20 low field intraoperative magnetic resonance imaging: comparison with early postoperative high field magnetic resonance imaging [J]. Neurosurgery, 2009, 65(1):63-67.

[40] YE Z, LI Z Q, WANG Y F, et al. Common variants at 10p12.31, 10q21.1 and 13q12.13 are associated with sporadic pituitary adenoma [J]. Nat Genet, 2015, 47(7):793-797.

[41] YOSHIDA S, KATO T, KATO Y. EMT involved in migration of stem/progenitor cells for pituitary development and regeneration [J]. J Clin Med, 2016, 5(4):43.

[42] ZHANG Q L, PENG C, SONG J P, et al. Germline Mutations in CDH23, Encoding Cadherin-Related 23, Are Associated with Both Familial and Sporadic Pituitary Adenomas [J]. Am J Hum Genet, 2017, 100(5):817-823.

[43] ZHOU Y L, ZHANG X, KLIBANSKI A. Genetic and epigenetic mutations of tumor suppressive genes in sporadic pituitary adenoma [J]. Mol Cell Endocrinol, 2014, 386(1-2):16-33.

[44] ZOLI M, MILANESE L, FAUSTINI-FUSTINI M, et al. Endoscopic Endonasal Surgery for Pituitary Apoplexy: Evidence On a 75-Case Series From a Tertiary Care Center [J]. World Neurosurg, 2017, 106:331-338.

颅咽管瘤及鞍区少见病变

61.1 颅咽管瘤

61.1.1 概述

颅咽管瘤是一种好发于儿童的颅内先天性肿瘤,曾被称为颅颊囊肿瘤(拉特克囊肿瘤,tumor of Rathke pouch)、垂体管肿瘤、颅咽管囊肿瘤、埃德海姆瘤(Erdheim tumor)、釉质瘤、表皮瘤、垂体柄肿瘤以及髓样癌等。

19 世纪末,一些病理学家注意到一类少见的生长于蝶鞍区的上皮肿瘤,然而最早的病理学描述来自 1857 年 Zenker 所作的 1 例尸解,他报道了 1 例鞍上病变者有胆固醇结晶和鳞形上皮细胞。1899 年,Mott 和 Barrett 首先提出该类肿瘤可能起源于垂体管或颅颊囊。1904 年,正是 Erdheim 首次详细正确描述了该类肿瘤的组织学特征,并认为肿瘤可能来自退化不全的垂体-咽管的胚胎鳞形上皮细胞。以后人们发现颅咽管瘤的生长正是沿着颅颊囊的发生路径从咽部长到鞍底、鞍内、鞍上及第 3 脑室前端。还有人注意到成人和儿童颅咽管瘤之间的差异,认为成人的肿瘤不是胚胎源性的,而是生后产生于垂体细胞的组织转化,因为垂体中存在有鳞形上皮细胞,但这一解释仍缺少证据。1909 年,Halstead 首次经蝶入路成功切除颅咽管瘤。1923 年,Cushing 切除一例儿童颅咽管瘤,患者生存期超过 50 年。1918 年后,颅咽管瘤这一名称开始普遍化,并经 Mekenzie 和 Sosman(1924)、Melane(1930)、Cushing(1932)等先后确认,至今已被公认。

尽管颅咽管瘤常位于脑外,有良性的组织学特征,但早期手术切除肿瘤的致死致残率颇高。正如 Cushing(1932)曾认为的,颅咽管瘤是神经外科医生面临的最困惑的难题。直至 20 世纪 50 年代初应用肾上腺皮质激素保护疗法后,手术的风险性才有明显下降。之后,治疗颅咽管瘤的进展应归功于手术显微镜、显微神经解剖、神经放射学技术和术后重症监护,治疗方法涉及普通放疗、立体定向放射性同位素和放射外科。但时至今日,对怎样才能理想地处

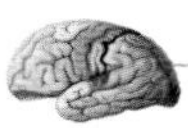

理颅咽管瘤仍然存在争议，有待学者们继续实践和研究。

61.1.2 颅咽管的胚胎发育

在胚胎发育初期，原始口腔顶部的上皮组织发生突起向背侧内凹，并逐渐增大向后上伸长、扩大，形成一小憩室称为颅颊囊。此囊紧贴间脑底部，同时间脑底部也增厚向下生长形成漏斗，两者相遇构成垂体。颅颊囊与原始口腔连接的细长管道称为颅咽管，或称垂体管。该管在胚胎发育过程中逐渐退化消失，同时由于蝶骨的形成将垂体与口腔隔开。之后颅颊囊的前壁迅速增殖，占据囊腔大部，形成腺垂体和结节部，后壁形成在人类不发育的垂体中间部，而漏斗形成神经垂体。在退化的颅咽管部位，颅颊囊前壁残留部分，尤其是腺垂体结节部，有残存的鳞状上皮细胞，是颅咽管瘤发生的最常见部位。Erdheim 认为肿瘤即起源于这些残存的上皮细胞。至今，多数学者赞同这一理论。

61.1.3 病理

颅咽管瘤大体形态常呈球形、不规则形，或结节扩张生长，界限清楚，范围大小差异明显，大多为囊性多房状或部分囊性，少数为实质性，只含少数小囊腔。囊性者多位于鞍上，囊性部分常位于实质部的上方。囊壁表面光滑、厚薄不等，薄者可如半透明状，上有多处灰白色或黄褐色钙化点或钙化斑，并可骨化呈蛋壳样。囊内容为退变液化的上皮细胞碎屑(角蛋白样物)；囊液呈机油状或金黄色液体，含闪烁漂浮的胆固醇结晶，一般 10～30 ml，多者可达 100 ml 以上。肿瘤实质部常位于后下方，呈结节状，内含钙化灶，有时致密坚硬，常与颅内重要血管、垂体柄、视路及第 3 脑室前部等粘连较紧并压迫上述结构。肿瘤亦可引起脑组织的胶质反应带形成假包膜。有时可呈乳头状突入丘脑下部，使手术牵拉肿瘤时造成丘脑下部损伤。不过也有人认为正是这层胶质带，提供了将肿瘤安全分离出脑组织的界面。实质性肿瘤多位于鞍内或第 3 脑室，体积较囊性者为小。

肿瘤组织形态可分为牙釉质型(adamantinomatous)、乳头型(papillary)和混合型。①牙釉质型多见，主要发生于儿童。此型最外层为柱状上皮细胞，向中心逐渐移行为外层呈栅栏状，内层排列疏松的星状细胞。瘤组织常有退行性变、角化及小囊肿，囊内脱落细胞吸收钙后形成很多散在钙化灶，有时可见上皮细胞小岛伸入邻近脑组织内，如下丘脑，易造成术后残留复发。②乳头型由分化良好的鳞形上皮细胞组成，其中间隔有丰富的纤维血管基质。细胞被膜或自然裂开或由于病变裂开形成突出的假乳头状。一般无釉质型的角化珠、钙化、炎性反应及胆固醇沉积。此型多为实体性肿瘤，罕见于儿童，约 1/3 的成年患者属此型。③混合型少见，含有以上 2 种类型的组织特征。

近年来越来越多研究应用了基因测序技术：*BRAF V600E* 突变被发现广泛存在于乳头状型颅咽管瘤中，常通过 MEK 通路促进肿瘤细胞增殖。*CTNNB1* 突变均存在于牙釉质型颅咽管瘤，常通过 Wnt-β-catenin 通路促进细胞增殖和分化。偶有报道颅咽管瘤生长迅速，呈侵袭性复发，但多数学者并不认为是恶性变，一些电镜下有间变表现的肿瘤，在组织培养中虽有成囊的倾向，但几乎无有丝分裂的活性。

颅咽管瘤的血供因肿瘤发生部位不同而有差异，鞍上部分肿瘤的血供主要来自 Willis 环前循环的小动脉，也有认为有直接来自颈内动脉、后交通动脉的供血。但颅咽管瘤一般不接受来自大脑后动脉(或基底动脉)的供血，除非肿瘤接近该血管供血的第 3 脑室底部。鞍内肿瘤的血供来自海绵窦内颈内动脉的小穿通动脉。

61.1.4 分型

肿瘤大多起源于鞍上垂体结节部上端的残余鳞状上皮细胞，少数起源于鞍内垂体前、后叶之间的残余颅颊裂，偶可发生在鼻咽部、蝶窦及蝶骨内的残余颅颊管组织内。亦有认为肿瘤的根部主要在垂体柄和腺垂体。一般根据肿瘤生长部位及形态可分为 4 型。

(1) *鞍上型肿瘤*

约占病例总数的 80%，位于基底池蛛网膜内，蝶鞍和垂体常不受损害。肿瘤位于漏斗部前面，与垂体柄和灰结节关系密切，可向视交叉前方生长(视交叉前型)。少数肿瘤可有很大的囊，在额叶底部扩展，位于视交叉前上，使视交叉下移；有时偏侧生长至外侧裂。肿瘤位于漏斗部后方则可向视交叉后生长(视交叉后型)。此型肿瘤多为实质性，使垂体柄、视交叉前移向上；可将第 3 脑室底推向上方，使其绷紧变薄，看似消失。肿瘤也可长入脚间池内(图 61-1A)。极少数肿瘤可长入第 3 脑室(脑室型)。

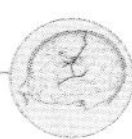

（2）鞍内型肿瘤

占10%～15%。肿瘤在鞍内生长使蝶鞍扩大，垂体移向下方（图61-1B），早期受压损伤产生内分泌症状。肿瘤长大后使鞍膈上抬，甚至穿破鞍膈向上生长至视交叉前。但多数情况下长向视交叉后，使视交叉前移，第3脑室底上抬，脑干上部移位。肿瘤向下生长可长入蝶窦、筛窦内。

（3）巨大型肿瘤

多见于儿童，呈多结节状，可长至视交叉前、后及向鞍外生长（图61-1C）。向前生长至额叶底部，向侧方可长入海绵窦、颞叶等处，向上长至第3脑室、基底节等处，向后生长可压迫Will动脉环、大脑脚、脚间窝、导水管及脑干等处。

以上3种亚型有时可混合存在。

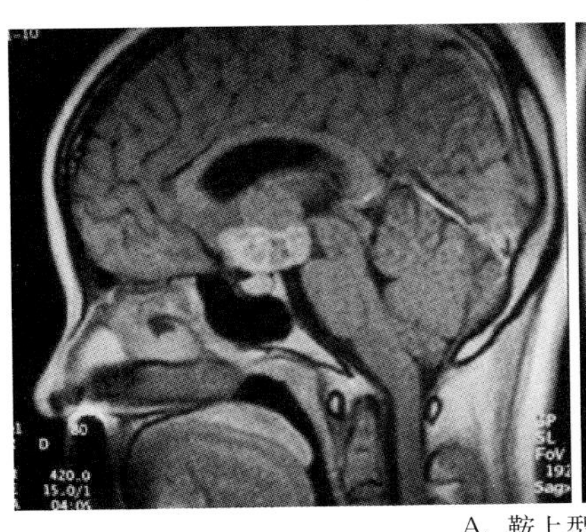

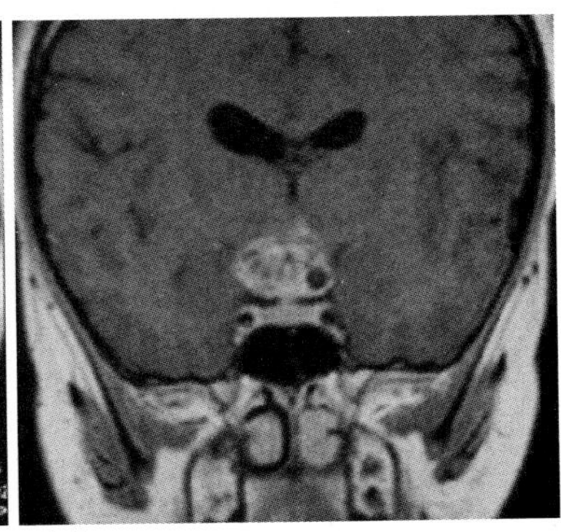

A. 鞍上型肿瘤

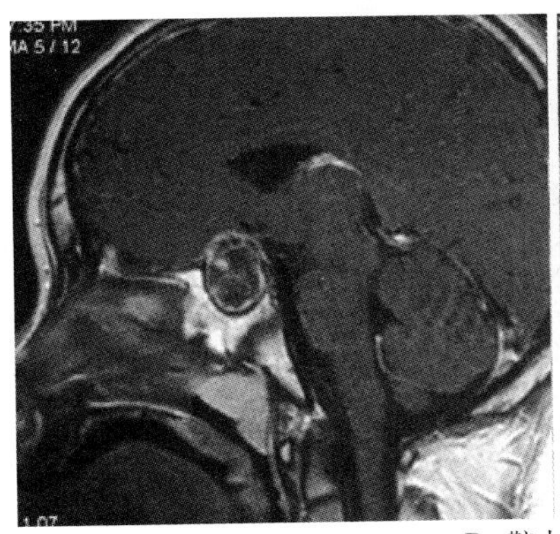

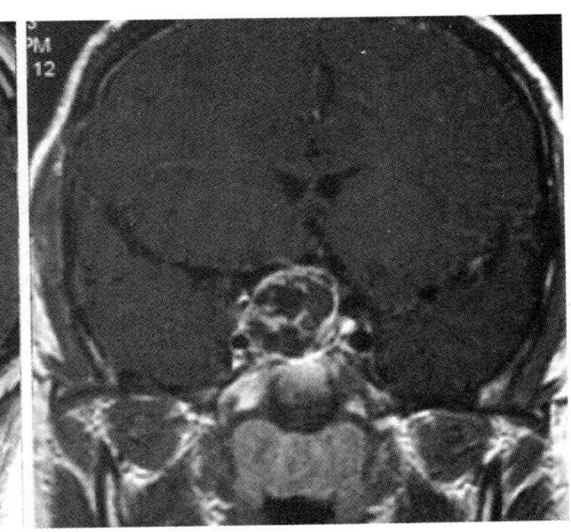

B. 鞍内型肿瘤

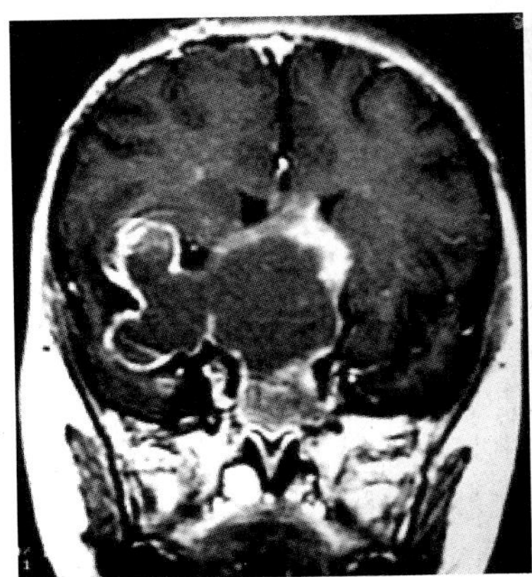

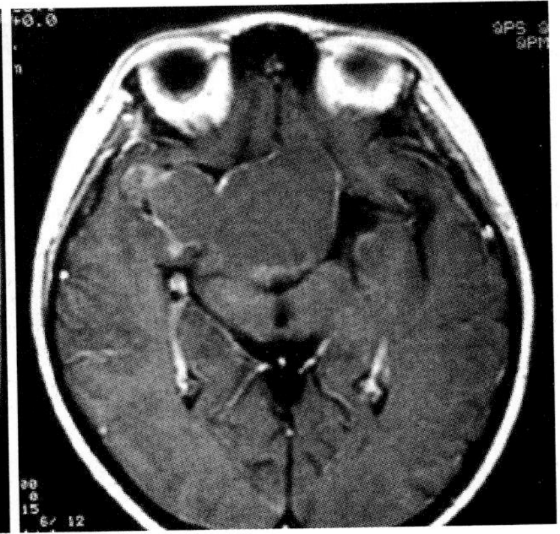

C. 巨大型肿瘤

图61-1　颅咽管瘤MRI表现

（4）非典型部位肿瘤

少见，可长在蝶窦、斜坡、咽后壁、颅后窝及松果体等处。

Yasargil(1990)根据肿瘤与鞍膈、脑室的关系，将颅咽管瘤分为鞍内（鞍膈下）、鞍内-鞍上（鞍膈上下）、鞍膈上（视交叉旁-脑室外）、脑室内外、脑室旁及、脑室内等6型。

Hoffman(1999)根据肿瘤与蝶鞍、视交叉及第3脑室底的关系，将颅咽管瘤分为：视交叉前、视交叉后、视交叉下及、脑室内4型。

Sammi(1995)根据肿瘤垂直方向生长高度，将颅咽管瘤分为5级：Ⅰ级，肿瘤位于鞍内或鞍膈下；Ⅱ级，肿瘤累及鞍上池，伴或不伴鞍内累及；Ⅲ级，肿瘤累及第3脑室下半部；Ⅳ级，肿瘤累及第3脑室上半部；Ⅴ级，肿瘤累及透明隔或侧脑室，并用字母A、P、S、L来表示肿瘤向前、后、下及外侧不同扩展方向。

漆松涛(2017)根据肿瘤起源点和膜性结构特点，将颅咽管瘤分为3型：①Q型（即鞍膈下型），肿瘤起源于鞍膈下的垂体中间叶或垂体柄鞍膈下段，周边可见鞍膈孔及基底蛛网膜形成的环形结构，垂体柄中上段完整保留。②S型，肿瘤起源于鞍膈上垂体柄袖套外及袖套间段，鞍膈和基底蛛网膜大部分完整，位于肿瘤下方。③T型，肿瘤起源于垂体柄疏松部袖套内段，垂体柄中下段多存在。

洪涛(2018)依据内镜经鼻手术中颅咽管瘤和垂体柄的关系，将其分为垂体柄外周型和垂体柄中央型。垂体柄外周型又根据肿瘤起源分为下丘脑垂体柄型、鞍上垂体柄型和鞍内垂体柄型，适合内镜手术的解剖分型需要。

61.1.5　流行病学

颅咽管瘤占脑瘤总数的4%～5%。华山医院神经外科2013—2019年治疗1 181例颅咽管瘤，占同期脑瘤总数的2.1%。颅咽管瘤占儿童颅内肿瘤的9%～13%，60%的肿瘤发生于儿童。单就蝶鞍部而言，该瘤在儿童占54%，在成人则仅占20%。颅咽管瘤年发病率为(0.5～2)/100万，从婴儿到70岁的老人均可发病。国内罗世祺报道本病的发病高峰在8～12岁，国外报道在5～15岁，第2个高峰在40～60岁。性别的差异报道不一，多数报道男性多于女性，为(1.4～2)：1，但在儿童病例不存在性别差异。目前未明确颅咽管瘤的发病与遗传有关。

61.1.6　临床表现

颅咽管瘤是缓慢生长的良性肿瘤，通常在出现临床症状前肿瘤已相当大，尤其是在儿童病例。临床上，主要可见以下症状。

（1）颅内压增高症状

儿童多见，也是部分患者的首发症状，临床表现为头痛、呕吐、视神经盘水肿、展神经麻痹、精神状态改变等。在儿童骨缝未闭前可见骨缝分开、头围增大，叩击呈破罐声，头皮静脉怒张等。引起颅内高压除了巨大肿瘤的占位因素外，多为一较大的囊肿长至第3脑室引起室间孔阻塞或长入脚间窝使基底池阻塞，或由于肿瘤压迫导水管之故。由于囊肿内压力可自行改变，有时使颅内高压症状出现自动缓解。罕见情况囊肿可破裂，囊液渗入蛛网膜下腔引起化学性脑膜炎，产生发热、颈项抵抗、Kernig征阳性，脑脊液中白细胞增多，甚至可有胆固醇结晶。晚期颅内高压加重可出现嗜睡乃至昏迷。

（2）视神经、视交叉受压症状

可表现为视力减退、视野缺损和眼底变化等，常为成年患者的首发症状。鞍上型肿瘤因其生长方向无一定规律致压迫部位不同，视野缺损变化很大，可为象限盲、偏盲、暗点等，如见双颞侧下象限盲，提示压迫由上向下；鞍内型肿瘤由下向上压迫视交叉，产生视野缺损特点与垂体瘤相同。视力减退与肿瘤直接压迫视路和颅内高压引起的视神经盘水肿导致视神经萎缩（原发或继发）有关。有时可因视路血循环障碍而致突然失明。儿童患者对早期视野缺损多不注意，他们直至视力发生严重障碍时才被发现。

（3）内分泌功能障碍

主要是增大的肿瘤压迫垂体和/或下丘脑所致。垂体功能障碍症状源于腺垂体4种主要激素[生长激素（GH）、促甲状腺素（TSH）、促性腺激素（GnTH）、促肾上腺皮质激素（ACTH）]的分泌减少。儿童患者GH减少可表现为骨骼、牙齿生长迟缓甚至停止，发育障碍，使身材矮小，称之为垂体性侏儒；TSH减少可出现食欲缺乏、乏力倦怠、活动性少、基础代谢率低下、思想不能集中；GnRH减少使性器官发育障碍，青春期女孩无月经、乳房不发育，男孩声音仍似幼儿，睾丸小，无阴毛、腋毛；ACTH减少致应激和抗病力差，活动后易疲劳。其中GH和GnTH缺少最常见（77%～82%），TSH和ACTH不足占25%～37%。成人患者女性可有月

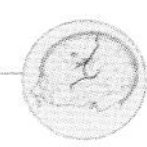

经失调或停经不孕，男性则有性功能减退。下丘脑损害症状可表现为体温偏低、尿崩、嗜睡、脑性肥胖或消瘦、恶病质。其中尿崩者每日尿量可达数千毫升甚至近万毫升，小儿夜间易尿床。这是肿瘤损伤视上核、室旁核、下丘脑-垂体束或神经垂体引起抗利尿激素(ADH)分泌减少或缺乏所致。另外，下丘脑和垂体柄受累可致泌乳素抑制因子(PIF)分泌减少，使泌乳素(PRL)水平增高，临床可产生溢乳、闭经。

(4) 邻近症状

肿瘤向鞍旁生长者可产生海绵窦综合征；向蝶窦、筛窦生长者可致鼻出血、脑脊液鼻漏等；向颅前窝生长者可产生精神症状，如记忆力减退、定向力差、大小便不能自理，以及癫痫、嗅觉障碍等；向颅中窝生长者可产生颞叶复杂性精神运动性癫痫发作；少数患者肿瘤可向后生长而产生脑干症状，甚至长到颅后窝引起小脑症状等。

以上各种症状在儿童与成年患者的发生率略有不同，前者首发症状以颅内高压多见，后者以视神经压迫症状多见，所有患者均有可能产生内分泌改变，但成人较早发现。

61.1.7 辅助检查

(1) CT 检查

头颅水平位及冠状位 CT 检查通常显示肿瘤囊变区呈低密度影，但也有因囊液中有蛋白质和胆固醇而呈等、高密度。儿童患者 85%～90%可见钙化灶，较成人的 40%～50%有明显增多。术前 CT 检查发现钙化灶对术后评估肿瘤全切除和将来肿瘤的复发有重要意义。肿瘤实质部呈均一密度增高区。注射碘剂后可见实质部均一增强，囊性肿瘤仅有环形薄壁增强(图 61-2)。肿瘤于鞍上生长者，可使鞍上池消失，第 3 脑室受压或脑室扩大。在预期经蝶窦入路时，CT 检查对显示蝶窦解剖也有优越性。

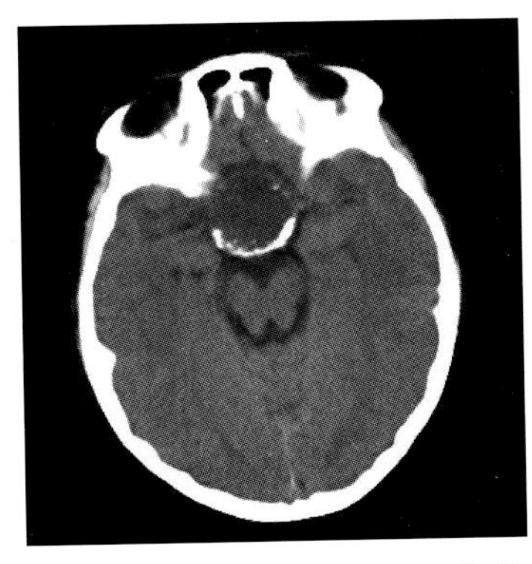

图 61-2 颅咽管瘤的 CT 表现

(2) MRI 检查

目前 MRI 已是诊断颅咽管瘤的首选方法。典型颅咽管瘤因有囊性部分和实质性部分，囊内成分(如胆固醇)不同，MRI 可呈多种信号影，而钙化部分常不能显示。在 T_1 加权图像上表现为高、等或较低信号，T_2 加权图像上表现为高信号，信号强度均匀或不均匀。注射 Gd-DTPA 后，肿瘤实质部分通常不均一强化，薄的囊壁几乎也都见增强。MRI 三维空间成像较 CT 能更清楚地显示肿瘤向各方向生长的范围，及其与视交叉、漏斗、下丘脑、第 3 脑室和重要血管的关系，有利于术前分型和手术入路的选择，而术后 48 h 内 MRI 增强检查可很好地显示肿瘤的切除程度。

(3) 内分泌检查

详见第 60 章“垂体腺瘤”。颅咽管瘤患者的血清 GH、LH、FSH、ACTH、TSH、T_3、T_4、皮质醇等均可不同程度低下，因垂体柄受压，可有 PRL 的轻中度升高，也可将 24 h 尿量、尿比重、尿和血渗透压、电解质作为最基本的检测项目。如发现有垂体功能(尤其是肾上腺皮质功能)低下，提示术中、术后有可能出现激素分泌功能衰竭。故 Sklar 认为，应对所有的患者在手术期间强制接受皮质类固醇激素的保护性应用。

61.1.8 诊断和鉴别诊断

根据颅咽管瘤的好发年龄及临床症状、蝶鞍改变、CT 与 MRI 等检查所见，多数患者可以确诊。少数不典型病例应做好以下鉴别：

1) 临床仅有颅内高压的儿童病例，应与颅后窝中线肿瘤、第 3 脑室前部胶质瘤等相鉴别，后者一般无内分泌症状，而鞍区的钙化灶是重要的鉴别点，如无钙化则应借 CT、MRI 检查鉴别。

2) 仅有内分泌症状及视力视野改变者，应与垂体瘤相鉴别，后者发病年龄较大，极少引起颅内高压及下丘脑损害症状，并有典型视野改变。MRI 影像上颅咽管瘤可见鞍底的正常垂体是一鉴别要点，但成人鞍内型无钙化者与垂体瘤鉴别有时较难。

3) 儿童病例仅有视神经压迫症状者，应与视神经胶质瘤相鉴别，后者视力改变多先发生于一侧，视力丧失较快，有时可见单侧突眼。X 线检查显示视神经孔扩大。另与鞍上型胚胎细胞瘤(生殖细胞瘤)相鉴别，该肿瘤除可产生视力、视野改变外，尚可产生早熟，而蝶鞍多正常，CT 检查极少见囊变及无钙化。

4）成人颅咽管瘤还应与鞍区脑膜瘤、脊索瘤、鞍上蛛网膜囊肿、上皮样及皮样囊肿相鉴别。

61.1.9 手术治疗

手术治疗为颅咽管瘤的主要和首选治疗方法。

（1）手术目的和方式

通过切除肿瘤达到解除对视神经及其他神经组织的压迫，解除颅内高压。由于颅咽管瘤为良性肿瘤，除部分与视交叉、垂体柄、下丘脑、第 3 脑室等粘连外，其他区域与周围组织结构有胶质反应边界或蛛网膜分界，因此多数学者主张手术应争取肿瘤全切除，尤其是儿童患者，以防止复发。但一些不同意见者认为，肿瘤深埋于垂体柄、下丘脑等重要神经结构部位，给手术切除带来困难，有致死、致残的高度风险，故选做肿瘤大部分、部分切除或仅做囊肿穿刺抽液，后再行放疗，不但手术风险明显降低，而且可以获得与肿瘤全切除相似的疾病控制和长期生存效果。近年来，随着显微外科技术和内镜手术技术的不断提高，颅咽管瘤全切除的报道逐渐增多，但多数报道仍有一定的手术并发症及死亡率，肿瘤全切除在 46%～90%，死亡率在 4%～10%。手术后部分患者可发生较为严重的神经和内分泌功能障碍，如长期尿崩、视力减退、精神行为异常、病态性肥胖、智商改变及工作学习能力下降等；并且长期资料显示，即使全切除后，肿瘤复发率仍有 10%～20%，甚至更高。故目前有主张争取最大限度切除肿瘤而不遗留严重并发症，称之为积极手术，以更恰当地表达手术目的和要求。

（2）术前影像学资料评估

术前影像学检查可了解肿瘤部位（分型）、生长方式及肿瘤与鞍膈、视交叉、垂体柄、周围血管、第 3 脑室的关系，有利于手术入路的选择。

1）蝶鞍球形扩大，垂体受压、鞍膈隆起，视交叉（或第 3 脑室底）向后上移位，提示肿瘤为鞍内型或肿瘤伴有向上生长。该型切除难度相对较小。

2）蝶鞍不大，肿瘤位于鞍膈与第 3 脑室底之间，视交叉（或第 3 脑室底）向上移位，垂体柄偏向于一侧或者后移，提示肿瘤为鞍上型的视交叉下型；如肿瘤由视交叉前间隙向前方突出，则为视交叉前型。此时，患者视野常有影响（双颞偏盲），表明该间隙宽大，利于手术暴露和操作；若视交叉前置，多为视交叉后型（终板型），患者视野检查常正常，肿瘤常占据脚间窝，前方入路则显示不良。

3）大脑前动脉复合体可提示视交叉的位置，对手术入路设计有参考价值。前交通动脉高位提示视交叉前间隙可能较宽大，反之视交叉可能前置。

4）肿瘤是第 3 脑室外型、脑室内外型或脑室内型，尤其是后二者在临床上有时很难区别。一般认为肿瘤部分突入侧脑室使得脑室扩大，视交叉和乳头体位于肿瘤下方者可能提示肿瘤是第 3 脑室内型。

（3）手术入路选择

根据肿瘤生长部位、大小、形状、钙化程度、囊肿部分的位置，以及与周围组织的关系和容易接近脑脊液通路等因素，手术需选择不同的入路，并各自有其优、缺点（表 61－1、图 61－3）。

表 61－1　颅咽管瘤的手术入路优、缺点比较

入　路	优　　点	缺　　点
经额下	视神经、视交叉及同侧颈内动脉暴露清楚	第 3 脑室内占位暴露不清，同侧视束、视交叉下暴露差，易损伤嗅神经
经翼点	经 Willis 环下方到达鞍旁区距离最近，在 Willis 环下方鞍后区暴露清楚	基本上是单侧的，对侧视神经暴露差，对同侧颈内动脉、视神经干扰大
经终板	第 3 脑室前部暴露清楚，允许将肿瘤从脉络丛，大脑内静脉上分离	侧方标志定位困难，有下丘脑和视交叉后部损伤的危险
经鼻蝶	避免开颅，入路方向与肿瘤生长纵轴一致，可以最大限度、安全显露肿瘤	肿瘤扩展至前、侧方及大脑脚之间暴露不清
经胼胝体	在半球表面内侧进入，两侧第 3 脑室壁暴露清楚，允许到达第 3 脑室前方两侧的肿瘤	分离胼胝体前部，有两侧穹窿损伤的危险，难以辨认垂体柄，有脑室炎、梗阻性脑积水的危险
经皮质	容易识别标志，同侧室间孔暴露清楚，第 3 脑室前壁及对侧暴露好	要求脑室扩大（脑积水），第 3 脑室壁暴露差；分离额区皮质，有可能发生术后癫痫

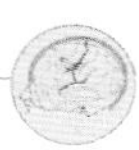

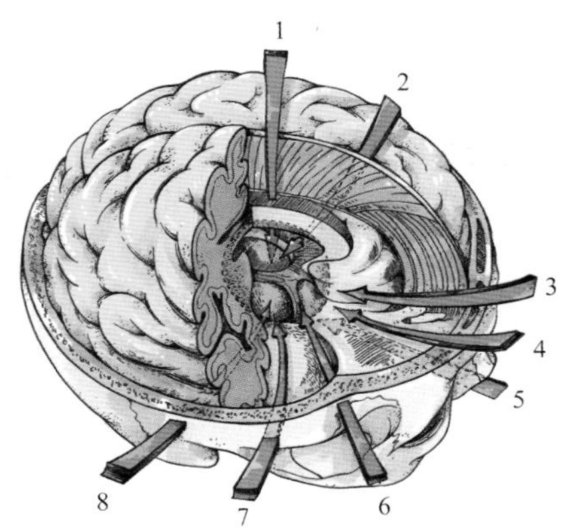

图 61-3　颅咽管瘤的手术入路

注：1. 经胼胝体入路；2. 经脑室入路；3. 经前纵裂入路；4. 经单侧额下入路；5. 经鼻入路；6. 翼点入路；7. 颞下入路；8. 颞部入路。

1）额下入路：是最广泛应用的入路，可暴露的主要结构有视神经、视交叉、颈内动脉、大脑前动脉、垂体柄等。适用于视交叉后置型，鞍内向鞍上生长较大肿瘤，或鞍上视交叉前上生长的第 3 脑室外肿瘤。但对于侵犯第 3 脑室上部及鞍后区肿瘤效果不佳。

2）翼点入路：与颞底入路近似，但路径更短，可直达鞍上区，比起额下入路能更侧方观察。可暴露同侧颈内动脉、大脑前动脉、视神经及视束、视交叉下以及后方、垂体柄、第 3 脑室底、大脑脚间窝以及上斜坡等处，适用于鞍内向鞍上一侧生长或鞍上视交叉下及视交叉后脚间池的脑室外肿瘤。该入路目前应用最为广泛，是手术切除颅咽管瘤的主要方法。翼点入路还可与第 2 个手术入路（如经胼胝体或经蝶入路）联合应用来切除巨大颅咽管瘤。

3）终板入路：通过单侧额下入路、翼点入路和双额叶前纵裂入路均可到达视交叉后并打开终板，暴露扩展至第 3 脑室外的肿瘤。该入路适用于视交叉前置型、鞍上视交叉后第 3 脑室外或脑室内外生长的肿瘤。

4）经胼胝体-穹窿间入路或经侧脑室-脉络膜裂入路：若肿瘤长入第 3 脑室，如果侧脑室扩大不显著，可选择经胼胝体-穹窿间入路；如果室间孔阻塞引起脑积水，可选择经侧脑室-脉络膜裂入路。亦可结合两者技术优势进入第 3 脑室并暴露肿瘤：①分离单侧穹隆；②分离室间孔旁的一处静脉；③经脉络丛下进入；④分离大脑内静脉。

5）经鼻入路：避免开颅，尤其适合于视交叉前型的鞍上肿瘤；可直视下分离肿瘤包膜与视神经、垂体柄、下丘脑、脑干、第 3 脑室之间界面；容易分辨垂体柄位置，最大限度保留垂体柄结构；对血管骚扰少，大多数以分离操作为主，能够确保下丘脑血供，避免功能损害。随着鼻颅底内镜手术器械的改进和经验的积累，国内外有越来越多的文献报道内镜下经鼻扩大入路切除鞍上型的颅咽管瘤。以带蒂鼻中隔黏膜瓣为主的新型颅底重建技术，大大减少了术后脑脊液漏和颅内感染的发生率。与传统开颅手术相比，具有创伤小、术后并发症少、内分泌功能保留好等特点，且全切率及复发率均有较满意结果。此项技术是否能替代经颅手术还需要不断积累手术经验和随机对照试验（RCT）研究。

（4）手术切除术

应采用显微技术，注意区分和保护蛛网膜的层次及界面，这样有利于安全切除肿瘤。暴露肿瘤后通常先行肿瘤穿刺抽取囊液，创造手术分离肿瘤的空间，并使包膜与蛛网膜分离。再行肿瘤包膜内实质部分切除，待瘤体缩小后，依次电凝切断供应肿瘤的颈内动脉、大脑前动脉的分支血管和分离肿瘤与视神经、视交叉、下丘脑、垂体柄等处的粘连。术中注意保护供应视交叉、视束和下丘脑的来自大脑前动脉、前交通动脉、颈内动脉分支的吻合血管，肿瘤后部及向上长至第 3 脑室的肿瘤部分几乎没有大的动脉供血，粘连也不紧密。垂体柄在小型颅咽管瘤手术中容易辨认和保护，而大型肿瘤常使垂体柄移位，与肿瘤伴行，且正常垂体柄的红色条纹状结构消失，术中难以分辨。因此要了解肿瘤的发生部位与垂体柄的各种关系。一般鞍膈中央为垂体柄相对固定位置，术中应锐性分离肿瘤与垂体柄，少用电凝。钙化往往位于肿瘤底部，特别是常在视交叉及视神经下方，需先行粉碎后再行切除。有时这部分肿瘤钙化与神经、血管、垂体柄等粘连紧密，切除较难。长向第 3 脑室底部的肿瘤常使局部形成一胶质反应层，分离囊壁应在此层内进行。若第 3 脑室已变薄为一层胶质层（含神经核团的较厚部分已向上方推移），该层可以打开。术野内可见的肿瘤包膜均应尽可能分块切除，但需尽量减少对第 3 脑室壁和两侧下丘脑核团组织的损伤，保护下丘脑、垂体柄等结构。术中要求打通脑脊液循环，对于难以畅通者应行分流术。

内镜经鼻手术解剖要点和操作技巧（图 61-4）：

①颅底骨窗须暴露到颈内动脉海绵窦段和内侧视神经颈内动脉隐窝(内侧 OCR);硬脑膜窗口两侧显露床突上颈内动脉,后缘显露 1/3 垂体腺组织,前端以暴露肿瘤前缘和视交叉为度。②肿瘤包膜表面覆盖较多细小血管,内镜下可清晰辨认血管的来源和走向。对于单纯供应肿瘤血供的细小血管可电凝切断,对于黏附于肿瘤包膜却供应视交叉、下丘脑的穿支血管,须用显微剥离子轻轻剥离,使其远离术区。③肿瘤包膜易与视交叉、第 3 脑室底部粘连紧密,内镜直视下可清晰辨认两者界面,采取包膜外分离操作。肿瘤后上方通常与第 3 脑室底部的乳头体和灰结节毗邻,沿此界面可容易分离肿瘤顶部。然后向前,从左右两侧,沿肿瘤包膜和胶质增生带进行分离,最后与肿瘤前部包膜汇合,完全切除肿瘤。

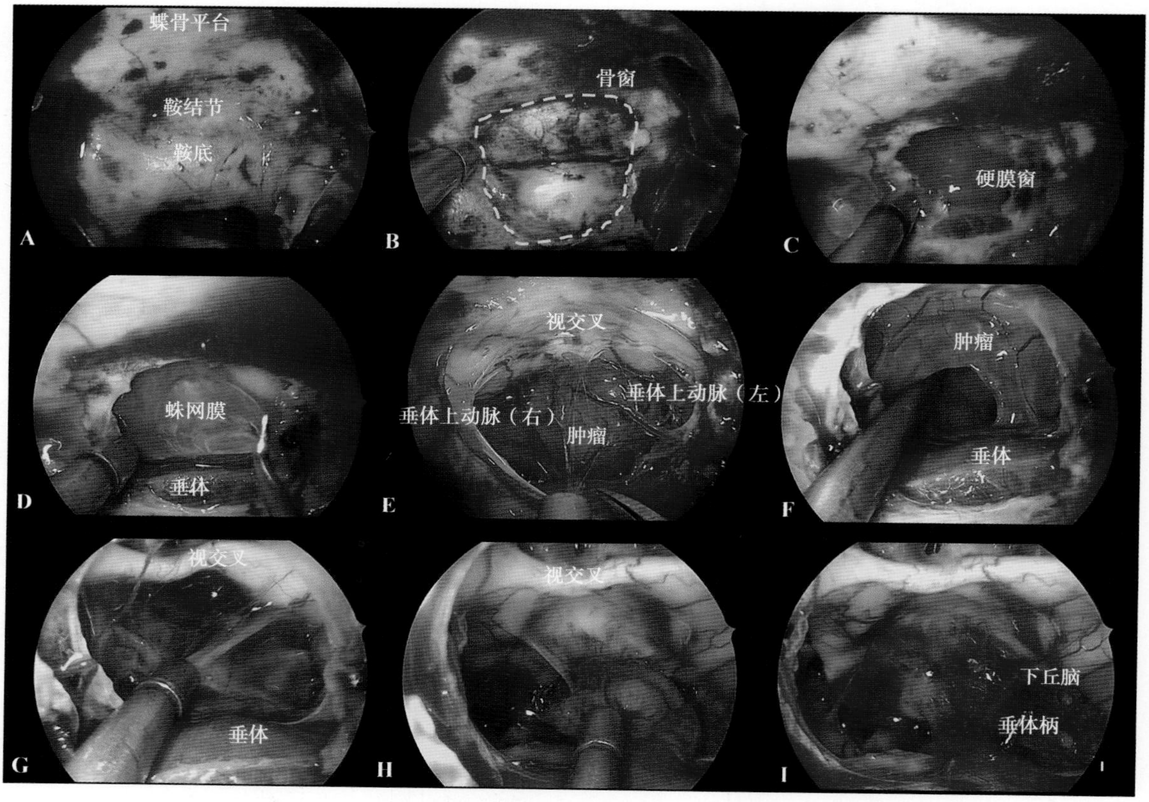

图 61-4 内镜经鼻鞍上颅咽管瘤手术的解剖要点和操作技巧

注:A. 暴露颅底;B. 骨窗范围;C. 硬脑膜窗;D. 分离蛛网膜;E. 暴露肿瘤;F. 瘤内减压;G. 分离并保护视交叉;H. 分离并保护下丘脑;I. 肿瘤全切除。

总而言之,开颅显微手术和经鼻内镜手术均可用于治疗颅咽管瘤,两种入路都有其独特的优点和局限性。手术入路的选择主要取决于肿瘤的位置、延伸的范围、与视交叉的关系、与垂体柄的关系、是否累及第 3 脑室、既往手术等因素。医生的个人经验和习惯也非常重要。任何手术入路均存在短板。只有合理掌握其适应证和禁忌证(表 61-2),才能最大限度地提高手术疗效并保障医疗安全。

(5) 手术后并发症

1) 下丘脑损害:为颅咽管瘤手术后最常见的并发症,是术后死亡和病残的主要原因,其发生率通常随着外科医生更为积极的手术目标而增加。主要有:

A. 尿崩症:在肿瘤全切除或根治性次全切除的患者几乎不可避免地发生该并发症,为手术时损伤垂体柄所致。垂体柄受损后,ADH 的释放是三时相的。最初,垂体柄受损后 ADH 释放减少致尿崩。之

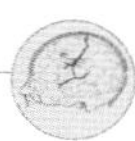

表 61-2 颅咽管瘤的内镜经鼻手术入路的适应证和禁忌证

类 别	描 述	
适应证	鞍内/鞍膈下型、鞍膈上型、视交叉后突向第 3 脑室型肿瘤	
相对禁忌证	肿瘤因素	视交叉-垂体间隙狭窄 纯第 3 脑室型
	患者因素	既往多次经鼻手术致颅底重建困难
禁忌证	肿瘤因素	向侧方侵袭超过颈内动脉分叉部进入外侧裂 向上方侵袭超过大脑前动脉侵入前纵裂 包绕视路结构
	患者因素	患者高龄、严重内科合并症、极度肥胖、无法耐受鼻腔填塞

后神经垂体轴突末梢变性释放出超生理量的 ADH，这一释放过程常见于垂体柄损伤后 48～96 h。如果此时给予患者长效（油剂）抗利尿制剂（通常给短效垂体后叶素），就可能导致内源性的 ADH 释放而引起肾功能下降；当变性的神经末梢释放的激素耗竭后，将再次发生尿崩。一般尿崩症持续数天至 2 周可恢复，但亦有少数可为永久性尿崩症。处理如下：每天记录出入液量，定期检测尿比重，根据出液量补充液体。尿崩轻者通常先给氢氯噻嗪（双氢克尿噻）、卡马西平或者去氨加压素（弥凝）口服治疗。严重者可应用短效神经垂体升压素，期间要注意控制入液量，防止水中毒（此时患者可有水肿、抽搐等症状发生）。定期检测血清电解质、二氧化碳结合率、酸碱度和血尿素氮等。若电解质丢失，可按正常补充。若引起钠滞留（血钠升高及渗透压增高），应限制钠盐摄入。

B. 体温失调：多为中枢性高热，严重患者有谵妄、意识不清、四肢抽搐等，应予以物理降温、退热剂、冰毯治疗等。少数也可表现为体温不升，呈危重状态，预后不佳。

C. 急性消化道出血：可有呕血和黑便等，宜早期应用质子泵止血剂及输血等，严重者需手术处理。

D. 循环衰竭：术前有明显垂体功能减退者，术后极易产生急性肾上腺皮质衰竭的现象，患者呈休克状态。处理是术前补充激素，术后有衰竭现象者可给予大剂量皮质激素。这不仅可以减少危象，也可减少下丘脑反应及脑水肿，对中枢性高热的预防亦有积极作用。但长时间应用会增加感染及消化道出血等并发症的机会，故多在术后 4 d 内快速减量至维持量。

E. 饮食过度及肥胖：儿童患者术后 1～6 个月常见中枢性饮食过度，肥胖的发生率可达 52%，其中一半儿童极难控制食欲，是下丘脑前部损伤的缘故，应劝止及严控饮食方式。

F. 周期性意识缺失：见于儿童病例，原因不详，可能与暴露终板时额下深部牵拉损伤传导通路或下丘脑有关。这些病儿有不同程度的思维、情感、动作缓慢，反应下降，对玩耍、学校活动无兴趣，学习成绩下降，以至不能上学。最极度形式是运动不能缄默症。应用多巴胺受体促进剂如溴隐停等偶尔可改善症状。

2）视力受损：是常见的术后神经功能缺失症状，为术中损伤视路及其供应血管所致。尤其是切除视交叉前置型肿瘤发生率较高，以及在翼点入路采用第 2 间隙操作容易损伤同侧视神经。据报道，术后 28%～57%的患者视力可改善，但 13%～38%的患者视力受损反而加重。术前视力越差者，术后视力恶化率越高，全盲或近全盲 1 周以上者术后视力不再恢复。

3）无菌性脑膜炎：多由于术中肿瘤囊内容物溢出所致。因此，术中应尽可能避免和减少囊内容物对术野的污染。术后可行腰椎穿刺排放脑脊液；激素的应用对缓解发热亦有帮助。

4）癫痫：与皮质损伤及血钠紊乱等因素有关，应术前、术后给予抗癫痫药物预防和纠正血钠紊乱。

5）脑脊液漏：是经鼻扩大入路手术和显露切除鞍结节后的可能并发症之一。一旦发生往往伴随颅内感染。随着带蒂鼻中隔黏膜瓣为主的颅底重建技术的应用，术后脑脊液漏的发生率得到有效控制。

6）垂体功能低下：尤其是术前存在垂体功能减退者，一般较难恢复。儿童生长迟缓、身材矮小、性发育不全等，应按内分泌检查结果给予激素替代治疗（在根治性手术者，大部分患者需要 2 种以上激素替代）。另外通过加强锻炼，可望有某些程度的恢复。

(6) 手术后随访

术后应定期 CT 或 MRI 复查，以及内分泌激素检测。为评价颅咽管瘤的治疗效果，Elliott 等(2010)在国外一些学者研究的基础上设计了一套包括 5 个方面的颅咽管瘤状态分级法(表 61-3)，用于颅咽管瘤不同手术方法和入路的结果比较及手术前后的临床评估。

表 61-3　颅咽管瘤的临床状态分级方法(CCSS)

类　型	评分	标　准
神经系统	1	没有功能障碍和癫痫
	2	轻度功能障碍(脑神经麻痹、控制良好的癫痫)
	3	中度功能障碍(轻度半身麻痹)
	4	重度功能障碍(中重度半身瘫痪、意识丧失、反应迟钝)
视力	1	视力和视野正常
	2	轻度视力下降或视野缺损
	3	单侧失明、同向偏盲、双侧颞侧偏盲
	4	双眼失明或接近失明
垂体功能	1	垂体功能正常
	2	垂体功能轻度异常(需补充 1～2 种激素)
	3	尿崩症或伴有垂体功能轻度异常
	4	尿崩症或伴有垂体功能重度异常(需补充 3 种以上激素)
下丘脑功能	1	下丘脑功能正常
	2	肥胖(BMI＞＋2SD)无行为学心理精神症状
	3	肥胖(BMI＞＋2SD)伴食欲亢进或记忆障碍；BMI＞＋3SD
	4	极度肥胖(BMI＞＋4SD)伴食欲亢进或行为异常或体温调节、睡眠调节和记忆功能异常
教育-职业能力	1	学习优秀或职业成功
	2	学习较好或能维持自己的职业
	3	学习成绩落后，需要特别辅导，或不能维持自己的职业
	4	生活不能自理，IQ＜80，严重认知功能障碍

61.1.10　放射治疗

肿瘤全切除者无须放射治疗(放疗)，而手术未全切除者可辅以放疗。有人认为放疗可杀死有分泌能力和形成囊肿的细胞，减少肿瘤的血供、抑制肿瘤生长。虽然放疗不能防止肿瘤复发，但可延长肿瘤复发时间，提高生存期。目前常规采用的颅外放疗有^{60}Co、直线加速器等。Choux 的长期随访结果显示次全切除加放疗的患者生存率要好于单纯手术者。Fischer 认为手术联合放疗的患者术后生存质量要优于手术全切除者。但放疗的危害也不容忽视。其并发症有放射性脑坏死、内分泌功能低下、视神经炎及痴呆等，亦可诱发脑膜瘤、肉瘤、胶质瘤，尤对儿童患者放疗可严重损害智力。故放射剂量及疗程应控制在一定范围内。文献推荐的治疗方案为儿童每 6 周 50 Gy/32 次，成人每 7 周 55 Gy/35 次，以减少或避免并发症的发生。

(1) 立体定向放射外科治疗

立体定向放疗是近来发展的一种限制放射野的技术，它有对肿瘤常规分次外照射和精确局部分配的优点，因而几乎不损坏儿童发育的大脑(额叶、颞叶)，避免放疗危害，如精神迟缓、个性改变和学习障碍。目前这一新技术正迅速取代儿童颅咽管的常规外放疗。立体定向伽玛刀(放射外科)现也被用于治疗残留或复发的颅咽管瘤，适应于直径＜2 cm 的实体肿瘤，要求肿瘤边缘远离视器 3 mm 以上。

(2) 肿瘤内放射治疗

内放疗是将放射性核素置入肿瘤内进行的治

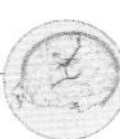

疗。该方法由 Leksell 于 1953 年创用。开展立体定向技术后，尤其是 CT、MRI 应用以来，多采用定向穿刺技术或定向穿刺加置入贮液囊方法。常用的放射性核素有^{32}P 和^{98}Y。在美国，囊腔内放疗仅限于反复囊性复发的肿瘤或作为限制性手术和放疗的辅助方法，囊腔内放疗不主张用于实体性和囊壁钙化或囊壁非薄（放射性核素可透入周围组织）的肿瘤。

61.1.11　化学治疗

目前尚无特殊有效的药物。Takahashi 应用博来霉素(bleomycin)注入肿瘤囊腔，有使囊内的分泌减少、肿瘤细胞退化的作用。而 Cavalheiro 等向囊腔多次注射博来霉素，有使钙化灶几近消失。但该药漏出囊外可能对周围正常组织造成损伤甚至致死。近年来还有经开颅或者内镜技术瘤腔内置储液囊应用 α-干扰素治疗颅咽管瘤的报道。临床应用药物治疗颅咽管瘤对囊性肿瘤较好，对混合型及实质性肿瘤疗效差。另外，分子生物学研究表明大部分成釉质型颅咽管瘤均低表达或不表达 O6-甲基鸟嘌呤-DNA 甲基转移酶(MGMT)，提示该型肿瘤可能对替莫唑胺具有敏感性。他莫西芬可能通过抑制 *ADAMDEC1* 基因的表达来抑制该型颅咽管瘤的生长。近来亦有报道 BRAF 抑制剂达帕菲尼(dabrafinib)治疗复发的 *BRAF* 突变颅咽管瘤。

61.1.12　预后

颅咽管瘤属于良性肿瘤，治疗后长期存活率高。长期随访资料显示，手术后无复发的 10 年生存率在肿瘤全切除者为 74%～81%，在部分切除者为 41%～42%，而手术加放疗者有 83%～90%。但是，颅咽管瘤在颅内良性肿瘤中复发率相对较高，文献报道颅咽管瘤首次全切除后 10 年随访仍有 0～62%的复发率（笔者术后早期随访复发率为 9.2%），术后复发时间为 20～96 个月；而当肿瘤难以全切除时，术后复发率可高达 30%～100%，且术后复发时间仅为 4～7 个月，即使术后辅以放疗，仍有 0～29.6%的复发率。复发肿瘤再手术时全切除难度增加，围手术期病死率增高。因此，首次手术全切除非常重要。

文献报道颅咽管瘤术后 74%的患者视力、视野改善或稳定，但手术不能改善术前已有的内分泌功能障碍，术后肾上腺、甲状腺、性腺和神经垂体功能低下分别可达 55%、39%、80%和 65%，而且手术会增加新的内分泌功能障碍。笔者(2017)对 83 例内镜经鼻手术的鞍上型颅咽管瘤术后早期随访发现：新发肾上腺皮质激素轴功能减退有 54.8%，甲状腺激素轴功能减退有 49.2%，性腺激素轴功能减退有 36.6%，神经垂体功能减退有 29.5%，这与匹兹堡的 M. Koutourousiou 报道的数据（术后新发腺垂体功能减退率为 51.9%，神经垂体功能减退率 46.7%）相仿。儿童患者生长激素确失则可达 80%以上。另外，食欲亢进和肥胖有 26%～52%，还有精神行为异常、智力和记忆力减退、工作学习能力下降等。而对于内镜经鼻和开颅手术的内分泌功能预后比较，目前的研究均为回顾性研究。内镜手术后腺垂体功能保留率可达到 14.3%～29.4%，而开颅手术基本无法保留功能。但考虑开颅手术可能存在的选择性偏倚，还需要进一步的前瞻性大样本研究。

61.2　鞍区少见病变

61.2.1　颅颊裂囊肿(Rathke 囊肿)

详见第 64 章“囊肿与瘤样病变”。

61.2.2　肠源性囊肿

详见第 64 章“囊肿与瘤样病变”。

61.2.3　颗粒细胞瘤

颗粒细胞瘤和垂体细胞瘤、梭形细胞嗜酸细胞瘤，是起源于神经垂体的 3 种亚型，详见第 64 章“囊肿与瘤样病变”的颗粒细胞瘤。

61.2.4　下丘脑错构瘤

详见第 64 章“囊肿与瘤样病变”。

61.2.5　生殖细胞瘤

详见第 59 章“颅内生殖细胞肿瘤”。

61.2.6　蛛网膜囊肿

详见第 64 章“囊肿与瘤样病变”。

61.2.7　垂体脓肿

临床上罕见垂体脓肿，与鞍区肿瘤有类似的临床表现。由于脓肿对垂体组织的破坏和压迫，垂体脓肿常表现为腺垂体功能低下和神经垂体功能障碍所致的尿崩症。垂体脓肿患者常较早出现尿崩症，其发生率也较高。垂体脓肿的形成原因不明，感染可由血行播散传入，或经蝶窦炎、蝶窦骨髓炎、海绵窦血栓性静脉炎等直接蔓延传入，也可继发于鞍区手术后，但也有相当一部分找不到感染灶。垂体脓肿多采用经蝶入路手术治疗，同时查找致病菌，以达到彻底清除的目的，避免脓肿复发。

61.2.8 垂体朗格汉斯细胞组织细胞增生症

垂体朗格汉斯细胞组织细胞增生症(Langerhans cell histiocytosis，LCH)是一种罕见的组织细胞增生症，以往文献中被称为组织细胞增多症X(histiocytosis X)，成人年发病率为(1～2)/100万。LCH被认为起源于称作朗格汉斯细胞的表皮树突状细胞，可累及骨骼、皮肤、肺以及其他器官，可累及单个，也可累及多个器官或系统。目前仍不清楚其发病机制。对于中枢神经系统LCH，伴尿崩症和各种形式的垂体功能低下的垂体受累是最常见的。垂体LCH患者通常因为中枢性尿崩症(DI)检查发现鞍上垂体柄占位而就诊。实验室检测可以发现明显的全垂体激素水平的降低和尿比重减轻。影像学检查主要表现为MRI增强序列上的下丘脑-垂体柄-垂体占位，缺乏特异性，与其他垂体柄增粗的疾病难以鉴别。另外可以通过多次X线、CT和FDG-PET/CT检查来进行骨骼检查以发现其他病灶。诊断LCH应基于组织学检查，朗格汉斯细胞为CD1a和CD207染色阳性。如果单纯发现鞍区病灶，立体定向穿刺和内镜下扩大经鼻手术能取得足够的组织标本进行病理检查。一旦明确病理诊断，建议全身化疗。目前治疗多系统LCH(包括累及中枢神经系统的LCH)的临床一线方案是泼尼龙联合长春花碱的标准治疗；若一线方案疗效不佳，可进一步采用补救治疗，如阿糖胞苷单药治疗等。对于此类患者，在内分泌科、神经外科和病理科的配合下，采用多学科诊疗模式(MDT)进行诊断和治疗，可以取得良好的临床疗效。

(寿雪飞　鲍伟民)

参考文献

[1] 寿雪飞，何文强，王镛斐，等. 神经内镜扩大经鼻入路治疗鞍上型颅咽管瘤[J]. 中华神经外科杂志，2017，33(11)：1098-1102.

[2] 寿雪飞，鲍伟民. 颅咽管瘤及鞍区少见病变[M]//周良辅. 现代神经外科学. 2版. 上海：复旦大学出版社，2015：939-947.

[3] 漆松涛，潘军，包赟，等. 颅咽管瘤的QST分型特点和手术治疗[J]. 中华神经外科杂志，2017，33(11)：1088-1093.

[4] BRASTIANOS P K，TAYLOR-WEINER A，MANLEY P E，et al. Exome sequencing identifies BRAF mutations in papillary craniopharyngiomas [J]. Nat Genet，2014，46(2)：161-165.

[5] FORBES J A，ORDÓÑEZ-RUBIANO E G，TOMASIEWICZ H C，et al. Endonasal endoscopic transsphenoidal resection of intrinsic third ventricular craniopharyngioma：surgical results [J]. J Neurosurg，2018，131(4)：1152-1162.

[6] JESWANI S，NUÑO M，WU A，et al. Comparative analysis of outcomes following craniotomy and expanded endoscopic endonasal transsphenoidal resection of craniopharyngioma and related tumors：a single-institution study [J]. J Neurosurg，2016，124(3)：627-638.

[7] KOUTOUROUSIOU M，GARDNER P A，FERNANDEZ-MIRANDA J C，et al. Endoscopic endonasal surgery for craniopharyngiomas：surgical outcome in 64 patients [J]. J Neurosurg，2013，119(5)：1194-1207.

[8] LI X Q，WU W，MIAO Q，et al. Endocrine and Metabolic Outcomes After Transcranial and Endoscopic Endonasal Approaches for Primary Resection of Craniopharyngiomas [J]. World Neurosurg，2019，121：E8-E14.

[9] LOUIS D N，PERRY A，REIFENBERGER G，et al. The 2016 World Health Organization Classification of Tumors of the Central Nervous System：a summary [J]. Acta Neuropathol，2016，131(6)：803-820.

[10] MOUSSAZADEH N，PRABHU V，BANDER E D，et al. Endoscopic endonasal versus open transcranial resection of craniopharyngiomas：a case-matched single-institution analysis [J]. Neurosurg Focus，2016，41(6)：E7.

[11] OMAY S B，ALMEIDA J P，CHEN Y N，et al. Is the chiasm-pituitary corridor size important for achieving gross-total resection during endonasal endoscopic resection of craniopharyngiomas? [J]. J Neurosurg，2018，129(3)：642-647.

[12] OMAY S B，CHEN Y N，ALMEIDA J P，et al. Do craniopharyngioma molecular signatures correlate with

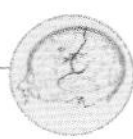

clinical characteristics [J]. J Neurosurg, 2018,128(5): 1473 - 1478.

[13] TANG B, XIE S H, XIAO L M, et al. A novel endoscopic classification for craniopharyngioma based on its origin [J]. Sci Rep, 2018,8(1):10215.

[14] WANNEMUEHLER T J, RUBEL K E, HENDRICKS B K, et al. Outcomes in transcranial microsurgery versus extended endoscopic endonasal approach for primary resection of adult craniopharyngiomas [J]. Neurosurg Focus, 2016,41(6):E6.

[15] WINN H R. Youmans and Winn neurological surgery [M]. 7th ed. Philadelphia: Elsevier, 2017.

松果体区肿瘤

62.1 历史回顾

松果体区是脑内最为复杂的区域之一。松果体区肿瘤病理类型繁多，发病率低，占所有中枢神经系统肿瘤的 1.2%，治疗难度大。

1717 年松果体区肿瘤被首次报道，但手术直到 200 年后才开始尝试。1926 年，Krause 报道了经幕下入路成功切除 3 例松果体区肿瘤。但由于当时医学技术的限制，深部神经外科手术致死、致残率很高。人们更愿意采用保守的脑室分流加放射治疗（放疗）的办法，手术只用于放疗没有效果的患者。这种保守的方法在日本特别流行，可能和当地射线敏感的生殖细胞瘤高发有关。但这种治疗方式会使一些良性或对放疗不敏感的肿瘤患者有不必要的放射损伤。

随着现代显微外科技术的发展，松果体区肿瘤的治疗方式已经改变。1971 年，Stein 在显微镜下幕下入路成功实施了松果体区的手术，其他各种入路也在随后开展并被广泛应用。

松果体区肿瘤需根据其病理诊断来规划个体化的治疗，手术是获取病理并能进一步治疗的基础。不同病理类型的肿瘤需结合相应的辅助治疗。

62.2 解剖

松果体区位于颅腔正中，前部为第 3 脑室后壁，后部为小脑幕切迹游离缘，上部达胼胝体压部，下部为中脑导水管，来源于这一区域的肿瘤统称为松果体区肿瘤。大多数松果体区肿瘤起源于下方，向前生长至第 3 脑室后部，并进一步累及丘脑以及后方的四叠体板。恶性肿瘤尤其是胶质瘤，往往侵犯、浸润中脑和丘脑。基底静脉与和大脑内静脉在四叠体池内汇合成 Galen 静脉，并回流进入直窦。

62.3 病理

62.3.1 生殖细胞源性肿瘤

生殖细胞源性肿瘤（germ cell neoplasm）包括生

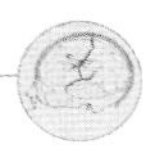

殖细胞瘤(germinoma)和非生殖细胞瘤的生殖细胞源性肿瘤(non-germinomatous germ cell tumor)。

生殖细胞瘤为最常见的生殖细胞源性肿瘤,可为单纯生殖细胞瘤,也可混合其他成分。鞍上的病变多为单纯生殖细胞瘤,松果体区多为混合性生殖细胞肿瘤。生殖细胞瘤质地不均,多为实质性,少数情况下可见出血、坏死和囊变,多与邻近脑组织有界面,可沿脑脊液循环通路向远处播散。多发的生殖细胞瘤是指在生殖细胞瘤常见部位如松果体区和鞍上出现2个或以上病变,其他部位出现的生殖细胞瘤则应考虑肿瘤的脑脊液播散。

非生殖细胞瘤的生殖细胞源性肿瘤病理类型较多:①畸胎瘤(teratoma),肿瘤中含有来自三胚层的成熟细胞,如鳞状上皮、皮样结构、毛发、骨骼、腺体、呼吸道上皮和神经外胚叶成分(节细胞和脉络丛上皮)。瘤内可见不同组织结构如软骨、骨或牙齿、毛发或角化物等。成熟畸胎瘤为良性;不成熟畸胎瘤为恶性,更为常见,可在颅内播散。②卵黄囊瘤(yolk sac tumor),来源于胚胎干细胞,是此类肿瘤中最原始的肿瘤。③绒毛膜癌(choriocarcinoma),高度恶性肿瘤,常为其他生殖细胞源性肿瘤的伴随成分,只有约15%的绒毛膜癌为单独成分。肿瘤血供丰富,瘤内出血常见。

62.3.2　松果体实质细胞肿瘤

松果体区有15%～20%肿瘤来自松果体实质细胞,包括松果体细胞瘤、松果体母细胞瘤和两者的混合瘤。

松果体细胞瘤(pinealoma)来自构成松果体腺的松果体细胞,可见于任何年龄组,无性别差异。肿瘤边缘清楚,有灰色颗粒状均质切面,也可见退行性变,如囊变、出血,偶有报道瘤内有坏死。松果体母细胞瘤(pinealoblastoma)来源于松果体区的神经外胚叶髓上皮,可发病于任何年龄,20岁以下较为多见。男性略多。临床起病较快,短则1个月,质地软,边界不清,瘤内常见出血或坏死,钙化少见。常浸润邻近结构(包括脑膜),并都可循脑脊液向远处播散,但很少有中枢神经系统外转移。松果体细胞及松果体母细胞混合瘤,也称中间分化的松果体实质细胞肿瘤(pineal parenchymal tumor with intermediate differentiation, PPTID),是介于松果体细胞瘤和松果体母细胞瘤之间的类型。瘤细胞呈分叶状分布,并有边界清楚的细胞膜突起,指向血管壁;分裂象可有可无。其脑脊液的播散概率比松果体母细胞瘤少。

62.3.3　胶质细胞瘤

胶质细胞瘤分类多,较少见。星形细胞瘤可来源于松果体区的星形细胞,也可来自中脑顶盖区。肿瘤病理和生长方式与其他部位的胶质瘤相似,和丘脑以及中脑关系密切。其他还有室管膜瘤、少突胶质细胞瘤、毛细胞星形细胞瘤等。

62.3.4　乳头状瘤

乳头状瘤罕见,作为一种新的病理类型一直到2007年才被单独分类,来源可能和胚胎发育过程中的组织残留有关,低中度恶性生长,相当于WHO Ⅱ～Ⅲ级。

62.3.5　其他肿瘤

种类多,包括脑膜瘤、嗜铬细胞瘤、血管上皮瘤、血管瘤、脂肪瘤等。随着核磁共振成像(MRI)的应用,良性的非肿瘤性的松果体囊肿检出逐渐增多。松果体囊肿的病因和病理机制还不清楚,大多数囊肿可无症状,影像学随访囊肿可不增大,但如囊肿直径>2 cm,可因阻塞导水管和压迫四叠体区,出现梗阻性脑积水、复视和上视不能等症状;影像学上难以与肿瘤囊变鉴别。

62.4　临床特征

62.4.1　临床表现

松果体区肿瘤的临床表现取决于肿瘤的性质和所在部位,主要有颅内压增高症状、神经系统症状和内分泌系统症状。

颅内压增高往往和梗阻性脑积水有关,肿瘤可压迫或侵犯中脑导水管和/或第3脑室后部,表现为头痛、呕吐、眼底水肿和意识状态改变等。

神经系统症状往往由肿瘤压迫或浸润松果体区邻近结构引起,如四叠体上丘综合征(Parinaud综合征)和Sylvian导水管综合征,肿瘤破坏上丘和顶盖区引起眼球活动障碍,两眼上视不能,瞳孔对光反射障碍。Parinaud综合征通常只有两眼上视不能,由皮质顶盖束受到肿瘤压迫或破坏引起;如上丘后半部受损,则两眼下视不能。Sylvian导水管综合征除了眼球上视不能外，还伴有瞳孔对光反射改变、眼球会聚功能麻痹或痉挛、眼球震颤，提示导水管周围（包括导水管前部和第3脑室后下部）受损。四叠体下丘损害可导致听力障碍。肿瘤压迫或侵犯小脑，使小脑功能损害，引起辨距不良、共济失调、肌张力降低和意向性震颤。肿瘤直接侵犯脑干还可引起意识障碍。下丘脑后半部或中脑前半部与腹侧受损，可引起嗜睡。恶性松果体区肿瘤可发生远处转移，常转移至脊髓蛛网膜下腔，可引起神经根痛或感觉障碍。

患者有内分泌系统功能紊乱症状，性发育异常，主要为性早熟，见于松果体区的生殖细胞肿瘤，特别是畸胎瘤，仅限于男性患儿；少数患者可表现性发育迟缓。肿瘤脑脊液播散，损害下丘脑前半部的上视核还可引起尿崩症。

62.4.2 诊断

（1）定位诊断

松果体区肿瘤的定位诊断主要依赖于临床表现和影像学检查。Parinaud综合征和Sylvian导水管综合征，以及内分泌功能障碍的出现，应怀疑松果体区病变可能。头部CT和MRI检查可以明确肿瘤位置。结合辅助检查，特别是脑脊液和血清中的肿瘤标志物，可以帮助松果体区肿瘤的定性。

MRI对软组织显影优于CT，CT对钙化灶显影较佳。脑血管造影主要用于手术前了解松果体区肿瘤的血供和周围血管结构，特别是静脉回流包括Galen静脉、基底静脉、大脑内静脉以及小脑中央静脉等，有利于手术入路的选择。一般松果体区肿瘤的血供在造影片上较少显影。影像学检查首先可以明确肿块的位置、大小，对质地、边界以及与周边组织甚至重要血管、神经的关系也有很高的参考价值，它是手术方案选择的主要依据；对病理类型的判断也有辅助作用。

生殖细胞源性肿瘤亚型较多。生殖细胞瘤CT表现为均匀低、等密度灶，肿瘤可有环形包绕松果体钙化的表现；MRI为T_1WI信号低、等，T_2WI信号稍高，较均匀，40%的生殖细胞瘤有特异性的“蝶形征”（图62-1）。畸胎瘤的表现变化不一，CT检查常可见致密的钙化灶；MRI信号混杂（图62-2），有时见多重囊性的蜂窝状表现，可同时在T_1WI和T_2WI图像上都显示高信号，可能是由于其中含有高蛋白液体的缘故。绒毛膜癌有较强的出血倾向，常可见出血灶。在大的或恶性肿瘤周边，常可见水肿。增强MRI几乎所有亚型肿瘤都有明显强化（图62-3）。50%的生殖细胞瘤和90%的其他类型生殖细胞源性肿瘤可见小的囊变。

在松果体实质细胞肿瘤中，松果体细胞瘤的细胞分化比较成熟，影像学表现均匀且边界清楚，CT为等、高密度，钙化少见；MRI表现可为实质性也可为囊性，分叶少见（图62-4、62-5）。松果体母细胞瘤的细胞分化不成熟，常为分叶状，出血常见，有时有水肿和周边侵袭（图62-6）。中间分化的松果体实质细胞肿瘤影像学表现介于两者之间。

松果体区的胶质细胞瘤多是由周边脑组织起源而延及松果体区，少数是源于松果体腺本身。源于顶盖区的胶质细胞瘤通常等级较低，且经常引起导水管狭窄甚至堵塞，而从视丘或胼胝体来源的胶质细胞瘤则等级较高。其具体表现类似于颅内其他部位的同类肿瘤（图62-7）。

其他类型的肿瘤中，囊肿表现较典型。CT为低密度均匀灶；MRI上多为圆滑空泡状，可小可大，内容物信号均匀，增强后改变不明显，囊肿周边常残留松果体腺组织。脑膜瘤则通常来源于幕缘，T_1WI呈低、等信号，T_2WI呈等、高信号，增强有明显的均一强化（图62-8）。与镰幕的关联和邻近硬脑膜的增厚是其特点，常见脑膜尾征。

总的来讲，松果体区肿瘤影像表现复杂（图62-1～图62-8），很难单从影像学上明确病理类型，须结合临床，最终诊断需手术病理证实。

62.4.3 肿瘤标志物

甲胎蛋白（α-FP）和β-促绒毛膜性腺激素（β-HCG）可在生殖细胞源性肿瘤患者的血清和脑脊液中检出，脑脊液中的灵敏性更高。血清中AFP含量增高是卵黄囊瘤典型特征，绒毛膜癌患者血清和脑脊液中可检出β-HCG含量增高。两者都增高可见于未成熟畸胎瘤、胚胎性癌以及混合的生殖细胞源性肿瘤。血浆和脑脊液中AFP和β-HCG增高可排除单纯生殖细胞瘤和成熟畸胎瘤的可能。松果体实质细胞肿瘤、胶质细胞瘤等的肿瘤标志物检测均阴性。上述激素的异常改变在治疗后可恢复正常，肿瘤复发可使血清或脑脊液中的激素水平再次升高。定期随访检查可判断治疗效果和监测肿瘤复发（表62-1）。

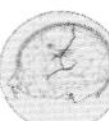

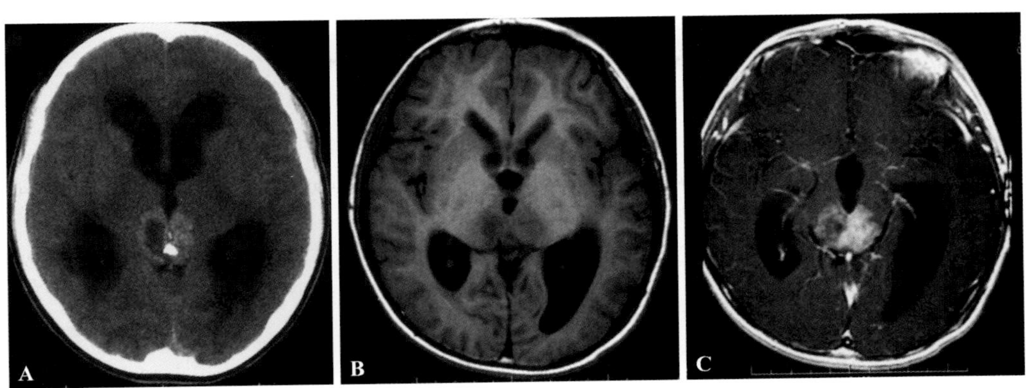

图 62-1 14 岁男性生殖细胞瘤患者影像学表现

注：A. CT 扫描密度稍高；B. MRI 扫描，T_1WI 稍弱信号；C. MRI 扫描，增强后明显强化，可见"蝶形征"。

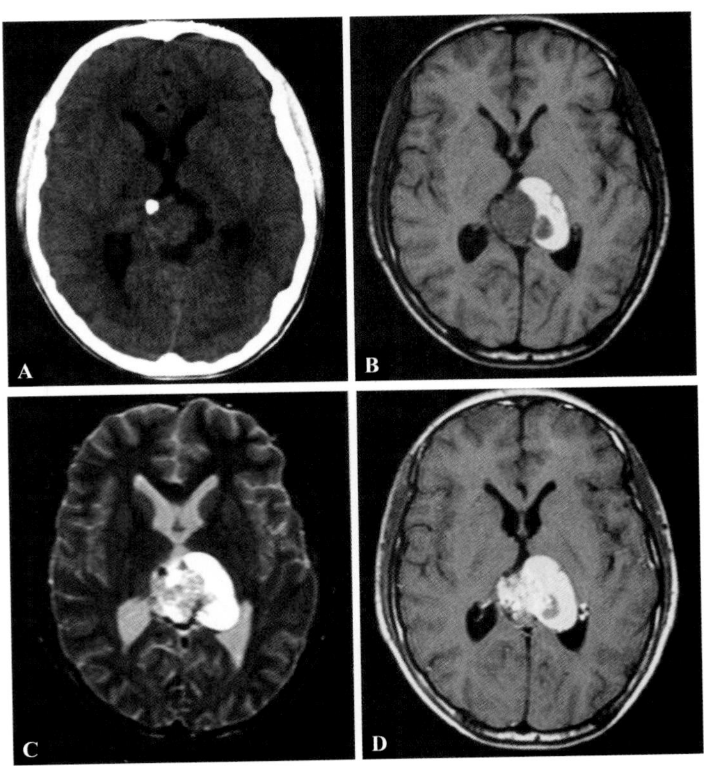

图 62-2 13 岁男性畸胎瘤患者影像学表现

注：A. CT 示见点状钙化影和低密度肿块；B. MRI 示 T_1WI 呈混杂信号；C. MRI 示 T_2WI 也呈混杂信号；D. MRI 示增强后肿块不均匀强化。

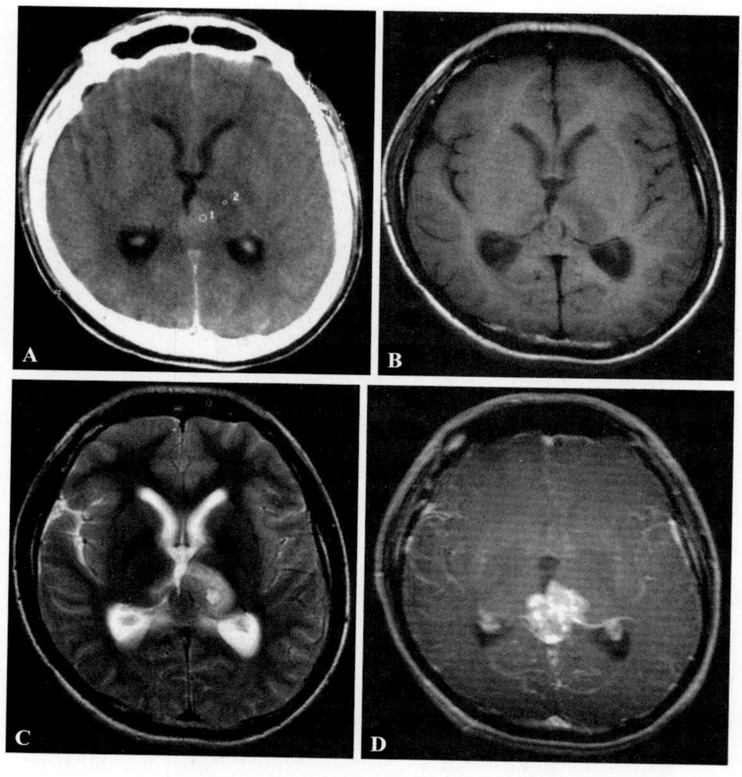

图 62-3　19 岁男性胚胎性癌患者影像学表现

注：A. CT 扫描示等或略高密度；B. MRI 示 T_1WI 为等信号；C. MRI 示 T_2WI 信号稍高；D. MRI 示增强后肿块明显强化，可见坏死。

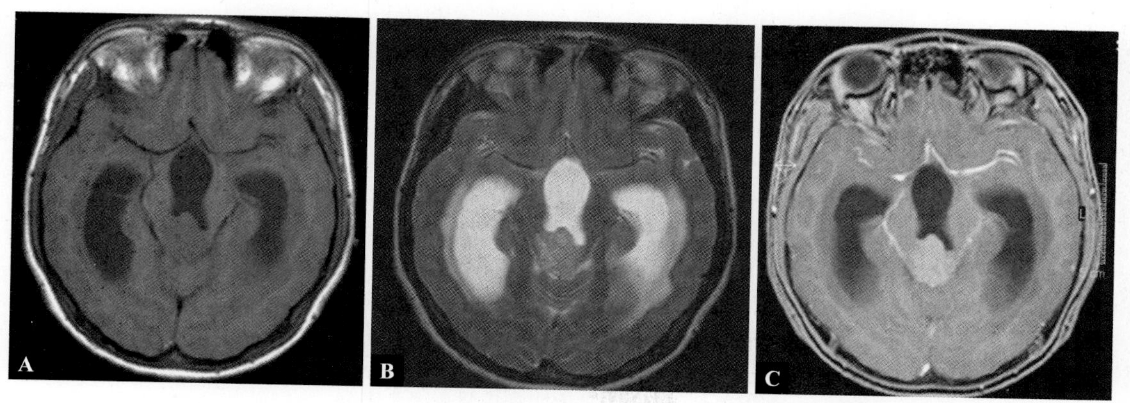

图 62-4　19 岁女性松果体细胞瘤(WHO Ⅰ 级)患者影像学表现

注：A. MRI 示 T_1WI 病灶均匀等信号；B. MRI 示 T_2WI 病灶也呈均匀等信号；C. MRI 示增强后病灶均匀强化。

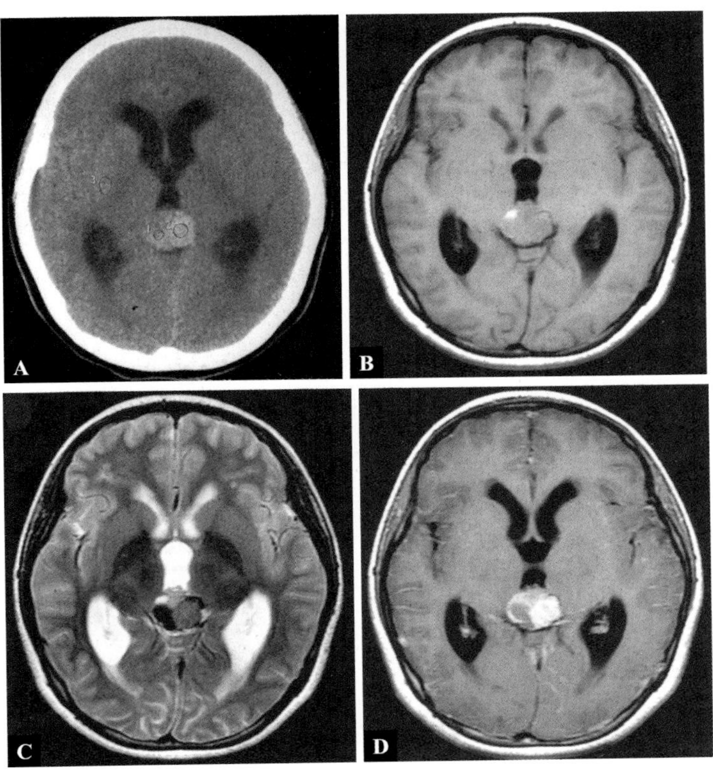

图 62－5 24岁女性松果体细胞瘤(WHO Ⅱ 级)患者影像学表现

注：A. CT 扫描示病灶等高密度；B. MRI 示 T_1WI 等高信号；C. MRI 示 T_2WI 高低不等混杂信号；D. MRI 示增强后病灶不均匀强化。

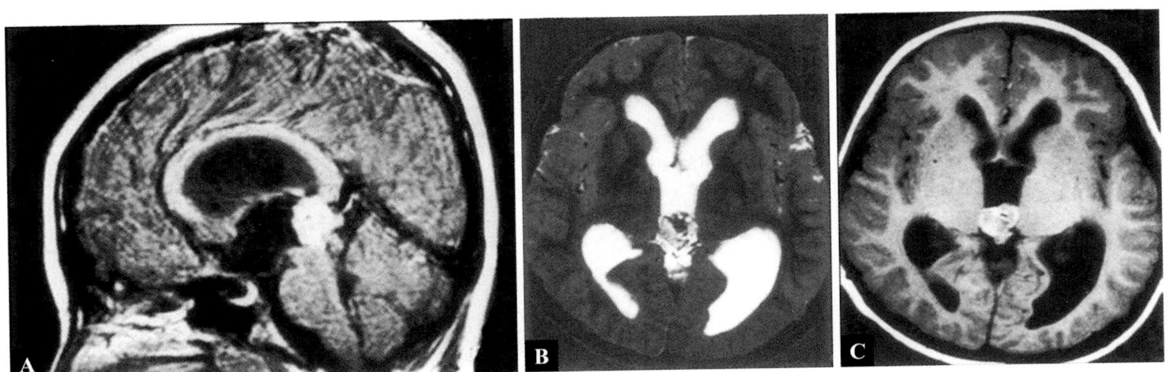

图 62－6 6岁男性松果体母细胞瘤患者影像学表现

注：A. MRI 示矢状位，增强后病灶强化明显；B. MRI 示水平位，T_2WI 高低不等混杂信号；C. MRI 示水平位，增强后病灶强化明显。

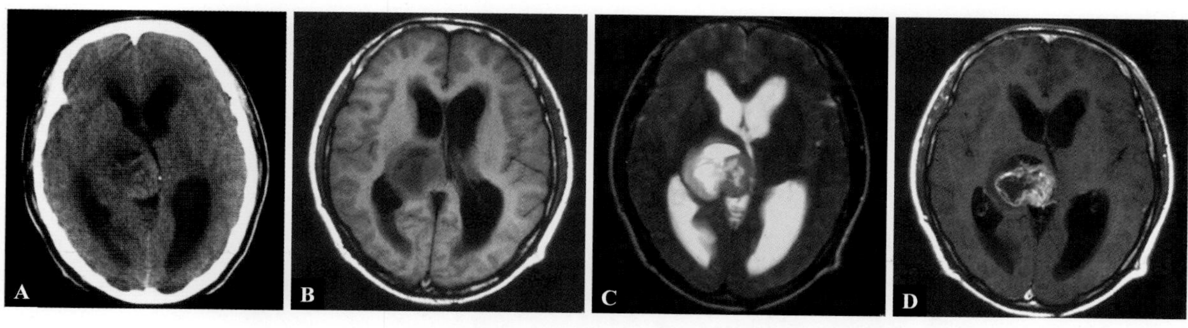

图 62－7　44 岁女性胶母细胞瘤患者影像学表现

注：A. CT 扫描示病灶等密度；B. MRI 示 T_1WI 低信号；C. MRI 示 T_2WI 高信号为主；D. MRI 示增强后病灶不均匀强化，有坏死。

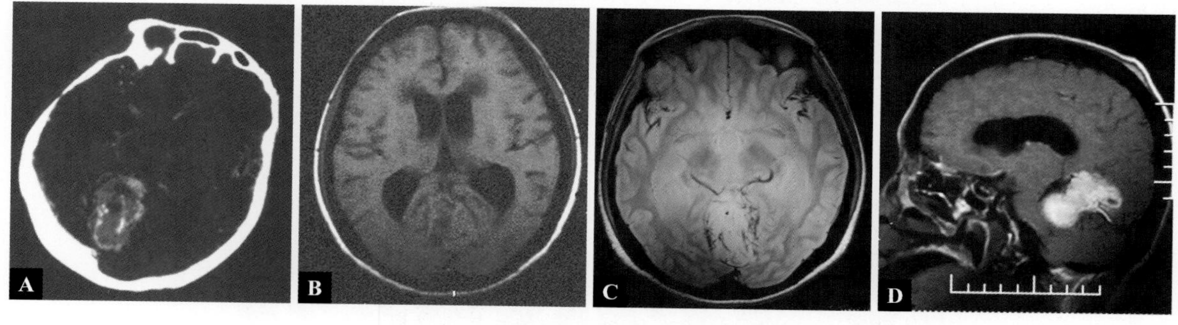

图 62－8　18 岁男性脑膜瘤患者影像学表现

注：A. CT 增强示病灶强化明显；B. MRI 示 T_1WI 等低信号；C. MRI 示质子相等高信号；D. MRI 示增强后病灶强化明显。

表 62－1　松果体肿瘤血清/脑脊液中肿瘤标记物表达

肿瘤类型	AFP	β-HCG
生殖细胞瘤	－	±*
畸胎瘤	－	－/±(少见)
恶性畸胎瘤	±	±
卵黄囊瘤	＋	－
绒毛膜癌	－	＋
胚胎性肿瘤	＋	＋*
未分化生殖细胞肿瘤	±	±
松果体实质细胞瘤	－	－

注：*：含量增高由生殖细胞瘤内的合体滋养层细胞产生。

褪黑激素是松果体腺本身分泌的激素。松果体细胞瘤的病例，褪黑激素在血清和脑脊液中的含量很高，可作为一项辅助的诊断依据。部分松果体区肿瘤患者会有褪黑激素的分泌不足，可采取口服激素来替代治疗。

(3) 病理诊断的组织获取

病理诊断是松果体区肿瘤治疗方案的制定依据，影像学和其他生化检查都无法替代。唯一可以例外的情况，如果肿瘤标志物提示为某种生殖细胞源性肿瘤，可在没有病理诊断的基础上先行放、化疗。

病理组织可通过活体组织检查(立体定向或内镜辅助)或开颅手术获得。具体应根据患者的临床表现、影像学特征以及外科医生的手术经验等决定。一般来说，有全身系统性疾病的、肿瘤多发的、脑干侵犯的患者适合活体组织检查。

开颅手术切除肿瘤的优点：首先，在于能获得较多的病理组织，这对松果体区肿瘤患者尤其重要。松果体区高发的生殖细胞源性肿瘤和松果体实质细胞肿瘤都存在异质性，活体组织检查的样本较少，可能会影响诊断。生殖细胞源性肿瘤存在诸多亚型，治疗方式也不完全一样，标本太少会影响具体亚型的判断，妨碍进一步的治疗。在一项立体定向活体组织检查和开颅手术的病理准确性对比中，开颅手术诊断率为 95%，活体组织检查为 87%。其次，开颅手术可以尽可能地减瘤，即便是恶性肿瘤，减瘤也有益于后续的辅助治疗；另外，切除肿瘤还可以解除部

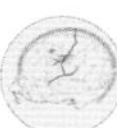

分患者的脑积水，避免分流手术。第三，手术是松果体区良性肿瘤患者的首选，全切除往往可以达到治愈。

相比较开颅手术，活体组织检查的主要优点是简单而且风险低，可在局部麻醉下完成，但活体组织检查也有出血的风险，尤其是穿刺一些血供丰富的肿瘤时。肿瘤周边血管的损伤也会造成出血。尽管如此，活体组织检查的风险还是远低于开颅手术。在一项立体定向活体组织检查和开颅手术风险的对比报告中，活体组织检查和开颅手术的致死率分别为 0 和 4%，术后功能障碍发生率分别是 4.3%和 32%。

活体组织检查方法如下：

1）立体定向活体组织检查：技术操作相对简单，但松果体区的解剖结构复杂，穿刺的轨迹设定尤为重要，需要 CT 或 MRI 导航辅助。常用的穿刺路径有两条，最常用的是在额部冠状缝前，从前外上方穿刺肿瘤，避开侧脑室的内侧面，在深静脉丛的外下方进入。另一种方式是顶枕交界处由后外上方穿刺，适用于肿瘤向外侧以及上方生长的患者。如果条件允许，应尽可能多点取活体组织检查。目前常用的侧切管式活体组织检查可能会撕裂血管，如引起出血，应持续吸引和冲洗至少 15 min，并立即行头部 CT 检查以评估脑室内积血和脑积水的情况，据此决定是否需要脑室外引流。

2）内镜辅助下的活体组织检查：内镜下松果体区肿瘤的活体组织检查需要经过脑室系统，往往和第 3 脑室造瘘同时进行，一般常用前额入路。和立体定向活体组织检查一样，也存在病理组织较少和出血的风险。在英国的系列报道中，内镜下活体组织检查的诊断率在 80%左右，相关的并发症约 25%。内镜活体组织检查的并发症高于立体定向活体组织检查的原因可能和同时进行第 3 脑室造瘘有关，两者所用的入路轨迹并不完全相同，有损伤穹窿、中间隔、丘脑以及门氏孔周边静脉的风险。

62.5　治疗

松果体区肿瘤的治疗需要明确诊断以及缓解脑积水、肿瘤压迫等引起的临床症状。初始治疗策略的制定需要综合患者的临床表现、影像学、肿瘤标志物以及年龄等一般情况，后续方案的实施依赖病理结果。

62.5.1　脑积水的处理

松果体区肿瘤患者可能会出现梗阻性脑积水，严重时需先解除症状。建议选用立体定向和内镜辅助下的第 3 脑室造瘘（图 62－9），相比较传统的脑室

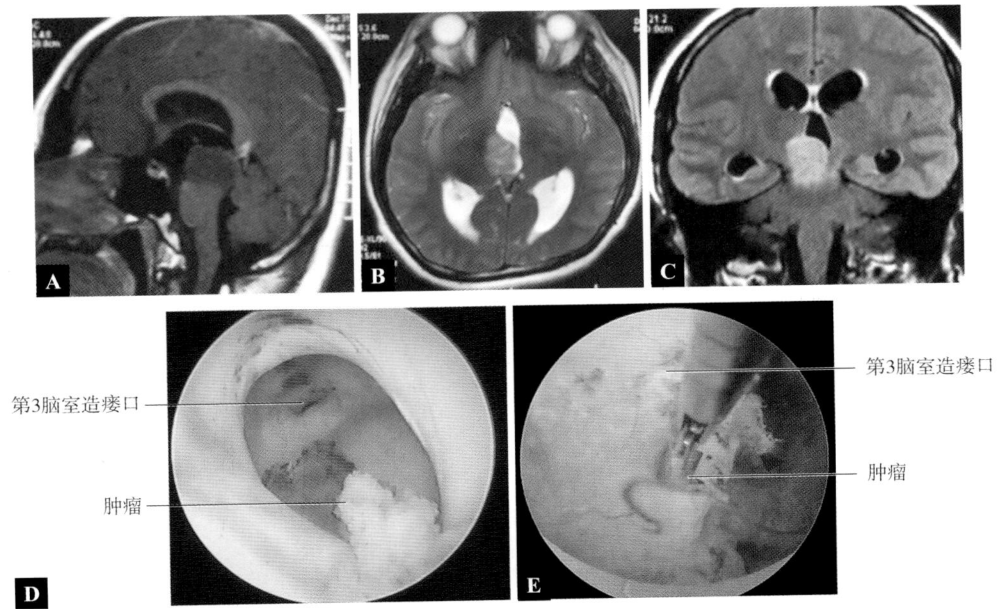

图 62－9　松果体区肿瘤伴脑积水行第 3 脑室造瘘

注：A. MRI 扫描，增强后病灶无明显强化；B. MRI 扫描，T_2WI 病灶呈低信号；C. MRI 扫描，质子相病灶呈高信号；D、E. 脑室镜下做第 3 脑室造瘘，同时取肿瘤活体检查病理证实间变性星形细胞胶质瘤（WHO Ⅲ级）。

腹腔分流术，感染率低，还可避免过度引流和脑脊液的肿瘤播散。症状不明显的患者可在开颅手术的同时留置脑室外引流，术后根据具体情况拔除外引流管或将外引流管转接腹腔引流。部分症状较轻的脑积水患者，可在肿瘤切除后自行得到缓解，无需分流手术。

62.5.2 手术治疗

（1）手术体位

松果体区肿瘤的手术可采取多种体位，各种体位都有其优、缺点。

1）坐位：为幕下小脑上入路手术的首选体位。重力的作用可以减少手术中血凝块术区的积聚，还可以促使肿瘤和周边深静脉的分离。但同时存在空气栓塞、气颅、以及皮质坍塌诱发远隔部位出血的风险，需采取适当的预防措施。患者取半坐位，肩部填沙袋或软枕，身体仰卧屈曲，头部固定并前屈，使小脑幕大致与地面平行；下颌近前胸，和胸骨之间至少2个手指宽，切忌过屈，以避免影响气道和静脉的回流；腿部抬高帮助静脉回流。

2）侧卧：可用于后部经胼胝体入路和枕下经小脑幕入路手术，通常是非主侧的右侧半球在下方。目前应用较少。更为常用的是3/4俯卧位。患者固定于手术床上，方便手术过程中旋转手术床以增加暴露。右腋窝下和左胸下需放置支撑；头架固定，非优势半球通常位于下方，与地面成45°夹角；头前屈30°，枕叶在重力作用下坍塌，避免脑组织牵拉；腿部适当抬高以促进静脉回流。

3）俯卧位：俯卧位摆放简单，适合幕上入路手术，由于天幕的角度较大，不适合幕下入路手术。头部需向术侧旋转约15°，该体位多用于儿科患者。

（2）手术入路

松果体区肿瘤手术入路多样，分为幕上和幕下2类，幕上入路包括后部经胼胝体，枕下经小脑幕以及经皮质侧脑室入路。幕下为小脑上入路。具体入路的选择由手术医生根据患者的情况决定。一般来说，位于幕上并突入脑室的肿瘤适合幕上入路，和幕下入路相比暴露的空间更大。但幕上入路会直面深静脉丛，有可能影响肿瘤的切除。如果肿瘤位于中线且主体位于幕下，幕下小脑上入路有天然优势，重力作用可以使小脑和肿瘤下垂。小脑下垂可以更好的暴露肿瘤，肿瘤下垂可以和上方的深静脉丛分开。

1）幕下小脑上入路：20世纪初由Krause首创，由于当时技术的限制未能广泛应用，一直到1971年从Stein开始才被重新重视。幕下小脑上入路通常取坐位，也可用3/4俯卧位。如有明显脑积水，可先行脑室外引流穿刺。后正中切口，枕下开颅上方达窦汇和两侧横窦下缘，下方不一定需要打开枕骨大孔，骨缘和静脉的出血需可靠止血，防止空气栓塞。“Y”形切开硬脑膜，上端接近中线横窦下缘，方便中线处硬脑膜能充分向上翻开。可利用自动牵开器抬高直窦和小脑幕，也可向下轻柔牵开小脑蚓部。可切断小脑上方的脑桥静脉，一般不会引起危险。术中切开小脑幕切迹可将暴露范围扩大到小脑幕裂孔以外。挑开四叠体池内的蛛网膜可暴露深静脉丛和松果体。Galen静脉和大脑内静脉位于松果体上方，小脑上蚓静脉在后方，丘脑、脉络膜后内侧动脉、大脑后动脉和基底静脉在外侧，四叠体板、滑车神经、小脑上动脉和小脑上蚓部在下方。大多数松果体区肿瘤血供不是很丰富。供血动脉来自大脑后动脉的脉络膜后内、外侧分支，偶尔也来自小脑上动脉。肿瘤切除需小心，四叠体板处的肿瘤往往粘连较紧，切除相对困难。肿瘤可长入第3脑室后部，切除后可以打通第3脑室和四叠体池，可在第3脑室后部和小脑延髓池之间放置引流用的硅胶管。

2）全内镜下的幕下小脑上入路：内镜在之前松果体区肿瘤的手术选择中只被用来作为活体组织检查或者是脑室造瘘的工具，但自从2011年Sood尝试了幕下小脑上入路内镜下切除松果体区肿瘤后，该方法得到了广泛的关注和应用。幕下小脑上入路利用小脑和小脑幕之间的自然通道进行手术，适合内镜的操作。由于松果体区肿瘤位置深，在常规显微镜下，手术距离长、视角有限、医师易疲劳。而在内镜下，术者的双手更接近术野，缩短操作距离、提高舒适度、减轻疲劳感，术中暴露也更清晰全面。传统的幕下小脑上入路使用坐位，因为坐位时重力作用在术中可以起到对小脑的牵拉作用，并且减少静脉出血淤积在术区，此外术者操作也比较舒适，但该体位有空气栓塞的风险，而且这可能是致命性的。本医疗中心朱巍、花玮团队使用全内镜幕下小脑上入路进行肿瘤切除，采用侧俯卧位，头后仰（该团队改良的“Head-up” Park Bench体位），利用导航辅助设计体位和后正中切口。由于采用了侧俯卧位而不是半坐位，避免了气栓形成及引起相应的并发症。开颅主要是暴露窦汇、上矢状窦下部、枕窦以及两侧横窦。“U”字形剪开硬脑膜，翻向上方，并尽可能将

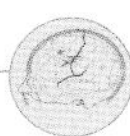

横窦向上抬起，扩大幕下小脑上的操作空间。为进一步控制脑压，可打开枕大池释放脑脊液进一步减压。小脑由于重力作用，将自然下垂。电凝离断小脑与天幕的粘连以及浅部的引流静脉。由助手操作内镜，术者探查幕下小脑上空间，沿小脑山顶部逐步深入，直至暴露四叠体池。深部会有小脑前中央静脉等深部引流静脉阻挡，为增加显露，必要时可将上述静脉予以电凝离断。如图 62－10 所示，术野上方为 Galen 静脉和两侧的基底静脉，下方即为四叠体池，肿瘤表面有增厚的蛛网膜覆盖。

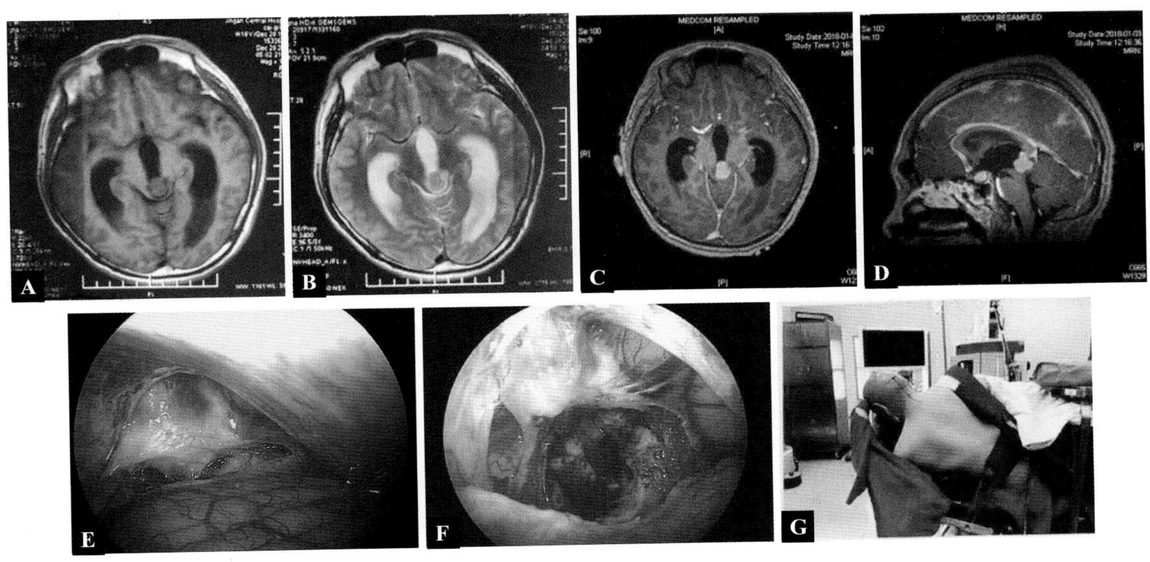

图 62－10　全内镜经后正中幕下小脑上入路切除松果体区肿瘤

注：患者，男性，18 岁，头痛伴视物模糊 1 周入院。A. MRI 扫描，T_1WI 等信号病灶；B. MRI 扫描，T_2WI 等低信号病灶；C、D. MRI 扫描，增强后病灶强化明显，位于第 3 脑室后部，整体位于幕下；E. 全内镜，幕下小脑上入路，肿瘤表面有增厚的蛛网膜；F. 游离肿瘤边界，无需过多电凝，全切除肿瘤，病理为混合性生殖细胞肿瘤；G. 全内镜，幕下小脑上入路的手术体位（资料由朱巍、花玮团队提供）。

3）后部经胼胝体入路：由 Dandy 首次描述，利用了大脑半球与大脑镰之间的自然间隙。3/4 俯卧位最为常用。马蹄形皮瓣切开，皮瓣和骨瓣到达或者跨过上矢状窦，骨瓣的位置取决于肿瘤；骨窗需偏大，一般约 8 cm，可以提供足够的空间来避免损伤脑桥静脉。“U”形打开硬脑膜，翻向矢状窦。牵开大脑半球，暴露胼胝体压部。切口一般不超过 2 cm。大脑内静脉和 Galen 静脉结合处位于胼胝体压部下方和松果体上方，一般比较容易和肿瘤游离；深静脉丛的损伤可能会造成严重后果，需尽量保护，如非必要，尽量不要牺牲。脉络丛后内侧动脉、大脑后动脉和小脑上动脉的其他分支、滑车神经、四叠体板和基底静脉位于该入路的深部。操作过程中，小脑幕可在直窦旁纵行切开，大脑镰也可垂直切开，以增加暴露。

4）枕下经天幕入路：最早由 Horrax 报道，后经 Poppen 改良，适用于主体位于幕上且偏侧生长的肿瘤切除术。一般首选 3/4 俯卧位，也可采用俯卧位。术侧枕部放低，面部向地面，重力作用下枕叶内侧面可以和大脑镰自然分离，减少脑组织牵拉。枕部皮瓣和骨瓣的设计需暴露横窦、矢状窦和窦汇的边缘。硬脑膜切开通常分为两瓣，分别翻向横窦和矢状窦。枕极处表面通常没有回流静脉，枕内侧静脉从枕叶的前内侧进入四叠体池，损伤可能导致同向偏盲，所以只在必要时才切断。术中可在直窦的外侧平行切开小脑幕，一直从游离缘到接近横窦，可将小脑幕向外翻折或部分切除以增加暴露。Galen 静脉和大脑内静脉可能会有阻挡，小脑幕切开后可改善暴露，必要时还可切开胼胝体压部。同侧的基底静脉、脉络丛后内侧动脉、大脑后动脉和丘脑位于肿瘤外侧，暴露佳，但对侧的四叠体池和丘脑视野受限，操作时需特别小心。

如图 62－11 所示，在大脑大静脉和大脑内静脉以及基底静脉的间隙内分块切除肿瘤，待肿瘤体积缩小以后严格沿肿瘤包膜分离，任何与静脉粘连的肿瘤采用次全切除。

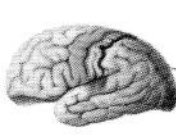

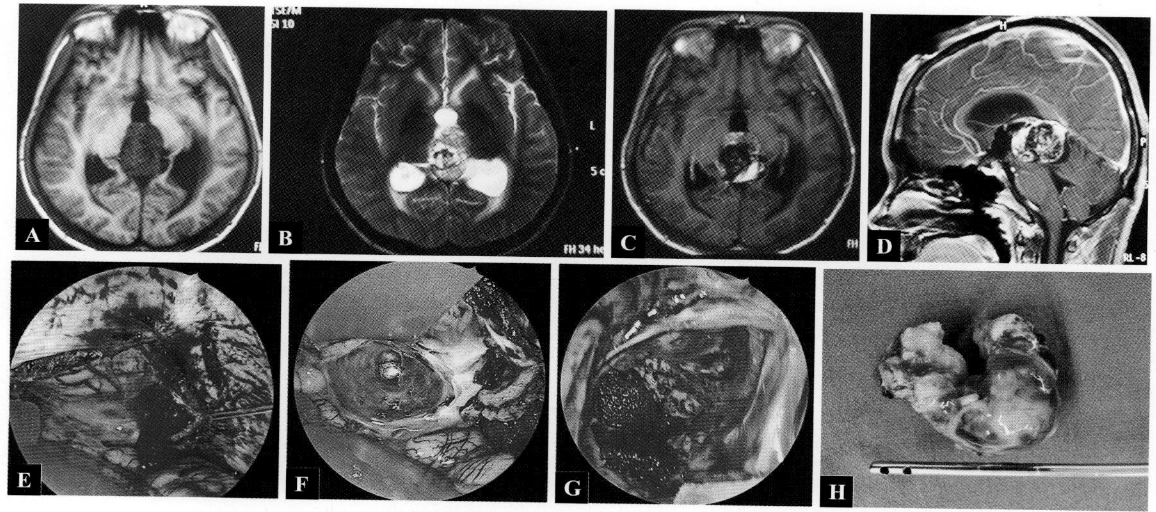

图 62-11　经右侧枕下经天幕入路切除松果体区肿瘤

注：患者，男性，17 岁，头痛伴视物模糊，加重 1 月入院。A. MRI 扫描，T_1WI 低信号病灶；B. MRI 扫描，T_2WI 高低混杂信号病灶；C、D. MRI 扫描，增强后病灶不均匀强化，肿瘤巨大，深静脉后方推移；E. 枕下经天幕入路，牵开枕叶，剪开天幕；F. 暴露肿瘤，大脑大静脉和大脑内静脉以及基底静脉关系密切；G. 在静脉间隙之间分块切除，最终肿瘤全切除；H. 术后病理证实为未成熟畸胎瘤。

5）经皮质侧脑室入路：由 Van Wagenen 提出，切开皮质进入侧脑室后角，再进入术区。此入路暴露相对受限，另外还切开皮质造成不必要的损伤。该入路较少应用于松果体区肿瘤的切除，多用于肿瘤突入脑室时的立体定向活体组织检查。

（3）手术后处理

松果体区的手术是目前神经外科难度最高的一类手术，随着现代显微外科技术的完善，手术致死、致残率已大大降低。既往的系列回顾中，致死率为 0～8%，致残率为 0～12%。松果体区肿瘤患者术后的生存时间取决于肿瘤的病理类型以及对辅助治疗的敏感性。良性肿瘤如畸胎瘤、毛细胞性星形细胞瘤、表皮样肿瘤，手术全切除后预后佳。松果体细胞瘤中的一部分分化良好，常为囊状，完全切除后可长期不复发，无需进一步辅助治疗。恶性肿瘤中，除了生殖细胞瘤，其他类型肿瘤切除范围越大，辅助治疗的效果越好，生存时间也越长。

术后建议先用激素冲击几日，再根据患者的病情逐渐减量。松果体区肿瘤患者术后常会出现嗜睡、认知障碍等，需严密监测意识状态和各项神经功能，有任何改变者及时做头部 CT 检查，以排除脑积水、颅内出血等。鼓励患者术后早期活动，存在功能障碍的患者可早期康复治疗。手术中留置外引流的患者，建议术后 3 d 内拔除或者转换为脑室腹腔引流，以减少感染的风险。

建议患者常规术后 3 d 内行头颅增强 MRI 检查以确定切除范围，方便指导后续的治疗。如术前肿瘤标志物高的患者术后应继续测量，用于评估治疗效果和判断早期复发。松果体实质细胞肿瘤、恶性生殖细胞源性肿瘤和室管膜瘤的患者有肿瘤脑脊液播散的可能，需随访脊髓 MRI。

（4）手术并发症

颅内出血是影响患者预后的严重并发症。尤其是松果体母细胞瘤，质地软，血供丰富，止血相对困难。

手术体位相关的并发症包括空气栓塞、气颅、脑积水解除后可能诱发的远隔部位出血等；另外，手术头位摆放不当，如过伸或过屈可能会损伤颈椎。

手术入路有关的并发症：枕下经天幕入路因需牵拉枕叶或影响枕叶回流静脉，可引起视野缺损。后部经胼胝体入路因牵拉顶叶，可引起对侧肢体皮质感觉一过性障碍。

视觉功能障碍（眼外肌麻痹、瞳孔调节功能障碍、上视不能等），大多手术后数月至 1 年可逐渐恢复。滑车神经细小，与肿瘤毗邻，术中分辨困难，损伤可能性较大。功能损伤的严重程度与肿瘤的良恶性、术前是否放疗、术前是否有功能影响以及肿瘤的浸润程度有关。

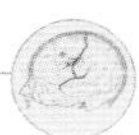

62.5.3 辅助治疗

(1) *放射治疗*

未全切除的良性肿瘤和恶性肿瘤的患者术后需行放疗。良性肿瘤如成熟畸胎瘤、脑膜瘤等虽对放疗不敏感，但还是可以减缓残余肿瘤的生长速度。恶性肿瘤中的生殖细胞瘤对射线敏感，放疗控制率超过 90%。剂量需≥40 Gy；约 10%的病例有脑脊液播散，但一般不常规脊髓放疗，只有明确脊髓转移时才予放疗。非生殖细胞瘤的恶性生殖细胞源性肿瘤术后需放疗，多辅以化疗。恶性的松果体实质细胞肿瘤对射线比较敏感，剂量需≥40 Gy。本类肿瘤中的松果体母细胞瘤因为容易发生脑脊液播散需要预防性的脊髓放疗，可结合化疗以提高疗效。

(2) *化学治疗*

单独化疗少见，复发率高，主要用于放疗无法耐受的儿童患者。

多数化疗需和放疗一起应用。恶性生殖细胞源性肿瘤可按其预后分为良好预后、中等预后和低等预后。恶性生殖细胞源性肿瘤患者应用化疗的目标是：使良好预后的生殖细胞瘤患者有更低的放疗剂量和更高的治愈率；使中等预后的生殖细胞源性肿瘤患者 5 年生存率>50%；使低等预后的生殖细胞源性肿瘤的患者的 3 年生存率超过 50%。方案如表 62-2 所示。

表 62-2 生殖细胞源性肿瘤化疗方案

预后分类	病理分型	方案		
良好预后	生殖细胞瘤			
	普通的	CARP-VP/PE	+	放疗
	多发或巨大的	ICE	+	放疗
中等预后	生殖细胞瘤混合滋养层巨细胞	CARP-VP/PE	+	放疗
	未成熟畸胎瘤	+5 次化疗		
	混合型主要生殖细胞瘤或畸胎瘤			
低等预后	绒毛膜癌	ICE	+	放疗
	胚胎性癌	+5 次化疗		
	卵黄囊肿			
	混合型主要绒毛膜癌或胚胎性癌			

注：CARB-VP，carboplatin(450 mg/m^2)1 d etoposide(150 mg/m^2)1～3 d；PE，Cisplain(20 mg/m^2)和 etoposide(60 mg/m^2)1～5 d；ICE，ifosphamide(900 mg/m^2)，cisplatin(20 mg/m^2)和 etoposide(60 mg/m^2)1～5 d。

松果体实质细胞肿瘤中，松果体细胞瘤一般术后不化疗。中、高度恶性的松果体实质细胞肿瘤对化疗敏感，目前常用化疗方案有 3 种：

1) 环磷酰胺 2 g/m^2，每天静脉推注，连续 2 d 一疗程，隔 4 周再 1 次，共 4 个疗程。

2) 长春新碱 0.05 mg/kg，静脉滴注连续 2 周的第 1 天；顺铂 2.5 mg/kg，静脉滴注第 1 天；环磷酰胺 65 mg/kg，静脉滴注第 2 天；依托泊苷 4 mg/kg，静脉滴注第 2、3 天，以此为 1 个疗程。每隔 4 周 1 次，连续 4～6 个疗程。

3) 卡铂 5 mg/(ml · min)，静脉滴注第 1 天；环磷酰胺 1.2 g/m^2，静脉滴注第 2 天；依托泊苷 100 mg/m^2，静脉滴注第 2、3 天；再续与依托泊苷 50 mg/m^2 的口服 21 d，以此为 1 个疗程。每隔 4 周 1 次，共 4 个疗程。

高剂量化疗加自体细胞移植被报道可用于非生殖细胞瘤的恶性生殖细胞源性肿瘤和初次诊断的中、高度恶性松果体实质细胞瘤，尤其是可能已经发生转移的患者，一般用在常规的手术、放疗和化疗后。高剂量化疗的方案采取连续 4 d，每天 50 mg/kg 的环磷酰胺，接着连续 3 d，每天 60 mg/m^2 的苯丙氨酸氮芥或者是白消安 1 mg/kg 每 6 h 1 次，连续 16 次，再接于连续 3 d，每天 60 mg/m^2 的苯丙氨酸氮芥。该化疗有很强的抑制血细胞作用，在化疗 3 d 后，将术前或术后 3 周所抽取并冷冻储存的骨髓干细胞室温融化，再和外周造血干细胞一起重新注入血管，进入体内。据文献报道，对肿瘤已转移的患者控制率为 30%～50%。

(3) 放射外科治疗

放射外科主要包括X刀、伽玛刀、质子刀等。伽玛刀最常用，中心剂量 30 Gy 左右，边缘约 15 Gy。由于松果体区肿瘤手术的风险相对较高，对于肿瘤直径<3 cm、一般情况较差无法耐受手术的患者，可以首先考虑。放射外科可用于术后肿瘤残余患者的补充治疗，即使是放疗不敏感的良性肿瘤，伽玛刀效果也明显。恶性肿瘤中，生殖细胞瘤的伽玛刀治疗效果佳，低级别胶质细胞瘤、松果体乳头状瘤以及部分分化不良的松果体细胞瘤也适合，其他非生殖细胞瘤的恶性生殖细胞源性肿瘤、中高度恶性的松果体实质细胞肿瘤以及高级别胶质细胞瘤，由于肿瘤易发生转移播散，单独使用效果不佳，需结合放疗和/或化疗。

62.6 不同病理类型肿瘤的临床特征

松果体区肿瘤病理类型众多，偏良性的肿瘤通常可以通过手术治愈。良性肿瘤未完全切除的患者，可选择放射或者放射外科的治疗，也可以严密监测，根据病情变化再处理。

62.6.1 胶质细胞瘤

胶质细胞瘤类型多，恶性程度不一。松果体区的胶质细胞瘤可起源于脑干，常为中脑顶盖区，并累及松果体区域，一般中线生长，常伴有梗阻性脑积水，少数情况下有听觉障碍的表现。通常生长缓慢，浸润性，可选择第3脑室造瘘解除脑积水，再保守观察，也可在影像学提示生长活跃的位置活体组织检查或部分切除明确病理，并进一步予放疗。胶质细胞瘤少数起源于松果体的星形胶质细胞。影像学上如表现为囊性往往提示毛细胞星形细胞瘤，应尽量全切除，预后良好。室管膜瘤可起源于脑室系统的任何位置。一般来说，松果体区室管膜瘤复发率高于其他部位。

62.6.2 松果体区乳头状瘤

松果体区乳头状瘤少见，2003 年被首次报道，2007 年才被 WHO 划分为一个独立的类型。儿童和成人均可发病，30 岁左右的人群相对高发。关于松果体区乳头状瘤的报道不多，目前治疗上还不存在共识。手术切除后容易复发，常规术后需放射或放射外科治疗。回顾性病例报道，5 年的生存率为 73%，5 年肿瘤无进展率为 27%。

62.6.3 松果体实质细胞瘤

松果体实质细胞肿瘤需依赖病理学进行亚型分类，并制订相应的治疗方案。松果体细胞瘤偏良性，松果体母细胞瘤高度恶性，中间分化的松果体实质细胞肿瘤介于两者之间。松果体细胞瘤应尽量手术切除，松果体细胞瘤的成年患者，全切除后疗效好，复发率低，回顾性病例报道，随访 40 个月的生存率是 100%。松果体细胞瘤次全切除后，可选择放疗，也可随访观察。中间分化的松果体实质细胞肿瘤由于其病理的异质性，治疗预后差异较大。中间分化的松果体实质细胞肿瘤不推荐活体组织检查，因样本较少，病理诊断不可靠。松果体母细胞瘤在临床特征和病理学上都与髓母细胞瘤类似，儿童的恶性程度比成人高。建议开颅手术尽量切除松果体母细胞瘤，可在进一步的辅助治疗中获益。据报道，肿瘤切除<50%是影响松果体母细胞瘤预后的不良独立因素，生存时间中位数是 15 个月，5 年生存期为 20%。

62.6.4 生殖细胞源性肿瘤

生殖细胞源性肿瘤可分为生殖细胞瘤和非生殖细胞瘤的生殖细胞源性肿瘤，包括卵黄囊瘤、绒毛膜癌、胚胎性癌和畸胎瘤。生殖细胞瘤是松果体区最为常见的肿瘤，多发于青少年男性，不分泌特定的肿瘤标志物，影像学上也无法明确地区分。生殖细胞瘤患者放疗效果好，有效率超过 90%，5 年生存率超过 75%，10 年生存率约为 70%。少数患者会存在脑脊液传播，最终导致死亡。由于射线对儿童认知以及内分泌功能的影响，儿童患者可结合化疗以减少放射的剂量。伴有合胞体滋养层细胞的生殖细胞瘤预后相对较差，血清或脑脊液中轻度的 β-HCG 升高提示可能存在合胞体滋养层细胞。

非生殖细胞瘤的其他恶性生殖细胞源性肿瘤预后比生殖细胞瘤差。血清和/或脑脊液中肿瘤标志物的升高提示该类诊断，根据肿瘤标志物结果可以直接予放疗和/或化疗，如有肿瘤残余可再通过手术治疗。一般残余部分肿瘤多为成熟畸胎瘤，手术切除后疗效佳。

62.7 儿童松果体区肿瘤

松果体区肿瘤儿童多见，占小儿神经外科肿瘤

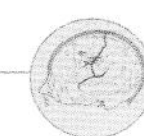

的 3%～11%。诊治方案和成人有一定类似。相比较成人，儿童患者出现转移的概率较少。

松果体实质细胞肿瘤的儿童以及青少年病例回顾，松果体细胞瘤患者 3 年生存率为 81%，松果体母细胞瘤组 3 年生存率为 36%。松果体母细胞瘤相比松果体细胞瘤，发病年龄更低。年龄越小的松果体实质细胞肿瘤患者，预后越差。考虑到放射对小儿巨大的神经毒性作用，小于 3 岁的松果体母细胞瘤患者术后应避免或延后放疗，需单独应用化疗控制疾病。

小儿生殖细胞源性肿瘤占整个松果体区肿瘤的 1/3～2/3。生殖细胞瘤较常见于鞍上，非生殖细胞瘤的生殖细胞源性肿瘤松果体区多见；非生殖细胞瘤的生殖细胞源性肿瘤相比生殖细胞瘤，发病年龄更低。生殖细胞瘤患者放疗效果佳，是成年患者的首选，小儿与成人放疗的有效剂量无明显差异，但小儿的不良反应更明显，放疗会损伤小儿的认知和内分泌功能，生殖细胞瘤可通过化疗增敏来减小放疗剂量，使用＜24 Gy 的安全剂量。对于脑脊液和/或血清中肿瘤标志物升高的患者，同成人病例一样，考虑为非生殖细胞瘤的恶性生殖细胞源性肿瘤，先予以放疗，残留病灶再考虑手术。放疗联合化疗是目前治疗的趋势，不仅可以降低生殖细胞瘤患者的放疗剂量，也能延长非生殖细胞瘤的恶性生殖细胞源性肿瘤患者的生存时间。

62.8 结语

松果体区肿瘤病理类型众多，明确病理是后续规范治疗的依据，开颅手术和活体组织检查都可以安全地获得病理诊断。随着显微外科技术的成熟，手术切除肿瘤已成为目前治疗的主要手段，不仅可以治愈大多数的良性肿瘤患者，也能改善大部分恶性肿瘤患者的预后。放疗对恶性松果体区肿瘤尤其是生殖细胞瘤非常有效。化疗的加入能显著延长其他类型恶性肿瘤患者的生存时间。放射外科也为松果体区肿瘤患者的治疗提供了新的选择。

（胡枢坤　丁兴华　毛　颖）

参考文献

[1] 胡枢坤，丁兴华，毛颖. 松果体区肿瘤[M]//周良辅. 现代神经外科学. 2 版. 上海：复旦大学出版社，2015：748 - 758.

[2] ABOUL-ENEIN H, EL-AZIZ SABRY A A, HAFEZ FARHOUD A. Supracerebellar infratentorial approach with paramedian expansion for posterior third ventricular and pineal region lesions [J]. Clin Neurol Neurosurg, 2015,139:100 - 109.

[3] BALOSSIER A, BLOND S, REYNS N. Endoscopic versus stereotactic procedure for pineal tumor biopsies: focus on overall efficacy rate [J]. World Neurosurg, 2016,92:223 - 228.

[4] BENITATAMRAZI B, NELSON M, BLÜML S. Pineal region masses in pediatric patients [J]. Neuroimaging Clin N Am, 2017,27(1):85 - 97.

[5] CARR C, O'NEILL B E, HOCHHALTER C B, et al. Biomarkers of pineal region tumors: a review [J]. Ochsner J, 2019,19(1):26 - 31.

[6] CHOQUE-VELASQUEZ J, RESENDIZ-NIEVES J C, JAHROMI B R, et al. Pineal parenchymal tumors of intermediate differentiation: a long-term follow-up study in helsinki neurosurgery [J]. World Neurosurg, 2019,122:E729 - E739.

[7] CHOQUE-VELASQUEZ J, RESENDIZ-NIEVES J, JAHROMI B R, et al. Extent of resection and long-term survival of pineal region tumors in helsinki neurosurgery [J]. World Neurosurg, 2019,131:E379 - E391.

[8] CLAUDE L, FAURE-CONTER C, FRAPPAZ D, et al. Radiation therapy in pediatric pineal tumors [J]. Neurochirurgie, 2015,61(2 - 3):212 - 215.

[9] FEDORKO S, ZWECKBERGER K, UNTERBERG A W. Quality of life following surgical treatment of lesions within the pineal region [J]. J Neurosurg, 2018,130(1):28 - 37.

[10] IORIO-MORIN C, KANO H, HUANG M, et al. Histology-stratified tumor control and patient survival after stereotactic radiosurgery for pineal region tumors: a report from the international gamma knife research foundation [J]. World Neurosurg, 2017,107:974 - 982.

[11] KONG Z R, WANG Y N, DAI C X, et al. Central nervous system germ cell tumors: a review of the literature [J]. J Child Neurol, 2018,33(9):610 - 620.

[12] KULWIN C, MATSUSHIMA K, MALEKPOUR M, et al. Lateral supracerebellar infratentorial approach for microsurgical resection of large midline pineal region tumors: techniques to expand the operative corridor [J]. J Neurosurg, 2016,124(1):269 - 276.

[13] KUMAR N, SRINIVASA G Y, MADAN R, et al. Role of radiotherapy in residual pineal parenchymal tumors [J]. Clin Neurol Neurosurg, 2018, 166: 91-98.

[14] MATHIEU D, IORIO-MORIN C. Stereotactic radiosurgery for pineal region tumors [J]. Prog Neurol Surg, 2019,34:173-183.

[15] MONTANGE M F, VASILJEVIC A, CHAMPIER J, et al. Papillary tumor of the pineal region: histopathological characterization and review of the literature [J]. Neurochirurgie, 2015,61(2-3):138-142.

[16] MOTIEI-LANGROUDI R, SADEGHIAN H, SOLEIMANI M M, et al. Treatment results for pineal region tumors: role of stereotactic biopsy plus adjuvant therapy vs. open resection [J]. Turk Neurosurg, 2016, 26(3):336-340.

[17] MOTTOLESE C, SZATHMARI A. History of the pineal region tumor [J]. Neurochirurgie, 2015,61(2-3):61-64.

[18] PARIKH K A, VENABLE G T, ORR B A, et al. Pineoblastoma-the experience at St. Jude Children's Research Hospital [J]. Neurosurgery, 2017, 81(1): 120-128.

[19] PATEL P G, COHEN-GADOL A A, MERCIER P, et al. The posterior transcallosal approach to the pineal region and posterior third ventricle: intervenous and paravenous variants [J]. Oper Neurosurg, 2017, 13 (1):77-88.

[20] ROUSSELLE C, DES PORTES V, BERLIER P, et al. Pineal region tumors: clinical symptoms and syndromes [J]. Neurochirurgie, 2015,61(2-3):106-112.

[21] SAMADIAN M, MALOUMEH E N, SHIRAVAND S, et al. Pineal region tumors: long-term results of endoscopic third ventriculostomy and concurrent tumor biopsy with a single entry approach in a series of 64 cases [J]. Clin Neurol Neurosurg, 2019,184:105418.

[22] SONABEND A M AND BRUCE J N. Pineal tumors [M]//WINN H R. Youmans and Winn neurological surgery. 7th ed. Philadelphia: Elsevier, 2017: 1048-1069.

[23] SONABEND A M, BOWDEN S, BRUCE J N. Microsurgical Resection of Pineal Region Tumors [J]. J Neurooncol, 2016,130(2):351-366.

[24] YAMAKI V N, SOLLA D J F, RIBEIRO R R, et al. Papillary tumor of the pineal region: systematic review and analysis of prognostic factors [J]. Neurosurgery, 2019,85(3):420-429.

63 脑室肿瘤

63.1 解剖

脑室系统由侧脑室、第 3 脑室、中脑导水管、第 4 脑室，以及相关连接通道组成。

两个侧脑室分别位于左右大脑半球内，对称分布，通过室间孔与第 3 脑室相通。侧脑室可分为前角（又称额角）、后角（即枕角）、下角（即颞角）、中央部（又称体部）。中央部、下角和后角交汇处称为三角区。侧脑室脉络丛位于中央部和下角，在室间孔处与第 3 脑室脉络丛相连。

第 3 脑室位于两侧间脑之间，呈狭窄腔隙状；顶部为脉络丛组织，底部为下丘脑，后壁为松果体区，侧壁为双侧丘脑和基底节内侧面。

第 4 脑室位于小脑与脑干之间，底部为菱形窝，顶的前部为小脑上脚和前髓帆，后部为后髓帆和脉络丛，两侧通过外侧隐窝与脑桥小脑三角相通。

脑室内和蛛网膜下腔充满脑脊液。脑脊液主要由侧脑室和第 3 脑室脉络丛生成，后经第 3 脑室和中央导水管至第 4 脑室，又经第 4 脑室的正中孔和外侧孔入蛛网膜下腔。正常人的脑脊液总量 140～180 ml，平均 150 ml；侧脑室 30～40 ml、第 3 和第 4 脑室 25～30 ml、脑蛛网膜下腔 55～65 ml、脊髓蛛网膜下腔 10～15 ml、终池 20～30 ml。

脉络丛及脉络膜裂：胚胎发育过程中，大脑半球内侧面皮质局部增厚，形成海马嵴，即海马原基；海马嵴下方的半球内侧壁薄弱，其表面富有血管的软脑膜由此突入侧脑室形成侧脑室脉络丛和脉络膜裂。脉络丛在侧脑室内呈“C”形走向，与穹隆平行。脉络膜裂也呈“C”形弓状隆起，介于穹隆与丘脑间，是脉络丛附着处。脉络膜裂分为体部、三角部和颞部。体部位于侧脑室中央部的穹隆体与丘脑内上缘之间，前界为室间孔后缘；三角部位于侧脑室三角区，穹隆脚部与丘脑枕部之间；颞部位于侧脑室颞角的穹隆伞部与丘脑下外侧方下表面之间。丘脑和穹隆的边缘与脉络膜裂相移行处称为“带”，是由室管膜和软膜组成；与丘脑相连接部分称为丘脑带，穹隆侧称为穹隆带，侧脑室颞角处称为伞带。

脑室内静脉系统：在侧脑室内，来自丘脑、纹状体和内囊的静脉形成丘纹静脉，走行在尾状核与丘脑之间，在室间孔部位与透明隔静脉和脉络丛静脉汇合形成大脑内静脉。大脑内静脉在第 3 脑室脉络丛组织内，向后至胼胝体压部与对侧的大脑内静脉汇合，并接受小脑上静脉和基底静脉，形成大脑大静脉汇入直窦。

63.2 病理

脑室肿瘤有良性、恶性和囊性之分，以良性肿瘤居多。起源于脑室内和脑室壁的肿瘤为原发性脑室肿瘤；起源于脑室旁组织，瘤体大部突入脑室内，为继发性脑室肿瘤。根据脑室系统解剖，又可分为侧脑室肿瘤、第 3 脑室肿瘤和第 4 脑室肿瘤。侧脑室肿瘤以脉络丛乳头状瘤、室管膜瘤和脑膜瘤多见。室旁胶质瘤突入侧脑室内也归为侧脑室肿瘤。第 3 脑室肿瘤以胶样囊肿、脉络丛乳头状瘤为主；邻近组织肿瘤突入第 3 脑室者，以颅咽管瘤、胶质瘤和生殖细胞肿瘤多见。第 4 脑室肿瘤以室管膜瘤和脉络丛乳头状瘤为主；髓母细胞瘤充填第 4 脑室，与第 4 脑室底粘连，也可归为第 4 脑室肿瘤。

63.3 临床表现

由于脑室系统位于脑深部，毗邻重要的神经核团和血管，脑室肿瘤可以产生不同的临床表现。总的来说，症状可以分成 2 类：脑脊液循环阻塞症状和周围组织结构受损症状。良性或低度恶性的脑室肿瘤，肿瘤增长缓慢，脑室内存在潜在的代偿性空间，即使肿瘤体积较大时仍没有特征性神经系统症状出现。脑室肿瘤较常见的临床症状为头痛、眩晕、视力障碍、人格改变、认知困难、运动功能减弱以及癫痫发作等。发生急性脑积水时可以产生剧烈头痛、频繁呕吐。记忆力下降和步态不稳也常发生。某些病例可有偏盲、偏瘫和偏身感觉障碍等表现。胶样囊肿常为慢性、急性或间歇性脑积水症状，伴强迫头位。

63.4 影像学表现

MRI 是判断脑室肿瘤的“金标准”，可以准确地显示肿瘤大小、位置、血供，以及与周围组织的关系。必要时也可作头部 CT、DSA 等检查。

1）胶样囊肿：CT 影像表现为室间孔区均匀一致的等密度或略高密度病灶。MRI 的 T_1 加权图像为均匀高信号，T_2 加权图像为均匀低信号，边缘为高信号。

2）室管膜瘤：在 CT 图像上大多呈现均匀密度的增强病灶，可伴有钙化或瘤内囊变。MRI 图像表现多样，T_1 加权图像上为低或等信号，瘤内可有坏死、出血以及血管流空等征象，不均匀增强。

3）脉络丛乳头状瘤：75%以上的脉络丛乳头状瘤的 CT 显示等或高密度、边缘清楚的病灶，可有钙化；增强扫描时明显强化。MRI 的 T_1 和 T_2 加权图像均为等信号，均匀增强。

4）脑膜瘤：CT 表现为边界清晰的高密度病灶。MRI 的 T_1 加权图像呈等信号，均匀增强。

5）低级别星形胶质瘤：CT 影像为低密度病灶，增强不明显，约有 15%钙化。MRI 图像表现为 T_1 加权图像低信号，T_2 加权图像均匀高信号，增强不明显。

6）高级别胶质瘤：CT 影像显示为密度不均匀的增强病灶。MRI 的 T_1 加权图像为低信号，T_2 加权图像为高信号，增强明显。胶质母细胞瘤显示为不规则增强，伴中心坏死。

7）中央神经细胞瘤：CT 影像显示为等或高密度病灶，轻至中度增强。MRI 的 T_1 加权图像为等或稍高信号，T_2 加权图像为高信号，中度增强。肿瘤多来源于透明隔，部分肿瘤伴中心坏死或囊变。

63.5 手术治疗

外科手术是脑室肿瘤的重要治疗手段。根据肿瘤的性质和部位选择肿瘤全切除、部分切除或活体组织检查，同时打开脑脊液循环通道。结合脑室的解剖特点，选择合适的手术入路。手术入路应满足下列要求：创伤小，路径短，暴露充分，避开功能区。术中要辨别移位的正常解剖结构，防止损伤；注意保护脑室内的静脉。

63.5.1 侧脑室肿瘤的手术入路

侧脑室肿瘤的经典手术入路有 2 种，即经皮质入路和经半球纵裂入路。目前经纵裂胼胝体入路应用较为广泛。对位于脑室前角的肿瘤，可采用经前纵裂胼胝体入路、经额叶皮质入路或经额上沟入路。侧脑室中央部肿瘤，可采用经前纵裂胼胝体入路和经额叶皮质入路。三角区肿瘤采用经后颞叶皮质入路、经后纵裂胼胝体入路、经顶上小叶或顶间沟入路。后角肿瘤可采用经后颞枕叶皮质入路和经后纵裂扣带回后部入路。经外侧裂可以切除颞角肿瘤。

63.5.2　第3脑室肿瘤的手术入路

第3脑室肿瘤较侧脑室肿瘤部位更深，周围组织结构重要，而手术空间狭小。术前应与放射科、放疗科、内分泌科等相关科室讨论治疗方案，对手术的风险进行详细的分析评估。如果怀疑生殖细胞瘤或淋巴瘤可能，先采用诊断性放疗。

暴露第3脑室肿瘤可采用经颅底入路、前入路、上入路、后入路。颅底入路是内镜下经鼻-蝶窦入路。前入路包括翼点入路、额下入路和前纵裂入路等，通过终板进入第3脑室。上入路包括经侧脑室室间孔入路、经脑室脉络膜裂入路，以及经胼胝体穹隆间入路；后入路包括经胼胝体后部入路、经枕下小脑幕入路、幕下小脑上入路。

63.5.3　第4脑室肿瘤的手术入路

第4脑室的底部是脑干，由此决定了手术的困难程度。如果肿瘤只是推移脑干、与脑干没有明显的粘连，可能全切除肿瘤，术后反应也较轻微。如果肿瘤侵犯脑干或起源于脑干，则应在脑干上残留薄片肿瘤，防止手术操作损伤脑干，术后出现严重反应。第4脑室肿瘤可侵袭小脑蚓部、小脑扁桃体和小脑半球，也可通过第4脑室正中孔突向枕骨大孔下缘，或通过侧孔突到脑桥小脑三角，术中必须牢记相关解剖关系。

第4脑室肿瘤切除术采用枕下后正中入路。纵行切开小脑下蚓部，打开正中孔进入第4脑室。也可经小脑延髓裂入路，充分分离小脑延髓裂的蛛网膜，保护小脑后下动脉，向上外侧牵开小脑扁桃体和蚓垂部，从正中孔打开脉络膜，向两侧分离，根据需要可达外侧隐窝。

63.6　常见的原发性脑室肿瘤

63.6.1　室管膜瘤

室管膜瘤是一类神经上皮来源的肿瘤。起源于脑室壁室管膜细胞或脉络丛、脊髓中央管和终丝的室管膜细胞。室管膜瘤3/4位于幕下、1/4位于幕上。幕下室管膜瘤可发生于第4脑室的顶、底和侧壁等处；大多来自脑室底部，部分位于第4脑室顶或侧壁的小脑蚓部或小脑半球内；在脑桥小脑三角也偶尔可见此肿瘤。幕上室管膜瘤起源于侧脑室或第3脑室的室管膜上皮，多见于侧脑室，发生于第3脑室者少见。肿瘤大多位于脑室内，也可以部分突入脑室外的脑白质内。

室管膜瘤在儿童的发病率较高，年发病率为2/100万，占儿童脑肿瘤的6%～10%。25%～40%患儿确诊时的年龄不足3岁，平均年龄在51～71个月。根据中枢神经系统肿瘤WHO分类，室管膜肿瘤可分为：①黏液乳头状型室管膜瘤，WHO Ⅰ级，几乎只发生在圆锥-马尾-终丝区域；②室管膜下瘤，WHO Ⅰ级，一种生长缓慢的位于脑室内的良性肿瘤，预后较好；③室管膜瘤，WHO Ⅱ级，最常见的类型；④间变性室管膜瘤，WHO Ⅲ级，次常见。室管膜母细胞瘤属于PNET分类，不同于间变型室管膜瘤。

室管膜瘤的治疗，手术切除是最重要的方式。手术全切除并经术后MRI检查证实(图63-1)的患者5年生存率为60%～89%，预后较好；未全切除的患者5年生存率为21%～46%。40%～60%的患者可以达到全切除，其中幕上肿瘤者所占比例较高。

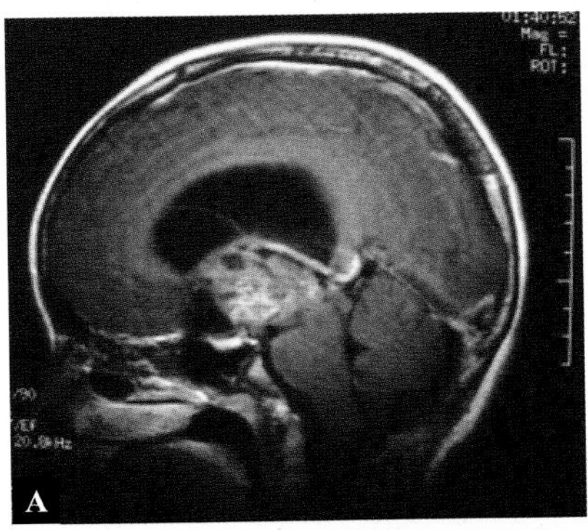

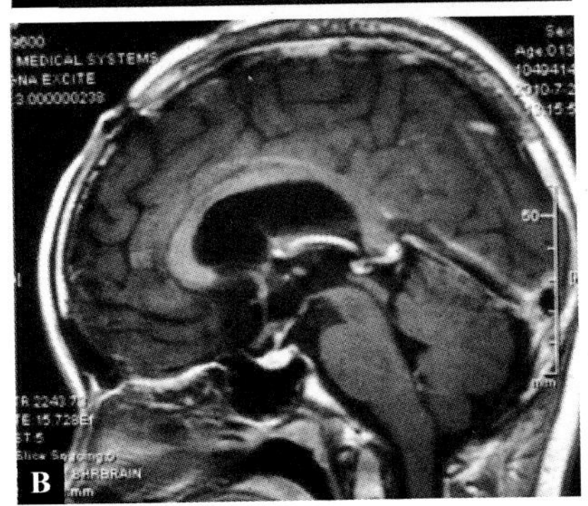

图63-1　第3脑室室管膜瘤

注：A. 术前增强MRI呈现肿瘤完全位于第3脑室；B. 术后增强MRI显示肿瘤全切除。

63.6.2 脉络丛乳头状瘤

脉络丛乳头状瘤占成人颅内肿瘤的 0.5%～0.6%，占儿童颅内肿瘤的 2%～5%。在 2 岁以内的儿童中多见。脉络丛乳头状瘤起源于脉络丛上皮或脑室壁胶质细胞，可分泌脑脊液，肿瘤生长缓慢，较少恶变。肿瘤血供较丰富，质地略韧，分块切除肿瘤比较困难。全切除肿瘤是治愈脉络丛乳头状瘤的唯一方法(图 63－2)。术中尽早电凝离断肿瘤的血管蒂。如不能全切除肿瘤，应争取打通脑脊液循环通路。有脑积水时，须行脑脊液分流术。放疗对脉络丛乳头状瘤基本无效。

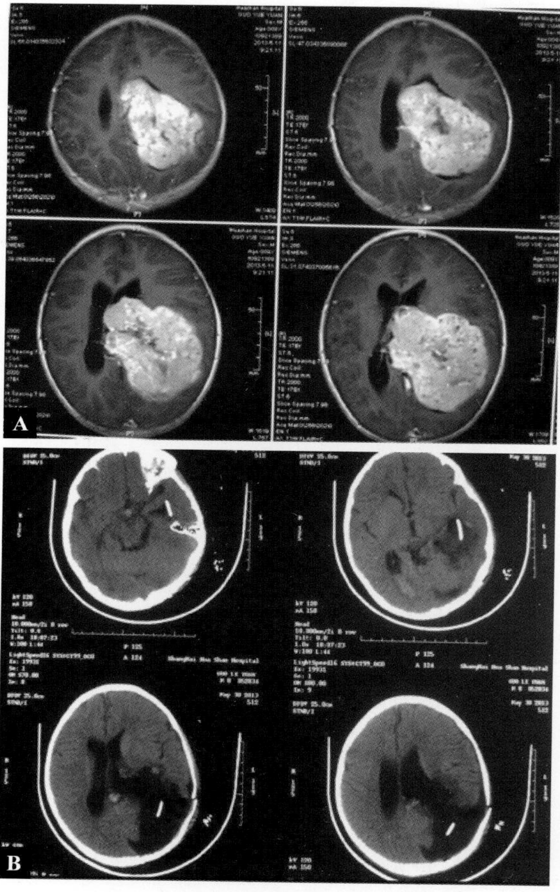

图 63－2　侧脑室脉络丛乳头状瘤

注：A. 术前增强 MRI 呈现侧脑室巨大肿瘤；B. 术后 CT 示肿瘤全切除。

63.6.3 脑膜瘤

脑室系统的脑膜瘤起源于脉络膜和脉络丛的蛛网膜细胞，占脑室肿瘤的 1%～5%。大多位于侧脑室，肿瘤生长缓慢，瘤体巨大，压迫局部脑组织，也可阻塞脑脊液通路，使局部脑室扩张和脑积水。肿瘤质地较韧，由脉络丛动脉供血，向深静脉系统引流。手术时，先作瘤内切除，缩小肿瘤体积，逐步分离肿瘤边缘，最后做到肿瘤全切除。术中注意肿瘤底部有粗大的回流静脉，不可过度牵拉、移位，以免损伤静脉。

63.6.4 中央神经细胞瘤

中央神经细胞瘤是生长在侧脑室或第 3 脑室的小细胞神经元肿瘤，侧脑室内多见。该肿瘤占颅内肿瘤的 0.1%～0.5%。大多数患者肿瘤生长缓慢，常因瘤体长大致使颅内压增高或阻塞性脑积水就诊。肿瘤多起源于透明隔的神经元细胞，向两侧侧脑室生长。手术切除肿瘤是治疗的首选方法(图 63－3)。手术时，沿肿瘤生长方向切断肿瘤，可以有效地控制血供。如果肿瘤与侧脑室底的丘纹静脉等粘连严重，可次全切除之。对残余的肿瘤，放射治疗效果良好。

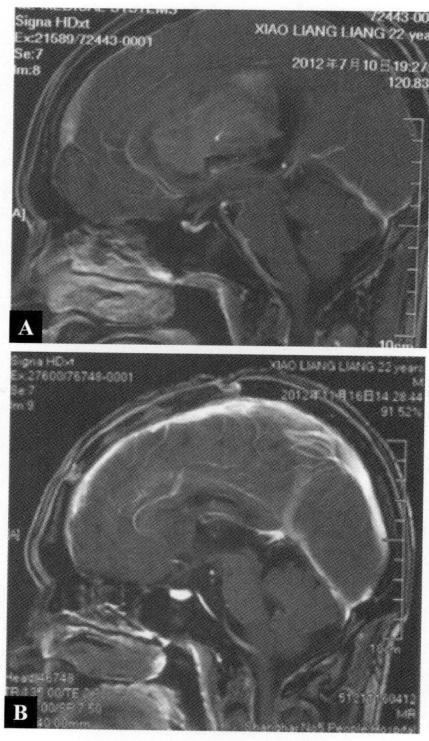

图 63－3　侧脑室中央神经细胞瘤

注：A. 术前增强 MRI 呈现侧脑室透明隔肿瘤；B. 术后增强 MRI 显示肿瘤全切除，大脑内静脉保护完好。

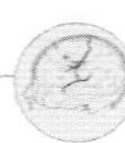

63.7 常见继发性脑室肿瘤

第3脑室继发性肿瘤的手术难度比侧脑室和第4脑室继发性肿瘤手术难度大。第3脑室前部主要是颅咽管瘤，后部以松果体肿瘤为主，中部为丘脑肿瘤。颅咽管瘤和松果体肿瘤有相关章节详述，本节重点讨论丘脑肿瘤。

丘脑是中枢神经系统最大的感觉整合中枢，位于大脑半球和中脑之间，外侧是内囊，内侧面形成第3脑室侧壁，占神经轴体积不到2%。丘脑肿瘤是指起源于丘脑，且主体位于丘脑的肿瘤，约占颅内肿瘤的1%。丘脑肿瘤病理学类型以胶质瘤最常见，生殖细胞瘤、海绵状血管瘤等较少见。

63.7.1 临床表现

丘脑上方是侧脑室体部，内侧是第3脑室。因此，丘脑肿瘤可以扩张性生长，而早期不出现明显的临床症状。当肿瘤生长于丘脑前上部，逐渐扩大的瘤体压迫室间孔，导致单侧或双侧侧脑室扩大，即出现颅内压增高症状。偏侧感觉障碍进展缓慢，容易被患者忽视。丘脑肿瘤癫痫的发生率约为10%，患者均能及时就诊。当肿瘤发生在丘脑后结节部时，可以向侧脑室三角区扩张，就诊时瘤体多已较大，表现为反应迟钝、偏侧运动功能障碍等；当肿瘤向下压迫中脑，有嗜睡、昏睡等意识改变。左侧丘脑肿瘤患者有言语减少等症状。

63.7.2 影像学表现

丘脑肿瘤瘤体一般较大，呈球形或椭圆形向侧脑室体部或三角区扩张。在中线生长的肿瘤还可以通过中间块向对侧丘脑侵犯，第3脑室受压消失。丘脑胶质瘤CT检查显示，病变等密度或略低密度，增强不明显。MRI检查的T_1加权图像为较均匀的低信号，边缘信号略高；T_2加权图像为均匀略高信号；增强扫描为轻度均匀或不均匀强化；MRS中CHO/NAA的比值多在2左右。丘脑生殖细胞瘤的CT影像为密度高，MRI信号为不均匀，囊变多见，呈斑片样不均匀增强；诊断性放疗时肿瘤明显缩小。海绵状血管瘤具有特征性的影像学表现，在有关章节中已有描述。

63.7.3 治疗

1932年，Cushing首次对丘脑肿瘤实施手术切除，并且获得成功，术后患者恢复良好，存活13年。但此后丘脑肿瘤外科治疗的报道，病死率高达40%～69%。大多数神经外科医师逐渐放弃全切除丘脑肿瘤转而行部分切除、立体定向活体组织检查，活体组织检查后放疗或者化疗。1984年，Bernstein等首次对60例儿童丘脑肿瘤进行回顾性研究，手术治疗44例中，3例立体定向活体组织检查、20例开颅活体组织检查和21例部分切除。病理学诊断胶质瘤41例，其中低级别星形细胞瘤17例、间变型胶质瘤13例、胶质母细胞瘤5例、原始神经外胚层肿瘤2例、室管膜下巨细胞瘤2例、少突胶质细胞瘤1例和混合型1例。73%的患者术后予以放疗，低级别肿瘤的中位生存期5.3年，而高级别肿瘤的中位生存期只有1.1年。Bernstein认为活体组织检查或部分切除加放疗是治疗丘脑肿瘤的安全有效的方法。近20多年来随着显微外科技术的发展，手术入路的改进以及神经导航技术的应用，丘脑肿瘤的手术病残率和病死率大大降低。文献报道的手术病死率已降至5%以内。2002年Ozek报道的18例儿童丘脑肿瘤，16例全切除，无手术死亡。Giuseppe在2018年的报道中，25例接受丘脑肿瘤切除术的儿童患者，19例全切除和次全切除，无手术死亡。Kim在2018年也报道了27例接受手术的丘脑肿瘤患者，22例全切除和次全切除，也没有围手术期死亡的病例。笔者指出，丘脑虽然位于脑的深部，但丘脑的上表面和后表面均为侧脑室体部的下壁，内侧面是第3脑室，因此打开侧脑室即可确定肿瘤位置。

(1) *经皮质侧脑室入路*

经额叶皮质侧脑室入路适用于丘脑前上方的肿瘤(图63-4)。在额叶中央前回的前方、额中回上作前后方向的皮质切口，约3 cm，至侧脑室，可以显露丘脑肿瘤的上表面。经额进入侧脑室后，打开第3脑室顶，增加丘脑肿瘤内侧面的暴露面积。经颞叶皮质侧脑室入路，即在颞上回和颞中回之间的颞上沟切入，适用于丘脑腹后侧面的肿瘤。经顶或顶枕叶皮质侧脑室入路，适用于丘脑后外侧的肿瘤。

经皮质入路操作简单，便于暴露肿瘤，对重要的回流静脉及胼周动脉的损伤小，尤其是脑室扩大者，有较大的操作空间。但该入路需要切开皮质，特别当脑室不大时，皮质和白质受到的牵拉较大，术后可诱发癫痫或神经功能缺失。

(2) *经胼胝体入路*

经胼胝体前部侧脑室入路适用于丘脑前上方的

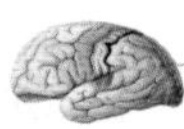

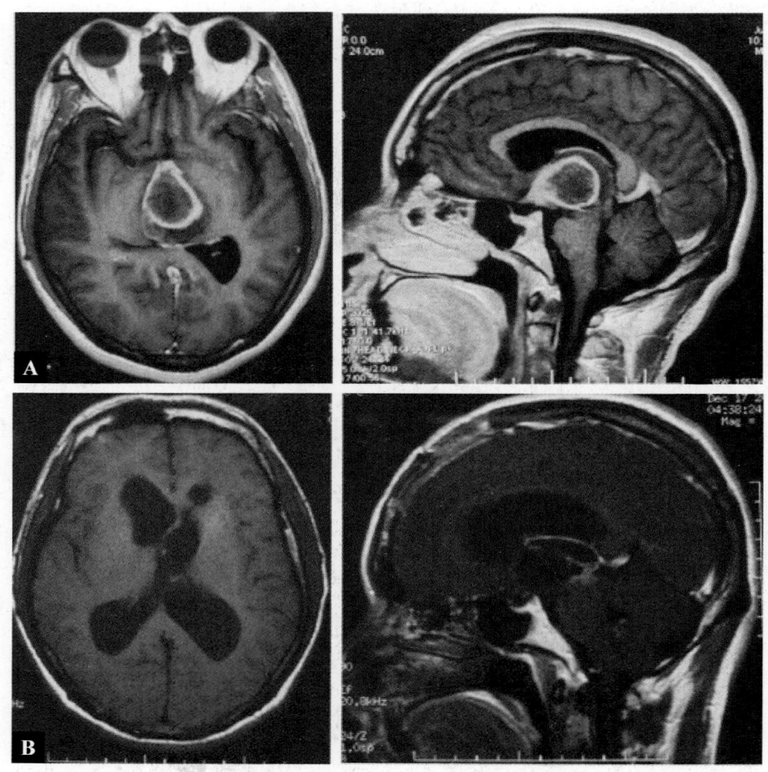

图 63-4 经皮质侧脑室入路切除丘脑肿瘤

注:A. 术前增强 MRI 呈现丘脑肿瘤;B. 术后 MRI 显示肿瘤全切除,侧脑室额角扩大。

肿瘤,尤其为肿瘤主体突入一侧脑室者(图 63-5)。分离脉络膜裂,充分暴露丘脑的第 3 脑室游离面,在大脑内静脉与脉络膜裂丘脑带之间的安全三角切除丘脑肿瘤。经胼胝体后部侧脑室入路可以显露松果体区及其两旁的丘脑枕,适用于丘脑后侧,如丘脑枕的肿瘤。经胼胝体穹隆间入路适用于丘脑内侧,向中线生长,突入第 3 脑室的肿瘤。

经胼胝体入路充分利用脑组织潜在的腔隙,如大脑纵裂、透明隔间腔、脉络膜裂和穹隆缝,进行手术操作,无须切开皮质,以减少手术创伤,避免术后癫痫发生;术野内清晰显露丘纹静脉、大脑内静脉等重要深部静脉,易于保护。另外,可在直视下探查和打通室间孔、导水管上口,根据术中情况行第 3 脑室底部造瘘和透明隔造瘘,解除脑积水,缓解颅内高压症状。不足之处是可能损伤上矢状窦、窦旁脑桥静脉或胼周动脉及其分支;切开胼胝体偏前可能影响胼胝体膝部和前联合,造成额叶和颞叶信息传递中断;偏后则影响海马联合造成严重记忆障碍;而且当肿瘤巨大、脑水肿严重时对下丘脑结构辨认困难,导致下丘脑损伤。

(3) 经外侧裂岛叶和颞中回入路

适用于丘脑腹外侧的肿瘤,经外侧裂岛叶尤其适合肿瘤主体向前外侧生长者。但此入路需通过错综复杂的外侧裂血管网。笔者的经验是,在外侧裂的水平支、升支和后支交汇的侧裂点挑开蛛网膜,向两侧扩大可较容易地分开外侧裂;于岛叶中央后沟处作一切口,可暴露肿瘤。手术风险是损伤大脑中动脉 M_2、M_3 段及内囊后肢。

经颞中回入路是大多数颅中窝脑室病变的直接通路,开颅时应确保颞上回、颞中回和颞下回的可视化,并位于足够的后方,以便暴露肿瘤的后界。蝶翼和蝶骨的大翼可以被移除,以利于暴露肿瘤的前界和控制脉络膜前动脉。该入路非常适用于非优势半球,损伤小;但对于优势半球,选择经颞中回入路可能会损伤语言中枢,术中皮质的刺激和定位可以有效地预防引起语言障碍的风险。

(4) 经幕下小脑上入路

该入路对脑组织的损伤小,但视野受到双侧基

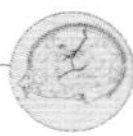

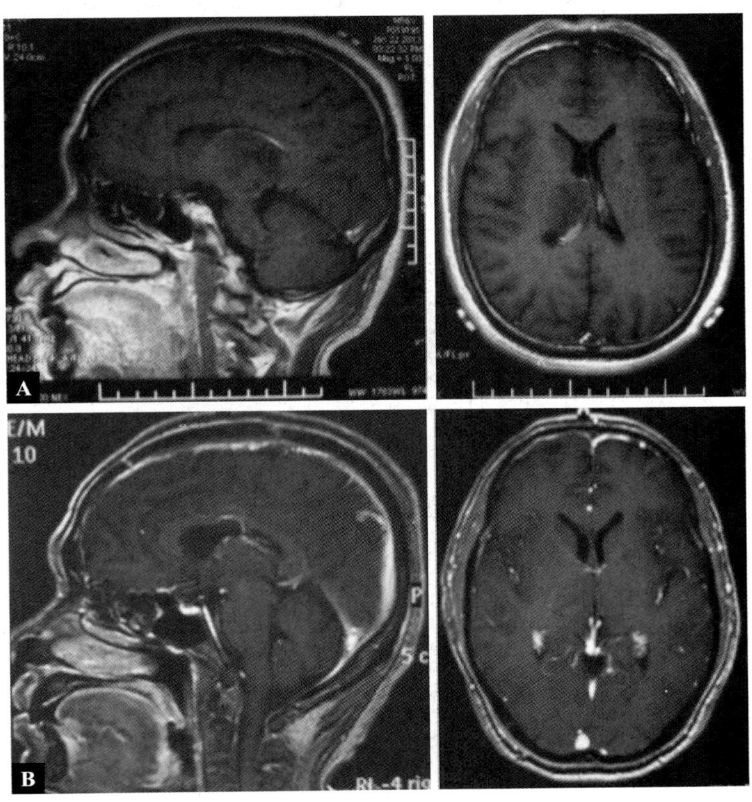

图 63-5 经胼胝体入路切除丘脑肿瘤

注：A. 术前 MRI 呈现丘脑肿瘤；B. 术后 MRI 显示肿瘤全切除。

底静脉的限制，位于中线外 1 cm 的肿瘤暴露不佳，仅适用于丘脑枕内侧或缰核的较小肿瘤。为暴露丘脑枕，常需切除松果体，一般无明显不良后果。

（5）丘脑肿瘤手术要点

丘脑肿瘤手术主要有：①经皮质入路避开功能区，保护皮质引流静脉；经胼胝体入路保护胼周动脉，较小的脑桥静脉可离断，胼胝体切口控制在 2 cm 以内，不致术后出现失联合综合征；经穹隆间入路应严格沿中线分离穹隆缝，避免穹隆体损伤。②注意丘脑区域解剖标志的辨别。丘纹静脉作为肿瘤切除的前外侧边界，以防损伤内囊锥体束；中间块和后联合水平作为肿瘤切除的腹侧边界，以防损伤下丘脑和中脑等结构。③在脑室内进行操作时，尽量避免脑室壁的损伤；防止出血随脑脊液扩散和积血充填脑室；充分电凝脑室脉络丛，减少术后脑脊液的分泌量；一旦脑积水发生，应尽早实施分流术。④先行肿瘤内分块切除，待肿瘤体积缩小后再分离切除肿瘤的边缘。⑤术中仔细电凝止血，不提倡压迫止血，以防邻近血肿形成。⑥对于肿瘤界限清晰者，尽可能全切除之；对于边界不清者，可行次全或大部切除。⑦保护脑室内的主要静脉，重要静脉的损伤将导致术后难以控制的严重脑组织肿胀。

（6）术后并发症

常见的术后并发症有脑积水、颅内感染和脑室内出血等。此外，出现短暂的丘脑功能紊乱，如觉醒、感觉传入和运动控制障碍等；损伤邻近重要结构，则有偏瘫、偏身感觉障碍、视野缺损、失语和昏迷等并发症。因此，具备良好的解剖知识，选择正确的手术入路，熟练的显微外科操作，能在一定程度上降低并发症的发生。

（7）预后

笔者总结了 2011 年 1 月至 2017 年 12 月经手术治疗，资料完整且完成随访的丘脑胶质瘤 66 例，其中 20 例经胼胝体侧脑室入路，24 例经顶上小叶侧脑室入路，14 例经额叶皮质侧脑室入路，8 例经外侧裂岛叶入路。术前 KPS：90～100 分 11 例

(16.7%),60～80 分 44 例(66.7%),40～50 分 8 例(12.1%),0～30 分 3 例(4.5%)。45 例(68.2%)肿瘤大部切除(切除程度≥80%),21 例(31.8%)部分切除(切除程度<80%)。随访 40 d 至 62 个月,平均 13.5 个月,中位生存时间 10 个月。

63.8 神经内镜技术在脑室肿瘤中的应用

63.8.1 神经内镜下治疗脑室肿瘤的必要性

首先,由于脑室肿瘤位置深在,脑室内有脉络膜动脉、丘纹静脉等重要血管,脑室周围有丘脑、下丘脑等重要结构,脑室肿瘤易导致脑室周围解剖关系发生改变,因此脑室肿瘤手术风险大、致残率和病死率高,因而减少脑组织手术损伤非常必要。其次,脑室为神经内镜提供了良好的手术观察与操作空间,脑室 30°镜的使用更是弥补了显微镜视野的局限,同时神经内镜在寻找细小出血点时也更具优势。

总之随着神经影像技术、神经内镜相关器械、术中导航等技术的发展以及微创理念的推广,神经内镜在神经外科治疗颅内肿瘤的应用中已越来越广,内镜手术的入路简单、损伤较小等优势已经越来越显现。

63.8.2 手术入路的选择

脑室肿瘤手术入路的选择需要考虑到肿瘤的类型、大小、生长部位、是否位于优势半球以及临床表现等因素,并可结合导航设计个体化的手术入路。有学者认为大多数脑室肿瘤均可采用经额皮质-侧脑室入路,该入路可避开重要功能区又可使到达肿瘤的距离最短,也可充分显露侧脑室前 2/3 及第 3 脑室前部肿瘤。还有学者认为如果肿瘤位于侧脑室额角、体部前半部及第 3 脑室内可采取经额角入路,若肿瘤位于侧脑室三角区、体部后半部、枕角则应按距离病变最近、不经过重要结构、对脑组织损伤最轻的就近入路原则选择骨窗直径约 2.5 cm 的锁孔入路。总之,脑室肿瘤手术入路的选择通常是依据肿瘤的位置与其供血血管的关系,结合导航选择容易显露的供血血管、避开重要功能区又能使到达肿瘤距离最短的入路。

63.8.3 手术方案的制订

(1) 神经内镜下活体组织检查术

并不是所有的脑室肿瘤均要遵循最大安全切除的原则,特别是一些对放、化疗敏感的肿瘤如生殖细胞瘤、淋巴瘤等。神经内镜下活体组织检查除了用于明确病理诊断后行放、化疗,又可同时行第 3 脑室底造瘘术解除脑积水。

(2) 单纯神经内镜下肿瘤切除术

目前,神经内镜腔内手术切除脑室肿瘤的适应证尚无明确定论,有学者认为供血不丰富、质地较软、直径小于 2～3 cm、低级别的,特别是肿瘤主体突入脑室内并伴有脑积水和脑室扩张的病变比较适合采用神经内镜治疗。也有人认为直径小于 2 cm 的肿瘤可在切断肿瘤基底后予以全切除,直径在 2～3 cm 的肿瘤可在切断肿瘤大部分基底、基本无血供后先分块切除肿瘤,使肿瘤体积缩小后再切除剩余部分,如果切除困难则可改用显微镜下肿瘤切除术。

(3) 内镜与显微镜结合肿瘤切除术

虽然神经内镜具有众多优点,但是当脑室肿瘤体积较大、供血丰富且复杂时,单纯神经内镜的手术方式,不仅费时且增加手术难度。因此对直径大于 3 cm、供血丰富、质地较韧伴有钙化、基底较宽且向周围侵润范围广的肿瘤,可采用内镜与显微镜结合的方式进行肿瘤切除术,这样可以充分利用神经内镜的全角度视野和显微镜下双手操作便利的优势。

总之,在采用神经内镜治疗脑室肿瘤前应充分考虑病变的组织来源、大小、位置和血供等情况,而不应盲目追求微创小切口。

63.8.4 相关并发症

尽管神经内镜具有众多优点,但仍存在各种手术并发症,主要包括术中出血、术后残留、肿瘤卒中、脑室塌陷、脑积水和肿瘤播散等,文献报道的并发症发生率在 5%～30%,病死率为 0～1%。国内有学者通过多因素逻辑回归分析得出术前合并脑积水、肿瘤质地较韧、血供丰富是神经内镜术后发生并发症的独立危险因素。

(胡枢坤　张　义　陈衔城)

参考文献

[1] 毛贝贝,胡志强,黄辉,等. 神经内镜在脑室内肿瘤术中的应用[J]. 中华神经外科杂志,2015,31(7):658－662.

[2] 张义,陈衔城. 脑室肿瘤[M]//周良辅. 现代神经外科学. 2 版. 上海:复旦大学出版社,2015:759－764.

[3] 赵澎,李斌,李储忠,等. 应用神经内镜技术治疗脑室内

肿瘤的并发症及其危险因素分析[J]. 中华神经外科杂志,2018,34(6):550 - 553.

[4] 彭玉平,李煜,樊俊,等. 神经内镜腔内操作切除脑室内肿瘤[J]. 中华神经外科杂志,2016,32(9):896 - 899.

[5] BEHLING F, KALTENSTADLER M, NOELL S, et al. The prognostic impact of ventricular opening in glioblastoma surgery: a retrospective single center analysis [J]. World Neurosurg, 2017,106:615 - 624.

[6] CIKLA U, SWANSON K I, TUMTURK A, et al. Microsurgical resection of tumors of the lateral and third ventricles: operative corridors for difficult-to-reach lesions [J]. J Neurooncol, 2016,130(2):331 - 340

[7] CINALLI G, AGUIRRE D T, MIRONE G, et al. Surgical treatment of thalamic tumors in children [J]. J Neurosurg Pediatr, 2018,21:247 - 257.

[8] DA C F PINTO P H, NIGRI F, GOBBI G N, et al. Conversion technique from neuroendoscopy to microsurgery in ventricular tumors: Technical note [J]. Surg Neurol Int, 2016,7(Suppl 31):785 - 789.

[9] ELWATIDY S M, ALBAKR A A, TOWIM A A, et al. Tumors of the lateral and third ventricle: surgical management and outcome analysis in 42 cases [J]. Neurosciences, 2017,22(4):274 - 281.

[10] GIANNETTI A V, ALVARENGA A Y, DE LIMA T O, et al. Neuroendoscopic biopsy of brain lesions: accuracy and complications [J]. J Neurosurg, 2015,122(1):34 - 39.

[11] GOLDSTEIN H E, ANDERSON R C. The era of neuroendoscopy: just how far can we go? [J]. World Neurosurg, 2016,87:656 - 658.

[12] JOHN J K, ROBIN A M, PABANEY A H, et al. Complications of ventricular entry during craniotomy for brain tumor resection [J]. J Neurosurg, 2018,127(2): 233 - 447.

[13] KIM J H, PHI J H, LEE J Y, et al. Surgical outcomes of thalamic tumors in children: the importance of diffusion tensor imaging, neuro-navigation and intraoperative neurophysiological monitoring [J]. Brain Tumor Res Treat, 2018,6(2):60 - 67.

[14] MISTRY A M, KELLY P D, THOMPSON R C, et al. Cancer dissemination, hydrocephalus, and survival after cerebral ventricular entry during high-grade glioma surgery: a meta-analysis [J]. Neurosurgery, 2018,83(6):1119 - 1127.

[15] OPPIDO P A. Endoscopic Reconstruction of CSF pathways in ventricular tumors [J]. Acta Neurochir, 2017,124:89 - 92.

[16] SHIM K W, PARK E K, KIM D S, et al. Neuroendoscopy: current and future perspectives [J]. J Korean Neurosurg Soc, 2017,60(3):322 - 326.

[17] TORRES-CORZO J G, ISIAS-AGUILAR M A, CERECEDO-LÓPEZ C D. Flexible neuroendoscopic diagnosis and management of ventricular tumors: a retrospective cohort study [J]. World Neurosurg, 2018,118:E707 - E712.

[18] WU B W, TANG C, WANG Y, et al. High-grade thalamic gliomas: Microsurgical treatment and prognosis analysis [J]. J Clin Neurosci, 2018,5(49): 56 - 61.

[19] YANG W Y, XU T, GARZON-MUVDI T, et al. Survival of ventricular and periventricular high-grade gliomas: a surveillance, epidemiology, and end results program-based study [J]. World Neurosurg, 2018, 111:E323 - E334.

囊肿与瘤样病变

64.1 颅颊裂囊肿

64.1.1 病理

颅颊裂囊肿(rathke cleft cyst)被认为来自颅颊囊(或称颅咽管)的残余组织,又称垂体囊肿、上皮黏液囊肿、鞍内上皮囊肿、垂体胶样囊肿等。其起源是在胚胎时期腺垂体、神经垂体(垂体前、后叶)之间残留的颅颊囊被覆有一些立方上皮间隙,此间隙在出生后应退缩消失,如持续存在并不断扩大,即可形成颅颊裂囊肿。虽然该囊肿的组织学外貌常与颅咽管瘤不同,但这种区别常不清楚。一些学者推测颅颊裂囊肿可起自神经上皮。为支持这一观点,Shuangshoti 等指出上皮囊肿在组织学特征上有一宽松的排列,并且许多这样的囊肿与神经上皮(胶样)囊肿不能区分。颅颊裂囊肿的镜下组织结构是外层为少量纤维组织,内衬立方或柱状上皮,腔面可见纤毛,少数可混有假复层鳞状上皮细胞。囊肿的囊液为清亮无色,也可为含有胆固醇结晶的棕色或陈血、白色黏液样、黏稠或冻胶样。这些现象大多也见于颅咽管瘤,但颅颊裂囊肿无角化和钙化现象,而颅咽管瘤无黏液样分泌物和纤毛上皮细胞。以上这些说明颅颊裂囊肿和颅咽管瘤都来自颅咽管的残存组织,只是组织分化不同而已。有个案报告,颅颊裂囊肿鳞状上皮化生可能演变为鳞状乳头状型颅咽管瘤,它们只是疾病的 2 个阶段而已。

64.1.2 影像学表现

X 线平片可见蝶鞍扩大。CT 检查的典型表现是鞍内无钙化、无强化、有或无鞍上扩展的囊性占位(图 64-1),但也有报道病变可以强化、钙化和完全位于鞍上。因此 CT 检查不足以鉴别颅咽管瘤、囊性垂体瘤和其他鞍区囊性病变。MRI 上的特征依囊肿内容物(蛋白质)量的不同而异。多数在 T_1 加权图像和 T_2 加权图像上均为高信号(蛋白质含量高),或 T_1 加权图像为等、低信号,T_2 加权图像为高信号(图 64-2)。但有些在 T_1 加权图像为高信号,T_2 加权图像信号减低。由于囊肿在影像上与颅咽管瘤相似,故这种病变可误诊为颅咽管瘤或坏死性垂体瘤。只有当肿物最大径在 1 cm 左右且局限在鞍内,要首先考虑颅颊裂囊肿。

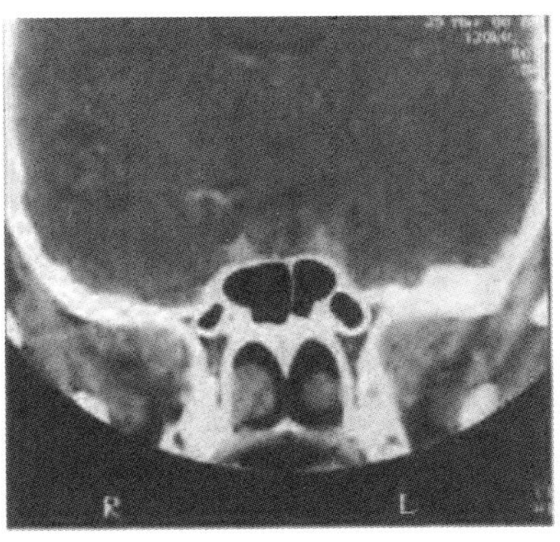

图 64-1 颅颊裂囊肿的 CT 表现

注:显示鞍内无钙化、无强化的囊性占位。

MRI 增强显示有一半的颅颊裂囊肿能看到囊壁周围的炎症反应,囊壁可有环形强化,可能和囊肿破裂或者感染有关。另有研究指出,34%的颅颊裂囊肿破裂病例中可同时伴有垂体微腺瘤,C-MET PET/CT 可帮助鉴别诊断,其中最常见的是生长激素(GH)细胞腺瘤和促肾上腺皮质激素(ACTH)细胞腺瘤。

64.1.3 临床表现

颅颊裂囊肿占鞍区肿瘤的 6.5%,人群患病率为 6.9/10 万;好发于 40~60 岁人群,女性多见。在正常人的腺垂体和神经垂体之间,有 13%~22%存在着直径 1~5 mm 的颅颊裂小囊肿,临床上常无症状和体征,多数为体检中意外发现。当这些鞍内囊肿增大后,可引起头痛(28%)、视力视野受损(12%)、垂体功能低下,部分患者可有停经、溢乳。约有 1/3 的颅颊裂囊肿有明显的鞍上部分,产生视交叉受压、下丘脑功能障碍及少见的阻塞性脑积水。其他少见表现包括无菌性脑膜炎、脓肿形成和空蝶鞍综合征,以及囊肿破裂引起黄色瘤性垂体炎。完全位于鞍上的颅颊裂囊肿非常罕见,因为其与鞍内型颅咽管瘤和无分泌功能垂体瘤在临床表现上相似,很难鉴别,因此多通过手术才能确诊。

64.1.4 治疗

对于症状性颅颊裂囊肿最佳治疗方法是手术治疗,而对于无症状的或微小的颅颊裂囊肿主张定期 MRI 复查和内分泌检查随访(每 3~6 个月 1 次),研究表明随访病例中 6.4%的囊肿可能增大且需要手术治疗。

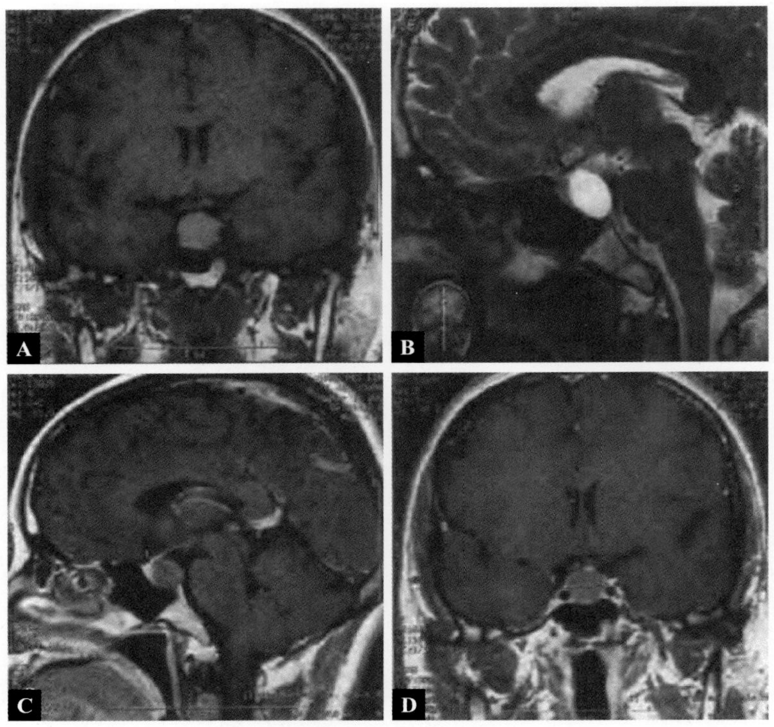

图 64－2　颅颊裂囊肿的 MRI 表现

注：A. 冠状位 T_1 加权图像显示为等信号；B. 矢状位 T_2 加权图像显示为高信号；C. 增强后病灶无强化(矢状位)；D. 增强后病灶无强化(冠状位)。

需手术者目前大多选择经鼻-蝶窦内镜手术，手术方式主要有囊肿开窗、部分切除囊壁和全部切除囊壁。研究表明无论内镜手术还是经颅手术以及囊肿壁切除程度的多少，均与囊肿复发没有关联。手术中应尽可能保护正常垂体组织。文献报道显微镜经蝶手术与内镜手术的术后复发率为 14％和 8％，术后内分泌障碍为 25％和 10％。

颅颊裂囊肿患者接受囊肿开窗或者部分囊壁剥切术后 5 年内复发的概率为 12.5％，囊肿往鞍上生长、鳞状上皮化生以及 T_2 加权等信号是囊肿复发的独立预测因子。

复发颅颊裂囊肿的患者往往有头痛(67％)和视力下降(14.6％)，且术前 27％的患者有尿崩，72％的患者需要激素替代。再次经蝶手术发生术中脑脊液漏、术后尿崩以及水、电解质紊乱的概率均明显高于初次手术，术后病理也证实复发的颅颊裂囊肿有更高概率的鳞状上皮化生和囊壁炎症。再次手术后有 35％的患者能恢复术前存在的部分垂体功能低下，20％的尿崩得到减轻，头痛减轻率和视力改善率为 44％和 48.1％，但有 16％的患者出现新发的垂体功能不足。

颅颊裂囊肿属良性病变，多数学者认为手术后不需放射治疗(放疗)，而对于反复复发的颅颊裂囊肿，放疗可能是一种临床治疗手段，但目前临床依据不足。有报道类固醇药物洗脱支架植入能保持囊肿开窗的引流通畅，减少术后囊肿的复发。也有研究表明一些颅颊裂囊肿囊内容物可合并感染，适当应用抗生素可降低复发率。

64.2　表皮样囊肿和皮样囊肿

表皮样囊肿和皮样囊肿(epidermoid and dermoid cyst)起源于异位的胚胎上皮细胞，这种胚胎细胞是在妊娠的第 3～5 周正当神经管脱离外胚叶而关闭时遗留在神经管内的。由于它所埋藏的部位不同，决定了囊肿发生的不同部位，也因为异位的时间不同，形成的囊肿也不同(极早期为皮样囊肿，稍晚为表皮样囊肿)。这两种囊肿基本上是属于同

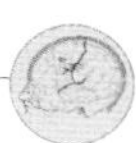

一类的单一组织型瘤。它们之间的差别只是囊肿壁结构和囊肿内容物稍有不同而已。

64.2.1 颅内表皮样囊肿

颅内表皮样囊肿又称上皮样瘤、珍珠瘤、真性胆脂瘤。本病由 Critchey 于 1928 年正式命名。它与中耳胆脂瘤不同，不是由于反复炎症所致上皮脱落形成，而系先天异位发生的。如果异位组织发生在胚胎早期（即神经沟封闭时）则囊肿多位于中线部；如发生在晚期（第 2 脑泡形成期），则囊肿多位于侧方。少数表皮样囊肿可为外伤造成，如通过实验性损伤将上皮组织植入颅内可形成表皮样囊肿。

（1）发病和部位

本症可见于任何年龄，以 20～50 岁多见，高峰年龄在 40 岁左右，女性多见。本囊肿较少见，文献报道占颅内肿瘤的 0.5%～1.8%，华山医院资料中占 1.32%，在日本可高达 2.2%。该囊肿大多单发，亦可多发，偶与皮样囊肿同时存在并伴有先天性畸形或异常，如耳后藏毛窦、脊柱裂等。颅内表皮样囊肿可位于硬脑膜外、硬脑膜下、蛛网膜下腔、脑实质及脑室内等处，按起源部位好发于脑桥小脑三角、鞍区、大脑半球、脑室内、四叠体区、小脑等处，约 25% 的囊肿可发生在颅骨板障或脊柱内。由于此囊肿的生物学特性，它可不局限于一处，常从它所起始的部位呈指状突出伸入邻近的脑池、沟裂，甚至可穿入脑实质而沿着神经纤维束生长。因此，有时可广泛地从颅后窝生长到颅前窝等处。

（2）病理

囊肿的大体形态为色泽洁白带有珍珠光泽的块状肿物，呈不规则的小结节状，瘤壁薄脆而透明，与周围组织界限清楚，血供稀少，但深部囊肿壁常与较大的血管紧贴。囊肿与颅外组织间可有瘘管或纤维束带相连。囊肿内排列为同心圆样，积聚有大量脱屑角化表皮细胞，呈白色微黄的干酪样或豆渣状物，内含胆固醇结晶。偶尔因继发感染而呈黄绿色或棕褐色黏稠物体，有脓臭味。囊肿内容物溢出可引起周围组织及脑膜的炎症反应。显微镜下可见囊肿壁外层为一层纤维结缔组织，内层为复层扁平上皮，表面有角化层，偶见钙盐沉积。角化细胞不断脱落形成囊肿的内容物，呈层状排列并使瘤不断增长。极少数上皮细胞可发生间变，形成“鳞状细胞癌”。与囊肿相邻接的蛛网膜组织常呈纤维增生及玻璃样变。有时可见有异物巨细胞、淋巴细胞及组织细胞的浸润，与囊肿紧邻的脑组织可有胶质增生。非典型表皮样囊肿约占 5.6%，往往体积更大，囊内多有出血和肉芽组织形成，多见于脑实质内或者硬脑膜外。囊肿恶变概率为 0.52%，目前有报道的表皮样囊肿中鳞状细胞癌颅内播散有 15 例，其中 4 例可在脑脊液中查到恶性细胞，血清免疫组织化学染色显示 CA199 阳性，其可作为评估肿瘤复发和进展的实验室指标。

（3）临床表现

本病病程缓慢，从症状开始到确诊常达数年甚至数十年。据报道，CT 问世前，该病症状可持续几十年，而近来这一间期已缩减至 4.3 年。由于囊肿涉及范围广，症状及体征常很轻微或模糊，且只代表囊肿最集中的部位，故给诊断及定位带来具体困难。现将临床常见的几种说明如下：

1）脑桥小脑三角表皮样囊肿：约占半数以上，占脑桥小脑三角占位病变的 4.7%。常发生于中青年。病变常沿脑池方向伸展，可跨于岩骨嵴上向颅中、后窝生长。临床表现有 2 型：①单纯三叉神经痛型，约占 70%，主要表现为三叉神经痛（第 3 支或第 2、3 支痛）。常有触发点，与原发性三叉神经痛极为相似。但疼痛持续时间较长，仔细查体有同侧三叉神经区痛觉减退、角膜反射迟钝等。②脑桥小脑三角肿瘤型，约占 30%。首发症状多为患侧面肌抽搐，可有耳鸣、听力减退、行走不稳及头痛等。约 20%有眼底水肿及其他症状，即第Ⅴ～Ⅷ对脑神经损害，少数有第Ⅸ～Ⅺ对脑神经损害。X 线摄片偶见岩尖骨质吸收，内听道多无改变。

2）鞍区表皮样囊肿：约占 7.3%。常位于鞍上，可累及第 3 脑室、颅前窝，约半数向鞍旁颅中窝生长，少数可跨越岩尖伸入脑桥小脑三角处。主要表现为视神经受压后的视力、视野障碍（视野缺损多为同向性，与囊肿偏向生长有关），视神经原发萎缩，多饮、多尿症状等。月经紊乱多见于晚期女性，少数有脑积水。X 线片可见一侧前床突视神经孔及眶上裂等处有骨质吸收，但蝶鞍大小常保持正常。

3）大脑半球表皮样囊肿：多位于外侧裂部，其他在额叶凸面、镰旁、颞叶、顶叶、大脑纵裂及胼胝体等处。外侧裂表皮样囊肿可有局灶性癫痫、偏瘫、锥体束征阳性、精神症状，晚期可有颅内压增高征。位于表浅部囊肿可产生局部颅骨吸收变薄或破坏。

4）脑室系统表皮样囊肿：多位于侧脑室内，早期可无症状，随着囊肿长大可引起颅内压增高，压迫

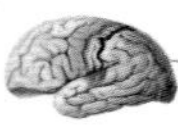

邻近组织产生轻偏瘫、偏侧感觉障碍、同向偏盲等。少数肿瘤位于第3、4脑室。除颅内高压征外，位于第4脑室者可产生轻微的小脑征，位于第3脑室者晚期可有嗜睡等。如有继发感染或瘤内容物溢出可产生脑室炎及脑膜炎，并可反复发作。

5）其他部位表皮样囊肿：小脑蚓部者易出现颅内压增高。少数发生在脑干旁、四叠体周围者产生相应的局限症状。颅骨板障内者以额顶部为多，可侵蚀内外板，临床上有时可摸到肿块及骨缺损。硬脑膜间表皮样囊肿少见，常位于颅后窝，可伴有皮肤藏毛窦，手术容易发生感染。

（4）影像学表现

1）CT检查：囊肿CT影像上呈类圆形或不规则的均匀低密度区（图64－3），CT值接近于脑脊液；有时囊肿内胆固醇和脂质含量较高，CT值可低于－10 Hu；少数呈均匀等密度或高密度，原因可能为囊肿壁及角化脱屑物的钙化，囊肿内自发性出血，囊肿内蛋白质含量增高，紧密固着于囊壁上的颅骨所致。注射造影剂后除了个别造影剂积聚于囊壁的血管中，出现环形或片状增强外，一般均不增强，如果强化则提示可能有恶性上皮细胞成分。曾有少数报道囊肿恶性变引起局部血脑屏障改变会产生高密度增强影。另外，囊肿周边的局部颅骨可有压迹或破坏，位于板障内的囊肿可在骨窗位CT上观察到。

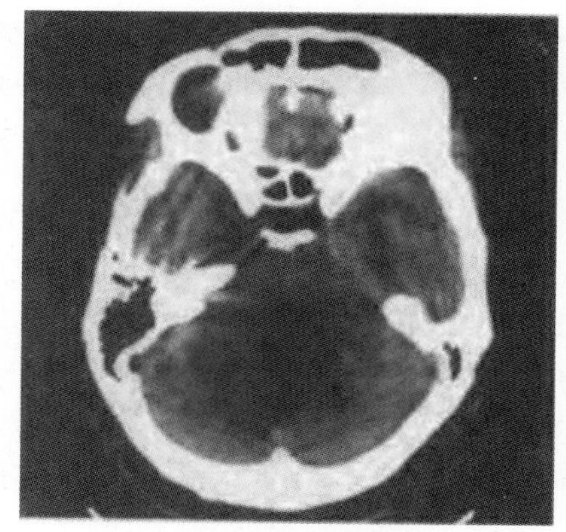

图64－3　表皮样囊肿的CT表现

注：平扫示第4脑室内均匀低密度区。

2）MRI检查：是目前这类疾病的首选影像学检查，其典型表现为T_1加权图像呈低信号（因为该囊肿内的胆固醇以结晶形式存在，分子较大，T_1时间不缩短），T_2加权图像呈高信号，而且明显高于周围脑组织和脑脊液，周围无脑水肿，注射造影剂后无增强（图64－4）。运用弥散加权成像（DWI）可帮助与

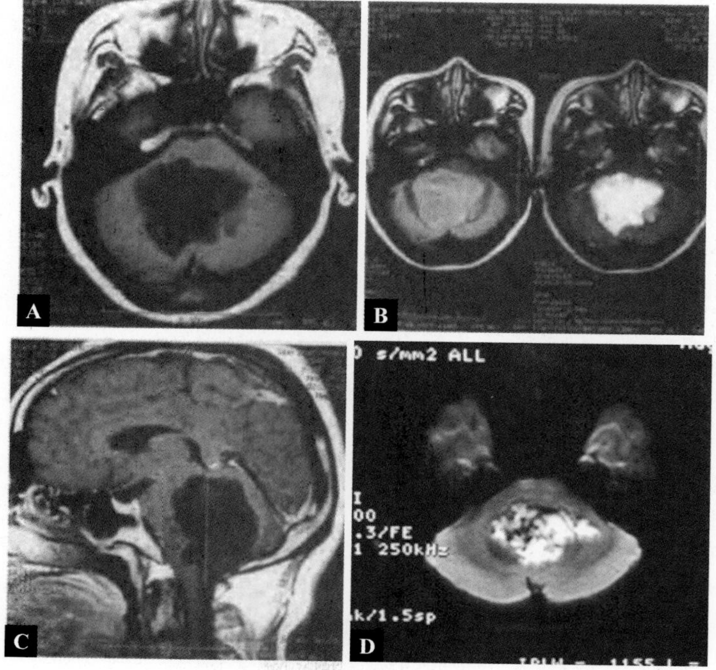

图64－4　表皮样囊肿的MRI表现

注：A. 横断面T_1加权图像显示第4脑室内低信号；B. T_2加权图像上病灶呈高信号；C. 矢状位增强图像示病灶无强化；D. DWI序列示囊内容物呈高信号。

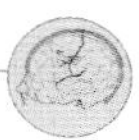

颅内其他囊肿鉴别，根据囊内容物成分，表皮样囊肿有弥散受限的特点，故成高信号，而其他囊性肿瘤多弥散不受限，则成低信号。而非典型表皮样囊肿没有典型的影像学改变，故术前误诊率可达58%。

（5）诊断与鉴别诊断

表皮样囊肿症状及体征出现缓慢且轻微，故临床诊断比较困难，临床表现以颅内高压以及肿瘤压迫周围邻近组织产生局灶性神经功能障碍为主，可有头痛、头晕、共济失调、脑神经功能障碍、癫痫、视力障碍等症状。还可出现因囊肿破裂而反复出现的无菌性脑膜炎。

在鉴别诊断方面本病应与颅内各种囊性疾病鉴别，如蛛网膜囊肿、颅颊裂囊肿、颅咽管瘤，以及与良性颅内压增高（假脑瘤）等鉴别，在不同部位还需和相应部位的实体肿瘤鉴别。可行CT和MRI平扫和增强检查，并增加DWI序列，帮助鉴别诊断。对于脑桥小脑三角的表皮样囊肿应与原发性三叉神经痛和脑桥小脑三角的其他肿瘤如前庭神经鞘瘤、脑膜瘤、三叉神经鞘瘤、血管瘤等鉴别。鞍区表皮样囊肿应与垂体腺瘤、颅咽管瘤、鞍结节脑膜瘤及鞍区的脊索瘤等区别。

（6）治疗

对于有症状的患者，手术切除是唯一有效治疗手段，要争取全切除，因为囊肿包膜是生长活跃的部分。对与周围组织粘连较轻的囊肿，尤其是第4脑室的囊肿，可望做到全切除。而对囊肿与血管及其他重要结构粘连较重者，可做包膜的部分切除，但应清除囊肿内容物，并避免溢出，同时保护好周围脑组织，用0.9%氯化钠溶液反复冲洗，防止和减少术后脑膜炎的发生。颅骨板障中的囊肿较小且生长缓慢，但对持续生长及有疼痛者应予全切除，这些囊肿偶有恶变可能。表皮样囊肿术后约有40%因囊肿内容物（胆固醇及脂肪酸）溢出可并发无菌性脑膜炎，在脑室内囊肿或囊肿非全切除者更为常见。故有主张术中应用含氢化可的松的液体冲洗，术后酌情使用激素，以减轻症状。如囊肿做大部分切除，一般复发较晚，可延至数年或数十年，复发后也可再次手术，手术效果良好。对于不典型表皮样囊肿，有研究显示手术后5年和8年的生存率均为100%，5年和8年肿瘤无进展生存率为95%和81.4%。表皮样囊肿一般不需要术后放、化疗，但对于恶变的肿瘤，目前并没有明确的治疗方法，可联合放、化疗进一步控制肿瘤生长。

64.2.2 颅内皮样囊肿

（1）发病和部位

颅内皮样囊肿占颅内肿瘤的0.1%～0.3%，较表皮样囊肿少见，两者比例约为1∶10。因其生长较表皮样囊肿迅速，故发病年龄较表皮样囊肿者为轻，半数为儿童或青春期早期患者，平均起病年龄15岁，但从婴幼儿到老人均可发病，女性为多。表皮样囊肿大多位于脑的两侧，而皮样囊肿好发于胚胎时期中线闭合处，如第4脑室（占1/3）、小脑蚓部、垂体、脑桥等，约2/3位于颅后窝，少数位于幕上、颅中窝、大脑纵裂附近及前囟部。约50%还可伴有其他先天异常。

（2）病理

皮样囊肿与表皮样囊肿的主要差别在于它的壁较厚，除有复层扁平上皮覆盖外，它的基底层内含有较多纤维组织及真皮质。内含皮肤的附件如汗腺、皮脂腺及毛囊等。瘤内容物也有不同，比较湿润，含有较多的水分和油脂，常杂有毛发，为该囊肿的主要特征。有研究表明，皮样囊肿的血清CA199水平高于表皮样囊肿。

（3）影像学表现

头颅X线平片可见20%的患者有钙化影，囊肿位于前囟部者局部颅骨可缺损，外板内凹，骨外有密度均匀的软组织块影。CT检查除部分可见钙化外，其余表现与上皮样囊肿相似，并可检出体检时未被发现的窦道，位于硬脑膜外的病灶有典型的骨质破坏表现。MRI为该病的首选检查，影像学表现类似表皮样囊肿，一般在T_1、T_2加权图像上均为高信号，或T_1加权图像呈低、高混合信号，T_2加权图像呈高、低混合信号，主要取决于瘤腔内的脂肪含量。它比表皮样囊肿局部占位效应更加明显，周边往往没有实质性的脑水肿；少数病例在MRI上可见增强或者结节样强化。如果病灶破裂，颅内可见散在于蛛网膜下腔或者脑室内的脂肪滴。

（4）临床与治疗

颅内皮样囊肿的临床表现与表皮样囊肿相似，因囊肿好发于中线结构处，阻塞脑脊液通路，常以颅内压增高为主要代表症状。另外部分患者有反复发作的脑膜炎史，故症状及神经功能障碍加重较表皮样囊肿为快。对囊肿长在颅后窝、四叠体区者，在病变表面的头皮上可见有皮肤窦道，呈条索状，可通过颅骨上的小孔与颅内的皮样囊肿相连。皮肤窦道时有发炎，细菌沿窦道进入颅内或脑脊液，足以引起颅内感染或脑膜炎，甚至形成颅内脓肿。临床上如能在头皮上找到皮毛窦，手术时见到瘤内容物中有毛发存在，则诊断可以成立。治疗以手术切除为原则，有皮肤窦道者，应同时一并切除，手术效果良好。皮样囊肿术后2年复发率为5.8%。对于复发的皮样囊肿，放、化疗效果均较差。

64.2.3 椎管内表皮样及皮样囊肿

椎管内表皮样及皮样囊肿的发生主要系胚胎异位造成，也有认为与医源性损伤有关，如Choremis等(1956)报道结核性脑膜炎者行腰椎穿刺治疗后发生表皮样囊肿。

(1) *发病和部位*

椎管内表皮样及皮样囊肿较颅内发生的该类囊肿少见。华山医院资料中椎管内表皮样囊肿仅占中枢神经系统表皮样囊肿的4.5%。据资料统计报道，该类囊肿约占脊髓肿瘤的6%，好发于椎管内腰骶段的马尾、圆锥部(约占3/4)，其次为胸段和颈段，大多数囊肿位于髓外硬脑膜下，部分位于髓内。发病年龄较轻，常见于儿童患者。

(2) *病理*

本症的病理如上所述，部分囊肿与神经根或髓内组织粘连紧密，有的伴有窦道与该部表面皮肤相通。

(3) *影像学表现*

X线平片除有椎管内肿瘤的表现外，一部分患者可证实有腰骶椎隐裂。脊髓造影见有脊髓腔阻塞现象，CT可显示椎管内边界清楚的低密度病灶，相应部位椎管增宽。MRI检查在诊断椎管内肿瘤方面最为有利，可清楚地显示病变的部位、大小，以及与脊髓的关系，如脊髓增粗或偏移等。

(4) *临床与治疗*

椎管内表皮样及皮样囊肿一般病程较长、进展慢，症状可有波动性。临床主要表现为脊髓压迫症，但症状依不同的脊髓节段有所不同。如该囊肿好发于腰骶部马尾及圆锥，症状以下运动神经元及后根受损为主。典型首发表现为根痛，常为双侧性坐骨神经痛，但随后会出现会阴部马鞍状感觉丧失、两下肢无力及括约肌功能障碍等。一些患者被发现伴有其他先天畸形如脊柱裂、脊柱及下肢屈曲畸形、足内翻畸形、皮毛窦等。有的在囊肿所在部位皮肤上的窦道可成为化脓性感染的通道。本病的治疗是手术切除，因囊肿内容物质地软、血供少，做到彻底清除比较容易，术中注意勿使囊内容物流入蛛网膜下腔。但囊肿壁的全切除常有困难，因囊壁常与神经根和/或脊髓粘连紧密。对髓外硬脑膜下者，可次全或大部切除囊壁，对髓内者不必勉强分离囊壁，可以袋形缝合之。该囊肿生长极为缓慢，且术中已打开椎管减压，故即使不能全切除囊肿，患者也多能获得长期的症状缓解。文献报道复发者很少。对囊肿复发症状加重者，可再次手术治疗。

64.3 第3脑室胶样囊肿

64.3.1 病理

第3脑室胶样囊肿(colloid cyst of the third ventricle)又称旁突体囊肿(paraphysial cyst)。在胚胎发育早期，旁突体从两个终脑交界处向前方、向外突出，形成一个袋状物，由于大脑的生长发育而将其深埋在第3脑室前顶部，故认为该囊肿来源于胚胎性旁突体。但也有人认为来自间脑泡的剩件或脉络丛上皮及异位室管膜细胞等，也有认为由神经上皮的折皱而发生。囊肿常和第3脑室脉络丛、室管膜或终静脉黏着，黏着部位多在第3脑室顶的前部，接近一侧室间孔。黏着面积的大小不定，小者如蒂，大者呈广基形隆起。囊肿光滑、圆形、壁薄，内含胶冻状液体，黄绿色或灰白色或咖啡色不等，但不含胆固醇结晶，足以与颅咽管瘤鉴别，囊液放置后可发生凝固。镜下囊壁组成：外层是薄层纤维组织，内层是立方、柱状或扁平的上皮细胞，表面可见有纤毛和纤毛小体。

64.3.2 影像学表现

CT检查在室间孔部位可见一圆形或类圆形高密度灶，直径大小从数毫米到5～6 cm，密度均匀，边缘锐利或略不规则。高密度与病灶内高蛋白，或出血后造成含铁血黄素增多有关，也可含有钙化成分，少数为等密度灶。注射造影剂后，病灶多数不强化。由于室间孔阻塞，常伴有脑积水。在MRI图像上，病灶因囊内容物不同可呈不同信号，最常见的为T_1加权呈高信号，T_2加权呈低信号，而DWI多呈低信号；囊腔ADC值往往较脑实质高，可与表皮样囊肿相鉴别。

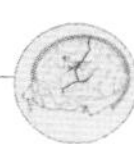

64.3.3　临床表现

第3脑室胶样囊肿罕见，国内报道约占颅内肿瘤的0.1%，但国外报道可占0.5%～1%，较国内报道的明显为多。发病率男女相等，也有报道男性是女性的数倍。由于病变位于第3脑室的前上方，居于室间孔之间，有的向下悬垂于脑室内，故临床上易造成脑积水，产生颅内压增高症状。早期室间孔的阻塞为间歇性，因此颅内高压症状也呈发作性。患者突然头痛、呕吐，甚至昏迷。症状可在头位改变时自行缓解。这种间歇性颅内压增高是由于肿瘤呈活瓣样阻塞了脑脊液通路之故。随着疾病的进展，这种发作频数和持续时间都增加，最后呈持续性，个别案例可因囊肿破裂或出血发生猝死，也有个案报道囊肿自行消退。其他症状有视觉改变、精神症状、记忆障碍、共济失调、癫痫等。个别报道胶样囊肿可发生于大脑半球内和鞍内等处，并产生相应的临床症状。

64.3.4　治疗

无症状性囊肿多为意外发现，荟萃分析表明5年内囊肿影像学进展的概率为11.2%，囊肿保持稳定的占86.7%，有8.6%的患者由于影像学或临床进展需要手术干预，因此支持对无症状的胶样囊肿进行持续随访。

由于此病对放疗无效，所以对于临床症状或者影像学进展的患者推荐手术治疗。手术方式包括立体定向穿刺抽吸囊液、囊肿部分切除和囊肿全部切除。立体定向穿刺术危险性小，短期效果好，但长期效果不佳，囊肿复发率达80%。文献报道囊肿部分切除电凝残余包膜与囊肿复发显著相关，故手术应尽量以全部切除囊肿为目标。

随着内镜和磁共振导航技术的发展，多个研究表明导航下经额内镜第3脑室胶样囊肿切除是安全有效的，平均手术时间82 min，囊肿影像学全切除率达81%～100%，术后复发率低，约为1.8%，与常规开颅手术相比，囊肿全切除率和术后并发症发生率均没有统计学差异。术后常见的并发症有头痛、记忆力减退、脑膜炎、意识水平下降、偏瘫、视力障碍等，围手术期病死率0～3.5%。术后患者头痛症状和术后生活质量均明显改善。约有25%患者术后仍需行脑室-腹腔分流术（V-P分流术），这与术前脑室扩张程度无关，而与术前肿瘤体积有关。

开颅手术则一般采用经侧脑室入路穿刺囊壁，将囊内容物吸除，减压后经室间孔将囊分离拖至侧脑室，处理其蒂部后切除之。有蒂型囊肿可全部切除，广基型者可做大部或部分囊壁切除，也可获长久疗效。亦有采用经胼胝体入路切除囊肿的，尤其适用于脑室扩大不显著的患者。手术时要注意对囊肿的分块切除，操作应轻柔、仔细，不可损伤终静脉、大脑内静脉和下丘脑。

64.4　肠源性囊肿

肠源性囊肿（enterogenous cyst）是少见的先天性瘤样病变。在胚胎早期神经外胚叶和内胚叶紧密相依，胚胎第3周时两者随胚胎发育而分开（外胚叶发育出神经管，内胚叶向肠管分化），中间仅由神经-肠囊带相牵连。若胚胎发育分离障碍、残存或异位，则形成神经管旁肠源性囊肿。该病还可伴有其他畸形，如消化道内憩室或囊肿、脊椎裂、肠管异位、纵隔肠源性囊肿等。

64.4.1　病理

囊肿大体呈椭圆形，囊壁厚薄不均，囊内为透明黏液。光镜下薄壁外层为纤维组织，内衬柱状的杯状上皮细胞，单层或形成假复层乳头状，上皮细胞尚可鳞状上皮化生。厚壁者内层如前，内外层之间还可出现不等量的平滑细胞层。Wilkins和Odom曾按组织学特点将其分为3组：①A组，肠源性囊肿的单纯型，被覆单层或复层立方或柱状上皮，有或无纤毛；②B组，除A组表现外，可见胃肠道和支气管发育过程中的一些成分，包括黏液腺和平滑肌；③C组，除具备B组的特征外，尚有室管膜和胶质组织。在文献报道的病例中，大多属于A组。

64.4.2　影像学表现

脊柱X线平片可见畸形如脊椎裂、脊柱侧凸等。椎管造影显示占位阻塞现象。CT影像为椎管内界清的低密度占位病变。而MRI是目前首选检查手段，病灶多位于脊髓前方，边界完整，有的可凸入脊髓（图64-5），显示椎管内椭圆形囊性占位。根据囊液中蛋白质含量的不同，可表现为不同信号，T_1加权图像多呈低信号，T_2加权图像多为高信号，增强后病变无强化；DWI多为不受限，呈低信号。有报道称囊肿因含有黏液成分，其在磁共振波谱（MRS）

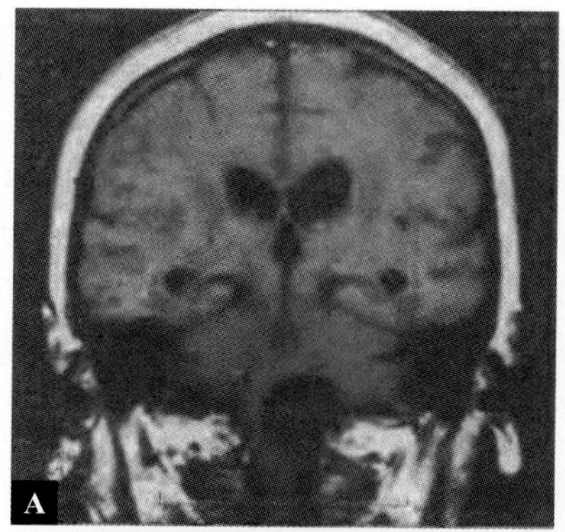

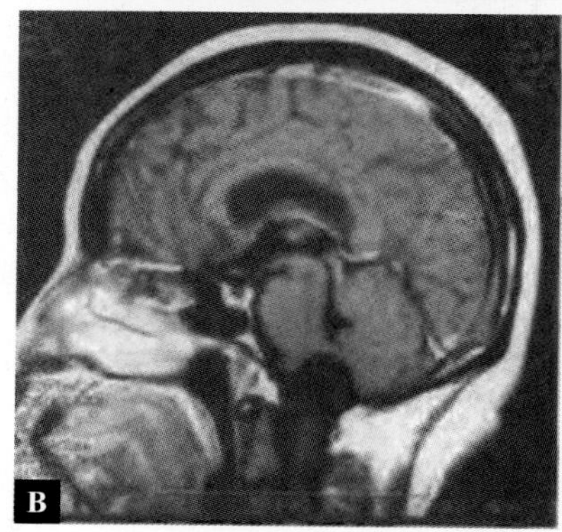

图 64-5　延颈髓肠源性囊肿的 MRI 表现

注：A. 冠状位 T_1 加权图像示囊肿呈低信号；B. 矢状位增强图像示囊肿无强化。

分析中的 2ppm（1ppm＝10^{-6}）处可有一类似 N-乙酰天门冬氨酸（NAA）峰的高峰。因此除平扫 MRI 和增强 MRI 外，可加入 DWI 和 MRS 序列，帮助术前与其他囊性病变鉴别诊断。

64.4.3　临床表现

肠源性囊肿占中枢神经系统肿瘤的 0.01%，占脊髓肿瘤的 0.7%～1.3%，中枢神经系统囊肿的 16%，可发生于任何年龄，男女比例基本相同。男性多见于脊髓，女性则以颅内多见；其多于中轴线处呈髓外生长，也有少数生长在脑内或者髓内的报道。颅内病灶约占 25%，多见于延髓、脑桥小脑三角、鞍旁和颅颈交界区；脊髓病灶则好发于颈段和上胸段，常单发，常位于脊髓腹侧，背侧和脊髓内也可见到，可伴有脊柱畸形。首发临床表现多为囊肿所在部位的神经根痛，如颈后部或胸背部疼痛，随后发展为脊髓压迫症如瘫痪、感觉异常、自主神经功能障碍，症状多为双侧性。该病病程一般较长，成人进程缓慢且隐蔽，儿童病情往往进展较快。症状可有中间缓解期，若囊肿破裂或瘘管形成，可有反复发作性神经功能缺失或无菌性脑膜炎。

64.4.4　治疗

对于有症状的囊肿应尽可能争取全部切除囊肿壁，术中常先行囊肿穿刺抽除囊液，尽量避免内容物流入蛛网膜下腔，以减少刺激。然后仔细分离囊壁与脊髓和神经的粘连，争取全切除，但粘连紧密者全切除并非易事，故不强求硬性剥离，以免造成脊髓等组织的损伤。幕上囊肿切除术后约 20%会并发癫痫。大宗病例报道脊髓肠源性囊肿的术后复发率为 22.7%，平均复发时间 43 个月，5 年和 10 年无进展生存期率分别为 73.2%和 66.2%。Chavda 的研究随访时间最长达 30 年，复发率为 37%。复发的危险因素有年龄低于 30 岁、复发肿瘤再次手术、Wilkin B 和 C 分类，以及幕上囊肿大于 30 ml。Yang 的一项研究也证实囊肿完全切除组的复发率明显低于部分切除组，所以完全切除对于预防肠源性囊肿术后复发是非常重要的。如切除不彻底，囊肿可向周围播散性生长，甚至出现椎管内广泛播散。但是如果肠源性囊肿伴有脊柱的发育畸形或囊壁与脊髓的广泛紧密粘连，那么完全切除的风险和难度是非常高的。对于很难全切除的囊肿，有报道称可以行囊腔腹腔分流术或 VP 分流术作为二线治疗方案，预后良好。囊肿恶变极其罕见，因此一般不需要术后辅助治疗；对于未全切除的患者，应密切随访临床症状和磁共振。

64.5　蛛网膜囊肿

64.5.1　概述

蛛网膜囊肿（arachnoid cyst）是脑脊液样的囊液被包围在蛛网膜所形成的袋状结构而成。本病有 2 种类型：①先天性，为最常见的蛛网膜囊肿，系在胚胎发育过程中，由脱落于蛛网膜下腔的蛛网膜小块发展而成，或因蛛网膜发育异常所致。该囊肿腔与总的蛛网膜下腔完全隔开，互相不通，成为一个真正闭合的囊肿，又称真性蛛网膜囊肿或称蛛网膜内囊肿，但也可能囊肿腔通过一个不易察觉的小孔与蛛网膜下腔相交通。②继发性，常由颅内炎症或颅脑外伤或手术后引起，炎症渗出后和损伤出血后的广

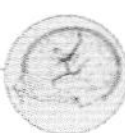

泛粘连是形成蛛网膜囊肿的原因；外伤后造成蛛网膜破裂构成活瓣使脑脊液不断渗出也是原因之一。这类囊肿腔与总的蛛网膜下腔有狭窄的通道相连接，囊肿实际上是蛛网膜下腔的局部扩大，或称蛛网膜下囊肿。

蛛网膜囊肿逐渐增大的机制很多，主要有以下几种：①囊肿分泌学说，在蛛网膜囊肿形成时，存在的脉络丛残余或囊肿本身的内皮细胞具有分泌脑脊液的功能，使囊腔逐渐扩大。②渗透压梯度学说，蛛网膜囊肿的囊液类似于脑脊液，但其蛋白质含量常高于脑脊液，使囊腔内渗透压高于蛛网膜下腔，囊肿可因不断吸入水分而逐渐增大。③单向活瓣学说，在蛛网膜囊肿与蛛网膜下腔之间存在小孔，起单向活瓣作用，在脑脊液的搏动冲击下，脑脊液只能进入囊内而不能流出，使囊肿逐渐增大。

64.5.2　病理

蛛网膜囊肿大体上为局部蛛网膜增厚形成包囊，富有韧性，呈扁圆形或不规则形，大小不一。囊液多为清澄，偶见乳白色混浊液。在感染后及外伤后囊肿的囊液中，可检出含有炎性细胞、增高的蛋白质或含铁血黄素；囊液固定后常收缩成白色小棉球状。镜下囊壁为薄层纤维组织，腔面覆盖蛛网膜上皮细胞，为单层扁平、立方或多层移行上皮，偶见形成团块状。有时囊壁只见稍厚的纤维组织，可无或仅有少数蛛网膜细胞，或除纤维组织和蛛网膜上皮细胞外，部分囊壁有神经胶质纤维。囊肿增大后表面的颅骨受压可变薄而隆起，还可压迫脑组织致缺血与萎缩。位于大脑外侧裂的蛛网膜囊肿是一种特殊的类型，多见于儿童；囊肿常将颞叶推向后方，额叶盖部推向上方，使岛叶暴露。同时眶板与蝶嵴被抬高，眶后壁前移，颞骨鳞部向外隆起，使颅中窝明显扩大，使同侧眼球稍前突。这种囊肿形成有 2 种解释：一种为囊肿引起局部压迫，使颞叶萎缩，把囊肿的形成看成是病因；另一种认为是由于颞叶先天缺损，使局部积液形成囊肿，把囊肿的存在看作是结果，因此有人把它称为先天性颞叶发育不全综合征。

64.5.3　影像学表现

头颅 X 线平片可有局部颅骨隆起、吸收、变薄和颅内压增高或脑积水的改变。CT 示脑外或脊髓外边界清楚、密度与脑脊液相同的无强化的囊性病变。MRI 表现在 T_1 加权图像为低信号，T_2 加权图像为高信号，无强化，与脑脊液信号完全一致（图 64－6）；DWI 能帮助和其他囊性病变相鉴别。若为继发于感染后的囊肿，因囊液中蛋白质和脂质成分相对较高，信号在 T_1 和 T_2 加权图像上均可稍高于正常脑脊液。对判断囊肿与蛛网膜下腔是否相通和鉴别蛛网膜囊肿与脑发育不全，CT 脑池造影有其优越性。在交通性蛛网膜囊肿中，腰椎穿刺注造影剂后 15～30 min，可见部分造影剂进入囊肿，密度较正常脑脊液高，但低于正常蛛网膜下腔内造影剂密度，6～9 h 后囊肿内密度与蛛网膜下腔密度相等；而在非交通性蛛网膜囊肿，可见薄层造影剂包绕于低密度区。在脑发育不全时，蛛网膜下腔也有扩大，而蛛网膜囊肿时，则表现囊性占位。但目前 CT 造影已经逐渐被脑脊液流量敏感的 MR 序列所取代，其结果和 CT 脑池造影以及手术结果相吻合。磁共振动态脑脊液流速测定分别对蛛网膜下腔和囊肿内液体测速，可以准确判断蛛网膜囊肿的位置与周围组织的关系、囊肿是否与外界沟通，有利于术前评估，制订手术计划。

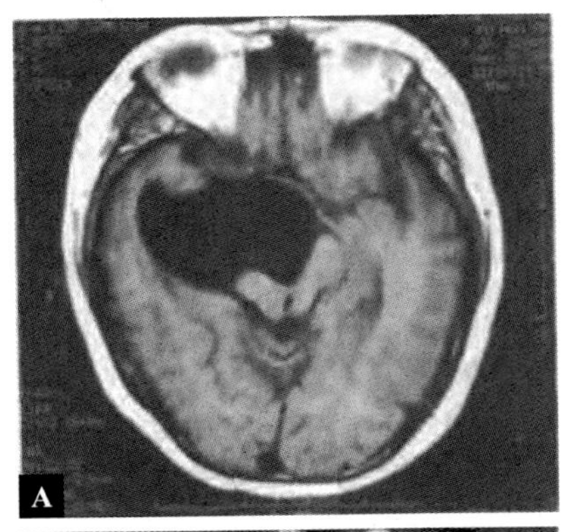

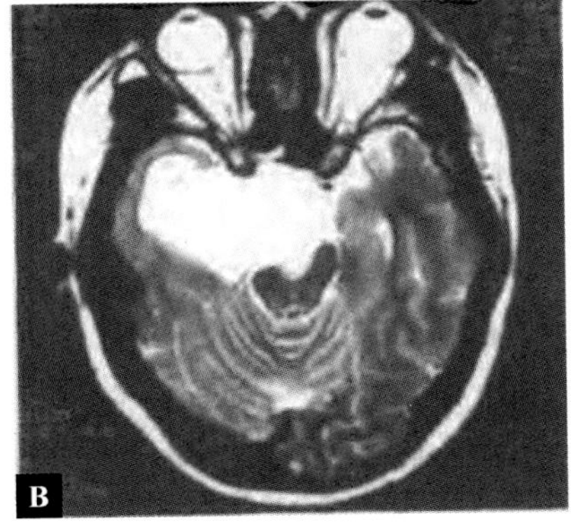

图 64－6　蛛网膜囊肿的 MRI 表现

注：A. T_1 加权图像为低信号；B. T_2 加权图像为高信号。

64.5.4 临床表现

蛛网膜囊肿少见，占颅内占位病变的 0.4%～1%；随着 MRI 及 CT 的广泛应用，发现的病例数有所上升。本病可发生于各种年龄组，儿童发生率大于成年人，可能和囊肿的自然消退有关；成人发病率为 1.4%，儿童为 2.6%，男女之比约为 1.64∶1；儿童外侧裂蛛网膜囊肿男性发病率是女性的 7 倍。发病部位可在颅内幕上或幕下，也可见于脊髓。颅内蛛网膜囊肿好发于脑裂和脑池处，常见部位依次是外侧裂（颅中窝）、颅后窝枕大池、大脑半球凸面、四叠体池，其他部位有鞍上和鞍内、大脑纵裂、脑桥小脑三角、斜坡、脑室内等处。脊髓蛛网膜囊肿好发于胸段，多见于后正中处。有人将其分为 3 型：①Ⅰ型，囊内无神经的硬脊膜外囊肿；②Ⅱ型，囊内含有神经根的硬脊膜外囊肿；③Ⅲ型，硬脊膜下囊肿。另有报道，蛛网膜囊肿在脊髓硬脊膜的两层之间形成，其可能机制是：当硬脊膜存在先天发育不全或受外力损伤后，蛛网膜或神经根疝入两层硬脊膜间，渐发展成囊肿。

本症临床表现与颅内其他占位病变相似，症状发生与蛛网膜囊肿的大小和位置有关。但整个病程进展缓慢，可长期处于相对稳定状态。研究表明，囊肿增大的概率约为 2.3%，有一定概率缩小甚至消失。囊肿位于鞍上、脑桥小脑三角、环池、四叠体池处更容易有相关症状。多数患者可有头痛症状。大脑外侧裂及凸面囊肿局部压迫可产生癫痫、轻度运动及感觉障碍，鞍区鞍上囊肿可引起视力与视野改变、脑积水、性早熟、生长激素缺乏、垂体功能不足等，颅后窝囊肿可阻塞脑脊液循环引起脑积水及颅内压增高，婴幼儿者可有头围增大或颅骨不对称畸形，继发性蛛网膜囊肿常有损伤史或颅内感染史，而脊髓蛛网膜囊肿可表现为脊髓压迫症。蛛网膜囊肿常是单个，双侧及多个者少见。若多发，常被认为是其他先天性疾病的并发症或综合征的一个组成部分，有家族史或遗传史。

64.5.5 治疗

对于颅内蛛网膜囊肿的手术指征，一般认为有明显颅内压增高症状、颅内出血、局灶性神经功能定位体征及功能缺陷、癫痫频发且药物不能控制等是手术的绝对指征。而术前评估确定局灶症状是否由于蛛网膜囊肿引起则是绝对必要的条件和手术是否成功有效的关键点。手术的原则是尽可能切除囊壁和使囊肿与蛛网膜下腔（周围脑池）交通。手术方法有多种，包括囊肿全切除术或部分切除术、囊肿脑池或脑室引流、囊肿腹腔分流等。

对无症状蛛网膜囊肿的治疗目前还有争议，多数学者认为可暂不做手术，随访观察。文献报道囊肿体积增大的概率不高，也有个别患者囊肿缩小甚至自然消退。对于有症状的患者，荟萃分析显示不论成人或儿童，开颅显微镜或者内镜下囊肿切除或造瘘手术以及囊肿分流手术均能显著改善颅内患者症状和生活质量，开颅手术和内镜手术效果几乎一致，各有其优、缺点。开颅手术可行囊肿部分或者全部切除术，也可打通囊肿与周边脑池的循环，但手术创伤大，术后并发症多。内镜手术能做囊肿开窗内引流术，创伤小，并发症少，但对术者技术要求高。常见并发症有硬脑膜下积液或血肿、癫痫、偏瘫、脑积水、脑神经功能障碍等，也有一定复发概率。囊肿分流术能明显减少囊肿体积并且缓解颅内高压，但有分流依赖、分流器阻塞、感染等并发症风险。这些都表明严格把握手术适应证很有必要。对于选择内镜手术还是开颅显微手术，应该根据囊肿的部位和术者对术式的熟悉程度而决定。

对各部位的蛛网膜囊肿可选择不同的手术方法。大脑半球、颅中窝以及颅后窝的蛛网膜囊肿更适合开颅手术。在颅中窝（大脑外侧裂）的蛛网膜囊肿，应切开大血管周围的内层囊膜，广泛打开基底池。枕大池蛛网膜囊肿首选囊肿切除术，或囊肿部分切除和脑池引流。鞍上蛛网膜囊肿建议行内镜造瘘手术，减少周围重要组织创伤，脑室-囊肿-脚间池引流效果优于单纯囊肿-脑室引流。透明隔蛛网膜囊肿可内镜下做囊肿部分切除、开窗或囊肿-脑室引流。四叠体区蛛网膜囊肿可做囊肿和第 3 脑室后部造瘘术或可用内镜做开窗，减少四叠体和脚间池静脉的损伤。脑桥小脑三角蛛网膜囊肿只要切开引流就可恢复脑脊液循环。Anderson 提出：儿童蛛网膜囊肿应首选囊壁次全切除术，以控制颅内压，防止囊内出血和恢复脑组织及功能发育；幼儿仅在开颅效果不佳时才考虑分流手术。成人，尤其是老年人，应首选囊肿分流术；如果发现脑室进行性扩大，应做脑室-腹腔分流术。对于脊髓囊肿，手术原则也以减压、囊肿壁开窗或部分切除、打通蛛网膜下腔交通为主，疗效满意。

术中尽可能保持囊肿的完整性，缓慢抽出部分囊液，再在显微镜下分离和尽可能多地切除囊壁。大血管周围的内层囊壁和囊肿周围的脑池应充分打开，建立囊肿与脑池间的交通，以防止囊肿复发。囊腔须冲洗干净，保护好囊腔外侧壁的脑桥静脉。由于术后脑体积恢复较慢，手术遗留的空隙易致局部积血，故手术止血要彻底，以避免发生延迟性颅内血肿。

64.6 神经胶质囊肿

64.6.1 概述

神经胶质囊肿(neuroglial cyst)是一种先天性颅内良性囊肿，临床上十分少见，可发生于中枢神经系统任何地方，颅内多位于幕上，可发生在脑实质、脑室内和蛛网膜下腔，椎管内十分罕见，不与脑室或蛛网膜下腔相通。神经胶质囊肿囊壁包含典型 3 层结构，即内层室管膜、中层神经胶质层和最外层的纤维结缔组织层，因此又名神经胶质室管膜囊肿(glioependymal cysts)，其中最外层结缔组织层也可以存在缺如。

神经胶质囊肿和室管膜囊肿(ependymal cysts)的区别仅为是否含有中间神经胶质层，这 2 种囊肿的起源、形态、好发部位、临床表现、影像学表现均十分类似，只能依靠病理诊断。颅内各种良性囊肿形态相似，命名易混淆。有学者建议颅内囊肿按照组织起源进行分类。神经胶质囊肿、室管膜囊肿和脉络丛囊肿均属于神经上皮囊肿，和蛛网膜囊肿一样均起源于神经外胚层；表皮样囊肿和皮样囊肿起源于表皮外胚层，而颅颊裂囊肿、肠源性囊肿、胶样囊肿起源于内胚层。

64.6.2 病理

Fried 和 Yasargil 认为神经胶质囊肿在胚胎发生过程中，神经管壁上对应脉络组织的部分由于某种原因而移向脑实质或蛛网膜下腔。囊壁有不同的 3 层结构形成，最内层是由具有或不具有纤毛的长方体或柱状室管膜细胞组成，中间神经胶质层由神经胶质细胞组成，最后结缔组织构成外层。免疫组织化学研究表明，室管膜层和神经胶质层通常对神经胶质原纤维酸性蛋白(glial fibrillary acidic protein, GFAP)和 S-100 蛋白呈阳性，对细胞角蛋白、癌胚抗原和上皮膜抗原缺乏反应性。

64.6.3 影像学表现

神经胶质囊肿的 CT 影像表现为圆形低密度灶，囊液密度与脑脊液密度相同，故在 CT 图像上很难鉴别诊断。MRI 检查可见囊肿边界清楚、光滑，有极薄的囊壁，在 T_1 加权图像上囊肿与脑脊液的信号相似或稍高(与囊肿中蛋白质含量有关)，T_2 加权图像为高信号，增强扫描无明显强化。

64.6.4 临床表现

囊肿好发于 10 岁以内儿童以及 20～30 岁人群，无明显性别倾向。随着囊肿增大，对周围组织产生逐步压迫，症状与其位置和大小有关，并无特异性表现。幕上囊肿患者可有头痛、头晕、癫痫发作、运动障碍、帕金森综合征、昏迷和认知能力下降等，幕下囊肿患者可有复视、面肌痉挛、头晕等表现。成人囊肿生长十分缓慢，主要与其室管膜层细胞分泌活性低有关，而儿童病例往往出生后几年内囊肿快速生长，其中大头畸形最常见，可伴有其他大脑半球发育异常，比如胼胝体发育不全。

64.6.5 治疗

无症状的囊肿可密切随访，对有症状的神经胶质囊肿应采取手术治疗，但手术方式并未统一，文献报道可采用开颅或者内镜手术。囊肿位于幕上半球的可行囊肿部分切除术；囊肿靠近脑室系统的，可行脑室囊肿开窗引流术；幕下囊肿靠近颅底脑池，可行囊肿蛛网膜下腔开窗引流术；如果囊肿不靠近任何脑池和脑室系统，可行囊肿-腹腔或者蛛网膜下腔分流术，术后效果较好，复发率低。

64.7 颗粒细胞肿瘤

64.7.1 概述

颗粒细胞肿瘤(granular cell tumor)为生长于神经垂体的肿瘤。形态学上或结构上相同的颗粒细胞肿瘤也被发现在中枢神经的其他部位，如大脑半球、第 3 脑室、软脊膜、脊神经及脑神经和身体的其他部位，如口腔、支气管、胃肠道、膀胱、子宫、乳房及皮下组织。

垂体颗粒细胞肿瘤由 Sternberg 于 1921 年首先描述，又称作迷芽瘤、颗粒细胞成肌细胞瘤。在

6.5%～17%尸检垂体中可以发现在神经垂体或漏斗部有丰富的、非上皮的伴颗粒细胞质的多角型细胞的微小聚集，形成直径 0.15～3.5 mm 的结节，有的可多发。肿瘤通常只引起神经垂体胶质细胞（垂体细胞）不明显的移位。2017 年 WHO 分类中将起源于神经垂体的肿瘤更新了分类，分为 4 种不同类型——垂体细胞瘤、颗粒细胞肿瘤、梭形细胞嗜酸细胞瘤和鞍区室管膜瘤，免疫组织化学染色显示这 4 种肿瘤细胞甲状腺转录因子-1（TTF-1）和波形蛋白呈阳性，而对各种腺垂体激素、嗜铬粒蛋白 A、突触素呈阴性反应，表明它们为同一疾病的不同形态谱。

64.7.2 病理

颗粒细胞肿瘤大体上是分散、叶状的橡皮样肿物，位于鞍内-鞍上区。光镜下肿瘤由大的圆形、卵圆形和多角形非上皮细胞构成，以胞质内含有丰富颗粒为特征，肿瘤细胞呈巢状分布，其间为血管和胶质纤维。电镜下细胞器稀少，含大量溶酶体。颗粒细胞瘤一般体积较小，直径仅数毫米，但体积大者直径可达 2～3 cm，压迫视交叉和周围组织。

64.7.3 影像学表现

肿瘤多数同时向鞍内和鞍上侵犯。X 线平片示蝶鞍破坏和扩大。CT 示鞍区稍高密度灶，有强化，无钙化。MRI 可显示鞍内、鞍上边界清晰的肿瘤影或垂体柄增粗；T_1 加权图像表现为等信号，T_2 加权图像表现为等信号或低信号；如果肿瘤内蛋白质分布不均匀，T_2 加权上低信号上也可表现不均匀，产生“星状裂纹”，这是病灶的特征性影像学改变。肿瘤增强后病灶可有明显强化，表明毛细血管网发达；若肿瘤位于垂体柄，动态增强呈“快进快出”的强化特点。

64.7.4 临床与治疗

颗粒细胞肿瘤罕见。因肿瘤小且无激素活性，生长又缓慢，故临床常无特异症状，多为尸检发现。足以引起症状的颗粒细胞肿瘤多发生于 50 岁中年人，女性好发，男女之比为 1∶3。肿瘤常呈球形，有包膜，质地韧，可压迫垂体、垂体柄、视神经及视交叉，甚至压迫下丘脑、第 3 脑室及室间孔产生脑积水等。首发症状多为视力障碍（58.1%）、内分泌紊乱（45.4%）和头痛（40.5%）等。这种肿瘤常被误诊为无功能性垂体腺瘤，经手术治疗后方被确诊。

本瘤治疗方法主要以手术切除为主，采用经蝶或经颅手术切除肿瘤以达到视路减压。肿瘤往往血供丰富，与周围重要组织关系紧密，且质地多较坚韧，很难做到全部切除，文献报道肿瘤的残留率有 45%。鞍上或鞍旁广泛侵犯的肿瘤以及经蝶手术切除不理想者，建议选择开颅手术或内镜下扩大的经鞍结节入路可提高肿瘤的切除率。术后 62%有手术相关并发症，包括垂体功能低下（42.1%）、尿崩（33%）、术区出血（30.1%）等。文献报道 20%的神经垂体肿瘤会在术中出现十分严重的出血，如果术前 MRI 或 CT 提示富血供肿瘤，那么术前的血管造影是很有帮助的。颗粒细胞肿瘤根据 WHO 分类为Ⅰ级肿瘤，总体预后良好。一般不需要放疗和化疗，尽管有报道放疗控制肿瘤生长有效，但长期效果尚缺乏证据。有研究显示一些肿瘤性质可发生恶变倾向，因此对于复发患者放疗可作为一种尝试。

64.8 下丘脑神经元错构瘤

下丘脑神经元错构瘤（hypothalamic neuronal harmatoma）简称下丘脑错构瘤，是一种罕见的先天性异位病变，而非真性肿瘤。有人认为它是发生于妊娠第 5～6 周的一种神经管闭合不全综合征。病变由含神经元的灰质块异位形成，常分布于灰结节或乳头体，有蒂或无蒂与之相连，伸向后下方，进入脚间池，有时突入第 3 脑室。可伴有其他先天畸形，如小脑回和/或胼胝体缺如、囊肿、多指、面部畸形、心脏缺陷等。

64.8.1 病理

下丘脑错构瘤由分化良好的形状和大小不一的神经元构成，可单极或多极性混合，呈巢状分布，其胞核为典型神经节细胞核，偶见双核，但无核分裂，胞质内可见到不典型的尼氏小体，纤维结缔组织和血管结构并不明显。免疫组织化学染色检查可发现一些神经元及突起内有β-内啡肽、缩宫素、促肾上腺皮质激素释放激素（CRH）和促性腺激素释放激素（GnRH）等，提示错构瘤的这些神经元具有类似于下丘脑神经元的神经内分泌功能。电镜也显示神经元核周的圆形小体内有大量高密度分泌颗粒，说明该瘤具有神经内分泌功能。

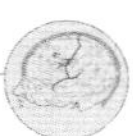

64.8.2 影像学表现

CT 检查表现为鞍背、垂体柄后方、脚间池、中脑前池及鞍上池的等密度占位病变，可伴有第 3 脑室前部的变形；因错构瘤本身是近于正常脑组织，其血-脑屏障正常，故注药后无强化。MRI 检查是诊断本病的首选检查。在 T_1 加权图像的矢状及冠状位上可准确提供病变的形态及其与周围结构的关系，其特征为稳定的等信号，T_2 加权图像为等或高信号，病变为有蒂或无蒂，边界清晰(图 64－7)。不典型 MRI 表现为肿瘤体积较大，合并坏死囊变；肿瘤可位于鞍背区或视交叉上方，增强后肿瘤实质部分未见明显强化。

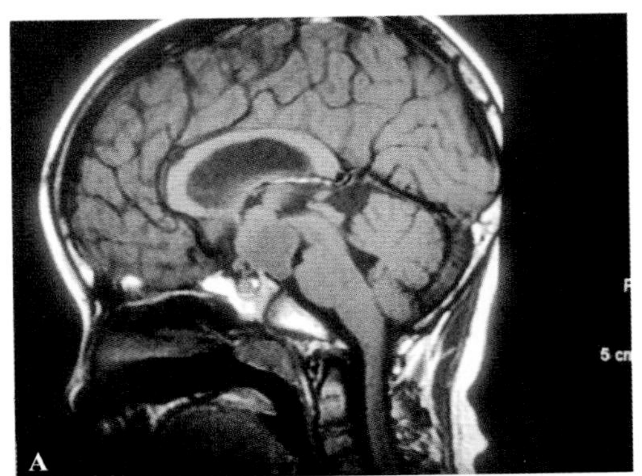

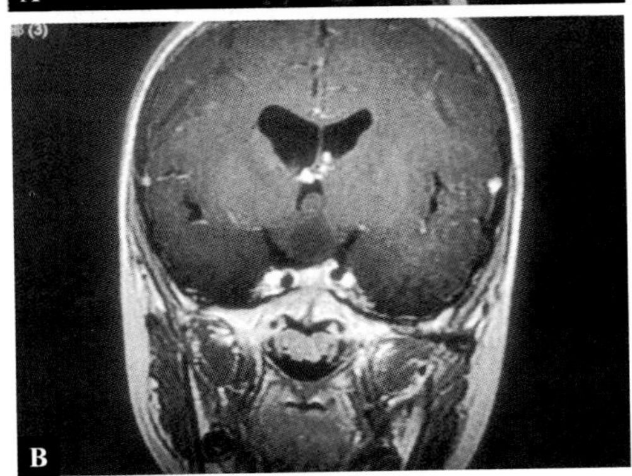

图 64－7 下丘脑神经元错构瘤的 MRI 表现

注：A. 矢状位 T_1 加权图像示错构瘤呈等信号；B. 冠状位增强图像示肿瘤无强化。

64.8.3 临床与诊断

本病极为罕见，随着影像及病理学的发展，国内外文献报道逐年增多，已达数百例。女性稍多于男性，发病年龄多在儿童早期。临床表现较为独特，多数表现为性早熟、抗癫痫药物耐药的各种类型癫痫，行为异常尤其有攻击行为，以及认知障碍。国内报道表现为性早熟者占 53.7%，平均发病年龄为 1.47 岁；有痴笑样癫痫表现者占 44.9%，平均发病年龄 2.18 岁；癫痫(所有类型的癫痫)者占 57.5%，平均发病年龄 3.81 岁；无症状者 6.5%。Nguyen 等报道以性早熟为主要表现者占 64%～89%，以痴笑样癫痫为主要表现者占 44%～48%。

(1) 痴笑样癫痫

这种以发笑为主要表现的部分性癫痫为起源于下丘脑的间脑性癫痫。痴笑多在婴幼儿期开始，随年龄增长而发作渐频，持续时间延长，逐渐发展为耐药性癫痫发作类型，包括局部性和全身性癫痫发作。Gascon 等认为诊断痴笑样癫应符合下述条件：①发笑具有反复发作性及刻板性；②无外界诱因；③可伴有其他类型的癫痫；④发作期或间期脑电图有癫痫波出现。有人通过立体定向深部电极显示下丘脑错构瘤有放电，而通过刺激错构瘤亦可引起痴笑样癫痫发作。

(2) 性早熟

下丘脑错构瘤是婴幼儿期性早熟的最常见病因。这些病儿的性腺激素如促黄体素(LH)、促卵泡激素(FSH)及雌激素或雄激素水平可增高，与错构瘤中神经元释放 GnRH 有关。

根据上述临床表现及影像学特征，可以作出下丘脑错构瘤的诊断，但须与颅咽管瘤、鞍上胶质瘤或生殖细胞瘤等疾病相鉴别。这些疾病除临床表现及影像学表现上与错构瘤有不同外，最重要的是上述病变有进行性增大的趋势，故有人建议可动态观察，如病变体积多年无任何变化则可确诊本病。

64.8.4 治疗

下丘脑错构瘤主要采用手术治疗，也有用药物治疗、立体定向放疗、立体定向下的射频热凝治疗术(stereotactic radiofrequency thermocoagulation)和磁共振引导下激光热疗(laser-induced thermal therapy，LITT)，治疗原则是最小创伤下切除或者毁损病灶，离断可能的癫痫传导网络并保护周边重要组织结构。

手术全切除肿瘤效果明确，性早熟和癫痫的控制率高。但由于一些错构瘤的蒂部与基底动脉等血管和垂体柄等重要结构关系密切，手术风险大，要做到全切除并非易事，但即使大部或部分切除后也能减少痴笑样癫痫的发作。而对接近青春期的错构瘤性性早熟者，可不必手术治疗。

以往文献报道的手术入路很多，主要有翼点入路、颞下入路、经侧脑室入路、经终板入路等。现根据病变主体和第3脑室关系主要采取翼点入路、胼胝体-穹隆间入路。显微镜下手术效果好，但是由于深部操作容易损伤周围血管、神经组织，免不了术后并发症多，住院时间长。随着内镜手术技术的发展，相比显微镜的优势逐渐得到体现，并且还可通过直接切断癫痫传导环路而非病灶切除程度来达到治疗效果。有研究报道内镜手术癫痫即刻完全缓解率在50%～60%，约71%的癫痫发作频率降低90%以上，90%癫痫的发作频率降低50%以上，在达到一个良好的癫痫控制的同时还具有手术创伤小、术后神经功能恢复快、住院时间短等优点。术后并发症主要有短期记忆障碍、体重增加、丘脑梗死引起的偏瘫等。

药物治疗主要是针对以性早熟为主要表现的下丘脑错构瘤，采用GnRH类似物曲普瑞林(triptorelin)[其注射剂为达必佳(decapeptyl)]可抑制性腺激素的分泌，使性早熟停止。Harada等采用该方法治疗后，病儿临床症状明显缓解，错构瘤亦明显缩小。Ramos研究证实药物治疗可使患儿生长到正常或接近正常人身高，无论男女都有生育能力。但该类药物因其价格昂贵和需长期应用，使临床推广受到限制。

研究表明立体定向放射外科治疗中小型下丘脑错构瘤是安全和有效的，如伽玛刀或者射波刀放疗后可明显改善患者异常行为、认知功能和内分泌症状，以及降低癫痫发作频率，治愈率可达50%以上，与传统手术效果持平，且少有不良反应。该治疗后存在5个阶段：①即刻改善阶段；②几个月后癫痫症状逐渐恢复为初始水平；③此阶段特征是癫痫发作会短暂增加；④在治疗半年后，癫痫发作再次被控制；⑤癫痫发作频率进一步降低。

立体定向下射频热凝毁损术是通过植入电极，调节参数来达到毁损靶点及其周围传导网络的效果，电极可控且手术并发症少。文献报道对痴笑性癫痫有效率达86%，毁损不只是病灶本身，更重要的是传导至大脑其他部位的癫痫环路，而错构瘤和下丘脑之间的过度灌注区域被认为是癫痫传导的关键区域。

近年来，LITT逐渐兴起，其毁损范围和程度相比电极更精准，周边正常组织保护好，住院时间较短。有研究表明，LITT术后80%的癫痫大发作可以完全控制，非大发作的完全控制率达56%，虽然22%存在术后短期记忆受损和体重增加，但总体疗效优于放射外科，其对术后认知功能和神经内分泌功能恢复更好，正在成为癫痫微创治疗最具发展潜力的技术之一。

64.9 鼻胶质异位

鼻胶质异位(nasal glial heterotopia)十分少见，组织发生虽已提出了多种可能学说，但以脑膨出学说最受支持，乃胚胎时期神经管闭合不全或异位发育所致。鼻根部是颅正中缝的前端，是脑膨出的好发部位之一，病变常在出生后即被发现，局部颅骨常出现缺损，部分病例则鼻胶质块与颅内脑膜脑组织相连接。组织学上是分化成熟的脑组织。

64.9.1 病理

鼻胶质块大体上为扁圆形、界限不清的皮下肿块，质较柔软，似脑样组织。镜下由神经胶质组成，胞核呈圆形或卵圆形，大小一致，染色中等。胞质少，突起不明显，但部分区域，尤其是边缘部纤维突起明显，与周围胶质纤维相掺杂。少数病例尚能认出有少数变性的神经细胞，或少突胶质细胞散布其中。在免疫染色中，病变对S-100、GFAP呈强阳性反应。

64.9.2 影像学表现

MRI是鼻胶质异位的首选影像学检查，其对鼻胶质块的分辨率较高，在冠状或矢状位的T_2加权图像可见高信号的肿块，部分病例可见鼻部异常信号与颅内脑组织和蛛网膜下腔相连。对于儿童患者，为了减少CT辐射剂量，只有考虑有颅底缺损后，再行CT检查评估缺损的部位和大小。

64.9.3 临床与治疗

鼻胶质异位发病率约1/40万，男女性均可发病，无性别差异。以新生儿和婴幼儿多见，但少数病例已为成人甚至老人才求治，后者与病变小而不显眼有关。胶质异位位于鼻外皮下称为鼻外型，占60%；位于鼻腔内占30%；鼻内外兼有者占10%。鼻外型多为患儿出生后其家长发现患处有一较小皮

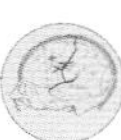

肤包块，无活动性，触之无痛，有的可逐步增大，皮肤色变红，可引起鼻部畸形。临床应与先天性脑膜膨出相鉴别，后者肿块触压有波动感，透光试验阳性，患儿啼哭时肿块可增大、张力增高。位于鼻内者主要表现为鼻腔阻塞，病理上应与嗅神经母细胞瘤相鉴别。手术切除是唯一有效治疗方法，越早手术越能防止面部畸形，利于儿童发育吞咽和咽部协调功能。手术原则是尽可能切除肿块，修补脑脊液漏，重建颅底缺损，预防颅内感染。若术中切除不完整，复发率为 4%～10%。对于鼻内型胶质异位，应首选经鼻内镜手术，创伤小，手术时间短，对中枢神经系统干扰小；如有脑积液漏，内镜首次修补成功率达 95%，二次修补成功率达 100%。超出鼻腔范围的鼻外型或者鼻内外型需鼻外入路或者颅鼻联合入路。

64.10 浆细胞肉芽肿

浆细胞肉芽肿（plasma cell granuloma）是指浆细胞的非肿瘤性增生，又称炎性假瘤。发病原因不明，可能和 EB 病毒感染以及自身免疫性疾病有关。大多数发生于肺或上呼吸道，少数见于胃、甲状腺、脾、肾和扁桃体等处；罕见于中枢神经系统，占比不到肺外病例的 5%，其中 82% 为单发，男女比例为 2.3∶1。文献报道仅 50 余例原发于颅内，发生部位涉及大脑额部、颞部、顶部、第 4 脑室、鞍区、前颅窝、后颅及颈髓。另有相当部分发生于眼眶内，可通过眶上裂、视神经孔或经眶板等颅骨向颅内扩展，影响颅中、前窝，以及海绵窦、鞍上或鞍内和蝶窦。

64.10.1 病理

为粉红色结节状肿块，界限不清，质地硬软不等。切片呈灰白色或淡黄色，间以纤维条索。光镜下病变主要由 3 种成熟的细胞组成，即浆细胞、淋巴细胞和组织细胞。浆细胞为主要成分，细胞核偏位，染色质呈车轮状，胞质嗜碱，有明显的核外环；有些浆细胞分泌较多的免疫球蛋白，呈嗜酸性圆形小体，即 Russel 小体。淋巴细胞分散其中，偶见淋巴滤泡形成。组织细胞胖瘦不等，核圆，胞质丰富，核膜清楚，多呈片状排列，构成肉芽肿的支架。

64.10.2 影像学表现

CT 示为圆形或不规则形稍高密度影，病灶周边可有水肿区，静脉给药后有强化。MRI 检查在 T_1 加权图像上病灶为稍高信号，可明显均匀强化；T_2 加权图像上为低信号，这与病灶内钙化、纤维团块及巨噬细胞产生的自由基等有关。

64.10.3 临床与治疗

颅内浆细胞肉芽肿可产生头痛、无力、感觉障碍、癫痫、步态不稳、垂体功能低下等临床症状，眼眶内病灶并向颅内侵犯者可表现为痛性突眼、视力减退及海绵窦综合征等。在临床上及病理上本病应与脑膜瘤、孤立性浆细胞瘤等相鉴别。

目前并没有治疗的金标准。对颅内浆细胞肉芽肿手术切除病灶仍是首选方案，有文献报道颅内多发病灶经过多次手术全部切除后，随访 7 年未见复发。未选全切除者术后辅以放疗常有效，而眶内者一般首选激素治疗，若不敏感可加用放疗。也有研究报道对于 CD20 阳性的颅内病灶可使用利妥昔单抗进行治疗，为激素治疗和手术无法全切除的病例提供了一种选择。本病手术结合糖皮质激素和放疗，总体预后良好，除了常规 MRI 随访外，红细胞沉降率可能和疾病的活动性有关，可作为监测指标。

64.11 脱髓鞘性假瘤

脱髓鞘性假瘤（demyelinating pseudotumor，DPT）又称肿胀性脱髓鞘性病变（tumefactive demyelinating lesions，TDL），是一种临床较为少见的中枢神经系统脱髓鞘性病变。此类病变在病理学上与多发性硬化和急性播散性脑脊髓炎有相似之处，但又不完全等同于这些疾病，其临床和影像学诊断均比较困难，常被误诊为肿瘤性病变，甚至病理学也可能误诊。

64.11.1 病理

本病急性期在光学显微镜下可见大量密集的淋巴细胞在血管周围呈套袖状浸润，而白质的髓鞘破坏区内有大量单核及巨噬细胞弥漫浸润，其胞质内为被吞噬的髓鞘组织，同时伴有较多的肥胖型星形细胞增生，病变区髓鞘脱失而轴索相对保留。随着病程延长，巨噬细胞和肥胖型星形细胞逐渐减少，纤维型星形细胞明显增生，巨噬细胞内的髓鞘残屑多已降解为中性脂肪而呈泡沫状，病变边界通常较为清楚。

由于术前临床和影像学的误导，冷冻病理切片容易将急性期病变误诊为肥胖型星形细胞瘤，将慢性期病变误诊为纤维型星形细胞瘤。除常规HE染色外，快蓝染色、Bodian蛋白银染色、Holzer星形细胞染色、免疫组织化学染色（HAM-56、CD3、CD68、GFAP）等不但可以特异性地显示单核及巨噬细胞（常与肥胖型星形细胞相似），使巨噬细胞与星形细胞易于区分，避免误诊为星形细胞瘤，还能较好地显示髓鞘脱失情况及轴索保留程度，从而确立脱髓鞘病变的诊断。因此，特殊染色在本病的诊断中具有非常重要的价值。

64.11.2 影像学表现

脱髓鞘性假瘤可分3型：①弥漫浸润样病灶，病灶边界不清，不均匀强化，弥漫浸润生长；②环样病灶，病灶类圆形，可呈开环形强化（35%）或闭合环形强化（18%）；③大囊样病灶，MRI示T_1和T_2平扫序列均呈高信号，边界清，增强后呈环形强化。CT检查多显示为边界清楚的低密度病灶，个别可为等密度，强化多不显著。MRI影像表现一般较CT范围更广，水肿更明显，T_1和T_2序列图像上多为高信号，边界清，内部可合并囊变，较少合并出血、钙化。增强后病灶内可呈现条状、环形或均匀的明显强化。强化提示病灶处于活动期，强化程度与巨噬细胞浸润和血-脑屏障破坏的程度相关。“开环征”的出现对诊断脱髓鞘性假瘤具有高度特异性，MRI检查表现为非闭合环形强化；“垂直脱髓鞘征”也有一定的特异性，于矢状位、冠状位影像可观察到病灶长轴有垂直于侧脑室表面的倾向（图64-8），呈“梳齿样”结构。但是，单从形态学上诊断此类病变，具有局限性。MRS表现为胆碱峰（CHO）升高，N-乙酰天门冬氨酸峰（NAA）降低，但CHO/NAA比值多明显低于肿瘤，乳酸峰（Lac）可有一定程度升高；和肿瘤不同，其灌注加权成像（PWI）一般不表现高灌注。

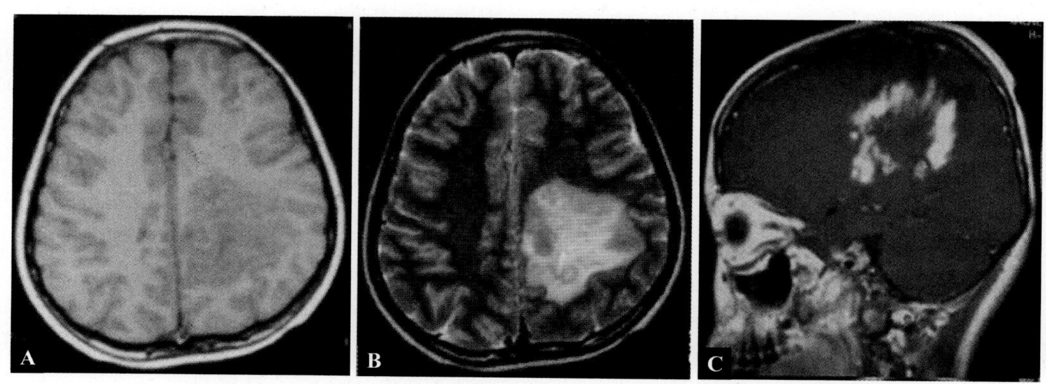

图64-8 脱髓鞘性假瘤的MRI表现

注：A. 轴位T_1加权图像示脱髓鞘性假瘤呈低信号；B. 轴位T_2加权图像呈高信号；C. 矢状位增强图像可见“垂直征”。

64.11.3 临床与治疗

我国脑内DPT以中青年多见，平均发病年龄35岁，发病前可有疫苗接种或病毒感染史，男女比例相当。病变可单发，也可多发，双侧累及较为常见；多见于颅内，脊髓受累极少见。常以急性或亚急性起病，以脑实质占位病变及严重的神经系统功能障碍为主，与颅内肿瘤类似，不易鉴别。额叶受累最为常见，其次为颞叶、顶叶、基底节区、胼胝体以及半卵圆中心。病变主要累及脑白质，同时也可累及脑深部甚至脑干的核团以及皮质，从而出现多样化的临床表现，以头痛、言语不清、肌力减退起病多见，少数仅表现癫痫发作。

脑内DPT对肾上腺皮质激素治疗敏感，预后较好。如患者的临床表现及影像学特点提示脱髓鞘假瘤，应尽快行立体定向活体组织检查，以明确诊断；若无法进行活体组织检查的，也可采用激素进行诊断性治疗。治疗后若增强MRI示病灶大部分消退，可基本除外胶质瘤。本病一旦临床确诊，应避免开颅手术造成损伤，而是采用大剂量皮质类固醇激素冲击治疗，病情多可满意控制，复发少见，部分患者可有向复发缓解型多发性硬化或视神经脊髓炎谱系

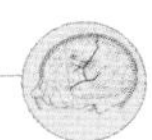

转变。

（杨伯捷　鲍伟民）

参考文献

[1] 杨伯捷，鲍伟民. 囊肿和瘤样病变[M]//周良辅. 现代神经外科学. 2 版. 上海：复旦大学出版社，2015：765 - 777.

[2] BROSTIGEN C S, MELING T R, MARTHINSEN P B, et al. Surgical management of colloid cyst of the third ventricle [J]. Acta Neurol Scand, 2017,135(4): 484 - 487.

[3] CHEN C T, LEE C Y, LEE S T, et al. Neurenteric cysts: risk factors and management of recurrence [J]. Acta Neurochir, 2016,158(7):1325 - 1331.

[4] LOPES M B S. The 2017 World Health Organization classification of tumors of the pituitary gland: a summary [J]. Acta Neuropathol, 2017,134(4):521 - 535.

[5] O'NEILL A H, GRAGNANIELLO C, LAI L T. Natural history of incidental colloid cysts of the third ventricle: a systematic review [J]. J Clin Neurosci, 2018,53:122 - 126.

[6] SALA E, MOORE JM, AMORIN A, et al. Natural history of Rathke's cleft cysts: A retrospective analysis of a two centres experience [J]. Clin Endocrinol, 2018, 89(2):168 - 189.

[7] WEDEMEYER M A, LIN M, FREDRICKSON V L, et al. Recurrent rathke's cleft cysts: incidence and surgical management in a tertiary pituitary center over 2 decades [J]. Oper Neurosurg, 2019,16(6):675 - 684.

[8] WENG J C, ZHANG Z F, LI D, et al. Therapeutic strategies and prognostic factors based on 121 spinal neurenteric cysts [J]. Neurosurgery, 2020, 86(4): 548 - 556.

[9] WINN H R. Youmans and Winn neurological surgery [M]. 7th ed. Philadelphia: Elsevier, 2017:1186 - 1191.

[10] XU D S, CHEN T, HLUBEK R J, et al. Magnetic resonance imaging-guided laser interstitial thermal therapy for the treatment of hypothalamic hamartomas: a retrospective review [J]. Neurosurgery, 2018,83(6): 1183 - 1192.

65 副神经节瘤

65.1 概述

65.1.1 副神经节系统

对于副神经节系统和肿瘤发生做一简短的复习，有利于对这一特殊类型肿瘤的理解。副神经节(paraganglion)因大多伴行于腹部交感神经节(sympathetic ganglia)而得此名，也可称为交感神经节旁神经节。副神经节系统由2个部分组成，分别是肾上腺髓质和肾上腺外副神经节集合。副神经节在中线两侧大致对称地分布于头、颈和躯干，与交感神经节关系密切，大多位于交感神经节旁。肾上腺髓质组织是成人副神经节系统的最大部分，肾上腺外副神经节主要分布于颈动脉体、颈静脉球、迷走神经体、睫状神经体、翼腭神经体、颌下神经体、耳神经体(鼓室球)、骶部交感神经丛和内脏神经丛。后者常与交感神经、内脏感觉神经交织在一起，组成心丛、肺丛、腹腔丛、腹主动脉丛(Zuckerkandl体)及腹下丛。其中一些副神经节小体，如颈静脉球、鼓室球、颈动脉体和主动脉体并不邻近交感神经系统，但它们的组织结构和功能与交感神经节旁副神经节并无不同，故通常也被冠于副神经节这一名称。胎儿的副神经节主要成分是腹主动脉体，大部分位于肠系膜交感神经丛中，肠系膜动脉下支的起源处(图65-1)。胎儿5～8个月大时，副神经节达到最大，然后开始退化。成人时，大多数副神经节是直径2～4 mm的椭圆小体，只有在显微镜下才能辨别，能在肉眼下观察到的只有主动脉体和腹主动脉体。

副神经节可能在胎儿发展过程中起重要作用，但具体作用不详。既往认为，成人除颈动脉体、主动脉体-肺动脉和肾上腺以外，副神经节系统的功能不明确。现在人们开始意识到副神经节系统是一种弥漫分布的神经内分泌系统。肾上腺外副神经节又可以分为2种类型：①交感神经型，即位于椎旁和主动脉旁区域；②副交感神经型，即几乎完全位于头部和颈部。交感神经型和副交感神经型均产生儿茶酚胺。正常的副神经节在体内稳态中起重要作用，接

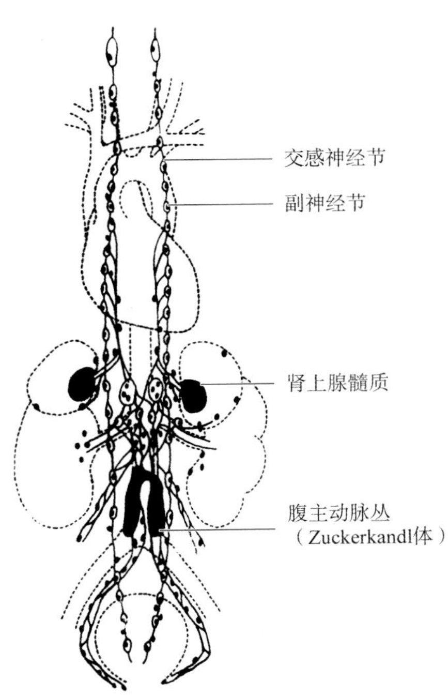

图 65-1 胎儿体内的副神经节分布

受应激反应或直接作为化学传感器(chemoreceptor)释放儿茶酚胺。化学感受器专指具有接受血液成分化学刺激(氧分压、酸碱度等)，反馈调节呼吸或血液循环功能的副神经节，主要指颈动脉体、主动脉-肺动脉体和颈静脉球等，因此，它们所引起的肿瘤又称化学感受器瘤(chemoreceptoma)。类似的神经节组织尚有睫状神经节、迷走神经节、肠系膜上动脉和股动脉神经节等。

胚胎期副神经节系统起源于神经嵴。原始细胞为未分化的交感嗜铬细胞。随着胚胎期的发育，其中一些分化为小型的交感母细胞，进而分化为交感神经细胞；另一些分化为大型的嗜铬细胞，并进一步分化为副神经节细胞。胚胎起源于神经嵴的理论可解释下述现象：①副神经节系统和自主神经系统的密切联系，同一病例神经纤维瘤和副神经节瘤同时发生；②副神经节瘤多中心发生；③颈动脉体和主动脉体的胚胎起源不确定。它们可能不是直接起源于神经嵴，而被认为起源于第 3 鳃裂的壁，与舌咽神经的胚胎发育部位很接近。

65.1.2 副神经节瘤

副神经节瘤(paragangliomas)起源于副神经节，属神经外胚叶肿瘤。常见部位为肾上腺髓质、颈动脉体和颈静脉球等。前者细胞嗜铬染色阳性，故又称嗜铬细胞瘤(pheochromocytoma)，后两者细胞嗜铬染色多呈阴性。与神经外科有关的副神经节瘤主要有颈静脉球瘤、颈动脉体瘤和马尾区副神经节瘤等。副神经节瘤也可起源于某些无正常副神经节存在的部位，如鞍区、蝶鞍旁、静脉窦、松果体区、岩尖、胃十二指肠、大网膜、肠系膜、喉、气管、迷走神经、肺、皮肤和甲床。

65.1.3 发生率

肾上腺髓质是副神经节瘤最多发部位，不在本章讨论之列。起源于肾上腺外副神经节肿瘤较少见，除颈动脉体瘤和颈静脉球瘤外，余均罕见。华山医院神经外科从 1976—2019 年共收治中枢神经系统肿瘤 108 081 例，其中副神经节瘤仅 50 例(0.046%)，占同期神经外胚叶肿瘤的 0.175%。其中男 22 例，女 28 例，年龄 21～77 岁[平均(43.4±2.3)岁]。肿瘤涉及解剖部位依次为：颈静脉孔区(含舌下神经管)24 例，脑桥小脑三角 4 例，颈部 4 例，颞骨 2 例，顶部 2 例，椎管内 10 例以及鞍区 1 例(图 65-2)，颈动脉体 3 例。据国外估计，10%副神经节瘤是恶性的。本组病例经组织病理学证实，肿瘤有恶性变 3 例(6%)。

65.1.4 病因

流行病学研究表明，本病有散发性和家族性两种类型。前者多见，肿瘤多为单发，病因不明。后者少见，为常染色体显形遗传，肿瘤患者可有家族性病史或同一个体多中心性肿瘤病灶(如颈静脉球瘤)，甚至伴发其他神经外胚叶肿瘤，如神经纤维瘤等。因此，病史采集中如果发现有家族史，应同时对家族其他成员进行有关检查。

65.1.5 病理

起源于肾上腺髓质的副神经节瘤，由于肿瘤细胞嗜铬染色阳性，显棕色，而称为嗜铬细胞瘤(pheochromocytoma)。起源于主动脉-肺动脉体和颈动脉体部位的副神经节瘤称为化学感受器瘤(chemodectoma 或 chemoreceptoma)，但组织学上与其他部位的副神经节瘤无差别。副神经节瘤通常按解剖部位而分类，如颈动脉体瘤、颈静脉球瘤、主动脉-肺动脉体瘤、腹膜后副神经节瘤及马尾区副神

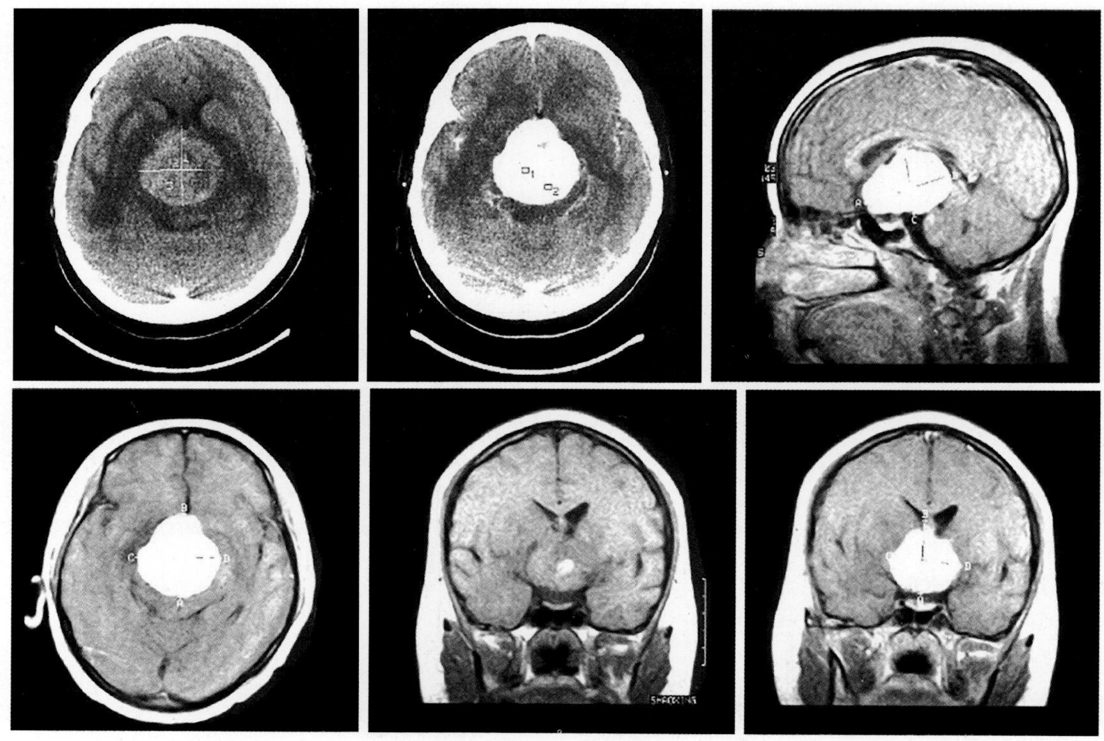

图 65－2　鞍区副神经节瘤

经节瘤等。另外，也可依嗜铬染色阳性或阴性分为嗜铬和非嗜铬（non-chromaffin paraganglioma）两类，但仅限于组织病理学分类。

早期的组织学研究中，Henle 发现肾上腺髓质用铬酸或重铬酸钾染色时，显暗棕色，并证实嗜铬染色阳性与组织中的儿茶酚胺有关。嗜铬反应是非特异性的氧化反应，由组织中的儿茶酚胺类激素（如肾上腺素）和氧化剂合成的嗜铬化合物而呈棕色。近年来，病理组织学研究发现，嗜铬染色法探查发现组织中的儿茶酚胺的方法并不可靠，结果多变且反应迟钝。非嗜铬的副神经节组织和肿瘤中亦含有不等量的儿茶酚胺，现在可通过更为敏感的生化测定技术和甲醛诱导的荧光反应显示。实际上，所有副神经节和起源于此的肿瘤细胞都应含有神经分泌囊泡，内有儿茶酚胺类物质。肿瘤中的儿茶酚胺小部分分泌入血（起源于肾上腺髓质、颈动脉体和颈静脉球的肿瘤更明显），导致临床高分泌症状。现代观点将副神经节瘤分为功能性与非功能性，而非传统的嗜铬与非嗜铬性。

巨检观察：副神经节瘤大小、形状依据生长部位而定。肿瘤多有包膜，如肿瘤呈侵袭性生长，包膜往往不完整。肿瘤质地较韧，内含丰富血管或血窦而呈暗红色。

光镜下观察（图 65－3）：肿瘤主要由巢状和分叶状排列的较苍白的主细胞和围绕其周围的扁平状支持细胞组成。瘤细胞巢由纤维血管间质围绕，Gomori 和 PATH 染色可示之。主细胞排列成巢状或细胞球（Zellballen），亦称“器官样结构”。主细胞呈多角形，大而形态一致，胞质淡伊红色颗粒状。核较大，染色质空淡，核仁明显，核分裂少见。支持细胞体积小，核仁不明显。瘤细胞偶尔呈假乳头状结构可能被误认为室管膜瘤，但前者 GFAP 染色阴性可与后者鉴别。约 50%的肿瘤中可见到成熟的神经元散布于其中，为副神经节瘤的神经节样变异。主细胞 Grimelius 染色常阳性，证实其含嗜银颗粒。免疫组织化学染色显示，主细胞 Syn 阳性，证实肿瘤细胞内含有神经分泌颗粒，其比 NSE 和 PGP9.5 更具有特异性。支持细胞 S－100 和 GFAP 阳性。

电镜下观察：主细胞内存在数量不等的高密度

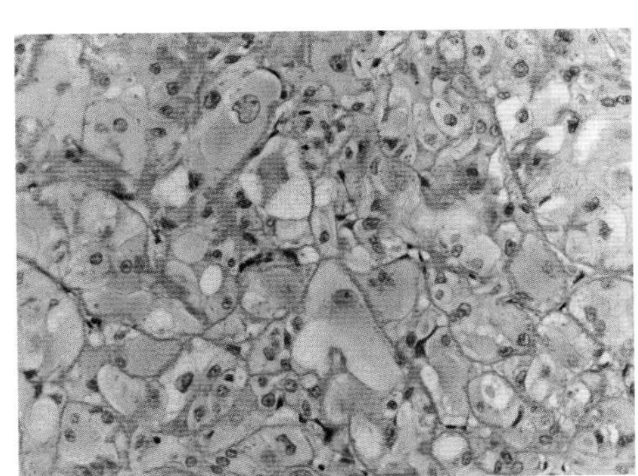
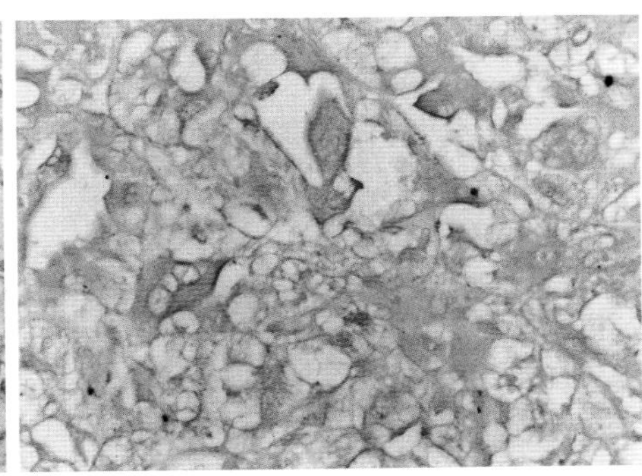

图 65-3 副神经节瘤光镜下观察

核心的囊泡，直径 80～300nm。内含不同比例的生物源性胺（儿茶酚胺和 5-羟色胺等）和肽（生长抑素等）。

组织学中，良恶性相似。恶性变的组织病理学判断标准为细胞异形、核分裂、局部浸润和周围播散。然而副神经节瘤的组织学异常与恶性生物学行为往往并不完全一致。恶性的诊断基于生物学行为，如侵入淋巴结或远处转移至副神经节细胞本不存在的部位。研究显示副神经节瘤的生物学行为与一些神经多肽（如 Leu-脑非肽、Met-脑磷脂、胰多肽、生长抑素、血管活性肠多肽、P 物质、肾上腺皮质激素、降钙素、铃蟾肽、神经降压素）的表达有明确联系。

65.2 颈静脉球瘤

颈内静脉在颅底颈静脉孔处延续于乙状窦，于颈静脉窝处，管腔稍膨大，称为颈静脉球。严格地讲，颈静脉球瘤（glomus jugulare tumors）应起源于颈静脉球外膜处的副神经节。但解剖学研究发现，位于颞骨的副神经节数量和部位不固定，它们大多沿着舌咽神经的鼓室支（Jacobson 神经）、岩小神经和迷走神经的耳支（Arnold 神经）分布，或位于颈静脉球外膜鼓室脉络膜及鼓室小管内。附于上述结构的副神经节多位于颈静脉窝内或邻近结构（如乳突管、面神经管及茎乳孔等）。故起源于上述部位的副神经节瘤均涉及颈静脉孔区，很难鉴别其确切起源。故通常所说的颈静脉球瘤，泛指涉及颅底颈静脉孔区的副神经节瘤，简称球瘤（glomus tumors）。颈静脉球瘤是神经外科领域最多见的副神经节瘤类型。2000 年以后，WHO 对中枢神经系统肿瘤分类不再单独命名颈静脉瘤，而是统称为颈静脉孔区副神经节瘤。本节为了兼顾本书前期版本，仍沿用颈静脉球瘤的命名。

65.2.1 流行病学

颈静脉球瘤少见，约占所有肿瘤的 0.03%，头颈部肿瘤的 0.6%。在人群中为（0.12～0.3）/10 万人。可见于 22 个月至 85 岁任何年龄组发病，但多见于中年。女性多于男性，文献报道（3～10）∶1 不等，本组资料女∶男＝6∶5。文献报道病灶左侧多见，本组左∶右＝9∶2。病程从 1 个月至 28 年，多为单发性肿瘤，3%～5%的患者可合并全身其他部位的副神经节瘤。病例多为散发，部分有家族性遗传倾向，证据支持显性遗传，具有基因印记，在 11 号染色体：11q23.1 的 *PGL1* 和 11q13.1 的 *PGL2*。*PGL1* 和 *PGL2* 这 2 个基因片段都是编码琥珀酸脱氢酶（SDH）的亚基。据推测 SDH 是重要的氧传感系统，SDH 突变使氧传递系统失能，触发细胞增殖。缺氧导致血管增殖而致瘤的另一个支持证据是：高原居民和慢性阻塞性呼吸系统疾病患者的颈静脉球瘤发病率略高。

65.2.2 病因

确切病因不明。神经节细胞来源于神经嵴的神经母细胞，既有神经元细胞的特征又有分泌功能，属于神经分泌细胞。经细胞化学和超微结构的研究已证实，颈静脉球瘤有化学感受器的功能，其胞质内有典型的儿茶酚胺分泌颗粒。有 1%～3%的颈静脉球瘤有神经分泌功能活性，血浆中儿茶酚氨水平升高，并产生相应症状。部分病例可见全身多病灶多中心性生长。

65.2.3 病理

与发生于其他部位的副神经节瘤并无差别。本病为良性肿瘤，但综合国际文献报道病例恶性发生率3%～4.5%。虽然肿瘤组织学类型多为良性，但病灶几乎均呈局部浸润性生长(表65-1)，极少数可向远处转移至淋巴结、肝脏和肺。

表65-1 Spector (1976)颈静脉球瘤浸润性生长局部侵犯类型

分类	描述
Ⅰ	沿咽鼓管至鼻咽部和颅底骨孔
Ⅱ	沿颈动脉至颅中窝
Ⅲ	沿颈静脉之颅后窝
Ⅳ	穿鼓室盖底至颅中窝底
Ⅴ	穿迷路圆窗至内听道，进入脑桥小脑三角

65.2.4 临床表现

(1) 肿瘤分级

常用的分级见表65-2、65-3。分级的目的是利于区分不同阶段的肿瘤，利于治疗方案设计和比较不同方法的疗效。

表65-2 Glassscock-Jackson 分级(1982)

分类	描述
Ⅰ	肿瘤局限于颈静脉球、中耳和乳突
Ⅱ	肿瘤侵入内耳道及颅内颈动脉管
Ⅲ	肿瘤侵及岩尖及颅内扩展
Ⅳ	肿瘤侵及岩斜区或颞下窝，颅内扩展

引自：JACKSON C G, GLASSCOCK M E 3RD, NISSEN A J, et al. Glomus tumor surgery: the approach, results, and problems[J]. Otolaryngol Clin North Am, 1982,15(4):897-916.

表65-3 Fisch & Mattox 分级(1988)

续表

分类		描述
A型		肿瘤局限于中耳内(沿鼓室脉络球生长)
B型		肿瘤长入鼓室乳突内，但未破坏颈静脉球表面的骨皮质
C型		肿瘤破坏骨迷路或颞骨岩尖部，并
	C1	局部涉及颈动脉管垂直段
	C2	侵入颈动脉管垂直段
	C3	侵入颈动脉管水平段，破裂孔完好
	C4	侵及破裂孔和海绵窦浸润
$De_{1/2/3}$ 型		肿瘤长入颅内硬脑膜外，且
	De_1	颅内部分≤2 cm
	De_2	颅内部分>2 cm
$Di_{1/2/3}$ 型		肿瘤长入后颅内硬脑膜下，且
	Di_1	颅内部分≤2 cm
	Di_2	颅内部分 2～4 cm
	Di_3	颅内部分>4 cm

引自：Fisch U, Mattox D. Microsurgery of the skull base [M]. Stuttgart and New York: Georg Thieme, 1988:149-153.

(2) 常见表现

颈静脉孔区副神经节瘤，不论起源何处，随着病灶进行性生长，可引起耳科和神经系统症状和体征。

1) 耳鸣，进行性听力下降：耳鸣可为搏动性、传导性或感音性耳聋。耳镜检查：鼓膜呈充血膨隆，外耳道可见灰红色肿块，伴随脉率而搏动，甚至出血。有些病例反复出血，可致慢性中耳炎、脑膜炎及耳源性脑脓肿，产生相应的症状和体征。

2) 面瘫：面神经受累提示肿瘤侵及脑桥小脑三角、内听道、中耳、乳突、面神经管或茎乳孔等。

3) 眩晕：肿瘤侵及迷路或直接压迫前庭神经。体检可发现眼震，水平性眼震多见。

4) 颈静脉孔区综合征：第Ⅸ～Ⅺ对脑神经受累，表现为声音嘶哑、饮水呛咳、咳嗽无力及吞咽困难等。体检发现咽部感觉减退、咽反射消失、声带及软腭肌瘫痪、舌后1/3味觉缺失、斜方肌萎缩伴垂肩等。上述症状体征的出现提示病灶侵及颈静脉孔区。

5) 后破裂髁综合征：第Ⅸ～Ⅻ对脑神经同时受累，除上述症状和体征外，还伴舌肌萎缩和伸舌偏向病侧等。提示肿瘤同时侵及颈静脉孔及枕骨髁区。

6) Horner 综合征：提示病变进一步生长，侵及咽旁间隙内的颈交感干或颈内动脉周围的颈内动脉交感丛。

7) 脑神经受累的程度提示肿瘤侵袭的范围。除上述脑神经症状外，还可出现头痛、呕吐等颅高压症状，以及行走不稳、共济失调等小脑症状，锥体束

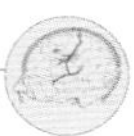

征阳性和颞叶癫痫等颅中窝受累的临床表现。功能性颈静脉球瘤患者血浆中儿茶酚胺水平升高，亦可出现高血压、心悸、烦躁等临床表现。这种高血压可以是阵发性或持续性的，是由多种原因引起的，包括麻醉和药物。为预防心血管并发症，这些患者在手术期间和术后均需要仔细监测。患者还需要在放疗期间给予药物，预防高血压危相。

65.2.5 影像学表现

（1）CT

平扫影像显示颈静脉孔区等密度或略高密度占位灶（图 65－4）。病灶向前可侵入颞骨岩部、颈动脉管、中耳，向上可侵入脑桥小脑三角、颅中窝，向外延及外耳道，向下突入颅外咽旁间隙等。增强扫描，病灶呈均一强化（见图 65－2）。骨窗位扫描，显示颈静脉孔及其邻近骨质破坏（图 65－4）。

（2）MRI

平扫 T_1 加权相病灶为等信号，T_2 加权相病灶较脑组织为高信号（图 65－5）。较大的肿瘤由于富于血供，在 T_1、T_2 加权相上均可见点状或线状流空信号，特别在 T_1 加权增强相出现显著"黑白相

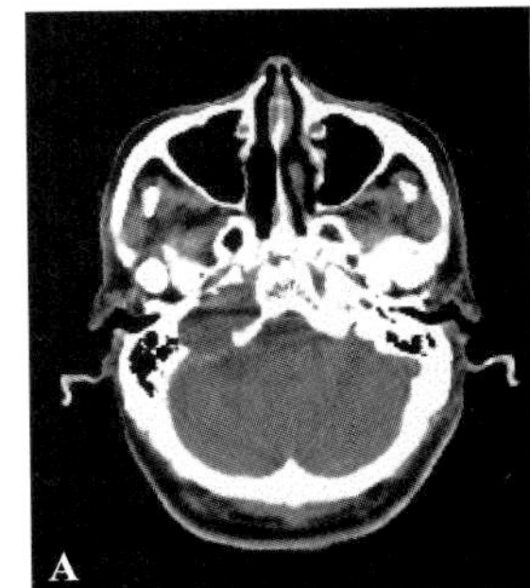

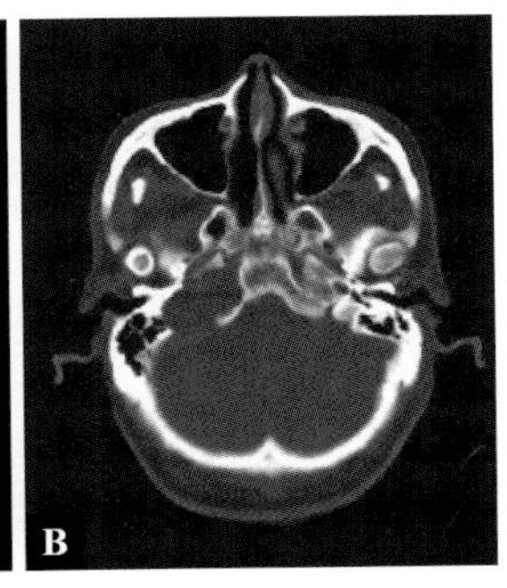

图 65－4　CT 平扫影像

间现象"（salt-and-pepper appearance）（图 65－6），此为特征性表现。静脉注射 Gd-DTPA 造影后，病灶呈均一强化（图 65－6）。MRI 可以清晰显示病灶与颅内脑组织、脑神经、静脉窦以及颅内外颈内动脉和颈内静脉的相邻关系。病灶与相邻骨结构的关系还需结合 CT 检查。磁共振血管成像技术（MRA）结合 MRI 可以更清晰地显示病灶血供来源，磁共振静脉成像技术（MRV）除了显示大型肿瘤的静脉回流外，更有助于判断病灶与乙状窦、颈静脉球和颈内静脉的关系（图 65－7、65－8）。如 MRV 显示颈内静脉受肿瘤侵入，甚至完全闭塞，手术切除病灶时可以结

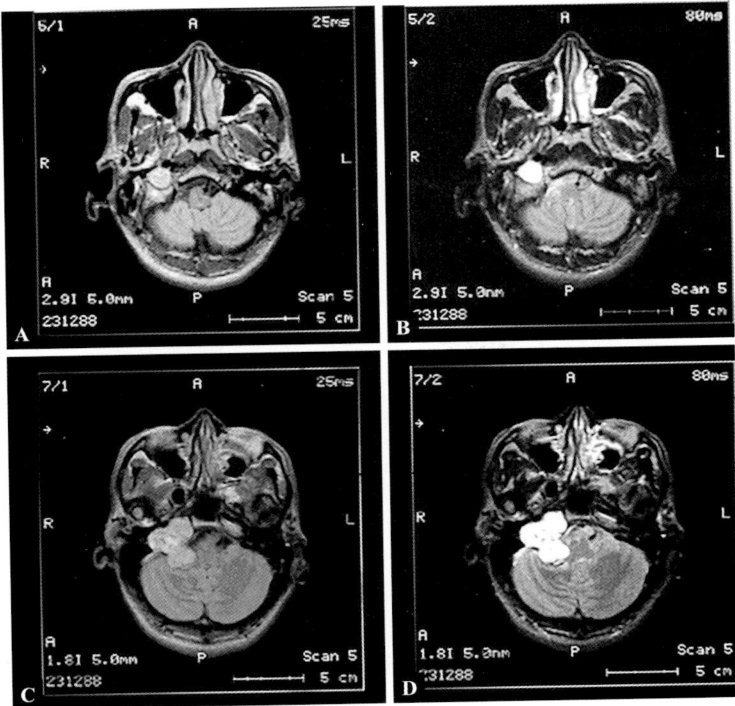

图 65－5　颈静脉球瘤 MRI 平扫影像表现

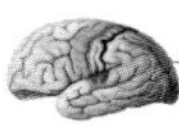

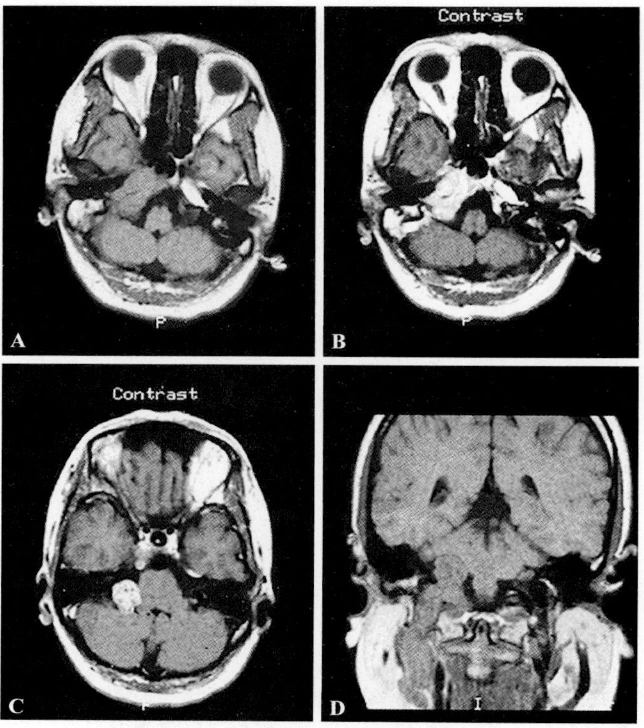

图 65-6　颈静脉球瘤 MRI 增强影像表现

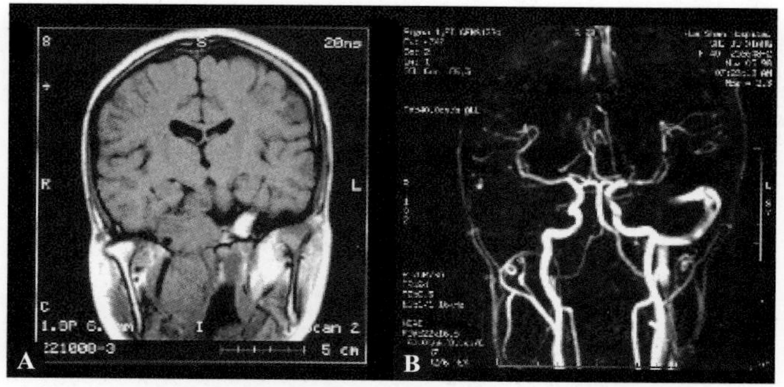

图 65-7　大型颈静脉球瘤 MRI 及 MRV 影像表现

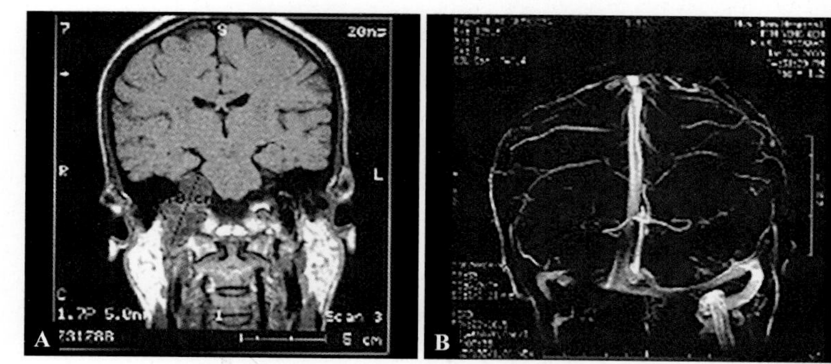
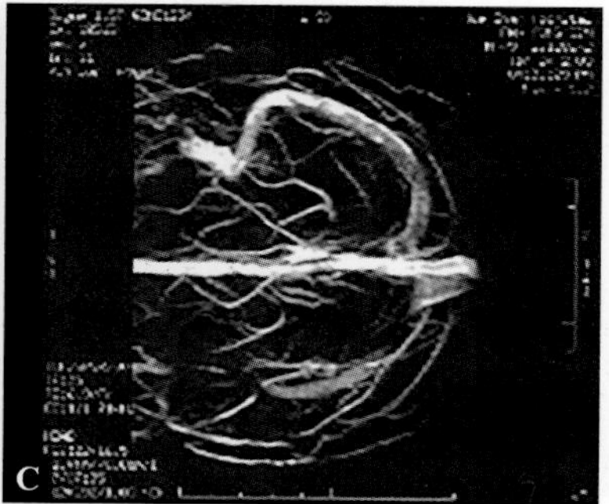

图 65-8　T_1 加权平扫和 MRV 影像

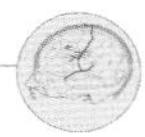

扎切除受累的颈内静脉和颈静脉球，以期全切肿瘤。

（3）血管造影

MRA 和 CTA 可微创显示肿瘤血供，MRV 则显示静脉窦和颈内静脉受累情况。DSA 则多应用于病灶较大或术前介入肿瘤栓塞的患者，能清晰显示肿瘤的血供以及相邻颈内动脉、静脉窦和颈内静脉的受累程度。双侧颈、内外动脉均需造影。如病灶侵入颅后窝，则应双侧椎动脉造影。血管造影动脉期可见多支异常的病理性血管包绕病灶，供血动脉可来源于颈外动脉系统，如咽升动脉（下鼓室支、脑膜支）、颌内动脉（前鼓室支、脑膜中动脉）、枕动脉或耳后动脉等。亦可源于颈内动脉系统，如颈内动脉的岩骨段、海绵窦段和椎动脉系统颅外支（脑膜支）等。肿瘤血管染色常介于脑膜瘤和 AVM 之间。静脉期常可见同侧乙状窦末端、颈静脉球以及颈内静脉近段不显影（图 65－9）。

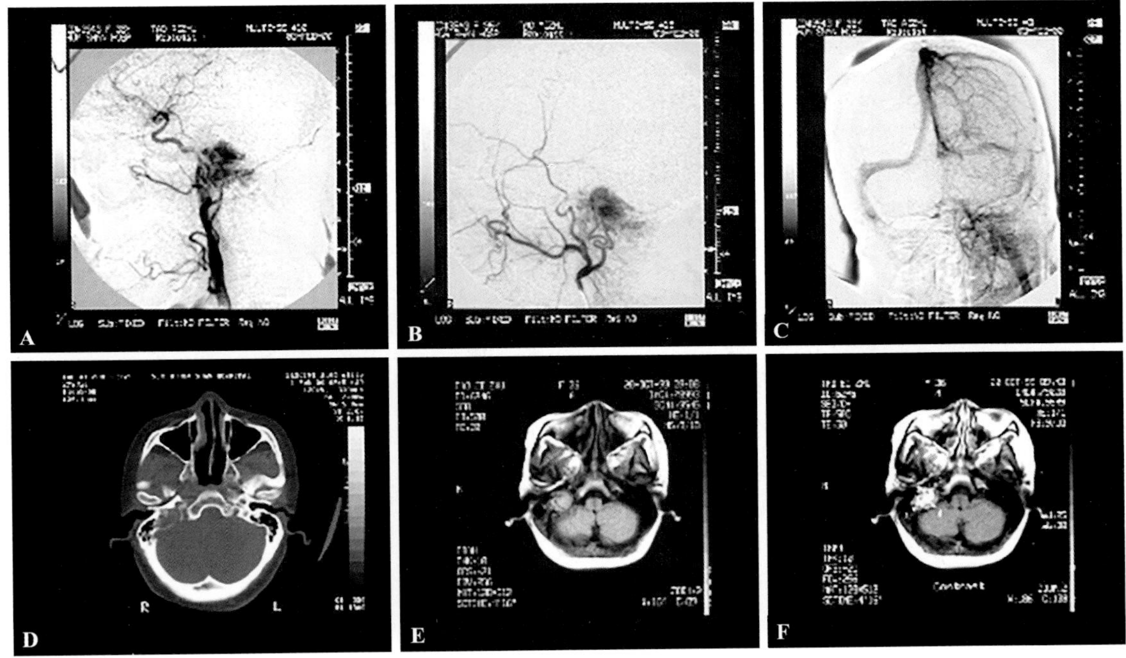

图 65－9 右侧颈总及颈外动脉 DSA 造影

（4）实验室检查

① 血和尿儿茶酚胺、尿香草基扁桃酸（vanillylmandelic acid）和肾上腺代谢物甲基福林（metanephrine）可判断神经内分泌肿瘤。②SDH 分子和基因研究染色体 11 有否突变，以发现家族遗传性疾病。

65.2.6 诊断

依据病史、症状、临床体征，结合现代影像学技术，临床诊断多不困难。切忌活检，以防病灶大出血。鉴别诊断需排除涉及颈静脉孔区的以下疾病：①神经鞘瘤；②脑膜瘤；③骨源性肿瘤；④胆脂瘤；⑤慢性乳突炎；⑥转移性肿瘤等。分析华山医院 1975—2013 年颈静脉孔区手术病例，各类疾病分类如表 65－4 所示。

表 65－4 华山医院颈静脉孔区手术病理分布（1975—2013）

病理诊断	例数	百分比（%）
颈静脉球瘤	16	15.69
神经鞘瘤	62	60.78
脑膜瘤	11	10.78
骨源性肿瘤	7	6.86
纤维脂肪瘤	2	1.96
支气管囊肿	1	0.98
上皮囊肿	1	0.98
涎腺导管腺癌	1	0.98
内淋巴囊肿	1	0.98
总计	102	100.00

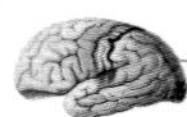

65.2.7 治疗

手术全切除肿瘤为治疗首选方案,介入栓塞可以作为术前辅助手段,对于无症状小肿瘤、有系统性病变不宜手术或术后残留病灶可采用放疗或放射外科治疗。化疗效果不确切。

(1) 介入栓塞治疗

1) 适应证:①大型颈静脉球瘤术前辅助治疗;②年老体弱无法接受开颅手术者或复发病例的姑息性治疗。

2) 栓塞治疗的主要目的是减少肿瘤血供,为手术创造有利条件。有报道术前栓塞可以明显减少术中出血量,利于肿瘤边界的分离和分块切除,提高脑神经等周围结构的保护,缩短手术时间。特别是Fisch分类C型和D型的颈静脉球瘤,术前栓塞应作为常规辅助治疗。术前栓塞与手术时间间隔不宜过长,以免血管再通或侧枝循环开放,降低疗效。颈静脉球瘤主要由颈外动脉系统供血。大型颈静脉球瘤多呈分叶状生长,各叶供血动脉来源于颈外动脉的不同分支。肿瘤前叶还可有颈内动脉的颈鼓室支参与供血。Fisch分类D型的肿瘤,向颅内侵入硬脑膜外的部分,常可见颈内动脉岩骨段(C_5)或海绵窦段(C_4)发出分支供应。肿瘤侵入颅后窝硬脑膜下部分常有椎-基动脉、小脑后下动脉及小脑前下动脉发出分支供应。对于大型、多分叶的肿瘤,需行颈内、外动脉各分支超选择性插管,逐一栓塞。Fisch分类C型的肿瘤一般可获完全性栓塞,D型肿瘤可获大部栓塞。肿瘤颈内动脉颅内分支供血明显,而超选择性栓塞失败时,可试行同侧颈内动脉球囊临时阻断试验。如患者可以耐受,则可行颈内动脉岩骨段球囊阻断。肿瘤以椎-基动脉系统供血占优势的病例,大多栓塞困难。其他建议的替代方案包括使用颈内动脉覆膜支架,封闭肿瘤的所有分支血管。此外,支架提供了术者对血管的触觉反馈,有利于肿瘤分离。但支架也增加了血管内迟发血栓形成的风险,可能需要终生抗血小板治疗。减少术中出血的另一种方法是在术中结扎的乙状窦和颈内静脉内注射蛋白胶,减少术中静脉出血。

3) 并发症:①发热;②短暂性耳痛;③术后伤口愈合延迟;④脑缺血;⑤后组脑神经麻痹等;⑥低血压。并发症④、⑤的发生往往与"危险吻合"有关,即供应肿瘤的颅外动脉分支与颈内动脉颅内分支及椎-基动脉颅内分支之间的吻合支。有近1/3的病例血管造影检查可以发现有"危险吻合"存在,但不应将其列为栓塞禁忌症。此时不应采用液体栓塞剂,宜选用直径大于"危险吻合"动脉内径的可吸收性固体栓塞剂,如明胶颗粒等。由于"危险吻合"往往涉及脑干及后组脑神经等重要结构的供应动脉,故栓塞过程中需特别注意保护。并发症⑥主要见于罕见的儿茶酚胺分泌型肿瘤,有致死可能。

(2) 放射治疗

1) 适应证:①手术后残留肿瘤灶;②老年患者或全身情况差不能耐受手术的患者;③病灶小未产生临床症状;④复发或转移性肿瘤灶;⑤双侧颈静脉球瘤,一侧术后残留严重后组脑神经功能障碍的患者,对侧肿瘤灶无法手术者;⑥患者拒绝手术。

2) 并发症:①脑组织及颞骨放射性坏死;②延迟性中耳炎、耳道积液;③喉头狭窄;④下颌骨放射性坏死;⑤外耳道狭窄等。

3) 疗效:有争议。支持者认为,组织学观察显示,放射线能导致病灶水肿、纤维化、含铁血黄素沉着、血管壁退行性改变伴内膜增生、血栓形成。影像学检查提示肿瘤放疗后缩小、生长减缓甚至相对静止。临床观察部分病例放疗后症状缓解,故放疗有效。此外,对于病理性有丝分裂活跃的肿瘤,必须进行放射治疗。调制放疗(intensity-modulated radiotherapy, IMRT)和三维适形放疗(three-dimensional conformal radiotherapy)可以显着提高局部控制率,且不良反应相对较少。

反对者强调,组织学观察,放疗后副神经节瘤细胞本生却没有明显放射性改变。肿瘤病灶仍然存在,生长只是暂时抑止,提示本肿瘤队放疗不敏感。患者已有的临床症状体征缓解有限(特别是C型和D型)且有效率各家报道差入很大。放疗后并发症(如上述)造成新的临床症状,如偏瘫、眩晕、共济失调、耳鸣、咀嚼困难和吞咽困难等。局部放疗不能阻止肿瘤远处转移。放疗造成局部组织粘连,给手术肿瘤分离、局部解剖带来困难。

(3) 放射外科

如伽马刀、X刀、射波刀(Cyber knife)和质子重离子。其适应证和并发症基本同常规放疗。但由于放射外科技术具有传统放疗所不具备的精准靶区设定以及低周边剂量等优势,放疗并发症较小。放射外科适用于手术全切有困难的颈静脉球瘤,以及术后残留、复发者以及多发者。据本单位伽马刀治疗的个例随访,近期以及中期疗效较好,可控制肿瘤生

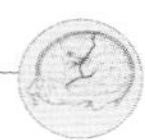

长，不加重脑神经损伤，远期疗效还有待观察。伽马刀治疗对于拒绝手术或不能耐受手术者亦值得推荐。1999 年 Liscák 发表欧洲多中心伽玛刀治疗颈静脉球瘤的临床经验荟萃，52 个病例（包括 95%的 Fisch 分级 B 或 C），随访 3～70 个月，局部肿瘤控制率达 100%，其中肿瘤体积稳定为 60%，肿瘤缩小为 40%，29%病例的临床症状改善，66%不变，仅有 5%病例的临床症状加重。综合国际文献的病例报道，尽管手术存在脑神经损伤风险以及手术死亡率，但是 88%病灶全切率使得手术依旧是颈静脉球瘤的首选治疗方案。放射外科的远期疗效一直存在争议。2006 年，Mayo Clinic 发表了单中心放射外科治疗颈静脉球瘤的远期疗效评价：33 个病例，中位随访时间 13 年，10 年的肿瘤控制率达 92%，治疗不良反应轻微，没有放疗诱发的肿瘤恶性变。因此，放射外科可以作为颈静脉球瘤治疗的另一可靠手段，但该技术受到相对较高的治疗成本限制。

（4）手术

在 1950 年代，早期手术切除颈静脉球瘤的尝试非常局限，肿瘤复发率和死亡率高，放射治疗通常是首选。颈静脉球瘤的手术难度在于其涉及的颅底部位深，结构复杂，邻近大量重要神经血管（图 65－10）。传统解剖学将颈静脉孔区分为神经部（含舌咽神经、岩下窦、咽升动脉脑膜支）和静脉部（含乙状窦，迷走神经和副神经）。颈静脉孔是由颞骨岩部和枕骨髁部构成的裂孔，右侧一般略大于左侧。从颅内观察颈静脉孔为后外侧较大的椭圆形乙状窦部和较小的前内侧岩部，两者之间存在纤维性或骨性间隔，分别通过乙状窦和岩下窦。从颅外观察颅底，颞骨形成了颈静脉球穹窿。颈静脉内嵴始于颞骨颈静脉内突，构成颈静脉球穹窿内侧缘，其上有一狭窄的舌咽神经凹槽，为舌咽神经通过。颈静脉窝是一骨性结构，构成颈静脉球的顶壁和外侧壁，一般右侧稍大。其内壁穹窿状光滑，以容纳颈静脉球，尖端通常不规则，有颞骨颈静脉内嵴，与锥形窝相邻。锥形窝内有耳蜗管外口、舌咽神经、舌咽神经上神经元及耳蜗静脉等。经过颈静脉孔区的结构包括乙状窦、颈静脉球、岩下窦、咽升动脉及枕动脉的脑膜支，第Ⅸ～Ⅺ对脑神经[舌咽神经的鼓室支（Jacobson 神经）、迷走神经的耳支（Arnold 神经）和耳蜗管等]。乙状窦向颈静脉孔的乙状窦部回流，进入颈静脉窝，汇入此处的颈静脉球。颈静脉孔区位置深，周围邻近结构重要，如：前方的颈内动脉、外侧的面神经、内侧的舌下神经、后方的椎动脉等。

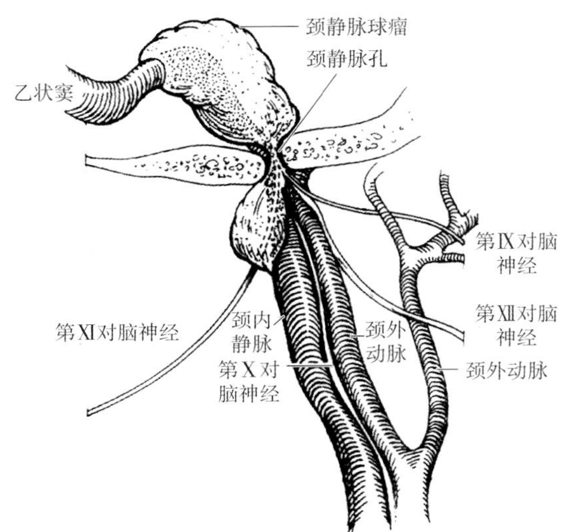

图 65－10　颈静脉球瘤生长局部解剖示意图

颈静脉孔区手术一直是神经外科、头颈外科及耳科的手术难点。1969 年，House 通过乳突-扩大面神经隐窝入路（mastoid-extended facial recess approach）切除颈静脉球肿瘤，不移位面部神经，并保留了耳道的骨质部分。随着影像技术的进步，特别是 CT 于 1972 年进入临床，1980 年，MRI 推动了手术技术的进步。例如，Kempe 等在 1971 年报道，结合使用枕下颅骨切除术和标准乳突切除术来切除侵犯颞骨和颅后窝的肿瘤。House 和 Hitselberger 1976 年描述了经耳蜗入路切除起源于前内耳或内耳道或直接来自斜坡的肿瘤。这是他们 1960 年代经迷路入路的改良，向前扩展涉及整个面部神经的后移，包括迷路和椎管内节段，允许进入耳蜗进行切除，并且几乎完全切除了岩骨，暴露岩骨段颈内动脉，从而能够保护中耳和外耳道壁。它还可以使脑桥小脑三角和斜坡广泛暴露，并可以部分控制颈内动脉的垂直段，但这样做是牺牲了面神经的血供。1977 年，Gardner 等介绍了通过颈部和颞骨的联合手术（外侧颅底入路）。同一年，Fisch 报告了 A 型颞下窝入路（infratemporal fossa approach type A），这种入路有 2 个主要缺点：即术后传导性听力损失以及术后面神经麻痹和后组脑神经麻痹。Fisch 于 1978 年报道了另外 2 种颞下窝入路，分别适用于更向前突涉及斜坡的病灶（包括 B 型）和鞍旁区域（C 型）。1979 年，Fisch 和 Oldring 基于肿瘤相对于附近结构的解剖关系，提出了分级系统（A～D 型）。

Fisch 多次修改了 C 型和 D 型分类，1981 年和 1982 年与 Jenkins 一起，1988 年与 Mattox 一起共同完成了修改(表 65 - 3)，在选择采用哪种手术入路时，肿瘤分级至关重要。随着现代显微颅底外科手术技术的发展，颈静脉球瘤的手术全切除已成为可能。现在强调包括神经外科、头颈外科及耳鼻喉多学科的协同手术，可联合多种颅底手术入路，并充分借助多模态神经导航和术中神经电生理监测等新技术。Fisch C 级和 D 级肿瘤也可以实现全切除，但保留面神经和后组脑神经的功能一直是颈静脉球瘤手术的主要挑战。

1）适应证：肿瘤进行性增大产生神经系统症状和体征者均应首选手术治疗。

2）手术方法选择：局限于鼓室内的小型肿瘤可采用耳科手术入路，如耳道入路或耳后入路(与乳突入路的鼓室成形术相仿)。肿瘤体积较大涉及颈静脉孔区则需采用颅底手术入路，分为以下 3 类：①外侧经乳突入路；②后侧经颅后窝入路；③前侧经岩骨鼓室部入路。

A. 外侧入路：耳后颞下入路(postauricular transtemporal approach)联合颈部切口，可以理想地暴露颈静脉孔区、乳突气房、鼓室、颅外颈动脉鞘及周围结构。采用耳后“C”形切口(图 65 - 11)，依据肿瘤向前扩展范围切断或保留外耳道，依据肿瘤向颅外扩展的范围延长颈部切口，以充分暴露肿瘤及供应血管为宜。暴露颈动脉鞘及其内的颈内动脉、颈外动脉、颈内静脉和后组脑神经。乳突切除范围局限于茎乳孔及面神经乳突段后，磨除颈静脉突，至迷路，从后外侧暴露颈静脉孔区。如需增加侧方显露，术中可切断头侧直肌，切除茎突，使面神经前移位，术野可抵达颈内动脉岩骨部。如需增加前侧方显露，术中可以向前牺牲外耳及中耳结构，但需保留

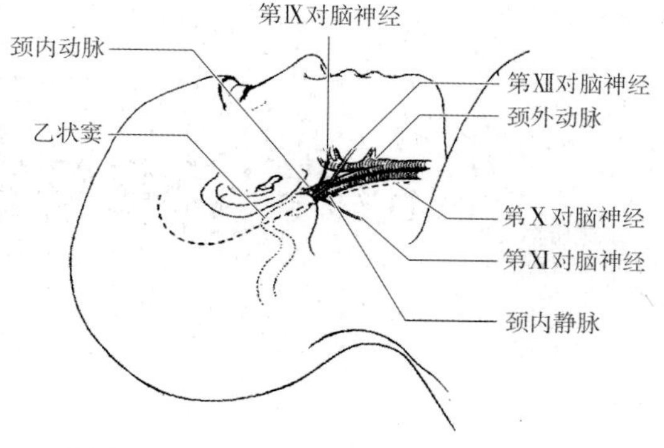

图 65 - 11　耳后颞下入路联合颈部切口

迷路。如患者术前已有听力丧失，向内侧磨除迷路(经迷路入路，translabyrinthine approach)或耳蜗(经耳蜗入路，transcochlear approach)可以进一步扩大术野。切除枢椎横突及枕骨髁后，肿瘤颅外部分大多可充分显露并切除。肿瘤侵入颅内部分可以联合外侧枕下乙状窦前或乙状窦后开颅以切除。

经颞叶迷路下入路(transtemporal infralabyrinthine approach)适用于肿瘤局限于岩骨，术中需切除乳突，岩骨磨至迷路下，面神经保护是手术中的关键。如患者术前已丧失听力，可联合经迷路入路(translabyrinthine approach)或经耳蜗入路以扩大术野。

B. 后侧入路：包括枕下乙状窦后入路(retrosigmoid approach)、远外侧入路(far lateral suboccipital approach)及远外侧经髁入路(the extreme lateral transcondylar approach)。适用于肿瘤颅内部分占优势的病例。

传统的枕下乙状窦后入路通过牵开小脑半球可以显露脑桥小脑三角和颅内颈静脉孔区，但无法显露枕骨大孔区和下斜坡区。

远外侧经髁入路则可以弥补上述不足。侧卧位(park-bench position)(图 65 - 12)，枕下-上颈部马蹄形或“C”形皮肤切口(图 65 - 13)。以马蹄形切口为例，手术要点如下。瓣状皮瓣从乳突尖沿胸锁乳突肌前缘作皮肤切口，达甲状软骨水平。然后向上切开皮肤达耳后，在上项线水平折向中线达枕外粗隆下方，再沿中线达 C_5、C_6。上项线处残留枕下肌群肌肉附着点，将皮肌瓣翻向下。在胸锁乳突肌前缘游离出颈内静脉、颈内动脉、颈外动脉及迷走神经、舌下神经和副神经。大血管绕置血管带备用，注意保护颈内、外动脉之间的后组脑神经。小心解剖寰枕筋膜，此时可以环椎后弓外侧的椎动脉沟为标志，游离椎动脉。颈外动脉诸分支(如枕动脉、咽升动脉等)常有分支参与肿瘤供血而增粗，可邻近肿瘤将其一一电凝切断。进一步暴露枕骨后外侧直达颈静脉孔，此时颈静脉球常受肿瘤推移或侵入。枕下开颅，骨窗范围上至横窦，外侧至显露乙状窦全程，打开颈静脉孔后外侧，微型咬骨钳咬除枢椎后弓、枕骨大孔后外侧(图 65 - 14)。如同时磨除枕骨髁后 1/3 及枢椎侧突更可以充分显露枕骨大孔后外侧 1/4，在茎乳孔及面神经乳突段后磨除乳突，磨除颈静脉突，进一步从后外侧显露颈静脉孔区。磨除颈静脉结节后可充分显露下斜坡至中线，但需小心保

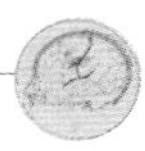

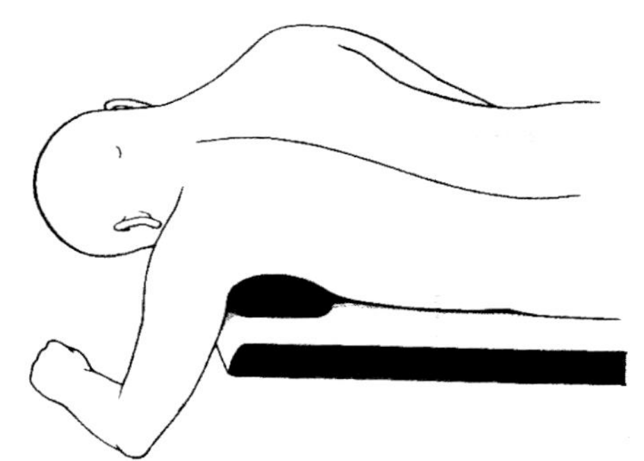

图 65-12 侧卧位(park-bench position)示意图

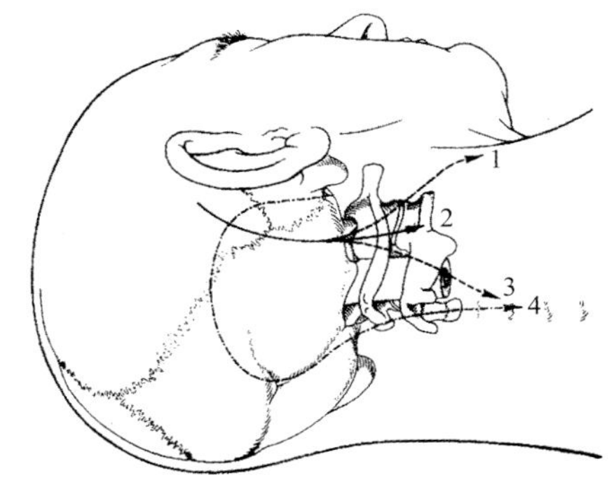

图 65-13 远外侧入路采用的 4 种头皮切口

注:1. "C"形切口;2. 直切口;3. "S"形切口;4. 瓣形切口。

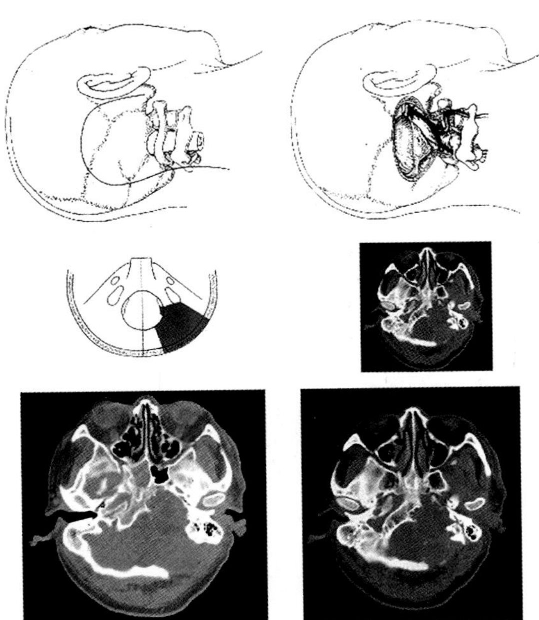

图 65-14 远外侧入路切口以及骨窗范围

护邻近通过的脑神经,由于颈静脉球瘤患者颈静脉孔区骨质大多破坏,故上述骨性结构的磨除多不困难。颈静脉球瘤大多侵犯颈内静脉及静脉窦(乙状窦或横窦),如术前 DSA 或 MRA 证实上述静脉回流已经闭塞,可在肿瘤近端阻断,切开静脉窦切除肿瘤或连同肿瘤一起切除静脉窦。肿瘤远端结扎并切断颈内静脉,将肿瘤连同上述结构及受累硬脑膜整块一并切除。注意保护岩下窦。肿瘤侵入颅内部分多位于硬脑膜外,联合枕下乙状窦前、后开颅多充分暴露。虽然肿瘤表面血管丰富,但可用双极电凝镊凝固并使肿瘤表面皱缩,切除肿瘤多无困难。如肿瘤长入硬脑膜下,可在乙状窦后剪开硬脑膜,分离肿瘤与脑组织边界,切除肿瘤颅内部分。肿瘤分离过程中注意保护面、听神经和后组脑神经。取自体筋膜修补硬脑膜缺损,取自体脂肪填充岩骨磨除后的残腔。皮肌瓣分层复位。

C. 前侧入路:耳前颞下入路(preauricular sub-temporal-infratemporal approach),从外耳道前,经岩骨鼓室,暴露牵开颈内动脉岩骨段,抵达颈静脉孔区及中上斜坡前侧。在此基础上联合外侧入路,称为颞下窝入路(infratemporal fossa approach or lateral Fisch approach),用于 Fisch 分型 B 型或 C 型的颈静脉球瘤手术,特别适用于肿瘤顺着颈动脉岩骨部或咽鼓管侵及岩尖并长入中颅底的病例。

耳前颞下入路。紧贴耳屏前头皮切口如图(图 65-15),头部切口同改良翼点,下缘绕耳垂向后至胸锁乳突肌前缘,并根据肿瘤颅外延伸范围决定切口下缘长度。注意保护颞浅动脉及面神经主干及分支。按颧弓-翼点或眶-颧入路开颅,颞下颌关节脱位下移。骨窗平中颅底,岩骨磨除至打开颈动脉管,

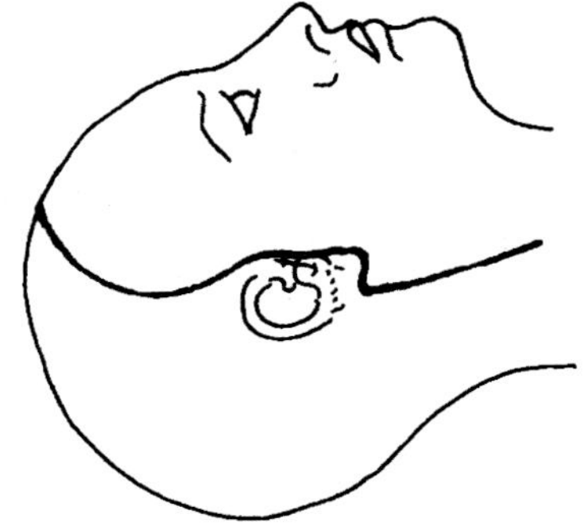

图 65-15 耳前颞下入路头皮切口

牵开颈内动脉岩骨段，可以显露颈静脉孔和中上斜坡的前外侧。在Kawase三角内磨除部分岩骨，还可以显露颅后窝。肿瘤切除同前。

Fisch颞下窝入路。患者仰卧，头转向健侧。沿耳朵前后作"Y"形切口（图65－16）。在骨与软骨连接处切断外耳道，把耳朵向上翻。前面皮瓣在腮腺表面向前游离，保护面神经额颞支。颈部解剖游离颈动脉鞘内诸血管神经结构，并追踪到颅底。肿瘤下极结扎并切断受肿瘤侵犯的颈内静脉近心端。暴露并磨除部分乳突，保护面神经乳突段，并向前移位。暴露乙状窦和肿瘤远心端。在肿瘤近端结扎受肿瘤侵犯闭塞的乙状窦，切断。切除肿瘤。如肿瘤长入颅内，可向后扩大成枕下入路，切除肿瘤。余同"远外侧入路"。

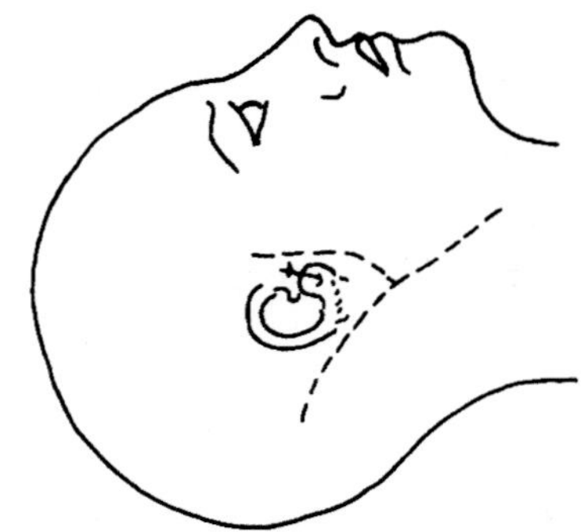

图65－16　Fisch颞下窝入路头皮切口

3）术后主要并发症：①脑神经损伤，包括面瘫、听力丧失、吞咽困难、声音嘶哑、呛咳等；②重要血管痉挛或损伤，包括颈内动脉、椎动脉及颈外动脉等，可导致大脑半球或脑干缺血，严重者可致死亡；③脑脊液漏等。当肿瘤包绕颈内动脉、椎-基动脉以及后组脑神经或侵犯斜坡、枕骨大孔前缘以及海绵窦内时，病灶全切除与术后并发症之间需反复权衡。依据患者全身状况以及肿瘤侵犯的范围，选择相宜的手术入路，或联合多种入路，结合现代显微颅底解剖技术的应用有助于提高肿瘤的全切率。术前栓塞治疗有助于缩小肿瘤体积，减少术中出血。术中脑干诱发电位的应用有助于脑神经的保护。联合神经外科、头颈外科、耳外科、神经放射学以及重症监护室团队的多学科治疗有助于提高手术疗效。

（5）预后

不同肿瘤类型和起源部位，治疗预后存在差异（表65－5）。Al-Mefty等认为肿瘤体积、病灶数量、肿瘤细胞的恶性变、儿茶酚胺分泌功能以及前期是否接受过放疗都是影响手术预后的重要因素。综合国际文献，颈静脉球瘤的手术全切除率为73%～96%，肿瘤的5年控制率为44%～90.7%。肿瘤如能获手术全切除，术后复发率低。由于肿瘤生长缓慢，即使大部切除缓解症状后，患者预后也较好。但手术往往不能缓解已有的脑神经症状，甚至加重。术后后组脑神经损伤（9.4%～100%）、面瘫（1.2%～26.7%）、听力丧失（2%～50%）、椎动脉缺血或出血（0.5%～7%）以及脑脊液漏并发颅内感染（0.5%～10%）往往是导致术后严重致残甚至致死（1.2%～6.4%）的主要原因。其他并发症还包括眼球活动及面部感觉障碍、肺栓塞、鼓膜穿孔、皮肤坏死等。少数恶性变者，预后不良，多在数月至2年内复发、死亡。患有小肿瘤的老年患者可以采取随访观察策略，一旦发现肿瘤放射学进展时再考虑手术或放射外科治疗。根据经验，考虑到可能的测量误差，将副神经节瘤的放射学进展定义为1年中体积增长超过20%。

表65－5　Rockley-Hawke（1990）和Alford-Gilford（1962）预后分级

Rockley-Hawke		Alford-Gilford
肿瘤类型	起　源	预后评估
鼓室脉络膜	中耳岬部 乳突根部 Jacobson神经	好
颈静脉球	颈静脉球 鼓室小管	差
其他	Arnold神经 面神经管	不定

65.3　颈动脉体瘤

颈动脉体位于颈总动脉分叉后正中处的血管外膜层（图65－17），为扁椭圆形小体，米粒样大小，棕红色，血供丰富。颈动脉小体由类上皮细胞（起源于神经上皮的肽分泌细胞）、纤维血管丛和末梢感觉神经末梢组成，为化学感受器。舌咽神经的颈动脉窦支在行程中与迷走神经和交感干颈上节的分支结合成丛，再分支分布于其上。颈动脉体瘤（Carotid

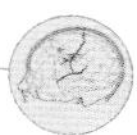

body tumors)为起源于颈动脉分叉处颈动脉体的副神经节瘤(Carotid paragangliomas)。

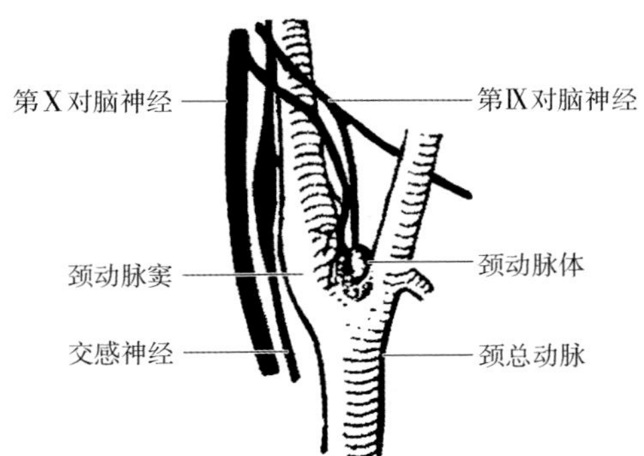

图 65－17　颈动脉体解剖示意图

65.3.1　发生率

与一般肿瘤比,颈动脉体瘤少见,但在非嗜铬性(非功能性)副神经节瘤中,它最常见。国内外神经外科文献多为个案报告,最大组报告为 Williams (1992),34 年间共计收治颈动脉体瘤 30 例(病灶 33 个),其中男性 10 例,女性 20 例,年龄 20～78 岁。本组统计 24 年间仅有颈动脉体瘤 1 例,这与大部分病例为头颈外科收治有关。例如,几乎同期上海中山医院血管外科收治 40 例病例。发病年龄从 3 月至 89 岁,以≥30 岁多发。女性较男性多见。

65.3.2　病因

病因不明。有报道高原居民、慢性心肺疾病患者,由于慢性缺氧,可导致颈动脉体增生、肥大,易发颈动脉体瘤。本病散发型多见,双侧病灶发生率只有 5%。家族型少见,为常染色体显形遗传,双侧病灶发生率为 32%。Bleker (1986)报道一家族性颈动脉体瘤案例,81 位家族成员中有 7 位罹患此病。所以病史采集中如果发现有家族史,建议同时对家族其他成员进行检查,以期早诊早治。

65.3.3　病理

一般颈动脉体瘤为边界清楚、光滑的肿块,平均大小为 4.5 cm × 3.5 cm × 3 cm。个别可达直径 15 cm,重达 200 g。质似橡胶,呈灰红色,血管丰富。组织病理学特征同其他部位副神经节瘤(详见第 47 章"中枢神经系统肿瘤概述")。虽然颈动脉体瘤多为良性,但其恶性变发生率为 2.6%～50%,多向邻近结构浸润性生长,也可发生远处转移(5%),主要表现为周围淋巴结浸润,臂丛、小脑、肺、骨骼、腹腔、胰腺、甲状腺、肾脏以及乳房受累均有报道。颈动脉体瘤的良恶性难以用组织学标准衡量,即有些肿瘤出现核分裂和细胞异形,却不发生侵袭或转移;相反,一些组织学仍保持良性的肿瘤灶却发生转移。10%无家族史患者可有多发副神经节瘤,它们可同时或先后出现。

65.3.4　临床表现

颈动脉体瘤患者多因颈部无痛性肿块而就诊,其他症状可以包括:声音嘶哑、吞咽困难、呛咳或舌肌萎缩等等。体检发现位于下颌角处的颈部肿块,垂直向固定,侧方可活动。肿块表面可以扪及搏动感,但听诊血管杂音常常不明显。脑神经受累比率高达 20%,包括迷走神经和舌下神经,部分患者可出现 Horner 征。吞咽困难和呛咳多继发于迷走神经受累,或咽部受肿瘤局部压迫所致。少数因肿瘤巨大推移或侵袭扁桃体、软腭或悬雍垂而引起口咽出血。少数肿瘤无症状,仅因血管造影或尸检时发现。远隔症状:①颈动脉窦综合征,表现为心跳减慢、低血压和意识丧失。可自发或继发于头颈活动或压迫颈部肿块。②高血压综合征,可阵发性或持续性心跳加快、血压升高、头痛头晕、恶心呕吐、面色苍白、四肢厥冷等。提示肿瘤具有分泌儿茶酚氨的活性,或存在全身多中心嗜铬细胞瘤的可能。分类:常用 Shamblin 分型(图 65－18)。Ⅰ型,肿瘤于颈动脉分界清楚,两者容易分离;Ⅱ型,肿瘤部分包裹颈动脉;Ⅲ型,颈动脉完全被肿瘤包围。Ⅱ型最常见,约占 60%。

65.3.5　影像学表现

股动脉穿刺血管造影是本病最佳诊断方法。颈内外动脉分叉处卵圆形的增强团块影是本病的特征性表现。肿瘤供血动脉多源于颈动脉分叉处和颈外动脉,部分可源于颈内动脉、椎动脉以及甲状颈干等。双侧颈动脉造影有助于判断对侧颈动脉血流情况,排除其他部位多发性副神经节瘤,如对侧颈动脉体瘤或颈静脉球瘤等。增强 CT 和 MRI 有助于判断肿瘤向四周侵犯的程度,如有无侵及咽部等。典型的颈动脉体瘤在 MRI 的 T_1 加权为等信号,T_2 加权为高信号。增强后信号明显提高,由于瘤内血供丰富,血管流空现象,可在增强灶内出现无信号区而

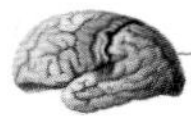

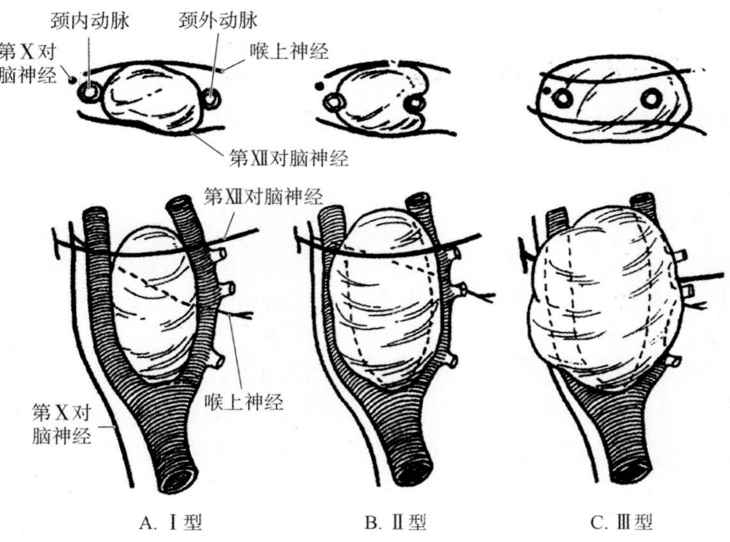

图 65-18　颈动脉体瘤 Shamblin 分类示意图

呈现“黑白相间现象”(salt-and-pepper appearance)。可是此征并非本病特有，也可见于肾和甲状腺癌转移、血管瘤等。MRA 技术有助于判断载瘤颈动脉的通畅程度，可部分代替传统 DSA。本病影像学表现有时与颈动脉瘤鉴别困难，应注意识别。多普勒超声检查具有安全、可靠、无侵袭、价廉等优点，对于有家族史或既往有颈动脉体瘤的高危人群可应用此技术过筛检查。

65.3.6　诊断

依据典型的临床症状、体征，结合神经影像学检查，本病诊断多可以成立。如有家族性副神经节瘤病史，或全身其他部位副神经节瘤病灶，更支持本病。鉴别诊断需除外鳃裂囊肿、颈动脉瘤、原发或转移性肉瘤、神经鞘瘤、颈静脉球瘤等。术前全身详细的影像学资料有助于诊断多发性副神经节瘤。有报告采用细针穿刺活检技术来确诊本病，但多数人认为此技术应用于病灶周围转移性淋巴结活检更为合适，原发肿瘤灶切忌盲目活检，以免引起不可控制的大出血。患者是否存在高儿茶酚分泌的临床表现(如高血压)，是功能性或非功能性肿瘤确诊的总要依据。对可疑患者应查血和尿中儿茶酚氨及其代谢产物如香草基扁桃酸。

65.3.7　治疗

外科手术为本病主要治疗方法，肿瘤不全切除者，虽然可术后辅以放疗，但疗效不确切。化疗效果也不确切。双侧颈动脉体瘤者，主要一侧肿瘤术后如有舌咽、迷走神经麻痹，则对侧肿瘤手术需慎重。因为如果出现双侧舌咽、迷走神经损伤会导致呼吸吞咽障碍。手术方法有：肿瘤剥除、肿瘤切除伴血管重建和肿瘤切除伴颈动脉结扎等。以前两法较好和多用。随着 Shamblin 分级的提高和肿瘤尺寸的增大，术中出血风险增大，需要颈动脉重建并避免颈神经损伤。恶性颈动脉体瘤难以接受手术治疗。特定的手术技术，包括血管重建技术和颈动脉分流术，是改善手术预后的有效方法。颈动脉体瘤最常见的供血动脉是咽升动脉，术前栓塞术可以明显缩小肿瘤体积，降低手术中出血量。

手术切除肿瘤要点如下。

(1) 脑缺血的预防

颈动脉体瘤手术的主要并发症是脑缺血损伤，严重者可危及患者生命。下列措施有助于减少此并发症的发生：

1) 术前颈动脉球囊阻断试验并结合^{133}Xe 脑血流量测定技术，以了解对侧颈内动脉代偿功能。

2) 术中脑血流灌注状况监测或脑皮质功能监测，如术中感觉诱发电位(SEP)和运动诱发电位(MEP)监测或脑电图(EEG)监测等。

3) 脑保护剂应用。

4) 巨大型颈动脉体瘤者(如Ⅲ型或部分Ⅱ型)，术时需行颈动脉暂时阻断或血管重建者，可采用压

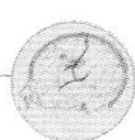

低温麻醉和/或动脉内置管引流术。

(2) 脑神经损伤的预防

舌下神经和迷走神经最易损伤，次之为舌咽和副神经及交感神经。庆幸这些脑神经损伤多时暂时性。熟悉颈部神经血管解剖，术时细心辨识和精细操作是避免神经损伤的关键。

(3) 手术操作注意事项

1) 充分暴露肿瘤。纵形切口起自颧弓上缘，紧贴耳屏向下，绕耳垂下缘至乳突，再沿胸锁乳突肌前缘向下止于胸骨上切迹(图 65－19A)。水平切口可沿通过肿瘤中心的颈部皮肤褶纹切开。前者暴露肿瘤充分，后者有利于美观。

2) 暴露肿瘤远心端，腮腺后缘和乳突之间切开颞腮筋膜，解剖面神经主干并以此为上界整块游离腮腺，向上牵开，注意保护面神经各分支。于乳突和茎突处分别切断二腹肌后腹和茎突舌骨肌，充分显露颈内动脉远心端。沿胸锁乳突肌前缘切开颈深筋膜，小心地自近心端向远心端解剖颈总动脉，分离至颈动脉分叉处。此时肿瘤外侧缘已分离，颈内外动脉起始端分别绕置血管带备用(图 65－19B)。

3) 肿瘤内侧常有面静脉分支参与肿瘤静脉回流，需一一结扎切断分离肿瘤内侧面。

4) 肿瘤深面附着于颈动脉，由颈动脉分叉及颈外动脉发出供血动脉也由深面进入肿瘤。肿瘤与动脉外膜层间存在解剖间隙，故应严格循此间隙自下而上分离，逐一电凝切断供血动脉。这样可以减少载瘤动脉管壁损伤，在保持术中颈动脉血流通畅的状况下分离肿瘤深面。同时严格在颈动脉外膜层外分离肿瘤还可防止损伤喉上神经和喉返神经(图 65－19C、D)。

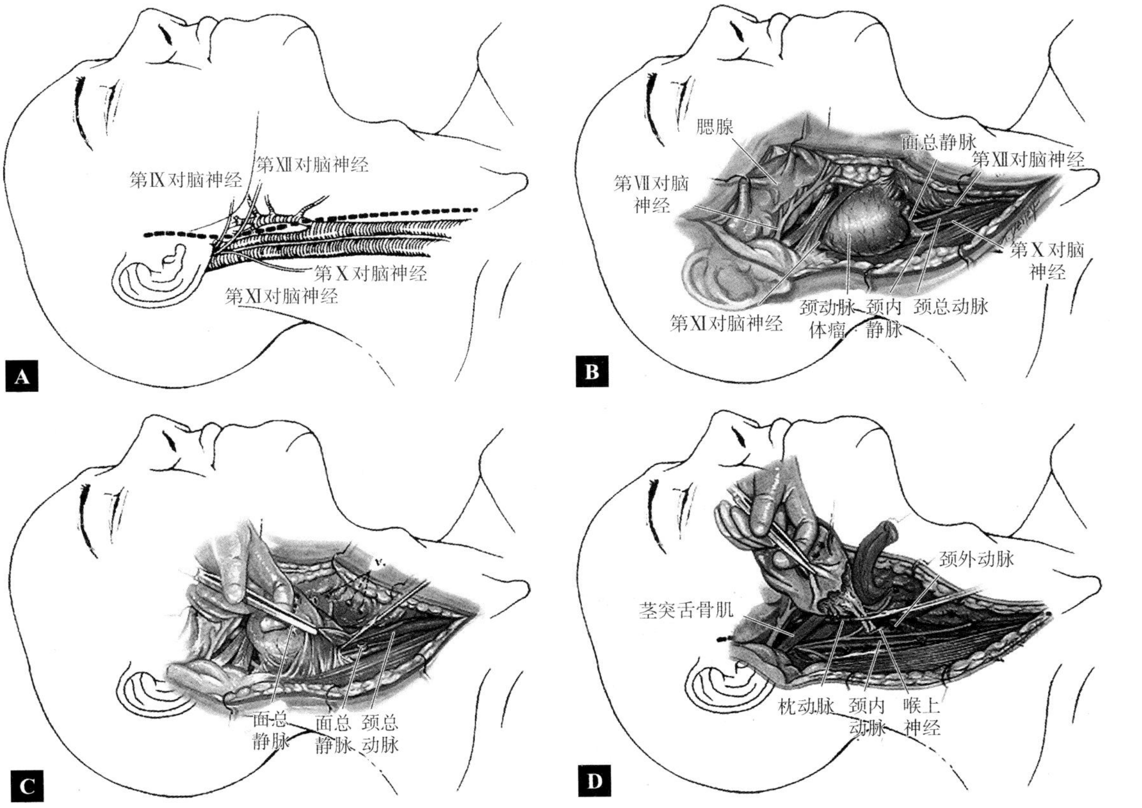

图 65－22　颈动脉体瘤手术

5) 巨大型颈动脉体瘤供血动脉流量高且复杂，可考虑行临时阻断颈动脉术。对于部分术前或术中 EEG 或脑血流量监测提示不能耐受临时动脉阻断术的患者，可以考虑行颈动脉分流术。术中尽可能保留载瘤动脉。但如肿瘤无法与动脉分离，可将肿瘤连同载瘤动脉体一并切除，并行大隐静脉移植术。

6）保护术侧颈外动脉同样很重要，因为他可能是对侧侧枝循环的来源。

7）与肿瘤相邻的脑神经包括迷走神经（主干或喉上神经、喉返神经）、舌咽神经、面神经（主干或下颌支）以及副神经等，它们大多位于肿瘤深面下颌角处。术中需仔细显露并保护好。

8）如肿瘤向上侵入枕骨大孔或岩骨，可联合颅底手术入路。详见 65.2.7“治疗”。

65.3.8 预后

姑息治疗颈动脉体瘤年死亡率为 8%，死因主要包括：后组脑神经麻痹、气道阻塞、肿瘤颅内转移压迫脑干等。手术全切肿瘤可有效缓解症状，防止肿瘤复发，预后较好。多学科团队对于颈动脉体瘤的管理至关重要。早期诊断和手术切除可将致残率降至最低，并获得良好手术效果。Williams（1992）的报告手术死亡率为 0，近期手术并发症为 27%。手术并发症多与术中后组脑神经损伤有关，如声音嘶哑、呛咳、吞咽困难甚至呼吸困难等。陈福真等综合国内 164 例颈动脉体瘤，手术死亡率 5.5%，偏瘫 6%，脑神经损伤 30.4%。术前血浆儿茶酚胺水平高并不增加颈动脉体瘤手术预后风险，相反无功能性颈动脉体瘤的术后短期并发症率更高。

（吴劲松　周良辅）

参考文献

[1] 吴劲松，周良辅. 副神经节瘤[M]//周良辅. 现代神经外科学. 2 版. 上海：复旦大学出版社，2015：778－791.

[2] BRUNO Z, ANGELA V, MASSIMO G. Glomus tumors [M]//WINN H R. Youmans and Winn neurological surgery. 7th ed. Philadelphia: Elsevier, 2017:1251－1267.

[3] GU G C, WANG Y, LIU B, et al. Distinct features of malignant carotid body tumors and surgical techniques for challengeable lesions: a case series of 11 patients [J]. Eur Arch Otorhinolaryngol, 2019,277(3):853－861.

[4] HAN T L, WANG S Y, WEI X L, et al. Outcome of surgical treatment for carotid body tumors in different shambling type without preoperative embolization: a single-center retrospective study [J]. Ann Vasc Surg, 2019,63:325－331.

[5] HASSANEIN A G, HASSANEIN K A M, FADLE K N, et al. The outcome of multidisciplinary management of carotid body tumors: retrospective cohort study [J]. J Maxillofac Oral Surg, 2019,18(4):610－616.

[6] HU H R, ZHAO J C, WU Z P, et al. Level of plasma catecholamine predicts surgical outcomes of carotid body tumors: retrospective cohort study [J]. Head Neck, 2019,41(9):3258－3264.

[7] KATAGIRI K, SHIGA K, IKEDA A, et al. Effective, same-day preoperative embolization and surgical resection of carotid body tumors [J]. Head Neck, 2019,41(9):3159－3167.

[8] LI D, ZENG X J, HAO S Y, et al. Less-aggressive surgical management and long-term outcomes of jugular foramen paragangliomas: a neurosurgical perspective [J]. J Neurosurg, 2016,125(5):1143－1154.

[9] LIU J L, LI Y Z, YANG L, et al. Surgical resection of carotid body tumors with versus without preoperative embolization: retrospective case-control study [J]. Head Neck, 2018,40(12):2590－2595.

[10] PACHECO-OJEDA L A. Carotid body tumors: surgical experience in 215 cases [J]. J Craniomaxillofac Surg, 2017,45(9):1472－1477.

[11] PETROPOULOS A E, LUETJE C M, CAMARATA P J, et al. Genetic analysis in the diagnosis of familial paragangliomas [J]. Laryngoscope, 2000, 110(7): 1225－1229.

[12] SANNA M, KHRAIS T, MENOZI R, et al. Surgical removal of jugular paragangliomas after stenting of the intratemporal internal carotid artery: a preliminary report [J]. Laryngoscope, 2006,116(5):742－746.

66 脊索瘤

66.1 概述

脊索瘤具有侵袭性、局部骨质破坏和高复发率，而且在极少数情况下，有转移的可能性，因此被归类为低度恶性肿瘤。虽然没有直接证据表明胚胎残留的脊索组织可以分化成脊索瘤细胞，但是通过对比脊索原始细胞与脊索瘤细胞的分子表达，证明它们确实可能来源相同。家族性脊索瘤患者中发现的转录因子 Brachyury(T)的唯一高表达(鼠短尾突变体表型)支持脊索瘤形成假说，该转录因子在脊索组织的生长发育过程中有同样表达。

从组织发生学来看，在胚胎期间，脊索上端分布于颅底的蝶骨和枕骨，部分达颅内面，并与蝶鞍上方的硬脑膜相衔接，在枕骨部分可达该骨下面(即舌咽面)，一部分亦可位于颅底骨与咽壁之间。脊索的下端分布于骶尾部的中央及中央旁等部位。当胎儿发育至 3 个月时脊索开始退化和消失，仅在椎间盘内残留，即所谓的髓核。如果脊索的胚胎残留在上述部位滞留到出生后，可逐渐演变成肿瘤。因此，脊索瘤好发于这些部位，均匀分布于颅底(32%)、脊柱(32.8%)和骶尾部(29.2%)。一半以上的骶尾部肿瘤是脊索瘤。

脊索瘤较少见，年发生率为(0.08～0.1)/10万，占骨恶性肿瘤的 1%～4%。颅底脊索瘤占颅内肿瘤 0.1%～0.5%。男性比女性多见(2∶1)，好发于中老年，青少年少见。

关于脊索瘤细胞遗传学的研究很多。最常见的染色体异常是 1 号染色体单倍体和 7 号染色体的获得。其余文献中描述的染色体异常(包括缺失和获得)发生在 1q、2p、3p、5p、9p、10、12q、13q、17 以及 20q。最近的一项研究表明，6p32 的异常可能与脊索瘤的起源(而不是恶化或复发)存在特定的关联。虽然大多数脊索瘤是散发的，但也有潜在的家族性脊索瘤，后者没有发现一致的细胞遗传学改变，与散发病例的异质性相同。迄今为止，还没有一致的细胞遗传学改变能预测肿瘤的生物学行为或对治疗的反应。

66.2 病理

Virchow 于 1857 年首先在显微镜下描述脊索瘤的特点。1890 年，Ribbert 将其命名为脊索瘤。肉眼观察，肿瘤质地软，呈白色或粉红色胶冻状，可有或无纤维包膜；早期与周围脑组织的界限尚比较清楚，晚期则界限不清，浸润破坏邻近骨质和神经组织，引起颅底骨质的破坏。肿瘤切面呈半透明状，含有黏液样物质，为肿瘤变性的产物，故其含量的多寡可以提示肿瘤的良恶性。肿瘤中间有由包膜相连而形成的白色坚韧的间隔，将肿瘤分割成大小不等的多叶状。半数瘤内有结节状钙化。肿瘤内可有出血和囊变。

典型的脊索瘤镜下可见肿瘤为上皮样细胞所组成。该细胞胞体大，多边形，因胞质内含有大量空泡，能呈黏液染色，故称囊泡细胞或空泡细胞；细胞核小，分裂象少见，胞质内空泡有时合并后将细胞核推至一旁，故又称为印戒细胞。有些地方细胞的界限消失，形成黏液状合体。大量空泡细胞和黏液形成是本病的病理形态特点。近10%脊索瘤细胞增殖活跃，黏液显著减少，并有核分裂现象，细胞排列成条或岛状，埋于疏松的黏液组织之间，可含有软骨组织、钙化斑及小片骨组织。其周围为网状的结缔组织所围绕，将肿瘤分割成不规则小叶状。

按病理学脊索瘤可分为以下几个类型：

（1）普通型

又称典型型，最常见，占脊索瘤80%～85%。瘤内无软骨或其他间充质成分。多见于40～50岁人群，<20岁少见。无性别差异。在病理上可有几种生长方式，但片状生长为其特征；由空泡状上皮细胞和黏液基质组成。细胞角蛋白和上皮膜抗原(EMA)的免疫染色阳性，电镜下见核粒。这些特征有助本病与软骨肉瘤区别，后者免疫染色阴性，电镜下无核粒。

（2）软骨样脊索瘤

占脊索瘤的5%～15%。其镜下特点除上述典型所见外，尚含有多少不等的透明软骨样区域。虽然有些学者通过电镜观察后将其归类为低度恶性的软骨肉瘤，但是大量的免疫组织化学染色研究发现软骨样脊索瘤的上皮性标记抗原呈阳性反应。本型发病年龄较小，过去认为其预后普遍较普通型好(Heffelfinger，1973)，现在认为两者预后差不多(Forsyth，1993；O'Connell，1994)。

（3）间质型

又称非典型型，占脊索瘤的10%，含普通型成分和恶性间充质成分。镜下表现为肿瘤增殖活跃，黏液含量显著减少并可见到核分裂象。少数肿瘤可经血流转移和蛛网膜下腔种植性播散。本型可继发于普通型放疗后或恶变。常在诊断后6～12个月死亡。

66.3 临床表现

虽然脊索瘤在组织学上属于低度恶性肿瘤，大多数进展缓慢，却具有高度侵袭周边组织和容易局部复发的特点，与恶性肿瘤无异。

颅底脊索瘤常起自斜坡中线，在硬脑膜外呈缓慢浸润生长，沿中线向前可侵犯鞍区，向后可压迫脑干，向侧方侵入鞍旁海绵窦，向下可突入鼻腔或咽后壁。亦可穿越硬脑膜长向颅内，占满颅底各脑池，迫使正常脑组织移位，并由此引起脑积水。

病程较长，历时数年。临床表现取决于肿瘤所在部位、生长方向和受影响的结构。其自然病程表现为持续加重的颅底骨侵蚀，以及邻近的神经、血管直接受压迫。最常见的代表性症状为不定期的弥漫性头痛，多进展缓慢而常不引起重视。如头痛位枕颈部，头颈姿势或活动可诱发或加重头痛，常提示枕骨髁受肿瘤侵犯。展神经损害引起的复视亦多见(60%～90%)。多发性脑神经功能障碍和长束损害也较常见，部分病例可有视力减退、垂体功能紊乱和共济失调等表现。1/3～1/2病例有鼻咽部肿块而引起鼻塞、咽部异物感和吞咽不适。

放射影像学检查对颅底脊索瘤的诊断有很大帮助：①CT上最显著的变化为颅底骨质的破坏，范围可涉及鞍背、斜坡、前后床突、颅中窝底、蝶骨大翼、蝶窦、岩尖等，溶骨常偏重于一侧。肿瘤内常见不规则斑点状或片状钙化，以鞍后、鞍旁分布较多。CT平扫示肿瘤呈等或略高密度，增强后可表现轻至中度不均匀强化，颅骨破坏和瘤内钙化斑块显示清楚。②MRI上肿瘤呈混杂性信号，T_2加权成像信号多高于T_1加权信号，T_1加权成像可见骨组织被软组织取代，呈不均匀低或等信号，T_2加权成像为不均匀高信号，常可区分肿瘤与邻近神经组织的分界。数字减影血管造影(DSA)主要表现为肿瘤邻近动脉的移位。由于肿瘤血供稀少，所以肿瘤部位常表现为无血管和血供贫乏区。

66.4 分型

66.4.1 部位分型

（1）斜坡型

主要表现为一侧的第Ⅵ～Ⅻ对脑神经损害的症状，同时可伴有对侧的长束损害表现。因常压迫第3脑室后部和导水管使之向后上方移位，故可伴有一定程度的脑积水，但颅内压增高的症状因肿瘤生长缓慢而不明显。

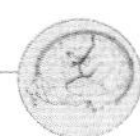

（2）鞍旁型

主要表现为以展神经受累为主的第Ⅲ～Ⅴ对脑神经损害的症状。

（3）鞍内型

表现为视力减退、视野缺损及垂体功能紊乱。男性可表现为性欲减退、阳痿，女性则表现为闭经。

66.4.2 新的分型

Al-Mefty 等（1997）根据肿瘤的解剖部位以及手术入路提出新的分型。

（1）Ⅰ型

肿瘤局限于颅底单个解剖腔隙（如蝶窦、海绵窦、下斜坡、枕骨髁等），瘤体小，症状轻微甚至无症状。此型易于全切除，预后较好。

（2）Ⅱ型

瘤体较大，侵犯 2 个或以上颅底解剖腔隙，但通过一种颅底入路可全切除肿瘤。临床上以此型最多见。

（3）Ⅲ型

肿瘤广泛浸润颅底多个解剖腔隙，需联合应用 ≥2 个颅底入路才能全切除肿瘤。此型肿瘤手术难度大，疗效较差。

66.5 诊断和鉴别诊断

成年患者有长期头痛病史，并出现一侧展神经麻痹，应考虑到脊索瘤的可能，但确定诊断尚需借助 CT 和 MRI 等影像学检查。

同部位脑膜瘤可引起局部骨质受压变薄或骨质增生，而少有溶骨性变化。DSA 常见脑膜供血动脉增粗，有明显的肿瘤染色。

如脊索瘤向后颅生长，应与脑桥小脑三角的前庭神经鞘瘤相鉴别。前庭神经鞘瘤在颅骨 X 线平片和 CT 上主要表现为内听道的扩大和岩骨嵴的吸收。MRI 检查常有助于鉴别诊断。

鞍区部位的脊索瘤需与垂体腺瘤和颅咽管瘤相鉴别。后两者多不引起广泛的颅底骨质破坏，垂体瘤在影像学上一般表现为蝶鞍受累扩大、鞍底变深、骨质吸收。颅咽管瘤 CT 上可见囊壁有弧线状或蛋壳样钙化，通常不引起邻近骨破坏，且两者脑神经损害多局限于视神经；而脊索瘤多表现为以展神经障碍为主的多脑神经损害，影像学上多见颅底骨质溶骨性改变和瘤内斑点状或片状钙化。

向下长入鼻咽部的脊索瘤因其临床表现和影像学特征与向颅底转移的鼻咽癌相似，鉴别诊断主要依靠鼻咽部的穿刺活体组织检查。

鞍旁型或长向中颅底的脊索瘤与软骨肉瘤鉴别比较困难，免疫组织化学染色很有帮助。脊索瘤对多种组织标记均显示阳性，如 Cyto-K6/7、EMA7/7、CEA6/7、GFAP0/7、Des0/7、α-AT7/7、Lyso4/7，而软骨肉瘤则均显示为阴性。软骨样脊索瘤与软骨肉瘤都可能 CK 表达阴性，一种新发现的生物识别标志——转录因子 T 基因在脊索瘤有特异性表达，诊断的敏感度和特异度分别为 98% 和 100%，现已作为脊索瘤与其他软骨性肿瘤的鉴别诊断方法之一。

66.6 治疗

手术仍是本病的主要治疗方法，最佳手术方案是能沿肿瘤边界完整将其切除。但脊索瘤的解剖位置深，手术暴露困难，加之起病隐匿，病程较长，患者来诊时肿瘤已经广泛侵犯颅底，因此手术全切除的难度很大，而且手术死亡率高。由于脊索瘤对放射线不敏感，常规放疗通常只起到姑息性治疗的作用，放射外科的长期疗效仍不明确。目前认为，以保护神经、血管和患者生存质量为前提，最大限度地切除肿瘤，结合辅助放疗，是颅底脊索瘤最佳的治疗模式。

66.6.1 外科手术

完整手术切除肿瘤非常困难，因此对于各种生长方式的脊索瘤，尽可能提高手术切除率是所有术者追求的目标。近年来许多学者仍致力于各种手术入路的选择以求全切除肿瘤，神经导航的应用也利于提高肿瘤全切除率。但是，迄今没有一种手术入路适用于全部脊索瘤，一些脊索瘤还需多种手术入路的联合应用。在选择手术入路时应考虑下列因素：肿瘤部位、术者对各种可供选择入路技术的掌握程度、手术组的经验和配合、颅颈稳定性等。大多数脊索瘤位于硬脑膜外，少数可破坏硬脑膜，长入蛛网膜下腔。因此，位居中线的脊索瘤可选用中线手术入路如经口-硬腭入路、经蝶窦入路、扩大额下硬脑膜外入路、经上颌或经颜面入路等。偏侧生长脊索瘤可用前外侧硬脑膜外入路、后外侧（经髁)入路等。枕骨髁受累者不仅影响颅颈关节的稳定性，且术后易复发，在设计治疗方案时要特别注意。

近年来，内镜扩大鼻颅底技术运用于颅底脊索瘤切除手术，以其创伤微小、效果良好的特点正吸引越来越多的术者采用(图 66－1)。Schwartz 报道采用内镜手术治疗 8 例脊索瘤，7 例获得次全切除。他荟萃分析了 1950—2010 年 37 组共 766 例脊索瘤开颅手术和内镜扩大鼻颅底手术，结果表明内镜手术全切除率(61.0%)明显高于开颅手术(48.1%)，内镜手术发生脑神经损害(1.3%)和脑膜炎(0.9%)明显少于开颅手术(24.2%和 5.9%)，内镜手术肿瘤复发率(16.9%)，低于开颅手术(40.0%)，内镜手术死亡率(4.7%)明显低于开颅手术(21.6%)。随着带蒂黏膜瓣和多层修补技术的运用，内镜手术后脑脊液漏发生率明显下降。

Miranda 利用内镜经鼻解剖将斜坡分为上、中、下 3 段，把脊索瘤按其所累及斜坡的解剖区域进行细分(表 66－1)，以制订术前计划，提高肿瘤切除率，降低手术并发症的发生。

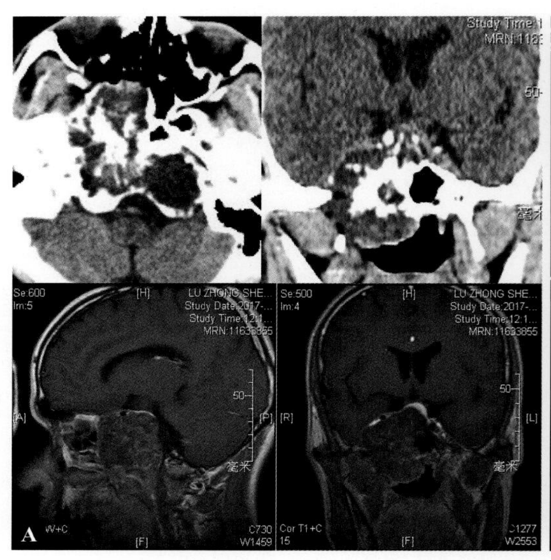

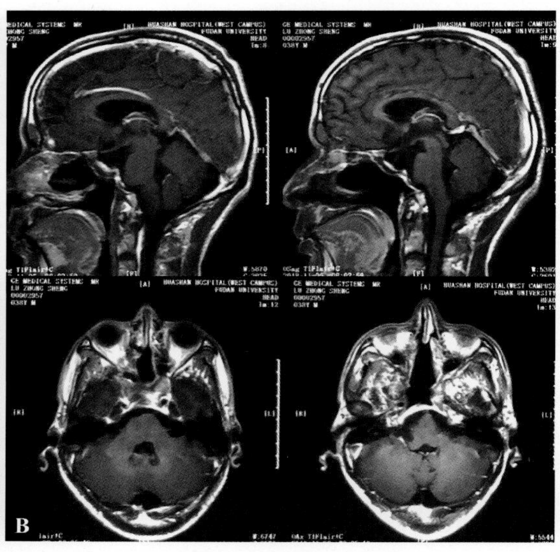

图 66－1　1 例内镜下经鼻扩大入路全切除的脊索瘤

注：A. 术前 CT 平扫和 MRI 增强扫描，肿瘤累及上、中、下斜坡和双侧岩尖，向侧颅底侵犯右侧海绵窦和翼腭窝，向后压迫脑干；B. 内镜下经鼻扩大入路全切除肿瘤后，MRI 水平位和矢状位增强扫描显示肿瘤全切除，原受压脑干恢复正常形态。

表 66－1　内镜下斜坡脊索瘤各解剖分段(Miranda，2018)

斜坡分段	暴露所需切除的骨质	ICA 段	相关脑池	相关动脉	相关神经	侧方延伸
上斜坡	鞍底 鞍背 后床突	鞍旁(床突旁和海绵窦内)	脚间池	基底动脉尖(SCA、PCA)	Ⅲ	海绵窦(鞍旁) 鞍上
中斜坡	斜坡隐窝 蝶骨底 斜坡旁段颈内动脉管	斜坡旁 破裂孔	桥前池	基底动脉干(AICA)	Ⅵ(Ⅳ－Ⅴ－Ⅶ－Ⅷ)	岩尖内侧 Meckel 腔
下斜坡	枕骨基底部 枕骨大孔 颈静脉结节 枕骨髁内侧	破裂孔 岩骨 咽旁	延髓前池	椎动脉(PICA)	Ⅻ(Ⅸ－Ⅹ－Ⅺ)	经颈静脉孔 经枕髁 岩谷下方 咽旁

注：ICA，颈内动脉；SCA，小脑上动脉；PCA，基底动脉；AICA，小脑前下动脉；PICA，脑后下动脉。

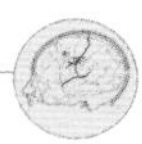

外科多学科团队和神经导航等辅助技术在脊索瘤外科治疗中也扮演了重要角色。多学科团队应包括颅底外科、鼻科、整形外科和血管外科医师。神经导航、神经电生理、超声多普勒和超声刀等辅助工具和技术极大程度上保障了手术安全性，提高肿瘤切除率。

值得注意的是，在2017年由脊索瘤全球共识小组提出的“复发脊索瘤临床指南”中指出，对于以下2类复发患者建议行姑息性对症治疗，而非积极手术治疗：①局部多中心多结节复发的脊索瘤患者；②即便再次手术，也无法接受放疗的患者。

66.6.2 放射治疗

放疗在脊索瘤的治疗中处于主导位置还是仅为一种辅助治疗方法仍然存在争议，但是既往经验表明单独应用放疗效果不佳。目前较为一致的意见是，放疗与手术治疗结合运用。放疗主要包括常规放疗、伽玛刀治疗、中子放疗、重离子放疗等。

(1) 常规放射治疗

尽管常规放疗对脊索瘤的疗效并不理想，但是高剂量的放疗仍然是脊索瘤综合治疗的重要环节。Tai等人的研究认为，与单独手术治疗相比，手术联合放疗的综合治疗方案能够显著延长中位生存期。Menezes的研究显示，5年生存率与放疗的剂量有关，放射剂量≤40 Gy者，无存活；48 Gy者为75%。

(2) 放射外科治疗

包括伽玛刀治疗、质子放疗和重粒子放疗。重粒子放疗包括质子束和带电离子束，常见的带电离子包括碳离子、氦离子及氖离子等。重粒子放疗可给予病灶更大剂量的放射线照射，但周边组织剂量低，包括脑干剂量(exit brainstem dose)，有效地减少周围组织损伤，适用于生长较缓慢的脊索瘤。重粒子放疗已经被证实比伽玛刀治疗更加有效，应用重粒子放疗的患者5年控制率能达到68%～85%，复发率为15%～31%。重粒子放疗相比伽玛刀治疗的优势不仅仅是物理特性的区别，更多的是生物学效应。但是目前因为重粒子放疗设备昂贵，其临床应用比较局限。

(3) 放射治疗影响因素

1) 放疗的效果与治疗的时机有关。手术-术后放疗模式较复发后再放疗有更好的局部控制率。而Park等研究表明，相比复发病灶而言，应用质子放疗结合手术治疗原发性脊索瘤患者的肿瘤控制率更高。这一结果更加证实了放疗早期介入脊索瘤治疗过程的重要性。

2) 放疗效果与治疗剂量相关。脊索瘤对放疗的敏感剂量为70～80 Gy。但是由于肿瘤周边如脊髓、脑干、脑神经等重要组织对射线耐受剂量远低于肿瘤治疗所需要的剂量，所以放疗在实施过程中往往受到很多限制。Pearlman等研究发现，在治疗剂量为80 Gy的患者中，肿瘤控制率为80%，而应用40～60 Gy治疗的患者其控制率为20%。在Kondziolka等报道的病例中，立体定向放疗平均边缘剂量达到20 Gy时，肿瘤无明显进展。一般认为，肿瘤局部应用40～60 Gy的放疗对肿瘤的5年控制率只有10%～40%。

3) 放疗的疗效与术后残余肿瘤的体积也有关系。Hug等研究发现，体积不超过25 mm^3的残瘤有较好的局部控制率，而O'Connell等研究则认为体积＜70 mm^3的肿瘤均能有效控制。

4) 放疗的方式与肿瘤复发密切相关。Colli和Al-Mefty认为，与常规放疗相比，接受质子放疗的患者复发率显著降低。

(4) 放射治疗的并发症

主要涉及视觉功能损害(4.4%)和垂体功能影响(13.2%)。Castro报道放疗整体并发症发生率约为27%，而Al-Mefty和Borba报道的发生率约为17.6%。

66.6.3 药物治疗

蒽环类化合物、顺铂、烷化剂和喜树碱等均曾被证明对低分化型脊索瘤有一定疗效，但是其他病理类型脊索瘤对常规化疗方法通常不敏感。随着对脊索瘤细胞的特性和分子生物学研究的进一步深入，越来越多的分子通路被揭示出来，为分子靶向治疗提供了可能。目前尚缺乏高级别循证医学证据。下面介绍一些回顾性病理研究资料。

既往研究表明，脊索瘤细胞中的血小板衍生生长因子受体PDGFRB、PDGFRA以及酪氨酸激酶受体(KIT)均呈现为过表达。作为酪氨酸激酶抑制剂的一种，伊马替尼能够靶向作用于PDGFRB和KIT。国际上已有4项研究采用RECIST评价标准，探索伊马替尼对于脊索瘤的治疗效果，共纳入181例患者，结果4人(2.2%)获得部分缓解，133人(73.5%)病情稳定，44例(24.3%)患者疾病进展。在应用伊马替尼治疗的晚期肿瘤患者中，CT检查可以观察到肿瘤组织的细微变化，与对照组相比发现肿瘤局部密度变低及体积缩小。病理检查也有阳性发现，主要表现为伴随不同程度凋亡的细胞数减少，以及基质黏液样变性。可见，对于无法接受再次手术或者放疗的复发患者，伊马替尼也许是为数不多的治疗选择。

另一个酪氨酸激酶抑制剂舒尼替尼亦表现出了一定的临床疗效。在一项临床试验研究中，应用舒尼替尼的患者中有44%获得了至少16周的疾病稳定期。

表皮生长因子受体(EGFR)也是潜在的分子治疗的靶点之一。在Shalaby等的研究中，69%的患者EGFR表达阳性。同时在脊索瘤细胞系U-CH1进行的体外实验中，能拮抗EGFR和酪氨酸磷酸化的AG1478显著抑制细胞增殖，并能剂量依赖地降低EGFR磷酸化，从而使之失活。基于以上结果，EGFR信号通路可能在肿瘤的发生、发展中扮演了重要角色，这同时也为EGFR拮抗剂的临床应用奠定了基础。2016年由S. Scheip开展的一次大规模体外细胞系筛查脊索瘤小分子药物的研究中，研究者纳入了1 097个化合物涵盖多种分子通路，在3种脊索瘤细胞系中进行筛选，发现了27种化合物可能有效，其中21种(78%)的作用靶点包括EGFR及其下游通路。另一个EGFR抑制剂埃罗替尼被应用于对伊马替尼无效的患者，结果显示患者症状和影像学结果都获得改善。

也有研究者把目光聚焦于甲硫腺苷磷酸化酶(MTAP)和活化的胰岛素样生长因子-1受体(IGF-1R/IR)。Sommer等发现，39%的病例中MTAP表达抑制，磷酸化的IGF-1R/IR表达阳性患者中位生存期明显缩短，提示异常的信号通路可能是新的治疗靶点。

PI3K/Akt/TSC1/TSC2/mTOR通路也是靶向治疗的研究热点。Presneau等通过对50份病理样本的微阵列分析，测定了PI3K/Akt/TSC1/TSC2/mTOR信号通路的表达。结果发现，对于65%的患者而言，mTOR抑制剂，即雷帕霉素或其类似物可能是有效果的，此类药物与丝氨酸/苏氨酸蛋白激酶(Akt/PKB)抑制剂的联合治疗方案可能有效。Schwab等也对此信号通路进行了研究，检测了13份脊索瘤样本中的信号通路表达，同时利用逐步增量的PI-103处理脊索瘤细胞系UHC-1，以抑制Akt和mTOR通路，并检测细胞的增殖与凋亡。研究结果证实了样本中PI3K/Akt和mTOR信号通路的激活，而PI-103则抑制了UHC-1细胞系中Akt和mTOR信号通路的激活。据此基本可以明确：PI-103通过抑制PI3K/mTOR信号通路降低肿瘤增殖并能诱导细胞凋亡。

联合应用伊马替尼与其他靶向治疗药物如mTOR抑制剂，能够治疗伊马替尼耐药的患者。Stacchiotti等联合应用伊马替尼与mTOR抑制剂——雷帕霉素，治疗伊马替尼耐药的晚期脊索瘤患者，证实了这一方案的可行性。

药物治疗的另一种选择是瘤内化疗。Guiu等采用直接瘤内化疗治疗复发性脊索瘤，以5 mg/ml卡铂溶液，加入肾上腺素(增加浓度并提高卡铂的抗肿瘤作用)和碘造影剂后将药物的终浓度稀释为0.01 mg/ml。研究发现其临床效果显著，且无明显不良反应，肿瘤体积缩小42%(从69 cm^3缩小至40 cm^3)，病理检查证实肿瘤的中心部分坏死。这一结果提示瘤内化疗与手术治疗相结合可能会改善治疗效果。

另一些药物如异环磷酰胺和依托泊苷，可应用于儿童脊索瘤患者。Dhall等研究证实，无论是单独应用还是与放疗联合，异环磷酰胺和依托泊苷对脊索瘤儿童患者均有一定效果。

66.7 预后

美国官方SEER数据库400例分析显示，脊索瘤患者平均中位生存期为6.29年，而5年、10年和20年生存率明显下降，分别为67.6%、39.9%和13.1%。影响5年生存率与复发率的因素有：①肿瘤切除程度，次全切除与活体组织检查组虽然术后均放疗，但5年生存率前者为55%，后者为36%。肿瘤全切除与部分切除者，5年复发率分别为16%和36%。②病理分型，间变型平均生存期6个月至1年。③年龄，儿童以间变型多见，因此年龄越小，越易复发和远处转移，如肺、骨骼系统、淋巴结、肝和皮肤等。④放疗，术后放疗或放射外科可延长生存期，延缓复发。

(王镛斐　李士其)

参考文献

[1] 王镛斐，李士其，周良辅. 脊索瘤[M]//周良辅. 现代神

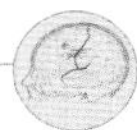

经外科学. 2 版. 上海:复旦大学出版社,2015:792 - 797.

[2] GARDNER P A, SNYDERMAN C H. The endoscopic endonasal approach to chordomas and chondrosarcomas [M]//GRIFFITH R H, FRANCISCO V G. Chordomas and Chondrosarcomas of the Skull Base and Spine. 2nd ed. London: Elsevier, 2018:141 - 149.

[3] KANO H, NIRANJAN A, LUNSFORD L D. Radiosurgery for chordoma and chondrosarcoma [J]. Prog Neurol Surg, 2019,34:207 - 214.

[4] SCHEIPL S, BARNARD M, COTTONE L, et al. EGFR inhibitors identified as a potential treatment for chordoma in a focused compound screen [J]. J Pathol, 2016,239(3):320 - 334.

[5] STACCHIOTTI S, GRONCHI A, FOSSATI P, et al. Best practices for the management of local-regional recurrent chordoma: a position paper by the Chordoma Global Consensus Group [J]. Ann Oncol, 2017,8(6): 1230 - 1242.

[6] WASSERMAN J K, GRAVEL D, PURGINA B. Chordoma of the head and neck: a review [J]. Head Neck Pathol, 2018,12(2):261 - 268.

[7] WHELAN J S, DAVIS L E. Osteosarcoma, chondrosarcoma, and chordoma [J]. J Clin Oncol, 2018,36(2):188 - 193.

67 软骨瘤、软骨肉瘤

软骨瘤(chondroma)又称骨软骨瘤(osteochondroma),是一种良性肿瘤,发生于软骨内骨化的骨骼,主要见于四肢骨和颅底骨,少数可与颅骨无明确关系,游离于颅内,如大脑凸面、脑室内脉络膜丛、脑桥内等部位。由于胚胎时颅底骨是软骨内化骨,因此软骨瘤好发于颅底不足为奇。但是穹窿为膜性化骨,没有软骨,因此发生于大脑凸面等处的软骨瘤其确切起源仍不清楚,可能来源于硬脑膜或从脑膜瘤内的成纤维细胞化生而来。软骨肉瘤(chondrosarcoma)可由软骨瘤恶变而来,也可直接由间质细胞发展而成,故又称为间质性软骨肉瘤。但软骨肉瘤成瘤机制并不十分清楚,有学者认为是从原始间叶细胞或者软骨母细胞发展而来。软骨肉瘤相对少见,缓慢生长,但是对局部骨质有高侵袭的恶性肿瘤。

软骨瘤占颅内肿瘤不足0.5%,好发于女性,10～30岁多见。软骨肉瘤占颅内肿瘤的0.15%,占颅底肿瘤的6%,无性别差异,可见于任何年龄,但以30～50岁好发。

67.1 病理分型

67.1.1 软骨瘤病理分型

软骨瘤主要发生于四肢的长骨、短管状骨和颅底骨。

(1) 主要病理分型

1) 内生性软骨瘤(enchondroma):是一种位于骨中央的软骨瘤,常单发。肿瘤大多位于手、足短管状骨,少数位于长骨和扁骨。X线上表现为境界清楚、圆形或卵圆形的透亮病变,中央见斑点状或环状钙化,骨皮质膨胀变薄。巨体形态为分叶状、灰蓝色软骨样肿块,间有浅黄色钙化区和灰暗红色斑点,常呈黏液样。组织形态上肿瘤由成熟透明软骨结节组成,结节内软骨细胞体积小,较一致,细胞核深染。

2) 骨膜软骨瘤(periosteal chondroma):也称为近骨皮质软骨瘤或骨皮质旁软骨瘤,为少见的骨良性肿瘤。起源于骨膜或骨膜下的结缔组织。肿瘤好发于手、足骨和四肢长骨的骨皮质表面。X线表现为近骨皮质的透明病变,中央不规则钙化,皮质呈碟形凹陷,基部骨皮质常有反应性骨硬化。大体上肿块较小,直径为2～3 cm,为分叶状软骨样。光镜下软骨细胞丰富,可见不典型细胞核,易被误认为软骨肉瘤。

3) 钙化和骨化性软骨瘤(calcifying and ossifying chondroma):部分内生性软骨瘤在X线上表现为致密钙化和骨化阴影,光镜下表现为成熟透明软骨,有高度钙化和软骨内骨化,好发于股骨下端和肱骨上

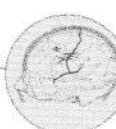

端。其性质可能为软骨瘤性错构瘤而不是真性肿瘤，刮除术能将其完全治愈。

4）多发性内生性软骨瘤（multiple enchondromatosis）：是主要累及一侧肢体整个长管状骨的多发性软骨瘤病，称为Ollier病或软骨结构不良（dyschondroplasia），是一种少见的非遗传性软骨疾病。儿童期发病，表现为肢体不对称短缩畸形。X线表现为干骺端病灶，向骨干扩展。可由于软骨柱的生长与骨纵轴平行，而产生特征性的条纹状阴影，伴斑点状钙化。多发性软骨瘤病同时伴有软组织和某些脏器多发性血管瘤，称为Maffucci综合征。与孤立性内生性软骨瘤不同的是，Ollier病和Maffucci综合征恶变为软骨肉瘤者可高达30%。在多发性内生性软骨瘤或Maffucci综合征中，如出现颅底的钙化病灶，则软骨瘤为第一诊断，尽管有时脊索瘤或脑膜瘤也会出现类似的表现。有时，恶变的软骨瘤也会出现部分钙化。在Maffucci综合征患者中，软骨瘤肉瘤样变的可能性为16%左右。

颅内软骨瘤的病理表现主要为上述第1种类型，偶可见颅内软骨瘤并发于软骨瘤病中，则其病理改变为第4种类型。总体而言，肿瘤为半透明灰白色，常与硬脑膜粘连，附近颅骨可增生。显微镜下可见不正常的软骨细胞，且有活跃增殖的迹象，伴程度不一的骨化或钙化，或纤维，或黏液成分。

（2）解剖部位分类

根据其部位可以将颅内软骨瘤分成4类：

1）生长于颅底，并侵犯鼻咽：最常见，好发于蝶-枕联合区。如发源于破裂孔周围的骨质联合处，此处的蝶骨、颞骨岩部、枕骨交会成星形，肿瘤位于硬脑膜外，其主体部分位于鞍旁的颅中窝底。有时也可位于斜坡后的颅后窝底，甚至长入脑桥小脑三角。位于鞍旁的肿瘤常包绕并阻塞颈内动脉，压迫三叉神经半月节，并推移动眼神经、展神经等脑神经。肿瘤也可能广泛破坏骨质，并向上、下方生长。因此，有时该类肿瘤也可见于鼻腔、鼻旁窦，甚至咽部，但极少见于头、颈的其他部位。有学者认为该类肿瘤主要起源于咽鼓管开口、蝶骨底部，或枕骨底部的软骨成分。从咽鼓管发源的肿瘤常位于鼻咽部，并不侵犯颅底，而被称为鼻咽部软骨瘤。相反，来源于蝶骨-枕骨联合的肿瘤常从颅底向下侵犯鼻咽部及咽旁间隙，而被称为颅底软骨瘤，或颅底的颅外软骨瘤。由于软骨瘤可以从骨周膜、软骨周膜、骨等组织上起源，所以该类肿瘤并不一定起源于蝶骨-枕骨联合。

2）来源于软脑膜：有学者认为它起源于不正常的软脑膜母细胞。

3）来源于硬脑膜：该类肿瘤都有包膜，与硬脑膜粘连紧密，有些还侵犯大脑镰。肿瘤色泽灰红，表面闪亮，与大脑及颅底无粘连，没有从大脑发出的供血动脉。但是相邻的骨质轻度增厚，伴有反应性增生。有学者认为，异型性生长的脑膜成纤维细胞有分化为软骨母细胞的潜能，甚至某些已经高度分化的脑膜瘤也会有仅在原始脑膜组织中才能发现的结构，包含骨结构。在一项121例脑膜瘤的研究中，发现其中的一类肿瘤具有骨及软骨的结构。因此，发源于脑膜上的软骨瘤十分可能来源于异型性生长的脑膜细胞。

4）从脉络膜丛上生长起来的软骨性肿瘤：对其起源认识还不详。

67.1.2 软骨肉瘤病理分型

软骨肉瘤病理上可分5种类型：普通型、间质型、黏液型、清晰细胞型和间变型。还可根据细胞多形性，细胞核有丝分裂程度、体积大小及染色深浅，肿瘤侵袭性，将软骨肉瘤从低级别到高级别进行分类。

67.2 细胞遗传学

软骨肉瘤的细胞遗传学和分子变异千变万化。成软骨细胞5q、9p、10q、11p、13q和19q的部分缺损可能参与软骨肉瘤的形成。17p和9p的进一步部分损失，在肿瘤的发展中起重要作用。在这个模型中，13q的杂合子丢失促进了转移和/或复发。这只是复杂的肿瘤生物学的简化模型。上述参与此过程的染色体很好地体现了软骨肉瘤基因异常的多样性。显然，这些肿瘤的遗传不稳定性为化疗干预提供了一个有吸引力但又捉摸不透的目标。

67.3 临床表现

由于肿瘤生长缓慢，病程可从数月至数年不等，甚至长达10余年。有报道认为女性发病率高于男性。临床表现可以有头痛、视力障碍等，取决于肿瘤所在部位，且与其他侵犯同一部位的病变相似，缺乏特征性的症状与体征。

生长于颅底的软骨瘤表现与一般生长于颅底的脑膜瘤、颅咽管瘤、脊索瘤等难以区别。

67.4 诊断和鉴别诊断

由于软骨瘤和软骨肉瘤在临床缺乏特征性，因此它们的诊断主要依靠以下影像学检查。

67.4.1 X线平片检查

软骨瘤的X线平片表现为局部的钙化和骨质破坏。其钙化常表现为蘑菇样或粗糙的鳞片样，占70%～90%。骨质破坏也很常见，钙化与骨质破坏同时发生被认为是软骨瘤的典型表现。来源于硬脑膜的软骨瘤的X线平片上可见小的钙化灶。有时可见邻近骨质增生，但是通常没有肿瘤侵犯。

67.4.2 CT检查

软骨瘤表现为高而不均匀的密度肿块，呈分叶状如菜花或为类圆形，界限清楚；瘤内有点片状的钙化，或“C”形或螺纹状钙化。有这种钙化常表明肿瘤为软骨源性，可以是软骨瘤或软骨肉瘤。但是瘤基底部无骨质破坏是软骨瘤的典型表现，软骨肉瘤则常破坏软骨样底部，并呈现“多星夜空”现象，即钙化和骨碎片混杂在大量的软骨样瘤组织(呈等或略低密度)内。增强后肿瘤无钙化和无黏液变性部分可强化，呈现不均匀密度改变。

67.4.3 MRI检查

显示肿瘤内软骨基质与肌肉信号比，在 T_1 加权上为低或中等信号，在 T_2 加权上为中等或高信号，钙化或骨碎片为低信号。肿瘤呈不均匀的增强。软骨瘤与脊索瘤的主要区别在于前者不常侵犯斜坡。软骨肉瘤的影像学表现基本同软骨瘤，但它体积常较大，溶骨破坏明显，钙化和骨化部分常较少。弥散磁共振成像时，软骨肉瘤的ADC值明显高于颅咽管瘤。

鼻咽部和侵犯颅底的软骨瘤的鉴别诊断包括：①咽旁的实体性肿瘤，包括神经鞘瘤、动脉体瘤、腮腺后叶及小唾液腺肿瘤；②鼻后囊肿及肿瘤，包括皮样囊肿、下颌囊肿、幼年性血管母细胞瘤、颅咽管瘤、脊索瘤、鳞样细胞癌；③上颌的肿瘤及囊肿。其他少见的鉴别诊断还包括钙化的动脉瘤与转移瘤。通过CT可以判断肿瘤的来源，MRI可以鉴别肿瘤。

67.5 治疗

外科手术切除是本病的主要治疗方法，但是由于颅底骨常广泛受累，难以做到全切除，部分或大部切除肿瘤可解除脑神经受压迫症状，并获较长时期缓解。放疗和/或放射外科治疗可作为术后辅助治疗手段。

67.5.1 外科手术

手术切除是本病的主要治疗方法，初次手术有更大的全切除机会。但这些肿瘤通常不仅涉及斜坡，还侵袭海绵窦、颞骨岩部顶端和脑干等，侵袭和包绕神经与血管的结构，使手术切除非常困难。常规的显微外科入路因为手术时间长、创伤大、中线横向及双边区域的暴露受限制等问题，客观上增加了手术难度。而内镜的鼻内入路因为具有良好的视野暴露，被认为是现阶段斜坡软骨瘤及软骨肉瘤较好的手术方式之一。内镜经鼻内入路能够提供的直视范围包括从鞍底到枕骨大孔，不但在横向方面不受颈内动脉的限制，最远可达圆孔及卵圆孔，而且通过这种入路，可以到达颞骨岩部的顶端和颈静脉孔。因此，手术医生在内镜手术过程中可以明确肿瘤边界及其与附近重要解剖结构的关系，提高肿瘤切除率，并有效减少手术创伤。但是由于颅底骨常广泛受累，难以做到全切除，有时部分或大部切除肿瘤可解除脑神经受压迫症状，获较长时期缓解。

67.5.2 放射治疗和/或立体定向放射外科治疗

放疗和/或立体定向放射外科治疗可作为术后辅助治疗方法。因肿瘤侵犯斜坡，常常靠近垂体柄、脑干等重要结构，以往的常规放疗及二维单纯放疗因照射损伤和并发症较多等原因已不再使用。目前较认可的是肿瘤大部切除后行立体定向放疗、三维适形放疗或影像引导放疗等。立体定向放疗是现行使用较多的术后治疗方式。其定位准确，误差常＜0.5 mm；每条γ射线剂量梯度大，对正常组织损伤少。经手术联合立体定向放疗后的软骨肉瘤5年局部控制率可达到86%以上。其常见放射剂量在30～70 Gy，肿瘤周边剂量的平均值是15～16 Gy。垂体柄暴露在放疗范围内，应保持计量少于30 Gy

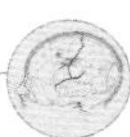

以保护垂体内分泌功能，脑干的暴露剂量需要控制在 60 Gy 以下。

近年来，重粒子放疗（高剂量质子束和带电离子束）被认为可以有效治疗软骨肉瘤，其优势在于靶点照射剂量大，周边正常结构剂量低，但因治疗病例数较少，缺乏Ⅰ级和Ⅱ级循证医学证据。

67.6 预后

预后与肿瘤病理类型、生长部位及其手术切除程度密切相关。全切除或近全切除的 5 年存活率为 85%～100%，但因顾及到影响脑神经、静脉窦、动脉等重要结构和患者生活质量，所以肿瘤全切除却很难达到。不全切除者常会复发，需要进行多次手术。但是即使次全切除也会为患者带来多年高质量的生活。对于幼年患者，成功的手术可以使其智力不受影响，人格发育正常。

儿童软骨肉瘤的预后较成人差。间质性软骨肉瘤具有高度侵袭性，预后较差。总体来说，软骨肉瘤治疗预后远好于脊索瘤，手术联合术后放疗可以减少肿瘤复发，达到更长时间缓解。

（王镛斐　李士其）

参考文献

[1] 王镛斐，李士其，周良辅．软骨瘤与软骨肉瘤[M]//周良辅. 现代神经外科学. 2 版. 上海：复旦大学出版社，2015：798 - 801.

[2] AWAD M, GOGOS A J, KAYE A H. Skull base chondrosarcoma [J]. J Clin Neurosci, 2016,24:1 - 5.

[3] GOODWIN C R, LIANG L J, ZADONIC P L, et al. Chordomas and chondrosarcomas [M]//WINN HR. Youmans and Winn neurological surgery. 7th ed. Philadelphia: Elsevier, 2015:1243 - 1249.

[4] KANO H, NIRANJAN A, LUNSFORD L D. Radiosurgery for chordoma and chondrosarcoma [J]. Prog Neurol Surg, 2019,34:207 - 214.

[5] KERR D A, ROSENBERG A E. Pathology of chordoma and chondrosarcoma of the axial skeleton [M]//GRIFFITH R H, FRANCISCO V G. Chordomas and chondrosarcomas of the skull base and spine. 2nd ed. London: Elsevier, 2018:11 - 21.

[6] VAN GOMPEL J J, JANUS J R. Chordoma and chondrosarcoma [J]. Otolaryngol Clin N Am June, 2015,48(3):501 - 514.

[7] WHELAN J S, DAVIS L E. Osteosarcoma, chondrosarcoma, and chordoma [J]. J Clin Oncol, 2018,36(2):188 - 193.

68 颈静脉孔区肿瘤

68.1 历史背景

颈静脉孔(jugular foramen, JF)位置深在、范围狭小,其内及周围穿行有重要的神经和血管。颈静脉孔区肿瘤属少见肿瘤,发病率低,仅约占神经系统肿瘤的0.3%。除颈静脉球瘤外,以施万细胞瘤(神经鞘瘤)和脑膜瘤为主。其他肿瘤还有骨源性肿瘤、脊索瘤、表皮样囊肿、转移性肿瘤、黏液瘤、神经肠源性囊肿、血管外皮瘤、浆细胞瘤等。由于颈静脉孔结构位置深在,周围毗邻重要血管和脑神经,因此颈静脉孔区肿瘤的治疗一直是外科治疗的挑战和难点,外科治疗效果较差。20世纪30年代,外科手术采取枕下入路,切除颈静脉孔周围的骨质,避免大出血,通常肿瘤达到次全切除,术后辅助放疗,大对数患者术后出现后组脑神经障碍。1952年,Capps首次提出面神经移位可以更好地显露颈静脉孔区。他试图通过面神经移位来控制乙状窦和颈静脉球的出血,但是由于出血过多,效果欠佳。

在20世纪六七十年代,随着手术显微镜、显微外科技术、双极电凝技术、神经麻醉技术、逆行性颈内静脉造影术等外科技术的发展以及CT、MRI等影像技术的发展,外科手术效果也越来越好。House和Glasscock以及Farrior都提出了通过改良的耳内耳后鼓膜下切开术来进行保留听力的手术。1969年,McCabe和Fletcher指出肿瘤的大小和范

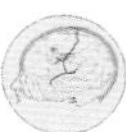

围是选择合适手术入路的关键因素。不久以后，Fish 和 Jackson 等根据肿瘤的大小、颅内侵犯范围和手术入路提出了新的分类方法。在 20 世纪 70 年代，不断涌现出多学科交叉的颅底入路，包括侧颅底入路(枕下乳突切除术)联合颞下窝入路(在 Farrior 的鼓室下入路后的改良入路)。近几年随着内镜技术的发展，有些医疗中心正在开展颈静脉孔区肿瘤的内镜下颅底手术的研究和应用。

颈静脉孔区肿瘤的暴露和血供处理一直是外科手术的挑战，术前肿瘤的超选择动脉栓塞术，可以最大限度地减少肿瘤血供，使外科手术切除肿瘤更加安全。

68.2 相关临床解剖

68.2.1 颈静脉孔

颈静脉孔由颞骨岩部和枕骨组成，通常右侧大于左侧(图 68-1)。颈静脉孔可分为两部分：①较大的静脉部(又称乙状部)位于后外侧，容纳颈静脉球、第Ⅹ及第Ⅺ对脑神经和脑膜后动脉；②较小的神经部(又称岩部)，位于前内侧，容纳第Ⅸ对脑神经和岩下窦。颈静脉孔与鼓室、内听道、面神经管垂直段及前庭小管内口为邻，外上方紧靠鼓室，内隔较薄骨质。与面神经垂直段间可有或无薄骨片相隔。因此，手术操作不当易损伤上述结构。颈静脉孔病变可累及周围结构，有时以面、听神经等功能障碍为首发症状。

(1) 神经结构

神经结构如图 68-2 所示。

1) 舌咽神经：是混合神经，包含运动、感觉和副交感神经纤维。其运动纤维起源于延髓疑核上部，穿出颈静脉孔，支配茎突咽肌。感觉神经元位于颈静脉孔附近的岩神经节和上神经节，接受来自外耳道和鼓膜后侧的痛、温觉和咽壁、软腭、腭垂、扁桃体、鼓室、耳咽管、乳突气房、舌后部、颈动脉窦和颈动脉体的内脏感觉以及舌后 1/3 的味觉。副交感纤维起源于延髓的下涎核，节前支经过耳神经和岩浅小神经到耳神经节，节后支循三叉神经的耳颞神经支配腮腺。

2) 迷走神经：也是混合神经。其运动纤维起自疑核，与舌咽神经并行，经颈静脉孔出颅腔，支配除软腭张肌和茎咽肌以外的所有咽、喉、软腭的肌肉。感觉神经元在颅颈静脉孔附近的颈神经节和结神经节。颈神经节传导一部分外耳道、鼓膜和耳郭的一

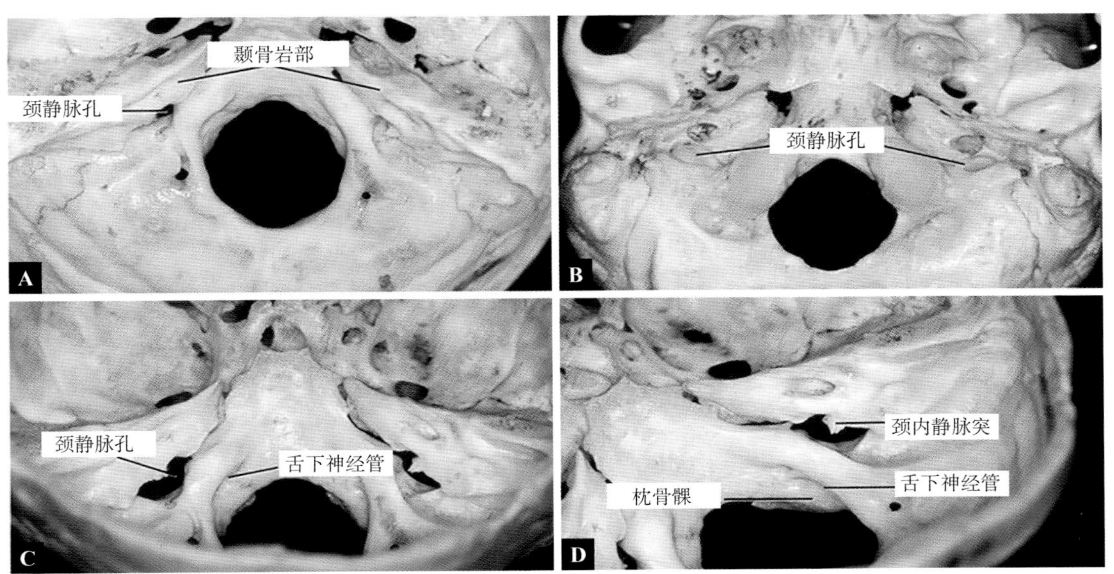

图 68-1 颈静脉孔骨性解剖

注：A. 颅底内面观，可见颈静脉孔位于颞骨岩部；B. 颅底外面观，两侧的颈静脉孔不易辨认；C. 颅底内面观，将颅底结构向前倾斜，可以清晰地显示颈静脉孔结构；D. 右侧颈静脉孔，可见颈内静脉突将颈静脉孔分为前内侧的岩部和后外侧的乙状部。乙状窦沟直接与乙状部相延续。舌下神经管位于颈静脉孔的下内侧，位于枕髁上方。

引自：TUMMALA R P, COSCARELLA E, MORCOS J J, et al. Surgical antomy of the jugular foramen [J]. Oper Tech Neurosurg, 2005,8(1):2-5.

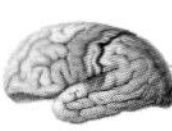

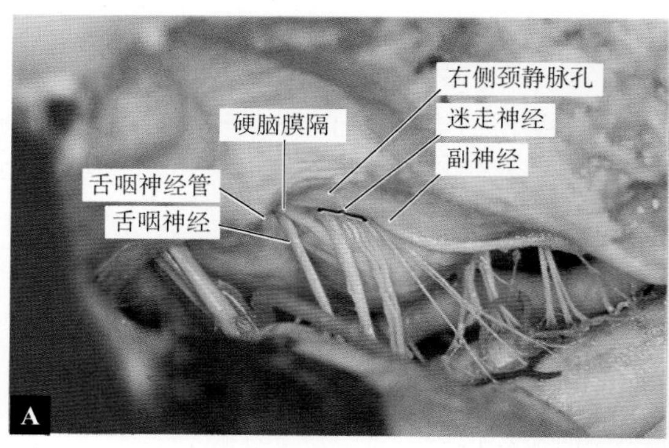

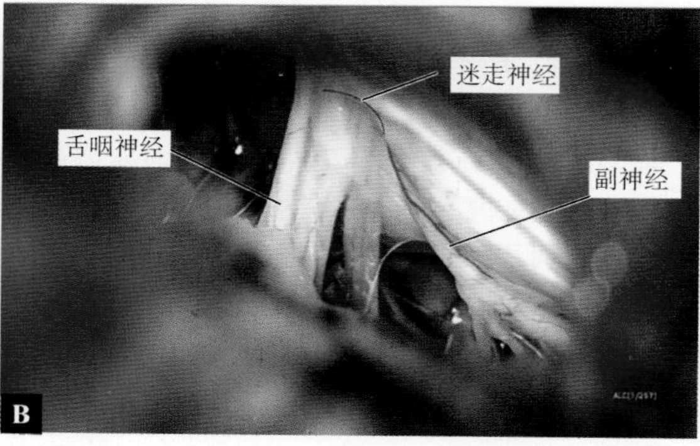

图 68－2　出颈静脉孔的脑神经

注：A. 右侧颈静脉孔颅内观，第Ⅸ～Ⅺ对脑神经进入颈静脉孔，第Ⅸ、Ⅹ对脑神经之间有硬脑膜隔，分别进入舌咽神经管和迷走神经管；B. 术中显微镜下视野所见右侧颈静脉孔结构，后组脑神经进入颈静脉孔。

引自：TUMMALA R P, COSCARELLA E, MORCOS J J, et al. Surgical antomy of the jugular foramen [J]. Oper Tech Neurosurg, 2005,8(1):2－5.

般感觉，中枢支进入三叉神经脑干脊髓核。结神经节传导咽、喉、气管、食管和内脏的感觉，以及咽、软腭、硬腭、会厌等部分的感觉，中枢支进入孤束核。副交感纤维起自第 4 脑室底部的迷走神经背核，分布于内脏器官。迷走神经受损时，主要造成软腭和咽喉肌的麻痹，表现为吞咽困难、声音嘶哑、言语不清等现象，有时还伴有心动过速。

3）副神经：是运动神经，由延髓根和脊髓根组成。延髓根起源于疑核，组成迷走神经尾端的几个根须。脊髓根起源于 $C_{1\sim5}$ 前角，自枕骨大孔进入颅腔，与延髓神经根组成副神经，经颈静脉孔穿出颅腔。因此，在颈静脉孔内，副神经难与迷走神经分离。副神经支配胸锁乳突肌和斜方肌。

（2）血管结构

静脉系统是颈静脉孔的最重要结构，由乙状窦水平段延续进入颈静脉球构成。岩下窦是除乙状窦外引流入颈静脉球的最大静脉窦，通常以多分支形式穿过颈静脉球的神经部和静脉部间的纤维分隔，回流至颈静脉球的前内侧部。其他如来自枕窦或耳蜗处静脉也可回流至颈静脉球。这些静脉结构成为手术中出血的主要原因。了解这些结构的分布，有助于术中控制出血。

与颈静脉孔关系密切的动脉主要有颈内动脉的上颈段和岩骨段，颈外动脉的后颅分支，以及椎动脉及其分支。具体有发自颈外动脉的咽升动脉脑膜支、耳后动脉脑膜支，常为颈静脉孔肿瘤的供血动脉。对血供丰富的肿瘤，术前可考虑行血管栓塞以减少肿瘤血供。

68.2.2　颈静脉孔区相关重要毗邻结构

颈静脉孔的重要毗邻结构包括外侧的面神经乳突段，前内侧的颈内动脉岩骨段，下方的椎动脉以及内侧的舌下神经管。舌下神经管内有舌下神经。舌下神经是运动神经，其纤维起源于第 4 脑室底部的舌下核，向前外方伸出延髓，经舌下神经管穿出颅腔，支配所有牵引舌部的舌内、外肌肉。

从侧方到达颈静脉孔，受到茎乳突、第 1 颈椎横突和下颌升支的阻挡。颈静脉孔被 3 层颈深筋膜覆盖，前内侧为颈深筋膜中层（口咽筋膜），后外侧为颈深筋膜深层（椎前筋膜），外侧为颈深筋膜浅层。熟悉此区的肌肉分层，对于了解该区肿瘤的播散、浸润范围十分重要。

68.2.3　颈静脉孔区手术相关肌群结构

颈静脉孔区手术需熟悉的肌群包括颈外侧浅层的胸锁乳突肌，深层肌群包括头夹肌、头最长肌、肩胛提肌和中斜角肌。二腹肌的后腹位于前方。在稍外侧，由二腹肌后腹、外听道和下颌升支组成的三角区域，可见茎突及其附着的肌群（茎突咽肌、茎突舌骨肌、茎突舌肌）。二腹肌移位，可以暴露第 1 颈椎横突，有上斜肌和下斜肌附着。头外侧直肌是与颈静脉孔关系最密切的肌肉。

68.3　常见临床表现

颈静脉孔区肿瘤的临床表现复杂多样。由于肿

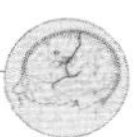

瘤多侵犯或压迫邻近骨性或神经结构，脑神经损伤常为主要表现。脑神经损伤出现次序和损伤程度，与肿瘤位置和起源有关。大多数患者表现为以下至少1种症状：眩晕、听力障碍、声音嘶哑、吞咽困难、舌肌无力或者胸锁乳突肌和斜方肌无力。如肿瘤向颅内生长，还可引起其他脑神经障碍，如面、听神经和三叉神经，并压迫小脑和脑干，引起共济失调和锥体束征。第4脑室受压导致梗阻性脑积水。巨大肿瘤可以导致乙状窦闭塞而产生静脉高压。如肿瘤向颅外生长，可扪及颈部肿块。

颈静脉孔区病变致脑神经损伤的表现如表68－1所示。

表68－1　颈静脉孔区病变引起脑神经损伤的临床表现

脑神经	临床表现	综合征					
		Vernet综合征	ColletSicard综合征	Villaret综合征	Tapia综合征	Jackson综合征	Schmidt综合征
第Ⅸ对	舌后1/3味觉和感觉丧失	√	√	√			√
第Ⅹ对	声带麻痹，咽喉壁感觉丧失	√	√	√	√	√	√
第Ⅺ对	胸锁乳突肌和斜方肌麻痹	√	√	√	±	√	√
第Ⅻ对	舌肌麻痹，萎缩		√	√	√	√	
交感神经	Horner征			√	±		

68.4　施万细胞瘤

68.4.1　发病率

颈静脉孔区施万细胞瘤（JFS）是指起源于第Ⅸ～Ⅺ对脑神经的神经鞘瘤，90%起源于舌咽神经或迷走神经，占颅内肿瘤的0.17%～0.72%，以及所有颅内施万细胞瘤的1.4%～2.9%。华山医院神经外科在2000—2012年共收治94例颈静脉孔区施万细胞瘤，约占同期神经系统肿瘤的0.19%；女性略多，男女比例约为1∶1.47（38例/56例），年龄13～69岁，平均年龄43.26岁。

68.4.2　临床表现

颈静脉孔区施万细胞瘤起病缓慢，常被患者忽略，由首发症状出现到就诊多经过数年。从临床表现很难判断肿瘤起源，而且典型颈静脉孔综合征（第Ⅸ～Ⅺ对脑神经麻痹）并不常见。本组94例患者中以第Ⅶ、Ⅷ对脑神经麻痹最常见，其次为舌肌萎缩和后组脑神经障碍。文献报道中也以听力障碍和面瘫最为多见。

68.4.3　辅助检查

（1）CT检查

薄层颅底CT骨窗位（厚度1～3 mm，水平和冠状位）扫描可表现为颈静脉孔“贝壳样”扩大，边缘整齐，周围密度增高，呈骨质硬化反应，无骨质破坏，可与颈静脉球瘤相鉴别。内听道多不扩大，可与前庭神经鞘瘤相鉴别。平扫时肿瘤呈等密度或稍高密度占位（图68－3）。颅内部分可在脑桥小脑三角处呈强化表现，易误诊为前庭神经鞘瘤。需采用MRI检查鉴别。

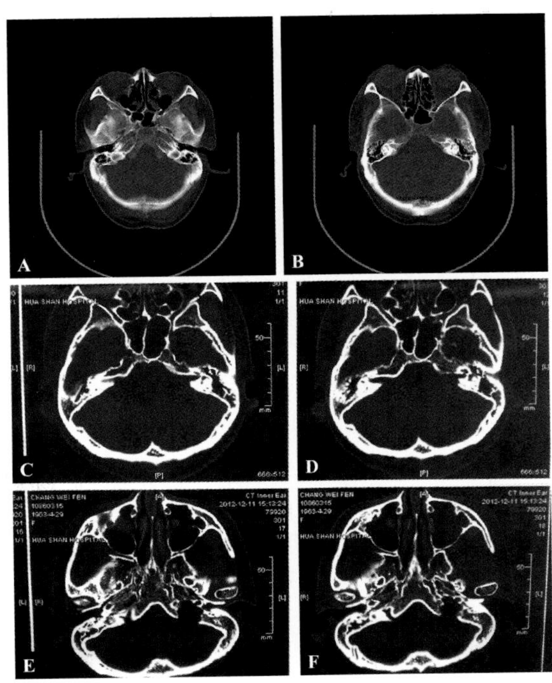

图68－3　双侧颈静脉孔CT及双侧内听道CT影像

注：A、B. 正常颈静脉静脉孔；C、D. 正常内听道；E、F. 左侧颈静脉孔扩大和骨质破坏。

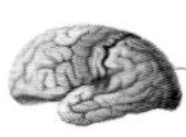

（2）MRI 检查

MRI 为本肿瘤主要诊断方法。在 T_1 和 T_2 加权像上其信号同前庭神经鞘瘤，即 T_1 等或低信号，增强后明显强化，T_2 高信号（图 68－4）。肿瘤位于或长入颈静脉孔，可与前庭神经鞘瘤相鉴别。MRI 不仅有助于术前诊断，还有助于设计手术方案及术后随访。当肿瘤变大，使颈静脉孔与内听道相通时，难与前庭神经鞘瘤鉴别。

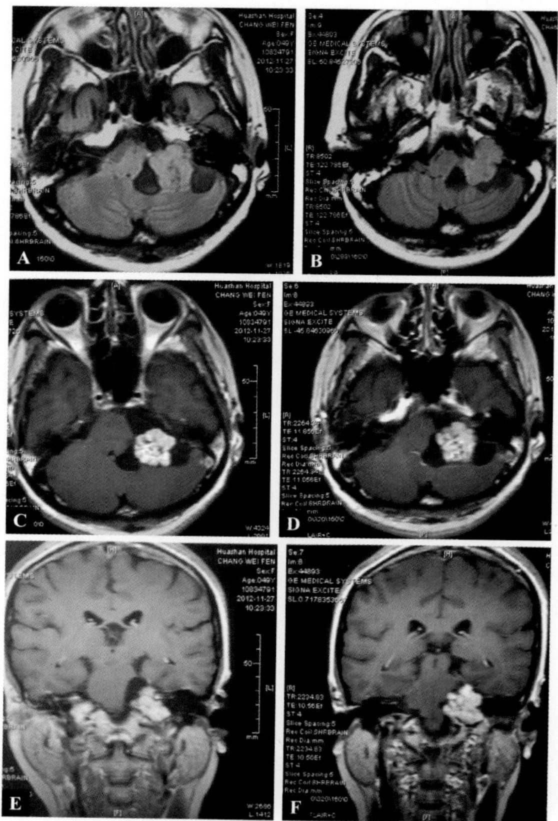

图 68－4　颈静脉孔区神经鞘瘤 MRI 影像

注：A、B. T_1 加权平扫；C～F. T_1 加权增强。

（3）磁共振静脉成像检查

MRV 可以无创显示颅内静脉回流，有助于判断病灶与乙状窦、颈静脉球和静内静脉的关系，有利于手术方案的选择。

68.4.4　诊断

结合临床表现和影像学检查，可做出定位诊断。需与颈静脉球瘤、前庭神经鞘瘤、脑桥小脑三角瘤、脑膜瘤、胆脂瘤、转移瘤等相鉴别。

术前肿瘤分级有助于治疗方案的选择和预后判断。Kaya 等（1984）提出了肿瘤的 3 型分型法：A 型，肿瘤主体位于颅内，仅有部分位于颈静脉孔内；B 型，肿瘤主体位于颈静脉孔内，无或仅有少许向颅内外生长；C 型，肿瘤主体位于颅外，仅有少部分侵入颈静脉孔或颅内。最常用的是 Samii（1995）提出的分类方法，根据肿瘤生长方向和颅内外累及程度，将颈静脉孔区施万细胞瘤分为 4 型，增加了同时累及颅内外的 D 型，即哑铃型。具体如下：A 型，肿瘤主要位于脑桥小脑三角区，仅少部分累及颈静脉孔，颈静脉孔有扩大；B 型，肿瘤主要位于颈静脉孔，并向颅内扩展；C 型，肿瘤主要位于颅外，向颈静脉孔区扩展；D 型，呈哑铃型，颅内外沟通并侵犯颈静脉孔。

68.4.5　治疗

（1）手术治疗

颈静脉孔区施万细胞瘤属良性肿瘤，肿瘤全切除，可达到根治。如不能全切除肿瘤，可缩小肿瘤体积，减少压迫症状，为放射外科治疗创造条件。随着颅底外科技术和微创理念的发展，多数能做到全切除或次全切除肿瘤，病死率和病残率显著降低。2000—2012 年华山医院有统计资料的 130 例患者中，105 例全切除，全切率达到 80.77%，12 例次全切除；13 例大部或部分切除，未见手术死亡。2013 年美国 Fukushima 报道了 81 例颈静脉孔区施万细胞瘤的治疗结果，认为对于该区的神经鞘瘤应该采取相对保守的手术入路和手术切除方法，可以明显降低后组脑神经的功能障碍，未见明显的复发率增加。2016 年韩国蔚山大学单中心回顾性分析了 22 例颈静脉孔区施万细胞瘤，分为根治手术组（13 例）和保守手术加放疗组（9 例），结果表明保守手术加放疗组可以明显降低神经功能障碍等手术并发症，同时可以很好地控制肿瘤，是一个有效的治疗策略。对于手术后或伽玛刀治疗后复发肿瘤，由于局部解剖结构破坏，增加了再次手术和脑神经保护的难度，可采用现代放射外科方法治疗。

1）手术入路：肿瘤大小、位置和范围，以及颈内动脉和颈内静脉受累程度决定手术入路。根据 Samii 分型，对于 A 型肿瘤，可直接采用乳突后枕下入路；B 型、C 型和 D 型可根据肿瘤生长方向，选择联合经颈-乳突入路。优点在于可保留骨管内面神经，在迷路和耳蜗下方磨除岩骨可保留听力和前庭

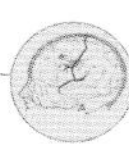

神经。笔者认为：A 型和多数 B 型肿瘤可采用乳突后枕下入路；对局限于颈静脉孔区或 D 型中以颅内生长为主的肿瘤，可采用改良远外侧入路，以获得较大手术视野；单纯生长于颅外的肿瘤，可采用经下颌骨入路和 Fisch 颞下窝入路；哑铃状生长的颅内外沟通肿瘤，需联合多种入路切除或分期手术，必要时联合放射外科治疗。

2）术中神经电生理监测：术中实时神经电生理监测非常重要，不但可以防止术中神经结构的损伤，而且可以灵敏地探查出任何脑神经损伤的改变，进而阻止进一步损伤脑神经。术前需要监测的指标包括脑干听觉诱发电位、体感诱发电位、运动诱发电位和面神经监测。监测需要术中实时监测，直到手术结束。电极放置在胸锁乳突肌和舌内以监测第Ⅺ和Ⅻ对脑神经。肌电图气管导管的应用可以监测第Ⅹ对脑神经。颈静脉孔区手术通常会导致第Ⅸ～Ⅻ对脑神经损伤，对于巨大肿瘤，也会累及第Ⅴ～Ⅷ对脑神经。最近日本东京医科大学神经外科报道了近12 年的 19 例颈静脉孔区施万细胞瘤（14 例神经鞘瘤，5 例脑膜瘤），他们采用乙状窦后颈静脉上入路，硬脑膜下磨开颈静脉孔，切除孔内的肿瘤，术中持续监测迷走神经，最大限度地保护后组脑神经功能。

3）手术方法：

A. 施万细胞瘤与其他部位的神经鞘瘤一样，应先做瘤内切除，待瘤体缩小后，再分离肿瘤周围蛛网膜间隙。

B. 手术中最重要的是保护颈内静脉，肿瘤生长过程中常包绕脑神经和颈静脉球。

C. 手术应尽量保护后组脑神经结构。Samii 认为在施万细胞瘤的手术中常有 30%左右的脑神经功能障碍（暂时或永久性）。笔者认为颈静脉孔区狭小，操作过程中常引起后组脑神经损伤。操作关键在于从颅外尽可能地开放颈静脉孔区，使颈静脉球部完全暴露，有助于保护脑神经。同时严格按肿瘤界面分离，细心解剖可减少脑神经损伤的可能性。

D. 采用改良远外侧入路，通常无需磨除枕骨髁，只需将颈静脉结节部分磨除，扩大脑干腹侧暴露，减少对脑干牵拉。

4）并发症：术后常出现脑神经功能障碍，主要有后组脑神经受损，多数为暂时性，经治疗后多能大部分恢复。面神经损伤也常见。由于手术中磨除乳突、颈静脉孔区骨质和暴露颈部肌群，术后脑脊液漏和皮下积液发生率较其他手术高。如出现后组脑神经功能障碍如吞咽困难或呛咳，应及时经鼻放置胃管；同时应保持呼吸道通畅，必要时予气管切开；颈静脉孔区施万细胞瘤术后发生脑脊液漏，容易引起严重感染，导致死亡，因此术中应严格用骨蜡封闭骨窗缘，暴露的乳突气房需及时封闭，并严密缝合硬脑膜，缝合缘采用化学胶或生物胶加固封闭。对分离的颈部肌群应严格解剖复位，术后局部做加压包扎。

（2）放射外科治疗

颈静脉孔区施万细胞瘤对普通放疗不敏感，故一般不对肿瘤进行放疗。但随着放射外科如伽玛刀或射波刀对前庭神经鞘瘤治疗的有效性得到证实，有学者开始采用放射外科治疗颈静脉孔区施万细胞瘤。2012 年，Peker 报道了 17 例颈静脉孔区施万细胞瘤患者，进行伽玛刀治疗，随访 64 个月，显示 13 例肿瘤缩小，4 例肿瘤未见明显变化，肿瘤控制率达到 100%。证实对于小型或中等大小的颈静脉孔区神经鞘瘤，伽玛刀治疗是一种有效的方法。2016 年，日本 18 个伽玛刀治疗中心 117 例颈静脉孔区施万细胞瘤回顾性资料分析，53 例是单独伽玛刀治疗，61 例是手术后伽玛刀治疗。在伽玛刀治疗时，46 例有声音嘶哑，45 例听力障碍，43 例吞咽障碍。肿瘤直径平均大小为 4.9 cm^3，平均边缘剂量为 12 Gy。5 例采取分次剂量照射方案。平均随访时间 52 个月。随访影像学资料证实：62 例（53%）肿瘤有部分缩小，42 例（36%）肿瘤稳定，13 例（11%）肿瘤进展。3 年和 5 年无进展生存率分别为 91%和 89%。伽玛刀治疗过程中的症状进展，大多数与肿瘤进展有关，由放射线直接产生的副反应仅有 3%，且很少累及后组脑神经。伽玛刀治疗后，有 2/3 的患者之前存在的声音嘶哑和吞咽障碍等症状会有改善。结论：伽玛刀治疗是某些颈静脉孔区施万细胞瘤手术治疗的安全有效的替代治疗方法。

68.5　颈静脉球瘤

68.5.1　历史背景、发病率和病因

Van Haller（1743）首次提出“颈动脉体”的概念，由 Riegner（1880）完成了首例颈动脉体外科切除术。Valentin（1840）最早报道了鼓室球，认为在鼓室神经附近的小细胞簇是一个神经节。随后 Krause（1878）指出颈静脉球与颈动脉体具有相似的发现。直到 Rosenwasser（1945）报道了一例中耳颈动脉体

瘤的手术切除，进一步强调了这种相似性理论。期间，Guild(1941)描述了位于颈静脉球外膜的颈静脉体。

Winship 和 Louzan(1951)首先将起源于此区域的副神经节细胞的肿瘤称为“颈静脉球瘤”。Guild(1953)通过对 88 例人颞骨切片的大样本研究分析，确定了颈静脉球、鼓室和迷走神经 3 个主要的解剖学结构，奠定了现代颈静脉球瘤病因学的分类基础。可见，颈静脉球瘤的命名并不准确，但是由于习惯，仍沿用至今。

颈静脉球瘤很少见，分别约占头颅肿瘤和全身肿瘤的 0.6%和 0.03%。发病年龄 22～90 岁，多见于中年，女性多于男性。病程长短不一，数月至数年。肿瘤多单发，3%～5%的患者可合并全身其他部位的副神经节瘤。部分病例有家族性显性遗传倾向。华山医院 2000—2012 年共收治颈静脉球瘤 9 例，约占同期神经系统肿瘤的 0.019%(9 例/48 205 例)，比该区的神经鞘瘤和脑膜瘤要少得多。

颈静脉球瘤起源于颈静脉球外膜的副神经节，是神经外科最多见的副神经节瘤。位于颈静脉孔区的副神经节数量和部位不固定，可位于颈静脉球外膜及鼓室管内，也可沿舌咽神经的鼓室支(Jacobsen 神经)、岩小神经和迷走神经的耳支(Arnold 神经)分布。起源于上述分布区的副神经节瘤均可累及颈静脉孔区，故很难鉴别其确切起源。因此，可将累及颈静脉孔区的副神经节瘤泛称为颈静脉球瘤。

其病因不明。神经节细胞来源于神经嵴的神经母细胞瘤，既有神经元的特征又有内分泌功能，属于神经内分泌细胞。细胞化学和超微结构研究已证实，颈静脉球瘤有化学感受器的功能，其细胞质内有典型的儿茶酚胺分泌颗粒。1%～3%的颈静脉球瘤有神经内分泌功能，血浆中儿茶酚胺水平升高，产生相应症状。部分病例可见全身多病灶、多中心性生长。

68.5.2 病理

肿瘤质地较韧，色暗红，富含血管或血窦。可有包膜，但如向周围浸润，包膜可不完整。光镜下，肿瘤由巢状和分叶状排列的较苍白的主细胞和围绕周围的扁平状支持细胞组成。主细胞圆形或多角形，核圆形或卵圆形，染色质空淡，排列成巢状，在主细胞巢周围广泛分布的薄壁毛细管和网状纤维结构(称为“zellballen”现象)。支持细胞 S-100 呈阳性。也可观察到副神经节瘤中较为少见的表现：瘤细胞周围有致密的纤维组织包绕，形成广泛的纤维网。瘤细胞可压迫神经束，并浸润神经内膜。S-100 免疫组织化学染色可判断肿瘤是否浸润神经。免疫组织化学染色分析证实嗜铬粒蛋白、突触素、神经特异性烯醇化酶和神经丝蛋白呈阳性。有 3%～50%发生恶变，恶性变的判断标准为细胞异型、核分裂、局部浸润和周围播散，免疫组织化学染色表现为 MIB-1、P53、Bcl-2 和 CD34 阳性。少数可发生远处转移。肿瘤的富含血管特性主要取决于血管内皮生长因子(VEGF)和血小板衍生生长因子(PDGF)的血管生成作用。超微结构可以看到富含去甲肾上腺素、肾上腺素和多巴胺能分泌颗粒。由于存在儿茶酚胺和神经肽，它们被归为胺前体摄取和脱羧酶系统(APUD)或神经内分泌系统。

68.5.3 遗传和分子生物学特点

在已报道的颈静脉球瘤中，家族性颈静脉球瘤占 20%～40%，遗传变异已经部分阐明。文献报道的家族性颈静脉球瘤的最大一个亚型(约占全部颈静脉球瘤的 10%)已经被证实在 11 号染色体的 2 个区域存在生殖系突变：位于 11q23.1 的 *PGL1*、位于 11q13.1 的 *PGL2*。2 个区域均编码琥珀酸脱氢酶(SDH)亚基，前者主要与 D 亚基关系密切。D 亚基位于线粒体膜，参与柠檬酸循环及线粒体呼吸链。Baysal 等指出，SDH 是细胞氧感应系统的重要组成部分，其突变可以使细胞对氧的反馈失能，导致缺氧状态，激发细胞增殖。这种缺氧诱导的增生理论有流行病学证据支持，表明居住在海拔较高的地区或患有慢性呼吸性疾病的人群颈静脉球瘤的发病率明显增高。

最近，一个新增的染色体位点 PGL3 被证实位于染色体 1q。多发性神经纤维瘤病(NF)的遗传学关联证据尚不明确。非家族性 NF 的病理机制尚未阐明，但是血管生成机制和凋亡机制是研究热点。大多数的血管生成相关因子(如成纤维细胞生长因子、血小板源性生长因子、转化生长因子 β1 等)在非家族性 NF 肿瘤中均低表达。而血管上皮生长因子和血小板源性内皮细胞生长因子在细胞水平(65%)和基质水平(77%)均有广泛分布。对内皮素 1 也有类似报道。实验研究已经证实，抗 VEGF 治疗可以减小大鼠颈静脉球瘤的体积。而对于凋亡的机制，在颈静脉球瘤中发现 bcl-2 高表达。由于 bcl-2 是

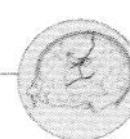

bax 的抗凋亡同系物，过表达可以抑制凋亡而增加细胞的存活。bcl－2 与鼠双微基因（MDM2）、NF－κB 和其他因子一样，可以抑制凋亡途径，是目前肿瘤发生机制中研究较广泛的细胞因子。

68.5.4 临床表现

颈静脉球瘤多单侧发病，少数可双侧同时发生。多见于有家族史者，或伴有其他部位的化学感受器来源肿瘤，如颈动脉体瘤。大多数起病隐蔽、缓慢生长，直到影响周围神经、血管结构，才会引起相应临床表现。常见临床表现有以下几种：

（1）进行性单侧听力下降伴耳鸣

传导性或神经性耳聋，肿瘤血供丰富，可出现搏动性耳鸣。耳镜检查：鼓膜呈充血膨隆状，外耳道可见灰红色肿块，伴随脉率而搏动，甚至出血。有些病例反复出血可致慢性中耳炎、脑膜炎及耳源性脑脓肿，产生相应的症状、体征。

（2）面瘫

面神经受累提示肿瘤侵及脑桥小脑三角、内听道、中耳、乳突、面神经管及茎乳孔等。

（3）眩晕

肿瘤侵及迷路或直接压迫前庭神经。体检可发现眼震，以水平性眼震多见。

（4）颈静脉孔区综合征

表现为后组脑神经麻痹，多见于巨大肿瘤。

（5）后破裂髁综合征

第Ⅸ～Ⅻ对脑神经同时受累，有舌肌萎缩和伸舌偏向患侧。提示肿瘤同时侵及颈静脉孔及枕骨髁区。

（6）Horner 综合征

大型颈静脉球瘤可向前生长并包绕颈动脉，产生 Horner 综合征，提示病变侵及咽旁间隙内的颈交感干或颈内动脉周围的颈内动脉交感丛。

除上述脑神经症状外，还可因脑脊液循环受阻，产生梗阻性脑积水，出现颅内高压症状，以及行走不稳、共济失调等小脑症状，锥体束征阳性，颞叶癫痫等颅中窝受累的临床表现。向颅外长入颈静脉或沿颈静脉生长，可扪及颈部肿块。少数患者血浆中儿茶酚胺水平升高，表现为血压升高、心悸、烦躁等。

68.5.5 辅助检查

（1）CT 检查

薄层颅底 CT 骨窗位（厚度 1～3 mm，水平和冠状位）扫描是估计骨侵犯程度的最好方法，可提供颈静脉孔区结构破坏情况。颈静脉球瘤表现为颈静脉孔区骨质不规则“虫蚀样”破坏。平扫时病灶表现为等密度或略高密度占位，但病灶常向周围侵犯破坏颞骨岩部、颈动脉管、中耳，或脑桥小脑三角和颅中窝，并可能向外延及外耳道（图 65－5A）。增强扫描，病灶呈均一强化。

（2）MRI 检查

MRI 可显示肿瘤位置及生长方向。平扫为等信号（T_1 加权）和高信号（T_2 加权），因供血丰富，在 T_1、T_2 加权图像上均可见点状或线状流空信号（图 68－5B、C），特别在 T_1 加权增强图像出现“黑白相间现象”（salt and pepper appearance），此为特征性表现，由富含血管瘤内的流空现象所致（图 68－5D）。注射造影剂后病灶不均匀强化。最近研究发现，奥曲肽铟，一种放射性生长抑素类似物，被用于选择性诊断副神经节瘤，尤其是适于探查多中心、复发和转移性病灶。

（3）磁共振静脉成像检查

MRV 除了显示大型肿瘤的静脉回流外，更有助于判断病灶与乙状窦、颈静脉球和颈内静脉的关系。尤其是判断静脉系统有无闭塞，有利于手术方案的制定。

（4）血管造影检查

颈静脉球瘤术前应做脑血管造影，目的在于：①评价肿瘤血供（图 68－5 G～J），了解肿瘤是否已侵犯颈内动脉和确认静脉系统走向；②了解肿瘤是否已阻塞乙状窦和颈静脉球，判断对侧乙状窦是否通畅；③了解颈内动脉侧支代偿情况，必要时行颈内动脉球囊闭塞试验（BOT）；④可行供血动脉栓塞，减少术中出血。

颈静脉球瘤由于富含血供，在 DSA 可以表现为明显的肿瘤充盈，可见大的供血动脉和早现的引流静脉。主要供血动脉来源于颈外动脉系统的咽升动脉的鼓室下分支。巨大肿瘤的供血动脉还可以来源于以下动脉：枕动脉的脑膜支、耳后动脉、颈内动脉岩骨段的颈鼓支、甲状颈干的颈升动脉、小脑后下动脉和椎动脉。颈内动脉的狭窄和不规则提示肿瘤侵犯颈动脉壁。

华山医院 2000—2012 年收治的 9 例颈静脉球瘤中，2 例进行术前的栓塞术，然后进行手术切除，效果较好。

（5）间碘苄胍显像

间碘苄胍（MIBG）放射显影应用于含神经内分

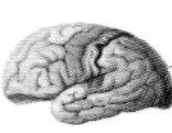

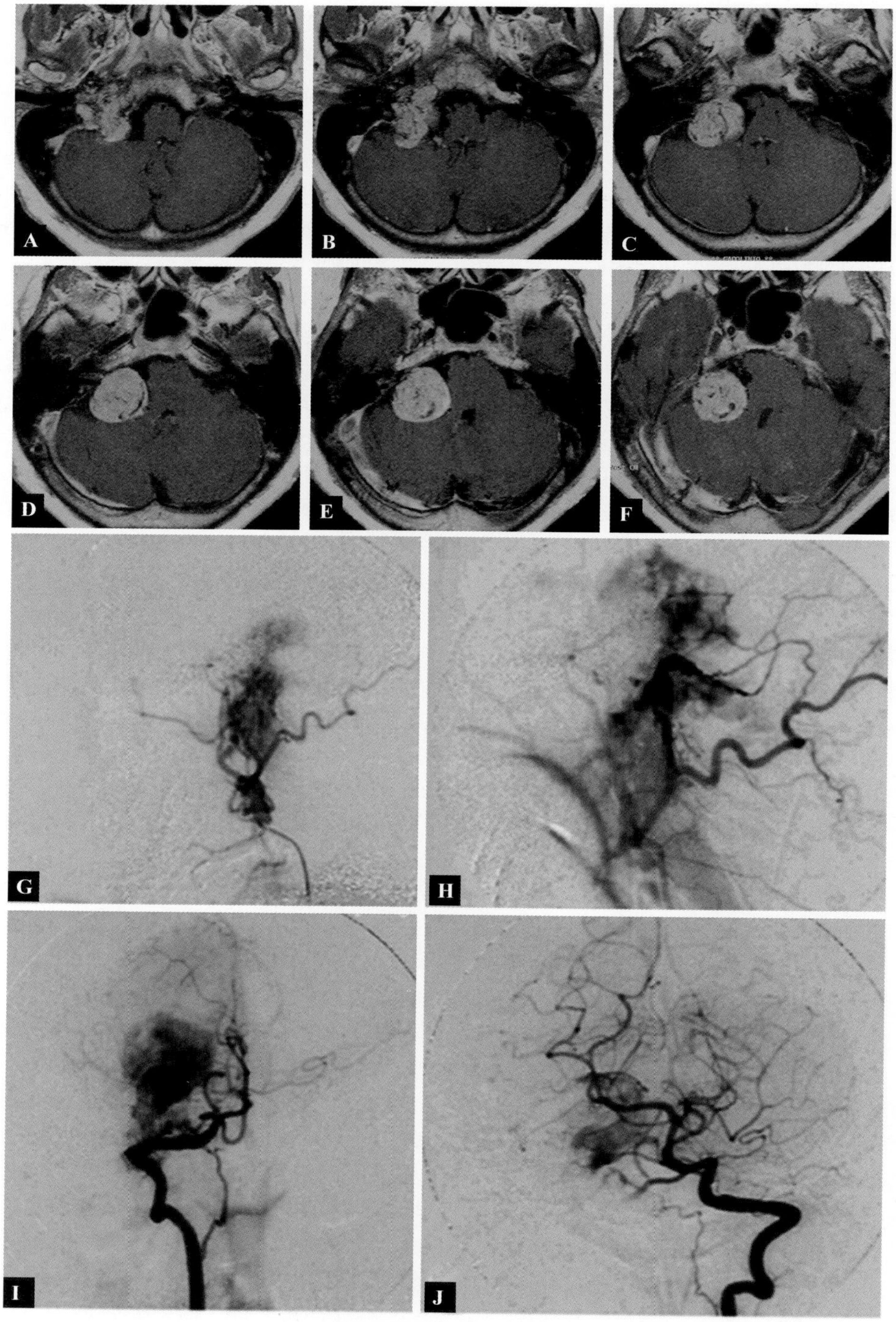

图 68-5　颈静脉孔区颈静脉球瘤

注：A. CT 平扫；B～F. T_1 加权(平扫增强)MRI；G、H. DSA 颈外动脉；I. DSA 右椎动脉；J. DSA 左椎动脉。

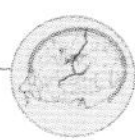

泌颗粒的肾上腺外副神经节肿瘤及神经母细胞瘤的标记，有助于颈静脉球瘤与脑膜瘤、施万细胞瘤及骨源性肿瘤等的鉴别诊断。

（6）PET/CT 或 PET/MRI

可发现恶变颈静脉球瘤的转移。

（7）实验室检查

儿茶酚胺（血和尿）和香草扁桃酸（尿）增高提示肿瘤具神经分泌功能。SDH 分子分析和遗传研究有助鉴别家族性可疑患者染色体 11 突变。

68.5.6 诊断

结合临床表现、特征性耳镜下表现和影像学检查，诊断颈静脉球瘤多不困难。诊断重点在于术前权衡治疗方法、手术入路和预后判断。有多种分级方法，较为常用的是 Glasscock-Jackson 分级法和 Fisch 分级法（详见第 65 章"副神经节瘤"）。

68.5.7 治疗

从 Seiffert（1934）首次发现颈静脉球时起，研究者们一直在利用多种技术和方法探索有利于全切除副神经节瘤的理想入路。由于颈静脉孔位置深在，很难到达，周围邻近和累及脑神经，同时具有丰富的血管分布，因此早期的治疗方法极其有限。随着神经影像、血管内治疗技术、麻醉技术、显微外科技术和放射外科的发展，颈静脉孔区肿瘤的治疗才会更加安全有效。

对于儿茶酚胺分泌性肿瘤，术前的预处理非常必要。α 和 β 受体阻滞剂于手术或栓塞治疗前 2～3 周给予，以避免发生致命性的术中血压不稳和心律失常。在完全 α 受体阻断前，决不能开始应用 β 受体阻滞剂。因为在 β 受体阻滞时，强烈的 α 受体激动可以导致严重的血管收缩和高血压危象，β 受体被阻滞的心脏无法代偿增加的全身血管抵抗，导致心肌缺血、心肌梗死和心衰。推荐方案：苯氧苯扎明，术前 1～2 周用药，起始剂量 10 mg，每天 2 次，逐渐增加至最大剂量 40～100 mg/d。这种药物可以阻断突出后 α_1 受体和突出前 α_2 受体（激活此两个受体可以增加儿茶酚胺分泌，产生相应的症状）。对于急症病例，治疗 3 d 就足够。哌唑嗪，一种选择性 α_2 受体阻滞剂，起始剂量 1 mg，每天 2 次，逐渐增加至最大剂量 8～12 mg/d。这种药物有利于减少心动过速的发生，而且是短时程，因此可以减少术后低血压的发生。拉贝泰洛尔（labetelol）（α 和 β 受体阻滞剂的复合物）可以应用。对于 5-羟色胺（血清素）生成肿瘤，需要应用生长抑素和奥曲肽。

颈静脉球的手术最先由 Seiffert（1934）完成，随后 Lundgren（1949）、Weille 和 Lane（1951）也相继报道了此区域的外科手术。1953 年，Semmes 和 Albernaz、Buzcy 首先报道了经枕下入路完成此区域的手术。在随后的 20 年里，外科手术技术及手术入路不断发展，使这一重要区域原来无法切除的巨大肿瘤得以彻底切除。其中包括经典的经迷路入路（Gastpar，1961）和乳突彻底切除术（Hilding 和 Greenberg，1971），以及改良的面神经移位和重建技术，利于结扎/切除乙状窦或颈静脉球，最终低温下暂时性闭塞双侧颈内动脉。1969 年，House 提出了著名的面神经隐窝入路（面神经隐窝，即由面神经、鼓索神经及砧骨短突所附着骨壁所构成的三角，是由乳突腔进入中耳腔的通道），提高了脑神经的保留率。在 20 世纪 70 年代至 80 年代后期，Fisch 等提出了颞下窝入路，提供了颈内动脉更好的暴露。这一技术的改良，利于更多解剖结构的暴露和不同中大型肿瘤的切除。而对于小型肿瘤的切除，有些人倡导更加微创的手术入路，如 Mischke 和 Balkany 提出的"后下入路"技术可以保留听道和面神经管（1980），以及 Farrior 的前方鼓室下入路（1984）。20 世纪 80 年代中期，Brown 进行了外科手术的大宗病例报道，Donald 和 Chole 提出了经颈-经乳突入路，尤其是 Gardner、Robertson 等报道了他们的一系列成功经验，强调了团队合作的重要性，指出耳鼻咽喉科医生、神经外科医生、颅面外科医生、麻醉科医生、内科专家以及康复医学专家的多学科合作，不但有利于外科手术治疗方案的制订，而且对于改善临床预后至关重要。他们提出的著名的"侧方颅底入路"就是多学科合作的经典案例。

手术切除病灶是治疗首选方案，术前栓塞治疗可减少术中出血。对于无症状较小肿瘤，或有全身系统性疾病不宜手术，或术后残留病灶，可采用放疗或放射外科治疗。化疗效果不确切。Spetgler 报道 6 例全切除患者，术后随访 5～23 年，仅 1 例复发。法国巴黎 Lariboisiere 医院神经外科（2012）报道了 75 例颈静脉孔区副神经节瘤的临床治疗经验，所有患者术前均行栓塞治疗，然后联合颞下入路和经髁入路。全切除率达 78.7%，术后后组脑神经功能障碍发生率为 6.6%，脑脊液漏发生率为 5.3%，病死率为 2.7%。华山医院神经外科 2000—2012 年统计

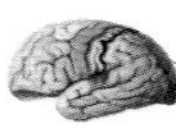

资料表明，手术治疗 9 例，其中 2 例术前行栓塞治疗后再行手术切除，全切除 5 例，次全或大部切除 4 例，无死亡病例。术后有 1 例证实为恶性颈静脉球瘤。术后随访最长为 8 年，大多病情稳定。2016 年北京天坛医院神经外科回顾性分析 51 例颈静脉孔区副神经节瘤，43 例 Fisch D 型，37 例 Glasscock-Jackson Ⅲ～Ⅳ型，全切及次全切分别为 26 例(51.0%)和 22 例(43.1%)。手术并发症 23 例(45.1%)，无手术相关死亡。平均随访 85.7 个月，术后近期随访的平均 KPS 为 79.6 分。患者总体神经系统症状改善和稳定达到 90%。术后 15 年的总体生存率达到 80.6%。肿瘤的复发率为 11.8%，与病理性核分裂有显著相关性。强调颈静脉孔区副神经节瘤的预后与个体化手术治疗策略有关。大多数患者可以接受术后并发症，可以正常生活。在无法全切除肿瘤的情况下，保留神经系统功能、提高生活质量是治疗的首要原则。术前阻断肿瘤血供，早期手术切除，术后结合放疗，是颈静脉孔区肿瘤治疗的规范化原则。

(1) *栓塞治疗*

1) 适应证：大型颈静脉球瘤术前辅助治疗，年老体弱无法接受手术者或复发病例的姑息性治疗。

2) 目的：减少手术出血，降低输血量并缩短手术时间，利于肿瘤边界的分离和分块切除，保护脑神经等周围结构。Fisch 分型 C 型和 D 型的颈静脉球瘤，术前栓塞应作为常规辅助治疗。术前栓塞与手术时间间隔不宜过长，以免血管再通或侧支循环开放，降低疗效。

3) 栓塞方法：血管内栓塞材料包括明胶颗粒、聚乙烯醇颗粒、氰基丙烯酸酯胶和 Onyx 胶。颈静脉球瘤主要由颈外动脉系统供血。大型颈静脉球瘤多呈分叶状生长，各叶供血动脉来源于颈外动脉的不同分支。肿瘤前叶还可有颈内动脉的颈鼓室支参与供血。Fisch 分型 D 型的肿瘤，向颅内侵入硬脑膜外的部分，常可见颈内动脉岩骨段(C_5)或海绵窦段(C_4)发出分支供应。肿瘤侵入颅后窝硬脑膜下部分常有椎-基动脉、小脑后下动脉(PICA)及小脑前下动脉(AICA)发出分支供应。对于大型、多分叶的肿瘤，需行颈内、外动脉各分支超选择性插管，逐一栓塞。Fisch 分型 C 型的肿瘤一般可获完全性栓塞，D 型肿瘤可获大部栓塞。肿瘤颈内动脉颅内分支供血明显，而超选择性栓塞失败时，可试行同侧颈内动脉球囊临时阻断试验(BOT)，对于评估对侧血流代偿具有重要作用。如患者可以耐受，则可行颈内动脉岩骨段球囊阻断，但是颈动脉闭塞后的风险仍然很高，达到 3.7%。如果对侧血流代偿差，则需要颞浅动脉-大脑中动脉搭桥术或大隐静脉重建和颈动脉高流量搭桥术。肿瘤以椎-基动脉系统供血占优势的病例，大多栓塞困难。

4) 并发症：①发热；②短暂性耳痛；③术后伤口愈合延迟；④脑缺血；⑤后组脑神经麻痹等。

(2) *手术治疗*

1) 适应证：肿瘤进行性增大，有神经系统功能障碍者均应首选手术治疗。

2) 手术入路如下：

A. 限于鼓室内的小型肿瘤可采用耳科手术入路，如耳道入路或耳后入路(与乳突入路的鼓室成形术相仿)。

B. 肿瘤体积较大累及颈静脉孔区则需采用颅底手术入路，分为 3 类：外侧颅底入路、经颅后窝入路和经岩骨鼓室部入路。

a. 外侧颅底入路：用于已侵犯岩骨段颈内动脉的中大型颈静脉球瘤。平卧，耳后“C”形切口，依据肿瘤向前扩展范围切断或保留外耳道，依据肿瘤向颅外扩展的范围延长颈部切口，以充分暴露肿瘤及供应血管为宜。于颈部暴露颈内动脉和周围神经结构，识别颈内动脉、颈外动脉、颈内静脉、舌下神经袢和迷走神经等。自二腹肌沟中游离二腹肌后腹，如肿瘤巨大，必要时切断二腹肌，以利暴露。乳突切除范围局限于茎乳孔及面神经乳突段后，磨除颈静脉突，至迷路，从后外侧暴露颈静脉孔区。如需增加侧方显露，术中可以向前牺牲外耳及中耳结构，但需保留迷路。如患者术前已有听力丧失，向内侧磨除迷路可以进一步扩大术野。切除枢椎横突及枕骨髁后，肿瘤颅外部分大多可充分显露并切除。肿瘤侵入颅内部分可以联合外侧枕下乙状窦前或乙状窦后开颅以切除。

b. 后侧入路：包括枕下乙状窦后入路、远外侧入路及远外侧经髁入路。适用于以颅内部分为主的肿瘤患者。

传统的枕下乙状窦后入路通过牵开小脑半球可以显露脑桥小脑三角和颅内颈静脉孔区，但无法显露枕骨大枕区和下斜坡区。

远外侧经髁入路则可以弥补上述不足。侧卧，患侧耳后直切口，下缘达乳突尖后，根据肿瘤大小，向颈部相应延伸。在胸锁乳突肌前缘游离出颈内静

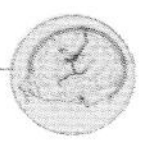

脉、颈内动脉、颈外动脉及迷走神经、舌下神经和副神经。以寰椎后弓外侧的椎动脉沟为标志，游离椎动脉。颈外动脉诸分支（如枕动脉、咽升动脉等）常有分支参与肿瘤供血而增粗，可邻近肿瘤将其一一电凝切断。进一步暴露枕骨后外侧直达颈静脉孔，此时颈静脉球常受肿瘤推移或侵入。枕下开颅，骨窗范围上至横窦，外侧至显露乙状窦全程，打开颈静脉孔后外侧，在茎乳孔及面神经乳突段后磨除乳突，磨除颈静脉突，进一步从后外侧显露颈静脉孔区。磨除颈静脉结节后可充分显露下斜坡至中线，但需小心保护邻近通过的脑神经，由于颈静脉球瘤患者颈静脉孔区骨质大多破坏，故上述骨性结构的磨除多不困难。颈静脉球瘤大多侵犯颈内静脉及静脉窦（乙状窦或横窦），如术前 DSA 或者 MRV 证实上述静脉回流已经闭塞，可在肿瘤近端阻断，切开静脉窦切除肿瘤或连同肿瘤一起切除静脉窦。肿瘤远端结扎并切断颈内静脉，将肿瘤连同上述结构及受累硬脑膜一并切除。注意保护岩下窦。肿瘤侵入颅内部分多位于硬脑膜外，联合枕下乙状窦前、后开颅多暴露充分。虽然肿瘤表面血管丰富，但可用双极电凝镊电凝并使肿瘤表面皱缩，切除肿瘤多无困难。如肿瘤长入硬脑膜下，可在乙状窦后剪开硬脑膜，分离肿瘤与脑组织边界，切除肿瘤颅内部分。肿瘤分离过程中注意保护面、听神经和后组脑神经。取自体筋膜修补硬脑膜缺损，取自体脂肪填充岩骨磨除后的残腔。

c. 颞下窝入路：从外耳道前，经岩骨鼓室，暴露牵开颈内动脉岩骨段，抵达颈静脉孔区及中上斜坡前侧，并在此基础上联合外侧入路。适用于 Fisch 分型 B 型或 C 型的颈静脉球瘤手术，特别适用于肿瘤沿着颈动脉岩骨部或咽鼓管侵及岩尖并长入中颅底的病例。

术中需去除颞颌关节表面的骨质，并于颅外暴露颈内动脉直至海绵窦段。同时需磨除中颅底骨质，暴露圆孔和卵圆孔。

3）手术并发症：取决于肿瘤的大小、血供和侵犯部位。主要有以下并发症：

A. 脑神经损伤，包括面瘫、听力丧失、吞咽困难、声音嘶哑、呛咳等。

B. 重要血管痉挛或损伤，包括颈内动脉、椎动脉及颈外动脉等，可导致大脑半球或脑干缺血，严重者可致死亡。

C. 脑脊液漏。

D. 术后感染。

（3）放射治疗

1）适应证：

A. 术后残留肿瘤者。

B. 老年患者或全身情况差不能耐受手术的患者。

C. 肿瘤小，无或仅有轻微临床症状者。

D. 复发或转移性肿瘤者。

E. 双侧颈静脉球瘤，一侧术后残留严重后组脑神经功能障碍的患者，对侧肿瘤无法手术者。

F. 患者及家属顾及手术风险，拒绝手术。

2）并发症：

A. 组织及颞骨放射性坏死。

B. 延迟性中耳炎、耳道积液。

C. 喉头狭窄。

D. 下颌骨放射性坏死。

E. 外耳道狭窄等。

3）疗效：有争议。支持者认为，组织学观察显示放射线能导致肿瘤水肿、纤维化、含铁血黄素沉着、血管壁退行性变，伴内膜增生、血栓形成。影像学检查提示放疗后肿瘤缩小、生长减缓甚至相对静止。临床观察部分病例放疗后症状缓解，故放疗有效。反对者强调，组织学观察显示放疗后副神经节瘤细胞本身没有明显放射性改变，肿瘤病灶仍然存在，生长只是暂时抑制。患者已有的临床症状、体征缓解有限（特别是 C 型和 D 型），且有效率各家报道差别很大。放疗后并发症（如上述）造成新的临床症状，如偏瘫、眩晕、共济失调、耳鸣、咀嚼困难和吞咽困难等。局部放疗不能阻止肿瘤远处转移。放疗造成局部组织粘连，给手术肿瘤分离、局部解剖带来困难。

（4）放射外科治疗

如伽玛刀、射波刀和质子刀，其适应证和并发症基本同常规放疗。俄罗斯学者 Golanov（2012）首先报道了射波刀治疗颈静脉球瘤的临床经验，34 例颈静脉球瘤患者中，4 例接受立体定向放射外科治疗，平均剂量 17±3.1 Gy（13.7～22 Gy）。30 例接受低分割剂量治疗，3～7 次分割剂量，总剂量为 18～35 Gy。平均随访时间为 8 个月（1～20 个月）。肿瘤控制率达到 100%，患者治疗后不需要其他治疗（如显微外科手术或再次放疗）。脑神经功能障碍发生率很低，而且是暂时性的。有研究显示听神经的功能保留率达到 75%。证实应用射波刀系统通过立体定向放射外科和低分割剂量治疗颈静脉球瘤是有效的。

68.6 脑膜瘤

68.6.1 发生率

虽然颅后窝的脑膜瘤经常累及颈静脉孔区，但是原发颈静脉孔区脑膜瘤(JFM)十分罕见。文献报道不足100例。原发于颈静脉孔区的脑膜瘤仅占颅后窝脑膜瘤的4%。原发的颈静脉孔区脑膜瘤起源于颈静脉球附近的蛛网膜细胞。华山医院神经外科2000—2012年共收治颈静脉孔区脑膜瘤15例，女性多见，男女比例为1∶1.5。

68.6.2 病理

颈静脉孔区脑膜瘤以上皮型和纤维型为主，约占80%(12/15)，极少数为不典型或间变性脑膜瘤。颈静脉孔区脑膜瘤表现为广泛的颅底侵犯，以此区别于继发侵犯颈静脉孔的颅后窝脑膜瘤。肿瘤侵犯周围的颞骨和神经、血管结构，故需要扩大切除以防止复发。颈静脉孔脑膜瘤具有以下特征：离心性生长，颈静脉孔骨缘的穿凿样硬化，脑膜尾征以及缺乏血管流空表现。以此来鉴别颈静脉孔区其他常见的肿瘤。术中大体标本可见脑膜瘤为实质性，边界清楚，轴外肿瘤，附着于广泛的硬脑膜基底。

68.6.3 影像学检查

CT平扫呈等密度，增强可见明显强化；有时可见钙化和颅底浸润等特征性的骨化表现。MRI平扫可见T_1呈等或低信号，T_2高信号，增强可见明显强化(图68-6)。血管造影动脉期明显长于颈静脉球瘤。

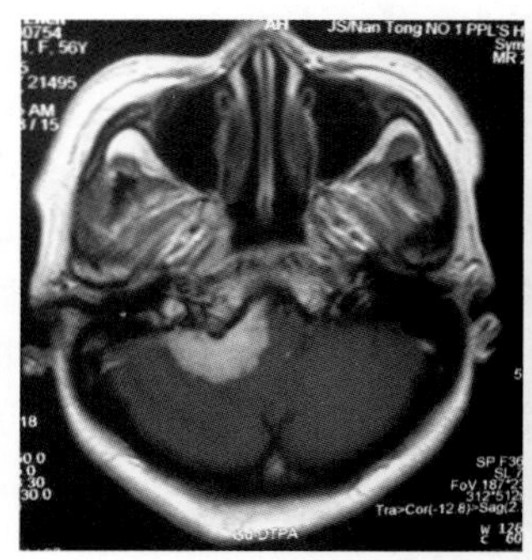

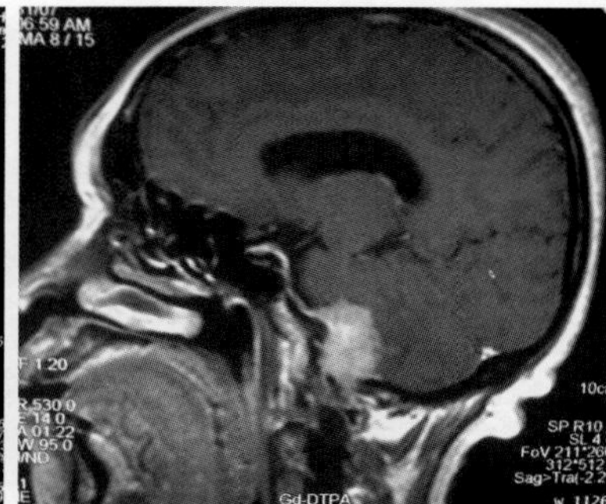

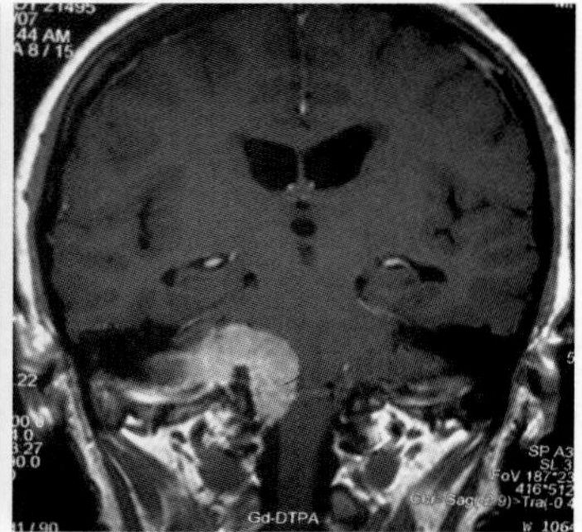

图68-6 颈静脉孔区脑膜瘤MRI T_1增强显示肿瘤

68.6.4 治疗

手术切除是主要治疗方法，可采用枕下经乙状窦入路。但全切除肿瘤较困难，原因在于：附着硬脑膜因术后修补困难，出现脑脊液漏等并发症，而不能完全切除；肿瘤常将后组脑神经、血管包绕，或与脑干表面粘连而缺少界面，强行分离切除易伤及脑干。因此，手术时应在保护神经功能的前提下尽可能多地切除肿瘤，残留肿瘤可采用放射外科治疗。手术并发症及处理同神经鞘瘤。与颈静脉球瘤和施万细胞瘤相比，原发颈静脉孔脑膜瘤术后脑神经功能障碍发生率明显增高(脑膜瘤约60%，颈静脉球瘤约30%，施万细胞瘤约15%)，术后5年的复发率高达25%。意大利Sanna(2007)报道了13例颈静脉孔区脑膜瘤，全切除率达84.6%(Simpson Ⅰ～Ⅱ级)，面神经功能保留率达46.1%(HB Ⅰ～Ⅱ级)，术后后组脑神经功能障碍发生率高达61.5%。天坛医院神经外科(2016)回顾性分析2004—2010年22例颈静脉孔区脑膜瘤的临床资料，大多数初发症状为听力障碍，继而累及后组脑神经功能障碍。Ⅰ型(颅内)1例，Ⅱ型(颅内)15例，Ⅲ型(颅外)0例，Ⅳ型(颅内-颅外)6例。手术入路：乙状窦后入路7例，远外侧入路10例，髁旁入路5例。全切除15例，次全切除7例。术后并发症发生率为63.6%。平均随访时间83.2个月，17例WHO Ⅰ级的脑膜瘤仅有5例复发。放射外科对于WHO Ⅰ、Ⅱ级的脑膜瘤具有较好的控制效果。结论：颈静脉孔区脑膜瘤具有较好的预后效果，神经功能的保护是关键。日本千叶大学神经外科(2019)提出了一种功能保留的多模式治疗方法(function-preserving multimodal treatment,

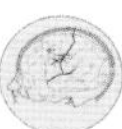

FMT)来治疗颈静脉孔区脑膜瘤,保守性手术切除结合立体定向放射外科,可以最大程度保护后组脑神经功能,而且能有效控制肿瘤生长。

68.7 软骨瘤和软骨肉瘤

68.7.1 发病率和病因

软骨瘤,又称骨软骨瘤,属于良性肿瘤,发生于软骨内骨化的骨骼。主要见于四肢骨和颅底骨。软骨肉瘤属于恶性软骨肿瘤,可由软骨瘤恶变而来,也可直接由间质细胞发展而来。

软骨瘤较为少见,发生于颈静脉孔区更为少见。华山医院神经外科 2000—2012 年收治 6 例软骨瘤患者。肿瘤好发于蝶枕交界区,有时位于斜坡后的颅后窝底,甚至长入脑桥小脑三角。肿瘤位于硬脑膜外,广泛破坏骨质,向上、下扩展。复旦大学附属眼耳鼻喉科医院 2009—2018 年回顾性资料分析 10 例颞骨软骨肉瘤病例,大多数起源于中耳乳突区,向颈静脉孔区侵犯,最常见的症状为面瘫(50%)和听力丧失(40%),其他症状有耳痛、眩晕和头痛等,平均生存时间为 28.8 个月。

68.7.2 临床表现

临床表现因肿瘤生长速度和侵犯结构不同而异,缺乏特征性表现。与生长于该处的脑膜瘤、脊索瘤等难以鉴别。

68.7.3 影像学检查

CT 检查表现为高而不均匀密度肿块,呈分叶状或类圆形,边界清楚,瘤内有点片状钙化。软骨瘤基底部无骨质破坏,而软骨肉瘤常破坏基底骨质,呈“多星夜空”表现。MRI 显示肿瘤呈混杂信号,并呈不均匀强化。

68.7.4 治疗

手术切除是主要治疗方法,但因受累范围广泛,难以全部切除。放疗或放射外科治疗可作为术后辅助治疗。个体化手术方案的制订,尽可能地切除肿瘤,减少周围神经和血管的损伤,综合控制肿瘤复发是重要的治疗策略。

(张海石 周良辅)

参考文献

[1] 张海石,周良辅. 颈静脉孔区肿瘤[M]//周良辅. 现代神经外科学. 2 版. 上海:复旦大学出版社,2015:802 - 810.

[2] BRODARD J, RADOVANOVIC I, CABRILO I, et al. Jugular foramen meningioma with transverse and sigmoid sinuses invasion and jugular vein extension [J]. J Neurol Surg A Cent Eur Neurosurg, 2017,78(6):617 - 622.

[3] HASEGAWA T, KATO T, KIDA Y, et al. Gamma knife surgery for patients with jugular foramen schwannomas: a multiinstitutional retrospective study in Japan [J]. J Neurosurg, 2016,125(4):822 - 831.

[4] ITO S, SAEGUSA T, OZAWA Y, et al. Function-Preserving multimodal treatment for jugular foramen meningiomas [J]. J Neurol Surg B Skull Base, 2019,80(3):239 - 243.

[5] LI D, ZENG X J, HAO S Y, et al. Less-aggressive surgical management and long-term outcomes of jugular foramen paragangliomas: a neurosurgical perspective [J]. J Neurosurg, 2016,125(5):1143 - 1154.

[6] MATSUSHIMA K, KOHNO M, NAKAJIMA N, et al. Retrosigmoid intradural suprajugular approach to jugular foramen tumors with intraforaminal extension: surgical series of 19 cases [J]. World Neurosurg, 2019, 125:E984 - E991.

[7] PARK E S, LEE E J, PARK J B, et al. A single-institution retrospective study of jugular foramen schwannoma management: radical resection versus subtotal intracranial resection through a retrosigmoid suboccipital approach followed by radiosurgery [J]. World Neurosurg, 2016,88:552 - 562.

[8] TANG J, ZHANG L W, ZHANG J T, et al. Microsurgical management of primary jugular foramen meningiomas: a series of 22 cases and review of the literature [J]. Neurosurg Rev, 2016,39(4):671 - 683.

[9] VAZ-GUIMARAES F, NAKASSA A C I, GARDNER P A, et al. Endoscopic endonasal approach to the ventral jugular foramen: anatomical basis, technical considerations, and clinical series [J]. Oper Neurosurg, 2017,13(4):482 - 491.

[10] ZANOTTI B, VERLICCHI A, GEROSA M. Glomus tumors [M]//WINN H R. Youmans and Winn neurological surgery. 7th ed. Philadelphia: Elsevier, 2017:1251 - 1267.

[11] ZHANG K, QU P, ZHANG E, et al. Primary temporal bone chondrosarcoma: experience with 10

cases [J]. Acta Otolaryngol, 2019, 139 (10): 837 - 842.

[12] ZHANG Q H, WANG Z L, GUO H C, et al. Endoscopic approach to remove intra-extracranial tumors in various skull base regions: 10-year experience of a single center [J]. Chin Med J, 2017, 130 (24): 2933 - 2940.

[13] ZHANG X, TABANI H, EL-SAYED I, et al. Combined endoscopic transoral and endonasal approach to the jugular foramen: a multiportal expanded access to the clivus [J]. World Neurosurg, 2016, 95: 62 - 70.

嗅神经母细胞瘤

嗅神经母细胞瘤(olfactory neuroblastoma, ONB),又称感觉神经母细胞瘤(esthesioneuroblastoma, ENB),是一种少见的来源于嗅区黏膜神经上皮细胞的恶性神经外胚层肿瘤。肿瘤主要位于鼻腔上部,局部侵袭性强,肿瘤易侵犯颅内,累及筛窦、额窦、眶板等,致使颅底骨破坏,颈部淋巴结和远处转移发生率较高。1924 年由 Berger 首次报道,占鼻腔、鼻窦肿瘤的 3%～6%。发病率 0.4/100 万,年龄呈双峰分布,20 岁和 60 岁较多,无性别差异。截至 2019 年只有约 1 200 例文献报道。近年来随着影像学和病理学的发展,发病率有增高趋势。目前由于没有标准化的治疗方案以及高质量临床试验证据支持,本病的诊断与治疗仍存在较大争议。

69.1 病理

嗅神经母细胞瘤因其在形态学、超微结构、免疫组织化学染色性质上的相似性而被认为和肾上腺及交感神经系统的神经母细胞瘤有关。肉眼外观呈粉红色团块样,质脆,一般位于黏膜下层,多呈分叶状或条索状,围绕神经元纤维基质,周围被增生的血管纤维性间质环绕分隔,少数肿瘤表现为弥漫性生长。一般分化较好的肿瘤在光镜下表现为形态较一致的小细胞环状排列成 Flexner 及 H－W 菊形团,并嗜酸性纤维样背景,恶性程度较高的肿瘤则伴有明显的核异型、核分裂增多和坏死。目前普遍采用 1988 年 Hyams 提出的 4 级分级系统(表 69－1):1～2 级为低度恶性,3～4 级为高度恶性。Hymas 分级被认为是影响预后的因素。免疫组织化学染色可表达 NSE、Syn、CgA、NF、GFAP、Ⅲ类 β 微管蛋白和微管相关蛋白。神经元烯醇化酶(NSE)阳性以及 S－100 蛋白特征性地表达于肿瘤小叶周围的支持细胞(施万细胞),对本病具有较高的诊断价值。

表 69－1 Hyams 病理分级

项 目	Ⅰ	Ⅱ	Ⅲ	Ⅳ
细胞结构	分叶	分叶	+/−	+/−
有丝分裂	无	低	中	高
多核	存在	轻度	中度	明显
菊形团	+/−	+/−	真菊形团	无
坏死	无	无	中度	明显

69.2 临床表现

目前认为嗅神经母细胞瘤发病年龄呈双峰分布,但也有文献认为 40～70 岁为发病高峰。没有发现与本病相关的地域、环境及生活习惯高危因素。发病隐匿,不易早期发现。早期症状多不典型,最常见的临床表现为鼻旁窦炎、黏膜充血、单侧鼻塞、鼻出血,部分患者还可出现头痛、嗅觉减退、过度流泪、视物模糊、眼球突出、颈部肿块等表现,另有极少数病例出现内分泌异常。查体大多能在鼻腔顶部、中鼻道见到淡红色或灰红色息肉样肿块，触之易出血。目前最常用的是 Morita 等基于 Kadish 分期的改良临床分期：A 期，肿瘤仅位于鼻腔；B 期，肿瘤侵入鼻旁窦；C 期，肿瘤侵袭范围超过鼻腔及鼻旁窦；D 期，有颈部淋巴结或远处转移。也有学者建议采用更为具体的 TNM 分期，对选择治疗方式及判断预后更具指导意义。常见的转移部位是颈部淋巴结、肺、骨，亦有肝、纵隔、肾上腺、卵巢、脾、甲状腺及中枢神经系统转移。

69.3 诊断

嗅神经母细胞瘤的诊断主要依靠影像学。典型特征为腰身位于筛板的哑铃形病灶，上部位于前颅底而下部位于鼻腔，但其对 CT、MRI 检查缺乏特异性表现，术前极易误诊为其他肿瘤或疾病，诊断和鉴别主要依靠组织病理学形态联合免疫组织化学染色，必要时可首先经鼻咽活体组织检查。当瘤体较小局限于鼻腔时，CT 示病灶密度多均匀，边界较清楚；肿瘤较大时中央常有点片状坏死，肿瘤密度不均匀，周围可见膨胀性骨质破坏或浸润性骨质破坏。MRI 影像显示 T_1WI 低信号，T_2WI 稍高信号；瘤内伴有囊变坏死时，呈不均匀信号。该肿瘤血供丰富，增强扫描呈现明显不均匀强化。MRI 对鼻腔、鼻旁窦内肿瘤的显示及对颅内和脑实质的浸润显示较 CT 清晰，但 CT 在显示肿瘤的钙化和骨质破坏方面比 MRI 敏感。国内有报道 PET/CT 通过功能成像与解剖成像融合，可以提高微小病变的检出率，对指导肿瘤分期和监测肿瘤复发和转移等具有一定意义。

69.4 治疗

本病发病率低，文献报道例数较少，治疗方案缺乏高级别的临床证据支持，至今未达成标准共识。绝大多数学者推荐手术联合放疗的综合治疗方案(图 69-1)。颅面联合入路可将鼻腔、筛窦、眼眶和上颌窦等处的肿瘤连同前颅底骨和颅内肿瘤一并切除，5 年生存率从应用该手术前的 37.5% 上升至 82%，但手术创伤大、并发症发生率高。近年来随着微创手术的开展，对于鼻腔肿瘤多采用经鼻内镜途径，尤其是 A 期和 B 期的肿瘤，创伤小、效果好。嗅神经母细胞瘤具有较高的放射敏感性，术前放疗能减少肿瘤负荷，降低术中肿瘤种植风险，提高手术切除率。但也有学者指出，病灶缩小后会使手术切缘难以确定，难以获得足够的安全边界。术后放疗可减少肿瘤局部复发和提高局部控制率。调强放疗、三维适形放疗、立体定向放疗等精确放疗技术的应用，既保证了靶区的精确性，提高靶区剂量，又能减少周围重要器官的损伤。有文献报道质子刀治疗亦有良好局部控制效果且不良反应较小。目前尚无标准化疗方案，但有证据显示患者可从化疗获益。有研究显示相对于低级别肿瘤来说，辅助化疗对于高级别(Hyams Ⅲ或Ⅳ级)肿瘤可能更有效。

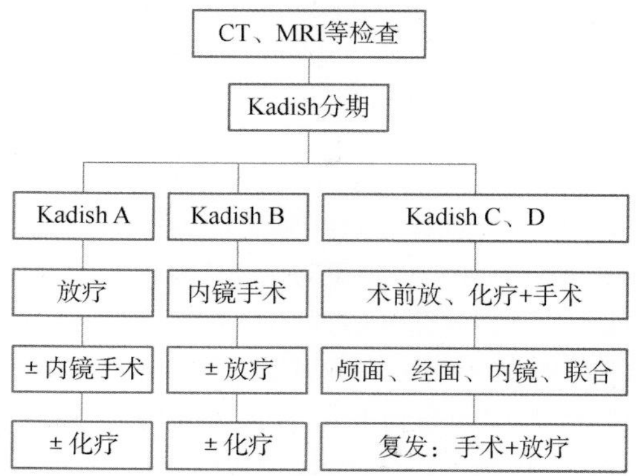

图 69-1 嗅母分级治疗策略参考

69.5 预后和疗效

嗅神经母细胞瘤在目前的治疗条件下 5 年生存率为 58%～83%。肿瘤具有潜在侵袭性生长的特性，即使经过综合治疗，复发和转移仍较常见，平均复发时间为 2～6 年。基于报道病例数较少，目前影响预后因素仍不清楚。目前认为患者生存率和预后与临床分期及病理分级有关，肿瘤的侵犯程度和手术切除程度与预后具有显著相关性，低级别肿瘤的 5 年生存率明显高于高级别肿瘤(86%和 58%)。嗅神经母细胞瘤复发后行积极的放疗挽救治疗仍有希望长期存活，因此定期随访并对复发患者给予积极的治疗对改善预后亦极为重要。目前各文献报道复发率相差较大，其中有些肿瘤复发时间非常长，因此建议长期甚至终身随访影像学变化。

(赵 帆 毛 颖)

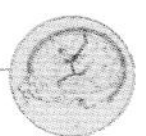

参考文献

[1] 赵帆，周良辅. 嗅神经母细胞瘤[M]//周良辅. 现代神经外科学. 2 版. 上海：复旦大学出版社，2015：811－813.

[2] FIANI B，QUADRI S A，CATHEL A，et al. Esthesioneuroblastoma：a comprehensive review of diagnosis，management and current treatment options[J]. World Neurosurgery，2019，126：194－211.

[3] SHEEHAN J M，PAYNE R. Esthesioneuroblastoma[M]//WINN H R. Youmans and Winn neurological surgery. 7th ed. Philadelphia：Elsevier，2017：1284－1292.

70 岩尖胆固醇肉芽肿

岩尖胆固醇肉芽肿(petrous apex cholesterol granuloma)为较少见的颅底良性病变,好发于岩骨的中耳、乳突等处,常合并中耳炎。其年发病率低于0.6/100万,相当于前庭神经鞘瘤发病率的1/30。但在临床上常见的颞骨岩部良性病变中,胆固醇肉芽肿的发病率最高,约占颞骨岩部病变的60%,远高于大家所熟知的胆脂瘤的发病率。这是由于本病一直与先天性胆脂瘤(即上皮样肿瘤)和后天性胆脂瘤(即获得性上皮样瘤)混淆。随着人们对它的认识提高,发现过去诊断为胆脂瘤者实为本病。

70.1 岩尖及其周围结构解剖

岩尖是指颞骨位于内耳与斜坡之间的部分,呈金字塔形结构(图70-1),尖端指向前内侧,基底位于后外侧;其前界是岩蝶裂和颈内动脉管,后界是颅后窝,上界是颅中窝和Meckel腔,下界是颈静脉球和岩下窦;内侧通过岩枕裂与斜坡衔接;外侧为内耳结构。岩尖以内耳道为界分为前后两部分,前部空间较大,是病变最常侵犯的部位,包含颈内动脉颞骨水平段部分、破裂孔的纤维软骨组织、骨髓腔和气房;后部较小,位于内耳道和半规管之间,主要由内耳来源的坚硬骨质组成,也可包含一些气房,病变很少侵犯。岩尖包含很多重要神经和血管通过的管道,如颈动脉管、内耳道、Dorello管、Meckel腔、弓状下管(subarcuate canal)、奇异管(singular canal)等,因此岩尖部的病变可导致多种脑神经功能障碍。

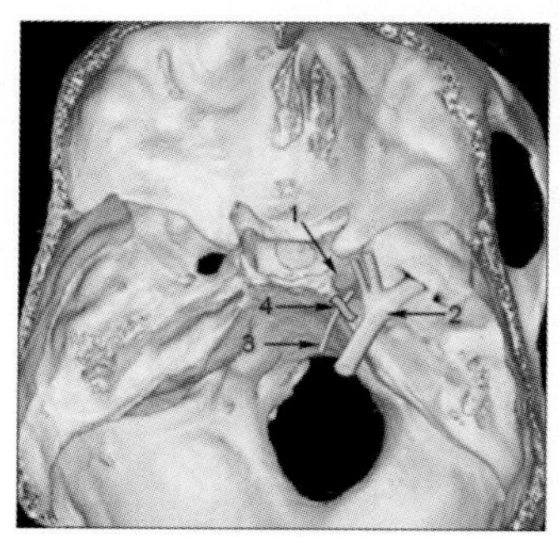

图70-1 岩尖及其周围解剖结构(高分辨率CT三维重建图)

注:1. 颈内动脉管;2. 三叉神经;3. 展神经及Dorello管;4. 岩蝶韧带。

引自:CHAPMAN P R, SHAH R, CURE J K, et al. Petrous apex lesions: pictorial review [J]. AJR Am J Roentgenol, 2011, 196(Suppl 3): WS26-WS37.

70.2 组织病理和发病机制

1894年,Manasse报道了首例位于外耳道和中耳的胆固醇肉芽肿。岩尖部位的胆固醇肉芽肿最早由Wyler在1974年报道。该病临床少见,起病隐匿,且文献报道命名混乱,如被命名为胆固醇囊肿(cholesterol cyst)、巧克力囊肿(chocolate cyst)或颞骨黄色瘤(xanthoma of the temporal bone)。本病的病因研究有下列动物模型:如Ojala将小鸡肱骨内气房阻塞,导致胆固醇肉芽肿形成;Friedmenn将胆固醇结晶注入豚鼠耳内,制造出中耳内的胆固醇肉芽肿模型;Kuipers将松鼠的咽鼓管阻塞,同样导致

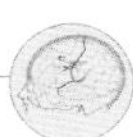

胆固醇肉芽肿的形成。

70.2.1 发病机制

本病发病机制主要有2种假说。

(1) 气房阻塞假说

认为岩尖胆固醇肉芽肿是由于岩骨内气房受阻塞，导致气体被吸收后产生的负压引起气房内黏膜充血和出血。由于红细胞、白细胞和少量巨噬细胞浸润，红细胞降解产物——胆固醇结晶、类脂颗粒诱发异物反应，加重出血和炎症反应，渐出现肉芽组织。肉芽组织逐渐成熟，形成水肿性肉芽肿。由于反复出血和炎症反应，肉芽肿不断扩大，并在胆固醇结晶周围出现成纤维细胞、吞噬含铁血黄素异物的巨细胞。

(2) 气房异常发育假说

近来Jackler和Cho提出，由于岩骨内气房异常发育导致岩尖骨髓腔受侵，受侵骨髓腔发生亚急性出血，血液流入气房，红细胞降解产物引起炎性反应以及囊性增生，进一步导致骨髓腔的出血，致使病变范围扩大。成熟胆固醇肉芽肿由大小不一的胆固醇结晶构成其核心部分，周边为多核巨细胞和纤维组织包膜。病变早期仅表现陈旧性出血，炎症反应轻微。

70.2.2 组织病理

根据上述动物实验和临床观察，本病的形成经历下列过程：①早期阶段(≤1个月)，由于各种原因引起岩骨内气房通道阻塞，气体被吸收后产生的负压引起气房内黏膜充血和出血，伴红细胞、白细胞和少量巨噬细胞；②发展阶段(3～6个月)，红细胞降解产物——胆固醇结晶、类脂颗粒诱发异物反应，加重出血和炎症反应，渐出现肉芽组织；③成熟期(≥6个月)，肉芽组织逐渐成熟，形成水肿性肉芽肿。由于反复出血和炎症反应，肉芽肿不断扩大，并在胆固醇结晶周围出现成纤维细胞、吞噬含铁血黄素异物的巨细胞。上述3个过程可独立存在，也可在同一病变中同时存在。

70.3 临床表现和辅助检查

本病的临床表现取决于病变部位、大小和累及结构。病变小时常不引起症状，当病灶发展到一定程度，可引起头痛、眩晕、耳鸣、癫痫、第Ⅴ～Ⅷ对脑神经功能障碍、三叉神经痛、耳痛、面肌抽搐、脑脊液耳漏、颅内感染等。综合文献154例患者临床表现，听力丧失占57%、眩晕占52%、耳鸣占43.3%、头痛占32.5%、面部抽搐占25%、面部感觉异常占20%、复视占11.3%、面瘫占10.2%、耳漏占11%。

辅助检查主要有CT和MRI检查(图70-2)。CT检查可显示岩骨前内侧部有边缘光滑、低密度、

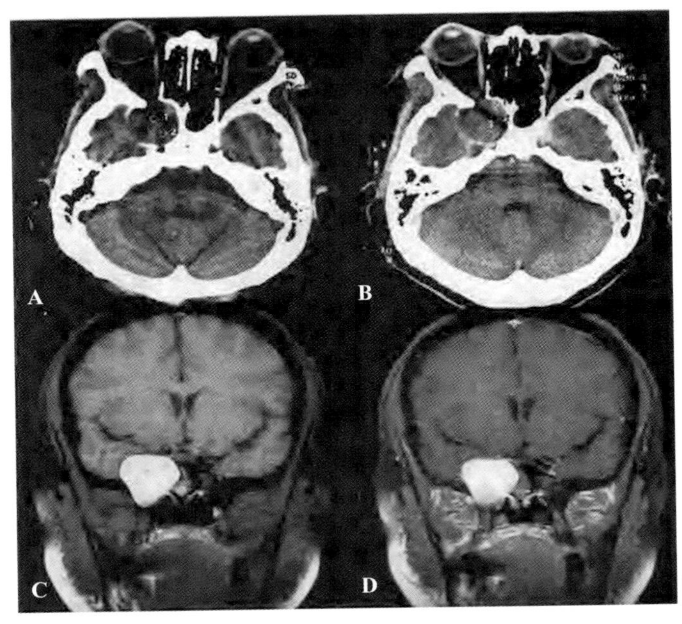

图70-2 岩尖胆固醇肉芽肿

注：A、B. 头部CT表现；C、D. 头部MRI表现。

不增强的病灶。对侧岩骨常气化良好。MRI 检查具有诊断价值。成熟胆固醇肉芽肿在 T_1、T_2 加权图像均呈高信号，注射造影剂后病灶不增强或仅轻微周边增强。应指出，本病初期可缺少上述影像学特征，仅见岩骨内轻度破坏。

70.4 诊断和鉴别诊断

根据患者上述临床表现，结合听力测试、眼震电流扫描测试、脑干听觉反应测试等检查手段，并进一步通过影像学辅助检查，如发现岩尖部位的局部破坏性占位病灶，在 MRI 上表现为典型的 T_1、T_2 高信号，不增强或仅轻微周边增强，则基本可明确岩尖胆固醇肉芽肿诊断。

该部位其他疾病的鉴别诊断包括岩尖积液、黏液囊肿、蛛网膜囊肿、胆脂瘤、软骨瘤、软骨肉瘤、脊索瘤、转移瘤等，其鉴别诊断主要依赖于 CT 和 MRI 检查(表 70-1)，病理有助于确诊。

表 70-1 岩尖部位常见病灶鉴别诊断

病 变	CT 检查	MRI 检查				
		T_1	T_2	增强	FLAIR	DWI
积液	骨质结构正常、无强化	低信号	高信号	否	低信号	低号号
黏液囊肿	低密度、膨胀性、边界光滑、无强化、其内无骨质结构	等或低信号	高信号	否	低信号	低号号
胆脂瘤	正常气房缺失、无强化、与脑脊液等密度	低信号	高信号	否	高信号	高信号
胆固醇肉芽肿	膨胀性、边界光滑、偶尔环形强化、与脑组织等密度	高信号	高信号	否	高信号	高信号
蛛网膜囊肿	低密度	低信号	高信号	否	低信号	低信号
转移瘤	破坏性、边界不清	等信号	高信号	是		
脊索瘤	广泛骨质破坏、钙化	等信号：75% 低信号：25%	高信号	是		
软骨瘤	广泛骨质破坏、钙化	等低信号	高信号	是		
软骨肉瘤	广泛骨质破坏、钙化	等低信号	高信号	是		

70.5 治疗

本病多发展缓慢，甚至长期稳定。A. D. Sweeney(2015)报道 90 例，平均随访 46 个月，无自发破裂、无颈动脉阻塞，仅 43 例(25.6%)最终需外科手术。虽然术后大多症状得以缓解，可是头痛和眩晕术后多难以完全消失。因此，建议对这些患者，应对症处理，病情差者方可手术。少数病例可自行吸收消失(Yawn, 2016)。

偶然发现或无症状的岩尖胆固醇肉芽肿不必处理，可定期随访，一旦出现症状，如是单纯头痛、眩晕，宜先药物治疗，无效方需手术治疗。术式的选择根据病变位置、侵及解剖范围和患者的听力情况决定。因此，术前明确患者是否有实用性听力非常重要。常用的手术入路主要有经迷路-耳蜗入路、迷路下入路、经外耳道-耳蜗下入路、经鼻-蝶窦入路、经颅中窝入路、经乙状窦后入路、扩大颞下入路等。无实用性听力时，可采用经迷路入路；有实用性听力时，采用迷路外入路进行肉芽肿清除加残腔引流到乳突、蝶窦或中耳腔等，或清除肉芽肿和包膜后用颞肌填塞残腔。近年来，随着内镜和神经导航技术的发展和成熟，该领域的微创手术前景良好。

70.6 疗效和预后

岩尖胆固醇肉芽肿是一类较易复发的良性病变，复发后一般会重新出现术前相关症状。该疾病一般采用 MRI 随访。术后 MRI 一般显示术区充满液体的肉芽肿残腔，T_1 加权图像呈低信号，与术前 T_1 加权像高信号不同。如果随访过程中患者出现症状，且 MRI T_1 加权图像重新变为高信号，提示引流不充分、病灶复发。综合文献 154 例患者诊疗情况，28 例定期随访，其余 126 例手术治疗。在定期随

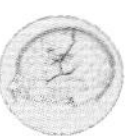

访的患者中，多数表现为症状改善或稳定，仅2例出现症状加重及病灶增大。在手术治疗的患者中，症状改善率为91.7%，实用听力保留率为94.1%。手术采用迷路下入路37例、耳蜗下入路22例、经乳突入路3例、经颅中窝入路24例、经岩骨入路2例、经耳蜗入路7例、经迷路入路3例、经枕下乙状窦后入路2例、经鼻-蝶窦入路21例、经颞下入路5例。全切除肉芽肿及其包膜23例，次全切除3例，其余100例肉芽肿清除加残腔引流。全切除及次全切除病例一般采用经颅中窝入路(22例)、经岩骨入路(2例)或经颞下入路(2例)，其余手术入路为引流术式。手术并发症包括听力丧失、面神经功能障碍、展神经功能障碍、颈内动脉损伤、脑脊液漏、脑膜炎、鼻出血、中耳炎等，其发生率为0～60%。根据手术入路及切除程度分为2组：全切除术式(经颅中窝入路、经岩骨入路和经颞下入路)和引流术式(其余手术入路)。术后听力丧失在两组中的发生率分别为6.7%和5.7%，面神经功能障碍为15.4%和2.1%，颈内动脉损伤为3.2%和0，脑脊液漏/脑膜炎为3.2%和4.2%，平衡功能障碍为3.2%和1.1%，癫痫为3.2%和0。在采取手术治疗的126例患者中，复发14例，复发率为11.1%；病灶复发一般与病灶假包膜是否切除无关，而与引流不充分、引流管阻塞有关。随访过程中病灶增大或者出现临床症状的患者，需要再次手术。根据手术入路，复发率全切除术式中能够全切除或次全切除的病例中为0，未全切除或次全切除者高达40%；引流术式中经枕下乙状窦后入路为50%、迷路下入路为5.4%、耳蜗下入路为4.5%、经鼻-蝶窦入路为28.6%；经鼻-蝶窦入路中传统显微镜下经鼻-蝶窦入路高达100%，而内镜下经鼻-蝶窦入路为11.8%。复发病例再次手术均发现原引流通道阻塞。综合手术并发症和复发率，可以发现：采用经颅中窝入路、经岩骨入路和经颞下入路的全切除术式，其并发症(特别是颈内动脉损伤和面神经功能障碍等严重并发症)的发生率明显较引流术式高，并且如果术中无法全切除病灶及其假包膜，则复发率高；而引流术式中采用迷路下或耳蜗下入路，在并发症较低的情况下同样能够获得较好的手术疗效，复发率较低；经鼻-蝶窦入路除鼻出血、中耳炎及一过性展神经麻痹等较轻微的并发症外，无其他严重并发症，安全性较高，但传统经鼻-蝶窦入路由于引流不充分，复发率高。近期采用内镜下经鼻-蝶窦入路已明显降低复发率，该微创术式前景良好。Tabet(2019)报道内镜经鼻-蝶窦入路和开颅手术治疗岩尖胆固醇肉芽肿的疗效对比荟萃分析，结果提示：经鼻入路更多用于有实用听力、病灶靠近蝶窦及斜坡的患者，而开颅手术多用于病灶位于外侧、靠近内听道的患者；经鼻入路的听力改善率为85.7%，高于开颅手术的23.4%；经鼻入路的并发症发生率为7.9%，低于开颅手术的17.6%；经鼻入路的复发率为12.3%，与开颅手术的10.6%相仿。在复发的病例中，经鼻入路的复发时间为3个月，早于开颅手术的22.6个月。鉴于经鼻入路较开颅手术更利于改善听力，且并发症率较低，作者推荐在合适的病例中首选经鼻入路。近年来，在经鼻入路的基础上，有报道采用带蒂鼻中隔黏膜瓣置入病灶腔内以预防引流管道阻塞，在已报道的来自4篇文献的14例病例中，除去黏膜瓣放置不到位的1例，复发率为0，展现出良好的应用前景。

关于该疾病的病死率，大宗病例文献未见报道。

(沈　明　周良辅)

参考文献

［1］周良辅. 现代神经外科学[M]. 2版. 上海：复旦大学出版社，2015：813－816.

［2］HOA M, HOUSE J W, LINTHICUM F H JR, et al. Petrous apex cholesterol granuloma: pictorial review of radiological considerations in diagnosis and surgical histopathology [J]. J Laryngol Otol, 2013, 127(4): 339－348.

［3］KARLIGKIOTIS A, BIGNAMI M, TERRANOVA P, et al. Use of the pedicled nasoseptal flap in the endoscopic management of cholesterol granulomas of the petrous apex [J]. Int Forum Allergy Rhinol, 2015, 5(8): 747－753.

［4］KLEIN J P. Sarcoidosis, tuberculosis, and demyelinating Disease [M]//WINN H R. Youmans and Winn neurological surgery. 7th ed. Philadelphia: Elsevier, 2017: 1365－1372.

［5］MCLAUGHLIN N, KELLY D F, PREVEDELLO D M, et al. Endoscopic endonasal management of recurrent petrous apex cholesterol granuloma [J]. J Neurol Surg B Skull Base, 2012, 73(3): 190－196.

［6］RAZEK A A, HUANG B Y. Lesions of the petrous apex: classification and findings at CT and MR imaging [J]. Radiographics, 2012, 32(1): 151－173.

［7］SWEENEY A D, OSETINSKY L M, CARLSON M L,

et al. The natural history and management of petrous apex cholesterol granulomas [J]. Otol Neurotol, 2015, 36(10):1714 - 1719.

[8] TABET P, SAYDY N, SALIBA I. Cholesterol granulomas: a comparative meta-analysis of endonasal endoscopic versus open approaches to the petrous apex [J]. J Int Adv Otol, 2019,15(2):193 - 199.

[9] YAWN R J, SWEENEY A D, CARLSON M L, et al. Spontaneous resolution of a petrous apex cholesterol granuloma [J]. Am J Otolaryngol, 2016, 37 (5): 452 - 454.

71 颅内转移瘤

颅内转移瘤(intracranial metastases)是指身体其他部位的恶性肿瘤转移到颅内者。虽然在发生率上,肿瘤的颅内转移不如肝脏和肺脏转移多见,但是颅内转移瘤的临床表现却明显和严重,不治者多迅速死亡。据统计,死于全身癌肿者中,1/4 有颅内转移,这一数字比死于原发性中枢神经系统的恶性肿瘤者高 9 倍以上。近年来由于老年人口增多和诊断技术提高,对恶性肿瘤采用综合治疗,使颅腔外其他脏器原发性肿瘤的治愈率和缓解率显著提高,可是颅内转移瘤发生率和致死率仍较高。因此,提高对本病的认识,及时而有效地诊治患者,对延长生命和提高生活质量具有重要意义。

71.1 发生率

颅内转移瘤的发生率,因不同时期、不同人群、不同年龄、不同检查方法等而差别颇大。临床报道的发生率在 20 世纪 50 年代以前为 3.5%～4.2%,随着诊断方法改进和人类寿命的延长,癌症患者的生存率得到增加,颅内转移瘤的发生率也相应增加。现在一般估计颅内转移瘤的发生率为 30%(20%～40%)。尸检发生率要比临床发生率准确且较高,前者为12%～37%,后者为10%～20%。在设有神经外科的医院,脑转移瘤占脑瘤手术总数的比例也在增加,从5%～11%(20世纪40年代)增达12%～21%(20世纪60年代以来)。从表71-1可见,在各种肿瘤中,肺癌、胃肠道癌、乳腺癌致死数和发生颅内、脑内转移数最多,但是以每种肿瘤发生颅内和脑内转移的频率看,则依次为黑色素瘤、乳腺癌和肺癌最常见。颅内转移瘤的发生率与原发肿瘤的流行病学和不同肿瘤向颅内转移的倾向性密切相关。

表71-1 癌肿死亡和颅内转移情况(43万例尸检)

恶性肿瘤	死亡人数	颅内转移		脑转移	
		数目	百分比(%)	数目	百分比(%)
肺癌	117 000	48 000	41	41 000	35
胃肠道癌	81 000	6 500	8	5 000	6
乳腺癌	38 000	19 000	51	8 000	21
肝、胰腺癌	33 000	2 000	6	1 500	5
前列腺癌	24 000	4 000	17	1 700	6
女性生殖器癌	24 000	4 000	7	500	2
泌尿道癌	19 000	4 000	21	3 200	17
白血病	16 000	8 000	48	1 000	8
淋巴瘤	14 000	4 000	22	700	5
头颈部癌	13 000	2 000	18	900	7
黑色素瘤	5 000	3 250	65	2 500	49
肉瘤	4 000	900	22	600	15
甲状腺癌	1 000	240	24	1 700	17
其他	41 000	11 000	26	8 000	19
总数	430 000	117 000	27	76 000	18

与全身癌肿一样,颅内转移瘤好发于40～60岁,约占2/3。儿童的颅内转移瘤异于成人,其实体性肿瘤的颅内转移率仅为成人的1/4～1/2,好发颅内转移的原发肿瘤依次为白血病、淋巴瘤、骨源性肿瘤、横纹肌或平滑肌肉瘤、类癌瘤、肾肉瘤、卵巢癌等。男性多见于女性,性别之比为2.1∶1(表71-2)。

《2012中国肿瘤登记年报》中上海市区前5位主要恶性肿瘤:男性为肺癌、大肠癌(包括结肠癌和直肠癌)、胃癌、肝癌和前列腺癌;女性为乳腺癌、大肠癌(包括结肠癌和直肠癌)、肺癌、胃癌和甲状腺癌。近年来,大肠癌发病增速最为显著,发病率由20世纪70年代初的第6位上升至第2位。以全身恶性肿瘤颅内转移率为25%计,2009年上海市区恶性肿瘤的发病数25 366例,则颅内转移6 341例,为同期脑部原发性恶性肿瘤发病数713例的8.9倍。

表71-2 脑转移瘤的性别分布

原发肿瘤	病例数	男性	女性
肺癌	55	52	3
乳腺癌	26	—	26
胃肠道癌	16	14	2
膀胱癌	1	1	0
生殖器癌	7	—	7
皮肤、黏膜癌	4	4	0
甲状腺癌	1	1	0
黑色素瘤	8	6	2
肉瘤	1	1	0
不明	45	30	15
总数	178	121	57

71.2 影响转移的因素

癌肿转移是一个复杂的过程,迄今未完全了解。一般讲它包括以下重要步骤:①癌细胞从原发癌肿上脱落并侵犯瘤周组织;②经血或淋巴等途径播散;③在靶器官内生存、增殖和增大。这3个步骤相互衔接和交错,并受多种因素影响。

71.2.1 癌细胞的脱落

(1) 肿瘤的生长速度和坏死

一般讲生长速度越快的肿瘤,越易发生细胞脱落。由于肿瘤内血液供不应求,易发生坏死,坏死灶附近的瘤细胞容易与母瘤分离。

(2) 酶的作用

多年来人们知道蛋白质溶解酶可溶解细胞间连接,在肌肉收缩、外科手术或创伤等因素协同下,可促使癌细胞释放。这些内源性酶来源于癌细胞、血管内皮细胞、白细胞、成纤维细胞、网状内皮细胞等的溶酶体。炎症、免疫或某些病理过程可促使这些酶的释出。已知下列4种蛋白酶参与降解组织间质和基底膜:①金属蛋白酶(又称胶原酶);②半胱氨酸蛋白酶(又称组织蛋白酶);③丝氨酸蛋白酶纤维蛋白溶酶;④纤维蛋白溶酶原激酶。这些酶除作用于肿瘤组织外,还作用于肿瘤周围的非肿瘤组织,利于肿瘤的扩增和扩散。

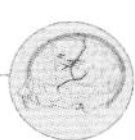

(3) 应力作用

不恰当的外科手术操作等可致癌细胞播散。

71.2.2 癌细胞的播散

脱落的癌细胞群可经血液系统或淋巴系统转移，如原发癌肿靠近血管，则易发生血源性播散，同理则发生淋巴转移。另外，肿瘤的特性与播散的方式亦有关系，如癌肿易发生淋巴转移，肉瘤则多以血源性转移，前者淋巴结转移为后者的3倍。由于淋巴结与静脉系统广泛交通，而且癌肿淋巴结转移之后，最后还是经血源途径入颅，因此对晚期患者严格区分播散途径是不可能的。据研究，每克肿瘤24 h可向血循环释放100万个癌细胞，虽然多被人体免疫等防御系统所杀灭，但是由于多次反复释放，总有一些癌细胞进入颅内。少数面部皮肤癌也可沿三叉神经或面神经周围间隙入侵海绵窦、半月神经节，甚至脑膜，导致马尾神经播散(Zhu，2004)。

71.2.3 转移灶的形成和再转移

癌细胞与人体其他细胞一样，表面都带有负电荷，加之血液流动，因此通常癌细胞不易黏附在也带有负电荷的血管内膜上。当癌细胞与管壁内膜细胞之间的距离小于癌细胞直径时，血液流动学的影响不起作用，癌细胞易于附着于内膜。癌细胞能否黏附在血管内膜上与其胞膜表面的分子生物学特征关系密切。另外，血管内膜损伤、血管内膜基质(带正电荷)裸露、凝血因素异常等也起一定作用。单个癌细胞栓塞于毛细血管或毛细血管后小静脉，癌细胞团块则栓塞于较大血管。血管栓塞后可引起血管通透性增大，促使癌细胞向血管外浸润。开始形成直径2 mm以下的微转移灶，依靠渗透过程从四周获得营养，以后由于新生血管长入，癌肿迅速增大。癌栓也可以从管壁内膜脱落，循血流迁移，引起新的栓塞和转移灶。

71.2.4 “瘤-瘤”转移现象

“瘤-瘤”转移(tumor-to-tumor metastasis)现象被首次发现至今将近百年，是指一种恶性肿瘤转移到另一种恶性或良性肿瘤的少见现象，可发生于不同器官和系统之间，近年来报道增多。从病理学角度看，“瘤-瘤”转移需要满足以下标准：①转移瘤至少部分被另一种肿瘤包围；②2种肿瘤性质不同；③发现原发肿瘤；④转移瘤与原发瘤同源。就中枢神经系统而言，最常见的宿主瘤为脑膜瘤和神经鞘瘤，发生转移的前3位原发肿瘤依次是乳腺癌、肺癌、肾癌，其他少见的肿瘤也有报道，如黑色素瘤和造血系统肿瘤等。“瘤-瘤”转移现象的发生机制尚不清楚，推测可能因为脑膜瘤是颅内最常见的良性肿瘤，富含血管、胶原和脂质，且生长缓慢，这些特点易于肿瘤细胞寄宿和生长。近期研究发现脑膜瘤和乳腺癌均高表达细胞黏附分子E-钙黏合素，这更好地解释了“瘤-瘤”转移现象多发于乳腺癌和脑膜瘤之间。

71.2.5 肿瘤转移的细胞和分子生物学

肿瘤转移由一系列复杂的生物学事件组成，大致经过以下过程：①基因活化、扩增、缺失或抑制基因失活；②新生血管形成；③细胞恶性增殖；④逃避宿主免疫攻击；⑤耐受药物治疗；⑥肿瘤表达和活化转移相关基因而发生侵袭；⑦肿瘤细胞通过黏附分子、蛋白酶活力变化及细胞运动实现在转移部位分泌生长、血管生成因子而克隆化生长。目前已发现，肿瘤细胞的侵袭和转移能力主要与异常的细胞“社会”功能(social function)有关，与细胞的“看家”功能(housekeeping function)异常关系不明显，细胞“社会”功能异常主要由细胞表面参与其功能的各类糖蛋白分子的糖基化异常所引起。这种异常包括许多类型，其中以细胞表面N-连接型糖链β1,6分支天线的形成最常见。大量研究证实，肿瘤细胞的侵袭行为很大程度上是由细胞表面形成过量的β1,6分支，进而产生多天线的N-糖链结构，从而改变了糖蛋白分子的生物学形状，使肿瘤细胞黏附功能发生异常，增加肿瘤细胞的转移潜能。

肿瘤细胞进入脑循环后往往会停留在毛细血管的分叉处，通过与内皮细胞接触并相互作用进入脑实质，在之后的7 d内，在肿瘤细胞来源的多种因子[如迁移抑制因子、白细胞介素-8(IL-8)、血浆酶原活化抑制因子等]作用下，大量的星形细胞和小胶质细胞处于活化状态，聚集在肿瘤细胞周围，形成脑转移瘤的局部微环境(brain microenvironment)，并释放大量的细胞分子，在营养性和细胞毒性因子的相互作用下达到平衡，最终确定肿瘤细胞的命运。研究发现，活化的星形细胞和小胶质细胞对脑转移瘤细胞起保护作用；在与胶质细胞共培养时，肿瘤细胞的增殖活性升高5倍，而且这些细胞可以显著减少5-氟尿嘧啶和顺铂诱导的肿瘤细胞凋亡。

脑转移瘤可上调多种血管生长因子，导致血管增生，以满足其持续生长而需要的血液供应。这些血管生长因子有血管内皮生长因子（VEGF）、整合素 $\alpha_V\beta_3$、血管生成蛋白、碱性成纤维细胞生长因子（bFGF）、胎盘生长因子（PLGF）、基质细胞衍生因子 1α（SDF1α）、血小板衍生生长因子（PDGF）、IL－8 等。这种增生的血管表现为结构和功能异常，导致局部缺氧和酸中毒，肿瘤内部压力升高，破坏正常的物质转移，这也是阻碍化疗药物进入肿瘤内部的因素之一。另外，停留在脑实质内的肿瘤细胞在多种细胞因子和受体作用下，侵袭性和增殖性增加，加快转移瘤的克隆化生长。

原发肿瘤在分子和基因水平上的差异性影响肿瘤细胞的颅内扩散、生长形式和预后。如：乳腺癌的 *HK2* 基因，在糖代谢、氧化磷酸化和抗细胞凋亡中起重要作用，其过表达与预后不良相关。表达 HER2 的乳腺癌患者发生脑转移的风险比 HER2 阴性患者大大增加。CDH2 和 FLAZ3 作为钙依赖性细胞黏附分子，过度表达这些基因的肺癌患者往往提示早期出现脑转移的可能性。STAT3 是细胞信号通路的一个重要转录因子，调节黑色素瘤的血管再生和肿瘤细胞的侵袭性，抑制 STAT3 过度表达可以减少脑转移的发生。目前发现许多与转移瘤相关的基因，尤其是对 *EGFR*、*HER2*、*PI3K* 和 *BRAF* 等基因已有深入研究，初步展现了原发肿瘤和脑转移瘤分子靶向治疗的可喜前景。

71.3 转移途径

血行播散和直接浸润是两条主要的颅内转移途径，淋巴转移和脑脊液转移较少见。

71.3.1 直接浸润

头颅外围和临近器官、组织，如眼、耳、鼻咽、鼻旁窦、头面、颈部软组织等均为原发和继发肿瘤的好发部位，常见有鼻咽癌、视网膜母细胞瘤、颈静脉球瘤，它们可直接浸润破坏颅骨、硬脑膜，或经颅底的孔隙达脑外表面的实质。颅底孔隙中的神经和血管周围结构疏松，易于肿瘤细胞侵入，有的孔隙不仅其骨膜与硬脑膜相续，而且与蛛网膜下腔相通，如眼和眼眶。肿瘤细胞侵入颅内后，或在蛛网膜下腔随脑脊液广泛播散，或深入脑内的大血管周围间隙侵入脑实质。头面部皮肤恶性肿瘤也可以直接通过三叉神经的分支及其周围间隙向颅内转移，侵犯海绵窦、半月神经节、软脑膜和马尾神经。

71.3.2 血液转移

大多数肿瘤细胞向脑内转移是通过血液途径，其中最多是通过动脉系统，少数肿瘤可通过椎静脉系统（Batson 血管丛）向颅内转移。原发肿瘤生长到一定体积后，新生血管长入，肿瘤细胞浸润小血管，多为静脉，随血液回流至心脏，再经颈动脉和椎动脉系统向颅内播散。常见经血液转移的原发肿瘤为肺癌（12.66%）、乳腺癌（16.96%）、绒毛膜上皮癌（8%）、黑色素瘤（7.98%）、消化道癌（7.68%）、肾癌（7.66%）、其他（12%）和不明者（12.06%）。肉瘤脑转移少见，只占 7%，这与肉瘤和癌的发生率之比为 1∶10 有关。在淋巴造血系统肿瘤中，以白血病较多见，其颅内转移率与肺癌相近（见表 71－1）。

71.3.3 脑脊液转移和淋巴转移

一些脑和脊髓肿瘤尤其是室管膜瘤、脉络膜乳头状瘤、髓母细胞瘤、生殖细胞瘤和分化较差的胶质瘤，可沿蛛网膜下腔播散而种植，常发生在肿瘤切除术后或活体组织检查术后。头颅外围和邻近部位的恶性肿瘤可借颅腔周围的淋巴间隙进入脑脊液或椎静脉丛，进一步发生颅内转移。

71.4 病理

71.4.1 分布与部位

转移灶在脑内的分布与脑血管的解剖特征有关。由于脑血管在脑灰白质交界处突然变细，阻止癌细胞栓子进一步向前移动，因此转移灶多位于灰白质交界处，并且常位于脑内大血管分布的交界区，即所谓的分水岭区（watershed area）。另外，转移灶的分布部位与中枢神经系统各分区的体积和血液供应有关，许多研究发现 80%～85%的转移灶分布在大脑半球，10%～15%分布在小脑半球，约 5%位于脑干。除以上最常见的脑内转移外，转移灶还可以分布在脑神经、脑内大血管、硬脑膜、静脉窦及颅骨内板等处（图 71－1）。

通常，按转移瘤部位可分为下列 4 类：

（1）*颅骨和硬脑膜*

原发肿瘤多为前列腺癌、乳腺癌、淋巴瘤、黑色素瘤、神经母细胞瘤、骨肉瘤等。从外科角度，颅骨

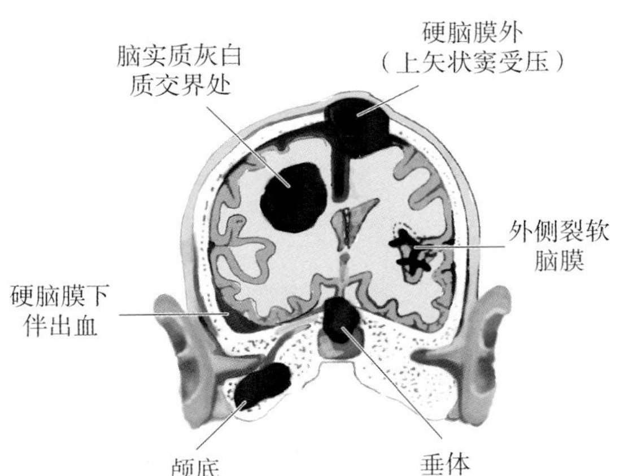

图 71-1 脑转移瘤的好发部位

和硬脑膜转移不如脑实质转移重要，可是若上矢状窦、横窦受压或脑神经受累，将引起明显症状。

(2) 软脑膜和蛛网膜

软脑膜和蛛网膜转移又称脑膜转移或癌性脑膜炎。虽然所有恶性肿瘤均可发生此种转移，但是它较脑转移少见，尸检发现率为 8%。多见于急性白血病、非霍奇金淋巴瘤、乳腺癌、肺癌和黑色素瘤。血源是主要播散途径，也可由脑转移（常见乳腺癌）引起脑膜播散。因此基底池、侧裂池前部为好发部位。表现为蛛网膜增厚、呈灰白色不透明，播散有瘤结节和点状出血，软脑膜纤维变性、癌细胞和炎症细胞浸润。脉络膜丛和脑室壁上可有肿瘤沉着。

(3) 脑实质

脑实质为常见的颅内转移部位，发生率为 16%～18%。常见原发肿瘤来自肺、绒毛膜上皮、乳腺、胃肠道、肾和黑色素瘤（表 71-1）。可单发或多发。转移灶可分布于脑的任何部位。由于主要通过动脉播散，癌栓易在动脉（特别是大脑中动脉）末梢滞留，因此幕上（5/6）的脑转移瘤较幕下（1/6）的多见。幕上以额、顶和颞叶多见，占 70%以上；幕下以小脑半球多见。其他少见部位有基底节、下丘脑、垂体、脑干、脉络膜丛、松果体、第 4 脑室、半月神经节、视或嗅神经等。更少见的是转移瘤种植于颅内原发肿瘤上，如脑膜瘤、前庭神经鞘瘤、垂体瘤、血管瘤和星形胶质细胞瘤等。当脑转移瘤增大后，有时可与颅骨和硬脑膜粘连，甚至侵入这些组织。转移瘤也可靠近脑室或突入脑室内，脉络膜丛受累而增厚、变粗而硬，呈块状，并可阻塞脑室。

(4) 颅内肿瘤

由颅外肿瘤转移至颅内肿瘤，即瘤-瘤转移，至今仅见个案报道。颅外肿瘤多见肺癌、乳腺癌和血液肿瘤（骨髓瘤、淋巴瘤），颅内则见于垂体瘤、脑膜瘤（Widdle，2010）。

71.4.2 转移灶数目

按转移瘤的数目和分布可分单发性、多发性和弥漫性 3 种。大部分脑转移瘤是多发的，单个转移灶较少见，弥漫性更少见。过去的研究发现约 50% 脑转移瘤是多发的，近期研究发现，由于使用了高分辨率 CT、MRI 等先进检查手段，70%～80%脑转移瘤病例被发现为多发的。形成转移灶数目不一的原因可能与原发肿瘤性质有关，但目前详细的机制还不清楚。单个转移灶常见于结肠癌、乳腺癌、肾癌，多发转移灶最常见于肺癌和恶性黑色素瘤。近年来有人从治疗的角度将单个脑转移瘤又分为以下 2 种情况：单纯性脑转移瘤（single brain metastasis）和孤立性脑转移瘤（solitary brain metastasis），前者指已经发现明显的单个脑部转移灶，脑部以外其他部位未发现转移，后者是一种少见的情况，指脑部病灶是目前身体发现的唯一病灶。弥漫性转移瘤又分脑膜转移和弥漫脑浸润两型。

71.4.3 大体表现

颅内转移瘤可分皮质结节、脑膜皮质、粟粒癌变和脑神经 4 型，前 2 型适合手术治疗。

(1) 皮质结节型

最常见。呈圆形、结节状，有时呈楔形，尖端指向脑室，底与脑平面平行，大小不一，但边界多清楚。小者则需借助显微镜才能看清，大者直径达数厘米，重达 60 g 以上。瘤质地可坚实或坏死、出血、囊变，切面呈灰白色或灰红色。绒毛膜上皮癌则为特有的紫红色，瘤中央常软化或坏死。囊液可似脓液或呈半透明草黄色液体或黏液状，量达 70 ml，遇空气易凝固。肿瘤附近脑水肿或肿胀严重，水肿程度与肿瘤大小不成比例为其特点。

(2) 脑膜皮质型

又称假脑膜瘤型，肿瘤位于脑表面，与脑膜粘连，但肿瘤与脑皮质和脑膜易分离，颅骨多不受累，这有别于颅骨转移伴硬脑膜粘连。肿瘤表面凹凸不平，切面呈猪油状或坏死。少数呈扁平状，位于两大脑凸面（图 71-2）。

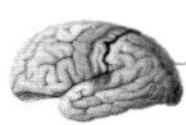

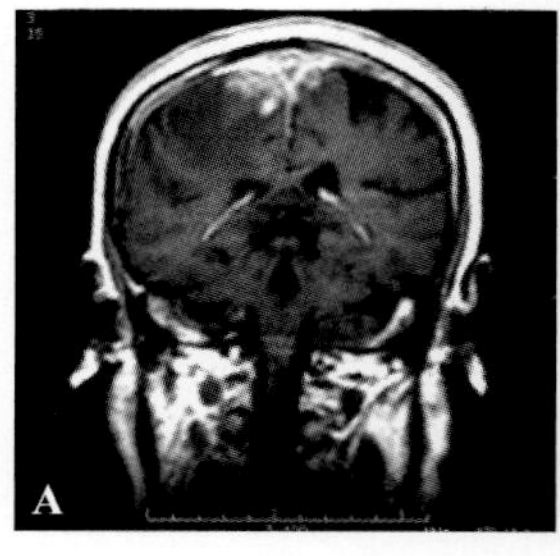
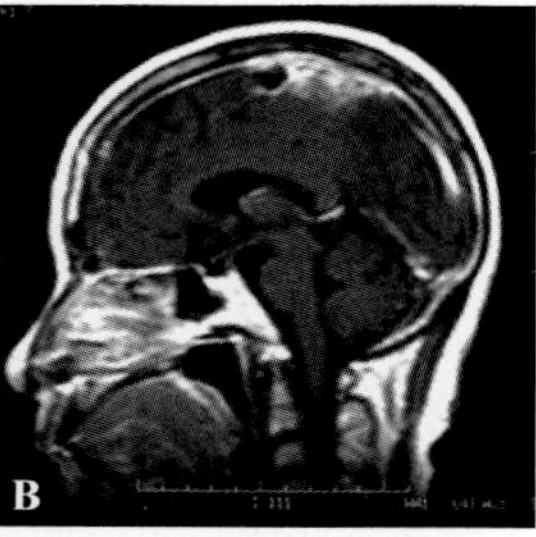

图 71-2　脑膜和脑实质转移瘤

注：A. MRI 增强扫描的冠状位和矢状位；B. 术后病理诊断为转移性腺癌。

（3）脑粟粒癌病型

常伴脑膜转移，特别见于黑色素瘤脑转移，脑膜黑染，颇具特征。

（4）脑神经转移型

单独出现很少，多伴脑膜转移。

71.4.4　镜下表现

脑转移瘤的组织学形态同原发癌，即最多见为腺癌，其次是绒毛膜上皮癌、鳞状上皮癌，再其次为乳头状癌、黑色素瘤、淋巴上皮癌、肾上腺癌、淋巴细胞肉瘤、纤维肉瘤等。可是，有时转移瘤较原发瘤分化更好或更差，因此单纯依靠组织学检查来估计原发灶不是十分可靠，而且约有 1/3 病例肿瘤的组织学形态不能归类。

镜下观察脑转移瘤的边界不像肉眼所见那样清晰，相反可见瘤细胞呈条索状或团块状侵入周围脑组织内，或沿血管周围间隙伸到远方。转移瘤四周脑组织反应明显，血管扩张、充血，星形细胞和小胶质细胞增生。肿瘤出血时，血管周围可有淋巴细胞集聚。

71.5　转移瘤的潜伏期

许多患者的原发瘤不表现症状或症状隐蔽，常因神经症状就诊于神经外科而被误诊为原发脑瘤。80%病例在原发瘤已经治疗或切除后才出现脑转移瘤症状，间隔时间可从数月到 15 年，平均 12 个月，为异时性转移瘤。有些脑转移瘤也可与原发瘤同时被发现，为同时性转移瘤。一般肺癌脑转移的潜伏期最短，乳腺癌最长（表 71-3）。还有些患者经目前检查方法仍不能找到原发肿瘤病灶。

表 71-3　脑转移瘤的潜伏期（65 例手术病例）

肿瘤类型	例数	<12 个月例数	>12 个月例数	时间和平均时间（月）
肺癌	20	12	8	0～74(11)
睾丸癌	8	2	6	6～42(19.5)
黑色素瘤	13	2	11	5～239(36)
乳腺癌	5	1	4	11～36(21)
其他	19	7	12	2～73(20)

71.6　临床表现

对于每个脑转移瘤患者，其临床表现应包括原发癌肿、脑和脑外转移灶的表现，此处仅阐述脑转移瘤的临床表现。

71.6.1　起病方式

（1）急性起病

占 40%～60%。首发症状分别为癫痫（12%～20%）、卒中（10%）、蛛网膜下腔出血（1%）、感觉异常（10%）、语言障碍（1%）、动眼神经麻痹（2%），以及舞蹈样手足徐动、尿崩、眩晕等。

（2）慢性进行性起病

占 50%～60%。首发症状为头痛（23%～60%）、精神障碍（9%～50%）。

71.6.2　病程

（1）急性进展

约占 46.6%。常卒中样起病，在 1～2 d 内迅速昏迷和偏瘫，病情进展恶化，病程一般不超过 2 周，多见于绒毛膜上皮癌、黑色素瘤脑转移伴出血、多发性脑转移瘤、癌栓塞或脑血管急性受压以及转移灶位于重要功能区。

（2）中间缓解期

约占 21.4%。即急性起病后经过一段时间的缓解期，颅内占位症状复出并进行性加重。其原因可能是癌栓塞引起急性起病后由于血管运动障碍逐步减轻或出血被吸收，临床表现逐步得到缓解，以后由于肿瘤体积增大和伴随的脑水肿使症状再次加重。中间缓解期一般为 1 周至数周，个别可长达 4 年或 8 年。少数患者可表现为短暂性脑缺血发作（TIA）样发作，历时数周或数月。

（3）进行性加重

约占 32%。或急性或慢性起病，并呈进行性加

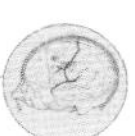

重，历时 3～4 个月。

71.6.3 症状和体征

脑转移瘤的临床表现类似于其他颅内占位性病变，可归结为：①颅内压升高症状；②局灶性症状和体征；③精神症状；④脑膜刺激征。临床表现因转移灶出现的时间、病变部位、数目等因素而不同。有的患者在发现原发肿瘤的同时即可出现脑转移瘤的症状，但常见的是脑转移瘤的症状迟于原发肿瘤。

（1）颅内压升高症状

头痛为最常见的症状，也是多数患者的早期症状，常出现于晨间，开始为局限性头痛，多位于病变侧（与脑转移瘤累及硬脑膜有关），以后发展为弥漫性头痛（与脑水肿和癌肿毒性反应有关），此时头痛剧烈并呈持续性，伴恶心、呕吐。在病变晚期，患者呈恶液质时，头痛反而减轻。由于脑转移瘤引起的颅内压增高发展迅速，因此头痛和伴随的智力改变、脑膜刺激征明显，而视神经盘水肿、颅骨的颅内高压变化不明显。

（2）常见体征

根据脑转移瘤所在的部位和病灶的多少，可出现不同的体征。常见有偏瘫、偏身感觉障碍、失语、脑神经麻痹、小脑体征、脑膜刺激征、视神经盘水肿等。体征与症状的出现并不同步，往往前者晚于后者，定位体征多数在头痛等颅内高压症状出现后的数天至数周始出现。对侧肢体无力的发生率仅次于头痛，居第 2 位。

（3）神经、精神症状

见于 1/5～2/3 患者，特别是见于额叶和脑膜弥漫转移者，可为首发症状。表现为科萨科夫（Korsakoff）综合征、痴呆、攻击行为等。65%患者会出现智能和认知障碍。

（4）脑膜刺激征

多见于弥漫性脑转移瘤的患者，尤其是脑膜转移和室管膜转移者。有时因转移灶出血或合并炎症反应也可出现脑膜刺激征。

（5）癫痫

癫痫的各种发作形式均可出现，见于约 40%的患者，以全面性强直阵挛发作和局灶性癫痫多见。早期出现的局灶性癫痫具有定位意义，如局灶性运动性癫痫往往提示病灶位于运动区，局灶性感觉发作提示病变累及感觉区。局灶性癫痫可连续发作，随病情发展，部分患者表现全面性强直阵挛发作，肢体无力。多发性脑转移易于发生癫痫发作，但能否根据多形式的发作推测病灶的多发性，尚有不同意见。

（6）其他

全身虚弱。癌性发热为疾病的晚期表现，见于 1/4 患者，并很快伴随意识障碍。

71.6.4 单发或多发转移

单发脑转移瘤的表现同一般原发性脑瘤，以颅内高压征和局灶征为主要表现。多发脑转移瘤则一般发展迅速，颅内高压征显著，患者一般情况差，早期出现恶液质。按转移灶所在部位可分下列 3 型：

（1）全部转移灶在幕上

局灶症状可表现：①某一转移灶的局灶症状很明显地发展（如偏瘫、失语），其他转移灶的症状始终被掩盖；②不同转移灶的局灶症状先后相继出现；③所有转移灶都位于同一侧大脑半球且相距很近，犹如一个单发病灶，引起相同症状。

（2）转移灶分布在幕上和幕下

有大脑和小脑的症状和体征，伴阻塞性脑积水。

（3）脑膜弥漫转移

精神症状明显，且有脑膜刺激征、脑积水征、四肢反射迟钝，有时有剧烈神经根痛和多个脑神经麻痹症状。

71.7 诊断和鉴别诊断

随着新的检查手段不断出现，脑转移瘤的正确诊断率在不断提高，尽管目前 CT 和 MRI 已成为诊断脑转移瘤的主要手段，但详细地询问病史和必要的鉴别诊断对做出正确诊断仍不乏重要意义。

71.7.1 诊断依据

脑转移瘤的临床表现很像脑原发肿瘤，但如有以下情况应怀疑脑转移瘤：①年龄大于 40 岁，有嗜烟史；②病程中有缓解期；③有系统肿瘤史；④症状性癫痫伴消瘦或出现发展迅速的肢体无力。

单发还是多发性脑转移瘤？这对治疗方法的选择很重要。出现以下情况多提示多发脑转移瘤：①起病快，病程短；②全身情况差，有恶液质；③临床表现广泛而复杂，不能用单一病灶解释；④头痛与颅内高压的其他表现不一致；⑤精神症状明显，且出现早。一般讲，多发性脑转移瘤的诊断并不困难，若系统癌肿患者发现脑多发病灶，则脑转移瘤诊断多能成立，而对单发性脑转移瘤的诊断则必须仔细，尚要进行必要的鉴别诊断和辅助检查。

另外，在诊断脑转移瘤的同时还应注意转移灶的分布部位、神经功能状况、脑外其他部位的转移情况等，这有帮助于选择治疗方案和判断预后。

71.7.2 辅助检查

（1）头部MRI检查

由于MRI的3D成像优点可显示CT难以发现的小转移瘤、脑膜转移瘤、小脑及脑干的转移瘤，MRI已作为首选检查方法。脑转移瘤的MRI信号无特异性，多为 T_1 加权成像为低信号，T_2 加权成像为高信号；由于转移瘤周围脑水肿明显，因此小转移灶在 T_1 加权成像难以显示，但在 T_2 加权成像则显示清晰。静脉注射顺磁性造影剂（如Gd-DTPA）后可提高发现率。若基底池、侧裂池、皮质沟回和小脑幕上有强化结节，常提示脑膜转移瘤。一般增强用Gd-DTPA剂量为0.1 mmol/kg，2倍或3倍增强结合延迟扫描能发现直径1～2 mm的微瘤，从而使脑转移瘤的早期诊断成为可能。对脑脊液找到癌细胞的脑膜转移瘤，MRI检查38％可见脊髓或脊神经根播散。特殊的MRI检查主要用于脑转移瘤的鉴别诊断[如灌注MRI（pMRI）、磁共振波谱（MRS）]以及指导外科手术[如功能MRI（fMRI）、弥散张量成像（DTI）]。弥散加权成像（DWI）可鉴别术后急性脑梗死引起的细胞毒性脑水肿与肿瘤引起的血管性脑水肿。

（2）CT检查

目前常在无MRI设备或患者禁忌行MRI检查（体内有心脏起搏器或其他带磁植入物）时，才考虑做CT检查。脑转移瘤CT的典型表现为边界清楚、圆形、低密度肿块，增强后可有不均匀强化，如肿瘤囊变或出血，可出现"环征"，似脓肿，但这种强化环的壁较厚且不规则，有时可见瘤结节。脑转移瘤出血时则呈非钙化性均匀高密度影或高密度影中央伴低密度区（囊变），有时可见液平；增强后呈弥漫性密度增高或环状或结节状增强。转移灶周围脑水肿明显。

脑膜转移时CT平扫表现为脑池、脑沟密度增高和脑积水，也可表现正常，说明该区域受肿瘤浸润而血管通透性增高，增强后则表现为脑池、脑沟弥漫强化和皮质结节性强化。

全身CT检查可发现原发肿瘤和颅外其他转移灶。

（3）X线检查

头颅X线检查可有颅内压增高表现，对颅骨转移瘤有一定诊断价值。由于肺癌是最常见的原发肿瘤，对怀疑脑转移瘤的患者应常规做胸部X线检查。一般胸透的阳性率仅为25％，胸X线片阳性率为75％，因此胸部X线检查阴性者仍不能排除本病。同样，对有些患者应进行胃肠道、泌尿道和骨骼系统的X线检查。

（4）脑脊液检查

脑脊液检查是脑膜转移瘤诊断的一种主要方法，对有颅内压升高的患者应在静脉给予脱水剂后小心操作。其应用价值为：①寻找肿瘤细胞，需反复多次检查，以提高阳性率（一般阳性率为80％）；曾有6次腰椎穿刺始发现癌细胞的报告。②脑脊液常规和生化异常，见于多数患者，如白细胞增多、糖降低、蛋白质增高、细菌和真菌培养阴性。③迄今虽没有诊断本病的特异性生化指标，但下列一些指标在脑膜转移瘤时可增高：β-葡萄糖醛酸酶（β-GR）、β-微球蛋白、癌胚抗原（CEA）、组织多肽抗原、葡萄糖磷酸异构酶（GPI）、碱性磷酸酶（AKP）、肌酸激酶-BB等。β-GR和β-微球蛋白在80％的淋巴瘤或脑膜播散者中增高；CEA和GPI在半数脑膜转移中增高；组织多肽抗原和肌酸激酶-BB在乳腺癌脑膜转移中大多数增高；AKP在肺癌脑膜转移中增高。④绒毛膜促性腺激素测定对绒毛膜癌脑转移诊断有价值。最近，有人报道联合使用基质辅助激光解吸电离飞行时间（MALDI-TOF）、基质辅助红外激光解吸离子化/傅里叶变换离子回旋共振（MALDI-FTICR）和钠升级液相色谱/傅里叶变换离子回旋共振质谱（nanoLC-FTICR MS）的方法来检测癌症患者脑脊液中的脑膜转移瘤相关蛋白。对多发或不适合手术的脑转移瘤患者，行脑脊液来源的ctDNA测序，可发现脑转移瘤和原发肿瘤间的基因突变，阳性率高于血浆ctDNA，被认为有望取代穿刺活体组织检查术。

（5）CT血管成像、磁共振血管成像和数字减影血管造影

虽然CT和MRI在诊断脑转移瘤上已取代脑血管造影，但是，在某些转移瘤如甲状腺癌或肾腺癌转移，为了解肿瘤血供，或者在某些出血性转移灶与其他出血病变鉴别时，CTA、MRA和DSA有时还是重要的检查方法。

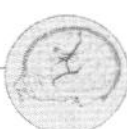

(6) 立体定向穿刺活体组织检查

对经以上各种检查仍不能明确诊断者,可行立体定向活体组织检查术。对怀疑脑膜转移者,可经枕下小切口暴露枕骨大孔,取枕大池蛛网膜检查。

(7) 核素检查

核素成像在转移瘤部位可见放射核素浓集区,对鉴别诊断有一定帮助。核素骨扫描可发现有无颅骨转移(图 71-3)。正电子发射体层成像 CT(PET/CT)有助于鉴别高度和低度恶性肿瘤,也可区分肿瘤复发、放射坏死或术后反应、假性进展,以及发现脑外转移灶或原发灶(图 71-4)。利用 ^{11}C-甲基-*L*-蛋氨酸(^{11}C-MET)、^{11}C-酪氨酸(^{11}C-TYR)和 ^{18}F-氟代乙基酪氨酸(^{18}F-FET)等作显像剂可获得反映脑内氨基酸摄取和蛋白质合成功能的信息,提高诊断准确率。

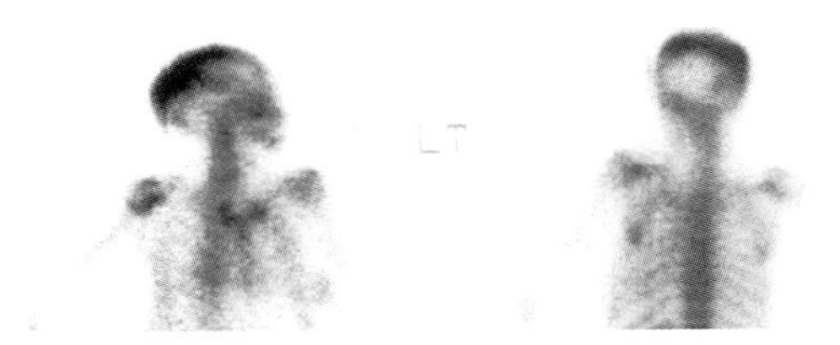

图 71-3 全身核素骨扫描发现颅骨等多处转移灶

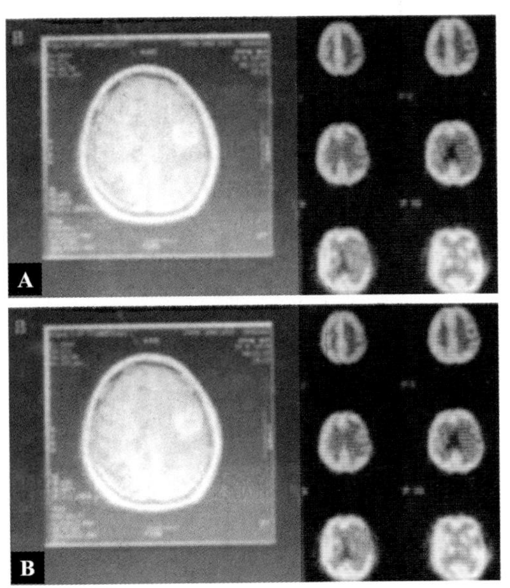

图 71-4 脑转移瘤行放疗和伽玛刀治疗 1 年

注:A. MRI 显示肿瘤体积缩小,脑 PET 显像怀疑肿瘤仍有活性;B. 6 个月后再复查 MRI 发现病灶扩大,脑 PET 显像证实肿瘤复发。手术后病理为转移性小细胞肺癌。

71.7.3 鉴别诊断

(1) 脑原发性肿瘤

根据病史,特别是晚期全身癌肿患者出现颅内占位时,一般不难鉴别,必要时可做 CT 和 MRI 等检查。良性脑原发性肿瘤有其自身特点,易于鉴别。恶性脑胶质细胞瘤,有时难与本病鉴别,可借助 MRS。一般肿瘤周边水肿带内 Cho/NAA 比值正常提示脑转移瘤,比值升高(>2.0)提示胶质瘤侵润生长,也可进一步做活体组织检查。表浅的脑膜转移瘤与小的脑膜瘤在常规 MRI 很相似,均为 T_1W 低信号、均匀强化、有脑膜尾征等,但 pMRI 测定瘤内局部脑血容量(rCBV)显示:脑膜瘤增高(平均 8.97),转移瘤则轻度增高(平均 1.79)。有颅骨破坏者,尚须与脑膜瘤或颅外病变引起的颅骨改变相鉴别。某些原发肿瘤如髓母细胞瘤、生殖细胞瘤、血管母细胞瘤、纤毛星形细胞瘤等可发生颅内转移,其特点是沿脑脊液通路播散。借助病史、影像学可诊断,但多需手术活体组织检查才能明确。

某些脑原发性肿瘤少见情况下可伴有脑转移瘤,即瘤转移到瘤。文献报道的原发性脑瘤多为良性,如脑膜瘤、前庭神经鞘瘤、垂体瘤等,偶为星形细胞瘤,脑转移瘤多见于乳腺癌和肺癌,这与脑转移瘤的一般规律符合。乳腺癌和肺癌为女性和男性常见的肿瘤,均倾向中枢神经系统转移。此时明确鉴别十分困难,常规 MRI 检查一般无法区分,pMRI 和 MRS 可以发现 2 种肿瘤在局部脑血容量和代谢上存在差别,提示瘤转移到瘤的可能性,但最终诊断有赖于病理检查。

(2) 脑脓肿

根据病史和必要的辅助检查不难与脑转移瘤鉴别,但少见情况下癌症患者可因下列因素发生脑脓肿,在诊断时要注意:①癌症患者全身抵抗力和因长期使用激素导致免疫功能下降,易发生细菌或真菌感染;②颅内或颅底转移瘤因放疗或手术治疗造成颅内外交通,便于细菌入侵;③原发或继发肺癌者常有支气管阻塞,引起肺脓疡,从而导致脑脓肿。

(3) 脑梗死或脑出血

尸检发现 15%全身癌肿患者伴有脑血管病,出血和缺血者各占一半。其中半数生前可有症状,4%~5%为脑内血肿,1%~2%为硬脑膜下血肿。

出血原因多为凝血机制障碍或血小板减少。单纯从临床和CT影像表现来区别转移瘤和脑卒中,有时很困难,特别是转移瘤内出血(如见于黑色素瘤、绒毛膜上皮癌、支气管肺癌和肾上腺肿瘤)。由于出血常来自小血管,血肿沿神经纤维扩展,使后者发生移位而非破坏,如及时清除血肿,神经功能可望恢复。所以手术不仅可以挽救患者的生命,而且能明确诊断和获得良好的生存质量。因此,对临床诊断不明者,应及时开颅。

(4) *脑囊虫病*

脑囊虫病须与多发性脑转移瘤鉴别。脑囊虫病患者多有疫水接触史,典型CT和MRI表现为脑实质内多发性散在圆形、椭圆形或局灶性囊肿,大小不等,囊内有小结节。小结节的密度或信号可增强,如不增强,则为钙化灶。病灶周围轻度或无脑水肿。由于血清学检查不可靠,对可疑患者可予试验性抗囊虫药物治疗,并以CT和MRI检查随访,可提高检出率。

71.7.4 寻找原发灶

大多数转移灶是经血液转移至脑的,因此,肺是一个产生脑转移灶的重要器官,肺内病灶可原发于肺部或从肺外转移至肺部。其中男性患者以肺癌为主,女性患者以乳腺癌为主。研究发现约60%脑转移瘤患者行胸部影像学检查可发现病灶。因此,仔细行胸部体检和必要的影像学检查对发现原发癌肿是十分重要的,女性患者尚需注意对乳腺的检查。

对怀疑是脑转移瘤的患者可行胸片或胸部CT检查(优于MRI检查)。对肺部检查阴性的患者,应积极寻找肺外的原发灶,可行腹部CT、B超和全身PET/CT等检查。大部分患者可发现原发灶,但仍有一部分患者经反复、系统的检查,仍不能发现原发灶。

71.8 治疗

71.8.1 治疗原则

(1) *采用综合治疗,重视一般治疗*

综合治疗优于单一种治疗,有助于提高疗效,延长生命。重视一般治疗,为手术和放疗等为主的综合治疗提供条件。

(2) *确定优先治疗*

根据病程和病情确定先治疗脑转移瘤还是原发肿瘤。

依据轻重急缓的原则,评估原发瘤和脑转移瘤的严重程度。一般脑转移瘤病情重,进展快,往往需要优先处理。

(3) *个性化治疗*

根据患者的具体情况选择治疗方案,即个体化治疗,充分利用现有医疗资源实现在治疗疾病和治疗患者过程中的最大优化。

(4) *定期随访*

定期随访检查原发癌肿的器官及其他器官,观察原发癌肿和转移灶的治疗情况,并监测新转移灶。若出现新脑转移灶,应根据具体情况进一步选择合适的治疗方案。

71.8.2 常用治疗措施

常用治疗措施包括类固醇激素、外科手术、放疗、立体定向放射外科、化疗和靶向药物治疗、免疫治疗及肿瘤内治疗等(表71-4)。随着神经外科、放射诊断技术和治疗的进展,颅内转移瘤的疗效和预后均有改善,手术后1年生存率由14%～21%提高到22%～31%。如果术后加以放疗和/或化疗,1年生存率可达38%～45%。近年来,在以大量循证医学为依据的各类治疗指南中,强调应根据每个患者的具体情况选择理想的治疗措施(图71-5)。目前,手术结合术后放疗的观点已被众多人接受,联合治疗已展示了可喜的治疗前景。但应看到,这些治疗只不过是一种姑息疗法,仅8%～10%找不到原发肿瘤者可获得根治。

表71-4 脑转移瘤的各种治疗效果比较

方法	平均生存期(月)	1年生存率(%)	>2年生存率(%)
不治者	1	—	—
单独类固醇	≥2	—	—
单独放疗	3～6	3～20	4～8
单独放射外科	9	25～37.5	8
单独手术(单病灶)	9.2	39.4	16.3
手术+放疗±化疗	10～14	38～45	17
化疗、免疫治疗	不清	—	—

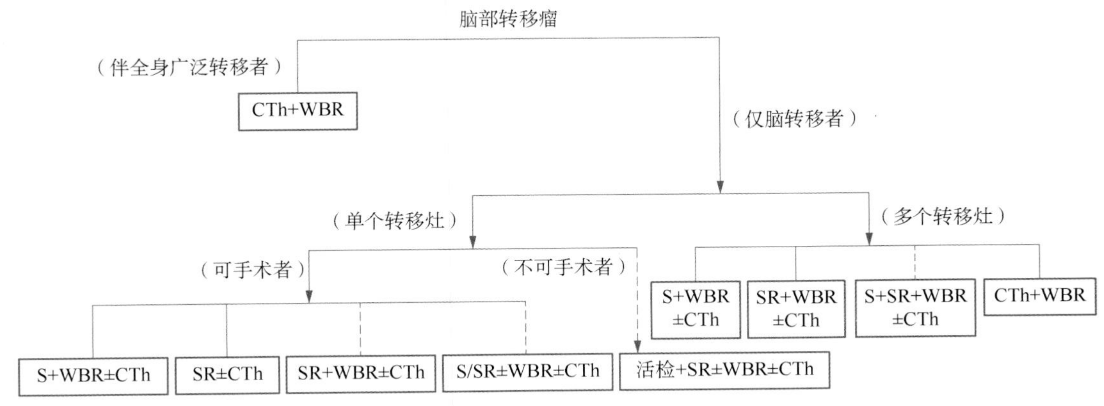

图 71－5　脑转移瘤治疗流程

注：CTh，激素±化疗；S，手术治疗；WBR，全脑放疗；SR，立体定向放射外科治疗；---，仍有争议。

（1）类固醇激素

类固醇激素（corticosteriods）主要作用为减轻肿瘤引起的脑白质水肿，减少脑血管通透性，抑制或减轻手术、放疗和化疗后的脑水肿，少数病灶可缩小。在晚期或其他姑息疗法无效时，类固醇激素不仅可使患者对这些疗法（如放疗）变得敏感，而且可使头痛减轻，从而延长患者的生命并减轻其痛苦。可单独使用，也可与其他疗法合用。一般提倡早期使用，即一旦发现脑转移瘤就应开始给药。常用地塞米松，也可用其他类固醇激素（表 71－5）。地塞米松首剂用量 10 mg，以后改为 4 mg，每 6～8 h 一次，有些患者可能需要更大剂量。首剂后 6～24 h 显效，3～7 d 达最大作用，患者症状常得到改善，生命得以延长。一般单用激素治疗的患者，其平均生存期为 2 个月。若治疗后病情稳定，则考虑停药。停药宜在数周内缓慢进行，对不能耐受者，应继续给予最低的有效剂量。

表 71－5　不同类固醇激素的性能比较

激素类别	效能	等效剂量	血浆半衰期（min）	生物效应半衰期（h）	生理替代量（mg）
氢化可的松	1	20	80～115	8～12	30
可的松	0.8	25	30	8～12	37.5
泼尼松	4	5	200	12～36	7.5
泼尼龙	4	5	120～200	12～36	7.5
甲泼尼龙	5	4	80～180	12～36	6
地塞米松	25～30	0.75	110～300	36～54	0.5～0.75

（2）外科手术

1）手术适应证：原发肿瘤和/或颅外其他部位转移瘤已得到控制，或者预测能生存较长时间，具有以下条件的脑转移瘤患者，可考虑手术：①单发脑转移瘤位于可手术部位，占脑转移瘤的 20%～25%；②位于可手术部位的多发脑转移瘤，尤其是对放疗或化疗不敏感（如黑色素瘤、肾癌），或者病灶太大不适于行立体定向放射外科治疗者（直径＞3.5 cm）；③对放疗敏感的多发脑转移瘤中，有危及生命的较大肿瘤，可先切除较大肿瘤，再行放疗；④与颅内其他病变（如脑膜瘤、脓肿、血肿等）鉴别诊断困难；⑤伴有危及生命的颅内出血；⑥有恶痛症状，需要放置 Ommaya 储液囊，做鞘内或脑室内注射化疗药物或鸦片制剂；⑦伴脑积水须做分流手术。

2）手术技巧和疗效：多数脑转移瘤位置表浅，血供不丰富，容易被切除。特别是在使用显微外科技术、激光、超声外科吸引装置（cavitron ultrasonic surgical aspirator，CUSA）、立体定向和神经导航设备、唤醒麻醉和术中神经功能监测的情况下，全切除肿瘤并不困难，并且一般不会增加术后神经功能障碍，从而为术后进行其他治疗创造了必要的条件。对于位置深在或位于或邻近功能区者，在导航帮助下，选择经脑沟或脑回入路，避开功能区。多数转移瘤边界清楚，无局部浸润。即使少数有浸润者，多在瘤周边 5 mm 内。由于肿瘤压迫，在瘤周边可形成胶质增生的假包膜，为全切除提供解剖基础。脑转移瘤的标准手术病死率是指术后 1 个月的病死率，已从 20 世纪 60 年代的 25%～48%下降到 11%～21%（Black，1979）和 5%～10%（Galicich，1985、1996），再到零病死率（Schödel，2013）。手术病死率一般与手术本身关系不大，而与术前患者全身状况和神经功能障碍有关。许多回顾性研究证明，单纯外科手术后的生存率高于单纯放疗，若术后结合放疗，则生存率明显提高。Patchell 等(1990)通过前瞻性随机对照试验的方法观察 48 例脑转移瘤的治疗情况，发现手术加放疗组的生存率明显高于单纯放疗组，分别为 40 周和 15 周。也有研究发现，即使是多发脑转移瘤，手术全切除亦可取得与单发脑转移瘤相似的治疗效果(平均生存时间为 14 个月)，而部分切除的多发脑转移瘤平均生存时间为 6 个月。由于脑转移瘤是系统肿瘤发展的晚期，获得长期生存者仍较少。术后复发常见于病灶部分切除者，可发生于手术部位，也可因操作等因素使其种植于远隔部位，但有时即使病灶全切除(手术野边界活体组织检查阴性，术后神经影像学检查未见残留)也可复发。

(3) *常规放射治疗*

对脑转移瘤的放疗还存在许多争议，如全脑放疗还是局部放疗，病灶全切除后是否需要进行放疗及放射剂量等。一部分回顾性研究证实，手术加术后放疗并不能减少复发和延长生存时间；另一部分研究则得出相反的结论。目前多数学者认为，虽然外科手术在脑转移瘤的治疗中占有重要地位，由于大部分脑转移瘤是多发的，手术切除每个转移灶，甚至尚未发现的病灶，无疑是不可能的，术后仍要放疗。因此，放疗适用于多数患者，是仅次于外科治疗的另一种常用手段。适应证有：①脑转移瘤术后；②对放疗敏感的肿瘤，如小细胞肺癌、淋巴瘤、乳腺癌；③对放疗较不敏感的肿瘤，如非小细胞肺癌、肾上腺肿瘤、恶性黑色素瘤；④预防性头部放疗，适用于极易发生脑转移的小细胞肺癌和非小细胞肺癌，已成为肺癌标准治疗的重要部分，研究发现可显著降低脑转移的发生率和病死率。

最常使用的是全脑放疗(whole brain radiotherapy，WBRT)。脑部 CT 和 MRI 检查与尸检结果相似，即 CT 及 MRI 不能发现的脑转移瘤还是少见的，加上 WBRT 可引起痴呆等并发症，因此也有人主张局部放疗。近年来，更多单位使用调强适形放疗设备，在 WBRT 30～40 Gy 后，局部加量 10～20 Gy。

放疗使用的剂量计划各家不一。由于放疗可引起早期放射反应(发生于放疗开始后的数天内，如头痛、恶心、呕吐及发热等)和晚期放射反应(如痴呆、共济失调等)，已不主张使用大剂量的放疗方案。一般主张分次放疗，总剂量≤50 Gy，每天＜2 Gy，于 1 个月内完成。单次大剂量的方案已被否认。近年来，WBRT 导致的认知功能障碍倍受关注，不断推出了多种改良的放疗方案。其中研究最多的就是避开海马的 WBRT 技术(hippocampal avoidance WBRT)。而作为改善记忆功能的一种新药美金刚(memantine，化学名为 1-氨基-3,5-二甲基金刚烷胺盐酸盐)，已经开始在放疗中和放疗后使用，效果显著。推荐于放疗 3 d 内开始服用，20 mg/d，共 24 周。

研究发现瘤周细胞对放疗敏感，肿瘤核心区细胞因处于缺氧状态而对射线不敏感。使用放疗增效剂可增加缺氧细胞对射线的敏感性，从而提高治疗效果。如非小细胞肺癌颅内转移瘤进行 WBRT 时，可选用莫特沙芬(motexafin)，乳腺癌颅内转移瘤患者在 WBRT 过程中加用放射治疗增敏药物乙丙昔罗(efaproxiral)。

许多前瞻性研究发现，放疗 2 周后 43%～64% 患者开始显效。放疗剂量≥25 Gy 时，66%患者症状缓解。通常，单纯放疗本身可延长脑转移瘤患者的平均生存时间 4～6 个月，对个别患者可延长生存时间 12～24 个月，若结合激素等治疗，效果更好。近期的随机对照试验发现，单一病灶手术切除后或放射外科治疗后结合 WBRT 可显著提高生存率。对少于 4 个转移灶的患者，放射外科治疗后结合 WBRT 可显著提高颅内病灶的控制率。多个肿瘤放射治疗协作组织(radiation therapy oncology group，RTOG)临床研究提示，良好的放疗效果常与下列因素有关：①远期生活质量评估，如卡诺夫斯基评分(KPS)≥70；②未发现原发肿瘤或其已得到控制；③患者年龄＜60 岁；④仅有脑部转移。

(4) *立体定向放射外科*

立体定向放射外科(stereotatic radiosurgery)包括伽玛刀、直线加速器放射外科(X 刀、射波刀或赛博刀)、粒子束刀(质子刀和重粒子治疗)，其中以伽玛刀应用较多。伽玛刀治疗脑转移瘤与普通放疗的原理不同，前者是一次性大剂量射线到达病变组织并损毁之，后者则主要依靠组织对射线的敏感程度，通过射线达到抑制肿瘤生长的目的。伽玛刀在治疗脑转移瘤上有较广泛的适应证。近年来，应用放射外科治疗脑转移瘤有增加趋势，1 类证据支持立体定向放射外科联合 WBRT、手术切除单发转移灶。2B 类证据支持单独使用立体定向放射外科治疗数量有限的脑转移瘤。但是，对体积较大的脑转移瘤(直径＞3.5 cm)，伴有明显占位征或出血者，仍应首选外科手术。资料证实，伽玛刀治疗脑转移瘤的局部控制率为80%～90%，平均生存时间为8～11个月，对单个脑转移瘤，其治疗效果与手术加WBRT相似(图71-6)。Adler治疗33例，共52个转移灶，其中27例曾行常规放疗，随访5.5个月，发现局部控制率为81%；KPS：改善为21%，无变化为49%，减退为30%。华山医院神经外科在1993年10月至1995年12月，应用伽玛刀治疗206例脑转移瘤患者(501个病灶)，年龄为28～78岁(平均57岁)，男女比为2.7∶1，单病灶占48%，3个病灶以上者占33%。平均剂量：中心为41±8 Gy(11～70 Gy)，周边为22±4 Gy(10～53 Gy)。伽玛刀治疗前或后，20%患者接受WBRT，51%接受化疗，33%接受原发肿瘤外科治疗，并随访24～39个月。结果显示：肿瘤的局部控制率为93%，原位复发率为1%，平均生存时间为8.5个月。虽然手术加术后放疗在治疗单个脑转移瘤的效果已被肯定，但伽玛刀治疗因其创伤小、住院时间短等优点逐步被患者所接受。伽玛刀术后可能出现的主要并发症是脑水肿的加重(与容积效应和治疗剂量有关)，经脱水和激素等治疗往往可以控制。同手术一样，伽玛刀并不能预防颅内出现新的转移灶。为此，多数人主张于伽玛刀术后辅以20～30 Gy的WBRT，但争议很大，因为研究发现在用伽玛刀之前放疗、同时放疗和单独伽玛刀治疗对平均生存时间没有显著影响。

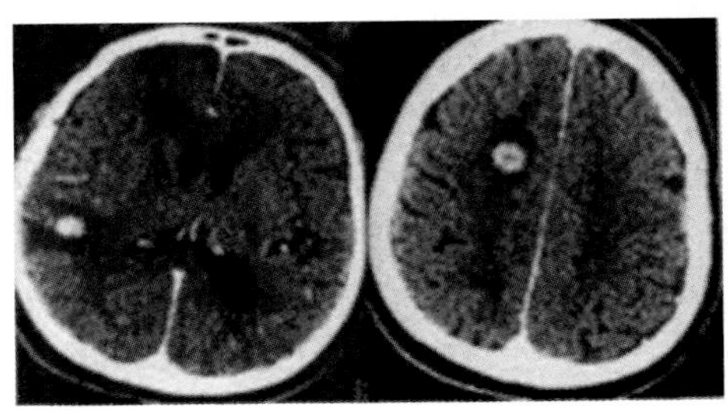

A. 治疗前

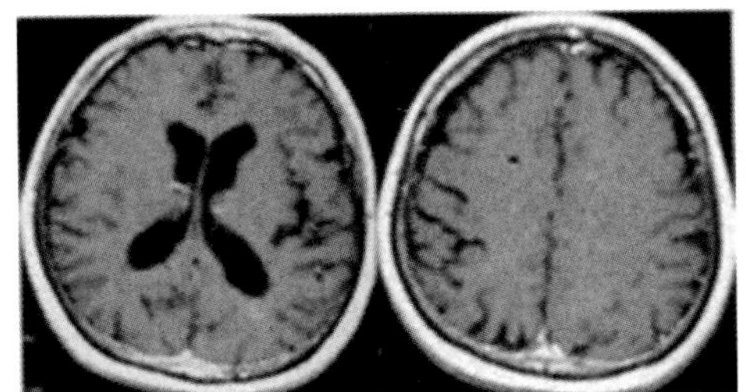

B. 治疗后

图71-6 肺癌脑转移伽玛刀治疗

注：患者最终死于脑内新转移灶。

射波刀是一种新型放射外科手段。因其可以采用分次治疗的方法，常用来治疗某些较大肿瘤(图71-7)，且肿瘤内的剂量分布差异较小，对某些重要部位如脑干内的肿瘤，可提高照射剂量，且术后不良反应轻。华山医院于2008年1月至2011年7月采用射波刀治疗单发脑转移瘤67例，随访12～45个月，平均26个月。结果肿瘤局控率1年为92%，2年为85%；总生存期1年为100%，2年为71%，3年为12%；平均生存期为20个月。治疗多发脑转移瘤20例，1年的肿瘤局控率为87%，1年的总生存率为93%，平均生存期为16个月。

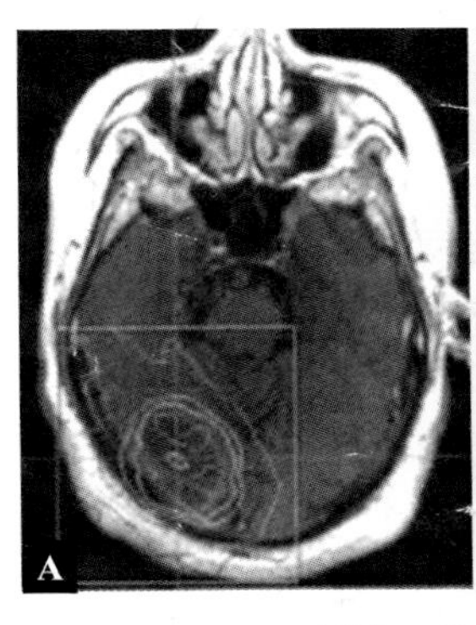

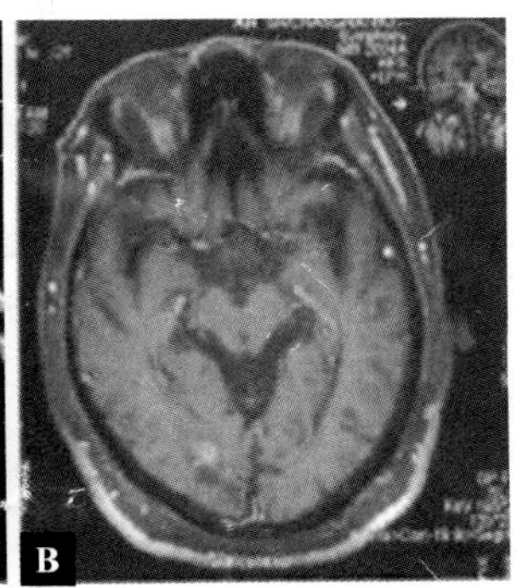

图71-7 射波刀治疗巨大脑转移瘤(肺癌)

注：A. 患者年龄82岁，MRI检查显示巨大脑转移瘤，最大径5 cm；B. 行射波刀治疗(10 Gy×3次)后7个月，MRI随访，肿瘤接近消失。

(5) 化学治疗和分子靶向治疗

与神经系统原发肿瘤不同，许多脑转移瘤对化疗药物敏感或部分敏感。过去认为化疗对脑转移瘤无效的概念被新的研究成果所动摇，脑转移瘤具有与原发系统肿瘤相似的化疗敏感性的概念被普遍接受。现在认为下列脑转移瘤适合化疗，特别是与手术或放疗联合应用时：生殖细胞瘤、小细胞肺癌、某些乳腺癌、黑色素瘤和淋巴瘤等。

目前尚无特异的颅内转移瘤化疗药物。一般来说，所选择的敏感药物，应兼顾脑和系统肿瘤，又具有易通过血脑屏障的特点。如新型口服喜树碱类药物(吉马替康，gimatecan)、抗叶酸药物(培美曲塞，premetrexed)和微管稳定药(帕土匹龙，patupilone)用于非小细胞肺癌颅内转移瘤患者。对乳腺癌颅内转移瘤有效的药物有环磷酰胺(CTX)、氟尿嘧啶(FU)、甲氨蝶呤(MTX)、长春新碱、顺铂(DDP)和依托泊苷。新型烷化剂替莫唑胺(TMZ)与福莫司汀联用或联合 WBRT，被认为是治疗黑色素瘤脑转移的最有效方案。

对脑膜转移者，可鞘内或脑内给药，特别是后者。可于头皮下埋入 Ommaya 储液囊，再经皮穿刺此囊，把药物注入侧脑室内。该方法具有下列优点：①操作方便；②药物容易且可靠地分布于脑室和蛛网膜下腔；③药物浓度高。常用药物有：甲氨喋呤，每次 7 mg/m^2，加注射用水 2 ml，首周 2 次，以后视患者反应和脑脊液情况每 6 周 1 次；或用阿糖胞苷，每次 35 mg/m^2，加 0.9%氯化钠溶液 2 ml，方法同上。全身可配合口服甲酰四氢叶酸，每次 9 mg，每日 2 次，共 4 d。

随着对恶性肿瘤转移和复发机制的深入研究，分子靶向药物治疗在治疗颅内转移瘤中的作用日益受到重视。一批作用于不同分子水平的药物被不断研发，并用于临床，如表皮生长因子受体酪氨酸激酶抑制剂（epidermal growth factor receptor-tyrosine kinase inhibitor, EGFR－TKI）吉非替尼（gefitinib）和厄洛替尼（erlotinib），血管内皮生长因子（VEGF）抑制剂贝伐单抗（bevacizumab）、血管内皮生长因子融合蛋白、索拉非尼（sorafenib）和舒尼替尼（sunitinib，小分子多靶点酪氨酸激酶抑制剂），以及蛋白激酶 C 抑制剂恩扎妥林（enzastaurin）、表皮生长因子受体和 HER－2 酪氨酸激酶双重抑制剂拉帕替尼（lapatinib）等靶向制剂。目前，新的靶向药物不断问世，如来那替尼（neratinib）和阿法替尼（afatinib）等。它们不仅选择性高、有效对抗 EGFR－TKI 获得性 T790M 耐药，而且可以高效通过血脑屏障，因此备受关注。对于靶向药物的最佳使用时机、次序、疗效及新的耐药性突变等问题，仍有争议，需进一步探索，但普遍认为治疗前景广阔。

（6）*组织间近距离治疗*

作为一种辅助治疗，常在病灶无法切除或已接受最大剂量的放疗后可考虑使用。通过立体定向的方法或术中直接将放射性物质、化学药物等植入转移灶内，或经导管对流强化给药（convection-enhanced delivery, CED），使肿瘤内部得到较高的治疗浓度，而瘤周的正常组织很少受到影响，从而达到治疗目的。Prados 等报道一组病例，在系统肿瘤控制后给予组织间照射，平均生存时间为 80 周。对治疗后出现的放射性坏死，可结合灌注 MRI 或 PET/CT 与复发进行鉴别。

（7）*免疫疗法*

免疫疗法是通过重新启动并维持肿瘤-免疫循环，恢复机体正常的抗肿瘤免疫反应，从而控制与清除肿瘤的一种治疗方法，包括单克隆抗体类免疫检查点抑制剂、治疗性抗体、癌症疫苗、细胞治疗和小分子抑制剂等。抗程序性死亡蛋白 1（programmed death 1, PD－1）抗体是目前研究最多、临床开发应用最快的一种免疫疗法。近年来，免疫疗法越来越多地被用于脑转移瘤治疗，有研究显示 PD－1 抗体药物［帕博利珠单抗（pembrolizumab）和纳武单抗（nivolumab）］和 CTLA－4 抗体药物伊匹单抗（ipilimumab）］治疗脑转移瘤的缓解率与治疗其他部位肿瘤的效果相似。另外，嵌合抗原受体 T 细胞免疫疗法（chimeric antigen receptor T-cell immunotherapy, CAR－T）细胞治疗已在临床试验中显示出良好的靶向性、杀伤性和持久性，为免疫细胞治疗提供了新的解决方案，展示了巨大的发展潜力和应用前景。尽管如此，有关免疫疗法在脑转移瘤治疗的地位尚存在争议，期待进一步前瞻性研究。

71.8.3 复发性脑转移瘤的治疗

出现复发性脑转移瘤往往是病情恶化的标志，治疗棘手，一般预后较差。尽管如此，许多学者仍主张积极治疗，并认为凡一开始用过的治疗手段，均可再用，只是需要根据患者的具体情况做相应、合理的选择和调整。

常选择普通放疗，有时可能是仅有的一种手段。由于多数患者已经接受过放疗，本次剂量宜减小，一般为 15～25 Gy，但这种剂量是否有效尚有争议。

对于系统肿瘤已得到控制的单个复发性脑转移瘤，仍可选择手术治疗。Sundaresan 报道 21 例手术治疗经验，发现约 2/3 的患者症状改善，再次术后的平均生存期为 9 个月。

立体定向放射外科也常用于复发性脑转移瘤的治疗，使多数病灶得以控制。

71.8.4 常用各种治疗的理想联合

目前，虽然外科手术和立体定向外科治疗最常见，疗效也最好，可是患者也只能存活 18～24 个月。常规 WBRT 用于不能外科手术和立体定向外科的多发瘤，具有一定的姑息疗效，但其引发的不良反应严重，急需寻找合适剂量和照射时间，以使患者在有限时间内有较好的生存质量。因此，开展上述 3 种治

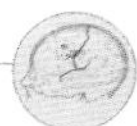

疗方法的联合随机对照试验，以得到较理想的联合方式，使患者获得最长的生存时间和最好的生存质量。

71.9 预后

脑转移瘤预后较差。有资料显示不治者平均生存期为4周，患者多死于颅内高压引起的脑疝和脑干受压。影响脑转移瘤患者生存的因素较多，主要有：①全身状况；②有否有颅外其他部位转移；③脑转移的潜伏期，潜伏期长者多有一定的抗病能力，预后较好；④病灶全切除较部分切除或活体组织检查者好；⑤联合治疗较单纯一种治疗好；⑥原发肿瘤的治疗情况；⑦肿瘤的病理性质，非肺癌（乳腺癌、甲状腺癌、卵巢癌、肾癌和黑色素瘤）脑转移的生存期较肺癌脑转移者长，肺癌中未分化癌和腺癌较鳞癌差；⑧原发肿瘤的不同分子生物学亚型，如HER-2阳性乳腺癌和EGFR阳性的非小细胞肺癌脑转移的患者预后较差。Agboola等根据患者的年龄、KPS、系统癌肿的控制情况及有无其他部位转移，将125例脑转移瘤患者分为3组，发现其平均生存时间分别为14.8、9.9、6.0个月（$P=0.0002$）。认为患者年龄<60岁、KPS≥70分、原发癌肿已控制、无颅外其他部位转移及颅内转移灶完全切除者预后最好。

（刘正言　周良辅）

参考文献

[1] 刘正言，周良辅. 颅内转移瘤[M]//周良辅. 现代神经外科学. 2版. 上海：复旦大学出版社，2015：817-830.

[2] CAGNEY D N, MARTIN A M, CATALANO P J, et al. Incidence and prognosis of patients with brain metastases at diagnosis of systemic malignancy: a population-based study[J]. Neuro Oncol, 2017, 19(11):1511-1521.

[3] PUTTEMANS J, LAHOUTTE T, D'HUYVETTER M, et al. Beyond the barrier: targeted radionuclide therapy in brain tumors and metastases[J]. Pharmaceutics, 2019,11(8):376.

[4] RAMAKRISHNA R, FORMENTI S. Radiosurgery and immunotherapy in the treatment of brain metastases[J]. World Neurosurg, 2019, 130: 615-622.

[5] RICK J W, SHAHIN M, CHANDRA A, et al. Systemic therapy for brain metastases[J]. Crit Rev Oncol Hematol, 2019,142:44-50.

[6] SANKEY E W, TSVANKIN V, GRABOWSKI M M, et al. Operative and peri-operative considerations in the management of brain metastasis[J]. Cancer Med, 2019,16(8):6809-6831.